EINFÜHRUNG IN DIE
KINDERHEILKUNDE

IN 207 VORLESUNGEN
FÜR STUDIERENDE UND ÄRZTE

VON

PROF. DR. E. GLANZMANN
BERN

VIERTE,
VERBESSERTE UND VERMEHRTE AUFLAGE

MIT 301 TEXTABBILDUNGEN

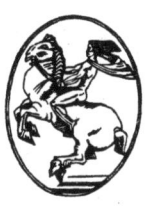

WIEN
SPRINGER-VERLAG
1958

ISBN-13:978-3-7091-7884-3   e-ISBN-13:978-3-7091-7883-6
DOI: 10.1007/978-3-7091-7883-6

Vorwort zur vierten Auflage.

Im Jahre 1939 erschien meine Einführung in die Kinderheilkunde erstmals, und zwar mit 115 Vorlesungen. 1943 folgte ein zweiter Band. 1946 und 1949 erschienen beide Bände in einem zusammengefaßt mit 195 Vorlesungen in zweiter und dritter Auflage. Seit mehr als zwei Jahren ist das Werk vergriffen. In der neuen, vierten Auflage findet die stürmische Entwicklung der Kinderheilkunde in den letzten Jahren ihren Niederschlag. Sie zeigt sich in manchen Ergänzungen und in 12 neuen Vorlesungen.

Zur Charakterisierung des Buches möchte ich mir erlauben, zunächst auf die Einführung des berühmten französischen Pädiaters, Prof. ROBERT DEBRÉ (Paris), hinzuweisen, welche er der französischen Übersetzung (M. NEYROUD) vorausgeschickt hat. ,,Er betont, daß in der französischen Literatur kein ähnliches Werk existiere, das ganz aus dem persönlichen Erleben eines einzelnen Autors dargestellt werde. Hier beruht das Studium der Klinik jedes Krankheitsfalles auf der Grundlage der Physiologie und der biologischen Chemie. Besondere Sorgfalt wird auf die Physiologie der Ernährung, der Verdauung, des Stoffwechsels, des Wachstums usw. gelegt.

Mit Recht nehmen Ernährungsprobleme einen bedeutenden Anteil des Buches ein. Sie sind mit Sorgfalt studiert, nach modernsten Anschauungen und mit kritischem Geist. Die Diätetik ist nirgends so eingehend dargestellt. Sie beruht eben auf reicher persönlicher Erfahrung. Der Autor zeigt die Schwierigkeiten, vor die der Arzt in der Praxis sich gestellt sieht und wie er sie lösen soll. Man erlebt mit ihm Tage der pädiatrischen Praxis. Bald hört man den Anruf einer ängstlichen Mutter am Telephon, welche, ohne zu wissen, in wenigen Worten eine intestinale Invagination beschreibt, bald dringt man in eine familiäre Atmosphäre ein, deren Nervosität die ,Anorexie mentale' begünstigt.

Eine große Lehre bedeutet auch die Teilnahme des Pädiaters an hygienischen Problemen, so das Stillen an der Brust, die Beschaffung einer einwandfreien Kuhmilch für die Säuglingsernährung, das Leben in der freien Luft und an der Sonne.''

Die vierte Auflage wurde von mir und meinem Assistenten, Dr. H. KÄSER, genau revidiert und wo nötig ergänzt und erweitert, so z. B. über Vitamin B$_{12}$ und über Humana Milch. Neue Vorlesungen betreffen das acetonämische Erbrechen, essentielle ungesättigte Fettsäuren mit besonderer Berücksichtigung der Speckdiät z. B. bei Milchschorf und Ekzem, die Bedeutung der essentiellen Aminosäuren (Glutaminsäure). Eine neue Vorlesung bringt die Physiologie und Pathologie des Neugeborenen. Im Anschluß an die endokrinen Drüsen wird als modernes Problem behandelt das ,,Adreno-Cortico-trope Hormon der Hypophyse (ACTH)'' und das Cortison der Nebennierenrinde. Die neueren Antibiotica, wie Chloromycetin (Chloramphenicol), Aureomycin (Chlortetracyclin), Terramycin (Oxytetracyclin) und von besonderer Wichtigkeit das reine Tetracyclin (Achromycin), erfahren eine sorgfältige Darstellung mit all ihren Indikationen. Kurz hinweisen möchte ich auf die moderne Behandlung der Leukosen mit überraschenden Remissionen, wenn auch ein Endsieg noch nicht erreichbar ist, ferner auf die schönen Erfolge der Keuchhustenbehandlung mit den neueren Antibiotica (Chloramphenicol und Terramycin). Kurz gestreift, aber mit schönen Röntgenbildern belegt, wird das Krankheitsbild der „Pneumopathie bulleuse extensive staphylococcique (R. DEBRÉ)" mit der merkwürdig gutartigen Prognose, während sonst wegen der Penicillinresistenz die Staphylokokkeninfektion namentlich bei Neugeborenen und jungen Säuglingen sehr gefürchtet sind. An Stelle des Penicillins müssen Erythromycin und besonders Achromycin treten. Die BÜLAUsche Heberdrainage beim Säuglingsempyem wird an Hand von Skizzen besprochen. Technik und Indikationen bei Rhesus-Inkompatibilität durch Austauschtransfusionen werden von meinem Oberarzt Dr. G. v. MURALT genau beschrieben.

Von aktuellem Interesse ist auch die Darstellung einer eigenartigen Encephalomyelitis als Protozoenkrankheit, der Toxoplasmose, mit zahlreichen neuen Illustrationen und den Anfängen einer wirksamen Therapie: Diazil und Daraprim. Gegenwartsprobleme behandeln auch die Vorlesungen über die Behandlung lebensbedrohlicher Störungen der Atmung bei Poliomyelitis und die Frage der Schutzimpfung gegen Poliomyelitis nach SALK.

Erfreulich sind die erstaunlichen Erfolge bei der Behandlung der tuberkulösen Meningitis durch Streptomycin, PAS, Rimifon usw., eine Krankheit, die noch vor kurzem eine absolute Letalität zeigte. Die Polyvitamintherapie (Vi-Daylin) gestattet die Verwendung geringerer Dosen von Streptomycin intralumbal und lehrt Gefahren vermeiden.

Im Inhaltsverzeichnis sind die Vorlesungen, die neu aufgenommen sind, durch Fettdruck hervorgehoben.

Dem Springer-Verlag in Wien, Herrn OTTO LANGE und seinen Mitarbeitern, danke ich herzlich für das Interesse an meinem Buch und für die schöne Ausstattung mit Illustrationen, unter welchen sich manche neue befinden.

Bern, im September 1957.

E. Glanzmann.

Inhaltsverzeichnis.

(Neu hinzugekommene Vorlesungen sind halbfett gesetzt.)

Vor-lesung	Einleitung.	Seite
1	Aufgaben und Ziele der Kinderheilkunde	1
2	Allgemeine Ernährungslehre	4
3	Über das Wachstum	7
	Wachstumsfaktoren	10
4	Der Wasserbedarf des Säuglings	12
5	Der Energiebedarf	15

Nährstoffe.

6	Die Kohlehydrate	18
7	Die Fette	22
8	Das Eiweiß	24
9	Die Mineralstoffe I	26
	1. Halogene	26
	2. Leichtmetalle	28
10	Die Mineralstoffe II (alkalische Erden)	30
11	Mineralstoffe III	33
12	Die Bedeutung der Mineralstoffe für Ernährung und Wachstum des Kindes	37
13	Das Säure-Basen-Gleichgewicht	40
14	Alimentäre Submineralisation, Supermineralisation und Transmineralisation	44
15	Die Entdeckung der Vitamine	46
16	Die Entdeckung des Vitamins A	52
17	Die Bedeutung des Vitamin B-Komplexes für die Kinderheilkunde	58
18	Die Entdeckung des Vitamins C	66
19	Die Entdeckung des Vitamins D	71
20	Die D-Vitamine	75
21	Einteilung und Wirkungsweise der Vitamine	79

Nahrungsmittel.

22	Die Frauenmilch	83
	Anhang: Humana-Milch	85
23	Die künstliche Ernährung mit Kuhmilchverdünnungen	86
24	Kondensierte gezuckerte Milch	92
25	Trockenmilch in der Säuglingsernährung	95
26	Die Sauermilchen	97
27	Die Molke	107
28	Die Pflanzenmilchen	107
29	Die Gemüse in der Säuglingsnahrung	110
30	Die Früchte	112
31	Das Eigelb und das Fleisch	114

Vorlesung	Ernährung des Kindes.	Seite

Ernährung des Kindes.

32 Die natürliche Säuglingsernährung 115
33 Die Ernährung frühgeborener Kinder................................ 122
34 Die Ernährung des Säuglings und Kleinkindes im Lichte der neueren
Forschung 125
35 Ernährung und Zähne 135
36 Die Ernährung des überempfindlichen Kindes 140
37 Die Ernährung bei akuten und chronischen Infektionskrankheiten im Kindesalter 142

Ernährungsstörungen des Säuglings.

38 Die Einteilung der Ernährungsstörungen des Säuglings 146
39 Die Beurteilung des Ernährungszustandes (Eutrophie, Dystrophie, Atrophie) 148
40 Appetitlosigkeit und Nahrungsverweigerung beim Säugling 150
41 Das Erbrechen im Kindesalter...................................... 153
42 Das habituelle Erbrechen der Säuglinge 158
43 Erbrechen bei hypertrophischer Pylorusstenose 163
44 Das acetonämische Erbrechen.................................... 168
45 Chronische Ernährungsstörungen, Nährschäden 171
46 Der Mehlnährschaden 178
47 Der Milchnährschaden 181
48 Die Klinik der Avitaminosen im Kindesalter......................... 184
49 Die Klinik der Rachitis 190
50 Ernährungsprophylaxe und -therapie der Rachitis.................... 195
51 Licht- und Vitamintherapie der Rachitis 197
52 Tetanie (Spasmophilie) 202
53 Diagnose und Therapie der Hypovitaminosen 205
54 Essentielle ungesättigte Fettsäuren.............................. 211
55 Die Bedeutung der essentiellen Aminosäuren (Papierchromatographie) 213
56 Die Coeliakie.. 216

Akute Ernährungsstörungen der Säuglinge.

57 Diarrhöen, Allgemeines.. 226
58 Die Verwendung von Schlackenstoffen (Karottensuppe, Johannisbrotmehl)
zur Behandlung von gewöhnlichen Durchfallerkrankungen des Säuglings 228
59 Die akute Dyspepsie der Säuglinge 233
60 Alimentäre Intoxikationen (Toxikose, Koma dyspepticum)............. 239
61 Rohobstkuren bei akuten Verdauungsstörungen im Kindesalter 246

Abdomen, Darm, Leber, Milz, Pankreas.

62 Das große Abdomen in der Pädiatrie 253
63 Rekurrierende abdominale Schmerzen bei Kindern und das Problem der
Appendicitisdiagnose 260
64 Invagination 265
65 Colopathien im Kindesalter....................................... 268
66 Colitis ulcerosa.. 275
67 Physiologie und Pathologie des Neugeborenen..................... 278
68 Die verschiedenen Formen von Ikterus beim Neugeborenen 281
69 Hepatitis epidemica.. 288
70 Familiäre Lebercirrhose 293
71 Glykogen- und Fettspeicherleber 299
72 Morbus GAUCHER oder NIEMANN-PICK?............................ 306
73 Die diagnostische Bedeutung des Milztumors in der Pädiatrie 313
74 Dysporia entero-broncho-pancreatica congenita familiaris 317

Vor-lesung	**Blutkrankheiten.**	Seite
75	Die fötalen Erythroblastosen	334
	Technik und Indikationen der Austauschtransfusion	348
76	Übersicht über die Anämien im Kindesalter	350
	A. Vorwiegend endogen bedingte Anämien	350
	B. Vorwiegend exogen bedingte Anämien	353
77	Alimentäre Anämien	357
78	Alimentäre Anämien	364
79	Die erblichen hämolytischen Erythropathien (SCHULTEN)	370
80	Die reine Agranulocytose Typus SCHULTZ und Panhämocytophthise im Kindesalter	377
81	Die akute Leukämie im Kindesalter	383
82	Lymphknoten im Kindesalter	391
83	Lymphogranulomatose, HODGKINsche Krankheit, Granulomatosis maligna	398
84	Morbus BESNIER-BOECK-SCHAUMANN. Benigne Lymphogranulomatose	401
85	Das lymphämoide Drüsenfieber	406
86	Untersuchungsmethoden und Einteilung der Blutungsübel	413
87	Blutungsübel infolge von angeborenen und erworbenen Gefäßanomalien.	419
88	Anaphylaktoide Purpura	424
89	Purpura fulminans und frühinfantile postinfektiöse Kokardenpurpura (SEIDLMAYER)	432
90	Das Syndrom von WATERHOUSE-FRIDERICHSEN	435
91	Morbus maculosus WERLHOFI	437
92	Die heredo-familiären Formen der Erkrankungen des Thrombocyten-systems	442
93	Konstitutionelle angeborene Afibrinogenämie und Fibrinopenie im Kindes-alter	449
94	Blutungen bei Neugeborenen	452
95	Die Bedeutung des Vitamin K für die Pädiatrie	457
96	Die Milzvenenstenose im Kindesalter oder die thrombophlebitische Spleno-megalie	463
97	Infektiöse Reticuloendotheliose (ABT-LETTERER-SIWEsche Krankheit) und ihre Beziehungen zum Morbus SCHÜLLER-CHRISTIAN	470
98	Paroxysmale Kältehämoglobinurie	473
99	Blutstillende Mittel	477

Vererbung, Konstitution, endokrine Drüsen, Diathesen.

100	Vererbung	480
101	Konstitution, Habitus und Diathesen im Kindesalter	485
102	Störungen der inneren Sekretion	488
103	Der Kropf bei Neugeborenen und bei Säuglingen	491
104	Struma und Thymushyperplasie	495
105	Hypophysenpathologie im Kindesalter	498
106	Diabetes insipidus und SIMMONDsche Krankheit	505
107	**Das Adreno-Cortico-trope Hormon der Hypophyse (ACTH) und das Cortison der Nebennierenrinde**	**512**
108	Diabetes mellitus im Kindesalter	515
109	Exsudative Diathese	520
110	Dermatitis seborrhoides und Ekzem	522
111	Das Ekzem der Säuglinge	526
112	Ätiologie und Pathogenese des Säuglingsekzems	531
113	Die Behandlung des Ekzems und der ekzematisierten Dermatitis sebor-rhoides	534

Vor-
lesung   **Multiple Abartungen.**   Seite

114 Der Status Bonnevie-Ullrich.................................... 537
115 Die Chondrodystrophie.. 548
116 Osteogenesis imperfecta (Typus Vrolik) und Osteopsathyrosis idiopathica
     (Typus Lobstein) 552
117 Das sogenannte „Lawrence-Moon-Bardet-Biedlsche Syndrom" 557
118 Familiäre Dysostosis cleidocranialis Typ Scheuthauer-Marie 564
119 Arachnodactylie und Brachydactylie............................. 568

Herzkrankheiten.

120 Herzkrankheiten, die angeborenen Herzfehler mit dauernder Cyanose... 573
121 Die angeborenen Herzfehler ohne Cyanose 578
     Maladie de Roger... 578
122 Sogenannte idiopathische Dilatation und Hypertrophie des Herzens bei
     Säuglingen und Kleinkindern..................................... 582

Nierenkrankheiten.

123 Nierenkrankheiten im Kindesalter................................ 585
     Funktionsprüfungen.. 585
     Ergebnisse der Funktionsprüfung 588
124 Einteilung der Nierenkrankheiten im Kindesalter.................... 590
     Akute Glomerulonephritis 591
     Eklamptische Urämie... 594
125 Die subchronische glomerulotubuläre Mischform 597
126 Lipoidnephrose 598
127 Schrumpfniere (Sekundäre Nephrosklerose)......................... 603
128 Pyurie im Kindesalter 606

Grippale Infekte, Erkrankungen der Bronchien und Lungen.

129 Das Verhalten des kindlichen Organismus gegenüber Infektionen....... 614

Erkrankungen der Atmungsorgane

130 Die banale Grippe des Säuglings und Kleinkindes 619
131 Capillärbronchitis 627
132 Das akute Lungenödem 628
133 Blähungsbronchitis und asthmatische Reaktion im Kindesalter. Asthma-
     bronchitis 631
134 Die grippale Bronchopneumonie.................................. 635
135 Die Behandlung der Bronchopneumonien 640
136 Die croupöse Pneumonie 646
137 Lungenabscesse im Kindesalter 651
138 Spontanpneumothorax im Kindesalter 657
139 Fremdkörper in den Luftwegen bei Kindern 660
140 Bronchiektasien im Kindesalter 664

Toxinkrankheiten.

141 Toxinkrankheiten (Tetanus, Diphtherie und Scharlach)............... 668
142 Toxinkrankheiten. Vergleich von Diphtherie und Scharlach 675
143 Diagnose und Differentialdiagnose der Diphtherie................... 678
144 Diagnose des Scharlachs 683

Vor-
lesung   **Kokkenerkrankungen und Gram-negative Bacillosen.**   Seite

145   Meningitis cerebrospinalis im Säuglings- und Kindesalter. Genickstarre
      beim Säugling.. 691
146   Meningitis cerebrospinalis beim Kleinkind und Schulkind.............. 697
147   Eitrige Pneumokokkenmeningitis................................... 703
148   Influenzabazillenmeningitis.. 707
149   Keuchhusten 711
150   Typhus abdominalis und typhusartige Erkrankungen 720
151   Paratyphus B im Kindesalter 726
152   Die E-Ruhr.. 728

Moderne Chemotherapie und Antibiotica.

153   Die Sulfonamidtherapie in der Pädiatrie.......................... 733
154   Penicillin in der Kinderheilkunde 741
155   Streptomycin und Tyrothricin 750
156   **Neuere Antibiotica**.. 752
     1. **Chloromycetin (Chloramphenicol)**............................ 752
     2. **Das Aureomycin (Chlortetracyclin)**......................... 753
     3. **Achromycin (Tetracyclin)**.................................. 754
     4. **Das Terramycin (Oxytetracyclin)** 755
     5. **Das Erythromycin oder Ilotycin** 757
     6. **Sekundäre Antibiotica**...................................... 757

Virus- und Protozoenkrankheiten.

157   Viruskrankheiten im Kindesalter 758
158   Die Immunbiologie der Masern 764
159   Röteln, Rubeolen... 768
160   Erythema infectiosum 770
161   Das Dreitagefieberexanthem der kleinen Kinder. Exanthema subitum 772
162   **Eigenartige Encephalomyelitis als Protozoenkrankheit. Toxoplasmose im**
      Säuglings- und Kindesalter 775
163   Das Erythema exsudativum multiforme und Ectodermose érosive pluriori-
      ficielle im Kindesalter. Dermatostomatitis 783
164   Spitze Blattern, Windpocken, Varicellen 788
165   Parotitis epidemica 793

Abakterielle Erkrankungen des Nervensystems.

166   Einteilung der Encephalitis im Kindesalter 796
167   Sporadische Meningo-Encephalomyelitis disseminata und die encephali-
      tische Form der HEINE-MEDINschen Krankheit (Encephalitis B)....... 799
168   Primäre Meningo-Encephalomyelitis disseminata. Transversale Myelitis.. 805
169   Die sekundären Formen der Meningo-Encephalomyelitis disseminata 809
170   Encephalitiden bei bakteriellen Infektionen...................... 815
171   Toxische Meningo-Encephalomyelitis bei Keuchhusten............... 817
172   Die idiopathische mononucleäre abakterielle Meningitis........... 821
173   Diagnose und Differentialdiagnose der HEINE-MEDINschen Krankheit.
      Epidemische Kinderlähmung (Poliomyelitis acuta anterior)............ 823
174   **Lebensbedrohliche Störungen der Atmung bei Poliomyelitis**.......... 832
175   **Zur Frage der Schutzimpfung gegen Poliomyelitis nach SALK** 835
176   Kinderlähmungen.. 838
      Cerebrale Kinderlähmung.. 838
     1. Hemiplegische Formen 838
     2. Diplegische Formen 840
     3. Fälle mit vorwiegender Beteiligung des extrapyramidalen Systems.. 841
      Spinale Kinderlähmung 844

Vor- lesung		Seite
177	Das GUILLAIN-BARRÉ-Syndrom (Polyradikulitis)	846
178	Die Krämpfe im Kindesalter	849
179	FEERsche Krankheit (Infantile Akrodynie)	854
180	Der WILSON-Pseudosklerose-Komplex	862
181	Das wolhynische Fieber oder Fünftagefieber bei einem Berner Kind	866

Chronische Infektionskrankheiten: Tuberkulose, Rheuma, Syphilis.

182	Die Notwendigkeit regelmäßiger Tuberkulinprüfung zur Erkennung der Kindertuberkulose	870
183	Tuberkulose im Kindesalter. Der Primärkomplex	872
184	Tuberkulose im Kindesalter. Die hämatogene Streuung	880
185	Die Frühdiagnose der tuberkulösen Meningitis und die Streptomycinbehandlung	883
186	Tuberkulose im Kindesalter. Sekundäre oder epituberkulöse Infiltration	891
187	Die Skrofulose	898
188	Prophylaxe der Tuberkulose durch den Vaccin CALMETTE-GUERIN (B. C. G.)	900
189	Ärztliche Fragen bei der Erholung der Kinder im Gebirge, am Meer und in Bädern	903
190	Die rheumatische Infektion im Kindesalter	913
191	Die wichtigsten Gelenkerkrankungen im Kindesalter	921
192	Syphilis im Kindesalter	925

Wurminfektionen.

193	Ascariden	941
194	Oxyuren	947
195	Trichocephalus dispar und Bandwürmer	950

Myopathien im Kindesalter.

196	Myopathien im Kindesalter	953
197	Spinale Muskelatrophie, Typus WERDNIG-HOFFMANN, insbesondere eine neue sogenannte cervikale Form	960
198	Zur Pathogenese und Therapie der Dystrophia musculorum progressiva	967
199	Myatonia congenita Oppenheim und infantiler Kernschwund (Kernaplasie Moebius)	972

Neurologie und Neurosen.

200	Über einige abnorme Schädelbildungen	976
201	Übersicht über die Oligophrenien im Kindesalter	983
202	Die Entwicklung der Testpsychologie in der Kinderheilkunde	992
	Normative Aufstellung für den Entwicklungsstand nach ARNOLD GESELL	996
	Testsystem nach BINET-SIMON	1000
203	Mutismus bei Kindern und Dementia infantilis (HELLER)	1002
204	Enuresis und Enkopresis	1005
205	Onanie im Kindesalter	1011
206	Autorität, Führung und Kinderneurose	1012
207	Einige häufige ophthalmologische Aufgaben des Kinderarztes	1023

	Sachverzeichnis	1032

Berichtigungen.

Seite 208, 8. Zeile von oben, lies: Vitamin-A-arme *statt:* vitamin-A-arme.

Seite 333, 6. Zeile von unten, lies: .... 150 000 E pro Tag und auch Vitamin D.

Seiten 419 und 420, lies: Teleangiektasie *statt:* Telangiektasie.

Seite 452, letzte Zeile von unten, und Seite 453, erste Zeile von oben, lies: Wenn sich das Kind erholt hat unter Mitteln, welche das Atemzentrum anregen, wie Lobelin + Sympatol, Lobesym, zeigt sich ...

Seite 500, 11. Zeile von unten, ergänze nach: ... relativ rasch verjüngen. „Ausgedehnte *Striae distensae* mit Blutunterlaufungen, ähnlich wie bei Schwangerschaft, sah ich bei Mädchen im Pubertätsalter, besonders in der Beckengegend."

Seite 625, 25. Zeile von oben, lies: Chemotherapeuticum *statt:* Chemotherpeuticum.

Seite 668, 17. Zeile von oben, lies: ... bioticaspray. *statt:* ... bioticaspray).

Seite 718, 22. Zeile von oben, lies: Vitamin D-Stoß *statt:* Vitamin D_1-Stoß.

Seite 755, 23. Zeile von oben, lies:
Dosierung: 12,5—20—50 mg/kg *statt: Dosierung:* 12,5 bis 20 mg/kg.

Seite 755, Dosierungsschema, lies: Tagesdosis *statt:* Tagesdosis in mg.

Seite 808, 18. Zeile von oben, lies: Lipiodol *statt:* Lipojodol.

Seite 932, 8. Zeile von unten, lies: De Toni-Caffey *statt:* De-Toni-Caffey.

Aufgaben und Ziele der Kinderheilkunde.

Die beherrschende Stellung in der Kinderheilkunde nimmt das Ernährungsproblem ein. Der Säugling braucht eine besondere Nahrung und eine ihm angepaßte Ernährungstechnik. Auch noch so große Fortschritte in der künstlichen Ernährung haben die Tatsache nicht umzustürzen vermocht, daß die Frauenmilch die einzig physiologisch allen Ansprüchen genügende Nahrung des Säuglings darstellt. Doch hat auch die künstliche Ernährung heutzutage Resultate zu verzeichnen, welche nicht mehr allzu weit hinter den Erfolgen des Stillens an der Brust zurückstehen. Wohl auf keinem anderen Gebiet zeigen sich so rasch und eindringlich die schweren Störungen, welche auf eine fehlerhafte Ernährung zurückzuführen sind. Anderseits lassen sich diese Ernährungsstörungen der Säuglinge durch Nahrungsänderungen erfolgreich beheben, sofern sie nicht zu weit fortgeschritten sind. Der Kinderarzt bezieht seine Heilmittel für die frühen Altersstufen vorwiegend aus der Küche, nicht aus der Apotheke. Die Diätetik des gesunden und besonders des kranken Säuglings ist auf das feinste ausgebaut. Die Säuglingssterblichkeit war noch um die Jahrhundertwende eine erschreckend große. Bessau gibt an, daß zu dieser Zeit in Deutschland jährlich 400 000 Säuglinge zugrunde gingen. Jahr für Jahr wurde eine Großstadt ausgetilgt. Die hauptsächlichste Todesursache bildeten die Ernährungsstörungen. Jedes vierte neugeborene Kind hatte die betrübliche Aussicht, an Ernährungsfehlern zugrunde zu gehen. Durch die Bemühungen der Kinderärzte um die Stillpropaganda, um die Beschaffung einwandfreier Säuglingsmilch, um die rationelle künstliche Ernährung und die erfolgreiche Behandlung bereits eingetretener Ernährungsstörungen, um die Besserung der hygienischen Verhältnisse wurde heutzutage das Säuglingssterben von 25% auf einige wenige Prozente herabgedrückt. Der Erfolg der Kinderheilkunde auf diesem Gebiet ist so eindrucksvoll, wie ihn in ähnlichem Ausmaß keine andere Disziplin der Medizin zu verzeichnen hat. Er ist von weitreichendster Bedeutung, stieg doch durch die Verminderung der Säuglingssterblichkeit die mittlere Lebenserwartung des Menschen in den letzten Jahrzehnten von ungefähr 35 bis 40 Jahren bis zu 60 Jahren.

Da das Objekt der Kinderheilkunde ein wachsender Organismus ist und wie alle anderen lebensnotwendigen Nahrungsstoffe auch alle die neuentdeckten Ergänzungsstoffe oder Vitamine Beziehungen zum Wachstum besitzen, so ist es verständlich, daß auch für die Kinderheilkunde die Vitaminforschung von großer Bedeutung wurde. Es ist kein Zufall, daß sich unter den Pionieren der Vitaminforschung zahlreiche Kinderärzte finden. Das ganze Gebiet ist jedoch noch im Fluß begriffen, und es scheint oft, daß über den neuentdeckten Ergänzungsstoffen die Bedeutung der Hauptnährstoffe ungebührlich in den Hintergrund gedrängt wird. Ist doch z. B. der Hauptnährstoff für den Säugling das Wasser, ohne das er in kürzester Zeit zugrunde geht. Nicht selten ergeben sich

Widersprüche zwischen den experimentellen Erfahrungen am Tier und den klinischen Beobachtungen am Kind. Aber es hat sich gezeigt, daß bei den typischen Avitaminosen, wie z. B. bei der Xerophthalmie, bei der MÖLLER-BARLOWschen Krankheit oder dem infantilen Skorbut, bei der Rachitis oder englischen Krankheit die Vitamine A, C und D in gleich glänzender Weise wirksam sind wie im Tierversuch. Die schönste Frucht der Vitaminforschung für die Kinderheilkunde war die Entdeckung des Vitamins D, welches sich für die Verhütung und Behandlung der englischen Krankheit außerordentlich bewährt hat. Menschen mit Verkrümmungen der Beine und Zwergwuchs infolge Rachitis trifft man im Straßenbilde der Städte heute schon viel weniger als früher, und solche dauernden Verkrüppelungen sollten in Zukunft überhaupt nicht mehr vorkommen. Das antirachitische Vitamin ist aber auch von großer Bedeutung für die kräftige Entwicklung des Brustkorbes, damit auch für Lunge und Herz sowie für eine genügende Weite des Beckens, wodurch ein wichtiges Geburtshindernis bei den Frauen wirksam bekämpft wird. Da wir in neuester Zeit mehrere Vitamine in rein dargestellter Form besitzen, so versucht nun die klinische Forschung, ihre Wirksamkeit auch auf anderen Gebieten zu ergründen als auf dem der reinen Avitaminosen, welche verhältnismäßig selten sind. Auch hier sind noch weitere erfolgversprechende Früchte der Vitaminforschung für die Kinderheilkunde zu erwarten.

In der Kinderheilkunde wurde namentlich durch CZERNY auch der Grund gelegt für die Konstitutionsforschung. Mit besonderer Eindringlichkeit wurde klar, daß sich einzelne Kinder schon von den ersten Lebenswochen an durch besondere Anomalien der Konstitution auszeichnen, die oft für den Ernährungserfolg oder den Verlauf und Ausgang von Infektionen von entscheidender Bedeutung sind. Wohl spielt die Vererbung dabei eine sehr große Rolle, aber es handelt sich vielmehr oft nur um gewisse Krankheitsanlagen, die zur Manifestation bestimmter Reize bedürfen. Es hat sich nun gezeigt, daß sich auch durch entsprechende Ernährungsbehandlung solche Konstitutionsanomalien beeinflussen und in Schranken halten lassen. So hat man erkannt, daß es sich bei gewissen Hautausschlägen junger Säuglinge vielfach um Nährschäden der Haut auf konstitutioneller Basis handelt. Solche Kinder haben oft einen viel größeren Vitaminbedarf, z. B. an Hautvitamin, wie normale Kinder. Auch bei dem konstitutionellen Ekzem älterer Säuglinge ist die Art der Ernährung von weitreichendem Einfluß. Säuglinge und Kinder mit konstitutioneller Neigung zu Blutarmut können durch die Art der Ernährung davor bewahrt oder, wenn sie erkrankt sind, von der Anämie durch entsprechende Nahrungsänderung geheilt werden.

Die Forschung hat in den letzten Jahren mehr und mehr auch Beziehungen der Vitamine zu den Hormonen erkannt, den Absonderungsprodukten der Drüsen mit innerer Sekretion. Da diese Hormone für die körperliche und geistige Entwicklung des Kindes von größter Bedeutung sind, so ist es verständlich, daß die Lehre von der inneren Sekretion in der Kinderheilkunde eine sehr große Rolle spielt. Durch die Entdeckung des Hormons der Inselzellen des Pankreas, des Insulins, gelang es, um nur ein Beispiel herauszugreifen, der kindlichen Zuckerkrankheit, die früher in kurzer Zeit unfehlbar tödlich verlief, ihre Gefahren zu nehmen, so daß auch die zuckerkranken Kinder bei entsprechender Diät am Leben erhalten werden können und sich vollkommen normal entwickeln. Das Insulin ist hier um so notwendiger, als das Kind für sein Wachstum relativ viel Kohlehydrate braucht.

Ein sehr großes und wichtiges Gebiet der Kinderheilkunde ist das der Verhütung, Erkennung und Heilung der Infektionskrankheiten. Auch auf diesem Gebiet spielt die Beziehung der zweckmäßigen Ernährung zur natürlichen

Immunität eine größere Rolle, als man früher geahnt hat. Besonders deutlich ist dies beim Scharlach geworden. Der Scharlach tritt heutzutage größtenteils in immer leichteren Formen auf, und unsere Kinder haben gelernt, den Scharlach meist in einem Zug zu überwinden, so daß das zweite Kranksein mit seinen vielen Nachkrankheiten viel seltener geworden ist als früher. Ähnliches scheint sich auch bei den Masern zu zeigen, welche, von Ausnahmen abgesehen, ebenfalls die Neigung haben, milder zu verlaufen. Nur die Diphtherie ist stellenweise in besonders bösartiger Form aufgetreten, bei der selbst die frühzeitige Serumbehandlung zu versagen schien. Dank der Serumbehandlung sind die mörderlichen Croupfälle früherer Zeiten sehr viel seltener geworden. Die moderne Diphtherieschutzimpfung scheint sich weitgehend segensreich auszuwirken. Auch bei Verhütung und Behandlung des Keuchhustens hat man mit besonderen Schutzimpfungsmethoden bereits beachtenswerte, wenn auch noch umstrittene Erfolge erzielen können.

In den letzten Jahrzehnten sind die Kinder besonders bedroht durch infektiöse Erkrankungen des Nervensystems, wie verschiedene Formen von Encephalitiden, die auch nach anderen Viruskrankheiten, wie Masern, Varicellen, nach der Pockenimpfung, nach Parotitis viel häufiger auftreten als früher, und vor allem auch durch die epidemische Kinderlähmung. Wenn es bisher auch noch nicht gelungen ist, wirksame Schutzimpfungen gegen diese Krankheiten zu finden, so hat man doch den Eindruck bekommen, daß man bei der Kinderlähmung der Lösung des Problems in letzter Zeit näher gekommen ist. Sehr wichtig ist die sachgemäße Nachbehandlung der Kinderlähmung über Monate und Jahre hinaus. Hier gelingt es nicht so selten noch schöne funktionelle Heilungen zu erzielen und die Kinder vor dauerndem Krüppeltum zu bewahren.

Sehr wichtig ist in der Pädiatrie die frühzeitige Erfassung und Behandlung der tuberkulosekranken Kinder. Es ist dies möglich durch die verschiedenen Tuberkulinreaktionen, welche im Gegensatz zu den Verhältnissen bei den Erwachsenen im frühen Kindesalter noch größte Bedeutung für die Diagnose haben. Nur unter Verwendung der Tuberkulinproben gewinnt auch die Deutung der stets anzustellenden Röntgenuntersuchungen an genügender Sicherheit. Bei rechtzeitiger Erfassung der Kindertuberkulose verlieren auch die tuberkulöse Meningitis und die Miliartuberkulose viel von ihrem Schrecken, da sie viel seltener werden. Zudem gelingt es heute diese Krankheiten durch Antibiotica und Chemotherapie zu heilen. Die Tuberkulosefürsorge für die frühen Altersstufen bedarf entschieden noch des Ausbaues, sie ist viel wichtiger als diejenige für das Schulkind, bei dem die Tuberkulose meist latent und gutartig ist. Die Kinderklinik hat die Aufgabe, die angehenden Ärzte in der rechtzeitigen Diagnose und richtigen Beurteilung der Kindertuberkulose zu unterrichten und muß auch die Indikationen für eine möglichst erfolgversprechende Kurversorgung stellen.

Ebenso bedeutsam ist die Erkennung und gründliche Behandlung der angeborenen Syphilis, welche für die Kinder verhängnisvolle Spätfolgen haben kann. Auch hier stehen der Kinderheilkunde heutzutage sehr schonende und trotzdem erfolgreiche interne Behandlungsmethoden mit Penicillin zur Verfügung. Überwachung und Fürsorge für diese armen Kinder, welche die Sünden der Eltern büßen müssen, bedarf ebenfalls des weiteren Ausbaues.

Das Gebiet der Kinderheilkunde ist ein sehr vielgestaltiges, und der Kinderarzt muß in allen Sätteln gerecht sein. Es ist für den angehenden Arzt wichtig, daß es bei der modernen weitgehenden Spezialisierung nach Organkrankheiten doch noch ein Gebiet gibt, bei dem er den Organismus als Ganzes kennenlernt. Das Kind reagiert gegenüber seiner Umwelt in überraschendem Grade als Ganzes, als Einheit. Aus scheinbar lokalen Zeichen, wie z. B. einer Furunkulose beim Säugling, muß der Arzt zurückschließen auf eine fehlerhafte Art der Ernährung. Es dürfen deshalb aus der Kinderheilkunde keine Sondergebiete herausgeschnitten werden, sonst wäre sie ein lebensunfähiger Torso.

Sehr viele, anscheinend körperliche Krankheitszustände schon bei Säuglingen und Kleinkindern werden als seelisch bedingt erkannt, und umgekehrt hat der körperliche Zustand oft den allergrößten Einfluß auf die seelische Reaktion des Kindes. Die moderne Kinderheilkunde ist nun daran, unbekümmert um die Kindheitsmythen neurotischer Erwachsener, eine eigenwüchsige und kindestümliche Seelenheilkunde zu schaffen. Sie betrachtet dabei die Kinderneurosen als ein Ganzheitsproblem, das nur durch die Reaktion des Kindes auf eine lebensschädigende Situation in seiner Umwelt verstanden werden kann.

Auf dem Gebiete der Neurosen, wie in so vielen anderen Disziplinen, wird die Pädiatrie zur erfolgreichsten Vertreterin der vorbeugenden Heilkunde unter den praktischen Zweigen der Medizin werden. Die Kinderkliniken wollen nicht nur Kinderheilstätten sein, sondern auch Zentren für die körperliche und seelische Ertüchtigung des Jungvolkes, um viele Menschen im späteren Leben vor Krankheit, Not und Elend zu bewahren.

2. Vorlesung.

Allgemeine Ernährungslehre. Nährstoffe.

Zu meiner Studienzeit habe ich, wie viele meiner Kollegen, stets bedauert, daß uns niemals eine zusammenfassende Übersicht über die Ernährungslehre nach praktischen und medizinischen Gesichtspunkten geboten wurde. Seither hat die Ernährungsforschung ganz ungeheure Fortschritte gemacht. Neues Wissen über die Gesetze der Ernährung und die Art und Weise, wie der Körper des Kindes und Erwachsenen oft auf unglaublich kleine Änderungen in der Qualität unserer Nahrung reagiert, ist gewonnen. Wir wissen heute, daß gerade im Säuglings- und Kindesalter sehr viele Krankheitszustände auf Ernährungsmängel zurückzuführen sind und durch eine zweckentsprechende Ernährungsprophylaxe und -therapie verhütet oder geheilt werden können. Aber auch außerhalb der eigentlichen Ernährungskrankheiten spielt die Diätetik eine immer größere Rolle. Es ist ja klar, daß besser als durch chemische Medikamente eine dauernde Beeinflussung des Körperaufbaues und der Funktionen durch die Nahrung möglich ist.

Die Ernährungsforschung ist so rasch fortgeschritten, daß ihr die Bewegungsmöglichkeit menschlicher Institutionen (Ärzteschulen und Kliniken) nicht zu folgen vermochte. Nicht nur in Großbritannien, wie Sir WALTER FLETSCHER betont, sondern auch anderwärts erhält der Medizinstudent keinen gründlichen und gut organisierten Unterricht auf dem Gebiet der Ernährung. Er ist noch heute vielfach zur Bereicherung seiner Kenntnisse auf das angewiesen, was er zufällig hört, und der Verlust, der der menschlichen Gesellschaft dadurch erwächst, ist groß. Selbst in Amerika war die Entwicklung unseres Wissens über die Vitamine und andere wesentliche Dinge einer richtigen Ernährung noch zu neu, um in dem schon überfüllten Studienplan einen Platz zu finden. Bei der mangelhaften Ausbildung der Ärzte in der Diätetik kommt es dazu, daß sie sich zum Schaden der Kranken und zu ihrem eigenen Schaden von der Ernährungstherapie abwenden.

Wer soll nun diesen Unterricht in der neueren Ernährungslehre geben, wenn nicht der klinische Pädiater! Im Kindesalter sind die Ernährungsverhältnisse leichter zu überblicken als beim Erwachsenen. Nirgends liegen die Einflüsse einer richtigen oder minderwertigen Ernährung so klar zutage wie im Säuglingsalter. An Stelle der Apotheke tritt hier die Küche. Die Ernährungstherapie spielt die allererste Rolle.

So steht mir nur zu, alles was in meinen Kräften liegt zu tun, damit die Studierenden einen besseren Einblick in die wesentlichen Ernährungsfragen nicht nur im Kindesalter, sondern auch für späterhin bekommen. Der bekannte Ernährungsforscher McCarrison hat diese Aufgabe mit folgenden Worten umschrieben: Es gibt in der Tat im gegenwärtigen Augenblick keine wichtigere Sache, als die Sorge für eine bessere Volksernährung, keine dringendere Not als die Aufklärung über die Ernährungsfrage.

Die Ernährung ist eigentlich ein wunderbarer Vorgang. Tote Materie wird in den Körper aufgenommen und in lebendige Stoffe, lebendige Kraft umgesetzt, und doch ist es verwunderlich, daß erst in neuerer Zeit die Menschen anfingen, sich wissenschaftlich mit der Ernährung zu befassen. Es war dies allerdings erst möglich, als sich die Chemie auf eine beachtenswerte Höhe entwickelt hatte, denn die Ernährung ist vor allem ein chemisches Problem.

So ist denn der berühmte Chemiker Justus von Liebig der Vater der neueren Ernährungslehre geworden. Liebig unterschied vier Nährstoffklassen: Eiweiß, Fett, Kohlehydrate und Salze. Liebig sah im Eiweiß den edelsten Nährstoff, der vor allem den Nährwert einer Nahrung bestimmte. Die Eiweißstoffe nannte Liebig plastische, d. h. sie sollten zum Ersatz der durch Arbeit verbrauchten Muskelsubstanzen dienen. Ihnen stellte er die respiratorischen Stoffe Fett und Kohlehydrate gegenüber, die zur Warmhaltung des Körpers verwendet werden.

Sehr wichtig ist ein von Liebig zum erstenmal klar erfaßtes und formuliertes Gesetz, dessen Tragweite eigentlich erst in der neuesten Zeit so richtig gewürdigt wurde, es ist das sogenannte Minimumgesetz. Dieses Gesetz besagt: Wenn auch nur ein einziger Bestandteil in der Nahrung in zu geringer Menge vorhanden ist, also unterhalb eines gewissen Minimums liegt, so kann weder bei Pflanzen noch bei Tieren ein normales Wachstum stattfinden oder, anders ausgedrückt, die Entwicklung des Lebewesens richtet sich nach dem verhältnismäßig in geringster Menge in der Nahrung dargebotenen Stoff, ähnlich wie sich die Geschwindigkeit einer Schwadron nach dem langsamsten Pferd richten muß. Ein unterminimales Angebot eines lebenswichtigen Nährstoffes irgendwelcher Art bedingt somit eine Verlangsamung oder gänzliche Hemmung der gesamten körperlichen Entwicklung.

Die Lehre Liebigs führte allerdings zunächst zu einer maßlosen Überschätzung des Nährwertes der Zufuhr von Eiweiß als des Hauptbaustoffes der Zellen, so daß man darüber das Liebigsche Minimumgesetz für die anderen Nährstoffe ganz vergaß. Die experimentelle Nachprüfung der Liebigschen Theorie ergab aber nun die überraschende Tatsache, daß der Eiweißverbrauch von der Arbeitsleistung völlig unabhängig ist, im Gegenteil, gerade die stickstofffreien Stoffe, Kohlehydrate und Fette, werden bei jeder Bewegung in vermehrtem Maße verbrannt.

An die Stelle der Liebigschen Lehre trat etwa um die Jahrhundertwende eine Periode, in welcher die Beurteilung einer Nahrung nach ihrem Brennwert die vorherrschende war. Der Nährwert wurde nach Kalorien bemessen und bestimmt, dabei kamen als eigentliche Nährstoffklassen Eiweiß, Fett und Kohlehydrate in Betracht. Salze und Wasser hatten für die kalorische Betrachtungsweise gar keinen Wert, und von den Vitaminen ließ man sich damals noch nichts träumen. Vom kalorischen Gesichtspunkt aus mußte man den Nährwert von Gemüsen, Salaten und Obst gering schätzen.

Heutzutage ist das alles anders geworden, und die Kinderheilkunde hat viel dazu beitragen können, daß man in den Ernährungsfragen heute anders denkt als früher. Man hat erkannt, daß der Kaloriengehalt nur einen Teil des Nährwertes mißt, den sogenannten Brennwert der Nahrung. Die von RUBNER und HEUBNER mit so großer Mühe geschaffene Kalorienlehre ist auch heute im Gegensatz zu den Lehren BIRCHER-BENNERS noch unerschüttert. BIRCHER-BENNER hat angenommen, daß der Organismus mit der Pflanzennahrung direkt Energien aus dem Sonnenlicht in sich aufnehme, die Lebensprozesse lassen sich im wesentlichen nur durch Kräfte vom Charakter der Lichtenergie betreiben. Wäre diese Lehre richtig, dann müßte es gelingen, den tierischen und menschlichen Organismus durch eine vitaminreiche Nahrung von dem Kaloriengehalt der Speisen unabhängig zu machen. Ich konnte jedoch in exakten Versuchen nachweisen, daß rein nur mit integralen, rohen pflanzlichen Nahrungsstoffen, wie Salatblättern, Karotten, Tomaten usw. ernährte Ratten noch rascher zugrunde gehen, als wenn sie nur Trinkwasser bekommen. Es ist eben unmöglich, den Kalorienbedarf des Organismus durch eine reine Ernährung mit Pflanzenblättern zu decken. Namentlich ist der Kohlehydratgehalt zu gering. Es gelingt die Tiere am Leben zu erhalten, sobald man kalorisch genügend Zucker oder Getreidekörner beigibt. Interessanterweise gelang es nicht, durch Butterfett das Kaloriendefizit auszugleichen. Es geht daraus die außerordentlich lebenswichtige Bedeutung einer Deckung des Kohlehydratminimums klar hervor.

Von fundamentaler Wichtigkeit ist die Tatsache, daß es neben dem Brennwert noch einen sogenannten Sondernährwert gibt. Vom kalorischen Gesichtspunkt aus wäre es gleichgültig, ob wir den Kalorienbedarf durch Fette oder Kohlehydrate decken. Experimentelle und klinische Erfahrungen lehren jedoch, daß das Gesetz von der sogenannten Isodynamie von Fett und Kohlehydrat seine Grenzen hat. Ein Minimum von Kohlehydraten ist unentbehrlich. Vom kalorischen Gesichtspunkt aus wäre es gleichgültig, was für Eiweißkörper wir verwenden. Tatsächlich aber gibt es Eiweißkörper, welche unvollständig sind und deshalb für die Ernährung nicht ausreichen, weil gewisse Aminosäuren fehlen. Demgegenüber haben die vollständigen Eiweißkörper, ganz abgesehen vom Kaloriengehalt, einen Sondernährwert.

Der Begriff des Sondernährwertes wurde ganz besonders deutlich bei der neuentdeckten Nährstoffklasse, die man heute als Vitamine bezeichnet. Auch für diese gilt das LIEBIGsche Gesetz des Minimums. Nur liegt dieses Minimum hier erstaunlich tief. Hat man doch gefunden, daß bei Tieren schon Dosen von der Größe eines Millionstelgramms, also eines γ, besondere Wirkungen entfalten können. Fehlt dieses Minimum eines Vitamins, so stellen z. B. die Tiere ihr Wachstum ein. Wird dieses Minimum gedeckt, so beginnen die Tiere wieder zu wachsen. Dieses Verhalten hat bei der Entdeckung der Vitamine bekanntlich eine sehr große Rolle gespielt. Bei derartigen Finessen der Natur muß jede Kalorienberechnung versagen. Diese Minimalsubstanzen sind so wichtig, daß auch die reichlichste Kalorienzufuhr absolut nichts nutzt, wenn die Vitamine in der Nahrung fehlen oder wenn sie durch Hitze zerstört werden. Der jugendliche Organismus kann bei noch so großer Kalorienzufuhr bei Vitaminmangel nicht wachsen.

Einen wahren Prüfstein für die Vollwertigkeit oder Minderwertigkeit einer Kost stellt das Wachstum jugendlicher Individuen dar. Wir sind heute so weit, daß wir im Tierexperiment je nach der Zusammensetzung der Nahrung jede beliebige Wachstumskurve reproduzieren können. Ja, bei vitaminfreien Kostformen können wir das Wachstum jugendlicher Organismen vollständig unterdrücken. Die früher vom kalorischen Standpunkt aus so geringgeschätzte

Pflanzennahrung hat außerordentliche, unersetzliche Vorzüge. Die Bedeutung besonders der frischen Pflanzennahrung beruht eben darin, daß sie eine wichtige Quelle der Vitamine darstellt, welche sich der tierische Organismus sonst nicht selber durch Synthese verschaffen kann.

3. Vorlesung.

Über das Wachstum.

Selbsttätig gestaltendes Wachstum ist eine der Grundfunktionen der lebendigen Substanz. Nur die ruhelose Umformung und neue Mischung der Materie ist der Urquell des Lebens, das durch Fortpflanzung und Wachstum zu jener ewig unerschöpflichen Erneuerung der lebenden Individuen führt. Der Kraftwechsel und die beständige Bewegung in der lebenden Substanz führen, weil dabei Teile des lebenden Protoplasmas selber verbraucht werden, allmählich zu Schädigungen und irreparablen Erschöpfungen, die sich im Altern äußern. Nur durch die Verkleinerung und andere damit verbundene Vorgänge der Zellteilung vermag sich das Protoplasma immer wieder zu verjüngen. Wird es daran verhindert, so wird es, wie RUBNER an Hefezellen gezeigt hat, sehr rasch alt und kurzlebig. Die Zellteilungsfähigkeit ist nicht nur eine Eigenschaft des Jugendzustandes der Zelle, sondern umgekehrt macht die Zellteilung ein Gewebe jung, die Funktion allein läßt es altern.

Das Wachstum erfolgt also von der Befruchtung an durch fortwährende Zellteilungen. Diese sind am lebhaftesten in der fötalen Entwicklung. Wie rasch die Zellvermehrung durch diese Zellteilungen vor sich geht, ergibt sich aus folgenden geometrischen Progressionen:

$$\frac{1}{2} \quad \frac{1}{4} \quad \frac{1}{8} \quad \frac{1}{16} \quad \frac{1}{32} \quad \frac{1}{64} \quad \frac{1}{128} \quad \frac{1}{256} \quad \text{usw.,}$$

d. h.

$$\frac{1}{2} \quad \frac{1}{2^2} \quad \frac{1}{2^3} \quad \frac{1}{2^4} \quad \frac{1}{2^5} \quad \frac{1}{2^6} \quad \frac{1}{2^7} \quad \frac{1}{2^8} \quad \text{usw.}$$

So kommt es, daß schon bei der 40. Generation von Zellteilungen Trillionen von Zellen gebildet werden.

Die Zellen der lebenden Wesen bauen sich hauptsächlich aus Stoffen auf, die sich in der kolloidalen Zustandsform der Materie befinden. Es müssen deshalb auch die Vorgänge des Wachstums, der Ernährung, des Alterns und des Todes den Gesetzen der Kolloidchemie folgen. Das Wesen der kolloidalen Zustandsform liegt darin, daß an und für sich unlösliche, aus mehr oder weniger zahlreichen Molekülen zusammengesetzte Teilchen in Lösung gehalten werden, so daß sie der Schwerkraft nicht mehr folgen. Die einzelnen Teilchen bezeichnet man als Micellen. Sie sind umgeben von einer adsorbierten, dünnen perimicellären Schicht, welche im Lösungsmittel löslich ist und eben dadurch die Teilchen in Lösung hält. Noch wichtiger ist jedoch, daß die Micellen und die perimicelläre Schicht eine verschiedene elektrische Ladung besitzen. Deshalb stoßen sich die einzelnen Teilchen gegenseitig ab, weil die perigranuläre Schicht die gleiche elektrische Ladung besitzt. Die Micellen selber können positiv oder negativ geladen sein, dann enthält die perigranuläre Schicht immer eine entgegengesetzte elektrische Ladung.

In den jugendlichen Zellen sind die einzelnen Micellen besonders klein. Je kleiner die Micellen sind, um so größer ist im Verhältnis zu ihrer Masse die Oberflächenentwicklung, um so größer auch ihre Reaktionsfähigkeit. Diese kleinen

Micellen folgen den Molekularstößen des Wassers viel leichter als die schwerfälligen großen, sie zeigen eine viel lebhaftere Brownsche Molekularbewegung und kommen dadurch mit immer neuem, zum Teil ebenfalls kolloidal gelöstem Nährmaterial in Berührung. Bei der lebhaften Rührgeschwindigkeit bleiben leicht kleinere Teilchen an größeren haften und bringen sie zum Wachsen. Im Jugendzustand haben die Kolloidteilchen die Fähigkeit, sehr stark Wasser zu adsorbieren. Man spricht deshalb von einer starken Hydratation. Diese Hydratation erhöht den Quellungsdruck in den Zellen und regt diese zu Zellteilungen an.

Das Wachstum des Kindes ist die Fortsetzung des fötalen Wachstums. Namentlich im ersten Säuglingsalter haben wir diejenige Periode des extrauterinen Lebens vor uns, welche durch das stärkste Gewichts- und Längenwachstum ausgezeichnet ist. Das Gewicht eines Neugeborenen beträgt im Mittel 3250 g. Es schwankt jedoch beträchtlich, 2000 bis 5000 g sind die Extreme. Bei einem Geburtsgewicht unter 2000 g handelt es sich sicher um eine Frühgeburt oder um Zwillinge. Das Gewicht der Mädchen ist gewöhnlich geringer als dasjenige der Knaben. Äußere Umstände, wie gute Ernährung und Ruhe in der Schwangerschaft, begünstigen etwas größere Geburtsgewichte. Nach der Geburt verliert das Kind etwa 150 bis 200 g. Vom vierten Tag an beginnt das Gewicht wieder zu steigen und am achten bis zehnten Tag wird gewöhnlich das Geburtsgewicht wieder erreicht. In den beiden ersten Monaten nimmt das Kind im Durchschnitt täglich 25 g zu. Die Schwankungen sind jedoch sehr groß. Es gibt Neugeborene, die in den ersten drei Wochen täglich bis 40 g an der Brust zunehmen, andere wieder nehmen besonders in der ersten Lebenszeit viel langsamer zu, ohne daß man sich darüber aufzuregen braucht. Vom zweiten bis sechsten Monat an beträgt die mittlere tägliche Zunahme 20 g. Im letzten Quartal des ersten Jahres sinkt sie allmählich auf 10 g. Ein gut genährtes Kind verdoppelt sein Körpergewicht mit fünf Monaten, verdreifacht es mit einem Jahr. Dies stimmt jedoch nur für mittlere Geburtsgewichte. Bei geringem Geburtsgewicht erfolgt häufig die Zunahme rascher, bei großem Geburtsgewicht langsamer. Die Gewichtskurve eines Brustkindes steigt gewöhnlich ziemlich regelmäßig an, beim Flaschenkind erleben wir viel größere Schwankungen und häufig einen treppenförmigen Anstieg. Im zweiten Lebensjahr verlangsamt sich das Gewichtswachstum, die tägliche Zunahme beträgt vom 12. bis 18. Monat 8 g, vom 18. bis 24. Monat 5 g, so daß das Kind am Ende des zweiten Lebensjahres sein Geburtsgewicht etwa vervierfacht.

Es darf jedoch nicht außer acht gelassen werden, daß man die Gewichtskurven der Säuglinge nicht allzu schematisch betrachten darf. Es gibt eben ganz gesunde Kinder, welche weit hinter den Durchschnittszahlen zurückbleiben, es handelt sich einfach um Kinder, welche häufig eine kleine Körpergröße von den Eltern ererbt haben.

Während der ersten Wochen muß man das Kind zu bestimmter Zeit und im nüchternen Zustande wiegen. Vom zweiten bis sechsten Monat kontrolliert man das Gewicht wöchentlich und von da an monatlich.

Das Längenwachstum während der ersten Lebenszeit ist sehr stark. Das Neugeborene hat eine Länge von ungefähr 50 cm. Die Mädchen sind 1 bis 2 cm kleiner als die Knaben. Das Kind nimmt im Mittel im ersten Monat 4 cm, im zweiten und dritten Monat 3 cm, im vierten und fünften Monat 2 cm und von da an ungefähr 1 cm im Monat zu. Am Ende des ersten Lebensjahres werden durchschnittlich 70 cm erreicht. Während des zweiten Lebensjahres ist das Längenwachstum nur noch halb so groß, es werden 80 cm erreicht. Gewichts- und Längenwachstum erfolgen nicht streng parallel. Besonders unter pathologischen Umständen kann das Längenwachstum fortschreiten, trotzdem das Gewichtswachstum stehenbleibt.

Der Quotient $\dfrac{\text{Gewicht}}{\text{Körperlänge}}$ drückt die Anzahl Gramme aus, welche auf 1 cm der Körperlänge fallen. Dieser Quotient beträgt bei der Geburt 65, mit einem Jahr 130 und mit zwei Jahren 146 g.

Der Begriff des Wachstums im biologischen Sinn umfaßt nicht nur Vergrößerung und Massenvermehrung, sondern begreift auch Vorgänge, wie Differenzierung, Metamorphose und Organisation, mit ein, die das Wachstum auf dem Weg über Reifung und Regression mit herbeiführt.

Beim Neugeborenen sind besonders Kopf und Rumpf stark entwickelt. Der Kopfumfang und der Brustumfang sind beim Säugling einander ungefähr gleich. Der Kopfumfang ist bei der Geburt im Durchschnitt 34 cm und 44 cm mit einem Jahr. Die große Fontanelle beginnt sich nach dem zweiten bis dritten Monat an fortschreitend durch Verknöcherung zu verkleinern und sie soll normalerweise mit 15 Monaten geschlossen sein. Nicht selten erfolgt der Fontanellenschluß etwas früher, ohne daß dies für die Gehirnentwicklung etwas Schlimmes zu bedeuten hat.

Der Brustumfang beträgt beim Neugeborenen 34 bis 35 cm, im Alter von einem Jahr 44 bis 47 cm und mit zwei Jahren 49 cm. Bei der Geburt ist der Kopfumfang etwa 1 cm größer als der Brustumfang! Nur Frühgeburten haben einen erheblich größeren Kopfumfang. Im Alter von einem Jahr sind Kopf- und Brustumfang ungefähr gleich, später wächst der Brustumfang stärker als der Kopfumfang.

Entwicklung des Skelets und der Zähne. Bei der Geburt finden sich nur zwei Knochenkerne am unteren Ende des Femur und an der Tibia. Im Alter von einem Jahr sieht man zwei Handwurzelkerne. Der Kern der unteren Radiusepiphyse erscheint um den 16. Monat. Im dritten Lebensjahr tritt der Knochenkern des Os triquetrum auf, im Alter von vier bis fünf Jahren erscheinen die Kerne des Lunatum, Multangulum majus und minus. Im sechsten Lebensjahr der Kern des Naviculare. Im neunten bis zwölften Jahr verknöchert das Os pisiforme.

Das Erscheinen der Zähne bildet einen guten Anhaltspunkt für eine normale Entwicklung. Zuerst erscheinen vom sechsten Monat an die mittleren, unteren Schneidezähne, vom achten bis zehnten Monat an die mittleren, oberen Schneidezähne, dann folgen die lateralen oberen Schneidezähne. Am Ende des ersten Lebensjahres folgen dann die unteren lateralen Schneidezähne, so daß das Kind zu dieser Zeit acht Schneidezähne besitzt. Die ersten Prämolaren erscheinen vor den Eckzähnen, zwischen dem 12. bis 15. Monat, und bilden die zweite Gruppe. Die dritte Gruppe umfaßt die vier Eckzähne, welche zwischen dem 16. und 20. Monat sich zeigen. Schließlich brechen die vier hinteren Praemolaren zwischen dem 20. und 26. Monat durch, so daß das Milchgebiß mit 20 Zähnen vollständig ist.

Entwicklung des Nervensystems und der Sinnesorgane. Die Pyramidenbahnen haben beim Kind noch keine Markscheiden, daher treffen wir noch einen positiven Babinski. Im Alter von einem bis zwei Monaten beginnt das Kind zu lächeln und erkennt seine Mutter. Es folgt den Personen mit seinen Augen und interessiert sich um seine Umgebung. Vom dritten Monat an beginnt das Kind nach Gegenständen zu fassen und sie nach dem Mund zu führen. Vom sechsten Monat an beginnt es zu sitzen, vom achten bis zehnten Monat an zu kriechen und sich allmählich auf die Beine zu stellen. Am Ende des ersten Lebensjahres beginnen viele Kinder schon zu gehen. Ein Kind, das mit 18 Monaten noch nicht gehen kann, ist krank. Auch die Sinnesorgane entwickeln sich rasch. Die Sprachentwicklung beginnt mit dem sogenannten Lallen schon im fünften bis achten

Monat. Im Alter von einem Jahr verbindet das Kind mit den Silben, die es ausspricht, einen bestimmten Sinn. Mit zwei Jahren spricht es einzelne kurze Sätze. Ein Kind, das mit zwei Jahren noch nicht spricht, ist in der Entwicklung zurück. Versteht es die Sprache, so ist die Prognose günstig, es wird noch mit Sicherheit das Sprechen erlernen.

Wachstumsfaktoren.

Wir können die Wachstumsfaktoren in zwei Gruppen teilen:

1. Endogene Faktoren. Der durch Vererbung determinierte Wachstumstrieb bestimmt und reguliert das Wachstum des werdenden Menschen. Eine sehr wichtige Rolle spielen dabei die endokrinen Drüsen. Im frühen Säuglingsalter ist wahrscheinlich der Thymus die eigentliche Wachstumsdrüse. Vom sechsten Monat an macht sich der Einfluß der Schilddrüse in einer mächtigen Steigerung des Grundumsatzes geltend. Das anfänglich rapide Wachstum wird dadurch im zweiten Halbjahr gehemmt, dafür wirkt sich der Einfluß der Schilddrüse in der weiteren Differenzierung des Körpers aus. Die Hypophyse spielt eine große Rolle beim Längenwachstum, besonders bei der Entwicklung der Extremitäten. Sehr verstärkt wird ihre Wirkung beim Beginn der Pubertät. Die Hypophyse bildet auch den Motor für die Entwicklung der Keimdrüsen, welche zur Pubertätszeit mächtig in das Konzert der endokrinen Drüsen eingreifen, starke Wachstumsimpulse aussenden und den ganzen Körper umgestalten, während die Thymusdrüse sich mehr und mehr zurückbildet.

2. Exogene Wachstumsfaktoren. Den wichtigsten Einfluß unter den exogenen Wachstumsfaktoren übt die Art der Ernährung aus. Ist die Ernährung in irgendeinem Punkte insuffizient, wobei schon unglaublich kleine Abweichungen von größter Bedeutung sein können, so kommt es zu einer Hemmung oder völligen Aufhebung des Wachstums. Die experimentelle Forschung hat in den letzten Jahrzehnten auf diesem Gebiete besonders viel gearbeitet.

Beschränken wir bei einem jungen Tier einfach die Nahrungsmenge, so daß der Energiebedarf, gemessen am Kaloriengehalt der Nahrung, nicht gedeckt wird, so bleibt das Wachstum still, trotzdem die Nahrung sonst vollständig zusammengesetzt wäre und übrig genug Vitamine enthielte.

Interessant ist, daß auch die bloße Beschränkung der Wasserzufuhr bei hinlänglicher Dauer des Versuchsexperiments das Wachstum junger Tiere stark hemmen kann. Wasser ist eben unbedingt nötig für die normalen Funktionen des Organismus, doppelt nötig beim jungen Lebewesen, welches sich, wie wir bereits betont haben, durch eine besonders starke Hydratation seiner Zellkolloide auszeichnet.

Eine andere Methode, um das Wachstum junger Tiere zu beschränken, besteht in der Herabsetzung des Eiweißgehaltes in der Diät, auch wenn das verwendete Eiweiß an und für sich vollständig wäre. Aber auch bei normalem Eiweißgehalt der Kost können gewisse Eiweißkörper den Wachstumsbedarf nicht befriedigen, wenn sie gewisse, für das Wachstum unentbehrliche Aminosäuren, wie Lysin, Cystin, Tryptophan und Histidin, nicht enthalten. Weniger gesichert ist, ob die cyclischen Aminosäuren, wie Phenylalanin, Tyrosin und Prolin, ebenso unentbehrlich sind. Gliadin aus Weizen und Hordein aus Gerste, welche beide bei der Hydrolyse zu wenig Lysin enthalten, wurden vielfach als Eiweißstoffe verwendet, um Versuchstiere auf gleichem Gewicht zu halten, ohne daß ein Wachstum möglich wäre. In der Klinik der Säuglingsernährung werden wir eindrücklich erfahren, daß auch ein zu gering bemessener Kohlehydratgehalt der Kost eine sehr deutliche Wachstumshemmung ausübt.

Wachstumshemmung konnte auch erzeugt werden, wenn man Kostformen bei jungen Tieren anwandte, bei denen die anorganischen Salze weitgehend entfernt worden waren. Immerhin verfügten hier die Versuchstiere über wichtige Mineralstoffdepots in den Knochen. Auch war es schwer, den Vitaminbedarf zu decken, ohne gleichzeitig in dem betreffenden vitaminhaltigen Material Salze zuzufügen, heute ist dies mit Hilfe der rein dargestellten Vitamine möglich.

Endlich ist von größtem Interesse, daß ein Mangel an Vitaminen zu ausgesprochenem Wachstumsstillstand führt, und zwar stehen alle Vitamine, die einen mehr, die anderen weniger, in Beziehung zum Wachstum.

Wir können die Nährstoffe mit einer aus einzelnen Ringen bestehenden Kette vergleichen. Der Leistungswert dieser Nährstoffkette richtet sich nach der Haltbarkeit des schwächsten Gliedes, d. h. der Leistungswert einer Nahrung mit Bezug auf das Wachstum ist direkt abhängig von den in geringster Menge darin enthaltenen lebensnotwendigen Bestandteilen. Erreicht ein solcher Bestandteil das notwendige Minimum nicht, so sind auch die anderen Glieder der Nährstoffe nicht zu verwerten, ähnlich wie die stärkste Verdickung aller Kettenglieder nichts nützt, wenn eines zu schwach ist.

Während der Wachstumshemmung bleibt jedoch die Fähigkeit zu wachsen, mag die Hemmung auch lange Zeit gedauert haben, erhalten. Und sobald das fehlende Nährstoffglied in der Kette genügend ergänzt wird, so setzt ein auffallend starkes, geradezu explosives Nachwachsen ein.

Die Wachstumshemmung wirkt sich in verschiedener Weise aus. In erster Linie wird das Gewichtswachstum gehemmt, während der Wachstumstrieb des Skelets so stark ist, daß das Längenwachstum noch längere Zeit anhält. Auch das Wachstum des Gehirns läßt sich schwerer hemmen als dasjenige anderer Organe. Bei Wiederaufnahme vollwertiger Ernährung spricht wiederum zunächst das Gewicht an, während umgekehrt das gehemmte Längenwachstum erst später wieder einsetzt.

Außer der Art der Ernährung spielen auch physikalische Faktoren eine große Rolle für das Wachstum. So entwickeln sich Säuglinge, welche stets in der Stubenluft gehalten werden, bedeutend schlechter als diejenigen, welche täglich Freiluft genießen können. Dabei ist das Sonnenlicht von größter Bedeutung. Schon BUFFON hat bemerkt, daß das Wachstum im Sommer rascher erfolgt als im Winter. MALLING-HANSEN hat den Einfluß der Jahreszeiten auf das Wachstum der Kinder näher präzisiert. Im Winter, vom November bis März, ist das Wachstum verlangsamt, das Gewichtswachstum mehr als das Längenwachstum. Im Frühling, vom April bis August, nimmt das Längenwachstum stark zu, das Gewichtswachstum weniger. Im Herbst, vom August bis November, nimmt vor allem das Körpergewicht zu, während das Längenwachstum sich wenig verändert.

Es sind namentlich die ultravioletten Strahlen des Sonnenlichtes, aber auch der Quarzlampe, welche sehr günstig auf den Allgemeinzustand, auf den Appetit und das Wachstum der Kinder wirken. Nach neuesten Experimenten ist es wahrscheinlich das in der Haut bestrahlte Dehydrocholesterin oder Ergosterin, welches diesen Einfluß auf das Wachstum ausübt.

STEARNS, JEANS und VANDECAR fanden vergleichsweise gesteigertes Längenwachstum bei Kindern, welche mehr Einheiten von Vitamin D erhielten als die Kontrollfälle. In ähnlicher Weise wirkten Sonnenbäder fördernd auf das Wachstum der Kinder ein.

Es ist sehr wohl möglich, daß die besseren Ernährungsverhältnisse, die stärkere Vitaminversorgung (Lebertran), die intensivere Besonnung, der vermehrte Einfluß der frischen Luft und des Sportes bewirkt hat, daß bei der gegenwärtigen Kindergeneration ein gesteigertes Längen- und Gewichtswachstum gegenüber früher beobachtet wird. Die Steigerung des Längenwachstums kann z. B. 3 bis 5, ja sogar bis 10 cm betragen, und diese Beschleunigung kann nicht selten zu einer dauernden Zunahme der Körpergröße führen. Es scheint, daß auf die Generation von 1900 eine solche von „Riesen" folgen wird. Interessant ist ferner der frühzeitigere Eintritt der Menarche bei den jungen Mädchen (oft schon im elften bis zwölften Lebensjahr). Es handelt sich wohl gelegentlich um unerwünschte Erscheinungen im Sinne des „kümmernden Hochwuchses", im großen ganzen aber haben wir nicht nur große, sondern auch gesunde und kräftige Jugendliche, auf die wir stolz sein können. Dies würde dafür sprechen, daß eben früher durch mangelhafte Vitaminversorgung, ungenügende Besonnung und zu geringen Sport das optimale Wachstum gehemmt war. Wenn nach BENNHOLDT-THOMSEN diese Wachstumsbeschleunigung auf dem Lande nicht in gleichem Maße zum Ausdruck kommt wie in den Städten, so kann das damit zusammenhängen, daß eben auf dem Lande noch vielfach an den ungenügenden früheren Ernährungsmethoden, z. B. viel zu lange durchgeführter einseitiger Milchernährung, festgehalten wird.

Normale Kopfmaße.

Der durchschnittlich größte Kopfumfang beträgt:

Im 1. Monat............	35,5 cm	
„ 6. „	43	„
„ 12. „	45—46	„
Ende des 2. Jahres......	48	„
„ „ 5. „	50	„
„ „ 11. „	52	„

4. Vorlesung.

Der Wasserbedarf des Säuglings.

Der wichtigste Nährstoff für den Säugling ist das Wasser. Der Wasserbedarf des Säuglings ist im Vergleich zu seinem Körpergewicht sehr groß, fast dreimal so groß wie beim Erwachsenen. Es erklärt sich dies aus dem lebhaften Stoffwechsel des Kindes. Das Kind bildet mehr Wärme als der Erwachsene, und diese Wärme wird hauptsächlich durch Wasserverdunstung abgegeben! Die relativ starke Nahrungsaufnahme verlangt eine konstante Zirkulation von Wasser vom Blut nach dem Darm und wieder zurück ins Blut während der Verdauung und Resorption. Außerdem verlangt die Ausscheidung von Abbauprodukten durch den Urin eine tägliche Wassermenge von 15 bis 30 g pro Kilogramm Körpergewicht.

Von der gesamten Wasseraufnahme werden unter normalen Umständen 50 bis 60% durch die Nieren ausgeschieden, 30 bis 35% durch die sogenannte Perspiratio insensibilis, durch Haut und Lungen und 5 bis 10% durch den Stuhl. Nur 1 bis 2% des aufgenommenen Wassers werden im Körper zurückgehalten, und zwar einerseits als Zellwasser, welches in fester Bindung in die Zellen eingebaut erscheint, anderseits als extrazelluläres Wasser im Plasma und als interstitielle Flüssigkeit, welche Gewebsspalten ausfüllt und mit Leichtigkeit wieder abgegeben werden kann. Die wichtigsten Wasserspeicher im Organismus sind das Unterhautzellgewebe, die Muskulatur und die Leber.

Das extrazelluläre Wasser enthält vor allem Natrium gelöst, das intrazelluläre Wasser dagegen Kalium.

Wasserverluste entstehen bei hohen Außentemperaturen durch vermehrte Wasserausscheidung durch die Haut. Schwere Durchfälle können oft zu einem solchen Wasserverlust führen, daß mehr Wasser durch den Darm abgeht, als Flüssigkeit aufgenommen wurde. Auch bei unstillbarem Erbrechen kann sehr viel Wasser durch den Mund verlorengehen. Bei Zuständen von Pylorusstenose

Größe und Gewicht der Kinder und Jugendlichen nach E. SCHLESINGER.

Länge cm	Knaben		Mädchen	
	Alter	Gewicht kg	Alter	Gewicht kg
49			Geburt.................	3,2
50	Geburt................	3,4		
51				3,3
52		3,5	1 Monat	3,4
53	1 Monat	3,6		3,6
54		3,8	1¹/₂ Monate	3,8
55	1¹/₂ Monate	4,0		4,0
56		4,2	2 Monate..............	4,2
57	2 Monate	4,4		4,4
58		4,6		4,6
59		4,8	3 ,, ...	4,8
60	3 ,, ...	5,1		5,1
61		5,4		5,3
62		5,7	4 ,,	5,6
63	4 ,, ...	6,0		5,8
64		6,3		6,0
65		6,5	5 ,, ...	6,3
66	5 ,, ...	6,7		6,5
67		7,0	6 ,, ...	6,8
68	6 ,, ...	7,3		7,0
69		7,5	7 ,, ...	7,2
70	7 ,, ...	7,8	8 ,, ...	7,6
71	8 ,, ...	8,2	9 ,, ...	8,0
72	9 ,, ...	8,6	10 ,, ...	8,4
73	10 ,, ...	9,0	11 ,, ...	8,8
74	11 ,, ...	9,4	1 Jahr 1 Monat	9,2
76	1 Jahr 1 Monat	10,1	1 ,, 2 Monate........	9,8
77	1 ,, 2 Monate	10,3	1 ,, 3 ,, ...	10,0
78	1 ,, 3 ,, ...	10,5	1 ,, 4 ,, ...	10,2
79	1 ,, 4 ,, ...	10,7	1 ,, 5 ,, ...	10,4
80	1 ,, 5 ,, ...	10,9	1 ,, 6 ,, ...	10,6
81	1 ,, 6 ,, ...	11,1	1 ,, 7 ,, ...	10,8
82	1 ,, 7 ,, ...	11,3	1 ,, 9 ,, ...	11,0
83	1 ,, 9 ,, ...	11,6	1 ,, 10 ,, ...	11,2
84	1 ,, 10 ,, ...	11,8	2 Jahre	11,5
85	2 Jahre...............	12,0	2 ,, 2 Monate	11,8
86	2 ,, 2 Monate........	12,3	2 ,, 4 ,, ...	12,1
87	2 ,, 4 ,, ...	12,6	2 ,, 5 ,, ...	12,3
88	2 ,, 5 ,, ...	12,8	2 ,, 6 ,, ...	12,5
89	2 ,, 6 ,, ...	13,0	2 ,, 8 ,, ...	12,8
90	2 ,, 8 ,, ...	13,3	2 ,, 10 ,, ...	13,1
91	2 ,, 10 ,, ...	13,6	2 ,, 11 ,, ...	13,3
92	2 ,, 11 ,, ...	13,9	3 ,, ...	13,6
93	3 ,, ...	14,1	3 ,, 2 Monate	13,9
94	3 ,, 2 Monate........	14,4	3 ,, 4 ,, ...	14,2
95	3 ,, 4 ,, ...	14,7	3 ,, 5 ,, ...	14,5
96	3 ,, 5 ,, ...	15,0	3 ,, 6 ,, ...	14,7
97	3 ,, 6 ,, ...	15,3	3 ,, 8 ,, ...	15,0
98	3 ,, 8 ,, ...	15,6	3 ,, 10 ,, ...	15,3
99	3 ,, 10 ,, ...	15,9	3 ,, 11 ,, ...	15,5
100	3 ,, 11 ,, ...	16,2	4 ,, ...	15,8
101	4 ,, ...	16,5	4 ,, 2 Monate	16,1
102	4 ,, 2 Monate........	16,8	4 ,, 4 ,, ...	16,4
103	4 ,, 4 ,, ...	17,1	4 ,, 6 ,, ...	16,7
104	4 ,, 6 ,, ...	17,5	4 ,, 8 ,, ...	17,0
105	4 ,, 8 ,, ...	17,8	4 ,, 10 ,, ...	17,3

Länge cm	Knaben		Mädchen	
	Alter	Gewicht kg	Alter	Gewicht kg
106	4 Jahre 10 Monate......	18,1	5 Jahre	17,6
107	5 „	18,4	5 „ 2 Monate.......	17,9
108	5 „ 2 Monate.......	18,7	5 „ 4 „	18,2
109	5 „ 4 „	19,0	5 „ 6 „	18,5
110	5 „ 6 „	19,3	5 „ 9 „	18,8
111	5 „ 8 „	19,6	6 „	19,1
112	5 „ 10 „	19,9	6 „ 3 Monate.......	19,5
113	6 „	20,2	6 „ 5 „	19,9
114	6 „ 3 Monate.......	20,5	6 „ 8 „	20,3
115	6 „ 5 „	20,8	6 „ 10 „	20,5
116	6 „ 8 „	21,2	7 „	20,9
117	6 „ 10 „	21,6	7 „ 3 Monate.......	21,4
118	7 „	22,0	7 „ 5 „	21,8
119	7 „ 3 Monate.......	22,5	7 „ 8 „	22,3
120	7 „ 5 „	23,0	7 „ 10 „	22,7
121	7 „ 8 „	23,5	8 „	23,2
122	7 „ 10 „	24,0	8 „ 3 Monate.......	23,7
123	8 „	24,4	8 „ 5 „	24,1
124	8 „ 3 Monate.......	24,9	8 „ 8 „	24,6
125	8 „ 5 „	25,4	8 „ 10 „	25,1
126	8 „ 8 „	25,9	9 „	25,6
127	8 „ 10 „	26,4	9 „ 3 Monate.......	26,2
128	9 „	26,8	9 „ 5 „	26,8
129	9 „ 3 Monate.......	27,3	9 „ 8 „	27,3
130	9 „ 6 „	27,8	9 „ 10 „	27,8
131	9 „ 9 „	28,4	10 „	28,4
132	10 „	29,0	10 „ 2 Monate.......	29,0
133	10 „ 3 Monate.......	29,5	10 „ 4 „	29,5
134	10 „ 5 „	30,0	10 „ 6 „	30,0
135	10 „ 8 „	30,7	10 „ 8 „	30,7
136	10 „ 10 „	31,4	10 „ 10 „	31,4
137	11 „	32,0	11 „	32,0
138	11 „ 3 Monate.......	32,7	11 „ 2 Monate.......	32,7
139	11 „ 5 „	33,4	11 „ 4 „	33,4
140	11 „ 8 „	34,1	11 „ 6 „	34,2
141	11 „ 10 „	34,8	11 „ 8 „	35,0
142	12 „	35,5	11 „ 10 Monate.......	35,7
143	12 „ 2 Monate.......	36,3	12 „	36,5
144	12 „ 4 „	37,1	12 „ 1 Monat.......	37,3
145	12 „ 6 „	37,8	12 „ 3 Monate.......	38,1
146	12 „ 8 „	38,5	12 „ 4 „	38,9
147	12 „ 10 „	39,3	12 „ 6 „	39,7
148	13 „	40,0	12 „ 8 „	40,5
149	13 „ 2 Monate.......	40,8	12 „ 10 „	41,3
150	13 „ 4 „	41,6	13 „	42,0
151	13 „ 6 „	42,4	13 „ 3 Monate.......	42,9
152	13 „ 8 „	43,2	13 „ 5 „	43,8
153	13 „ 10 „	44,1	13 „ 8 „	44,7
154	14 „	45,0	13 „ 10 „	45,6
155	14 „ 2 Monate.......	45,9	14 „	46,5
156	14 „ 4 „	46,8	14 „ 4 Monate.......	47,6
157	14 „ 6 „	47,7	14 „ 8 „	48,8
158	14 „ 8 „	48,6	15 „	50,0
159	14 „ 10 „	49,5	15 „ 6 Monate.......	51,5
160	15 „	50,5	16 „	53,0

kann im Magen kein Wasser resorbiert werden. Die Wasserresorption erfolgt nämlich erst im Darm. Beim schweren Sommerbrechdurchfall hat man gefunden, daß fast noch mehr Wasser als durch den Darm durch die gesteigerte Atemtätigkeit der Lungen verlorengeht. Solche exzessive Wasserverluste führen zu schwersten kolloidalen Zustandsänderungen der Gewebe. Die Haut verliert ihren Turgor und ihre Elastizität. Aufgehobene Hautfalten z. B. bleiben stehen. Es kann zu intravitalen Gelosen in der Haut kommen, zu dem sogenannten Fettsklerem, aber auch die Durchfeuchtung und Konsistenz des Gehirnes kann verändert werden unter dem klinischen Zeichen des Komas. Oft ist diese kolloidale Zustandsänderung irreparabel und führt dann zum Tode.

Nach solchen schweren Wasserverlusten kann oft wieder Wasser angesetzt werden, auch bei kalorisch sonst vollkommen ungenügender Nahrung. Es werden zunächst die leeren Wasserspeicher wieder aufgefüllt, was jedoch von größter Wichtigkeit ist, da dies schließlich dann den richtigen Wasseransatz in den Zellen ebenfalls fördert. In den schwersten Zuständen der Ernährungsstörung im Stadium der Atrophie haben die Zellen schließlich auch die Fähigkeit des Wasseransatzes eingebüßt, und falls überhaupt noch eine Reparation möglich ist, verstreicht nicht selten längere Zeit der Reparation der schwer gestörten Gewebe, bis wieder ein Wasseransatz mit deutlicher Gewichtszunahme erfolgen kann. Interessant ist, daß normalerweise der Wasseransatz in den Geweben von der Zusammensetzung der Nahrung abhängig ist. Nur wenn die Nahrung genügend Kalorien enthält, wenn das Kohlehydrat- und Salzminimum gedeckt ist, wenn die Eiweißkörper vollständig sind und insbesondere wenn die Vitamine nicht fehlen, kann in den Zellen Wasser angesetzt werden und kann dadurch das Wachstum ausgelöst und unterhalten werden.

Der durchschnittliche normale Wasserbedarf beträgt 150 ccm pro Kilogramm Körpergewicht. Der Wasserbedarf stellt somit das höchstgelegene Minimum unter den Nährstoffen dar.

Allzu starke Verdünnung der Milch, welche die Aufnahme sehr großer Nahrungsmengen notwendig macht, ist ein bei der Säuglingsernährung häufig begangener Fehler. Die Säuglinge können dadurch auch direkt Magendilatationen bekommen und leiden dann an schwerer Appetitlosigkeit.

Überreichliche Flüssigkeitszufuhr ist imstande, den physiologischen, mit dem Alter fortschreitenden Austrocknungsprozeß zu stören und hintanzuhalten. Der gesunde Säuglingsorganismus enthält nach den Angaben von CAMERER und SÖLDNER durchschnittlich 72% Wasser. Der Wassergehalt fällt mit zunehmendem Alter auf 66 bis 60%.

Es gibt drei wichtige Quellen für das Körperwasser:

1. Wasser, aufgenommen als Getränk oder in anderen Flüssigkeiten, z. B. Milch.

2. Wasser, aufgenommen in festen Nahrungsstoffen, besonders Früchten und Gemüsen.

3. Stoffwechselwasser, entstanden durch die Verbrennung von Kohlehydraten, Fetten und Eiweißstoffen. Manche Insekten können nur von ihrem Stoffwechselwasser leben.

5. Vorlesung.

Der Energiebedarf.

Die Nahrung ist die Quelle der potentiellen Energie, welche in Lebenstätigkeiten umgewandelt wird. Diese potentielle Energie stammt entweder direkt oder indirekt aus Nahrungsstoffen, welche von den Pflanzen aus anorganischem Material mit Hilfe der Sonnenstrahlen synthetisiert wurden. Die kinetische

Energie des Sonnenlichtes wurde auf diese Weise namentlich bei der Synthese der Kohlehydrate aus Kohlensäure und Wasser in die potentielle Energie der organischen Nahrungsstoffe umgewandelt. Es handelt sich dabei um einen Reduktionsvorgang, der mit einem mächtigen Energiehub einhergeht. Die organischen Nährstoffe erleiden im Körper chemische Veränderungen unter dem Einfluß der lebenden Zellen, sie werden dem Stoffwechsel unterworfen. Dieser Stoffwechsel umfaßt die Verdauung, die Verteilung des Nahrungsmaterials, die Assimilation, die Oxydation der assimilierten Nahrung, wobei gebundene Energie frei wird, und die Ausscheidung der Oxydationsprodukte.

Die Energiemenge der Nahrung wird gemessen durch die Wärmeeinheit oder Kalorie. Es ist das die fundamentale Einheit aller innerer und äußerer Körperenergie und stellt den Betrag der Hitzeenergie dar, welche notwendig ist, die Temperatur von 1 l Wasser um 1° zu erhöhen. Es ist dies die „große" Kalorie, mit der im Stoffwechsel gerechnet wird. Der Kaloriengehalt der Nahrung wird in sogenannten Kalorimeterbomben festgestellt. Der Kalorienwert der einzelnen Nahrungsstoffe ist wegen Verlusten bei der Verdauung und wegen unvollständiger Oxydation etwas niedriger als der Bombenwert. Er beträgt für:

> Eiweiß .... 4,1 Kalorien pro Gramm
> Kohlehydrate 4,1   „   „   „
> Fett 9,3   „   „   „

Die Nahrungsmittel enthalten gewöhnlich eine Mischung solcher energieliefernder Bestandteile. Die Kenntnis der Zusammensetzung einer Nahrung und des Kalorienwertes der einzelnen Bestandteile ermöglicht den Kalorienwert des betreffenden Nahrungsmittels zu bestimmen.

1 l Kuhmilch enthält z. B.:

> Eiweiß .... $3\% = 30 \times 4 = 120$ Kalorien
> Kohlehydrat .... $5\% = 50 \times 4 = 200$ „
> Fett .... $4\% = 40 \times 9 = 360$ „
> _____
> 1 l Milch = 680 Kalorien

Unter dem Basal- oder Grundstoffwechsel versteht man denjenigen Energieverbrauch, der beim physiologischen Minimum konstant ist. Er stellt die Basis der Tätigkeiten des Zellenlebens dar, welche bei nüchternem Körper und in völliger Muskelruhe so vor sich gehen, daß ein Körpergewichtsverlust nicht eintritt. Dieser Grundumsatz braucht beim Kind ungefähr 50 Kalorien pro Kilogramm Körpergewicht. Der Grundumsatz wird hauptsächlich durch zwei Faktoren bestimmt: 1. Durch die aktive Protoplasmamasse; die sogenannten paraplasmatischen Substanzen, die Stützsubstanzen, die Depotstoffe, wie besonders das Fett, beteiligen sich nicht aktiv am Grundumsatz. 2. Hängt der Grundumsatz ab von Reizstoffen für den Gewebsstoffwechsel. Die Steigerung des Grundumsatzes, welche wir in den ersten Jahren mit ihrem starken Wachstum und dann gerade wieder kurz vor der Pubertät beobachten, weist auf eine solche Ansammlung von Reizstoffen hin, welche den gesteigerten Stoffwechsel der Gewebe bestimmen. Es handelt sich hier um Produkte der Drüsen mit innerer Sekretion, ganz besonders ist die Schilddrüse imstande, den Grundumsatz zu steigern.

Der jugendliche Organismus hat einen gesteigerten Grundumsatz in bezug auf sein Gewicht und seine Körperlänge hauptsächlich aus dem Grunde, weil er kleiner ist als der Erwachsene. Berechnet man aber den Grundumsatz nicht nach dem Gewicht oder der Körperlänge, sondern nach der Körperoberfläche, so zeigt sich, daß sowohl kleine wie große Organismen, auf die Flächeneinheit berechnet, fast den gleichen Grundumsatz besitzen. Man berechnet die energetische Körperoberfläche aus der Zweidrittelpotenz des Gewichtes, nach der Formel

$$\text{Oberfläche} = m \text{ (Konstante)} \times \text{Gewicht}^{2/3}$$
$$= m \times \sqrt[3]{\text{Gewicht}^2}.$$

Muskeltätigkeit erhöht den Energieverbrauch. Schreien beim Säugling z. B. vermag den Grundumsatz um 100% zu steigern. Im allgemeinen muß man zum Grundumsatz für die Muskeltätigkeit 25 Kalorien pro Kilogramm Körpergewicht hinzurechnen.

Auch der Energiebedarf für das Wachstum erfordert entsprechend der Zunahme des Körpergewichtes einen erhöhten Energieaufwand, besonders im ersten Lebensjahr und in der Pubertät. Man rechnet für das Wachstum etwa 15% über den Basalstoffwechsel hinaus.

Auch die Verdauung selber erfordert einen besonderen Energieaufwand. Dieser beträgt etwa 5 Kalorien pro Kilogramm Körpergewicht und wechselt je nach der Kost und der guten Verdauung des Kindes. Etwa 5 Kalorien pro Kilogramm Körpergewicht gehen in Form von unvollständig verdauter Nahrung verloren. Die Einführung der Nahrung selber steigert den Grundumsatz. Diese stimulierende Wirkung der Nahrung ist für jeden Bestandteil verschieden. Eiweiß steigert den Stoffwechsel um 36,7%, Fett um 12,7%, Zucker um 5,8%. Man nennt diese Umsatzsteigerung spezifisch dynamische Wirkung.

Die Säuglinge brauchen ungefähr 100 Kalorien pro Kilogramm Körpergewicht, während der Erwachsene nur zirka 30 Kalorien bedarf. Der hohe Kalorienbedarf hat vier Gründe:

1. Der Stoffwechsel ist lebhaft und gesteigert, bedingt durch die Kleinheit des Körpers und die relativ große Oberfläche.

2. Das hohe Verhältnis protoplasmatischer Gewebe im jugendlichen Körper zu den nichtatmenden paraplasmatischen Substanzen, welche noch weniger entwickelt sind.

3. Der Energiebedarf ist erhöht für die Retention zum Zweck des Aufbaues neuen Gewebes.

4. Die lebhafte, fast beständige Muskeltätigkeit, welche für das gesunde Kind charakteristisch ist.

Der Energiebedarf des Kindes setzt sich insgesamt zusammen aus folgenden spezifischen Stoffwechseltätigkeiten:

Grundumsatz	50 Kalorien pro Kilogramm		=	50%
Muskelbewegungen	25 ,,	,,	,,	= 25%
Wachstumsimpuls	15 ,,	,,	,,	= 15%
Verdauungstätigkeit	5 ,,	,,	,,	= 5%
Kalorienverlust	5 ,,	,,	,,	= 5%

100 Kalorien pro Kilogramm = 100%

Der Kalorienbedarf sinkt mit steigendem Alter. Im ersten Halbjahr beträgt er zirka 100 Kalorien pro Kilogramm Körpergewicht. Im dritten Vierteljahr 90, mit einem Jahr 80, mit zwei bis fünf Jahren ebenso, mit sechs bis neun Jahren 70, mit 10 bis 13 Jahren 60 Kalorien pro Kilogramm Körpergewicht.

Der Kalorienbedarf soll in der Regel nicht nach dem wirklichen Gewicht, sondern nach dem dem betreffenden Alter zukommenden Gewicht, dem sogenannten Sollgewicht, berechnet werden. Während normale Kinder mit 100 Kalorien pro Kilogramm Körpergewicht auskommen, so ist man unter Umständen genötigt, unterernährten Kindern bis zu 200 Kalorien zu geben. Bei der Abmagerung beruht der Gewichtsverlust im wesentlichen auf dem Schwund des

Körperfettes, das sich nicht aktiv am Stoffwechsel beteiligt, und deshalb bedarf ein magerer Säugling wegen seiner vermehrten Wärmeverluste und dem Mißverhältnis zwischen dem Körpergewicht und der Körperoberfläche mindestens so viel Kalorien, wie ein Säugling von normalem Gewicht, das dem Alter desselben entspricht. Es wäre nun jedoch ganz verfehlt und außerordentlich gefährlich, einen bisher unterernährten Säugling gleich mit so viel Kalorien zu füttern, als seinem Sollgewicht entspricht. Denn dann würde ganz sicher seine sehr niedrige Nahrungstoleranz überschritten und das Resultat wäre eine Katastrophe mit Durchfällen und Gewichtsstürzen. Nur Schritt für Schritt in dem Maße, als sich die Nahrungstoleranz bessert, darf die Kalorienzahl erhöht werden. Glücklicherweise setzt ja meist der Wasseransatz schon zu einer Zeit ein, wo die Kalorienzufuhr an und für sich noch ganz ungenügend ist.

Zusammenfassend können wir unterscheiden:

1. Den Bedarf für den Grundumsatz, 50 Kalorien pro Kilogramm Körpergewicht. Er wird verwendet für die auch in der Ruhe vor sich gehenden Funktionen vegetativer Art, nämlich Respiration, Zirkulation und Verdauung.

2. Den optimalen Bedarf 100 Kalorien pro Kilogramm Körpergewicht. Zum Grundumsatz gesellen sich die Bedürfnisse für andere Funktionen, nämlich für das Wachstum, die Muskeltätigkeit und Arbeit.

3. Das Maximum zirka 200 Kalorien pro Kilogramm Körpergewicht. Schon bevor dieses Maximum überschritten wird, kann es infolge Überfütterung leicht zu Verdauungs- und Ernährungsstörungen kommen.

Das Optimum stellt diejenige Kalorienaufnahme dar, welche sowohl im Stoffwechsel der Gewebe in der Ruhe, wie während der Tätigkeit und des Wachstums die Bedürfnisse befriedigt. Die obere Grenze liegt in der maximalen Toleranz der Nahrung. Sinkt die Kalorienzufuhr unter das Minimum, so entsteht daraus eine Unterernährung, auch wenn die Nahrung sonst vollkommen zusammengesetzt ist, alle für das Leben notwendigen Bestandteile mit Einschluß der Vitamine enthält. Ein Wachstum kann nicht mehr stattfinden. Überfütterung über die Toleranzgrenze hinaus, die je nach dem Ernährungs- und nach dem Allgemeinzustand äußerst niedrig oder relativ hoch liegen kann, führt zu Gewichtsabnahmen und Verdauungsstörungen.

6. Vorlesung.

Die Kohlehydrate.

Nächst dem Wasser sind die Kohlehydrate die lebenswichtigsten Nährstoffe für den Säugling und für das Kind. Ein gewisser Betrag von Kohlehydraten ist unbedingt notwendig für die Erhaltung des Lebens. Das Kohlehydratminimum beträgt für das Kind ungefähr 3 g pro Kilogramm Körpergewicht, d. h. also absolut für ein Körpergewicht von 3 bis 10 kg 9 bis 30 g pro Tag. Das Optimum liegt höher, es beträgt 8 bis 14 g pro Kilogramm Körpergewicht, d. h. absolut für ein Gewicht von 3 kg 24 bis 42 g, 10 kg 80 bis 140 g, d. h. ungefähr $1/_{100}$ des Körpergewichtes. Ein Säugling bekommt bei Brustmilch etwa 12 g Kohlehydrate pro Kilogramm Körpergewicht im Tag. Das Kind braucht nicht nur relativ mehr Kohlehydrate pro Kilogramm Körpergewicht als der Erwachsene, sondern es vermag auch mehr Kohlehydrate in sich aufzunehmen, ohne daß sich eine Glykosurie entwickelt.

Kohlehydrate sind chemisch viel einfacher gebaut als die Eiweißkörper, sie bestehen nur aus Kohlenstoff, Wasserstoff und Sauerstoff, und die beiden letzteren finden sich im gleichen Verhältnis wie im Wasser. Die einfachsten Kohlehydrate sind die Monosaccharide, die Dextrose, Lävulose und Galaktose. Zwei Moleküle verschiedener Monosaccharide bilden zusammen Disaccharide, so z. B. Dextrose und Galaktose, Milchzucker, Dextrose und Fructose, Rohrzucker oder Rübenzucker, Dextrose und Dextrose-Malzzucker. Aus vielen Molekülen von Monosacchariden, z. B. Dextrose, baut sich die Stärke auf. Eine Zwischenstellung zwischen Stärke und Disacchariden nehmen die Dextrine ein.

Alle Kohlehydrate werden schließlich vom Organismus als Monosaccharide, meist Dextrose, verbraucht. Die Umwandlung in Monosaccharide erfolgt gewöhnlich im Darmkanal. Rohrzucker und Milchzucker werden, wenn sie in den Blutstrom gebracht werden, als solche ausgeschieden. Dagegen kann Maltose zum Teil, Dextrose, Lävulose und Galaktose vollständig verwertet werden, wenn sie in die Zirkulation eingeführt werden.

Der Blutzuckerspiegel ist in den ersten Lebenswochen niedriger als im späteren Kindesalter. Blutzuckerwerte normaler Kinder bis zum Alter von zwei Wochen betragen ungefähr 80 mg%, von der sechsten Woche an ähnlich wie im späteren Kindesalter und beim Erwachsenen 100 mg%. Nach Zuckerbelastung zeigt die Blutzuckerkurve beim normalen Kind keinen so hohen Anstieg wie beim Erwachsenen. Während der Blutzuckergehalt beim Erwachsenen eine halbe Stunde nach Zuckerbelastung Werte von 170 mg% erreichen kann, steigt die Kurve beim Kind meist nur bis etwa 140 mg% an. Die normale Nierenschwelle differiert bei verschiedenen Individuen. In der Regel kommt es erst zu einer Zuckerausscheidung, wenn der Blutzucker nach einer sehr reichlichen Zuckermahlzeit über 150 bis 160 mg% gestiegen ist. Die Blutzuckerkurve des Normalen verläuft in der Weise, daß nach einmaliger Zuckergabe auf nüchternem Magen schon innerhalb der ersten halben Stunde der Höhepunkt der Hyperglykämie erreicht ist. Nach einer Stunde ist der Wert schon im Abklingen und nach zwei Stunden ist er wieder zur Norm zurückgekehrt, ja sogar unter den Ausgangspunkt gesunken (posthyperglykämische Hypoglykämie). Wird Zucker in kurzen zeitlichen Intervallen von etwa einer halben bis einer Stunde hintereinander verabreicht, so steigt der Blutzucker entweder überhaupt nicht mehr an oder zum mindesten schwächer als das erstemal und verläßt bei späteren, eventuell auch bei größeren Zuckergaben sein normales Niveau nicht mehr (sogenannter Staubeffekt).

Dextrose wird prompt in den Geweben verbrannt, der Rest wird in der Leber und in den Muskeln als Glykogen gespeichert oder in Fett umgewandelt und im Unterhautfett und anderen Fettdepots niedergelegt. Beim Fasten wird das Glykogen wieder in Dextrose verwandelt und an das Blut abgegeben. Auch aus Eiweiß kann bis 60% Zucker gebildet werden. Fällt der Blutzucker rasch ab, so zeigen sich häufig eigenartige hypoglykämische Erscheinungen, wie Stimmungsänderungen, Krämpfe usw., welche auf Zuckerdarreichung rasch wieder verschwinden.

Kohlehydrate bilden die am leichtesten verwertbare Energiequelle. Überraschend ist die neuere Erkenntnis, daß nicht, wie man früher glaubte, die Energie aus der Verbrennung von Kohlenstoff mit Sauerstoff zu Kohlendioxyd hervorgeht, sondern die gesamte Energie stammt einzig und allein aus der Verbrennung des Wasserstoffes der Kohlehydrate zum Wasser (SZENT-GYÖRGYI u. a.). Kohlehydrate schützen auch Eiweiß und Fett vor dem Abbau. Der günstige Einfluß der Kohlehydrate, insbesondere Zucker und Mehl, läßt sich leicht an der guten Entwicklung der Muskulatur und ihrem kräftigen Tonus beim Säugling nachweisen, vorausgesetzt, daß die Eiweißversorgung eine genügende ist.

Wir wollen nun der Reihe nach die verschiedenen Kohlehydrate, welche bei der Säuglings- und Kinderernährung eine Rolle spielen, kurz betrachten.

Der Milchzucker ist das natürliche Kohlehydrat der Milch. Man könnte deshalb denken, daß es am besten wäre, auch bei der künstlichen Ernährung in erster Linie Milchzucker zu verwenden. Es hat sich dies jedoch nicht bewährt, da er im Darm des künstlich ernährten Säuglings allzu starke Gärung auslöst und deshalb abführend wirkt. Man kann daher Milchzucker nur bei stark verstopften Säuglingen gebrauchen. Milchzucker wird von allen Zuckerarten auch im Tierexperiment am wenigsten resorbiert und ist merkwürdigerweise der schlechteste Glykogenbildner.

Der Rohrzucker hat den gleichen Nährwert wie der Milchzucker, wird jedoch leichter verdaut und resorbiert. Er führt weniger stark ab als der Milchzucker. Der Rohr- oder Rübenzucker ist der süßeste der gewöhnlich verwendeten Zuckerarten. Rohrzucker eignet sich viel besser für die Säuglingsernährung als der Milchzucker und wird deshalb auch am häufigsten verwendet.

Wichtig ist ferner *der Malzzucker* oder die Maltose. Der gewöhnliche Zucker löst bei den dyspeptischen Säuglingen leicht Gärungen aus, und wir müssen deshalb bei der Behandlung auch besonders präparierte Zuckerarten verwenden. Am besten haben sich zu diesem Zweck die Maltose-Dextrin-Präparate, z. B. Nutromalt oder Nährzucker, bewährt. Für die Herstellung dieser Präparate wird die Einwirkung von Diastase keimender Gerste in Form von Malzextrakt verwendet. Das Stärkemehl erfährt dadurch eine Reihe von Umwandlungen, es wird löslich, es verwandelt sich in Dextrin und dieses geht mehr oder weniger vollständig in Maltose über. Bei einer Temperatur von 80° bildet sich hauptsächlich Dextrin und wenig Maltose, bei 50° bekommt man ungefähr zu gleichen Teilen Maltose und Dextrin. Dieses bei 50° gewonnene Produkt gärt am wenigsten im Darm, und wir müssen dieses bei dyspeptischen Störungen verwenden. Bei Temperaturen unter 50° liefert der fermentative Vorgang viel Maltose und wenig Dextrin. Aus den Dextrinen entsteht somit die Maltose und aus dieser die Dextrose. Dieselben Stadien werden auch bei der Stärkeverdauung im Darm durchlaufen. Beim Abbau durch die Malzdiastase ist die Zusammensetzung der schließlichen Mischung auch von der Länge der Zeit abhängig, während welcher sich der Umwandlungsprozeß abspielt. Ist diese Zeit nur kurz, so findet sich relativ viel Dextrin. ist sie länger, so haben wir mehr Maltose, etwas Dextrose und weniger Dextrin.

Das Dextrin ist in Wirklichkeit eine Mischung nahe verwandter Substanzen. Es ist ein weißgelbliches, etwas klebriges Pulver, von eher leicht bitterem Geschmack. Selbst in konzentrierten Lösungen hat es einen geringen osmotischen Druck und reizt deshalb den Darm nicht. Ferner wird es durch die Darmbakterien fast nicht angegriffen. Bei der Verdauung bilden sich immer nur geringe Mengen Maltose, welche sofort zur Resorption kommen. Die gärungswidrige Eigenschaft der Dextrine, welche auch die rasche Vergärung der Maltose hemmen, ist von besonderem Vorteil bei der Behandlung von Säuglingsdurchfällen.

Reine *Maltose* bildet ein weißes, leicht süßes Pulver. Sie wird ziemlich schnell von den Bakterien angegriffen, aber auch schnell in Dextrose umgewandelt und resorbiert. Deshalb ist die Maltosegärung nicht so sehr zu fürchten wie diejenige des Rohrzuckers oder Milchzuckers. Reine Maltose ist bei der Säuglingsernährung nicht üblich, man verwendet viel mehr Maltose-Dextrin-Gemische, wobei eben das Dextrin die Maltosegärung im Darm hemmt, und zwar um so stärker, je mehr Dextrin und je weniger Maltose darin vorhanden sind. Solche Maltose-Dextrin-Präparate sind Soxhlets Nährzucker, Dr. Wanders Nutromalt, Meads Dextrimaltose und Mellins Food. Präparate aus Weizenkeimlingen mit Maltose-Dextrin, welche reichlich Vitamin B enthalten, sind die Vitavose und Klopfers Materna.

Dextrose. In neuester Zeit ist man auch vielfach dazu übergegangen, als Zucker bei dyspeptischen Störungen direkt Dextrose oder Traubenzucker zu verwenden, und zwar in Form des aus Mais gewonnenen und verhältnismäßig billigen Dextropur. Die Dextrose wird von allen Zuckerarten am raschesten resorbiert und dadurch der Gärung entzogen.

Malzextrakte. Abführend wirken die dickflüssigen Malzextrakte. Dies beruht auf der Gegenwart von Extraktstoffen, und möglicherweise wirkt auch die immer noch vorhandene Diastase in gleichem Sinne mit. Man verwendet Malzextrakte in Form von Löfflunds Malzsuppenextrakt für die KELLERsche Malzsuppe oder Maltosan Dr. Wander für die Behandlung des Milchnährschadens, der gewöhnlich mit starker Stuhlverstopfung einhergeht.

Der Hauptbestandteil der *Schleime* und *Mehle* ist die Stärke der Getreidekörner. Bei der Herstellung der *Schleime* werden die ganzen Getreidekörner zu einem Auszug verwendet. Für die Mehlsuppen gebrauchen wir nur die durch mehr oder weniger starkes Ausmahlen gewonnenen Mehlprodukte. Die Stärke hat annähernd die gleiche Zusammensetzung, welches auch ihre Quelle sei. Aber sie variiert beträchtlich in ihren physikalischen Eigenschaften. Die Stärke kommt in der Natur in Form kleiner Körnchen vor, welche von einer Zellulosehülle umgeben sind. Beim Erhitzen der Körner springt diese Hülle und die Stärke wird frei. Rohe Stärke kann nur mit großer Schwierigkeit verdaut werden, weil die Zellulosehülle ganz unverdaulich ist. Dieser Umstand hat wohl den Urmenschen dazu veranlaßt, von der reinen Rohkost abzugehen und für die Verwertung der Körnerfrüchte von dem Feuer Gebrauch zu machen. Die für die Kinderernährung gebrauchte Stärke wird gewonnen durch das Mahlen der Körner und nachfolgendes gründliches Kochen. Schon der junge Säugling erlernt allmählich die Stärke zu verdauen, nur in der ersten Zeit finden sich noch durch Jod färbbare Substanzen in den Stühlen.

Die Stärkemehle werden im Darm nicht leicht vergoren. Sie haben sogar eine deutlich gärungsdepressorische Wirkung auf die Zucker, und wir verwenden deshalb bei der Säuglingsernährung stets eine Mischung von zwei Kohlehydraten, also Schleim oder Mehl und Zucker. Wenn Schleime oder Mehle der Kuhmilch zugesetzt werden, so werden die Labgerinnsel der Milch feiner verteilt. Ein anderer Vorteil besteht darin, daß die Milchmischungen dicker werden und weniger leicht erbrochen werden können. Bei der Säuglingsernährung sind am häufigsten im Gebrauch Hafer-, Reis- und Gerstenschleim, ferner das Reismehl, das Weizenmehl, das Hafermehl und Gerstenmehl. Ferner reine Stärkemehle, die besonders stark verkleistern, wie das Mondamin oder Maizena usw. Am besten antidyspeptisch wirken Gerstenschleim, Reisschleim und Reismehl, während Haferschleim und Hafermehl leichter dünnere Stühle machen.

Gegenüber den reinen Zuckern, die nichts als Kohlehydrat enthalten und gänzlich vitaminfrei sind, haben die Schleime und Mehle den Vorteil, daß sie auch noch andere Nährstoffe mitenthalten, etwas Fett, besonders im Hafer, pflanzliche Eiweißstoffe und Vitamine. Je weniger Kleiebestandteile das Mehl besitzt, um so ärmer ist es an pflanzlichen Eiweißstoffen und auch an Vitamin B-Komplex.

Wird die Stärke in den Mehlen geröstet oder trocken erhitzt, dann wird sie teilweise in Dextrin umgewandelt. Solche dextrinisierte Mehle sind oft leichter verdaulich. Hierher gehören verschiedene Kindermehle, wie Kufekemehl, Theinhardts Infantina u. a. Beliebt sind vielfach auch Mischungen aus verschiedenen Getreidemehlen, wie sie z. B. im Bernamehl vorliegen.

Wir besprechen noch die *Kohlehydrate der Früchte.* Alle Früchte enthalten Kohlehydrate, reichlich Dextrose und Lävulose, welche von den Kindern leicht verwertet werden. Von besonderem Interesse sind die Kohlehydrate der Bananen, welche etwa 22% ausmachen und zu einem großen Teil aus Lävulose (Fructose) bestehen, die selbst von magendarmkranken Kindern sehr gut vertragen und resorbiert wird.

Der Honig besteht aus einer Mischung verschiedener Zuckerarten, hauptsächlich Lävulose und Dextrose mit etwas Rohrzucker. Er führt leicht zu Gärungen und hat keine besonderen Vorteile vor anderen Zuckerarten. Der Vitamingehalt ist sehr gering.

Welche Rolle spielt *Zucker als Ursache von Durchfall*? Zucker mit kleineren Molekülen, wie die Monosaccharide und Disaccharide, haben in ihren Lösungen einen großen osmotischen Druck. Gibt man mehr Zucker als 5 bis 8%, so hat man eine hypertonische Lösung, welche Wasser aus dem Blut in den Darm anzieht und dadurch laxierend wirkt. Dextrin und Stärke wirken selbst in Konzentrationen von 20% nicht hypertonisch. Wenn man daher reichlich Stärke oder Dextrin gibt, so kann man selbst bis zu 20% Zucker verabreichen, so kohlehydratreiche Mischungen können dann selbst konstipierend wirken, weil mit dem Zucker reichlich Wasser resorbiert wird.

Sehr hohe Kohlehydratkonzentrationen in der Nahrung führen zu einem raschen Gewichtsansatz. Dieser beruht hauptsächlich auf lose gebundenem Wasser. Dieser Wassergewinn geht jedoch bei Ernährungsstörungen sehr leicht wieder verloren.

7. Vorlesung.

Die Fette.

Die Fette sind nicht absolut notwendig in der Diät. Sie lassen sich als Energiequellen durch Kohlehydrate und Eiweiß ersetzen. Das Fett hat jedoch einen mehr als zweimal so großen kalorischen Wert wie Kohlehydrate oder Eiweiß und eignet sich sehr gut dazu, in einem kleinen Volumen den notwendigen Energiebedarf zu liefern. Wird das Fett aus der Diät weggelassen, so muß man, um den Kalorienbedarf zu decken, exzessiv große Mengen von Kohlehydraten und Eiweiß geben. Sowohl in der Frauenmilch wie in der Kuhmilch liefert das Fett annähernd die Hälfte des ganzen Kalorienbedarfes.

Früher wurde großes Gewicht auf das Gesetz von der sogenannten Isodynamie von Fett und Kohlehydrat gelegt. Dieses Gesetz besagt, daß sich Fett und Kohlehydrate nach Maßgabe ihres Brennwertes gegenseitig vertreten können. Dieses Gesetz ist jedoch nicht mehr in vollem Umfange haltbar. Wir können unmöglich die Kohlehydrate durch Fette ersetzen, denn für die Verwertung der Fette ist unbedingt ein gewisser Betrag von gleichzeitiger Kohlehydratzufuhr notwendig, da das Fett nur im Feuer der Kohlehydrate verbrennt. Ein Molekül Dextrose ist erforderlich für die vollständige Verbrennung von zwei Molekülen Fettsäuren. Wenn dieser Betrag von Dextrose nicht gesichert ist, so wird das Fett nur unvollständig abgebaut, es kommt zu den Ketonkörpern und zur Acidose. Das optimale Verhältnis von Fett zu Kohlehydrat ist sogar 1:2. In idealer Weise ist dieses Verhältnis in der Frauenmilch gewahrt, hier haben wir 3,5% Fett zu 7% Milchzucker.

Suchen wir umgekehrt im Sinne des Gesetzes der Isodynamie das Fett in der Nahrung ausschließlich durch Kohlehydrate zu ersetzen, so machen sich wieder andersartige Störungen geltend, wie Wachstumsstillstand, starke Herabsetzung der natürlichen Immunität, schwere Augenleiden (Xerophthalmie).

Das Fett hat somit neben dem Brennwert noch einen sogenannten Sondernährwert. Dieser Sondernährwert betrifft allerdings nur die sogenannten Edelfette, wie den Lebertran, das Eigelbfett, das Butterfett. Diese Edelfette sind im

Gegensatz zum Schweineschmalz, Olivenöl, Mandelöl, Palmin, Margarine, Träger der sehr wichtigen fettlöslichen Vitamine A und D. Es hat sich ferner herausgestellt, daß einige mehrfach ungesättigte Fettsäuren, wie besonders die Linolsäure, Linolensäure und Arachidonsäure lebenswichtig sind. Ihr Fehlen führt bei Ratten zu Burrscher Krankheit: Wachstumsstillstand, trockene, graue, schuppende Haut, Einschnürungen am Schwanz (Schachtelhalmschwanz [Scaly-tail]) und Nierenschäden. Eine Herabsetzung des Spiegels der ungesättigten Fettsäuren im Serum scheint eine Rolle zu spielen bei manchen Fällen von Ekzem, Neurodermitis und Atrophodermie.

Das Fett in den verschiedenen Milcharten zeigt je nach der einzelnen Spezies eine verschiedene Zusammensetzung. Der Fettgehalt der Kuh- und Frauenmilch ist annähernd gleich, nämlich 3,5 bis 4%, aber das Kuhmilchfett ist weniger leicht verdaulich als das Frauenmilchfett und reizt den Magen-Darmkanal leichter. Die Fette setzen sich wie die Kohlehydrate aus Kohlenstoff, Wasserstoff und Sauerstoff zusammen. Sie enthalten jedoch bedeutend weniger Sauerstoff. Sie sind gewissermaßen ein konzentriertes Kohlehydrat. Alle Fette stellen eine Verbindung von Fettsäuren mit Glycerin dar. Kuhmilchfett enthält mehr Ester der niederen Fettsäuren, der Buttersäure, der Capryl- und Capronsäure. Noch mehr solche niedere Fettsäuren besitzt das Ziegenmilchfett. Werden diese Säuren durch Verseifung im Darm frei, so können sie leicht die Darmschleimhaut reizen. Die Frauenmilch enthält relativ viel mehr Ölsäure als die Kuhmilch, welche dafür mehr Palmitin- und Stearinsäure besitzt. Letztere und ihre Seifen sind in den Darmsäften nicht so löslich und nicht so leicht resorbierbar wie die Ölsäurederivate. Diese unlöslichen Seifen, besonders die Kalkseifen bei Kuhmilchernährung, machen die Stühle fest, massig und alkalisch, besonders wenn die Nahrung reichlich Casein und Kalk enthält. Reichliche Fettzufuhr kann bei beträchtlichem Eiweiß und bei geringem Kohlehydratgehalt der Kost stopfend wirken. Anderseits führt hoher Fettgehalt leicht ab, wenn viel vergärbares Kohlehydrat vorhanden ist und relativ wenig Casein. Das Fett ist also ein zweischneidiges Schwert.

Ein allzu hoher Fettgehalt der Kost ist zu vermeiden, und es empfiehlt sich oft bei der Säuglingsernährung, das Fett teilweise abzurahmen. Das Fett existiert in der Milch in Form einer feinen Emulsion. Die Fettkügelchen der Frauenmilch und auch in der Ziegenmilch sind bedeutend kleiner und feiner als in der Kuhmilch. Das Frauenmilch- und Ziegenmilchfett sind deshalb leichter verdaulich. Man hat deshalb versucht, Kuhmilch zu homogenisieren, d. h. die Kuhmilch unter hohem Druck durch eine feine Öffnung zu pressen, so daß die Milchkügelchen äußerst fein verteilt werden. Auf diese Weise gewinnt man die sogenannte homogenisierte Milch.

Eine andere Methode, das Kuhmilchfett zu verändern, wurde bei der Buttermehlnahrung von Czerny und Kleinschmidt angewandt. Durch Erhitzen der Butter in einer offenen Pfanne werden die schädlichen flüchtigen Fettsäuren entfernt. In der erhitzten Butter wird dann Mehl geröstet und dadurch das Fett im Mehl emulgiert, dann mit Wasser aufgekocht und einer Drittel- bis Halbmilch zugesetzt.

Der Fettbedarf des Kindes beträgt etwa 4 g pro Kilogramm Körpergewicht, während der mittlere Kohlehydratbedarf 10 g pro Kilogramm Körpergewicht ausmacht.

8. Vorlesung.

Das Eiweiß.

Das Eiweiß ist unbedingt notwendig für die Erhaltung des Lebens und für den Aufbau der Körpergewebe. Der Eiweißbedarf des Kindes ist wegen seines raschen Wachstums verhältnismäßig größer als derjenige des Erwachsenen. Es läßt sich jedoch kein Eiweißminimum schlechthin aufstellen, weil nicht alle Eiweißkörper dieselbe Zusammensetzung und denselben Nährwert besitzen, obschon alle aus Kombinationen von Aminosäuren zusammengesetzt sind. Die Eiweißmoleküle stellen riesenhafte Atombauten dar, rund 2000 Atome vereinigen sich in den eigenartigsten Konstruktionen zu einem einzigen Eiweißmolekül. Diese Riesenmoleküle ließen nun bei ihrer Verdauung erkennen, daß sie aus rund 18 bis 20 verschiedenen Aminosäuren bestehen, welche in den einzelnen Eiweißkörpern in verschiedenen Proportionen vorhanden sind. Gewisse Aminosäuren, welche lebenswichtig sind, fehlen z. B. in der Gelatine und manchen pflanzlichen Eiweißstoffen. Man unterscheidet deshalb vollständige Eiweißkörper, welche alle lebensnotwendigen Aminosäuren enthalten, wie Tyrosin, Cystin, Tryptophan, Phenylalanin, Histidin, Leucin, Threonin, Arginin, Methionin u. a. und unvollständige Eiweißkörper, in denen gewisse lebenswichtige Aminosäuren fehlen. Es kann auch vorkommen, daß zwar eine solche lebenswichtige Aminosäure in dem betreffenden Eiweiß vorhanden ist, aber in zu geringer Menge. Der Organismus kann sich in diesem Fall nur dadurch helfen, daß er sehr große Mengen von den betreffenden Eiweißkörpern in sich aufnimmt, um das Minimum der in geringster Menge vertretenen lebenswichtigen Aminosäure zu decken.

Um das merkwürdige Zusammensetzspiel zu veranschaulichen, welches der tierische und menschliche Organismus bei seiner Ernährung mit Eiweiß zu vollbringen hat, wählte McCollum folgendes Gleichnis: Die Verdauungsprodukte des Eiweißmoleküls (18 bis 20 Aminosäuren) verglich er mit den Buchstaben des Alphabets. Der Aufbau einer bestimmten Eiweißsubstanz im Körper ist dann gleich dem Aufbau eines bestimmten Satzes aus Buchstaben. Es sei z. B. das zu bildende Muskeleiweiß konform dem Satz gebaut: Jack Sprett vertrug kein Fett und sein Weib nichts Mageres! Das zur Verfügung stehende Nahrungseiweiß entspreche indessen dem folgenden Satz: Wenn mancher Mann wüßte, wer mancher Mann wär. Man sieht hier sogleich, daß bei einer Auflösung dieses Nahrungseiweißes und seiner Verdauungsprodukte, die den einzelnen Buchstaben des Satzes entsprechen, das neue Eiweiß, dessen Aufbau dem ersten Satz entspricht, aus diesen Verdauungsprodukten nicht herzustellen wäre. Um die erste Zeile des ersten Satzes zu setzen, brauchten wir fünfmal den Buchstaben t, der zweite Satz enthält jedoch nur ein t. Damit Wachstum ermöglicht wird, würde es notwendig sein, Eiweißkörper einer anderen Art zu nehmen, welche die fehlenden Buchstaben liefern würde. Der Eiweißbedarf wechselt deshalb sehr nach dem Charakter der Eiweißnahrung. Eiweißkörper, welche den Eiweißstoffen des Organismus in ihrer Zusammensetzung nahestehen, haben einen größeren Nährwert als diejenigen, welche von den eigenen Körpergeweben sehr verschieden sind.

Vergleicht man den Eiweißgehalt der verschiedenen Tierarten in ihrer Milch, so sieht man eine Relation bis zu einem gewissen Grad zu der Wachstumsgeschwindigkeit der Jungen der verschiedenen Tierarten.

	Verdoppelung des Gewichtes	Eiweiß
Mensch........	180 Tage	$10^0/_{00}$
Kalb	47 ,,	$35^0/_{00}$
Ziege	22 ,,	$37^0/_{00}$
Hund	9 ,,	$74^0/_{00}$
Kaninchen.....	6 ,,	$106^0/_{00}$

Die Verschiedenheit des Eiweißgehaltes erklärt BUNGE mit der Schnelligkeit des Wachstums der verschiedenen Tiergattungen. Je schneller das Wachstum, desto mehr Baustoff in Form von Eiweiß muß die Milch führen.

Zwischen dem Frauenmilch- und dem Kuhmilcheiweiß, das sich aus Molkeneiweiß oder Lactalbumin und Casein zusammensetzt, bestehen bedeutsame Unterschiede. Das Lactalbumin unterscheidet sich in seiner Zusammensetzung wesentlich von den Caseinen. Es ist das wertvollere der beiden Proteine, weil es dem Serumalbumin und damit dem Körpereiweiß nähersteht. Im Lactalbumin finden sich die wichtigeren Aminosäuren. Das Casein dagegen enthält gewisse Aminosäuren in relativ zu geringen Werten, besonders Cystin, und es müssen deshalb größere Beträge von Casein als von Lactalbumin verfüttert werden, um dieselbe Menge Körpereiweiß aufbauen zu können. Frauenmilch enthält weniger Eiweiß als Kuhmilch, aber von der ganzen Eiweißmenge macht das Lactalbumin 60% aus, von der Kuhmilch dagegen nur 15%. Flaschenkinder brauchen deshalb mehr Eiweiß als Brustkinder.

Das Eiweißminimum beträgt etwas über 1,5 g pro Kilogramm Körpergewicht. Das Brustkind bekommt im Durchschnitt 2 bis 2,5 g Eiweiß, also absolut 6 (7,5) bis 18 (45) g Eiweiß. Das Flaschenkind soll wegen des geringeren Nährwertes des Kuhmilcheiweißes 3 bis 4 g pro Kilogramm Körpergewicht erhalten, demnach 9 (12) bis 27 (36) g Gesamtmenge pro Tag.

Zum Vergleich wollen wir die Zahlen beim Erwachsenen heranziehen: Lange Zeit galten hier die VOITschen Zahlen als die günstigsten und erstrebenswertesten. Sie rechneten bei mäßiger Arbeit mit 118 g Eiweiß, 56 g Fett und 500 g Kohlehydraten. Neuerdings konnte der Amerikaner CHITTENDEN nachweisen, daß der Körper auch mit 43 bis 46 g Eiweiß gut auskommen kann. Der dänische Arzt HINDHEDE fand den Minimalbedarf sogar nur zu 27 bis 30 g Eiweiß. HINDHEDE ging sogar so weit, zu erklären, über 60 g Eiweiß täglich sei geradezu schädlich. Im allgemeinen rechnet man heute mit einem Eiweißbedarf des Erwachsenen von 75 g täglich, also ungefähr 1 g Eiweiß pro Kilogramm Körpergewicht. Wir erkennen daraus, daß das Kind mit seinen 2 bis 2,5 g Frauenmilcheiweiß und mit 3 bis 4 g Kuhmilcheiweiß eben gerade wegen seines Wachstums einen erhöhten Bedarf hat.

Ist der Eiweißgehalt der Kost ungenügend, so zeigt sich verlangsamtes Wachstum. Die Resistenz gegenüber Infektionen sinkt, die Muskulatur wird schlapp und es entwickelt sich nicht selten eine Anämie. Eine weitere Folge ist, daß Wasser statt Eiweiß in die Zellen eingelagert wird, so daß es zu alimentären Ödemen kommen kann. Ein mäßiger Überschuß an Eiweiß ist im allgemeinen unschädlich. Dagegen hat sich gezeigt, daß ein stärkerer Überschuß an Eiweiß, besonders bei gleichzeitiger Beschränkung der Wasserzufuhr, zu einer Austrocknung des Körpers mit Bluteindickung, Fieber und Symptomen von Intoxikation führen kann. Schon zu meiner Assistentenzeit habe ich beobachtet, daß mit sogenannter Eiweißmilch ernährte Kinder, wenn die zugeführte Flüssigkeitsmenge verhältnismäßig gering war, oft Fieberzacken bis 38 bis 39° zeigten. Dieses alimentäre Fieber wurde durch reichlichere Flüssigkeitszufuhr prompt ausgelöscht. Ich habe auch, wie andere Autoren, beobachtet, daß das Milcheiweiß ganz besonders bei

Dyspepsien, die sich am Rand einer Toxikose befinden, sehr vorsichtig dosiert werden muß. Zulage eines Eiweißpräparats, um z. B. eine bei Trockenmilchernährung bestehende Dyspepsie zum Abklingen zu bringen, kann geradezu unter Umständen eine tödliche alimentäre Toxikose auslösen. Es ist gar kein Zweifel, daß im Zustand der Toxikose die schweren toxischen Erscheinungen nicht auf den früher angeschuldigten Zucker, sondern im wesentlichen auf giftige Eiweißabbauprodukte zurückzuführen sind.

Mit Eiweiß angereicherte Nahrung führt zu einer vermehrten Sekretion stark alkalischen Darmsaftes, anderseits vermögen die Bakterien besonders das Casein nur schwer anzugreifen und bilden nur wenig Säure. Es kommt so zu alkalischen, verstopften, grau-weißlichen Seifenstühlen. Besonders das Casein ist in diesem Sinn wirksam, da es zudem noch sehr viel Kalk enthält. Wir nutzen diese Eigenschaft der eiweißreichen Ernährung besonders in Fällen von Gärungsdiarrhöen mit sehr gutem praktischen Erfolg aus, indem wir entweder Eiweißmilch verabreichen oder eines der Caseinpräparate, wie Kalkcasein, Larosan, Plasmon, Nutrose usw.

Gewisse Pigmentkomplexe, welche die Pyrrolgruppe $\begin{smallmatrix} HC{-}CH \\ HC{\diagdown}{\diagup}CH \\ N \end{smallmatrix}$ enthalten,

sind notwendig für das Leben im Pflanzen- und Tierreich, denn diese Gruppe erscheint aufs innigste mit Oxydations- und Reduktionsvorgängen verbunden. Setzen doch die Pyrrole das Chlorophyll der grünen Pflanzen und das Hämoglobin des Blutes zusammen. Ähnliche Pigmente finden sich im Eidotter und gewissen anderen Pflanzenfarbstoffen. Für die Hämoglobinsynthese müssen in der Nahrung genügend Pyrrole vorhanden sein. Als Quellen solcher Pyrrole kommen in Betracht die Aminosäuren Prolin und Tryptophan. Diese sind im Milcheiweiß jedoch verhältnismäßig spärlich vertreten, und wenn der Eiweißgehalt der Nahrung nicht hinreichend groß ist, so kann der Betrag an diesen besonderen Aminosäuren für die Hämoglobinbildung während Perioden lebhaftesten Wachstums nicht ausreichen. Darreichung von Chlorophyll in Form grüner Gemüse, wie Spinat, bildet eine reiche Quelle für die Bestandteile, welche zur Pigmentbildung im Hämoglobin notwendig sind. Sowohl bei Brust- wie bei Flaschenkindern ist es deshalb wünschenswert, etwa vom sechsten Monat ab grüne Gemüse in die Diät einzuführen. Auch Leber, rotes Fleisch und Eidotter können als Quellen des Blutpigments dienen.

9. Vorlesung.

Die Mineralstoffe. I.

1. Halogene.

a) Chlor.

Sowohl Frauen- wie Kuhmilch enthalten genügend Chloride für die Bedürfnisse des Kindes. Besonders reich an Chloriden ist die Ziegenmilch, sie hat deshalb einen oft räß-salzigen Geschmack. Besondere Zufuhr von Natriumchlorid ist deshalb in der Regel unnötig. Allerdings nehmen die Säuglinge Milch-SchleimAbkochungen lieber, wenn der Schleim etwas gesalzen ist. Beim Erbrechen geht mit dem Magensaft sehr viel Chlorid verloren, so daß das Blut eine Hypochlorämie zeigt. Unter diesen Umständen ist die Zufuhr von Natriumchlorid angezeigt. Die Wasserretention wird, wie wir noch sehen werden, nicht durch die Chloride, sondern durch die Natriumionen gefördert.

b) Jod.

Jod findet sich im Körper des Kindes im Verhältnis 1 : 2 bis 3 Millionen. Der Jodgehalt des Körpers beträgt etwa 25 mg. Von diesen fallen, wie BAUMANN 1895 zuerst entdeckt hat, 15 mg auf die Schilddrüse, welche einen durchschnittlichen Jodgehalt von 0,05% besitzt. Die übrigen 10 mg fallen auf den Rest des Körpers.

KENDALL isolierte 1914 aus der Schilddrüse eine rein kristallisierte Substanz, das Thyroxin, welches 65% Jod enthält und die charakteristische Wirkung der Schilddrüse auf den Stoffwechsel ausübt. Das Thyroxin ist also im wesentlichen identisch mit dem Schilddrüsenhormon. Die Schilddrüse braucht anorganisches Jod für die Bildung dieses Hormons.

Steht dem Körper des Kindes zu wenig Jod in der Nahrung zur Verfügung, so paßt sich die Schilddrüse in der Weise an, daß das Epithel in den Schilddrüsenbläschen zu wuchern beginnt, wobei das minderwertige Sekret durch eine übermäßige Produktion von Kolloid zu kompensieren versucht wird. Es entwickelt sich ein Kropf. Ich habe gar nicht selten bei Kindern im Berner Gebiet im Alter von neun Monaten bis zu einem Jahr Kropf auftreten sehen bei einseitiger Ernährung mit Milch-Mehl-Mischungen. Also unter ähnlichen Entstehungsbedingungen wie bei der alimentären Anämie, welche in der Tat auch gewöhnlich neben dem Kropf vorhanden war. Durch entsprechende Nahrungsänderung allein ließ sich der Kropf nicht zur Rückbildung bringen, sondern nur durch besondere Jodzufuhr.

Das Kind braucht pro Tag etwa $1/10$ mg Jod, also $100\,\gamma$. Wenn man diese Dosis auch nur 15 Tage im Jahr verabreicht, so werden die Kinder bereits vor Kropf geschützt.

Von den Nahrungsmitteln enthalten am reichlichsten Jod Meerfische.

Garneelen	0,59 mg%	Bohnen	0,03 mg%
Hummer	0,18 „	Bananen	0,03 „
Salm	0,14 „	Spargel	0,02 „
Austern	0,13 „	Trauben	0,02 „
Aale	0,08 „	Tomaten	0,02 „
Erbsen	0,08 „	Karotten	0,01 „

(Tabelle nach KUGELMASS.)

Frauen- und Kuhmilch enthalten in Kropfgegenden ebenso wie das Trinkwasser zu wenig Jod.

Eine reiche Jodquelle für Kinder ist der Lebertran, welcher auch die experimentelle Kropfbildung bei den Ratten verhindert (1 bis 2 mg% Jod).

In unseren Kropfgegenden ist der Boden an Jod verarmt, und es findet sich auch deshalb in den Gemüsen und Früchten weniger Jod als in den kropffreien Gegenden. Man hat sich deshalb in sehr zweckmäßiger Weise geholfen, daß man dem Kochsalz einen bestimmten Zusatz von Jodkali, und zwar 1 g auf 200 000 g gemacht hat. Bei einer durchschnittlichen Menge von 10 g jodiertem Kochsalz würden täglich $50\,\gamma$ Jodkali oder $38\,\gamma$ Jod aufgenommen. Wie man sieht, ist die Deckung des Jodbedarfes aus dem jodierten Kochsalz für das Kind noch nicht genügend, weil es etwa $100\,\gamma$ braucht. Es ist deshalb noch auf die Jodzufuhr durch die anderen Nahrungsmittel angewiesen.

Jod findet sich konstant im Blut, und zwar etwa $12\,\gamma$ pro 100 ccm, im gesamten Blut demnach weniger als 1 mg. Der Blut-Jod-Spiegel ist erniedrigt bei Hypothyreose, erhöht bei Hyperthyreose. Der Blut-Jod-Gehalt spiegelt somit den Funktionszustand der Schilddrüse wider. Eine Anreicherung von Jod wurde auch im Zwischenhirn, in der Gegend des Tuber cinereum, unmittelbar über der Hypophyse gefunden.

c) Brom.

Ähnlich wie Chlor und Jod findet sich auch im Körper konstant Brom. Der Blutgehalt an Brom beträgt etwa 0,8 bis 1 mg%. In den Geweben findet sich am meisten Brom im Vorderlappen der Hypophyse, und zwar sieben- bis zehnmal soviel wie in irgendeinem anderen Organ. Bei Erwachsenen mit manisch-depressiven Psychosen haben Zondek und Bier eine Erniedrigung des Blut-Brom-Spiegels auf die Hälfte der Norm gefunden. Brom bildet auch einen normalen Bestandteil der Pflanzen, bis zu etwa 2 mg% der Trockensubstanz.

d) Fluor.

Es besteht kein Beweis, daß Fluor einen normalen Bestandteil des menschlichen, tierischen oder pflanzlichen Körpers darstellt, auch weiß man nicht, ob es irgendeine physiologische Funktion besitzt. Dagegen hat man pathologische Zustände, wie allgemeine Kachexie und Veränderungen an den Zähnen, sowohl bei Tieren wie bei Kindern mit einem hohen Fluorgehalt des Trinkwassers in Verbindung bringen können. Die Zähne bekommen ein fleckiges Aussehen (mottled enamel), die Flecken bestehen aus Kalk und kleiden Schmelzdefekte aus. Sie werden dadurch cariesresistent.

2. Leichtmetalle.

A. Alkalimetalle, Natrium und Kalium.

a) Natriumsalze

sind fast ausschließlich in den Körperflüssigkeiten, Blutplasma, in der Lymphe, im Liquor cerebrospinalis, im Magensaft, in den Darmsekreten enthalten.

Das Natrium findet sich in den Körperflüssigkeiten hauptsächlich in Verbindung mit Bicarbonat und Chlorid. Das Chlorid ist der wichtigste Faktor für die Aufrechterhaltung des normalen osmotischen Druckes. Natriumbicarbonat und Natriumphosphat helfen die normale Wasserstoffionenkonzentration und das Säurebasengleichgewicht aufrechterhalten (Alkalireserve).

Eine konstante Zufuhr von Natriumsalzen in der Diät erscheint notwendig, da immer etwas Natrium durch den Urin und die Darmausscheidung verlorengeht. Ein mäßiger Überschuß an Natriumsalzen wird leicht wieder ausgeschieden und verursacht anscheinend keinen Schaden. Bei normalen Nieren wirkt Natriumchlorid diuretisch und kann bei übermäßiger Zufuhr bei Säuglingen zu allmählicher Dehydratation führen. Nur bei sehr jungen Säuglingen, Frühgeburten, beobachtet man oft nach Darreichung von Chlor-Natrium, z. B. stärker gesalzenem Schleim, starke Gewichtszunahme, infolge abnormer Wasserretention bis zu deutlichen alimentären Ödemen. Dabei wirkt das Natrium hydropigen. Je jünger der Säugling ist, um so stärker ist die Neigung, Natrium zu retinieren.

Die Salzsäure des Magensaftes rührt her von dem Natriumchlorid des Blutes, ebenso das Alkalicarbonat der Galle, des Pankreassaftes und Darmsaftes vom Natriumbicarbonat des Blutes. Etwas Natriumchlorid wird auch vom Magensaft abgesondert. Die Natriumsalze, die in den Magen-Darmtrakt abgesondert werden, gelangen zum größten Teil zur Rückresorption. Damit hängt es zusammen, daß unter normalen Verhältnissen der Organismus mit einem erstaunlich niedrigen Kochsalzminimum auskommen kann. Übrigens geht schon aus dem minimalen Gehalt der Frauenmilch an Natrium (0,02%) und Chlor (0,047%) hervor, daß der Säugling mit sehr wenig Kochsalz optimal gedeihen kann. Bei künstlicher Ernährung gehen dagegen erhebliche Beträge von Natrium in Form von Natriumseifen verloren, wenn viel Fett gefüttert wird. Natrium wird auch in Form von Salzen organischer Säuren ausgeschieden, wenn saure Gärung im Darm herrscht. Bei schweren Diarrhöen gehen dem Körper große Mengen von Natriumsalzen verloren. Bei Acidose werden viel Natrium ebenso wie andere fixe Basen durch den Urin ausgeschieden.

Bei ausschließlicher Mehlernährung wird oft das Kochsalzminimum unterschritten, so daß im Urin schließlich fast kein NaCl nachgewiesen werden kann. Ebenso versiegt im Magensaft die Salzsäureabsonderung.

Bei übermäßiger Zufuhr von Natriumsalzen greift eine chemische Regulation in der Weise ein, daß nun in reichlichem Maße organische Säuren mit dem Urin ausgeschieden werden. Der geringe Gehalt der Frauenmilch an Natrium reicht für die Ernährung aus. Kuhmilch enthält etwas mehr als dreimal so viel Natriumsalze als die Frauenmilch, so daß das Flaschenkind selbst in der verdünnten Milch genügend Natrium erhält. Nur bei schwerer Acidose oder nach schweren Durchfällen ist gelegentlich eine Anreicherung der Kost mit Natriumionen angezeigt.

b) Kalium.

Im Gegensatz zum Natrium finden sich die Kalisalze in den Gewebszellen selbst, z. B. auch in den roten Blutkörperchen. Der Kaliumbedarf des Kindes ist verhältnismäßig viel größer als derjenige des Erwachsenen, weil das Kind neues Körpergewebe bilden muß, welches Kalium enthält. Demgemäß besitzen sowohl Frauenmilch, Kuhmilch als auch Ziegenmilch mehr Kali- als Natriumsalze, und zwar ist dieser Überschuß von Kali über Natrium bei der Frauenmilch sogar am größten. Im allgemeinen ist die Zufuhr von Kalisalzen in jeder Milch ausreichend, so daß Beigabe von Kalisalzen in der Diät sich erübrigt. Ein Überschuß an Kalisalzen wird rasch durch den Urin ausgeschieden, vorausgesetzt, daß die Nierenfunktion normal ist. Ein Überschuß an Kalisalzen in den zirkulierenden Flüssigkeiten kann unter Umständen auf den Herzmuskel schädlich wirken.

Kalisalze finden sich, wie bereits erwähnt, intracellulär in den roten Blutkörperchen, im Protoplasma der Muskeln und anderer Organe. Es wird in den Sekreten drüsiger Organe, wie z. B. in der Brustdrüse, ausgeschieden.

Natrium und Kalium haben im Organismus ganz verschiedene Funktionen zu erfüllen. BUNGE fand eine vermehrte Kochsalzausscheidung bei Aufnahme von Kaliumsalzen. Daraus leitete er die Theorie ab, daß das Kochsalzbedürfnis um so größer sei, je kalireicher die Nahrung sei. Zu allen Zeiten und in allen Ländern, sagt BUNGE, brauchen diejenigen Völker, die von rein animalischer Kost leben, das Kochsalz nicht, während die vorherrschend sich vegetabilisch ernährenden Völker ein unwiderstehliches Verlangen darnach tragen sollen. Dies wird jedoch für das Kindesalter von FANCONI bestritten. Er fand, daß gerade vorwiegend mit Obst, Gemüse und Kartoffeln, also kalireich ernährte Kinder, gar kein besonderes Kochsalzbedürfnis haben und mit weniger als 1 g Kochsalz pro Tag auskommen, wobei sie im Urin viermal mehr Kalium als Natrium ausscheiden.

Die übrigen Alkalimetalle, wie Lithium, Rubidium, Caesium, finden sich nur in Spuren in den Geweben. Sehr merkwürdig ist die Angabe, daß bei Kindern, die an kongenitaler Pylorusstenose gestorben waren, weit mehr Rubidium als gewöhnlich gefunden wurde (SHELDON). Rubidium findet sich auch in der Frauenmilch. Vielleicht hat es eine Bedeutung für das Muskelwachstum.

10. Vorlesung.

Mineralstoffe. II.

B. Alkalische Erden.

(Be, Ca, Ba, Sr, Mg.)

Beryllium wurde bisher in lebenden Geweben nicht beschrieben, aber es ist wichtig zu wissen, daß man ähnlich wie durch einen Kalk- oder Strontiumüberschuß in der Nahrung auch durch Beryllium bei Ratten eine schwere Rachitis experimentell erzeugen kann. Mit Barium ist mir dies nicht gelungen, wohl wegen der starken primären Giftwirkung der Bariumsalze.

Die wichtigste alkalische Erde für das Kind ist zweifellos das **Calcium.** Das wachsende Kind braucht verhältnismäßig viel Kalk für das Knochenwachstum. Je rascher das Kind wächst, um so größer ist der Bedarf an Calcium. Im allgemeinen bezeichnet man eine tägliche Aufnahme von 1 g Calcium als erforderlich. Aber nicht nur für das Knochenwachstum ist eine normale Calciumzufuhr notwendig, sondern auch für die Aufrechterhaltung eines normalen Kalkgehaltes im Blutplasma. Sinkt hier das Calcium unter ein gewisses Minimum, so entwickelt sich eine Tetanie. Es dämpft also normalerweise der Kalk die Nerven- und Muskelerregbarkeit. Fällt diese Regulation weg, so werden Nerven und Muskeln auf mechanische und elektrische Reize übererregbar. Das Calcium greift auch in die Regulation der Tätigkeit des Herzmuskels ein, der normale Herzschlag erscheint abhängig von einer bestimmten Beziehung von Calciumsalzen zu Natrium- und Kalisalzen. Das Calcium verlangsamt die Herztätigkeit und fördert die Kraft der Systole. Bei Hypercalcämie kann es zu einer Kontraktur des Herzmuskels kommen, welche man als Calciumrigor bezeichnet. Das Calcium spielt auch eine wichtige Rolle bei der Gerinnung von Blut und Milch.

Die Aufrechterhaltung des normalen Calciumspiegels in den Körperflüssigkeiten und die Ablagerung des Kalkes in den Knochen hängen von anderen Faktoren ab als von der Calciumzufuhr durch die Nahrung. Selbst wenn große Mengen Calcium oder vielleicht gerade wenn solch große Mengen in der Nahrung angeboten werden, kann die Resorption sehr gering sein. Es kommt nämlich beim Calciumüberschuß gerne zur Bildung relativ unlöslicher Calciumphosphate und von Calciumseifen, welche besonders bei alkalischem Darminhalt der Resorption entgehen.

Die Menge von Calcium, welche resorbiert und im Blut zurückgehalten wird oder schließlich in den Knochen zur Ablagerung gelangt, ist einmal abhängig von der Stärke der Magensalzsäure, welche das Calcium als Calciumchlorid aus den anderen Verbindungen freimacht, wobei dann dieses Calciumchlorid leichter resorbiert wird. Anderseits wird die Calciumresorption sehr stark beeinflußt durch den Gehalt der Nahrung an antirachitischem D-Vitamin oder durch den Betrag dieses Vitamins, den der Organismus selber im Sonnenlicht oder in anderen Quellen ultravioletten Lichtes sich zu verschaffen vermag. Wird sehr wenig Calcium gegeben, so entwickelt sich ein rachitisähnlicher Zustand, aber gleichzeitig braucht das Calcium im Blutplasma nicht notwendigerweise auf ein sehr niedriges Niveau zu sinken. Vielmehr kann der Blutkalk aufrechterhalten werden durch Entziehung von Calciumsalzen aus den Knochen. Fehlt das antirachitische Vitamin, so kann selbst bei einem Kalküberschuß in der Nahrung sich Rachitis entwickeln, ja die Entstehung der Rachitis wird erfahrungsgemäß durch einen solchen Kalküberschuß, welcher dem Körper auch Phosphate entzieht, geradezu gefördert. Besteht ein Mangel an Nebenschilddrüsenhormon, so kann der Blutkalk von 10 bis 11 mg% bis auf 5 mg% oder weniger fallen, selbst bei völlig genügender Kalkzufuhr in der Nahrung. Die Verabreichung von Vitamin D, die Belichtung, sei es mit Sonnenlicht, sei es mit der Quarzlampe, die Einspritzung von Parathyroidhormon (Parathormon Collip) führen zu einer Zunahme des Blutkalkes. Ist der Blutkalkgehalt gering, so kann er vorübergehend durch Fütterung großer Dosen von Kalksalzen gesteigert werden.

Werden Kalksalze durch den Mund eingenommen oder parenteral injiziert, so wird das Calcium im wesentlichen durch den Stuhl ausgeschieden, das Anion oder die saure Komponente hauptsächlich durch die Nieren. Zufuhr von Calciumchlorid kommt deshalb bis zu einem gewissen Grade der Zufuhr von Salzsäure gleich, weil die saure Komponente neutralisiert und ausgeschieden werden muß. Die organischen Kalksalze, die Lactate, Acetate und Gluconate, wirken nur als Basen, indem die sauren Komponenten dieser Salze vollständig in Kohlensäure und Wasser umgesetzt werden. Anorganische Komponenten, welche lösliche Kalksalze bilden, begünstigen die Kalkausscheidung durch den Urin, während unlösliche Verbindungen in den Stühlen erscheinen, und zwar als Kalkphosphat oder fettsaurer Kalk. So wird ein Viertel der Kalkaufnahme normalerweise in Form von Seifen im Stuhl gefunden. Ist die Kalkzufuhr in der Kost zu gering, so kommt es leicht zu Diarrhöen mit Verminderung der Kalkseifen und dem Auftreten freier Fettsäuren in den Stühlen. Der Kalk hat somit eine große Bedeutung für die Bildung von Kalkseifen im Darm und damit für die Entleerung fester und vor allem gebundener Stühle.

Kuhmilch enthält drei- bis viermal soviel Calcium wie Frauenmilch, aber bei Kuhmilchernährung wird nur ein kleinerer Teil des Calciums resorbiert. Diese schlechte Resorption des Kalkes aus der Kuhmilch wird wahrscheinlich verschuldet durch den größeren relativen Überschuß von Phosphaten, welche das Calcium in unlöslicher Form im Darm zurückhalten. In ähnlicher Weise wirkt der Charakter des Kuhmilchfettes und die Tatsache, daß der Darminhalt bei Kuhmilchfütterung alkalischer reagiert. Im allgemeinen reicht jedoch sowohl bei Frauenmilch wie bei Kuhmilch der Kalkgehalt der Nahrung aus, und nur bei pathologischen Zuständen, wie z. B. der Tetanie, erscheint eine besondere Kalkzufuhr in Form der Beigabe von hohen Dosen von Calciumsalzen notwendig.

Ich verweise hier noch auf eine Tabelle, welche den Calciumgehalt verschiedener Nahrungsmittel in Milligrammprozent zeigt:

Calciumgehalt verschiedener Nahrungsmittel in Milligrammprozent.

Käse	931	Walnüsse	89
Sojabohnen	310	Eier	67
Mandeln	239	Weiße Rüben	64
Melasse	211	Karotten	56
Wasserkresse	186	Getrocknete Pflaumen	54
Trockene Feigen	170	Kabis	45
Weiße Blätter der Artischocke	165	Ganzer Weizen	45
Getrocknete Bohnen	160	Orangen	45
Gekochtes Eigelb	137	Zuckerrüben	29
Schwarzbrot	130	Weißmehl	20
Blumenkohl	120	Kartoffeln	14
Oliven	120	Rindfleisch, mager	12
Milch	120	Polierter Reis	9
Endivien	104		

(Tabelle nach Kugelmass.)

Das **Magnesium** spielt im Chlorophyll der grünen Pflanzen eine ganz ähnliche Rolle wie das Eisen im Hämoglobin. Es erfüllt hier eine wichtige Aufgabe als

Katalysator bei der Photosynthese von Kohlehydraten aus Kohlensäure und Wasser.

In den Pflanzen findet sich das Magnesium in den Wurzeln in etwa 1 bis 5%, in den Stengeln etwas weniger, während die Asche der grünen Blätter etwa 2 bis 5% Magnesium enthält. Sehr bemerkenswert ist der hohe Gehalt der Getreidekörner an Magnesium, wo er bis zu 10% der Asche betragen kann. Die Getreidekörner sind reicher an Magnesium als an Calcium. Das Magnesium sitzt hauptsächlich in der Kleie der Getreidekörner und wird daher bei der Herstellung des feinen Weißmehls größtenteils aus dem Korn entfernt.

Das Magnesium ist für das Leben der Pflanzen unentbehrlich. Aber auch Pilze und Hefen stellen ohne Magnesium ihr Wachstum ein. Das Magnesium aktiviert die Gärungsfermente. Es spielt auch im tierischen Körper bei Phosphorylierungsvorgängen und bei der Aktivierung von Phosphatasen eine große Rolle (I. S. MACLEAN).

Ernährt man Ratten mit einer magnesiumfreien Kost, so zeigen sich zunächst eine Überempfindlichkeit, dann Konvulsionen, Kollaps und Tod. Blieben die Tiere länger am Leben, so magerten sie stark ab und es zeigte sich eine außerordentliche Kalkverarmung des ganzen Skelets. Auch hier handelte es sich wohl um die Folgen einer Störung der Phosphorylierungsvorgänge (MCCOLLUM).

Beim Menschen ist das Minimum an Magnesium so niedrig, daß es fast immer gedeckt werden kann. Immerhin wäre ein Magnesiummangel beim Menschen aus drei Ursachen möglich: 1. Gebrauch des weißen Salzes an Stelle des grauen Salzes, welches früher 1 bis 2% Magnesiumsalz enthielt. 2. Gebrauch fein ausgemahlener Mehle, wobei das Magnesium mit der Kleie größtenteils entfernt wird. 3. Verzehr von Vegetabilien, welche auf einem magnesiumarmen Boden kultiviert worden sind.

Der Magnesiumstoffwechsel ist sehr ähnlich wie der Kalkstoffwechsel. Magnesium findet sich neben Calcium in den Knochen, ferner in den Muskeln, in den inneren Organen, besonders in Leber und Niere und im Blutserum. Interessant ist, daß die rachitischen Knochen, die an Kalk verarmt sind, dafür reichlicher Magnesium enthalten. Zugabe von Magnesiumsalzen zu einer sonst wohl äquilibrierten Nahrung kann zu einem Verlust von Calcium aus dem Körper führen.

In der Kinderheilkunde machen wir von großen Dosen von Magnesium Gebrauch, z. B. beim Tetanus und auch bei der Tetanie. Wir verwenden also die curareartig, anästhesierende und beruhigende Wirkung auf das zentrale und periphere Nervensystem. Es gibt ja auch einen Magnesiumschlaf. Bei der Tetanie wirkt Magnesiumsulfat in gleicher Weise oder noch besser als die Zufuhr hoher Kalkdosen. Die sehr wohl mögliche, umgekehrte, anregende Wirkung kleiner Magnesiumdosen auf Nervensystem und Stoffwechsel ist noch kaum studiert worden.

Wieviel Magnesium das junge Kind braucht, ist nicht genau bekannt, aber man kann annehmen, daß die Frauenmilch genügend enthält. Kuhmilch besitzt mehr als zweimal soviel Magnesium als Frauenmilch. Grüne Gemüse, Muskelfleisch enthalten genügende Mengen von Magnesium.

Strontium kommt gelegentlich in Tieren und Pflanzen vor. Man weiß jedoch nichts über irgendeine spezifische Funktion des Strontiums. Auch mit hohen Dosen von Strontium ist es gelungen, experimentelle Rachitis zu erzeugen.

Barium kommt noch viel seltener vor. Merkwürdig ist, daß sich Barium regelmäßig in der Aderhaut des Viehes findet. Die Bedeutung dieser Beobachtung ist noch gänzlich dunkel (SHELDON).

11. Vorlesung.

Mineralstoffe. III.

(Eisen, Kupfer, Mangan, Zink, Blei, Gold, Silber.)

Das Eisen bildet einen notwendigen Bestandteil des Hämoglobins und der Muskelzellen. In jeder einzelnen Zelle ist das Eisen ein Bestandteil des sogenannten Cytochroms, welches zusammen mit dem Atmungsferment die letzte Phase der Atmung, die Verbindung des aktivierten Wasserstoffes, mit dem aktivierten Sauerstoff zu Wasser leitet. Dabei geben die Wasserstoffionen Elektronen an das Eisen im Cytochrom ab, so daß das zweiwertige Ferro- in das dreiwertige Ferrieisen oxydiert wird. Durch dieses Eingreifen in die fundamentalen Atmungsvorgänge geht die Lebensnotwendigkeit des Eisens hervor (WARBURG-KEILIN-System).

Das Neugeborene hat ein dreimal so großes Eisendepot als der Erwachsene. Diese Reserve wird in den drei letzten Monaten des fötalen Lebens in der Leber angelegt und reicht gewöhnlich für eine sechsmonatige Periode der Lactation aus. Frühgeburten und Zwillinge entwickeln wegen eines ungenügenden Eisendepots früher Anämie. Das Eisendepot wird in dieser Weise in der Leber angelegt, weil die Milchdrüse sowohl beim Tier wie beim Menschen Eisen nicht in genügender Menge auszuscheiden vermag. Auch würde ein größerer Eisengehalt der Milch leicht eine unschöne Farbe geben. Zucker und Stärke, welche der Milch zugefügt werden, liefern, abgesehen vom Malzextrakt, dem Kinde kein weiteres Eisen. Man muß deshalb zu der Zeit, wo das natürliche Eisendepot zur Erschöpfung neigt, dem Kind neue Eisenquellen erschließen, denn Kuhmilch enthält nur 0,5 mg Fe_2O_3 pro Liter. Frauenmilch und Ziegenmilch 1 bis 3 mg.

Das Kind braucht jedoch bis zu 15 mg Eisen pro Tag. Diese vermehrte Zufuhr von Eisen geschieht durch grüne Gemüse, z. B. Spinat, durch Früchte, Fleisch, Eigelb. Als eisenreiches Gericht sind ferner zu empfehlen die Linsen (36 mg% Fe_2O_3).

Eisen ist enthalten in Milligrammprozent:

Nieren	19,0	Spinat	3,6
Milz	13,8	Eier	3,0
Leber	8,8	Rindfleisch	3,0
Eidotter	8,6	Getrocknete Pflaumen	3,0
Melasse	7,3	Schwarzbrot	3,0
Getrocknete Bohnen	7,0	Datteln	3,0
Getrocknete Erbsen	5,7	Feigen	3,0
Gehirn	5,3	Oliven	3,0
Vollweizen	5,0	Endivien	2,6
Rinderherz	4,4	Kornmehl	2,5
Haselnüsse	4,1	Weiße Rüben	2,3
Mandeln	3,9	Kalbfleisch	2,3
Hafermehl	3,8	Trauben	2,1

(Tabelle nach KUGELMASS.)

Der Körper kann Eisen in großen Mengen speichern. Es wird hauptsächlich in der Leber, in der Milz und im Knochenmark deponiert, wo es in die eisenhaltigen Verbindungen des Körpers aufgenommen wird. Große Mengen Hämoglobin mit über 100 mg Eisen werden täglich zerstört und wieder für die Neubildung von Blutpigment verwendet. Der Stoffwechsel reduziert die Eisenausscheidung auf ungefähr 10 mg, und selbst bei Eisenmangel werden etwa 5 mg pro Tag ausgeschieden. Welches der Verlust auch sei, so muß er doch täglich wieder ersetzt werden.

Die Resorption und Verwendbarkeit des Eisens hängen von seiner löslichen Form im Magen-Darmkanal ab, also besonders von der Bildung von Ferrochlorid mit der Salzsäure des Magensaftes. Günstige Bedingungen für die Lösung der Eisenverbindungen schaffen besonders die Sauermilchen. Sehr wichtig neben dem Eisen ist die Zufuhr solcher Stoffe, welche die Entstehung der Anämien zu verhindern vermögen, wie Leber, Niere, Schweinsmagen, Eigelb, Spinat, Pfirsiche, Aprikosen, Kappes, Lattich usw.

Kupfer ist im Tier- und Pflanzenreich so allgemein verbreitet, daß man es als ein lebensnotwendiges Element ansehen muß. In den Pflanzen findet es sich in größerer Konzentration in den Blättern und besonders in den Früchten als in den Wurzeln. Auch in allen tierischen Geweben ist Kupfer vorhanden, in größter Menge jedoch in der Leber. Im Blut ist es hauptsächlich an die Eiweißkörper des Plasmas gebunden. Der Kupferspiegel im Blutserum beträgt etwa 80 bis 90 γ pro 100 ccm. Erhöhung des Kupferspiegels wurde gefunden bei Anämien, in der Schwangerschaft und bei Carcinomen.

Kupfer ist ein noch mächtigerer Katalysator als das Eisen. Sehr interessant ist, daß bei gewissen Arthropoden und Mollusken das respiratorische Pigment des Blutes (Hämocyanin) Kupfer an Stelle von Eisen enthält.

Gesichert ist heute durch zahlreiche Tierversuche, daß Kupfer eine wesentliche Rolle bei der Hämoglobinbildung spielt. In analoger Weise muß man schließen, daß das auch für das Menschenkind gilt. Der wichtigste Beweis liegt darin, daß auch das Kind eine Mitgift von Kupfer in der Leber erhält, welche hauptsächlich während der letzten Fötalmonate dort niedergelegt wird. Dieses Depot wird während der Säuglingsperiode rasch aufgebraucht, ganz ähnlich wie das Eisendepot, und dies spricht eben dafür, daß Eisen und Kupfer zu ähnlichen Zwecken, d. h. für die Hämoglobinbildung verwendet werden. Ein solches Kupferdepot in der Leber findet sich bei allen denjenigen Tieren, deren Junge während längerer Zeit auf ausschließliche Milchernährung angewiesen sind. Eine Ausnahme macht das Meerschweinchen, welches in einem solch merkwürdig fertigen Zustand geboren wird, daß es von Geburt an die Milchnahrung durch anderes Futter ergänzen kann.

Der Kupfergehalt der Frauenmilch ist zwar niedrig, aber immerhin noch höher als derjenige der Kuhmilch. Aus kupferhaltigen Gefäßen geht Kupfer leicht in die Milch über.

Manches spricht dafür, daß das Kupfer auch Beziehungen zu Wachstumsvorgängen hat, denn im allgemeinen hat man in jungen wachsenden Geweben einen höheren Kupfergehalt finden können als in den Geweben erwachsener Individuen.

Auch das **Mangan** ist wie das Eisen und Kupfer im Pflanzen- und Tierreich weit verbreitet und ist offenbar lebensnotwendig. In den Pflanzen findet es sich hauptsächlich in den Blättern proportional mit dem Grad ihrer Grünfärbung. Es spielt vielleicht bei der Bildung des Chlorophylls eine Rolle. Mangan kommt besonders in den Fortpflanzungsorganen der Pflanzen und in den äußeren Schichten der Getreidekörner vor. Im tierischen Organismus ist Mangan weit verbreitet. Die größte Menge findet sich jedoch in Leber und Pankreas, gelegentlich auch in den Nebennieren. Ähnlich wie Kupfer wird Mangan im Blutserum, aber nicht in den Blutzellen vorgefunden.

Sehr interessant ist, daß nach SHELDON das Mekonium beträchtliche Mengen von Mangan enthält. Der menschliche Fötus erhält offenbar dieses Metall von der Mutter im Überschuß. Der Fötus befindet sich im Uterus unter Bedingungen eines relativen Sauerstoffmangels, und es wäre wohl möglich, daß diese reichliche Manganversorgung im fötalen Leben den Zweck hätte, die oxydativen Prozesse zu stimulieren.

Die Kuhmilch ist nicht nur arm an Eisen und Kupfer, sondern auch an Mangan. Ernährt man Ratten ausschließlich mit Kuhmilch, so kommt es zu einer Atrophie der Brustdrüsen, so daß die Rattenmütter ihre Jungen nicht mehr stillen können. Gibt man zur Milch kleine Dosen Mangan, so läßt sich diese Agalaktie beheben (GLANZMANN). Es kommt auch sonst bei Manganmangel zu einer Atrophie der Fortpflanzungsorgane (ORENT und McCOLLUM).

Zink kommt im Gegensatz zu Kupfer und Mangan hauptsächlich in den Blutzellen vor. In Frauen- und Kuhmilch wurden 2 bis 3 mg pro Liter bestimmt. Auch für das Zink wurde ein Leberdepot bei Neugeborenen festgestellt. Merkwürdig sind die Beziehungen zu den Genitalorganen und zur Schilddrüse. Es scheint, daß das Zink für die Reproduktion notwendig ist, aber nicht wesentlich für das Wachstum in Frage kommt. Durch Zinkmangel konnten bei Mäusen aufsteigende Lähmungen erzeugt werden.

Silber kommt nicht regelmäßig im menschlichen Organismus vor. Sehr merkwürdig ist, daß die Schilddrüse am reichsten an Silber ist.

Man findet weiter im Organismus **Kobalt** und **Nickel**, ganz besonders im Pankreas, ferner Spuren von **Arsen** in den verschiedensten Geweben, ebenso ferner **Blei**. Kobaltmangel führte bei Schafherden Australiens zu der ,,coast disease'' und ,,bush sickness'' mit Appetitlosigkeit, Schwäche, progressiver Abmagerung, Apathie und schwerer Anämie. Kurative Dosis weniger als 1 mg Kobalt pro Tag für das Schaf. Kobalt siehe auch Vitamin B_{12}. **Aluminium** wird, aus den Kochgefäßen in die Nahrung gelangt, reichlich aufgenommen. Ob es eine besondere Funktion hat, ist noch nicht sicher. Silicium begünstigt die Bindegewebsbildung.

Von den **Anionen** haben wir Jod und Chlor bereits besprochen und wenden uns nunmehr dem **Phosphor** zu. Phosphor findet sich in jeder Zelle und hat hier sehr wichtige Funktionen auszuüben. Die Phosphate spielen eine große Rolle bei der Zellteilung und Zellvermehrung und werden deshalb auch als anorganisches Wachstumshormon bezeichnet. Sie greifen bei der Aktivierung und Leitung enzymatischer Prozesse, namentlich bei dem Abbau der Zucker, ein. Deshalb ist auch die Tätigkeit der Muskeln weitgehend von den Phosphaten abhängig. Sehr groß ist die Bedeutung der Phosphate für die Verkalkung des Skelets. Diese erscheint geradezu abhängig von einer entsprechenden Höhe des Phosphatspiegels von 5 mg%. Sinkt der Phosphatspiegel unter diesen Wert, so bleibt die Verkalkung des neugebildeten Knochens aus und es entsteht Rachitis. Die Heilung der Rachitis setzt erst dann recht ein, wenn der Phosphatspiegel sich wieder der Norm nähert. Die Höhe des Phosphatspiegels wird geregelt durch die Zufuhr von Vitamin D. Auch bei Versuchen in vitro hat man bei in Calciumlösung eingelegten Knorpelstücken erst dann Kalkablagerung beobachtet, wenn der Zusatz von Phosphationen eine bestimmte Höhe erreicht hat.

SHERMAN teilt die Phosphorverbindungen in vier Gruppen:

1. Anorganische Phosphate, z. B. Kalkphosphate, finden sich reichlich in der Nahrung, in Körperflüssigkeiten, in den Geweben, ganz besonders aber in den Knochen.

2. Phosphor enthaltende Proteine, und zwar Nucleoproteine der Zellkerne, hierher gehört auch das Casein der Milch und das Ovovitellin des Eidotters.

3. Phosphatide, Phosphorlipoide, phosphorhaltige Fette, wie Lecithin, Kephalin im Gehirn, Nervengewebe. In geringeren Konzentrationen finden sie sich in allen Zellen und Geweben von Mensch, Tieren und Pflanzen.

4. Phosphorsäureester von Kohlehydraten und verwandten Substanzen, wie Inosit, und der natürlichen Salze derartiger Ester. So ist das Phytin das Calcium-, Magnesium- und Kalisalz der Inositphosphorsäure. Es findet sich in Weizenkernen, in den anderen Getreidekörnern, in fast allen Gemüsen. Nicht alle Phosphorverbindungen, die man als Phytine ansieht, sind wahrscheinlich Salze der Phytinsäure. Stärke enthält Phosphor als einen wesentlichen Bestandteil.

Auch die Phosphate haben als ausgesprochene Puffersubstanzen eine große Bedeutung für die Aufrechterhaltung des Säurebasengleichgewichtes im Körper.

Kuhmilch enthält sieben- bis achtmal soviel Phosphate als Frauenmilch. Dieser Überschuß an Phosphat in der Kuhmilch erschwert die Resorption des Calciums im Darm. Phosphor wird ausgeschieden durch den Urin und als Kalkphosphat im Stuhl. Jede kalkreiche Nahrung präzipitiert die Phosphate im Darm, so daß sie mit dem Stuhl ausgeschieden werden.

Der Phosphorbedarf beträgt etwa 1,5 g pro Tag.

Aus folgender Tabelle ersieht man den Phosphorgehalt in Milligrammprozent in einigen Nahrungsstoffen.

Phosphorgehalt in Milligrammprozent:

Käse	683	Polierter Reis	96
Eidotter	524	Milch	93
Getrocknete Bohnen	471	Weißes Mehl	92
Mandeln	465	Kartoffeln	58
Ganzer Weizen	423	Karotten	46
Hafermehl	392	Weiße Rüben	46
Walnüsse	357	Zuckerrüben	39
Rindfleisch, mager	218	Bananen	31
Eier	180	Orangen	16
Getrocknete Pflaumen	105	Äpfel	12

(Tabelle nach KUGELMASS.)

Elementarer Phosphor wurde früher in Kombination mit Lebertran 0,01/100 viel gebraucht zur Behandlung der Rachitis. Der elementare Phosphor hat jedoch keine sichere antirachitische Wirkung, er wirkt höchstens der Osteoporose entgegen und beeinflußt günstig die auffallende Muskelschwäche der Rachitiker und den Laryngospasmus bei Tetanie.

Schwefel. Geringe Mengen von Sulfaten finden sich in Blut- und Gewebeflüssigkeiten und werden täglich mit dem Urin ausgeschieden. Die Sulfate des Blutes scheinen keine besondere Funktion zu haben und sind nur Abfallprodukte des Eiweißstoffwechsels. Indem sie sich mit gewissen basischen Stoffen, wie Indoxyl, Skatol, verbinden, kommt ihnen eine gewisse entgiftende Wirkung zu. Alle vollständigen Eiweißkörper enthalten Schwefel, im Durchschnitt 1%. Die wichtigsten schwefelhaltigen Verbindungen für das Wachstum sind das Cystin bzw. das Glutathion, ein Tripeptid, bestehend aus Cystein, Glutaminsäure-Glykokoll.

Nach A. BLASZO assimiliert der Säugling mit seinem raschen Wachstum sehr viel mehr Schwefel als das ältere Kind und der Erwachsene. Dabei bestehen auch qualitative Unterschiede, d. h. der Säugling nutzt die schwefelhaltigen Proteine anders aus als das ältere Kind. Die Schwefelretention beim Säugling ist zehnmal größer als bei den Kindern und 60mal größer als bei Erwachsenen, während die Stickstoffretention nur siebenmal größer ist als bei den Kindern und 40mal größer als bei den Erwachsenen. Der Säugling hat somit einen großen Schwefelhunger.

12. Vorlesung.

Die Bedeutung der Mineralstoffe für Ernährung und Wachstum des Kindes.

Alle Zellen, Gewebe und Flüssigkeiten des Körpers enthalten Mineralsalze. Ohne diese Mineralstoffe ist Leben und Wachstum auf die Dauer unmöglich. Selbst bei einer Diät, welche von Mineralstoffen frei wäre, würden beständig Mineralsalze ausgeschieden. Wird kein äquivalenter Betrag durch die Nahrung zugeführt, so muß Körpergewebe eingeschmolzen werden. Ohne Mineralstoffe kann kein neues Körpergewebe gebildet werden. Für jedes Gramm frisch im Körper angesetztes Eiweiß werden ungefähr 0,3 g Mineralstoffe gebraucht.

Wir haben früher die Bedeutung des Wassers für den Organismus des Säuglings ganz besonders hervorgehoben. Heute müssen wir noch die Beziehungen gewisser Mineralstoffe zu dem Wassergehalt des Organismus betrachten, denn Wasser und gewisse Elektrolyte sind untrennbar miteinander verbunden.

Das Wasser findet sich im Organismus in hauptsächlich zwei verschiedenen Speichern, die durch semipermeable Membranen voneinander getrennt sind.

1. *Intracelluläres Wasser.* Es umfaßt das in den Zellen selber enthaltene Wasser. Die zugehörigen Ionen sind das Kalium und das Phosphat als hauptsächlichste anorganische Säure.

2. *Das extracelluläre* oder *intercelluläre* Wasser umfaßt alles Wasser außerhalb der Zellen. Diese extracelluläre Flüssigkeit ist charakterisiert durch Natrium als hauptsächlichstes Kation und Chlor als wichtigstes Anion. Während Wasser, Harnstoff, Milchsäure, HCO_3^-, H^+, OH^- und gewisse andere gelöste Stoffe durch die Zellmembranen frei ein- und austreten können, sind diese dagegen im großen ganzen sowohl gegen Kalium wie gegen Natrium undurchlässig, ebenso gegenüber Zucker, Sulfocyanaten und Sulfaten. Das Zellwasser macht etwa 70% aus, das extracelluläre Wasser etwa 30% (McQUARRIE).

Die extracellulären Wasserspeicher können eingeteilt werden in die intravasculären und in die interstitiellen oder intercellulären Reservoire. Zwischen beiden finden sich die semipermeablen Kapillarwände, welche für alle Kristalloide und anorganischen Ionen gut durchlässig sind, dagegen Plasmakolloide, wie Proteine und Lipoide, zurückhalten. Die Menge dieses in den Lymphräumen vorhandenen Wassers schwankt stark im Gegensatz zu dem Blutwasser und dem intracellulären Wasser, welche sich auf Kosten der extracellulären und extravasalen Wasserspeicher möglichst konstant zu erhalten trachten.

Die Mineralstoffe sind notwendig für die Aufrechterhaltung eines konstanten osmotischen Druckes. Dabei spielt das sogenannte Membranengleichgewicht von DONNAN eine große Rolle. Man hat nämlich gefunden, daß nicht diffusible Kolloide anziehende Kräfte auf die Elektrolyte ausüben, die durch eine semipermeable Membran voneinander getrennt sind. Statt daß sich die Elektrolyte auf beiden Seiten in gleichen Mengen verteilen, kommen ganz eigentümliche andere Gleichgewichtszustände zustande, so daß die Verteilung der Ionen auf der einen Seite, wo sich noch das Kolloid befindet, eine andere ist als auf der anderen Seite, wo sich nur Elektrolyte befinden. Die Konzentration auf der Seite der reinen Elektrolyte ist infolge dieser Verhältnisse größer, da sie mit dem nichtdiffusiblen Ion, dem Kolloid, das Gleichgewicht halten müssen. Das Eiweiß bildet in saurer oder alkalischer Lösung je nachdem Kationen oder Anionen, also bei Gegenwart von Salzsäure das positiv geladene Kation H^+-Albumin und mit Chlor das negative Albumin-Cl^-. Im ersten Fall wird mehr Natrium angezogen und weniger Chlor, im zweiten Fall umgekehrt, mehr Chlor und weniger Natrium. Die Membran verhält sich so, als wäre sie nur in einer Richtung für einzelne Ionen durchlässig. Diese Verhältnisse sind wichtig bei der Ernährung, indem sie gestatten, daß die Zelle die Elektrolyte, die sie dringend braucht, in der Zelle zurückzuhalten und anderseits eine unerwünschte Zufuhr abzuwehren vermag. Das osmotische Gleichgewicht zwischen den Flüssigkeiten auf den beiden Seiten der zwischengestellten Membranen wird aufrechterhalten durch einen konstanten Transport von Wasser von der Seite des niederen osmotischen Druckes nach der Seite des höheren osmotischen Druckes, so wie es die Änderungen in der Zusammensetzung der Körperflüssigkeiten erfordern. Solche Änderungen in der Zusammensetzung der Flüssigkeiten treten infolge des Stoffwechsels in den Zellen auf oder infolge der Absorption oder Exkretion von Wasser oder verschiedenen Lösungen. Gleichwohl bleibt im großen ganzen der osmotische Druck in den Körperflüssigkeiten annähernd konstant. Der normale tägliche Bedarf an Wasser, Chlor, Kalium und Natrium dient im wesentlichen dazu, den sehr wichtigen osmotischen Druck der verschiedenen Körperflüssigkeiten aufrechtzuerhalten.

Diese Verhältnisse der Wasserspeicherung im Zusammenhang mit den Elektrolyten sind von großer praktischer Wichtigkeit für die Säuglingspathologie. Es kann nämlich bei Säuglingen sowohl durch Erbrechen wie durch Durchfälle zu ganz erheblichen Wasserverlusten kommen. Dabei wird in erster Linie die sogenannte interstitielle Flüssigkeit, welche ohne weiteres zur Verfügung steht, angegriffen und ausgeschwemmt. Erst wenn dieses Depot mehr weniger erschöpft ist, wird das Pufferreservoir der intravasalen Flüssigkeit angegriffen und das Plasmavolumen beginnt zu schrumpfen. In dem Moment setzt nun auch eine starke Ausscheidung von intracellulärem Wasser ein, indem bei der alimentären Toxikose die Membranen durchlässig werden, besonders auch für Kalium. Es wird deshalb in den Exkreten zunehmend mehr Kalium als Natrium ausgeschieden. Der Verlust des osmotischen Druckes in den Zellen hat die allerschwersten Folgen für die Ernährung und das Leben der Zellen.

Die Mineralsalze sind aber auch sehr wichtig für das Säurebasengleichgewicht. Verliert z. B. der Organismus des Säuglings bei der hypertrophischen Pylorusstenose viel Salzsäure durch das Erbrechen, so entsteht in den Körpersäften eine Alkalose. Gehen anderseits dem Organismus durch die Stühle bei Diarrhöen sehr viel fixe Basen, Natrium und schließlich Kalium verloren, so entsteht im intermediären Stoffwechsel eine mehr oder weniger schwere Acidose. Eine Verschiebung der Körpersäfte nach der alkalischen oder nach der sauren Seite führt bald zu schwersten Störungen, die mit dem Leben nicht mehr verträglich sind.

Therapeutisch müssen wir diesen Veränderungen des Salzstoffwechsels Rechnung tragen. am besten durch Infusionen von Ringerlösung oder auch konzentrierterer Natriumchloridlösung bei Hypochlorämie. Bei Acidose kann man von Natriumbicarbonatlösungen Gebrauch machen.

Die ganze Erregbarkeit von Nerven und Muskeln hängt von den Elektrolyten ab.

Mineralstoffe bedingen die saure oder alkalische Beschaffenheit der Verdauungssäfte, welche erst die Wirkung bestimmter Fermente ermöglicht. Auch für die Auflösung von Stoffwechselendprodukten spielen sie eine große Rolle. Mineralstoffe, besonders Calcium, sind auch notwendig für die Gerinnung des Blutes und der Milch.

Mineralstoffe, besonders Calciumphosphate und Carbonate, verschaffen dem Skelet die nötige Festigkeit und permanente Form. Je höher der Gehalt an Calciumphosphat ist, um so fester und resistenter ist das betreffende Gewebe, z. B. der Zahnschmelz.

Die einzelnen Ionen lassen sich unter sich nicht austauschen. Jedes Ion hat seine besonderen spezifischen Funktionen. So haben wir gesehen, daß die Kalisalze intracelluläre Funktionen haben, während das Natrium in den extracellulären Körperflüssigkeiten vorherrscht. Wir finden ferner einen Synergismus und Antagonismus zwischen einzelnen Ionen. Ein solcher Synergismus liegt z. B. vor zwischen Eisen und Kupfer bei der Blutbildung, ebenso zwischen Eisen und Kalk. Bei reichlicher Kalkzufuhr ist weniger Eisen erforderlich.

Ein Antagonismus besteht zwischen Kalium und Natrium. Reichliche Zufuhr von Kalisalzen bedingt eine vermehrte Ausscheidung von Natrium.

Magnesium kann gegenüber Calcium sowohl synergistisch als antagonistisch wirken, z. B. wirkt es bei Tetanie gleich wie Calcium. Anderseits vermag, wie wir gesehen haben, Magnesium die Calciumreserven im Organismus zu vermindern. Eine übermäßige Magnesiumwirkung, z. B. auf das Atemzentrum beim Tetanus, kann infolge antagonistischer Wirkung durch Injektion von Calciumchlorid behoben werden.

Sehr wichtig ist auch die Korrelation einzelner Mineralstoffe zueinander, so besonders der Quotient $\frac{Ca}{P}$. Dieser Quotient ist normalerweise 1,5 bis 2. Tritt eine Verschiebung des Quotienten in der Nahrung ein, wird er z. B. 3 bis 4, so entsteht eine Rachitis, wenigstens im Tierexperiment.

Das normale Wachstum erfordert einen gewissen Überschuß der basischen Elemente Natrium, Kalium, Calcium, Magnesium und Eisen über die säurebildenden Elemente Chlor, Jod, Schwefel, Phosphor. Die Zufuhr von Milch, Früchten und Gemüsen, also basenreicher Nahrungsmittel, vermehrt die basischen Bestandteile im Körper, während die Zufuhr von Eiern, Cerealien, Fischen, Fleisch und Nüssen, also säurebildenden Nahrungsstoffen, eine Vermehrung der Säuren im Körper bewirkt. Früchte, welche organische Säuren enthalten, können zwar sauer sein im Geschmack, aber diese Fruchtsäuren werden mit Ausnahme der Zitronensäure vollkommen zerlegt in Wasser und Kohlensäure. Letztere wird durch die Lungen ausgeschieden und zurück bleibt der basische Bestandteil der Fruchtasche. Man hat gefunden, daß Ratten bei einer säurebildenden Kost deutlich im Wachstum zurückbleiben gegenüber Tieren gleichen Wurfes, die mit einem Basenüberschuß ernährt werden. Gibt man einem Pflanzenfresser, Meerschweinchen, Kaninchen, eine saure Nahrung, z. B. ausschließlich Getreidekörner, so bemerken wir nach Erschöpfung der Alkalireserve eine zuerst langsame, dann rapide Abnahme des Lebendgewichtes, somit fortschreitenden Wasserverlust, den wir vielleicht auf eine durch die vermehrte Säuerung der Gewebe ausgelöste Autolyse zurückführen dürfen. Die Gewichtsabnahme hört sofort auf und geht in Reparation und Wachstum über, wenn die Nahrung alkalisiert wird. Interessanterweise sind alle basenreichen Nahrungsstoffe gleichzeitig auch antiskorbutisch wirksam.

Eine Diät, welche alle anderen Nahrungsstoffe vollständig enthält, gibt noch nicht die notwendige Garantie, den erforderlichen Bedarf an Mineralstoffen zu decken. Insbesondere ist beim Kind der Mineralstoffbedarf um so mehr erhöht, je jünger es ist und je rascher es wächst. Ein Kind bis zu drei Jahren braucht zwei- bis dreimal soviel von gewissen Mineralstoffen als der Erwachsene. Wird dieser Bedarf nicht gedeckt, so kommt es zu vagen Symptomen des Mineralstoffmangels, wie mangelhafter Gewichtszunahme und Unterernährung. Die deutlichsten Ausfallserscheinungen in Form einer alimentären Anämie zeigen sich bei Eisen-, Kupfer-, Manganmangel, z. B. bei einseitiger Milchernährung. Im übrigen kennen wir, abgesehen vom Jod, bis jetzt noch nicht bestimmte Symptomenkomplexe beim Kind, welche für den Ausfall der einzelnen Ionen charakteristisch sind. Eine Ausnahme bildet auch hier die Rachitis, die den klinischen Symptomen-komplex für eine Verschiebung bzw. Erhöhung des Quotienten $\dfrac{Ca}{P}$ durch Erniedrigung des Phosphatspiegels im Serum darstellt.

Man hat gefunden, daß gewisse Mineralstoffe schon in minimalen Dosen das Wachstum fördern. Darauf wurde man bei Kulturversuchen von Pilzen in be-stimmten Nährlösungen aufmerksam gemacht. Ein französischer Forscher, RAULIN, hat an dem Pilz Aspergillus niger klassische Versuche angestellt und ge-funden, daß z. B. schon ein Dezimilliardstel Mangan ebenso wie eine minimale Beimengung von Zink (ein Hunderttausendstel Kulturflüssigkeit) imstande waren, das Wachstum dieses Pilzes merklich zu fördern. Die erwähnte Beimengung von Zink war sogar für die normale Entwicklung des Pilzes unentbehrlich. Es er-geben sich hier sehr interessante Vergleichspunkte zu den Vitaminen, welche in ähnlich kleinen Dosen, z. B. auch für das Pilzwachstum notwendig sind. Gewisse Mineralstoffe gehören somit, ähnlich wie die Vitamine, zu den sogenannten Minimalsubstanzen des Organismus, d. h. die betreffenden Stoffe sind notwendig für Leben und Wachstum, aber in einem außerordentlich niedrigen Minimal-betrag, also etwa in γ-Dosen.

Interessanterweise finden wir auch im menschlichen Organismus nach der Veraschung geringe Spuren derartiger Metalle und Metalloide. So hat man in der Asche eines Neugeborenen von 2820 g Körpergewicht folgende Bestandteile gefunden:

Metalle.		Nichtmetalle.	
Lithium	Spuren	Silicium	Spuren
Zink	„	Arsen	„
Mangan	„	Fluor	„
Kupfer	„	Jod	„
Eisen	0,3 g	Schwefel	0,8 g
Magnesium	0,8 „	Chlor	4,8 „
Natrium	4,0 „	Stickstoff	56,0 „
Kalium	5,0 „	Wasserstoff	67,0 „
Phosphor	15,0 „	Sauerstoff	148,0 „
Calcium	29,0 „	Kohlenstoff	449,0 „

Die Ähnlichkeit der Wirkung dieser minimalen Mineralstoffbeimengungen, Spurenelemente, mit den Vitaminen wird uns mehr und mehr verständlich, wenn wir bedenken, daß eben beide als Katalysatoren gewisser Fermente in den Stoff-wechsel eingreifen.

13. Vorlesung.

Das Säure-Basen-Gleichgewicht.

In der Asche, d. h. in den Mineralbestandteilen sowohl der Frauenmilch als auch der Kuhmilch überwiegen die basischen Bestandteile leicht über die sauren. Wir können die Nahrungsmittel in zwei große Gruppen teilen: Solche mit einem Säureüberschuß, dahin gehören Körnerfrüchte, Mehl, Brot, Teigwaren, Fette, Käse, Fleisch, Fische, Eier. Einen Basenüberschuß dagegen enthalten Obst und Früchte, Wurzelgewächse, Gemüse, frische grüne Hülsenfrüchte, wie Bohnen und Erbsen, Milch. Von gewissen Ernährungsforschern, wie z. B. LAHMANN und RAGNAR BERG, wird großes Gewicht darauf gelegt, daß die Kost einen Basen-überschuß enthalten soll. Ein solcher Basenüberschuß soll für eine bessere Ge-sundheit bürgen, und man könne dabei auch mit einem weit geringeren Eiweiß-minimum auskommen.

Im Verlaufe des normalen Stoffwechsels entstehen große Mengen von Säuren, die aus dem Körper ausgeschieden werden müssen. Diese Säuren sind hauptsächlich Kohlensäure, Milchsäure, Phosphorsäure und Schwefelsäure. Für Gesundheit und Leben ist es nun außerordentlich wichtig, daß das Blut und andere Körperflüssigkeiten ihre normale Reaktion aufrechterhalten. Diese Reaktion ist schwach alkalisch und liegt bei p_H 7,4. Mit größter Zähigkeit hält deshalb der Organismus an diesem Reaktionspunkte fest, mag die Kost noch so sauer oder noch so alkalisch sein. Nur wenn diese Regulation versagt, können wir in terminalen Stadien geringe Abweichungen des p_H, z. B. nach der sauren Seite hin, beobachten. Die gebildeten Säuren müssen mit Ausnahme der Kohlensäure fast vollständig durch Basen aus den Zellen, aus dem Blutplasma und den intercellulären Flüssigkeiten neutralisiert werden.

Die H-Ionenkonzentration hängt ab von der relativen Konzentration von H_2CO_3, welche in folgender Weise in H-Ionen dissoziiert:

$$H_2CO_3 \rightarrow H^+HCO_3^-,$$

und $BHCO_3$, welches dissoziiert in OH-Ionen:

$$BHCO_3 \rightarrow B^+ \ HCO_3^-$$

$$H_2O \rightarrow \overset{-}{O}H \ \overset{+}{H} \quad = H_2CO_3.$$

Wenn immer das Verhältnis $\dfrac{BHCO_3}{H_2CO_3}$ ungefähr $\dfrac{20}{1}$, so ist die Wasserstoffionenkonzentration gleich p_H 7,4. Die Erhaltung dieser konstanten Reaktion ist so wichtig, daß der Organismus über eine ganze Reihe von Regulationsmechanismen verfügt.

1. **Pufferwirkung.** Starke Säuren oder Alkalien werden in schwache verwandelt, welche nicht so stark dissoziieren.

a) *BHCO₃*. Wenn relativ starke Säuren, wie Milchsäure, Diacetessigsäure oder Salzsäure, mit Natriumbicarbonat reagieren, so geschieht dies in folgender Weise:

$$Na^+HCO_3^- + H^+Cl^- = Na^+Cl^- + H_2CO_3.$$

Es entsteht keine starke Säuerung, weil die Kohlensäure nur schwach ist.

b) *H₂CO₃*. Wenn ein starkes Alkali, wie Natriumhydroxyd, mit einem Überschuß von Kohlensäure reagiert, so entsteht Natriumbicarbonat, welches viel schwächer ist als Natriumhydroxyd.

$$Na^+OH^- + H_2CO_3 = Na^+HCO_3^- + H_2O.$$

c) *Phosphate* $\dfrac{B_2HPO_4}{BH_2PO_4}$. Bei p_H 7,4 ist das Verhältnis von dibasischem zu monobasischem Phosphat wie 4 : 1. Bei Einwirkung von stärkeren Säuren oder Alkalien wird dieses Verhältnis verschoben, z. B.:

1. $Na_2HPO_4 + HCl \quad = NaH_2PO_4 + NaCl.$
2. $NaH_2PO_4 + NaOH = Na_2HPO_4 + H_2O.$

Die Pufferwirkung der anorganischen Phosphate ist nicht groß, weil der Gehalt des Blutplasmas und der intercellulären Flüssigkeiten nur gering ist.

d) *Eiweiß*. Wegen seiner Struktur, seiner Amino- und Carboxylgruppen kann sich das Eiweiß sowohl mit Säuren wie mit Alkalien verbinden. Bei normaler Körperreaktion verhält sich das Eiweiß wie eine Säure und bindet Basen. Wichtiger als im Blutplasma und in der Lymphe ist diese Bindung in den Erythrocyten und in den fixen Gewebszellen. Das Hämoglobin spielt eine große Rolle für den Kohlensäuretransport von den Geweben nach der Lunge, indem die Kohlensäureionen aus dem Plasma durch die semipermeable Membran in die Erythrocyten eindringen und sich dort mit den freien Basen verbinden.

2. **Respiratorische Tätigkeit.** Durch den obenerwähnten Puffermechanismus werden starke Veränderungen der Wasserstoffionenkonzentration verhütet. Es kommt aber zu starken Fluktuationen des Verhältnisses von $BHCO_3$ zu H_2CO_3. Wenn dieses Verhältnis, das normalerweise 20 : 1 beträgt, infolge Verminderung des Bicarbonats oder infolge Vermehrung der Kohlensäure abnimmt, so kann durch die Hyperventilation der Lunge ein rascher Verlust der Kohlensäure durch die Lungen erzielt werden. Umgekehrt kann durch Verlangsamung der Atmung, wenn das Alkalibicarbonat vermehrt ist, eine verminderte Ausscheidung der Kohlensäure die Folge sein. Die Atmung ist daher der feinste Regulator der normalen Acidität der Körperflüssigkeit.

3. **Nierentätigkeit.** Puffer- und respiratorische Abwehrvorrichtungen müßten früher oder später versagen, wenn ein Säureüberschuß anhalten würde. Hier greifen nun die Nieren ein, indem sie die Säuren ausscheiden, welche mit relativ kleinen Mengen fixer Basen abgesättigt sind. Bei einem Alkaliüberschuß vermag die normale Niere fünfmal soviel Natriumbicarbonat auszuscheiden, als im normalen Plasma vorhanden ist.

a) *Regulation des p_H im Urin.* Die normale Niere vermag einen Urin auszuscheiden, so sauer wie p_H 5,0 oder so alkalisch wie p_H 8,0. Im letzteren Fall ist keine freie Säure mehr vorhanden, mit Ausnahme etwa von Kohlensäure. Es kann sich bis zu 15 g Natriumbicarbonat im Liter Urin vorfinden. Die Phosphate sind als zweibasische Salze vorhanden. Bei einem p_H von 5,0 bleiben erhebliche Beträge schwächerer organischer Säuren unneutralisiert. Phosphate finden sich als monobasische Salze und Natriumbicarbonat fehlt ganz.

b) Die normale Niere vermag auch Ammoniak wahrscheinlich aus Harnstoff zu bilden und dieses Ammoniak in großem Maßstab an Stelle der fixen Basen, welche in der Niere zur Ausscheidung gelangen, zu gebrauchen, z. B. $NaCl + NH_4 = NH_4Cl + Na$. So bleibt z. B. das Natriumion in Form von Natriumbicarbonat dem Blut erhalten, indem es aus der Niere zur Rückresorption kommt.

Acidosis.

Bei Ernährungsstörungen der Säuglinge, die mit einer Acidose einhergehen, ist die vermehrte Ammoniakausscheidung im Urin schon lange als charakteristisch bekannt. Acidosen können abhängig sein von Erbrechen, Durchfall, von Wasserverarmung, Sauerstoffmangel, unvollständiger Oxydation des Traubenzuckers und der Fette. z. B. beim Diabetes, von Insuffizienz des Kreislaufes und der Nieren.

Alkalosis.

Haben wir bisher betrachtet, wie der Organismus durch bestimmte Regulationen einen Säureüberschuß oder eine Acidose bekämpft, so wenden wir uns nun dem gegensätzlichen Zustand zu, der Alkalose. Unter Alkalose versteht man einen Zustand, bei dem der Quotient $\dfrac{BHCO_3}{H_2CO_3}$ vergrößert ist. Dies kann zustande kommen sowohl durch Zunahme des Zählers als auch durch Abnahme des Nenners. Zunahme des Natriumbicarbonats kann die Folge einer Ansammlung von Alkali im Blut sein, infolge übermäßiger Zufuhr oder infolge mangelhafter Ausscheidung durch beschädigte Nieren oder infolge eines verminderten Gehaltes an fixen Basen im Plasma. Andere Anionen können durch Bicarbonat ersetzt werden. Der wichtigste Fall ist der, daß sehr viel Chlor durch Erbrechen von saurem Magensaft, z. B. bei hypertrophischer Pylorusstenose, oder bei Magen-

spülungen verlorengeht, dann muß, um den osmotischen Druck im Plasma aufrechtzuerhalten, mehr Bicarbonat an Stelle des Chlors treten. Ähnliches spielt
sich unter gewissen Umständen bei der Heilung der Acidose ab.

Alkalose kann aber auch entstehen durch gesteigerte Ausscheidung von
Kohlensäure durch Hyperventilation. Diese kann willkürlich oder unwillkürlich
sein, bedingt durch die Reizung des Respirationszentrums, durch entzündliche
Prozesse, Fieber, Hirndruck oder durch psychische Störungen, z. B. Hysterie.

Für die Acidose ist charakteristisch die große und pausenlose KUSSMAULsche
Atmung. Bei der Alkalose ist die Atmung auffallend klein und unregelmäßig,
oft verbunden mit Cyanose und Tetanie. So kann man z. B. durch willkürlich
vertiefte Atmung infolge der Abdunstung der Kohlensäure ein Facialisphänomen,
das vorher nicht da war, auslösen. Man findet im Zustand der Alkalose nur dann
einen vermehrten Kohlensäuregehalt des Plasmas, wenn die Alkalose nicht durch
Hyperventilation ausgelöst wurde. Das p_H des Blutes ist hoch. Trotz der Alkalose
kann der Urin stark sauer sein, aber nur dann, wenn die Alkalose durch Erbrechen, z. B. bei hypertrophischer Pylorusstenose, ausgelöst wurde. In diesem
Fall enthält dann der Urin fast gar kein Chlor mehr. Sonst ist bei Alkalose der
Urin stark alkalisch.

Die Behandlung der Alkalose muß versuchen, das p_H des Blutes herabzusetzen,
das kann geschehen durch Einatmung von Kohlensäure, durch perorale Verabreichung von Salzsäure oder Säure produzierenden Salzen, wie Ammoniumchlorid und Calciumchlorid. Kohlensäurezufuhr durch die Atmung ist besonders
dann angezeigt, wenn die Alkalose durch Hyperventilation entstanden ist.

Die Alkalireserve.

Wie bereits erwähnt, hält das Blut außerordentlich zähe an seinem p_H fest,
so daß uns die Bestimmung des p_H nur selten und in extremis Aufschluß über die
Basen-Säure-Verhältnisse gibt. Viel wichtiger ist deshalb die Bestimmung der
sogenannten Alkalireserve. Die am allgemeinsten gebräuchliche und befriedi-
gendste Methode ist die Bestimmung des Kohlensäuregehaltes des Plasmas mit
dem VAN SLYKEschen Apparat. Der Kohlensäuregehalt des Plasmas von normalen Kindern schwankt zwischen 50 bis 60 Vol.-%. Es bedeutet das die im
Plasma gebundene Kohlensäure, die durch Schwefelsäurezusatz noch in Freiheit
gesetzt werden kann. Diese Kohlensäure ist ein Maß für den Bicarbonatgehalt
des Plasmas. Je saurer das Plasma ist, um so mehr Kohlensäure wird aus dem
Bicarbonat entfernt und durch die Lungen ausgeschieden, eine Abnahme des
Kohlensäuregehaltes unter 50 bis unter 40% ist ein Zeichen einer solchen Acidose.
Bei der Alkalose dagegen enthält das Plasma mehr Bicarbonat, und wir können
dann auch im VAN SLYKEschen Apparat weit mehr als 50 bis 60 Vol.-% Kohlensäure entwickeln.

Es ist unmöglich, durch irgendwelche Kostform die biologische Konstante p_H
im Blut zu verändern, dagegen ist es sehr wohl möglich, die Alkalireserve durch
die Art der Ernährung zu beeinflussen. Es ist jedenfalls gut, wenn die Ernährung
so durchgeführt wird, daß der Körper jederzeit über eine genügende Alkalireserve
verfügen kann. Denn der Organismus kann die zur Neutralisation der Säuren
notwendigen Basen nicht unbegrenzt aus seinen Beständen entnehmen, sondern
er bedarf dazu des Nachschubes durch die Nahrung. Es verhält sich damit ebenso
wie in der Volkswirtschaft: der Geld- und Güteraustausch innerhalb eines Staates
regelt sich in weiten Grenzen von selbst, fließt aber mehr Geld ins Ausland ab,
als an Gegenwerten hereinkommt (passive Handelsbilanz), so tritt unweigerlich
eine Verarmung des Volkswirtschaftskörpers ein, die den inländischen Handel

und Wandel zum Stocken bringen muß. Soll die Volkswirtschaft gesund bleiben, so ist ständig ein kleiner Bilanzüberschuß notwendig. Nicht anders verhält es sich auch beim Säure-Basen-Gleichgewicht, es soll immer ein kleiner Basenüberschuß zur Verfügung stehen.

Die Vorteile einer basenreichen Kost liegen nach Ragnar Berg darin, daß das Eiweiß besser ausgenutzt wird, so daß man mit einer kleineren Eiweißmenge auskommen kann, es wird weniger Harnsäure gebildet, ferner ist die Kohlenhydratverbrennung und damit die Wärmeproduktion eine bessere.

14. Vorlesung.

Alimentäre Submineralisation, Supermineralisation und Transmineralisation.

Eine alimentäre Submineralisation kann zustande kommen z. B. durch einseitige Milchernährung, wobei dem Organismus zu wenig Eisen, Kupfer, Mangan usw. zugeführt werden. Eine Submineralisation, besonders mit Chloriden und Calcium und anderen fixen Basen, treffen wir beim Mehlnährschaden. Eine alimentäre Submineralisation kann ferner bewirkt werden durch eine früher vielverbreitete Unsitte, Gemüse und Kartoffeln mit reichlich Wasser zu kochen und dann das Kochwasser wegzuschütten. Damit kamen viele Mineralstoffe und auch Vitamine in Verlust; man muß deshalb Kartoffeln und Gemüse dämpfen oder in Fett schmoren oder das Abkochwasser zu Tunken oder Suppen verwenden.

Eine bewußte Submineralisation wird in neuerer Zeit aus therapeutischen Gründen durch kochsalzarme Ernährung angestrebt. Durch Beschränkung des Kochsalzes in der Nahrung kann man die Durchfeuchtung der Gewebe in besonders sichtbarer Weise auch bei Säuglingen beeinflussen. Mit Bewußtsein haben dies vor allem Czerny und Finkelstein z. B. bei Ekzemkindern ausgenutzt. Durch eine kochsalzarme Nahrung gelingt es, nässende Ekzeme und eitrige Infektionen der Haut und Schleimhäute auszutrocknen und zu beseitigen.

Im Kochsalz ist es besonders die Natriumkomponente, welche hydropigen und damit schädlich wirkt, und nicht das Chlor. Erst kürzlich hat Scheer dargetan, daß man durch Zusatz von Salzsäure zur Kost Ekzeme heilen kann. Bekannt ist, daß die Gewebe durch diätetische Verschiebung im Säure-Basen-Haushalt des Körpers nach der sauren Seite ausgetrocknet, nach der alkalischen Seite dagegen wasserreicher gemacht werden können. Hermannsdorfer ernährte Meerschweinchen mit Hafer, der mit Phosphorsäure besprengt war, eine andere Gruppe ausschließlich mit Grünfutter, dem doppelkohlensaures Natron zugesetzt war. Nach achttägiger Ernährungsbehandlung wurden gleich große Wunden am Rücken bei den Meerschweinchen gesetzt. Nach weiteren acht Tagen besaß bei den sauer ernährten Tieren die Wunde frisch rote, körnige Granulationen, die Fläche war im ganzen geschrumpft. Die Wunde des alkalisch gefütterten Tieres war feucht, torpide, grauweiß, von der anfänglichen Größe. Bei der Autopsie war das alkalisch ernährte Tier stark durchfeuchtet, mit serösen Ausschwitzungen in Brust- und Bauchhöhle, die Gewebe des sauer gefütterten Tieres dagegen waren trocken. Doch müssen wir die Beweiskraft solcher Versuche anzweifeln, denn bei der reinen Haferernährung müssen die Meerschweinchen unweigerlich an schwerem Skorbut erkranken und wir wissen aus den Kriegserfahrungen, wie schlecht die Wunden gerade bei skorbutkranken Soldaten heilten, wie häufig es zur sogenannten Wunddiphtherie kam.

HERMANNSDORFER empfiehlt eine Supermineralisation mit Säuren als Wunddiät. Er gibt zu diesem Zweck Fleisch, ungesalzene Fische, rohes Eigelb, Butter, Lebertran, Käse, echten Bienenhonig, Zucker, Zitronensaft, Essig in mäßigen Mengen, Mehl, Grieß, Hafergrütze, Haferflocken, weiße Bohnen, Nüsse, saure Milch. Die Kost ist kochsalzfrei zuzubereiten. Vermieden werden Wurst, Konserven, Kartoffeln, Obst, Salat, Gemüse und süße Milch. Als Ansäuerungsmittel werden benutzt Phosphorsäure fünfmal 5 ccm, phosphorsaures Ammonium, 18 g auf 1 l Himbeerlimonade, oder Ammoniumchlorid 0,1 pro Kilogramm Körpergewicht oder Salzsäure in Tropfen, oder 260 ccm $^1/_{10}$ Normalsalzsäure auf 1 l Milch nach SCHEER, oder Chlorcalcium 2%ig, eßlöffelweise.

Interessant ist, daß GERSON für die Behandlung der Tuberkulose eine Diät empfohlen hat, welche im Gegensatz zu den Anschauungen HERMANNSDORFERS eine Supermineralisation durch Basenüberschuß, also eine Alkalisierung erreichen sollte. In der Kochsalzarmut allein stimmten die Diäten von GERSON und SAUERBRUCH, HERMANNSDORFER überein. Weder die künstliche Acidose noch die künstliche Alkalose sind wesentlich in dieser Diät, die sich besonders bei Lupus und Knochentuberkulose, aber auch nach eigenen Erfahrungen bei der kindlichen Skrofulotuberkulose unbestreitbare Erfolge errungen hat, sondern die Kochsalzarmut. Verboten sind Kochsalz, Konserven jeder Art, geräuchertes und gewürztes Fleisch, Wurst und Schinken, geräucherte oder gesalzene Fische, Bouillonwürfel usw. Neuerdings wird eine kochsalzfreie Guigozmilch in den Handel gebracht, mit welcher wir gute Erfahrungen gemacht haben. Die Kost setzt sich im übrigen zusammen aus viel frischen Früchten, Fruchtsäften, Obstsalaten und viel frischen Gemüsen, wie Tomaten, gelben und roten Rüben, Schwarzwurzeln, Kohlrabi, Lauch, Blumenkohl, Spargel, Rot- und Weißkraut, Kohl, Wirsing, Kresse, Feld- und Kopfsalat, Rhabarber, Spinat, Erbsen, Bohnen, Linsen, Pilze, Gurken, Kürbisse, Melonen usw. Um den Eiweißbedarf zu decken, gibt man etwas frisches Fleisch, Kalbsmilken, Hirn, Leber, frische Fische usw.

Bei skrofulotuberkulösen Kindern ist es gut, auch den Gebrauch der kochsalzfreien Milch auf etwa $^1/_4$ l zu beschränken. Ferner wirkt Überfütterung mit Eiern schädlich, nur das Eigelb sollte verwendet werden.

Um die kochsalzarme Kost schmackhaft zu machen, können verschiedene Gewürze verwendet werden, wie Majoran, Estragon, Pfefferminz, Lorbeerblätter, Wacholderbeeren, Schnittlauch, Meerrettich, Radieschen, Vanille, Zimt, Anis, Korinthen, salzlose Cenovisnährhefe usw.

GERSON hat nun doch einige Bedenken gehabt, das Kochsalz für längere Zeit aus der Diät auszuschließen. Er hat deshalb das sogenannte Mineralogen angegeben, ein Gemisch von Calcium-, Magnesium- und anderen Salzen, dreimal täglich nach dem Essen einen gehäuften Teelöffel voll in Wasser aufgeschwemmt und mit dem Holz- oder Hornlöffel gut verrührt zu nehmen. Außerdem wird Phosphorlebertran verordnet.

Betrachten wir diese Diät von GERSON, SAUERBRUCH, HERMANNSDORFER, so können wir wohl kaum mehr annehmen, daß durch dieselbe das Säure-Basen-Gleichgewicht im Organismus irgendwie verschoben würde. Vielmehr wird es unbedeutend um einen Neutralpunkt schwanken. Von günstigem Einfluß ist jedenfalls der Vitaminreichtum, besonders bei reichlicher Verwendung von Rohkost und Beigabe von Lebertran. Der springende Punkt ist jedoch die Kochsalzarmut der Diät, bei der der Zusatz von Kochsalz verboten ist. Man muß bedenken, daß in dem Rohmaterial immer noch zirka 3 bis 4% Kochsalz enthalten sind, was offenbar für die Bedürfnisse des Körpers ausreicht. So enthalten:

Taubenfleisch	50 mg%	NaCl
Rind-, Kalb-, Schweinefleisch	100—130	„ „
Hühnerfleisch	140	„ „
Gans...........................	200	„ „

Hecht, Zander	92—81	mg% NaCl
Bachforelle	120	,, ,,
Schellfisch.....................	390	,, ,,
Seezunge	410	,, ,,
Milch	160	,, ,,
Butter	690	,, ,,
Hühnereier ohne Schale...........	420	,, ,,
Äpfel..........................	2	,, ,,
Heidelbeeren....................	8	,, ,,
Weintrauben....................	25	,, ,,
Birnen	31	,, ,,
Süße Kirschen	100	,, ,,
Tomaten	110	,, ,,
Bananen	200	,, ,,
Blumenkohl....................	48	,, ,,
Schwarzwurzel	51	,, ,,
Karotten	61	,, ,,
Spargel........................	69	,, ,,
Kartoffeln, geschält..............	82	,, ,,
Kopfsalat......................	130	,, ,,
Spinat	210	,, ,,
Sellerieknollen	250	,, ,,

Die Wirkung kochsalzarmer Kost beruht erstens in einer Wasserverarmung der Gewebe, was sich bei entzündlichen Schwellungen und auch bei nichtentzündlichen, allgemeinem oder entzündlichem Ödem am stärksten auswirkt. Zweitens kommt eine Nierenschonung in Betracht, womit wahrscheinlich in gewissem Zusammenhang ein schonender Einfluß auf kleinste arterielle Gefäße steht. Drittens wird die Ausschwemmung harnfähiger Stoffwechselprodukte begünstigt, was in bezug auf Harnsäure, Indikan, Ketonkörper oft sehr deutlich ist.

Die wichtigste Eigenschaft der kochsalzfreien Kost, wie sie in der Diät von GERSON, HERMANNSDORFER und SAUERBRUCH z. B. vorliegt, beruht aber auf einer Transmineralisation, d. h. auf einer Umstellung der Salzkonstellation, besonders in der Haut und im Unterhautzellgewebe. Das Kochsalz begünstigt entzündliche Vorgänge, insbesondere auch die entzündliche Exsudation. Durch das Weichen des Kochsalzes aus dem Gewebe entsteht als Folge der Transmineralisation ein Übergewicht des Calciums über das Natrium und dieses Calcium hat eine ausgesprochen antiphlogistische und exsudationshemmende Wirkung. In bezug auf diese entzündungswidrige, quellungshemmende Auswirkung der weitgehenden Kochsalzbeschränkung erscheint es ziemlich gleichgültig, ob die übrige Kost einen geringen sauren oder basischen Überschuß enthält.

15. Vorlesung.

Die Entdeckung der Vitamine.

Schon im klassischen Altertum war ein eigentümliches Augenleiden bekannt, sowohl bei Erwachsenen, wie ganz besonders bei Kindern, nämlich die sogenannte Nachtblindheit oder Hemeralopie. Die Patienten klagten darüber, daß sie wohl im Tageslicht gut sehen, daß sie aber nicht mehr imstande seien, sich selbst in einer vertrauten Umgebung zurechtzufinden, sobald die Dämmerung und die Nacht hereinbreche. Diese Patienten sehen also nur am Tage gut, am besten am Morgen, gegen Abend und mit Eintritt der Dämmerung wird ihr Augenlicht immer schwächer.

Nun hat schon Hippokrates, der große griechische Arzt, dieses Leiden genau gekannt. Es trat namentlich zu Kriegszeiten und Hungersnöten auf, und Hippokrates hat bereits eine merkwürdige Behandlungsweise dafür empfohlen; er hat nämlich angegeben, man soll es durch den Genuß von Leber behandeln. Er empfahl auch eine Salbe, welche aus den Säften von gerösteter Leber gewonnen wurde. Diese Salbe wurde auf die Augen aufgetragen. Es wurden ferner Dämpfe angewendet mit Wasser, in welchem Leber gekocht worden war. Auch Fischleberöle wurden zur Heilung empfohlen. Wir haben also hier schon im grauen Altertum ein Leiden, gegen welches eine rein erfahrungsgemäße, auf den ersten Blick sehr merkwürdig anmutende Behandlung empfohlen wurde. Erst heutzutage sind wir imstande, die Berechtigung dieser Empfehlungen von Leber und Leberölen genau zu verstehen.

Unter den gleichen Ernährungsverhältnissen wie die Nachtblindheit und bei längerer Dauer derselben, entwickelt sich noch eine viel schlimmere Augenkrankheit, die Xerophthalmie, welche wir später noch genauer kennenlernen werden. Als mein Lehrer CZERNY in Breslau die Grundlage für die wissenschaftliche Kinderheilkunde schuf, da widmete er auch diesem Augenleiden, das besonders bei Säuglingen im Alter von drei bis fünf Monaten auftrat, ganz besondere Beachtung. Er sah, daß diese Xerophthalmie hauptsächlich beim sogenannten Mehlnährschaden vorkam, d. h. wenn die Säuglinge längere Zeit nur mit Schleimen und Mehlen, ohne oder nur mit ganz ungenügenden Zusätzen von Milch ernährt wurden. Aus Angst, der Zusatz von Milch könnte wieder Durchfall auslösen, bekamen die Säuglinge oft wochen- und monatelang nur Mehlabkochung ohne Milch. Wohl nahmen die Säuglinge anfänglich noch gut an Gewicht zu, blieben dann aber schließlich im Gewichts- und Längenwachstum zurück. Es entwickelte sich ein richtiger Mehlnährschaden. Es mangelte eben der Mehlnahrung an Fett, gewissen Eiweißstoffen, Salzen usw. Diese Mehlernährung führte zu einem ganz minderwertigen Ansatz. Wasser wurde statt Eiweiß in die Zellen eingelagert, was sich bis zur förmlichen Wassersucht, dem sogenannten Hungerödem, steigern konnte, wobei auch häufig Blutarmut beobachtet wurde. Der krankhafte Wasserreichtum der Gewebe machte diese Kinder außerordentlich anfällig, sie wurden ungemein empfänglich für alle möglichen Krankheiten, Lungenentzündungen, Blasenkatarrhe, Pyodermien, erkrankten mit rapidem Gewichtsverlust und erlagen oft erstaunlich schnell diesem Leiden, da sie jede Widerstandskraft verloren hatten. Wir haben beim Mehlnährschaden zunächst einen Mangel an Hauptnährstoffen, nämlich an Fett, Eiweiß, Salzen. Nun hat sich aber noch gezeigt, daß nicht nur der Fettmangel an und für sich eine Rolle spielt; denn das eigentümliche Augenleiden tritt auch auf, trotzdem das Mehl z. B. in Olivenöl oder Schweineschmalz geröstet worden war. Die Xerophthalmie konnte nur verhütet werden bei Zufuhr von Milchfett, Rahm oder Lebertran, und nur die rascheste Zufuhr dieser Nahrungsstoffe war imstande, das Leiden noch im letzten Augenblick zu heilen, während es sonst zur Erweichung der Hornhaut, zu Panophthalmie und zu dauernder Erblindung führte. Wir haben also hier zum erstenmal ein Beispiel einer Mangelkrankheit, bei der nicht nur allgemeine Zeichen einer Unterernährung auftreten, sondern ganz spezifische Ausfallserscheinungen, die nur durch die rascheste Verabreichung der in gewissen Fetten vorhandenen Stoffe zu heilen war.

Viel verbreiteter als das eigentümliche Leiden der Hornhautvertrocknung ist unter den Kindern die Rachitis oder englische Krankheit, so genannt, weil sie zuerst von dem englischen Arzt GLISSON im Jahre 1650 in einem Buch ausführlich beschrieben worden ist. Sie führt zu einer Erweichung der Knochen am Schädel, an der Wirbelsäule (griechisch: Rachis, daher der Name Rachitis) und an den Gliedern mit entsprechenden Verkrümmungen. Mehr und mehr wurde erkannt, daß auch bei der englischen Krankheit Ernährungsfehler eine Rolle spielten, und zwar nicht nur Überfütterung, sondern auch Fehler qualitativer Natur. Ein Kind kann infolge allgemeinen Hungers im Zustand hochgradiger Atrophie sein und doch keinerlei Zeichen von Rachitis zeigen. Umgekehrt kann es überfüttert sein, fett und dick erscheinen und doch außerordentlich schwer rachitisch sein. Es wurde angenommen, daß auch hier ein Mangel an gewissen Fetten die primäre Ursache sei. Man hatte nämlich entdeckt, daß ebenfalls das alte Volksmittel Lebertran auf die englische Krankheit eine ganz spezifische, verhütende und heilende Wirkung ausübte.

Seit etwa zwei Jahrhunderten war bei den Seefahrern, welche lange Zeit frische Früchte und Gemüse entbehren mußten, eine eigentümliche Krankheit aufgetreten, der sogenannte Skorbut. Er zeigte sich am Zahnfleisch, welches geschwollen wurde und sehr leicht blutete, er zeigte sich in Schmerzen in den Knochen und Gelenken, die Knochen wurden brüchig und auch auf der Haut traten ausgedehnte Blutungen auf. Schon früh wurden auch die Heilmittel gefunden, nämlich die Zufuhr von frischen Früchten, Fruchtsäften und Gemüsen.

Bei den Säuglingen wurde nun das gleiche Leiden entdeckt, der Säuglingsskorbut oder die Möller-Barlowsche Krankheit, wenn sie längere Zeit mit einer Milch ernährt wurden, die der Hitzeeinwirkung, z. B. im Soxhletapparat — gefordert wurde ursprünglich eine Erhitzung von 45 Minuten —, allzu lange unterworfen worden war. Auch hier erwies sich die rascheste Zufuhr von frischen Fruchtsäften, wie Orangen-, Zitronen-, Trauben- und Tomatensaft oder auch der Ersatz der zu stark gekochten Milch durch rohe oder weniger stark erhitzte Milch von zauberhafter Heilwirkung.

Eine andere große Ernährungskrankheit wird hierzulande nicht oder nur selten beobachtet, spielt aber bei den Völkern eine Rolle, die sich vorwiegend von poliertem, weißem Reis ernähren, bei dem also das sogenannte Silberhäutchen und auch der Embryo entfernt worden ist. Der japanische Admiral Takaki konnte zum erstenmal den Beweis erbringen, daß es sich bei dieser sogenannten Beriberi, die zu Lähmungen und Herzleiden führte, um eine Ernährungskrankheit handelte. Durch Beigabe von Fleisch, Fisch, frischen Gemüsen, durch Verwendung von Gerste an Stelle von Reis war er imstande, die Beriberi aus der japanischen Marine zu verbannen.

Wir haben also bis jetzt vier große Ernährungskrankheiten kennengelernt:

1. Die Nachtblindheit und die Xerophthalmie. Das durch die Erfahrung gefundene Heilmittel sind Leber und gewisse Edelfette, wie sie im Lebertran, im Butterfett oder Eigelb enthalten sind.

2. Die englische Krankheit oder Rachitis. Heilmittel ebenfalls gewisse Edelfette, besonders Lebertran.

3. Skorbut, auch bei Säuglingen vorkommend, verhütet und geheilt durch frische Fruchtsäfte und Gemüse.

4. Die Beriberi bei einseitiger Ernährung mit poliertem Reis, gegen die Takaki im Jahre 1882 mit Erfolg Zufuhr von Fleisch, Gerste und Früchten empfahl.

Zu Beginn des 20. Jahrhunderts war es klar geworden, daß zum mindesten zwei schwere Krankheiten, wie der Skorbut und die Beriberi, und vielleicht noch eine dritte, die Xerophthalmie, eine vierte, die Rachitis, durch Diät verhütet oder geheilt werden können. Es entsprach das ja ganz der Ideenrichtung der eben aufblühenden Kinderheilkunde, welche bei den sogenannten Ernährungsstörungen der Säuglinge die Heilung nicht mehr mit den chemischen Mitteln der Apotheke versuchte, sondern durch Einführung besonderer Heilnahrungen die Ernährungskrankheit an der Wurzel zu erfassen und zu heilen trachtete, wobei sie mehr und mehr erstaunliche Erfolge buchen durfte.

Es ist sehr interessant, daß im Jahre 1840 ein medizinischer Schriftsteller, BUDD, schon ganz genau erfaßte, worauf es beim Skorbut ankam. Er sprach das prophetische Wort aus, daß es sich um den Mangel eines lebenswichtigen Elements handeln müsse, welches durch die organische Chemie oder durch die Experimente der Physiologen in einer nicht allzu fernen Zukunft gefunden werden könne. Seine Prophezeiung hat sich erst in der jüngsten Zeit als vollkommen gerechtfertigt erwiesen. (LESLIE HARRIS.)

Der nächste wichtige Schritt in der Entdeckung der Vitamine war die experimentelle Erzeugung der großen Ernährungskrankheiten in Tierversuchen. Es hat sich ganz allgemein gezeigt, daß Fortschritte der Heilkunde erst dann richtig beginnen können, wenn es gelingt, die zu erforschenden Krankheiten bei Tieren künstlich zu erzeugen und dabei die verschiedenen Mittel in ihrer Wirkung für Verhütung und Heilung der Krankheit zu beobachten. Das gilt nicht nur für die Mangelkrankheiten, die eben dadurch zustande kommen, daß in der Kost ein zunächst noch unbekannter Stoff fehlte, sondern auch für die Infektionskrankheiten, und selbst Stoffwechselleiden, wie z. B. den Diabetes, bei dem wesentliche Fortschritte, die zur Entdeckung des Insulins führten, erst möglich waren, als es gelang, die Zuckerkrankheit bei Hunden durch Ausschaltung der Bauchspeicheldrüse experimentell zu erzeugen.

Im Jahre 1897 machte der holländische Arzt EIJKMAN in Holländisch-Indien die Beobachtung, daß die Hühner, welche mit poliertem Reis ernährt wurden, an der gleichen Krankheit Beriberi litten, die er bei seinen Patienten im Spital beobachtet hatte. Gab er aber den Hühnern nichtpolierten, braunen Reis, bei dem also das Reishäutchen noch vorhanden war, oder setzte er dem polierten Reis wieder die Abfälle von Reishäutchen zu, so fand er, daß die Beriberi der Hühner dadurch verhütet oder geheilt werden konnte. Er machte auch bereits Versuche, die heilende Substanz durch Wasser oder Alkohol aus den Reishäutchen herauszuziehen. GRIJNS sagte im Jahre 1901 — er war der Nachfolger von EIJKMAN —, die Beriberi entstehe, weil in der Kost Substanzen fehlen, die für den Stoffwechsel des Nervensystems wichtig sind. EIJKMAN selber erklärte 1906, in den Reishäutchen findet sich ein Stoff, der von Eiweiß, Fett oder Salz verschieden, aber für die Gesundheit notwendig ist. Der Mangel dieses Stoffes erzeugt die Beriberi. Durch die willkürliche Erzeugung der Beriberi bei Hühnern und Tauben, später auch bei Ratten, war der wissenschaftliche Weg erschlossen, um nun der Reihe nach die Stoffe auszuprobieren und möglichst rein darzustellen, welche eine verhütende oder eine Heilwirkung hatten. Man konnte so zu immer besser wirksamen Substanzen gelangen, bis man schließlich heute manche Vitamine in rein kristallisiertem Zustande gewinnen und sogar ihre chemische Natur genau aufklären konnte.

Nach der experimentellen Beriberi der experimentelle Skorbut. Im Jahre 1907 experimentierten zwei norwegische Forscher, HOLST und FRÖHLICH, in Christiania (jetzt Oslo) an Meerschweinchen. Sie wollten ursprünglich, wie EIJKMAN bei den Meerschweinchen, Schiffs-Beriberi erzeugen. Sie ernährten die Meerschweinchen nur mit Hafer, anderen Getreidekörnern und Wasser und fanden, daß bei diesen Meerschweinchen nicht Beriberi, sondern eine ganz andere Krankheit auftrat, nämlich Skorbut. Die Meerschweinchen starben nach etwa drei Wochen unter gewaltigen Gewichtsstürzen. Bei der Sektion zeigten sie Zahnfleischveränderungen, lockere Zähne, Blutungen unter der Haut und in den Muskeln, besonders in der Nähe der Kniegelenke, Knochenbrüchigkeit, kurzum die gleichen Veränderungen wie beim menschlichen Skorbut. Holst und Fröhlich kamen zu dem gleichen Schluß wie Eijkman bei der Beriberi: Auch der Skorbut wurde als eine ähnliche Mangelkrankheit erkannt, und durch die willkürliche Erzeugung der Mangelkrankheit beim Meerschweinchen war nun die Möglichkeit gegeben, die verschiedensten Stoffe auf ihre skorbutverhütende oder heilende Wirkung zu prüfen. Mischten die norwegischen Forscher z. B. ihren Getreidekörnern Rüben oder Löwenzahn oder frische Milch bei, so gingen die Krankheitserscheinungen, wenn sie nicht schon zu weit vorgeschritten waren, wie auf ein Zauberwort zurück.

Im Jahre 1912 kannte man folgende Tatsachen: 1. Beriberi, Skorbut und vielleicht auch die Rachitis scheinen mit dem Mangel an gewissen Stoffen in der Diät zusammenzuhängen; 2. man hat gefunden, daß man Beriberi und Skorbut bei Tieren experimentell erzeugen konnte; 3. man erforschte bereits diejenigen Stoffe, welche imstande waren, Beriberi und Skorbut zu verhüten oder zu heilen.

Zu dieser Zeit erschien nun das Buch von einem polnischen Biochemiker, Kasimir Funk, welcher selber mit Studien über den Stoff beschäftigt war, der die Beri-Beri heilte. Er gab diesem Stoff zuerst den Namen Antiberiberivitamin. Amin, weil er fand, daß dieser Stoff stickstoffhaltig war, so daß er zur chemischen Gruppe der Amine gehörte, mit dem Ausdruck „Vit" wollte er die Lebenswichtigkeit dieser Substanzen ausdrücken. Nicht die eigenen experimentellen Arbeiten von Funk bildeten sein Hauptverdienst, sondern die Tatsache, daß er in seinem Buch eine umfassende Theorie entwickelte und die verschiedenen Entdeckungen über diese Ernährungskrankheiten in ein System zu bringen versuchte.

Was führte nun Funk zu seiner Vitaminlehre? Es gibt bestimmte Ernährungskrankheiten, wie die Beriberi, den Skorbut, die Xerophthalmie, vielleicht auch die Rachitis und Pellagra usw., welche man in einer besonderen Gruppe unter dem Namen der Mangelkrankheiten oder Avitaminosen zusammenzufassen berechtigt ist. Diese Krankheiten entstehen dadurch, daß bestimmte wesentliche Nährstoffe, eben die Vitamine, in der Nahrung fehlen. Dabei hat jede dieser Krankheiten ihr besonderes Vitamin, z. B. das Antiberiberivitamin, das antiskorbutische Vitamin, antixerophthalmische oder Augenvitamin, das Antipellagravitamin und das antirachitische Vitamin. Wir sehen hier, wie das umfassende Ingenium des Deuters in der Wissenschaft ebenso nützlich sein kann wie der Entdecker einer neuen Tatsache, der zunächst von einem engbegrenzten Versuch ausgeht. Durch das Buch von Funk über die Vitamine wurde ein Schlagwort geschaffen, das nun das allgemeine Interesse der Forscher auf sich zog und gewissermaßen das Programm abgab, um diese Konzeption von Funk über die Vitamine und Avitaminosen auf streng wissenschaftlichem Weg zu beweisen oder zu widerlegen. Denn alles Neue, was sich in der Wissenschaft zeigt, muß zunächst auf heftigen Widerstand gefaßt sein. Wird eine neue medizinische Entdeckung angekündigt, dann schütteln viele ungläubig den Kopf und sagen, es ist nicht wahr. Wenn nach einiger Zeit gefunden wird, daß die neuen Tatsachen stimmen, dann sagen die gleichen Leute, diese Entdeckung ist unwichtig, und wenn man dann schließlich nicht mehr daran zweifeln kann, daß es sich um wichtige neue Erkenntnisse und Errungenschaften handelt, erklären sie, es sei eigentlich nichts Neues.

Die Vitaminlehre erhielt nun noch von einer ganz anderen Seite her eine sehr wichtige Stütze. Im Jahre 1887 machte ein Schüler von Prof. Bunge in Basel, namens Lunin, Versuche mit Mäusen. Bunge hatte sich sehr eingehend mit der chemischen Analyse der verschiedenen Milcharten, der Frauenmilch, Kuhmilch usw., beschäftigt und ließ nun durch seinen Schüler untersuchen, ob er auch alle wichtigen Stoffe gefunden habe, welche in der Milch vorhanden sind, nämlich gereinigtes Fett, Eiweiß, Milchzucker, Salze und Wasser. Waren das alle Stoffe, so mußte es ohne weiteres gelingen, auch mit dieser künstlich aus ihren bisher bekannten Bestandteilen der Milch zusammengesetzten Nahrung kleine Tiere, wie Mäuse, mit Erfolg zu ernähren, ganz gleich wie mit der ursprünglichen Milch. Zu seinem Erstaunen machte aber sein Schüler Lunin die fundamentale Entdeckung, daß das mit der künstlich zusammengesetzten Milch nicht gelang, die Mäuse gingen zugrunde, während sie mit der natürlichen Milch mühelos am Leben erhalten werden konnten. Bunge zog daraus den vollkommen richtigen Schluß: Eine natürliche Nahrung, wie die Milch, muß neben den bekannten Hauptnährstoffen kleine Mengen anderer noch unbekannter Substanzen enthalten, welche für das Leben wichtig sind.

Einen anderen Weg schlug Stepp in Deutschland ein. Er gebrauchte nicht eine künstlich zusammengesetzte Kost, sondern machte aus Brot und Milch mit Alkohol und Äther einen Extrakt. Mit dieser extrahierten Nahrung konnten seine Mäuse nicht mehr gedeihen. Er hatte also der Nahrung durch Alkohol und Äther lebenswichtige Stoffe entziehen können. Gab er den Extrakt aus Äther und Alkohol der Nahrung wieder bei, so gediehen die Mäuse wieder. Brot und Milch enthalten demnach noch unbekannte lebenswichtige Stoffe, die in Alkohol und Äther löslich sind. Weil es gelingt mit Alkohol und Äther diese Vitamine aus der Nahrung zu extrahieren, werden sie auch vielfach als Extraktivstoffe bezeichnet.

Im Jahre 1912 konnte dann der englische Forscher Sir Frederik Gowland Hopkins zeigen, daß er junge Ratten, die er mit einer künstlich zusammengesetzten Kost ernährte, am Leben und bei gutem Wachstum erhalten konnte, wenn er kleine Mengen Milch beigab. Entzog er den Ratten diese Milch, so kam es sofort zu Wachstumsstillstand und Abnahme. Gab er den Ratten nur die künstlich zusammengesetzte Kost, so stellten sie schon nach kurzer Zeit ihr Wachstum ein, nahmen schließlich an Gewicht ab und gingen zugrunde. Wurden nach dem Eintritt des Wachstumsstillstandes der künstlichen Nahrung wieder kleine Mengen Milch hinzugefügt, so setzte mit einem Schlag das Wachstum wieder ein. Es mußten also in der Milch bisher unbekannte, wachstumsfördernde Stoffe, sogenannte akzessorische Wachstumsfaktoren vorhanden sein. Auch diese Stoffe hatten den Charakter von Vitaminen. Zuerst allerdings glaubte man, daß es ein einziges solches notwendiges Wachstumsvitamin gebe. Die einen sagten, sie hätten es nur im Butterfett gefunden und nicht in der Hefe, und die anderen behaupteten, sie hätten das Wachstumsvitamin nur in der Hefe und im Getreide, nicht aber in der Butter nachweisen können. Gab man nämlich Butter ohne einen Faktor, der in Hefe und Getreide vorhanden war, so war sie wirkungslos, und gab man umgekehrt den Hefe- und Getreidefaktor allein, so trat ebenfalls keine Wachstumswirkung ein, diese zeigte sich erst, wenn man beide Faktoren gleichzeitig den Versuchstieren verabreichte. Man konnte so die Wachstumsvitamine differenzieren in einen fettlöslichen Stoff A, welcher sich in der Butter und im Eigelb fand, aber nicht im Speck oder Olivenöl, und einen wasserlöslichen Stoff B, der in Hefe und ganzen Getreidekörnern vorkam, aber nicht in poliertem Reis. Dieser letztere Hefe-Getreide-Stoff verhielt sich auch ähnlich wie ein Antiberiberivitamin. Man unterschied demnach jetzt die Vitamine A und B. Man nannte sie auch akzessorische Wachstumsfaktoren oder Ergänzungsstoffe, da sie eben die Hauptnährstoffe in wirksamer Weise ergänzen. Gerade diese Vitamine haben beim Kind wegen des Wachstums eine erheblich größere Bedeutung als beim Erwachsenen, da ohne eine Reihe von Vitaminen ein normales Wachstum gar nicht möglich ist.

4*

Bisher hatte man geglaubt, daß die Ernährungslehre zu einem Abschluß gekommen sei, der Organismus brauche nichts anderes als Eiweißstoffe, Fette,
Zucker und Mehle, ferner gewisse Mineralsalze und Wasser. Die neue Vitaminforschung zeigte aber mit Sicherheit, daß diese Hauptnährstoffe unmöglich für
die Erhaltung des Lebens und gar für das Wachstum ausreichen konnten, wenn
sie nicht durch ein geheimnisvolles Etwas ergänzt wurden. Dieses Etwas wurde
bald im Butterfett und anderen Edelfetten, wie z. B. im Eigelb, in Lebertran,
gefunden, bald in der Reiskleie oder ganzen Getreidekörnern, besonders auch in
der Hefe, dann wieder in frischen Fruchtsäften, wie Orangen, Zitronen, Tomaten,
Trauben, und in grünen Gemüsen. So sicher nun feststand, daß man den Lebens-
motor doch nicht, wie man bisher meinte, mit Eiweiß, Fetten und Kohlehydraten
besonders als Brennstoffen allein in Gang halten konnte, so rätselhaft waren zunächst noch diese zusätzlichen Nährstoffe, welche durch eine ganz besondere
Wirkung ausgezeichnet waren. Fehlten sie in der Nahrung, so entstanden als
Ausfallserscheinungen ganz bestimmte, wohlcharakterisierte Krankheitsbilder,
wie die genannten Augenleiden, die Rachitis, der Skorbut, die Beriberi, die
Pellagra usw. Das Wachstum junger Organismen blieb stehen. Führte man
dieses geheimnisvolle Etwas wieder der Nahrung zu, so heilten die genannten
Krankheiten in zauberhafter Weise, das gestörte Wachstum setzte sofort wieder
ein. Dieses rätselumwobene Etwas zu packen mühten sich zunächst die Forscher
vergebens, erst allmählich konnte unter ungeheurer Arbeit und Anstrengung die
Forschung den Schleier des Geheimnisses lüften.

16. Vorlesung.

Die Entdeckung des Vitamins A.

Schon lange erfreuten sich im Volk grüne Gemüse, frische Salate, Beerenfrüchte und Obst besonderer Wertschätzung und galten als gesund und blutbildend; während die offizielle Ernährungswissenschaft zunächst die günstigen
gesundheitsfördernden Wirkungen nicht recht erklären konnte. Sie betonte immer
wieder den geringen Nährwert der Gemüse, der Salate, des Obstes und sah in
diesen Nahrungsmitteln hauptsächlich Stoffe, welche zur Geschmacksveredelung
unserer Speisen wichtig sind und infolge ihres Reichtums an Zellstoff oder
Zellulose den für die geregelte Verdauung notwendigen Ballast zuzuführen gestatten. Das Volksempfinden hat also vor der Wissenschaft vielleicht den
Vitamingehalt dieser Speisen und seine Bedeutung geahnt. Erst seit der macht-
vollen Entwicklung der Vitaminlehre sieht auch die neue Ernährungswissenschaft diese pflanzlichen Nahrungsstoffe mit ganz anderen Augen an.
Das Vitamin A kommt hauptsächlich in Butter, Lebertran, Eigelb vor und
ist imstande, die eigentümlichen Augenleiden, wie die Nachtblindheit oder
Hemeralopie und die Xerophthalmie, zu verhüten und zu heilen und anderseits
das Wachstum zu fördern.
Die nähere Aufklärung über die Natur dieses Vitamins A ging von der Entdeckung aus, daß zwischen den Pflanzenfarbstoffen und dem Vitamin A nähere
Beziehungen bestehen. So fand man, daß die grünen Blätter der Pflanzen, z. B.
des Spinats, des Lattichs, des Salats, gute Vitamin A-Quellen sind. Trockene
Samen und Pflanzen, die im Dunkeln gewachsen sind und ganz bleiche Schosse
getrieben haben, liefern dagegen sehr wenig Vitamin A. Grüner Kappes erwies
sich als reicher an Vitamin A als weißer Kappes. In Pilzen, welche im Dunkeln
gezogen werden, fehlt das Vitamin A. Vitamin A tritt in den Pflanzen erst auf,

wenn sich die grünen Schößlinge und besonders die Blätter entwickeln. Es bestehen somit Beziehungen des Vitamin A-Gehaltes eßbarer Pflanzen, wie Lattich und Spargeln, zu dem Grad ihrer Grünfärbung. Durch die Auswahl passender Gläser, welche in verschieden starker Weise als Lichtfilter dienten, konnte man alle Grade von Grünfärbung bei Spargelschößlingen gleichen Alters und sonst gleicher Versuchsbedingungen erzeugen. Hier zeigte sich wieder ein strenger Parallelismus zwischen dem Grad der Grünfärbung und dem Reichtum an Vitamin A. Es konnte jedoch kein sicherer Beweis erbracht werden, daß das Blattgrün oder Chlorophyll[1] selbst mit dem Vitamin A identisch sei. Das ging schon daraus hervor, daß die wachstumsfördernde Wirkung nicht allein an die grüne Farbe gebunden war. So wurde gefunden, daß vor allem auch Früchte gute, ja sehr gute Vitamin A-Quellen darstellen, welche sich durch ausgesprochene Schwarz-, Blau- oder Rotfärbung auszeichnen, also z. B. Brombeeren, Heidelbeeren, Himbeeren, rote Johannisbeeren, dunkle Kirschen, blaue Pflaumen und Reineclauden, dazu kommen auch Stachelbeeren aller Art. Früchte hellerer Farbe besitzen nur geringeren Vitamin A-Gehalt.

Auf dem richtigen Weg für die Aufklärung der Natur des Vitamins A gelangte man erst, als man die ganz besonders engen Beziehungen dieses Vitamins zu den gelbroten Pflanzenfarbstoffen erkannte. Man machte schon früher die Beobachtung, daß man durch gelben Mais bei vitamin A-frei ernährten Ratten im Wachstumsstillstand wiederum Wachstum auszulösen vermochte, nicht aber mit weißem Mais. Mit den rotgelben Rüben, Karotten, gelang dies ebenfalls, nicht aber mit weißen Rüben. Die süßen, gelben Kartoffeln waren wirksam, die gewöhnlichen Kartoffeln enthielten dagegen wenig oder kein Vitamin A. Daß eine solche Beziehung zu den gelben Pflanzenfarbstoffen besteht, das geht auch daraus hervor, daß unter den Pilzen der Pfifferling oder Eierschwamm mit seinem dottergelben, kreiselförmigen Hut einzig als Vitamin A-Quelle in Betracht kommt.

Diese gelbroten Farbstoffe vieler Blumen und Früchte, selbst mancher Wurzelgewächse, wie der Karotten, faßt man unter dem Namen der Carotinoide zusammen, so genannt nach dem Hauptvertreter, dem Carotin, dem gelbroten Farbstoff der Karotten. In die gleiche Gruppe gehört das Xanthophyll, ein rein gelber Farbstoff, und der rote Farbstoff der Tomaten. Auch in den grünen Pflanzen begleiten diese gelbroten Farbstoffe das Blattgrün und kommen bei der herbstlichen Laubverfärbung zum Vorschein. Diese gelbroten Farbstoffe gehen mit großer Leichtigkeit in den tierischen Organismus über. Je reicher das Futter der Kühe an solchen Carotinoiden ist, um so mehr gelber Farbstoff gelangt auch in das Milchfett und damit in die Butter. Namentlich zur Blütezeit des Löwenzahns läßt sich ein mächtiges Ansteigen des Carotingehaltes der Milch feststellen.

Carotin und Xanthophyll, das sie dem gelben Mais wie dem Grünfutter entnehmen, gehen bei den Vögeln auch in den Eidotter über, um dort aufgespeichert zu werden und das Wachstum der jungen Hühnchen zu ermöglichen.

Auf dem Umweg über den tierischen Organismus bezieht auch der Mensch wieder diese ursprünglich pflanzlichen Farbstoffe, also aus der Milch bzw. der Butter, dem Eigelb und besonders auch aus der tierischen Leber, denn es hat sich herausgestellt, daß das Carotin besonders in der Leber gespeichert wird.

Bei Kindern und Erwachsenen, welche reichlich gelben Mais, viel Eigelb, Karotten oder Orangen genießen, wird auch das Unterhautfett orangegelb gefärbt, ja das Carotin kann bei reichlichem Genuß durch den Schweiß und den Hauttalg in solchem Maß ausgeschieden werden, daß die Haut besonders an der

---

[1] Bürgi entdeckte, daß das Chlorophyll selber wachstumsfördernd wirkt.

Stirn, an den Nasenflügeln, mit Vorliebe aber an Handflächen und Fußsohlen eine gelbe Verfärbung, ähnlich wie bei einem Ikterus annehmen kann. Bei Säuglingen, die viel gelbe Rüben und grüne Gemüse erhalten, kann man diesen sogenannten Carotinikterus nicht selten wahrnehmen. Er verschwindet wieder, wenn weniger Pflanzenfarbstoffe mit der Nahrung aufgenommen werden.

Auch in der Frauenmilch findet sich Carotin und Xanthophyll. Besonders reich an diesen gelben Farbstoffen ist bei Tier und Mensch die sogenannte Vormilch oder das Colostrum. Es ist dies die erste Milch, welche die Brustdrüse zum Teil noch in der Schwangerschaft und dann in der ersten Zeit nach der Geburt absondert. Ernährt man neugeborene Kälber statt mit Vormilch schon am ersten Tag mit reifer Kuhmilch, so erkranken sie an schweren Durchfällen und gehen an Blutvergiftung zugrunde. Durch Verabreichung der Vormilch werden sie vor dieser Blutvergiftung geschützt.

Die Beziehung dieser gelbroten Farbstoffe zu der Nachtblindheit, die wir in der vorhergehenden Vorlesung kennengelernt haben, ist nun heute in besonders schöner Weise aufgeklärt worden. Das Carotin bzw. die Carotinoide bilden eine notwendige chemische Komponente oder einen Baustoff des Netzhautorgans des Auges. Die Netzhaut enthält nämlich einen intensiv roten Farbstoff, das Rhodopsin oder den Sehpurpur. Das Sehen wird dadurch ermöglicht, daß die Lichtwellen diesen Farbstoff bleichen zu einem Pigment, dem sogenannten Sehgelb, welches eine Orangefarbe besitzt. Dieses Orange wird allmählich weitergebleicht und die Netzhaut wird farblos. Der gelbe Farbstoff ist verschwunden, er ist in das farblose Vitamin A umgewandelt worden. Aus diesem Vitamin A entsteht dann größtenteils wiederum der Sehpurpur. Wir haben also hier einen Kreislauf: Sehpurpur, Bleichung zu Sehgelb und schließlich bis zum farblosen Vitamin A, dann Rückverwandlung von Vitamin A in Sehpurpur. Dieser Kreislauf ist jedoch nicht 100%ig. Denn es geht dabei immer etwas Vitamin A verloren, und wenn der Körper für sein Auge nicht kontinuierlich Vitamin A durch den Kreislauf erhält, so ist die Regeneration des Sehpurpurs unvollständig. Sie erkennen nun, wie die Nachtblindheit entsteht: Durch das Tageslicht wird der Sehpurpur mehr und mehr gebleicht, und beim Vitamin A-Mangel kann er sich nicht wieder vollständig zurückbilden, so daß die Netzhaut des Auges ihre Lichtempfindlichkeit mehr und mehr einbüßt. Viele Leute mit anscheinend normaler Sehschärfe zeigen, wenn sie plötzlich dem intensiven Licht der Scheinwerfer eines herannahenden Automobils ausgesetzt werden, wobei also der Sehpurpur ganz energisch gebleicht wird, sehr verschieden lange Zeit, bis sich der Sehpurpur wieder bildet und ein normales Sehen ermöglicht. Diese Neubildung des Sehpurpurs kann eine wichtige Rolle spielen bei der Sicherheit des Automobilfahrens in der Nacht. Man hat die Länge der Zeit, welche nötig ist, damit sich das Auge der Dunkelheit anpaßt oder nach einer starken Blendung wieder deutliches Sehen ermöglicht, als ein Maß verwendet, um auf den Vitamin A-Gehalt des Körpers Rückschlüsse zu ziehen. Man hat sehr viel Kinder nach dieser Richtung hin untersucht und gefunden, daß leichtere Zustände von Vitamin A-Mangel weitverbreitet sind, indem manche Kinder abnorm lange Zeit brauchen, um in der Dunkelheit oder nach starker Blendung wieder normal zu sehen. Die Tatsache, daß diese Erscheinung mit dem Vitamin A-Mangel in Beziehung steht, geht besonders schön daraus hervor, daß schon nach geringen Dosen von Lebertran oder Eigelb die Zeit sehr stark verkürzt werden konnte, welche sonst das Auge für die Anpassung an die neuen Belichtungsverhältnisse gebrauchte.

Man versteht nun auch, weshalb Hippokrates mit Erfolg den Genuß von Ochsenleber für die Nachtblindheit empfahl. In der Leber wurde eben viel Carotin aus der Pflanzennahrung und Vitamin A gespeichert.

Wir haben in der letzten Vorlesung betont, wie wichtig es war, passende Versuchstiere zu finden, um bei ihnen Mangelkrankheiten zu erzeugen und die Wirkung der Heilmittel zu studieren. Erst im Jahre 1915 war es FREISE, GOLD-SCHMIDT und FRANK gelungen, bei der Ratte die eigentümliche Augenkrankheit, Xerophthalmie, zu erzeugen, welche neben der Nachtblindheit auf einen Vita-min A-Mangel zurückzuführen war. An eigenen Untersuchungen konnte ich bei vitamin A-frei ernährten Ratten dieses Augenleiden hervorrufen und durch Bei-gabe des gelbroten Farbstoffes Carotin zum Futter zur Heilung bringen, und zwar schon in Dosen von Millionstelgramm. Bei vitamin A-freier Kost wurde die Hornhaut der Ratten nach etwa drei Wochen ganz trübe, undurchsichtig, es zeigten sich bald Entzündungserscheinungen, die Lidränder verklebten und die Tiere erblindeten durch Perforation der Hornhaut, wenn nicht rechtzeitig Carotin gegeben wurde. In zauberhafter Weise wurde durch γ-Dosen von Carotin das Auge mit der trüben Hornhaut wieder hell und klar.

Bei den Ratten war durch die vitamin A-freie Kost somit die gleiche Krank-heit erzeugt worden, wie sie bei den Säuglingen beobachtet wird. Namentlich wurden in Dänemark im Jahre 1917 zahlreiche solcher Fälle von Xerophthalmie beobachtet. Es wurde nämlich die Milch stark entrahmt und die Butter zu teuren Preisen nach Deutschland exportiert. Die Säuglinge bekamen dann nur diese stark abgerahmte Milch, in welcher der fettlösliche Faktor A stark herab-gesetzt war. DAVID LIVINGSTONE, der berühmte Afrikaforscher, fand schon 1853 häufig Xerophthalmie bei Menschen und Tieren im dunklen Erdteil, und man findet schon seit 1848 angegeben, was auch MORI in Japan bestätigte, daß der Lebertran ein ausgezeichnetes Heilmittel gegen dieses Augenleiden sei.

β-Carotin.

Vitamin A.

Zwei Schweizer Forscher, H. v. EULER in Stockholm und KARRER in Zürich, konnten dann auch den Nachweis erbringen, daß das reine Carotin imstande ist, in ganz kleinen Dosen von wenigen Millionstelgramm bei Vitamin A-frei ernährten und im Wachstumsstillstand befindlichen Ratten wieder gutes Wachstum auszulösen. Selbst ein 40 Jahre lang unter Wasserstoff aufbewahrtes Carotin erwies sich noch als wirksam. Ich konnte ebenfalls in eigenen Versuchen diese Wachstumswirkung des Carotins vollkommen bestätigen und dabei noch nachweisen, daß dieser Stoff auch die Blutbildung fördert. Bei Vitamin A-Mangel entsteht eine Thrombopenie und Carotin regt die Plättchenbildung wieder an.

Waren nun wirklich Carotin und das fettlösliche Vitamin A identisch? Nein. — Aber es konnte bewiesen werden, daß der gelbrote Farbstoff Carotin im tierischen oder menschlichen Organismus, ganz besonders in der Leber, in das farblose Vitamin A übergeführt wurde. Das gelbrote Carotin der Pflanzen stellt also den Vorläufer des Vitamins A, das sogenannte Provitamin, dar, das in der Leber fast quantitativ in das farblose Vitamin A umgewandelt und dort aufgespeichert wird.

Viel reicher an Vitamin A hat sich die Leber gewisser Fische, wie z. B. des Heilbutts, erwiesen. Der Gehalt an Vitamin A ist noch viel größer als derjenige in der Dorschleber, aus der der gewöhnliche Dorschlebertran gewonnen wird. Die Dorschleber ist ihrerseits bedeutend reicher an Vitamin A als z. B. die Ochsenleber. Kuhleber enthält mehr Vitamin A als die Leber des Stieres.

Aus den obgenannten Heilbutt- und Thunfischleberölen erhielten die Chemiker viel reichlicheres Material, und es gelang v. EULER und KARRER, den chemischen Aufbau des Carotins und Vitamins A vollkommen aufzuklären.

Man hat gefunden, daß die Xerophthalmie dadurch zustande kommt, daß die oberste Schicht der Cornea merkwürdige Veränderungen zeigt, im Sinne einer Verhornung des Epithels. Auch die Tränendrüsen und ihre Ausführungsgänge werden so verändert, daß die oberste Schleimhautschicht zerstört und durch ein verhornendes Gewebe ersetzt wird. Dadurch werden die Ausführungsgänge der Tränendrüsen verstopft. Die Hornhaut wird nicht mehr mit Tränen befeuchtet und vertrocknet und das so veränderte Gewebe fällt der Infektion anheim. Keime dringen ein, die Hornhaut erweicht, es kommt zu Panophthalmie und das Auge erblindet.

Bei den Ratten hat man bei Vitamin A-Mangel außer dem Augenleiden sehr verschiedene Infektionen gefunden, ganz besonders Lungenentzündungen mit Lungenabszessen, ferner Veränderungen im Magen-Darmkanal, Infektionen in den Harnwegen und in der Scheide. In den Harnwegen kam es oft zu Bildung von Nierensteinen. Auch hier wurde die wahre Ursache dieser großen Neigung zu Infektionen erst allmählich erkannt. Die obersten Zellen der Schleimhäute der Luftwege und Lungen, der Harnwege, der Scheide sterben beim Vitamin A-Mangel ab und werden nun ersetzt durch ein ganz anderes, verhornendes Gewebe, das diese Wege nun nicht mehr feucht erhält, so daß sie trocken werden. Die Hauptrolle des Vitamins A scheint darin zu bestehen, die oberste Zellschicht der Schleimhäute in guter Befeuchtungsfunktion zu erhalten und die Verhornung zu verhindern.

Noch bis vor kurzem sprach man von dem Vitamin A als einem antiinfektiösen Vitamin, weil es eine Schutzwirkung gegen Infektionen mannigfachster Art, wie z. B. Erkältungen, Husten, die gewöhnlichen infektiösen Kinderkrankheiten, wie Masern, Windpocken oder Scharlach, entfalte. Man dachte auch, daß das Vitamin A bei diesen Krankheiten, ganz besonders bei der Tuberkulose, eine günstige Heilwirkung habe.

Wie kam man zu dieser Theorie? Bei den Versuchstieren hatte man gefunden, daß beim Vitamin A-Mangel die Tiere Infektionen verschiedenster Art bekamen und daran zugrunde gingen. Man zog daraus den logisch falschen Schluß, daß die Infektionen durch den Vitamin A-Mangel mitbedingt seien. Es zeigte sich jedoch, daß diese Infektionen beim experimentellen Vitamin A-Mangel wenig zu tun haben mit unseren gewöhnlichen Erkältungskrankheiten, sie haben vielmehr einen ganz besonderen Charakter. Die wirkliche Ursache der Infektionen beim experimentellen Vitamin A-Mangel liegt in dem Untergang der Schleimhautmembranen, indem diese austrocknen und die Ausführungsgänge der Drüsen durch abschilfernde Hornmassen verstopft werden. Die so veränderten Schleimhäute bieten den verschiedensten Keimen einen sehr günstigen Nährboden. So kommt es z. B. in den Lungen der Versuchsratten hinter den verstopften Bronchien häufig zu Lungenabszessen und Lungenentzündungen. Diese besonderen lokalen Infektionen haben deshalb sehr wenig zu tun mit den gewöhnlichen Erkältungskrankheiten der Kinder. Es wurde ferner gefunden, daß die Bildung von Abwehrstoffen durch Vitamin A-Mangel nicht wesentlich beeinflußt wird. Englische Ärzte haben angegeben, daß Vitamin A in Form von Lebertran gegen das Kindbettfieber schütze, aber auch diese Angaben konnten nicht voll bestätigt werden.

Insofern hat das Ergebnis der Vitaminforschung über die Schutzwirkung des Vitamins A gegen Infektionen enttäuscht. Es ist wohl richtig, daß bei ungenügender Zufuhr von Vitamin A auch die Widerstandskraft der Kinder in ähnlicher Weise leidet wie bei den Versuchstieren, indem es gelingt, bei den verstorbenen Kindern ähnliche Veränderungen, z. B. in den Schleimhäuten der Luftwege und der Lungen, nachzuweisen. Es ist deshalb wohl angebracht, dafür zu sorgen, daß in der Kost das fettlösliche Vitamin A reichlich genug vertreten sei. Doch dürfen wir uns keine Illusionen machen, damit eine wirksame Prophylaxe gegen die gewöhnlichen Infektions- und Erkältungskrankheiten, wie wir sie gemeinhin bei den Kindern antreffen, durchführen zu können. Hierzulande bekommen die Kinder in der Milch, in der Butter, im Eigelb hinreichend Vitamin A, außerdem noch in den Gemüsen, Karotten usw., so daß eine Extrazufuhr nicht mehr viel ausrichten kann. Das schließt aber nicht aus, daß erfahrungsgemäß z. B. Lebertran eine sehr günstige Wirkung bei skrofulösen und tuberkulösen oder auch nur im Wachstum zurückbleibenden Kindern ausüben kann.

Woher stammt nun das Vitamin A im Lebertran? In den kleinsten, an der Oberfläche des Meeres schwimmenden Pflanzen, dem sogenannten Plankton, wird Carotin gebildet. Dieses Plankton wird von den Schellfischen und anderen kleinen Lebewesen gefressen. Diese kleinen Fische fallen wieder den größeren Fischen zum Opfer und auch die größeren frißt schließlich der große Fischräuber, der Dorsch. Schon die kleinen Fische hatten das Carotin in ihrer Leber aufgespeichert, das aus den Pflanzen stammte und es zum Teil in Vitamin A umgewandelt. Aus den verzehrten größeren und kleineren Fischen gelangen Carotin und Vitamin A in die Leber des Dorsches und damit in den Dorschlebertran.

17. Vorlesung.

Die Bedeutung des Vitamin B-Komplexes für die Kinderheilkunde.

Die Vitamine des B-Komplexes standen in den letzten Jahren im Vordergrund des Interesses der Vitaminforschung, und es wurden auf diesem Gebiete bemerkenswerte Fortschritte erzielt.

Folgende Tabelle gibt uns nach GORDON und SEVRINGHAUS eine gute Übersicht über das neu erschlossene Gebiet:

Vitamin B-Komplex

B_1, Aneurin, Thiamin (hitzelabil)		B_2-Komplex (hitzestabil)
	Riboflavin	Vitamin B_{12}
	Niacin	Folic acid
	Pyridoxin	Biotin
	Pantothensäure	Paraaminobenzoesäure
	Cholin	Inositol

Wir können somit zwei große Gruppen von B-Vitaminen unterscheiden:

I. Das Vitamin B_1, Aneurin oder Thiamin (thermolabil und alkalilabil).

Dieses Vitamin verhütet und heilt die Beriberi der Vögel, der Säugetiere und des Menschen.

1927 gelang es zwei holländischen Gelehrten, JANSEN und DONATH, aus der Reiskleie das Vitamin B_1 in kristallisierter Form als Chlorhydrat zu gewinnen. Chemisch ist dieses Vitamin durch seinen Schwefelgehalt charakterisiert.

In neuester Zeit hat WILLIAMS die chemische Struktur aufzuklären vermocht. Es setzt sich das Aneurin aus zwei Ringsystemen zusammen, nämlich einem Pyrimidinring und einem Thiazolring (siehe Formel).

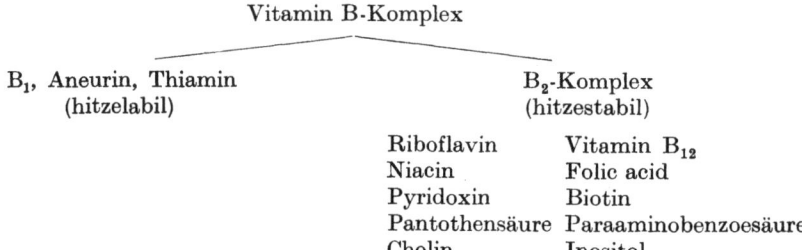

Vitamin B_1.

Welche Nahrungsstoffe enthalten das Vitamin B_1? Die meisten natürlichen Nahrungsstoffe besitzen Spuren von Vitamin B_1, aber es findet sich nirgends in so hohen Konzentrationen wie z. B. Vitamin A und D im Lebertran oder Vitamin C in Orangen und Zitronen. Man muß deshalb auf eine gut gemischte Kost sehen, um sich genügend Vitamin B_1 verschaffen zu können. Das Vitamin B_1 ist ganz besonders in der Hefe und gewissen Hefeextrakten enthalten, dann ferner in Getreidekörnern, und zwar lokalisiert im Keimling und in den äußeren Schichten (Silberhäutchen). Es liegt demnach vor rm Vollmehl, nicht aber im feinen Weißmehl oder im polierten Reis. Bohnen und Erbsen enthalten Vitamin B_1, ebenso Nüsse. Von tierischen Nahrungsmitteln dienen als Quellen für Vitamin B_1 Eigelb, Leber, Niere, Herzfleisch. Frauenmilch und Kuhmilch enthalten verhältnismäßig wenig Vitamin B_1, so daß man sogar daran gedacht hat, daß die Bifidusbakterien z. B. bei Brustkindern durch die Synthese von Vitamin B_1 aushelfen müssen, um das Defizit in der Frauenmilch zu decken. Gegen diese Annahme spricht jedoch die Tatsache, daß Brustkinder trotz des Vorhandenseins der Bifidusflora an Beriberi erkranken, wenn in der Nahrung der Mutter nicht genügend Vitamin B_1 vorhanden ist.

Beim Vitamin B_1-Mangel kommt es vor allem zur Herabsetzung des oxydativen Stoffwechsels der Kohlehydrate, z. B. im Gehirn. Zusatz von Aneurin zum Gehirnbrei beriberikranker Tauben ließ schon in vitro den normalen Sauerstoffverbrauch wiederherstellen (sogenannter Katatorulintest PETERS). Das Aneurin bildet als Co-Ferment den Wirkstoff oder das Agon für die Carboxylase, welche das Pheron oder den Träger für diese prosthetische Gruppe darstellt. Erst aus der Verbindung mit Aneurin durch das Mittelstück der Pyrophosphorsäure mit der Carboxylase geht das aktive Holoenzym hervor, welches die Aufgabe hat, aus den Kohlehydraten die Carboxylgruppe abzuspalten, z. B. nach folgender Formel:

$$2 \ (CH_3 \cdot CO \cdot COOH) + H_2O = CH_3 \cdot COOH + CO_2 + CH_3 \cdot CH(OH) \cdot COOH$$
Brenztraubensäure   Essigsäure   Milchsäure

Fehlt das Aneurin, so kann die Verbrennung der Kohlehydrate nicht über die Stufe der Brenztraubensäure gesteigert werden. Es kommt deshalb zu einer Anhäufung von Brenztraubensäure, von Milchsäure und auch von Methylglyoxal: CH_3COCOH. Zusatz von Vitamin B_1 bewirkt sofort die Verbrennung der angehäuften Zwischenprodukte des Kohlehydratabbaus, welche eine toxische Wirkung vor allem auf das Nervensystem, die Muskeln und das Herz haben.

Nach den schönen Untersuchungen von A. v. MURALT wird bei der Nerventätigkeit Aneurin an die Umgebungsflüssigkeit abgegeben.

Der Vitamin B_1-Bedarf des Menschen kann nach der COWGILLschen Formel berechnet werden:

Aneurinbedarf = Gewicht in kg × Kalorien × 0,0284 (Konstante).

Je höher der Kohlehydratgehalt der Kost ist, um so höher ist der Aneurinbedarf, während das Fett eher eine Aneurin sparende Wirkung ausübt. Der Vitamin B_1-Verbrauch, auf Kalorien berechnet, ist beim künstlich ernährten Säugling und beim Erwachsenen gleich, nämlich etwa 16 pro 100 Kalorien, nur das Brustkind macht eine Ausnahme, es braucht nur 9 pro 100 Kalorien.

Das Vitamin B_1 hat Einfluß:

1. auf die Erhaltung eines gesunden Appetits,
2. auf die Regelung einer guten Verdauung, insbesondere in bezug auf Tonus im Magendarmkanal.
3. Es beeinflußt die Herztätigkeit. Bei Rattenberiberi entsteht eine Bradycardie, die auf Zusatz von Aneurin verschwindet. Bei menschlicher Beriberi besteht umgekehrt eine Tachycardie.
4. Der Wasserstoffwechsel wird reguliert.
5. Vitamin B_1 wirkt wachstumsfördernd, z. B. in Form von Malzextrakt.
6. Vitamin B_1 ist notwendig für die Energieentwicklung im zentralen und peripheren Nervensystem und in der Muskulatur, indem es für den regelrechten Abbau der Kohlehydrate sorgt.
7. Vitamin B_1 fördert die Resistenz gegen Infektionen.

Medikamentöse Anwendungen außerhalb der eigentlichen Vitamin B_1-Mangelkrankheiten wurden mit wechselnden Erfolgen versucht bei der infantilen Akrodynie (FEERsche Krankheit), bei dem sogenannten GUILLAIN-BARRÉ-Syndrom, welches mit der Beriberi-Polyneuritis eine gewisse Ähnlichkeit hat (Polyradiculitis), bei postdiphtherischen Lähmungen, während die poliomyelitischen

Lähmungen nicht ansprechen. Es werden tägliche intramuskuläre Injektionen von Benerva forte, Ampullen zu 25 mg, bzw. Benerva fortissimum, eine Ampulle zu 100 mg empfohlen. Tabletten zu 5 mg mehrmals täglich.

Auch bei gewissen Herzleiden, wie Myocarditen, Cor bovinum, ist Vitamin B_1, ähnlich wie bei Erwachsenen, gelegentlich nützlich.

Die Beeinflussung des Diabetes mellitus ist noch umstritten.

II. Der Vitamin B_2-Komplex (thermostabil).

1. Lactoflavin, Riboflavin.

Vitamin B_1 oder Thiamin ließ sich durch Erhitzen von Hefe zerstören und doch blieb in der Hefe ein wachstumsfördernder Stoff zurück. Dieses hitzebeständigere Etwas fand sich relativ reichlicher als Thiamin in der Milch und in bedeutungsvollem Ausmaß im Eiereiweiß, welches kein oder nur Spuren von Thiamin enthält. Schon lange war aufgefallen, daß die Milch neben den orangegelben, fettlöslichen Substanzen,

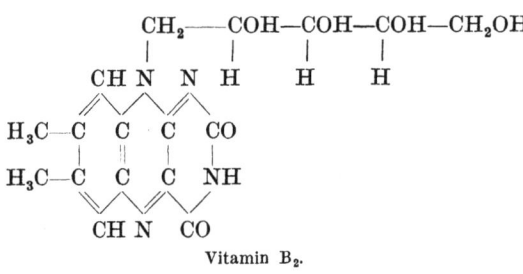

Vitamin B_2.

welche in die Butter oder den Käse übergehen, in der Molke einen grünlichgelb fluoreszierenden, wasserlöslichen, natürlichen Farbstoff enthält, welcher zuerst Lactochrom und später Lactoflavin genannt wurde. Die homologe Substanz im Eiereiweiß wurde als Ovoflavin bezeichnet. Außer in der Milch und im Eiereiweiß findet sich Lactoflavin besonders in der Leber und in grünen Gemüsen. Getreidekörner dagegen, welche eine hauptsächliche Quelle für Thiamin darstellen, sind relativ arm an Vitamin B_2. Der Tagesbedarf an Riboflavin beträgt 2 bis 3 mg.

Es wurde festgestellt, daß Lactoflavin mit einem Zucker mit fünf Kohlenstoffatomen, also einer Pentose vom Charakter der Ribose verbunden ist. Davon leitet sich in der angelsächsischen Literatur der Name Riboflavin her. Dieses Riboflavin kommt in der Natur frei oder an Phosphorsäure und Eiweiß gebunden vor und bildet einen wichtigen Bestandteil verschiedener Enzymsysteme, insbesondere des gelben Atmungsfermentes (WARBURG), welches einige Oxydationsprozesse in den Geweben regelt.

Während man noch vor nicht so langer Zeit keine besondere Lactoflavinmangelkrankheit kannte, ist es nun SEBRELL und BUTLER (1938), SYDENSTRICKER und anderen amerikanischen Autoren gelungen, ein Krankheitsbild der Alacto- bzw. Ariboflavinose herauszuarbeiten, die nach SPIES und Mitarbeitern im Süden der Vereinigten Staaten wahrscheinlich sogar die häufigste Vitamin B-Mangelkrankheit der Kinder darstellt. Auch wir fanden bei der Bevölkerung des Tessins und in den Alpen nicht selten formes frustes von Ariboflavinose mit Cheilosis (Lippenveränderungen, perlècheähnlicher angulärer Stomatitis, sogenannter Magentazunge,[1] Ekzematiden im Gesicht, struppigem Haar, Corneavaskularisation usw.). Therapie: Beflavin (Roche) 3mal 1 Dragée zu 10 mg oder 1 Ampulle zu 10 mg.

---

[1] Magentazunge: papillenlose, glatte Zunge, deren intensives Rot an die roten Hosen der Franzosen erinnert, die bei Magenta (Norditalien) kämpften.

2. PP-Faktor = Pellagra preventing Vitamin (Nikotinsäure = Niacin und Nikotinsäureamid = Niacinamid).

Die definitive Aufklärung der Pellagra-Avitaminose erfolgte durch die experimentelle Forschung. Diese wurde zuerst durch das Rattenexperiment irregeführt. Ratten scheinen das Pellagra-Vitamin nicht zu benötigen. Dagegen ist es bei Hunden gelungen, durch eine Pellagradiät Ausfallserscheinungen zu erzeugen. Die Zunge schwillt an und zeigt eine deutlich dunkle Farbe (black tongue). Es kommt zu entzündlichen Erscheinungen in der Mundhöhle und zu Verdauungsstörungen.

Man hatte nun gefunden, daß besonders Leber, aber auch Leberextrakte, wie sie zur Behandlung der perniciösen Anämie verwendet wurden, die Pellagra überraschend heilten. Ich selbst erlebte eine glänzende Heilung der Pellagra bei einem Knaben mit schwersten nervösen Ausfallserscheinungen (Parkinsonismus, Ataxie) durch Leberbehandlung. ELVEHJEM gelang dann der Nachweis, daß das wirksame Prinzip in der Leber und in Leberextrakten die Nikotinsäure bzw. das Nikotinsäureamid ist. Da manche Laien, aber auch Ärzte an der Bezeichnung

Nikotinsäure.   Nikotinsäureamid.

Nikotinsäure bzw. Nikotinsäureamid Anstoß genommen haben, mit der Befürchtung, es handle sich um toxische Substanzen, die sich von Nikotin ableiten, wurde in der angelsächsischen Literatur der Ausdruck Niacin bzw. Niacinamid eingeführt.

Die Aufklärung der Ätiologie der Pellagra hat sich bereits außerordentlich segensreich ausgewirkt, und Niacinamid hat schon vielen Tausenden von Pellagrakranken das Leben gerettet.

Die Nikotinsäure führt zu unangenehmen Kongestionen im Bereich des Kopfes und Halses, der oberen Extremitäten mit Rötung und Temperatursteigerung der Haut. Diese Erscheinungen sind noch beim nikotinsauren Natrium deutlich, beim Nikotinsäureamid dagegen erheblich abgeschwächt, so daß für die Therapie im allgemeinen das Niacinamid bevorzugt wird. Wichtig zu wissen ist, daß Niacin und Niacinamid per os ebenso gut wirken wie bei parenteraler Injektion. Die therapeutische Breite ist sehr groß, erst bei 2 g pro Kilogramm Körpergewicht wurden toxische Erscheinungen beobachtet (UNNA).

In der Kinderheilkunde verwenden wir nikotinsaures Natrium und Niacinamid besonders auch zur Behandlung der peripheren Akrodyniesymptome bei der FEERschen Krankheit. Wir gaben meist drei- bis viermal $\frac{1}{2}$ Tablette Vi-Nicotyl Wander bzw. Benicot Roche zu 100 mg, also Tagesdosen von 150 bis 200 mg jeweils vor den Mahlzeiten. Diese Dosen wurden anstandslos vertragen. Im Gegensatz zur Pellagra reagierten die Zungengeschwüre bei der Akrodynie nicht auf Niacinamid. Ähnliches gilt von der Photophobie.

Periphere Durchblutungsstörungen bei Pernionen und anderen Frostschäden werden oft durch Niacinamid günstig beeinflußt.

Niacinamid fördert die Wasserresorption und die Fettresorption aus den massigen Stühlen bei einheimischer Sprue bzw. der Coeliakie der Kinder. An Stelle der feuchten, blassen, schaumigen, fettglänzenden Coeliakiestühle sehen wir nach wenigen Tagen trockene, manchmal sogar kleinkalibrige, dunkelbraun gefärbte Fäces auftreten. Parenterale Injektionen von Niacinamid ein- bis zweimal täglich eine Ampulle zu 100 mg sind der Tablettenbehandlung vorzuziehen. Wir werden ähnlichen und noch ausgesprocheneren Wirkungen auf die Coeliakie-stühle bei einem weiteren Vitamin des B-Komplexes wieder begegnen (Folic Acid).

Dem Niacinamid kommt auch eine gewisse antiallergische Wirkung zu (HALPERN, DAINOW). Bei hartnäckigem Asthma bronchiale fanden wir Niacin-amidinjektionen wirksam, ebenso wie Coramin, welches nichts anderes ist als ein Niacinamid, in welchem die beiden Wasserstoffatome in der Aminogruppe durch Äthylradikale ersetzt sind. Wir gaben bis viermal täglich 100 mg Niacin-amid zuerst intravenös, später intramuskulär mit ausgezeichnetem Erfolg.

Unsicher fanden wir die Wirkung beim Diabetes mellitus. NEUWAHL gab an, daß die Darreichung von Niacin oder Niacinamid den Insulinbedarf bei Dia-betikern herabzusetzen in der Lage war.

3. Vitamin B_6: Adermin, Pyridoxin.

Bei Vitamin B_6-Mangel zeigt sich bei der Ratte ein Erythem, Ödem und dann Desquamation symmetrisch an den Pfoten, an der Schnauze und an den Ohren. Diese sogenannte Rattenakrodynie, zuerst auch als Rattenpellagra ge-deutet, erinnert oberflächlich an die infantile Akrodynie. Pyridoxin wurde deshalb auch bei der FEERschen Krank-heit mit wechselnden Erfolgen versucht. Wir glauben in letzter Zeit nach zwei bis drei Benadoninjektionen im Tag ähnlich wie FRONTALI eine raschere Beruhigung der Kinder mit vegetativer Neurose (FEER) beobachtet zu haben.

CH$_2$OH

HO · H$_2$C— —OH
—CH$_3$
N

Pyridoxin.

Von besonderem Interesse sind die Wirkungen von Vitamin B_6 auf die Haut, das Blut und vor allem auf das Nervensystem.

Adermin verdient auch in der Pädiatrie seinen Namen durch eine gewisse Wirksamkeit auf die Dermatitis seborrhoides und ihren schwersten Grad Erythro-dermia desquamativa (LEINER). Bei Injektionen von Vitamin B_6 sahen wir vor allem ein rasches Abblassen des Hauterythems. Ähnliche Beobachtungen wurden von PEHL, SCARZELLA und BALLABRIGA gemacht. Wir werden weiter unten sehen, wie einem weiteren Gliede des Vitamin B-Komplexes, dem Biotin, ganz ähnliche, aber wohl noch ausgesprochenere Heilwirkungen zukommen.

Gelegentlich sieht man einen Einfluß auf gewisse hypochrome Anämien, die sich gegen Neoton und Ferro-Redoxon refraktär verhalten. Dagegen haben wir bisher keine Erfolge bei Panmyelophthise, im Gegensatz zu Angaben ameri-kanischer Autoren, erlebt.

Die hauptsächlichste Verwendungsmöglichkeit betrifft aber Affektionen des Nervensystems, so daß es, wie das auch WINTROBE betont hat, eher als das Aneurin diesen letzteren Namen verdienen würde. In drei Fällen schwerster Decerebrationsstarre konnte ich die beruhigende Wirkung des Vitamin B_6 auf die Muskelspasmen demonstrieren. Leider gibt es Fälle, die auf diese Therapie nicht oder nicht genügend ansprechen. In ausgedehnten Erfahrungen konnte der günstige Einfluß auf die pyramidale und extrapyramidale Rigidität, z. B. bei cerebraler Kinderlähmung, LITTLEscher Krankheit, postencephalitischen Zu-ständen usw. immer wieder beobachtet werden. Auch eine gewisse eutrophische, vor allem beruhigende Wirkung war oft unverkennbar. Nicht nur hypertonische Zustände, sondern auch Hypotonien, z. B. Myatonia congenita, werden mitunter günstig beeinflußt. Aber wie bei der Vitamintherapie überhaupt, gibt es ab und zu Versager bei anscheinend gleichgelagerten Fällen, welche wir nicht erklären können. Es handelt sich aber hier meist um sonst kaum beeinflußbare Fälle, so daß wir uns nicht selten begnügen müssen, durch die unschädliche Vitamin B_6-

Therapie, die ohne jede narkotische Wirkung ist, etwelche Linderung zu bringen. Das Ermüdungsgefühl wird durch Vitamin B$_6$ auffällig gemildert. Intralumbale Applikation, welche besonders von STONE empfohlen wurde, erwies sich uns nicht wesentlich wirksamer als die intramuskuläre Injektion von 50 mg Vitamin B$_6$ ein- bis zweimal täglich. Bei progressiver Muskeldystrophie läßt sich mit der kombinierten Behandlung mit Glykokoll, Phosphaten, Ephynal, Prostigmin und Pyridoxin eine gewisse Besserung erzielen, wenn die Fälle noch nicht zu weit vorgeschritten sind.

SCHWARTZMAN hat drei Fälle von Chorea minor (SYDENHAM) mit dramatischem Erfolg mit Vitamin B$_6$ behandelt. Wir hatten in letzter Zeit Gelegenheit, diese Angaben an mehreren Fällen von Chorea minor nachzuprüfen und waren erstaunt über den ungewöhnlich raschen Rückgang der choreatischen Bewegungen und die psychische Beruhigung, welche besonders instruktiv und rein objektiv in den sukzessiven Schriftproben demonstriert werden konnte. Schon in Schriftproben vor und nach einer Benadoninjektion kommt dies deutlich zum Ausdruck. Die Ermüdung tritt nach Benadoninjektionen erst deutlich später ein. Mein Schüler F. KOST hat in einer ausführlichen Arbeit den Einfluß des Benadons auf das Schriftbild der Choreatiker studiert.

Vitamin B$_6$ ist als Benadon Roche erhältlich in Ampullen zu 100 mg und in Tabletten zu 40 mg. Man gibt täglich eine Ampulle, bei Chorea minor bis zu vier Ampullen und kann später die Therapie mit zwei- bis viermal täglich einer Tablette fortsetzen.

4. Pantothensäure.

Die Ausfallserscheinungen zeigen sich beim Hühnchen als eine pellagraähnliche Dermatitis. Schwarze Ratten bekommen nach etwa drei Wochen pantothensäurefreier Diät ein Ergrauen der Haare (Achromotrichie). Zuerst erscheinen vereinzelte Silberhaare in dem schwarzen Pelz. Ferner treten anscheinend blutbefleckte Schnauzhaare (blood-caked whiskers) auf. Es handelt sich aber nicht um Blut, sondern um Porphyrin. Die schönen Untersuchungen von JÜRGENS und PFALZ ergaben beim Pantothensäuremangel der Ratten eine zentrolobuläre Hepatitis mit zentraler Leberverfettung, Veränderungen am Magendarmkanal, Entzündungen der Respirationsorgane, Hyperämie und Hämorrhagien in der Nebennierenrinde. Pantothensäuremangel erzeugt bei der Maus eine Alopezie (PFALZ).

Bei Alopezie der Kinder, bei den Haarveränderungen bei Coeliakie, alimentärer Anämie usw. fand ich Pantothensäure (Bepanthen) meist unwirksam, während dagegen Beflavin einen schönen Haarwuchs zu erzeugen imstande war.

Bemerkenswert ist die günstige Wirkung auf aphthöse Mundveränderungen beim Auftragen von 5%iger Panthenollösung oder Bepanthengelée, z. B. auch bei der sogenannten Aphthosis NEUMANN.

Wir machten neuerdings die Entdeckung, daß die Pantothensäure den schütteren Haarwuchs mit mehr oder weniger ausgedehnten Alopezien bei Hypothyreose als Synergist mit Schilddrüsentablettenbehandlung zum Verschwinden zu bringen vermag, während sie auf die Schilddrüse allein nicht oder erst nach längerer Zeit ansprechen. Die Kinder bekommen sehr schönes Haupthaar. Bei Überdosierung von Schilddrüsenhormon im Rattenexperiment schützt jedoch Pantothensäure die Tiere gegen die schwerste Thyroxinvergiftung, was neuerdings von ABELIN in ausgedehnten experimentellen Untersuchungen bestätigt wurde.

Da wir bei der kindlichen Akrodynie, ähnlich wie bei der Thyreotoxikose, Tachycardie und Hyperhidrose beobachten, machten wir einen Versuch mit

Pantothensäure (Bepanthen) und konnten in der Tat die sonst außerordentlich schwer beeinflußbare Tachycardie in einigen Fällen von FEERscher Krankheit in verhältnismäßig kurzer Zeit zum Rückgang bringen. Interessant ist, daß Pantothensäuremangel bei Hunden Tachycardie erzeugt.

Bei der Schilddrüsentherapie können wir Pantothensäure als Synergisten und als Schutzstoff gegen Überdosierung verwenden, z. B. bei der Schilddrüsenbehandlung der Nephrosen.

Bepanthen (Roche) enthält Panthenol, das im Körper leicht in Pantothensäure übergeht. Man gibt ein- bis viermal täglich eine Tablette zu 100 mg oder ein- bis zweimal wöchentlich eine Ampulle zu 500 mg.

5. Cholin.

Es war schon seit langen Jahren bekannt, daß das Cholin ein Bestandteil des Phosphorlipoids Lecithin sei. Seine Bedeutung für die Ernährung wurde aber erst 1932 richtig gewürdigt, als BEST und seine Mitarbeiter berichteten, daß Cholin der aktive Teil des Lecithinmoleküls sei, welcher die Entwicklung einer Fettleber bei Hunden verhütete, bei denen das Pankreas exstirpiert worden war. Indem das Cholin die Lecithinbildung, zu welcher Fettsäuren gehören, fördert, bewirkt es eine Fettmobilisierung in der Leber, z. B. bei fettreicher Diät. Es begünstigt so den Fett-Transport im Organismus.

Das Cholin enthält drei Methylgruppen (CH_3), welche sehr labil sind und für die Synthese von Kreatin, Kreatinin, Epinephrin, Diaminosäure und Methionin verwendet werden können. Das Cholin bildet ferner einen Bestandteil des Acetylcholins.

Cholin in Dosen von 1 bis 3 g täglich per os habe ich erstmals verwendet bei der Glykogenspeicherkrankheit, um die meist gleichzeitig bestehende Fettspeicherung zu bekämpfen. Auch bei Lebercirrhose wird Cholin neuerdings empfohlen.

6. Inositol.

Hefe und andere Pilze brauchen besondere Wachstumsstoffe, die man als Phytohormone bezeichnet hat, nämlich Bios I, II und III. Bios III hat sich identisch mit dem Vitamin Pantothensäure erwiesen, das wir bereits besprochen haben. Bios II ist identisch mit Biotin, das wir noch behandeln werden. Bios I entspricht dem sechswertigen, cyclischen Alkohol Inositol. Fehlt dieser Alkohol in der Nahrung der Maus, so erkranken die Tiere an einer fleckförmigen Alopecie. Ein entsprechendes Krankheitsbild beim Kinde, das ebenso durch Inositolzufuhr geheilt werden könnte, ist bisher nicht bekannt. Das Calciumsalz des Inositol-Hexaphosphorsäureesters ist als Phytin Ciba im Handel und wird als allgemeines Tonicum auch in der Kinderpraxis verwendet.

7. p-Aminobenzoesäure.

Die para-Aminobenzoesäure ist das wirksamste Vitamin für Bakterien, insbesondere auch Milchsäurebakterien, das auch noch in außerordentlich starken Verdünnungen optimales Bakterienwachstum bedingt. Interessant ist, daß die Sulfonamide in der Art wirken, daß sie gerade die para-Aminobenzoesäure verdrängen und dadurch das Wachstum von Bakterien hemmen. Andererseits kann diese Hemmung durch stärkere Zufuhr von para-Aminobenzoesäure wieder aufgehoben werden. Die Sulfonamide wirken somit als Antivitamine und die para-Aminobenzoesäure in stärkeren Dosen als Antisulfonamid.

Die Bedeutung der p-Aminobenzoesäure für den Menschen und für die höheren Tiere ist noch unbekannt. Man weiß nur, daß es gelingt, das Ergrauen der Haare von Katzen und Mäusen, das nach Hydrochinonvergiftung aufgetreten ist, wieder zum Verschwinden zu bringen.

Eine Indikation könnte vielleicht in der Bekämpfung von Giftwirkungen der Sulfonamide gegeben sein. Para-Aminobenzoesäure Bayer ist erhältlich in Form von Tabletten zu 0,1 g und als Natriumsalz zu 0,0025 g.

8. Biotin = Vitamin H (Hautvitamin).

Biotin kommt als α- und β-Form vor. Es kristallisiert in farblosen Nadeln. Es ist gelungen, die chemische Natur aufzuklären und das Vitamin H zu synthetisieren. Chemisch besteht es aus einem Urea (Harnstoffring) in Verbindung mit einem Thiophenring und Valeriansäure als Seitenkette.

Das Biotin wird durch einen Eiweißkörper, das Avidin, das im Eiklar vorkommt, so fest gebunden, daß es nicht mehr zur Wirkung gelangen kann. Es zeigen sich deshalb bei Verfütterung von Trockeneiweiß als einziger Proteinquelle bei Ratten charakteristische Ausfallserscheinungen einer Biotin-Avitaminose. Nach vier bis sechs Wochen kommt es zu schweren Hautveränderungen mit starkem Juckreiz, die zu Haarausfall und Erythrodermie am ganzen Körper führen. Die Haut bedeckt sich mit einem Schuppenpanzer von gelblichen Borken. Es entsteht ein Krankheitsbild, das große Ähnlichkeit mit einer Dermatitis seborrhoides bzw. Erythrodermia desquamativa des Säuglings hat. Bei den Ratten treten schließlich noch Störungen von seiten des Nervensystems auf, spastisch-ataktischer Gang, Känguruhstellung, Torsionsdystonie usw. Es entsteht eine schwere Dystrophie, welche zum Tode führt.

Beim Säugling haben wir bereits mit synthetischem Biotin, zweimal eine Ampulle täglich, eine auffallend rasche Abheilung der Dermatitis seborrhoides erzielen können. Zuerst beobachtet man dabei, ähnlich wie beim Vitamin B_6 (Adermin), ein rasches Abblassen des Hauterythems. Leider ist der Einfluß auf das Ekzem nicht so durchgreifend wie bei der Dermatitis seborrhoides. Bisher noch nicht verwendet wurde das Biotin für Erkrankungen des Nervensystems beim Kinde. Vielleicht läßt sich hier noch eine besondere Indikation finden.

9. Folic Acid (Fol- oder Blattsäure).

Dieses neueste Vitamin des B-Komplexes hat seinen Namen davon erhalten, daß es von MITCHELL, SNELL und WILLIAMS in fast reiner Form aus Spinatblättern gewonnen werden konnte. Für seinen Nachweis wurde die Tatsache von besonderer Bedeutung, daß dieses Vitamin das Wachstum des Lactobacillus casei, auch genannt Helveticus und Streptococcus lactis R, jetzt auch Streptococcus faecalis genannt, außerordentlich fördert, was durch Messung der Trübung in der Kulturflüssigkeit festgestellt werden kann. Auch in der Leber kommt die Folsäure in geringen Mengen vor.

Die Folsäure setzt sich zusammen aus einem Pterin bzw. Pteridinkern, einer para-Aminobenzoesäure und einem Molekül Glutaminsäure. Es ist schon seit zehn Jahren bekannt, daß das Xanthopterin, das in den gelben Farbstoffen der Schmetterlingsflügel und des Wespenleibes vorkommt, gewisse makrocytäre Anämien, wie z. B. die Ziegenmilchanämie, zu heilen vermochte. Noch wirksamer ist in dieser Hinsicht die Folsäure. Sie bewirkt bei den alimentären makrocytären Anämien des Kindes, ähnlich wie der Perniciosaschutzstoff der Leber, eine Reticulocytenkrise, welche die Heilung der Anämie in die Wege leitet.

Von noch größerer Bedeutung ist die Tatsache, daß es gelingt, mit Folic Acid die Coeliakie der Kinder außerordentlich günstig zu beeinflussen. Die vor der Behandlung massigen, zerfahrenen, grauen und übelriechenden Coeliakiestühle werden rasch entwässert, noch deutlicher, als wie wir das beim Niacinamid gesehen haben, sie werden geformt, sogar kleinkalibrig. Die Coeliakiekinder blühen förmlich auf, ihre Anämie bildet sich zurück, die Zungenpapillen erscheinen wieder, und selbst vorher erloschene Patellarreflexe kehren zurück. Es wäre jedoch verfehlt, die Coeliakie allein nur mit Folsäure ohne Beobachtung einer besonderen Diät behandeln zu wollen. Bei dünnen Stühlen muß wegen erschwerter Resorption auch die Folsäure parenteral gegeben werden, eine Ampulle zu 15 mg täglich, sonst genügen drei- bis viermal eine Tablette, z. B. Folvite zu 5 mg (LEDERLE, New York) oder Folbal (GEIGY).

10. Vitamin B_{12}.

Das Vitamin B_{12} konnte rein dargestellt werden. Es bildet kleine rötlich-violette Kristalle, die aus Leberextrakten gewonnen werden konnten. In Lösung hat B_{12} einen Hauch von Purpurfarbe, welche durch die Gegenwart des komplexgebundenen Spurenelements Kobalt bedingt ist. Es handelt sich um den lange gesuchten Antiperniciosa-Faktor, welcher imstande ist, die perniciöse Anämie und andere verwandte Anämien von megalocytärem Charakter zu heilen, z. B. auch Ziegenmilchanämie. Nach einer einzigen Injektion von 2 bis 10 (bis 100) γ erfolgt eine maximale Retikulocytenkrise und ein nahezu vollständiger Erythrocytenanstieg. Auch die nervösen Ausfallserscheinungen bei Erwachsenen werden durch Vitamin B_{12} geheilt.

Ähnlich wie Folsäure, so fördert Vitamin B_{12} auch das Wachstum des Lactobacillus lactis (DORNER). Der Pilz Streptomyces griseus, der zur Herstellung von Streptomycin gebraucht wird, bildet ebenfalls Vitamin B_{12}. Es wurde so eine ergiebige Quelle für Vitamin B_{12} entdeckt.

Vitamin B_{12} kommt überhaupt im tierischen Eiweiß vor als sogenannter animal-protein-factor und ergänzt das an und für sich für das Wachstum insufficiente pflanzliche Eiweiß. Es handelt sich um einen Katalysator des Eiweißstoffwechsels und der Eiweißsynthese, was sich namentlich auf die Blutbildung günstig auswirkt.

Therapeutisch kann man Rubramin (SQUIBB) verwenden auch bei alimentär bedingten makrocytären Anämien, ein- bis zweimal pro Woche oder eventuell pro Monat $15\,\gamma$. Ein wirksames Kombinationspräparat, Rubraton, enthält Vitamin B_{12}, Folsäure und Eisen in gelöster Form.

Bei körperlichen und geistigen Entwicklungsstörungen verordnet man gerne das Vitamin B_{12}-Präparat Docigram 1000, dreimal 20 Tropfen.

Es ist reizvoll zu sehen, wie die Ausfallserscheinungen bei den einzelnen Vitaminen des B-Komplexes je nach dem Versuchstier wechseln, wobei dann aber doch wieder gewisse Ähnlichkeiten zum Vorschein kommen, wie bei den Hautveränderungen, den Zungensymptomen, den gastrointestinalen Störungen und den Erscheinungen des Nervensystems. Das gleiche gilt auch für die therapeutischen Wirkungen. Das ganze Gebiet befindet sich noch im Fluß, und es ist verlockend für den Therapeuten, kühne Erkundigungsritte in dieses Neuland zu machen, die aber nicht ganz ohne Gefahren und Enttäuschungen sind.

18. Vorlesung.

Die Entdeckung des Vitamins C.

Während Jahrhunderten war die ·eigentümliche Krankheit des Skorbuts nicht nur unter Seefahrern, Forschern und Feldarmeen weit verbreitet, sondern selbst in verschiedenen Gegenden des nördlichen Europas kam die Krankheit auch bei der seßhaften Bevölkerung vor. Damals verfügte man eben noch nicht über die raschen Transportmittel von heutzutage, welche uns auch im Winter mit frischen Gemüsen und Südfrüchten versorgen. So kam es, daß die Bevölkerung im nördlichen Europa in den Winter- und Frühlingsmonaten Mangel litt an frischen Gemüsen und Früchten. Raschere moderne Transportmittel und besonders die Einführung der Kartoffel aus Amerika waren die Hauptursache dafür, daß der Skorbut heutzutage in seiner ausgesprochenen Form in Europa sehr selten geworden ist.

In welchem Ausmaße diese Heimsuchung, zu deutsch Scharbock genannt, in früheren Zeiten unter der Menschheit gewütet hat, läßt sich heute kaum mehr vorstellen. Schon in der Steinzeit forderte sie, wie man aus Knochenfunden feststellen konnte, ihre Opfer. Auf den Eroberungszügen der römischen Kaiserzeit sowie bei den Kreuzzügen trat diese Krankheit als eine furchtbare Geißel auf. Bekannt ist, daß der Scharbock zumal die Besatzungen von Segelschiffen befiel, die monatelang unterwegs waren, ohne einen Hafen anzulaufen, so daß Schiffszwieback, Salzfleisch und Konserven die einzigen Nahrungsmittel bildeten. Sehr viele Seeleute starben an Skorbut. Auch Walfänger und Polarforscher wurden von der Krankheit bedroht.

Zufällig wurden Heilwirkungen frischer Pflanzen bei dieser Krankheit entdeckt, z. B. Abkochungen von Tannennadeln, Scharbockskraut usw.

Im Jahre 1757 veröffentlichte Lind ein Buch über den Scharbock, in welchem er klar den Wert von frischen Früchten bei der Behandlung des Skorbuts darlegte und die Nutzlosigkeit vieler anderer früher angegebener Mittel. Er betonte namentlich die gute Heilwirkung von Orangen und Zitronen.

Mehr und mehr wurde erkannt, daß der Scharbock eine Mangelkrankheit sei, welche mit der Ernährung zusammenhing. Schon vor mehr als einem Jahrtausend schützten sich die Wickinger auf ihren kühnen Meerfahrten vor ihm durch Mitnahme von Zwiebeln oder auch von in Franzbranntwein eingeriebenem Meerrettich. Capt. Cook, der berühmte Weltumsegler, hielt seine Mannschaft gesund durch frische Nahrung, sowohl tierischen wie vegetabilen Ursprunges.

In der englischen Marine wurde der regelmäßige Genuß von Orangen- und Zitronensaft schon seit dem Jahre 1804 eingeführt und die gefürchtete Seemannskrankheit dadurch verhütet.

Dieser frühen Erkenntnis ist es zu danken, daß der Skorbut in Europa in neuerer Zeit bis zum Ausbruch des Weltkrieges, abgesehen von einzelnen Ausnahmefällen, z. B. in Gegenden Rußlands, in der sich die Bevölkerung hauptsächlich von Getreide ernährte, im großen und ganzen zu den Seltenheiten zählte. Erst das unfreiwillige und verhängnisvolle Ernährungsexperiment des 1. Weltkrieges mit der Blockade der Zentralmächte brachte hierin einen Wandel. Sowohl in Deutschland als auch in Österreich traten damals als Folge einseitiger Ernährung mit Fleischkonserven, Trockenkartoffeln, Dörrgemüse und kondensierter Milch eine ganze Reihe regelrechter Skorbutfälle auf. In den Balkanländern hauste der Skorbut unter Türken und Rumänen. Deutsche und Österreicher in russischer und rumänischer Gefangenschaft hatten schwer unter ihm zu leiden, und unter den englischen Truppen in Mesopotamien wurden nicht weniger als 11000 Skorbuterkrankungen gezählt.

In Großbritannien fanden sich ebenfalls lokale Ausbrüche von Skorbut, namentlich bei mangelhafter Kartoffelversorgung.

Die Krankheitserscheinungen des Skorbuts beim Erwachsenen äußern sich in einer großen Neigung zu Blutungen an verschiedenen Körperstellen. So wird das Zahnfleisch aufgelockert, schwammig und blutet sehr leicht. Die Zähne werden locker und fallen leicht aus. Blutungen zeigen sich auch in mehr oder weniger ausgedehnten Blutflecken unter der Haut, am Rumpf und an den Gliedern.

Es kommt zu Blutergüssen in der Muskulatur und unter dem Periost. Es besteht eine große Knochenbrüchigkeit, und im Röntgenbild kann man ganz besonders Veränderungen an den Knochen feststellen. An den Knochenenden der langen Röhrenknochen brechen nämlich die Knochenbälkchen zusammen, es kommt hier zu Blutungen, die sich bis unter die Knochenhaut erstrecken können. Die Epiphysen lösen sich vom Knochenschaft, die Trümmerfeldzone der zusammengebrochenen Knochenbälkchen verrät sich im Röntgenbild durch dunkle Schattenbänder.

Zu Beginn dieses Jahrhunderts hatte der Skorbut aufgehört, eine Seemannskrankheit zu sein, aber es war aus ihm eine Säuglingskrankheit geworden. Schon 1859 hatte ein Königsberger Professor, JULIUS MÖLLER, den Säuglingsskorbut beschrieben, den er allerdings zunächst als akute Rachitis bezeichnete, und 1883 hat der englische Arzt BARLOW darüber gearbeitet. Man spricht deshalb von MÖLLER-BARLOWscher Krankheit. Wie kam es nun dazu, daß aus der Seemannskrankheit ein Säuglingsleiden wurde? — Das rührte hauptsächlich davon her, daß man aus übertriebener Furcht vor Bakterien die Milch sowie Milchpräparate hoch sterilisierte durch allzu lange und zu starke Hitzeeinwirkung. Lautete doch die ursprüngliche Vorschrift, die Milch sei im sogenannten Soxhletapparat 45 Minuten zu kochen. Es zeigte sich nun die merkwürdige Erscheinung, daß die MÖLLER-BARLOWsche Krankheit mehr bei den Säuglingen wohlhabender Eltern beobachtet wurde, welche die Mittel hatten, sich einen Soxhletapparat zu verschaffen und die übertriebenen Sterilisierungsvorschriften möglichst gewissenhaft innehielten. Es wurde in ihr durch das Erhitzen unter Luftzutritt ein Etwas zerstört, das lebenswichtig ist und gegen Skorbut schützt. Wir wissen heute, daß es sich um das Vitamin C handelt. Dieses Vitamin fehlt nicht nur in den hochsterilisierten Milchpräparaten, sondern auch in den Kindermehlen, und der Skorbut war früher eine gefürchtete Erscheinung. Es hat sich gezeigt, daß die MÖLLER-BARLOWsche Krankheit nichts anderes ist als die kindliche Form des Skorbuts.

Ausgesprochene Fälle von Skorbut gehören heute bei Säuglingen, Kindern und Erwachsenen zu den Seltenheiten, aber die Tatsache bleibt bestehen, daß manche Kinder nicht so viel Früchte und Gemüse genießen als sie sollten. Sie leiden deshalb an einem relativen Mangel an Vitamin C. Man hat damit vielfach die sogenannte Frühjahrsmüdigkeit in Beziehung bringen wollen. Sehr auffällig ist auch die stärkste Gewichtszunahme der Kinder im Herbst, bei der Möglichkeit reichlicher Vitamin C-Versorgung durch Gemüse und Obst. Im letzten Quartal des Jahres, in dem sich noch die gute Vitaminversorgung des Herbstes geltend macht, finden wir weitaus die geringste Erkrankungs- und Sterblichkeitsziffer des ganzen Jahres. Dieses steht im Gegensatz zu der erhöhten Anfälligkeit und Sterblichkeit der Menschen am Ende des Winters, im Februar, März, April, einer Zeit, welche gerade mit der Verknappung der Vitamin C-Versorgung zusammenhängt. Man muß sich jedoch fragen, ob nun die Lehre vom Vitaminmangel im Frühjahr allein ausreicht, um die erwähnten statistischen Tatsachen des verringerten Gewichtswachstums der Kinder, der erhöhten Anfälligkeit und Sterblichkeit sowie der Frühjahrsmüdigkeit zu erklären.

Wie bei anderen Avitaminosen, so war es für den Fortschritt der Skorbutforschung sehr wichtig, passende Versuchstiere zu finden, bei denen man die Mangelkrankheiten studieren konnte. Im Jahre 1907 gelang es zwei norwegischen Forschern, HOLST und FRÖHLICH in Christiania, künstlich bei Meerschweinchen Skorbut zu erzeugen, wenn sie die Tiere z. B. nur mit Hafer und Wasser ernährten. Auch beim Meerschweinchen werden die Glieder angeschwollen, schmerzhaft, das Tier hält z. B. die Vorderbeine in die Luft, um sich nicht mehr auf sie stützen zu müssen, es kommt auch bei ihnen zu Blutungen unter die Knochenhaut, zu Knochenbrüchigkeit, zu Blutungen in die Weichteile, besonders in der Umgebung der Gelenke, zu Schwellung und Blutung am Zahnfleisch. Die Zähne werden locker, die Tiere können schließlich nicht mehr fressen und gehen nach etwa drei Wochen unter gewaltigen Gewichtsstürzen zugrunde. Durch die künstliche Erzeugung des Skorbuts bei den Meerschweinchen wurde es dann möglich, Experimente über das antiskorbutische Vitamin durchzuführen und etwas über die Natur und Eigenschaften desselben sowie über seine Wirkungsweise zu erfahren.

Bei Hunden und Ratten ist es im Gegensatz zu den Meerschweinchen nicht gelungen, experimentellen Skorbut zu erzeugen. Diese Tiere können sich das antiskorbutische Vitamin C im eigenen Körper selber herstellen. Nach unserem gegenwärtigen Wissen haben Mensch, Affe und Meerschweinchen diese Fähigkeit verloren. ROHMER hat zwar angenommen, daß der Fötus im Mutterleib und der Säugling in der ersten Lebenszeit noch fähig sind, etwas Vitamin C zu bilden, so daß die Säuglinge im ersten Halbjahr noch nicht an Skorbut erkranken. Sie verlieren jedoch die Fähigkeit der Vitamin C-Synthese schon im zweiten Halbjahr und sind auf die äußere Zufuhr von Vitamin C mit frischen Fruchtsäften und Gemüsen angewiesen.

Da nun erfahrungsgemäß Orangen- und Zitronensaft auch im Tierexperiment die wirksamsten Vorbeugungs- und Heilmittel des Skorbuts waren, so lag es nahe, die Säfte dieser Früchte als geeignetsten Ausgangsstoff für die Gewinnung des gesuchten Vitamins heranzuziehen, d. h. man suchte es aus diesen Säften rein darzustellen, indem man immer wirksamere Konzentrate herzustellen trachtete. Aber noch manche Irrungen und Wirrungen mußten überwunden werden, bis es gelang, das skorbutverhütende Vitamin in der Kristallform, die als Ausdruck höchster Reinheit das Ziel der Chemiker ist, herzustellen und seinen chemischen Aufbau zu enträtseln. Auch die Entdeckungsgeschichte des Vitamins C mutet uns geradezu wie ein Roman an, sie ist aber auch ein leuchtendes Beispiel dafür, wie zielbewußtes und trotz aller Fehlschläge nie ermüdendes Zusammenarbeiten der Wissenschafter verschiedener Länder zum guten Schluß von Erfolgen gekrönt wird.

Der ungarische Forscher SZENT-GYÖRGYI, welcher für seine bahnbrechenden Arbeiten den Nobelpreis erhielt, mühte sich etwa vor dreißig Jahren ab, hinter das Geheimnis der Zellatmung der Pflanzen zu kommen. Er ging also von ganz anderen Fragestellungen aus wie die Forscher, welche den wirksamen Stoff aus den Fruchtsäften gewinnen wollten. Dabei stieß er auf eine merkwürdige Säure in Orangen und Kappes, dachte aber nicht im entferntesten daran, daß diese Säure etwas mit dem Vitamin C zu tun habe. Nun machte er eine neue Entdeckung: Er fand diese gleiche Säure in den Nebennieren von Tieren und Menschen. Die weitere Forschung scheiterte nun zunächst daran, daß es nicht gelang, diese Säure in größeren Mengen zu erhalten, um ihre Natur weiter aufklären zu können. Das Glück kam SZENT-GYÖRGYI zu Hilfe. Der junge Ungar erhielt eine Einladung an die berühmte MAYO-Klinik in Rochester in Amerika. Nun stand dem Forscher das Riesenmaterial der amerikanischen Schlachthäuser zur Verfügung, und er konnte sich nun reichlich Nebennierenmaterial beschaffen. Nach einjähriger aufreibender Arbeit hat SZENT-GYÖRGYI sage und schreibe 20 g der geheimnisvollen Kristalle in den Händen, die er aus den Nebennieren isoliert hatte (VENZMER). Er war nun in der Lage festzustellen, daß der rein dargestellte Stoff eine wasserlösliche Säure von verhältnismäßig einfachem chemischem Aufbau ist. Sie besteht wie die Kohlehydrate nur aus Kohlenstoff, Wasserstoff und Sauerstoff. Diese Säure hatte offenbar wichtige Aufgaben bei dem Vorgang der Zellatmung. Man nannte sie zunächst Hexuronsäure $C_6H_8O_6$, weil sie sechs Kohlenstoffatome enthält.

Inzwischen bemühten sich zwei Nahrungsmittelchemiker in Frankfurt a. M., Unterschiede herauszufinden zwischen natürlichen frischen Fruchtsäften und künstlichen Fruchtsaftersatzpräparaten. Sie fanden nun, daß sie frische und lange gelagerte oder künstliche Fruchtsäfte durch eine besondere chemische Reaktion voneinander unterscheiden konnten. Sie entdeckten nämlich, daß nur die frischen Fruchtsäfte imstande waren, gewisse wohlbekannte Farbstoffe, wie das Dichlorphenolindophenol, zu bleichen und farblos zu machen. Sterilisierte oder gelagerte Fruchtsäfte hatten diese Eigenschaft nicht, sie ließen diese Farbstoffe unverändert. Das wäre nun an und für sich noch keine umwälzende Entdeckung, denn jede Hausfrau weiß, daß Zitronensaft eine entfärbende Wirkung auf farbige Stoffe ausübt, aber die Sache gewinnt nun ein anderes Gesicht, als TILLMANNS feststellen konnte, daß die Entfärbungskraft und die Heilwirkung gegen Skorbut im Meerschweinchenversuch Hand in Hand gingen: Nur die frischen Fruchtsäfte, welche stark entfärbten, waren wirksam, die alten abgestandenen Säfte, welche nicht mehr entfärbten, hatten auch keine skorbutverhütende oder heilende Wirkung mehr. Ja, man konnte sogar den Grad der antiskorbutischen Wirksamkeit durch die Entfärbungskraft messen, d. h. über den Gehalt des betreffenden Auszuges an Vitamin C Bescheid erhalten. Die entfärbende Wirkung beruht auf einem Reduktionsvorgang, d. h. die Hexuronsäure gibt Wasserstoffatome an das farbige Substrat ab, der Farbstoff wird zu einer Leukoverbindung reduziert. Die Hexuronsäure erwies sich als eines der stärksten Reduktionsmittel.

Seltsamerweise zeigte nun diese merkwürdige Säure, welche SZENT-GYÖRGYI schon im Jahre 1927 aus Nebennieren, aus Orangen und Kohl gewonnen hatte, die gleiche Eigenschaft, gewisse Farbstoffe rasch zu entfärben. Deshalb kam 1932 TILLMANNS zu der Vermutung, die Säure von SZENT-GYÖRGYI und das langgesuchte Vitamin C könnten vielleicht ein und dasselbe sein. Der ungarische Forscher machte nun den entscheidenden Versuch, er setzte Meerschweinchen auf eine skorbuterzeugende Diät. Gab er den einen Tieren Milligramme der Kristalle der Säure der skorbuterzeugenden Nahrung bei, so wurden die Tiere gegen Skorbut geschützt und skorbutkranke Tiere konnte man mit diesen Säurekristallen heilen. Es war demnach kein Zweifel, daß diese Säure mit dem Vitamin C identisch war, und man nannte sie nun wegen ihrer skorbutverhütenden Wirkung Ascorbinsäure. Man fand diese Ascorbinsäure auch in den goldroten Vogelbeeren, in Hagebutten, in den Judenkirschen, Johannisbeeren, in Äpfeln und Quitten, auch in den Tannennadeln, welche schon in alten Zeiten, wie wir gehört haben, zur Heilung des Skorbuts verwendet wurden. SZENT-GYÖRGYI fand nun, daß auch in der Gewürzpflanze der Paprika, im Saft dieser goldroten Paprikafrüchte, die jeden ungarischen Gemüsemarkt zu einer flammenden Farbensymphonie gestalten (VENZMER), die Ascorbinsäure noch viel reichlicher vorkommt als in Orangen und Zitronen, so daß es gelingt, aus 2000 kg der Paprikafrüchte als reiche Ausbeute $^1/_2$ kg reinen C-Vitamins zu gewinnen.

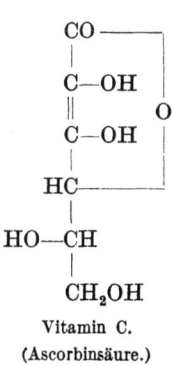

Vitamin C.
(Ascorbinsäure.)

Der Vitamin C-Forschung standen nun eine ganze Reihe von reichen Quellen dieses Vitamins zur Verfügung, und es gelang nun auch den Chemikern, den Aufbau dieser merkwürdigen Säure zu enträtseln.

Aber auch mit diesem glänzenden Erfolg war die Wissenschaft noch nicht zufrieden. Wenn der Chemiker die Bausteine kennt, aus denen sich eine chemische Verbindung zusammensetzt, so ist sein nächstes Ziel dies, eben diese Verbindung selbst aus ihren Grundstoffen aufzubauen. Auch diese Aufgabe, den künstlichen Aufbau, die Synthese des Vitamins C, hat die Wissenschaft gelöst. Schweizerische und englische Forscher haben als erste die Ascorbinsäure künstlich herstellen können. Und so feiert der Menschengeist einen neuen Triumph, es gelingt ihm, einen lebensnotwendigen Stoff, den der eigene Körper selber nicht zu bilden vermag, in seinem Aufbau zu erkennen und ihn außerhalb des Körpers in Tiegeln und Retorten künstlich herzustellen.

19. Vorlesung.

Die Entdeckung des Vitamins D.

Im Jahre 1650 veröffentlichte ein englischer Professor FRANCIS GLISSON eine Abhandlung über die Rachitis und entwarf zum erstenmal ein genaues klinisches Bild dieser Krankheit. Dieses Buch wurde, wie damals üblich, in lateinischer Sprache geschrieben.

Nach dieser ersten Beschreibung nannte man die Rachitis auch „englische Krankheit". Es war kein Zufall, daß sie zuerst in England besonders den Ärzten auffiel. Das hing zusammen mit dem dicken Londoner Nebel, hing zusammen mit der frühzeitigen Industrialisierung in England, mit der Verunreinigung der Luft durch den Rauch der Kamine der großen Fabriken, welche verhinderten, daß die Sonnenstrahlen, insbesondere die kurzwelligen, die sogenannten ultravioletten Strahlen, die Erdoberfläche in genügender Stärke erreichten.

Auch sonst sehen wir Rachitis vorherrschen, wo immer wenig Sonnenlicht zur Verfügung steht. Die englische Krankheit ist dagegen nicht vorhanden überall dort, wo die Kinder reichlich Sonne genießen können. So hat FEER schon frühe nachgewiesen, daß in unseren Schweizer Bergen Rachitis sehr selten ist, besonders wenn die kleinen Kinder im Winter häufig an die herrliche Sonne gebracht werden. Die Anzahl der sonnigen Tage in vielen Gegenden des Hochgebirges ist bei weitem zahlreicher als in der Ebene, auch bei starkem Schnee und sehr tiefem Thermometerstand kann man sich dort tagsüber, ohne zu frieren, im Freien aufhalten. Die Atmosphäre im Hochgebirge ist sehr rein, ungetrübt durch den Rauch der Fabrikschlote, die ultravioletten Strahlen des Sonnenlichtes gelangen unvermindert auf die Erde, und sie werden zudem von der Schneedecke zurückgeworfen, so daß wir im Hochgebirge ein richtiges Strahlenklima genießen können, das für rachitische Kinder eine schützende und heilende Wirkung hat.

Wir sehen bei der geographischen Verbreitung der Rachitis, daß sie in den sonnenbeglückten Ländern Asiens in Indien, China usw., in Ägypten und Afrika überhaupt nicht und in Südeuropa, Spanien, Italien, Griechenland sehr selten ist. Kommen aber Italienerkinder in die weit ungünstigeren winterlichen Verhältnisse unserer Schweizer Städte, so erkranken sie auffallend häufig an englischer Krankheit.

Die verhütende Wirkung des sonnenreichen Klimas kann sich aber nur geltend machen, wenn die Kinder auch wirklich das Sonnenlicht genießen können. Werden die kleinen Kinder, wie es etwa auch bei uns im Hochgebirge, z. B. im Wallis, geschieht, im Winter ängstlich in den Häuschen mit den kleinen Fensterchen, durch die nur wenig Sonnenlicht dringt, gehalten, so erkranken sie natürlich gleichwohl an Rachitis. Auch das sonnigste Klima schützt nicht, wenn die sozialen Verhältnisse oder persönliche Gewohnheiten den Kindern ihren Platz

an der Sonne rauben. In gewissen Teilen Italiens vegetiert trotz des hellen
Sonnenlichtes das Volk in überfüllten Elendsquartieren, in engen sonnenlosen
Straßen, und hier kommt dann natürlich Rachitis weitverbreitet vor. Ähnliches
gilt von gewissen Teilen der Türkei und Palästinas. Auch in Ägypten wurde bei
bestimmten Bevölkerungsklassen das Vorkommen von Rachitis festgestellt. Man
hat auch dort gefunden, daß es sich um Kinder handelte, die kaum je an die
frische Luft kamen oder gar im Sonnenschein sich baden konnten. In vielen
östlichen Ländern, besonders in Indien, herrscht das sogenannte Purdahsystem.
Purdah heißt hinter dem Vorhang. Namentlich bei der wohlhabenden Klasse
herrscht die strenge Sitte, die jungen Mädchen zur Zeit der Pubertät im 12. bis
13. Jahr in den dunklen und muffigen Wohnungen eingeschlossen zu halten. Das
neugeborene Kind und der Säugling kommen ebenso wie die jugendlichen Mütter
niemals ins Freie und an die Sonne. Da ist es nicht verwunderlich, daß die Säuglinge und Kinder an Rachitis, die 12- bis 13jährigen Mädchen im Purdah an sogenannten späten Formen der Rachitis, an Knochenerweichung oder Osteomalacie
erkranken. Bei der ärmeren Bevölkerung dagegen kennt man dieses Purdahsystem nicht, und schon bald nach der Geburt sieht man die Säuglinge unbekleidet
neben Mutter oder Vater im Freien liegen. Bei diesen Leuten trifft man keine
Rachitis, keine Osteomalacie.

Aus den bisherigen Tatsachen geht hervor, daß das natürliche Sonnenlicht
imstande ist, Rachitis zu verhüten. Ein polnischer Forscher, RACZYNSKI, konnte
im Jahre 1912 zum erstenmal nachweisen, daß bei jungen Hunden das Sonnenlicht befähigt war, den Mineralgehalt der Knochen, also besonders den Gehalt
an Kalk und Phosphat, zu erhöhen. Er schloß daraus, daß die Hauptrolle bei der
Entstehung der Rachitis ein Mangel an Sonnenlicht spielt. Aber warum vermag
das Sonnenlicht die Rachitis zu verhüten? Heute erst kennen wir den Grund.
Die ultravioletten Strahlen der Sonne sind imstande, ein antirachitisches Vitamin in unserer Haut zu bilden, auch wenn wir kein solches Vitamin in der Nahrung
zuführen. Aber viele Jahre mußten verfließen, bis die Erklärung dieses Rätsels
gefunden wurde.

Es gab jedoch eine merkwürdige Tatsache, welche gegen die alleinige Bedeutung des Lichtmangels für die Entstehung der Rachitis sprach. So bleiben
z. B. die Kinder der Eskimos frei von Rachitis, trotzdem sie ihre Tage in dunklen
Hütten zubringen, trotzdem die arktische Nacht ein halbes Jahr lang dauert,
warum? — Die Erklärung ist die, daß die Eskimos Haut und Speck der Wale,
ferner Fischlebern und Lebertran zu sich nehmen. Eine solche Nahrung enthält
nun genügendes antirachitisches Vitamin, um den Körper gegen die englische
Krankheit zu schützen, ob er nun dem Licht ausgesetzt sei oder nicht. Es ist
doch etwas sehr Merkwürdiges, daß Licht und Lebertran in genau gleicher Weise
wirken. Lebertran ist imstande, selbst bei Lichtmangel, Rachitis zu verhüten.

Dies leitet uns nun zu der zweiten mächtigen Anregung über, welche von der
Vitaminlehre aus in die Rachitisforschung eingedrungen ist.

FUNK führte zuerst das Fehlen der Rachitis auf ein besonderes Vitamin zurück.
Das älteste Heilmittel für die Rachitis war und ist der Lebertran. Schon seit
Jahrhunderten wurde die Heilkraft des Lebertrans vom Volk geschätzt. Die
Ärzte konnten sich aber nicht immer von einer solchen verhütenden und heilen-
den Wirkung überzeugen, weil eben manche Lebertransorten sich unwirksam er-
wiesen. Erst die experimentelle Forschung konnte den Beweis erbringen, daß im
Lebertran, und zwar im guten Lebertran, neben dem Vitamin A sehr viel anti-
rachitisches Vitamin D enthalten ist.

Auch bei der neueren Rachitisforschung war es wie bei den anderen Avitaminosen von grundlegender Bedeutung, daß man lernte, die Rachitis künstlich bei

Tieren zu erzeugen. Zuerst gelang das verschiedenen Forschern bei jungen Hunden. Auch in den zoologischen Gärten war schon früher bei den gefangen gehaltenen Tieren, wie Affen, Löwen, Bären und Vögeln, das Auftreten von Rachitis beobachtet worden, und man konnte auch hier zeigen, daß der Lebertran ein ausgezeichnetes Mittel gegen die Rachitis war.

Der englische Forscher MELLANBY studierte von neuem die Rachitis bei jungen Hunden und fand, daß Lebertran und andere tierische Fette, z. B. Butter, welche den fettlöslichen Faktor A enthielten, seine Hündchen gegen Rachitis schütze, während andere pflanzliche Fette dies nicht taten. Er glaubte deshalb zuerst, daß das antirachitische Vitamin mit dem fettlöslichen Faktor A identisch sei. Im Jahre 1921 zeigten amerikanische Forscher, wie SHERMAN und McCOLLUM, daß man auch bei Ratten leicht Rachitis erzeugen konnte. An dieser Rattenrachitis wurden nun die meisten Untersuchungen vorgenommen, und sie führten zur Feststellung, daß man den fettlöslichen Faktor A z. B. mittels Durchleitung von Luft durch Lebertran zerstören konnte, ohne daß der Lebertran etwas von seiner antirachitischen Wirkung einbüßte. Es mußte also neben dem Vitamin A noch ein besonderes antirachitisches Vitamin D vorhanden sein.

Es klingt wie ein faszinierender Roman, wie man nun zur Entdeckung des Vitamins D kam. Man gelangte dazu auf einem indirekten Weg, nämlich durch das Studium der rachitisverhütenden Wirkung der ultravioletten Strahlen. Wir haben in der Einleitung gezeigt, daß überall in der Welt Mangel an Sonnenlicht die Entstehung der Rachitis förderte, Sonnenlicht dagegen rachitisverhütend wirkte. Im Jahre 1919 herrschte in Berlin infolge der Blockade und ihren Nachwirkungen Rachitis bei den Kindern stark vor. Ein deutscher Arzt, HULDSCHINSKY, kam nun auf den glücklichen Gedanken, die Rachitis statt durch natürliches Sonnenlicht, welches nicht immer verfügbar war, durch künstlich erzeugte ultraviolette Strahlen zu heilen. Also künstliche Höhensonne an Stelle der natürlichen. Das Experiment war erfolgreich. Wie an Hand von Röntgenbildern gezeigt werden konnte, heilten in der Tat die weichen Knochen der Rachitiker glänzend unter der neuen Lichtbehandlung.

Dieses Licht, das sehr reich ist an ultravioletten Strahlen, wird ausgesandt von Quecksilber in Quarzröhren, wenn der elektrische Strom durchgeschickt wird, wobei glühende Quecksilberdämpfe entstehen. Die Röhren müssen aus Quarz sein, weil das gewöhnliche Fensterglas diese ultravioletten Strahlen nicht durchläßt. Die Kinder wurden direkt nackt, nur mit einer schwarzen Brille bewaffnet, dem gelbgrünlichen Licht dieser Quarzlampe ausgesetzt und wurden dadurch von der Rachitis geheilt.

Der nächste Schritt in der Forschung wurde nun veranlaßt durch eine merkwürdige Entdeckung zweier amerikanischer Forscher, HESS und STEENBOCK. Sie fanden, daß man Ratten, die auf einer rachitiserzeugenden Diät gehalten wurden, auch gegen Rachitis schützen konnte, ohne daß man sie direkt dem Licht der Quarzlampe aussetzte. Man brauchte z. B. nur den leeren Käfig, in welchem die Ratten lebten, zu bestrahlen, um sie vor Rachitis zu schützen. War der Luft im Käfig durch die Bestrahlung eine geheimnisvolle Energie mitgeteilt worden? War das Licht im Käfig gespeichert worden als vitale Energie? — Solche Annahmen waren jedoch nicht befriedigend und man mußte nach einer chemisch stofflichen Lösung dieses merkwürdigen Problems suchen. Man fand denn auch die Erklärung darin, daß in den bestrahlten leeren Käfigen etwas Sägemehl zurückgeblieben war, welches dann von den Ratten gefressen wurde. Man ging nun einen Schritt weiter und bestrahlte die sonst sicher rachitiserzeugende Nahrung selber mit dem ultravioletten Licht, und siehe da, die Ratten erkrankten nicht mehr an Rachitis. Die naheliegendste Erklärung dafür schien zu sein,

und es stellte sich heraus, daß es wirklich so war: Unter dem Einfluß des ultravioletten Lichtes war antirachitisches Vitamin in der belichteten Nahrung gebildet worden, ähnlich wie es in der Haut des Körpers entsteht, wenn dieser mit
dem ultravioletten Licht der natürlichen Sonne oder der künstlichen Höhensonne
bestrahlt wird. Man konnte auch toten herausgeschnittenen Hautstücken durch
Bestrahlung antirachitische Eigenschaften verleihen.

Wie wir jetzt sehen, können wir bereits die Erklärung früherer Beobachtungen
verstehen, daß Rachitis auf zwei ganz verschiedenen Wegen verhütet und geheilt
werden kann, nämlich durch ein sonniges Klima und durch gewisse Stoffe, wie
den Lebertran. Im ersten Fall wird das Vitamin durch direkte Bestrahlung im
Körper des Kindes gebildet, im zweiten Fall wird es mit dem Lebertran aufgenommen. Hier handelt es sich um eine indirekte Lichttherapie. In den strahlen-
den Polarmeeren, in denen das Sonnenlicht von den Eisbergen reflektiert wird,
wird in den Algen und im Plankton das Vitamin D gebildet, es wird von den
Fischen aufgenommen, gelangt in die Fischleber und in den Lebertran.

Die nächste Aufgabe war nun die, den Bestandteil der Nahrung zu erforschen,
aus welchem das Vitamin D durch die Bestrahlung erzeugt wurde. Demgemäß
wurden die verschiedenen Bestandteile, aus der sich die Nahrung zusammensetzt,
getrennt bestrahlt, um zu sehen, welcher von ihnen durch Bestrahlen aktiviert
werden konnte, d. h. die Eigenschaft eines antirachitischen Schutzkörpers annahm. Es ging nicht lange, so konnte man feststellen, daß diese Eigenschaft den
Sterolen zukam. Der hauptsächlichste und bestbekannte Vertreter der Sterole
ist das Gallewachs, das in unserer Galle vorkommt und Cholesterol genannt wird.
Dieses Cholesterol hat in unbestrahltem Zustand keine sichere Wirkung gegen die
Rachitis, wird es aber direkt mit der Ultraviolettlampe bestrahlt, so wird es
außerordentlich aktiv. Man glaubte daher schon, das antirachitische Vitamin sei
nichts anderes als bestrahltes Cholesterol, mit anderen Worten, das Cholesterol
verhalte sich ähnlich wie das Carotin, es sei ein Provitamin, das durch Bestrahlung
mit ultraviolettem Licht in das Vitamin D verwandelt werde. Aber später fand
man, daß das Cholesterol selber nicht das eigentliche Provitamin sein konnte,
denn es gelang, das Cholesterol sehr stark zu reinigen, und dann konnte es durch
Bestrahlung nicht mehr wirksam gemacht werden. Es mußte also dem Cholesterol eine Verunreinigung anhaften. Das nächste war nun die Natur dieser ver-
unreinigenden Substanz im Cholesterol zu untersuchen, sie zu entdecken und
wenn möglich, zu isolieren. Das bedeutete jedoch einen sehr langwierigen und,
schwierigen Weg. Aber man kam auf einen anderen Gedanken, um dieses Problem zu lösen. Warum sollte man nicht getrennt der Reihe nach alle die verschiedenen, bekannten Sterole bestrahlen? — Das eine oder andere konnte die
verunreinigende Substanz sein, nach welcher man suchte. So wurden die verschiedenen Fläschchen, in denen man eine Reihe von Sterolen isoliert hatte, von
ihren verstaubten Regalen heruntergenommen, die verschiedenen Sterole wurden
bestrahlt und an Ratten auf ihre antirachitische Wirkung geprüft. So fand man
nun, daß von allen Sterolen einzig das im Mutterkorn vorkommende Sterol, das
sogenannte Ergosterol, eine sehr starke antirachitische Eigenschaft nach der Bestrahlung bekam. Diese Entdeckung gelang gleichzeitig zwei englichen Forschern,
Rosenheim und Webster, und Windaus und Hess in Deutschland. Ergosterol
selber war schon lange bekannt, ohne daß man etwas von diesen wunderbaren
Eigenschaften ahnte. Es war von einem französischen Chemiker aus dem sogenannten Mutterkorn, dem Pilz, welcher auf Roggenkörnern wächst und dieselben schwarz macht, isoliert worden. Das Ergosterol war nun das lange ge-
suchte Provitamin, welches durch Bestrahlung die Eigenschaften eines antirachitischen Vitamins D erhält. Man glaubte zunächst, daß es das einzige Pro-

vitamin sei, heute wissen wir, daß es auch noch andere Provitamine gibt, die nicht pflanzlichen Ursprunges sind (auch aus Hefe konnte Ergosterol gewonnen werden), sondern tierischer Natur, aus denen durch Bestrahlung das sogenannte natürliche Vitamin D_3 hervorgeht, welches bei der Rachitis der Hühnchen z. B. bedeutend besser wirkt als das aus Ergosterol gewonnene Vitamin D_2. Im Lebertran findet sich das natürliche Vitamin D_3. Wir werden ein anderes Mal noch auf die Besprechung der verschiedenen D-Vitamine zurückkommen.

Der letzte Schritt der Forschung bestand nun noch darin, das reine Vitamin D aus dem bestrahlten Ergosterol zu isolieren. Es war dies eine sehr schwierige Aufgabe, weil bei der Bestrahlung eine ganze Reihe von Präparaten entstehen, die aber mit dem eigentlichen Vitamin D nicht identisch sind. Aber schließlich gelang es den Chemikern doch, das Vitamin D_2 in rein kristallisierter Form zu erhalten und dieses reine Vitamin D_2 erwies sich bei der Ratte und beim Kind 400 000 mal mehr wirksam als der beste Lebertran, 0,015 bis 0,02 Millionstelgramm (γ) waren imstande, die Rachitis bei der Ratte zu verhüten oder zu heilen. Man konnte nun dieses reine Vitamin D exakt dosieren und in internationalen Einheiten verschreiben. Das Vitamin D wird meist in Sesamöl aufgelöst abgegeben. Man kann durch diese bestrahlten Ergosterolpräparate bei Verschreibung in wirksamen Dosen die Rachitis der Kinder mit Sicherheit verhüten und heilen.

20. Vorlesung.
Die D-Vitamine.

Schon im Jahre 1912 sprach RACZYNSKI die Vermutung aus, daß die Rachitis mit einem Mangel von Sonnenlicht zusammenhänge. HULDSCHINSKY zeigte an einem großen klinischen Material 1919, daß das Sonnenlicht und vor allem das ultraviolette Licht der Quarzlampe die Rachitis heilt. HESS und LUNDAGEN konnten nachweisen, daß der Gehalt des Blutes an freiem Phosphat parallel geht mit den jahreszeitlichen Schwankungen des Sonnenlichtes an ultravioletten Strahlen. Das ultraviolette Licht zeigte somit die gleichen Wirkungen, wie sie auch dem im Lebertran enthaltenen vitaminartigen Stoff zukamen.

Diese scheinbar zusammenhanglosen Arten der Heilwirkung von Licht und einem Vitamin konnten STEENBOCK und HESS auf einen gemeinsamen Nenner zurückführen. Sie fanden nahezu gleichzeitig und unabhängig voneinander, daß es gar nicht notwendig ist, das rachitiskranke Kind oder Tier der Einwirkung des ultravioletten Lichtes auszusetzen, sondern daß es genügt, seine Nahrung zu bestrahlen. Es ist also in den Nahrungsstoffen und auch in der Haut eine Substanz vorhanden, welche als solche nicht antirachitisch wirksam ist, sondern erst durch das ultraviolette Licht in ein Vitamin übergeführt wird. Milch enthält z. B. in natürlichem Zustand nur sehr wenig Vitamin D, nach der Bestrahlung steigt die antirachitische Wirkung deutlich an. Pflanzenöle, wie z. B. Olivenöl, die sonst unwirksam sind, werden durch Bestrahlung wirksam. Die Sommermilch ist antirachitisch aktiver als Wintermilch und ebenso Sommerspinat gegenüber Winterspinat, frei gewachsene Pilze gegenüber Champignons.

Um so merkwürdiger ist der hohe Gehalt der Fischleber an Vitamin D. Denn diese tief lebenden Fische, wie der Dorsch, dürften kaum von einer ausreichenden Menge kurzwelligen Lichtes zur Durchführung der Photoreaktion erreicht werden. Das weist darauf hin, wie auch Versuche an völlig im Dunkeln gehaltenen Fischen zeigten, daß unter Umständen der Organismus durch körpereigene Strahlung imstande ist, das Provitamin D zu aktivieren.

Bei der Untersuchung der pflanzlichen Öle, die sich durch Ultraviolettbestrahlung antirachitisch machen ließen, konnte nachgewiesen werden, daß der
aktive Stoff, das Provitamin, sich im unverseifbaren Anteil des Öles befindet. Da
dieser im wesentlichen aus Phytosterin besteht, so fand man in der Tat, daß bestrahlte Phytosterine und Cholesterine schon in kleinen Dosen von 1 mg antirachitisch wirksam waren.

POHL untersuchte das Ultraviolett am Absorptionsspektrum des Cholesterins
und fand, daß es ein ausgeprägtes Maximum bei 280 mμ zeigte. Im Laufe der
Bestrahlung wird dieses Maximum abgebaut und nach den kürzeren Wellen-
längen hin verschoben. Das bestrahlte Cholesterin unterschied sich außer seiner
physiologischen Wirksamkeit durch nichts von dem unbestrahlten. Durch gründliches Umkristallisieren konnte jedoch das Cholesterin so gereinigt werden, daß
es nun nicht mehr durch ultraviolettes Licht aktivierbar war. In dem aus Organen
isolierten Cholesterin und in den Phytosterinen mußte also eine äußerst geringe
Menge eines Begleitstoffes vorhanden sein, die das eigentliche Provitamin D
darstellt. Das Absorptionsmaximum bei 280 mμ und seine Verschiebung nach
dem kurzwelligeren Ultraviolett bei der Bestrahlung mußte dem eigentlichen Provitamin zukommen. WINDAUS und HESS verglichen nun die Ultraviolettspektren
aller bekannten Sterine mit dem des Provitamins und entdeckten, daß das
Ergosterin, das Sterin des Mutterkorns und der Hefe, ganz das gleiche Spektrum
besitzt. Tatsächlich ließ sich das Ergosterin durch Bestrahlung in ein Produkt
überführen, dessen Wirksamkeit mehr als tausendmal so groß war als die des
bestrahlten Rohcholesterins. Das Provitamin D war demnach das Ergosterin,
das, wie man annahm, in kleinen Mengen in allen tierischen und pflanzlichen
Sterinen vorkommt und deren Aktivierbarkeit bedingt. Auch in der Haut konnte
Ergosterin nachgewiesen werden.

Das photochemische Umwandlungsprodukt des Ergosterins stellte ein farb-
loses Öl dar. Durch die Bestrahlung verlor ein Teil des Ausgangsmaterials von
Ergosterin die Fähigkeit, mit Digitonin eine schwer lösliche Anlagerungsverbin-
dung zu bilden, während das photochemisch unveränderte Ergosterin sich durch
Ausfällung mit Digitonin zurückgewinnen ließ. Der photochemische Umsatz
konnte so exakt bestimmt werden. Der Luftsauerstoff hat eine starke Einwirkung
auf das photochemische Reaktionsprodukt, er muß deshalb peinlich ausgeschlossen
werden, da sonst die antirachitische Wirksamkeit verlorengeht. Das Vitamin D
zeigt das gleiche Molekulargewicht wie das Ergosterin. Die Hydroxylgruppe ist
noch vorhanden, ebenso sind noch vier Doppelbindungen nachzuweisen, aber der
zweite Ring ist durch die Bestrahlung geöffnet und eine Doppelbindung nach
rechts verschoben worden. Die Seitenkette ist unverändert. Eine Polymerisation
findet nicht statt. Man dachte an eine Isomerenbildung. Der Vorgang der Bildung der Bestrahlungsprodukte ist irreversibel. Durch längere Einwirkung von
ultraviolettem Licht geht der antirachitische Effekt wieder verloren. Aus einem
solchen Überbestrahlungsprodukt gelang es WINDAUS und seinen Mitarbeitern,
die ersten kristallinen photochemischen Umwandlungsprodukte des Ergosterins,
Suprasterin I und II, zu fassen.

Aus dem Ergosterin entstehen eben bei der photochemischen Reaktion eine
ganze Reihe von Bestrahlungsprodukten nach- und nebeneinander. Von diesen
Zwischenprodukten bei der Bestrahlung sind zu nennen: Das Lumisterin, dann
das Tachysterin, das Vitamin D$_2$, dann das Toxisterin und die Suprasterine I
und II. Diese Bestrahlungsprodukte zeigten ähnlich wie das Vitamin D$_2$ bei
Überdosierung auf das Drei- bis Fünftausendfache der antirachitischen Dosis
typische Giftwirkungen. Der Kalk- und Phosphatgehalt des Blutes steigt an,
es kommt zu einer Hypercalcämie und gleichzeitig verarmt das Knochengerüst

an Kalksalzen. Es kommt zu Kalkablagerungen in den Arterien, Lungen, Nieren und im Magen, begleitet von Gewichtsabnahme der Versuchstiere, welche schließlich zum Tode führte. Diese toxische Wirkung wird vor allem an Mäusen geprüft. Es erhob sich nun die Frage: Bewirkt das Vitamin selbst in höheren Dosen eine sogenannte Hypervitaminose oder sind es die in dem Gemisch der Bestrahlungsprodukte enthaltenen Begleitstoffe, denen die toxische Wirkung zukommt? Nachdem nun die Reindarstellung des Vitamins D_2 gelungen ist, wissen wir mit Sicherheit, daß es in der Tat eine solche Hypervitaminose D gibt. Es ist dies eben die Kehrseite der ganz außerordentlichen Wirksamkeit des Vitamins D_2, welche bei Überdosierung zu der oben genannten Hypercalcämie und den Kalkablagerungen an unerwünschten Orten führt.

1931 gelang es holländischen Forschern, REERING und VAN WIJK, durch Hochvakuumdestillation und fraktionierte Kondensation eine kristallisierte Substanz zu isolieren, die sie Calciferol nannten. WINDAUS gelang es ebenfalls, das sogenannte Vitamin D_1 in kristalliner Form zu gewinnen. Es war dies jedoch noch nicht ganz das reine Vitamin D, sondern eine Molekülverbindung des Vitamins mit einem zweiten Stoff, dem Lumisterin, im Verhältnis von 1:1. Auch das oben erwähnte Calciferol der englischen Forscher war noch ein Gemisch von Vitamin D_1 und von Anlagerungsverbindungen des Vitamins und seinen thermischen Umlagerungsprodukten. Es gelang dann WINDAUS und LINSERT nun auch das eigentliche Vitamin in kristalliner Form rein dargestellt zu erhalten, sie nannten dieses reine Präparat Vitamin D_2.

Von den sechs nachgewiesenen photochemischen Umwandlungsprodukten zeigte nur eines, eben das Vitamin D_2, das nun von den Engländern auch als Calciferol bezeichnet wird, antirachitische Wirkung. Es ist im Schutzversuch an der Ratte zu 0,015 bis 0,02 γ täglich vollwirksam, 1 mg entspricht 40 000 internationalen Einheiten, in höheren Dosen bis 0,05 bis 0,075 mg hat es bei einer Maus ebenfalls toxische Wirkungen im Sinne der obgenannten Hypervitaminose. Nicht antirachitisch, sondern nur toxisch wirken das Tachy- und das Toxisterin. In den rohen Bestrahlungsprodukten finden sich noch unkontrollierbare Mengen von den toxischen Begleitstoffen. Es muß deshalb zu Heilzwecken das von ihnen gereinigte, kristallisierte Vitamin D_2 verwendet werden, da bei ihm das Verhältnis der antirachitischen Grenzdose bei der Ratte zur toxischen Grenzdose an der Maus am günstigsten wie 1:3500 liegt. Das kristallisierte D-Vitamin hat den Vorzug der bequemen Dosierbarkeit. Von der Eigenschaft des Tachysterins und des Toxisterins vor allem den Calciumgehalt des Blutes zu erhöhen, wurde auch praktisch Gebrauch gemacht. Auf Vorschlag von HOLZ werden Derivate dieser Stoffe unter der Bezeichnung AT 10 zur Behandlung der postoperativen und idiopathischen Tetanie an Stelle des kostbaren Colliphormons mit gutem Erfolg verwendet.

Schon seit mehreren Jahren hat man vermutet, daß die antirachitische Wirksamkeit des Lebertrans nicht auf Vitamin D_2 zurückzuführen sei, sondern auf einen anderen noch unbekannten Faktor. DOLS konnte zeigen, daß das natürliche D-Vitamin des Lebertrans bei Versuchen an rachitischen Kücken in seiner Heilwirkung den bestrahlten Ergosterinpräparaten deutlich überlegen war. Eindeutig gelungen ist der Nachweis dann im Sommer 1936 WINDAUS und seinen Mitarbeitern, daß sich tatsächlich das Vitamin D des Lebertrans von dem Vitamin D_2 aus bestrahltem Ergosterin auch chemisch unterscheide. Das neue Vitamin wird Vitamin D_3 genannt. Es entsteht durch Ultraviolettbestrahlung eines Cholesterinabkömmlings, des 7-Dehydrocholesterins. Vitamin D_3 wird, da es in der tierischen Leber natürlich vorkommt, auch „*natürliches Vitamin D*" genannt, entstanden aus dem tierischen Provitamin 7-Dehydrocholesterin, im

$$\text{Ergosterin}$$

Ergosterin.

$$\text{Vitamin D}_2$$

Bestrahlung sprengt den
Ringschluß an dieser Stelle.

Vitamin D₂.

$$\text{Vitamin D}_3$$

Vitamin D₃.

Gegensatz zu dem pflanzlichen, aus Pilzen und Hefe gewonnenen Provitamin, Ergosterin. Es konnte dann in der Tat gezeigt werden durch BROCKMANN, daß man dieses Vitamin D_3 aus Thunfischleberöl isolieren kann. Es wurde so ein viele Jahre altes Problem zum erstenmal gelöst: die Isolierung eines natürlich vorkommenden Vitamins D. Nach der physiologischen Wirksamkeit enthält 1 mg Vitamin D_2 40000 internationale Einheiten, 1 mg des natürlichen Vitamins D_3 24000 internationale Einheiten.

Das pflanzliche Ergosterin ist demnach nicht das einzige Provitamin D und der antirachitisch wirksame Stoff, aus dem Ergosterin durch Ultraviolettbestrahlung gewonnen, ist nicht das einzige Vitamin D, sondern diese Stoffe erscheinen nur als Prototypen einer Reihe von verschiedenen, aber doch sehr ähnlichen Provitaminen und Vitaminen, von denen das 7-Dehydrocholesterin und das natürliche Vitamin D_3 wohl die wichtigsten sind.

Wie bei anderen Avitaminosen spielen konstitutionelle Faktoren bei der Entstehung der Rachitis eine große Rolle. Diese konstitutionellen Faktoren sind vererbbar, und oft wird sogar die besondere Form der Rachitis in der betreffenden Familie vererbt. Sehr interessant sind die Zwillingsforschungen LEHMANNs, welcher zeigen konnte, daß erbgleiche Zwillinge in 85% übereinstimmende Manifestationen der Rachitis zeigten. Sie waren also konkordant und 15% waren diskordant. Bei den erbverschiedenen Zwillingen waren trotz gleicher äußerer Verhältnisse nur 27,3% konkordant, 73,6% dagegen diskordant.

In neuester Zeit scheint es nun MAI gelungen zu sein, diese konstitutionelle Veranlagung noch näher zu präzisieren. Er ging aus von der sogenannten mitogenetischen Strahlung. Von Körperzellen, die in rascher Teilung begriffen sind, auch vom Blut gehen Strahlen aus, welche in anderen Zellen, z. B. Zwiebelzellen, Hefezellen usw., Mitosen auszulösen vermögen. Diese unsichtbaren Strahlen haben eine Wellenlänge von 190 bis 300 Mikren, sie gehören also dem kurzwelligsten Ultraviolett an. Diese Strahlung kommt im lebenden Organismus vor und läßt sich im frisch entnommenen Blut nachweisen. Nach den Untersuchungen von MAI fehlt diese Eigenbestrahlung bei floriden Rachitikern und auch bei Frühgeburten, die ja bekanntlich besonders für die Rachitis prädisponiert sind. Bei normalen Kindern dagegen ist diese Eigenstrahlung schon von den ersten Lebenstagen an vorhanden. MAI schließt aus diesen Untersuchungen, daß sich normalerweise der Säugling seinen Rachitisschutzstoff durch Eigenbestrahlung der im Körper vorhandenen Sterine selbst herstelle. Fehlt diese Fähigkeit der Eigenstrahlung im Organismus, so kommt es zu florider Rachitis, sofern nicht D-Vitamin in der Haut durch Bestrahlung mit der Sonne oder mit der Quarzlampe gebildet wird, oder sofern nicht für die Zufuhr von Lebertran oder bestrahlten Ergosterinpräparaten per os gesorgt wird. Das hereditäre und familiäre Vorkommen von Rachitis würde nach MAI seine Erklärung darin finden, daß diese Kinder infolge Vererbung nicht imstande sind, eine Eigenstrahlung aufzubringen. Man könnte auch annehmen, daß bei ihnen die Stoffwechselvorgänge so verlangsamt sind, daß sie im Gegensatz zur Norm ohne Entwicklung von Lichtenergie verlaufen.

21. Vorlesung.

Einteilung und Wirkungsweise der Vitamine.

Wir teilen die Vitamine heute ein nach ihrer Löslichkeit in zwei große Gruppen:

I. Die fettlöslichen Vitamine.

1. *Das Epithelschutzvitamin A.*
2. *Das antirachitische Vitamin D.*
3. *Das Antisterilitäts- oder Fertilitätsvitamin E.*
4. *Das Vitamin K* (Dam). Bei seinem Mangel kommt es bei Kücken zu einer hämorrhagischen Diathese infolge von Prothrombindefekt. Beim Kind entsteht ein ähnlicher Zustand von K-Avitaminose bei Gallemangel. Wir fanden bei einem Fall von angeborenem Gallengangverschluß eine hämorrhagische Diathese mit Haut- und Darmblutungen, bei der in der Tat das Blut wegen Prothrombinmangel fast ungerinnbar war. Infolge des Gallengangverschlusses kann offenbar das fettlösliche Vitamin K nicht resorbiert werden. Ein weiterer sekundärer Vitamin K-Mangel kann bei der Coeliakie entstehen, wenn abnorme Gärungsvorgänge die Darmfäulnis verhindern, welche normalerweise gegen die Wirkung einer K-freien Nahrung schützt.

II. Die wasserlöslichen Vitamine.

1. *Der Vitamin B-Komplex.*

A. *Vitamin B₁, antineuritisches Vitamin, Aneurin oder Thiamin.*

B. *Vitamin B₂-Komplex.*

a) *Eigentliches Vitamin B₂, Wachstumsvitamin, Lactoflavin bzw. Riboflavin.*

b) *PP-Faktor oder Pellagraschutzstoff,* in neuester Zeit als Nikotinsäure bzw. Nikotinsäureamid erkannt.

c) *Vitamin B₆, Antidermatitisfaktor* bei sogenannter Rattenpellagra.

d) *B₃, B₄, B₅, B₇* sind meist Wachstumsstoffe, deren Bedeutung für den Menschen noch nicht einwandfrei gesichert werden konnte.

Zum Vitamin B₂-Komplex gehört noch ein Anämiefaktor (Hämogen, extrinsic Factor von CASTLE), ein Sprue verhütender Faktor, ein Katarakt und Keratitis verhütender Faktor, doch befindet sich die Forschung hier noch in vollem Fluß.

2. *Das Vitamin C, antiskorbutisches Vitamin,* Ascorbinsäure.

Ursprünglich dachte man, daß die Vitamine die Verdauung anregen und die Resorption der Nahrungsstoffe begünstigen. Es zeigte sich jedoch, daß bei vitaminfrei ernährten Tieren die Verdauung der Nahrung nicht wesentlich gestört zu sein braucht.

Man muß deshalb den Angriffspunkt der Vitamine in die Zellen selber verlegen, bzw. in den intermediären Stoffwechsel. Hier sind sie vor allem bedeutsam für das Wachstum der Zellen und für die Zellteilungsvorgänge. Diese gehen mit einer erhöhten Atmung einher. Die Atmung dient offenbar der Lieferung der Wachstumsenergie. Die Neubildung einer lebenden Zelle erfordert die dauernde Neuzufuhr exogener Energie. Als Energiequelle kommen in erster Linie die Kohlehydrate in Betracht. Sie haben ihre Energie aus dem Sonnenlicht durch einen Reduktionsvorgang erhalten. Früher hat man sich die Verbrennung der Kohlehydrate, welche die Energie liefert, als einfache Oxydationsvorgänge, die sich ohne weiteres abspielen können, vorgestellt. Heute wissen wir, daß diese primitiven Vorstellungen nicht mehr zutreffen, daß vielmehr komplizierte chemische Reaktionen ablaufen mit dem Ziele, den Wasserstoff in den Kohlehydraten zu mobilisieren durch gewisse Fermente, wie die Dehydrasen, und ganz besonders durch bestimmte Redoxsysteme, in welche die Vitamine eingreifen. Der wesentliche Prozeß scheint dabei immer die Glykolyse zu sein. Unter gewöhnlichen Bedingungen führt die Glykolyse nach der Mobilisierung des Wasserstoffes in den Kohlehydraten zu Autoxydation, zur Aufnahme des Sauerstoffes in das Substrat. Eine andere Form der Oxydation ist die Dehydrierung. Ist aus irgendeinem Grunde die Sauerstoffzufuhr absolut oder relativ ungenügend, so vermag sich der Organismus auch unter anaeroben Verhältnissen durch einen Spaltungs- oder Gärungsvorgang Energie zu beschaffen, indem ein Molekül Glukose in zwei Moleküle Milchsäure zerlegt wird. Bei vollkommen aeroben Verhältnissen lebt auch die embryonale Zelle fast ausschließlich durch die Atmung, die reine Oxydation bringt die anaërobe Milchsäure zum verschwinden. Interessant ist, daß dagegen für das Tumorwachstum die Energie hauptsächlich durch anaerobe Glykolyse mit Milchsäuregärung geliefert wird.

Eine Substanz mit einem besonders hohen Redoxpotential ist das *Vitamin C* oder die *Ascorbinsäure,* welche eigentlich ein Kohlehydrat ist und wahrscheinlich auch aus Kohlehydrat hervorgeht. Sie wirkt als eine der kräftigsten Dehydrasen, mobilisiert und entzieht also Kohlehydraten den Wasserstoff, wobei sie selber reduziert wird. Diesen Wasserstoff gibt sie sehr leicht wieder ab und ist dadurch imstande, auf andere Stoffe als eines der kräftigsten Reduktionsmittel zu wirken.

Durch Abgabe von Wasserstoff durch die Ascorbinsäure werden gewisse Farbstoffe, wie das Dichlorphenolindophenol, das Methylenblau zu Leukofarbstoffen reduziert. Durch die Dehydrierung wird die Ascorbinsäure selber oxydiert. Diese Vorgänge der abwechselnden Reduktion (Aufnahme von Wasserstoff) und Oxydation (Dehydrierung, Abgabe von Wasserstoff) bezeichnet man als Redoxprozesse. Substanzen, wie die Ascorbinsäure, die ganz besonders zu solchen Redoxvorgängen befähigt sind, bezeichnet man als solche mit einem hohen Redoxpotential. Wird die Ascorbinsäure reduziert, dann werden z. B. die Kohlehydrate dehydriert, also oxydiert, und wird die Ascorbinsäure oxydiert, also dehydriert, so wird das Substrat, z. B. die Farbstofflösung, reduziert. Am Substrat spielt sich also immer der entgegengesetzte Vorgang ab, wie an dem Vitamin C selbst.

Eine weitere Dehydrase mit einem mittleren Redoxpotential stellt eine Substanz dar, die kein Vitamin ist, im Gegensatz zur Ascorbinsäure nicht mit Kohlehydraten, sondern mit Eiweißkörpern in Beziehung steht: Das *Glutathion*. Es ist dies ein Tripeptid, bestehend aus Cystein, Glutaminsäure und Glykokoll. Die wirksame Gruppe ist das Cystein. Bei alkalischer Reaktion gehen zwei Moleküle Cystein unter Wasserstoffabspaltung (Dehydrierung), welche einer Oxydation gleich kommt in ein Molekül Cystin über. Umgekehrt führt bei saurer Reaktion ein reduktiver Abbau des Cystins zu zwei Molekülen Cystein.

$$\begin{array}{ll} \text{CH(NH}_2)\text{CH}_2\text{S—SCH}_2\text{CH(NH}_2) & \text{CH(NH}_2)\text{CH}_2\text{SH} \\ | \qquad\qquad\qquad\qquad | \quad = 2\,| \\ \text{COOH} \qquad\qquad\quad \text{COOH} & \text{COOH} \\ \qquad\quad \text{Cystin.} & \text{Zwei Moleküle Cystein.} \end{array}$$

Für die Redoxvorgänge ist die Gegenwart einer freien Sulfhydrilgruppe (SH) von größter Bedeutung.

Zu den Dehydrasen in Beziehung steht nun auch noch das *gelbe Atmungsferment*, bestehend aus *Vitamin B$_2$ (Lactoflavin oder Riboflavin)* in Verbindung mit Eiweiß. Wir haben also hier den Typus eines Fermentsystems, bestehend aus einer Wirkgruppe Agon, einem niedrigmolekularen Stoff, der als spezifischer Aktivator wirkt, in diesem Fall das Lactoflavin und einem Träger oder Pheron, der einen hochmolekularen Eiweißkörper darstellt. Der Phosphorsäurerest ist als Bindeglied zwischen dem spezifischen Aktivator oder Agon und dem Träger eingeschaltet. Das gelbe Atmungsferment ist ebenfalls ein Redoxkatalysator, es nimmt mit besonderer Leichtigkeit den Wasserstoff, den ihm andere Dehydrasen, wie z. B. die Ascorbinsäure oder das Glutathion, liefern, auf und wird dabei farblos. Gibt es diesen Wasserstoff wieder ab, so wird es wiederum gelb. Der vom Atmungsferment abgegebene Wasserstoff wird nun durch den Luftsauerstoff in Gegenwart des eisenhaltigen Cytochroms ganz besonders leicht zu Wasser oxydiert, wobei das zweiwertige Eisen im Cytochrom zu dreiwertigem Eisen oxydiert wird, indem die positive Ladung der Wasserstoffionen vom Eisen aufgenommen wird. Das Katalysatorensystem, das vom Atmungsferment und dem Cytochrom gebildet wird, wird kurz nach den Entdeckern als WARBURG-KEILIN-System bezeichnet. Wir sehen somit hier, wie das Vitamin B$_2$ in ein Fermentsystem eingebaut ist, das zum Zweck hat, den mobilisierten Wasserstoff mit dem Luftsauerstoff in Verbindung zu bringen, ihn zu Wasser zu verbrennen und damit dem Organismus Energie aus den Kohlehydraten zu liefern. Die gesamte Energie stammt somit nach SZENT-GYÖRGYI nur aus der Verbrennung von Wasserstoff, die Kohlensäure wird lediglich als solche ebenfalls durch besondere Fermente aus den Kohlehydraten abgespalten.

Das Ferment, welches hier in Frage kommt, ist die *Carboxylase*. Es ist nun sehr interessant, daß das Vitamin B$_1$ als Coferment oder Agon dieser Carboxylase wirkt. Fehlt das Vitamin B_1, so kommt es zu einer schädlichen Ansammlung von Milchsäure und Brenztraubensäure und damit zu Atmungsstörungen, ganz besonders im Nervensystem. Deshalb die Ausfallserscheinungen, Lähmungen usw. von seiten des Nervensystems bei der Beriberi.

Es ist nun sehr interessant, daß nun auch die *Nicotinsäure* Bestandteil eines Ferments, der sogenannten *Cozymase* ist, welche besteht aus einem Molekül Adenin, einem Molekül Nicotinsäure und zwei Molekülen d-Ribosephosphorsäure. Sie ist als Codehydrase eine unentbehrliche Komponente vieler enzymatischer Oxydoreduktionen und wirkt als Wasserstoffüberträger, wobei sie selbst in Dihydrozymase übergeht. Offenbar spielen sich im Nervensystem beim Nicotinsäuremangel wichtige Störungen der Energielieferung ab, welche bei der Pellagra wiederum anders geartete Ausfallserscheinungen erkennen läßt, wie bei der Beriberi.

Es wären somit die wasserlöslichen Vitamine der B-Gruppe für das ungestörte Wachsen und Gedeihen des tierischen Organismus deswegen notwendig, weil sie Bestandteile der Fermentsysteme bilden, die die Mobilisierung des Wasserstoffes in den Geweben und seine allmähliche Oxydation in der Zelle bewirken.

Während Vitamin C, Glutathion, Vitamin B_2, Nicotinsäure im wesentlichen als Dehydrasen wirken, scheint nun im Gegensatz dazu dem Vitamin A die Rolle eines Sauerstoffüberträgers zuzukommen, so daß sich also z. B. die B-Vitamine und das A-Vitamin gegenseitig ergänzen. Die Vitamine greifen also in den fundamentalen Prozeß der Atmungsvorgänge in den Zellen ein. Schon jetzt hat die Vitaminforschung, von besonderen Ernährungskrankheiten ausgehend, mitten hinein in die feinsten Vorgänge des Zellstoffwechsels geführt und zur Lösung schwieriger Fermentprobleme einen unerwartet großen und wertvollen Beitrag geliefert (F. Laquer).

Für das Kindesalter sind die Vitamine von ganz besonderer Bedeutung, weil ohne eine Reihe von Vitaminen ein normales Wachstum nicht möglich ist. Wir verstehen nach den vorhergehenden Darlegungen, daß beim Vitaminmangel infolge des Darniederliegens der fermentativen Dehydrierungs- und Oxydationsprozesse dem Organismus nicht genügend Energie für das Wachstum zur Verfügung gestellt werden kann. Es genügt somit nicht, dem Organismus Brennstoffe in Form von Kohlehydraten zur Verfügung zu stellen, wenn man nicht gleichzeitig dafür besorgt ist, daß man auch die entsprechenden Zündstoffe oder Katalysatoren für die Energielieferung beigibt. Umgekehrt kann ein Übermaß von Vitaminen nach eigenen Untersuchungen an Ratten außerordentlich schädlich wirken, zu großen Gewichtsstürzen und zum Exitus führen, wenn z. B. in roher vegetabilischer Kost, wie in Pflanzenblättern, Tomaten, Früchten usw., wohl reichlich Vitamine, aber viel zu wenig Kohlehydrate zugeführt werden. Hier geben wir vorwiegend Zündstoffe ohne genügenden Brennstoff, die Folge ist, daß die eigenen Körpervorräte von den Zündstoffen eingeschmolzen und verbrannt werden. Es muß also ein bestimmtes Verhältnis zwischen Zündstoffen, den Vitaminen und den Hauptnahrungsstoffen, als den Trägern der potentiellen Energie, bestehen.

Beim Wachstumsvorgang, namentlich bei der einleitenden Zellvergrößerung, spielen Quellungsvorgänge an den Kolloidteilchen eine große Rolle; wahrscheinlich stehen sie ebenfalls in Beziehung mit der lebhaften Glykolyse, mit der Säuerung des Milieus, welche quellungsfördernd wirkt. Wenn nun die Abbauprozesse durch den Mangel an Dehydrasen diese Säuerung der Gewebe nicht zustande kommen läßt, so fallen damit auch die Bedingungen für die Zellvergrößerung durch Quellung und der Anreiz zur Zellteilung dahin. Der sogenannte Finkelsteinsche Quellungsring, bestehend aus Eiweiß, Kohlehydraten und Salzen, ist ohne die Vitamine wirkungslos.

Die Vitamine scheinen auch die Dispersität der Eiweißstoffe in den Zellen zu steigern, so daß immer neue Nahrungsteilchen in das Zellprotoplasma aufgenommen werden können. Das Protoplasma büßt bei Vitaminmangel weitgehend sein Bindungsvermögen gegenüber den wichtigsten Bestandteilen der Nahrung, z. B. besonders auch gegenüber dem Wasser, ein. Die Nahrung verliert für das Protoplasma des Körpers bei Vitaminmangel zum großen Teil ihren physiologischen Nutzwert, da sie eben nicht assimiliert und nicht für die Energielieferung verwendet werden kann.

Unbekannt ist bis jetzt geblieben, ob das Vitamin D auch in die Redoxsysteme eingreift, wir wissen nur, daß beim Vitamin D-Mangel die Kalk- und besonders die Phosphorresorption darniederliegt und daß der Knorpel und neugebildete Knochen den Kalk nicht mehr zu fixieren vermögen. Bei Zufuhr von Vitamin D wird die ganze komplizierte Maschinerie, die zu Erkrankung an Rachitis geführt hat, wieder in die richtigen Bahnen geleitet.

Nahrungsmittel.

22. Vorlesung.

Die Frauenmilch.

Die Frauenmilch hat folgende Zusammensetzung:

Eiweiß	1,15%, davon
Casein	0,72%
Albumin	0,43%
Fett	3,20%
Zucker	7,50%
Salze	0,20%

1. Proteine.

Der Eiweißgehalt der Frauenmilch ist geringer als der der Tiermilch. Nur die Eselinnenmilch macht eine Ausnahme, welche ungefähr gleichviel Eiweiß, nämlich 1,6 bis 1,8, enthält. Das Frauenmilchcasein läßt sich schwieriger durch Säuren, Salze und Lab zum Gerinnen bringen. Läßt man Säuren einwirken, so bildet es ein sehr feines Gerinnsel, das sich in Alkali oder in einem Überschuß von Säuren oder Wasser leicht wieder auflöst. Das Lab aus Kälbermagen bringt das Frauenmilchcasein nur langsam und unvollständig zum Gerinnen, im Gegensatz zu dem Lab aus menschlichem Magen. Das Lab ist also bis zu einem gewissen Grade artspezifisch eingestellt. Bei künstlicher Verdauung mit Salzsäurepepsin gibt das Frauenmilchcasein im Gegensatz zum Kuhcasein kein Paranuclein.

Die Frauenmilch enthält weniger Casein, dafür mehr Albumin als die Kuhmilch. Bei der Frauenmilch haben wir 1 g Albumin auf 3 bis 4 g Casein, bei der Kuhmilch ist das Verhältnis 1 : 7.

Das Lactalbumin und Lactoglobulin sind noch artspezifischer als das Casein, ja, es sollen sogar individuelle spezifische Eigenschaften ihnen anhaften. Obschon der Eiweißgehalt der Frauenmilch bedeutend geringer ist als der der Kuhmilch, so hat das Frauenmilcheiweiß einen größeren Nährwert, weil es mehr Lactalbumin enthält. Das Lactalbumin unterscheidet sich wesentlich von Casein in seiner Zusammensetzung. Es ist biologisch wertvoller, weil es dem menschlichen Körpereiweiß nähersteht. Im Casein fehlen gewisse Aminosäuren, d. h. sie sind nicht

6*

in genügender Menge vorhanden. Deshalb muß mehr Casein verfüttert werden, um Körpereiweiß aufzubauen, als wenn Lactalbumin zur Verfügung steht. Vom Gesamteiweiß sind in der Frauenmilch fast 60% Lactalbumin; in der Kuhmilch findet sich dagegen nur 15% Lactalbumin. Aus diesem Grunde brauchen künstlich ernährte Kinder mehr Eiweiß als die Brustkinder. Tryptophan z. B., welches für das Leben und für das Wachstum unentbehrlich ist, existiert im Casein der Frauenmilch in der Menge von 2,33%, im Albumin und Globulin 2,8%, während das Kuhcasein nur 1,6, das Kuhmilchalbumin nur 1,73% enthält.

2. Die Fette.

Das Fett in der Frauenmilch findet sich in kleinen Fettkügelchen im Zustand einer Emulsion. Die Fettkügelchen der Frauenmilch sind kleiner als diejenigen der Kuhmilch. Vom Fett macht das Triolein zirka 50% aus, im Unterschied zur Kuhmilch, welche 30% Triolein enthält. Die Frauenmilch besitzt viel weniger flüchtige Fettsäuren als die Kuhmilch und besonders die Ziegenmilch. Auch dieser Umstand scheint von Bedeutung zu sein, weil gerade die flüchtigen Fettsäuren den Magen-Darmkanal reizen können und wahrscheinlich auch bei der Entstehung der alimentären Anämie eine Rolle spielen. Die Fettkügelchen in der Kuhmilch sind von einer dichteren Schicht von Casein umgeben als in der Frauenmilch, woraus sich nach gewissen Autoren die schwerere Verdaulichkeit erklären würde. Der Schmelzpunkt des Frauenmilchfettes ist niedriger als derjenige des Kuhmilchfettes.

Man findet in der Frauenmilch ferner Lecithin, Cholesterin und auch Ergosterin, ferner einen gelben Farbstoff, der aus dem Pflanzenreich stammt und zur Hälfte je aus Carotin und Xanthophyll besteht.

3. Die Kohlehydrate.

Die Frauenmilch enthält mehr Kohlehydrate als die Kuhmilch (6 bis 7% im Gegensatz zu 4,8%, oder 4,36% bei Ziegenmilch). Eselinnenmilch enthält ungefähr gleichviel wie Frauenmilch. Der Milchzucker ist bei allen Milchen derselbe, doch sollen sich die Milchzuckerkristalle der Frauenmilch nach ihrer Form von denen der Kuhmilch unterscheiden. In der Frauenmilch finden sich linksdrehende Substanzen, welche die FEHLINGsche Lösung nicht reduzieren. Das Verhältnis von Fett zu Kohlehydrat ist in der Frauenmilch ein ideales, nämlich 1 : 2. So viel Kohlehydrat ist für das Kind nötig, um eine Acidose zu vermeiden.

4. Mineralsalze.

Die Frauenmilch enthält nur 0,2% Salze, die Kuhmilch dagegen 0,6 bis 0,7%. Auch die Zusammensetzung der einzelnen Nährsalze ist in Frauenmilch und Kuhmilch verschieden. Die Frauenmilch enthält nur 0,04 g Kochsalz, die Kuhmilch 0,16 g und noch rässer ist die Ziegenmilch. Phosphor und Calcium finden sich in der Frauenmilch hauptsächlich in der Form von Lecithin und Nucleonen, in der Kuhmilch hauptsächlich in Form anorganischer Phosphate, besonders Tricalciumphosphat. In der Frauenmilch ist acht bis neunmal weniger Calcium-Magnesiumphosphat enthalten, viermal weniger Calciumcitrat als in der Kuhmilch. Das Eisen findet sich in der Frauenmilch in der Menge von 1 mg, und zwar hauptsächlich in Form organischer Verbindungen, welche leichter assimilierbar sind. In der Kuh- und der Ziegenmilch wird ungefähr gleichviel Eisen festgestellt.

Bei der mikroskopischen Untersuchung sind in der Frauenmilch nach Zentrifugieren noch einzelne protoplasmatische Körper, selten Neutrophile, häufig ver-

änderte Leukocyten und epitheliale Mammazellen festzustellen. Vermehrung der
Polynucleären und Wiedererscheinen der Colostrumkörperchen weist auf eine
Milchstauung oder aber auf eine beginnende Mastitis hin.

Im Ultramikroskop enthält die Kuhmilch außer den Fettkügelchen zahllose
Körperchen, welche lebhafte BROWNsche Molekularbewegung zeigen und denen
man den Namen Lactokonien gegeben hat. In der Frauenmilch sieht man im
Ultramikroskop viel weniger Lactokonien. Sie sind nicht wie bei den Tiermilchen
vom Casein, sondern vom Fett gebildet. Beim Abrahmen des Frauenmilchfettes
bleibt deshalb im Gegensatz zu Kuhmilch eine transparente, gelbe Flüssigkeit
zurück.

Praktisch kann allein die Frauenmilch unverändert durch Sterilisation und
Konservierung dem Säugling dargereicht werden. Das Stillen hat somit den sehr
großen Vorteil, Vitamine und Fermente in völlig unverändertem Zustand zu
vermitteln.

5. Vitamine.

Der Vitaminreichtum hängt von der Ernährung der Stillenden ab, denn der
Organismus vermag die Vitamine überhaupt nicht zu synthetisieren, oder er
bedarf der Zufuhr gewisser Vorstufen, z. B. der Provitamine A und D. Besonders
reich ist die Frauenmilch an dem fettlöslichen Faktor A. Bei rationeller Ernährung
der Stillenden wird auch genügend Antiberiberivitamin B_1 und antiskorbutisches
Vitamin C angeboten. Dagegen ist sehr merkwürdig, daß gerade in der Frauenmilch im Gegensatz zur Kuhmilch das Vitamin B_2 oder Lactoflavin nur unter
bestimmten Umständen, wie z. B. bei Leberfütterung, in die Frauenmilch übergeht. Auch der antirachitische Faktor, das Vitamin D, findet sich in der Frauenmilch in ungenügender Menge, es sei denn, die Stillende bekomme ultraviolett
bestrahlte Nahrungsmittel oder entsprechende Präparate, oder ihr Körper selber
werde mit der Quarzlampe bestrahlt. Trotz des geringen Vitamin D-Gehaltes
der Frauenmilch ist Rachitis bei Brustkindern sehr viel seltener als bei Flaschenkindern, wahrscheinlich, weil die Frauenmilch im übrigen so rationell zusammengesetzt ist, daß das Vitamin D weitgehend entbehrt werden kann.

6. Fermente.

Die Frauenmilch enthält ferner eine Diastase, welche in der Kuh- und Ziegenmilch fehlt, nämlich eine Amylase, welche Stärke verzuckert. Die Kraft dieser
Amylase ist so groß wie diejenige der Ohrspeicheldrüse. Brustkinder vermögen
deshalb Mehlbreie früher zu verdauen· als die Flaschenkinder. Die Frauenmilch
enthält ferner eine Lipase, welche das Monobutyrin in Buttersäure und Glycerin
zu spalten vermag.

Abgesehen von den physischen, chemischen und biologischen Eigentümlichkeiten hat die Milch jeder Tierart artspezifische Eigenschaften, welche auf dem
Wege der experimentellen Anaphylaxie nachgewiesen werden können. Sensibilisiert man ein Tier z. B. gegen Frauenmilch, so reagiert es anaphylaktisch nur
bei Reinjektion von Frauenmilch und nicht von Kuh- und Ziegenmilch und
umgekehrt.

100 g Frauenmilch enthalten 70 Kalorien.

Humana-Milch.

H.-Milchw. Herford, Westf. Schweiz. Milch-Ges. AG., Hochdorf.

Im Gegensatz zur Frauenmilch bildet die Kuhmilch ein hartes kalkreiches Gerinnsel
im Magen. LEMKE konnte nun zeigen, daß es durch Veränderung der Eiweißstoffe
und vor allem Herabsetzung des Kalkgehaltes gelingt, auch mit Kuhmilch ein so

weiches Gerinnsel zu erzeugen, das sich im Magen wieder auflöst (Phänomen der Gerinnungsumkehr).

Wie vollkommen die Angleichung der Kuhmilch in der Humana an die Frauenmilch gelungen ist, zeigt folgende Analyse:

	Frauenmilch	Humana
Fett...................	3—4%	3,3%
Eiweiß	1,5%	1,5%
Milchzucker	7%	7,2%
Polysaccharide	Spuren	0,5%
Salze	0,3%	0,4%
	61—70 cal/100	67 cal/100

Besonderer Wert wurde mit Recht auf eine schonende Vorbehandlung des empfindlichen Albumins gelegt, sowie auf den wichtigen Umstand, daß der Albumingehalt der Vollmilch erhalten bleibe (0,6%), während er bei den üblichen Verdünnungen zum Schaden des Gedeihens des Säuglings vermindert wird.

Wichtig ist auch die Angleichung des Zuckergehaltes der Humana an die Frauenmilch (7,2%), wodurch ein Hauptnachteil der Kuhmilch, der zu geringe Milchzuckergehalt, vermieden wird.

Ein Nachteil der Humana ist die Neigung zu dünnen Stühlen, ähnlich wie bei Frauenmilch. Es empfiehlt sich deshalb die Beigabe von 3% Reisschleim.

Dosierung: Man nimmt 14 g Humana-Milchpulver (2 Mäßchen zu 7 g) auf 90 g Wasser oder Schleim = 100 ccm Humana-Milch.

Wegen der leichten Verdaulichkeit kann man sie dem Säugling ad libitum zu trinken geben.

Humanamilch eignet sich auch für Frühgeburten, verdauungsschwache Säuglinge usw.

23. Vorlesung.

Die künstliche Ernährung mit Kuhmilchverdünnungen.

Die Kuhmilch hat folgende chemische Zusammensetzung:

	Eiweiß	Fett	Kohlehydrate	Salze	Wasser
100 g Kuhmilch enthalten.....	3,3 g	3,3 g	4,8 g	0,7 g	87,9 g

100 g Kuhmilch enthalten 60 bis 68 Kalorien.

Die Kuhmilch enthält mehr als doppelt soviel Eiweiß als die Frauenmilch. Dieses Eiweiß besteht hauptsächlich aus Casein, welches im Magen sehr viel grobklumpiger koaguliert als das Frauenmilchcasein. Namentlich auch bei roher Kuhmilch ist diese grobflockige Gerinnung womöglich noch ausgesprochener als bei der gekochten, so daß man gerade nach Rohmilch noch echte Caseinbröckel sogar im Stuhl hat nachweisen können.

Der Fettgehalt der Kuhmilch entspricht ungefähr demjenigen der Frauenmilch, aber die Fettkügelchen sind größer und die Kuhmilch rahmt leichter auf als die Frauen- oder gar die Ziegenmilch.

Der Milchzucker ist in der Kuhmilch geringer als in der Frauenmilch. Das Verhältnis von 1 Fett zu 2 Zucker wird nicht gewahrt.

Die Kuhmilch enthält mehr als dreimal soviel Salze als die Frauenmilch und etwa 0,16% Kochsalz.

Da die unverdünnte, nur kurz aufgekochte und sonst unveränderte Kuhmilch schwer verdaulich ist, hat man versucht, die Kuhmilch dem Säugling in entsprechenden Verdünnungen darzubieten. Alle Versuche, ausgehend von der

Kuhmilch durch entsprechende Verdünnungen eine Angleichung an die Frauenmilch herbeizuführen, haben jedoch fehlgeschlagen und konnten nicht gelingen, denn in der Kuhmilch haben wir eben artfremdes Eiweiß und auch artfremdes Fett.

Dosierung: Ist man genötigt das neugeborene Kind schon mit Kuhmilch aufzuziehen, so beginnt man ähnlich wie beim Brustkind: Während der ersten 24 Stunden gibt man gar keine Nahrung. Nur bei Unruhe des Kindes verabreicht man etwas gesüßten schwachen Schwarztee oder Fencheltee in der Flasche.

Am zweiten Tag wird dem Kinde als erste Nahrung gereicht: Halb Milch, halb Reisschleim $+ \frac{1}{2}$ Teelöffel Zucker, etwa 30 g pro Mahlzeit. In den ersten Tagen nimmt das Kind davon nur etwa 10 bis 20 g bei einer Mahlzeit. Die Nahrungsmengen, die das Kind zu sich nimmt, steigern sich jedoch stetig, so daß Ende der zweiten Woche etwa 80 bis 100 bis 120 g erreicht werden.

Nach der Neugebornenzeit gelten für die künstliche Ernährung des Säuglings die folgenden Regeln:

1. *Die Budinsche Zahl:* Die Menge der Kuhmilch beträgt 100 g pro Kilogramm Körpergewicht.

2. *Der Kalorienbedarf* des Säuglings in den ersten drei Monaten ist 100 Kalorien pro Kilogramm Körpergewicht. Vom dritten bis sechsten Monat zirka 90 Kalorien pro Kilogramm Körpergewicht.

3. *Der Flüssigkeitsbedarf* des Kindes beträgt 150 bis 200 g pro Kilogramm Körpergewicht. Die Menge von einem Liter Flüssigkeitszufuhr soll niemals überschritten werden.

4. *Die Gesamtmenge* von 500 ccm Milch soll nicht überschritten werden.

5. *Die Zahl der Mahlzeiten* beim gesunden Kind beträgt in der Regel fünf, ausnahmsweise sechs.

Haben wir z. B. einen Säugling von 3 kg zu ernähren, so bedarf er nach der Budinschen Zahl 300 Milch. Mit diesen 300 Milch führen wir ihm aber nur $3 \times 68 = 204$ Kalorien zu. Wir müssen deshalb den Kaloriengehalt der Milch steigern, indem wir die Milch mit der gleichen Menge, also 300 g 3%igem Reisschleim versetzen, dessen Kaloriengehalt zirka 36 Kalorien beträgt. Ferner setzen wir noch 15 g Rübenzucker zu, entsprechend $15 \times 4 = 60$ Kalorien; so kommen wir auf 300 Kalorien, also 100 Kalorien pro Kilogramm Körpergewicht, wie es die Kalorienregel fordert. Der Säugling bekommt im Tag 600 ccm oder 5×120 Halbmilch.

Bei einem Säugling von 4 kg ist der Milchbedarf 400, der Flüssigkeitsbedarf maximal 800, der Kalorienbedarf 400. Diese Kalorien werden folgendermaßen gedeckt:

400 Milch	$= 4 \times 68$ Kalorien	$= 272$ Kalorien	
400 Reisschleim (3%)	$= 12 \times 4$	,,	$= 48$,,
20 g Zucker (5%)	$= 20 \times 4$	,,	$= 80$,,
400 Kalorienbedarf sind somit gedeckt		$= 400$ Kalorien	

Der Säugling bekommt fünf Mahlzeiten zu 160 ccm Halbmilch.

Bei einem Säugling von 5 kg geben wir 500 Milch entsprechend der Milchregel, verdünnt auf 1 l entsprechend der Flüssigkeitsregel (maximal 200 pro Kilogramm Körpergewicht). Die 500 Milch entsprechen $5 \times 68 = 340$ Kalorien. Der Kalorienbedarf ist aber 500. Die fehlenden 160 Kalorien werden folgendermaßen gedeckt:

500 Reisschleim (3%)	$= 15 \times 4$ Kalorien	$= 60$ Kalorien	
25 g Zucker (5%)	$= 25 \times 4$	,,	$= 100$,,

Der Säugling erhält pro Tag 1 l Halbmilch oder 5 × 200.

Bei einem Säugling von 6 kg geben wir nicht mehr als $1/_2$ l Milch, also 5 × 68 = = 340 Kalorien. Der Kalorienbedarf ist aber bei einem Kind im vierten Monat 6 × 90 Kalorien = 540 Kalorien. Die fehlenden 200 Kalorien werden folgendermaßen gedeckt:

500 Reismehlabkochung (5%) = 25 g = 25 × 4 Kalorien = 100 Kalorien
5% Zucker   = 25 ,, = 25 × 4   ,,   = 100   ,,

Auch dieser Säugling erhält 5 × 200 Halbmilch, halb Mehlabkochung, womit die Regel, daß die Flüssigkeitsmenge 1 l nicht überschreiten soll, erfüllt wird.

Bei der künstlichen Ernährung mit Milchverdünnungen sind wir genötigt, wie wir gesehen haben, den Kalorienausfall infolge der Verdünnung zu decken durch Kohlehydrate. Dabei gilt die Regel, daß wir stets zwei verschiedene Kohlehydrate verwenden. Nicht nur Zucker, sondern in den ersten drei Monaten dazu noch Schleime, später Mehlabkochungen. Schleime und Mehle haben den Vorteil, daß sie das Casein im Magen zu feinflockigerer Gerinnung bringen und außerdem die Gärung der Zuckerarten im Darm herabzusetzen in der Lage sind.

Von den Zuckerarten hat sich der *Milchzucker* am wenigsten bewährt, da er sehr schlecht resorbiert wird, leicht gärt und sehr wenig Glykogen bildet.

Am meisten gebraucht wird der gewöhnliche *Rohrzucker* oder *Rübenzucker*, der weniger leicht gärt, zudem billig und überall erhältlich ist. Am besten eignet sich reiner Kristallzucker (1 Würfel = 5 g).

Das beste Kohlehydrat ist wohl das *Dextropur*, gegenüber früher außerordentlich verbilligter und gereinigter Traubenzucker aus Mais (99,5 Dextrose). Er hat eine nur geringe Süßkraft. Wegen der schnellen Resorbierbarkeit ist die Neigung zu Gärung außerordentlich gering.

Malzzucker oder *Maltose* besteht aus zwei Molekülen Dextrose. Er wirkt leider stärker gärungsfördernd, man kann ihn deshalb nur verwenden, wenn man ihm etwa zur Hälfte Dextrin zusetzt, welches die Gärung hemmt. Ein solches Maltose-Dextrin-Präparat ist der Nährzucker oder das Nutromalt (Dr. Wander).

Alle diese Zuckerarten haben den Nachteil, daß sie ausschließlich Kohlehydrate enthalten und vollkommen vitaminfrei sind.

Schleime und *Mehle* haben demgegenüber den Vorteil, daß sie außer Stärke noch geringe Mengen Fett, pflanzliche Eiweißstoffe enthalten, welche das tierische Eiweiß des Caseins, das vielfach zu arm ist an Cystin, zu ergänzen vermögen. Außerdem finden sich noch besonders in den Schleimen Spuren von Vitaminen.

Die *Schleime* werden aus den ganzen Getreidekörnern durch Auskochen derselben gewonnen. Es wird dadurch die vitaminhaltige Außenschicht und der ebenfalls vitaminhaltige Embryo des Getreidekornes mitverwertet.

Als Getreidearten verwendet man Hafer, entweder ganze Haferkörner oder Hafergrütze oder Haferflocken.

Auch Weizenkörner geben einen sehr guten Schleim.

Reis, der billige Bruchreis, liefert guten Schleim.

Hafer- und Reisschleim geben den gehaltreichsten Schleim. Weniger nahrhaft ist der rötliche aus Gerste (Ulmergerste) gewonnene Schleim.

Der Schleim wird folgendermaßen zubereitet: 30 g Haferkörner oder Hafergrütze = zwei schwach gehäufte Eßlöffel, werden mit heißem Wasser abgewaschen, dann mit 1 l Wasser kalt angesetzt und zirka zwei Stunden lang auf kleinem Feuer gekocht. Man fügt eine Prise Salz, 0,3 g, hinzu, füllt das eingekochte Wasser wieder auf 1 l auf und schüttet das Ganze durch ein feines Sieb; was durchfließt, ist der Haferschleim. Schleime aus Weizenkörnern, Reis, Gerste usw. werden in gleicher Weise hergestellt. Die so gewonnenen Schleime werden kalt gestellt. Besonders im Sommer säuern die Schleime leicht und werden dann unbrauchbar.

Bei Hafer, Weizen, Gerste empfiehlt es sich, statt der Körner Flocken zu benutzen. Es sind dies in überhitztem Dampf aufgeschlossene Körner, welche zwischen heißen Walzen getrocknet werden. Zur Herstellung des Schleimes aus solchen Flocken braucht man nur zirka 10 g oder einen schwach gehäuften Eßlöffel auf $^1/_2$ l Wasser zu nehmen.

Man kann die Getreidekörner oder die Flocken vor dem Kochen mit etwas Butter leicht anrösten, wodurch der Geschmack des Schleimes etwas verändert wird.

Es gibt neuerdings auch Trockenschleime, welche nur 15 Minuten gekocht zu werden brauchen, z. B. Trockenhaferschleim (Galactina) oder Reisschleimpulver (Firma Töpfer, Böhlen bei Röta in Sachsen). Zur Herstellung von $^1/_2$ l Reisschleim nimmt man 50 Teile Reisschleimpulver auf 450 Teile Wasser. Der Trockenreisschleim wird unter kräftigem Schlagen mit dem Schneebesen mit zirka 200 g Wasser kalt angerührt. $^1/_4$ l Wasser wird zum Kochen gebracht, die angerührte Masse wird in das kochende Wasser hineingeschüttet und das Ganze weiter mit dem Schneebesen kräftig geschlagen und kurz aufgekocht und in die Flaschen abgefüllt.

Die üblichen Schleime sind nur 2- bis 3%ig, haben also nur einen verhältnismäßig geringen Nährwert. Man kann den Nährwert steigern und dicken Schleim herstellen, indem man z. B. 30 bis 50 g Hafergrütze verwendet oder 80 bis 100 g Reis pro Liter. Der Reis wird gewaschen und zwölf Stunden mit Wasser bedeckt, gut eingeweicht, dann auf 1 l mit heißem Wasser aufgefüllt und langsam weichgekocht. Je nach Qualität der verwendeten Reissorte dauert das Verkochen zwei bis drei Stunden. Je stärker die Körner verkocht werden, desto mehr Schleim geht beim Durchpassieren durch das Seihtuch oder durch das Sieb durch. Der Schleim wird dreimal sorgfältig durchpassiert ohne starkes Rühren. Er wird mit abgekochtem Wasser auf 1 l nachgefüllt. Dieser 10%ige Reisschleim (BESSAU) erstarrt in der Kälte schon kleistrig. In den üblichen Milchverdünnungen löst er sich wieder und kann in der Flasche gereicht werden.

Die Wahl der Art des Schleimes hängt ab von der Beschaffenheit der Stühle. Bei Neigung zu Verstopfung bevorzugen wir den Haferschleim, bei Neigung zu dünneren Stühlen den Reis- oder Gerstenschleim.

Mehlabkochungen werden meist 5%ig gegeben und haben einen höheren Nährwert als die Schleime. Sie enthalten nicht bloß den Auszug des Getreides, sondern auch die ganzen innern ausgemahlenen Schichten der Getreidekörner, also die Stärke. Die Mehle müssen etwa 15 Minuten gekocht werden, nachdem sie in etwas kaltem Wasser aufgerührt worden sind. Beim Kochen quellen sie stark auf und bekommen einen leicht süßlichen Geschmack. Sie werden meist nicht gesiebt, dürfen aber keine Knollen enthalten.

Wir bevorzugen bei der Säuglingsernährung das Reismehl, da es am besten antidyspeptisch wirkt. Man kann aber auch Weizenmehl als Weißmehl oder Vollmehl verwenden, ferner Roggenmehl, bei Neigung zu festen Stühlen Hafermehl (Kentaur-, Maggi-, Knorr-, letzteres leicht geröstet).

Stärkemehle bestehen aus reiner Stärke, z. B. Maisstärke, Maizena oder Mondamin, Kartoffelmehl, Arrow-root. Sie verkleistern stark, so daß sie schon bei einem Gehalt von 3% beim Erkalten gallertig werden. Man gibt deshalb nie mehr als 2 bis 3%.

Der Mangel an Mondamin und Maizena während der Kriegsjahre in der Schweiz veranlaßte die Schweizer Paediater bei der Firma Nestlé, die Herstellung eines ähnlichen Präparats aus Kartoffelstärke anzuregen. So entstand das Präparat Soldor, Nestlé, welches uns gestattet hat, die anderen Stärkemehle vorteilhaft zu ersetzen. Soldor wirkt gärungshemmend und dadurch antidyspeptisch. Wie das Ausgangsmaterial, die Kartoffel, ist es reich an Kalium und begünstigt dadurch den Gewichtsansatz. Man verwendet Soldor ähnlich wie

die anderen Stärkemehle in einer Konzentration von 2%. Man rührt es sorgfältig mit etwas kaltem Wasser an und läßt es unter Umrühren etwa 2 bis 3 Minuten
kochen und setzt es dem Schoppen zu. Zu Gallerte erstarrt, kann man Soldor
auch als Breivorfütterung bei habituellem Erbrechen verwenden.

Die dextrinisierten Mehle verkleistern weniger stark als die gewöhnlichen
Mehle. Sie entstehen durch Vermahlung von Keks oder Zwiebacken. Die Stärke
wurde durch den Backprozeß zum Teil in Dextrin und in Malzzucker übergeführt.
Aus solchen dextrinisierten Mehlen besteht z. B. das Kufeke-Kindermehl, Theinhardts Infantina, Nestlés Milomehl. Milchhaltige Kindermehle sind prinzipiell
zu verwerfen, da der Milchgehalt nicht bekannt ist und der Arzt nicht weiß,
wie er dann die Milch dosieren soll.

Die Firma Nestlé bringt deshalb ein Nestlé-Mehl ohne Milch auf den Markt. Es
setzt sich zusammen aus einem Gemisch von Weizen-, Reis-, Gersten-, Korn- und Hafermehl, zum Teil dextrinisiert und geröstet. Man gebraucht es als 5%ige Abkochung
(Kochzeit 5 Minuten) zur Milchverdünnung.

Nestlés Milch-Mehl (farine lactée). 50 g entsprechen 100 g Vollmilch, 25 g Weizenmehl und 12,5 g Zucker. Man gebraucht es, um daraus Brei herzustellen, den man
nach dem sechsten Monat mit dem Löffel hauptsächlich zur Abendmahlzeit darreichen
kann. Man löst 50 g Milch-Mehl in 100 g warmem Wasser auf, dann fügt man noch
120 g Wasser zu und läßt bei kleinem Feuer während 5 bis 6 Minuten kochen unter
beständigem Umrühren.

Viele Säuglinge, namentlich im Privathaus, gedeihen ganz gut und befriedigend bei den früher allgemein üblichen Milchverdünnungen, so wie wir sie
eben geschildert haben. Weniger günstig sind die Resultate in Anstalten, Säug-
lingsheimen und Spitälern. Hier erlebt man bei diesen einfachen Milchverdünnungen mit Schleim- und Mehlabkochungen doch recht viele Versager, so daß
die Neigung groß ist, nicht mehr an der Verschreibung der Milchverdünnungen
festzuhalten. Ein großer Nachteil liegt einmal in der großen Flüssigkeitsmenge,
welche bei dieser Methode das Maximum von 200 pro Kilogramm Körpergewicht
erreicht, der andere Nachteil liegt in der Herabsetzung des Fettgehaltes und
dem Ersatz des Edelfettes, d. h. vitamin A-haltigen Fettes, durch nicht gleich-
wertige Kohlehydrate. Durch die Verdünnung wird auch der ohnehin schon
nicht große, sonstige Vitamingehalt der Milch noch mehr herabgesetzt. Es
droht deshalb bei diesen Milchverdünnungen, namentlich bei den vielfach immer
noch üblichen Drittelmilchmischungen, die Gefahr einer Dystrophie infolge
Inanition.

Man ist deshalb zu konzentrierteren Nährgemischen, vielfach auch bei der
Ernährung des normalen Säuglings übergegangen. Man kann wiederum von
der BUDINschen Zahl ausgehen, 100 g pro Kilogramm Körpergewicht, aber
als Flüssigkeitsmenge bloß 150 statt 200 wählen. Als Verdünnungsflüssigkeit
setzt man dann bloß 50 ccm Schleim- oder Mehlabkochung und Zucker zu und
erhält so eine Zweidrittelmilch, z. B. ein Säugling von 4 kg bekommt 400 Milch
und 200 3%igen Reisschleim + 30 g Zucker. REUSS verwendet seit vielen Jahren
auch bei den jüngsten Säuglingen eine solche Zweidrittelmilch. Er empfiehlt
auch gelegentlich von Anfang an etwas Mehl (2% Nestlés Milo) mit der Milch
einzukochen.

Einen Sicherheitsfaktor für die leichtere Verdaulichkeit der kaseinreicheren
konzentrierteren Milchmischungen kann dadurch eingeführt werden, daß man
durch Behandlung mit 0,5% 75%iger Milchsäure das Kasein der Milch zu feinflockigerer Gerinnung bringt. Eine solche Zweidrittel-Milchsäuremilch mit
Schleim- oder Mehlabkochung an Stelle der Milchsäurevollmilch wird auch an
der Berner Kinderklinik viel verwendet.

Wir haben den Nachteil der Fettverarmung bei den üblichen Milchverdünnungen hervorgehoben. CZERNY und KLEINSCHMIDT haben nun in neuerer Zeit in der sogenannten **Butter-Mehl-Nahrung** eine gangbare Form gefunden, wie man diese Nachteile vermeiden und die Säuglingsnahrung mit sehr gutem Erfolg wieder mit Fett anreichern kann.

Das Fett ermöglicht eben die Darreichung einer kalorienreicheren Nahrung in kleinem Volumen. Dieses kleine Volumen ist besonders angezeigt bei hypotrophischen Säuglingen mit einem Gewicht unter 3 kg. Bei diesen Kindern ist es sehr häufig unmöglich, wegen Appetitlosigkeit oder schlechter Nahrungsaufnahme sie genügend zu ernähren. Das Milchfett in gewöhnlichem Zustande wird hauptsächlich wegen seiner flüchtigen, reizenden, niederen Fettsäuren schlecht vertragen, es löst leicht Erbrechen und dyspeptische Stühle aus. Durch das Rösten des Fettes zusammen mit Mehl werden diese niederen Fettsäuren entfernt, da sie flüchtig sind.

Die Herstellung der Butter-Mehl-Nahrung geschieht in folgender Weise: 7 g Butter werden auf schwachem Feuer drei bis fünf Minuten lang erhitzt, bis der Schaum, der sich gebildet hat, und der ranzige Geruch vollständig verschwunden sind. In diesem Moment fügt man das gleiche Quantum Weißmehl zu und röstet dasselbe unter starkem Umrühren auf schwachem Feuer. Nach etwa fünf Minuten, wenn eine bräunliche Masse entstanden ist, fügt man 100 g Wasser mit 5 g Zucker zu und mischt dieses mit dem Buttermehl, bringt es zum Sieden und läßt die Butter-Mehl-Nahrung durch ein Sieb fließen.

Die so erhaltene Butter-Mehl-Nahrung wird mit vorher gekochter und abgekühlter Milch vermischt, so daß man je nach Wunsch eine Drittel- oder eine Halbmilch erhält. Die Mischung halb Milch, halb Butter-Mehl-Nahrung hat 900 Kalorien im Liter. Bei sehr jungen Säuglingen im ersten Lebensmonat nimmt man nur 5% Butter, 5% Mehl und 4 bis 5% Zucker.

Die Indikationen für die Butter-Mehl-Nahrung sind gegeben bei jungen untergewichtigen Säuglingen, welche bei den üblichen Milchmischungen nicht gedeihen, bei anscheinend normalen Magen-Darmfunktionen. Häufig ist es nicht notwendig, das Kind ganz auf Butter-Mehl-Nahrung umzusetzen, sondern es genügt nur eine bis zwei bis drei Flaschen der früheren Milchverdünnung durch Butter-Mehl-Nahrung zu ersetzen.

Eine Kontraindikation ist gegeben, wenn das Kind die Butter-Mehl-Nahrung erbricht, ferner läßt sich die Butter-Mehl-Nahrung in der heißen Jahreszeit nicht oder nur mit Vorsicht anwenden.

Welches sind nun die Resultate der Butter-Mehl-Nahrung? Der Geschmack der Butter-Mehl-Nahrung ist sehr angenehm, sie wird deshalb meist von den Säuglingen gern genommen. Das Gewicht nimmt schön und regelmäßig zu, das Aussehen des Kindes ändert sich, die Hautfarbe wird rosig, das Fleisch fester, das Aussehen erinnert bei keiner anderen Nahrung so sehr an das eines gesunden Brustkindes wie bei dieser Kost. Die Butter-Mehl-Nahrung kann längere Zeit ohne Schaden gegeben werden, wenn sie gut vertragen wird. Gelegentlich können aber außer Erbrechen auch Durchfälle auftreten. Bei Verabreichung von Butter-Mehl-Nahrung während längerer Zeit wurde Rachitis, insbesondere Kraniotabes, beobachtet.

Trotz dieser kleinen Nachteile stellt die Butter-Mehl-Nahrung nach CZERNY und KLEINSCHMIDT einen schönen Fortschritt in der Säuglingsdiätetik dar, erlaubt sie doch besonders bei hypotrophischen Kindern eine erhöhte Kalorienzufuhr von 150 bis 200 Kalorien pro Kilogramm Körpergewicht, während gerade diese Kinder bei der üblichen Norm von 100 Kalorien pro Kilogramm nicht zum Gedeihen zu bringen sind.

24. Vorlesung.

Kondensierte gezuckerte Milch.

Die gezuckerte kondensierte Milch wird von der Firma Nestlé folgendermaßen hergestellt: Die Milch wird zuerst pasteurisiert und erhält dann als Konservierungsmittel, ähnlich wie man das bei der Herstellung von Konfitüren macht, einen Zusatz von 40% Rohr- oder Rübenzucker. Dann wird die Milch in Vakuumzylindern aus Stahl eingedampft. Im Vakuum siedet die Milch bereits bei 43°. Diese niederen Temperaturen sind sehr schonend für den Vitamingehalt der Milch. Die Verdampfung des Wassers bringt die Milch zu einer viskösen Konsistenz, welche zusammen mit dem hohen Zuckergehalt das Bakterienwachstum sehr stark hemmt. Diese Viskosität verhindert auch ein spontanes Aufrahmen der Milch. Die Milch wird ungefähr auf ein Viertel ihres ursprünglichen Volumens eingedickt, und um sie zu gebrauchen, genügt es, abgekochtes Wasser oder Schleim- oder Mehlabkochungen in bestimmten Proportionen zuzusetzen. Die Milch kommt in Büchsen in den Handel, in denen sie sich unbeschränkte Zeit hält. Ist die Büchse einmal geöffnet, so hält sie sich noch mehrere Tage. In der heißen Jahreszeit sollte sie jedoch rasch vollständig aufgebraucht werden.

Die kondensierte gezuckerte Milch zeigt folgende Zusammensetzung:

Eiweißstoffe	11,5—12,5%
Fett	9,5—10,5%
Milchzucker	11—12%
Rohrzucker	39—40%
Salze	2— 2,2%
Wasser	24—25%

Dosierung: Wir gehen wiederum davon aus, daß nach der BUDINschen Regel der Säugling 100 g Kuhmilch pro Kilogramm Körpergewicht bekommen soll und 100 Kalorien pro Kilogramm Körpergewicht. Der Nährwert der kondensierten Milch ist nun infolge des Rohrzuckerzusatzes fast sechsfach so groß als der der gewöhnlichen Kuhmilch. 1 g Kuhmilch enthält nur 0,6 bis 0,68 Kalorien, 1 g kondensierte Milch 3,4 Kalorien. Wir erhalten daher die Menge der Kondensmilch, die wir dem Kinde geben müssen, damit es etwa 100 Milch und 100 Kalorien erhält pro Kilogramm dadurch, daß wir 100 durch 3,4 dividieren. Das ergibt zirka 30 g pro Kilogramm Körpergewicht. Ein Kind von 3 kg braucht somit im Tag 90 g Kondensmilch, auf fünf Mahlzeiten verteilt macht dies pro Mahlzeit 18 g. Für die Verdünnung gilt die Flüssigkeitsregel 150 ccm pro Kilogramm Körpergewicht. Wir geben also 90 g Kondensmilch in 450 abgekochtem Wasser oder Schleim im Tag einem Säugling von 3 kg oder 5 × 18 g kondensierte, gezuckerte Milch, aufgefüllt bis 90 ccm mit abgekochtem Wasser oder Schleim.

Vorteile der gezuckerten kondensierten Milch. Die kondensierte gezuckerte Milch zeichnet sich gegenüber anderen gewöhnlichen Milchmischungen durch eine viel leichtere Verdaulichkeit aus. Namentlich Säuglinge in den ersten fünf Lebensmonaten gedeihen meist bei der kondensierten, gezuckerten Milch ganz vorzüglich. Die Gewichtskurve steigt förmlich in einer geraden Diagonalen an. Die Stühle sind von salbenartiger Konsistenz, öfters sogar geformt. Durch den Kondensierungsprozeß und die Durchdringung der Caseinmoleküle mit Rohrzucker wird das Casein so verändert, daß es mit Labferment ähnlich feinflockig gerinnt wie das Frauenmilchcasein. Diese feinen Gerinnsel geben den Fermenten bei der Verdauung eine viel größere Angriffsfläche. Die Viskosität der kondensierten, gezuckerten Milch und ihre Oberflächenspannung sind vermehrt, das Ausflockungsvermögen dagegen ist herabgesetzt. Die gewöhnliche Kuhmilch bildet in vitro wie auch im Magen einen massiven Milchkuchen und wird viel schlechter vertragen als die kondensierte Milch, welche viel langsamer gerinnt, wobei jeweilen nur einzelne feinere Gerinnsel entstehen. Man kann diese Unterschiede zwischen der Gerinnung der Kuhmilch und der entsprechend verdünnten, kondensierten, gezuckerten Milch auch in vitro demonstrieren, wenn man den auf 40° erwärmten Milchen etwas Labferment zusetzt. In dem ERLENMEYER-Kolben der gewöhnlichen Kuhmilch sehen wir den kompakten, aus Casein bestehenden Milchkuchen mit der darüberschwimmenden Molke, bei der kondensierten Milch sehen wir dagegen die nichtkompakte, flockige Gerinnung. Wahrscheinlich wird aber auch das Casein durch den Kondensierungsprozeß unter dem starken Rohrzuckerzusatz sonst noch in einstweilen noch unbekannter Art so verändert, daß es bedeutend leichter vertragen wird als in der gewöhnlichen Milch. Der Rohrzuckerzusatz korrigiert außerdem den Kohlehydratmangel in der gewöhnlichen Kuhmilch in zweckmäßiger Weise. Die Kondensation bei so niederen Temperaturen ist sehr schonend für die Vitamine. Vitamin A und das sonst sogar sehr empfindliche Vitamin C bleiben erhalten.

Nachteile der gezuckerten kondensierten Milch. Der hohe Zuckergehalt kann bei besonders empfindlichen Säuglingen zu Gärungen und dyspeptischen Stühlen Anlaß geben. Ferner wird nach längerer Ernährung mit der gezuckerten, kondensierten Milch nicht so selten eine Neigung zu Pseudofurunkulose beobachtet. Auch Anorexie kann auftreten. Ich bin geneigt, diese Erscheinungen auf einen relativen B_1-Mangel zurückzuführen. Mit der Erhöhung des Zuckergehaltes sollte auch eine Erhöhung der B_1- (Aneurin-) Zufuhr Hand in Hand gehen, da sonst der mit dem vermehrten Zuckergehalt erhöhte Bedarf an diesem Vitamin nicht gedeckt wird. Die Firma Nestlé versucht auf meinen Rat, jetzt diesen Fehler durch einen Zusatz von Aneurin zu vermeiden.

Indikationen: Die gezuckerte, kondensierte Milch kann verwendet werden:

1. *Zur Ernährung des normalen Säuglings.* Sie eignet sich auch sehr gut zum Allaitement mixte beim langsamen Abstillen des Brustkindes. Wegen ihrer außerordentlichen Bakterienarmut und wegen ihrer leichten Verdaulichkeit eignet sie sich besonders gut für die Aufzucht junger Säuglinge in den Spitälern, in welchen wegen der Möglichkeit von Infektionen die Ernährungs- und Pflegeverhältnisse meist bedeutend schwieriger sind als im Privathaus. Die kondensierte Milch kann in den ersten zwei Lebenswochen mit abgekochtem Wasser, das leicht angewärmt wird, verabreicht werden. Man gibt pro Mahlzeit zunächst einen Teelöffel kondensierte, gezuckerte Milch, aufgelöst in dem angewärmten Wasser, und steigert den Zusatz auf zwei bis drei Teelöffel pro Mahlzeit, bis das Kind regelmäßig zunimmt. Nach der zweiten Lebenswoche verwenden wir als Verdünnungsflüssigkeit (150 pro Kilogramm Körpergewicht) 3%igen Reisschleim und nach dem dritten Lebensmonat 5%ige Reismehlabkochung. Die Dosis der kondensierten Milch wird entsprechend der Gewichtskurve langsam erhöht, nicht so lange das Kind regelmäßig zunimmt, aber wenn die Gewichtskurve eine kleine Stockung zeigt. Als maximale Dosierung gilt immer die Zahl 30 g pro Kilogramm Körpergewicht (ein Teelöffel = 6 g).

2. *Antiemetische Wirkung der kondensierten gezuckerten Milch.* PARROT hat zuerst die Aufmerksamkeit auf diese Eigenschaft der gezuckerten, kondensierten Milch gelenkt. VARIOT hat sie ebenfalls aus diesem Grunde empfohlen und die günstige Wirkung dem Rohrzuckergehalt zugeschrieben. Wir haben sowohl bei habituellem Erbrechen als auch ganz besonders bei der hypertrophischen Pylorusstenose ausgezeichnete Resultate mit der gezuckerten, kondensierten Milch erreicht. Säuglinge mit hypertrophischer Pylorusstenose, welche draußen

fast jede Mahlzeit erbrachen, hörten nach der Klinikaufnahme und bei Ernährung
mit der kondensierten, gezuckerten Milch oft mit einem Schlage auf zu erbrechen,
oder das Erbrechen wurde zunächst deutlich seltener und blieb schließlich ganz
aus. Wir begannen meist zunächst mit geringen Konzentrationen, mit 5 bis
10% im Reisschleim. Diese Vorsicht ist geboten wegen der Möglichkeit schwerer
akuter Dyspepsien oder Toxikosen bei diesen ausgehungerten atrophischen Säuglingen. Solche Komplikationen können gerade in dem Moment auftreten, in
dem der Pylorus durchgängiger wird und das Erbrechen nachläßt.

Französische und angelsächsische Autoren empfehlen bei habituellem Erbrechen und bei hypertrophischer Pylorusstenose die Verabreichung der kondensierten, gezuckerten Milch in konzentrierter Form, z. B. nur zur Hälfte mit Wasser
verdünnt oder unverdünnt. PRITCHARD bestimmt zunächst den theoretischen
Kalorienbedarf des Säuglings und berechnet, wieviel kondensierte, gezuckerte
Milch notwendig ist in 24 Stunden. Ein Säugling von 5 kg brauche 500 Kalorien.
Dieser Bedarf wird gedeckt durch zirka 150 g kondensierter, gezuckerter Milch,
indem, wie bereits oben erwähnt, zirka 30 g 100 Kalorien entsprechen. Diese
150 g kondensierter Milch werden auf fünf Mahlzeiten à 30 g verteilt. Dieses
kleine Volumen von 30 g wird mit dem Löffel gegeben und zufolge des hohen
spezifischen Gewichtes und des hohen Zuckergehaltes wird es selbst von einem
hartnäckigen Brechkind im Magen zurückbehalten. Bei dieser konzentrierten
Ernährung ist es natürlich notwendig, unabhängig davon die Wasserversorgung
des Säuglings durchzuführen, d. h. man gibt zweieinhalb bis drei Stunden nach
Verabreichung der unverdünnten Kondensmilch abgekochtes und mit etwas
süßem Orangensaft schmackhaft gemachtes Wasser mit der Flasche oder bei
älteren Kindern an dessen Stelle Gemüsebrühe. Dieses Wasser wird oft teilweise oder ganz erbrochen, aber wenn damit nicht auch noch Milchreste erbrochen werden, die im Intervall noch nicht aus dem Magen in den Darm über-
getreten sind, so hat das keine große Bedeutung, sondern wirkt gewissermaßen
wie eine spontane Magenspülung. Die Methode versagt, wenn bei der Fütterung
mit der unverdünnten, kondensierten Milch sich aus den vielen Caseingerinn-
seln schließlich ein solcher Käseklumpen entwickelt, der die Pylorusstenose
unmöglich passieren kann, so daß bei der Verabreichung der Verdünnungsflüssigkeit vor der nächsten Mahlzeit noch reichlich Caseingerinnsel erbrochen werden.
Hier hilft dann oft noch die antispasmodische Therapie.

3. *Gastrointestinale Störungen.* Bei akuten Dyspepsien, die bei Säuglingen
entstanden sind, weil sie die gewöhnliche Milch nicht vertragen, kann man
nicht selten die kondensierte, gezuckerte Milch mit Vorteil als Heilnahrung verwenden. Nach der Teepause fängt man mit kleinen Konzentrationen kondensierter, gezuckerter Milch, z. B. 5% in Reisschleim, an und sieht, daß das Erbrechen verschwindet und die Stühle sich rasch bessern. Schon sehr rasch zeigt
sich Gewichtszunahme durch Wasseransatz, lange bevor das Kalorienbedürfnis
befriedigt ist, erst wenn die Gewichtskurve stockt, steigt man mit der Konzentration auf 6, 7, 8, 10% usw., bis man den vollen Kalorienbedarf mit 30 g
pro Kilogramm Körpergewicht gedeckt hat, was ungefähr einer Konzentration
von 25% entspricht.

4. *Hypotrophien und Atrophien.* Namentlich Säuglinge, die bei anderen Milchmischungen, z. B. Kuhmilch oder Trockenmilch in zu starken Verdünnungen,
schlecht gediehen sind und in den Zustand der Hypotrophie, Dystrophie und
Atrophie, hauptsächlich infolge Inanition hineingeraten sind, gedeihen meist
vorzüglich, wenn man vorsichtig, mit kleinen Dosen beginnend, kondensierte,
gezuckerte Milch als Heilnahrung verwendet. Auch hier sieht man schon bei
einer Konzentration der kondensierten Milch die Gewichtskurve ansteigen infolge

sehr erwünschten Wasseransatzes, welche noch weit unter dem Kalorienbedarf des betreffenden Säuglings liegt. Die leichte Verdaulichkeit der kondensierten, gezuckerten Milch leistet bei der stark herabgesetzten Toleranz dieser Kinder große Dienste.

Bei der ungezuckerten, kondensierten Milch fällt der günstige Einfluß des Rohrzuckers zur Haltbarmachung weg, und es müssen zur Sterilisierung länger dauernde hohe Temperaturen angewendet werden. Diese kondensierte Milch enthält kein Vitamin C mehr, auch die anderen Vitamine haben gelitten, und sie ist für die Säuglingsernährung nicht zu empfehlen.

25. Vorlesung.

Trockenmilch in der Säuglingsernährung.

Unter Trockenmilch verstehen wir eine Milch, aus der das Wasser von den festen Bestandteilen entfernt worden ist. Fügt man dieses entfernte Wasser dem Milchpulver wieder zu, so soll man wieder die ursprüngliche Milch erhalten.

Man unterscheidet hauptsächlich zwei *Fabrikationsverfahren*:

1. *Das JUST-HATMAKER-Verfahren.* Die Milch fließt in dünnster Schicht über einen erhitzten Zylinder, welcher sich beständig umdreht. Infolge der großen Oberfläche, die der Verdunstung dargeboten wird, wird die Milch in weniger als einer Umdrehung des Zylinders trocken. Dann wird mit Hilfe eines Messers, das dem Zylinder parallel läuft, die Milchschicht in Form eines Blattes abgelöst und die weitere Austrocknung erfolgt sehr rasch. Man kann die Milch direkt wie sie ist über die Zylinder schicken oder man kann sie vorher konzentrieren. Man kann die Verdunstung bei freier Luft vor sich gehen lassen oder im Vakuum. Dieses hat den Vorteil, daß die Verdunstung bei niedrigeren Temperaturen erfolgen kann.

2. *Vernebelung der Milch im SPRAY-Verfahren.* Die Milch wird unter einem Druck von 200 Atmosphären durch feine Düsen in eine Trockenkammer geleitet, durch welche ein heißer Luftstrom von über 100° durchzieht. Die Milch fällt sofort pulverförmig auf den Boden der Kammer.

Was hat nun die Trockenmilch für Eigenschaften? Die Trockenmilch erscheint als gelblichweißes Pulver, das sich etwas fettig anfühlt. Der Geschmack ist angenehm, der Geruch erinnert an frische Butter. Das Pulver ist sehr gut wasserlöslich oder soll es wenigstens sein, nicht selten entsteht aber ein kleiner Rückstand, weil sich nicht alles wieder löst. Ein Nachteil ist das Ranzig- und Talgigwerden. Eine solche Trockenmilch soll nicht gebraucht werden.

Durch das industrielle Verfahren der Milchtrocknung wird der physikalisch-chemische Charakter der Milch wohl etwas verändert, aber verhältnismäßig sehr wenig. Das Lactalbumin gerinnt etwas, das Casein fällt feinflockig aus und wird dadurch leichter verdaulich, der Milchzucker ist intakt, höchstens etwas karamelisiert. Die Salze sind unverändert, insbesondere auch die Phosphate. Dagegen wird der Lecithingehalt etwas herabgesetzt. Die Acidität ist leicht vermindert. Die Diastasen sind teilweise zerstört. Die Trockenmilch ist nahezu absolut steril, so daß bei guter Aufbewahrung Milchinfektionen ausgeschlossen sind.

Das Vitamin A bleibt ziemlich intakt, ebenso das Vitamin B. Der Vitamin C-Gehalt ist noch umstritten. HESS fand ihn ziemlich unverändert, andere Autoren dagegen bestreiten, daß die Trockenmilch noch hinreichend Vitamin C enthalte.

Was haben nun die verschiedenen Milchpulver für eine Zusammensetzung? — Die in der Westschweiz viel gebrauchte Lait Guigoz enthält 16% Eiweiß, 21% Fett, 24% Milchzucker, 31% Rohrzucker, 3% Asche und hat einen Kaloriengehalt von 478.

Die Trockenmilch Hochdorf enthält 25% Eiweiß, 26% Fett, 40% Milchzucker und 5% Asche. Kaloriengehalt pro 100 g 490.

Deutsche Trockenmilch: Aus Vollmilch nach dem KRAUSE-Verfahren hergestellt: Edelweißmilch, Milchwerke Kempten im Allgäu, in Dosen zu 500 g = 4 l Vollmilch.

Englische Präparate sind: Dryco mit 32% Eiweiß, 12% Fett, 46% Milchzucker, 7% Asche und 417 Kalorien, und Glaxo mit 25% Eiweiß, 19% Fett, 44% Milchzucker, 7% Asche, 467 Kalorien.

Die meisten dieser Trockenmilchen kommen in drei Formen in den Handel: 1. Als Trockenvollmilch, 2. als halb entrahmte Milch und 3. als ganz entrahmte Trockenmagermilch.

Sehr viel gebraucht werden die halb entrahmten Milchen. Man kann sich aber auch durch Mischung von Trockenvollmilch und Trockenmagermilch jederzeit eine halbfette Trockenmilch verschaffen.

Wie gewinnt man nun aus der Trockenmilch die flüssige Milch zurück? — Es ist am besten, wenn man zunächst das Trockenmilchpulver jeweilen auf einer Briefwaage genau abwiegt. In die sterile und trockene Flasche wird das gewogene Pulver hineingebracht und dann abgekochtes Wasser mit einer Temperatur von 60 bis 70° hineingegossen, soviel als notwendig ist, um das gewünschte Quantum flüssiger Milch zu gewinnen. Dann wird die Milch auf etwa Körpertemperatur abgekühlt, mit der Schleim- oder Mehlabkochung und Zucker verdünnt. Die Mahlzeit wird unmittelbar vor der Verwendung zubereitet. Trinkt der Säugling nicht alles, so wird der Rest weggegossen.

Bei der Guigozmilch, die 31% Rohrzucker beigemischt enthält, nimmt man 17 g auf 100 Wasser. In 1 g Guigozmilch sind 0,3% Zucker zugesetzt, 17 g enthalten somit 5,1 g Zucker auf 100 g Verdünnungsflüssigkeit. Wir brauchen also hier nicht noch einen Zuckerzusatz zu machen.

Bei der Trockenmilch von Hochdorf nimmt man 12,5 g Trockenmilch und füllt bis 100 mit Wasser auf, um 100 g flüssige Milch zu gewinnen.

Bei der deutschen Trockenmilch: Edelweißmilch gibt ein gehäufter Eßlöffel = 12 g unter ständigem Rühren, mit der achtfachen Menge Wasser versetzt, 100 gute Vollmilch.

Die ganz entrahmten Trockenmilchen, z. B. das Alipogal (Hochdorf), enthalten nur noch 0,6% Fett. Wir erhalten 100 g Magermilch, wenn wir 10 g Alipogal oder ganz entrahmte Guigozmilch auf 100 Wasser auffüllen. Der Fettgehalt einer solchen Milch beträgt dann nur noch 0,06%, der Vitamin A-Gehalt ist dementsprechend sehr gering. Diese ganz fettfreien Trockenmilchen dürfen nur für wenige Tage als Heilnahrung in der Reparation von Durchfällen verwendet werden.

Wie sollen wir nun bei diesen Trockenmilchen den Nahrungsbedarf bemessen? Wir halten uns ebenfalls an die BUDINsche Regel, d. h. wir rechnen 100 g flüssige Milch pro Kilogramm Körpergewicht, nur müssen wir hier die flüssige Milch durch das Auflösen des Milchpulvers zuerst wieder gewinnen. Wir rechnen also bei der Milch von Hochdorf 12,5 g pro Kilogramm Körpergewicht, bei der Guigozmilch 17 g pro Kilogramm Körpergewicht, bei deutschen Trockenmilchen 12,5 g.

Welches sind nun die Indikationen für die Ernährung mit Trockenmilch? Die Trockenmilch hat den Vorteil, daß sie sehr rein ist und nahezu keimfrei. Sie wird heutzutage aus diesem Grunde viel für die Ernährung des normalen Säuglings verwendet, und zwar gebraucht man in den beiden ersten Monaten halb entrahmte, später Trockenvollmilch. Man muß jedoch bei der Trockenmilchernährung frühzeitig nach dem zweiten, dritten Monat frische Fruchtsäfte teelöffelweise beigeben, um den Vitamin C-Mangel auszugleichen.

Die halb entrahmten oder ganz entrahmten Trockenmilchen werden oft für die Behandlung des habituellen Erbrechens mit Vorteil verwendet.

Von Alipogal machen wir bei leichteren Dyspepsien nach dem Vorschlag von FEER Gebrauch, um nach der Teediät eine Übergangsdiät mit dieser gänzlich fettfreien, aber eiweiß- und kalkreichen Kost, welche antidyspeptisch wirkt, einzuschalten, bevor wir die Ernährung mit gewöhnlicher Milch wieder aufnehmen. Auch bei der Coeliakie verwenden wir gelegentlich Alipogal. Ferner bei der Übergangsdiät bei akuter Gastroenteritis der kleinen und größeren Kinder, z. B. nach der Obstdiät. Wir geben dann 10 g Alipogal in Kakao aufgeschwemmt, was sehr angenehm, wie Milchschokolade schmeckt.

Hat die Trockenmilchernährung nicht auch ihre Nachteile? — Persönlich habe ich mit der Trockenmilch besonders in der Spitalpraxis keine besonders guten Erfahrungen gemacht. Es kann einmal zu den Erscheinungen des Milchnährschadens kommen mit sehr harten, weißgrauen Seifenstühlen, namentlich dann, wenn, wie von den Müttern so häufig, diese Trockenmilchen nur mit Wasser, statt mit Schleim- oder Mehlabkochungen zubereitet werden. Recht häufig kommt es aber auch im Gegenteil zu dyspeptischen Störungen, die sich meist zuerst durch eine auffallende Rötung in der Umgebung des Afters ankündigen.

Viele mit Trockenmilch ernährte Säuglinge wollen nicht recht gedeihen und zeigen vor allem sehr große Schwankungen in der Gewichtskurve. Was heute angesetzt wird, geht morgen wieder verloren. Eine große Gefahr bei dieser Trockenmilchernährung ist die Unterernährung, weil die Mutter und vielfach auch die Ärzte sich nicht mehr richtig Rechenschaft geben über die anzuwendenden Mengen der Trockenmilch. Das Trockenmilchpulver ist sehr leicht und eine Dosierung nach Teelöffeln z. B. kann zu schweren Irrtümern führen. Ein Kaffeelöffel wiegt z. B. nur $2^1/_4$ g. Man muß also genau die Dosierung überwachen und auch bei der Trockenmilchernährung auf genügenden Zusatz von zwei Kohlehydraten achten.

Fernfolgen langdauernder Trockenmilchernährung sind oft recht schwere, alimentäre Anämien und gelegentlich ist auch mit dem Auftreten eines Skorbuts zu rechnen, wenn nicht prophylaktisch frische Fruchtsäfte gegeben werden.

Namentlich französische Autoren haben darauf hingewiesen, daß Fieber auftreten kann — fièvre de lait sec —, wenn die Trockenmilch in einem zu kleinen Volumen Wasser aufgelöst wurde. Das Fieber kann von 39 bis 42° steigen ohne Änderung des Allgemeinzustandes bei normalen Stühlen und regelmäßiger Gewichtszunahme. Läßt man die Trockenmilch weg oder verdünnt man sie stärker, so wird das Fieber meist in 24 Stunden ausgelöscht.

26. Vorlesung.

Die Sauermilchen.

Man kann die Sauermilchen in zwei große Gruppen einteilen:

1. *Durch Gärung gewonnene Sauermilchen.*
2. *Einfache Säuremilchen, ohne Gärung hergestellt, durch Zufügung organischer Säuren.*

Zu der ersten Gruppe, der durch Gärung gewonnenen Sauermilchen, gehört als Prototyp:

Die Buttermilch.

Die Heimat der Buttermilch ist ursprünglich Holland. Schon im 18. Jahrhundert haben die friesischen Bauern aus der fettarmen Milch, die bei der Herstellung der Butter übrig blieb, durch Zusatz von Mehl eine Suppe bereitet, die auch von Säuglingen und kleinen Kindern gut vertragen wurde. Man machte die Beobachtung, daß sie bei Durchfällen eine heilende Wirkung ausübte. Die Buttermilchsuppe blieb lange Zeit ein Volksmittel. Erst viel später schenkten dann holländische Ärzte dieser bei den Bauern üblichen Behandlung größere Beachtung und stellten die gute Wirkung derselben fest. Diese Erfahrungen wurden zuerst im Ausland wenig bekannt, jedenfalls blieb die Anwendung von Buttermilch lange Zeit auf Holland beschränkt. Erst die epochemachenden Mitteilungen von TEIXEIRA DA MATTOS 1900 und 1902 machten die Buttermilch auch außerhalb Hollands bekannt und bald bestätigten verschiedene Kliniken die guten Erfolge der neuen Heilnahrung, welche auch als holländische Säuglingsnahrung bezeichnet wurde.

Die Buttermilch wird gewonnen aus spontan gesäuertem oder mit Milchsäurebazillen-Reinkultur angesäuertem Rahm oder aus spontan sauer gewordener Vollmilch. Im letzteren Fall läßt man hygienisch einwandfreie, gekochte Vollmilch in einem weiten Gefäß bei zirka 20° C 24 Stunden lang stehen und setzt sie so der spontanen Säuerung aus, oder man läßt sie durch Zugabe von etwas saurem Rahm oder von einem „Milchsäurewecker" (Reinkultur von Milchsäurebazillen) sauer werden. Dann wird die Milch gebuttert und schließlich noch durch ein Haarsieb gegossen. Die Zubereitung ist ziemlich umständlich, erfordert peinliche Reinlichkeit und nimmt viel Zeit in Anspruch. Die Buttermilch bleibt nicht länger als 24 Stunden brauchbar, da durch die fortschreitende Gärung ein zu starker Säuregrad erreicht wird. Von Nachteil ist ferner, daß Fett- und Säuregehalt bei dieser Milch nicht konstant sind. Demnach gestalten sich die Erfolge ungleich.

Die Buttermilch darf nie ohne Kohlehydrate gegeben werden. Unter beständigem Rühren und langsamem Anwärmen (zehn Minuten lang) bis zu dreimaligem Aufwallen werden gewöhnlich 15 g Mehl und 50 g Rübenzucker 1 l Buttermilch zugesetzt (also 1,5% Mehl und 5% Zucker). Eine gute leere Buttermilch enthält nach FINKELSTEIN 0,5 bis 1% Fett, 2,5 bis 2,7% Eiweiß, 3,0 bis 3,5% Zucker und einen Säuregrad von 28 bis 32 $\frac{N}{4}$ Natronlauge auf 100 ccm.

Wegen der oben genannten Nachteile und Schwierigkeiten bei der Gewinnung einer einwandfreien Buttermilch werden heutzutage hauptsächlich fabrikmäßig hergestellte Buttermilchkonserven gebraucht, so die Buco (Deutsche Milchwerke in Zwingenberg, Hessen) und die Holländische Säuglingsnahrung nach KOEPPE (Töpfers Milchwerke in Böhlen). Durch diese brauchbaren Präparate wurde die Buttermilchbehandlung sehr erleichtert. Leider ist in diesen Konserven die Milch nur auf zirka ein Drittel ihres Volumens eingedickt, so daß eine Dose, die 200 g Konservenmilch enthält, also nur 600 g trinkfertige Buttermilch liefert. Ferner ist zu beachten, daß diese Produkte allzu fettarm sind (0,2 bis 0,5%). Eine Säuglingsnahrung, die länger als einige Tage verabfolgt wird, soll mindestens 1% Fett enthalten (LANGSTEIN). Die holländische Anfangsnahrung nach RIETSCHEL enthält Buttermilch ohne Zusätze und die holländische Säuglingsnahrung nach KOEPPE besitzt bereits einen Zusatz von 5% Rohrzucker und 0,5% Mehl.

In neuester Zeit ist es nun gelungen, einwandfreie pulverförmige Trockenpräparate von Buttermilch herzustellen. Diese sind den flüssigen Buttermilchkonserven vorzuziehen. Es kommen hauptsächlich zwei Produkte in Betracht:

1. Die Edelweißbuttermilch der Edelweißmilchwerke in Kempten im Allgäu. Aufgelöst enthält sie nach FEER 1,5% Fett, 2,4% Eiweiß, 2,8% Milchzucker, 0,5% Milchsäure.

2. Das Eledon der Nestléwerke. Es ist ein hellgelbes körniges Pulver, 10 g in 100 g lauwarmem Wasser gelöst geben 100 g flüssige Buttermilch mit 1,3 bis 1,4% Fett und 0,6% Milchsäure. 100 g Eledonpulver enthalten 420 Kalorien.

An unserer Klinik hat sich, wie Dr. STUDER bereits beschrieben hat, folgendes Verfahren zur Herstellung der Buttermilchnährgemische bewährt:

Man berechnet den täglichen Flüssigkeitsbedarf des Säuglings (150 pro Kilogramm Körpergewicht) und bereitet eine diesem Bedarf entsprechende Menge Reisschleim. Diesem Schleim werden zuerst 3, dann 4 bis 5% Nutromalt, Dextropur oder Rübenzucker zugesetzt. In dieser Mischung löst man nun die für den betreffenden Krankheitsfall erforderliche Menge Eledonpulver auf, was unter kräftigem Umrühren geschehen muß, damit das Pulver sich im Schleim so verteilt, daß nur feinste Flocken vorhanden sind. Der Reisschleim muß vorher auf Körpertemperatur gebracht werden, da sonst Klumpen entstehen, welche der Verdauung schwer zugänglich sind. Nach dem Eledonzusatz soll die Nahrung nicht mehr aufgekocht werden. Zu empfehlen ist der Zusatz von etwas Saccharin. Die gesamte, für einen Behandlungstag erforderliche Nahrungsmenge kann so am Morgen zum voraus bereitet werden. Zu jeder Mahlzeit wird, nachdem man gut umgerührt hat, die entsprechende Menge in die Trinkflasche gegossen und auf Körpertemperatur erwärmt. Bei über drei Monate alten Säuglingen verwenden wir an Stelle von Reisschleim eine 5%ige Reismehlabkochung oder wir setzen der Buttermilch-Zucker-Mischung 2% Mondamin oder Maizena zu.

Wie können wir nun die günstige Wirkung der Buttermilch und der Sauermilch überhaupt verstehen? Die Frauenmilch verweilt im Säuglingsmagen nur zwei bis drei, die Kuhmilch drei bis vier, nach FEER bis fünf Stunden. Die lange Verweildauer der Kuhmilch wird hauptsächlich durch deren hohen Eiweißgehalt verursacht. Das Casein der Frauenmilch gerinnt sehr feinflockig und bindet nur wenig Salzsäure im Magen. Die Frauenmilch hat also eine viel geringere Pufferungskapazität. Das kann man auch durch künstliche Säuerung in vitro zeigen. Um einen p_H-Wert von 4 bis 5 zu erhalten, müssen wir der Kuhmilch dreimal soviel Salzsäure zusetzen als der Frauenmilch. Durch diese starke Salzsäurebildung durch die Kuhmilch geht die desinfizierende Wirkung der freien Salzsäure im Magen weitgehend verloren. Normalerweise erstreckt sich der günstige Einfluß der Abtötung der Keime durch den sauren Magensaft bis zur BAUHINschen Klappe herab, so daß der Dünndarm in der Norm sehr bakterienarm ist. Natürlich hilft dabei auch die bakterizide Wirkung des Darmsaftes und anderer Verdauungssäfte wesentlich mit. Das grobklumpig geronnene Casein führt schon im Magen zu einer gewissen Stagnation, dann aber kommt es zu einer solchen auch im Darm, da die groben Caseinpartikel der Verdauung viel größere Schwierigkeiten bereiten. Durch die Chymusstagnation werden gerne dann Bakterien aus den untersten Darmabschnitten und aus dem Dickdarm angelockt und der Dyspepsie sind damit Tür und Tor geöffnet.

Der wichtigste Punkt, um die günstige Wirkung der Buttermilch zu verstehen, ist die Säuerung der Milch durch Milchsäurebazillen, welche den Milchzucker zu Milchsäure vergären. Diese Milchsäure bringt das Casein der Kuhmilch zu einer feinflockigen Gerinnung. Diese feinen Caseinpartikelchen sind den Verdauungssäften besser zugänglich als die groben Caseingerinnsel. Dazu kommt dann noch bei den durch Gärung gewonnenen Sauermilchen, daß die Bazillen nicht nur den Milchzucker vergoren und das Casein zu feinflockiger Gerinnung gebracht haben, sondern auch die Eiweißstoffe der Buttermilch, Albumine und Globuline durch

diese Keime angedaut wurden, so daß sie bereits einen gewissen Grad von Vorverdauung durchgemacht haben, wodurch ebenfalls die Verdauungsarbeit, besonders des kranken Säuglings, wesentlich erleichtert wird. Wird der Einfluß
der Milchsäurebazillen zu frühe unterbrochen bei der Herstellung der Buttermilch, so fällt diese Vorverdauung des Caseins durch die Keime weg, und die
mit einer solchen Buttermilch erzielten Resultate bei Dyspepsien werden bereits
deutlich schlechter.

Die Säuerung entlastet die Sekretionsleistung des Magens. Die Salzsäure des
Magensaftes wird nicht mehr in gleichem Maße gepuffert wie durch das gewöhnliche Casein. Die Milchsäure hat ferner einen deutlich hemmenden Einfluß auf
die pathogenen Colibazillen, die bei ernährungsgestörten Säuglingen den Magen
und auch den oberen Dünndarm aszendierend besiedeln.

Der Milchzucker ist im Vergleich zur Vollmilch durch die Säuerung entsprechend der Milchsäurebildung vermindert. Diese Verminderung ist aber unbedeutend. Von 4 bis 4,5% in der frischen Milch auf 3 bis 3,5%. FEER sagt jedoch:
Die gute Wirkung nichtfermentierter Sauermilchen mit vollem Milchzuckergehalt
beweist, daß die Zuckerverminderung in der Buttermilch unmöglich eine bedeutende Rolle spielen kann.

Der Fettgehalt der Buttermilch ist stark reduziert. Es ist bekannt, daß
das Fett der Kuhmilch manchmal schon vom gesunden, geschweige denn vom
kranken Säugling schlecht vertragen wird. Es verzögert die Entleerung des
Magens und wirkt bei Dyspepsien in jedem Fall schädlich. Bei Fäulnisvorgängen
verstärkt es diese, aber auch Gärungen werden durch das Fett verschlimmert.
Der Fettgehalt des Eledons von 1,4 bis 1,5% ist selbst bei schwereren Dyspepsien
und Toxikosen noch zu hoch, und es muß in diesen Fällen als Anfangsnahrung eine
Buttermilch von 0,5 bis 0,6% Fettgehalt verwendet werden, z. B. die Buttermilch
von Guigoz. Nestlé stellt neuerdings den Kliniken auf meine Veranlassung ein
solch fettarmes Eledon als Anfangsnahrung zur Verfügung.

Welches sind nun die Indikationen für die Buttermilch? Wir können folgende
wichtigste Indikationen unterscheiden:

1. *Allaitement mixte*, besonders bei Neigung von frühgeborenen und schwachen
Brustkindern zu dyspeptischen Erscheinungen. Die fettarme, eiweiß- und salz-
reiche Buttermilch ergänzt in glücklicher Weise die fettreiche eiweiß- und salzarme
Frauenmilch. Frühgeborene und schwache Kinder haben meist einen höheren
Eiweiß- und Salzbedarf, als ihn die Frauenmilch zu bieten vermag, zu ihrem
Gedeihen notwendig.

2. Die Buttermilch ist eine ausgezeichnete Heilnahrung bei den *Dyspepsien*
und selbst *Toxikosen* der Säuglinge. Je schwerer die akute Durchfallerkrankung
ist, je mehr sie sich der Toxikose nähert oder in eine Toxikose übergeht, um so
vorsichtiger muß sie im Anfang dosiert werden (0,5 bis 1 g als Anfangsdose **pro**
Mahlzeit, bei gewöhnlichen Dyspepsien zirka 5 g). Das glückliche Milieu der
Buttermilch mit dem Eiweißreichtum und dem Milchsäuregehalt gestattet von
Anfang an zwei Kohlehydrate zu geben. Diese Kohlehydrate sollen immer der
Buttermilch zugesetzt werden, da sonst die Buttermilch toxisch wirken kann.
Ich habe Versuche an jungen Ratten gemacht, die bei Eledon ohne Kohlehydrat-
zusätze in kürzester Zeit unter schweren toxischen Erscheinungen zugrunde gingen.
Es handelt sich um eine Proteintoxikose, ähnlich wie man sie nach Eiklarfütterung
sieht.

3. Sehr bewährt hat sich uns, wie anderen Autoren, bei leichteren Dyspepsien die sogenannte **Buttermilchkorrektur** (nach STOLTE u. a.). Oft genügt
es, nur eine Mahlzeit der gewöhnlichen Milchmischung durch Buttermilch zu
ersetzen. (Gelegentlich zwei bis drei Mahlzeiten.)

4. Gewisse *Kinderdermatosen* werden durch Buttermilchernährung günstig beeinflußt, sowohl die Dermatitis seborrhoides mit ihrem schwersten Grad, der Erythrodermia desquamativa als auch das wahre konstitutionelle Ekzem des Säuglings.

Auf diese Dermatosen wirkt das Kuhmilchfett ausgesprochen schädlich, meist liegt aber auch eine Störung des Eiweißstoffwechsels vor, welche zu Nährschäden der Haut führen kann. Die bessere Eiweißverdauung bei der Buttermilch ist in der Lage, diese Störung zu beheben.

Eine mit Casein angereicherte Buttermilch ist die **Eiweißmilch** von FINKELSTEIN und MEYER.

Die Eiweißmilch wird folgendermaßen hergestellt: 1 l pasteurisierte Milch wird durch Labferment in der Wärme zur Gerinnung gebracht. Durch Filtration durch ein feines Sieb trennt man das Käsegerinnsel von der flüssigen Molke. Dann läßt man das Käsegerinnsel mit etwas Wasser und ohne starken Druck auszuüben zweimal durch ein feines Haarsieb passieren. Dann fügt man $^1/_2$ l gute Buttermilch zu. Ferner gibt man der Eiweißmilch von Anfang an 3% Nährzucker oder Nutromalt bei, da man bei kohlehydratfreier Eiweißmilch ganz ähnlich toxische Gewichtsstürze erlebt hat wie bei kohlehydratfreier Buttermilch. Das Ganze bringt man dann zum Sieden unter beständigem Umrühren. Das Casein soll keine Knollen bilden. Man soll im Gegenteil zuletzt eine Flüssigkeit erhalten, welche das Casein in feinflockiger Verteilung enthält.

Ohne Zuckerzusatz enthält die Eiweißmilch 3% Eiweiß, 2,5% Fett, 1,5% Milchzucker und zirka 0,5% Asche.

Die Berner Alpenmilchgesellschaft Stalden stellt in letzter Zeit dem Arzt eine Trockeneiweißmilch in Pulverform zur Verfügung, und zwar in zwei Formen: Ursa I Trockeneiweißmilch vollfett, Ursa II Trockeneiweißmilch $^2/_3$ entfettet. 10 g Trockeneiweißmilch auf 100 g Wasser entsprechen 100 ccm flüssiger Eiweißmilch. Diese enthält dann

	Eiweißmilch vollfett	Eiweißmilch $^2/_3$ entfettet
Fett...............	2,18%	0,65%
Proteine	3,61%	4,18%
Milchzucker	2,13%	3,07%
Milchsäure	0,45%	0,41%
Mineralstoffe	0,52%	0,51%
Wasser	91,11%	91,18%

Die Eiweißmilch arbeitet mit zwei Doppelsicherungen:

1. Wird der leicht gärende Milchzucker stark vermindert (1,5%) und ebenso wird die Molke zur Hälfte verdünnt und durch den Caseinzusatz wird die Milch mit Calcium angereichert.

2. Der Zusatz von Casein und der relativ hohe Fettgehalt fördern die Darmfäulnis auf Kosten der Gärung. Sie erzeugen im Darm eine stark alkalische Reaktion, welche die Säurebildung bekämpft.

Dazu kommt dann noch der günstige Einfluß der Milchsäure.

Der Vorteil der Eiweißmilch liegt darin, daß man die ernährungsgestörten Säuglinge besser ernähren, ihnen insbesondere in diesem gärungsfeindlichen Milieu von vornherein andere Kohlehydrate außer dem Milchzucker, z. B. in erster Linie Maltose-Dextrin-Präparate, wie Nährzucker, Nutromalt, geben kann, mit deren Dosierung man je nach dem Verlauf der Gewichtskurve von 3% ansteigt bis auf 4,5 bis 8% und mehr.

Die günstige Wirkung der Eiweißmilch zeigt sich in dem Erscheinen von typischen Fettseifenstühlen. Der Gewichtssturz hört auf, die Gewichtskurve biegt nach oben um und die Reparation wird eingeleitet.

Die Hauptfehler bei der Verwendung der Eiweißmilch werden dadurch gemacht, daß man mit den Kohlehydratzusätzen (Nährzucker, Nutromalt, später auch 2 bis 5% Reismehl) zu zaghaft vorgeht. Dies wird hauptsächlich dadurch bedingt, daß der erwartete trockene, homogene Seifenstuhl sich nicht einstellen will, im Gegenteil, die Stühle bleiben gehackt und werden sehr häufig entleert. Dies rührt davon her, daß bei besonders eiweißempfindlichen Säuglingen der starke Sekretionsreiz auf den Darm auch vermehrte Peristaltik auslöst. Trotz der vielen und durchfälligen Stühle können jedoch die Säuglinge bei hinreichend progressiv ansteigenden Kohlehydratzusätzen gut an Gewicht zunehmen.

Die Eiweißmilchtherapie wird vier bis sechs Wochen lang durchgeführt; die Menge der Eiweißmilch wird jeden zweiten Tag um etwa 100 g gesteigert, nachdem man bei Toxikosen mit 50 g, bei gewöhnlichen Dyspepsien mit 300 g pro Tag begonnen hat. Das Umsetzen von der Eiweißmilch auf die gewöhnlichen Milchmischungen entsprechend dem Alter des Kindes, soll von einem Tag auf den anderen erfolgen. Die Heilung ist nur dann als geglückt anzusehen, wenn nunmehr das Kind bei der gewöhnlichen Ernährung weiterhin gut gedeiht.

Der Kaloriengehalt der Eiweißmilch beträgt 400 pro Liter ohne Zucker, bei 5% Zuckerzusatz steigt er auf 600.

Namentlich bei älteren Kindern machen wir noch von zwei Sauermilchpräparaten gerne Gebrauch, welche ebenfalls durch Gärung gewonnen werden:

Das *Joghurt* ist eine durch Bakterien, Milchsäurebakterien, Thermobakterium Joghurt und einen Streptococcus thermophilus zur Gerinnung gebrachte bulgarische Sauermilch.

Eine einfache Herstellung hat Combe angegeben. $^1/_2$ l gekochte Milch wird rasch auf 40° abgekühlt, in vier sterilen Flaschen mit einem Fläschchen (10 g) Lactobazillin gemischt, zehn bis zwölf Stunden auf 35 bis 40° gehalten und nunmehr eisgekühlt aufbewahrt (zitiert nach Feer).

Die Milchsäurebildung ist doppelt so groß als bei den gewöhnlichen Säurebakterien, zirka 1%.

Das Joghurt bildet eine mehr oder weniger weiche, gelatineähnliche Masse. Das Casein ist physikalisch und chemisch verändert, ein Teil ist löslich geworden, peptonisiert.

Eine günstige Wirkung des Joghurts zeigt sich besonders bei chronischen Enteritiden, bei infektiöser Colitis und Dysenterie, gelegentlich auch bei Typhus und Paratyphus.

Der *Kefir* wird aus Kefirkörnern bereitet, welche das organische Ferment enthalten, Langstäbchen, Streptococcus lactis und zwei Arten Hefe. Wenn die Bereitung vollendet ist, so hat der Kefir eine weißgraue Farbe, er ist flüssig und moussiert, da er auch zu alkoholischer Gärung geführt hat, wobei auch Kohlensäure entstanden ist. Die Säuerung ist stärker als bei der gewöhnlichen Sauermilch. Auch hier kann der Milchsäuregehalt bis 1 bis 1,5% ansteigen.

Wir stellen den Kefir so her, daß wir Milch in verschlossenen Bierflaschen, also unter anaeroben Bedingungen ohne jeden Zusatz gären lassen. Die in der Milch vorhandenen Milchsäurebazillen und Hefen führen unter diesen Umständen zu Kefirbildung.

Wir machen gerne von Kefir Gebrauch bei infektiösen Enteriten mit faulenden Stühlen, bei Typhus, Paratyphus, Dysenterie usw. bei kleinen und größeren Kindern.

Wir kommen nun noch zur Besprechung der ohne Fermentation hergestellten, in neuester Zeit so viel verwendeten Sauermilchen. Hier wird die Säuerung erreicht durch die einfache Zuführung von organischen Säuren. Der wichtigste Typ ist:

Die Milchsäurevollmilch nach Marriott. Sie wird folgendermaßen hergestellt: Vollmilch wird mit 2% Mondamin und 5% Rübenzucker, Traubenzucker, Nährzucker oder Nutromalt kurz aufgekocht, und beim Abkühlen bis zu etwa 40° werden tropfenweise 0,5% einer 75%igen Milchsäure aus einem Meßzylinder unter stetigem Umrühren langsam zugeführt, damit das Casein zu ganz feiner Gerinnung gebracht wird. Ist die Milch noch zu heiß oder wird die Säure zu rasch zugesetzt, dann werden die Gerinnsel klumpig und die Mischungen ungeeignet.

Ein Säugling brauche z. B. 600 g Milchsäurevollmilch im Tag, eine Dosis, über die wir selten hinauszugehen brauchen. Er bekommt also 600 Vollmilch, darin werden aufgekocht:

12 g Mondamin oder Soldor Nestlé,

30 g Nutromalt,

nach dem Abkühlen werden tropfenweise unter starkem Umrühren in einem Meßzylinder abgemessene 3 ccm Milchsäure zugegeben. Man kann auch die Milchsäure zehnfach verdünnen und setzt dann nach und nach 30 ccm auf 600 Vollmilch zu. Intelligente Mütter können ganz gut diese Milchsäurevollmilch nach diesen Vorschriften im Haushalt selber zubereiten.

Eine Milchsäurevollmilch in Pulverform ist das Pelargon (grün) (Nestlé), welches durch Zusatz von 0,5% Milchsäure (Ph. H. V zirka 90 bis 100%) und rasche Zerstäubung in heißem Luftstrom erzeugt wird. 100 g enthalten 490 Kalorien. 14 g Pelargon geben mit 90 g warmem Wasser 100 g Milchsäurevollmilch. Sehr wichtig ist, daß auch hier der Zusatz von 2% Mondamin oder Soldor und 5% Rübenzucker oder Nährzucker (Nutromalt) nicht vergessen wird. Wir haben schon wiederholt in der Klinik Säuglinge mit schwersten Formen atrophischen Milchnährschadens aufgenommen, welche mit Pelargon ohne jegliche Kohlehydratzusätze ernährt worden waren. Bei hinreichendem Zusatz von Kohlehydraten gibt das Pelargon gute Resultate bei der Ernährung gesunder Säuglinge. Immerhin tritt mitunter Erbrechen auf und nach längerem Gebrauch gelegentlich auch Intertrigo.

Das *Pelargon „orange"* (Nestlé) enthält im Gegensatz zum Pelargon „grün" bereits die beiden Kohlehydratzusätze, d. h. 2% Soldor und 5% Zucker (2,5% Dextrimaltose und 2,5% Saccharose). Wenn man 21% Pelargon „orange" in 90 ccm gekochtem warmem Wasser auflöst, erhält man 100 ccm gebrauchsfertige Milchsäurevollmilch. Beim Umsetzen auf Pelargon „orange" beginnt man vorsichtshalber mit 16% und steigt nach Maßgabe der Gewichtskurve auf 18, 20 bis 21%. Ist die Gewichtszunahme sowohl beim Pelargon „grün" (14% Milchsäurevollmilch + 7% Kohlehydratzusätze, d. h. 2% Soldor + 5% Zucker = 21%) als auch beim Pelargon „orange" (21%) noch ungenügend, so muß man Maltosedextrin zusetzen, 3, 4 bis 5% und mehr Nutromalt, je nach Bedarf.

Die Firma Dr. Wander bringt neuestens das sogenannte Nutracid in den Handel. Es besteht aus Nutromalt mit einem Zusatz von 10% Milchsäure, leicht gesüßt und aromatisiert. Auf 100 g Vollmilch nimmt man 2% Maisstärke (Mondamin, Maizena), rührt es glatt an, erhitzt die Milch zum Sieden, anschließend wird auf 38 bis 40° abgekühlt und werden pro 100 g Milch 5 g Nutracid unter fortwährendem Umrühren mit dem Schneebesen zugegeben. Während noch eine bis zwei Minuten kräftig weitergerührt wird, fällt das Milchcasein sehr feinflockig aus und behält diese Form auch bei längerem Stehen. Dank ihrem Gehalt an Milchsäure (0,5%, p_H = 4,8 bis 5,0) kann sie selbst im Hochsommer tagsüber aufbewahrt und je nach Bedarf nach vorhergehendem kurzem Aufrühren verwendet werden. Sind höhere Konzentrationen von Nutromalt notwendig, so muß man Nutromalt ohne Milchsäurezusatz dem Nutracid zusetzen.

Um eine Tagesportion von 600 Milchsäurevollmilch herzustellen, werden also 600 Vollmilch mit 12 g Maisstärke glatt angerührt, zum Sieden erhitzt, beim Abkühlen auf 38 bis 40° werden drei gestrichen volle Meßgefäße Nutracid (ein Meßgefäß = 10 g) unter fortwährendem Umrühren mit dem Schneebesen beigegeben.

Die Idee der durch künstlichen Milchsäurezusatz hergestellten Sauermilchen ist folgende: Sie versucht eine Milch zu erhalten, deren Pufferungskapazität

exakt dem p_H des Magens entspricht, d. h. es soll auch bei Ernährung mit Milchsäurevollmilch auf der Höhe der Verdauung fast die gleiche Azidität bestehen wie
bei gesunden Brustkindern (zirka 3,75). Nach MARRIOTT und DAVIDSON wird
dieses Resultat in der Tat erreicht. Die erschwerte Verdauung der gewöhnlichen
Kuhmilch führt MARRIOTT in der Hauptsache auf ihre stärkere Pufferung zurück.
Die Milchsäure zerlegt zuerst in der Milch die phosphorsauren Salze, löst hernach
die Kalkcaseinverbindungen, macht so das Casein frei, das sehr fein schon vor
der Nahrungsaufnahme gerinnt. Der Magensaft dringt leicht in die feinen Gerinnsel
der Milchsäurevollmilch ein, beschleunigt die Verdauung und ermöglicht so eine
rasche Passage durch den Pylorus. Nach MARRIOTT soll sie auch die Sekretion
von Galle, Pankreas und Darm begünstigen. Die Milchsäure verhindert ferner
die Vermehrung unerwünschter Keime, speziell der Coli im Magen und Dünndarm.

All das wird durch den einfachen Zusatz von Milchsäure erreicht. Es beweist
dies, daß das wirksame Prinzip aller Milchsäuremilchen eben auf dem Gehalt der
Milchsäure beruht (FEER).

Die Milchsäure steigert nun die Verdaulichkeit des Caseins in dem Maße, daß
wir auf die bisher üblichen Milchverdünnungen verzichten und selbst schon
jüngeren Säuglingen Vollmilch verabreichen können. Das hat große Vorteile,
denn bei den Verdünnungen der Milch wurde eben auch der Fettgehalt in schädlicher Weise verdünnt. Die Kohlehydratzusätze konnten dies nicht ohne weiteres
wieder gut machen, ferner wurde auch der Vitamingehalt der Milchen entsprechend
verdünnt. All das fällt bei der Verabreichung von Milchsäurevollmilch weg. Eine
wichtige Vorbedingung für das Gelingen ist jedoch die nie zu unterlassende
Anreicherung mit Kohlehydraten. Der bedeutende Kohlehydratgehalt schützt
dabei gegen Milchnährschaden. Interessant ist auch, daß BISCHOFF bei Milchsäurevollmilch keine alimentäre Anämie entstehen sah. Rachitis und exsudative
Diathese werden nicht begünstigt.

Für die Berechnung des Nahrungsbedarfes gehen wir davon aus, daß der
Säugling 100 Kalorien pro Kilogramm Körpergewicht braucht. Diese 100 Kalorien können gedeckt werden durch 100 Kuhmilch = 68 Kalorien + 7 g Kohlehydrate = 28 Kalorien, zusammen 96 Kalorien. In einem kleinen Volumen
können somit die nötigen Nahrungsmengen zugeführt werden. Diese kleinen
Flüssigkeitsvolumina führen zu geringen Urinmengen und bringen damit einen
verminderten Verbrauch an Wäsche, verhüten auch das Auftreten von Intertrigo.
Wenn es erforderlich ist, können in kleinem Volumen auch höhere Kalorien-
zahlen zugeführt werden, z. B. in 150 Milchsäurevollmilch pro Kilogramm Körpergewicht 144 Kalorien.

Welches sind nun die Resultate und Indikationen für die Ernährung mit
Milchsäurevollmilch?

1. Die Milchsäurevollmilch kann für die *Ernährung* des *gesunden Säuglings*
mit ausgezeichnetem Erfolg verwendet werden. Die Resultate sind bedeutend
besser als bei den bisher üblichen Milchverdünnungen. Namentlich BEUMER
und BISCHOFF haben sie während vieler Jahren als ausschließliche künstliche
Nahrung gegeben für gesunde Säuglinge. Im städtischen Kinderheim in Göttingen
werden alle Kinder ohne Ausnahme von der dritten Woche bis zum fünften
Monat damit ernährt. Nur als Übergangsnahrung wird abgerahmte Sauermilch
gegeben. Die sogenannte BUDINsche Zahl wird besonders bei untergewichtigen
Kindern dabei mit Vorteil von 100 bis 150 pro Kilogramm Körpergewicht erhöht.
Treten ausnahmsweise dyspeptische Erscheinungen auf, so genügt es, oft während
einiger Tage einfach abgerahmte Milchsäurevollmilch zu verabreichen. Die
genannten Autoren und auch andere Ärzte sind der Ansicht, daß diese Säuremilchen, die einfach und billig herzustellen sind, sich hervorragend zur Dauer-

ernährung gesunder Säuglinge eignen. Sie sind berufen, dem praktischen Arzt die Ernährung im Säuglingsalter außerordentlich zu erleichtern und zu vereinfachen und ihn von den vielen anderen verwirrenden Ernährungsformen fast unabhängig zu machen.

Ein Nachteil der Milchsäurevollmilchen ist der nicht selten recht hohe Energiequotient. Es gibt Säuglinge, die erst bei einem Energiequotienten von 125 bis 150 und noch höher bei Milchsäurevollmilch zu richtigem Gedeihen zu bringen sind, während man bei der gezuckerten kondensierten Milch oft mit auffallend niedrigen Energiequotienten auskommt. Es weist das darauf hin, daß für die Verdauung der Vollmilch trotz des Zusatzes von Milchsäure doch noch erhebliche Verdauungsarbeit aufgewandt werden muß. Außerdem bekenne ich mich als Gegner jeder Uniformierung und Schematisierung in der Säuglingsernährung. Der Kinderarzt soll stets die Möglichkeit haben, für den Säugling in individueller Weise diejenige Nahrung auszuwählen, bei der sein Pflegling am besten gedeiht, und das ist nicht immer die Milchsäurevollmilch.

2. Gewisse *Dermatosen*, ganz besonders die *Dermatitis seborrhoides*, welche in den ersten drei Monaten des Lebens auftritt, wird nach unseren Erfahrungen durch Ernährung mit Milchsäurevollmilch, eventuell anfangs entrahmt, sehr günstig beeinflußt.

3. *Leichtere Magen-Darmstörungen* werden durch Übergang auf langsam ansteigende Dosen von abgerahmter Milchsäuremilch oft sehr rasch geheilt.

4. Bei *infektionskranken Kindern*, besonders auch mit Brechneigung, z. B. bei Keuchhusten, Pneumonie, Pyelitis usw., bewährt sich die Kleinheit des nötigen Nahrungsvolumens zur Überwindung der Brechneigung und der Appetitlosigkeit!

Statt der Milchsäure hat WEISSENBERG empfohlen, zur Säuerung *Citronensäure*, 0,46% der gepulverten Säure, mit Nährzucker gemischt, allmählich der Milch im Kochen zuzugeben. Ein Vorläufer des Nutracids ist der Zitrotibinnährzucker, der eine fertige Mischung von Citronensäure mit Nährzucker darstellt. Eine sehr einfache Zubereitung ermöglichen auch die Aziletten nach BEUMER, Zitronensäuretabletten, von denen eine genügt für 100 g Milch. Die Milch wird mit 2% Mondamin und 5% Zucker gekocht und nach dem Abkühlen rührt man die zerdrückten Tabletten in die Milch ein.

Acigo Guigoz. Es handelt sich um eine mit Zitronensäure angesäuerte Pulvermilch, vollfett oder teilweise entrahmt, mit Zusatz von Dextrinmaltose, Eisen und Vitamin D. Ein glatt gestrichener Maßlöffel enthält 5 g Acigopulver und soll in je 30 bis 35 g Wasser aufgelöst werden. Näheres entnehme man der Dosierungstabelle, die jeder Packung beigegeben ist.

Von A. HESS und MATZNER wurde auch empfohlen, die Milch mit 28 ccm *Zitronensaft* pro Liter anzusäuern.

Alete-Milch. Eine mit natürlichem Zitronensaft gesäuerte Vollmilch in Trockenform ist die Alete-Milch (München 2 BS, neuerdings Berner-Alpenmilch-Gesellschaft, Abt. Alete Bern). Besonderes Gewicht wird auf den Gehalt an Alete-Zucker (MALYOTH) gelegt. Durch Abbau des Stärkemoleküls im Sinne der Körperfermente, im Gegensatz zu pflanzlichen Enzymen, werden körpernahe Zucker in „α-Konstitution" gewonnen, während die pflanzlichen Enzyme die „β-Konstitution" vorziehen. Die körpernahen Zucker werden viel besser resorbiert. Durch gleichzeitigen Abbau der zweiten großen Stärkekomponente, des Amylopektins, mittels der das Ferment begleitenden Phosphatasen werden wichtige Phosphorverbindungen für den Stoffwechsel frei. Das Ferment wird nach seiner Tätigkeit, d. h. nach dem Entstehen von etwa 50% Maltose und 50% Dextrinkörpern, hier in „α-Konstitution", zerstört.

17,5 g Alete-Pulver und 87,5 g Wasser ergeben 100 ccm trinkfertige Nahrung. Der Zitronensaft ist auch als Vitamin C-Träger wertvoll.

Für die Zubereitung der Alete-Milch verweise ich auf die Gebrauchsanweisung, die jeder Büchse beigegeben ist.

Wichtig ist die Beschränkung der Trinkmenge pro Tag. Erster Monat ein Sechstel des Körpergewichts, zweiter bis dritter Monat ein Siebentel des Körpergewichts, dann etwa ein Achtel des Körpergewichts.

Diese Beschränkung der Trinkmenge ist auch für andere Sauermilchen empfehlenswert.

Ascorbetten-Milch (WANDER). Eine besondere Form der Sauermilch ist die Ascorbetten-Milch (WANDER). 1 Comprimé enthält 0,38 Acid. citric. und 0,02 Acid. ascorbic. Pro 100 g Milch nimmt man einen gehäuften Teelöffel Nutromalt sowie einen gestrichenen Teelöffel Maisstärke (Mondamin), verrührt und kocht auf und nach Abkühlen auf 40° wird eine Ascorbette in wenig Wasser gelöst unter stetem Umrühren tropfenweise zugegeben. Statt Maisstärke kann man auch mit Vorteil Soldor (Nestlé) 2% verwenden.

J. HESS gibt 5% *Orangensaft* zur Milch und gewinnt auf diese Weise ein sehr angenehmes, nur schwach saures Getränk.

Eine *Salzsäuremilch* wurde von SCHEER angegeben zur Behandlung der Spasmophilie und auch gegen Ekzem (Cutanmilch). Im Gegensatz zu den organischen Säuren, insbesondere der Milchsäure, welche im Organismus zu Kohlensäure und Wasser verbrennen, ist dies bei der anorganischen Säure nicht möglich. Sie ist deshalb imstande, dem Organismus Alkalien zu entziehen. Übrigens hat auch die Zitronensäure den Nachteil, daß sie als solche durch den Urin ausgeschieden werden muß.

Es wäre hier noch die *Calciamilch* von MOLL zu erwähnen. Für die Bereitung der Calciahalbmilch geht man folgenderweise vor: Man bringt in ein Gefäß $^1/_4$ l Milch und ferner fünf Eßlöffel Wasser, sodann vier Calciatabletten (Calcium lacticum) und vermischt mit einem Löffel. Unter stetem Umrühren kocht man während fünf Minuten. Dann fügt man $^1/_4$ l Vollmilch und vier Stück Zucker zu. Dann läßt man kochen unter stetem Schlagen mit dem Schneebesen.

Calciahalbmilch enthält 550 Kalorien pro Liter, Calcia-Zweidrittelmilch 650 Kalorien.

Die dissozierte Milchsäure aus dem Calcium lacticum bringt das Casein zu feiner Gerinnung. Dadurch wird es leichter verdaulich in gleicher Weise wie bei den anderen Säuremilchen. Außerdem wird im Magen noch weiter Milchsäure aus dem Calcium lacticum in Freiheit gesetzt und anderseits begünstigt der Calciumgehalt die Entstehung von Kalkseifenstühlen. Sie wirkt also ausgesprochen antidyspeptisch. Der Vorteil der Calciamilch ist der weniger saure Geschmack, sie wird deshalb von den Säuglingen oft lieber genommen.

Die Calciamilch kann je nach Bedarf längere Zeit verabreicht werden, solange die Säuglinge gut an Gewicht zunehmen. Später können sie auf gewöhnliche Milchmischungen umgesetzt werden.

In der Hauptsache beruht, wie wir gesehen haben, die Wirkung der Milchsäure und auch der Zitronensäure in der Erzeugung feiner Caseingerinnsel, einer verminderten Pufferung im Magen und deren Folgen, wie Schonung der Magensekretion und raschere Entleerung des Magens, und in der bakteriziden Wirkung auf schädliche Keime in der fertig gestellten Nahrung vor dem Genuß und auch im Magen-Darmkanal selbst. Ja, die Einführung der Sauermilchen bedeutet den größten Fortschritt der letzten Jahrzehnte, sowohl für die Ernährung des gesunden als auch des kranken Säuglings (FEER).

Die Molke.

Die Molke läßt sich leicht folgendermaßen herstellen:

1. Durch Labferment. 1 l ungekochte Milch wird auf zirka 40° C erwärmt und mit einem Eßlöffel Simons Labessenz oder einem gestrichenen Teelöffel Pegnin versetzt. Auch die sogenannten Junkettabletten können zu diesem Zweck gut verwendet werden. Dann wird die Milch 20 bis 30 Minuten an warmem Ort stehengelassen, bis Labung erfolgt ist. Die Milch wird auf ein Seihtuch gegossen, das Casein wird durch dieses zurückgehalten und die flüssige Molke tropft ab.

2. Calciummolke: 1 l Milch wird mit 4 g Calcium lacticum aufgekocht, das Casein fällt dabei aus und die Molke wird abfiltriert.

1 l Milch gibt zirka $^1/_2$ l Molke, von einem Kaloriengehalt von 230 pro Liter.

Das geronnene Casein der Milch entspricht gewissermaßen dem Blutkuchen, die abfiltrierbare Molke dem Serum.

Die Molke enthält die Salze der Milch, den Milchzucker und nur 0,3% Lactalbumin. Für sich kann sie nicht als einziges Nahrungsmittel dienen, aber sie kann als ein ausgezeichnetes Vehikel für andere diätetische Produkte verwendet werden.

Welches sind nun die Indikationen für die Verabreichung von Molke?

1. Die Hauptindikation für die Molke bildet das Auffangen schwerer Gewichtsstürze bei akuten Durchfallkrankheiten und Toxikosen. Hier werden zweckmäßig eine oder mehrere Teemahlzeiten durch Molkensuppe ersetzt. Die Molke wird für jüngere Säuglinge mit 2%, für ältere mit 4% Mondamin oder Maismehl zunächst kalt angerührt, gut aufgekocht und es wird noch etwas Zucker zugesetzt.

2. MOLL hat die Molke verwendet als Verdünnungsflüssigkeit, z. B. für abgezogene Frauenmilch bei der Wiederaufnahme der Ernährung nach akuten Verdauungsstörungen. Die sonst so salzarme Frauenmilch gestattet ohne Molke eine nur sehr langsame Reparation. In ähnlicher Weise wird die Molke auch als Verdünnungsflüssigkeit für Mandelmilch benutzt.

Dosierung: Bei akuten Ernährungsstörungen werden 50 bis 100 g Molke im Tag gegeben.

Die Pflanzenmilchen.

Die pflanzlichen Eiweißstoffe zeigen gegenüber den tierischen gewisse Vorteile, sie verändern sich weniger leicht als die tierischen und bleiben längere Zeit gut erhalten. Sie sind auch oft leichter verdaulich als die tierischen Eiweißstoffe und führen weniger zu Fäulnisvorgängen im Darm. Der Organismus sensibilisiert sich nicht gegen diese pflanzlichen Eiweißstoffe, im Gegensatz z. B. zum Eiereiweiß.

Die Pflanzenmilchen lassen sich leicht zubereiten und werden im großen ganzen von den Säuglingen gern genommen.

Aber neben diesen Vorteilen bestehen schwere Nachteile, weil die pflanzlichen Eiweißstoffe einen geringeren biologischen Nährwert haben. Leicht fehlt die eine oder andere Aminosäure, welche für die Erhaltung des Gleichgewichtes, ganz besonders aber für das Wachstum unentbehrlich sind. Dieser Fehler läßt sich nur zu einem Teil ausgleichen durch die Verwendung eines Gemisches von vegetabilen Eiweißen. Wegen des Mangels unentbehrlicher Aminosäuren sehen wir in der Regel bei diesen Pflanzenmilchen, daß die Säuglinge früher oder später trotz hinreichender Kalorienzufuhr ihr Wachstum einstellen.

Der Eiweißgehalt der Pflanzenmilchen ist oft gering, und um das Stickstoff-minimum zu decken, muß man ziemlich viel geben, was durch den Überschuß an Kohlehydraten zu Verdauungsstörungen führen kann. Die wichtigsten Reprä-sentanten der Pflanzenmilchen sind: Die Mandelmilch, die Sojamilch und das Sonnenblumenmehl.

Die **Mandelmilch** wird folgendermaßen hergestellt:

150 g süße Mandeln werden im kalten Wasser durch 12 bis 24 Stunden stehen-gelassen, hierauf geschält und in einer Mühle zerkleinert. Dann werden die Mandeln partienweise in einem Mörser unter allmählichem Zusatz von 1 l Wasser etwa eine halbe Stunde lang zerrieben, was durch Zusatz von etwas gewaschenem Seesand erleichtert wird. Zuletzt wird die so hergestellte Mandelmilch durch ein Seihtuch filtriert und mit der gleichen Menge Molke vermengt. Zum Schluß Zusatz von 3% Reis- oder Maismehl und 5% Zucker, gut aufkochen. Dabei zeigt die Mandelmilch eine ganz feine Koagulation.

Wenn man rasch Mandelmilch braucht, kann man auch aus der Apotheke Emulsio amygdalarum dulcium verschreiben und das gleiche Quantum Molke zufügen.

Wir verwenden lieber die selbsthergestellte Mandelmilch als die Mandel-pürees der Nuxowerke. Letztere geben für ältere Kinder eine gute Mandelmilch. Man nimmt 10 g, rührt sie mit wenig Wasser an und setzt dann 100 g Wasser zu. Man erhält so eine Mandelmilch von zirka 60 Kalorien. Nuxo enthält 60,4% Fett, 22% Eiweiß, 10,4% Kohlehydrate, 3% Asche und 2,5% Wasser. Die 10%ige Mandelmilch zeigt somit folgende Zusammensetzung: Rund 6% Fett, 2% Eiweiß und nur 1% Kohlehydrat. Sie muß also unbedingt mit Kohlehydraten angerei-chert werden. Empfohlen wird eine Anreicherung von 3 bis 5% Rohrzucker bzw. Nährzucker oder Nutromalt und 1,5% Reismehl oder Maismehl. Der Brennwert der Mandelmilch beträgt 670 Kalorien, bei 5% Kohlehydratzusatz 690 Kalorien.

Die Fettkügelchen der Mandelmilch sind in ihren Dimensionen sehr viel größer als diejenigen der Kuhmilch, oder gar der Frauenmilch. Es gibt Riesen-fetttropfen. Doch hat das Pflanzenfett den Vorteil, daß es wenig oder keine flüchtigen Fettsäuren enthält.

Welches sind nun die Indikationen für die Mandelmilch?

1. MOLL hat die *Mandelmilch-Molken-Mischung* ganz besonders empfohlen als sogenannte *Einstelldiät bei akuten Dyspepsien und Toxikosen.* Wir werden später sehen, wie gerade das Milcheiweiß, besonders das Casein, bei Toxikosen, bei der Wiederaufnahme der Ernährung nach der Wasserdiät zu fürchten ist. MOLL hat deshalb das tierische Eiweiß der Milch durch das weit weniger toxische, pflanzliche Eiweiß der Mandelmilch zu ersetzen versucht. Nach der Teediät beginnt man mit steigenden Dosen der obgenannten Mandelmilch-Molken-Mischung, bis man die Erhaltungsdiät erreicht hat. Bei den leichteren Formen verwendet man sie in dieser Art nur etwa vier bis fünf Tage, in schwereren Formen kann man bis zu 15 Tagen Mandelmilchmolke verabreichen. Später wird die Mandelmilch durch Buttermilch, entrahmte Milchsäurevollmilch, Flasche für Flasche ersetzt.

2. *Mandelmilch ohne Molkezusatz* wird viel und oft mit sehr gutem Erfolg verwendet bei der *Ernährung von Ekzemkindern,* welche bei der Kuhmilch sehr häufig stets Verschlimmerung und starkes Nässen des Ekzems zeigen. Hier wirkt der Ersatz des tierischen Eiweiß, gegen das die Ekzemkinder oft sehr stark sensibilisiert sind, sehr günstig auf das Ekzem.

Wir verwenden demnach die Mandelmilch als Heilnahrung. Wir können sie nach MOLL bis zu einem gewissen Grad auch zur *Prophylaxe bei grippalen Durch-*

fällen und anderen parenteralen Ernährungsstörungen verwenden, z. B. bei Pneumonie. Dagegen hat sich die Mandelmilch nicht bewährt für die Ernährung normaler Säuglinge. Besonders gefährlich hat sich die Ernährung neugeborener, jüngerer oder untergewichtiger Säuglinge mit Mandelmilch erwiesen. Sie nehmen entweder überhaupt nicht oder nur recht langsam zu, bekommen sehr bald dünnschleimige Stühle, gelegentlich auch Gewichtsstürze. Von CAMERER wurde merkwürdigerweise schweres Ekzem beschrieben, von BÄUMLER Rachitis und Tetanie. Letztere wird weniger auf die Alkalose bezogen, als auf die Kalkarmut der Mandelmilch. Die Pädiater lehnen wohl einstimmig die Mandelmilch als normale Säuglingsnahrung ab. Die einzig bekömmliche Rohkost für den neugeborenen und jüngeren Säugling ist eben die Frauenmilch.

Eine weitere, in neuerer Zeit vielverwendete Pflanzenmilch ist die **Sojamilch**. Das Sojabohnenmehl wird im äußersten Orient als Volksnahrungsmittel geschätzt und auch zur Säuglingsernährung viel verwendet. Es ist ein außerordentlich eiweißreiches Mehl. Es enthält 30 bis 32% pflanzliche Proteine, 18 bis 20% Fett und 24 bis 38,1% Kohlehydrate. Das Sojaeiweiß enthält eine große Zahl, ja fast alle zum Wachstum nötigen Aminosäuren, doch einige in etwas ungenügenden Mengen, wie z. B. das Tryptophan, das Cystin und das Lysin. Deshalb kann das Wachstum zwar besser als bei der Mandelmilch, aber nicht für längere Zeit gesichert werden. Die Sojamilch wird besonders auch in Amerika heutzutage viel verwendet, sie hat sich aber auch bei uns vielfach Eingang verschafft, nachdem es gelungen ist, das Sojamehl zu entbittern durch ein besonderes Verfahren.

Es kommen für die praktische Verwendung folgende Präparate zur Verwendung:

1. Sojabohnenmehl der Julius Hensel-Werke, Stuttgart-Cannstadt. RIBADEAU-DUMAS und Mitarbeiter schlagen folgende Formel vor:

Reismehl	10	g
Zucker	5	,,
Malzextrakt	2,5	,,
Sojamehl	4	,,
Wasser	80	,,

Dem Sojamehl werden 1 g Kochsalz und 2 g Calciumbicarbonat pro 100 g zugesetzt. 1 l dieser Sojamilch hat einen Kaloriengehalt von 720.

Eine andere Vorschrift ist folgende: 70 g Sojabohnenmehl werden mit 1 l Wasser oder mit 650 Wasser und 350 Reisschleim (8%) angerührt, unter ständigem Schlagen zum Kochen gebracht, dann noch zehn Minuten auf kleiner Flamme weitergekocht. Es werden 80 g Nährzucker und 1 g Kochsalz zugesetzt. Zuletzt werden in der Mischung 5 g Olivenöl gut verquirlt. Der fertigen Nahrung werden schließlich noch 9 g Calcium carbonicum, in abgekochtem Wasser aufgelöst, zugesetzt. Der Kaloriengehalt beträgt 800 pro Liter (MADER).

2. *Das Lactopriv* (M. Töpfers Trockenmilchwerke, Böhlen bei Leipzig). Es besteht aus Sojamehl, Olivenöl, Reismehl, Kalkphosphat und Kochsalz. Es enthält 20,8% Fett, 35,1% Eiweiß, 31,8% Kohlehydrate. Auf 100 g Wasser nimmt man 15 g Lactopriv (zwei gestrichene Eßlöffel voll), die zunächst kalt angerührt, dann unter ständigem Rühren aufgekocht werden, unter Zusatz von 5 bis 7% Zucker oder Nutromalt. Kaloriengehalt zirka 700 pro Liter.

3. *Sojabasan.* Es kommt in Dosen von 200 g in den Handel. Je 13 g = zwei gestrichene Eßlöffel Sojabasan werden in je 100 g Wasser kalt verrührt und dann nach Hinzufügung von 7 g Zucker oder Nutromalt unter dauerndem Umrühren aufgekocht. Der trinkfertigen abgekühlten Nahrung kann noch ein halber Teelöffel frischen Zitronensaftes zugefügt werden. Zur Zubereitung eines Breies nimmt man zirka 50 g Sojabasan auf 200 Wasser.

Im Gegensatz zu den Getreidemehlen, welche alle eine saure Asche haben, zeigt das Sojamehl einen sehr starken Basenüberschuß, nämlich 37,89 mg Äquivalente mehr Basen wie Säuren. Es läßt sich dadurch allein durch die Nahrung eine Alkaleszenz des Harns von $p_H = 8,4$ bis 8,6 erreichen, eine Alkalität, die sich sonst durch Gaben von 15 bis 20 g Natrium citricum oder Natrium bicarbonicum nicht übertreffen ließe. Man hat deshalb bei der Behandlung von Pyurien von der Sojanahrung ausgiebigen Gebrauch gemacht.

Aber auch auf die Vorgänge im Darmkanal kann die Sojanahrung alkalisierend wirken und bei Gärungsvorgängen bei schleimigen Stühlen, bei parenteralen Infektionen oder auch bei Kuhmilchdyspepsien rasch einen glücklichen Einfluß auf die Verdauungsvorgänge ausüben.

Eine besondere Indikation liegt vor, wenn es notwendig ist, Kinder wegen Idiosynkrasie gegen Kuhmilch oder wegen allergischer Zustände, besonders Ekzem, ohne jede tierische Milch bzw. ohne jegliches tierisches Eiweiß zu ernähren.

Die Durchführung der Sojamehlernährung während längerer Zeit stößt oft auf Schwierigkeiten, weil der Geschmack etwas fade, das Aroma mitunter etwas unangenehm ist, so daß die Kinder die Sojamilch nach einiger Zeit nicht mehr nehmen wollen.

Bei besonderer Fettempfindlichkeit bei Ekzemkindern kann man auch das entölte Sojamehl (Deback Hamburg 35) verwenden. Es enthält 52% Eiweiß, 0,9% Fett, 26% Kohlehydrate.

In der französischen Literatur wird nach Péhu von Ribadeau-Dumas u. a. auch das **Sonnenblumensamenmehl** empfohlen. Die Sonnenblumensamen sind sehr reich an Öl, die Kerne werden zuerst dekortiziert und das Fett durch Petroläther ausgezogen, zurück bleibt ein sogenanntes Aleuronmehl mit sehr hohem Proteingehalt (55%). Dieses Mehl scheint alle wichtigeren Aminosäuren zu enthalten, allerdings in nicht ganz genügenden Quantitäten, um ein normales Wachstum zu gestatten.

Folgende Zubereitung wird von den französischen Autoren empfohlen (Péhu):

Reismehl .... 10 g
Zucker .... 5 ,,
Malzextrakt....... 2,5 ,,
Sonnenblumenmehl . 4 ,,
Wasser .... 76,5 ,,

Reis- und Sonnenblumenmehl werden mit dem notwendigen Wasser angerührt und bei gelindem Feuer unter beständigem Umrühren während 15 bis 20 Minuten gekocht. Malzextrakt wird zugesetzt und eine Minute gekocht, dazu kommen noch 5% Zucker. Kalorienwert 700 pro Liter.

Die Indikationen sind ganz ähnlich wie bei der Sojamilch: Intoleranz gegenüber Kuhmilch, bei Dyspepsien, bei Überempfindlichkeit gegen Kuhmilch usw.

29. Vorlesung.

Die Gemüse in der Säuglingsnahrung.

Die Gemüse werden in der Säuglingsnahrung nach dem fünften bis sechsten Monat viel verwendet, und zwar hauptsächlich in zwei Formen: 1. als Gemüsebrühe und Gemüsebrühebrei, und 2. Gemüse in Püree- oder Breiform.

Die Gemüsebrühe (Bouillon de légumes) wird folgendermaßen zubereitet: Man nimmt dazu etwa fünf Karotten, eine große gelbe Rübe, eine große Kartoffel, im Sommer auch eine Tomate. Wäscht dies alles sauber und schneidet es in kleine Stückchen. Das Ganze kommt in einen großen Topf mit 1 bis 1^1/$_2$ l Wasser, man fügt einen Teelöffel Reis und eine Prise Salz zu und kocht eine Stunde. Dann wird das ganze durch ein feines Haarsieb gegossen und die Brühe auf $^1/_2$ l aufgefüllt.

Noch einfacher ist die Zubereitung einer Gemüsebrühe aus gelben Rüben. 200 g Mohrrüben werden in kaltem Wasser gut gewaschen, abgeschabt, in Scheiben geschnitten und in $^3/_4$ l kochendem Wasser und einer Prise Salz angesetzt und eine Stunde gekocht. Dann wird das Ganze durch ein feines Haarsieb gegossen (nicht durchpressen) und die Brühe auf $^1/_2$ l aufgefüllt.

Die Indikation für die Verwendung solcher Gemüsebrühe ist gegeben bei Verdauungsstörungen von Säuglingen und Kleinkindern als erste Nahrung nach der Teediät. Sie gestattet die reichliche Zufuhr von Mineralstoffen und damit ein Auffangen der starken Gewichtsstürze. Die Gemüsebrühen dürfen nicht zu stark gesalzen sein, höchstens 5 bis 10 g pro Liter. Säuglinge verweigern sie oft wegen des salzigen Geschmacks. In solchen Fällen kann man dann gewöhnlichen Zucker oder Nährzucker zusetzen. Am ehesten wird noch die Karottensuppe genommen, weil sie schon natürlicherweise etwas süßlich schmeckt.

Nachteile der Gemüsebrühe sind: der geringe Nährwert und das gelegentliche Auftreten von alimentären Ödemen infolge starker Salz- und Wasserretention. Die Säuglinge werden blaß, aufgedunsen, besonders zuerst an den Beinen, dann auch im Gesicht, das Ödem ist ziemlich hart. Im Urin findet man niemals Eiweiß. Die Miktionen sind sehr zahlreich, der Urin ist wenig gefärbt, von geringem spezifischen Gewicht. Die alimentären Ödeme sind nicht von großer Bedeutung. Sie können bei Aufnahme vollwertiger Nahrung wieder rasch ausgeschwemmt werden. Ein weiterer Nachteil liegt darin, daß besonders bei jüngeren Säuglingen selbst die Gemüsebrühe von dem kranken Magen-Darmkanal nicht immer ohne weiteres toleriert wird.

Die Gemüsebrühe stellt nur den Saft aus den Gemüsen dar. Die zum Auskochen verwendeten festen Gemüsebestandteile kommen nicht für die Säuglingsernährung in Betracht, sondern müssen anderweitig verwertet werden.

Die Gemüsebrühe verwenden wir mit Vorliebe auch zur Herstellung von Gemüsebrühenbreien bei älteren gesunden und auch darmkranken Säuglingen, die Gemüse in Substanz nicht recht vertragen. 200 g Gemüsebrühe werden mit 20 g Grieß, 5 bis 10 g Nährzucker oder auch Kochzucker erhitzt, etwa 20 bis 30 Minuten und dann noch 5, 10 bis 15 g Butter bzw. 10 bis 20 bis 30 g in Butter geröstetes Mehl, sogenannte Einbrenne, zugesetzt.

Von den Gemüsen in Püree- oder Breiform kommen für die Säuglingsernährung hauptsächlich folgende in Betracht:

1. *Der Kartoffelbrei.* Rohe, dünn geschälte Kartoffeln werden in Scheiben geschnitten und mit Wasser und ein wenig Salz zu einem dicken Brei verkocht. Für junge Säuglinge wird der Brei dann noch durch ein Haarsieb durchgedrückt und am Schluß wird dem fertigen Brei noch 5 bis 10 g frische Butter oder bei fettempfindlichen Kindern eine entsprechende Menge Einbrenne zugesetzt. Diese Form der Zubereitung unterscheidet sich von der allgemein üblichen dadurch, daß das mineralstoff-, besonders alkalienreiche und deshalb für die Ernährung wichtige Kartoffelwasser dem Brei erhalten bleibt, das ist ein grundsätzlicher Vorteil (ERICH MÜLLER).

2. *Carottenbrei.* 200 g Carotten werden in kaltem Wasser gut gewaschen, abgeschabt, in Scheiben geschnitten und in $^1/_4$ l kochenden Wassers mit einer Prise Salz angesetzt und drei Viertelstunden langsam gekocht. Die eingekochten Rüben werden mitsamt dem Kochwasser durch ein Haarsieb getrieben und außerdem etwas Butter und Zucker hinzugefügt.

3. *Spinat in Püreeform.* Ein halbes Pfund junger Spinatblätter wird in kaltem Wasser kurz aber sorgfältig von Sand und Staub, am bequemsten wohl auf einem Siebe, gereinigt und dann mit $^1/_2$ l kalten Wassers und einer Prise Salz angesetzt und 20 bis 30 Minuten gekocht. Ist der Spinat weich, so wird er gewiegt. Während dieser

Zeit wird das Wasser, in dem er gekocht wurde, nochmals aufs Feuer gesetzt und möglichst eingekocht. In dieses eingekochte Wasser gibt man den Spinat hinein und setzt kurz vor dem Anrichten etwas Butter- oder Mehlschwitze oder anfangs auch etwas Zucker zu. Das fertige Gemüse wird für junge Säuglinge durch ein feines Haarsieb durchgedrückt.

In ähnlicher Weise können im späteren Säuglingsalter auch Blumenkohl, Rosen- und Grünkohl zu Gemüsebreien verwendet werden.

4. *Linsenmus.* Man nimmt 150 g Linsen für eine Mahlzeit, wäscht sie sehr sorgfältig. Dann bringt man sie in einen halben Liter kaltes Wasser und läßt sie auf schwachem Feuer während $1^1/_4$ bis $1^1/_2$ Stunden kochen. Dann passiert man die weichgekochten Linsen durch ein feines Sieb und fügt noch eine Prise Salz zu, und das Linsenmus ist gebrauchsfertig.

5. *Kastanienbrei.* Man kann ihn zubereiten wie den Linsenbrei aus Kastanien (frisch oder auch aus Kastanienflocken oder Kastanienmehl in 10%iger Abkochung).

Die hauptsächlichste Bedeutung der Gemüsenahrung liegt in der Zufuhr von Mineralstoffen, welche der Säugling für sein Wachstum und Gedeihen gebraucht, außerdem noch in der Zufuhr pflanzlicher Vitamine. Die Gemüse dürfen nicht abgebrüht und das Brühwasser nicht fortgegossen werden, denn gerade das Brühwasser enthält in großer Menge wichtige Mineralstoffe und Ergänzungsstoffe. Die Gemüse müssen also im eigenen Saft gekocht werden. Ein Nachteil der Gemüsenahrung liegt in ihrer Kalorienarmut. Dieser Nachteil wird behoben durch den Zusatz von Butter oder noch besser, durch eine Butter-Mehl-Schwitze. Bei jungen Säuglingen kommt auch der Zusatz von Rohrzucker oder Nährzucker in Frage.

30. Vorlesung.

Die Früchte.

Schon der Säugling soll im Interesse einer hinreichenden Vitamin C-Versorgung nach dem dritten bis vierten Monat, namentlich bei künstlicher Ernährung, täglich etwas rohe Pflanzenkost bekommen.

Es kommen hier zunächst *rohe Fruchtsäfte* in Betracht. Verwendet werden die in der Jahreszeit zur Verfügung stehenden Früchte, in erster Linie, weil am vitamin C-reichsten, Apfelsinen- und Zitronensaft, dann auch Tomaten-, Trauben-, Kirschensaft usw. Auch eine Mischung von verschiedenen Fruchtsäften, z. B. von Apfelsinen- und Zitronensaft (4 : 1) ist oft zweckmäßig.

An Stelle der rohen Fruchtsäfte kann man auch Gemüsesäfte verwenden, insbesondere Karotten- oder Mohrrübensaft.

Die Früchte und Karotten sind gut zu zerkleinern und dann soll der Saft mit einer Fruchtpresse gewonnen werden.

Außer dem Vitamin C liefern die Fruchtsäfte auch noch wertvolle alkalische Mineralstoffe.

Bei künstlicher Ernährung werden sie heutzutage schon frühzeitig gegeben, oft vielleicht etwas zu früh, schon vom dritten oder vierten Lebensmonat an. Im Beginn muß man etwas vorsichtig sein. Man gibt zwei- bis viermal einen Teelöffel pro Tag, bei guter Verträglichkeit steigt man allmählich auf 30, 50, 70 bis 100 ccm auf etwa fünfmal verteilt. Mehr ist nicht nötig und kann leicht Verdauungsstörungen auslösen.

Der Fruchtsaft kann im späteren Säuglingsalter durch *fein geschabten, rohen Fruchtbrei,* besonders durch *rohen, geschabten Apfel,* ersetzt werden. Die Äpfel werden auf einer Glasreibe gerieben und in rohem Zustande als feines Mus verabreicht. An der Luft tritt infolge Oxydation rasch eine Bräunung ein, welche durch den Zusatz von etwas kondensierter Milch hintangehalten werden kann.

In ähnlicher Weise kann auch ein Brei aus *Bananen* schon für die Ernährung des normalen Säuglings gebraucht werden. Die Bananen werden durch ein feines Sieb durchgedrückt und mit dem Schneebesen geschlagen oder auch nur mit der Gabel fein zerdrückt.

Rohe Äpfel und Bananen haben, wenn sie ausschließlich verabreicht werden, eine ganz ausgezeichnete antidyspeptische Wirkung, von der wir bei akuten Verdauungsstörungen, Colitiden und bei der Coeliakie der Kleinkinder und auch der größeren Kinder ausgiebig Gebrauch machen. Aber auch bei älteren Säuglingen nach dem siebenten bis achten Monat kann man bei akuten Dyspepsien schon mit Vorteil Bananen oder Äpfelbrei im rohen Zustand oder ein Gemisch von beiden geben.

Um die so erfolgreiche Apfeltherapie auch bei jüngeren Säuglingen durchführen zu können, hat man ein Trockenapfelpulver geschaffen unter dem Namen Aplona. Es wird gewonnen durch das Trocknen von Äpfeln im Vakuum bei 35°. Das p_H liegt bei 3,3 bis 3,75. 1 g dieses Pulvers enthält vier Kalorien. Man gibt dieses Aplona, aufgelöst in warmem Wasser von 38 bis 45°, in Konzentrationen von 4 bis 8%, im Mittel 5 bis 6%. Man läßt das Pulver im Gefäß in Kontakt mit dem Wasser während etwa 10 bis 15 Minuten, damit das Apfelpulver quellen kann. Der Geschmack ist angenehm, man braucht keinen Zucker zuzusetzen. Man gibt im Tag etwa 50 bis 100 g Aplona, je nach der Verträglichkeit, wobei man mit den kleineren Dosen beginnt. Man kann das Aplona auch zusammen mit Reisschleim geben.

Die Rohapfel-Bananen- oder Aplonadiät soll ausschließlich während 24 bis 48 Stunden durchgeführt werden. Man gibt daneben höchstens etwas Tee. Wir werden später noch auf die genaue Technik eingehen.

Der günstige Einfluß zeigt sich darin, daß nach ein bis zwei Tagen Apfel-Bananen-Diät die vorher diarrhoischen, schleimigen oder sogar blutigen Stühle sich beträchtlich verändern, sie nehmen eine festere Konsistenz an, sehen homogen schwammig aus und haben eine graue bis kastanienbraune Farbe. Ihr übler Geruch verschwindet, sie riechen aromatisch nach Gerbsäuren, das Volumen des Stuhles ist groß.

Die unzweifelhaft günstige Wirkung der Rohobstdiät bei akuten und chronischen Durchfällen ist noch nicht vollkommen aufgeklärt. Wahrscheinlich wirken mehrere Momente zusammen, z. B. bei den Äpfeln eine gewisse desinfizierende Wirkung der organischen Säuren, dazu kommt eine Beschleunigung der Darmperistaltik und mechanische Reinigung des Darmes von Schleim, Mikroben und Toxinen, welche adsorbiert werden. Als wichtigsten Faktor für die Therapie betrachtet man die in den Äpfeln und Bananen enthaltenen *Pektine*, welche sich durch eine starke Quellbarkeit auszeichnen und für die oben genannten therapeutisch günstigen Momente wesentlich in Betracht kommen. (BAUMANN.)

Außer Äpfeln und Bananen können auch andere Früchte der Jahreszeit verwendet werden, namentlich auch Beerenfrüchte, besonders Heidelbeeren, Himbeeren, Brombeeren, Erdbeeren, Johannisbeeren usw. Aus getrockneten Heidelbeeren kann man mit Wasser einen Saft ausziehen, der wegen seiner adstringierenden Eigenschaften geschätzt ist und bei Verdauungsstörungen z. B. mit Vorteil dem Kartoffelpüree beigemischt werden kann.

Die Verdaulichkeit der frischen Früchte wird oft erhöht, wenn sie, in ihrem eigenen Saft gekocht, als *Kompotte* verabreicht werden. Ebensowenig wie die Gemüse dürfen sie abgebrüht und das Brühwasser abgegossen werden. Als Früchte sind geeignet in erster Linie der Apfel, dann später auch Pflaumen, Aprikosen und Birnen. Der Vitamin C-Gehalt der gekochten Früchte ist naturgemäß geringer als derjenige der rohen Früchte und Fruchtsäfte.

Das Eigelb und das Fleisch.

Das Eigelb.

Das Eigelb ist ein sehr wertvolles Nahrungsmittel für Säuglinge im zweiten Halbjahr. Es enthält sehr lipoidreiches, hochwertiges Fett mit den fettlöslichen Vitaminen A und D, mit wichtigen Mineralstoffen, wie Kalk, Phosphor, Eisen, Kupfer usw. Das Durchschnittsgewicht eines Eigelbes beträgt 15 g, 15,5% Eiweiß, 29,5% Fett.

Wir geben das Eigelb im zweiten Halbjahr roh, mit etwas Zucker und Orangen- oder Zitronensaft versetzt, mit dem Löffel zur Mittagsmahlzeit. Es wird von Säuglingen und Kleinkindern sehr gern genommen und hat einen augenscheinlichen Einfluß auf den allgemeinen Gesundheitszustand, die Rachitis und auch den Muskeltonus.

Gelegentlich kommen Überempfindlichkeitserscheinungen in Form von urticariellen Eruptionen, Erbrechen und Durchfälle, asthmaartige Dyspnoe und Schock vor. Sie sind auf die kleinen Mengen Eiereiweiß zurückzuführen, die dem Eidotter noch anhaften.

STÖLTZNER hat eine Eiersuppe angegeben. Es handelt sich um eine Mehlsuppe von 7% Weizenmehl und 5% Zucker, der je 100 g Suppe ein frisches Eigelb sorgfältig zugerührt wird. Auf 100 g dieser Eiersuppe entfallen 2,3 g Eiweiß und 4,4% sehr lipoidreiches Fett.

Vom Ganzei machen wir Gebrauch bei der milchfreien Ernährung spasmophiler Säuglinge. Ein ganzes Ei wird mit der Mehlabkochung für den ganzen Tag verquirlt und diese Eiermehlsuppe auf die einzelnen Mahlzeiten verteilt.

Das Fleisch.

Vom Fleisch verwenden wir in der Säuglingsernährung einmal die *Fleischbrühe.* 250 g fettfreies Rindfleisch oder Kalbfleisch werden in Würfel zerschnitten, mit etwas Wurzelwerk (eine Mohrrübe, etwas Petersilienwurzel, Sellerie) und 1¹/₂ l kaltem Wasser mit 0,3 g Salz aufgesetzt, sodann langsam zum Kochen gebracht und zwei Stunden gut zugedeckt in leichtem Ziehen erhalten. Es bleibt dann etwa ¹/₄ l Fleischbrühe zurück. Diese wird durch ein feines Haarsieb gegossen und abkühlen gelassen. Dann wird etwaiges Fett abgeschöpft. Diese ziemlich kräftige Brühe kann nach Belieben verdünnt werden.

In der Fleischbrühe können wir Einlagen von Grieß, Sago usw. aufkochen. Wir können die Fleischbrühe auch zur Herstellung von Grießbreien verwenden.

Älteren Säuglingen vom neunten bis zwölften Monat und Kleinkindern, namentlich wenn sie Neigung zu chronischen Durchfällen haben und die Kuhmilch schlecht vertragen, können wir zur Deckung des Eiweißbedarfes 20 bis 50 g gekochtes und gehacktes mageres Rind- oder Kalbfleisch geben. Auch gesunde Kinder haben oft ein besseres, rosigeres Aussehen und mehr Hämoglobin, wenn sie in ihrer Kost regelmäßig etwas Fleisch bekommen. Die Fleischzufuhr braucht nicht übertrieben zu werden, schon wenig genügt.

Noch wertvoller, namentlich bei Neigung zu Anämie oder beim Bestehen von anämischen Zuständen, ist die Zufuhr von *roher Leber.* 20 bis 50 bis 100 g rohe Leber, vom Bindegewebe gereinigt, wird durch die Fleischmaschine passiert und das rohe Lebermus in entsprechenden Quanten der Suppe zugesetzt und meist ohne Widerstand genommen. Man kann auch das rohe Lebermus, mit Orangen- oder Zitronensaft versetzt, als solches verwenden. Für die Behandlung alimentärer Anämien muß die Leber systematisch Tag für Tag in entsprechenden Dosen zugeführt werden.

In gekochtem und gehacktem Zustand empfiehlt sich auch die Zufuhr von Kalbsmilken (Bries, Kalbsthymus) und von zartem Zungenfleisch.

Bei der Leberbehandlung ist darauf zu achten, daß in der heißen Jahreszeit es in den Lebern geschlachteter Tiere schnell zu autolytischen Vorgängen kommt. Die zersetzte Leber kann bei den Kindern Fäulnisvorgänge im Darm auslösen und zu einer Quelle von Durchfällen werden. Es ist deshalb besser, zur heißen Jahreszeit, wenn möglich, von der Rohlebertherapie abzusehen. Übrigens ist Leber auch noch in leicht überbratenem Zustande vollwirksam. Leberbehandlung ist auch unentbehrlich bei der Coeliakie. Die Leber ist ein außerordentlich wichtiger Vitaminspeicher, namentlich für A-, B-Komplex und C-Vitamin und außerdem sehr reich an Eisen, Kupfer, Mangan usw.

Ernährung des Kindes.

32. Vorlesung.

Die natürliche Säuglingsernährung.

Während der Schwangerschaft erfolgt die Ernährung der Frucht durch Vermittlung der Placenta von der Mutter aus. Die Mutter nimmt die Nahrungsstoffe auf, verarbeitet sie und ernährt mit ihrem Herzblut das Kind. Nach der Geburt hört die Möglichkeit dieser Ernährung durch die Mutter auf, dafür aber hat die Natur vorgesehen, daß die Mutter dem Säugling weiter einen aus der Nahrung bereiteten Extrakt, also gewissermaßen gebleichtes Blut durch die Brust als Muttermilch zuführe. Das deutet in unverkennbarer Weise darauf hin, daß das Kind von Natur aus darauf angewiesen ist, durch Vermittlung des mütterlichen Organismus alle die verschiedenen, seinen besonderen Bedürfnissen angepaßten, notwendigen Nahrungsstoffe aufzunehmen. Das Eiweiß in der Frauenmilch ist z. B. nicht mehr artfremdes, pflanzliches oder tierisches, sondern bereits menschliches Eiweiß. Die Frauenmilch ist für den Säugling eine vollständige, wohläquilibrierte, allen Bedürfnissen des Wachstums, der Entwicklung, der Verdauung angepaßte Nahrung, welche zudem in rohem, gewissermaßen lebendigem und gleichwohl nicht durch Keime verunreinigtem Zustand direkt von der Brust in den Mund des Kindes fließt. Sehr wichtig ist ferner, daß die Frauenmilch bei normalen Ernährungsverhältnissen der Frau alle Vitamine enthält, die der Säugling braucht, ferner gewisse, z. B. auch fettspaltende Fermente, Abwehrstoffe und andere noch unbekannte Substanzen. Das Stillen des Säuglings mit Frauenmilch, durch Vermittlung der Mutterbrust, bezeichnen wir als die natürliche Ernährung. Die Überlegenheit der natürlichen Ernährung des Säuglings gegenüber einer auch noch so sorgfältigen künstlichen Ernährung ist eine Tatsache, die durch nichts hinweggeleugnet werden kann. Besonders Frühgeborene, Zwillinge oder sonst lebensschwache Kinder sind ohne Frauenmilch fast gar nicht am Leben zu erhalten und aufzuziehen. Immer wieder erleben wir nicht selten große Schwierigkeiten, wenn wir auch ein rechtzeitig geborenes Kind wegen Mangel an Frauenmilch vom ersten Lebenstage an künstlich ernähren sollen. Das Neugeborene ist eben auch außerhalb der Gebärmutter noch in großer Abhängigkeit vom mütterlichen Körper. Ein ganz allmählicher Übergang zu einer

größeren Selbständigkeit durch die Möglichkeit der Ernährung an der Mutterbrust wird von der Natur als notwendig angesehen.

Der erfahrene Kinderarzt kann ein Brustkind von einem am gleichen Tag geborenen Flaschenkind gewöhnlich auf den ersten Blick unterscheiden. Das Brustkind gedeiht prächtig, sieht saftstrotzend aus, das Fettpolster ist überall gleichmäßig entwickelt, so daß sich die Haut glatt dem Körper anschmiegt. Die Haut
ist sehr gut durchblutet, sieht blühend, rosig und rein aus. Die Laune des Brustkindes ist eine heitere, zufriedene. Es reagiert auf äußere Reize mit lebhaften,
kräftigen Bewegungen und mit eigenartiger Verwunderung im Blick seiner
glänzenden Augen. Auch das bestgedeihende Flaschenkind hält einen Vergleich
mit einem gleichaltrigen Brustkind in der Regel nicht ganz aus. Der Turgor ist
häufig geringer, das Fettpolster schwächer entwickelt, die Hautfarbe neigt zur
Blässe, die Bewegungen sind weniger kräftig und lebhaft, die Augen matter. Um
sich zu ernähren, muß eben das Flaschenkind gut dreimal soviel Verdauungssäfte bereiten und absondern als das Brustkind. Es muß also, um den gleichen
Nutzeffekt wie bei der Frauenmilch zu erhalten, mit seinem Verdauungsapparat
dreimal soviel arbeiten und diese Energie, die dem Brustkind ohne weiteres für
Wachstum und Gedeihen zur Verfügung steht, geht für das Flaschenkind für die
erschwerte Verdauungsleistung verloren. Alle Statistiken zeigen übereinstimmend
die besseren Gesundheitsverhältnisse und die geringere Sterblichkeit der Brustkinder. Wird der Säugling nicht gestillt, so sucht man ihn mit Ernährungsmethoden aufzuziehen, welche schlecht, gefährlich und oft von verheerender
Wirkung sind. Brustkinder sind in der Regel gefeit gegen Spasmophilie (Konvulsionen und gefährliche Stimmritzenkrämpfe), ebenso gegen Rachitis bis zu
einem gewissen Grad. Brustkinder übertreffen auch späterhin an Gewicht,
Körpergröße, Leistungsfähigkeit in der Schule sowie allgemein durch erhöhte
Widerstandsfähigkeit gegen Krankheiten und durch geringere Sterblichkeit mit
der Flasche ernährte Kinder. Man hat ferner gefunden, daß die Militärtauglich-
keit der jungen Männer in denjenigen Ländern und Bezirken am besten war,
wo viel gestillt wurde. Das minderwertigste Rekrutenmaterial ist dort, wo nur
etwa 5% der Kinder im ersten Lebensjahr der Wohltat der natürlichen Ernährung
teilhaftig wurden. Aber auch für die Mutter selber ist das Stillen von großem
Vorteil. Wir sehen manche Mütter beim Stillen sichtlich aufblühen, die Schwanger-
schaftsveränderungen der Unterleibsorgane bilden sich rascher und besser zurück,
ferner hat man die Beobachtung gemacht, daß Frauen, welche gestillt haben,
weniger häufig an Brustdrüsenkrebs erkranken. Das Stillen ist weitaus die einfachste und billigste Art der Ernährung des Säuglings und kommt daher auch
ganz besonders der armen Bevölkerung zugute. Sie gleicht hier im Sinne einer
sozialen Gerechtigkeit die sonst ungünstigeren hygienischen Verhältnisse der
ärmeren Bevölkerung aus und läßt die Brustkinder der Armen Schädlichkeiten
spielend überwinden, denen künstlich ernährte wohlhabenderer Kreise nur zu
leicht unterliegen.

Während die tierische Mutter nichts anderes weiß, als, ihrem Instinkte folgend,
das Naturgesetz zu erfüllen, schiebt sich bei der menschlichen Mutter zwischen
Naturgesetz und Pflicht der freie Willensentschluß. Vielfach fehlt es zum Teil
auch aus Mangel an Aufklärung an dem richtigen Stillwillen. Die Frau gibt sich
vielfach nicht richtig Rechenschaft, was für ein Unrecht sie begeht, wenn sie
ihrem Kind die Brust, auf die es ein Naturrecht hat, verweigert. Sie denkt gar
nicht daran, wie vielen Gefahren, die nicht so selten sogar den Tod zur Folge
haben können, sie ihr Kind bei künstlicher Ernährung aussetzt. Bei begüterten
Leuten wird das Stillen als unbequem für die gesellschaftlichen Anlässe und Ver-
gnügungen empfunden, bei den Frauen der ärmeren Bevölkerungsklassen ist es

der Brotserwerb, der sie aus dem Hause zieht und ihnen weder die Zeit noch die Kraft gewährt, ihre Kinder zu stillen.

Es gibt besonders besorgte Mütter, welche schon in der Schwangerschaft und erst recht nach der Geburt ängstlich fragen, ob sie ihr Kind stillen dürfen und ob das Kind auch genug Milch bekäme. Diese Befürchtungen für den eigenen Gesundheitszustand werden oft von der unverständigen Umgebung der Mütter direkt gezüchtet, indem ihnen gesagt wird, sie seien noch viel zu schwach zum Stillen, sie würden dadurch empfänglich für alle möglichen Krankheiten, sie haben ja doch nur dünne und wäßrige Milch usw. Auf diesem Boden kann sich eine förmliche Maternitätsneurose (MOLL) entwickeln. Die Mütter kommen zum Arzt und geben selbst an, die Sorgen um das Kind seien zu mächtig, um noch Vernunftsgründen und Ratschlägen zugänglich zu sein. In ihrer Angst und Verzweiflung leiden sie an Schlaflosigkeit, Appetitlosigkeit und fühlen sich zur Pflege des Kindes unfähig. Der Umstand, daß viele Leute in sich widersprechender Weise auf sie beratend einwirken, nimmt ihnen schließlich jeden Halt und Lebensmut. Ärztinnen, die sonst anderen Müttern ganz vernünftige und richtige Ratschläge erteilten, konnten sich im Zustand der Neurose selbst so wenig beherrschen, daß sie nicht einmal wagten, ihr eigenes junges Kind zu baden, weil sie fürchteten, es würde beim Baden ertrinken. Wenn der Milchstrom nicht sofort so reichlich fließt, wie die Mutter es für wünschenswert hält, so stellen sich besonders gern beim ersten Kind Minderwertigkeitsgefühle ein. Aus Angst, nicht stillen zu können, kommen nicht wenige Frauen schließlich zum Nichtstillen. Namentlich lösen irgendwelche wirkliche oder vermeintliche Krankheitserscheinungen beim Kind außerordentliche Aufregungszustände aus. Alle Lebensäußerungen, die auch nur entfernt von dem abweichen, was sich die Mütter als normal vorstellen, etwa ein grünlicher Stuhl oder gar vorübergehende Abnahme werden maßlos überschätzt. Die Mutter verzweifelt an der Güte ihrer Milch, sie glaubt, sie sei zu dünn, zu wenig nahrhaft oder zu schwer verdaulich. Stellen sich nun etwa bei der Mutter noch Kreuzschmerzen, Stiche in der Brust usw. ein, so sieht sie jeder folgenden Mahlzeit des Kindes mit ängstlicher Erwartung entgegen. Sie fürchtet, das Stillen werde weitere, eigene Unzulänglichkeiten aufdecken. Diese nervöse Beunruhigung der Mutter reflektiert unwillkürlich auf den Säugling, der instinktiv fühlt, daß etwas nicht in Ordnung ist, und schließlich tatsächlich selber anfängt, Schwierigkeiten zu machen.

Es ist ganz verfehlt, die Mutter in ihren Befürchtungen für sich und für das Kind noch zu bestärken und ihr vom Stillen abzuraten, wie das leider oft wegen allgemeiner Schwäche, Blässe, Blutarmut, Magerkeit, Kreuzschmerzen usw. geschieht. Ähnliches gilt auch von Wöchnerinnen, die noch längere Zeit nach der Entbindung eine gewisse Kurzatmigkeit, Herzbeschwerden, bläuliche Lippen, kalte, geschwollene Füße oder kalte Hände zeigen. Alle diese Frauen muß man zum Stillen ermutigen und ihr Selbstvertrauen möglichst stärken. Die kleinen Schönheitsfehler, die sich beim Stillgeschäft, im Gegensatz zum Lehrbuch, oft unvermeidlich einstellen, etwas dünnere grüne Stühle beim Säugling, vorübergehende geringe Abnahme, müssen auf das richtige, bedeutungslose Maß zurückgeschraubt werden. Man muß bei den anfänglichen Schwierigkeiten nicht gleich den Mut verlieren. Die nervösen Störungen bei der Mutter werden am schnellsten geheilt und die Stillfreudigkeit am besten geweckt durch das Gedeihen des Kindes. Dann sieht man auch, wie obgenannte Frauen, denen eine unverständige Umgebung vom Stillen abgeraten hatte, oft erst recht aufblühen.

Neben dieser nur vermeintlichen Stillunfähigkeit gibt es nun auch wirkliche Stillhindernisse, z. B. von seiten des Kindes Hasenscharte und andere Mißbildungen, ferner Saugunfähigkeit bei schwachen Frühgeburten, bei der Mutter höhere Grade von Hohlwarzen usw., sowie verschiedene Krankheiten der Mutter. Wie man sich hier zur Fortsetzung des Stillens verhalten soll, ist noch umstritten. Bei Anlaß fieberhafter Infektionskrankheiten, z. B. Grippe, leichtem Scharlach, Typhus, kann unter Umständen weitergestillt werden, sofern es der Zustand der Mutter gestattet. Am besten wird es sein, die Milch abzupumpen und den Säugling, von der Mutter entfernt, mit der so gewonnenen Frauenmilch zu ernähren. Eine Ansteckung ist dabei kaum zu befürchten.

Bei der Mastitis der Mutter empfehlen wir, das entzündete Organ in schweren Fällen ruhigzustellen. Staphylokokken- und Streptokokkeninfektionen, von der Mastitis aus, können dem Säugling gefährlich werden.

Welche Gründe gibt es nun, das Stillen von vornherein und prinzipiell zu verbieten?

Eigentlich nur einen, offene Lungentuberkulose der Mutter. Dieses Stillverbot nützt jedoch nichts, wenn nicht gleichzeitig auch ein Pflegeverbot gegeben wird, da sonst der Säugling unfehlbar wiederholten Infektionen mit Tuberkelbazillen ausgesetzt ist, denen er meist im Verlauf des ersten Lebensjahres, wenigstens in früheren Zeiten, erlag. Heute scheint auch die Prognose der Säuglingstuberkulose eine wesentlich bessere zu sein. Viel zu weit würde man aber damit gehen, wenn man etwa jede Mutter, die auf Tuberkulin reagiert, oder eine abgeheilte Drüsen- oder Knochentuberkulose, sonst aber keinerlei klinisch mehr nachweisbaren Zeichen der Tuberkulose darbietet, vom Stillen ausschließen wollte. Es würden dann recht wenige übrigbleiben.

Nachdem wir nun die Frage erörtert haben, darf die Frau stillen oder nicht, wollen wir nun die zweite Frage, welche die ängstliche Mutter schon vor der Geburt oder gerade nach der Entbindung an den Arzt stellt, besprechen: Kann ich stillen? Wie beurteilen wir den Milchreichtum der Brust? Eine milchreiche, gut sezernierende Brust zeigt eine starke Füllung der Venen und fühlt sich warm an. Legt man zwischen die untere Fläche der Brust und die Brustwand ein Thermometer, so ergeben sich bei milchreichen Frauen um $1/_2$ bis 1° höhere Temperaturen als in der Achselhöhle, da die tätige Brustdrüse in vermehrtem Maß Wärme erzeugt. Die milchreiche Brust fühlt sich beim Heben schwer an und zeigt eine höckerige Oberfläche von derbweicher Beschaffenheit infolge des Reichtums an milchabsondernden Drüsen. Diese Untersuchungsergebnisse sind viel verläßlicher als das Abspritzen der Milch mit der Hand, selbst verläßlicher als das Wägen des Kindes vor und nach dem Anlegen. Denn die Trinkmenge eines saugschwachen Kindes kann eine Milcharmut vortäuschen, die in Wirklichkeit nicht vorhanden ist. Will man jedoch die Mütter überzeugen, daß bei guter Saugkraft des Kindes genügend Milch vorhanden ist, so ist das Wägen des Säuglings vor und nach dem Stillen eine gute Methode.

Sehr wichtig für die Bildung einer reichlichen und guten Milch ist die richtige Ernährung der Stillenden. In diesem Punkt wurde früher viel gefehlt, und es wurden insbesondere in den ersten Tagen die Frauen mit sogenannten Kindbettsuppen und einseitiger Milchernährung unterernährt. Die Kuhmilch ist außerordentlich arm an Mangan. Ich habe nun folgendes Experiment gemacht: Ich habe Ratten während längerer Zeit ausschließlich mit Kuhmilch ernährt. Die Rattenweibchen brachten zwar lebende Junge zur Welt, sie waren aber nicht imstande, die Jungen zu stillen, da ihre Milchdrüsen ganz verkümmert waren und keine Milch mehr lieferten. So gingen ihre Jungen zugrunde. Gab ich aber den Rattenmüttern vor und während der Schwangerschaft kleine Gaben Mangan, so waren sie imstande, ihre Jungen gut zu stillen, da sie reichlich Milch hatten. Außer der Milch ist auch das feine Weißbrot sehr arm an Mangan, da dieses Metall hauptsächlich im Keimling und in den äußeren Schichten des Getreidekorns sitzt, welche beim Mahlen entfernt werden. Vollkornbrot ist deshalb auch reich an Mangan, da hier die äußeren Schichten des Getreidekorns für die Mehlbereitung mitverwertet werden. Gab ich den Rattenmüttern Milch und Schwarzbrot, so waren sie imstande, ihre Jungen zu stillen. Eine besonders reiche Manganquelle ist der Lattich, ferner der Spinat. Im Getreidekorn findet sich das Mangan überwiegend im Keimling, immerhin enthält die Kleie noch viermal soviel Mangan wie das Korn.

Auch heute noch ist das Verbot gewisser Speisen für die Stillende im Volk tief verankert. So verzichten viele Frauen sogar auf ihre Lieblingsspeisen. Insbesondere wird häufig nichts Rohes gegessen, also kein Obst, kein Salat. Als verboten gelten auch Spargeln, welche der Milch einen etwas herben Geschmack verleihen. Kohlarten, Blumenkohl, Zwiebeln geben der Milch oft einen unangenehmen Geruch und Geschmack nach Salpeter. Bei besonders empfindlichen Säuglingen ist vielleicht gelegentlich darauf zu achten, im großen ganzen dürfen aber die genannten Nahrungsstoffe nicht als verboten gelten.

Heutzutage gestattet man der stillenden Frau so ziemlich alles zu essen, was sie verträgt. Die Kriegsjahre haben eindringlich gelehrt, daß infolge Unterernährung der Mutter Fett- und Milchzuckergehalt der Milch so stark sinken können, daß auch bei genügender Trinkmenge Zeichen einer ausgesprochenen Unterernährung beim Brustkind sich entwickeln. Wir wissen auch durch ganz exakte Untersuchungen chemischer Art und durch klinische Beobachtung, daß die Frauenmilch an den lebenswichtigen Vitaminen verarmt, wenn sie in der Nahrung der Mutter nicht oder in ungenügenden Mengen vorhanden sind. So hat man unter derartigen Umständen bei Brustkindern Xerophthalmie beobachtet, wenn die Nahrung der Mutter zu arm an Edelfetten, wie Butter, Lebertran, Eigelb usw., war. In Japan erkrankten die Säuglinge frühzeitig an Beriberi, noch vor der Mutter, wenn diese sich hauptsächlich von geschältem Reis, in dem das Vitamin B_1 fehlt, ernährte. Man hat auch festgestellt, daß das Vitamin C in der Frauenmilch, das sonst reichlicher vorhanden ist als in der Kuhmilch, sehr stark absinkt, wenn die Mütter kein Gemüse, keine Salate, kein rohes Obst genießen.

Da, wie wir gesehen haben, die Kuhmilch sehr wenig Mangan enthält und deshalb ungünstig auf die Milchproduktion einwirkt, so verordnen wir der schwangeren und stillenden Mutter nicht mehr als etwa $1/2$ l Milch pro Tag. Dies ist auch deshalb zweckmäßig, weil überreichlicher Milchgenuß den Appetit auf die wertvolleren anderen Bestandteile der gemischten Kost allzusehr herabsetzt und stark verstopfend wirkt. Wir geben also der stillenden Mutter folgende Diät:

1. Frühstück: $1/4$ l Milch mit Kaffee oder Ovomaltine, leicht mit Zucker gesüßt, dazu Vollkornbrot mit Butter, Konfitüre oder Honig, eine Banane, eventuell ein Ei.

2. Frühstück: Rohe Früchte aller Art, z. B. alle Obstsorten der Jahreszeit, dazu eine Vollkornbrotschnitte.

3. Mittagessen: Gemüsesuppe oder Bouillon mit Einlage von Grieß und Eigelb, alle Arten Gemüse, Karotten, Kohlrabi, Spinat, Kartoffeln, Rhabarber. Das Gemüsekochwasser darf nicht weggeschüttet werden, da es wertvolle Mineralsalze enthält. Die Gemüse werden mit Butter zubereitet. Beilage von frischem Fleisch, etwa 125 g Rohgewicht, dazu Salate aller Art, z. B. grüner Blattsalat, Lattich, Gurken, junge Karotten, Tomaten, Radieschen usw. Zum Nachtisch Kompott oder rohe Früchte, besonders empfehlenswert Orangen, Pfirsiche, Trauben, Mandeln und Nüsse.

4. 4 Uhr: $1/4$ l Milch mit Kaffee oder Ovomaltine, Vollkornbrot mit Butter und Honig oder Konfitüre.

5. Abendessen: Buttermehlsuppe, Bratkartoffeln oder Mehlspeisen, Butterbrot mit etwas Wurst oder Käse oder einem Ei, Salate aller Art, auch Randensalat, rohe Früchte, dann auch Datteln, Feigen, Mandeln, Nüsse. Namentlich im
Winter, der Zeit des Mangels an den ultravioletten Strahlen des Sonnenlichtes,
empfiehlt sich, um die Frauenmilch mit Rachitisschutzstoff (Vitamin D) anzureichern, entweder Bestrahlung der Mutter mit der Quarzlampe oder Darreichung von zweimal einem Eßlöffel Lebertran oder zweimal täglich je zehn
Tropfen Vigantol, drei Wochen lang. Eine bis zwei Wochen Pause, dann wieder
drei Wochen lang usw.

Die Nahrung soll besonders schmackhaft zubereitet sein, da die stillende Frau
durch den guten Geschmack der Speisen zum Essen angeregt werden soll. Sie
muß ja etwa 40% mehr Nahrung als sonst zu sich nehmen, wenn sie etwa 1 l
Frauenmilch im Tag liefert. Auch mit bescheidenen Mitteln kann man durch
Verwendung von allerhand Gewürzen schmackhaft kochen, während manchmal
gerade bei begüterten Kreisen die Schmackhaftigkeit der Speisen zu wünschen
übrig läßt.

Die dritte Frage der jungen Mutter lautet: Wie soll ich stillen? Am ersten
Lebenstag soll und braucht man das Neugeborene noch nicht an die Brust zu legen.
Mutter und Kind sind noch von der Geburt erschöpft und bedürfen der Ruhe.
Meldet sich das Kind, so gebe man ihm nur etwas mit Zucker gesüßten Tee oder
Zuckerwasser, das abgekocht sein soll. Am zweiten Lebenstag soll jedoch das
Kind regelmäßig an die Brust gelegt werden, und zwar zweckmäßigerweise jedesmal an beide Brüste. Es bekommt zunächst nur sehr geringe, aber sehr kon-
zentrierte Nahrung aus der Brust, die sogenannte Vormilch oder das Colostrum,
eine zitronengelbe, klebrige Flüssigkeit, welche in ihrer Zusammensetzung dem
Blutserum bedeutend nähersteht als die reife Milch. Sie ist viel eiweißreicher als
diese und gerinnt beim Kochen. Die gelbe Farbe rührt vom Carotin, Xanthophyll
und ähnlichen Stoffen her, welche zum Teil innige Beziehungen zum Vitamin A
haben. Ähnlich wie das Blutserum, so ist auch diese Vormilch sehr reich an
Schutzstoffen. Gibt man neugeborenen Kälbern statt der Vormilch reife Kuhmilch, so gehen sie an Verdauungsstörungen und allgemeiner Blutvergiftung zugrunde. Die Vormilch enthält somit wichtige Schutz- und Abwehrstoffe.

Erst am dritten oder vierten Wochenbettage ändert sich das Bild mit Macht.
Fast gewaltsam, fast plötzlich beginnt die Brust sich prall zu füllen, wird oft
steinhart, zum Springen voll. Die Frau empfindet das als starkes Ziehen in der
Brust mit ausstrahlenden Schmerzen. Man bezeichnet diesen Vorgang, der ge-
wöhnlich auch mit vorübergehendem Temperaturanstieg verbunden ist, als das
Einschießen der Milch und will damit die Schnelligkeit und das Gewaltsame des
Vorganges charakterisieren. Die Erlösung von dem unangenehmen Spannen und
Ziehen bringt das saugende Kind, das nun an Stelle der Vormilch die reife Frauenmilch erhält. Die Milchabsonderung wird in der Regel angeregt durch den Saug-
reiz des Kindes und erhalten und gesteigert durch die fortgesetzte Entleerung der
Brustdrüse. Je regelmäßiger und je vollständiger dies geschieht, desto besser ist
ihre Funktion. Unvollständige Entleerung der Brust hat sofort Milchstauung
und dadurch Rückgang der Milchabsonderung zur Folge.

Bei den ersten unbeholfenen Anlegeversuchen der jungen Mutter werden erfahrungsgemäß hauptsächlich drei Fehler gemacht. Der erste Fehler besteht gewöhnlich darin, daß die Mutter vermeint, es genüge dem Kind die Warze zwischen
die Lippen zu bringen. Das Kind kann wohl die Milch aus dem Milchsäckchen
auf diese Weise aussaugen, aber es bekommt sehr bald darnach keine Milch mehr.
Es ist notwendig, daß dem Kind nicht nur die Warze, sondern auch noch ein
Teil des Warzenhofes in den Mund geschoben wird, damit es durch Zusammen-

pressen der Kiefer die Brustdrüse nicht nur aussaugen, sondern auch auspressen kann. Das Trinken an der Brust ist eben ein komplizierter Saug- und Kauakt. Der junge Erdenbürger ist nicht nur ein Säugling, sondern auch ein Käuling. Die erste Regel heißt also, das Kind soll nicht allein die Warze, sondern einen möglichst großen Teil des Warzenhofes noch mitfassen.

Der zweite gewöhnlichste Fehler liegt darin, daß die der Warze benachbarten Teile der Brust die Nasenöffnung des Kindes verlegen. So ist dann das Kind genötigt, durch den Mund zu atmen und kann dann natürlich nicht gleichzeitig saugen. Der Fehler ist leicht zu vermeiden, wenn die Mutter, die um den Warzenhof gelegenen Partien der Brust zwischen Zeige- und Mittelfinger der anderen Hand faßt und durch leichten Druck die Nasenöffnung des Kindes frei hält.

Ein dritter Fehler ist das starke Rückwärtsbeugen des kindlichen Kopfes, wodurch das Schlucken erschwert wird, wie jedermann durch den Versuch an sich selbst leicht feststellen kann. Es muß also der Kopf durch den Vorderarm der Mutter gut gestützt werden.

Das Saugen wird dem Kind wesentlich erleichtert, wenn der Mund des Kindes nach unten zu liegen kommt, so daß die Milch von oben nach unten in den Mund fließen kann. Dies wird schon in den ersten Wochenbettagen erreicht, wenn die Mutter in halb sitzender Lage mit nach der Seite gehaltener Brust stillt.

Ist die Mutter vom Wochenbett aufgestanden, so ist die bequemste Haltung der Mutter beim Stillen die sitzende. Am besten eignet sich dazu ein niedriger Stillschemel, welcher der Mutter gestattet, den den Säugling stützenden Arm auf ihren Oberschenkel aufzustützen. Derselbe Vorteil läßt sich bei jedem gewöhnlichen Stuhl durch Unterschieben eines Fußschemels erreichen.

Es ist sehr wichtig, sowohl für die Gesundheit der Mutter als auch besonders für das Kind, daß das Stillgeschäft nach festen Regeln vor sich geht. Es soll also nicht zu ganz unregelmäßigen Zeiten, je nachdem wie das Kind unruhig ist, die Brust gereicht werden. Der Säugling muß sich vielmehr an eine feste Ordnung gewöhnen und befindet sich dabei am besten. Der Magen des Säuglings wird in der Regel etwa zweieinhalb Stunden nach der Nahrungsaufnahme wieder leer. Es muß deshalb ein Intervall von ungefähr mindestens drei Stunden zwischen den einzelnen Mahlzeiten eingehalten werden. Man kommt so zu sechs Mahlzeiten. CZERNY ist vor allem für fünf Mahlzeiten eingetreten. Das Kind wird also ungefähr alle vier Stunden angelegt, z. B. um 6 Uhr, 10 Uhr, 14 Uhr, 18 Uhr und 22 Uhr. Namentlich untergewichtige Brustkinder, Frühgeburten und Zwillinge gedeihen meist besser, wenn sie häufiger angelegt werden, z. B. sechs-, sieben- bis achtmal. Es soll abwechselnd immer die eine, bei der nächsten Mahlzeit die andere Brust gereicht und möglichst leergetrunken werden. Sehr wichtig ist die Einhaltung einer strikten achtstündigen Nachtpause. Dem Säugling darf also, auch wenn er nachts unruhig ist, unter keinen Umständen die Brust gereicht werden, sonst wird er sich immer wieder melden. Man muß das Kind trockenlegen und durch geeignete Beruhigungsmaßnahmen zu verhüten suchen, daß sich das Kind das Schreien in der Nacht angewöhnt.

Die Dauer der einzelnen Mahlzeiten soll in der Regel 15 bis 20 Minuten nicht überschreiten. Der Säugling nimmt schon in den ersten fünf Minuten den Hauptanteil der Nahrung in sich auf. Die ersten Portionen der Frauenmilch sind die fettärmsten, etwa 1%, die letzten Portionen die fettreichsten (etwa 7% und mehr) und also auch die nahrhaftesten.

Hat die Mutter zu wenig Milch oder muß sie aus sozialen Gründen der Arbeit nachgehen, so soll sie deshalb gleichwohl nicht auf das Stillen verzichten, sondern wenn irgend möglich die Zwiemilchernährung durchführen, und zwar am besten so, daß sie dem Kind am Morgen die Brust gibt, dann bekommt es eine Flaschenmahlzeit, in der Mittagspause wieder die Brust, am Nachmittag die Flasche und abends wieder die Brust. Das Trinken am Gummisauger — empfehlenswert ist das Modell „Poupon" — muß durch Anbringung einer nur sehr feinen Ausflußöffnung möglichst erschwert werden, da sonst der Säugling an der Brust nicht mehr recht ziehen will. Diese Art der Ernährung, zum Teil an der Brust, zum Teil mit der Flasche, nennt man „Allaitement mixte". Es läßt sich in der obgenannten Weise nur durchführen, wenn der Säugling beim Stillen so viel Frauenmilch erhält, daß sie für eine Mahlzeit ausreicht. Ist nicht genügend Frauenmilch vorhanden, so muß man nach jeder Brustmahlzeit noch die Flasche zur Ergänzung reichen.

Selbst die Frauenmilch ist nur etwa für das erste Halbjahr eine vollkommene Nahrung. Nachher bedarf auch sie der Ergänzung durch andere Kost, und es soll eben auch das Brustkind allmählich entwöhnt und auf gemischte Kost umgesetzt werden. Wird die Frauenmilchernährung zu lange fortgesetzt, wie das in besonders armen Gegenden geschieht, so werden auch die Brustkinder schließlich blutarm und bekommen schwerste Grade von Rachitis.

Wie bei der künstlichen Ernährung, gibt man als erste Beikost mit Vorteil vom dritten bis vierten Monat an etwa zwei bis sechs Teelöffel Saft von Orangen, Zitronen, Tomaten, Kirschen, Himbeeren, Erdbeeren, Trauben usw. Nach dem fünften bis sechsten Monat ersetzen wir eine Brustmahlzeit durch einen Brei, der in Gemüsebrühe aufgekocht ist, z. B. 20 g Grieß in Gemüsesuppen, dann fangen wir an ein bis zwei Eßlöffel Gemüse, Spinat, Karotten, Blumenkohl, Spargeln, Kartoffelbrei usw. zu geben.

Das Abstillen soll nur ganz allmählich erfolgen, indem man eine zweite Brustmahlzeit durch eine Flaschenmahlzeit mit je 200 g Halbmilch ersetzt. In weiterer achttägigen Pausen werden die übrigen Brustmahlzeiten durch die Flasche ersetzt. Nach dem achten Monat empfiehlt es sich, nur vier Mahlzeiten zu geben, davon zweimal die Flasche und zwei feste Mahlzeiten, mittags Gemüse und abends einen Milchbrei mit Grieß, Mondamin oder Zwieback. An Stelle der Flaschenmahlzeit am Nachmittag kann man später auch etwas Bananen oder gerapste rohe Äpfel geben. Wertvoll für die Knochenbildung ist auch die Beigabe von einem halben oder ganzen Eigelb, am besten bei der Mittagsmahlzeit roh oder in der Suppe.

33. Vorlesung.

Die Ernährung frühgeborener Kinder.

Die Entwicklung des Fötus ist im sechsten bis siebenten Schwangerschaftsmonat schon so weit vorgeschritten, daß lebensfähige Kinder geboren werden können. Nur selten gelingt es jedoch, Frühgeburten mit einem Geburtsgewicht von 750 bis 800 g am Leben zu erhalten. 80 bis 90% der Frühgeburten unter 1000 g sterben. Von den Kindern von 1000 bis 1500 g Gewicht sterben noch 60 bis 80%, zum größten Teil in den ersten Lebenstagen. Ist das Gewicht größer, so sind die Aussichten besser, falls nicht noch weitere Schädigungen durch die Geburt oder durch fötale Erkrankungen hinzukommen.

Das Geburtstrauma wird den Frühgeburten sehr häufig zum Verhängnis. Wegen der weichen und leicht gegeneinander verschiebbaren Schädelknochen kommt es häufig zu Einrissen, z. B. im Tentorium cerebelli, oder die sehr zarten, noch mehr oder weniger unfertigen Blutgefäße können an den verschiedensten Stellen lädiert werden und es kommt zu Hirnblutungen, die sich oft nur durch Asphyxie, häufig auch durch Krämpfe nach der Geburt verraten.

Das Frühgeborene hat im Verhältnis zu seinem Körpergewicht eine viel zu große Körperoberfläche und ist der Abkühlung um so mehr ausgesetzt, als es noch nicht richtig die Wärme zu regulieren vermag. Man muß deshalb von außen Wärme zuführen, durch Wärmekrüge, durch Aufenthalt in einem warmen Zimmer usw. Förmliche Brutschränke, sogenannte Couveusen, sind jedoch mit Recht aus der Mode gekommen, da sie die nötige Zufuhr frischer Luft und auch von Licht behindern. Sie sind durch zweckmäßigere „Isoletten" ersetzt worden. Die künstliche Wärmezufuhr muß so lange durchgeführt werden, bis das Kind aus eigener Kraft seine Körpertemperatur aufrechterhalten kann. Dies ist möglich, wenn die Kinder etwa 2500 g Gewicht erreicht haben.

Für die Ernährung der Frühgeburten ist Frauenmilch um so notwendiger, je geringer das Gewicht ist. Eine große Schwierigkeit bietet die geringe Saugkraft des Kindes, das zudem meist sehr trinkfaul ist. Dies führt die große Gefahr mit sich, daß die ungenügend entleerte Brust bald versiegt. Das beste wäre, ein anderes kräftiges Kind daneben anzulegen, doch ist dies in der Praxis gewöhnlich undurchführbar. Man muß sich deshalb so behelfen, daß man die Frauenmilch abpumpt und sie dem Kind mit dem Löffel oder mittels einer Pipette durch Mund oder Nase in kleinsten Portionen, selbst tropfenweise zuführt. Mitunter ist man sogar genötigt, die Kinder mit einer durch die Nase eingeführten Schlundsonde fünfmal am Tag zu ernähren. Besteht infolge Asphyxie eine Kohlensäureüberladung des Blutes mit Cyanose und Schläfrigkeit, so wirkt die regelmäßige Zufuhr von Sauerstoff günstig, sowohl zur Regulierung der Atmung als auch zum Anreiz der Nahrungsaufnahme.

Bei der Mehrzahl der frühgeborenen Kinder, die fast durchwegs schlechte Trinker sind, muß die Zahl der Mahlzeiten auf sechs bis zehn am Tag vermehrt werden. Nur bei den wenigen gut trinkenden Frühgeburten genügen fünf bis sechs Mahlzeiten.

Auch für die Frühgeburten reichen im allgemeinen 100 Kalorien pro Kilogramm Körpergewicht aus, aber es gibt solche, welche erst bei 150 bis 200 Kalorien gedeihen. Die Frühgeburten haben infolge ihres raschen Wachstums einen so hohen Eiweißbedarf, daß er durch die Frauenmilch allein nicht gestillt werden kann. Es ist deshalb oft angezeigt, der abgezogenen Frauenmilch 2% eines Eiweißpräparats, wie Plasmon, Nutrose, Larosan, zuzusetzen oder ein Allaitement mixte mit Frauenmilch und Buttermilch einzuleiten. Recht gut bewährt hat sich uns wie Schürer der Zusatz von 1% eines Aminosäuregemisches (Hoffmann-La Roche oder Nestlé).

Die künstliche Ernährung eines frühgeborenen Kindes ist sehr häufig eine schwierige und gefährliche Aufgabe. Mit den gewöhnlichen Milch-Schleim-Mischungen kommt man in der Regel nicht zum Ziel, sondern muß zu konzentrierteren Nahrungsmischungen greifen. Sehr bewährt hat sich uns die gezuckerte, kondensierte Milch, wegen ihres hohen Kaloriengehaltes (100 g = 340 Kalorien), und weil das Casein dieser Milch ähnlich feinflockig gerinnt wie bei der Frauenmilch. Empfehlenswert ist auch die CZERNY-KLEINSCHMIDTsche Butter-Mehl-Nahrung.

Das Wachstum der Frühgeburten ist ähnlich dem fötalen Wachstum gegenüber dem des normal ausgetragenen Kindes stark beschleunigt. Das Geburtsgewicht kann sich schon nach zwei bis drei Monaten verdoppeln, beim Normalen erst nach fünf bis sechs Monaten. Im Alter von einem halben Jahr hat das Frühgeborene sein Geburtsgewicht oft schon verdreifacht, während das normale Kind dazu ein ganzes Jahr braucht. Das Frühgeborene entwickelt sich zunächst noch sehr ähnlich dem Fötus, obschon es nicht mehr im Mutterleibe ist.

Auch die geistige Entwicklung scheint durch die Geburt beschleunigt zu werden. Für die Beurteilung derselben muß man das wirkliche Alter des Kindes nach der Empfängnis und nicht das Geburtsalter in Rechnung stellen, also soll z. B. ein zwei Monate altes Frühgeborenes, das einen Monat zu früh geboren wurde, mit einem einen Monat alten Kind verglichen werden. Man hat bei Frühgeborenen eine relativ beschleunigte Reaktion auf Gehörsempfindungen und auch bezüglich des sozialen Verhaltens beobachten können. Es verhält sich also auch die geistige Entwicklung ähnlich der beschleunigten körperlichen. Der Kopf der Frühgeburten wächst ziemlich normal weiter, selbst wenn die allgemeine körperliche Entwicklung ausgesprochen unter der Norm ist. Das Wachstum des Gehirnes erscheint bevorzugt und trägt zur normalen geistigen Entwicklung bei. Tatsächlich ist ein unproportioniert großer Kopf, ein sogenannter Megacephalus, ein sehr charakteristisches Merkmal des frühgeborenen Kindes in den ersten drei Vierteln des ersten Lebensjahres.

Schon beim normalen Kind sinkt nach der Geburt das Hämoglobin und die Zahl der Roten ab, sie stellen sich dann aber am Ende des zweiten Monats auf 65 bis 80% ein, während die Roten viereinhalb bis fünf Millionen betragen. Bei der Mehrzahl der Frühgeborenen geht die Senkung weiter und erreicht am Ende des dritten Monats ihren tiefsten Punkt mit 50% Hämoglobin und tiefer, und dreieinhalb bis vier Millionen Roten. Zahlen unter drei Millionen sind selten. Es kommt also zu der sogenannten *physiologischen Anämie der Frühgeburten*. Man findet eine graue Blässe der Haut. Kein Milztumor, kein sonstiger Organbefund. Die Frühgeburtenanämie ist eisenrefraktär. Sie hängt wahrscheinlich mit dem raschen Wachstum des Körpers zusammen, wodurch dem Organismus die für die Blutbildung notwendigen Materialien zunächst entzogen werden. In den späteren Monaten beginnt eine gegenläufige Bewegung, die ganz allmählich bis zum Beginn des dritten Vierteljahres wieder normale Werte herstellt. Für die Behandlung der Frühgeburtenanämie wird künstliche Höhensonne empfohlen, ferner vorsichtige Darreichung flüssiger Leberpräparate, wie z. B. 3 bis 4 ccm Hepatrat pro Tag und Kilogramm Körpergewicht.

Frühgeburten zeigen auch eine große Neigung zu Rachitis und Tetanie, die Prophylaxe muß deshalb bei ihnen schon frühzeitig einsetzen durch Verabreichung von Vigantol oder noch besser durch Quarzlampenbestrahlung, eventuell Bestrahlungen mit der Vitaluxlampe.

Frühgeburten haben ferner eine rückständige, unvollkommene Immunität, selbst wenn sie körperlich gut gediehen sind. Deshalb muß man Frühgeburten schon nach dem dritten Monat rohe Obstsäfte, z. B. Orangensaft oder Vitamin C, ein bis zwei Tabletten Redoxon verabreichen und schon nach dem vierten bis fünften Monat zu gemischter Kost mit Gemüse, Kartoffeln, Brühgrieß, Bananen übergehen, eventuell bei Neigung zu Anämie einen Leberextrakt oder später Leberpuree geben.

In der Annahme, daß das Frühgeborene der Einwirkung mütterlicher Hormone verlustig geht, wurde auch eine Hormonbehandlung mit Prolan, Unden, Follikelhormon 4 bis 10 ME. versucht.

Anhang: *Retrolentale Fibroplasie (Terry-Owens Syndrom).* Diese fatale Augenkomplikation zeigt sich bei stark untergewichtigen Frühgeburten (1000 bis 1600 g) im dritten bis fünften Monat nach der Geburt. Es bildet sich hinter der Augenlinse eine Bindegewebsmembran mit Gefäßwucherungen, eventuell Ablösung der Retina und sekundärem Glaukom. Der Bulbus kann im Wachstum zurückbleiben.

Ätiologisch wird eine übermäßige Sauerstoffzufuhr, z. B. in sogenannten Isoletten (TOBLER u. a.), vermutet. Im ersten Stadium des Sauerstoffüberflusses kann eine

Vasokonstriktion und schließlich Obliteration der Gefäße eintreten. Doch trifft diese Ätiologie offenbar nicht für alle Fälle zu.

Bei uns in Europa ist dieses Leiden sehr selten, dagegen wurde es in Amerika in zunehmender Häufigkeit beobachtet und ist dort eine recht häufige Ursache der Erblindung im frühen Säuglingsalter, seltener ist völlige Rückbildung.

Zur Behandlung wurde Vitamin E empfohlen, doch dürften die Resultate noch sehr unsicher sein.

34. Vorlesung.

Die Ernährung des Säuglings und Kleinkindes im Lichte der neueren Forschung.

Auch noch so ausgedehnte Fortschritte in der Erkenntnis der Nahrungsbedürfnisse, welche die neuere Ernährungsforschung gebracht hat, noch so große Kunst und Technik in der praktischen Durchführung der künstlichen Ernährung, haben den Satz zu erschüttern vermocht, daß die Muttermilch die Nahrung der Wahl für den Säugling in den ersten Wochen und Monaten darstellen müsse. Mit Bewunderung müssen wir erkennen, daß in der Frauenmilch ungefähr 50 verschiedene Stoffe, zirka 27 verschiedene Aminosäuren des Eiweißes, diverse gesättigte und ungesättigte Fette, Milchzucker, Mineralstoffe, etwa zehn verschiedene Vitamine, außerdem noch Fermente und andere Schutzstoffe in besten Gleichgewichtsverhältnissen, die den Bedürfnissen des Säuglings angepaßt sind, enthalten sind. Die Frauenmilch stellt die geringsten Ansprüche an die Verdauung, die Eiweißstoffe entsprechen schon der arteigenen menschlichen Natur, das Eiweiß ist in der Frauenmilch in geringerer Menge enthalten als in der Kuhmilch, und doch ist es viel vollwertiger in seinem Nährwert für den Säugling. Zudem bildet es im Magen ein sehr feines Gerinnsel, während die Kuhmilch zu einem dicken Käseklumpen gerinnt, der den Verdauungssäften eine geringere Angriffsfläche vermittelt. Dazu kommt noch, daß die Frauenmilch nahezu keimfrei ist. Erst die neuere Ernährungsforschung hat erkannt, daß es wohl sehr wichtig ist, dem Säugling die Hauptnährstoffe zuzuführen. Wir können sie einteilen in Brenn- und Betriebsstoffe, wie Fett und Zucker, und in Baustoffe in Form von Eiweiß. Der wichtigste Nährstoff ist das Wasser, denn ohne genügende Wasserzufuhr wäre es überhaupt nicht möglich, einen Säugling am Leben zu erhalten. Neben den Hauptnährstoffen gibt es aber noch Ergänzungsnährstoffe, die zwar nur in minimalen Mengen in der Milch vorhanden sind, gleichwohl aber eine außerordentlich große Bedeutung für das Wachstum und die Gesunderhaltung des Säuglings haben. Dies gilt ebensowohl von Spuren gewisser Mineralstoffe, wie Mangan, Kupfer, Eisen, als auch von der neuentdeckten Nährstoffklasse der Vitamine.

Wird die Frauenmilch abgezogen, muß sie durch Kälte- oder Hitzeeinwirkung sterilisiert werden, z. B. in den Sammelstellen für Frauenmilch in der Säuglingsfürsorge, so gehen schon wichtige Vorteile, wie die dauernde Keimfreiheit der Milch, ihr gewissermaßen lebender Charakter verloren, und so ist es nicht verwunderlich, daß man mit solcher mit der Flasche verfütterten Frauensammelmilch bei den Säuglingen nicht so gute Ernährungsresultate gesehen hat wie beim direkten Stillen an der Brust. Insbesondere wurden dabei oft schwere und hartnäckige Durchfälle beobachtet.

In der Schweiz und anderwärts haben wir leider die bedauernswerte Erscheinung, daß sehr viele Mütter nur die geringen Milchmengen aufbringen, um die Säuglinge in den ersten wenigen Tagen oder Wochen zu stillen. Schon diese

Möglichkeit, dem Säugling in der ersten Lebenszeit Frauenmilch zuführen zu können, bedeutet einen großen Vorteil, da es häufig recht schwierig ist, ein Kind vom ersten Lebenstag an künstlich zu ernähren. Leider beginnt dann aber die Brust bald zu versiegen, man spricht von Hypogalaktie. Wir wissen noch nicht mit Sicherheit, worauf diese Erscheinung zurückzuführen ist. BUNGE hat früher den Alkoholismus beschuldigt, aber wohl zu unrecht. Vielleicht spielen Mangel an Mangan oder auch Jod, eventuell die Kropfnoxe eine Rolle. Sie schädigen vermutlich die Hypophyse, welche ein Hormon liefert, das Prolactin, welches die Milchsekretion auslöst und unterhält.

Können wir einem Säugling nicht Frauenmilch verschaffen, so sind wir auf die künstliche Ernährung angewiesen. Wir müssen die Frauenmilch durch eine Tiermilch ersetzen. Am leichtesten zu verschaffen ist und am meisten verwendet wird die Kuhmilch. Sie muß die Forderung erfüllen, daß sie alles enthält, was der menschliche Säugling zu seiner Entwicklung braucht, und nichts, was ihn schädigt. Diese Forderungen sind bei der Ziegenmilch, besonders im Mittelland, nicht immer erfüllt. Mit Ziegenmilch ernährte Säuglinge bleiben häufig im Wachstum deutlich zurück und können alle Grade von Blutarmut bis zu den schwersten, ja tödlichen Formen zeigen. Der erwachsene Mensch kann bei verschiedenartigster Nahrung die Bedürfnisse seines Körpers befriedigen und dabei seinem Nahrungsinstinkte folgen. Der Säugling ist auf das angewiesen, was ihm von seiner Umgebung gegeben wird, und das ist sehr häufig gerade nicht das Zweckmäßigste. Deshalb kommt es nicht selten zu Ernährungsstörungen, die sogar zum Tode führen können. Immerhin hat die künstliche Ernährung der Säuglinge in den letzten Jahrzehnten große Fortschritte gemacht, so daß die Resultate oft nicht mehr allzuweit hinter denen der natürlichen Ernährung an der Brust zurückstehen.

Alle Versuche, durch bestimmte Nahrungsmischungen die Nährstoffe in ihrer Zusammensetzung der Frauenmilch anzugleichen, haben fehlgeschlagen. So sind die Unterschiede im Bau der einzelnen Nahrungsstoffe in der Tiermilch, z. B. in den Eiweißkörpern derart, daß wir, wenn wir auch den Prozentgehalt an Eiweiß dem der Frauenmilch angleichen, dennoch nichts der Frauenmilch Gleichwertiges erhalten. Aus den Ernährungsversuchen mit Frauenmilch ersehen wir, wie wenig Eiweiß der Säugling in seiner Nahrung braucht, wenn dieses Eiweiß sehr vollwertig ist. Der Eiweißgehalt in der Frauenmilch macht nur wenig mehr als 1% aus, zirka 10% des Nährwertes der Nahrung. Da nun das Eiweiß in der Kuhmilch weniger vollwertig ist, so brauchen die künstlich ernährten Säuglinge in der Regel mehr Eiweiß als bei der Frauenmilchernährung. Das Gedeihen vieler gesunder Säuglinge bei Ernährung mit Kuhmilch ist der beste Beweis dafür, daß sich der kindliche Organismus den Eiweißkörpern der Tiermilch anzupassen vermag. Immerhin muß dem zu hohen Eiweißgehalt der Kuhmilch für den Säugling Rechnung getragen werden, da sonst das Casein einen sehr groben Klumpen im Magen bildet, der den Angriff der Verdauungssäfte Schwierigkeiten machen und zu Verdauungsstörungen führen kann. Am einfachsten wird diese Schwierigkeit behoben, indem man die Milch verdünnt. Früher ging man mit dieser Milchverdünnung auf Drittel-, ja sogar Viertelmilch viel zu weit und dieser Fehler wird von ängstlichen Müttern auch heutzutage noch gelegentlich gemacht. Wir empfehlen nur in den allerersten Lebenstagen mit einer Drittelmilch zu beginnen, dann aber möglichst bald allmählich auf Halbmilch überzugehen. Der Nachteil der Milchverdünnungen liegt darin, daß nicht nur der Eiweißgehalt, sondern auch der Fett- und Vitamingehalt der Milch entsprechend der Verdünnung herabgesetzt wird. Der äquikalorische Ausgleich des Fettverlustes gelingt jedoch vermutlich nur unvollkommen durch Kohlehydrate. So kommt es, daß wohl manche gesunde Kinder bei diesen Milchverdünnungen leidlich gedeihen. Sie müssen aber, um ihren Nahrungsbedarf zu decken, verhältnismäßig große Flüssigkeitsmengen in sich aufnehmen, was auch zu einer Verdünnung der Verdauungssäfte und zu einer erhöhten Disposition zu Verdauungsstörungen führen kann.

Heute ist man im Begriff, aus obgenannten Gründen das System der Milchverdünnungen zu verlassen und zu einer konzentrierteren Art der Ernährung überzugehen. Voraussetzung dafür ist, daß es gelingt, die Schädlichkeit und Schwerverdaulichkeit des Caseins in der Kuhmilch zu überwinden.

Dieses Hindernis ist überwunden in der kondensierten, gezuckerten Milch. Durch den Kondensationsprozeß bei niederer Temperatur (43° in Stahlkesseln) und durch einen Zusatz von 40% Rohrzucker wird das Casein der Milch so verändert, daß es ähnlich feinflockig gerinnt wie das Frauenmilchcasein. Infolge des hohen Kaloriengehaltes und der guten Verdaulichkeit können die Säuglinge schon mit geringen Mengen kondensierter Milch ohne allzu große Flüssigkeitsmengen zum Gedeihen gebracht werden.

In neuester Zeit ist man unter der Führung von MARRIOTT dazu übergegangen, durch Zusatz von Milchsäure, gelegentlich auch Zitronensäure, die Kuhmilch schon zu feinflockiger Gerinnung zu bringen, bevor sie in den Magen des Säuglings gelangt und hat auf diese Weise erreicht, daß man die Schäden der Milchverdünnung vermeiden und mit sehr gutem Erfolg die Säuglinge mit Vollmilch, also unverdünnter Kuhmilch, ernähren kann.

Einer Tatsache muß jedoch sowohl bei Ernährung mit verdünnter Milch, als besonders auch bei derjenigen mit Säurevollmilch, unbedingt Rechnung getragen werden, nämlich, daß der Säugling und das Kind überhaupt für das Wachstum in allererster Linie Zucker, Schleime und Mehle gebrauchen. Im Verhältnis zum Fett- und Eiweißgehalt besitzt die Kuhmilch zu wenig Zucker. Das ideale Verhältnis von Fett zu Zucker, wie ungefähr 1 : 2 in der Frauenmilch, wird in der Kuhmilch nicht erreicht.

Man hätte nun denken können, es sei am naheliegendsten, den physiologischen Zucker, d. h. den Milchzucker, der in der Kuhmilch in ungenügender Menge vorhanden ist, entsprechend anzureichern. Doch hat sich das in der Praxis nicht bewährt. Der Milchzucker führt sehr leicht zu Gärungen, zu dünnen Stühlen, und der Anschlagswert für das Gewichtswachstum ist interessanterweise unter allen Zuckerarten der geringste.

Weit besser eignet sich der gewöhnliche Rohrzucker, der Traubenzucker und der Malzzucker. Nur einen Nachteil haben diese raffinierten Zuckerarten, nämlich den, daß sie gänzlich vitaminfrei sind. Auch diese Zuckerarten führen, wenn sie allein zugeführt werden, noch leicht zu Durchfällen infolge Gärung im Darm. Es hat sich deshalb als notwendig herausgestellt, in den ersten drei Monaten Schleime, später Mehlabkochungen neben dem Zucker der Milch zuzusetzen, um dadurch die Gärung der Zuckerarten hintanzuhalten oder zu verlangsamen. Die Schleime werden aus ganzen Getreidekörnern, wie Hafer, Reis, Gerste usw., durch Abkochung hergestellt, ihr Nährwert ist verhältnismäßig gering, und sie müssen deshalb später, etwa nach dem dritten Monat, zweckmäßigerweise durch Abkochungen von Reismehl, Hafermehl, Mondamin usw. ersetzt werden. Die sogenannten Kindermehle sind im großen ganzen entbehrlich und haben den Nachteil, daß diese fabrikmäßig hergestellten Präparate häufig auch nahezu vitaminfrei sind. Im Gegensatz zu den reinen Zuckern enthalten die Schleime und Mehle noch Vitamine, etwas Fett, besonders im Hafer, und vor allem auch pflanzliche Eiweißstoffe, welche das nicht ganz vollwertige Kuhmilcheiweiß, wie experimentelle Untersuchungen an meiner Klinik gezeigt haben, wirksam zu ergänzen vermögen. Schleime und Mehle sind auch aus diesen Gründen den reinen, vitaminfreien Zuckern überlegen. Wir sehen immer wieder, wie bei Kuhmilch-Zucker-Mischungen schlecht gedeihende Säuglinge sofort besser wachsen und an Gewicht zunehmen, wenn wir ihnen zum Zucker noch Schleim- oder Mehlabkochungen geben. Ganz besonders augenfällig wird das, wenn wir den reinen, vitaminfreien Zucker durch Malzextrakt ersetzen. Der Malzextrakt enthält eben neben dem Malzzucker noch sogenannte Extraktivstoffe, insbesondere aus der Vitamin B-Gruppe, welche für das Wachstum des Säuglings von großer Bedeutung sind. Die günstige Wirkung des Malzextraktes wurde schon lange festgestellt, bevor man etwas von den Vitaminen wußte.

Wir müssen an dem Prinzip festhalten, dem Säugling neben der Milch zwei Kohlehydrate aus chemisch differenten Gruppen, einerseits Mono- und Disacchariden, anderseits aus Polysacchariden vom Charakter der Stärke und der Dextrine zuzuführen, und zwar aus folgenden Gründen:

1. Die Gärungsneigung der reinen Zucker muß durch Schleim- und Mehlabkochungen herabgesetzt werden.

2. Durch Schleime und Mehle allein könnte die Kohlehydratkonzentration, die erforderlich ist (zirka 10%), nicht erreicht werden, ohne daß die Nahrung, die in den ersten Monaten unerwünschte, breiförmige Konsistenz annähme.

3. Schleime und Mehle ergänzen den vitaminfreien Zucker, aber auch die nicht ganz vollwertigen Eiweißstoffe der Kuhmilch durch ihren Gehalt an Vitaminen, anderen Extraktivstoffen und vor allem auch pflanzlichen Eiweißstoffen.

Die neue Ernährungsforschung hat eindringlich gelehrt, wie wichtig der Vitamingehalt der Nahrung für Wachstum und Gedeihen bei jungen Tieren und Säuglingen ist. Wir müssen verlangen, daß nur beste Milch für den Säugling gerade gut genug ist, und beste Milch soll eben genügend Vitamine enthalten. Dieser Vitaminreichtum läßt sich nur durch entsprechende Fütterung der Milchtiere erreichen. Das Futter muß frisch, abwechslungsreich und reich an Vitaminen sein, da der tierische Körper die Vitamine nicht selber bilden kann, sondern sie aus dem Pflanzenreich beziehen muß. Tier und Mensch sind eben Parasiten des Pflanzenreiches. Futter, welches zur Bildung einer fettreichen Milch, also bei Kuhmilch etwa 3,5% Fett, führt, welches genügend gelbe, grüne, eventuell rote Farbstoffe, sogenannte Carotine enthält, führt auch zu einem genügenden Gehalt der Milch an fettlöslichem Vitamin A. Frisches Futter gewährleistet auch, im Gegensatz zum Trockenfutter, einen genügenden Vitamin C-Gehalt der Milch. Der Weidegang der Tiere ist sehr wichtig für die Gesundheit des Viehs und für die Produktion einer guten vitamin C-reichen Milch, anderseits wissen wir, daß auch der Vitamin D-Gehalt durch die Besonnung der Milchkühe gesteigert werden kann.

Wir müssen ferner für die Deklarierung einer Kuhmilch als Säuglings- und Vorzugsmilch fordern, die Einstellung absolut gesunden Viehs, die dauernde tierärztliche Kontrolle, welche etwa tuberkulöse Kühe sofort auszuschalten gestattet, aber auch die Kontrolle der Stallhaltung und der Art der Fütterung. Ferner müssen diejenigen Betriebe, welche den Anspruch erheben, Kindermilch zu liefern, für gesundes und vor allem peinlich reinliches Melkpersonal sorgen, wie auch alle jene Einrichtungen treffen, die entweder eine sofortige Tiefkühlung oder bei Großbetrieben eine Pasteurisierung der Milch, am besten in Flaschen, gestattet. Eine sofortige Kühlung der Milch nach Gewinnung durch Einstellen der Milchkannen in kaltes, fließendes Wasser ist ja auch in kleineren Betrieben ohne besonderen Aufwand möglich. Das größte Gewicht ist auf peinlichste Sauberkeit beim Melken zu legen, so daß die frisch gemolkene Milch möglichst keimfrei oder keimarm ist.

Ein weiterer wichtiger Punkt ist dann der, daß die Milch möglichst schnell und billig in das Haus des Konsumenten gelangt. Denn auch eine einwandfrei und keimarm gewonnene Milch kann, wenn sie nicht schnell und technisch einwandfrei, d. h. tief gekühlt und luftdicht verschlossen transportiert wird, verderben. Denn auch nachträglich können beim Transport und Milchausschank schädliche Keime in die Milch gelangen.

Das Kindermilchproblem ist nicht lediglich eine wissenschaftliche Frage, sondern es ist ein eminent wirtschaftliches Problem, ein Problem, an dem Produzent, Handel, Staat, Gemeinde und Konsument in hervorragendem Maße interessiert sind und das nur durch die Zusammenarbeit aller Beteiligten zu einer glücklichen Lösung gebracht werden kann. Aufklärung aller beteiligten Kreise und zweckmäßige organisatorische Maßnahmen, die die Vorzugsmilch nicht zu sehr verteuern dürfen, sind dazu besser geeignet als Gesetze, die nur auf dem Papier stehen.

Trotz allen Bestrebungen sind wir jedoch noch nicht so weit, daß wir, wie es die Rohköstler empfehlen, es verantworten könnten, den Säuglingen rohe Kuhmilch zu geben. Dieses Ziel ist aber auch gar nicht erstrebenswert. Denn es hat sich gezeigt, daß der Säugling die kurz aufgekochte Milch besser verdaut als die rohe Kuhmilch. Gerade bei roher Kuhmilch hat man im Stuhl grobe Klumpen von unverdautem Käsestoff gefunden.

Die allererste Forderung, die wir an die Kindermilch stellen müssen, ist die unbedingte Notwendigkeit, jede Erkrankung des Säuglings durch krankheitserregende Keime in der Milch zu vermeiden. Eine keimfreie Gewinnung der Milch, ein keimfreier Transport, eine völlig keimfreie Behandlung im Hause, die ausschließen, daß jemals Milch mit krankheitserregenden Keimen von dem Säugling getrunken werde, ist nicht möglich. Immer besteht die Gefahr, daß Krankheitserreger, wie Tuberkelbazillen, Typhus-, Diphtherie- und neuerdings Bangbazillen, verschiedene Colirassen durch irgendeine vielleicht unbedeutende Verunreinigung in die Milch hineingelangen. Diese Keime müssen wir unbedingt abtöten, bevor wir dem Säugling den Genuß der Milch gestatten. Am einfachsten geschieht dies im Haushalt durch das kurze Aufkochen mit dreimaligem Aufwallen der Milch, sobald sie geliefert worden ist. Durch dieses kurze Aufkochen werden einerseits die Krankheitserreger sicher vernichtet, anderseits werden die Vitamine erfahrungsgemäß dadurch nur unbedeutend geschädigt. Unmittelbar nach dem Aufkochen muß die Milch in Milchgefäße gebracht werden, die in fließendem Wasser tief gekühlt werden. Große Sorgfalt ist auch auf die möglichste Sauberkeit der Gummischnuller und der Milchflasche zu legen, die nach jedem Gebrauch mit heißem Wasser gründlich zu reinigen sind.

Noch bis etwa zur Jahrhundertwende herrschten in dieser Beziehung grauenhafte Zustände. Infolge der Unsauberkeit bei Behandlung der Milch, der Milchschläuche und Sauger entwickelten sich in der Milch entsetzliche und für den Säugling tödliche Grade von stinkender Fäulnis. Es war nicht absichtliche Engelmacherei, man war sich der schlimmen Schäden gar nicht bewußt, man brauchte nur durch ständiges Einlegen eines langen Schlauches in den Mund das Kind zu beruhigen und zu andauerndem Saugen an der allmählich immer fauliger werdenden Flaschenmilch zu veranlassen, der Erfolg war ein absolut sicherer, im Sommer Brechdurchfälle, im Winter schwere Nahrungsmittelvergiftung, Krämpfe und Tod. Schon allein dadurch, daß die Kinderärzte immer eindringlicher die Öffentlichkeit auf dieses Massensterben der Säuglinge aufmerksam machten, daß sie größte Reinlichkeit der Milch von der Kuh bis zum Verdauungsapparat des Kindes, größte Reinlichkeit der Geräte, die mit der Milch und dem Säugling in Berührung kamen, mit Nachdruck verlangten, ferner auf Regelmäßigkeit und Einschränkung der Zahl der Mahlzeiten drangen, wurde erreicht, daß die Säuglingssterblichkeit stark herabgesetzt wurde.

Man verfiel dann allerdings wieder in ein anderes Extrem. Nach dem SOXHLET-Verfahren wurde die in Flaschen abgefüllte Milch in einem Kochtopf mit siedendem Wasser während 45 Minuten ursprünglich erhitzt, dadurch wurden aber nicht nur die Keime, sondern auch die hitzeempfindlichen Vitamine, ganz besonders das Vitamin C, vernichtet, die Milch wurde zu Tode gekocht.

Überraschende Folgen ließen nicht lange auf sich warten. Gerade in den Kreisen der Wohlhabenden, welche der Säuglingsernährung große Sorgfalt zuwandten und sich die Anschaffung eines SOXHLET-Apparats und die lange Erhitzung der Milch leisten konnten, erkrankten die Säuglinge an einem eigentümlichen Leiden, mit großer Knochenbrüchigkeit und einer Neigung zu Blutungen, Blutungen z. B. am Zahnfleisch, in den Muskeln und unter der Haut. Die leiseste Berührung der Säuglinge löste die heftigsten Schmerzensschreie, ein Zusammenzucken des ganzen Körpers aus (Hampelmannphänomen). Es handelte sich um den Skorbut der Säuglinge oder die MÖLLER-BARLOWsche Krankheit. Schon früh machte man die Erfahrung, daß diese schwere, nicht selten durch die Komplikation mit Lungenentzündung, zum Tode führende Krankheit in geradezu zauberhafter Weise heilt, wenn man den Säuglingen frische Fruchtsäfte, Orangen, Zitronen-, Tomaten-, Traubensaft usw. darreichte. Heute wissen wir, daß der wirksame Stoff in diesen frischen Fruchtsäften das Vitamin C ist, ja es ist der biologischen und chemischen Forschung gelungen, die genaue chemische Natur dieses Stoffes festzustellen, es handelt sich um eine verhältnismäßig einfach gebaute Säure, die sogenannte Ascorbinsäure. Mit diesem rein dargestellten Vitamin C gelingt es, Skorbut zu verhüten und zu heilen.

Die Kuhmilch verarmt besonders gern im Winter und Frühjahr an Vitamin C. Es hat sich ferner gezeigt, daß es besonders auch durch wiederholtes Erhitzen der Milch, nicht nur durch langes Erhitzen vernichtet wird. Deshalb darf pasteurisierte Milch nicht nochmals aufgekocht werden. Bei dem oben angeratenen kurzen Erhitzen der Milch während höchstens fünf Minuten wird bloß etwa ein Fünftel des Vitamin C-Gehaltes der Milch zerstört.

Um die Säuglinge vor dem Ausbruch des Skorbuts zu schützen, empfiehlt es sich, etwa nach dem dritten Monat den Säuglingen täglich zwei bis drei Teelöffel frische Fruchtsäfte, besonders Orangen-, Zitronen-, Tomaten-, Kirschen-, Traubensaft usw., zu verabreichen. Mit dem Alter ansteigend können bis zu drei Eßlöffel frische Fruchtsäfte gegeben werden. Diese frischen Fruchtsäfte schützen nicht nur gegen Skorbut, der übrigens fast nur das prämortale Endstadium der schweren C-Mangelkrankheit darstellt. Durch die frühzeitige Verabreichung von frischen Fruchtsäften wollen wir auch eine C-Hypovitaminose vermeiden. In der Tat haben frische Fruchtsäfte einen günstigen Einfluß auf das Gedeihen des Säuglings und erhöhen seinen Gesundheitszustand, so daß die Widerstandskraft gegenüber Infektionen wächst.

Auch beim Kleinkind muß darauf gesehen werden, daß es täglich etwas rohe Pflanzenkost, am besten in Form von Früchten und Salaten, bekommt. Ausschließliche Rohkost ist, abgesehen von kurz dauernder Verabreichung, bei gewissen Krankheiten im Kindesalter als Dauernahrung zu widerraten, da sie zu eigentlichen Nährschäden Anlaß geben kann. Wir haben Versuche gemacht, kleine Tiere, z. B. Ratten, ausschließlich mit Rohkost, Salatblättern, Karotten usw., zu ernähren. Die Tiere nahmen sofort sehr stark an Gewicht ab und starben in wenigen Tagen. Mit der von gewissen Ernährungspropheten vielgerühmten Vollwertigkeit der Eiweißstoffe des grünen Blattes, mit der in ihm angeblich aufgespeicherten Sonnenenergie ist es also nicht so weit her. Die Bedürfnisse des Organismus an Wärmespendern oder Kalorienträgern können durch das grüne Blatt allein nicht gedeckt werden, ja es scheint geradezu giftig zu wirken. Nach unserer Erfahrung gelingt es, diese schädlichen Wirkungen auszuschalten, sobald man genügend Getreidekörner oder auch Zucker neben den grünen Blättern gibt. Es hat also eine tiefe Bedeutung, wenn BIRCHER in seinem „Müsli" zu der Rohkost noch Haferflocken und zuckerreiche, kondensierte Milch als Zusatz empfiehlt. Im Gegensatz zu den Getreidekörnern wirkte interessanterweise der Zusatz von Fetten oder Ölen zu der ausschließlichen rohen Pflanzenkost in obigem Sinne eher verschlimmernd, trotzdem die Tiere damit eine erhöhte Energiezufuhr in Form der besten Wärmespender erhielten.

Glücklicherweise sind die anderen Vitamine, welche die Milch enthält, nicht so empfindlich gegenüber Hitzeeinflüssen wie das Vitamin C. Normal fettreiche Vollmilch enthält im allgemeinen genügend von dem fettlöslichen Vitamin A. Es stammt aus dem gelbroten Pflanzenfarbstoff Carotin und ist ebenfalls in seinem chemischen Bau dank der neuesten Forschungen KARRERS vollkommen aufgeklärt. Vitamin A-Mangel kann sich geltend machen, wenn die Säuglinge längere Zeit mit vollständig abgerahmter Milch oder gänzlich milchfrei nur mit Schleimen und Mehlen ernährt werden. Es genügt, junge Säuglinge z. B. etwa sechs Wochen lang mit Haferschleim zu ernähren, um sie der Gefahr eines schweren Augenleidens, der Xerophthalmie oder Keratomalacie und damit der vollständigen Erblindung auszusetzen, wenn nicht in zwölfter Stunde reichlich Vitamin A-haltige Fette, wie Lebertran, Rahm, oder künstlich hergestellte Vitamin A-Präparate, wie Vogan, zugeführt werden. Säuglinge mit diesem Augenleiden sind oft schwer am Leben zu erhalten, weil ihre Widerstandskraft gegen die verschiedensten Infektionen eine erstaunlich geringe geworden ist.

In der Kuhmilch finden sich auch die sogenannten B-Vitamine. Man unterscheidet neuerdings von denselben nicht weniger als zwölf verschiedene Gruppen. Am wichtigsten sind Vitamin B_1, das Antiberiberivitamin, welches etwas hitzeempfindlich ist, aber nicht so stark wie das Vitamin C, und durch das übliche kurze Aufkochen der Milch nicht zerstört wird. Im Gegensatz zur Frauenmilch findet sich in der Kuhmilch das Vitamin B_2 oder Vitamin G. Es ist wie das Vitamin A ebenfalls farbig, gelb und fluoreszierend, d. h. bei gewisser Belichtung gelbgrünlich schimmernd, z. B. besonders im ultravioletten Licht. Wegen seiner gelben Farbe und seines Vorkommens in der Kuhmilch wird das Vitamin B_2 Lactoflavin genannt. Ob dieses Lactoflavin der von den Säuglingen besonders benötigte Wachstumsstoff ist, ist noch nicht geklärt und nicht gerade wahrscheinlich, denn sonst könnte man sich nicht erklären, weshalb in der Frauenmilch gerade dieses Lactoflavin praktisch fehlt oder nur ausnahmsweise auftritt.

Enge an die Eiweißkörper gebunden findet sich ein weiterer Vertreter der B-Vitamine, das Vitamin B_6, das sogenannte Hautvitamin, das in der Kuhmilch sogar reichlicher vorhanden ist als in der Frauenmilch. Es ist deshalb ganz falsch, alle Kinder mit sogenanntem Milchschorf (Dermatitis seborrhoides), namentlich Säuglinge in den ersten drei Lebensmonaten, völlig milchfrei ernähren zu wollen. Sie kommen dadurch vielfach in ihrem Ernährungszustand sehr stark herunter, ohne daß sich die Hauterscheinungen bessern. In derartigen Fällen haben wir schon oft, gerade mit Milchsäurevollmilch, welche eine reichlichere Zufuhr von Hautvitamin gestattet, im Kinderspital sehr schöne Erfolge erzielt.

Die Kuhmilch enthält mehr Vitamin D oder antirachitisches Vitamin als die Frauenmilch und doch erkranken die Brustkinder sehr viel weniger häufig und nur in leichterer Form an englischer Krankheit oder Rachitis als die Flaschenkinder. Es ist dies ein Zeichen dafür, daß die Vitamine für sich nicht alles bedeuten, sondern daß auch das Verhältnis der anderen Nährstoffe berücksichtigt werden muß. Schädlich und die Erweichung der Knochen, z. B. am Hinterhaupt und an den Rippen, fördernd wirkt bei der Kuhmilch der zu große Gehalt an Casein und Kalk. Gerade experimentelle Erfahrungen, Versuche an Ratten, haben gezeigt, daß man durch nichts mit solcher Sicherheit englische Krankheit bei diesen Tieren erzeugen kann, wie durch eine allzu kalkreiche Nahrung. Der Kalk reißt nämlich noch sehr viel Phosphorsäure aus dem Körper an sich und diese wird ungenutzt mit dem Kot ausgeschieden, so daß die Verkalkung der Knochen infolge des Mangels an Phosphorsäure Not leidet. Es ist deshalb ganz falsch, wenn gewisse Kindermehlfabrikanten glauben, den Kindermehlen Kalksalze beimischen zu müssen, in der löblichen Absicht, der Rachitis entgegenwirken zu wollen. Der große Kalküberschuß macht aber statt feste ausgesprochen weiche und biegsame Knochen, die zur Verunstaltung des Körpers führen. In der Kuhmilch findet sich schon überreichlich Kalk. Kalk ohne gleichzeitige Anreicherung der Kalkfixatoren in Form von Vitamin D nutzt nichts.

Im Verhältnis zu dem hohen Gehalt an Casein und Kalk findet sich in der Kuhmilch zu wenig antirachitisches Vitamin D. Wir müssen deshalb die Säuglingsnahrung mit Vitamin D anreichern. Nun ist dieses Vitamin D in der Natur weitaus am wenigsten in den Nahrungsstoffen verbreitet, z. B. findet es sich gar nicht in den Schleimen und Mehlen und höchstens in Spuren in den Gemüsen. Als Vitamin D- Quelle kommt hierzulande einzig das Eigelb in Betracht, während das Eiereiweiß schädlich wirkt. Wir geben deshalb Säuglingen etwa nach dem sechsten Monat täglich ein Eigelb, roh mit etwas Zucker verklopft und mit etwas Orangensaft versetzt. Es schmeckt so vorzüglich und wird von den Kindern sehr gerne genommen. Das Eigelb bildet eine ausgezeichnete Ergänzung der Milch-Mehl-Zucker-Nahrung. Es enthält nicht nur Vitamin D in nennenswerten Mengen, sondern auch reichlich Vitamin A und B, insbesondere B_2, daneben noch wichtige Mineralstoffe, die, wie wir noch sehen werden, für die Blutbildung von großer Bedeutung sind.

Noch reicher als das Eigelb an Vitamin D, aber auch an Vitamin A ist der Lebertran. Wir geben deshalb den Säuglingen etwa vom dritten Monat an täglich einen Teelöffel Lebertran zur Verhütung der Rachitis.

Auch die Natur des antirachitischen Vitamins D ist heute aufgeklärt, und wir können es künstlich darstellen, indem wir seine Vorstufe, das sogenannte Provitamin, Ergosterin, mit bestimmten, an ultraviolettem Licht reichen Strahlen behandeln. Auch in der Haut des Menschen findet sich solches Ergosterin, das unter dem Einfluß der ultravioletten Strahlen des Sonnenlichtes oder der Quarzlampe in Vitamin D übergeführt wird. Auch Sonnenbäder können einen Einfluß auf die Festigkeit der Knochen gewinnen. Die ultravioletten Strahlen machen im Sonnenlicht nur etwa 1% der Lichtenergie aus, und im Winter gelangen in unseren Gegenden zu wenig ultraviolette Strahlen auf die Erde, als daß die Säuglinge, selbst wenn sie täglich ins Freie gebracht werden, mit Sicherheit gegen Rachitis geschützt werden können. Und so sehen wir denn, daß in den Wintermonaten die Mehrzahl der Säuglinge Zeichen von englischer Krankheit in verschiedenen Graden zeigen. Bestrahlen wir aber den Körper mit der künstlichen Höhensonne, welche sehr reich an ultravioletten Strahlen ist, so werden die Knochen des Kindes durch das D-Vitamin, das sich unter dem Einfluß der Strahlen in der Haut aus dem Ergosterin bildet, gegen Rachitis geschützt. Man hat nun auch durch künstliche Bestrahlung des rein dargestellten Ergosterins das Vitamin D in kristallisierter Form gewonnen und in Öl oder anderen Substanzen gelöst, in Form von sehr wirksamen Präparaten in den Handel gebracht, mit denen der Arzt heute nach individueller, genauer Dosierung die Rachitis mit Sicherheit zu verhüten und zu heilen in der Lage ist.

Ist der Säugling fünf bis sechs Monate alt geworden, so müssen wir daran denken, daß die Milch-Mehl-Zucker-Kost nur für die erste Lebenszeit eine genügende Ernährung gewährleistet. Wir müssen von der Halbjahreswende an den Säugling an konzentriertere Kost, an Breikost, gewöhnen. Wir geben den Brei am besten als milchfreie Mahlzeit, indem wir etwa 20 g Grieß in 200 g Gemüsebrühe, die wir aus dem Kochsaft von Kartoffeln und Karotten, eventuell Tomaten gewinnen, mit etwas Butter versetzt, aufkochen. Dieser Brei wird mit dem Löffel verabreicht, damit sich das Kind bald an die Löffelfütterung gewöhne. Macht es dabei Schwierigkeiten, so geben wir zuerst nur ganz wenig Grieß oder Paidol, wenn die körnige Beschaffenheit des Grießes stört, der Gemüsebouillon zu und steigern ganz allmählich die Konzentration bis zur Breiform. Statt Gemüsebouillon kann man auch Fleischbrühe, eventuell aus Bouillonwürfeln hergestellt, verwenden. Wir geben Grieß, weil dieses Zellulose enthält, welche für die Regelung der Stuhlentleerung von Bedeutung ist, da die künstlich ernährten Säuglinge bei zu lange fortgesetzter Milch-Mehl-Kost leicht zu Verstopfung neigen. Hat sich der Säugling an die Löffelfütterung gewöhnt, so gehen wir dazu über, neben dem Grießbrei zuerst nur löffelweise fein durch ein Sieb passierte Gemüse, Kartoffelpüree, Karotten, Spinat, Apfelmus, Linsenmus usw., zu geben.

Die Gemüsekost wird vom Säugling ohne Darmstörungen zu verursachen und mit genügendem Appetit nur genommen, wenn wir die Milchzufuhr einschränken. Wir geben deshalb während des ganzen ersten Jahres nie mehr als $1/_2$ l Milch, im zweiten Lebensjahr nur mehr $1/_4$ l. Zu milchreich ernährte Säuglinge und Kleinkinder werden durch die Milch so gesättigt, daß sie den Appetit auf gemischte Kost verlieren. Sie brauchen aber vom zweiten Halbjahr an Gemüse und Fruchtkompotte zum normalen Gedeihen. Es ist erstaunlich, wie sich schon die Darreichung von wenigen Teelöffeln Gemüse in der Wachstumskurve des Kindes geltend macht. Auch hier spielt die Zufuhr der Vitamine A, B_1, B_2 und C eine große Rolle. Sehr wertvoll ist auch die Darreichung von Bananenbrei, welcher eine Zufuhr der Rohkost mit verhältnismäßig großem Nährwert gestattet, enthalten doch 100 g Bananen zirka 100 Kalorien.

Bei der Herstellung der Gemüse darf das Kochwasser nicht weggeschüttet werden, da es sehr wertvolle Mineralsalze enthält. Die Kuhmilch hat nämlich ebenso wie die Mehle meist einen empfindlichen Mangel an Eisen, Kupfer, Mangan, welche besonders für die Blutbildung unentbehrlich sind. Ernährt man junge Tiere ausschließlich mit Milch und Brot, so werden sie mehr oder weniger schwer blutarm. Eine solche Blutarmut beobachten wir auch bei den Kindern, welche allzu lange nur mit Milch-Mehl-Kost ernährt worden sind. Sehr wertvoll in Ergänzung der Milch in dieser Beziehung ist wiederum das Eigelb, welches eine der reichsten Eisenquellen für den Organismus darstellt. Das ist ja nicht verwunderlich, muß doch das Hühnchen all seine eisenhaltigen Gewebe, all sein Blut aus dem Eigelb aufbauen. Das Eigelb enthält auch genügend Kupfer für die Bedürfnisse des Körpers. Es hat sich nämlich in Tierexperimenten gezeigt, daß das Eisen allein für die Blutbildung nicht genügt, erst wenn die Eisenwirkung durch Spuren von Kupfer ergänzt wird, kann genügend roter Blutfarbstoff gebildet werden. Manche Säuglinge können trotz Gemüse und Eigelbzufuhr blutarm werden, und sie bedürfen dann noch einer medikamentösen Behandlung mit Eisenpräparaten.

Manche Ernährungspropheten haben geglaubt, das Fleisch in Mißkredit bringen zu müssen, insbesondere wollen sie vom Fleisch in der Kinderernährung nichts wissen. Das Muskelfleisch wurde gerne schlecht gemacht und als ungenügend hingestellt. Ich konnte jedoch Ratten mit gebratenem Fleisch als einziger Nahrung lange Zeit gesund und am Leben erhalten. Es verhielt sich in diesen Versuchen das Muskelfleisch ähnlich wie der Eidotter, der ebenfalls eine vollkommen genügende Nahrung darstellte. Es stimmt dies überein mit Berichten über die Ernährung von Eskimos und Polarfahrern, die sich fast ausschließlich von Fleisch ernährten und dabei gesund und leistungsfähig blieben. Dagegen ist besonders das Eiereiweiß, dann aber auch das Milcheiweiß, wenn sie als einzige oder weit überwiegende Nahrungsquelle dienen, geradezu giftig, und die jungen Ratten gehen in kürzester Zeit unter schweren toxischen Erscheinungen, insbesondere auch Rückenmarkslähmungen, zugrunde, wenn sie ausschließlich mit rohem Eiereiweiß oder auch mit getrockneter Buttermilch gefüttert werden. Das Fleisch in fein pürierter Form — es genügen ein bis zwei Eßlöffel pro Tag — bildet nach dem neunten Lebensmonat eine willkommene Ergänzung, sowohl der pflanzlichen als auch der nicht ganz vollwertigen Milcheiweißstoffe. Das Verhältnis der pflanzlichen zu den animalischen Eiweißstoffen kann dadurch zu einem optimalen gestaltet werden. Diese Verbesserung der Ernährung ist notwendig, wenn wir mit geringen Milchmengen auskommen müssen. Wir können uns immer wieder vom Nutzen des Fleisches klinisch überzeugen. Diejenigen Kinder, welche in der gemischten Kost noch etwas Fleisch erhalten, zeigen die höchsten Werte an Blutfarbstoff und roten Blutkörperchen. Ganz besonders wertvoll in dieser Hinsicht ist die Darreichung von Leber, im Winter am besten in roher, durch die Fleischmaschine passierter Form. Im Sommer muß man vorsichtig sein und die Leber gekocht als Leberpüree verwenden. Die Leber enthält alle Stoffe, die für die Blutbildung notwendig sind, wie Eisen, Kupfer, Farbstoffe, und darüber hinaus noch ein besonderes Prinzip, das die Blutbildung im Knochenmark energisch anregt. Darüber hinaus ist die Leber ein förmliches Magazin für die verschiedensten Ergänzungsstoffe, Vitamine usw.

Bei der einseitigen Milch-Mehl-Kost sehen wir hierzulande nicht so selten Kröpfe schon bei Säuglingen und Kleinkindern auftreten. Die Nahrung ist zu arm an Jod. Es ist sehr wenig bekannt, daß der Lebertran auch eine sehr reiche Jodquelle darstellt. Bei Ratten kann man die Kropfbildung durch Lebertran mit Sicherheit verhüten. Es ist ferner von Interesse, daß außer dem Jod auch das Vitamin D selbst eigenartige Beziehungen zur Schilddrüse hat und auf dieselbe ausgesprochen beruhigend einwirkt.

Fassen wir den Ernährungsplan für das erste Lebensjahr zusammen, so können wir sagen: In der ersten Lebenszeit soll der Säugling, wenn immer möglich, Frauenmilch erhalten und an der Brust gestillt werden. Bei der künstlichen Ernährung ist ebensosehr zu warnen vor Unterernährung mit zu starken Milchverdünnungen wie vor Überfütterung mit Milch. In den ersten drei Monaten geben wir, wenn wir den Säugling künstlich ernähren müssen, kurz aufgekochte Vorzugsmilch, zur Hälfte verdünnt mit Schleimabkochung und 5% gewöhnlichem Zucker. Vom vierten Monat an ersetzen wir den Schleim durch eine 5%ige Mehlabkochung, am besten von Reismehl. Ungefähr vom gleichen Zeitpunkt an fangen wir an, dem Säugling täglich frische Fruchtsäfte zu geben, erst nur wenig, etwa zwei Teelöffel pro Tag, später mehr, bis zu drei Eßlöffel. Vom fünften bis sechsten Monat an ersetzen wir eine Mahlzeit durch Grießbrei in Gemüse oder Fleischbrühe, im zweiten Halbjahr verabreichen wir täglich ein Eigelb und führen allmählich das Gemüse in fein püriertem Zustand in die Diät ein. Vom neunten Monat an bereichern wir ferner die Kost durch Fleischpüree, gleichzeitig wird die Fünfzahl der Mahlzeiten auf vier reduziert, wobei wir zweimal die Flasche und zweimal eine feste, breiförmige Mahlzeit geben. Mittags Gemüse, Eigelb oder Fleischpüree, abends Grießbrei mit Kompott. Im ganzen ersten Lebensjahr geben wir nie mehr als einen halben Liter Milch im Tag.

Wir sehen somit, daß die Kost des Kindes am Ende des ersten Lebensjahres schon sehr der gemischten Kost des Erwachsenen gleicht. Wir dringen auf eine beste Mischung von sehr wertvollem tierischen Eiweiß aus der Milch, aus dem Eigelb und aus dem Fleisch mit den nicht ganz vollwertigen pflanzlichen Eiweißstoffen. Wir legen ferner Gewicht auf eine angemessene Ergänzung der gekochten Nahrung durch Rohkost.

Die Ernährung mit Milchverdünnungen hat ihre Nachteile und führt nicht immer zum Ziel, da selbst die verdünnte Kuhmilch nicht immer vertragen wird. Hier führen dann zwei andere Methoden häufig zum Ziel, die Ernährung mit kondensierter gezuckerter Milch und die Verwendung von Milchsäurevollmilch nach MARRIOTT, welche in neuerer Zeit sich anschickt, die Methode der Milchverdünnungen wegen der Einfachheit und Sicherheit ihrer Durchführung mehr und mehr zu verdrängen.

Im zweiten und dritten Lebensjahr reduzieren wir die Milch auf etwa 250 g pro Tag. Wir geben zum Frühstück 150 g Milch mit Malzkaffee verdünnt und dazu Vollkornbrot mit nicht allzu reichlichem Butterbelag, etwas frische Früchte, eine Banane oder einen Apfel oder eine Mandarine, oder Kirschen, Zwetschgen, Aprikosen, Pfirsiche, Heidelbeeren, Erdbeeren, Himbeeren, Brombeeren, Johannisbeeren usw. Mittags: Gemüsebouillon mit Einlage von Sago oder Grieß, ferner grüne Gemüse, Kartoffelpüree, 20 bis 50 g fein gehacktes Fleisch oder Leber, mit etwas Butter und ein Eigelb. Um vier Uhr 100 g Milch mit Malzkaffee, Vollkornbrot und Früchte, auch Nüsse. Am Abend Mehlspeisen, Bratkartoffeln, ab und zu eine Omelette, dazu das Fleisch gekochter Tomaten oder einen Salat von grünen Blättern oder Karotten, oder Tomaten, mit etwas Öl oder Zitronensaft angemacht.

Der Durst des Kindes soll ja nicht durch Milch gestillt werden. Bei der früchtereichen Kost ist das Bedürfnis nach Getränken sehr gering. Wünscht ein Kind bei der Mahlzeit zu trinken, so gibt man ihm frisches Wasser oder Wasser mit Zitronen- oder Orangensaft, oder auch Süßmost, oder sterilisierte, alkoholfreie Obst- und Traubenweine in Mischung mit Wasser.

Allmählich wird die Kinderkost derjenigen der Erwachsenen angeglichen.

Die Ernährung in den ersten Lebensjahren ist von grundlegender Bedeutung für das ganze weitere Leben. Wir streben einen Zustand der Gesundheit an, der sich durch Verbesserung der Ernährung nicht mehr erhöhen läßt. Volle Gesundheit bedeutet aber größte Widerstandskraft des Körpers gegen die verschiedensten äußeren Schädlichkeiten. Wir müssen für die Verbreitung gesunder Grundsätze, für die Kinder und Volksernährung alles einsetzen, nur so können wir eine gesunde, blühende und trotz der schweren Zeit zukunftsfreudige Jugend erwarten, die den Stolz und den größten Reichtum eines Volkes bedeutet.

35. Vorlesung.

Ernährung und Zähne.

Die Entwicklung der Zähne hebt beim Menschen sehr frühzeitig, schon gegen Ende des zweiten Fötalmonates an! Das Epithel der Kieferränder wächst in Form eines fortlaufenden Streifens schräg in das unterliegende Bindegewebe ein und erzeugt die sogenannte Zahnleiste. Aus dieser gehen seitlich labialwärts kolbige Verdickungen hervor. Jeder Kolben wird zu einem Schmelzorgan. Dieses Schmelzorgan ist somit epithelialen Ursprungs. Die inneren Schmelzzellen nehmen eine palisadenartige Gestalt an und bilden die Schmelzprismen, welche von einer Scheide umhüllt sind, die als Kittsubstanz dient. Kurz vor der Bildung des Schmelzes, am Ende des vierten Fötalmonats, wachsen die oberflächlichen Zellen der Zahnpapille zu langgestreckten Zellen, den Odontoblasten, heran, die zunächst eine chemisch dem Kollagen nahestehende Substanz, das Prädentin, liefern, welches von Fortsätzen der Odontoblasten durchsetzt wird. Dieses Prädentin ist anfangs unverkalkt, später verkalkt es und schließt die Zahnfasern ein. Der fertige Zahn ist somit teils epithelialer Herkunft (Schmelz), teils stammt er von der bindegewebigen Zahnpapille, die einer Schleimhautpapille vergleichbar ist. Der Rest besteht als Zahnpulpa beim Erwachsenen fort. In gleicher Weise wie die Milchzähne entwickeln sich die bleibenden Zähne in der 24. Fötalwoche. Der fertige Zahn besteht aus dem Zahnbein, der Substantia eburnea, dem Dentin. Auf der Krone sitzt der Zahnschmelz, die Substantia adamantina, das Email, aus lauter feinen Schmelzprismen, welche aus einer gleichmäßigen, doppelbrechenden Substanz bestehen und radiär von der Zahnbeinoberfläche bis zur freien Schmelzfläche ziehen. Der Zement, die Substantia ossea, an der Zahnwurzel stimmt mit dem Bau des Knochens überein. Zu den Weichteilen des Zahnes gehören die Pulpa, die Wurzelhaut oder das Alveolarperiost zwischen Zahnwurzel und Alveole und das Zahnfleisch.

Ernährung der Zähne. Die Ernährungsflüssigkeit für die Zähne stammt aus den Blutgefäßen der Zahnpulpa. Die Odontoblasten, welche palisadenförmig mit basalen Kernen einen lückenlosen Saum an der Innenfläche der Zähne (Dentin) bilden, sondern eine Ernährungsflüssigkeit ab, welche als dentale Lymphe bezeichnet wird. Die Odontoblasten sind säulenförmige Zellen, welche die Oberfläche der Zahnpulpa in einer einzigen Lage bedecken. Sie haben einen sehr langen Fortsatz, welcher in das Dentin eindringt und Dentinfibrille oder Tomesfaser genannt wird. Diese Dentinfibrillen durchziehen feinste Kanälchen. Von Zeit zu Zeit geben diese Dentinfibrillen zarte Seitenäste ab. Es handelt sich bei ihnen nicht um eigentliche Fibrillen, sondern um feine Kanälchen, welche dem Transport der dentalen Lymphe dienen. Diese Kanälchen enden peripher in gebogenen Ästen, welche offenbar die Aufgabe haben, Nährmittel auch dem Email zu vermitteln. So erhält der Zahnschmelz ebenfalls dentale Lymphe für seine Verkalkung und zu seinem Schutz. Namentlich unmittelbar nach der Eruption der Zähne sind Dentin und Zahnschmelz sehr durchgängig für die dentale Lymphe. Diese wird auch von den Scheiden der Schmelzpyramiden aufgenommen. Von Zeit zu Zeit dringen unregelmäßig büschelförmige Gebilde in den Zahnschmelz ein. Sie dienen ebenfalls der Ernährung des Schmelzes mit der dentalen Lymphe. Zuäußerst ist der Schmelz umgeben mit dem sogenannten Schmelzhäutchen, und diesem haftet eine schleimige Membran an, welche Nahrungsreste, Bakterien und Schleim an der Oberfläche enthält. Diese dentale Lymphe ist reich an Mineralstoffen. Auch der Zahn ist ein lebendes Organ und ist einem Stoffwechsel unterworfen. Er kann seine Vitalität nur aufrechterhalten, wenn er durch die dentale Lymphe genügend ernährt wird. Die dentale Lymphe kann bis unter die Oberfläche des Schmelzhäutchens gelangen.

Einfluß von allgemeiner Ernährung, Avitaminosen und Mineralsalzen auf die Zähne.

Vitamin A. Bei Vitamin A-Mangel wurden Degeneration und Atrophie in der Zahnpulpa und im Schmelz gefunden. Dies führte zur Abnahme des Kalk- und Phosphorgehalts und zu Zunahme des Wasser- und Magnesiumgehaltes, Verhornung des Gingivaepithels, verzögerter Durchbruch der Schneidezähne, Lockerung der Zähne, Alveolarpyorrhöe. Es kommt zu auffallend schlecht entwickeltem schmalem Schmelz und schlecht verkalkter, ausgedehnter Prädentinzone. Die Odontoblasten waren zum Teil verkleinert und unregelmäßig gebildet. Nach MELLANBY soll bei Vitamin A-Mangel auch der Schmelz des menschlichen Gebisses weniger widerstandsfähig gegen Caries sein. Doch konnte dies an

Patienten, welche wegen Xerophthalmie erblindet waren, nicht bestätigt werden. Im allgemeinen führt Vitamin A-Mangel zu Wachstumshemmung und zu Osteoporose. Es ist also sehr wohl möglich, daß, wie Mrs. MAY MELLANBY angibt, hypoplastische Zähne bei Vitamin A-Mangel entstehen können, die dann ganz besonders cariesempfänglich sind.

Vitamin B. Der Einfluß des Vitamins B auf die Zähne ist noch umstritten. Immerhin hat man bei Kindern in Hawai, welche sich einseitig mit geschältem Reis ernährten, welcher vitamin-B-frei ist, weite Verbreitung der Caries beobachtet.

Vitamin C. Beim Meerschweinchen hat der Vitamin C-Mangel einen sehr großen Einfluß auf die Zähne. Beim Vitamin C-Mangel zeigen sich Veränderungen an der Pulpa hyaliner Art, ferner Ödem und Zellverlust. Die Odontoblastenschicht wird unregelmäßig und verschwindet schließlich ganz, das Prädentin verkalkt amorph, die Zahnkanälchen verschwinden. Das fibröse Gewebe der Zahnpulpa kann schließlich sich stark zurückbilden, es entstehen große Vakuolen mit Ödem. Die Odontoblasten sind vollständig verschwunden, es wird kein neues Dentin mehr gebildet. Es kann auch zu Blutungen in der Pulpa kommen. Das Periodontium ist ödematös, der Alveolarknochen zeigt Osteoporose, und so kommt es zu Lockerung und Ausfall der Zähne. Auch im Schmelz kommt es zu Entkalkungsherden. Zugabe von etwa 5 bis 7 ccm Orangensaft genügt, um diese Zahnveränderungen bei den Meerschweinchen zu verhüten.

Gibt man den skorbutkranken Meerschweinchen 5 ccm Orangensaft, so kann man schon nach zwei Tagen überall Verkalkungen in der Pulpa feststellen, ja es kann fast die ganze Pulpa verkalken. Es hat also das Vitamin C ganz sicher einen Einfluß auf die Verkalkung des Dentins. Es zeigen sich dann in wunderbarer Weise, z. B. schon nach fünf Tagen, in einem regelmäßigen Lager lange und gesunde Odontoblasten, und in dem unvollkommen gebildeten Dentin erscheinen nun wieder feine Kanälchen, die von den Odontoblasten ausgehen und bereits die Hälfte des Dentins durchdrungen haben. Nach etwa zehn Tagen haben die feinen Kanälchen das amorphe Dentin durchdrungen. In der Pulpa finden sich allerdings noch zahlreiche Vacuolen, welche stellenweise auch die Odontoblastenschicht unterbrechen.

Vitamin D. Bei jungen Hunden konnten durch vitamin D-arme Ernährung Schmelz- und Verkalkungsdefekte erzeugt werden. Namentlich sank auch der Kalkgehalt des Zahnes. Die Veränderungen infolge Rachitis zeigen sich hauptsächlich bei den zweiten Zähnen. Bei Kindern hat sich gezeigt, daß man die Carieshäufigkeit der Milchzähne durch Vitamin D-Gaben vermindern und selbst auf die Caries einen verhütenden und heilenden Einfluß ausüben kann.

Die Rachitis befällt auch die Kieferknochen und kann dadurch zu Stellungsanomalien der bleibenden Zähne führen. Die Rachitis ist ganz besonders schuld an der Verspätung des Zahndurchbruches, infolge der verlangsamten oder zeitweilig gänzlich unterbrochenen Apposition normal verkalkter Teile an der Zahnwurzel. Das Zahnwachstum wird dadurch verzögert. Trotzdem sind die Milch-Zähne der Rachitiker in der Regel normale Gebilde, sie sind von einer bläulichen Farbe und neigen zu frühzeitiger Caries. Die Hypoplasien des Zahnschmelzes finden sich als Folgen der Rachitis an den Milchzähnen höchst selten, da die Zahnbildung bereits im fünften Fötalmonat beginnt und zur Zeit der floriden Rachitis in der Regel schon abgeschlossen ist. Die Ordnung im Durchbruch der Zähne kann durch die Rachitis schwer gestört werden. Die Folgen der Rachitis zeigen sich vor allem an den bleibenden Zähnen, welche zur Zeit der floriden Erkrankung eben in Verkalkung begriffen sind. Es zeigen sich namentlich Hypoplasien des Zahnschmelzes. Es können bandförmige Defekte auftreten! Sie zeigen sich in Form einer Unebenheit an der Oberfläche des Zahnes und als eine Verminderung seiner Dicke. Im Schmelz der Zähne kann nach erfolgter Ausbildung kein Umbau mehr stattfinden. Die Schmelzhypoplasie zeigt sich im leichtesten Grade in ringförmig um die Krone angeordneten seichten Tälern und mäßigen Erhebungen oder in Form von Punkten oder Grübchen, oder als Furchenbildung; bei schwersten Fällen völliger Schmelzmangel, Bloßlegung des Dentins. Beim Dentin führt die Rachitis zu einer übermäßg breiten Prädentinzone. Erfolgt dann Verkalkung derselben, so kann es zu Odontosklerose kommen.

Auch andere schwere Ernährungsstörungen, Intoxikation, akute und chronische Infektionskrankheiten, können Defekte am Schmelz der Zähne hinterlassen. Namentlich bekannt sind die Schmelzdefekte auch bei der Tetanie.

Schmelzdefekte an den Milchzähnen werden selten beobachtet, da die Rachitis praktisch nicht nach dem vierten Monat nach der Geburt beginnt. Es könnte sich hier um Verkalkungsstörungen handeln, die noch in die Fötalzeit zurückgehen, namentlich wenn diese Hypoplasien an den Spitzen und Höckern der Zähne sitzen, während immerhin am Kronenhals sich noch der Einfluß der Rachitis geltend machen könnte. Solche Schmelzdefekte hat man hauptsächlich bei Frühgeburten beobachtet, in unserem Fall bei Zwillingen. Möglicherweise handelt es sich um fötale Entwicklungsstörungen.

Hypoplasie und Caries. Namentlich Mrs. MELLANBY hat nachdrücklich darauf hingewiesen, daß solche hypoplastische Zähne sehr wenig widerstandsfähig gegen die Zahncaries sind. Ein schlecht ernährter Zahn verfügt in seiner dentalen Lymphe, die bis an die Oberfläche des Schmelzes vordringt, über zu wenig Abwehrkräfte, namentlich auch über zu wenig Kalk und Alkalien, welche imstande sind, die an der Oberfläche des Schmelzhäutchens infolge Kohlehydratgärung entstandenen Säuren zu neutralisieren. Bekanntlich führen die von Bakterien eingeleiteten fermentativen Prozesse im Mund zu Zersetzung der Kohlehydrate der Nahrung, deren saure Produkte an der Entstehung der Caries ausschlaggebend beteiligt sind. Ganz besonders wird das Email geschädigt durch reichlichen Zuckergenuß, Schokolade und andere Süßigkeiten. So kommt es, daß Kinder wohlhabender Familien oft sehr schlechte, cariöse Zähne haben, weil sie mit viel Süßigkeiten verwöhnt werden, während z. B. Waisenkinder in öffentlichen Anstalten sehr viel bessere Zähne haben. Aber nicht nur Zucker, der auch im Stoffwechsel infolge der Bildung von Zuckersäure und Milchsäure zu Acidose führt, sondern auch die feinen Mehle, Mehlspeisen und das feine Weißbrot wirken sehr schädlich auf die Zähne. Namentlich Hafermehl, Mais, Gerste, Roggen, weniger das Vollmehl und der Reis. Auch diese Mehle sind acidosefördernd im Stoffwechsel, weil sie einen großen Phosphorsäureüberschuß enthalten, sie können also auch zu Blutacidose führen. Ist aber das Blut acidotisch, so leidet auch die alkalisierende Wirkung der dentalen Lymphe.

Auch dem Wasser wird ein besonderer Einfluß auf die Zahncaries zugeschrieben, namentlich seinem Calcium- und Magnesiumgehalt. Besonders wird eine Schädigung durch hohen Gehalt an Fluor angenommen (mottled enamel s. S. 28). Diese Zähne sollen jedoch auffallend cariesimmun sein, während umgekehrt bei fluorarmem Trinkwasser Caries sehr verbreitet sei, deshalb wird Zugabe von Fluor, 1 mg pro die, empfohlen.

Nach HELMHOLTZ waren in Städten, deren Wasser 0,1 bis 0,4 Teile Fluor pro Million enthielt, nur 5% oder weniger aller Kinder frei von Caries. Seit 1945 haben sechs amerikanische Städte ihr Trinkwasser mit Fluor angereichert auf 1 : 1000000. In allen diesen Städten nahm die Caries 50 bis 65% ab. In keinem Falle wurden unerwünschte Nebenwirkungen beim Gebrauch des fluorhaltigen Wassers beobachtet. Zur Zeit trinken 19800000 Personen in 833 Gemeinden der USA. fluorhaltiges Wasser (HELMHOLTZ).

Zucker ist gänzlich vitaminfrei. Die feinen Mehle sind außerordentlich arm an Vitaminen, und zwar sowohl an Vitamin A, B und D als auch gänzlich frei von Vitamin C. Es hat sich ferner gezeigt, daß der Vitaminbedarf, besonders Vitamin B, C und D, um so größer ist, je mehr von diesen Cerealien verfüttert werden.

In den Gräbern der alten Alemannen hat man noch sehr schön erhaltene Zähne in den Schädelskeletten gefunden, während heutzutage die Verbreitung der Caries, besonders auch in der Schweiz, eine außerordentlich große ist. Sehr bekannt ist, daß die Gebirgsbevölkerung z. B. im Wallis so lange noch gute Zähne hatte, als sie das selbstgebackene gute Vollkornbrot genoß. Die Caries breitete sich aber rapid aus, als in diesen entlegenen Gegenden durch die Segnungen der Zivilisation diese Leute auch dazu kamen, mit dem feinen Weißbrot und Zuckerbäckereien, Schokolade, Konfitüren usw. bekanntzuwerden. Ganz ähnliche Erfahrungen hat man in Island gemacht.

Die obgenannten Erfahrungen mit dem harten Schwarzbrot und unsere Beobachtung der Entwicklung ganz kleiner und weicher Zähne (Mikrodonten) bei den zwei Jahre lang nur flüssig ernährten Zwillingen sprechen dafür, daß kräftige Beanspruchung der Zähne durch Kauarbeit an der Verhinderung der Zahncaries mithilft. Die Nahrung soll also schon im Kleinkindesalter wenn möglich in fester Form gegeben werden, so daß tüchtiges Kauen erforderlich ist. Gebäck soll nicht

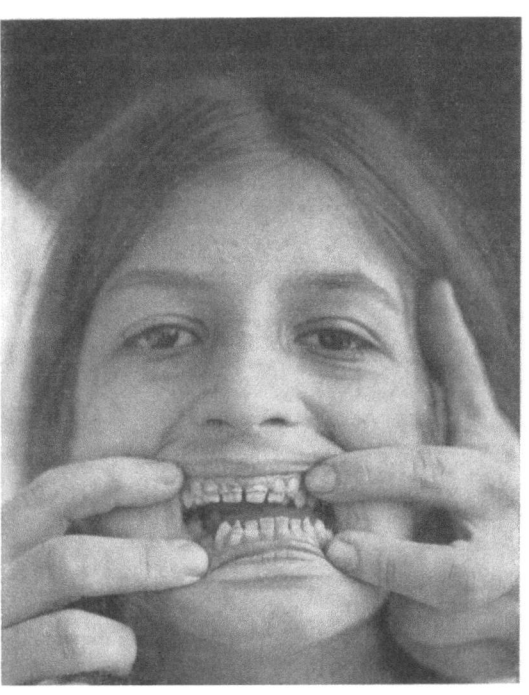

Abb. 1. Rachitische Zähne mit Schmelzdefekten.

eingeweicht werden. Eifriges Kauen bedingt verstärkten Speichelfluß und macht dadurch die Reaktionen der Mundhöhle alkalisch. Außerdem wirkt der Speichel bakterizid; Zahnwurzeln und Kiefer werden durch den fortwährenden kräftigen Stoß und Druck beim Kauen besser durchblutet. Dem Schwarzbrot, vor allem dem Roggenvollkornbrot, ist der Vorzug gegenüber dem Weißgebäck zu geben.

Großes Gewicht ist auf die regelmäßige Zufuhr vitamin C-haltiger Früchte und Gemüse zu legen für die Gesundheit der Zähne und des Zahnfleisches. Namentlich amerikanische Autoren haben davon Günstiges gesehen.

Auch Fleisch und Leguminosen wirken der Säuerung durch die Cerealien durch Eiweißfäulnis im Munde und alkalische Reaktion entgegen.

Von außerordentlicher Wichtigkeit für die Entwicklung normaler Zähne und für ihre Gesunderhaltung, für Schutz und Heilung der Zahncaries hat sich die Zufuhr von Vitamin A und D erwiesen, also die Beigaben von Eigelb, von Lebertran, bestrahltem Ergosterin, Sonnenbestrahlung oder Behandlung mit der

Quarzlampe usw. Englische und amerikanische Autoren berichten, daß es ihnen gelang, bei gleichzeitiger Reduktion der Cerealien durch die Zufuhr von Vitamin D die Entwicklung der Caries aufzuhalten, ja selbst an cariösen Zähnen konnten Heilungserscheinungen, wie bessere Verkalkung des Dentins, erreicht werden.

Bekämpfung der Zahncaries mit ihren vielen üblen Folgen, den Zahnschmerzen, der Alveolarpyorrhöe, der Entwicklung von Wurzelgranulomen, die durch ihre Fernwirkungen zu ständigen Infektionsherden werden können, der frühzeitige Verlust der Zähne, der zu mangelhaftem Kauen und zu Verdauungsstörungen führen kann, ist auch für die Kinderheilkunde von großer Bedeutung. Das lokale Flickwerk der Zahnärzte ist nicht nur sehr teuer, sondern auch unbefriedigend und der Kampf muß von den Ärzten auf viel breiterer, biologischer Basis einsetzen. Dieser Kampf muß schon beim Kind beginnen.

36. Vorlesung.

Die Ernährung des überempfindlichen Kindes.

Das überempfindliche Kind ist gewöhnlich ein Kind mit einer durch Erbanlage bedingten Krankheitsbereitschaft: der exsudativ-lymphatischen Diathese. Diese Diathese bewirkt, daß schon geringfügige Reize von außen oder von innen häufig entzündliche Vorgänge auszulösen vermögen. Diese Kinder sind besonders anfällig, sie neigen zu Anginen, Nasenrachenkatarrhen, Katarrhen der oberen und unteren Luftwege, Conjunctivitis, Blepharitis desquamativa, Otitis media usw. Auch die Haut ist abnorm reizbar, neigt in der ersten Lebenszeit zu Ekzemen. Diese Kinder sind meist blond, die Haut ist auffallend zart und hat einen rötlichen Schimmer. Setzt man derartige Kinder der Sonnenbestrahlung aus, so brennen sie nicht braun, sondern rot, die Haut reagiert also auf den Sonnenreiz mit einer Entzündung (KLARE).

Für die Behandlung dieser Kinder hat sich eine Transmineralisation als günstig erwiesen, um die Entzündungsbereitschaft der Haut und der Schleimhäute einzudämmen. Es hat sich nämlich gezeigt, daß bei diesen Kindern Kochsalz ausgesprochen entzündungsfördernd wirkt. Die Kochsalzzufuhr soll deshalb allmählich so stark eingeschränkt werden, daß die Kost ausgesprochen kochsalzarm wird. Die Kochsalzeinschränkung ist besonders angezeigt bei den fetten Typen. Um die Gerichte schmackhaft zu machen, kann man statt Kochsalz das sogenannte Titrosalz, Davasal (Wander) usw. verwenden. Ferner reizlose Gewürze in mäßigen Mengen, wie Kümmel, Muskatnuß, Nelken, Lorbeerblätter, und reichlich Kräuter, wie Petersilie, Schnittlauch, Majoran, Thymian usw. Sehr wichtig ist die reichliche Zufuhr von Gemüse und Obst als hauptsächlichste Träger von basischen Mineralstoffen und Vitaminen. Man gebe täglich etwas Gemüse und Obst in roher Form, ganz besonders soll das Obst in rohem Zustand genossen werden. Es bewähren sich vor allem Orangen, dann auch Zitronensaft, sehr wertvoll ist die Tomate, die roh genossen werden kann und billig ist. Ferner gibt man Salate von grünen Blättern oder Karotten mit Olivenöl und Zitronensaft angemacht. Bei der Zubereitung der Gemüse darf das Kochwasser nicht fortgeschüttet werden, da sonst wertvolle Mineral- und Ergänzungsstoffe verlorengehen. Wird es dem Gemüse nicht beigesetzt, so soll es zu Suppen oder Tunken verwendet werden. Noch besser ist, man schmort das Gemüse gleich in Fett. Kartoffeln enthalten ebenfalls wichtige Vitamine und einen Basenüberschuß. Am besten werden die Kartoffeln mitsamt der Schale gekocht oder mit etwas Fett gebraten und dann mitsamt der Schale genossen. Von den Fetten ist im allgemeinen die Butter vorzuziehen, doch ist gegen gute Pflanzenfette nichts einzuwenden, wenn in grünen Gemüsen genügend fettlösliche Vitamine zugeführt werden. Gegen Ende des Winters, wenn Gemüse und Obst schlechter zu beschaffen sind, gebe man den Kindern täglich einen Teelöffel Lebertran. Dieser ist eine reiche Quelle von Vitamin A und D. Brot ist nächst der Kartoffel unser billigstes Nahrungsmittel, doch ist das wenig ausgemahlene feine Weißmehl sehr arm an Vitaminen, aber auch arm an Mineralsalzen, z. B. Calcium, Magnesium, Mangan usw., und wertvollen Eiweißstoffen, die mit dem Kleber als Schweinefutter verwendet werden. Gerade in den äußeren Schichten des Getreidekornes sitzen eben die wichtigsten Mineralsalze, Vitamine und wertvolle pflanzliche Eiweißstoffe. Am besten ist deshalb Brot von gut ausgemahlenem, also dunklem Mehl, Roggenmehl, Grahambrot usw. Zu den Morgen- und Nachmittagsmahlzeiten gebe man als Brotaufstrich Butter bzw. Nußbutter mit Fruchtgelee, Honig oder Marmelade.

Breie aus Reis, Grieß, Hafer oder Mondamin haben zwar einen sehr guten Nährwert, werden jedoch von den überempfindlichen Kindern meist instinktiv abgelehnt, da sie zu wenig Vitamine und Mineralsalze enthalten. Man gebe deshalb Breie oder Puddings sowie Mehlspeisen nur etwa zwei- bis dreimal in der Woche stets unter Zusatz von frischen Fruchtsäften, Orangen-Zitronensaft, rohen oder gekochten Tomaten oder sonst frischem Obst. Auch der Zucker hat einen guten Nährwert, er ist jedoch frei von Vitaminen und enthält nur Spuren von Mineralstoffen. Die Kinder sollen deshalb nicht direkt Zucker naschen, sondern der Zucker soll nur zum Süßen der Speisen verwendet werden. Hageren Kindern und schlechten Essern, Neuropathen, empfiehlt es sich, reichlich Zucker zuzuführen, z. B. in Speisen, Limonaden, geschlagenem Ei usw. Widersteht der süße Geschmack, so verwendet man Traubenzucker (Dextropur).

Da wir die Kost dieser Kinder, wie wir noch sehen werden, in bestimmter Richtung beschränken müssen, so sind wir genötigt dafür einigen Ersatz zu schaffen, namentlich, um den Eiweißbedarf zu decken. Dazu verwenden wir etwas Käse, und zwar nur reizlose, milde, möglichst ungesalzene Sorten und besonders den vitaminhaltigeren Fettkäse. Ebenso geben wir etwa drei- bis viermal in der Woche Fleisch in geringer Menge, und zwar am besten Milken, Leber, Zungen. Zum Abendbrot kann man ab und zu etwas Wurst, und zwar milde, reizlose Sorten, z. B. Leberwurst, als Brotbelag geben. Auch Fische in mäßigen Mengen sind verwendbar. Dagegen sind alle stark gesalzenen und geräucherten Fleischsorten zu verwerfen.

Schädlich wirken bei diesen überempfindlichen Kindern vor allem die Eier, besonders wenn sie im Übermaß genossen werden. Namentlich gegen das Eiereiweiß sind sie sehr empfindlich, während gegen Eidotter ein- bis zweimal wöchentlich nichts einzuwenden ist.

Sehr unzuträglich ist ferner dem überempfindlichen Kinde die Milch. Man muß sie deshalb auf höchstens $1/4$ l pro Tag beschränken. Gewöhnlich haben diese Kinder eine instinktive Abneigung gegen Milch. Man verteilt die Milch beliebig auf die Tagesmahlzeiten, Frühstück oder z'Vieri oder Abendessen und gibt sie stets verdünnt mit Malzkaffee oder Kakao, da sie in dieser Form besser genossen wird.

Das überempfindliche Kind hat im allgemeinen ein ausgesprochenes Bedürfnis nach saurer Kost, und man muß dieser Geschmacksrichtung Rechnung tragen, da sie auf ein Bedürfnis des Organismus hinweist. Es beruht dies vermutlich darauf, daß bei saurer Reaktion das für diese Kinder so wichtige Vitamin C besser erhalten bleibt und besser wirkt. Außerdem handelt es sich hier um organische Säuren, die wohl sauer schmecken, aber das Säurebasengleichgewicht nicht wesentlich belasten, da sie sozusagen restlos zu der nur schwachen Kohlensäure verbrennen. Man gebe deshalb diesen Kindern Zitronenscheiben, z. B. im Tee, saure oder süßsaure Früchte und Gurken. Reichlich Salate aller Art, die durch Zitronensaft, Zitronenessig oder guten Weinessig die nötige Säure erhalten. Gegen den Essig ist nichts einzuwenden. Nur im Übermaß genossen kann er anämisierend wirken. Zitronensäure verbrennt sogar langsamer als die Essigsäure des Essigs und wird zum Teil noch als zitronensaures Salz durch den Urin ausgeschieden, belastet also die Nieren. Die Überlegenheit des Zitronensaftes über den Essig beruht auf seinem hohen Vitamin C-Gehalt.

Der Körper des exsudativ-lymphatischen Kindes ist möglichst wasserarm zu halten. Die Vorbedingung dafür ist eine vollkommen reizlose, kochsalzarme Kost, durch die das Bedürfnis nach Flüssigkeitsaufnahme bedeutend herabgesetzt wird. Der Durst dieser Kinder muß durch Früchte und Fruchtsäfte, niemals durch Milch gestillt werden.

Wir sehen hier bei der Ernährung des überempfindlichen Kindes eine zweckmäßige Submineralisation durch kochsalzarme Nahrung mit dem Zweck einer Transmineralisation, einer Anreicherung des Kalkes in den Geweben, um die hohe Entzündungsbereitschaft dieser Kinder zu bekämpfen, gleichzeitig sei auf den außerordentlich hohen Bedarf an Vitamin C bei diesen Kindern hingewiesen, welches am ehesten imstande ist, ihnen einen gewissen Schutz gegen die häufigen Infektionen zu verleihen.

Zur Prophylaxe der häufigen Infektionen des Nasen-Rachen-Raumes empfiehlt Czerny die monate-, ja jahrelange Darreichung von Milchsäure, z. B. Acidum lacticum 30/300, dreimal einen Teelöffel jeweils in einem Glas Himbeersirup zu den Mahlzeiten.

37. Vorlesung.

Die Ernährung bei akuten und chronischen Infektionskrankheiten im Kindesalter.

Schon Hippokrates hat den Lehrsatz begründet, daß durch die Nahrungszufuhr das Fieber der Kranken gesteigert und durch Entziehung vermindert werden kann. Kranke Tiere vermeiden instinktiv die Nahrung. Nicht anders verhalten sich vielfach auch die Säuglinge. Appetitlosigkeit ist oft das erste Symptom einer fieberhaften Krankheit. Es bedeutet dies wohl eine gewisse natürliche Abwehr gegen Schäden, die durch eine zu reichliche Nahrungszufuhr im Fieberzustand entstehen können. Gerade beim Säugling drohen eben bei Infektionen irgendwelchen Ursprungs stets alimentäre Komplikationen, meist parenterale Ernährungsstörungen, von der leichten Dyspepsie bis zur schwersten alimentären Toxikose. Czerny hat deshalb mit Recht mit aller Bestimmtheit in jedem Fall einer Infektion eine Herabsetzung der Nahrungsmenge verlangt. Dies gilt ganz besonders für den Beginn des Infektes. Im weiteren Verlauf, namentlich bei langwierigen Infekten, muß man dagegen darauf sehen, selbst bei Appetitlosigkeit durch Konzentrierung der Nahrungsgemische wenigstens den Erhaltungsbedarf des Kindes zu decken. Aber auch hier ist jeder Zwang des kranken Kindes möglichst zu vermeiden.

Die Erfahrung, daß Nahrungsbeschränkung zu einer Herabsetzung des infektiösen Fiebers führen kann, bedarf noch einer Präzisierung nach der Richtung, welche Nahrungsstoffe imstande sind, das infektiöse Fieber in die Höhe zu treiben.

In erster Linie ist hier an das Eiweiß zu denken. Das Fieber führt zu Störungen des Wasserstoffwechsels, zu vermehrter Wasserausscheidung durch die Haut

(Perspiration), durch die Lungen, durch die Tachypnoe beim Fieber. Im Beginn des Fiebers sieht man nicht selten auch eine vermehrte Diurese. Es wird also in vermehrtem Maße das extracelluläre Wasser im Fieber mit Beschlag belegt.

Den größten Anspruch an die Wasservorräte des Körpers stellen die Eiweißstoffe; bei Wassermangel kommt es zur Bildung pyretogener Stoffe aus dem Eiweiß, und auch die Eiweißschlacken können schon bei relativ geringer Wasserbeschränkung nicht mehr in vollem Maße zur Ausscheidung gelangen. Dazu kommt noch die spezifisch-dynamische Wirkung des Eiweiß, welche die Temperatur in die Höhe treibt. Im Fieber kommt es zudem zu einer vermehrten Eiweißverbrennung und zu Stickstoffverlusten, welche nach BIRK von der Schwere der Infektion, von der Dauer des Fiebers und vom Grade der Temperaturerhöhung abhängig sind. Die Stickstoffverluste können sich bis weit in die Rekonvaleszenz hinein erstrecken.

Aber auch das Fett gießt gewissermaßen Öl ins Feuer der durch die Infektion angefachten vermehrten Verbrennungsprozesse im Körper. Gerade bei Kindern sehen wir, daß Fettzufuhr das Fieber zu erhöhen in der Lage ist, auch wenn das Fett den eigenen Körperbeständen entnommen wird. CZERNY hat darauf hingewiesen, daß bei fetten pastösen Kindern bei Infekten es besonders leicht zu Hyperthermien und zu Ketonurien kommt. In der Tat sehen wir bei kleineren Kindern im Beginn verschiedenster Infekte, namentlich bei Pneumonien, aber auch beim Scharlach, sehr starke Ketonurien, oft begleitet von sogenanntem acetonämischen Erbrechen.

Das Fieber führt meist zu einer Acidose, und zwar hauptsächlich durch Chlorretentionen. BIRK konnte nachweisen, daß mit jedem Tag, den das Fieber dauerte, die Chlorausscheidung im Harn geringer wurde, so daß der Höhepunkt der Chlorretention regelmäßig am Ende des Fiebers lag. Teilweise reichte sie noch in die Rekonvaleszenz hinein. Schon in der Inkubation können sich Veränderungen des Chlorstoffwechsels zeigen, entweder febrile Chlorretention oder präfebrile starke Chlorausscheidung, die dann wieder in die Chlorretention während des Fiebers überging. Bei fiebernden Säuglingen und kleinen Kindern können Kochsalz und Wasser, die sonst beim Gesunden zusammengehen, ihre Wege trennen, so daß extracelluläres Wasser in vermehrtem Maße ausgeschieden, das Kochsalz aber retiniert wird. Es kommt dadurch zu einer trockenen Chlorretention, wobei das Chlorion eben an das Eiweiß gebunden wird und dadurch eine Gewebsacidose erzeugt. Auch die Zunahme der Kochsalzkonzentration, besonders der trockenen Salzretention, kann das Fieber erhöhen.

Es ist nun sehr interessant, daß ähnlich wie das Chlor offenbar auch die Ascorbinsäure im Fieber sehr stark retiniert wird. Die Reduktionskraft des Urins gegenüber Dichlorphenolindophenol verschwindet sofort bei fieberhaften Infekten, und erst nach sehr großen Belastungen kommt es wieder nach der sogenannten Sättigung zu Vitamin C-Ausscheidung. Man hat daraus etwas voreilig auf einen vermehrten Verbrauch von Vitamin C bei fieberhaften Infekten und auf eine C-Hypovitaminose schließen wollen. Das Aufhören der Ausscheidung von Ascorbinsäure im Urin ist jedoch kein exaktes Maß für das Bestehen einer wirklichen sekundären C-Hypovitaminose, ganz besonders im Fieber nicht. Denn Blutuntersuchungen haben ergeben, daß selbst bei fehlender Ausscheidung von Ascorbinsäure im Urin reichlich Vitamin C im Plasma nachgewiesen werden kann (WOLF). Läge wirklich eine Hypovitaminose bei den meisten fieberhaften Infektionen vor, so dürfte man durch reichliche Zufuhr von C-Vitamin eine rasche Besserung des betreffenden Infektionszustandes erwarten, was aber nach unseren klinischen Erfahrungen durchaus nicht der Fall zu sein braucht.

Beim Kalk führt der Fieberzustand in der Regel zu einem Absinken der Retention, und zwar auf dem Wege einer Steigerung der Ausfuhr durch den Darm. In ähnlicher Weise wird auch die Magnesiumretention verschlechtert.

Im Fieber kommt es ferner gewissermaßen in Kompensation zur Salzsäureacidose, zu einer Senkung des Phosphatspiegels im Blut und zu Phosphorsäureverlusten, in der Hauptsache auf dem Weg über die Nieren, zum kleineren Teil über den Darm.

Diese Verhältnisse im Fieberstoffwechsel, die Beziehungen der Ernährung zum Fieber geben uns Anhaltspunkte für die diätetische Behandlung der Kinder mit fieberhaften Infekten. Wir müssen zunächst Eiweiß und Fett aus den obgenannten Gründen aus der Nahrung ausschalten und geben bei Säuglingen und Kleinkindern mit hoch fieberhaften Infekten 24 bis 48 Stunden lang eine 15%ige Nähr- oder Traubenzuckerlösung unter Zugabe von Orangen- oder Zitronensaft, oder anderen Fruchtsäften. Es ist das die einzige Nahrung, welche Kinder bei Fieberzuständen im Beginn gerne zu sich nehmen, so daß es gelingt, Mengen von 6 bis 800 g dieser Zuckerlösung zuzuführen. Diese Zuckerwassertherapie hat eine sehr günstige entgiftende und auch entfiebernde Wirkung, die sich daraus erklärt, daß die Wasserverluste des Körpers an extracellulärem Wasser durch das Zuckerwasser ausgeglichen werden und damit zusammenhängend nach DOXIADES die trockene Salzretention im interstitiellen Gewebe beseitigt wird. Aber auch die Zufuhr von Kohlehydraten (wir bevorzugen den Traubenzucker in der Form des Dextropurs) wirkt gegen die Acidose und gegen die unvollständige Fettverbrennung, die sich in der Ketonurie äußert. Außerdem wirkt die Kohlehydratzufuhr sparend auf den Eiweißumsatz und ist imstande, die Stickstoffverluste im Fieber einzudämmen. Der natürliche Vitamin C-Gehalt der Fruchtsäfte kann noch durch Beigabe von 1 bis 2 Tabletten Redoxon oder Cebion verstärkt werden.

Die Bekämpfung der Appetitlosigkeit bei Infektfieber ist immer noch ein schwieriges und unvollständig gelöstes Problem. Die Ernährung eines sensiblen, neuropathischen Kindes während fieberhafter Infekte erfordert viel Sorgfalt bei der Auswahl einer in jeder Beziehung sachgemäßen Ernährung (DOXIADES). Am besten fährt man noch mit der Einleitung der Ernährung durch Zuckertage mit Obstsäften und Vitamin C-Anreicherung, dann muß man aber zu einer dem Alter entsprechenden, aber etwas konzentrierten und daher in kleinen Mengen kalorienreichen Kost übergehen, so daß der Eiweiß-, Fett-, Kohlehydrat- und Vitaminbedarf auch bei geringer Nahrungsaufnahme wenigstens für die Erhaltung des Körpergewichtes gedeckt werden kann. Erneut einsetzende Nahrungsverweigerung wird am besten bekämpft durch wiederholte Einschaltungen von Zucker- und Obsttagen. Auch hydropathische Maßnahmen, Antipyretica, wie Pyramidon in einer Salzsäuremixtur sind imstande, durch Herabsetzung des Fiebers die Appetitstörung günstig zu beeinflussen.

Rp.
Acid. muriatic.   1,0
Pyramidon   1,0
Aquae dest.   80,0
Sirup. Rubi Idaei ad 100,0
MDS. 4 bis 5 × 5 ccm.

DOXIADES empfiehlt Leberextrakte, z. B. in Form des Hepatrats. Gelegentlich kann man auch von Hefeextrakten, wie Marmite oder Cenovis, eine gewisse Hebung des darniederliegenden Appetits erreichen. Sehr wichtig ist im Fieber die Deckung des erhöhten Wasserbedarfes durch Beigabe von Zuckerlösung mit Fruchtsäften neben den üblichen Nährmischungen. An Stelle der Obstsäfte kann auch Lindenblütentee verabreicht werden. Kamillentee ist unzweckmäßig, weil er meist brechenauslösend wirkt. Lindenblütentee setzt eher die Temperatur herab und ist daher für Schwitzprozeduren weniger geeignet als der Hollundertee.

Entgegen den Angaben der Literatur haben wir uns von einem Nutzen der Überschwemmung des Organismus mit Vitamin C bei akuten Infektionen nicht überzeugen können, mit einer Ausnahme, nämlich dem Keuchhusten. Der Japaner OTANI hat gefunden, daß die Ascorbinsäure imstande ist, das Toxin der BORDET-GENGOU-Bazillen zu entgiften. Wir konnten selbst bei Fällen von Pertussis mit Lungenkomplikationen bei Säuglingen im konvulsiven Stadium auffallende Besserungen schon nach wenigen Injektionen von Redoxon forte (sechs bis acht), 500 mg Ascorbinsäure 1—2 × täglich, beobachten. Siehe Vorlesung über Keuchhusten!

Wir haben oben darauf hingewiesen, daß die verschiedensten Infekte zu einer Hypophosphatämie führen, insbesondere auch Pneumonien. Die Prognose, besonders der Bronchopneumonien der Säuglinge, wird oft sehr getrübt durch eine bestehende Rachitis. Wir sind deshalb der Anregung CZERNYS gefolgt und haben in derartigen Fällen, aber auch sonst bei Bronchopneumonien oft mit augenscheinlichem Erfolg die Vitamin D-Stoßtherapie angewendet. Die ganze Dose wird an einem einzigen Tag und auf einmal in etwas Milch verabreicht. HELMUT BRAULKE hat darauf hingewiesen, daß bei chronisch fieberhaften Erkrankungen rachitischer Säuglinge, bei denen die übliche Vigantolbehandlung versagt, bei einmaliger Verabfolgung von großen Dosen Vitamin D_2 günstige Resultate zu verzeichnen waren.

Der große Fortschritt der Diättherapie bei akuten Infektionen beruht darauf, daß man nicht nur die Hauptnährstoffe in schmackhafter Form anbietet, sondern gleichzeitig auch sein Augenmerk lenkt auf ein genügendes Angebot von Ergänzungsnährstoffen.

Die früher übliche einseitige Milchernährung beim Scharlach oder die Schleim- und Mehlsuppenernährung beim Typhus wurde von der Kinderheilkunde schon längst verlassen. Bei der einseitigen Milch-, Schleim- oder Mehlernährung wurden die Kinder in ihrem Ernährungszustand entschieden geschädigt und drohten eher Komplikationen dieser Krankheiten zu erliegen. Sie wurden blaß und blutarm, und z. B. beim Scharlach gleichwohl nicht gegen das Auftreten einer hämorrhagischen Nephritis geschützt. Bei Durchführung der gemischten Kost sehen die Scharlachkinder nach der Krankheit oft blühender aus als zu Beginn, und die Nierenkomplikationen treten sogar etwas seltener auf als bei der reinen Milchdiät. Bei Typhus und Paratyphus haben wir sehr gute Resultate mit der Kefirbehandlung erreicht.

Auch bei der Behandlung chronischer Infektionen, wie besonders der Skrofulose und Tuberkulose, hat die moderne Diätbehandlung schöne Erfolge zu verzeichnen. Das Hauptprinzip ist die Beschränkung von Kochsalz und Kohlehydraten nach dem Vorgang von GERSON, SAUERBRUCH und HERMANNSDORFER. Eiweiß und Fett werden reichlich gegeben. Großes Gewicht ist auf eine gute Zufuhr von Gemüsen, Salaten und Obst zu legen. Außerdem wird Lebertran, dessen Wirkung noch durch Zusatz von bestrahltem Ergosterin verstärkt werden kann, gegeben. Wir verordnen z. B. folgendes Diätschema:

1. Mahlzeit: Kochsalzfreie Guigozmilch mit Malzkaffee, Vollkornbrotschnitte mit Butter bestrichen oder kochsalzfreie Fettkäse, eine Banane.

Vor der Mittagsmahlzeit ein Teelöffel Vigantollebertran oder einen Teelöffel Lebertran + fünf Tropfen ViDe.

2. Mittags: Ein Eigelb mit Zucker und Orangensaft, Gemüse, etwas Kartoffeln, Fleisch, grüner Salat, rohe Tomaten mit Olivenöl und Zitronensaft, Salat aus rohen Karotten in ähnlicher Weise zubereitet.

3. Nachmittags: Rohes Obst, Beerenfrüchte mit Rahm.

4. Abends: Gemüse wie mittags, Vollkornbrot, ein Eigelb und Obst.

Ähnliche Diäten bewähren sich auch im chronischen Stadium des Gelenk-rheumatismus, besonders bei Endocarditiden.

Ernährungsstörungen des Säuglings.

38. Vorlesung.

Die Einteilung der Ernährungsstörungen des Säuglings.

Aus der ersten Zeit der Pädiatrie stammt die Einteilung der damals führenden Wiener Schule von WIEDERHOFER nach klinischen Gesichtspunkten, aber auf organpathologischer Grundlage. Im Vordergrund standen demnach die eigent-lichen Erkrankungen des Magen-Darmkanals, wie akute Gastritis, Enteritis, Enterocolitis, Enterokatarrh und für die schwersten Formen Cholera nostras oder akutes Hydrocephaloid. Zu dieser Einteilung paßte allerdings wenig, daß sich für die pathologisch-anatomische Betrachtungsweise, die von ROKITANSKY ausging, nur wenig positive Anhaltspunkte boten. Es war auch erstaunlich für die damalige Zeit, daß Säuglinge, die an Cholera nostras oder an Atrophie zugrunde gegangen waren, so außerordentlich wenig an pathologischen Befunden im Darm zeigten, die sich zudem meist als unspezifisch erwiesen. So war die damalige Betrachtungsweise unbefriedigend.

Die Wandlungen, die die Auffassung und die Beurteilung der früher als Magen-Darmkrankheiten bezeichneten Gesundheitsstörungen des Säuglingsalters in den letzten 40 Jahren dank der grundlegenden Arbeiten CZERNYS und KELLERS er-fahren haben, dokumentieren sich am deutlichsten dadurch, daß wir den Begriff Magen-Darmkrankheiten oder Verdauungsstörungen für die Mehrzahl der in dieses Gebiet fallenden Affektionen die umfassendere Bezeichnung Ernährungs-störung gebrauchen. Denn einerseits beobachten wir Ernährungsschäden, bei denen ohne weiteres ersichtliche Symptome von seiten des Magen-Darmkanals überhaupt fehlen, und anderseits ist jeder Durchfall bei dem labilen Gefüge des Säuglingsorganismus imstande, mehr weniger schwere Veränderungen im übrigen Körper, vor allem aber in der grundlegenden Funktion des Wachstums auszu-lösen. Dadurch eben unterscheiden sich die Magen-Darmaffektionen beim Er-wachsenen und beim Säugling. Ein Magen-Darmkatarrh wird einem Erwachsenen nicht leicht lebensgefährlich, dagegen bildeten Verdauungs- und Ernährungs-störungen bis vor noch nicht zu langer Zeit die hauptsächlichste Todesursache im zartesten Kindesalter. Fortgeschrittene chronische oder auch akute Er-nährungsstörungen führen nämlich leicht zu Gewichtsstürzen, die bis zu 100 g und mehr pro Tag betragen. Hat aber der Säugling etwa ein Drittel des Körper-gewichtes, d. h. die QUESTsche Zahl verloren, so ist seine Ernährungsstörung irreparabel geworden und der Tod ist unvermeidlich. Diese QUESTsche Zahl wird naturgemäß um so schneller erreicht, je geringer das Körpergewicht des Säuglings ist, deshalb sind Säuglinge in den ersten Monaten und Frühgeburten mehr ge-fährdet als solche im zweiten Halbjahr.

CZERNY-KELLER unterscheiden drei große Gruppen von Ernährungsstörungen:

1. **Ernährungsstörungen ex alimentatione**, d. h. hervorgerufen durch fehler-hafte Ernährung.

2. Ernährungsstörungen ex infectione. Hierher rechnet CZERNY die Sommer-brechdurchfälle oder die Toxikosen, indem man annimmt, daß diese durch bakterielle Infektionen der Milch und des Magen-Darmkanals ausgelöst werden. Aber auch eine irgendwo außerhalb des Magen-Darmkanals gelegene Infektion, eine Otitis, Pyelitis, Pneumonie, kann akute Erscheinungen von seiten des Magen-Darmkanals auslösen, man spricht dann von parenteralen Durchfällen, wenn sie nicht durch eine enterale, sondern durch eine irgend anderswo lokalisierte In-fektion durch Fernwirkung ausgelöst werden.

3. Ernährungsstörungen ex constitutione. Hier stehen endogene hereditär bedingte Faktoren im Vordergrund, wie exsudative Diathese, Neuropathie, Rachitis und Spasmophilie usw.

Die Einteilung von CZERNY und KELLER ist als eine ätiologische gedacht, mit dem Zwecke, gleichzeitig ätiologische, therapeutische Hinweise zu geben. Gegen diese Einteilung ist hauptsächlich einzuwenden, daß es in der Praxis un-möglich ist, die Ernährungsstörungen nach den einzelnen ätiologischen Momenten zu sondern. Beim gleichen Fall wirken meist mehrere der genannten ätiologischen Momente zusammen, insbesondere ist der konstitutionelle Faktor fast in jedem Fall von Ernährungsstörung von sehr großer, ja mitunter von entscheidender Bedeutung für den Verlauf.

Man teilt neuerdings die Ernährungsstörungen in zwei große Gruppen:

1. Chronische Ernährungsstörungen oder Nährschäden. Es hat sich gezeigt, daß diese chronischen Ernährungsstörungen ätiologisch hauptsächlich darauf zurückzuführen sind, daß bei sonst zweckmäßig zusammengesetzter Nahrung der Energiebedarf nicht gedeckt wird, oder daß es in der Nahrung an einem oder mehreren lebensnotwendigen Bestandteilen mangelt. Es gehören also die chronischen Ernährungsstörungen des Säuglings in das große Gebiet der Mangel-nährschäden, „deficiency diseases" oder „maladies de carence". Es kann in der Nahrung an den Hauptnährstoffen mangeln, z. B. an Wasser, an Kohlehydraten und Fetten, an Eiweiß oder an gewissen Salzen. Dieser Mangel an Hauptnährstoffen spielt bei den Ernährungsstörungen der Säuglinge wohl die bedeutsamste Rolle. Ein Mangel an Wasser oder an Kohlehydraten macht sich in der Regel in kürzester Zeit an der Gewichtskurve geltend. Der Mangel kann aber auch die akzessorischen Wachstumsfaktoren betreffen, bei denen meist erst nach längerer Zeit des Vita-minmangels spezifische, große Ernährungskrankheiten zum Vorschein kommen, wie die Xerophthalmie, die MÖLLER-BARLOWsche Krankheit, die Rachitis usw. Bei den Mangelnährschäden unterscheiden wir zwei Grade:

a) Die *Dystrophie* als leichteren Grad und

b) die *Atrophie* als schwerstes Endstadium der chronischen Ernährungs-störung.

Man kann Dystrophie und Atrophie hauptsächlich durch den Grad der Dysergie voneinander unterscheiden. Die chronische Ernährungsstörung führt nämlich zu einer Senkung der natürlichen Immunität und damit zu einer allge-meinen Infektionsbereitschaft. Eine Teilerscheinung derselben liegt darin, daß auch der Darm in den oberen Abschnitten infolge der Schwächung der bakteriziden Kräfte nicht mehr steril erhalten werden kann, so daß auch eine Durchfallbereit-schaft entsteht.

Bei der Dystrophie haben wir noch mit einer leidlichen Nahrungstoleranz zu rechnen, bei der Atrophie dagegen sind schon die geringsten Steigerungen der Nahrungszufuhr imstande, eine paradoxe Reaktion auszulösen, d. h. Durchfälle und Gewichtsstürze, so daß beim schlimmsten Grade der Atrophie der Säugling geradezu unernährbar geworden ist.

2. Akute Ernährungsstörungen. Während die chronischen Nährschäden ohne auffällige Erscheinungen von seiten des Magen-Darmkanals, ja nicht selten mit Obstipation verlaufen, stehen bei den akuten Ernährungsstörungen Erbrechen und Durchfall im Vordergrund des klinischen Bildes. Wir unterscheiden hier ebenfalls zwei Formen:

1. Eine leichtere, die *akute Dyspepsie* und
2. eine schwerere und schwerste Form, die *Toxikose*.

Auch hier gibt uns der funktionelle Toleranzbegriff eine Möglichkeit der Unterscheidung der beiden Formen. Bei der akuten Dyspepsie ist die Nahrungstoleranz noch leidlich, bei der Toxikose dagegen sind schon kleinste Überschreitungen der Toleranzschwelle für Eiweiß, Fett oder Zucker imstande, schwerste Vergiftungserscheinungen und Gewichtsstürze auszulösen. Im funktionellen Zustand stehen also Atrophie und akute Toxikose einander sehr nahe, und wir sehen in der Tat nicht selten, daß chronische Nährschäden schließlich unter dem Bilde einer Toxikose ad exitum kommen.

Es gibt nun auch noch Fälle, bei denen die Dyspepsie einen intermittierenden oder mehr chronischen Verlauf nehmen kann.

39. Vorlesung.

Die Beurteilung des Ernährungszustandes (Eutrophie, Dystrophie, Atrophie).

Für die Beurteilung des Ernährungszustandes eines Säuglings ist wichtig die Anamnese und die objektive Untersuchung. Die Anamnese gibt uns Auskunft über die Art der vorausgehenden Ernährung, ihrer Störungen und eventuell stattgehabter Infektionen. Zur Beurteilung des Zustandes des Säuglings müssen wir als Muster den gesunden oder eutrophischen Säugling nehmen, also ein gut gedeihendes Brustkind. Ein solches besitzt eine infolge guter Hautdurchblutung rosige Farbe, eine samtweiche, von Ausschlägen freie Haut, einen guten Gewebsturgor, ein mittleres Fettpolster und einen guten Tonus der Muskulatur. Der Bauch soll im allgemeinen das Niveau der Brust nicht überragen. Gewichtszunahme und Längenwachstum sind normal und zeichnen sich vor allem durch eine gewisse Stetigkeit aus. Die statischen und geistigen Funktionen sind dem Alter entsprechend. Die Augen sind lebhaft und zeigen einen schönen Glanz; die gute freundliche Stimmung, stets zum Scherzen und Lächeln aufgelegt, charakterisiert die Zufriedenheit des Säuglings in gutem Ernährungszustand und beweist, daß der Ernst des Lebens dem Menschen nicht angeboren ist!

Zur Beurteilung, ob der Säugling eutrophisch ist oder nicht, bedürfen wir der Besichtigung des völlig entkleideten Säuglings. Sie gestattet uns ein Urteil über den Habitus, die Körperproportionen, die Körperfülle als auch über die Beschaffenheit der Haut. Die Wägung benötigen wir zur Feststellung des Gewichtes, die Messung zur Ermittlung der Körperlänge, welche mit den normalen Durchschnittswerten verglichen werden müssen.

Sehr wichtig für die Beurteilung des Ernährungszustandes eines Säuglings sind folgende Punkte:

1. Der Turgor der Haut. Wir verstehen darunter die Prallheit der Haut und des Unterhautzellgewebes, welche ohne abnorme Faltenbildung die rundlichen Formen des Säuglings mit glatter Oberfläche überziehen. Nicht nur die Inspektion ermittelt den Eindruck der prallen Ausfüllung des Integuments, sondern

auch die Palpation. Bei ernährungsgestörten Säuglingen schwindet diese Prallheit des Integuments, die Haut erscheint viel zu weit und legt sich in zahlreiche
abnorme Falten. Bei pastösen Kindern hinwiederum fühlt sich das Unterhautzellgewebe nicht prall und derb, sondern weich und teigig an, trotzdem der Fett-
reichtum groß ist.

2. **Elastizität der Haut.** Eine aufgehobene Hautfalte gleicht sich beim normalen
Säugling wegen der hohen Elastizität der Haut blitzschnell wieder aus. Bei
Wasserverarmung (Exsiccose) schwindet nicht nur der Turgor der Haut, sondern
auch die Elastizität, so daß sich aufgehobene Hautfalten nicht mehr blitzartig
ausgleichen, sondern nur sehr langsam oder überhaupt nicht mehr verschwinden.

3. **Beurteilung des Fettpolsters.** Man prüft das Fettpolster, indem man am
Bauch eine Hautfalte zwischen Daumen und Zeigefinger hochhebt. Beim normalen Säugling ist diese Hautfalte etwa $1^1/_2$ cm dick. Man kann durch die Haut
deutlich das Unterhautfettgewebe palpieren. Bei schweren Ernährungsstörungen
kann es zu einem gänzlichen Schwund des Unterhautfettgewebes kommen, so daß
sich die Haut falten läßt wie ein dünnes Tuch.

4. **Tonus der Muskulatur.** Mangels einer exakten Messungsmethode beurteilen
wir ihn am besten auf Grund des Widerstandes, den die Bauchmuskeln der ein-
drückenden Hand, die Muskulatur der Arme und Beine passiven Bewegungen im
Ellenbogengelenk und Kniegelenk entgegensetzen. Auch an der Haltung des
Kindes, die es einnimmt, wenn es am Kopf, an den Beinen oder unter den Armen
in die Höhe gehoben wird, können wir den Spannungszustand der Muskeln beurteilen. Während Säuglinge mit normalem Tonus beim Hängenlassen unter Festhalten der Beine eine gewisse Aktivität in der Kopf- und Rumpfhaltung zeigen,
hängen hypotonische Kinder senkrecht, nur dem Gesetz der Schwere folgend,
ohne den geringsten Widerstand zu leisten, kraftlos herab. Hypertonische Kinder
hingegen zeigen dabei Kontraktur der Muskulatur des Kopfes, des Rumpfes und
der Beine. Durch Übung lernen wir mit einfachen Griffen sehr schnell einen
normalen Tonus von Hypertonie und Hypotonie unterscheiden.

5. **Verhalten der Temperatur.** Namentlich der junge, gesunde Säugling
zeichnet sich durch eine auffallende Monothermie aus, d. h. die Temperatur
schwankt nur in geringen Graden um 37° (36,8 bis 37,2°).

6. **Die Gewichtszunahme** zeichnet sich ebenfalls durch große Stetigkeit aus,
namentlich bei Wägungen in wöchentlichen Intervallen, doch kommen geringe
Schwankungen auch beim Normalen vor. Es gibt ganz gesunde Säuglinge, die
in der ersten Lebenszeit relativ wenig zunehmen. Als untersten Wert müssen wir
120 bis 150 g für das erste Vierteljahr und 100 g für das zweite als wöchentliche
Zunahme ansehen.

7. Sehr wichtig ist der Begriff der **Nahrungstoleranz**. Der gesunde Säugling
hat eine große Toleranzbreite. Er kann bei verschiedenen Nahrungsarten gut
gedeihen, reagiert auf Nahrungszulage mit vermehrter Zunahme und kann auch
eine gewisse Überfütterung ertragen, ohne gleich mit Erbrechen oder Durchfall
zu reagieren. Erkrankt er einmal an einer akuten Dyspepsie mit Erbrechen und
Durchfall, so erholt er sich rasch wieder. Vermehrte Zunahme auf erhöhte
Nahrungszufuhr bezeichnen wir als *orthodoxe Reaktion*.

Beim ernährungsgestörten Säugling im Zustand der Dystrophie oder gar
Atrophie oder Toxikose verringert sich die Nahrungstoleranz fortschreitend stark.
Ein solcher Säugling reagiert um so schneller mit Gewichtsstillstand oder gar
Sturz auf vermehrte Nahrungszufuhr, je geringer die Nahrungstoleranz bereits
geworden ist. Beim geringsten Überschreiten der Toleranzschwelle treten Durchfälle und Gewichtsabnahme auf. Die merkwürdige Erscheinung der Gewichtsabnahme bei Vermehrung der Nahrungszufuhr bezeichnet man als *paradoxe Reaktion*.

Da man einem Säugling nicht ohne weiteres ansehen kann, wie er sich in bezug auf seine Nahrungstoleranz verhält, so soll man, wenn der Säugling richtig an Gewicht zunimmt und gut aussieht, so wenig wie möglich an einer einmal verschriebenen Diät ändern. Namentlich wird häufig der Fehler gemacht, daß dem Säugling nur aus dem Grunde mehr Nahrung gegeben wird, weil er älter geworden ist. Wir richten uns in der Klinik nach der Gewichtskurve, so lange das Kind gut zunimmt, ändern wir nichts an der Nahrung, erst wenn die Gewichtskurve an einem Tag stehenbleibt, steigen wir mit der Nahrungszufuhr. Dabei dürfen nur leichte qualitative und quantitative Erhöhungen der Nahrungszufuhr vorgenommen werden. Ist man genötigt, die Nahrung zu ändern, so soll man es auch nur langsam tun, Schritt für Schritt und nicht auf einen Schlag, damit der Säugling sich gut anpassen kann.

8. **Gute natürliche Immunität,** vor allem reine Haut, Resistenz gegen Infekte, z. B. der oberen Luftwege, seltenes Erkranken und rasches und glattes Überstehen von Infektionen, gute Nahrungstoleranz und ausgeprägte natürliche Immunität sind ein gutes Kriterium für einen tadellosen Ernährungszustand.

Von Eutrophie kann nicht gesprochen werden, wenn der Säugling in einem dieser acht Punkte Abweichungen von der Norm zeigt.

Wenn wir auf Grund der Inspektion, der Wägung, Messung, Prüfung von Turgor und Tonus, Ausbildung des Fettgewebes usw. die Diagnose der Eutrophie stellen, so müssen wir uns klar sein, daß das nur eine Zustandsdiagnose ist. Wir dürfen deswegen noch nicht behaupten, daß das betreffende Kind auch gesund sei. Eutrophie und Gesundheit sind Begriffe, die sich häufig decken, die aber nicht unbedingt zusammenfallen müssen. Auch ein krankes, ein konstitutionell minderwertiges Kind kann uns eutrophisch erscheinen. Wir müssen uns von dem Gedanken freimachen, daß z. B. die Säuglingstuberkulose immer zu einem Zustand der Dystrophie oder Atrophie führe. Man erlebt es immer wieder, daß anscheinend blühende, eutrophische Säuglinge an einer tuberkulösen Meningitis erkranken und zugrunde gehen. Unter Umständen kann man auf der Röntgenplatte schwere tuberkulöse Lungenveränderungen, besonders Infiltrate, aufdecken.

9. Der **Stuhl** des normalen Brustkindes ist von salbenartiger Konsistenz, homogen und von goldgelber Farbe.

Der Stuhl des Flaschenkindes ist normalerweise von pastenartiger Konsistenz und grauer, lehmartiger Farbe, homogen, trocken, geformt in der Regel nur bei Obstipation. Die Stuhlentleerung erfolgt normalerweise ein- bis dreimal am Tag. Bei Mehlernährung ist der Stuhl braun gefärbt.

Normale Stuhlentleerungen gehören zum Bild der Eutrophie.

40. Vorlesung.

Appetitlosigkeit und Nahrungsverweigerung beim Säugling.

Die Anorexie des Säuglings wird sehr häufig beobachtet sowohl in der Hausals auch in der Spitalpraxis. Besonders in neuerer Zeit ist die Appetitlosigkeit des Säuglings und Kleinkindes zu einem außerordentlich wichtigen, alltäglichen Problem des Kinderarztes geworden.

Unter Anorexie verstehen wir den Appetitverlust. Man findet Appetitlosigkeit von den leichtesten bis zu den schwersten Graden, bei denen die Nahrungsverweigerung geradezu zu bedrohlichen Gewichtsabnahmen führt. Verliert ein Säugling ein Drittel seines Körpergewichtes, so ist er rettungslos verloren.

Klinisches Bild. Die Appetitlosigkeit beginnt entweder plötzlich oder schleichend. Sie dauert manchmal nur einige Tage, kann sich jedoch auch gelegentlich mehrere Wochen und Monate hinziehen. Der Säugling macht in leichteren Fällen sehr lange, bis er seinen Schoppen getrunken hat. Man muß ihn immer wieder mit viel Ausdauer und Geduld anleiten, bis er schließlich mit großer Mühe die Mahlzeit genommen hat. In schwereren Fällen gelingt es jedoch nicht, sondern der Säugling fängt an zu schreien, zu weinen, er wird wütend, wenn er nur die Flasche sieht, er gestikuliert und stößt mit den Händen die Flasche heftig weg oder stößt mit der Zunge den Sauger aus dem Mund, kneift die Lippen zusammen, dreht den Kopf auf die Seite. Die Umgebung gibt sich alle Mühe, das Kind von seinem passiven Widerstand abzulenken, doch gelingt das meist nur unvollkommen, dreiviertel Stunden, ja eine ganze Stunde Zeit von Anstrengungen sind nötig, damit der Säugling nur einen Teil von seiner Flasche trinkt. Der Säugling wird erst wieder ruhig und liebenswürdig, wenn man die Flasche entfernt.

Was für **Ursachen** liegen dieser Appetitlosigkeit zugrunde? Man kann zunächst eine nur falsche Anorexie unterscheiden. Der Vorgang des Saugens ist eigentlich recht kompliziert, erfordert Geschick und einige Kraft. Gewisse frühgeborene, schwache und atrophische Kinder bringen oft diese Kraft nicht auf. Cerebral geschädigte Säuglinge zeigen häufig wegen ihrer Dummheit großes Saugungeschick. Auch Mißbildungen, Hasenscharten, Gaumenspalten, ferner Behinderung der Atmung während des Saugens infolge Rhinopharyngitis können eine Anorexie vortäuschen.

Als Ursache der wahren Anorexie kommen zunächst infektiöse Zustände in Betracht. Am häufigsten eine Rhinopharyngitis acuta, eine Otitis media, bei der jeder Schluckakt Schmerzen auslöst, eine Bronchitis, Bronchopneumonie, Empyem usw. Besonders bekannt ist die schwere Anorexie bei Pyurien. Selbst einfache Pyodermien können eine Appetitlosigkeit auslösen. Eine besonders schwere Appetitlosigkeit haben wir bei einem keuchhustenkranken Säugling erlebt, dabei mochte vielleicht auch die instinktive Furcht des Kindes vor der Auslösung eines Keuchhustenanfalles mit Erbrechen die Nahrungsaufnahme hemmen.

Unter den chronischen Infektionen spielt die Lues congenita eine wichtige Rolle, namentlich die viscerale Form, bei der Leberschwellung und Milztumor so groß sind, daß der Magen fast keinen Platz findet. Manchmal verschwindet dann die Appetitlosigkeit auf antiluische Behandlung. Erste Symptome der Säuglingstuberkulose können Anorexie, Fieber und Gewichtsabnahme bilden.

Die Ernährung spielt eine wichtige Rolle für die Auslösung und Unterhaltung der Appetitlosigkeit. Die Anorexie muß dazu Anlaß geben, zu untersuchen, ob nicht eine Fehlernährung vorliegt. Wenn in der Nahrung bestimmte Stoffe nicht enthalten sind, so kommt es nach kürzerer oder längerer Zeit zu einer schweren Anorexie. Ganz besonders interessant ist, daß die Anorexie fast bei sämtlichen Avitaminosen, also bei Vitamin A-, B-, C- und D-Mangel, häufig das allererste Symptom darstellt, das den übrigen Krankheitserscheinungen lange Zeit vorausgehen kann. Anorexie wird geradezu als Kardinalsymptom des Vitamin B_1-Mangels auch bei Säuglingen und Kleinkindern bezeichnet. Sehr bekannt ist auch die schwere Anorexie bei Vitamin C-Mangel. Bei länger dauernder Ziegenmilchernährung tritt schließlich Anorexie und Widerwille gegen Ziegenmilch auf. Auch bei anderen Formen der Fehlernährung, die ähnlich wie die Ziegenmilch zu anämischen Zuständen, z. B. bei einseitiger Kuhmilchernährung, führt, ist Anorexie nicht selten.

Anderseits kann auch Überfütterung schließlich zu Anorexie infolge Übersättigung und Widerwillen gegen die dargereichte Nahrung Anlaß geben.

Bei Verdauungsstörungen findet man nicht selten als erstes Symptom eine Anorexie. Der Magen des Säuglings kann oft mit Schleim angefüllt sein, er kann eine mehr oder weniger starke Nahrungsretention zeigen, er kann unter Umständen infolge Aerophagie auch mit Luft angefüllt sein. Dieser abnorme Füllungszustand des Magens nimmt dem Kind den Appetit. Bei dyspeptischen Störungen, schlechten Stühlen hat die Nahrungsverweigerung geradezu eine Schutzfunktion für den kranken Magen-Darmkanal.

Die wichtigste Ursache der Appetitlosigkeit ist jedoch wohl heutzutage die Neuropsychopathie. Manchmal spielt auch hier zunächst als auslösendes Moment eine lokale Reizung der Mundschleimhaut eine Rolle, welche das Kind veranlaßt, die Nahrung zu verweigern. Es wurde ihm z. B. die Nahrung einmal zu heiß gegeben, oder der Kiefer ist sehr empfindlich, weil eben die Zähne im Begriffe sind durchzubrechen, oder das Kind hat sich mal verschluckt und Erstickungsangst gehabt, oder es hat einen leichten Schnupfen mit behinderter Nasenatmung, all das kann nun eine Nahrungsverweigerung auslösen, deren Ursache mehr psychischer Natur ist und die auslösende Ursache außerordentlich lange überdauert. Das Kind hat Furcht, sich zu brennen, sich zu verschlucken und es gewöhnt sich nun die Nahrungsverweigerung an. Je sensibler das Kind ist, um so rascher und um so anhaltender bildet sich nun der pathologische Bedingungsreflex aus auf die Darreichung von Nahrung, nicht mit Bereitschaft, sondern mit Nahrungsverweigerung zu antworten. Es handelt sich meist um nervöse, sensible Kinder, die gewöhnlich auch von nervösen Eltern abstammen. Angesichts der Appetitlosigkeit des Kindes verlieren nun die Eltern ihre Ruhe, sie werden ängstlich, aufgeregt, und suchen mit allen Mitteln die Nahrungsaufnahme zu erzwingen. Das Kind wird an Händen und Füßen gefesselt, man hält ihm die Nase zu, damit es den Mund öffnen muß, man schlägt auf die kleinen Händchen, damit das Kind schreit und in dem Moment, da es den Mund öffnet, wird ihm der Sauger der Flasche in den Mund gestoßen. Ist es so gelungen, dem Kind einige Nahrung aufzuzwingen, so rächt es sich durch Erbrechen. Es ist verständlich, daß durch solche verfehlte Zwangsmaßnahmen, die dem Kind die Nahrungsaufnahme mehr und mehr verekeln, die Anorexie direkt unterhalten und verschlimmert wird. So erzählt LEREBOULLET von einem Arztkind, das wegen Appetitlosigkeit mehr als 2000mal mit der Magensonde ernährt werden mußte. Daraus entwickelte sich eben eine falsche Gewohnheit, welche die Heilung der Appetitlosigkeit direkt hintanhielt.

Man muß es vermeiden, daß die Anorexie, welche sowieso Neigung hat, die lokalen auslösenden Ursachen zu überdauern, durch fehlerhaftes Verhalten der nervösen Umgebung unterhalten und direkt verschlimmert wird. Man beginnt die Behandlung, indem man zunächst anscheinend dem Kind seinen Willen erfüllt und es hungern läßt, ihm z. B. einen Tag lang nur gesüßten Fencheltee verabreicht, jeden Zwang jedoch unterläßt. Sehr gut wirkt oft ein Milieuwechsel, Aufnahme in ein Heim oder eine Klinik, Wechsel der Pflegerin usw. Falsch ist es, zu Sondenernährung zu greifen. Es braucht jedoch oft sehr große Geduld und Ausdauer, um den eingeschliffenen falschen Bedingungsreflex wieder zu lösen. Man muß das Kind in ein ruhiges Milieu versetzen, das ihm ein psychisches Wohlbefinden vermittelt. In der nervösen Familie kann ihm oft ein solches nicht verschafft werden. Ist der Säugling sehr aufgeregt, schreit er viel, schläft er wenig, ist sein Nervensystem durch die vielen Reize, die gerade durch Ablenkungsversuche von der Klapper bis zum Grammophon oder Radio unternommen wurden, überreizt, so wirkt die Isolierung und viel Aufenthalt in frischer Luft oft geradezu Wunder. Eine günstige Einwirkung zur Beruhigung des Nervensystems haben kleine Dosen von zwei- bis viermal täglich 0,01 Gardénal oder Luminal.

Besonders bei spasmophilen und rachitischen Kindern, aber auch sonst regt Ultraviolettbestrahlung mit der Quarzlampe oft den Appetit des Kindes an.

Liegen infektiöse Zustände vor, wie z. B. eine Rhinopharyngitis, so muß diese sachgemäß mit Nasentropfen behandelt werden. Man tropft vor der Nahrungsaufnahme in jedes Nasenloch die Spitze der Pipette gefüllt mit Sol. Suprarenini (1 : 1000) 3,0 Aqua borat. 3%ig ad 10,0 oder Argyrophédrin. Eröffnung von Eiterherden, Abscessen, Phlegmonen, Operation des Empyems usw. Bei Syphilis antiluische Behandlung. Bei Tuberkulose wirkt die Bekämpfung des Fiebers durch Pyramidon oft günstig auf den Appetit.

Die Art der Ernährung muß geregelt werden, es empfehlen sich große Nahrungspausen. Magenspülungen kommen nur bei Retentionen von Schleim und Nahrungsresten in Frage. Bei avitaminotischen Zuständen Zufuhr des fehlenden Vitamins, z. B. bei der C-Avitaminose, Orangen-Zitronensaft, Redoxon usw. Günstig wirkt sehr häufig bei der Anorexie der Kinder die Zufuhr von Vitamin B-haltigen Präparaten, wie Hefeextrakten, Marmite, Cenovis usw. Die Anorexie kann naturgemäß oft auch sekundär zu einem Vitaminmangel führen und sie dann durch diesen weiter unterhalten. Bei Ziegenmilchernährung Milchwechsel. Bei anämischen Zuständen stimulieren oft Eisen und Leber sehr gut den Appetit. Bei Dyspepsien zunächst Fasten und Beginn der Ernährung mit kleinen Dosen der Heilnahrung. Schwere Anorexie kann man gelegentlich auch bei myxödematösen Säuglingen mit ihrem herabgesetzten Stoffwechsel sehen. Hier wirken dann kleine Dosen Schilddrüse gewöhnlich sehr gut. In schweren Fällen kann man auch Insulin versuchen im Verein mit Traubenzuckerlösungen (10 bis 20%). Insulin eine Einheit auf 2 g Dextrose.

Gelegentlich wirken auch besonders bei häufigem Erbrechen ein bis zwei Teelöffel Vichywasser vor jeder Mahlzeit günstig.

Von Medikamenten wären noch zu erwähnen Salzsäure-Pepsin, z. B. Acid. muriatic. Pepsin ana 1,0, Aquae dest. 90,0, Sirup. Rubi Idaei ad 100,0 dreimal täglich ein Teelöffel. Citropepsin, Pankreatin usw. Gelegentlich wirken auch kleine Dosen Calomel, welche den Gallenabfluß aus der Leber anregen, günstig.

41. Vorlesung.

Das Erbrechen im Kindesalter.

Der Brechakt ist ein Reflexvorgang. Komplizierte, ineinandergreifende Reaktionen auf bestimmte Reize, gesteuert von einem gemeinsamen Zentrum, dem in der Medulla oblongata gelegenen Brechzentrum, laufen in bestimmter Ordnung und Reihenfolge ab.

Sehr verschieden ist der Ursprung der Reize. Man kann folgende afferente Bahnen zum Brechzentrum unterscheiden: 1. Sensible Glossopharyngeus- und Vagusfasern vom Pharynx. 2. Sensible Vagusfasern im Magen. 3. Sympathische und parasympathische Bahnen vom Abdomen und Becken. 4. Sensible Fasern vom Vagus und Sympathicus vom Herzen. 5. Sensible Fasern vom Vestibularis im Labyrinth. 6. Beeinflussung des Brechreizes vom Großhirn aus durch ekelerregende Vorstellungen.

Vom Brechzentrum aus verlaufen die efferenten Bahnen aus der Medulla oblongata durch das Rückenmark in das Splanchnicusgebiet zum Pylorusschluß, durch den Vagus zur Magenmuskulatur. Die Bahn über das Halsmark führt zur Bauchpresse und der Phrenicus zum Zwerchfell. Die Vierhügelgegend ist mit den Vaguskernen und dem Brechzentrum durch besondere Bahnen verbunden.

Die reflektorischen Wirkungen der Reizung des Brechzentrums äußern sich nach CATEL folgendermaßen: 1. Pylorusschluß. 2. Abnahme oder Schwinden der peristaltischen Wellen am Magen, dieser erschlafft total und erscheint völlig regungslos. Dann kommt es 3. zu einer Einschnürung etwa in der Magenmitte, Lösung derselben und Übergang in die totale Kontraktion des Pylorusteiles und der Pars media. Dies führt zum Hineinpressen des Magenbreies in die oberen Magenabschnitte. Es kann auch der Kontraktionsring in der Mitte des Magens sich tief einschnüren und sich rasch cardiawärts bewegen, so daß eine echte Antiperistaltik zustande kommt. 4. Jetzt erfolgt Öffnung der Cardia, fast gleichzeitig Auftreten von Brechbewegungen durch Kontraktion des Zwerchfells, wobei der Druck im Ösophagus negativ wird, und Einsetzen der Bauchpresse. 5. Nunmehr Entleerung des Mageninhaltes in den meist weit dilatierten Ösophagus und nach außen. Bei dieser Heraustreibung des Mageninhaltes ist der Fundusteil des Magens aktiv beteiligt.

Unter Nausea versteht man im allgemeinen bestimmte, subjektive Empfindungen und objektiv nachweisbare Symptome, die wie eine Aura dem Brechakt zum Teil vorausgehen, zum Teil ihn zu begleiten pflegen. Man kann auch von einem stillen Erbrechen sprechen, bei dem es noch nicht zum eigentlichen Brechakt kommt. Es liegt Übelkeit vor, Schwindel, Schwächegefühl, Druck in der Magengegend, Ohrensausen, Flimmern vor den Augen, ferner Blässe, Schweißausbruch, Speichelfluß, Änderung von Puls und Atmung. Die Nausea kann auch auftreten, selbst wenn das Brechzentrum zerstört ist. Es gibt Erbrechen mit und ohne Nausea; namentlich im Säuglingsalter ist auffällig, wie das Erbrechen häufig ohne jede Nausea erfolgt.

Das Erbrechen an und für sich ist keine Krankheit, sondern ein Symptom. Es kann ebensogut Ausdruck einer belanglosen und schnell vorübergehenden Störung des Allgemeinbefindens wie Hinweissymptom auf eine lebensbedrohliche Erkrankung sein. Die Grundbedeutung des Erbrechens ist eigentlich die einer Schutz- und Abwehrfunktion des Organismus gegen die Zufuhr ungeeigneter Nahrung oder gewisser Gifte. Das Erbrechen kann nur Begleitsymptom eines pathologischen Geschehens sein oder im Mittelpunkt der Krankheit stehen und das klinische Bild völlig beherrschen.

Beim Säugling, besonders beim neugeborenen und beim jungen Säugling besteht eine gewisse physiologische Neigung zum Erbrechen. Es ist, wie wenn der fötale Magen sich erst an die Aufnahme der Nahrung von außen und selbst der physiologischen Brustnahrung gewöhnen müßte. Viele Säuglinge haben in der ersten Lebenszeit eine so überempfindliche Magenschleimhaut, daß es zu deutlich spastischem Erbrechen kommt, ohne daß eine eigentliche hypertrophische Pylorusstenose sich entwickelt oder vorliegt. Es kann sich daraus allerdings ein sogenanntes habituelles Erbrechen entwickeln. Das Erbrechen beim Säugling tritt sehr viel leichter ein als beim Erwachsenen und pflegt ohne erkennbare Nausea einherzugehen. Der Brechakt kann in den ersten Lebensmonaten schon dadurch ausgelöst werden, daß die Mutter ihr Kind beim Wiegen oder beim Wickeln, besonders unmittelbar nach der Nahrungsaufnahme herumpantscht. Auch Fehler der Ernährungstechnik, Überfütterung, zu häufige Mahlzeiten können leicht Erbrechen zur Folge haben.

Beim Neugeborenen kann Erbrechen ausgelöst werden durch Ileuserscheinungen, z. B. infolge peritonitischer Stränge, infolge von Volvulus usw. In einem selbstbeobachteten Fall führten mehrere schwere Mesenterialcysten durch ihre Zugwirkung und durch Achsendrehung des Mesenteriums zu einem arterio-mesenterialen Darmverschluß am unteren Schenkel des Duodenums und zu unstillbarem Erbrechen. Bekannt ist auch das gefürchtete Erbrechen blutig-brauner kaffeesatzartiger Massen bei der Melaena neonatorum.

Im Säuglingsalter leitet Erbrechen sehr häufig eine akute Dyspepsie ein. Es hat auch hier die Bedeutung einer Abwehrmaßnahme, um den Organismus vor jeder Nahrungszufuhr, welche unter Umständen toxisch wirken könnte, zu schützen.

Bei der alimentären Toxikose führt das sogenannte unstillbare Erbrechen zu einem besonders schweren Krankheitsbild. Selbst auf die Zufuhr gering-ster Mengen von Tee erfolgt sofort Würgen und Erbrechen, zuletzt oft kaffee-satzartiger Massen. Bei der Autopsie findet man im Magen häufig gar keine Veränderungen, gelegentlich hämorrhagische Erosionen, welche die Beimengung kleiner Blutspuren erklären. Es scheint, daß bei der alimentären Toxikose die Exsiccose, die Wasserverarmung des Blutes, eine Rolle spielt. Das kann dadurch bewiesen werden, daß nach intravenöser Zufuhr von Ringerlösung das Erbrechen aufhört (FREUDENBERG). Meist ist jedoch der Erfolg nur vorübergehend, da durch die Durchfälle und die Perspiration die Wasserverarmung des Blutes weiter unterhalten wird und die dürstenden Gewebe das zugeführte Wasser gierig an sich reißen. Sehr häufig wird aber gerade bei der Toxikose das Erbrechen durch eine infektiöse Komplikation immer wieder ausgelöst und unterhalten, nament-lich durch eine toxische Pneumonie, die klinisch sonst gar keine Erscheinungen, keine Dyspnoe, kein Nasenflügelatmen, kein Fieber zu machen braucht.

Gerade beim Neugeborenen kommen schon nekrotisierende Pneumonien vor, welche sich ganz unter dem Bilde eines toxischen, unstillbaren Erbrechens ver-bergen können.

Als Ursache von unstillbarem Erbrechen beim Säugling haben wir auch Leberverfettung erkannt mit ihren Folgen schwerster intermediärer Stoffwechsel-störung. Wir haben einen jungen Säugling mit Erysipel beobachtet. Das Erysipel heilte ab, das Fieber verschwand, aber kurze Zeit nachher entwickelte sich das Krankheitsbild des unstillbaren Erbrechens, das zum Tode führte. Bei der Autopsie wurde eine schwere Leberverfettung gefunden.

Differentialdiagnostisch macht bei diesen Zuständen, die gewöhnlich mit starkem Meteorismus einhergehen, die Unterscheidung von der Peritonitis der Säuglinge oft große Schwierigkeiten. Die Peritonitis führt zu einem ganz ähn-lichen Krankheitsbild, mit heftigem unstillbarem Erbrechen, Schmerzen, Auf-treibung des Leibes mit Durchfall oder Verstopfung. SIEGL empfiehlt, zur objektiven Feststellung einer peritonitischen Schmerzhaftigkeit den von DRACH-TER angegebenen Kunstgriff heranzuziehen, bei dem ein leichter, verweilender Schlag auf das erhobene Beinchen eine deutliche Schmerzäußerung hervorruft, die ziemlich typisch ist. Die Beurteilung der Défense musculaire und des wirk-lichen Vorhandenseins peritonitischer Schmerzen sind bei den gespannten und oft von leichtem Ödem glänzenden Bauchdecken schwierig.

Beim Säugling kann eine Pharyngitis bzw. akute Adenoiditis sehr häufig Erbrechen auslösen. Wegen verstopfter Nase kann der Säugling nur durch den Mund atmen; beim Saugen an der Brust oder an der Flasche findet er fast keine Luft. Er kann sich deshalb nur mangelhaft ernähren, verschluckt aber viel schleimigen Eiter, der seinen Pharynx ausfüllt. Dieser belastet den Magen und ruft Erbrechen hervor. Das beständige Verschlucken von Schleim kann auch zu Appetitlosigkeit führen. Der aus dem Pharynx heruntersteigende Schleim-pfropf kann bei einer gewissen Überempfindlichkeit der reflexogenen Zonen auch direkt brechenauslösend wirken. Mitunter ist auch eine sonst klinisch latente Otitis media acuta ohne weitere Komplikationen imstande, Erbrechen zu verschulden.

FINKELSTEIN hat auf eine besondere Form der Grippe hingewiesen, die er als Brechgrippe bezeichnet. Auch ich habe solche Fälle gesehen, bei denen bei einer sonst leichten Grippeinfektion ein so heftiges und wiederholtes Erbrechen im Vordergrund stand, daß ein bedrohlicher Grad von Austrocknung und Kollaps entstand.

Erbrechen kann auch die Folge heftigen Hustens sein. Besonders bekannt ist das Erbrechen beim Keuchhusten. Oft hat man den Eindruck, daß Brechattacken an Stelle von Keuchhustenanfällen auftreten können. Husten- und Brechzentrum sind offenbar einander nahe.

Ich erwähne hier noch das Erbrechen bei der akuten Pyurie der Säuglinge, an die bei jedem unklaren Infektionszustand zu denken ist.

Auch beim Säugling schon kann das Erbrechen erstes Symptom einer Meningitis sein, z. B. einer cerebrospinalen oder einer tuberkulösen Meningitis. An ein solches meningeales Erbrechen wird man denken, wenn es ohne Diätfehler, ohne sonstige auffallende Ursache auftritt und sich diätetisch nicht beeinflussen läßt. Im Prodromalstadium kann sich die tuberkulöse Meningitis beim Säugling durch kein anderes Zeichen als durch Erbrechen verraten.

Erbrechen finden wir ferner als häufiges Zeichen bei Passagestörungen des Darmes, z. B. frühzeitig, manchmal sogar fäkulentes Erbrechen bei der HIRSCHSPRUNGschen Krankheit (Megacolon congenitum), ferner bei incarcerierten Hernien, bei der Darminvagination. Bei der letzteren habe ich einmal bei einem Säugling nicht nur Blutstühle, sondern auch Bluterbrechen beobachtet.

Von dem bisher behandelten, akuten Erbrechen müssen wir unterscheiden mehr chronische oder habituelle Formen des Erbrechens.

Von dem eigentlichen Erbrechen abzugrenzen ist das außerordentlich häufige, sogenannte Speien, Schütten oder Herauslassen, das in gleicher Weise bei Brust- und Flaschenkindern häufig vorkommt. Von dem eigentlichen Erbrechen unterscheidet es sich dadurch, daß das Speien unmittelbar oder ganz kurze Zeit nach der Nahrungsaufnahme erfolgt, wobei eine kleine Menge flüssige oder bereits geronnener Milch unter leichtem Aufstoßen entleert wird. Irgendwelche Nausea fehlt. Es handelt sich um eine harmlose Affektion, häufig bedingt durch Luftschlucken beim Trinken, wobei dann die aus dem Magen entweichende Luft einen Teil der flüssigen Nahrung wieder mit sich reißt. Nur wenn dieses harmlose Erbrechen vorliegt, ist der Ausdruck Speikinder = Gedeihkinder gerechtfertigt.

Andere Formen chronischen Erbrechens führen dagegen sehr leicht zu Störungen des Gedeihens bis zur schwersten Atrophie.

Die wichtigsten Formen des chronischen Erbrechens beim Säugling sind das sogenannte habituelle Erbrechen, das Erbrechen bei der Pylorusstenose und die Rumination.

Bei der hypertrophischen Pylorusstenose spielt auch die Retention des Mageninhaltes bei der Auslösung des Erbrechens eine große Rolle. Solches Retentionserbrechen treffen wir auch sonst bei Zuständen von Erschlaffung des Magens, z. B. im Anschluß an Infektionskrankheiten, Ruhr usw. Die Retention bedingt gewöhnlich eine schwere Appetitlosigkeit.

Jenseits des Säuglingsalters finden wir akutes Erbrechen z. B. bei der Magenüberladung (Überessen bei Einladungen). Eine akute Gastroenteritis, Typhus, Paratyphus, Ruhr können mit Erbrechen beginnen. Hartnäckiges Erbrechen trifft man oft im Beginn eines Ikterus catarrhalis.

Gefährliche intestinale Erkrankungen, wie Appendicitis, Ileus, incarcerierte Hernien, Invagination, Peritonitis, führen frühzeitig zum Erbrechen. Namentlich beim Ileus werden nach den Nahrungsresten schließlich gallige und fäkulente Massen entleert (Miserere).

Gewisse Vergiftungen durch unreifes Obst, giftige Pflanzen, verdorbenes Fleisch usw. bewirken Erbrechen. Ebenso gewisse pharmakologisch wirksame Stoffe, wie die Emetica (Cupr. sulf., Apomorphin, Emetin).

Besonders häufig ist das Erbrechen im Beginn verschiedenster akut fieberhafter Erkrankungen. Sehr bekannt ist das initiale Erbrechen beim Scharlach, ganz gewöhnlich verbunden mit starker Acetonurie. Pneumonien setzen bei kleinen Kindern besonders gern mit heftigem und wiederholtem Erbrechen ein, und zwar sowohl Bronchopneumonien als auch croupöse Pneumonien. Bei letzteren tritt das Erbrechen bei Kindern nicht selten an Stelle eines Schüttelfrostes. Auch beim Erbrechen im Beginn der Pneumonien spielen Stoffwechselstörungen eine große Rolle. Es kommt zu Hypochlorämie und insbesondere auch zu Acetonämie. Bei der akuten Pyelocystitis ist Erbrechen seltener, häufiger im Beginn der Nephritis auch ohne Urämie. Ominös ist meist das Erbrechen im Beginn und besonders im Verlauf einer toxischen Diphtherie.

Beim Coma diabeticum finden wir nicht selten unstillbares Erbrechen, ganz ähnlich wie beim sogenannten acetonämischen Erbrechen. Die Acetonbildung ist in beiden Fällen nicht etwa die Folge des Erbrechens, sondern sie geht diesem voraus und ist Ausdruck einer primären Störung des Kohlehydratstoffwechsels.

Ganz bekannt ist auch das Erbrechen im Coma uraemicum.

Massige Hämatemesis, welche periodisch auftritt, allerdings oft in jahrelangen Intervallen, muß an Milzvenenthrombose bzw. -stenose denken lassen, besonders wenn neben der posthämorrhagischen Anämie ein wieder rasch wachsender Milztumor nachzuweisen ist. Die Magen-Darmblutungen erfolgen aus geplatzten varicösen Kollateralvenen des Magens und Ösophagus. Diese Blutungen führen dann zu einer Verkleinerung des Milztumors und zu einer Anämie.

Bei Kindern mit rezidivierendem, unmotiviertem Erbrechen muß man auch stets an Giftwirkungen einer ziemlich frischen Tuberkuloseinfektion denken und eine Tuberkulinreaktion anstellen.

Erbrechen tritt sehr häufig auf als Folge von organischen und funktionellen Erkrankungen des Nervensystems, z. B. nach Commotio cerebri, bei Hirndrucksteigerung z. B. bei tuberkulöser oder eitriger Meningitis. Es gibt Formen von tuberkulöser Meningitis, bei denen das Erbrechen ganz im Vordergrund des Krankheitsbildes steht und sich immer wiederholt. Merkwürdigerweise habe ich Fälle gesehen, bei denen trotz des langdauernden cerebralen Erbrechens eine Ketonurie vollkommen fehlen kann.

Hartnäckig rezidivierendes Erbrechen cerebraler Art, z. B. auch morgens nüchtern, Erbrechen von Galle muß auch bei Kindern stets an einen Hirntumor denken lassen, man soll also den Augenhintergrund auf Stauungspapille untersuchen. Cerebrale Zirkulationsstörungen dürften das Erbrechen bei Migräne hervorrufen.

Bei neuropathischen Kindern ist das Erbrechen nicht selten eine Reaktion auf eine erzwungene Nahrungsaufnahme. Die Kinder zeigen eine nervöse Appetitlosigkeit auf dem Boden einer Trotzneurose. Durch die Nahrungsverweigerung suchen sie sich die Eltern all ihren Wünschen gefügig zu machen. Es kommt zu Szenen beim Essen, die Kinder werden unter Umständen geschlagen, weil sie nicht essen wollen, schließlich wird ihnen die Nahrung aufgezwungen, aber sie rächen sich gleich durch das Erbrechen. Hierher gehört auch das morgendliche Erbrechen der Schulkinder vor dem Schulbesuch infolge psychischer Erregung. In den Ferien bleibt es aus.

42. Vorlesung.

Das habituelle Erbrechen der Säuglinge.

Das habituelle Erbrechen kommt sowohl bei Brust- wie bei Flaschenkindern vor. Es tritt gewöhnlich frühzeitig auf, oft schon in den ersten Lebenswochen, manchmal aber auch erst später, jedoch nie nach dem achten oder neunten Lebensmonat.

Das wichtigste Symptom ist das wiederholte Erbrechen. Es steht im Mittelpunkt des ganzen Krankheitsbildes. Es zeigt sich einige Zeit nach der Mahlzeit und unterscheidet sich dadurch von dem sogenannten Speien. Bei letzterem stößt das Kind unmittelbar nach der Mahlzeit auf und gibt dabei ein Mäulchen voll von der genossenen Milch heraus. Beim habituellen Erbrechen dagegen wird eine viertel, eine halbe, ein bis zwei Stunden und mehr nach der Mahlzeit ein Teil oder der ganze Mageninhalt durch Erbrechen entleert. Bald erfolgt das Erbrechen auffallend leicht ohne Übelkeit, oder das Kind schreit vorher, verzieht das Gesicht und fühlt sich nach dem Erbrechen erleichtert. Eine etwas brüske Bewegung genügt, damit das Kind erbricht. Das Erbrochene besteht aus einer farblosen, opaleszierenden Flüssigkeit, in welcher Milchgerinnsel schwimmen. Das Erbrochene riecht oft stark sauer, nach ranziger Butter. Dauert das Erbrechen längere Zeit an, so ist dem Erbrochenen gewöhnlich reichlich Schleim beigemengt infolge eines ausgesprochenen Magenkatarrhs. Manchmal ist das Erbrochene mit oder ohne Gallebeimengung gelblich gefärbt. Die erbrochenen Massen können mehr oder weniger reichlich sein, gelegentlich erbricht das Kind mehr, als es aufgenommen hat. Erbrechen wiederholt sich entweder nach jeder Mahlzeit oder nach den meisten Mahlzeiten. Es kann sogar nach einer Mahlzeit sich das Erbrechen mehrmals wiederholen, bis der Magen ganz leer ist. Es gibt Tage, an denen das Erbrechen sehr gehäuft auftritt, dann wieder Tage, wo das Erbrechen seltener wird oder ausbleibt.

Dieses häufige wiederholte Erbrechen, das tage-, wochen- und monatelang andauern kann, ist das führende Symptom. Appetit und Durst sind im allgemeinen gesteigert, weil eben das Kind infolge des Erbrechens unterernährt ist. Bei anderen Kindern ist der Appetit wechselnd und launisch. Es gibt auch Perioden von schwerer Appetitlosigkeit, welche gewöhnlich mit Retentionserscheinungen im Magen einhergehen.

Man kann eine gewöhnliche oder auch atonische Form des habituellen Erbrechens von einer spastischen Form unterscheiden. Bei der gewöhnlichen Form sind die Stuhlentleerungen normal, was Zahl und Konsistenz betrifft. Gewöhnlich treten aber, besonders wenn das Erbrechen etwas nachläßt, von Zeit zu Zeit leichte Durchfälle auf. Es werden drei- bis viermal am Tag, selten öfters, halbflüssige, oft schleimig-bröcklige, gehackte, manchmal leicht grünliche Stühle entleert. Es scheint fast, als ob das Erbrechen eine gewisse Schutzwirkung auf den Darm ausübt, indem es verhindert, daß ein ungenügend vorbereiteter Chymus in den Darm gelangt. Meist haben diese Kinder mit habituellem Erbrechen einen etwas aufgetriebenen Bauch, was namentlich durch eine Magenblähung bedingt ist, die nach dem Erbrechen wieder verschwindet. Das Erbrechen selber erfolgt nicht im Strahl, sondern das Erbrochene läuft besonders bei der atonischen Form passiv aus dem Mund heraus, bleibt auf der Haut des Halses liegen und mazeriert sie häufig stark.

Bei der Form des habituellen Erbrechens mit spastischen Phasen treffen wir eine mehr oder weniger ausgesprochene, oft sehr hartnäckige Obstipation. Die Stühle werden nur alle zwei bis drei Tage entleert, sie sind mehr bräunlich oder schwärzlich verfärbt, der Bauch ist mehr oder weniger eingesunken, nur die Magengegend ist etwas vorgewölbt. Man nimmt an, daß sich während dieser Zeit ein Enterospasmus ausbildet. Das Erbrechen wird während dieser Phasen besonders heftig, es tritt frühzeitig, 15 bis 30 Minuten nach der Mahlzeit auf. Das Erbrechen erfolgt brüsk, explosiv, gußweise. Gar nicht selten findet man eine mehr oder weniger starke Dilatation des Magens infolge spastischer Zustände am Pylorus, aber ohne hypertrophische Stenose. Im Gegensatz zur hypertrophischen Pylorusstenose können keine Wellen von Magenperistaltik unter den Bauchdecken wahrgenommen werden.

Nicht selten sind diese spastischen Zustände am Magen verbunden mit sogenannter *Aërophagie*. Die betreffenden Säuglinge haben unangenehme Sensationen von der Magenschleimhaut aus. Diese lösen gewissermaßen einen „Tic d'avalement" aus, d. h. sie verschlucken beständig Luft, um sich Erleichterung zu verschaffen. Infolge der spastischen Kontraktionen an der Cardia und am Pylorus kann die Luft nicht entweichen, die Spannung der Magenwand nimmt stark zu, schließlich wird der Verschluß doch gesprengt. Die Luft entweicht explosiv und reißt noch Mageninhalt mit. In seltneren Fällen kann die Aërophagie so hochgradig werden, daß es zu einem besonderen gastrocardialen Symptomenkomplex kommt. Das Zwerchfell wird emporgedrängt, das Herz nach rechts verlagert infolge Behinderung der Atmung und Herztätigkeit kommt es zu Dyspnoe, Cyanose leichteren oder schwereren Grades, gefolgt von kollapsähnlichen Zuständen. Das Kind wird totenblaß, läßt alle Glieder hängen, es kommt zu Bewußtlosigkeit, Verdrehen der Augen und leichten Krämpfen. Sobald die Luft aus dem Magen entweichen kann, gehen diese Symptome wieder zurück. Bei Säuglingen mit besonders labilem Vasomotorensystem kann es bei exzessivem Luftschlucken in mehr protrahierter Form zu Herzschwäche und plötzlichem Exitus kommen.

Interessant ist, daß die Aërophagie auch bei Pferden vorkommt. Pferde verschlucken unter weithin hörbarem Geräusch Luft, so daß das Abdomen mehr und mehr aufgetrieben wird, was zu bedrohlichen Erscheinungen von seiten der Atmung und des Kreislaufes führen kann. Man nennt das das Koppen der Pferde.

Infolge des Erbrechens geht immer ein Teil der Nahrung verloren und es kommt deshalb zu einer Unterernährung. Durch Störung der Magenverdauung wird auch Verdauung und Resorption im Darm leicht mangelhaft, und es kommt so allmählich zu einer allgemeinen Ernährungsstörung. Die Kinder nehmen zu wenig zu oder das Gewicht bleibt stationär, schließlich kann es mehr oder weniger abnehmen. Das Fettgewebe schwindet besonders zuerst am Bauch, es kommt zu einer Dystrophie. Wenn diese noch länger andauert, kann sie in eine Atrophie übergehen. Oft findet man sehr schwankende Temperaturen, ab und zu Temperatursteigerungen bis 38°.

Die Säuglinge mit habituellem Erbrechen zeigen gewöhnlich eine gesteigerte Erregbarkeit des Nervensystems, sie schreien viel, sind aufgeregt, haben einen leichten und unruhigen Schlaf. Selbst die Körpermuskeln zeigen mitunter eine auffällige Hypertonie.

Das habituelle Erbrechen nimmt einen chronischen Verlauf, es dauert wenigstens einige Wochen, meistens mehrere Monate. Bei zweckmäßiger Behandlung kann man es allerdings auch von einem Tag zum anderen zum Verschwinden bringen.

Bei Brustkindern ist die Prognose im allgemeinen günstig, bei Flaschenkindern droht die Gefahr der Atrophie. Es kann auch zu Intoxikationserscheinungen kommen, zu mannigfachen infektiösen Komplikationen, Pyodermien, Bronchopneumonien, Aspirationspneumonien usw.

Die chemische Untersuchung des Mageninhaltes ergibt häufig gar keinen abnormen Befund, besonders im Anfang des Leidens, später findet man oft eine gesteigerte Acidität, bedingt durch einen Überschuß an Gärungssäuren und abnorm reichlich Magenschleim. Der Mageninhalt riecht nach flüchtigen Fettsäuren.

Anatomisch findet man am häufigsten eine Reizung der Schleimdrüsen an der Oberfläche der Magenschleimhaut und der Hauptzellen der Magendrüsen. Im großen ganzen ist jedoch der Befund negativ.

Im Röntgenbild kann man oft eine spastische Kontraktion des ganzen Magens wahrnehmen, an der der Pylorus teilnehmen kann oder nicht. Im nüchternen Zustand kann der ganze Magen mit Luft erfüllt erscheinen.

Das Krankheitsbild des habituellen Erbrechens beruht im wesentlichen auf einer nervösen Störung. Es besteht eine Überempfindlichkeit der Magenschleimhaut, welche spastische Kontraktionen der Magenmuskulatur auslöst. Bei der flüssigen Natur der Nahrung in der ersten Lebenszeit ist jedoch die peristolische Funktion des Magens, die EPSTEIN treffend als Umklammerungsreflex des Magens bezeichnet, wirkungslos, da die flüssige Nahrung sich nicht komprimieren läßt, sondern sofort ausweicht. Es kommt dadurch zum Erbrechen. Wiederholtes Erbrechen führt schließlich mehr und mehr zu einem pathologischen Bedingungsreflex, auf den Reiz der Nahrungsaufnahme mit Erbrechen zu reagieren, und es entsteht so das habituelle Erbrechen. Meist handelt es sich um aufgeregte, unruhige, viel schreiende Säuglinge mit leichtem Schlaf. Ihre Augen sind lebhaft, die Stimmung wechselt sehr rasch, beim geringsten Geräusch schrecken sie auf. Die gesamte Muskulatur findet sich oft in einem Zustande der Hypertonie. Man hat die Übererregbarkeit des Magens als eine Teilerscheinung der Neuropathie aufgefaßt. Nicht selten aber beobachtet man, daß sich die Nervosität erst im Gefolge des Leidens entwickelt.

Wir kommen nun zur Behandlung des habituellen Erbrechens. Der wichtigste Grundsatz bei der Ernährungsbehandlung des habituellen Erbrechens als auch des Erbrechens der Pylorusstenose ist der, das Kind trotz des Erbrechens genügend zu ernähren. Es nützt nichts und ist sogar sehr schädlich wegen des wiederholten Erbrechens, immer wieder Hungerkuren mit Teediät einzuführen. Man muß vielmehr die Teediät auf ein Minimum für höchstens zwölf Stunden zur Einleitung der Behandlung beschränken. Hat das Kind erbrochen, so gibt man ihm, sobald sich der Magen etwas beruhigt hat, etwa eine halbe Stunde oder eine Stunde später wieder ungefähr so viel Nahrung, als es durch das Erbrechen verloren hat.

Erbricht der Säugling bei Frauenmilchernährung, so wäre es ein Fehler, ihm die Frauenmilch zu entziehen. Man wird sich vielmehr auf die obgenannte Weise zu helfen versuchen, insbesondere die Mahlzeiten so klein zu gestalten, daß sie nicht mehr erbrochen werden und das Kind dafür häufiger an die Brust zu legen.

Bei künstlicher Ernährung ist der wichtigste Grundsatz, zunächst eine fettarme, d. h. abgerahmte Milch zu verabreichen, denn erfahrungsgemäß wird von allen Nahrungsbestandteilen das Fett von den Brechkindern am schlechtesten vertragen. Es wird lange Zeit im Magen zurückgehalten und es entstehen aus dem Fett flüchtige Fettsäuren, welche die Magenwand reizen. Das Fett an und für sich kann brechenerregend wirken. An Stelle des Fettes muß eine Anreicherung mit Zucker treten. Der Zucker hat eine antiemetische Wirkung im Gegensatz zum Fett und wird von diesen Brechkindern sehr gut vertragen. Er erhöht den Nährwert der entrahmten Milch. Am besten bewährt sich bei den Brechkindern die Ernährung mit gezuckerter, kondensierter Milch. Diese gezuckerte Kondensmilch ist fettärmer als gewöhnliche Kuhmilch. Sie hat einen Rohrzuckerzusatz von 40% und gibt im Magen ein viel feineres Labgerinnsel als die gewöhnliche Kuhmilch. Sie ist sehr kalorienreich, 1 g entspricht 3,4 Kalorien, während 1 g Kuhmilch nur 0,6 bis 0,68 Kalorien enthält. Wir geben die kondensierte, gezuckerte Milch, wenn nicht ganz besondere Vorsicht geboten ist, z. B. bei atrophischen Kindern mit großer Durchfallsbereitschaft, zunächst 10%ig mit Wasser, Reisschleim oder nach dem dritten Monat mit Reismehlabkochung verdünnt und steigen dann mit dem Quantum so lange, bis der Kalorienbedarf genügend gedeckt ist, was beim jungen Säugling bei zirka 30 g pro Kilogramm Körpergewicht der Fall ist.

Weniger bewährt sich entrahmte Trockenmilch (Alipogal oder Guigoz), von denen man zunächst 5%, dann allmählich steigend bis 15 bis 17% einer Schleim- oder Mehlabkochung zusetzt. Bei Neigung zu dyspeptischen Stühlen nimmt man statt der süßen Magertrockenmilch Trockenbuttermilch, Eledon. Man gibt zunächst ebenfalls 5% und steigt dann Tag für Tag um 1% bis zu 12 bis 15%, darf aber diese Buttermilch nie ohne gleichzeitige Kohlehydrat- zufuhr mit Schleim- oder Mehlabkochung und Zucker verabreichen. Nutromalt unterhält oft das Erbrechen und wird zweckmäßigerweise ersetzt durch Rohr- zucker oder noch besser Traubenzucker, Dextropur, 3 bis 5 bis 8%.

Man kann auch entrahmte MARRIOTTsche Milchsäurevollmilch verwenden unter Zusatz von 2% Mondamin und 5% Dextropur. Ich habe schon sehr hartnäckige Fälle von habituellem Erbrechen nach Verabreichung dieser Milchsäuremilch mit einem Schlage heilen sehen. Der Milchsäuregehalt darf jedoch nicht über 0,5% betragen, könnte gelegentlich auch mit Nutzen bis auf 0,4% reduziert werden, da man mitunter den Eindruck hat, daß eine zu saure Milch brechenerregend wirkt.

Um eine bessere peristolische Funktion des Magens auszulösen, hat EPSTEIN geraten, einige Minuten vor der Mahlzeit einen oder zwei Kaffeelöffel voll dicken Grießbrei oder Kartoffelpüree zu verabreichen. Der Brei oder die Püree muß mit Gemüsebrühe, magerer Bouillon (ein halber Maggibouillonwürfel) oder mit Salzwasser hergestellt werden. Nach der Verabreichung dieser kleinen Menge fester Nahrung läßt man das Kind an der Brust saugen oder man gibt ihm, wie üblich, die Flasche. In neuester Zeit verwenden wir Johannisbrotkernmehl, Nestargel (Nestlé). Zusatz von 0,5, 1 bis 2% geben der Milchmischung eine gallertige Konsistenz, welche die Aerophagie und das Erbrechen verhütet. Nestargel erscheint mitunter als Schleim im Stuhl.

Ist der Säugling bereits drei Monate alt, so geht man zweckmäßigerweise zur konzentrierten Kost über und gibt z. B. bei allen Mahlzeiten Brei aus feinen Mehlen mit Zusatz der obgenannten fettarmen Milchen oder auch Grießbrei mit Löffelfütterung. Diese hat sich namentlich auch beim Luftschlucken bewährt, da die Kinder bei der Flaschenfütterung sehr viel mehr Luft schlucken. Nach dem vierten bis fünften Monat macht man den Übergang zur gemischten Kost mit Grieß, Gemüsebouillon, mit fein durchpassierten Gemüsen, Bananen usw.

Ich habe sehr oft erlebt, daß bei habituellem Erbrechen der Übergang zur konzentrierten, breiförmigen Kost das Leiden schlagartig heilte. Nur ganz aus- nahmsweise kann es vorkommen, daß z. B. die flüssige, kondensierte Milch immer- hin noch besser vertragen wird als die konzentrierte Kost.

Was die Zahl der Mahlzeiten anbelangt, so werden kleine und häufige Mahl- zeiten besser vertragen als seltene und reichliche. Man beginnt zuerst mit dem- jenigen geringsten Nahrungsquantum, welches das Kind gerade noch erträgt, ohne zu erbrechen und bemißt darnach die Zahl der zu verabreichenden Mahl- zeiten. Ist dieses Nahrungsquantum sehr gering, so geben wir zehn Mahlzeiten, und ist die Toleranz größer, so genügen oft sechs bis sieben Mahlzeiten.

Bei sehr heftigem Erbrechen schaltet man zunächst für 12 bis 24 Stunden eine reine Wasserdiät ein, d. h. man gibt etwa jede halbe Stunde einen bis zwei

Teelöffel gezuckertes, unter Umständen eisgekühltes Vichywasser, nachher beginnt man ebenfalls löffelweise in langsam ansteigenden Mengen am besten verdünnte Kondensmilch zu geben.

Mitunter ist das Erbrechen sehr hartnäckig, so daß man Nährklystiere geben muß. Am besten vertragen werden Frauenmilchklystiere.

Antiemetisch wirken manchmal heiße Einläufe, 40° warmes Vichywasser 120 ccm im Alter bis zu drei Monaten, 150 ccm von drei bis sechs Monaten, 200 ccm nach sechs Monaten.

Besteht eine starke Azidität, so empfiehlt sich der Gebrauch von Natrium citricum. Man mischt von einer Lösung von 6/300 der Flasche je nach der Größe der Einzelmahlzeit einen bis drei Teelöffel bei.

Man kann auch jeder Flasche eine kleine Messerspitze Alucol zusetzen.

Von Bismutum subnitricum z. B. 4 × 0,25 in der Flasche, wie es die Franzosen empfehlen, habe ich keine sehr überzeugenden Wirkungen gesehen.

Bei spastischen Zuständen und Aerophagie bei nervösen Säuglingen bewährt sich die folgende Mixtur:

> Rp.
> Natrii bromati....... 5,0
> Tinct. Belladonnae ... XV guttas
> Natrii citrici......... 2,0
> Aquae dest.......... 150,0
> Drei- bis fünfmal täglich einen Tee-
> löffel in Zuckerwasser.

Empfehlenswert sind ferner Bellafolintropfen 1:2000 ein- bis dreimal täglich zwei bis vier Tropfen.

Zur allgemeinen Beruhigung bevorzugen wir auch das ausgezeichnet antispasmodisch wirkende Gardénal oder Luminal. Eine Tablette zu 0,01 wird in etwas Zuckerwasser aufgelöst und zwei bis dreimal vor der Mahlzeit gegeben.

Auch Somnacetin (Natrium diaethylbarbitur 0,2, Phenacetin 0,125, Codein phosphoricum 0,0125 pro Tablette) wird am besten als Somnacetin solubile gegeben, ein- bis zweimal täglich zwei bis fünf Tropfen in Zuckerwasser.

Die Behandlung wird unterstützt durch warme Kataplasmen auf die Magengegend nach der Mahlzeit.

Von Zeit zu Zeit, besonders wenn stärkere Retention besteht, muß man Magenspülungen machen, am besten mit Vichywasser, doch sei man mit solchen sparsam, um den Magen nicht zu sehr zu reizen.

Zweckmäßig ist ferner ruhige Lagerung des Kindes unmittelbar nach der Nahrungsaufnahme auf die linke Seite, damit die Luft nach dem Ösophagus entweichen kann. Diese Lage ist etwa eine halbe Stunde einzuhalten. Etwa eine halbe Stunde vor der nächsten Mahlzeit wird das Kind in rechte Seitenlage gebracht. Gewisse Fälle von habituellem Erbrechen reagieren günstig auf Bauchlage nach den Mahlzeiten, namentlich solche, bei denen Verdacht auf einen leichten arterio-mesenterialen Duodenalverschluß besteht.

Der Säugling mit dem übererregbaren Nervensystem muß in einem ruhigen Milieu gehalten, unter Umständen von einer nervösen Mutter oder Pflegerin getrennt, in eine Kinderklinik geschickt werden. Er muß vor zu starken Geräuschen und zu grellem Licht geschützt werden. Sehr bewährt sich für diese aufgeregten Kinder die Behandlung mit Freiluft, welche fast wie ein mildes Narkoticum wirkt.

Rumination beim Säugling.

Vorausgeht der Rumination meist ein Stadium des habituellen Erbrechens, gelegentlich verbunden mit leichten pylorospastischen Erscheinungen. Bei dem habituellen Erbrechen lernt nun der Säugling angenehme Geschmacksreize der hochgebrachten Nahrung kennen, welche ihm eine eigentümliche Lust verschaffen. Deshalb suchen sich nun die Säuglinge mit Rumination durch Hochbringen von Mageninhalt diese Lust immer wieder selber zu verschaffen, um gewissermaßen die Nahrung noch ein zweites Mal zu genießen. Dies ist möglich, weil auch der menschliche Ösophagus in der Höhe des Zwerchfelles quergestreifte Muskelfasern besitzt, welche die Cardia willkürlich eröffnen können. Der Mageninhalt wird durch Zusammenziehung des Magens mit leichter Hilfe des Zwerchfelles und der Bauchmuskeln heraufbefördert. Mitunter stecken sich die Säuglinge die Finger in den Mund, um einen Würgreflex auszulösen, oder sie erzeugen durch einen negativen Druck in der Mundhöhle, durch Erweiterung derselben unter gleichzeitiger Verengerung des oberen Abschnittes der Speiseröhre eine umgekehrte Saugwirkung. Dieser Akt der Rumination ist ein ziemlich komplizierter und will erlernt sein. Bis die Säuglinge so weit sind, geben sie von der mit einem Ruck heraufbeförderten Nahrung noch ziemlich viel heraus, und es sind Fälle bekannt, welche durch diese Nahrungsverluste in einen Zustand ganz bedenklicher Unterernährung gerieten. Befindet sich die Nahrung in der Mundhöhle, so machen die Säuglinge Kaubewegungen und zeigen dabei deutliche Zeichen der Lust. Die regurgitierten Speisen kommen auf dem hinteren Abschnitt der Zunge mit den Geschmacksknospen in Berührung, und sie verschaffen offenbar den Säuglingen ganz ungeahnte Geschmacksfreuden. Werden die ruminierenden Säuglinge gestört, z. B. durch Beobachtung oder durch Ablenkung, so unterlassen sie die Rumination, um sich, sobald sie allein gelassen sind oder sich langweilen, dem Genuß dieses Zeitvertreibes von neuem hinzugeben. In manchen Fällen gelingt es durch Ablenkung der Aufmerksamkeit, die Rumination zu unterdrücken. In dem Fall, den ich hier vorstelle, lösten aber die Ablenkungsversuche bei dem Säugling solche Lustgefühle aus, daß er nun erst recht ruminierte. Man muß also hier schon die Rumination mit einem unangenehmen Reiz verbinden, den Säugling anfahren oder ihm einen kleinen Klaps geben. Wie beim habituellen Erbrechen, empfiehlt sich der Übergang zu breiförmiger Kost, um die sich der Magen fester zusammenzieht, so daß sie weniger leicht hochgebracht werden kann. Doch reagierte unser Fall nur wenig auf die breiförmige Kost. Ein weiterer Kunstgriff ist der, den Säugling bei der Nahrungsaufnahme und nachher auf den Bauch zu legen, da in dieser Lage die Kaubewegungen der Rumination weniger leicht vollzogen werden können, da die Nahrung nach außen abfließt.

43. Vorlesung.

Erbrechen bei hypertrophischer Pylorusstenose.

In den Fällen von hypertrophischer Pylorusstenose findet man anatomisch eine mächtige Hypertrophie der Pylorusmuskulatur. Diese Hypertrophie ist wahrscheinlich schon bei der Geburt vorhanden. Man hat sie in einzelnen Fällen schon beim Fötus feststellen können, dazu gesellt sich dann noch der Spasmus der hypertrophischen Muskulatur, der nicht nur diese befällt, sondern sich auch auf die ganze Magenmuskulatur ausbreitet, so daß es zu dem spastischen Erbrechen kommt. Die Pylorusstenose entsteht meist nicht nur durch den Spasmus der hypertrophischen Muskulatur, sondern auch dadurch, daß sich die Magenschleimhaut infolge der Verengerung des Pyloruskanals in zahlreiche Falten legen muß, welche das Lumen obstruieren. Das Wesen dieses seltsamen Leidens ist noch nicht geklärt, wahrscheinlich handelt es sich um eine Art Mißbildung des Pylorus; mitunter trifft man bei Pylorospastikern auch andere Mißbildungen. Die hypertrophische Pylorusstenose kommt bei Knaben sehr viel häufiger vor als bei Mädchen.

Trotzdem das Hindernis für die Magenentleerung schon bei der Geburt besteht, so tritt das Erbrechen nur ganz selten schon in den ersten Tagen auf. Meist besteht zunächst ein freies Intervall, indem der Magen zunächst noch imstande ist, das Hindernis zu überwinden. Frühestens etwa am zehnten Tag, meist erst in der zweiten oder dritten Woche, manchmal noch später, bis in die achte Woche, beginnt das Erbrechen. Die mit frühem Erbrechen beginnenden Fälle sind gewöhnlich die schlimmeren.

Ein erstes Symptom oft noch vor dem Erbrechen ist das Stirnrunzeln.

Das Erbrechen bei hypertrophischer Pylorusstenose erfolgt im Bogen, es ist hartnäckig, reichlich, tritt fast nach jeder Mahlzeit auf, so daß die Milch flüssig erbrochen werden kann. Das Erbrochene besteht aus Milch, Magensaft, verschlucktem Speichel und später Schleim. Allmählich erweitert sich der Magen und man kann nicht selten Magenplätschern feststellen. Das Erbrochene enthält niemals Galle, da der Rückfluß der Galle in den Magen infolge der Pylorusstenose unmöglich ist. Es gibt Formen, bei denen dem Erbrochenen schwärzliche Streifen von Blut (Hämatin) beigemengt sind.

Betrachtet man das Abdomen, so sieht man eine Vorwölbung oberhalb des Nabels, während die unteren Partien des Abdomens eingesunken sind. Von Zeit zu Zeit sieht man durch die dünnen Bauchdecken hindurch in der Magengegend deutliche peristaltische Wellen von links nach rechts ziehen. Es sieht aus, wie wenn ein Ball von links oben im Epigastrium nach rechts unten immer von neuem unter den Bauchdecken durchgeschoben würde. Die Wellen gehen, weil der Magen bereits erweitert und gesenkt ist, ziemlich weit nach rechts unten und hören in der Nachbarschaft des Nabels oder unterhalb desselben auf. Die Wellen sind entweder beständig da oder erscheinen erst nach der Nahrungsaufnahme oder auf äußere Reize, wie das Betasten der Bauchdecken. Solche sichtbare, peristaltische Wellen sind pathognomonisch für das Krankheitsbild der hypertrophischen Pylorusstenose.

Bei sehr abgemagerten Säuglingen kann man den verdickten Pylorus als einen etwa olivengroßen Tumor dicht unter dem Leberrand oder beträchtlich tiefer in der Nabelhöhe fühlen.

Der Stuhl ist verstopft, bräunlich bis schwarz wie Mekonium. Ferner besteht eine auffallende Oligurie.

Vergleicht man das Gewicht des Säuglings vor und nach der Nahrungsaufnahme, so erhält man die Menge der getrunkenen Nahrung. Wiegt man dann das Erbrochene, das man auf einer Windel mit bekanntem Gewicht aufgefangen hat, so findet man meist, daß das Kind mehr erbrochen hat, als es Nahrung aufnehmen konnte. Es besteht also eine Retention im Magen. Eine solche kann man auch mit der Magensonde nachweisen. Beim Brustkind soll der Magen schon nach zweieinhalb Stunden, beim Flaschenkind nach drei bis dreieinhalb Stunden vollkommen leer sein. Erhält man nach vier Stunden noch mehr oder weniger reichlich Nahrungsreste mit der Sonde, so beweist das eine Retention im Magen infolge der Pylorusstenose. Im Mageninhalt findet man oft freie Salzsäure, im Gegensatz zum normalen Säugling, bei dem die Salzsäuresekretion nur sehr gering ist und durch die Milch rasch abgesättigt wird.

Auch durch das Röntgenverfahren kann man nach einer Bariummahlzeit die Stenose feststellen. Der Magen erscheint mit der Kontrastmasse bald klein, bald erweitert; man sieht lebhafte peristaltische Wellen von großer Amplitude. Der Magen erscheint oft in zwei oder mehrere Abschnitte geteilt, dann folgen wieder Ruhepausen. Der präpylorische Abschnitt des Magens erscheint erweitert und bildet eine Art Becken. Der Pyloruskanal ist verlängert und stark verschmälert, faden- und gelegentlich wellenförmig. Die Magenentleerung ist stark verzögert, sie dauert mehr als vier Stunden. Der Pylorusverschluß ist jedoch nie vollständig, etwas Mageninhalt gelangt oft ziemlich rasch in das Duodenum.

Die hypertrophische Pylorusstenose hat schwere Folgen für den Ernährungszustand des Kindes. Der Hauptnährstoff des Säuglings, das Wasser, kann im Magen nicht resorbiert werden, und es kommt deshalb allmählich zu einer Ein-

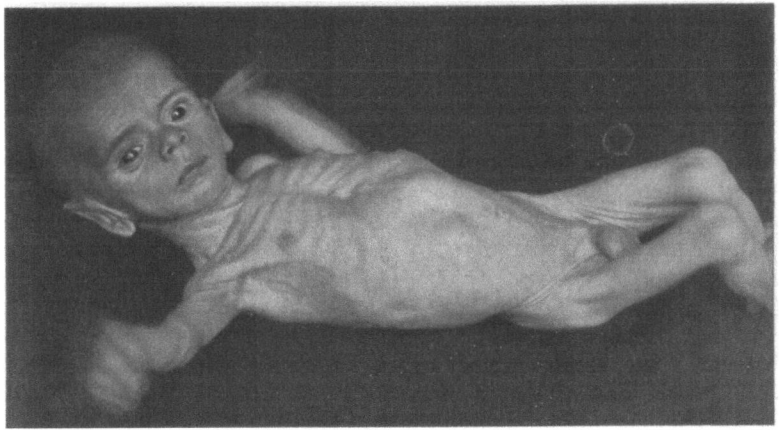

Abb. 2. Hypertrophische Pylorusstenose mit Magenperistaltik und Stirnrunzeln.

dickung des Blutes (Anhydrämie) und zu einer Wasserverarmung der Körpergewebe (Exsiccose).

Die Gewichtskurve bleibt stehen und sinkt später mehr oder weniger rasch ab. Das Aussehen des Säuglings ändert sich stark, das Fett der Bauchdecken schwindet mehr und mehr. Auch am übrigen Körper macht sich ein Fett- und Muskelschwund geltend. Die Haut erscheint viel zu weit und legt sich in starke Falten, besonders auch am Gesäß, so daß ein Tabaksbeutelgesäß nachgewiesen werden kann. Die Haut ist blaß, trocken, oft von aschgrauer Färbung; die Lippen sind trocken, oft eigentümlich kirschrot. Der Mund wird halb offen gehalten, die Zunge ist trocken. Der Urin ist sehr spärlich, hochkonzentriert, enthält oft zahlreiche Leukocyten, gelegentlich granulierte Zylinder und etwas Eiweiß, gelegentlich findet man auch eine sogenannte Hungerglykosurie. Der Urin ist stark sauer, enthält jedoch fast keine Chloride. Eine Folge der Exsiccose durch mangelnde Wasserresorption sind hohe Temperatursteigerungen, oft bis 39 bis über 40°.

Durch das heftige Erbrechen gehen dem Organismus aber auch andere wichtige Nährstoffe verloren, so daß der Säugling allmählich in den Zustand der schwersten Atrophie hineingleitet. Gelegentlich treten an Stelle der üblichen Verstopfung auch sogenannte Inanitionsdiarrhöen auf, die den Zustand noch weiter verschlimmern. Durch das beständige Erbrechen stark saurer Massen wird dem Organismus viel Salzsäure und zum Teil auch Natriumchlorid entzogen. Deshalb wird der spärliche Urin auch sehr arm an Chlor. Im Blut kommt es zu einer

Hypochlorämie. Sowohl das Chlor der roten Blutkörperchen (normal 180 mg%), als dasjenige des Plasmas (normal zirka 360 mg%) ist vermindert. An Stelle des Chlors tritt eine Vermehrung des Bicarbonats. Die Alkalireserve wird dadurch erhöht. Es entsteht also eine Alkalose im Blut, welche leicht zu einer Verminderung des ionisierten Kalkes führen kann und dadurch die Disposition zu eklamptischen Anfällen schafft, wie sie auch bei Pylorusstenose, allerdings verhältnismäßig selten, beobachtet werden. Auch das Chlor der Haut, der Nieren, der Lungen ist erniedrigt gefunden worden, während in der Leber, der Milz, den Muskeln der Chlorgehalt normal war. Neben der Chloropenie findet man im Blut oft eine Vermehrung des Reststickstoffes. Die Chloropenie mit ihrer Alkalose mit Vermehrung des Reststickstoffes kann in schweren Fällen zu dem hypochlorämischen Koma führen. Charakteristisch für dasselbe ist im Gegensatz zur großen KUSSMAULschen Atmung im diabetischen Koma eine auffallend kleine und verlangsamte Atmung.

Es gibt akut auftretende, und wenn nicht rasch eingegriffen wird, schnell zum Tode führende Formen der Pylorusstenose. Die häufigste ist die subakute Form, welche mehrere Wochen dauert. Sie hat die Neigung, im ersten bis zweiten Monat nach dem Beginn der Symptome noch zuzunehmen, dann folgt eine Periode, bei der sie ziemlich stationär bleibt. Nach dem dritten bis vierten Monat kann die Pylorusöffnung infolge des zunehmenden Magenwachstums weiter werden, so daß der Pylorus nunmehr für die Nahrung durchlässig wird und eine Art Naturheilung erfolgt. Doch können wir uns auf eine solche nie verlassen, sondern müssen therapeutisch eingreifen. Es gibt auch chronische Formen, welche sich mit Remissionen noch längere Zeit hinziehen. Interessant sind ferner Formen mit deutlichen Intermissionen, bei denen z. B. das Erbrechen während zwei bis drei Wochen völlig sistiert, um dann wieder zu erscheinen. In seltenen Fällen kann die Stenose erst sehr spät nach mehreren Monaten manifest werden. Es gibt ferner Formen, welche dauernd latent bleiben.

Bei der spastischen Pylorusstenose bedarf zunächst der Zustand der Exsiccose besonderer Beachtung und Behandlung. Man muß deshalb subcutane oder intravenöse Infusionen von physiologischer Kochsalzlösung oder Normosal oder Ringerlösung machen. Die Ringerlösung enthält NaCl 7,0 g, KCl 0,1 g, CaCl₂ 0,2 g auf 1000 Wasser. Diese Lösung hat den Vorteil, daß sie gleichzeitig die Chlorverluste des Körpers deckt. Bei hypochlorämischen Erscheinungen werden auch intramuskuläre Injektionen von 2%iger Kochsalzlösung, 50 ccm, empfohlen.

Es gibt eine interne und in neuerer Zeit auch eine chirurgische Behandlungsmethode der hypertrophischen, spastischen Pylorusstenose. Die Wahl der Methode hängt weitgehend ab von dem Alter und Ernährungszustand des Säuglings und von dem Grade der Stenose.

In jedem Fall soll prinzipiell zuerst die diätetische und medikamentöse Behandlung versucht werden, welche in der Regel auch erfolgreich ist. Sie soll jedoch nicht länger fortgesetzt werden als ein bis zwei Wochen, wenn das Kind in dieser Zeit nicht wenigstens im Gewicht stationär bleibt oder leicht zunimmt. Es ist gefährlich zuzuwarten, wenn das Kind abnimmt, denn das Kind kann unter Gewichtsstürzen rasch in einen solchen Zustand der Atrophie hineingeraten, daß ein operativer Eingriff aussichtslos und selbst die Reparation der schweren Ernährungsstörung beim Nachlassen der Stenose unmöglich wird. Bei den schweren Ernährungsstörungen kommt es sehr leicht zu infektiösen Komplikationen und dann kann weder medikamentöse noch chirurgische Behandlung mehr helfen. Sehr junge Kinder, besonders Brustkinder, sollten, wenn sie nicht genügend Nahrung infolge der Pylorusstenose erhalten, um zunehmen zu können, nicht entwöhnt, sondern möglichst bald operiert werden. Säuglinge, die natürlich oder künstlich ernährt, mit mehr oder weniger Erfolg bereits ein Alter von drei bis vier Monaten erreicht haben, erfordern keine Operation mehr, da in diesem Alter Spontanheilung die Regel ist.

Für die Behandlung empfehlen wir kleine und häufige Mahlzeiten, etwa zehn im Tag, und zwar gerade so viel in der Einzelmahlzeit, als das Kind im Magen tolerieren kann, ohne gleich zu erbrechen. Wir bevorzugen mit besonders gutem Erfolg die Ernährung mit gezuckerter, kondensierter Milch. Wir haben den Eindruck bekommen, daß durch den Kondensierungsprozeß das Milcheiweiß so verändert worden ist, daß es ein ähnlich feines Gerinnsel wie die Frauenmilch bildet, das den Pylorus leichter passiert. Ferner wirkt der hohe Rohrzuckergehalt antiemetisch. Wir beginnen mit 5% kondensierter Milch in Reisschleim und sehen dabei oft schon mit einem Schlag das Erbrechen seltener werden und das Gewicht ansteigen. Wir steigern dann vorsichtig die Konzentration der kondensierten Milch, sobald das Gewicht wieder stehenbleibt.

Zwischen den Mahlzeiten, etwa eine halbe bis eine Stunde vor der nächsten Mahlzeit, empfiehlt sich, etwas Wasser oder Tee zuzuführen, um die Passage der Milchgerinnsel zu fördern. Wird das Wasser oder der Tee erbrochen, so stellt das eine einfache Methode der Magenspülung dar, um Schleim und reizende Nahrungsreste zu entfernen. Nur bei starker Retention und Nahrungsverweigerung wenden wir so selten wie möglich Magenspülungen mit der Sonde an. Als Spülflüssigkeit benutzen wir Vichywasser oder 1%ige Natriumbicarbonatlösung.

Sehr wichtig ist die möglichste Vermeidung der Inanition durch folgendes Vorgehen: Erbricht das Kind innerhalb einer Stunde nach der Mahlzeit, so versucht man, ihm sofort wieder so viel Nahrung zuzuführen, als es ungefähr erbrochen hat. In solchen Fällen wird dann die Ergänzungsmahlzeit oft wieder behalten.

Für die medikamentöse Behandlung des Spasmus bevorzugen wir mit gutem Erfolg Suppositorien nach folgender Vorschrift:

Papaverini . . . . 0,003—0,005
Eumydrini . . . . 0,0003—0,0005
Butyri cacao 1,0
2 bis 3× ein Stuhlzäpfchen

In neuerer Zeit werden auch Vasanozäpfchen empfohlen. Vasano (Schering-Kahlbaum) besteht aus den kampfersauren Salzen der Mandragorabasen (Scopolamin und Hyoscyamin). Beginn mit einmal $^1/_4$ Zäpfchen, langsam steigen bis sechsmal $^1/_3$ Zäpfchen. Wegen starker Nebenwirkungen, Hautröte, Pupillenerweiterung, Puls- und Temperatursteigerung, Schluckstörung, haben wir diese Therapie wieder verlassen.

Dagegen hat sich die von HAMBURGER angegebene Verabreichung von Eumydrin 0,02! Spirit. vini diluti 10,0 vor jeder Mahlzeit einen Tropfen auf die Zunge in manchen Fällen bewährt.

Auf die Oberbauchgegend werden zwei- bis dreimal zwei Stunden lang, jede halbe Stunde wechselnd, heiße Breiumschläge appliziert.

Zeigen die internen Maßnahmen nach ein bis zwei Wochen keinen Erfolg, bestehen keine Infektionen, befindet sich das Kind noch in erträglichem Ernährungs- und Kräftezustand, so ist unbedingt die operative Behandlung anzuraten. Sehr wichtig ist die Vorbereitung des Kindes für die Operation. Es muß zuerst die Exsiccose und Alkalose durch subcutane Ringerlösungapplikation beseitigt werden. Dann muß man 18 bis 24 Stunden warten bis zur Operation. Der Chloridverlust und die Alkalose werden nämlich den Kindern nach der Operation leicht gefährlich. Sie verfallen in einen Kollaps, werden komatös, oder es kommt zu allgemeinen Konvulsionen, unter Umständen mit Stimmritzenkrampf, welche meist zum Tode führen. Zur Vorbereitung der Operation gehört auch die Injektion von einer Ampulle Synkavit, um der Blutungsneigung infolge Vitamin K-Mangels entgegenzuwirken (WALLGREN). Die Operation nach WEBER-RAMSTEDT kann in leichter Äthernarkose oder in Lokalanästhesie vorgenommen werden. Es wird der hypertonische Muskelring mittels Längsschnitt bis auf die Magenschleimhaut durchtrennt, ohne diese selbst zu verletzen. Man macht keine Naht des durchschnittenen Muskels. Der Effekt der Operation ist in günstigen Fällen zauberhaft, mit einem Schlag wird der Pylorus durchgängig, das Erbrechen hört auf und man kann das Kind wieder ernähren. Nur verhältnismäßig selten tritt nach der Operation noch einige Male Brechen auf, welches dann aber bald endgültig sistiert. Schon zwei Stunden nach der Operation kann man etwas Tee geben und verabreicht während 24 Stunden nur teelöffelweise Teediät etwa alle zwei Stunden. Der Flüssigkeitsbedarf wird einigermaßen durch subkutane Ringerinfusion gedeckt. Erst am zweiten Tag beginnt man vorzugsweise mit 10 Mahlzeiten à 10 g Frauenmilch in 20 ccm Tee oder 2- bis 5%iger Arobonlösung und steigt dann in den folgenden Tagen auf 10×20 Frauenmilch und 20 Arobonlösung, 10×30 Frauenmilch in 20 Arobonlösung und so fort, bis das Gewicht zunimmt. Steht nicht genügend oder keine Frauenmilch zur Verfügung, so beginnt man mit $10 \times 5\%$iger kondensierter Milch in 30 ccm Reisschleim, bei Neigung zu Durchfällen mit 2 bis 5% Arobonzusatz und steigert vorsichtig einmal die Konzentration der Kondensmilch, bis 10% erreicht sind, das andere Mal das Nahrungsquantum, bis eine Tagesmenge von 600 ccm verabfolgt werden kann.

Besteht vor der Operation ein bereits erheblicher Grad der Atrophie, und das gleiche gilt auch bei nichtoperativer Behandlung, so muß eben der hochgradigen Toleranzschwäche des Darmes bei diesen ausgehungerten Kindern sorgfältig Rechnung getragen werden. Man muß mit geringen Mengen Frauenmilch, etwa 10 g pro Mahlzeit, beginnen oder mit 5%iger gezuckerter, kondensierter Milch. Beim plötzlichen Nachlassen der Stenose kann es zu heftigen Durchfällen, alimentärer Toxikose und Exitus kommen. Bei vorsichtigem Vorgehen treten zunächst vorübergehend einige dünnere Stuhlentleerungen auf.

Duodenalstenose beim Neugebornen.

Im Gegensatz zu hypertrophischer Pylorusstenose beginnt das Erbrechen schon bald nach der Geburt. Das Erbrochene ist gallig, meist grasgrün verfärbt. Im Röntgenbild sieht man zwei Säcke, entsprechend dem Magen und dem rechts gelegenen Duodenalsack (cave Diagnose Zwerchsackmagen).

Ursächlich kann es sich handeln um: 1. eine innere Stenose, gewöhnlich etwas unterhalb der Vaterschen Papille, oder um komplette Atresie. Operation: kurze zirkuläre Anastomose. 2. Äußere Ursachen, wie congenitale Bride oder bandförmige Verwachsung, Druck von darüberliegenden Mesenterialgefäßen oder Volvulus des Mitteldarms an der Wurzel des oberen Mesenteriums, verbunden mit einer fehlenden oder inkompletten oder umgekehrten Rotation des Dickdarms. Operation: jedes drückende Band wird quer durchschnitten und ein Volvulus wird entwirrt. Leider sind auch die Operationsaussichten mäßig.

44. Vorlesung.

Das acetonämische Erbrechen.

Oft gehen dem Erbrechen Prodrome voraus, wie Müdigkeit, Kopfschmerzen, schlechte Laune, Appetitlosigkeit. Mitunter tritt aber ohne jede Prodrome plötzliches Erbrechen auf. Alles, was das Kind zu sich nimmt, selbst reines Wasser, wird erbrochen. Zuerst werden Nahrungsmittel herausgegeben, schließlich wird das Erbrochene gallig und zuletzt besteht es fast nur noch aus Magenschleim. Das Erbrechen kann sich zuerst mehrmals in einer Stunde wiederholen, später werden die Intervalle größer. Charakteristisch ist der Geruch der Atemluft nach Aceton, d. h. ein eigenartig aromatischer Obstgeruch. Es beruht dies darauf, daß Aceton durch die Lungen ausgeschieden wird. Man kann den Acetongeruch nachahmen, wenn man Chloroform mit Essigsäure vermischt. Mitunter kann fast alles Aceton durch die Atmungswege ausgeschieden werden, so daß der Urin zunächst kein oder nur wenig Aceton enthält. Gewöhnlich kann man aber auch im Urin sehr reichlich Aceton, Acetessigsäure, seltener Oxybuttersäure nachweisen.

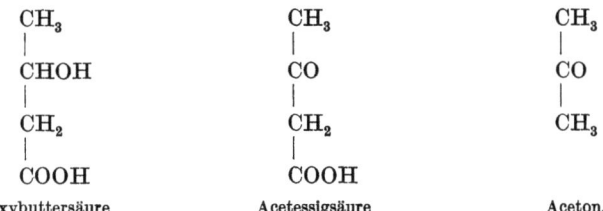

Oxybuttersäure   Acetessigsäure   Aceton.

Meist besteht bei der Brechattacke Obstipation. Das Abdomen ist eher eingesunken, im Anfang nirgends schmerzhaft. Infolge der heftigen Brechanstrengungen können jedoch die Bauchmuskeln schmerzhaft werden, so daß die Fehldiagnose einer akuten Appendicitis droht. Die Temperatur bleibt entweder normal, nicht selten findet man aber leichte Temperatursteigerungen, 37,5 bis 38,5, mitunter 39 Grad Fieber und darüber. Der Puls ist gewöhnlich beschleunigt.

Die Kinder sehen von Anfang an auffallend schlecht und apathisch aus. Es kann selbst zu großer Atmung kommen. Die Kinder verlieren in kurzer Zeit stark an Gewicht, das Gesicht wird blaß, die Augen fallen ein, die Nase wird spitz, kurzum es zeigt sich ein recht schweres Krankheitsbild, so daß die Kinder fast sterbend erscheinen. Todesfälle infolge von acetonämischem Erbrechen sind glücklicherweise selten, aber immerhin beobachtet worden.

Der wichtigste autoptische Befund ist dabei eine außerordentlich starke Verfettung der Leber, manchmal auch der Nieren.

Gewöhnlich kommt es aber bei zweckmäßiger Behandlung zu einem plötzlichen Umschwung zur Besserung. Der Magen behält die zugeführte Flüssigkeit wieder, Acetongeruch aus dem Mund, Acetongehalt im Urin verschwinden allmählich.

Solche Anfälle können sich von Zeit zu Zeit in unregelmäßigen Intervallen wiederholen. Die Anfälle können spontan auftreten oder durch gewisse äußere Ursachen, am häufigsten durch eine zu fettreiche Mahlzeit, ausgelöst werden. Ganz besonders bilden aber Infekte, z. B. Scharlach, Pneumonie, Magendarmkatarrhe, gelegentlich auch eine akute Appendicitis die auslösende Ursache. Zwischen den Anfällen von acetonämischem Erbrechen befinden sich die Kinder wieder wohl, aber nicht selten handelt es sich um delikate, sensible, nervöse Kinder, welche zu Verdauungsstörungen neigen. Nach der Pubertät verschwinden die Anfälle von acetonämischem Erbrechen wie von selbst.

Im Urin findet man im Anfall außer den Ketonkörpern eine starke Vermehrung der organischen Säuren und auch des Ammoniaks. Ferner habe ich fast regelmäßig Urobilinogen in der Kälte nachweisen können sowie eine Vermehrung des Kreatinins.

Im Blut sieht man im Anfall oft eine Leukopenie mit relativer Lymphocytose. Letztere besteht auch im Intervall weiter. Gar nicht selten habe ich jedoch auch bei unkomplizierten Fällen eine Leukocytose gefunden, aber die Linksverschiebung fehlte.

Der Blutzuckerspiegel ist häufig erniedrigt, es besteht eine Hypoglykämie, welche die Entstehung der Ketonkörper sehr begünstigt. Aber es sind auch Fälle mit Hyperglykämie beschrieben.

In schwereren Fällen kann es auch zu Blutbrechen kommen. Ein Ikterus catarrhalis kann sich an die Brechattacke anschließen. Es gibt auch Fälle, bei denen Konvulsionen auftreten, oder Ohnmachtsanfälle, oder Somnolenz und Koma. Vereinzelt habe ich auch Asthmaanfälle im Verlauf einer acetonämischen Krise gesehen.

Pathogenese: Die Ketonkörper stammen aus dem Abbau der Fettsäuren der Fette und zum Teil der Aminosäuren aus dem Eiweiß. Die hauptsächlichste Bildungsstätte der Ketonkörper ist die Leber. Ketonkörper treten immer dann auf, wenn die Leber zuwenig Glykogen zur Verfügung hat. Dann ist sie nicht imstande, die Fette vollständig zu Kohlensäure und Wasser abzubauen, da die Fette nur im Feuer der Kohlehydrate gänzlich verbrennen. Das innere Sekret des Inselapparates des Pankreas, das Insulin, hat einen großen Einfluß auf das Verschwinden der Ketonkörper.

Durch Kohlehydratentzug können wir bei jedem Kind schon nach ein bis zwei Tagen, bei dem einen rascher, bei dem anderen langsamer, eine Ketonurie erzeugen, ohne daß es allerdings zum Erbrechen zu kommen braucht. Die Aceton-ämie ist somit nicht etwa die Ursache des acetonämischen Erbrechens. Wenn ein Kind aus irgendeiner anderen Ursache, z. B. einer beginnenden tuberkulösen Meningitis, einer Appendicitis oder Peritonitis, alles erbricht, so kommt es all-mählich zu einer zunehmenden Acetonämie und Ketonurie. Beim acetonämischen Erbrechen besteht im Unterschied dazu schon vor der Brechattacke und un-abhängig von derselben eine Acetonämie und Ketonurie.

Im Zentrum der **Pathogenese** des acetonämischen Erbrechens steht eine Funktionsstörung der Leber. Man kann im Anfall häufig eine Leberschwellung oder im Gegenteil eine auffallende Verkleinerung der Leber wahrnehmen. Beim Kind kommt es viel leichter als beim Erwachsenen zu einer Erschöpfung der Glykogenreserven in der Leber, z. B. durch starke Muskelanstrengungen beim Spielen, Turnen usw. Zwischen Fetten und Kohlehydraten in der Leber besteht ein Antagonismus, welcher bewirkt, daß gewisse Kinder nach einer fettreichen Mahlzeit in erster Linie Fett in der Leber abbauen, wobei es dann infolge der unvollständigen Verbrennung zur Ketonkörperbildung kommt. Bedingt wird dies wahrscheinlich durch eine gewisse, allerdings meist nur vorübergehende übermäßige Insulinsekretion des Pankreas, welche zu Hypoglykämie und Keton-urie infolge des Zuckermangels führt. Hernach kann es dann zu einer gewissen Erschöpfung der Insulinproduktion und zu einer vorübergehenden Glykosurie kommen.

Differentialdiagnose: Am wichtigsten ist die Differentialdiagnose zwischen acetonämischem Erbrechen und akuter Appendicitis. Es sind schon Fälle von acetonämischem Erbrechen wegen des Verdachtes auf akute Appendicitis im Anfall operiert worden und dann fand man eine normale Appendix, aber das Kind starb nachher an der Leberverfettung im acetonämischen Koma. Anderseits kommt auch die umgekehrte Fehldiagnose nicht so selten vor. Man hat den lokalen Befund einer akuten Appendicitis, aber gleichzeitig beobachtet man eine starke Ketonurie und kann sich nicht zur Operation entschließen. Am nächsten Tag ist die Appendix perforiert und das Kind hat eine allgemeine Peritonitis, besten-falls einen lokalisierten Absceß. Es müssen also alle Mittel aufgeboten werden, um eine sichere Diagnose zu stellen. Ein deutlicher lokaler Befund, der sich auch bei der Rectaluntersuchung bestätigt, eine Leukocytose mit Linksverschiebung sprechen für Appendicitis und es muß trotz der Ketonurie die Operation gewagt werden.

Therapie: Am raschesten wirkt eine intravenöse Infusion mit zirka 100 ccm 1,3%iger Natriumbicarbonatlösung. Das Erbrechen wird am besten bekämpft durch Injektion von Luminal-Natrium in Ampullen von 20%iger Lösung. Man gibt zwei Teilstriche gleich 0,04 Luminal, bei größeren Kindern eine halbe Ampulle gleich 0,1 Luminal. Per os Zufuhr von Traubenzucker, Dextropur 20% in Vichy-wasser oder auch warme Einläufe von Dextropur rectal oder subcutan 5% Traubenzuckerlösung mit Ringerlösung zu gleichen Teilen. Wird die Flüssigkeit wieder behalten, so gibt man fettfreie Kost, Schleimsuppen, Kartoffelpüree, Mehlspeisen usw. Bewährt hat sich uns auch fettfreie Trockenmilch Alipogal 10, 15 bis 20% in Kakao. Fetthaltige Nahrungsmittel, wie Butter, Schlagsahne usw., sind bei empfindlichen Kindern längere Zeit zu meiden. Es empfiehlt sich auch, die ersten zehn Tage eines jeden Monats des Morgens täglich ein Glas Vichywasser zu verabreichen.

Das acetonämische Erbrechen kann zu einem gefährlichen, ja tödlichen Schock führen, wenn sich noch ein schwerer Durchfall hinzugesellt. Deshalb muß die Ernährung mit besonderer Sorgfalt gehandhabt werden.

45. Vorlesung.

Chronische Ernährungsstörungen, Nährschäden.

Dystrophie und Atrophie infolge Unterernährung.

Die hauptsächlichste Ursache der Nährschäden ist die *Unterernährung.* Wir haben bereits bei den Brechkrankheiten, dem habituellen Erbrechen, der Rumina-tion, der hypertrophischen Pylorusstenose gesehen, wie die Nahrungsverluste infolge des Erbrechens zu chronischen Nährschäden, von der leichteren Dystro-phie bis zur schwersten Atrophie, führen können. Die Unterernährung kann aber auch bei nichtbrechenden Kindern dadurch zustande kommen, daß dem Kinde eine zu kalorienarme Nahrung verabreicht wird, so daß das Kind hungern muß, weil es ein zu geringes Nahrungsquantum bekommt, oder weil die Nahrung auch bei an und für sich hinreichender Quantität kalorisch die Energiebedürfnisse nicht befriedigt. Es gibt gar nicht selten hungernde Brustkinder, weil sie an der Brust einfach zu wenig Frauenmilch bekommen, ohne dies durch Unruhe oder Geschrei zu verraten. So können solche Brustkinder unmerklich in den Zustand der Dystrophie und Atrophie hineingeraten und an einer unergiebigen Brust buchstäblich verhungern.

Die Unterernährung bei der Ernährung des Flaschenkindes ist heutzutage namentlich in den ersten Monaten weitverbreitet. Der allgemeine irrtümliche Glaube, daß Ernährungsstörungen hauptsächlich durch relative oder absolute Überernährung zustande kommen, ist zweifellos für diesen häufig wiederholten Ernährungsfehler verantwortlich zu machen. Wenn man nur auf die Verdaulich-keit der Nahrung und den Charakter des Stuhles sieht, so wird der totale Kalorien-bedarf häufig übersehen. Im Gegensatz zu früher ist der häufigste Fehler bei der Ernährung des Flaschenkindes die Verabreichung zu stark verdünnter Milch-mischungen mit einem zu niedrigen Kaloriengehalt. Schuld ist oft auch die weit-verbreitete Ernährung mit Trockenmilchen, wobei die Mütter und Pflegerinnen sich manchmal nicht richtig Rechenschaft geben über den anzuwendenden Ver-dünnungsgrad und im allgemeinen weniger Trockenmilchpulver verwenden, als für die Ernährung des Säuglings notwendig wäre.

Mitunter geben auch Verdauungsstörungen dazu Anlaß, die Milch oder Fette und Kohlehydrate allzusehr und allzu lange in der Diät zu beschränken, so daß der Kalorienbedarf des Organismus unmöglich gedeckt werden kann. Gewöhnlich ist es eben so, daß infolge eines Durchfalles auf ärztlichen Rat die Milch ausgeschaltet werden muß. Die Säuglinge bekommen nur Schleim- oder Mehlabkochungen und aus Angst, der Zusatz von Milch könnte wieder Durchfall auslösen, oder nach einem mißglückten Versuch, wieder Milch zuzuführen, werden die Säuglinge allzu lange auf dieser Schondiät gelassen.

Infolge der Unterernährung kommt es nun zu einem Zustand chronischen Nichtgedeihens, mangelhaften oder ganz stille stehenden Gewichtsansatzes. Die Kinder bleiben um 20 bis 40% hinter dem normalen Durchschnittsgewicht zurück. Wir bezeichnen diesen Zustand im Gegensatz zum guten Gedeihen oder der Eutrophie als *Dystrophie.*

Unterernährung führt nun sehr häufig zu einem circulus vitiosus. Das unterernährte Kind wird immer weniger fähig, die Nahrung zu assimilieren. Der Magen-Darmkanal selber beginnt unter der schlechten Ernährung zu leiden; er ist immer

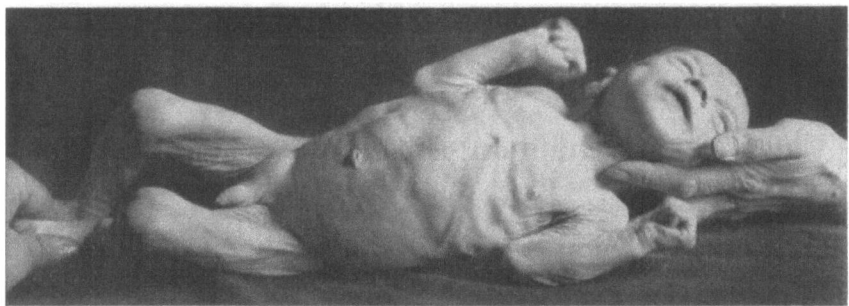

Abb. 3. Dystrophie infolge hypertrophischer Pylorusstenose.

weniger imstande, Verdauungsfermente zu produzieren und die Nahrung zu verdauen. Es kommt so zu Verdauungsschwäche und selbst zu sogenannten Hungerdiarrhöen. Die Verträglichkeit der Nahrung sinkt meist progressiv, und diese Toleranzschwäche gibt wiederum Anlaß, die Nahrungszufuhr noch mehr zu reduzieren. Schließlich kann die Toleranz so tief sinken, daß das atrophisch gewordene Kind unernährbar wird.

Das Gefährliche bei dem Zustand ist das Absinken der natürlichen Immunität. Es kommt sehr leicht zu Infektionen, insbesondere grippaler Natur, die nicht selten zu tödlichen Bronchopneumonien führen. Früher häufiger als heutzutage erlagen die atrophischen Säuglinge sogenannten hypostatischen paravertebralen Pneumonien, die in den neben der Wirbelsäule liegenden Lungenabschnitten auftraten. Klinisch machen diese paravertebralen Pneumonien sich nur durch das Auftreten von Knistern in den hinteren unteren Lungenpartien bemerkbar. Sie geben immer eine sehr schlechte Prognose, da sie Zeichen einer bestehenden Herzschwäche bei Atrophikern sind. PFAUNDLER hat dieses Verhalten durch den Satz charakterisiert: „Ex alimentatione erkranken die Säuglinge, ex infectione sterben sie!"

Bei der Dystrophie zeigt das Gewicht zunächst größere Schwankungen nach oben und unten. Die Gewichtskurve verliert ihre Stetigkeit. Die betreffenden Säuglinge sind hydrolabil geworden. Sie setzen einerseits rasch Wasser an, es ist jedoch ein Scheinansatz, der unter einem Gewichtssturz bald wieder verlorengeht. Das Längenwachstum dauert zunächst noch fort. Bei stillstehendem Gewicht führt allein schon das fortschreitende Längenwachstum zu Abmagerung.

Erst bei den schwereren Formen der Dystrophie wird auch das Längenwachstum gehemmt und steht schließlich still.

Die Dystrophie verrät sich einmal in einer Veränderung der Hautfarbe. Sie wird zunehmend blaß, in schweren Fällen bekommt sie einen grauen oder bläulich-violetten Farbenton.

Das Unterhautfettgewebe beginnt allmählich zu schwinden. Der Fettschwund zeigt gewisse Gesetzmäßigkeiten. Er wird zuerst manifest am Abdomen. Hebt man eine Hautfalte hoch am Abdomen, so findet man bei beginnender Dystrophie, daß noch Unterhautfettgewebe vorhanden ist, aber es ist dünner als normal. Wir haben gesehen, daß beim normalen Säugling diese Hautfalte etwa 1 bis $1^1/_2$ cm dick ist.

Bei einem stärkeren Grade der Dystrophie ist das Fettpolster am Abdomen noch stärker geschwunden, die Bauchhaut läßt sich falten wie ein dünnes Tuch; die aufgehobene Hautfalte bleibt nicht stehen, wie bei der Dehydration oder der

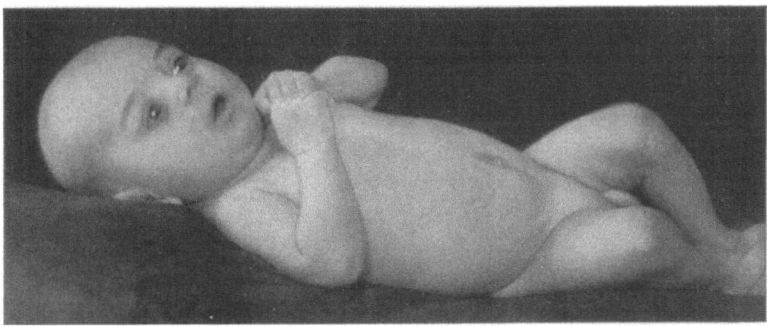

Abb. 4. Dasselbe Kind nach der Heilung im Zustande der Eutrophie.

Exsiccose. Nicht nur am Bauch, sondern auch an den Beinen wird die Haut ebenfalls schlaff, sie erscheint viel zu weit, sie hat ihren Turgor verloren. Am Gesäß bildet sie einen leeren Sack, der sich bei gestreckten Beinen in zahlreiche Falten legt, sogenanntes Tabaksbeutelgesäß. Das Gesicht hat sein Fettpolster noch bewahrt, die Wangen sind noch rund, die Falten wenig ausgesprochen, die Stirn zeigt keine Runzeln, das Gesicht sieht noch befriedigend aus, der Blick ist lebhaft, In allmählichem Übergang kann die Dystrophie in den Zustand der *Atrophie* übergleiten, bei dem zuletzt selbst das Fett im Gesicht geschwunden ist, so daß sich auch ähnlich wie bei einem Greis die Gesichtshaut in zahlreiche Runzeln und Falten legt. Am längsten erhalten bleibt noch der sogenannte Wangenfett-pfropf.

Die Haut verliert ihren Turgor, die Muskulatur läßt in ihrem Tonus nach. Am deutlichsten kann man dies an der Bauchmuskulatur feststellen. Es entwickelt sich ein Meteorismus, und durch die papierdünnen Bauchdecken kann man in schweren Fällen die geblähten Därme wahrnehmen. Der große Bauch steht in merkwürdigem Gegensatz zu dem kleinen, schlecht entwickelten Brustkorb. Durch den Meteorismus wird das Zwerchfell in die Höhe gedrängt, was Atmung und Zirkulation behindert.

Der Ernst des atrophischen Zustandes macht sich, abgesehen von der Größe des Untergewichtes, hauptsächlich in zwei Erscheinungen geltend. Wir finden einerseits sehr häufig subnormale Temperaturen, Nasenspitze und Extremitäten fühlen sich kühl an und nehmen eine leicht cyanotische Färbung an, nicht so selten treten Kollapstemperaturen auf. Anderseits sehen wir Kreislaufstörungen, der Pulsschlag sinkt auf 100 bis 70 Schläge in der Minute, gegenüber 120 in der Norm. Diese Pulsverlangsamung ist zusammen mit der Untertemperatur ein prognostisch sehr ernstes Zeichen.

Der Säugling wird schon bald nach Entwicklung der Dystrophie unruhig, weinerlich, ernst und lacht nicht mehr.

Dystrophie und Atrophie zeigen eine zunehmende Dysergie, die sich namentlich äußert in:

1. Infektionsbereitschaft. Es können sich verschiedenste Sekundärinfektionen einstellen, wie Pyodermien, Phlegmonen, Rhinopharyngitis, Otitis, Pyurien, Bronchitis und Bronchopneumonien usw.

2. Durchfallsbereitschaft. Die Toleranz kann so weit sinken, daß selbst die Hungernahrung nicht mehr vertragen wird und zu Diarrhöen führt. Die Toleranzschwäche kann bei der Atrophie den höchsten Grad erreichen, so daß die geringste

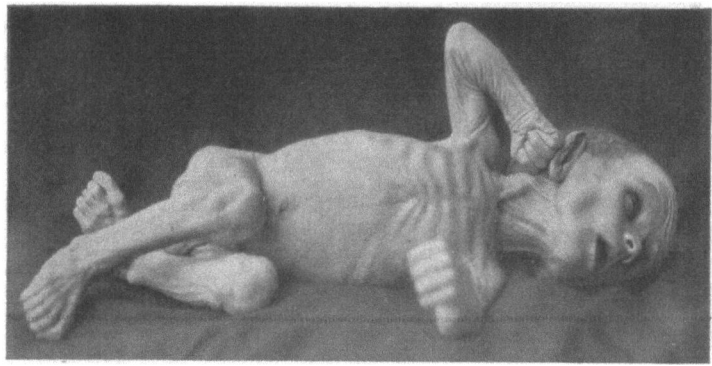

Abb. 5. Atrophie.

Belastung durch Erhöhung eines Nahrungsbestandteiles zu Gewichtssturz, ja zu toxischen Erscheinungen führen kann.

Zu der ursprünglichen Inanition aus äußeren Gründen gesellt sich nun noch eine Inanition endogenen Ursprungs, indem die Zellen die Fähigkeit zum Ansatz entweder dauernd oder vorübergehend eingebüßt haben.

Was spielt sich bei der Dystrophie und Atrophie im Körper des Säuglings ab? Wenn in der Nahrung zu wenig Kalorien zugeführt werden, dann muß der Organismus für die Verdauungsarbeit und für die Warmhaltung des Körpers viel Arbeit aufwenden, ohne dafür einen genügenden Ersatz für die aufgewendete Energie zu finden. Während beim normalen Wachstum sich das Verhältnis Körpergewicht zu Körperoberfläche zunehmend bessert, so daß der Energieaufwand für die Warmhaltung des Körpers verringert wird, kommt es bei der Dystrophie und Atrophie umgekehrt zu einer Vergrößerung der Körperoberfläche bei stillstehendem oder gar sinkendem Gewicht. Infolgedessen kann der Säugling nicht wie der hungernde Erwachsene seinen Grundumsatz einschränken und dadurch Energie sparen, sondern er ist genötigt, sogar seinen Grundumsatz zu steigern. Dies um so mehr, weil der Fettschwund im subcutanen Bindegewebe ihn zunehmend des Wärmeschutzes beraubt. Um seinen Kalorienbedarf zu decken, muß der Organismus in erster Linie seine Fettreserven angreifen, es setzt eine Fettwanderung aus dem subcutanen Fettgewebe nach der Leber ein, und dort wird das Fett mitsamt den Kohlehydratreserven verbrannt. Sind die Fettreserven erschöpft, so wird das Muskeleiweiß und das Blut angegriffen. Nicht nur das Fett, sondern auch die Muskeln zeigen bei der Atrophie einen deutlichen Schwund. Die Blutzerstörung führt zu einer starken Abnahme des Blutvolumens und damit zu einer verarmten Zirkulation. In der Leber und Milz ernährungsgestörter Säuglinge treffen wir in der Regel eine starke Hämosiderose an. Hämoglobin und Rote sind allerdings, weil das Blut eingedickt ist, lange Zeit anscheinend nicht erniedrigt. Die Zahl der Leukocyten ist meist leicht vermehrt auf 14 000 bis 16 000. Das Gesamtblutvolumen kann bis auf 50% abnehmen. Die mangelhafte Blutversorgung übt fast auf alle Organe des Körpers einen schädlichen Einfluß aus. Der Herzmuskel selbst erleidet funktionelle Störungen, und dadurch wird die Zirkulation weiter geschädigt. Der Magen-Darmkanal, durch ein atrophiertes und schlecht zirkulierendes Blut versorgt, wird ebenfalls in seiner Funktion der Verdauung und Resorption behindert. Die

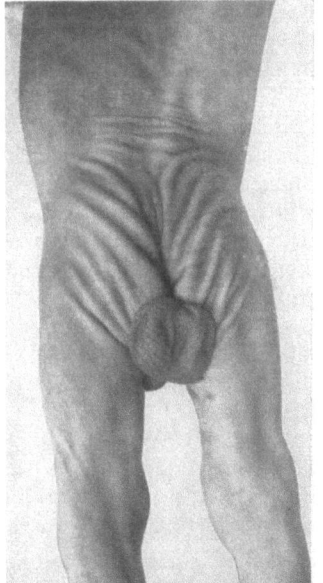

Abb. 6. Faltengesäß bei Atrophie.

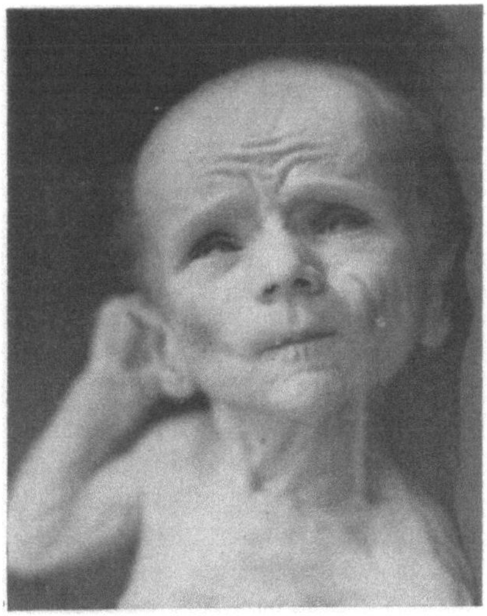

Abb. 7. Greisengesicht und Stirnrunzeln bei Atrophie nach hypertrophischer Pylorusstenose.

peripheren Blutgefäße, namentlich die Arteriolen, verengern sich und lassen die roten Blutkörperchen nur schwer durchtreten. Darauf beruht die eigentümlich graue, mitunter leicht bläuliche Hautfarbe.

Der Urin zeigt in der Regel keine besonderen Veränderungen bei den üblichen Untersuchungen. Die Stickstoff- und Mineralsalzausscheidung ist jedoch meist größer als die Einnahme dieser Elemente, sie stammen eben aus dem abgebauten Körpergewebe.

PARROT hat gesagt: Zu Anfang vermindert sich die Zunahme, dann wird das eigene Gewebseiweiß und vor allem das Fett verbrannt. Um zu leben, um das bißchen Lebenswärme aufzubringen, muß sich das Individuum selbst verzehren und das Ende des Lebens ist die Grenze dieser Autophagie. Wir werden hier erinnert an das NIETZSCHE-Wort in Ecce-homo: Ungesättigt gleich der Flamme, glühe und verzehr ich mich.

Beim Zustand der Dystrophie und Atrophie infolge Inanition können die Stühle vollkommen normal, ja sogar geformt sein. Dieses Fehlen von dyspeptischen Störungen verleitet nun den Unerfahrenen dazu, diese Säuglinge gleich voll, wenn möglich noch mit konzentrierten Nahrungsgemischen zu ernähren. Die

Folge ist aber wegen der durch den langen Hunger geschaffenen Toleranzschwäche eine schwere, ja tödliche Katastrophe mit großen Gewichtsstürzen, Durchfällen und unter Umständen toxischen Erscheinungen. Der dystrophische und atrophische Säugling verhält sich hier nicht anders als ein Tier, das lange gehungert hat. Auch dieses muß man im Anfang mit kleinsten Mengen wieder zu ernähren versuchen, mit größter Vorsicht, sonst geht der ausgehungerte Organismus zugrunde. Wegen Kollapsgefahr darf die initiale Teepause sechs bis zwölf Stunden nicht überschreiten. Steht Frauenmilch zur Verfügung, so beginnen wir mit kleinen Mengen, womöglich abgerahmter Frauenmilch. Wir geben z. B. 6 × 50 g Frauenmilch und daneben Schleim- oder Mehlabkochungen und steigern nur ganz allmählich die Frauenmilchmengen, bis das Kind kalorisch genügend ernährt werden kann.

Sind wir genötigt, künstlich zu ernähren, so hat sich uns die kondensierte, gezuckerte Milch sehr bewährt. Wir beginnen mit einer geringen Konzentration von 5%, verdünnt mit 3%igem Reisschleim oder 5%iger Reismehlabkochung. Schon bei diesen noch kalorisch ungenügenden Nahrungsmengen sehen wir in der Regel bereits die Gewichtskurve ansteigen. Es handelt sich vor allem um einen sehr erwünschten Wasseransatz in dem ausgehungerten und ausgetrockneten Säuglingsorganismus. Wir steigern die Konzentration der kondensierten, gezuckerten Milch auf 6 bis 7% erst, wenn die Gewichtszunahme ungenügend ist oder wieder stillsteht und so fort, bis wir das normale Nahrungsquantum von zirka 30 g kondensierter, gezuckerter Milch pro Kilogramm Körpergewicht erreicht haben.

Treten bei der Frauenmilch oder bei der kondensierten Milch in der ersten Zeit etwas dünnere Stühle auf, so genügt es oft, eine sogenannte Buttermilchkorrektur zu machen, d. h. eine bis drei Mahlzeiten werden durch Buttermilch, z. B. das Präparat Trockenbuttermilch „Eledon", ersetzt. Wir beginnen mit 5 g Eledon in 3%igem Reisschleim oder 5%iger Reismehlabkochung unter Zusatz von 3 bis 5% Nutromalt und 2 bis 5% Arobon Nestlé. Wir steigern dann je nach Bedarf die Konzentration des Eledons auf 6, 7 bis 10%. Die Buttermilch trägt der herabgesetzten Fettoleranz Rechnung, ihr Eiweißgehalt ergänzt zweckmäßig die eiweißarme Frauenmilch und wirkt gärungswidrig. Der Salzgehalt ermöglicht einen rascheren Ansatz und die Milchsäure wirkt antidyspeptisch und beruhigt die erregte Peristaltik.

Auch aus einem anderen Grunde bewährt sich oft die Anwendung von Sauermilchen, wie Buttermilch (Eledon), oder auch zunächst abgerahmte Milchsäurevollmilch nach MARRIOTT. Atrophische Säuglinge sondern häufig einen nur schwach sauren Magensaft ab und sind infolgedessen nicht imstande, größere Mengen süßer Kuhmilch zu verdauen, da die Puffersubstanzen der Milch, insbesondere auch die Eiweißstoffe, die kleinen Säuremengen sehr rasch neutralisieren. Die Milchsäure, welche in Konzentration von 0,4 bis 0,6% der abgerahmten Milch nach MARRIOTT zugesetzt wird, bringt das Casein zu feinflockiger Gerinnung und macht es dadurch leichter verdaulich. Auch mit der abgerahmten Milchsäurevollmilch, der wir 2% Mondamin und 5% Nutromalt zusetzen, beginnen wir mit kleinen Mengen, etwa 6 × 50 g und ergänzen den Flüssigkeitsbedarf durch Schleim oder Reismehlabkochungen. Nach Maßgabe der Gewichtskurve steigern wir auch hier Schritt für Schritt die Milchmenge.

Kompliziert sich der atrophische Zustand wie so häufig mit Durchfällen, so ist die Behandlung mit Eiweißmilch nach FINKELSTEIN und L. F. MEYER noch am sichersten. Die Eiweißmilch stellt eine zur Hälfte verdünnte Buttermilch dar, welche das Käsegerinnsel von 1 l Milch zugesetzt erhält. Der Milchzucker ist durch die Säuerung vermindert, die Molke zur Hälfte verdünnt. Die Milch enthält den Eiweißgehalt von $1^1/_2$ l Milch. Durch die Säuerung, die Molkenverdünnung und die Eiweißanreicherung wird die Toleranz des Darmes für Zucker gebessert.

Für den praktischen Arzt steht in neuester Zeit eine Konserve Eiweißmilch in Pulverform der Berner Alpenmilchgesellschaft „Ursa" zur Verfügung. Man verschreibt diese Eiweißmilch nach dem folgenden Schema: Zuerst während zwölf Stunden Johannisbrotmehl „Arobon" (Nestlé) 5% mit ein bis zwei Tabletten Saccharin. Dann sechs Mahlzeiten pro Tag, wobei jedesmal Arobon (5%) als Verdünnungsflüssigkeit benützt wird, z. B.:

1. Tag 6×5 g Trocken-EM. in 100 ccm 5% Arobon $+ 3$ g Nutromalt
2. „ 6×6 g „ „ 100 „ 5% „ $+ 3$ g „
3. „ 6×7 g „ „ 100 „ 5% „ $+ 3$ g „
4. „ 6×8 g „ „ 100 „ 5% „ $+ 3$ g „
5. „ 6×9 g „ „ 100 „ 5% „ $+ 3$ g „
6. „ 6×10 g „ „ 100 „ 5% „ $+ 3$ g „

Auf größere Mengen als 60 bis 80 g Trockeneiweißmilch pro Tag (10%ig) braucht man nicht zu steigen. Ist diese Konzentration der Eiweißmilch erreicht, so kann man Reisschleim bzw. Reismehlabkochung (5%) als Verdünnungsflüssigkeit einführen mit Zusatz von 5 bis 2% Arobon. Nach Maßgabe der Gewichtskurve müssen die Nutromaltdosen gesteigert werden, 4, 5, 6 usw. %.

Der Erfolg der Eiweißmilchbehandlung zeigt sich darin, daß oft schon nach ein bis zwei Tagen trockene Fettseifenstühle auftreten, es kommt bald zu Gewichtsstillstand und dann zu oft erstaunlich rascher Reparation. Nicht selten läßt jedoch das Aussehen der Stuhlentleerungen noch zu wünschen übrig. Dies darf jedoch nicht davon abhalten, nach Maßgabe des Körpergewichtsanstieges mit der Steigerung der Eiweißmilchzufuhr und der Kohlehydratzulage zuzufahren. Nach vier bis sechs Wochen ist die Reparation bei diesem planmäßigen Vorgehen meist so weit fortgeschritten, daß man das Kind auf diejenigen Nahrungsmischungen umsetzen kann, die seinem Alter entsprechen. Wir gehen dabei so vor, daß wir zunächst eine Flasche Eiweißmilch durch Milchsäurevollmilch nach MARRIOTT oder durch halb Milch, halb Mehlabkochung mit 5% Zucker ersetzen. Gelingt das ohne Störung, so ersetzen wir eine weitere Flasche Eiweißmilch und so fort, bis wir den Säugling vollständig von der Eiweißmilch entwöhnt haben.

Weniger sicher als die Eiweißmilch wirken die Ersatzpräparate. STÖLTZNER z. B. hat die Larosanmilch angegeben! Man gibt dabei 20 g Larosan, ein Casein-Calcium-Präparat, auf 1 l Halbmilch unter Zusatz von Nutromalt. Man beginnt, ähnlich wie bei der Eiweißmilch mit kleinen Mengen, z. B. 6×50 Larosanmilch $+ 1{,}5$ g Nutromalt und steigert sukzessive, indem man den Flüssigkeitsbedarf zunächst durch Tee, später durch Reisschleim- und Mehlabkochungen deckt. In leichteren Fällen von Gärungen im Darm genügt es auch, wenn man den üblichen Milchmischungen 2% Kalkcasein oder Plasmon zusetzt.

Sehr günstig wirken bei atrophischen Kindern kleine Blutgaben, z. B. von Zeit zu Zeit 10 ccm Menschenblut intramuskulär. Mitunter verwendet man mit Vorteil 20 bis 30 ccm Citratblut pro Kilogramm Körpergewicht intravenös. Bei der intramuskulären Injektion spielt die Blutgruppe keine Rolle, wohl aber bei der intravenösen. Durch die Bluttransfusionen wird das Blutvolumen erhöht und auch die darniederliegende Zirkulation gebessert.

Man kann auch intravenöse oder intramuskuläre Injektionen einer 10%igen Dextroselösung versuchen, unter Umständen mit Beigabe von einer Einheit Insulin auf 2 g Dextrose.

Bei Untertemperaturen genügende Wärmezufuhr. Bei Kollapsen Analeptica, wie Coffein-natr. benz. 1,0, Aquae dest. sterilis. 10,0 drei Teilstriche intramuskulär, Coramin 0,5 subcutan, Hexeton 0,2 bis 0,4 intramuskulär.

Unterernährung ist in der Mehrzahl der Fälle, ja wie wir gesehen haben, selbst bei den Brechkrankheiten ein vermeidbarer Zustand. Die Prophylaxe ist auch hier leichter als die Behandlung. Wenn immer ein Kind nicht regelmäßig und normal an Gewicht zunimmt, so muß man sich vergewissern, ob nicht irgendein Ernährungsfehler vorliegt. Vor allem muß man zunächst die Kalorienzahl berechnen und nachsehen, ob das Kind genügend Eiweiß, Kohlehydrate, Mineralsalze und Vitamine erhält. Dabei ist zu beachten, daß das Minimum bzw. Optimum des Kalorienbedarfes als auch der Zufuhr der einzelnen Nahrungsbestandteile bei den einzelnen Kindern individuell sehr verschieden ist. Dabei müssen wir uns nicht vorstellen, die Natur des kleinen Säuglings müsse sich nach uns richten, und er müsse unter allen Umständen mit einer schematischen Kalorienzahl von 100 pro Kilogramm Körpergewicht auskommen. Es gibt eben manche Kinder, die einfach erst bei einem höheren Energiequotienten gedeihen, und wir müssen dann eben den Kaloriengehalt der Nahrung allmählich so lange steigern, bis der Säugling richtig zunimmt, auch wenn wir unter Umständen bis zu 200 Kalorien pro Kilogramm Körpergewicht kommen. Auch der Bedarf an einzelnen Nährstoffen kann je nach der Konstitution des Kindes individuell sehr verschieden sein. Es gibt Säuglinge, die erst bei einem größeren Kohlehydratzusatz, z. B. bis zu 20 g Kohlehydrat pro Kilogramm Körpergewicht und darüber, zunehmen. Andere, namentlich frühgeborene und debile Säuglinge, sind mitunter erst bei fettreicheren Nahrungsmischungen, ganz besonders mit der Butter-Mehl-Suppe nach CZERNY und KLEINSCHMIDT, zum tadellosen Gedeihen zu bringen. Bei frühgeborenen Kindern besteht oft auch ein erhöhtes Bedürfnis für Eiweiß und Mineralsalze, bei gewissen Konstitutionsanomalien, wie z. B. der exsudativen Diathese, scheint auch der Vitaminbedarf, z. B. besonders an C-Vitamin, gesteigert zu sein.

Ist der Nährschaden infolge Unterernährung nicht allzuweit vorgeschritten, so ergibt die Ernährungsbehandlung bei dem oben geschilderten vorsichtigen Vorgehen ausgezeichnete Resultate, und es ist immer wieder für den Arzt und die Eltern eine große Freude, ein schwer dystrophisches oder gar atrophisches Kind im Verlaufe weniger Wochen in seinem Ernährungszustand sich vollständig reparieren zu sehen. Von Woche zu Woche sieht man sich das Fettpolster verbessern, die Runzeln verschwinden, die blasse Haut rosig werden. Der Säugling beginnt wieder zu lächeln.

46. Vorlesung.

Der Mehlnährschaden.

Eine besondere Form der Dystrophie und Atrophie infolge Unterernährung stellt der Mehlnährschaden dar. Nicht selten geben mißverstandene ärztliche Anordnungen den Anlaß zu seiner Entstehung. Wenn z. B. eine Mutter vom Arzt die Anweisung erhält, bei ihrem an Durchfall erkrankten Kind die Milch wegzulassen und dafür Haferschleim oder eine Mehlabkochung zu geben, so wird diese Schondiät oft allzu lange fortgesetzt. Besonders wird dies auch dadurch veranlaßt, daß die erste Beigabe von Milch zum Mehl wieder Durchfall auslöst. Andere Mütter wissen, daß die Milch im Sommer gefährlich ist, und sie geben deshalb den Säuglingen im Sommer keine Milch, mit dem Erfolg, daß die Säuglinge zwar keinen Durchfall bekommen, aber am Ende des Sommers an einem Mehlnährschaden zugrunde gehen. In gewissen Landesgegenden versucht man, Säuglingen schon frühzeitig und fast ausschließlich Mehlsuppen zu verabreichen. Eine große Schuld kommt der Reklame gewisser Kindermehlfabrikanten zu, welche die Kindermehle als besten Ersatz für die Frauenmilch anbieten. (W. BIRK.)

Im Anfang wird diese einseitige Mehlernährung noch gut ertragen. Die Kinder sehen zunächst noch rosig aus, sie sind sehr agil, muskelkräftig, die Haut hat einen guten Turgor und das Kind nimmt auch überraschend gut an Gewicht zu. Aber früher oder später ändert sich das Bild, die Säuglinge verlieren den Appetit und beginnen abzunehmen.

Der ausgesprochene Mehlnährschaden zeigt sich in drei verschiedenen Typen:

1. **Atrophischer Typus.** Die Kinder bieten das Bild der Atrophie mit starker Abmagerung, viel zu weiter Haut usw. Diese Form trifft man besonders bei Kindern, die mit bloßem Haferschleim oder Mehlsuppen ohne jeden Zusatz von Milch, Butter oder Eigelb ernährt wurden.

2. **Hypertonisch-spastischer Typus.** Die Muskeln dieser Kinder sind in ständiger Spannung, oft bretthart und setzen passiven Bewegungen einen überraschenden Widerstand entgegen. Durch die dünne Haut treten die Konturen der Muskelbäuche stark hervor, wie bei einem Athleten. Am Rectus abdominis kann man sehr gut die einzelnen Muskelbäuche und die Inscriptiones tendineae unterscheiden. Man trifft die hypertonische Form besonders bei Säuglingen, die schon in jungem Alter viel Mehl und nebenbei nur geringe Mengen Milch erhalten haben.

3. **Der pastöse Typus.** Er findet sich hauptsächlich bei Kindern, die mit fabrikmäßig hergestellten Kindermehlen gefüttert wurden oder wenn sie Haferschleim- oder Mehlsuppen mit gewissen Zusätzen, besonders Kochsalz, Butter oder Eigelb, erhalten haben. Früher oder später werden diese Kinder pastös, blaß, aufgeschwemmt, gedunsen. Schließlich kommt es zu wirklichen Ödemen, die dann vorzugsweise an den Hand- und Fußrücken oder an den Augenlidern sitzen. Es handelt sich um sogenannte alimentäre Ödeme oder auch Hungerödeme bei vollkommen negativem Urinbefund. Infolge der Wasserretention zeigen diese Säuglinge übermäßig starke Zunahmen. Nach einiger Zeit hören diese Zunahmen auf, das Wasser fließt ab und es kommt auch in diesen Fällen die vorher verdeckte Atrophie zum Vorschein. Nur das Gesicht bleibt häufig noch lange pausbäckig. Charakteristisch sind nicht selten leicht herabhängende Wangen.

Die objektive Untersuchung ergibt im übrigen nur geringe Organveränderungen. Der Leib ist gewöhnlich mächtig aufgetrieben. Nicht selten besteht Magenerweiterung, weil die Säuglinge, um ihren Nahrungsbedarf zu decken, ungewöhnlich große Mengen der insuffizienten Nahrung in sich aufgenommen haben. Die Gärung der Kohlehydrate im Darm verstärkt durch abnorme Gasbildung den Meteorismus. Bei Fütterung mit Kindermehlen ist der Stuhl meist homogen und braun; bei Haferschleim oft grünlich, zerfahren, schleimig, bei stärkerer Gärung von Gasblasen durchsetzt. Im Urin werden weder Eiweiß, noch Zucker, noch Formelemente im Sediment gefunden, sofern keine Komplikation durch Pyurie besteht. Wenn kein Salz der Schleim- oder Mehlabkochung zugefügt wurde, ist der Urin auffallend arm an Chloriden.

Das Gesicht ist stets ernst, die Augen sind groß und matt, der Lidschlag selten, alle Bewegungen sind kraftlos und müde. Zunge und Mundschleimhaut sind oft gerötet, klebrig, wegen der Verminderung der Speichelsekretion, nicht selten mit weißlichen Soorrasen bedeckt. Hochgradige Appetitlosigkeit gehört oft zum Bild des Mehlnährschadens.

Der Mehlnährschaden ist sehr gefürchtet, weil diese Kinder sehr leicht an Infektionen erkranken und ihnen erstaunlich rasch erliegen, da sie jede Widerstandskraft verloren haben. Auf der Haut kommt es sehr häufig zu Pyodermien, Schweißdrüsenabscessen, Phlegmonen usw. Pyurie ist nicht selten. Ein Schnupfen, eine leichte Pharyngitis können einem solchen Kind bereits zum Verhängnis werden, da sich rasch eine tödliche Bronchopneumonie entwickelt. Ein Säugling mit Mehlnährschaden kann zunächst noch leidlich aussehen mit seinem pausbäckigen Gesicht. Er hat etwas Fieber infolge einer Rhinopharyngitis und am folgenden Tag hören wir bei der Visite, daß das Kind in der Nacht unter schwerer Atemnot gestorben ist. Gerade beim Mehlnährschaden wurde auch Xerophthalmie beobachtet. Es genügt, einen jungen Säugling etwa vier bis sechs Wochen nur mit Haferschleim zu ernähren, um ihn der Gefahr der Xerophthalmie und der Erblindung auszusetzen.

Der Mehlnährschaden beruht auf einer Inanition an lebenswichtigen anderen Nahrungsbestandteilen. Infolge des Fettmangels kommt es zu kalorischer Unterernährung. Der Mangel an Eiweiß, Salzen und Vitaminen macht einen regelrechten Aufbau von Körpersubstanz unmöglich. Wasser wird an Stelle von Eiweiß in den Geweben eingelagert, besonders unter Beigabe von Kochsalz steigert sich die Wassereinlagerung zu richtigen Ödemen, ohne daß irgendeine Nierenschädigung bestehen würde. Bei irgendwelchen Störungen im Organismus fließt dieses locker gebundene Wasser ab und es kommt zu gewaltigen Gewichtsstürzen.

Der Vitaminmangel betrifft bei dem Fehlen von Edelfetten, wie Butterfett, Eigelb, Lebertran, vor allem das Vitamin A. Deshalb kommt es zu Xerophthalmie und vielleicht auch zu der auffallenden Resistenzschwäche. In den Mehlen fehlt aber auch das Vitamin C. Bei den feinen, ausgemahlenen Kindermehlen ist auch die Versorgung mit Vitamin B-Komplex mangelhaft. Es ist merkwürdig, daß es bei den Säuglingen nicht zu eigentlicher Beriberi kommt. Der eigentümliche „spasmogene" Nährschaden mit der Muskelhypertonie scheint nach unseren Erfahrungen eher mit einem Vitamin B_2-Mangel (Lactoflavin) zusammenzuhängen. Denn wir sahen nach Betaxininjektionen keine Besserung der Muskelhypertonie, wohl aber nach Lactoflavin. Lactoflavin ist ein Bestandteil des gelben Atmungsferments, und es wäre wohl möglich, daß es beim Fehlen von Lactoflavin zu Störungen des Kohlehydratstoffwechsels im Muskel und zur Ansammlung von Milchsäure kommt, welch letztere die Muskelfasern zur hypertonischen Anspannung reizt.

Merkwürdigerweise kommt es beim Mehlnährschaden selten zu ausgesprochener Rachitis, trotz der mangelhaften Vitamin D-Zufuhr. Wahrscheinlich ist die Rachitis, infolge der Wachtumshemmung, wie bei anderen atrophischen Zuständen, kaschiert. Dagegen treffen wir beim Mehlnährschaden nicht selten Anämie.

Die Behandlung des Mehlnährschadens muß bestrebt sein, das Defizit an Eiweiß, Fett, Salzen und Vitaminen möglichst schnell und restlos auszufüllen. Eine sofortige Ausschaltung der Kohlehydrate ist nicht angezeigt, ja wegen der Gewichtsstürze geradezu gefährlich und auch nicht nötig, da ja nicht eine direkte Schädigung durch die Kohlehydrate vorliegt, sondern ein Mangel an lebenswichtigen Stoffen. Die Einführung derselben in die Mehlkost muß vorsichtig und schrittweise vorgenommen werden. Da die Toleranz der Kinder gegen Milch, besonders auch gegen das Milchfett, stark gesunken ist, geht man so vor, daß man der Schleim- oder Mehlabkochung zunächst nur etwa 10 g abgerahmte Milch zusetzt. Dann steigert man Tag für Tag, nach Maßgabe der Gewichtskurve, die Milchmenge in der einzelnen Flasche um weitere 10 g, bis man eine Halbmilchkonzentration erreicht hat.

Bestehen dyspeptische Stühle oder treten solche schon nach den ersten kleinen Milchmengen auf, so ist man genötigt, die Therapie zunächst mit Buttermilch zu beginnen. Wir geben z. B. 5% Eledon der Schleim- oder Mehlabkochung unter Zusatz von 3 bis 5% Nutromalt zu und steigern, ebenfalls nach Maßgabe der Gewichtskurve, Schritt für Schritt die Eledonkonzentration bis 10%.

In allen schwereren Fällen mit ausgesprochener Atrophie ist die Eiweißmilchtherapie, wie sie in der vorhergehenden Vorlesung geschildert wurde, oft von schönen Erfolgen begleitet. Sie entspricht hier dem sogenannten Prinzip der Kontrasternährung, d. h. wir wenden eine Diät an zur Heilung, welche in ihrer Zusammensetzung der Kostform entgegengesetzt ist, welche zum Nährschaden führte.

Steht Frauenmilch zur Verfügung oder schlägt der Versuch mit künstlicher Ernährung fehl, so gibt gerade der Mehlnährschaden eine strikte Indikation für ihre Anwendung als Heilnahrung, weil sie die Immunität der Kinder am ehesten wiederherstellt. Man beginnt mit etwa 300 g zunächst entrahmter Frauenmilch auf fünf Mahlzeiten verteilt im Tag, daneben Schleim- oder Mehlabkochungen. Man steigert allmählich die Frauenmilchzufuhr, indem man jeden Tag etwa 50 g mehr gibt. Besserung und Gewichtsanstieg treten bei Frauenmilch allerdings nur sehr langsam ein, weil die Frauenmilch sehr arm an Eiweiß und Salzen ist. Die kritische Zeit bei dieser Behandlung sind die ersten Tage des Überganges von der Mehlernährung zur Frauenmilch. Die dabei auftretenden Gewichtsstürze sind mitunter so bedrohlich, daß man genötigt ist, subcutane Infusionen mit Ringerlösung vorzunehmen. Auch Buttermilchkorrektur wirkt meist recht günstig.

47. Vorlesung.

Der Milchnährschaden.

Der Milchnährschaden tritt besonders gern auf, wenn die Säuglinge einseitig mit sonst einwandfreier Kuhmilch ohne wesentliche Kohlehydratzusätze ernährt oder gar überfüttert werden, oder auch, wenn frühzeitig zur Ernährung mit unverdünnter Milch übergegangen wurde. Die schwersten Formen des Milchnährschadens treffen wir dann, wenn die Kinder über die erste Halbjahreswende bis weit ins zweite Lebensjahr hinein ausschließlich mit Milchschoppen fast ohne jegliche Beikost ernährt werden.

Wie bei anderen Dystrophien, kommt es bei einseitiger Milchernährung zunächst zu einem Gewichtsstillstand. Die Gewichtskurve macht halt und schwankt hin und her. Was heute angesetzt wird, geht morgen wieder verloren. FINKELSTEIN hat deshalb von einer Bilanzstörung gesprochen. Sucht man durch weitere Steigerung der Milchzufuhr einen Gewichtsanstieg zu erzwingen, so kommt es zu einer sogenannten paradoxen Reaktion, d. h. statt der zu erwartenden Zunahme stellt sich eine Gewichtsabnahme ein.

Längere Zeit können die Säuglinge sich noch in einem leidlichen Zustand befinden, nur fällt den Müttern auf, daß sie einfach im Gewicht stehenbleiben und nicht mehr zunehmen wollen, auch wenn die Milchzufuhr erhöht wird. Schon frühzeitig zeigt sich aber beim Säugling, daß sein Schlaf leichter, seine Stimmung labiler wird. Die frischen Farben blassen ab, starkes Schwitzen stellt sich namentlich im Anschluß an die Nahrungsaufnahme ein und es kommt leicht zu Pseudofurunkulose am Hinterhaupt. Der Urin gewinnt einen auffallenden ammoniakalischen Geruch. Allmählich lassen Hautturgor und Muskeltonus nach. Der Bauch wird aufgetrieben, das Fettpolster schwindet nach und nach, so daß sich die Haut, z. B. an den Beinen, in zahlreiche Falten legt. Tritt keine Nahrungsänderung ein, so gleitet die Dystrophie unter fortschreitendem Fettschwund in eine wirk-

liche Atrophie über. Begünstigt wird diese Entwicklung, wenn vorübergehend
beim Versuch, den Gewichtsstillstand zu überwinden, durch vermehrte Milchzufuhr dyspeptische Stühle ausgelöst werden. Mitunter entwickelt sich auch der
Milchnährschaden nach einer mehr oder weniger schweren akuten Ernährungsstörung mit Durchfällen. Nach dem Aufhören der dyspeptischen Erscheinungen zeigt sich, daß das Kind mit den üblichen Milchmischungen nicht mehr
zum Gedeihen zu bringen ist.

Charakteristisch sind im Rahmen dieses Krankheitsbildes die Veränderungen
der Stühle. Sie sind geformt, werden immer konsistenter, trockener, sie haften
nicht mehr an der Windel, sondern lassen sich leicht abschütteln. Auch ihre
Farbe ändert sich. Anfangs noch gelb gefärbt, werden sie immer heller, bis sie
schließlich einen grauweißen Lehm- oder Kittfarbenton annehmen. Der Fett-
seifenstuhl an und für sich ist keine pathologische Erscheinung, sondern entspricht so ziemlich dem normalen Stuhl bei künstlicher Ernährung des Säuglings
mit Kuhmilch. Was den Eltern aber immer am meisten Sorge macht, ist nun die
pathologische Erscheinung, daß der Stuhlgang immer träger wird, bis schließlich
bloß noch alle paar Tage spontan kleine rundliche, steinharte, kugelförmige
Stühle erscheinen. Dieser eigenartige, wasserarme, grauweiße, alkalische, nach
Fäulnis stinkende Stuhl, der sogenannte Seifenstuhl, ist eines der prägnantesten
Symptome im Rahmen des klinischen Bildes des Milchnährschadens. Der grauweiße Stuhl ist nicht etwa acholisch, es läßt sich vielmehr in ihm durch besondere
Methoden Gallenfarbstoff nachweisen. Der Gallenfarbstoff ist nur durch die
Tätigkeit reduzierender Fäulnisbakterien zu einem Leukofarbstoff umgewandelt
worden.

Die häufigsten Komplikationen des Milchnährschadens sind: Rachitis,
Spasmophilie oder Tetanie und Anämie. Bei Kindern mit gleichzeitiger exsudativer Diathese begünstigt die Milchüberfütterung die Entstehung der Intertrigo
und die Entwicklung stark nässender Ekzeme.

Früher hat man das Fett der Nahrung als wesentliche Ursache des Milchnährschadens ansehen wollen. Das Fett liefert ja allerdings die Fettsäuren für den
Seifenstuhl. Der starke Casein- und Kalkgehalt begünstigen eine stark alkalische
Reaktion im Darm und eine Bindung des reichlichen Kalks an die Fettsäuren.
Der Seifenstuhl besteht nicht, wie man früher geglaubt hat, aus Caseinbröckeln,
sondern eben im wesentlichen aus Kalkseifen und verdankt ihnen seine oft
steinharte Konsistenz. Auch heute ist das eigentliche Wesen des Milchnährschadens noch nicht völlig abgeklärt. Es dürfte mit dem Problem der artfremden
Nahrung auf das innigste zusammenhängen. Der hohe Caseingehalt der Kuhmilch
ist dem rasch wachsenden Kalb angepaßt, es stellt jedoch für den menschlichen
Säugling im Magen-Darmkanal für die Verdauung eine schwere Belastung dar.
Die unveränderte Kuhmilch gerinnt im Magen zu einem schwer verdaulichen,
groben Käseklumpen und nur durch eine erhebliche Steigerung der Sekretionsleistung der Verdauungsdrüsen läßt sich die Verdauung der Kuhmilch erreichen.
Diese reichlichen Sekrete erzeugen im Darm, wegen ihres Alkaligehaltes, eine
stark alkalische Reaktion, welche ihrerseits die Löslichkeit der Kalksalze herabsetzt und zur Kalkbindung an die Fettsäuren Anlaß gibt. Durch die alkalische
Reaktion wird die säureliebende und gärungsfördernde Bakterienflora des Dickdarms zurückgedrängt zugunsten der Fäulniserreger. Der Organismus des Säuglings kann die Verdauung der artfremden Milch nur durch Steigerung seiner
Energieleistung im Darm bewältigen, ohne aber dafür im natürlichen Kohlehydratgehalt der Milch einen entsprechenden Ersatz zu finden. Nicht die Schädlichkeit des Fettes oder Eiweißes ist von größter Bedeutung, sondern ein relativer
Mangel an Kohlehydraten zur Bestreitung der erhöhten Energieaufwendungen

bei der Verdauung der artfremden Milch. Die Kuhmilch enthält schon im Vergleich zur Frauenmilch im Verhältnis zu Fett und Eiweiß zu wenig Kohlehydrate. In der Frauenmilch ist das Verhältnis Fett zu Kohlehydrat wie 1 : 2, ein Verhältnis, das bei der Kuhmilch trotz ungefähr der gleichen Fett-, aber fast doppelt so großen Eiweißbelastung nicht erreicht wird. Diese Überlegungen geben uns nun auch die Richtlinien für die sachgemäße Verhütung des Milchnährschadens, welche z. B. bei der MARRIOTTschen Milchsäurevollmilch durch entsprechende Kohlehydratzusätze von 2% Mondamin und 5% Nutromalt mit Erfolg erreicht werden kann. Diese Erfahrungen sprechen dafür, daß dem Milchnährschaden im wesentlichen ein Kohlehydratmangel quantitativer, seltener qualitativer Art zugrunde liegt. Er kann schon allein durch die Zufuhr auch vitaminfreier Zucker gebessert oder behoben werden. Eine ganz wesentliche Rolle spielt dabei die Gärungsförderung durch die Kohlehydrate im Dickdarm durch Änderung der Darmflora.

Die Bedeutung eines Vitaminmangels für das Zustandekommen des Milchnährschadens ist noch nicht genügend abgeklärt. EDERER und KRAMAR haben angenommen, daß der Milchnährschaden eine endogene Avitaminose sei, hervorgerufen durch die Reduktion eines in der Milch enthaltenen, wachstumsfördernden Faktors im Darminhalt mit Hilfe reduzierender Bakterien. Diese Annahme konnte jedoch durch klinische Versuche nicht gestützt werden. Sowohl Frauenmilch als auch Kuhmilch enthalten auffallend wenig Vitamin B-Komplex, so daß man daran gedacht hat, der Säugling sei auf die Zufuhr von Vitamin B angewiesen, welches in seinem Darm durch die Bifidusflora synthetisiert werde. Dagegen spricht jedoch die Erfahrung, daß auch Brustkinder mit Bifidusflora im Darm an manifester Beriberi erkranken, wenn in der Nahrung der Mutter nicht genügend Vitamin B_1 zugeführt wird. Die spezifischen Merkmale des Milchnährschadens werden durch einen Vitaminmangel nicht restlos geklärt und ebensowenig durch Vitaminzufuhr vollkommen behoben. Immerhin läßt die überlegen günstige Wirkung des Malzextraktes und gewisser Maltosedextrinpräparate, gewonnen aus Weizenkeimen, z. B. Vitavose Dennett, an eine Mitwirkung der darin enthaltenen Wachstumsfaktoren der B-Gruppe denken.

Nach unseren Erfahrungen zeigen sich bei einseitiger Milchernährung, die noch ins zweite Lebensjahr fortgesetzt wird, häufig auch ganz gewaltige Vitamin C-Defizite, ohne daß es zu manifesten, typischen Skorbutzeichen kommt. Aber allerschwerste Rachitis mit Osteoporose und Osteopsathyrose kann sich auf dem Boden des Milchnährschadens entwickeln, bedingt durch Ablenkung von Calcium und Phosphorsäure nach dem Darm, und schwere Resorptionsverluste bei gleichzeitig ungenügender Vitamin D-Zufuhr in der Kuhmilch. Ausgesprochene Nahrungsdefekte der Kuhmilch liegen vor im Eisen- und Mangangehalt. Sie führen zur alimentären Kuhmilchanämie, wobei vielleicht auch noch andere Faktoren mitwirken. Wird die Kuhmilch wie gewöhnlich in kupferhaltigen Gefäßen aufgefangen und transportiert, so sind in der Regel die minimalen Spuren von Kupfer, die zur Komplettierung der Eisenwirkung notwendig sind, hinreichend vorhanden.

Ernährt man Ratten monatelang nur mit Kuhmilch, so bleiben sie auch im Wachstum zurück, werden aber nicht rachitisch, weil hier offenbar wiederum andere Bedingungen bestehen als beim menschlichen Säugling. Ausschließlich mit Milch ernährte Rattenweibchen verlieren wegen Manganmangels die Fähigkeit, ihre Jungen zu stillen. Es kommt zu einer deutlichen Atrophie der Brustdrüsen. Zusatz von kleinen Dosen Mangan zur Milch ist imstande, diese Atrophie zu verhüten, so daß die Rattenweibchen ihre Jungen wieder stillen können.

Ehe man als Arzt bei einem Kind mit Milchnährschaden konsultiert wird, haben gewöhnlich schon die Eltern eine Art Behandlung versucht, wobei sie immer den verkehrten Schluß aus ihren Beobachtungen ziehen. Die Unruhe des Kindes führen sie auf die bestehende Stuhlverstopfung zurück und suchen demgemäß diese mit Klystieren und Abführmitteln zu behandeln. Die mangelnde Gewichtszunahme suchen sie durch weitere Steigerung der Milch zu beheben. Klystiere, Abführmittel, Steigerung der Milchdosen, alles das ist ganz verkehrt. Einzig angezeigt ist die richtige diätetische Behandlung. Bei jungen Säuglingen reduziert man die Milch auf ein Drittel und gibt zwei Drittel 3%igen Haferschleim oder Reisschleim zu. Statt Zucker verwendet man zunächst einen Teelöffel dickflüssigen Malzextrakts als Zusatz zur Milchschleimmischung. Genügt das noch nicht, so gibt man anderthalb bis zwei Teelöffel Malzextrakt. Die Dosierung des Malzextrakts muß vorsichtig geschehen, da sonst besonders bei jungen Säuglingen leicht Durchfälle ausgelöst werden können.

Bei älteren Säuglingen wendet man die KELLERsche Malzsuppe an. Sie wird in folgender Weise zubereitet: In $\frac{1}{3}$ l Milch werden unter leichtem Erwärmen allmählich 50 g Weizenmehl eingequirlt. In einem zweiten Gefäß werden 100 g Malzsuppenextrakt in $\frac{2}{3}$ l lauwarmem Wasser gelöst. Beide Flüssigkeiten werden darauf gemischt in eine Pfanne gebracht. Das ganze wird unter beständigem Quirlen bis zu mehrmaligem Aufwallen erhitzt und dann auf die einzelnen Flaschen abgefüllt. 1 l Malzsuppe enthält 800 Kalorien.

Bei jüngeren oder sehr empfindlichen Säuglingen gibt man nur 25 bis 30 g Weizenmehl und 50 bis 60 g Malzsuppenextrakt. Bei älteren Säuglingen steigert man allmählich die Milchkonzentration der Malzsuppe von Drittel- auf Halbmilch.

Pro Kilogramm Körpergewicht rechnet man 150 bis zu maximal 200 ccm Malzsuppe. Die Menge von 1 l soll aber niemals überstiegen werden. Die Malzsuppe ist ganz besonders bei obstipierten Säuglingen angezeigt. Eine Gegenindikation sind Dyspepsie oder auch nur Durchfallsbereitschaft.

Statt der KELLERschen Malzsuppe kann man auch das Maltosan (Dr. Wander) verwenden. Maltosan enthält 60% Maltose, welche alkalisiert wurde, und 40% Weizenmehl. Es enthält somit die Bestandteile der Malzsuppe in fester Form. 35 g Milch und 65 g Wasser werden mit 12,5 g Maltosan angerührt, durchgesiebt und aufgekocht. Auf diese Weise erhalten wir 100 g Malzsuppe, welche 75,7 Kalorien enthält.

Der Erfolg der Malzsuppe ist stets ein prompter. Das Stuhlbild ändert sich in ganz charakteristischer Weise. Der Stuhlgang erfolgt spontan, drei-, vier- bis fünfmal täglich, ohne daß diese häufigen Entleerungen Bedenken erregen müßten. Die Stühle sind dünnbreiig, dunkelbraun, homogen, nur in seltenen Fällen trocken und geformt. Schon am zweiten Tag der Malzsuppenanwendung zeigt sich eine Gewichtszunahme, die nun ständig weiter geht. Man gibt die Malzsuppe fünf bis sechs Wochen lang, steigert allmählich die Milch auf Halbmilch-Mehl-Abkochung und kann, je nach Bedarf und je nach dem Charakter der Stuhlentleerung, den Malzextrakt auf 100 bis 50 g pro Liter dosieren.

48. Vorlesung.

Die Klinik der Avitaminosen im Kindesalter.

Während bei dem Mangel an Hauptnährstoffen, besonders beim Wasser- und beim Kohlehydratdefizit, sich fast momentan Schäden zeigen, braucht es beim Fehlen von Ergänzungsstoffen oder Vitaminen meist eine lange Inkubationszeit, bis dann bestimmte große Ernährungskrankheiten zum Vorschein kommen, die man als eigentliche Avitaminosen bezeichnet. Die wichtigsten dieser Avitaminosen sind die Xerophthalmie, die Beriberi, die Pellagra und die MÖLLER-

BARLOWsche Krankheit oder der Skorbut, die Rachitis. Wir wollen heute die klinischen Bilder der verschiedenen Avitaminosen kurz charakterisieren.

Vitamin A-Mangel findet sich besonders beim Mehlnährschaden, dann ferner bei Ernährung mit stark entrahmter Milch, sekundär bei Störungen der Fettresorption, Leberleiden usw.

Das Hauptsymptom der A-Avitaminosen ist die *Keratomalacie* oder *Xerophthalmie*. Sie beginnt gewöhnlich mit einer eigentümlichen Veränderung der Bindehaut. Diese hängt wahrscheinlich damit zusammen, daß infolge pathologischer Verhornungsvorgänge an den Epithelien die Tränendrüsen aufhören, Tränenflüssigkeit abzusondern, das Auge ständig feucht und sauber zu erhalten. Im Bereich der Lidspalte treten zu beiden Seiten der Hornhaut kleine, dreieckige, mit der Basis dem Limbus zugewandte, xerotische Stellen (sogenannte BITOTsche Flecken) auf. Von diesen Flecken aus verbreitet sich die Trockenheit meist rasch über die ganze Conjunctiva bulbi und ergreift bald die Hornhaut. Diese wird matt-trübe und verliert ihre normale Empfindlichkeit. Es bildet sich auf der Hornhaut ein graues Infiltrat, das sich schnell vergrößert, gelblich verfärbt und eitrig zerfällt. In schweren Fällen kann schon nach einigen Stunden die Hornhaut an einer Stelle eingeschmolzen werden, so daß das Kammerwasser abfließt und unter Umständen die Linse prolabiert. Die Xerophthalmie führt, wenn die Behandlung nicht in letzter Stunde vor dem Durchbruch der Hornhaut erfolgreich einsetzen kann, zur Zerstörung des Auges. In Dänemark soll nach BLOCH diese Xerophthalmie eine der häufigsten Ursachen der Erblindung sein.

Erfahrungsgemäß sind Säuglinge mit Xerophthalmie, welche zudem meist schon in den ersten Lebensmonaten auftritt, schwer am Leben zu erhalten, weil ihre Resistenz gegenüber Infektionen außerordentlich gelitten hat. Meist gehen sie an Bronchopneumonien zugrunde.

Die Therapie besteht in raschester Zufuhr von Lebertran. Dieser kann auch lokal verwendet werden, indem er in den Conjunctivalsack eingeträufelt wird. Ein konzentriertes Vitamin A-Präparat ist das Vogan, das in Dosen von zwei- bis dreimal fünf bis acht Tropfen in öliger Lösung verabreicht wird. Lokal können auch 2%ige Vogan- oder Vogan-Noviformsalben ein- bis dreimal täglich in den Bindehautsack eingestrichen werden. Karotin, das Provitamin A, das sich mir bei der experimentellen Rattenxerophthalmie sehr bewährt hat, scheint nach den Erfahrungen WIELANDs bei der Xerophthalmie der Säuglinge weniger wirksam zu sein. Es ist ja sehr wohl möglich, daß diese schwerkranken Kinder das Karotin nicht mehr in das Vitamin A umzuwandeln vermögen.

Die richtige B_1-Mangelkrankheit ist die **Beriberi**. Uns Kinderärzte interessiert vor allem die Klinik der Säuglingsberiberi, wie sie uns hauptsächlich von japanischen Kinderklinikern geschildert wird. Wir haben hier noch zu erwähnen, daß auch Xerophthalmie bei Brustkindern mangelhaft, insbesondere fettarm ernährter Mütter wiederholt beobachtet worden ist. Noch viel ausgesprochener ist die Säuglingsberiberi, eine eigentümliche Erkrankung der Brustkinder, und hängt tatsächlich mit der Ernährung an der Brust zusammen, wenn die Mutter sich z. B. fast ausschließlich von poliertem Reis ernährt. Die Beriberi bei der Mutter kann vollkommen latent sein. Der Säugling reagiert gleichwohl empfindlich auf den B_1-Mangel in der Frauenmilch. Auch bei Mehlnährschaden haben die Japaner vereinzelt Beriberi beobachten können. Die Krankheit tritt besonders in der heißen Jahreszeit auf.

Die Anfangssymptome zeigen nach OHTA große Ähnlichkeit mit banalen Ernährungsstörungen, Blässe, herabgesetzter Turgor, schwindende Elastizität der Haut, Abmagerung. Das vorherrschende Symptom ist eine starke Abnahme der Trinklust, so daß die an der Brust getrunkene Menge Frauenmilch auf 300 bis 400 g, in schweren Fällen sogar nur auf 180 g pro Tag sinkt. Häufig treten im Anfang Erbrechen und grüne Stühle auf, in anderen Fällen besteht hartnäckige Verstopfung.

Am wichtigsten und für die Säuglingsberiberi besonders typisch sind Störungen am Kreislaufapparat. Der Puls wird sehr labil und rasch, die Atmung wird auffallend frequent, es werden 160 Pulse und 40 bis 60 Atemzüge pro Minute gezählt. Die Atemnot behindert das Saugen, die Herzaktion wird bedeutend gesteigert, es zeigt sich besonders eine starke Akzentuation des zweiten Pulmonaltones. Das Herz wird mehr und mehr dilatiert, vor allem zuerst das rechte Herz. Im Röntgen nimmt das Herz Tabaksbeutelform an. Galopprhythmus tritt auf, die cardiale Dyspnoe wird immer ausgeprägter; Nasenflügelatmen, respiratorische Einziehungen am Thorax, Cyanose an den Lippen, an Fingern und Zehen. Bei schwerster Insuffizienz des Kreislaufes kommt es zu sogenannten SHOSHIN-Anfällen. Das Kind wird totenblaß, stöhnt bei jedem Atemzug mit leiser Stimme, oft schreit es in qualvoller Beklemmung und verzerrt das Gesicht mit dem Ausdruck tiefsten Schmerzes. Das Kind wird apathisch, das Bewußtsein trübt sich, Hände und Füße kühlen aus, Krämpfe in Armen und Beinen mit stark nach hinten gebeugtem Kopf und Verdrehen der Augen nach oben treten auf. Dabei manchmal hohes Fieber. Die Dyspnoe wird immer stärker, es kommt noch Erbrechen hinzu, gegen Ende werden Herztöne und Puls schwächer, schließlich kommt es zu Apnoe und zu Herzstillstand.

Infolge der Herzschwäche schwillt die Leber, manchmal auch die Milz stark an; Ödeme gesellen sich hinzu.

Aber auch ohne Kreislaufschwäche kann es bei Beriberi zu Ödemen an Hand- und Fußrücken, später auch im Gesicht kommen. Hydrothorax und Ascites fehlen. Beim Auftreten der Wassersucht fällt der Mutter auf, daß das Kind nur ein- bis zweimal täglich die Windeln näßt. Lähmungserscheinungen zeigen sich besonders im Gebiete des Recurrens und führen zu heiserer und aphonischer Stimme. An den Augenmuskeln können sie Ptosis erzeugen.

Es gibt ferner noch einen cerebralen Typus, bei dem die Kinder wie bei einer Hirnentzündung apathisch mit leerem Blick und trägem Pupillenreflex daliegen. Meningeale Erscheinungen fehlen jedoch vollkommen. In den meisten Fällen liegen Beinlähmungen vor mit Abschwächung oder Erlöschen der Patellarreflexe.

Die Krankheit kann schon in kurzer Zeit unter den Erscheinungen schwerster Kreislaufinsuffizienz rasch tödlich enden. Leichte Infekte, wie Schnupfen oder Bronchitis, können höchst deletär wirken.

War die Mutter schon früher beriberikrank, so muß sie schon in der Schwangerschaft energisch prophylaktisch behandelt werden, d. h. der polierte Reis muß durch unpolierten Reis ersetzt werden, bei dem auch der Embryo oder Keimling des Reiskornes erhalten geblieben ist. Wichtig ist ferner die Zufuhr von Leber, Niere, Eigelb, Fleisch, Linsen, Bohnen, Salate, rohes Sauerkraut, Kohl, Kartoffeln, Nüsse; eine sehr reiche B_1-Quelle ist die Hefe.

Ist beim Säugling Beriberi aufgetreten, dann genügt es, eine bis zwei Brustmahlzeiten durch künstliche Ernährung zu ersetzen, wobei jedoch forcierte Vitamin B_1-Zufuhr in Form von Hefe und Hefeextrakten, Betabion, Betaxin, Benervatabletten oder Injektionen dringend notwendig ist. Gegen den SHOSHIN-Anfall müssen intramuskuläre Injektionen der obgenannten reinen Vitamin B_1-Präparate gemacht werden.

Nahe verwandt der Beriberi bzw. der B_1-Avitaminose ist die **Pellagra**, welche mit dem Vitamin B_2-Komplex in Beziehung gebracht wird. Nur tritt an Stelle der ausschließlich vorwiegenden Reisernährung eine entsprechende Maiskost.

So wird die Pellagra in Ländern mit maisessender Bevölkerung, wie Südtirol, Italien, Rumänien, Nordamerika usw., beobachtet. Aber fast überall kann bei genauer Beobachtung das Auftreten von Pellagra auch bei Kindern festgestellt werden, besonders wenn sie sich vorwiegend von Weißbrot ernähren, wenn Fleisch und frische Früchte in ihrer Kost fehlen.

Es handelt sich um einen dreifachen Symptomenkomplex:
1. Erscheinungen auf der Haut.
2. Störungen im Magen-Darmkanal.
3. Störungen im Nervensystem.

Besonders charakteristisch sind die Hautveränderungen, die nur an den belichteten Körperstellen, also besonders im Gesicht, an Händen und Vorderarmen, an den freigetragenen Knien oder Füßen auftreten können und gelegentlich mit Sonnenbrand verwechselt werden. Es finden sich eigentümliche Ertheme mit Schuppen- und Blasenbildung, die unter bräunlicher Pigmentierung abheilen. Die Farbe des Erythems ist bräunlichrot, es ist ganz scharf begrenzt. Die Haut ist glänzend glatt, dünn und gespannt. Diese Hautveränderungen sind von der Lichtwirkung abhängig und treten deshalb besonders gern im Frühling und Sommer auf.

Im Magen fehlt die freie Salzsäure, der ganze Magen-Darmtrakt ist oft mehr oder weniger entzündet, wir finden Stomatitis, Erbrechen, Diarrhöen, abwechselnd mit Konstipation.

Sehr interessant sind die Erscheinungen von seiten des Nervensystems; es kann zu parkinsonähnlichen Zuständen kommen, zu schwerster Ataxie, zu choreiformen Bewegungen. Im Gegensatz zur Beriberi sind die Patellarreflexe gesteigert, die Pyramidenzeichen, Babinski, Oppenheim, Rossolimo usw., sind deutlich positiv. Sensibilitätsstörungen, Parästhesien, Hemeralopie und andere Augenstörungen können sich hinzugesellen. Die Psyche zeigt meist ängstlich depressive Verstimmung bis zu den schwersten Psychosen mit Desorientierung, Halluzinationen, Delirien, Katatonien usw. Die Pellagra kann zu einer fortschreitenden Demenz führen.

Die Pellagra ist eine Krankheit von jahrelanger Dauer, welche sich immer wieder schubweise, besonders im Frühjahr, verschlimmert. In einem eigenen Fall gingen bei einem zehnjährigen Knaben jahrelang die nervösen Erscheinungen voraus, bis dann eines Tages die charakteristischen Hauterscheinungen die Diagnose der Pellagra ermöglichten.

Für die Therapie kommen in Betracht: Pepsinsalzsäure, Hefe, z. B. dreimal täglich 5 g Levurinose, Leber und Leberpräparate, z. B. täglich 100 g Kalbsleber, roh durch die Fleischmaschine passiert oder gekocht, Campolondepots von 10 ccm intramuskulär alle zwei Wochen, Magenpräparate (Ventrikulin 2×5 g) und in neuester Zeit hat sich bereits, wenigstens bei Erwachsenen, die Behandlung mit Nicotinsäure bzw. Nicotinsäureamid bewährt. In unserem Fall wurden tägliche Dosen von 100 mg-Tabletten auf viermal eine Vierteltablette verteilt, ohne Störung vertragen, und diese Behandlung hat sich auch hier als erfolgreich erwiesen.

Die C-Avitaminose zeigt sich unter dem klinischen Bilde der **Möller-Barlowschen Krankheit** oder des **Säuglingsskorbuts**. Brustkinder erkranken nur ausnahmsweise. Während Xerophthalmie und Beriberi schon bei ganz jungen Säuglingen vorkommen, bedarf der Säuglingsskorbut einer längeren Zeit zu seiner Entwicklung. Er tritt nicht vor dem fünften bis sechsten Monat auf.

Voraus geht zunächst eine längere Latenzperiode mit Dystrophie und Dysergie. Doch gibt es auch Kinder, die bis zum Ausbruch der Krankheit anscheinend ganz eutrophisch sind.

Die Dystrophie äußert sich in verlangsamter oder ausbleibender Gewichtszunahme, die Dysergie in herabgesetzter Widerstandskraft gegenüber Infektionen der oberen Luftwege, Otitis media, Bronchitis, Bronchopneumonien, Infektionen der Harnwege usw. Infekt reiht sich an Infekt mit immer langwierigerem Verlauf.

Schon in dieser Zeit des latenten oder Präskorbuts läßt sich eine vermehrte Brüchigkeit der Blutgefäße nachweisen, z. B. bei Stauungsversuchen. Ferner findet man nicht selten im Urinsediment eine Erythrocyturia minima. Die Säuglinge äußern Schmerzen bei der Berührung, beim Baden und Wickeln. Die Schmerzen sind wahrscheinlich auf kleine subperiostale Blutungen zurückzuführen.

Gewöhnlich im Anschluß an einen akuten Infekt, z. B. an eine Pharyngitis oder, wie ich es auch beobachtet habe, im Anschluß an eine akute Otitis media, tritt aus dem Vorstadium heraus das volle Bild der MÖLLER-BARLOWschen Krankheit hervor. Die Hauptsymptome sind:

1. Eine hämorrhagische Diathese, beruhend auf einer Angiodystrophie.

2. Eine abnorme Brüchigkeit der Knochen, verbunden mit Veränderungen des Knochenmarkes. Wir haben also eine Gefäß- und Knochenbrüchigkeit.

Die Gefäßbrüchigkeit, die Angiodystrophie, charakterisiert den Säuglingsskorbut anderen Nährschäden gegenüber als einen sogenannten roten Schaden. Es kommt zu Blutungen in der Haut, in den Muskeln und unter dem Periost und auch auf den Schleimhäuten. Die Hautblutungen zeigen sich im Säuglingsalter vor allem im Gesicht, in der Gegend um die Augen, den Augenlidern, an den Ohrmuscheln und Falten des Halses. Die Blutungen sind zunächst mehr punktförmig, dann mehr flächenhaft. Sehr charakteristisch sind Zahnfleischblutungen im Bereich durchgebrochener oder im Durchbruch befindlicher Zähne. Dabei ist das Zahnfleisch gerötet, geschwollen, aufgelockert, oft cyanotisch verfärbt. Durch sekundäre Infektionen bilden sich in der Nähe von Blutungen gerne aphthöse, ulceröse Veränderungen der Mundschleimhaut aus, Blutungen finden wir ferner am harten und weichen Gaumen, auf der Wangenschleimhaut. Fast bei allen Fällen von Skorbut sieht man auch Hämaturie. Feine subperiostale Blutungen bedingen wohl die auffallende Schmerzhaftigkeit bei leisester Berührung, beim Anziehen der Strümpfe, beim Wickeln usw. Diese Empfindlichkeit kann so weit gehen, daß die betreffenden Säuglinge bei leisester Berührung auseinanderzucken wie ein Hampelmann. HEUBNER hat deshalb von einem Hampelmannphänomen gesprochen.

Das zweite Hauptsymptom, die Knochenbrüchigkeit, kommt dadurch zustande, daß sich das Knochenmark in ein gefäßarmes, sogenanntes Stütz- und Gerüstmark umbildet. Dabei leidet die Tätigkeit der Osteoblasten infolge der mangelhaften Blutversorgung, während die Resorption der provisorisch verkalkten Wachstumszone ungestört weitergeht. Ebenso bildet sich die Spongiosa und Corticalis der Knochen zurück. Dadurch werden die Knochen dünn und brüchig, und geringe mechanische Einwirkungen genügen, um schwere Einbrüche und Verschiebungen besonders in der Epiphysengegend zu bewirken, sogenannte Epiphysenlösungen.

Charakteristische Veränderungen finden sich am Brustkorb. Das Sternum mitsamt den Rippenknorpeln sinkt gegen den Brustkorb ein, so daß die Rippenknorpel gegenüber den knöchernen Rippen stufen- oder bajonettförmig abgeknickt erscheinen. Es entsteht so ein skorbutischer Rosenkranz, der nicht mit dem rachitischen Rosenkranz zu verwechseln ist. Beim rachitischen Rosenkranz bleibt die Verkalkung aus, und es zeigt sich deshalb besonders im Röntgenbild eine becherförmige Aufhellung, während beim Skorbut die primäre Verkalkungszone gut kalkhaltig ist, so daß dunkle Schattenbänder in der Epiphysenlinie bestehen bleiben.

An den Rippen sowohl als an den Extremitäten entsteht allerdings an Stelle der geordneten Struktur der geraden Epiphysenlinie eine wirre Anhäufung von

Kalk- und Knochentrümmern, von bindegewebsreichem Gerüstmark, von frischen und älteren Blutungsherden. Diese sogenannte Trümmerfeldzone läßt sich besonders schön im Röntgenbild im atrophischen Knochen als ein breites, dichtes, unregelmäßig begrenztes Schattenband nachweisen. Auch um die einzelnen Knochenkerne herum zeigt sich oft ein ganz ähnlicher Schattensaum, so daß die Knochenkerne blasenartig aussehen. Kommt es an den Epiphysen der Extremitäten infolge der Rarifizierung der Corticalis zu Einbrüchen und Epiphysenlösungen, so erfolgen wegen der bestehenden hämorrhagischen Diathese mächtige, tiefliegende Blutergüsse mit ödematöser Durchtränkung von Periost, Knorpel, Muskulatur und Haut. Es kommt so z. B. zu der für den Skorbut charakteristischen, äußerst schmerzhaften Auftreibung eines nach außen rotierten Oberschenkels mit förmlicher Scheinlähmung. Man muß sich hüten, die Fehldiagnose einer Osteomyelitis in diesen Fällen zu stellen.

Wir können uns die Entstehung der Gefäß- und Knochenbrüchigkeit am ehesten so zustande gekommen denken, daß infolge des Mangelnährschadens die intercellularen Kittsubstanzen defekt werden. Dadurch kommt es zu einer größeren Durchlässigkeit der Gefäßwände mit Ödemen, Exsudaten und besonders Blutungen. Am Knochensystem bedingt das Fehlen der Kittsubstanzen allgemeine Atrophie, Osteoporose der Knochen, die sich klinisch in der Neigung zu Infraktionen und Frakturen äußert.

In geradezu zauberhafter Weise wendet sich schwerstes körperliches und seelisches Leiden in wenigen Tagen zur Genesung,

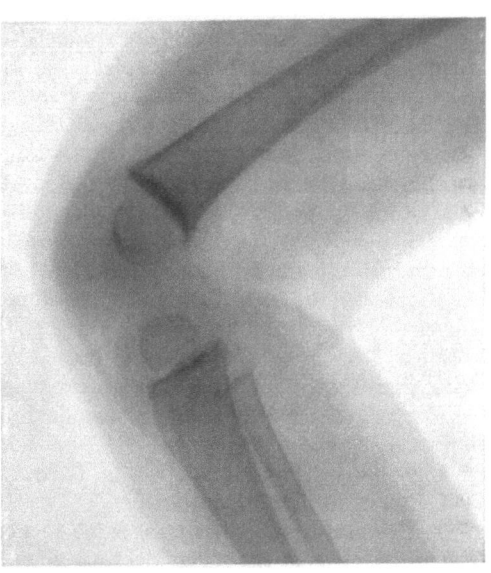

Abb. 8. MÖLLER-BARLOWsche Krankheit. Quere Schattenbänder entsprechend den Trümmerfeldzonen (Beobachtung von Prof. M. STOSS).

wenn wir dem Kinde diejenigen Stoffe zuführen, die ihm gefehlt haben, also die vitamin-C-haltigen frischen Fruchtsäfte, wie Orangen-, Zitronen-, Trauben-, Tomatensaft usw., in Mengen von 100 bis 200 ccm täglich. Statt dieser Fruchtsäfte können wir auch die reinen Vitamin C-Präparate, wie z. B. Redoxontabletten (sechs- bis siebenmal täglich) oder Redoxoninjektionen, verabreichen, eine bis drei Ampullen intravenös oder intramuskular. Ähnliche reine Ascorbinsäurepräparate sind Cebion (Merck) und Cantan (Bayer). Ein Kind, das eben noch bei der Berührung gellend aufschrie und wie gelähmt war, bewegt sich in kurzer Zeit schmerzlos und frei in seinem Bettchen. Die Blutungen bilden sich rasch zurück, Nieren- und Darmblutungen kommen zum Stehen. Fieberzustände, die den Ausbruch des Skorbuts fast regelmäßig begleiten, werden durch die Vitamin C-Zufuhr fast kritisch ausgelöscht. Langsamer bilden sich die Veränderungen an den Knochen zurück. Die Knochen werden wieder fest, die Kinder beginnen wieder zu wachsen und sich gedeihlich zu entwickeln. Auch die Neigung zu vermehrten Infektionen wird deutlich geringer oder bereits bestehende hartnäckige Infekte werden rascher geheilt.

49. Vorlesung.

Die Klinik der Rachitis.

Die Rachitis entwickelt sich stets zur Zeit des Wachstums. Ohne Wachstum keine Rachitis. Gewisse Atrophiker, welche wegen ihrer Atrophie nicht wachsen, bleiben anscheinend von Rachitis verschont. Die hauptsächlichsten Veränderungen bei der Rachitis sitzen in der Gegend des Epiphysenknorpels. Sie stehen in Beziehung zu einer mangelhaften Fixation des Calciums, zu einer vermehrten Quellung und verlängerten Lebensdauer der Knorpelzellriesen. Es wäre jedoch verfehlt, in der Rachitis nur eine Knochenkrankheit zu sehen. Vielmehr handelt es sich um eine Erkrankung des Gesamtorganismus, um eine allgemeine Vegetationsstörung.

Pathologisch-anatomisch sind jedoch die Knochenveränderungen das einzig sicher nachweisbare rachitische Zeichen. Man findet bei der Rachitis eine starke Wucherung der Knorpelzellsäulen, z. B. an der Knochenknorpelgrenze der Rippen. Die Knorpelzellen werden nicht rechtzeitig von den vordringenden Markgefäßen eingeschmolzen, die Epiphysenlinie wird sehr unregelmäßig, die Verkalkung der Knorpelgrundsubstanz in der präparatorischen Verkalkungszone bleibt aus oder ist mangelhaft. An die Knorpelgrundsubstanz legt sich ein osteoides Gewebe an, das den Kalk nicht zu fixieren vermag. Das Knochenmark wuchert, aber es entartet oft fibrös. Die Vascularisation ist abnorm. Es kommt vereinzelt zu Blutungen und zu Pigmentansammlungen im Knochenmark. Ursprünglich soll eine Hyperämie bestehen, nach den Untersuchungen von Marfan, dann aber ein Übergang in eine Markfibrose. Ähnliche Veränderungen im Knochenmark findet man im Anschluß an langwierige Infektionen.

Normalerweise findet man folgende Schichten des Knorpels, z. B. an einer Rippe:

1. Zone des Hyalinknorpels in Ruhe.
2. Zone der Knorpelzellsäulen.
3. Provisorische Verkalkungszone in der Gegend der größten Knorpelzellen, welche durch eine amorphe Schicht voneinander getrennt sind. Diese Schicht ist infiltriert von Kalksalzen. Die Gefäße dringen in einer ganz geraden Linie in die Zone der provisorischen Knorpelverkalkung ein und eröffnen die Kapseln der distalsten Knorpelzellriesen.
4. Zone der Knochenbildung, um die herum das Ossein abgeschieden wird. Die verkalkte Knorpelgrundsubstanz bildet Balken, an die die Osteoblasten durch Abscheidung von Kalksalzen neue feste Knochensubstanz ablagern.

Die Wucherungszone der Knorpelzellsäulen wird seitlich eingefaßt und gewissermaßen komprimiert durch die neugebildete Corticalis. Da, wo der Druck am oberen Ende der Corticalis aufhört, überquellt gewissermaßen der Knorpel in der sogenannten Ranvierschen Ossifikationsfurche. In dieser Gegend findet sich ein Cambiumgürtel, von dem aus immer wieder ein Nachschub von Knorpelzellen erfolgt. Diese Ranviersche Ossifikationsfurche ist am rachitischen Knochen sehr deutlich zu sehen. Der Nachschub von jugendlichen Knorpelzellen ist sehr lebhaft, im Gegensatz zu der aplastisch konsumptiven Mangelkrankheit, wie der Avitaminose A und C, handelt es sich bei der Rachitis um eine hyperplastisch-produktive Mangelkrankheit. Es besteht ein gewisser Grad von Neotenie, d. h. das Skelett zeigt das Bestreben, mehr auf der knorpeligen Stufe stehen zu bleiben, die Knorpelzellen haben eine verlängerte Vitalität.

Die mächtige Wucherung der Knorpelzellsäulen sowohl in die Länge als ganz besonders auch in die Breite bedingen die so charakteristischen Anschwellungen der Epiphysengegenden der Knochen. Der Prozeß dehnt sich gegen die Diaphyse aus, es entsteht im Anschluß an die Epiphyse eine ebenfalls entkalkte Zone, die sogenannte rachitische Metaphyse. Die Verminderung des Kalkgehaltes in den Knochen — er enthält zwei- bis dreimal weniger Kalk als normal — erklärt ihre Weichheit und ihre Neigung zu Verbiegungen.

An den platten Knochen, besonders am Schädel, bilden sich einerseits Erweichungen, Kraniotabes, anderseits Osteophytenauflagerungen. Auch an den Schulterblättern können Erweichungszonen auftreten.

Die Rachitis zeigt sich stets zuerst an denjenigen Knochen, welche am raschesten wachsen. In der ersten Zeit des Lebens wächst am schnellsten das Gehirn und damit der Schädel. Man findet daher etwa im Alter von drei Monaten als erstes und häufigstes Zeichen der Rachitis eine sogenannte Kraniotabes, d. h. die Schädelknochen, besonders am Hinterhaupt, lassen sich stellenweise eindrücken, als wenn sie aus Pergament beständen. Diese Kraniotabes ist sehr häufig von starken Kopfschweißen begleitet. Im weiteren Verlauf der Schädelrachitis zeigen sich häufig Osteophytenauflagerungen, welche zu bleibenden Buckeln in der Gegend der Stirn- oder der Scheitelbeine führen. Sind diese Vorwölbungen stark ausgesprochen, so entsteht zwischen ihnen eine sagittal verlaufende Furche, so daß das Bild des Schädels, von oben betrachtet, an die Nates erinnert. Man spricht deshalb von einem Caput natiforme.

Der Verschluß der großen Fontanelle erfolgt normalerweise im Alter von 15 Monaten. Bei rachitischen Kindern ist er regelmäßig verzögert.

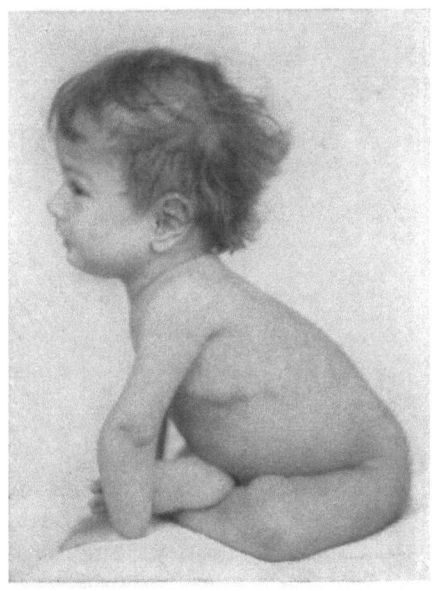

Abb. 9. Rachitischer Rosenkranz, Kyphose, charakteristische Türkensitzhaltung.

Die Rachitis führt nicht selten zu einem geringeren oder stärkeren Hydrocephalus. Die sogenannte Denkerstirn ist häufig der Ausdruck einer in der Kindheit durchgemachten Rachitis.

Bei einer Rachitis treffen wir ferner eine Verzögerung in der Dentition. Normalerweise erscheinen die ersten unteren Schneidezähne im Alter von sechs bis neun Monaten. Bei den Rachitikern kommen sie oft erst im elften bis zwölften Monat oder noch später zum Vorschein. Die Verzögerung der Dentition ist demnach ein ziemlich frühes Symptom.

Nach der Schädelrachitis zeigt sich zunächst die Thoraxrachitis. Wir tasten zunächst knopfförmige Verdickungen an der Knochenknorpelgrenze der Rippen als rachitischen Rosenkranz. In schwereren Fällen wird dieser Rosenkranz bei seitlicher Betrachtung auch deutlich sichtbar, dann meist verbunden mit einer Deformierung des Thorax, wobei das Brustbein vorgetrieben, die Flanken dagegen infolge der Weichheit der Rippen eingezogen erscheinen. Es kommt so zur rachitischen Hühnerbrust oder dem Pectus carinatum. Wichtig ist, daß der ganze Thorax infolge der Rachitis im Wachstum zurückbleiben kann, das bedeutet dann aber auch eine Entwicklungshemmung für Herz und Lungen.

Der Ausdruck Rachitis bezieht sich eigentlich auf eine Erkrankung der Rachis,
d. h. der Wirbelsäule, weil eben den ersten Beschreibern ganz besonders die
rachitischen Kyphosen und Skoliosen infolge Erweichung der Knochen an der
Wirbelsäule aufgefallen sind. Die rachitische Kyphose darf nicht verwechselt
werden mit dem sogenannten POTTschen Buckel bei Spondylitis tuberculosa.
Die rachitische Kyphose ist rund, der POTTsche Buckel spitz.

Auch die Schlüsselbeine können bei Rachitis stark verbogen werden.

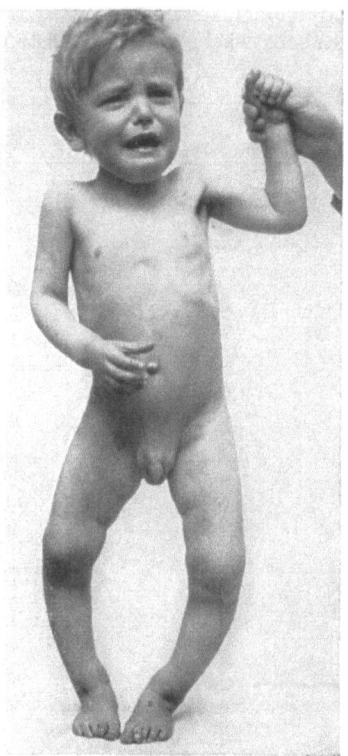
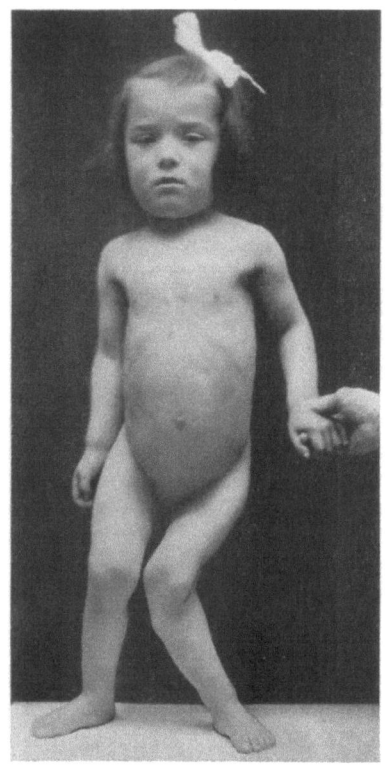

Abb. 10. Rachitische O-Beine.   Abb. 11. Rachitische X-Beine. Links stärkeraus-
                                       gesprochen, weil das Kind immer auf dieser Seite
                                       getragen wurde.

Von besonderer Wichtigkeit sind bei Mädchen die Verbiegungen im Bereiche
des Beckens. Das Becken nimmt eine Kartenherzform an, indem das Sacrum
stark vorspringt und die Schambeine seitlich eingedrückt und in der Symphysen-
gegend nach vorne gedrängt werden. Auch hier kommt es wie am Brustkorb
zu einer allgemeinen Wachstumshemmung, zu einer Beckenverengerung, welche
später ein schweres Geburtshindernis darstellen kann.

An den Gliedern finden sich bei der Rachitis sehr häufig Verdickungen der
distalen Epiphysen und Verkrümmungen an den Diaphysen. An der oberen
Extremität betreffen die Verkrümmungen mehr die Vorderarme als die Oberarme. Ulna und Radius sind nach außen konvex. Viel ausgesprochener sind
die Verkrümmungen an den unteren Extremitäten. Oberschenkel und Tibia
können einen mächtigen Bogen nach außen bilden, so entstehen die O-Beine.
Häufig ist das Femur auch nach vorne konvex, etwas seltener die Tibia unter

Ausbildung einer ausgesprochenen Säbelscheidenform. Diese Verkrümmungen können auch nur durch Muskelzug entstehen und deshalb selbst dann auftreten, wenn die Kinder das Bett nie verlassen haben, überhaupt noch nie Gehen gelernt haben. Die Belastung der unteren Extremitäten spielt demnach nur eine akzessorische Rolle.

In anderen Fällen entwickelt sich ein Genu valgum, wenn die Kinder zu gehen beginnen. Es entstehen die sogenannten X-Beine. Sehr häufig kommt es zur Coxa vara rachitica. Der Femurhals wird nach unten gebogen und verläuft horizontal, bildet einen rechten Winkel mit dem Femurschaft. Die Coxa vara tritt nur auf bei Kindern, welche gehen. Der Gang dieser Kinder ist watschelnd, ähnlich einem Entengang.

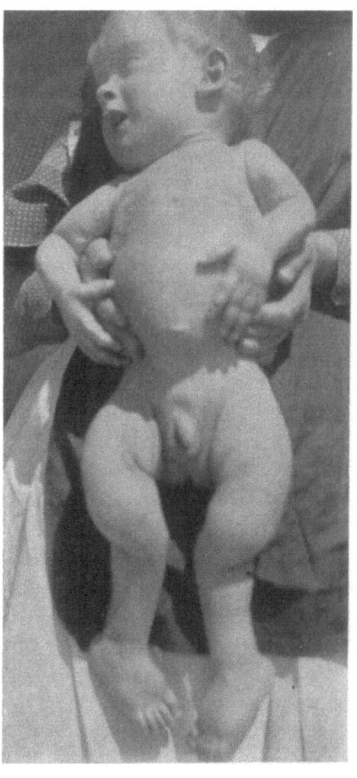

Die Deformitäten der rachitischen Knochen können ganz hohe Grade erreichen. Es gibt sogenannte osteomalacische Formen, bei welchen die Knochen so weich sind, daß die Glieder fast nur aus Weichteilen zu bestehen scheinen.

Die kalkarmen, rachitischen Knochen sind nicht selten abnorm brüchig. Die sehr dünne Corticalis bricht an einer oder an mehreren Stellen subperiostal ein, es kommt also zu sogenannter „fracture en bois vert" oder, wie die Engländer sagen, zu einer „green stick fracture".

Das Röntgenbild der rachitischen Knochen zeigt eine gesteigerte Transparenz, eine allgemeine Kalkarmut der Knochen. In schweren Fällen können die Konturen der Knochen so verschwommen werden, daß die Knochen wie von Motten angefressen erscheinen. Sehr charakteristisch sind die Veränderungen an den Epiphysen-Diaphysengrenzen, besonders schön kann man sie studieren am Handgelenk. Normalerweise findet sich zwischen Epiphyse und Diaphyse eine schmale, ganz gerade Linie. Beim Rachitiker ist diese ganze Gegend durch die Ausbildung einer sogenannten Meta-

Abb. 12. Schwerste osteomalacische Form der Rachitis.

physe mehr oder weniger stark verbreitert und unregelmäßig. In allen schwereren Fällen bildet sich eine sogenannte Becherform aus. Der tiefste Punkt der kalkfreien Metaphyse liegt in der Mitte des Diaphysenendes, gegen die Ränder zu vereinigt sich die Grundlinie mit den lateralen Rändern der Diaphyse in einem scharf vorspringenden adlerschnabelähnlichen Winkel.

Das Erscheinen der Knochenkerne ist verzögert, der Epiphysenknorpel am Kniegelenk ist verdickt.

Normalerweise soll das Kind mit etwa sechs Monaten frei sitzen können, dann beginnt es in den folgenden Monaten sich allmählich auf die Beine zu stellen. Ein Kind, welches gegen Ende des ersten Lebensjahres dies nicht zu tun versucht, ist auf Rachitis verdächtig, aber man muß sich vor Verwechslungen hüten. Es kann sich auch um nervöse Störungen handeln. So wird die LITTLEsche Gliederstarre merkwürdigerweise nicht selten von manchen

Praktikern mit Rachitis verwechselt. Ein normales Kind soll im Alter von 12 bis 14 Monaten allein gehen können.

Nicht selten kommt es vor, daß ein Kind, welches bereits gehen konnte, sich nicht mehr auf den Beinen hält, nicht mehr gehen will, und gleichzeitig erscheinen dann die Verkrümmungen der unteren Extremitäten und werden immer stärker. Nur ist es merkwürdig, daß Kinder auch mit starken Deformitäten verhältnismäßig gut gehen können. Dies weist darauf hin, daß der Zustand der Muskulatur eine große Rolle spielt. Rachitische Kinder mit starken Deformierungen der Knochen zeigen eben eine verhältnismäßig gut entwickelte Muskulatur und sind deshalb mit den statischen Funktionen nicht so stark im Rückstand als andere Fälle, bei denen eine ausgesprochene Hypotonie der Muskulatur vorliegt. Man kann in diesen Fällen die Beine und Vorderarme überstrecken, man kann die Hüften übermäßig über dem Becken beugen, so daß sich diese Kinder mit den Zehen hinter den Ohren kratzen können. Diese Hypotonie ist sehr häufig für die Verzögerung des Gehenlernens verantwortlich zu machen. Hypotonie der Bauchmuskulatur bedingt auch den rachitischen Froschbauch. Beim Stehen kommt es zu einem Hängebauch, beim Liegen dehnt sich der Bauch in die Breite. Die beiden Recti abdominis zeigen zwischen sich eine große Lücke. Der Bauch ist weich und leicht eindrückbar. Der Froschbauch kann ein Warnungszeichen darstellen, daß sich eine Rachitis entwickeln wird.

Die lymphatischen Organe, wie adenoide Vegetationen, Tonsillen, Drüsen, mitunter auch der Thymus können bei der Rachitis eine Hypertrophie zeigen. Nicht so selten kommt es auch zu einem rachitischen Milztumor.

Das Blut kann bei Rachitis, was Hämoglobin, rotes und weißes Blutbild anbelangt, völlig normal sein. Nicht so selten aber finden sich mehr oder weniger schwere Grade von Anämie, bis zum Bilde der JAKSCH-HAYEMschen Anämie, häufig begleitet von ausgesprochener Lymphocytose.

Sehr wichtig sind die chemischen Blutveränderungen. Charakteristisch für die Rachitis ist die Hypophosphatämie. Besonders vermindert ist der anorganische Phosphor, statt 5 mg% treffen wir bloß 3 bis 1 mg%. Der organische Phosphor ist wenig verändert. Die sogenannten Phosphatasen, welche die Phosphate aus Verbindungen mit anderen Stoffen freimachen, sind bei der Rachitis vermehrt, ähnlich wie bei anderen Zuständen von Kalkverarmung und Knochenbrüchigkeit.

Kalk- und Phosphorspiegel sind bei der Rachitis sehr labil. Es kann plötzlich zu einer Senkung des Kalkspiegels kommen unter gleichzeitiger Hebung des Phosphatspiegels, namentlich im Frühjahr oder bei Belichtung mit der Quarzlampe, wenn die rachitischen Knochen plötzlich sehr viel Kalk an sich reißen. Dann tritt als Folge der Abnahme des ionisierten Blutkalkes sehr häufig eine Tetanie auf.

Der Allgemeinzustand ist bei der Rachitis sehr verschieden. Man kann einen mageren und einen fetten Typus der Rachitis unterscheiden. Es hängt dies offenbar ganz von der Ernährung ab. Ist die Ernährung ungenügend, z. B. infolge habituellen Erbrechens, infolge häufiger Darmstörungen, ist die Quantität oder Qualität der dargereichten Nahrung nicht den Anforderungen entsprechend, so kommt es notgedrungen zu einer mageren Rachitis. Bei Überfütterung, besonders mit Milch, Mehl, Breien usw., treffen wir den fetten Typus der Rachitis, der meist mit stärkeren Erscheinungen der Knorpelquellung an den Epiphysen und ausgesprocheneren Deformationen der Knochen einhergeht.

Die rachitischen Kinder zeigen häufig, wie andere Dystrophiker, eine gewisse Durchfallsbereitschaft. Die Durchfälle hängen nicht selten mit übermäßiger Milch-, noch mehr mit mißbräuchlicher Mehlernährung zusammen.

Aber auch eine erhöhte Infektionsbereitschaft teilen die rachitischen mit anderen dystrophischen Kindern. Hartnäckige Rhinopharyngitiden, Tracheobronchitiden mit beständigem Röcheln usw. Besonders verhängnisvoll werden ihnen die Bronchopneumonien, weil die Atmung durch die Thoraxrachitis sehr erschwert ist. Aber nicht nur die Atmung leidet bei der Thoraxrachitis, sondern auch das Herz muß sehr viel mehr arbeiten, weil das Zwerchfell relativ insuffizient ist. Denn bei einem jeden Zug der Zwechfellmuskulatur gibt der weiche Thorax nach.

50. Vorlesung.

Ernährungsprophylaxe und -Therapie der Rachitis.

Die Art der Ernährung spielt bei der Verhütung und Heilung der Rachitis eine große, wenn auch nicht ganz ausschlaggebende Rolle. Einmal müssen wir in der Ätiologie der Rachitis noch die Heredität berücksichtigen. Es gibt förmliche Rachitikerfamilien, bei denen sogar Eltern und Kinder genau gleiche Formveränderungen des Skelets in der Entwicklung durchmachen. Eine kongenitale Rachitis ist bisher nicht bekannt. Es scheint, daß die Säuglinge von der Mutter für die ersten drei Monate einen gewissen Vorrat an Schutzstoffen mitbekommen. Rachitis wird besonders in der Zeit starken Wachstums, im zweiten Lebenshalbjahr und im zweiten Lebensjahr beobachtet. Im Gegensatz zu anderen Avitaminosen ist für die Entstehung der Rachitis fast ebenso wichtig wie die Ernährungsmängel der Lichtmangel des Körpers. Das Licht ist imstande, rachitogene Nährschäden auszugleichen und unwirksam zu machen. Anderseits vermag eine zweckmäßige Ernährung den schädlichen Folgen des Lichtmangels entgegenzuarbeiten.

Was für Nahrungsmängel kommen denn hauptsächlich für die Ätiologie der Rachitis in Betracht? Das wichtigste Nahrungsmittel für den Säugling ist die Milch, sei es nun Frauenmilch, Kuh- oder Ziegenmilch. Bei der Frauenmilch sehen wir ganz allgemein bedeutend weniger Rachitis, insbesondere fast keine schweren Formen, aber nicht selten leichte Kraniotabes. Die Frauenmilch schützt also nicht absolut gegen Rachitis. Frauenmilch ist arm an Vitamin D. Eine Anreicherung der Frauenmilch mit Vitamin D ist nach den Versuchen von GUGGISBERG durch Gaben von Vigantol sehr leicht möglich. Auch durch Quarzlampenbestrahlung der stillenden Mütter erhält die Frauenmilch deutliche antirachitische Eigenschaften. Dagegen wirkt Lebertranarreichung an die Stillenden unsicher.

Bei der Kuhmilchernährung sehen wir ganz besonders bei Überfütterung und zu lange einseitig durchgeführter Milchernährung alle Grade von Rachitis, von den leichtesten bis zu den schwersten Formen entstehen. Die schwersten Rachitisfälle beobachteten wir bei Kindern, welche noch im zweiten und dritten Lebensjahr fast ausschließlich mit Kuhmilch ernährt wurden. Dies ist um so merkwürdiger, als die Kuhmilch bedeutend mehr Kalk und Phosphor und auch etwas mehr Vitamin D enthält als die Frauenmilch. Es müssen also bei der reinen Kuhmilchernährung bestimmte Faktoren vorhanden sein, welche die Entstehung der Rachitis begünstigen. Kuhmilchcasein bindet sehr viel Salzsäure im Magen und erzeugt im Darm eine stark alkalische Reaktion, welche der Kalk- und Phosphorresorption ungünstig ist. Unter diesen Umständen wird viel Kalk von den Fettsäuren in den Kalkseifenstühlen gebunden, und es wird darüber hinaus noch Phosphorsäure aus dem Organismus nach dem Darm abgelenkt. Interessant ist, daß dagegen die mit Kohlehydraten angereicherte Milchsäurevollmilch nach MARRIOTT lange nicht die gleiche rachitogene Wirkung hat wie die unveränderte Kuhmilch.

Bei der Ziegenmilchernährung habe ich im allgemeinen weniger schwere Rachitis angetroffen als bei Kuhmilchverabreichung. Es hängt dies wahrscheinlich auch mit den besonderen Mineralstoffverhältnissen zusammen. Die Ziegenmilch ist reicher an Phosphaten, auch gerinnt das Ziegenmilchcasein viel feinflockiger als das Kuhmilchcasein, manchmal läßt allerdings die Wachstumsstörung infolge Dystrophie bei Ziegenmilchernährung die Rachitis nicht zum Vorschein kommen.

Länger dauernde Eiweißmilchernährung scheint die Entstehung der Rachitis zu begünstigen.

Kondensierte Milch führt nicht häufiger zu schwereren Formen von Rachitis als die frische Milch, eher seltener. Der antirachitische Stoff wird offenbar durch den Kondensierungsprozeß nicht geschädigt.

Darreichung von Butter und Rahm hat sich zur Vermeidung der Rachitis als nicht ausreichend erwiesen. Die Butter enthält eben viel Faktor A, aber nur unzureichend Vitamin D. So sieht man auch bei der sogenannten Buttermehlnahrung nicht so selten ausgedehnte Kraniotabes entstehen.

Die feinen Mehle, Kindermehle, ganz besonders das Hafermehl, begünstigen die Entstehung der Rachitis, während gröbere Mehle weniger ungünstig wirken. Viele Kindermehlfabrikanten meinen, sie müßten den Kindermehlen zur Verhütung der Rachitis besonders reichlich Kalksalze zusetzen. Damit erreichen sie aber gerade das Gegenteil. Im Rattenexperiment kann man durch einen Kalküberschuß in der Nahrung ganz weiche, rachitische Knochen erzeugen. Reichliche Brotzufuhr bei Kleinkindern, insbesondere eine Ernährung mit Vollmilch und feinem Weißbrot, das sozusagen vitaminfrei ist, kann zu starker Knochenerweichung führen.

Gemüse, wie z. B. Spinat und Karotten, schützen nicht ausreichend, wie man früher angenommen hat, gegen Rachitis, da sie nur Spuren von Vitamin D enthalten, welche von Bestrahlungseinflüssen abhängig sind.

Schwere Formen der Rachitis, z. B. bei einseitiger Milchernährung, werden nicht nur durch Vitamin D-Mangel, sondern auch durch Vitamin C-Mangel erzeugt. Bei schweren Rachitisfällen haben wir fast regelmäßig große Vitamin C-Defizite feststellen können.

In der Kost der rachitischen Kinder fehlt gewöhnlich der Eidotter. Gerade der Eidotter gehört zu den wenigen Nahrungsmitteln, welche in nativem Zustand Vitamin D enthalten. Auch hier ist der Vitamin D-Gehalt abhängig von dem Lichtgenuß der Hennen. Das aktivierte Ergosterin der Haut gelangt auch hier auf dem Blutweg in das Ei. Neben dem Eigelb kommen als Vitamin D-Quellen der Nahrung wesentlich in Betracht Fische, Fleisch und Pilze. Die reichste natürliche Vitamin D-Quelle ist der Lebertran. Leider findet man im Handel immer noch Lebertrane, die antirachitisch unwirksam sind.

Für die Ernährungsprophylaxe ist im ersten Lebenshalbjahr am besten Frauenmilch zu empfehlen. Ist man genötigt, künstlich zu ernähren, so hüte man sich vor Überfütterung, namentlich vor ausschließlicher oder vorwiegender Milchkost. Der Säugling soll nicht mehr als einen halben Liter Kuhmilch im Tag im ganzen ersten Lebensjahr bekommen. Eine Ausnahme gestattet die Ernährung mit Milchsäurevollmilch, welche bei weitem nicht so rachitogen wirkt wie die gewöhnliche Kuhmilchernährung. Da Vitamin C-Mangel die Entstehung der Rachitis ebenfalls begünstigt, gebe man frühzeitig, nach dem dritten bis vierten Monat, Fruchtsäfte und gehe nach dem fünften Monat auf gemischte Kost über unter

Beigabe von Gemüsen, Eigelb, später etwas Fleisch. Beigabe von Lebertran schon in den ersten Monaten, einen Teelöffel vor der Mittagsmahlzeit.

Ein rachitisches Kind im zweiten Lebenshalbjahr wird z. B. folgenden Speisezettel erhalten:

Erste Mahlzeit: 200 g Milchsäurevollmilch mit der Flasche.

Zweite Mahlzeit: Ein halbes bis ein ganzes Eigelb mit etwas Zucker und Orangensaft verklopft, Gemüse, Kartoffelbrei mit 30 g Einbrenne (in Butter geröstetem Mehl).

Dritte Mahlzeit: 200 g Milchsäurevollmilch, dazu roher Fruchtsaft.

Vierte Mahlzeit: Grießbrei, mit Fleisch- oder Gemüsebrühe zubereitet, mit Kompott, rohes oder gekochtes Obstmus, z. B. rohe, geschabte Äpfel oder gekochtes Apfelmus.

51. Vorlesung.
Licht- und Vitamintherapie der Rachitis.

Die *direkte Lichttherapie* der Rachitis wird meist mit der Quecksilberquarzlampe, der sogenannten künstlichen Höhensonne, vorgenommen. Sie bietet immer noch gewisse Vorteile. Bei der Quarzlampe wird der elektrische Strom durch evakuierte, zum Teil mit Quecksilber gefüllte Quarzröhren geleitet. Dabei entstehen glühende Quecksilberdämpfe. Diese senden reichlich ultraviolette Strahlen aus. Dagegen fehlen die thermisch wirksamen infraroten und roten Strahlen. Im Gegensatz zum Sonnenspektrum ist das Spektrum des Lichtes der Quarzlampe ein diskontinuierliches, ein sogenanntes Bandenspektrum. Die in der Quarzlampe fehlenden, wärmenden, infraroten und roten Strahlen können ersetzt werden durch gleichzeitige Bestrahlung mit der Solluxlampe.

Man bestrahlt am besten den ganzen Körper, der völlig entblößt wird. Der Abstand von der Lampe betrage je nach dem Alter des Brenners 80 bis 60 cm. Die Augen müssen durch eine dunkle Schutzbrille geschützt werden, da sonst sehr unangenehme Konjunktiviten entstehen können. Um bei empfindlichen Kindern Hauterytheme zu vermeiden, wird die Haut mit etwas Creme eingefettet. Man beginnt bei Säuglingen und Kindern mit sehr empfindlicher Haut, auch bei Tetanie, mit einer Minute vorn, und einer Minute hinten und steigt täglich um eine Minute bis zu 15 bis 20 Minuten Gesamtbestrahlung. Bei weniger empfindlichen Kindern beginnt man mit drei Minuten vorne, drei Minuten rückwärts und bestrahlt jedesmal drei Minuten länger, bis zu einer halben Stunde Gesamtbestrahlung. Eine Bestrahlungskur umfaßt 12 bis 20 Bestrahlungen. Für die Behandlung der Rachitis bestrahlt man täglich oder jeden zweiten Tag, später auch nur noch zweimal wöchentlich.

Die Osram-Vitaluxlampe vereinigt die Wirkung einer milden Ultraviolett- und Wärmestrahlung. Man läßt den Körper aus einer Entfernung von zirka 1 m eine halbe bis eine Stunde ein- bis zweimal täglich bestrahlen. Brillen aus gelbem Glas genügen zum Augenschutz.

Die **Vitamin- oder indirekte Lichttherapie** der Rachitis besteht in der Verabreichung von Fischlebertran oder bestrahlten Ergosterinpräparaten, bzw. bestrahltem 7-Dehydrocholesterin (Vitamin D_3).

Für die Dosierung des *bestrahlten Ergosterins* wurde folgende Methode ausgearbeitet: Man ernährt junge, wachsende Ratten mit einer besonderen Kost, welche sicher Rachitis erzeugt, z. B. der Rachitisdiät von McCOLLUM.

Ganze Weizenkörner
Ganze Maiskörner ana 33,0
Gelatine
Weizengluten ana 15,0
NaCl 1,0
Calciumcarbonat 3,0

Der Quotient $\frac{Ca}{P}$ dieser Kost ist gleich 4.

Durch die Zugabe verschieden gestaffelter Dosen des betreffenden bestrahlten
Ergosterinpräparats sucht man diejenige geringste Menge herauszufinden, welche
gerade noch die Ratten vor Rachitis schützt. Die Diagnose, ob Schutz erfolgt ist,
wird mit der Röntgenmethode gestellt. Es läßt sich am Röntgenbild der Kniegelenke sehr genau feststellen, ob sich beginnende Rachitis zeigt oder nicht. Wenn
sich Rachitis entwickelt, so äußert sich dies in einer Verbreiterung der Epiphysenlinie durch die nicht verkalkende sogenannte rachitische Metaphyse. Mindestens
acht von zehn Versuchstieren müssen sich nach einer etwa 14tägigen Versuchsperiode als rachitisfrei erweisen. Von den Kontrollen müssen mindestens neun
von zehn deutlich rachitische Zeichen zeigen. Die niedrigste Dose des betreffenden Präparats, welche diesen Schutz erzielt, wird als Maßstab der Wert-
bestimmung zugrundegelegt. Diese Dose enthält dann eine antirachitische
Schutzeinheit.

Eine sogenannte Ratteneinheit ist somit diejenige kleinste Tagesdosis, die
bei 14maliger täglicher Verabreichung unter bestimmten Bedingungen 80% der
Tiere vor Rachitis vollkommen schützt. Diese Dose beträgt 0,015 bis 0,025 γ
bestrahlten Ergosterins.

Eine internationale Einheit entspricht einem Milligramm des internationalen
Standards (0,01%ige Lösung bestrahlten Ergosterins in Olivenöl = 0,1 γ). Da
die Ratteneinheit 0,025 beträgt, so entspricht 0,1 γ bereits 4 Einheiten. 1 mg
bestrahltes Ergosterin enthält somit 10000 × 4 Einheiten = 40000 E.

Die meisten öligen Präparate sind so eingestellt, daß sie 0,5 mg = 500 γ
oder 20000 E. Vitamin D_3 pro Kubikzentimeter enthalten. 1 γ besitzt danach
40 E. (20000 E. = 500 γ). 4000 E. entsprechen demnach 100 γ, 6000 E. = 150 γ,
8000 E. = 200 γ,   10000 E. = 250 γ,   12000 E. = 300 γ,   14000 E. = 350 γ,
16000 E. = 400 γ.

Da 1 ccm der öligen Lösung zu 500 γ 25 Tropfen enthält, so trifft es pro
Tropfen 20000 E.: 25 = 800 E. Da 1 γ 40 E. entspricht, so enthält 1 Tropfen
der öligen Lösung 20 γ . (20 × 40) . 10 Tropfen Vigantolöl = 8000 E. entsprechen 200 γ . 20 Tropfen = 16000 E. = 400 γ.   Man   kann   somit   das
Vitamin D nach dieser Umrechnung exakt in Gammadosen verschreiben:

Tagesdosen	prophylaktisch	kurativ
Säuglinge und Kleinkinder	2400 bis 4000 I. E. D. = 3 bis 5 Tropfen	8 bis 16000 = 10 bis 20 Tropfen
Ältere Kinder	4000 bis 6400 I. E. D. = 5 bis 8 Tropfen	8 bis 16000 = 10 bis 20 Tropfen

z. B. für die Dosierung von Vigantolöl. Da Vi-De (Wander) kristallisiertes Vitamin D_3 in alkoholischer Lösung pro Kubikzentimeter 50 Tropfen = 20000 I. E.
enthält und 1 Tropfen somit nur 400 I. E. Vitamin D entspricht, so müssen
davon doppelte Tropfendosen gegeben werden, d. h. prophylaktisch 5 bis 10,
kurativ 20 bis 40 Tropfen.

Dragées: Vigantol 0,1 mg = 4000 I. E. Man gibt 1- bis 3mal   eine Dragée
Vi-De = 2000 I. E. pro Dragée (mindestens 3mal täglich).

Der Vigantollebertran enthält 600 I. E. pro Kubikzentimeter, somit 3000 I. E. pro Teelöffel a 5 ccm. Tagesdosis 2- bis 3mal 5 ccm, somit 6000 bis 9000 I. E.

Bei der Vigantolkur gehen wir so vor, daß wir drei Wochen hintereinander die erforderliche Dosis, z. B. dreimal drei bis dreimal fünf Tropfen, geben. Dann setzen wir, um eine Kumulierung zu vermeiden, eine Woche aus, geben von neuem während drei Wochen Vigantol und schalten dann eine größere Pause ein.

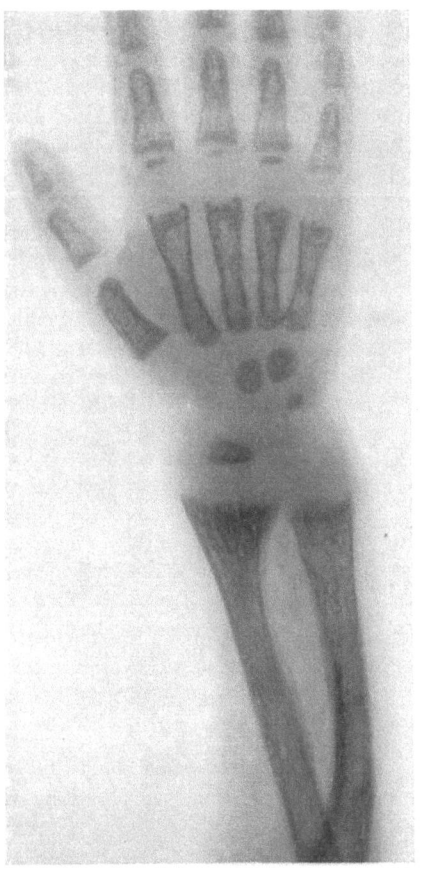 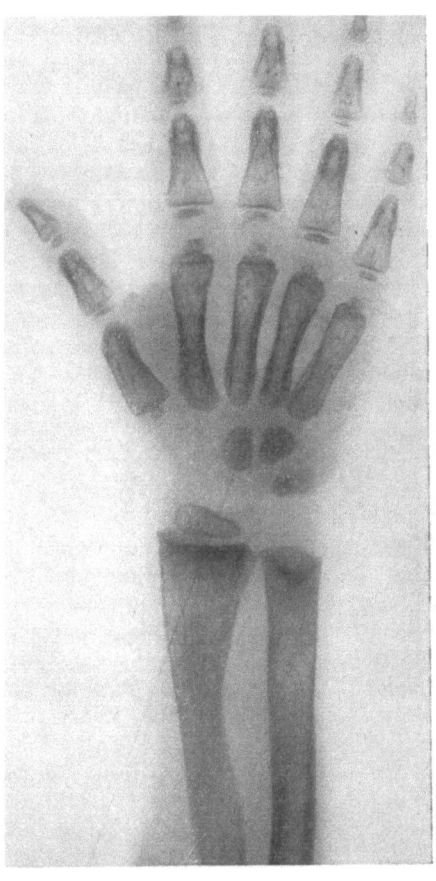

Abb. 13 a. Schwere Rachitis mit Becherform und rachitischer Metaphyse am Radius.

Abb. 13 b. Derselbe Fall. Heilung nach Vitamin D-Stoß, einmalige Gabe 600 000 Einheiten Vitamin D_2. Rachitis praktisch geheilt. Die rachitische Metaphyse ist bis zur Epiphysenlinie verschmälert.

Auf diese Weise lassen sich schädliche Überdosierungen, die zu einer Hypervitaminose D führen, vermeiden. Diese Hypervitaminose äußert sich anatomisch in Verkalkungen an ganz unerwünschten Orten, wie z. B. in den Nieren, in der Aorta, in der Magenschleimhaut usw. Klinische Symptome der Überdosierung sind Appetitlosigkeit, mitunter Erbrechen, Durchfälle und Nierenreizung (Albuminurie).

Um eine Überdosierung zu vermeiden, soll man auch nicht Vigantol geben und gleichzeitig mit der Quarzlampe bestrahlen oder Sonnenbäder geben. Dagegen hat sich uns die Methode bewährt, z. B. eine Woche Vigantol zu geben, in der anderen Woche mit der Quarzlampe zu bestrahlen, dann wieder Vigantol zu verabreichen usw.

Die bestrahlten Ergosterinpräparate haben in erster Linie einen regulierenden Einfluß auf den Kalk- und Phosphorgehalt des Serums. In typischen Rachitisfällen ist der Serumphosphor niedrig. Unter der Wirkung des bestrahlten Ergosterins wird die Resorption des Phosphors aus dem Darm so verbessert, daß der Serumphosphor in etwa 14 Tagen bis zur Norm ansteigt. Ist der Kalkgehalt etwas erniedrigt, so steigt er ebenfalls an.

Interessant ist die Wirkung des Vitamins D bei der Tetanie. Hier ist der Phosphatgehalt im Serum normal oder leicht erhöht, der Kalkgehalt jedoch deutlich erniedrigt. Da steigt nun umgekehrt unter dem Einfluß des bestrahlten Ergosterins in erster Linie der Kalkspiegel im Blut an, während der Phosphatspiegel gesenkt wird. Man erkennt daraus die regulierende Wirkung des Vitamins D auf den Kalk- und Phosphorstoffwechsel.

Klinisch ist die Wirkung der bestrahlten Ergosterinpräparate auf die Rachitis eklatant. Namentlich heilt die Kraniotabes in fast wunderbarer Weise schon nach ein bis zwei Wochen. Immer wieder ist man überrascht, im Röntgenbild schon nach ein bis zwei oder vier Wochen immer deutlicher werdende Kalkablagerungen an den Epiphysen wahrzunehmen. Auch die begleitende Tetanie, z. B. Stimmritzenkrämpfe, verschwinden auf Vigantol sehr rasch. Der altbewährte Lebertran hat gegenüber den bestrahlten Ergosterinpräparaten immer noch den großen Vorteil, daß er nicht nur Vitamin D, sondern daneben noch reichlich Vitamin A enthält. Vitamin D wird besser vertragen und wirkt weniger leicht toxisch, wenn gleichzeitig Vitamin A in der Kost angereichert wird. Ähnliches gilt auch von den B-Vitaminen. Die Wachstumsstoffe A und B regen eben das Wachstum des Skelets an und geben dem Vitamin D die Möglichkeit, den Kalküberschuß am richtigen Ort, nämlich in den Knochen, abzulagern. Übrigens kann die Wirkung des Lebertrans durch Beigabe von Vigantol noch verstärkt werden, indem man gewöhnlichem Lebertran zu einem Teelöffel fünf Tropfen Vigantol zusetzt oder indem man das fertige Präparat Vigantol-Lebertran von Merck verabreicht. Man gibt Säuglingen und Kleinkindern einmal täglich einen Teelöffel vor der Mittagsmahlzeit, größeren Kindern ein- bis zweimal täglich einen Teelöffel. Beliebt ist wegen seines guten Geschmacks auch das Präparat Sana-Sol.

In der ersten Zeit der Therapie mit bestrahlten Ergosterinpräparaten beobachtete man Schädigungen infolge der Überdosierung. Deshalb wurde man mit der Dosierung etwas zu vorsichtig, so daß die Heilwirkungen nicht sehr prompte waren. Heute ist man wieder kühner geworden und versucht nun mit dem kristallisierten Vitamin D_3 eine Vitamin D-Stoßtherapie.

HARNAPP machte bei der Behandlung von Säuglingsspasmophilie mit einem anderen Ergosterinbestrahlungsprodukt, dem Calcinosefaktor A. T. (Antitetaniefaktor) 10 die Beobachtung, daß die begleitende Rachitis erstaunlich rasch heilte. Dieses Präparat war stark mit Vitamin D_2 verunreinigt und doch wurden einmalige Gaben ohne Störungen vertragen. Ähnliche Versuche machten OPITZ und SCHIRMER, GÖTTCHE und BRAULKE.

Die Vitamin D-Stoßtherapie wird folgendermaßen durchgeführt: Man verwendet eine konzentrierte ölige Lösung von 15 mg Vitamin D_3 in 1 ccm, während bisher letztere Dose in 50 ccm Vigantolöl vorhanden war. Man gibt nun 1 ccm, somit bis 15 mg Vitamin D_3 als einmalige Dosis mit etwas Milch verdünnt im Verlauf einer in der Mitte unterbrochenen, gewöhnlichen Flaschenmahlzeit.

Irgendwelche Schäden dieser einmalig verabreichten Dosis wurden bisher selten beobachtet.

Die Wirkung ist fast übereinstimmend eine erstaunlich rasche, besonders bei schwerer und schwerster florider Rachitis. Sie ist blutchemisch am Anstieg des anorganischen Phosphatspiegels auch an der Zunahme des Blutkalkes oft schon nach 48 Stunden, röntgenologisch vom vierten bis sechsten Tag ab, deutlich an den Kalkschattenbändern erkenntlich. Vereinzelt kommen Versager der ein-

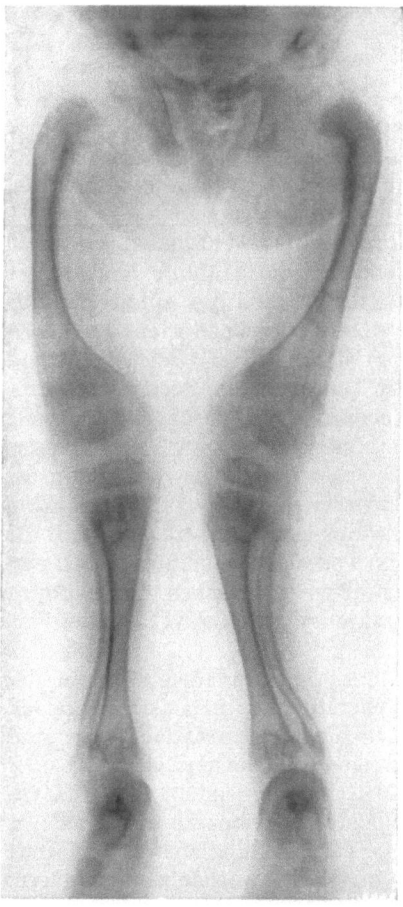 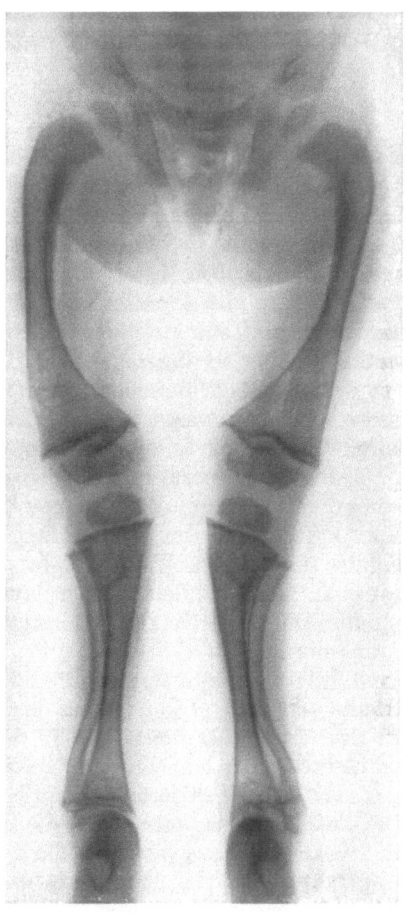

Abb. 14 a. Schwere Rachitis bei zweijährigem Kind. Knochen wie von Motten angefressen. Femurkopfepiphyse kaum sichtbar. Starke rachitische Metaphyse.

Abb. 14 b. Praktische Heilung nach Vitamin D_2-Stoß. Epiphysenkerne des Femurkopfes deutlich, starke Verschmälerung der rachitischen Metaphyse, starke Kalkablagerungen in den Epiphysenlinien.

maligen Applikation vor, so daß man nach einigen Wochen einen zweiten Vitamin D-Stoß machen muß. Bei vitamin D-refraktärer Rachitis habe ich Erfolge gesehen mit Citronensäure, z. B. Acid. citric. 7,0, Na. citric. 3,0, Aquae dest. 180, Sirup. aurantii flavedinis ad 200, 4 bis 5mal 5 ccm. Citronensäure bildet mit Calcium ein leicht lösliches Komplexsalz (ROMINGER, GLANZMANN).

Der Vitamin D Stoß ist besonders angezeigt, wenn die rachitischen Kinder durch interkurrente, fieberhafte Erkrankungen wie z. B. Bronchopneumonien, Masern, Pertussis usw., besonders gefährdet sind, so daß es auf eine rasche Vitamin D-Wirkung ankommt. Bei der Spasmophilie ist einstweilen noch Vorsicht geboten, und eine antispasmophile Vorbereitung sollte nach DE RUDDER vor der Stoßtherapie durchgeführt werden, da sonst eklamptische Anfälle erneut ausgelöst auftreten können.

Die einmalige Verabreichung von Vitamin D$_3$ scheint auch für die Prophylaxe der Rachitis bei allen unreifen Kindern mit einem Geburtsgewicht unter 2500 g verwendbar zu sein, zu denen auch die meisten Zwillinge gehören. Doch müssen hier noch weitere Erfahrungen abgewartet werden.

52. Vorlesung.

Tetanie (Spasmophilie).

Wir können Manifestationsformen der Tetanie von der sogenannten latenten Tetanie unterscheiden. Die wichtigsten Manifestationsformen sind:

1. **Die Eklampsie.** Sie äußert sich in allgemeinen Konvulsionen, welche in verschieden großen Intervallen auftreten können. Die Krämpfe sind zuerst tonisch, dann aber klonisch mit Einzelzuckungen. Während des Anfalls nehmen die Hände oft Tetaniestellung ein. Der Kopf erscheint zurückgeworfen, die Mundwinkel werden herabgezogen, Zuckungen zeigen sich auch im Gesicht, Schaum vor dem Mund. Während des Anfalls kann der Tod eintreten, doch ist die Prognose im großen ganzen günstig. Häufig findet man im Anfall die große Fontanelle vorgewölbt und die Lumbalpunktion ergibt bei erhöhtem Druck ganz klaren Liquor.

2. **Der Laryngospasmus.** Er beruht auf dem Spasmus der Larynxmuskeln. Er kommt oft nur zum Vorschein, wenn das Kind schreit und zeigt sich in Form eines krächzenden Inspiriums. Der Laryngospasmus kann so stark sein, daß die Kinder tief cyanotisch werden. Ja, es sind schon Todesfälle im akuten Anfall eingetreten. Meist handelt es sich dabei nicht um einen eigentlichen Erstickungs-, sondern um einen Herztod (Herztetanie). Charakteristisch im EKG ist eine Verlängerung der S—T-Strecke.

3. **Die Carpopedalspasmen.** Es zeigen sich Spasmen in den Muskeln der Hände und Füße. Die Stellung der Hände ist charakteristisch: Das Handgelenk ist flektiert, die Daumen sind in die Handfläche eingeschlagen, die Finger sind im Metacarpophalangealgelenk flektiert, die übrigen Gelenke sind gestreckt oder nur ganz leicht flektiert. Man spricht von einer Geburtshelferstellung der Hand. Die Füße sind überextendiert, die Zehen, besonders die Großzehe, flektiert. Der Fußrücken ist stark gewölbt, die Füße nehmen Varusstellung an, die tonischen Kontrakturen sind schmerzhaft und können tage- und wochenlang andauern. Auch der Sphinkter vesicae kann tonische Kontrakturen zeigen und die Urinentleerung sehr erschweren. Im Gegensatz zur Eklampsie, bei der das Bewußtsein während des Anfalls vollkommen erloschen ist, ist das Bewußtsein bei den Carpopedalspasmen vollständig erhalten.

Bei der latenten Tetanie haben wir keinerlei spontane Manifestationen, dagegen können wir gewisse Symptome auslösen.

Am leichtesten nachweisbar ist das CHVOSTEKsche Zeichen oder Facialisphänomen. Beim Beklopfen der Wangengegend zeigt sich eine blitzartige Zuckung im gesamten Facialisgebiet, besonders auch in der Gegend des inneren Augenwinkels.

Ein analoges Zeichen findet sich auch beim Beklopfen des Peroneus an der Umschlagstelle am Fibulaköpfchen. Der Fuß wird bei positivem Ausfall rasch abduziert (Peroneusphänomen von LUST).

Ein weiteres Zeichen ist das TROUSSEAUsche Phänomen. Man bringt eine elastische Binde um den Arm, welche die Blutgefäße und Nerven komprimiert, dann erscheint nach kurzer Zeit in der betreffenden Hand der Carpalspasmus mit Geburtshelferstellung.

Das konstanteste Zeichen ist das ERBsche Phänomen der elektrischen Übererregbarkeit. Die Anode wird auf dem Abdomen angelegt, die Kathode am Peroneus in der Nähe des Fibulaköpfchens. Charakteristisch ist eine Muskelkontraktion, welche eintritt, wenn ein Strom, der geringer ist als 5 mA, geöffnet wird.

Die häufigste Ursache dafür, daß eine latente Tetanie in die manifeste Form übergeht, sind Infektionen. Viele der Konvulsionen, welche beim Einsetzen einer fieberhaften Infektion bei Kindern erscheinen, sind in Wirklichkeit auf eine vorher latente und unerkannte Tetanie zurückzuführen.

Dies beruht darauf, daß im Beginn eines Infektes häufig Erbrechen auftritt, welches, wenn es sich öfters wiederholt, zu einer Blutalkalose führen kann. Anderseits bedingt das Fieber, das Schreien im Beginn einer Infektion, häufig eine Hyperventilation der Lungen, es wird dadurch sehr viel Kohlensäure aus dem Blut entfernt und die Folge ist eine Verschiebung der Reaktion nach der alkalischen Seite. Die Alkalose hat nun aber zur Folge, daß der Blutkalk in seiner ionisierten Form, welche allein die Nervenübererregbarkeit dämpft, rasch erheblich vermindert wird. So findet man bei Tetanie ein Absinken des Blutkalkspiegels auf 8 bis 7 bis 6 mg%. Der Phosphatgehalt dagegen ist normal oder leicht erhöht und unterscheidet sich dadurch von der Rachitis, bei welcher das Calcium normal oder annähernd normal, der Phosphatgehalt dagegen mehr oder weniger stark erniedrigt ist. Man hat deshalb gesagt, daß der $\frac{Ca}{P}$-Quotient bei der Tetanie sich umgekehrt verhält wie bei der Rachitis.

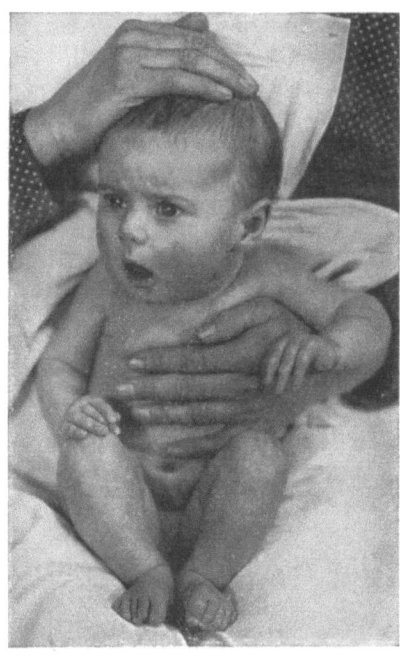

Abb. 15. Tetanie beim Säugling, Karpfenmund, Geburtshelferstellung der Finger, Plantarflexion der Zehen (Carpopedalspasmen).

Man kann Tetanie auch auslösen durch starke Alkaligaben, z. B. Natriumbicarbonat, oder umgekehrt durch Zufuhr von Phosphaten oder Phosphorsäuren. Denn auch der Anstieg des Phosphatspiegels vermindert den ionisierten Kalk, ja gewöhnlich auch den gesamten Kalkspiegel des Blutes.

Aus den verschiedenen Formen der Tetanie, z. B. der Hyperventilations-, Bicarbonat- oder Phosphattetanie usw., geht hervor, daß die Tetanie nicht als reine D-Avitaminose betrachtet werden kann.

Und doch ergeben sich innige Beziehungen zwischen Tetanie und Rachitis. Tetanie und Rachitis sind Schwesterkrankheiten, die sich sehr häufig gleichzeitig bei dem nämlichen Kind vorfinden. Bei manifester und latenter Tetanie kann man sehr häufig eine sehr ausgedehnte Kraniotabes am Hinterhaupt feststellen. Bei der Rachitis ist eben das Gleichgewicht zwischen Calcium- und Phosphatspiegel abnorm labil. Reißen die rachitischen Knochen plötzlich viel Kalk an sich, so kann es dadurch zu einer Erniedrigung des Blutkalkspiegels kommen.

Dies tritt besonders dann ein, wenn unter dem Einfluß des ultravioletten Lichtes oder auch bei den ersten Gaben von Vigantol der Phosphatspiegel rasch ansteigt und dadurch die Kalkbindung in den Knochen begünstigt. So findet man die Tetanie besonders häufig im Frühjahr, wenn die Kinder nach dem Zimmeraufenthalt im langen Winter in das sonnige Freie gebracht werden. Ferner begünstigt der Föhn das Auftreten eklamptischer Anfälle. Man kann auch hier daran denken, daß durch die dünne Föhnluft die ultravioletten Strahlen der Sonne plötzlich sehr viel leichter die Atmosphäre durchdringen und tetanieauslösend wirken.

Die Behandlung der Tetanie ist eine teils symptomatische, teils ätiologische.

Bei der eklamptischen Form mit den schweren Krämpfen gibt man 1 g Chloralhydrat in 10 ccm Mucilago Salep, Klysma mit einer 10 ccm fassenden Klystierspritze (körperwarm). Oder Magnesiumsulfat subcutan oder intramuskulär in Form einer 10%igen Lösung. Man gibt davon 1 ccm pro Kilogramm Körpergewicht. Die Wirkung ist eine sehr prompte und kann für mehrere Tage andauern.

Die ätiotrope Therapie besteht in der Darreichung von Calciumsalzen, von Säuren, welche die Alkalose bekämpfen und die Ionisation des Kalkes fördern, dann ferner von ultraviolett bestrahltem Ergosterin oder direkte Bestrahlungen mit der Quarzlampe. Die Bestrahlungstherapie muß allerdings sehr vorsichtig eingeleitet werden unter vorhergehender und gleichzeitiger Darreichung von Calciumsalzen. Am wirksamsten ist das Calciumchlorid, welches am schnellsten resorbiert wird und im Stoffwechsel ähnlich wirkt wie Salzsäure. Man verschreibt:

Rp.
Sol. Calcii chlorati crystallis....... 30,0/250
Liq. Ammon. anis............... 3,0
Gummi arabic.................... 2,0
Sirup. simpl. ad 300,0
MDS. 4 bis 6 × 10 ccm (gleich 1 g CaCl$_2$).

In ähnlicher Weise wirkt der Salmiak oder das Ammoniumchlorid, welches ebenfalls im Stoffwechsel Salzsäure in Freiheit setzt. Man gibt es in den gleichen Dosen wie das Calciumchlorid, und es hat auch ungefähr dieselbe Wirkung.

Rp.
Ammon. chlorati.................... 10,0
Succ. liquir........................ 5,0
Aquae dest. ad.................... 100,0
MDS. 5 × 5 bis 10 ccm (= 2,5 bis 5 g).
Pro Kilogramm Körpergewicht 0,5 bis 1 g.

Zur Behebung der Grundursache, nämlich der Rachitis, gibt man in vorsichtig ansteigenden Dosen Vigantol oder ViDe dreimal einen, zwei, drei, vier bis fünf Tropfen. Mit der Quarzlampenbestrahlung, die man auch an Stelle der Ergosterinpräparate bei der Spasmophilie anwenden kann, muß man mit einer Minute Bestrahlung beginnen.

Wichtig ist auch die diätetische Behandlung. Zuerst läßt man die Säuglinge für 24 Stunden fasten und gibt leichten, gezuckerten Fencheltee, aber auch nachher muß man die Milch zunächst für etwa acht Tage vollkommen aus der Nahrung weglassen, da sie ausgesprochen tetanigen wirkt. Bei Brustkindern kommt Tetanie nicht vor, wohl aber bei Ernährung mit der kalk- und phosphatreichen Kuhmilch. Diese begünstigt eben im Darm eine stark alkalische Reaktion und behindert dadurch die Resorption des Kalkes. Nach dem Tee- oder Zuckerwassertag gibt man einige Tage milchfreie Schleim- oder Mehlabkochung,

der man ein ganzes Hühnerei zur Erhöhung des Nährwertes durch feines Um-
quirlen beigemischt hat. Erst wenn sich die Tetanie gebessert hat, schleicht
man sich mit kleinen Dosen Kuhmilch ein. Später empfiehlt sich der allmähliche
Übergang auf Milchsäurevollmilch.

Nicht auf Vitamin-D-Mangel zurückzuführen ist in der Regel die *hypocalcaemi-
sche Tetanie der Neugeborenen*. Es handelt sich bei diesen Krämpfen entweder
um Geburtsschädigungen oder um eine Insuffizienz der Nebenschilddrüsen,
bedingt durch Hyperplasie und Hyperfunktion der mütterlichen Parathyreoideae
während der Schwangerschaft.

53. Vorlesung.

Diagnose und Therapie der Hypovitaminosen.

Die eigentlichen Avitaminosen kommen heutzutage, wenn wir von der noch
immer weitverbreiteten Rachitis absehen, dank der Ernährungsprophylaxe nur
noch sehr selten, unter ganz besonderen Bedingungen vor. Das Interesse des
Klinikers muß sich jetzt besonders den Hypovitaminosen zuwenden, denen nur
ein partieller Vitaminmangel, oft kombinierter Art, zugrunde liegt. Gerade im
Kindesalter sind offenbar solche Hypovitaminosen nicht selten. Denn die Vitamine haben beim Kind wegen des Wachstums eine erheblich größere Bedeutung
als beim Erwachsenen, da ohne eine Reihe von Vitaminen ein normales Wachstum
nicht möglich ist. Der Vitaminbedarf des Kindes ist infolge des Wachstums gesteigert, und anderseits wird die Vitaminversorgung beeinträchtigt durch eine
gewisse Einförmigkeit der Nahrung in der ersten Lebenszeit. Die Notwendigkeit
der Sterilisation der Milch führt leicht zu Konflikten mit der Vitaminversorgung.
Man muß sich nur wundern, daß A- und Hypovitaminosen nicht noch viel
häufiger klinisch in Erscheinung treten. Dies ist wohl darauf zurückzuführen,
daß der Säugling wenigstens für die erste Lebenszeit noch über gewisse angeborene Vitaminreserven verfügt. Besondere Verhältnisse der Bakterienflora bei
Brustkindern scheinen die Synthese von Vitaminen des B-Komplexes im Darm
zu ermöglichen (BESSAU). ROHMER glaubt auch, daß der Säugling in den ersten
Lebensmonaten imstande sei, geringe Mengen von Vitamin C zu synthetisieren.

Wie können nun solche Hypovitaminosen zustande kommen? Wir können
ätiologisch folgende Momente unterscheiden:

1. *Mangelhafte Zufuhr von Vitaminen* (absolutes Defizit nach SEYDERHELM).
Verabreichung einer Nahrung, die ganz oder fast vitaminfrei ist, z. B. fein ge-
mahlene Mehle, reine Zucker usw., oder eine Nahrung, bei der die Vitamine durch
allzu lange Einwirkung von Hitze bei der Sterilisation ganz oder zum großen
Teil zerstört sind.

2. *Störung des Gleichgewichtes zwischen Hauptnährstoffen und den für ihre
Verwendung notwendigen Vitaminen*, z. B. starke Vermehrung der Kohlehydrate
in der Kost ohne entsprechende Erhöhung der Zufuhr von Vitamin B₁, reichliche
Brot- oder Maisernährung ohne entsprechend vermehrte Zufuhr von Anti-
pellagravitamin (Nicotinsäure). Kalkreiche Kost ohne angemessene Beigabe von
Kalkfixatoren aus der Vitamin D-Gruppe.

3. *Mißverhältnis der Vitaminzufuhr zu dem gesteigerten Verbrauch*, z. B.:

a) Infolge raschen Wachstums.

b) Infolge besonderer Konstitutionsanomalien, die einen gesteigerten Bedarf
bedingen.

c) Infolge akuter oder chronischer fieberhafter Erkrankungen.

4. *Störung bzw. Verhinderung der Resorption der Vitamine aus dem Magen-Darmkanal.* So leidet z. B. die Resorption der fettlöslichen Vitamine bei Mangel an Galle oder bei Pankreaserkrankungen. Vitamine aus dem B-Komplex können nicht resorbiert werden, wenn die Phosphorylierungsprozesse infolge Ausfall des Rindenhormons gestört sind (VERZÁR). Besonders chronische Durchfälle, z. B. bei Coeliakie, können die Resorption der Vitamine verhindern und zu sogenannten sekundären Hypovitaminosen führen. Diese sind dadurch charakterisiert, daß bei sonst völlig ausreichender Vitaminzufuhr gleichwohl Ausfallserscheinungen auftreten, weil eben die Vitamine nicht oder nur ungenügend resorbiert werden.

5. *Gewisse Organerkrankungen, wie z. B. der Leber,* welche bei der Umwandlung von Provitaminen in die eigentlichen Vitamine, z. B. von Provitamin Carotin in Vitamin A, eine wichtige Rolle spielen. So kann es infolge von Lebererkrankungen (Lebercirrhose), z. B. trotz reichlicher Carotinzufuhr, zu Xerophthalmie kommen.

Zwei kardinale Erscheinungen sind sozusagen bei jedem Vitaminmangel zu beobachten:

1. **Die Wachstumsstörung.**
2. **Die Senkung der Infektionsresistenz oder der natürlichen Immunität.**

Die meisten Vitamine haben Beziehungen zum Wachstum. Es gibt kein eigentliches Wachstumsvitamin, als das man in der ersten Zeit das Vitamin A bezeichnet hat. Gerade das Vitamin A ist für sich allein nicht imstande, Wachstum auszulösen, es bedarf vielmehr der Ergänzung durch Faktoren aus der B-Gruppe, welche in Hefe und Getreide enthalten sind. Die früher betrachtete Wirkungsweise der Vitamine macht uns das verständlich: die Dehydrasen der Vitamine aus der B-Gruppe und das Vitamin C müssen eben Wasserstoff mobilisieren, damit dann die Sauerstoffübertragung durch Vitamin A wirksam werden kann. Beim Mangel der Vitamine A, B und C kommt es zu einer hochgradigen Zellverarmung in der Cambiumschicht des Knorpels. Der Nachschub von Knorpelzellen und damit das Wachstum an den Epiphysenlinien hört auf. Auch das Vitamin D hat Beziehungen zum Wachstum, aber mehr regulatorischer Art. Beim A-, B- und C-Mangel kommt es nach KOLLATH zu aplastisch-konsumptiven Wachstumsstörungen an den Epiphysenlinien, bei der Rachitis dagegen zu paraplastisch-produktiver, abnorm starker Wucherung der Knorpelzellsäulen, deren Matrix nicht rechtzeitig verkalkt und die von den Markkapillaren nicht eingeschmolzen werden können.

Hypotrophien, Dystrophien und Atrophien können als avitaminotische Wachstumsstörungen nur dann anerkannt werden, wenn auf die Zufuhr der fehlenden oder in ungenügender Menge vorhandenen Vitamine ein prompter Gewichtsanstieg erfolgt.

Das zweite Kardinalsymptom, die verminderte Widerstandsfähigkeit gegen Infektionen, ist oft das auffallendste Zeichen einer Hypovitaminose und bedeutet zugleich auch die größte Gefahr. Denn einerseits können sich überraschend häufig interkurrente Infektionen melden, anderseits können sie in einem solchen dysergischen Organismus einen auffallend langwierigen oder ihrer Eigenart oder ihrer sonstigen Virulenz nicht entsprechenden schweren Verlauf nehmen. Dazu kommt noch, daß bei den verschiedensten Infekten Vitamine in vermehrtem Maße verbraucht werden, so daß es zu einem sekundären, relativen Vitaminmangel kommt.

Vitamin A hat als sogenanntes Epithelschutzvitamin besondere Beziehungen zur lokalen Gewebsimmunität mit mechanischem Schutz durch die unverletzte Haut, die normale Schleimhaut usw. Beim Vitamin A-Mangel kommt es zu Verhornungsmetaplasien, besonders in der Schleimhaut der Luftwege, welche ihre Infektion begünstigen. Doch hat sich bis jetzt nicht mit Sicherheit eine

Schutzwirkung gegen die so häufigen banalen Erkältungskrankheiten erweisen lassen.

Ähnliches gilt auch von dem Vitamin D, dessen Heileffekt sogar durch chronische, immer wieder rezidivierende Infekte der Luftwege und Lungen in Frage gestellt werden kann.

Am ehesten scheinen noch Vitamine aus dem B-Komplex und das Vitamin C imstande zu sein, die natürliche Immunität der Kinder zu heben. Namentlich bei Kleinkindern und älteren Kindern kann man bei Behandlung mit Hefe in genügend hohen Dosen (z. B. teelöffelweise Levurinose) eine deutlich geringere Infektionshäufigkeit, z. B. mit banaler Grippe, beobachten.

Häufige banale grippale Infekte sind geradezu charakteristisch für das Stadium der Hypovitaminose, des Präskorbuts bei der C-Avitaminose. Bei reichlicher Vitamin C-Zufuhr läßt sich diese Infektionshäufung herabdrücken. Es ließ sich auch eine steigernde Einwirkung der Vitamin C-Zufuhr auf die Antikörperbildung und bakterizide Wirkung des Blutes nachweisen (JUSATZ). Man wird also bei auffälliger Häufung grippaler Infekte bei Säuglingen und Kleinkindern die Ernährung auf einen Vitamin C-Mangel hin revidieren, und die Senkung der Infektionsresistenz ist dann auf einen Vitamin C-Defizit zurückzuführen, wenn es gelingt, sie durch reichliche Zufuhr von frischen Fruchtsäften, 50 bis 100 ccm pro Tag, oder durch Ascorbinsäure, z. B. zwei- bis dreimal täglich eine Tablette Redoxon oder Injektionen von Redoxon, Cebion (Merck), Cantan (Bayer) (100 mg Ascorbinsäure), zu heben.

Diese unspezifischen Erscheinungen des mangelhaften oder stillstehenden Wachstums und der Senkung der Infektionsresistenz können uns keine bestimmten Hinweise auf den absoluten oder relativen Mangel der einzelnen Vitamine geben. In neuester Zeit sind deshalb noch besondere diagnostische Methoden ausgearbeitet worden, welche die genauere Diagnose der in Frage kommenden Hypovitaminose gestatten.

Für den frühzeitigen Nachweis einer A-Hypovitaminose hat sich verschiedenen Autoren, wie FRANDSEN, JEANS und ZENTMIRE und besonders EDMUND und CLEMMESEN, die Prüfung der Störungen der Dunkeladaptation (Hemeralopie) bewährt. Die Versuchskinder werden z. B. zuerst zehn Minuten im Dunkeln gehalten, und in dieser Vorperiode werden nach fünf bzw. zehn Minuten Bestimmungen gemacht, bei welcher Lichtstärke Punkte aus einem Quincunx eben noch wahrgenommen werden. Dann wird eine helle Beleuchtung mit bekannter Lichtstärke eingeschaltet, nach Abdrehen derselben wird dann in der Erholungsphase wiederum geprüft, bei welcher Lichtstärke im Dunkeln die Lichtpunkte wahrgenommen werden können, und zwar wenn möglich schon 30 Sekunden nach dem Ausdrehen des hellen Lichtes. Während der Belichtungsperiode wird der Sehpurpur gebleicht, genügende Vitamin A-Zufuhr erlaubt eine rasche Regeneration des Sehpurpurs selbst im Licht. Die erste Ablesung in der Erholungsphase nach Belichtung zeigt die Resultante von zwei Prozessen, nämlich der Bleichung und der Regeneration des Sehpurpurs. Ist die Regeneration des Sehpurpurs verlangsamt, so ist eine viel größere Lichtstärke der Leuchtpunkte notwendig, damit sie von dem Auge noch wahrgenommen werden können. Die Fähigkeit der raschen Dunkeladaptation hängt von der Vitamin A-Zufuhr in der Nahrung ab und auffallend langsame Regeneration des Sehpurpurs deckt deshalb Vitamin A-Mangelzustände auf. So zeigten z. B. 35% Waisenhauskinder, 24% Schulkinder mangelhafte Dunkeladaptation. Es weist dies darauf hin, daß A-Hypovitaminosen weiter verbreitet sind, als im allgemeinen angenommen wird. Nach der Zufuhr von Lebertran z. B. kann sich schon nach ganz kurzer Zeit eine auffallende Besserung der Dunkeladaptation zeigen.

Eine andere Methode wurde kürzlich von SWEET und K'ANG angegeben. Man macht einen Abstrich von der Conjunctiva bulbi, bei A-Hypovitaminose findet man verhornte und kernlose Zellen, nach Verabfolgung von Vitamin A erscheinen die Epithelzellen bei der wiederholten Untersuchung wieder kernhaltig.

Auf A-Hypovitaminose verdächtig sind ferner auffallende Trockenheit der Haut mit Hyperkeratose und keratotischen Hautpapeln, ferner Trockenheit und Glanzverlust der Haare. Auch Furunkulose scheint manchmal hinzuweisen auf eine vitamin A-arme Ernährung mit minderwertigen Fetten, Margarine, Schweineschmalz usw.

Für den qualitativen Nachweis der Ausscheidung von Vitamin A empfiehlt SEYDERHELM die folgende Methode: 100 ccm Harn werden mit 50 ccm Äther mit dem Scheidetrichter ausgeschüttelt. Die Ätherlösung wird auf einer kleinen Porzellanschale zum Trocknen gebracht. Auf den trockenen Rückstand gießt man ein paar Tropfen einer gesättigten Antimontrichloridlösung in Chloroform. Bei Anwesenheit von Vitamin A und Carotinoiden tritt sofort intensive Blaufärbung auf.

Der tägliche Bedarf an Vitamin A beträgt bei Säuglingen zirka 200 bis 300 R.E. bzw. 0,1 bis 0,3 mg oder 2 bis 5 mg Provitamin Carotin. Bei Infektionen wurde ein gesteigerter Vitamin A-Verbrauch nachgewiesen.

Für die Therapie kommt die Zufuhr von vitamin A-haltigen Edelfetten, z. B. in Vollmilch, Rahm, Eigelb, und besonders Lebertran in Betracht. Ein Vitamin A-Konzentrat ist das Vogan, flüssig und in Dragees. Man gibt ein- bis zweimal täglich fünf Tropfen in Milch von dem Voganöl oder zwei bis vier Dragées. Das Vogan enthält 100mal mehr A-Vitamin als Lebertran. Eine gute Vitamin A-Quelle ist ferner die Leber, namentlich bei der Coeliakie, bei der die Fettresorption stark darniederliegt, hat sich die Lebertherapie als Vitamin A-Quelle (25 bis 100 g täglich frische Kalbsleber) gut bewährt.

Für die B-Hypovitaminose bei Kindern hat BESSAU folgende Symptomentrias als diagnostisch wichtig hervorgehoben: Appetitlosigkeit, Obstipation und Akzentuation des zweiten Pulmonaltones. Dazu gesellen sich nach eigenen Beobachtungen bei Säuglingen noch Gewichtsstillstand oder -abnahme, dann ferner eine auffallende Hypertonie in Armen und Beinen. Ganze Muskeln oder nur Teile von solchen finden sich in einem eigenartigen Spannungszustand, manchmal läßt sich auch eine gewisse Nackensteifigkeit feststellen. Die Säuglinge sind auffallend unruhig, schlecht gelaunt und schreckhaft. Die Hautfarbe ist blaß und manchmal besteht auch ein gewisser Grad von Anämie. Schon REYHER hatte von einem sogenannten spasmogenen Nährschaden als Ausdruck einer B-Hypovitaminose gesprochen. Nach neueren Autoren scheint sich auch seine Ansicht zu bestätigen, daß gelegentlich Spasmophilie mit Vitamin B-Mangelzuständen zusammenhängt. (WIDENBAUER.)

Die Möglichkeit der B-Hypovitaminose ist besonders bei einseitiger Milchernährung um so eher gegeben, als eine merkwürdige Lücke klafft zwischen dem relativ hohen Vitamin B-Bedarf von $400\,\gamma$ im ersten Lebensjahr und dem geringen Vitamin B-Gehalt der Milch. Ganz besonders arm an Vitamin B_1 und B_2 ist die Frauenmilch, sie enthält nur Spuren bis $13\,\gamma$. BESSAU hat deshalb angenommen, daß das Brustkind auf eine Vitamin B-Synthese durch die Bifidusbazillen angewiesen sei. 100 g Kuhmilch enthalten nur 24 bis $57\,\gamma$ Aneurin. Bei einem Gehalt von $24\,\gamma$ würde selbst 1 l Kuhmilch nicht ausreichen, um den Bedarf von $400\,\gamma$ zu decken. Es erscheint deshalb sehr wohl möglich, daß der Milchnährschaden mit einer B_1-Hypovitaminose einhergehen kann. Die heilende Wirkung des B-Vitamine enthaltenden Malzextrakts rückt dadurch unserem Verständnis näher.

Sehr häufig ist die Anorexie bei Kindern psychischen Ursprunges, wobei die Kinder keine andere Nahrung als Milch zu sich nehmen wollen. Aber aus dieser einseitigen Ernährung könnte die ursprünglich psychische Anorexie unterbaut und unterstützt werden durch einen wahren Vitamin B_1-Mangel, ebenso wie durch Insuffizienz der Eisenzufuhr.

Für die Therapie der B-Hypovitaminosen im Kindesalter kommen Vitamin B-Zulagen aus Weizenkeimlingen, wäßrigen Extrakten aus Reiskleie, Hefe und Hefeextrakte in Frage. Diese Präparate, wie z. B. Cenovishefeextrakt, Levurinose, Marmite, Bevita usw., müssen teelöffelweise gegeben werden.

Reichlich Vitamin B_1 enthalten Leber, Niere, Eigelb, Fleisch, Linsen, Bohnen, Salate, Kohl, Kartoffeln und besonders auch Nüsse (Haselnüsse 400 γ, Walnüsse 300 γ %).

Vitamin B_2 findet sich ebenfalls in Leber, Niere, Gehirn, Eigelb und Eiereiweiß, Spinat, Erbsen, Weißkohl, Tomaten, Orangen, Zitronen usw.

Reine Vitamin B_1-Präparate sind: Betabion, Betaxin, Benerva in Form von Tabletten und Ampullen.

Hefe und Hefepräparate, ferner besonders auch die rein dargestellten B_1-Präparate zeichnen sich durch appetitanregende und wachstumssteigernde Wirkung aus.

B_1-Präparate wurden von WIDENBAUER angeblich mit Erfolg bei Spasmophilie versucht. Unsere Erfahrungen konnten jedoch keine eklatante Wirkung bestätigen. Dagegen schien uns die Hypertonie der Muskulatur bei gewissen Säuglingen mit dem oben erwähnten Symptomenkomplex der B-Hypovitaminose auf Injektionen von Lactoflavin recht gut anzusprechen. Es scheint sich um Atmungsstörungen in der Muskulatur zu handeln, wobei sich Milchsäure, vielleicht auch Brenztraubensäure, ansammeln und die Muskelfasern zu Dauerkontraktionen reizen.

Für die Diagnose der **C-Hypovitaminose** steht zunächst im Vordergrund der Nachweis einer Endothelschädigung, welche für eine erhöhte Blutungsbereitschaft verantwortlich zu machen ist, z. B. für Zahnfleischblutungen beim Zähneputzen, für das Auftreten von blauen Flecken in der Haut bei geringfügigen mechanischen Einwirkungen, für Nasenbluten usw.

Die Prüfung der Endotheldichte der Kapillaren geschieht mit dem alten RUMPEL-LEEDEschen Stauungsversuche am Arm, der von GÖTHLIN, in neuester Zeit von SEYDERHELM, quantitativ modifiziert worden ist.

Die Prüfung wird nach SEYDERHELM folgendermaßen durchgeführt:

Mit der Staubinde des Blutdruckmeßapparats wird bei einem Druck von 20 mm über dem diastolischen Blutdruck drei Minuten gestaut (Stoppuhr). Nach Abnahme der Binde werden die eventuell aufgetretenen Petechien in der Ellenbeuge und am Unterarm, in seltenen Fällen auch auf dem Handrücken, stets mit der Lupe ausgezählt. Es empfiehlt sich, mindestens zwei Minuten nach der Abnahme der Staubinde zu warten, da die Petechien nicht immer sofort in Erscheinung treten.

Bei der Methode von GÖTHLIN wird bei einem viel niedrigeren Druck (35 bzw. 55 mm Hg) 15 Minuten lang gestaut. Leider ist der GÖTHLIN- bzw. SEYDERHELM-Test nicht strenge beweisend für eine C-Avitaminose, weil er auch bei verschiedenen Infekten, namentlich auch bei Tuberkulose und bei Nierenleiden usw., positiv ausfallen kann.

Für die Diagnose der C-Hypovitaminose haben wir heute sehr handliche Verfahren, welche sich auf den Nachweis der Ascorbinsäureausscheidung im Urin stützen. Die Ascorbinsäure zeichnet sich durch eine ganz starke Reduktionskraft aus und man benutzt ihre Fähigkeit, gewisse Farbstoffe, wie das 2,6-Dichlorphenolindophenol, Methylenblau usw., zu farblosen Verbindungen zu reduzieren,

zu ihrem Nachweis im Urin. Am meisten gebraucht und für die Praxis am geeignetsten ist die sogenannte Sprechstundenmethode nach der Gebrauchsanweisung der Firma Hoffmann La Roche:

Man versetzt 30 ccm Wasser, das angewärmt worden war und in dem eine Tablette
des Indikators aufgelöst wurde, mit 20 ccm Harn. Tritt hierauf sofort oder innerhalb
30 Sekunden Entfärbung ein, so beträgt der Reduktionswert des Harnes mindestens
5 mg% oder darüber. Kommt die Entfärbung in der angegebenen Zeit nicht zustande,
so beträgt der Reduktionswert unter 5 mg%. Dadurch, daß man nicht 20 ccm
Harn, sondern 10 oder 5 ccm zur Indikatorlösung zugibt, läßt sich eine weitere Ab-
stufung des Reduktionswertes erzielen, sind schon 10 ccm Harn imstande, die Indikatorlösung zu reduzieren, so entspricht dies einem Ascorbinsäurewert von 10 mg%
oder darüber. Reduzieren schon 5 ccm Harn, so ist der Ascorbinsäurewert 20 mg%
oder darüber.

Ausscheidungswerte unter 5 mg% im Urin, ein Nüchterngehalt des Blutes an
C-Vitamin unter 0,45%, weisen auf ein Sättigungsdefizit an Vitamin C hin (Normal-
wert für Blut zirka 1 mg% Ascorbinsäure).

Man hat sich nun bemüht, die Größe dieses Sättigungsdefizits durch sogenannte Belastungsproben mit Ascorbinsäure zu bestimmen. Die Ausscheidung
der Ascorbinsäure im Urin erfolgt in der Regel dann, wenn der C-Blutspiegel
sich auf über 1 mg% erhöht.

Wir geben also, wenn wir ein Sättigungsdefizit festgestellt haben, den Kindern
zur Belastung 50 bis 100 bis 300 mg Ascorbinsäure (ein bis sechs Redoxontabletten
per os) so lange, bis 60 bis 80% der eingeführten Ascorbinsäure im Urin wieder
ausgeschieden werden. Diese Ausscheidung von 60 bis 80% wird bei normalen
Kindern meist schon am zweiten, dritten bis vierten Tag erreicht. Die Gesamt-
zufuhr von Ascorbinsäure, die zur Sättigung notwendig war, bezeichnet man als
Belastungsdosis.

Belastungsversuche in der Klinik werden am zweckmäßigsten so durchgeführt,
daß man 100 mg Ascorbinsäure intravenös verabreicht. Drei Stunden nach
der Injektion wird der Urin titriert, normalerweise findet man 40% der injizierten Menge, bei C-Hypovitaminose nur etwa 10% und bei Skorbutkranken
nur 2,5%.

Nach BAUMANN schwankt die physiologische Sättigung des Organismus an
Vitamin C in relativ weiten Grenzen, und zwar zwischen 0 und 30 bis 40 mg
pro Kilogramm Körpergewicht.

Es ist somit aus dem Fehlen der Reduktion bei der Sprechstundenmethode
noch nicht ohne weiteres die Diagnose auf eine C-Hypovitaminose zu stellen.
Es muß noch die Belastungsprobe angeschlossen werden, aber selbst dann muß
die Methode mit Kritik betrachtet werden. Auf eine einmalige C-Belastung
kann der Organismus unter Umständen auch wenig ausscheiden, obgleich er
mit C gesättigt ist. Es kommt also auf die Nierenschwelle an. Diese Nierenschwelle kann ähnlich wie für Kochsalz auch für Ascorbinsäure besonders bei
fieberhaften Zuständen erhöht sein. So hat WOLF gefunden, daß bei fieberhaften
Tuberkulosen bei der Urinuntersuchung scheinbar schwere Sättigungsdefizite
vorliegen können, wobei aber im Blut hohe Werte von Vitamin C festgestellt
werden können. Wie bei den meisten fieberhaften Infekten, findet man eine
verminderte Ascorbinsäureausscheidung besonders bei croupösen Pneumonien
und Bronchopneumonien. Man hat daraus auf eine durch den vermehrten
Vitamin C-Verbrauch bedingte Vitamin C-Hypovitaminose schließen wollen
und besonders bei der croupösen Pneumonie durch starke Zufuhr von Vitamin C
rasche Besserungen gesehen. Bei den kindlichen Bronchopneumonien haben
wir solch prompte Besserung durch starke Vitamin C-Zufuhr nicht bestätigen

können, so daß uns der Schluß aus der verminderten Urinausscheidung besonders im Fieber auf das Vorliegen einer wirklichen C-Hypovitaminose nicht bindend erscheint.

Nach dem primären Ausfall der Reduktionswerte im Urin müßten mehr als 50% ganz normaler Kinder an einer C-Hypovitaminose leiden, obschon man ihnen gar nichts anmerkt. Das kann somit kaum richtig sein, und wir müssen uns vor Augen halten, daß hier die Verhältnisse ähnlich liegen wie bei der Zuckerausscheidung nach Zuckerbelastung. Viele Kinder scheiden eben erst Ascorbinsäure aus, wenn der Ascorbinsäurespiegel im Blut über 1 mg gestiegen ist, und es ist offenbar nicht nötig, für die Gesunderhaltung des Organismus und die Vermeidung der Hypovitaminosen, daß eine so hohe Sättigung des Organismus normalerweise bestehen muß (vgl. auch RIETSCHEL).

Der C-Vitaminbedarf ist ein verhältnismäßig hoher und wird von NEUWEILER auf zirka 6 mg Ascorbinsäure pro Kilogramm Körpergewicht und pro Tag berechnet. Absolut für einen etwa drei Monate alten Säugling 25 bis 35 mg bei einem Tagesbedarf des Erwachsenen von 50 mg.

Zur Vermeidung der C-Hypovitaminose ist es notwendig, etwa nach dem dritten Lebensmonat die Milch mit antiskorbutischen Stoffen zu ergänzen, mit Orangen-, Zitronen-, Tomaten-, Rübensaft (zwei oder mehr Teelöffel täglich). Statt der Fruchtsäfte kann man auch täglich eine halbe bis eine bis zwei Tabletten Redoxon (25 bis 100 mg Ascorbinsäure) pro Tag hinzufügen. Die Frucht- und Gemüsesäfte werden in der Regel von den Säuglingen auch am liebsten genommen. Sie haben zudem eine oft erwünschte, leicht abführende Wirkung. Nach dem fünften bis sechsten Monat wird man auf gemischte Kost übergehen, und hier bildet der Kartoffelbrei eine gute Quelle von Vitamin C, ebenso wie andere Gemüse, Spinat, Blumenkohl, Karotten, Tomaten usw. Reich an Vitamin C sind ferner Hagebutten. Unser einheimisches Obst ist leider ärmer an Vitamin C als die Südfrüchte. Als Injektionspräparate kommen in Betracht: Cebion (Merck), Redoxon (Roche), Cantan (Bayer).

54. Vorlesung.

Essentielle ungesättigte Fettsäuren.

Linol-, Linolen- und Arachidonsäure.

Seit 1929 haben amerikanische Ernährungsforscher und Pädiater versucht, die Bedeutung gewisser ungesättigter Fettsäuren, wie der Linolsäure, in geringerem Grade diejenige der Linolensäure und der Arachidonsäure, für die Ernährung festzustellen.

Was treten für Ausfallserscheinungen auf, wenn diese ungesättigten Fettsäuren in der Nahrung fehlen? Nahrungsmängel an obgenannten ungesättigten Fettsäuren führten in Rattenexperimenten zu der sogenannten BURRSCHEN Krankheit: Trockenheit der Haut, Hautschuppung, Haarausfall an den Hinterpfoten, Nekrosen am Schwanz, welcher ein schachtelhalmartiges Aussehen bekam, verschiedene Störungen von seiten des Nieren- und Genitalapparats. Anderseits war der Stoffwechsel schwer gestört: Vermehrung des Wasserkonsums ohne erhöhtes Urinvolumen, Wachstumshemmung und Tod im Verlauf von acht bis zehn Wochen. Diese schweren Störungen konnten durch Zusatz von 50 bis 100 mg für eine Ration von 10 g, d. h. 1% des Regimes, durch Speoköl oder durch Linolsäure behoben werden.

Essentielle ungesättigte Fettsäuren. Alle gesättigten Fettsäuren und eine ganze Serie ungesättigter Säuren, wie die Ölsäure, waren unwirksam, nur die Linolsäure sowie in geringerem Grade die Linolensäure, die Arachidonsäure und gewisse stark ungesättigte Fettsäuren aus Fischlebertran waren wirksam. Es sind dies die sogenannten essentiellen Fettsäuren, die ebenso unentbehrlich sind wie bestimmte Aminosäuren oder Vitamine. Die essentiellen ungesättigten Fettsäuren wurden auch als *Vitamin F* bezeichnet.

Mangel essentieller ungesättigter Fettsäuren und Ekzem. Mangel an ungesättigten Fettsäuren spielen namentlich beim Ekzem, bei der Dermatitis seborrhoides auch der ekzematisata eine wesentliche Rolle. Solche Ekzemkinder werden oft viele Wochen und Monate lang nahezu fettfrei ernährt und kommen dadurch in einen schweren Zustand der Dystrophie. Im Serum kann dabei eine deutliche Verminderung des Prozentgehalts an ungesättigten Fettsäuren durch Erniedrigung der Jodzahl nachgewiesen werden. Wahrscheinlich wirken die ungesättigten Fettsäuren durch Peroxydbildung und gekoppelte Oxydation als Oxydationskatalysatoren (BERGMANN).

Erfahrungen bei der Ekzembehandlung mit Speckdiät. In solchen Fällen behandelten HANSEN und BURR in Amerika, AZERAD und GRUPPER in Frankreich das Ekzem mit einer Diät, welche reich an ungesättigten Fettsäuren war: mit Speck, Leinöl und Maisöl.

Von besonderem Interesse ist die von diesen Autoren angewendete Speckdiät. Speck enthält nach MOURIQUAND 5 bis 11% ungesättigte Fettsäuren.

Ich habe mit meinem Assistenten BERGER diese Speckdiät an unserer Klinik in folgender Weise durchgeführt:

Verwendet wurde nur fetter Speck aus der Rückenhaut des Schweines, der nur kurze Zeit vorbehandelt wurde (zirka 3 Stunden Liegen in Salzwasser und über Nacht in der Räucherkammer)[1]. Dieser Fettspeck wird sehr fein zerkleinert (Turmix) und mit Brei oder Gemüse vermischt verabreicht. Bei größeren Kindern kann er auch als Brotaufstrich verwendet werden.

Wir konnten an unserer Klinik zeigen, daß man schon mit kleinen Mengen von Speckzulage zur Diät auskommen kann. Wir beginnen mit 5 g täglich und steigen alle 4 bis 8 Tage um weitere 5 g, d. h. auf 10, 15 bis zirka 30 g täglich. Wir schalten dann eine kleine Pause von einigen Tagen ein. Dann fahren wir mit der erreichten Dosis weiter. Selten sind wir bis 30 bis 60 g Speck pro Tag gestiegen. Bei größeren Tagesdosen soll die Menge auf 2 bis 3 Mahlzeiten verteilt werden.

Von wenigen Versagern abgesehen, hat die Speckdiät namentlich bei Ekzemkrankheiten der Säuglinge und Kleinkinder eine unverkennbare eutrophische Wirkung. Nach wochenlangen Gewichtsstillständen beginnt das Gewicht regelmäßig zu steigen. Der Juckreiz vermindert sich oder verschwindet, das Nässen hört auf, die Krusten verdünnen sich, der Blutandrang zur Haut wird herabgesetzt.

Auf die sachgemäße Behandlung des Ekzems und der Dermatitis seborrhoides, z. B. mit Salbenverbänden, Teer usw., kann und darf natürlich nicht verzichtet werden, aber man hat doch den Eindruck, daß die Speckdiät die Heilung wesentlich beschleunigt.

Speckdiät bei Coeliakie. Selbst bei Coeliakiekindern (HERTER) wurde bei vorsichtig ansteigender Dosierung Speck sehr gut ertragen und führte zu kontinuierlichen Gewichtsanstiegen.

Dystrophien. Manche Dystrophien bei Säuglingen und Kleinkindern ließen die eutrophische Wirkung der Speckdiät deutlich durch schöne Gewichtszunahmen erkennen.

---

[1] Diese Prozeduren müssen vom Metzger vorgenommen werden.

Es ist erstaunlich, wie gut dieser Speck von Säuglingen und selbst den so heiklen Coeliakiekindern bei vorsichtig ansteigender Dosierung ertragen wird und seine günstige Heilwirkung entfalten kann.

BERGER und HURNI konnten in Tierexperimenten zeigen, daß nur jene Speckfraktionen, die essentielle Fettsäuren enthielten, die sonst auftretenden Mangelsymptome verhindern. Von dem verwendeten Schweinespeck ergaben Zulagen von 3% der Nahrung eine optimale Wirkung, die durch Steigerung der Menge und höhere Kalorienzufuhr nicht verbessert werden konnte. Ein gehärtetes Fett, bei dem die Wirkung der ungesättigten Fettsäuren eliminiert wurden, ließ die Hautmangelsymptome besonders stark hervortreten.

Diese einfache Speckdiät, wie sie von der Berner Kinderklinik ausgearbeitet wurde, bedeutet nach meiner Ansicht eine wesentliche Bereicherung der diätetischen Möglichkeiten und verdient es, auf breiter Basis in die Kinderheilkunde eingeführt zu werden.

Der deutsche Kinderarzt Dr. SEPP FOLBERTH in Lörrach hat bei vielen Säuglingen und Kindern die Angaben unserer Klinik nachgeprüft und bestätigen können. Er äußert sich ganz begeistert über diese Form der neuen Therapie.

Linacidin. Auch von dem Präparat Linacidin, welches solche ungesättigte Fettsäuren enthält, haben wir schon bei kleinen Dosen von dreimal 1 bis 3 Tropfen einen günstigen Einfluß auf das Ekzem und das Allgemeinbefinden unter Ansteigen der Jodzahl beobachtet. Das Linacidin besteht ausschließlich aus einer Mischung konzentrierter und zu 99,5% gereinigter Fettsäuren, wie der Linol-, Linolen- und Arachidonsäure.

55. Vorlesung.

Die Bedeutung der essentiellen Aminosäuren.

Ein ganz ähnliches Problem wie bei den essentiellen ungesättigten Fettsäuren ergibt sich auch bei den essentiellen Aminosäuren.

Die Aminosäuren. Es gibt viele Tausende von verschiedenen Eiweißstoffen, aber nur ungefähr 30 Aminosäuren, mit denen sie sich zusammensetzen.

Einige Aminosäuren kann der Organismus selber aufbauen, aber etwa zehn können vom menschlichen und tierischen Körper, ähnlich wie Vitamine, nicht synthetisiert werden. Man nennt diese letzteren essentielle Aminosäuren.

Solche essentielle Aminosäuren sind: Lysin, Arginin, Histidin, Tryptophan, Phenylalanin, Leucin und Isoleucin, Valin, Methionin usw.

Als sogenannte entbehrliche Aminosäuren sind zu nennen: Glykokoll, Alanin, Serin, Asparaginsäure, Glutaminsäure, Prolin, Thyrosin und Cystin, Threonin.

Die Aminosäuren lassen sich nach MARTIN und DENT *papierchromatographisch* in einem Tropfen Urin darstellen. Das Lösungsmittel (Phenol, Kollidin usw.) reißt aus den Urintropfen Aminosäuren heraus und wandert in dem Filtrierpapier zu einer für jede Aminosäure bestimmten Höhe. Die Tropfen werden mit Ninhydrin gefärbt. Je nach der Lokalisation, Form und dem Farbton lassen sich die einzelnen Aminosäuren charakterisieren. Auch ihre Konzentration läßt sich einigermaßen ablesen.

Aminosäurestoffwechsel und Aufgaben der Aminosäuren. Wenn Eiweiß genossen wird, so wird es im Verdauungstrakt durch die proteolytischen Enzyme Pepsin, Trypsin und Erepsin zu Polypeptiden und Aminosäuren abgebaut. Die Aminosäuren gelangen dann durch Resorption in den Blutstrom. Verschiedene Körperstellen entnehmen dem Blut gerade die Aminosäuren bzw. Peptide, welche sie selber zur Synthese ihrer zelleigenen Eiweißstoffe benötigen.

Die Aminosäuren werden gebraucht:

1. **Für das Wachstum.** Dieses wird ermöglicht durch Kasein, Glutinin (aus Getreide, aus Mais), Lactalbumin, Ovalbumin. Wachstum kann dagegen nicht stattfinden, wenn als einzige Eiweißkörper Gelatine, Gliadin (aus Weizen), Zeïn (aus Mais), Hordein (aus Gerste) zur Verfügung stehen.

2. **Zur Reparation,** Reproduktion von Zellen und Geweben, besonders von solchen, bei denen ein rascher Verschleiß stattfindet, z. B. Epidermiszellen, Anhangsgebilde der Haut, wie Haare und Nägel, Blutzellen usw. Ferner für alle Heilungsprozesse, bei Wunden, Verbrennungen, Frakturen usw.

3. **Bildung von Enzymen.** Die Aminosäuren haben keine bloß kalorische substituierende Bedeutung, sondern sie wirken ähnlich wie gewisse Vitamine aus Bestandteilen von Fermentsystemen katalytisch auf Stoffwechselvorgänge ein.

4. **Bildung von Hormonen,** z. B. Schilddrüsenhormon (Thyrosin-Dijodthyrosin).

5. **Produktion von Keimzellen.**

6. **Erzeugung von Antitoxinen und andern Abwehrstoffen,** die hauptsächlich an Gammaglobuline im Blutplasma gebunden sind.

Die künstlich gewonnenen Aminosäuren. Die in den letzten Jahren zur klinischen Verwendung gelangenden Aminosäurengemische sind nichts anderes als vorverdaute Proteine und werden meist aus dem fermentativen Abbau von Kasein, Lactalbumin, Fibrinogen oder Leber gewonnen. Ihre hauptsächlichste Bedeutung erhalten sie dadurch, daß sie dem Organismus des Kranken die eigene Verdauungsarbeit ersparen und zu einem rascheren Ersatz zur Erschöpfung neigender Eiweißbestände in den Geweben verhelfen können. So kann die perorale Zufuhr von Aminosäuren indirekt zu einer Vermehrung von Plasmaalbuminen und Globulinen führen. Bei Zuständen von Unterernährung mit Eiweiß kann die Hypoproteinämie nach Aminosäurenzufuhr ·mehr oder weniger rasch auf normale Werte ansteigen.

Ernährung von Frühgeburten. Frühgeburten haben infolge ihres raschen Wachstums einen so hohen Bedarf an Eiweiß, daß er durch die eiweißarme Frauenmilch oft nicht gedeckt werden kann. Man hat deshalb früher gesucht, durch Kaseinpräparate, wie Plasmon, Nutrose, Larosan, die Frauenmilch zu ergänzen. Doch erfordern diese Eiweißpräparate von den zarten Frühgeburten eine Verdauungsleistung, welche sie oft nicht aufzubringen vermögen. Nordische Autoren, wie MAGNUSSON, JORPES u. a., konnten nun zeigen, daß Zulagen von Aminosäuren zur Frauenmilch das Wachstum der Frühgeburten außerordentlich günstig beeinflussen. Die enzymproduzierenden Drüsenzellen sind noch sehr unvollständig entwickelt und es fällt ihnen deshalb schwer, z. B. das Kasein zu verdauen. Aminosäuremischungen sind besonders geeignet, den hohen Ansprüchen der Frühgeborenen auf eiweißreiche, leicht verdauliche und leicht resorbierbare Nahrung zu genügen.

Wir geben bei Frühgeburten das Aminosäurepräparat Nesmida (Nestlé) zu 0,5% als Zusatz zur Frauenmilch oder kondensierter gezuckerter Milch und haben damit schöne Erfolge erzielt.

Akute Ernährungsstörungen der Säuglinge. ADAM sah zuerst in den Aminosäuren einen unterstützenden Faktor im Aufbau einer antibakteriellen Diät. CAMMANN, SCHÄFER und WERNER geben zur Behandlung akuter Dyspepsien 1% Aminosäurengemisch, z. B. zur Karottensuppe oder zu konzentrierten Schleimen. Es ließ sich dadurch der initiale Gewichtsverlust in vielen Fällen verhindern. Der Zusatz von Nesmida „rein" soll in der Regel 1% nicht übersteigen (Gefahr der Toxikose).

Chronische Ernährungsstörungen der Säuglinge. Die Darreichung von Aminosäuren ist besonders indiziert, wenn es infolge von Verdauungsstörungen zu mangelhafter Resorption von Eiweiß und damit zu einer Hypoproteinämie gekommen ist. Es gibt jedoch nach EVERBECK auch latente Eiweißmangelschäden des Kindes, bei denen sich die Serumproteine quantitativ anscheinend normal verhalten, mit normaler Verteilung der Serumfraktionen Albumin zu Globulin. Der Eiweißmangel ist kaschiert, indem die absolute Menge des kreisenden Plasmas vermindert ist.

Coeliakie. Auch bei der chronischen Verdauungsinsuffizienz im Sinne des HERTERschen Infantilismus intestinalis können solche Eiweißmangelschäden auftreten.

Wir verwenden bei solchen Kleinkindern mit Vorteil sogenannte Nesmidasuppen. Das Nesmidapulver findet sich in einem Beutel zu 7,5 g Aminosäuren, welche zur Geschmacksverbesserung mit ,,Oxtail" oder Sellerie aromatisiert sind. Auf einen Teller Suppe verabreichen wir einen halben bis einen ganzen Beutel Aminosäuren, die in dieser Form gern genommen werden, während sonst, namentlich früher, diese Diättherapie an dem schlechten Geschmack der Aminosäuren scheitern konnte.

Cystische Pankreasfibrose (Dysporia entero-broncho-pancreatica, GLANZMANN). Sie geht bei gewissen Formen mit einem Coeliakiesyndrom einher. Hier liegt der fermentative Abbau der Proteine gerade infolge des Fehlens des Pankreasferments Trypsin sehr darnieder und es ist hier die Darreichung von Aminosäurengemischen ganz besonders wertvoll. Das Darniederliegen der Eiweißverdauung verrät sich bei der Dysporie durch den intensiven Fäulnisgeruch der Stühle, der ein ganzes Zimmer verpesten kann. Wegen einer gewissen Insuffizienz der Gallensekretion (Dysporie der Gallenwege) haben die Stühle gelegentlich einen auffallend hell bräunlichen Farbton, im Gegensatz zu den meist pigmentreichen Stühlen bei Coeliakie.

Rekonvaleszenz. In der Rekonvaleszenz bei akuten und chronischen Ernährungsstörungen nach Infektionskrankheiten ist oft eine erhöhte Protein, zufuhr besonders angezeigt. Perorale Aminosäurenverabreichung ist hier wertvoll weil sie die Verdauungsorgane nicht weiter belastet.

Blutkrankheiten. Sehr interessant sind Beziehungen zwischen Aminosäuren und Blutkrankheiten; so stimulieren die Aminosäuren die Hämoglobinsynthese bei gewissen Fällen von alimentärer Anämie. Ferner begünstigt das Histidin die Blutgerinnung (SCHWENKENBECHER). KOHL hat beobachtet, daß die Reaktionszeit bei der Gerinnung nach der Zufuhr der Proteine variiert; gewisse Aminosäuren, wie das Cystin, können diese Gerinnungszeit verkürzen. Dem Methionin wird ein Einfluß auf die Bildung und Retraktion des Blutkuchens zugesprochen. Es erscheint nicht unmöglich, gewisse hämorrhagische Diathesen und plasmatische Thrombopathien und die echte Hämophilie durch Aminosäurengemische günstig zu beeinflussen.

Nephrosen. Bei Nephrosen kommt es oft zu sehr starkem Eiweißverlust durch die Nieren. Zufuhr von Aminosäurengemischen ,,rein", d. h. auch kochsalzfrei, erweist sich auch als sehr nützlich, namentlich um den starken Hydrops zu bekämpfen und die Diurese zu fördern. Interessanterweise wird durch diese Form der Eiweißzufuhr der Reststickstoff meist nicht erhöht.

Leberkrankheiten. Wichtig ist dann ferner die Beeinflussung von Leberkrankheiten, wie Hepatitis epidemica, Lebercirrhose usw., durch die Darreichung von Aminosäuren, wobei namentlich dem Methionin und Cystin große Bedeutung für den Leberschutz bei toxischen Hepatopathien zugesprochen wird.

Therapie mit einzelnen Aminosäuren. Diese bietet noch ein offenes Feld für die Forschung. Zwar ist schon einzelnes bekannt geworden, z. B. die Indikation von Glykokoll für die Behandlung von Muskeldystrophien, Methionin bei Leberkrankheiten. Von besonderem Interesse ist neuerdings das Studium der Glutaminsäure bei geistig debilen Kindern geworden. Es lassen sich, geprüft an psychischen Tests, z. B. am RORSCHACH-Test, an der Psychomotorik gewisse Besserungen durch Glutaminsäure erhoffen. Man verordnet Glutacidgranulat Treupha dreimal 1 Teelöffel in Süßmost oder Apfelpüree nach den Mahlzeiten oder dreimal 2 bis 3 Dragées, ebenfalls unmittelbar nach dem Essen.

Recht gute Erfahrungen haben wir auch mit Euphren forte (Wynlit) gemacht. Eine O. P. zu 100 g Pulver enthält: Natrium-Glutaminat 50,0, Calcium-Magnesium-Inosito-Hexaphosphat 10,0, Vitamin B_1 (Aneurin) 0,1, Vitamin B_{12} (Cyancobalamin) 300 γ, Excipiens q. s. Wir gaben schwer erziehbaren und oligophrenen Kindern vier- bis sechsmal 1 Kaffeelöffel täglich in unmittelbarem Anschluß an die Mahlzeiten. Die Stimmungslage wird gebessert, der intellektuelle und affektive Rapport wird erleichtert. Mitunter werden allerdings die Kinder etwas zu sehr erregt, was zur Unterbrechung der Kur nötigt.

Anwendung der Aminosäuren auf parenteralem Wege. Die Aminosäuren sind keine Allergene mehr. Dies hat den großen Vorteil, daß sie auch parenteral verarbeitet werden können: subcutan, intramuskulär und besonders auch intravenös. Man verwendet z. B. subcutan ein 5%iges Aminosäurengemisch mit 5% Dextrose und Ringerlösung, zu je einem Drittel verdünnt.

Intravenös kann man 0,5 bis 5 g Aminosäurengemisch pro Kilogramm Körpergewicht verabreichen, ebenfalls je ein Drittel Amigenlösung, Glukose- und Ringerlösung.

Gebräuchliche Präparate. Es sind dies Amigen, Aminosol (Vitrum), Aminosäurenpräparat 50/50 (Hoffmann-La Roche), Proteolysat (Oberval), Nesmida (Nestlé).

Nebenwirkungen. Namentlich bei zu rascher Injektion können sich Nebenwirkungen in Form von Übelkeit und Erbrechen zeigen, Wallungen und Fiebersteigerungen, Bauchschmerzen, Zwinkern und Konvulsionen, Phlebitis und Thrombosen.

Essentielle Aminosäuren und Vitamine. Die essentiellen Aminosäuren, die der Organismus nicht selber synthetisieren kann, obschon sie lebenswichtig sind, stehen den Vitaminen nahe. Es handelt sich bei diesen Aminosäuren oft um gewisse katalytische Wirkungen, ähnlich wie bei den Vitaminen. Von Interesse sind Beziehungen von Vitamin B_6 und der Transaminierung und Decarboxylierung von Aminosäuren.

Ein weiteres bekanntes noch ungelöstes Problem ist die wahrscheinlich potenzierende Wirkung der kombinierten Darreichung von essentiellen ungesättigten Fettsäuren und Aminosäurengemischen.

56. Vorlesung.

Die Coeliakie.

Der Engländer GEE hat zuerst dieser merkwürdigen Krankheit den Namen „Celiac-Disease" gegeben. Der Name leitet sich ab von dem griechischen „κοιλία", d. h. Bauch (Magen, Unterleib, Gedärm), es bedeutet dies also Bauchkrankheit, d. h. ein Leiden, bei dem ein großer Bauch im Vordergrund des klinischen Bildes steht. Andere Bezeichnungen sind: HERTERscher Infantilismus intestinalis, weil die Kinder außerordentlich im Wachstum zurückbleiben und deshalb jünger aussehen, als sie in Wirklichkeit sind. HEUBNER hat von chronischer Verdauungsinsuffizienz jenseits des Säuglingsalters gesprochen.

Selten tritt das Leiden schon im späteren Säuglingsalter auf. In weitaus den meisten Fällen verläuft jedoch das Säuglingsalter ohne die geringsten Verdauungsstörungen und erst im zweiten, dritten, vierten und fünften Lebensjahr und noch später treten solche auf, entweder plötzlich oder schleichend. Interessant ist, daß gar nicht selten die Coeliakie sich im Anschluß an eine Infektionskrankheit entwickelt. So habe ich Fälle beobachtet nach Pertussis, nach Grippe, Pneumonie, ja sogar einmal nach der Vakzination, ferner nach akutem Brechdurchfall (alimentärer Intoxikation), nach dysenteriformen oder anderen chronischen Diarrhöen.

Das Krankheitsbild der Coeliakie der Kinder entspricht vollkommen demjenigen der sogenannten einheimischen Sprue bei Erwachsenen. Bei beiden Leiden können wir im klinischen Bild zwei große Hauptgruppen von Erscheinungen unterscheiden:

1. *Eine schwere Resorptionsstörung aus dem Darm.*

2. *Eine sekundäre, sogenannte Polyavitaminose.*

Die Resorptionsstörung äußert sich in auffällig großen Stuhlmengen. Sie füllen einen ganzen Nachttopf voll und sind oft voluminöser als die aufgenommene Nahrung. Charakteristisch sind die kuhfladenartigen, massigen, meist auffällig übelriechenden Stühle, die nur ein- bis zweimal im Tag entleert werden. Mitunter besteht sogar Obstipation. Die Stuhlmassen können ein enormes Gewicht, bis zu 500 g und mehr, erreichen, während das durchschnittliche Stuhlgewicht beim Kleinkind um 50 bis 80 g schwankt. Je nach der Nahrung und der gerade vorliegenden dyspeptischen Störung kann der Charakter der Stühle schwanken. Bei einseitiger Milchernährung sieht man einen weißlich-fett-

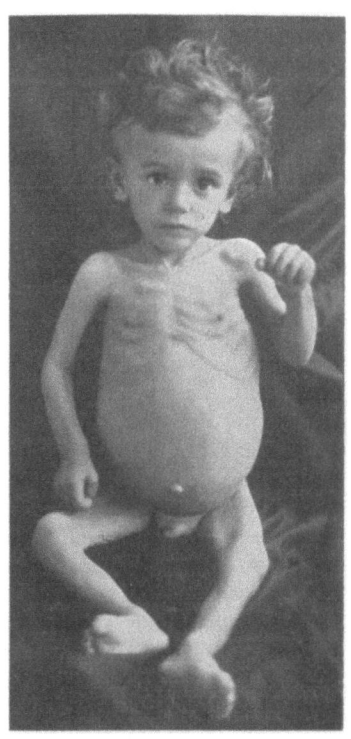

Abb. 16. Coeliakie.

glänzenden Stuhl. Eine weitere Form ist der stark saure, zerfahrene, gärig schäumende Stuhl von bräunlicher Farbe bei Kohlehydraternährung, er gibt eine positive LUGOLsche Probe. Endlich die schleimig-zerfahrenen Stühle. Der Schleim ist entweder innig mit dem Stuhl vermischt oder er bildet einen mehr oder wenig zusammenhängenden Überzug über den Stuhl.

Die zweite auffallende Erscheinung im klinischen Bild ist der große Bauch, von dem ja die Krankheit geradezu ihren Namen bekommen hat. Am deutlichsten tritt der Bauch beim Stehen hervor. Es zeigt sich ein förmlicher Hängebauch, der lebhaft mit dem schmächtigen Thorax und den dünnen, atrophischen Gliedern kontrastiert. Die Atrophie des Körpers ist eine hochgradige, so daß sich die Haut, besonders am Gesäß, in zahlreiche Falten legt (sogenanntes Falten- oder Tabaksbeutelgesäß). Der riesige Bauch fühlt sich weich und schwappend an. Er zeigt Dämpfung in den abhängigen Partien, welche sich bei Lagewechsel verschieben läßt, und man kann sogar meist eine Undulation, einen Wellenschlag nachweisen, wenn man auf der einen Seite dem Bauch kurze Stöße versetzt und dabei auf der anderen Seite diese Stöße mit der tastenden Hand kontrolliert. Es entsteht so ein Krankheitsbild, das einen Ascites vortäuscht und das am häufigsten mit einem wahren Ascites bei tuberkulöser Peritonitis verwechselt wird. Im Unterschied zu einem wirklichen Ascites verschwinden jedoch die Dämpfungen und Undulationen nach einer genügenden Darmentleerung. Nicht immer ist das Abdomen so weich und schwappend, zeitweise kann es durch starke Gasansammlung bei mangelhafter Peristaltik stark gespannt erscheinen. Der Gang eines HERTER-Patienten mit seinem großen Bauch erinnert an den einer hochschwangeren Frau.

Gelegentlich bestehen Störungen von seiten des Magens. Ein- oder mehrmals täglich tritt heftiges Erbrechen auf. Die Säurewerte im Magen sind meist normal, es gibt aber auch Fälle mit verminderter Salzsäuresekretion bis zur ausgesprochenen Achylie.

Die Resorptionsstörung führt zu einer Hemmung des Gewichts- und des Längenwachstums. Die Gewichtskurve der Coeliakiekinder zeigt außerordentlich starke Schwankungen, viel stärkere als bei gesunden, und zwar auch ohne daß erhebliche Durchfälle bestehen. Diese Gewichtsschwankungen können zu einem guten Teil von der Retention und der Entleerung der außerordentlich massigen Stühle, zu einem anderen Teil aber von einer eigentümlichen Störung des Wasseransatzes abhängig sein. Während normalerweise das Wasser fest in das Gefüge des Körpers eingebaut wird, so daß es selbst bei Hunger, Unterernährung, Durchfall nur sehr schwer den Körper wieder verlassen kann, sehen wir bei der Coeliakie, daß das Wasser nur locker gebunden bleibt. Es kann sogar zu alimentären Ödemen kommen und anderseits kann dieses mangelhaft angesetzte Wasser sehr rasch wieder ausgeschieden werden, namentlich zur Zeit von Katastrophen mit durchfälligen Stühlen, so daß es zu gewaltigen Gewichtsstürzen kommt. So entpuppt sich mancher zunächst freudig begrüßter Ansatz während mehreren Tagen als ein Scheinansatz, der von einem Tag zum anderen wieder verlorengehen kann. Diese Erscheinung auffälliger Gewichtsschwankungen infolge mangelhaften Wasseransatzes bezeichnet man als *Hydrolabilität*. Sie ist vermutlich ebenfalls auf die Polyavitaminose zu beziehen.

Coeliakiekinder bleiben nicht nur im Gewichtswachstum, sondern auch im Längenwachstum zurück, dadurch kommt es eben zu der einleitend erwähnten Erscheinung des intestinalen Infantilismus. So hatte einer unserer Patienten im Alter von viereinhalb Jahren nur eine Körperlänge von 82 cm statt normal 99 cm und ein Körpergewicht von 10 kg statt 17,4 kg. Gewicht und Länge des viereinhalbjährigen Knaben entsprachen somit dem eines 15 Monate alten Kindes.

Weitere Erscheinungen der Polyavitaminose sowie der mangelnden Mineralstoffresorption betreffen das Skelet. Am wichtigsten ist die *Osteoporose*. Die Knochen sind kalkarm, durchsichtig, die Spongiosa ist weitmaschig. Die einzelnen Bälkchen sind ganz dünn. Ferner sieht man ganz gewöhnlich an den distalen Enden der Knochen, z. B. am Femur und an der Tibia, parallel verlaufende Schattenstreifen, eine aus horizontalen Linien bestehende Schichtung, die sogenannten Jahresringe. Die dunklen Querstreifen sind der Ausdruck vorübergehender Wachstumshemmung, sozusagen abortive Fugenschlüsse. Sie entstehen durch zeitweises Stillstehen des Knorpelwachstums und übermäßige Kalkablagerung an der Knochenknorpelgrenze. Beginnt das Wachstum von neuem, dann wird diese jahresringartige Knochenleiste diaphysenwärts abgeschoben. In diesen Jahresringen spiegelt sich eben sehr deutlich das eigentümliche Verhalten der Kranken wider. Es wechseln nämlich Perioden auffallend rascher Gewichtszunahme ab mit solchen, in denen das Gewicht stillsteht oder plötzlich jähe Abstürze zeigt.

Gar nicht selten besteht bei der Coeliakie noch eine richtige *floride Spätrachitis*, welche sich in Auftreibungen an den distalen Epiphysen der langen Röhrenknochen und an Deformationen der Beine, besonders X-Beine, äußert (STOOSS).

Die Knochenkerne der Hand- und Fuß-wurzeln treten gewöhnlich verspätet auf.

Auch die Schwesterkrankheit der Rachitis, die *Tetanie*, sieht man bei Coeliakie, und zwar meist in Form von langdauernden Karpopedalspasmen. Zeitweise findet man auch ein positives Facialis- oder Peroneusphänomen.

Ein fast regelmäßiges Symptom ist eine *alimentäre Anämie*, und zwar findet man meist Anämien von chlorotischem Typus, aber es sind auch Fälle mit perniciösem Blutbild (hyperchrome Megalocyten) und Leukopenie beschrieben worden (HOTZ u. a.). Mitunter habe ich bei der Coeliakie eine auffallende Eosinophilie beobachtet.

Die Senkungsgeschwindigkeit der Roten ist in den schlechten Perioden oft ganz erheblich verzögert, in Perioden der Besserung wird sie wieder normal oder sogar leicht beschleunigt.

Unabhängig von dem Grad der Anämie findet man bei der Coeliakie gelegentlich einen deutlich tastbaren derben Milztumor, der den linken Rippenbogen bis zu Handbreite überragen kann.

Wiederholt wurde, besonders früher, das Auftreten von Skorbut mit Haut- und Zahnfleischblutungen und mikroskopischer Hämaturie beobachtet. Ferner sind die Knochen dann auffallend druckempfindlich, es besteht eine mangelhafte Bildung oder Veränderung der intercellulären Kittsubstanzen sowohl im Skelet als auch in den Gefäßen. Es kommt so zu einer Angiodystrophie. Das RUMPEL-LEEDEsche Phänomen ist meist positiv. Die Plättchenzahl, die Blutungs- und Gerinnungszeit sind gar nicht oder nur wenig verändert. Die Entstehung des Skorbuts wird offenbar durch die acidotische Stoffwechselrichtung begünstigt.

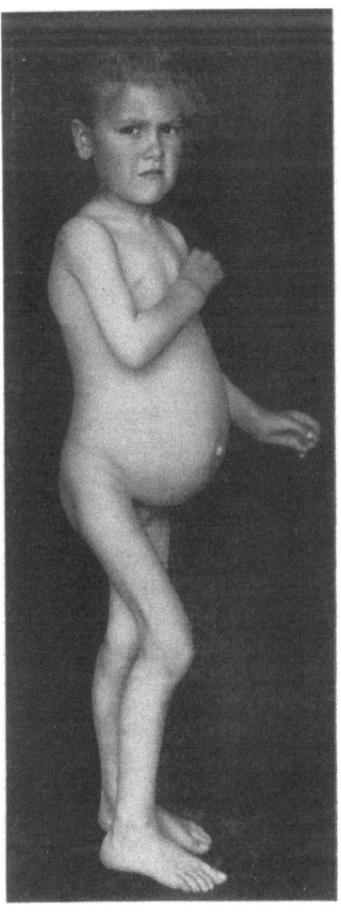

Abb. 17. Mädchen mit Coeliakie, florider Spätrachitis und Milztumor. (Prof. M. STOOSS.) (8 Jahre alt.)

In einzelnen Fällen kann es zu schwerster hämorrhagischer Diathese kommen. Es sind Kinder beobachtet worden, die bei Coeliakie unter dem Bild einer Purpura fulminans mit heftigsten Haut- und Schleimhautblutungen starben. Dabei fand FANCONI eine erhebliche Gerinnungsverzögerung infolge Prothrombinmangels (wie bei K-Avitaminose, DAM), bei normaler Blutungszeit, normaler Retraktilität und vermehrten Plättchenzahlen.

Herz- und Gefäßstörungen können vorkommen, so eine Herzvergrößerung mit beschleunigtem Puls (Vitamin B_1-Mangel?). In Perioden der Verschlechterung kann die Pulsfrequenz sehr stark absinken bis 40 bis 60. Kollapse können auftreten mit kalten lividen Extremitäten.

14 a*

Als Komplikationen wären noch zu erwähnen: Pyelocystitis, ferner eigentümlich dunkelbraunrote Verfärbung des Urins, welche möglicherweise von einer Leberschädigung herrührt.

Die Haut der Hände und Vorderarme, mitunter auch am übrigen Körper, zeigt nicht selten eine an Addison erinnernde, auffallende bräunlich-schwärzliche Pigmentierung.

Die Zungenpapillen sind meist stark atrophisch. Die Zungenschleimhaut zeigt eine glatte, spiegelnde Oberfläche als Ausdruck einer Ariboflavinose.

Die Zähne zeichnen sich durch eine sehr weit verbreitete Caries aus.

Sehr interessant sind die *psychischen* Veränderungen der Kinder mit Coeliakie. Es besteht vor allem ein Mangel an Lebensfreude. Die Kinder nehmen schizoide Charakterhaltungen an. Sie sind in sich gekehrt, scheu, auffallend still, sie schließen, wenn der Arzt kommt. die Augen und wenden den Kopf weg. Erst wenn diese Vogel-Strauß-Politik ohne Erfolg bleibt, kommt es oft zu ausgesprochenen Wutanfällen. Sehr eigenartig ist die Pedanterie dieser Kinder. So diktierte einer unserer kleinen Patienten haargenau die Speisenfolge und duldete keine Abweichung. Andere Kinder wollen immer nur mit einem ganz bestimmten Löffel gefüttert werden, immer nur aus der gleichen Tasse trinken. Das Kind ist unglücklich, wenn die Tasse nicht genau in der Mitte des Tellers und nicht stets am gleichen Platz steht. Mitunter werden auch unablässig stereotype Bewegungen ausgeführt, wie z. B. Kopfwackeln, Aufschlagen mit den Beinen usw. Die an Coeliakie leidenden Kinder wollen oder können auf der Höhe der Krankheit nicht sprechen, äußern sich nur durch Gesten und durch die Mimik oder sie sprechen ganz leise und in oft weinerlichem Ton. Die Sprachentwicklung erscheint oft stark gehemmt, der Sprachschatz kann unter Umständen im Alter von fünf Jahren erst fünf Worte umfassen. Dabei ist die Intelligenz der Kinder mit Coeliakie meist ganz normal, ja sie erscheinen mitunter geradezu altklug. Das Darmleiden ist das Grundübel. Die Veränderungen der Psyche sind auf dasselbe zurückzuführen, und sie schwinden wieder, wenn es den Kindern besser geht. Auf der Höhe der Krankheit wird mitunter auch ein Schwinden der Sehnenreflexe beobachtet.

Die Pathogenese dieses merkwürdigen Leidens ist immer noch nicht restlos aufgeklärt. Man hat eine konstitutionelle Schwäche der Verdauungsorgane angeschuldigt und hat dafür ins Feld geführt, daß die Coeliakie familiär auftreten kann z. B. bei Vater und Sohn, oder bei Zwillingen, oder Vettern. Ich habe eine Familie beobachtet, in der drei Mädchen nacheinander jeweilen im gleichen Alter von 1½ bis 2 Jahren am HERTERschen Infantilismus erkrankten. Ferner findet man bei den Eltern oder Verwandten in den betreffenden Familien sogenannte Magendarmschwächlinge. Doch darf das konstitutionelle Moment nicht überschätzt werden, da wir heute wissen, daß die Krankheit vollkommen heilbar ist.

Im Vordergrunde der Pathogenese steht eine Stauung des Darminhaltes infolge insuffizienter Peristaltik und vollkommen ungenügender Resorption. Röntgenologisch kann man in leichten Fällen eine beschleunigte Passage des Magens, Dünndarms und oft auch des Dickdarms nachweisen. In schweren Fällen ist die Peristaltik auch beschleunigt, aber sie ist unvollständig und erfolglos, da die atonischen Därme den Bariumbrei nicht genügend vorwärts zu schieben vermögen. Man kann deshalb gleichzeitig im Magen und im Mastdarm Barium vorfinden. Die Stauung des Darminhaltes kann so groß sein, daß eine einzige Tierkohlendosis während dreimal 24 Stunden die zweimal täglich entleerten Stühle schwärzen kann (FANCONI). Die pathologische Flüssigkeitsansammlung findet sich hauptsächlich im Dünndarm. Die erschlafften Därme ziehen oft das Mesenterium weit nach unten aus. Die mit Flüssigkeit gefüllten

Därme sind es, welche die Symptome des Pseudoascites bedingen. Die Stauung im Dünndarm wirkt recht häufig auch auf den Magen zurück, so daß es zu Erbrechen kommen kann.

Die Stauung im Dünndarm infolge der Atonie des Darmes und der Resorptionsstörung führt zu einer außerordentlich großen Intoleranz gegenüber Kohlehydraten. Hauptsächlich betroffen ist die Verdauung, die Resorption und Verwertung der gewöhnlichen Kohlehydrate, also der Zucker, Schleime und Mehle. Unglaublich kleine Zucker- oder Mehlmengen, 5 bis 20 g im Tag, vermögen bei diesen Kindern unter Umständen schwerste Katastrophen mit heftigen Durchfällen auszulösen. Die Coeliakiekinder verhalten sich ähnlich wie die nebennierenlosen Ratten VERZÁRs, welche nach peroraler Glucosezufuhr raschestens zugrunde gehen. Die nicht resorbierten Zucker entziehen dem Organismus viel Wasser in den Darm.

Auch die Regelung des Blutzuckerspiegels hat bei den HERTER-Kindern gelitten. Man findet eine Hypoglykämie, allerdings leichten Grades, und nach Zuckerbelastung steigt der Blutzucker nicht wie beim Normalen an, oder die Kurve verläuft nur äußerst schwach.

Außer den Kohlehydraten werden auch die Fette sehr schlecht resorbiert. Ja, es wird oft sogar Fett in den Darm ausgeschieden, so daß die Stühle mehr Fett enthalten, als mit der Nahrung zugeführt wird. Im Gegensatz zu den Fettstühlen bei Pankreasinsuffizienz besteht das Fett nicht nur aus Neutralfett, sondern die Fette sind gespalten, der Stuhl enthält Fettsäuren und vor allem Seifen. Die Störung der Fettresorption ist zum Teil auf die Kohlehydratintoleranz zurückzuführen, denn, wenn es gelingt, z. B. bei Ernährung mit Eiweißmilch, welche fast so viel Fett enthält wie die Vollmilch, die Kohlehydrattoleranz zu heben, so wird auch die Resorption des Fettes gebessert (BRENNEMANN).

Die Resorptionsstörung betrifft aber auch die Vitamine, so daß es, wie erwähnt, zu einer sekundären Polyavitaminose kommt. Gehemmt ist offenbar, entsprechend der Fettresorptionsstörung, die Resorption der fettlöslichen Vitamine A und D, was uns die Wachstumshemmung, die Osteoporose, Spätrachitis und Tetanie bei diesen Kindern erklären kann.

Es ist nun sehr interessant, daß wahrscheinlich auch das fettlösliche Vitamin K bei besonders schweren Fällen von Coeliakie eine Rolle spielen kann und ähnlich wie bei Kücken zu schwerster hämorrhagischer Diathese mit Herabsetzung der Gerinnungsfähigkeit des Blutes infolge Mangel an Prothrombin (FANCONI) führen kann. Dies ist wohl dadurch möglich, daß Gärungsprozesse im Dickdarm bei der Coeliakie die Synthese des Vitamins K verhindern.

Aber nicht nur die fettlöslichen Vitamine werden nicht resorbiert, sondern auch die Aufsaugung der wasserlöslichen Vitamine, insbesondere des Vitamin C leidet, so daß es trotz vitamin-C-haltiger Nahrung zu skorbutischen Veränderungen kommen kann. Auch der wasserlösliche Vitamin B-Komplex ist nicht unbeteiligt. Auf einen Vitamin B_1-Mangel sind vielleicht Herzstörungen, Abschwächung der Patellarreflexe zu beziehen, mit einem Vitamin B_2-Mangel hängt sicher die Atrophie der Zungenpapillen zusammen.

Einer der wichtigsten Vertreter im Vitamin B_2-Komplex ist das Lactoflavin, welches phosphoryliert werden muß und dann zusammen mit Eiweiß das sogenannte gelbe Atmungsferment bildet.

Dieses gelbe Atmungsferment ist von großer Bedeutung auch für eine normale Funktion der Nebennierenrinde. Die Nebennierenrinde bildet ein Hormon, das eine selektive Glucoseresorption bewirkt, in dem die Zucker phosphoryliert werden und nur in dieser Form zur Resorption gelangen. Ganz Ähnliches gilt nach VERZÁR auch für die Fettsäuren, welche ebenfalls in der Darmschleimhaut phosphoryliert werden und so zur Resorption gelangen. Bei mangelhafter Tätigkeit des Nebennierenrindenhormons gerät also nicht nur die Zucker-, sondern auch die Fettresorption ins Stocken. Die früher erwähnte geblichbraune Pigmentierung der Haut bei vielen Coeliakiefällen, die an Addison erinnert, könnte auf eine solche Nebennierenschwäche hindeuten. Sie wäre veranlaßt durch den Versuch der Haut als Kompensation für die Nebennereninsuffizienz adrenalinähnliche Stoffe zu bilden, die sich in der Haut bräunen.

Das Primum movens könnte bei der Coeliakie ein Mangel an Lactoflavin bzw. nach neuesten Erfahrungen ein Defizit an Folsäure (Folic-acid) sein. Vielleicht ursprünglich nur relativ bei einer zu einseitig kohlehydratreichen Ernährung. Es ist hier an zu lange fortgesetzte, einseitige Schleim- und Mehlernährung zu denken, welche bei Anlaß von Verdauungsstörungen, insbesondere auch im Anschluß an Infekte eingeleitet wurde. Der Lactoflavinmangel führt dann zu Nebennierenrindenschwäche, und diese wirkt sich wieder aus in dem Absinken des Phosphorylierungshormons und in der schweren Resorptionsstörung der Kohlehydrate und Fette. Die Neigung zu Hypoglykämie, der ganz mangelhafte Anstieg des Blutzuckerspiegels bei Belastung wäre auch als ein Symptom der Nebennierenschwäche anzusehen.

Es ist nun sehr interessant, daß ich nach Lactoflavininjektionen ein auffallend rasches Abblassen der bräunlichen Pigmentierung beobachtete, ferner zeigte die Blutzuckerkurve nach etwa achttägiger Vorbehandlung mit Lactoflavin auf Dextrosebelastung einen viel stärkeren und rascheren Anstieg.

Die Darmstörungen beeinflussen ferner den Mineralstoffwechsel. Sehr viele Basen werden mit den Verdauungssäften in den Darm ausgeschieden und können nicht mehr oder nur in ungenügendem Maße zurückresorbiert werden, da sie durch die Säuren im Darm gebunden werden. Die Folge davon ist eine Acidose der Körpersäfte, namentlich bedingt durch die Chlor- und Bicarbonationen, während der Phosphatspiegel zur Kompensation mehr oder weniger erniedrigt ist. Es besteht also eine Hypophosphatämie, welche ihrerseits wiederum Rachitis und Osteoporose, Muskelschwäche und allgemeine Verzögerung des Wachstums mitbewirken kann. Auch die Kalk- und Eisenresorption erscheint gestört.

Die Zeit liegt noch nicht sehr weit zurück, zu der man diesem eigenartigen Leiden gegenüber ziemlich hilflos dastand, bevor man erkannte, worauf es im wesentlichen ankam, nämlich daß Zucker, Schleime, Stärkemehle oder Kartoffeln in jeder Form, auch als Brot, Keks, Zwieback, Puddings und andere süße Speisen, Porridges, so wie die gewöhnliche Milch völlig aus der Diät ausgeschlossen werden müssen. Von großer Wichtigkeit war dann die Entdeckung von SIDNEY HAAS, daß im Gegensatz zu allen anderen Kohlehydraten diejenigen der reifen Bananen von diesen Fällen sehr gut vertragen wurden. In der Schweiz hat FANCONI das Verdienst, eine Bananen-Früchte-Gemüse-Buttermilch-Diät für die Coeliakie ausgearbeitet und eingeführt zu haben. Diese günstige Eigenschaft der rohen reifen Bananen beruht wahrscheinlich darauf, daß dieselben Stärke zu hydrolysieren vermögen und den Rohrzucker durch die Wirkung eines Enzyms in Inwertzucker oder Fructose überführen. Im Gegensatz zu Glucose und allen anderen Zuckern wird dieses Kohlehydrat bei den Coeliakiepatienten im Darm toleriert und gelangt zur Resorption. Gibt man bei den Coeliakiepatienten Fructose, wie sie z. B. in den Bananen enthalten ist, so steigt die Blutzuckerkurve in annähernd normaler Weise an, was bei anderen Zuckerarten nicht der Fall ist. Diese Tatsache, daß eben die Bananen hauptsächlich die leicht assimilierbare Fructose enthalten, erklärt ihre günstige Wirkung bei dieser Krankheit. Diese wird ganz besonders dadurch begünstigt, daß die Bananen keine intestinale Gärung erzeugen und in großen Mengen gegeben werden können, ohne dünne Stühle hervorzurufen. Man findet in den Stühlen bei Bananendiät nicht einmal eine Jodreaktion auf Stärke. Die Bananen regen durch Quellungsvorgänge im Darm die Peristaltik an, reizen vielleicht die Darmwand auch zu einem besseren Tonus. Der Darm kann sich um den festeren Inhalt besser zusammenziehen und es wird dadurch auch die so wichtige Motilitätsstörung bei der Coeliakie wirksam bekämpft. Ferner sind die Bananen, ebenso wie Gemüse und Fruchtsäfte, reich an Basen und bekämpfen dadurch sowohl

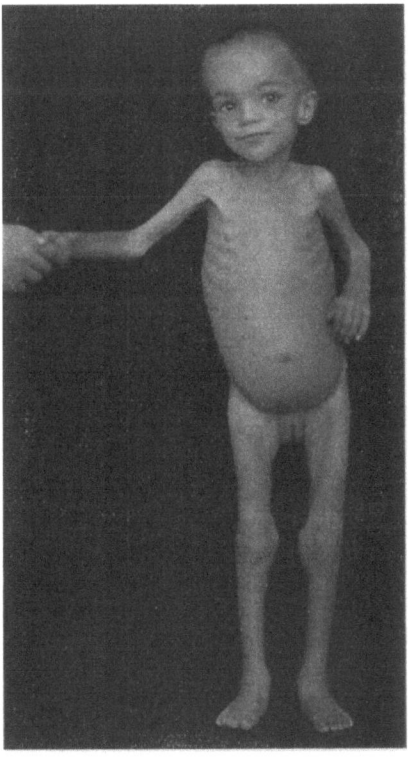 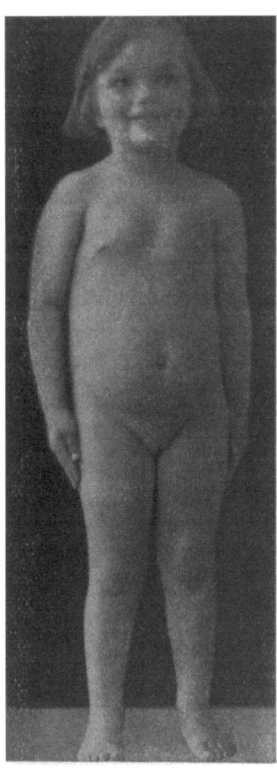

Abb. 18. Schwere Coeliakie. Viereinhalbjähriges Kind.

Abb. 19. Dasselbe Kind nach der Heilung.

die Gärung im Darm (die Stühle werden alkalisch), als auch die acidotische Stoffwechselstörung beim HERTERschen Infantilismus. Die Änderung der Acidose bei Bananendiät läßt sich auch daran erkennen, daß die von uns regelmäßig an der untersten Grenze der Norm gefundene Alkalireserve wieder ansteigt, die Urinacidität und auch die Ausscheidung von organischen Säuren im Urin abnimmt.

Wir leiten die Behandlung der Coeliakie mit ein bis zwei Bananentagen ein, bei denen die Kinder je nach dem Alter einen Brei von vier bis sechs bis acht Bananen, auf vier Mahlzeiten verteilt, erhalten. Dazu geben wir etwas Schwarztee. Nach den reinen Bananentagen beginnen wir mit dem Zusatz von Trockenbuttermilch, Eledon, dreimal 10 g. Wir rühren die Buttermilch mit ganz wenig Wasser an und vermischen sie mit dem Bananenbrei. Dann steigen wir etwa jeden zweiten, dritten Tag mit dem Buttermilchzusatz auf dreimal 15 bis dreimal 20 g, selten höher. Ist eine gewisse Besserung erreicht, so ersetzen wir zunächst den Bananen-brei mittags durch einen Brühreis und geben etwas Gemüse in fein püriertter Form, wie Karotten, Linsen, Spargeln usw., bei. Je nach Bedarf muß die Zahl der Bananen auf 8 bis 10 bis 16 pro Tag gesteigert werden. Der große Vorteil der Banane gegen-über allen anderen Früchten, auch gegenüber den Äpfeln, liegt in ihrem Kalorien-reichtum. Eine Banane von etwa 100 g Gewicht enthält gerade rund 100 Kalorien. So gelingt es bei diesen Kindern den hohen Kalorienbedarf mittels der Bananen zu decken, ohne Verdauungsstörungen riskieren zu müssen, was mit anderen Kohlehydraten oder mit Fetten wegen der Verdauungsinsuffizienz, mit anderer vegetabilischer Rohkost wegen der Kalorienarmut einfach nicht möglich wäre. Diese Kinder mit Coeliakie haben einen sehr großen, gierigen Appetit, und bei der großen Masse der Pflanzennahrung ist es notwendig, alle Wochen einmal den Magen-Darmkanal durch die Gabe von einem Teelöffel Ricinusöl zu entleeren. Es erscheint überhaupt sehr wichtig, die Chymusstagnation möglichst zu ver-meiden, da sich sonst im Chymus heftige Zersetzungsvorgänge abspielen, die den Darm immer wieder reizen. Die Chymusstagnation wird durch die eigenartige Atonie des Darmes begünstigt, und ich habe deshalb auch schon versucht, durch Strychnin diese Atonie zu beheben, z. B. in Form von Strychninsuppositorien zu einem halben Milligramm oder Tinctura nucis vomicae zwei- bis dreimal drei bis fünf Tropfen. Ferner kann man auch durch Bauchmassage die Zirkulations- und Peristaltikverhältnisse im Abdomen zu bessern versuchen.

Eine richtige Zunahme setzt bei den Coeliakiekindern gewöhnlich erst dann ein, wenn wir noch Leber beigeben. Wir beginnen mit etwa 20 g rohem Leber-püree, den wir durch Durchpassieren der Leber durch die Fleischpresse gewinnen, und steigern allmählich die Menge bis auf 50 bis 100 g täglich. Wir mischen das ziemlich flüssige Lebermus einer Gemüsebouillon bei. In dieser Form wird die rohe Leber von den Kindern ohne Schwierigkeit genommen. Die Leber ist bei der Behandlung der Coeliakie deshalb so wichtig, weil sie besonders reich ist an Wachstumsvitaminen, Vitamin A, Vitamin B_1, ganz besonders Vitamin B_2, Lactoflavin. Die Lebertherapie der Coeliakie wirkt in ganz ähnlicher Weise fast spezifisch wie bei der perniciösen Anämie. Auch die Begleitanämien werden durch Leber, eventuell kombiniert mit ascorbinsaurem Eisen (Ferro 66), erstaun-lich rasch geheilt. In der Leber findet sich auch C-Vitamin. Dieses hilft auch mit, das gewöhnlich vorhandene, sehr große Sättigungsdefizit an Vitamin C bei der Coeliakie zu decken.

Infolge des Bananenmangels im Kriege mußten dieselben durch Rohapfelbrei ersetzt werden. Ich habe ferner entdeckt, daß Linsenmus von Coeliakie-patienten vorzüglich vertragen wird und habe dasselbe in der Mittag- eventuell auch in der Abendmahlzeit eingeführt. Ferner wirkt vorübergehend günstig das Johannisbrotmehl (Arobon Nestlé). Bei protrahiertem Gebrauch werden leider die Stühle zu massig. Auch entspricht der Kaloriengehalt nicht demjenigen der Bananen.

Wir gelangen schließlich bei der Coeliakie zu folgender Diät, welche wochen- und monatelang durchgeführt werden muß und kann:

1. Frühstück: Bananenbrei aus drei Bananen, mit dem Schneebesen ge-schlagen und mit 30 g Trockenbuttermilch (Eledon) vermischt. Beimischung von 1 bis 2 geriebenen Äpfeln ist imstande, den Bananengeschmack zu verbessern, so daß der Bananenbrei gewissen sensiblen Kindern besser zusagt.

2. Vormittags: Eine Banane.

3. Mittags: Gemüse: Karotten- und Linsenmus,[1] später Spargeln, Blumenkohl.

4. Nachmittags: Bananenbrei aus zwei bis drei Bananen mit 30 g Eledon.

5. Abends: Brühreis mit Kalbsmilken oder zartem Zungenfleisch. Abwechslungsweise kann auch eine Omelette, bereitet aus Eigelb und Sojamehl, gegeben werden. 100 ccm Zitronen-, Heidelbeer- oder Himbeersaft, ohne Zucker. Schlecht vertragen wird Kartoffelpüree.

Bei dieser Kost nehmen die Coeliakiepatienten, wenn die ersten Anpassungserscheinungen vorüber sind, sehr schön und regelmäßig zu. Allgemeinbefinden, Hautfarbe und Stimmung werden zusehends besser.

Von großer Wichtigkeit hat sich auch die Behandlung der Coeliakie mit Vitaminen des B-Komplexes erwiesen. Bei flüssigen Stühlen führt eine Injektionskur mit Nikotinsäureamid (Benicot Roche, Vi-Nicotyl Wander 50 bis 100 mg) zur Entwässerung der Stühle und zu besserer Fettresorption. Sind die Stühle nicht allzu dünn, so führt Beflavin (Lactoflavin) per os 1 bis 2 Tabletten täglich zu schöner Gewichtszunahme. Auch Nikotinsäureamid, 3mal $\frac{1}{2}$ Tablette zu 100 mg, kann dann längere Zeit peroral verabreicht werden.

Am besten unter den Vitaminen des B-Komplexes hat sich zur Ergänzung obiger Diät das neu entdeckte Vitamin Folic acid (Fol- oder Blattsäure) bewährt. Bei dünnen Stühlen gibt man eine Ampulle zu 15 mg, sonst 3- bis 4mal eine gelbe Tablette Folvite (LEDERLE, N. Y.) zu 5 mg oder Folbal (Geigy). Symptomatisch zur Bekämpfung interkurrenter Durchfälle haben sich uns Entero-Vioformtabletten (Ciba) bewährt.

Ist die Reparation genügend weit fortgeschritten, was nach Wochen und Monaten der Fall ist, haben die Stühle ihren massigen Charakter verloren, und werden kleine und geformte Stühle seit längerer Zeit entleert, so kann man dazu übergehen, die Trockenbuttermilch (An Stelle von Trockenbuttermilch kann man auch eine Periode mit Trockeneiweißmilch unter Zusatz von Nutromalt 3 bis 5% und mehr einschalten) durch Milchsäurevollmilch in Pulverform (Pelargon) zu ersetzen oder zunächst die eine Mahlzeit am Morgen gewöhnliche Milchsäurevollmilch zu verabreichen. Zuletzt und am vorsichtigsten müssen wieder Kohlehydrate gegeben werden, zunächst in Form von Keks, etwas Kartoffelpüree mit leichtem Butterzusatz, Toast usw. Schließlich wird die Toleranz so gesteigert, daß nun auch gewöhnliche Milch, Brot und Mehlspeisen in mäßigen Mengen vertragen und in normaler Weise verdaut und resorbiert werden. Es ist jedoch noch während Jahren vor übermäßiger Milch- und Kohlehydratzufuhr zu warnen, da sonst Rückfälle eintreten können. Bei solchen Rückfällen muß man sofort wieder Bananentage einschalten und mit der Diät von vorn anfangen.

Vor noch nicht so langer Zeit war das Krankheitsbild der chronischen Verdauungsinsuffizienz eine wahre Crux der Kinderärzte. Es konnten, wenn überhaupt, nur ganz kurz vorübergehende Besserungen erzielt werden, die von um so schlimmeren Katastrophen wieder unterbrochen wurden. Schließlich starben fast alle diese Kinder an irgendwelchen infektiösen Komplikationen, und die, welche mit dem Leben davonkamen, hatten jahrelang schwere Ernährungsstörungen und auch seelische Leiden zu erdulden. Trotzdem die Pathogenese und Natur der Krankheit noch recht dunkel sind, haben wir doch gelernt, des Leidens in absehbarer Zeit und mit sicherem Erfolge Herr zu werden. Das ist um so interessanter, weil die wesentliche Behandlung eine diätetische ist. Heute können wir die Behandlung der Coeliakie zu den Triumphen der diätetischen Therapie rechnen. Früher standen wir einem solchen Fall fast hilflos gegenüber

---

[1] Zubereitung siehe Vorlesung 29, Seite 112.

und fürchteten einen solchen Patienten in Behandlung zu bekommen, heute ist
es ganz anders, heute freuen wir uns direkt, denn wir fühlen uns genügend sicher,
dem schwerkranken Coeliakiekind das Leben zu retten und ihm Gesundheit und
Lebensfreude wiederzugeben.

Akute Ernährungsstörungen der Säuglinge.

57. Vorlesung.

Diarrhöen, Allgemeines.

Allgemeine Betrachtungen.

Vor noch nicht allzu langer Zeit bildeten Durchfälle im ersten Lebensjahr
die allerhäufigste Todesursache. Die Letalität aus dieser Quelle ist in den letzten
Jahren stark zurückgegangen, so daß der so gefürchtete Sommergipfel der
Säuglingssterblichkeit selbst in sehr heißen Jahren, wie 1921 oder 1928, kaum
mehr zum Vorschein gekommen ist. Es ist offenbar den Bestrebungen der
Kinderärzte um Verbesserung der Säuglingsernährung gelungen, wichtige Ursachen der Sommerdiarrhöen zum Verschwinden zu bringen.

Säuglinge neigen mehr zu Durchfällen als die älteren Kinder. Das hängt
von verschiedenen Faktoren ab. Der Magensaft des Säuglings enthält weniger
Pepsin und Lab, vor allem aber weniger Salzsäure als derjenige älterer Individuen. Der Magensaft des Säuglings ist eben auf die Verdauung der eiweißarmen
Frauenmilch eingestellt. Es bilden sich bei der Frauenmilch nur feine Gerinnsel
und es bleibt noch genug freie Salzsäure übrig, um das Bakterienwachstum
in Schranken zu halten. Diese Azidität im Magen und Duodenum ist ein wichtiger
Faktor, um die oberen Dünndarmabschnitte möglichst keimfrei zu erhalten.
Erst der Dickdarm ist beim Brustkind von einer fast ausschließlichen Grampositiven Bifidusflora besiedelt, während im Dickdarm des Flaschenkindes
die Gram-negativen Kolibazillen vorherrschen.

Bei Überfütterung, z. B. mit Kuhmilch, wird die Magensäure durch die
Pufferwirkung des Caseins stark gebunden, die desinfizierende Wirkung leidet,
die groben Gerinnsel verzögern die Magenentleerung und die Darmpassage
und locken Bakterien aus den unteren Darmabschnitten an. Wird in zu kurzen
Intervallen immer wieder Nahrung verabreicht, so hat der Magen-Darmkanal
keine rechte Möglichkeit, durch Autosterilisation bei der Leerstellung sich immer
wieder von etwa eingedrungenen Keimen zu reinigen.

Überfütterung bildet jedoch heutzutage verhältnismäßig selten die einzige
Ursache für akute Dyspepsien.

Eine viel größere Rolle als alimentäre Ursachen spielen Infekte bei der Auslösung von Durchfällen. Jede fieberhafte Infektion führt zu einer herabgesetzten
Sekretion von Magensaft, von Magen- und Pankreasfermenten. Gewisse
parenterale Infektionen, wie eine Rhinopharyngitis, eine Otitis media, führen
leichter zu Durchfällen als z. B. eine Pyelitis. Außerordentlich häufig findet
man eine akute Rhinopharyngitis als Ursache einer akuten Dyspepsie beim
Säugling. Gerade bei Brustkindern und sonst regelrecht ernährten Säuglingen
kommt als Ursache der Diarrhöen fast ausschließlich eine Infektion außerhalb
des Magen-Darmkanals in Betracht.

Auch die Sommerhitze führt ähnlich wie das Fieber zu einer Herabsetzung
der Sekretion von Magen- und Verdauungssäften. Dazu kommt noch, daß im

Sommer die Milch oft die reinste Bakterienbrühe darstellt, wobei einzelne dieser Bakterien pathogen sein können, z. B. sogenannte Dyspepsiecoli.

Unterernährte Kinder aus irgendeinem Grunde haben eine herabgesetzte Magen- und Fermentsekretion, sie haben ferner eine verminderte Widerstandsfähigkeit, um die Darmbakterien in Schranken zu halten.

Das Wichtigste bei der Auslösung von Durchfällen beim Säugling ist das Aufsteigen der Darmbakterien aus dem Dickdarm in die oberen Darmabschnitte. Während nämlich bei normalen Säuglingen bei der Aushöberung des Darminhaltes mit der Duodenalsonde der Inhalt keimfrei befunden wurde, haben die Untersuchungen von MORO, PLANTENGA, ARNOLD u. a. ergeben, daß eine mehr oder weniger reichliche Bakterienflora angetroffen wird, sobald das Kind an einer akuten Dyspepsie erkrankt ist. Die Bakterien werden besonders dadurch angelockt, daß z. B. bei Überfütterung oder bei Ernährung von schwer verdaulicher Kost der Chymus infolge Resorptionsstörung länger stagniert. Dieselben Colibazillen, welche im Dickdarm unschädlich, ja für den Organismus durch den Abbau der Nahrungsreste und die Anregung der Dickdarmperistaltik nützlich sind, entfalten eine außerordentlich schädliche Wirkung, wenn es ihnen gelingt, in den Dünndarm hinaufzusteigen. Sie finden hier einen ganz anderen Nährboden und sind imstande, die fermentativen Verdauungsvorgänge auf das empfindlichste zu stören. Ja, die Colibazillen können so virulent werden, daß sie direkt das Schleimhautepithel besiedeln und angreifen können. Sie vermögen sogar gelegentlich die Darmschleimhaut zu durchdringen, in den Ductus thoracicus und in das Blut des Säuglings einzubrechen. So konnten bei schweren Verdauungsstörungen in den Blutkulturen der Säuglinge nicht so selten Colibazillen nachgewiesen werden. Anderseits bilden die Colibazillen Toxine, welche den Körper vergiften. PLANTENGA hat gezeigt, daß man durch Darreichung von Kulturfiltraten von Colibazillen per os Erbrechen und Durchfälle auslösen kann, nicht jedoch bei rectaler Einführung der Filtrate. Es handelt sich dabei wahrscheinlich um Histamin und andere proteinogene Amine, weniger um Coliendotoxine, denn letztere erzeugen keine Symptome. Einzelne Colirassen vermögen reichlich Histamin und histaminähnliche Substanzen zu erzeugen, andere nicht. Injiziert man Histamin selbst in geringen Mengen, so verursacht es Erbrechen, Durchfall, Hydrolabilität und Schock. Führt man es aber vom Magen-Darmkanal aus ein, so hat es gewöhnlich keine toxischen Wirkungen. Der normale Organismus verfügt also über die Möglichkeit, Histamin und andere proteinogene Amine, sei es in der Darmwand, sei es ganz besonders in der Leber zu entgiften. Diese Fähigkeit kann aber, wie wir noch sehen werden, verlorengehen und dann zu schweren Vergiftungssymptomen führen.

Eine geringere Rolle wie die endogene Infektion, d. h. die Aszension der Colibazillen in die oberen Darmabschnitte, spielt die direkte Infektion des Magen-Darmkanals durch von außen eingeführte Keime, z. B. Dyspepsiecoli, Paratyphus, Keime der Enteritis und besonders der Dysenteriegruppe (SHIGA- und Pseudodysenterie).

Neben den eigentlichen, pathogenen Mikroorganismen können auch saprophytische Keime außerhalb des Organismus, z. B. in der Milch, darmreizende Zersetzungsprodukte erzeugen, so z. B. die eiweißzersetzenden Organismen der Proteusgruppe von FLÜGGE, möglicherweise auch der Gasbacillus und andere noch nicht beschriebene Keime. Diese Art von Durchfällen ist gewöhnlich von kurzer Dauer und wird selten von schwereren Erscheinungen begleitet.

Auch der Zustand des Nervensystems spielt nicht selten eine Rolle bei der Auslösung von Durchfällen, es handelt sich oft um eine Hypertonie und Hypermotilität des ganzen Magen-Darmkanals, welcher bei sensiblen und nervösen Säuglingen schon auf ganz geringe Reize ungewöhnlich heftig reagiert.

Wichtig zu wissen ist, daß selbst der Hunger gar nicht selten zu Durchfällen Anlaß geben kann. Man spricht deshalb von Hungerdiarrhöen. Es kommt nämlich infolge des Hungers oft zu einer Hypermotilität des Magen-Darmkanals (Hungerkontraktionen). Die Unterernährung führt zu einer Abnahme der Absonderung der Verdauungssäfte und zu einem Sinken der natürlichen Immunität gegenüber den Darmbakterien.

Von großer Wichtigkeit ist auch eine ungenügende Wasserzufuhr. Vermag die Wasseraufnahme die Verluste im Urin und Stuhl bei der Atmung und Perspiratio insensibilis nicht zu decken, so entsteht der Zustand der Anhydrämie. Gerade diese Anhydrämie erzeugt leicht Durchfälle, welche gewöhnlich von Intoxikationserscheinungen begleitet sind.

Die Säuglingsdiarrhöen stellen somit keine irgendwie einheitliche Krankheit dar. Der Durchfall ist nur ein Symptom, welches, wie wir gezeigt haben, durch sehr verschiedene Ursachen ausgelöst werden kann.

58. Vorlesung.

Die Verwendung von Schlackenstoffen (Karottensuppe, Johannisbrotmehl) zur Behandlung von gewöhnlichen Durchfallerkrankungen des Säuglings.

Eine ähnliche Umwälzung wie die Einführung von Sauermilchen für das Flaschenkind bedeutet die moderne Behandlung von Dyspepsien, den gewöhnlichen Durchfallerkrankungen des Säuglings, durch Schlackenstoffe.

Die früher übliche Teediät führte wohl zum Nachlassen des Durchfalls, aber die schwarzen Stühle blieben dünn und substanzarm, weil eben kein stuhlbildendes Material mehr vorhanden war. Es kam deshalb darauf an, nach solchen Substanzen Umschau zu halten, welche den unverdaulichen Nahrungsrest erhöhen und als Schlacke zur Ausscheidung gelangen. Unter diesen steht an erster Stelle die Stütz- und Hüllensubstanz der Pflanzen, die Zellulose. Die reine Zellulose (Filtrierpapier) gibt zwar dem Stuhle Form, hat aber sonst keine günstige antidyspeptische Wirkung. Auch RUBNER, welcher die günstig wirkenden Schlackenstoffe als *Allektine* bezeichnet, sagt, daß der reinen Zellulose solche Allektinwirkung nicht zukomme. In inniger Verbindung mit der Zellulose mit ihren langgliederigen Molekülketten finden sich in der Mittellamelle gewissermaßen als eine Art interzellulären Zementes Hemizellulosen vom Typus der Pentosane und Hexosane (Xylose und Mannose) und ganz besonders das sogenannte wasserunlösliche Protopektin oder die Pektose. Diese Protopektine machen eine sogenannte Pektinmetamorphose durch, wobei sie durch fermentative Prozesse in Hydropektine oder das wasserlösliche Pektin übergehen. Das wasserlösliche Pektin ergibt durch Hydrolyse Arabinose und Galaktose und unter Einwirkung einer Diastase, der Pektolase, wird das Pektin in Pektinsäure, Tetragalakturonsäure und die Galaktose in Schleimsäure umgewandelt. Alles dies sind stark hydrophile Kolloide mit erheblicher Oberfläche und großer Quellbarkeit. Sie wandeln sich gerne in Gele um, sobald Kalksalze vorhanden sind.

Das antidyspeptische Vermögen wird hauptsächlich dem Effekt des Pektinsäuregels auf die Darmschleimhaut zugeschrieben. APFFEL nimmt an, daß die Kolloide des Pektingels in die Darmepithelzellen eindringen und jenes kolloidale

Gleichgewicht wiederherstellen, das die Rückkehr zur normalen Funktion erlaubt. Die Hypersekretion und Resorptionsstörung in den Darmepithelzellen wird dadurch behoben.

Die starke Quellfähigkeit der Pektine äußert sich in der Bildung von voluminösen und geformten Stühlen, durch die der Magendarmkanal grob mechanisch gereinigt und eine Stagnation des Chymus vermieden wird. Dazu kommt noch, daß diese kompakte Stuhlmasse, die wie ein Stempel wirkt, den Darm von Bakterien, Toxinen usw. durch starke Adsorptionswirkung reinfegt. Von mehr untergeordneter Bedeutung ist der adstringierend wirkende Gerbstoffgehalt und die Pufferwirkung der Pektine als chemische Neutralisation (BAUMANN).

Die gebräuchlichsten Pektinträger sind: Äpfel (Aplona), Bananen, in Amerika der Pektinagar, bei uns neuerdings Karotten und das Johannisbrotmehl. Heute wollen wir uns mit diesen beiden letzteren eingehender befassen.

Die Karottensuppe.
(Elonac Guigoz.)

Wohl hat MORO schon in den Jahren 1907/08 die Karottensuppe eingeführt. Aber erst in den Jahren 1939/41 wurde die Karottensuppe vervollkommnet und nunmehr von vielen Kinderärzten Europas mit großem Erfolg zur Behandlung der Dyspepsien und Toxikosen des Säuglings verwendet.

Wie stellt man die Karottensuppe her? 500 g Karotten werden gesäubert, in Stücke geschnitten und mit 1 l Wasser ungefähr 1 bis 2 Stunden lang weichgekocht. Alsdann wird die ganze Masse zwei- bis dreimal durch ein Haarsieb getrieben und unter Hinzufügung von 3 g Salz mit gekochtem Wasser auf 1 l aufgefüllt. Sie muß kühl aufbewahrt und innerhalb 24 Stunden verbraucht werden. Der Kalorienwert beträgt 225 Kalorien pro Liter. Zur Zubereitung sollen nur rote Karotten und nicht die größeren hellgelben Futterrüben genommen werden. Da die Karottensuppe sich ziemlich rasch setzt, soll sie im Gefäß gehörig geschüttelt oder noch besser mit dem Schneebesen umgerührt werden, bevor man sie in die Saugflasche einfüllt. Das Loch des Saugers soll genügend groß sein, um die Karottenpartikelchen durchzulassen.

Eine große Erleichterung der Karottensuppentherapie hat die Überführung der Karottensuppe in Pulverform herbeigebracht, welche von der Firma Guigoz in der Schweiz als Elonac in den Handel kommt. Dieses Karottenpulver entspricht ungefähr 30% frischen Karotten, die nicht zu allen Jahreszeiten beschafft werden können. Man braucht 5% dieses Karottenpulvers nur in heißem Wasser aufzulösen und die Karottensuppe ist fertig. Diese Karottensuppe enthält bereits 2% Kochsalz. Ein gewisser Nachteil ist, daß infolge des starken Salzgehaltes alimentäre Ödeme auftreten können. Die an und für sich sehr nützliche Bekämpfung der Dehydratation, die sich in einer erfreulich rasch einsetzenden Gewichtszunahme äußert, schießt somit leicht über das Ziel hinaus.

Die Karottensuppe wird entweder nach sechs- bis zwölfstündiger Teediät oder auch ohne jede Teepause in Mengen von 150 cm³ pro Kilogramm Körpergewicht in fünf bis sechs Mahlzeiten verabreicht. Sie kann schon in den ersten Lebenstagen und selbst bei Frühgeburten gegeben werden. Ältere Säuglinge verweigern sie oft, wegen ihres faden oder salzigen Geschmacks. Dann läßt man die Säuglinge 6 bis 12 Stunden bei Teediät hungern oder man überwindet das Hindernis dadurch, daß man kleine Mengen eines Milchpräparats, wie Buttermilch, Eledon oder Eiweißmilch, zusetzt (2%).

Mit der Sicherheit des Experiments erscheinen am zweiten, spätestens am dritten Tag die charakteristischen, massigen, homogenen, orange-braun-roten

Karottenstühle, die das Wasser so gut gebunden haben, daß sie sich als trockene Fladen aus den Windeln schütteln lassen.

Der Gewichtssturz wird sofort aufgefangen und schon vom zweiten Behandlungstag an setzt oft eine starke Gewichtszunahme ein.

Man beginnt nun, der Karottensuppe je nach der Schwere des Falles 2 bis 5% Trockenbuttermilch oder Trockeneiweißmilch (Vollfett Ursa I) oder zwei Drittel entfettet (Ursa II) zuzusetzen und steigt mit diesen Zusätzen unter steter Verwendung der Karottensuppe als Verdünnungsflüssigkeit auf 7, 9 bis 10%, dann beginnt man mit einem Zusatz von 3% Nutromalt. Will man die Karottensuppe weiter als Verdünnungsflüssigkeit benutzen, so ist es ratsam, ihre Konzentration auf 2% herabzusetzen.

In leichteren Fällen genügt oft schon nur eine Karottensuppenkorrektur, indem man nur in ein bis zwei Flaschen Karottensuppe als Verdünnungsflüssigkeit benutzt.

Die Karottensuppe kann bei den verschiedensten Durchfallserkrankungen des Säuglings, seien sie nun alimentärer Art oder durch enterale oder parenterale Infekte ausgelöst, und auch bei Toxikosen mit schönem Erfolg verwendet werden.

Mißerfolge mit sehr zahlreichen Stühlen sind oft zurückzuführen auf die Verwendung zu starker Konzentrationen, welche die Peristaltik zu sehr beschleunigen.

Das feine Zusammenwirken der verschiedenen Faktoren ist bei der Karottensuppe noch nicht vollkommen geklärt. Der Effekt wird in erster Linie dem Pektin und seinen Umwandlungsprodukten zugeschrieben, die eine sehr starke Quellungsfähigkeit unter Gelbildung zeigen. Die Armut an Proteinen bildet einen ungünstigen Nährboden für die in den Dünndarm aufsteigenden Coli, die Bildung von Aminen, wie Indol, Phenol und Skatol, wird hintangehalten. Bakterien und Toxine werden adsorbiert, die basischen Mineralstoffe neutralisieren Gärungssäuren und führen zu einer raschen Wasserretention im dehydrierten Organismus.

Das Johannisbrotmehl.
(Arobon Nestlé.)

Der Johannisbrotbaum, Keratonia siliqua (LINNÉ) wird etwa 8 bis 10 m hoch und gehört zur Familie der Leguminosen. Er liebt die Nähe des Meeres und der Flüsse. Ursprünglich stammt er von der Südküste Syriens und Anatoliens. Von Kleinasien haben die Griechen die Kultur des Johannisbrotbaumes nach Griechenland und Italien verpflanzt, die Araber führten ihn in Marokko und Spanien ein. Gegenwärtig findet sich der Baum ganz besonders in Nordafrika und am französischen und spanischen Mittelmeerufer.

Die Früchte des Johannisbrotbaumes sind etwas gebogene, platte und glatte Schoten von 12 bis 30 cm Länge, 2 bis 4 cm Breite und 5 bis 10 mm Dicke. Es sind dies die sogenannten Karuben, ein Name, der aus dem Arabischen stammen soll: All-Carob. Im Innern sind die Schoten in mehrere Logen geteilt inmitten einer fleischigen Pulpa. Jede Loge schließt ein hartes, elliptisches, rotbraun glänzendes Korn ein, das sogenannte Keration, welches auch als Gewichtssteinchen benutzt wurde. Der Name Karat soll sich davon herleiten. Diese Körner passieren selbst im Pferdedarm unverdaut.

Der Baum heißt auch ägyptischer Feigenbaum, auch Baum des heiligen Johannes, weil sich dieser während seines Aufenthaltes in der Wüste von seinen Früchten genährt haben soll, daher der Name Johannisbrot.

Im Jahre 1941 beobachtete RAMOS in Barcelona ausgezeichnete antidiarrhöische Eigenschaften eines Pulvers, welches aus der Pulpa der Johannisbrotschoten hergestellt wurde, nachdem dieselben ihrer Schale beraubt und die Körner entfernt worden waren. Er verabreichte Kindern jenseits des ersten Lebensjahres, wenn sie an Durchfall erkrankt waren, eine Johannisbrotsuppe mit 5% Johannisbrotmehl und 5% Reismehl. Diese Johannisbrotsuppe erwies sich selbst der Apfeldiät überlegen.

Nach VASQUEZ SANCHEZ hat das reine Johannisbrotmehl folgende Zusammensetzung:

Proteine	4,06	Stärke	3,78
Fette und Lipoide	0,49	Pektine, Lignin usw.	26,15
Zellulose	6,32	Asche	2,54
Saccharose	32,78	Wasser	15,9
Reduzierende Zucker	7,94		

Von der Firma Nestlé wurde dann das Johannisbrotmehl in die Schweizer Pädiatrie eingeführt. Da das ursprüngliche Präparat keine gute kolloidale Lösung

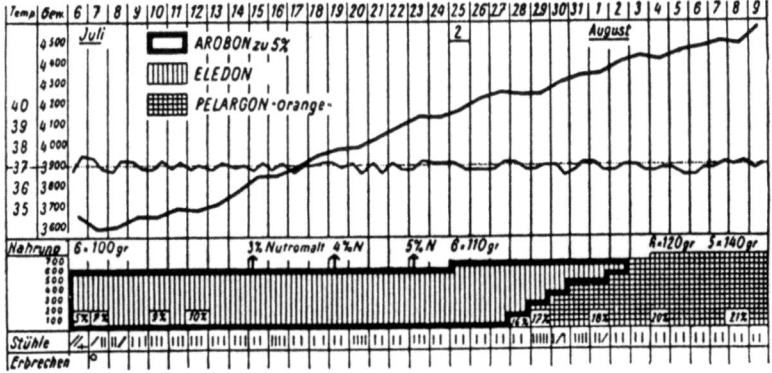

Abb. 20. Dyspepsiebehandlung.

ergab, so daß sich die Partikelchen leicht zu Boden setzten, wurde ein Zusatz von 15% Stärke (Soldor) und 5% Cacaopulver zu 80% Johannisbrotmehl gemacht (Arobon Nestlé).

Verschiedene Schweizer Pädiater, wie MARTIN DUPAN, HOFFMANN, STIRNIMANN, HOTZ u. a., berichteten bald über ausgezeichnete Erfolge bei älteren Säuglingen und Kindern jenseits des ersten Lebensjahres.

An meiner Klinik wagten wir es zuerst, das Präparat schon bei ganz jungen Säuglingen und Frühgeburten zu verwenden, wenn dieselben an Diarrhöen erkrankt waren. Über unsere Erfahrungen hat mein Schüler NEYROUD ausführlich 1946 berichtet.

Die Herstellung der Arobonsuppe ist sehr einfach. Man bringt 5 g Arobon in abgekochtes heißes Wasser und die Lösung ist fertig. Für ganz junge Säuglinge empfiehlt es sich, das Arobon etwa 5 bis 10 Minuten zu kochen.

Man kann die Arobonbehandlung sofort oder nach sechs- bis zwölfstündiger Teepause einleiten, indem man den dyspeptischen Säuglingen 150 ccm Arobonsuppe pro Kilogramm Körpergewicht 1 bis 2 Tage ausschließlich verabreicht. Auch hier treten nach 1 bis 2 Tagen an Stelle der zerfahrenen, dyspeptischen Stühle mit der Sicherheit des Experiments homogene, dunkelbraune bis schwärzliche Entleerungen auf ohne Bröckel oder Schleim. Die Stühle erinnern an Torf und sind geruchlos oder zeigen einen Geruch nach Gerbsäure. Das Wasserbindungsvermögen des Arobonstuhles ist nicht so groß, wie dasjenige der Karotten-

suppe. Die Stühle sind deshalb weniger massig, aufgequollen, ja sie nehmen im
weiteren Verlauf oft gerne den kleinkalibrigen Charakter des Ziegenkotes an.
Wegen des fehlenden Kochsalzzusatzes erfolgt auch die Rehydratation nicht so
stürmisch bis zur Ödembildung wie bei der Karottensuppe. Im allgemeinen wird
das Arobon unter Zusatz von etwas Saccharin lieber genommen als die Karottensuppe. Sind diese typischen dunklen homogenen Stühle an Stelle der dyspeptischen, schleimigen, zerfahrenen, bröckligen oder übelriechenden Entleerungen
aufgetreten, so kann die Ernährung mit einer Heilnahrung wie Buttermilch oder
Eiweißmilch progressiv aufgenommen werden, wobei man die Arobonsuppe weiterhin als Verdünnungsflüssigkeit benutzt. Es läßt sich dadurch eine Sicherheit der
Reparation vor Rückfällen erzielen, wie wir sie bisher nicht gekannt haben.

Die Hauptrolle bei dieser erstaunlichen Wirkungsweise spielen beim Johannisbrotmehl wiederum das Lignin, das Pektin, das fast ein Viertel des Johannis-
brotes ausmacht, und zum Teil auch die Tannine. Diese Stoffe werden als Schlacke

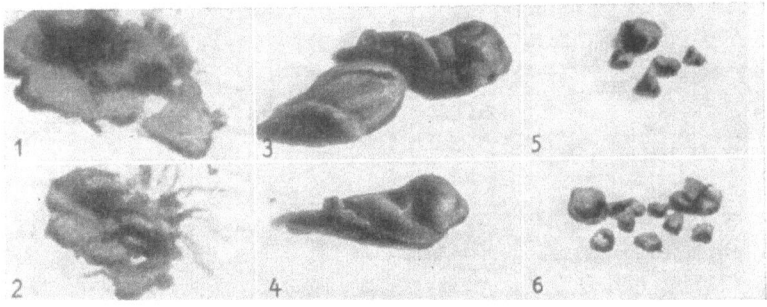

Abb. 21. Johannisbrotstühle. 1 und 2: Die ersten Johannisbrotstühle (nach 6—12 Stunden). 3 und 4: Die
ersten geformten Stühle (nach 1—2 Tagen). 5 und 6: Nach 3—5 Tagen (manchmal).

durch den Darm ausgeschieden und bilden ein ausgezeichnetes Material für einen
nicht zu voluminösen, festen Stuhl. Lignin und Pektin adsorbieren Toxine,
organische Säuren, intermediäre Produkte des Bakterienstoffwechsels. Nach den
Untersuchungen meines Schülers NEYROUD wird die Bakterienflora des kranken
Darmes vermindert und es tritt wieder eine normale Coliflora auf.

Das Arobon eignet sich für alle Formen der gewöhnlichen Durchfallserkrankungen des Säuglings, seien sie nun enteralen oder parenteralen Ursprungs,
handle es sich mehr um Dünndarm- oder Dickdarmdiarrhöen, Colitis unspezifischen oder spezifischen Ursprungs (Dysenterie). Die Coeliakie wird im allgemeinen nur zur Zeit von akuten Durchfällen günstig beeinflußt, während für
eine Dauerbehandlung sich das Arobon weniger eignet als z. B. die Bananendiät.
Das Johannisbrotmehl ist mit drei Kalorien pro Gramm den Bananen (4 Kalorien
pro Gramm) unterlegen, es ist außerdem weiter zu beachten, daß die Schlackenstoffe der Resorption entgehen und als Kalorienträger nicht mehr in Betracht
fallen.

In leichteren Fällen genügt es, der bisherigen Nahrung 2 bis 5% Arobonsuppe als Verdünnungsflüssigkeit beizufügen, um die dyspeptischen Stühle zum
Verschwinden zu bringen.

Wir empfinden die Einführung des Johannisbrotmehles bzw. des Arobons
als einen der schönsten Fortschritte, den wir in den letzten Jahren auf dem Gebiete der Behandlung von gewöhnlichen Durchfallserkrankungen des Säuglings
erzielen konnten.

Nicht nur die Pulpa der Johannisbrotschoten ist uns für die Diättherapie außerordentlich wertvoll geworden, sondern auch die Kerne, die als Samen darin enthalten sind. Aus diesen Kernen läßt sich nämlich ein außerordentlich visköser Schleim bereiten, der sich uns in 0,5 bis 1%iger Konzentration als sehr wertvoll für die Bekämpfung der Brechkrankheiten des Säuglings (habituelles Erbrechen, Rumination, Pylorospasmus und Pylorusstenose) zur Eindickung der Nahrung erwiesen hat. Auch dieser Schleim ist schwer resorbierbar und erscheint oft unverändert im Stuhl. (Nestargel, Nestlé.)

59. Vorlesung.

Die akute Dyspepsie der Säuglinge.

Wir rechnen auch die einfachen Säuglingsdiarrhöen zu den Ernährungsstörungen, weil sie im Gegensatz zu den Verhältnissen beim Erwachsenen kein lokales Leiden, sondern fast immer eine Allgemeinerkrankung darstellen, welche sich vor allem auch an der Wachstumskurve geltend macht. Neben dem Durchfall finden wir als weitere Zeichen der Ernährungsstörung Appetitlosigkeit, Erbrechen, Gewichtsstillstand oder -abnahme, Verlust der guten Stimmung, Unruhe und in der Regel Temperatursteigerung. Das Fieber ist gewöhnlich nur mäßig, 37,6 bis 38°, 38,5°, ausnahmsweise kann es aber auch recht hohe Grade erreichen.

Der Säuglingsdurchfall kann ganz plötzlich aus gutem Gedeihen heraus auftreten, ohne nachweisbare Ursache. In anderen Fällen bereitet er sich allmählich vor, z. B. treten beim Milchnährschaden an Stelle der typischen Fettseifenstühle allmählich gehackte, dyspeptische Stühle auf. Die Stuhlentleerungen werden erst etwas häufiger, drei- bis viermal am Tag. Am nächsten und übernächsten Tag treten vier bis fünf Stühle auf und dann setzt der eigentliche Durchfall unter mehr oder minder stürmischen Erscheinungen ein. Auch kommt manchmal eine Zwischenperiode zwischen den ersten Tagen vermehrter Stuhlentleerungen und dem Auftreten des eigentlichen Durchfalls vor, in der die Stühle sich etwas bessern. Die Zahl der Stühle beträgt in leichten Fällen ungefähr fünf bis acht in 24 Stunden.

Der Durchfall, die Diarrhöe, ist das Hauptsymptom der akuten Dyspepsie. Wir können hauptsächlich zwei Formen der diarrhöischen Stuhlentleerungen unterscheiden:

1. *Schleimige, gehackte, zerfahrene Stühle.* Es finden sich erbsen- bis bohnengroße Partikel in einer viskösen Flüssigkeit. Die einzelnen Partikel sind von weißlicher Farbe, sie bestehen aus Kalkseifen und Fettsäuren und sind nicht mehr wie beim normalen Stuhl zu einer homogenen Masse gebunden. Zwischen den einzelnen Partikelchen findet sich eine schleimige, mehr weniger fadenziehende Masse. Die Farbe der Entleerungen ist gelblich, grünlich oder gemischt. Einzelne Teile sind weißlich, andere gelb, wieder andere grün verfärbt. Nicht selten findet sich ein Nachgrünen des Stuhles an der Luft. Die Reaktion der Stühle ist meist alkalisch, der Geruch faulig, zeitweise fade oder säuerlich-ranzig.

Die Farbe der Stühle wechselt übrigens je nach der Nahrung. Bei Milchnahrung treffen wir gelblichgrünliche bis zu grasgrünen Stühlen. Solche sehen wir auch bei Schleimnahrung, bei Mehlnahrung sind auch die zerfahrenen, fadenziehenden, dyspeptischen Stühle braun gefärbt.

2. *Flüssige Stühle.* Sie werden noch häufiger entleert, acht- bis zehnmal und mehr am Tag, spritzend im Strahl, oft von Gasblasen durchsetzt, moussie-

rend. Sie sind sehr substanzarm, enthalten manchmal nur kleine Krümelchen, Schleim, selten sagokörnerartige Massen. Die Farbe ist gelb, grünlich oder grasgrün. In den Windeln hinterlassen sie einen großen, serösen Hof. Die Reaktion ist meist sauer, der Geruch fade, säuerlich oder ranzig.

Die grüne Farbe der Stühle beruht auf einer Oxydation des Bilirubins zu Biliverdin. Sie weist im allgemeinen, ähnlich wie auch die saure Reaktion und die Gasblasenbildung, auf heftige Gärungsprozesse im Darm hin.

Die beiden Stuhlformen können beim gleichen Kind miteinander abwechseln. Der flüssige Stuhl bedeutet eine Episode im Verlauf des gewöhnlichen Durchfalls und weist auf eine heftigere Darmreizung hin, welche sich durch Hypersekretion und übermäßige Peristaltik verrät. Ein Durchfall mit spritzenden, flüssigen Stühlen ist im allgemeinen prognostisch als schwerer einzuschätzen als ein solcher mit nur gehackten Stühlen.

Eine häufige Begleiterscheinung bei flüssigen Stühlen sind Kolikanfälle, während denen der Säugling wimmert oder laut aufschreit. Zwischen den Stühlen findet sich oft Windabgang.

Der Appetit bleibt gewöhnlich bei der akuten Dyspepsie erhalten. Bei flüssigen Stühlen wird allerdings die Flasche meist nur teilweise entleert. Die Zunge ist normal oder gerötet.

Erbrechen kann sowohl in ganz leichten Fällen vorhanden sein, als auch selbst bei schwerem Durchfall völlig fehlen. Bei manchen Säuglingen steht heftiges, fast unstillbares Erbrechen im Vordergrund der klinischen Erscheinungen, während die Stuhlentleerungen nur wenig vermehrt sind.

Das Abdomen ist meist nicht aufgetrieben, nur gelegentlich findet man einen Meteorismus mäßigen Grades. Bei flüssigen Stühlen ist das Abdomen oft etwas druckempfindlich.

In schwereren Fällen besteht eine starke nervöse Agitation mit häufigem Schreien. Der Schlaf ist gestört, kurz und leicht.

Im Urin findet man oft etwas Eiweiß, aber fast nie Zylinder. Die Urinmenge nimmt besonders bei flüssigen Stühlen stark ab.

Das Körpergewicht nimmt bei der akuten Dyspepsie in der Regel ab, stärker in denjenigen Fällen, die mit heftigem Erbrechen einhergehen. Hier kann es zu Gewichtsstürzen bis zu 100 g und mehr im Tag kommen.

Die Hautfarbe im Gesicht wird oft schon vor Eintritt der akuten Dyspepsie auffallend blaß. Dagegen zeigt sich häufig ein Erythem in der Aftergegend schon als Morgenröte einer beginnenden akuten Dyspepsie. Die häufigen dünnen Stühle führen nicht selten zu mehr oder weniger starker Intertrigo mit Bläschenbildung oder auch mit größeren erosiven Papeln.

Nach dem Verlauf können wir eine vorübergehende Form der akuten Dyspepsie unterscheiden, welche in rasche Reparation und Heilung übergeht.

Bei der rezidivierenden Form kommt es häufig zu Rückfällen, die schließlich zu einem Zustand der Dystrophie oder Atrophie führen, wobei Perioden der Besserung und der Verschlimmerung miteinander abwechseln. Bei der chronischen Form bleiben dyspeptische Stühle hartnäckig bestehen, so daß allmählich ein atrophischer Zustand entsteht, wobei gewöhnlich Bronchopneumonien zum Tode führen.

Welches sind nun die Komplikationen der akuten Dyspepsie? Es kommt häufig zu sekundären Infektionen infolge des Verlustes der natürlichen Immunität, z. B. zu Soorentwicklung in der Mundhöhle, zu Pharyngitis, Otitis media, Bronchitis, Bronchopneumonie, welche, akut oder subakut auftretend, zur häufigsten Todesursache wird. Auf der Haut zeigen sich Pyodermien, Pusteln, multiple subkutane Abszesse, Phlegmonen, Ekthyma usw.

Am meisten zu fürchten ist der Übergang einer anscheinend harmlosen banalen, akuten Dyspepsie in die alimentäre Toxikose. Die Veränderung zeigt sich zuerst im Gesicht und zieht die Aufmerksamkeit auf sich. Die Augen fallen in ihre Höhlen zurück und umgeben sich mit dunklen Ringen. Der Blick wird starr, der Lidschlag selten, die Nase wird spitz, die Gesichtszüge unbeweglich und nehmen einen ängstlichen Ausdruck an. Die Lippen sind dünn, ihre Farbe dunkelbläulichrot, kontrastiert mit der gräulichen Blässe der Haut. Das kranke Kind ist unruhig, schreit oft gellend auf, windet sich hin und her, erscheint überempfindlich auf Geräusch und Licht. Die große Fontanelle ist eingesunken, Konvulsionen können auftreten, die Stimme wird schwach und erlischt fast. Diese Aphonie erhöht noch die Ähnlichkeit des Sommerbrechdurchfalls, der sogenannten Cholera nostras, mit der asiatischen Cholera.

Aber auch wenn das Kind die akute Dyspepsie überwunden und der Durchfall aufgehört hat, können gelegentlich noch schwere chronische Ernährungsstörungen im Sinne der Dystrophie oder Atrophie sich entwickeln.

Die Prognose der akuten Dyspepsie ist besonders in den ersten Lebensmonaten ernst, und zwar ernster im Sommer als im Winter, aber gute Behandlung ist imstande, die Prognose wesentlich zu bessern.

Bei der Behandlung der akuten Dyspepsie ist die allerwichtigste Maßnahme die, zunächst die Milch aus der Diät auszuschalten und für 24, höchstens 48 Stunden eine Teediät einzuführen. Nur bei schwachen dystrophischen Säuglingen muß man sich mit der Wasserdiät auf zwölf Stunden beschränken. Die Wasser- oder Teediät hat zum Zweck, den in die oberen Darmabschnitte aufgestiegenen Bakterien den Nährboden zu entziehen, jede alimentäre Reizwirkung, insbesondere auch die schädliche Wirkung ungenügend verdauter Nahrungsstoffe auszuschalten. Die Wasserdiät wirkt dem Durst entgegen, sie bekämpft die Dehydratation der Gewebe, fördert die Diurese und hilft dadurch den Organismus entgiften. Man gibt nur abgekochtes Wasser warm, lauwarm oder kalt, so wie es das Kind vorzieht, oder man gibt einen ganz leichten Tee, Schwarztee oder Minzentee leicht gezuckert (Nutromalt). Man verabreicht die Flüssigkeit in kleinen Quantitäten und ziemlich häufig, entweder mit der Flasche oder mit dem Löffel. Das Kind muß im Tag mindestens 125 ccm Flüssigkeit pro Kilogramm Körpergewicht bekommen.

Der gute Einfluß der Wasserdiät zeigt sich im allgemeinen ziemlich schnell. Fasten sollen die Säuglinge, bis sie schwarz werden, nämlich die Stühle! Im Verlauf von 24 Stunden nimmt der Durchfall ab und es werden nunmehr schwärzliche Tee- oder Hungerstühle entleert. Das Erbrechen verschwindet, die Temperatur sinkt ab, wenn Fieber bestand. Tritt diese Besserung im Verlauf von 48 Stunden nicht ein, so ist der Fall als sehr schwer einzuschätzen, man darf dann aber die Wasserdiät nicht länger fortsetzen, sondern muß äußerst vorsichtig mit der Wiederernährung beginnen.

An Stelle der Teediät haben sich uns in neuester Zeit zwei Verfahren ausgezeichnet bewährt:

1. Darreichung einer 3- bis 5%igen Aufschwemmung von Carottenpulver (Elonac, Guigoz). Es erscheinen sofort massige, orange-gelb-braune, fast geformte Stühle.

2. Johannisbrotmehl (Arobon Nestlé) ebenfalls in 3- bis 5%iger Lösung. Die Stühle werden sofort trocken, torfmullartig oder schwarz gefärbt, ja es kann sogar kleinkalibriger schwärzlicher Kot entleert werden.

Bei der Wiederaufnahme der Ernährung stellen sich zwei Fragen:

1. Welche Nahrungsmittel sollen wir als Heilnahrung verwenden?

2. Wie sollen wir die Heilnahrung verabreichen?

Wir müssen hier zunächst einen Unterschied machen zwischen den jungen Säuglingen bis zu einem Alter von fünf bis sechs Monaten und solchen jenseits des sechsten Monats. Bei den jungen Säuglingen müssen wir Milch oder besser besondere Milchpräparate zunächst als Heilnahrung verwenden, bei der zweiten Gruppe dagegen können wir mit Schleim- und Mehlabkochungen ohne Milch zunächst die Wiederernährung aufnehmen.

In den ersten Monaten ist die Dyspepsie oft sehr gefährlich, und wenn irgend möglich, sollte man Frauenmilch als Heilnahrung verwenden. Man gibt sechs bis acht Mahlzeiten zu 20 g abgerahmter Frauenmilch und ergänzt diese Frauenmilch durch so viel Tee, daß die pro Kilogramm Körpergewicht erforderlichen 125 bis 150 g erreicht werden. Am zweiten Tag gibt man bei jeder Mahlzeit 30 bis 40 g Frauenmilch, am dritten Tag 40 bis 50 g usw., bis man die normale Ration erreicht hat. Hat man im Anfang acht Mahlzeiten gegeben, so geht man bei den größeren Nahrungsquanten allmählich auf sechs bis fünf Mahlzeiten zurück. Auch die Therapie mit Frauenmilch bedarf größter Vorsicht, da selbst bei ihr gelegentlich tödliche Toxikosen nach akuter Dyspepsie auftreten können.

Hat man keine Frauenmilch zur Verfügung, so darf man bei den jungen Säuglingen in den ersten fünf bis sechs Monaten die Wiederernährung nicht mit gewöhnlicher Kuhmilch aufnehmen, denn die Erfahrung hat gezeigt, daß dann die Reparation der Ernährungsstörung in der Regel mißlingt. Sobald man die minimalen Dosen gewöhnlicher Kuhmilch der ersten Tage überschreitet, so sieht man fast immer wieder Durchfall und erneuten Gewichtssturz auftreten. Man darf deshalb nur modifizierte Milchen als Heilnahrung verwenden, z. B. die Buttermilch, die gezuckerte, kondensierte Milch, die Trockenmagermilch. Damit nämlich die neue Nahrung im Darm vertragen wird, muß sie zwei Forderungen erfüllen: 1. sie muß fettärmer sein als die gewöhnliche Kuhmilch und 2. muß das Casein so verändert sein, daß es leichter verdaulich wird.

Behandlung mit Buttermilch. Wir verwenden eine Trockenbuttermilch, welche als Pulver in den Handel kommt und Eledon heißt (Nestlé). Die Buttermilch wird so hergestellt, daß eine entrahmte Milch mit einem Fettgehalt von 1,4% mit einer Milchsäurestreptokokkenkultur versetzt wird. Die Milchsäurestreptokokken bauen den Milchzucker ab, so daß statt 4,6 ungefähr 4% Milchzucker in der Buttermilch zurückbleiben. Der vergorene Zucker ist in Milchsäure verwandelt worden, welche etwa 0,5% ausmacht. Die Säure bringt das Casein der Buttermilch zu feinflockiger Gerinnung, und gleichzeitig wurde durch die Streptokokken ein gewisser Grad von Proteolyse eingeleitet, welche das Casein leichter verdaulich macht. Die Milchsäure hat eine desinfizierende Wirkung auf die Bakterienflora im Magen-Darmkanal, sie hat ferner die Eigentümlichkeit, die erregte Peristaltik zu beruhigen. Die so gewonnene flüssige Buttermilch wird durch Einleiten durch feine Düsen unter starkem Druck in Kammern mit überhitzter Luft getrocknet.

Sehr wichtig und immer zu beachten ist der Umstand, daß die Buttermilch nie ohne Kohlehydrate gegeben werden darf. Als Kohlehydrate verwenden wir immer 2, bei Säuglingen bis zu drei Monaten Reis- oder Gerstenschleim (3%), bei älteren Säuglingen Reismehlabkochungen 5% und als Zucker entweder Maltose-Dextrin-Präparate, wie z. B. Nährzucker oder Nutromalt oder den rasch resorbierbaren Traubenzucker in Form von Dextropur.

Vor allem der Milchzucker, dann aber auch der gewöhnliche Rohrzucker löst nämlich bei den dyspeptischen Säuglingen leicht Gärungen aus, und wir müssen deshalb auch besonders vorbehandelte Zuckerarten verwenden, wie Nutromalt, welches ungefähr zu gleichen Teilen aus Maltose und Dextrin besteht, wobei das Dextrin auf die Maltose ausgesprochen gärungshemmend wirkt.

Bei leichteren Fällen von Dyspepsie ohne toxischen Einschlag gehen wir nach folgendem Schema vor, wobei zu bemerken ist, daß 10 g Trockenbuttermilch auf 100 Wasser 100 ccm flüssiger Buttermilch entsprechen. Neuerdings verwenden wir als Verdünnungsflüssigkeit der Trockenbuttermilch (Eledon) eine 3- bis 5%ige Aufschwemmung von Elonac oder Johannisbrotmehl (Arobon), zunächst ohne Zusatz von Nährzucker (Nutromalt).

1. Tag 5% Elonac oder 5% Johannisbrotmehl
2. „ 5 × 5 g Eledon in 120 Elonac oder Arobon
3. „ 5 × 6 „ „ „ 120 „ „ „
4. „ 5 × 7 „ „ „ 120 „ „ „
5. „ 5 × 8 „ „ „ 120 „ „ „
6. „ 5 × 9 „ „ „ 120 „ „ „
7. „ 5 × 10 „ „ „ 120 „ „ „

Ist dies bei guten Stühlen erreicht, so setzt man jeder Mahlzeit 3% Nährzucker zu und steigt nach Maßgabe der Gewichtskurve auf 4%, 5% und mehr je nach Bedarf. Dann wird Elonac oder Arobon Flasche um Flasche ersetzt durch 3%igen Reisschleim oder bei älteren Säuglingen durch 5%ige Reismehlabkochung.

Dieses Verfahren des sukzessiven Zusatzes der Kohlehydrate vermeidet einige Schönheitsfehler der früher an unserer Klinik verwendeten Methode der sofortigen Verabreichung von Nährzucker, wobei die Stühle häufig noch mehr oder weniger dyspeptisch blieben. Der Gewichtssturz kommt zum Stillstand und die Reparation wird durch gute Gewichtszunahmen eingeleitet. Stockt der Anstieg des Gewichtes, so kann man den Kohlehydratgehalt auf 6 bis 7 bis 8% Nutromalt erhöhen. Ist die Reparation unter Buttermilch gut gelungen, so kann man dem Säugling eine Flasche nach der anderen in ein- bis dreitägigen Intervallen auf andere Milchmischungen umsetzen, z. B. auf Milchsäurevollmilch oder auch Pelargon. Die Flüssigkeitsmenge, in der das Eledon gegeben wird, also 3%igem Reisschleim bei jungen Säuglingen, 5%iger Reismehlabkochung bei Säuglingen nach dem dritten Lebensmonat, berechnet sich nach dem Grundsatz 125 bis 150 ccm pro Kilogramm Körpergewicht. Eine Flüssigkeitsmenge von 200 ccm pro Kilogramm soll im allgemeinen nicht überschritten werden.

Statt Eledon kann auch das Trockeneiweißmilchpulver (Ursa) in gleicher Weise mit Karotten- oder Johannisbrotmehlpulver angewendet werden, nur muß dann von Anfang an 3% Nährzucker beigegeben werden.

Behandlung der akuten Dyspepsie mit kondensierter, gezuckerter Milch. Die kondensierte, gezuckerte Milch hat, wie wir gesehen haben, auch einen etwas reduzierten Fettgehalt. Das Casein ist durch den Kondensierungsprozeß und die Imprägnation durch Zucker so verändert, daß es im Magen viel feinflockiger gerinnt und leichter verdaulich ist. Wir geben nach dem Teetag zunächst fünfmal 5 g kondensierte Milch in der entsprechenden Menge Reisschleim oder Reismehlabkochung. Am folgenden Tag 5 × 6 g usw., bis bei gebesserten Stühlen die Gewichtszunahme einsetzt, was in der Regel rasch der Fall ist. Dann warten wir ab, bis die Zunahme stockt und erhöhen dann sukzessive auch bei jedem folgenden Gewichtsstillstand vorsichtig das Quantum der kondensierten Milch, bis die normale Ration von 30 g pro Kilogramm Körpergewicht erreicht ist.

Bei Säuglingen nach der ersten Halbjahreswende geben wir nach dem Teetag zunächst einen bis drei Tage 3%igen Reisschleim, dann während weiterer drei Tagen 5%ige Reismehlabkochung. Dabei ist es zweckmäßig, zuerst der Schleim- oder Mehlabkochung 2% eines Eiweißpräparates, z. B. Plasmon, Kalkcasein

oder Larosan, zuzusetzen. Man vermeidet so die Schädlichkeit der Unterernährung durch die reine Schleim-Mehl-Diät. Anderseits bekämpft das Eiweiß durch die Anregung der Fäulnisprozesse im Darm die Gärung des Zuckers.
Als Zucker wählt man am besten Soxhletnährzucker oder Nutromalt 3%
und steigt je nach Besserung der Stuhlentleerung langsam oder schneller auf
5 bis 6% und darüber. Die Verwendung von Kalkcaseinen bereichert in zweckmäßiger Weise die Nahrung mit Kalk, wobei durch Bildung fettsaurer Kalkseifen
freie Fettsäuren abgesättigt und unschädlich gemacht werden. Es kommt hier
dann zu den sehr erwünschten, trockenen Fettseifenstühlen. Haben sich die
Stühle so weit gebessert, dann beginnt man Strich für Strich, d. h. jeden Tag
10 bis 15 g abgerahmte Kuhmilch zuzusetzen, zunächst unter Beibehaltung
der Eiweißpräparate, bis etwa ein Drittel Milch erreicht ist. Die Verwendung
der Eiweißzusätze hat den Vorteil, daß man die Wiederzufuhr der Milch mit
viel größerer Sicherheit durchführen kann.

An Stelle der Eiweißpräparate verwendet man auf Vorschlag von FEER
neuerdings direkt *fettfreie Trockenmilch, Alipogal*. Man führt zunächst wiederum
während 24 Stunden die Teediät durch und gibt bei eutrophischen Kindern
mit einfacher Dyspepsie schon am Tage nach der Hungerperiode pro Kilogramm
Körpergewicht 100 g Magermilch, welche bereitet wird durch Auflösung von
10 g Alipogalpulver in 100 3%iger Schleim- oder 5%iger Reismehlabkochung.
Es wird ferner 3 bis 5% Nutromalt zugesetzt. Je nach dem Zustand gibt man
die Magermilch in fünf bis acht bis zwölf Mahlzeiten im Tag, wobei der Flüssigkeitsbedarf nach der Regel 125 bis 150 pro Kilogramm Körpergewicht gedeckt
wird. Die Stühle werden schon nach ein bis zwei Tagen seltener, geformt,
homogen, pastenartig, alkalisch. Nach etwa drei bis vier Tagen fängt man an,
gradatim die fettfreie Milch durch Vollmilch zu ersetzen. Bei älteren und kräftigen
Säuglingen nimmt man täglich 100 g fettfreie Milch weg und gibt dafür 100 g
Vollmilch. Bei jüngeren und reduzierten Säuglingen ersetzt man nur 50 g fettfreie Milch durch Vollmilch. So gelangt man gewöhnlich in vier bis zehn Tagen
auf die Ausschaltung der fettfreien Milch und diejenige Menge Vollmilch, die
dem betreffenden Kinde angepaßt ist. Dabei wird die Vollmilch ebenso wie die
Magermilch durch Wasser mit Kohlehydratzusätzen, Reisschleim- oder Reismehlabkochung mit Nutromalt versetzt. Man steigt mit dem Nutromaltzusatz je
nach dem Bedarf von 3% in 8 bis 14 Tagen auf 7 bis 10%.

Man kann auch eine saure Magermilch verwenden, indem man zu 10 g Alipogal
auf 100 Wasser 0,5 ccm 75%ige Milchsäure zusetzt.

In schwereren Fällen und bei mehr als zwei Monate alten Kindern,
die sich bereits in einem etwas reduzierten Ernährungszustand befinden,
also schon wiederholt an Durchfällen erkrankt waren, kann man auch die
Eiweißmilchtherapie nach dem früher erwähnten Vorgehen mit gutem Erfolg
verwenden.

Fassen wir nochmals die Grundzüge der Behandlung der Säuglingsdiarrhöen
zusammen! Der wichtigste Grundsatz ist zunächst die völlige Ausschaltung
der Milch und Einleitung der Teediät. Da meistens Gärungsvorgänge vorherrschen, müssen bei der Wiederaufnahme der Ernährung nur solche Kohlehydrate
verwendet werden, welche der Gärung am besten Widerstand leisten. Aus diesem
Grunde darf kein Haferschleim verwendet werden, sondern nur Reisschleim,
der ziemlich dick gemacht werden kann, 3 bis 10%, oder 5%ige Reismehlabkochung. An Stelle des Milchzuckers oder des gewöhnlichen Rübenzuckers
muß der schnell resorbierbare Traubenzucker treten in Form des Dextropurs.
Oder wir verwenden als sogenanntes zweites Kohlehydrat Maltose-Dextrin-
Präparate, wie Nährzucker oder Nutromalt.

Das Fett hat eine doppelseitige Wirkung, es kann sowohl die Gärung als auch die Fäulnis verstärken und dadurch in jedem Fall von Dyspepsie ungünstig wirken. Deshalb ist es angezeigt, die Fettzufuhr einzuschränken.

Gärungswidrig und fäulnisfördernd wirkt das Eiweiß. Es ist deshalb zweckmäßig, bei Gärungsdiarrhöen eiweißreiche Nahrung zu geben, wie Buttermilch, bzw. die Schleim- und Mehlabkochung durch Zusatz von Plasmon, Kalkcasein oder Larosan anzureichern. Doch hat auch das Eiweiß seine Gefahren, indem es die Entstehung einer alimentären Toxikose besonders bei Überdosierung fördern kann.

Bei älteren Säuglingen, die schon an die Löffelfütterung gewöhnt sind, kann man oft mit Vorteil ein bis zwei Mahlzeiten Bananenbrei einschalten, eventuell nach dem Teetag, ähnlich wie bei älteren Kindern, einen Tag ausschließlich Bananenbrei geben. Die Gefahr des tierischen Eiweißes kann auch ausgeschaltet werden durch Gaben von Aplona 4 bis 8% in Schleim (Apfelpulver).

Auch wenn die Stühle, z. B. besonders bei Buttermilch- und Eiweißmilchtherapie, noch häufig gehackt und zerfahren, oder bei der Frauenmilch längere Zeit dünn und grün bleiben, so muß man sich dadurch allein nicht beirren lassen, den einmal eingeschlagenen Weg der Therapie ruhig und zielbewußt weiter fortzusetzen, sofern sich das Allgemeinbefinden des Säuglings bessert und das Gewicht wenigstens stationär bleibt oder sogar zunimmt. Das Casein in der Buttermilch und der Eiweißmilch hat oft eine deutlich peristaltikfördernde Wirkung und ist schuld daran, daß die Stuhlentleerungen noch häufig sind. Viele Säuglinge sind in dieser Hinsicht sehr eiweißempfindlich. Das Umsetzen auf weniger eiweißreiche Mischungen, wenn sich die Reparation in den ersten Tagen angebahnt hat, bringt die gehäuften Stühle meist mit einem Schlag zum Verschwinden.

Tritt nach den ersten Tagen der Reparation eine wirkliche Verschlimmerung ein, meist begleitet von Temperaturanstieg, Gewichtssturz, Erbrechen und einem neuen Aufflammen der Diarrhöen, dann ist man genötigt, eine erneute Teepause einzuschalten und mit noch größerer Vorsicht eventuell nach einer anderen Methode als der zuerst gewählten die Reparation einzuleiten, welche dann meist von Erfolg begleitet ist. Vor allzu häufig wiederholten und nicht streng indizierten Teepausen ist dagegen zu warnen, da sie das Kind schädigen.

60. Vorlesung.

Alimentäre Intoxikation (Toxikose, Koma dyspepticum).

Das Stadium dyspepticum, das sich durch keinerlei besondere Züge vor anderen Formen akuter Dyspepsie auszeichnet, kann nun unter gewissen, heute glücklicherweise seltener gewordenen Umständen ziemlich plötzlich in die sogenannte alimentäre Intoxikation übergehen. Zuerst macht sich ein hochgradiger Erregungszustand geltend, der sich bis zu tonisch-klonischen Krämpfen steigern kann. Dabei steigt das Fieber häufig bis 39 bis 40° an. Die Zeit der Unruhe, des monotonen Geschreies und der Konvulsionen dauert aber meist nicht lange. Das Kind verfällt bald in den Zustand der Bewußtseinstrübung, der sich bis zum Koma steigern kann. Die Kinder lassen sich nur schwer aus dem Schlafzustand erwecken, und aufgeweckt, verfallen sie nach kurzem, jämmerlichem Geschrei viel rascher als das gesunde Kind wieder in einen schlafähnlichen Zustand. In diesem Schlaf, der immer wieder von gellendem Aufschreien unterbrochen wird, werden die Lider halb offengehalten. Bei einem zweieinhalb Monate alten Säugling unserer Beobachtung, der tagelang bewußtlos mit halb offenen Augen dagelegen hatte, entwickelte sich eine doppelseitige Xerophthalmie e lagophthalmo.

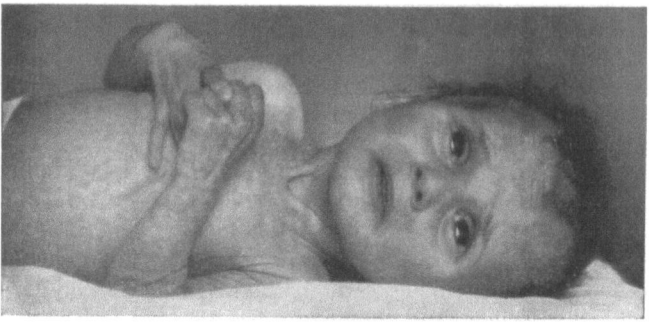

Abb. 22. Starrer Blick bei Toxikose.

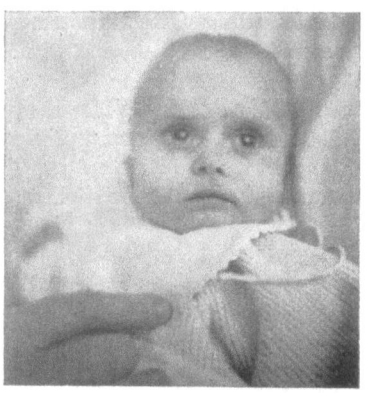

Abb. 23. Starrer Blick.

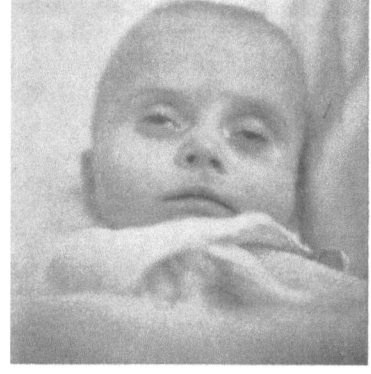

Abb. 24. Koma.

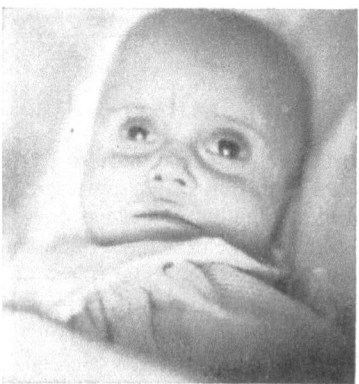

Abb. 25. Allmähliches Erwachen.

Aber auch wenn man das Kind weckt, hat es einen auffallend starren Blick, nicht selten mit Schielstellung der Augen. Es fixiert nicht mehr. Die Pupillen sind ganz eng! Auf Schmerzreize antwortet das Kind nur sehr träge mit Abwehrbewegungen oder Geschrei oder es reagiert überhaupt nicht mehr. Das Kind befindet sich anscheinend in einem schweren Vergiftungszustand.

Ausgangspunkt des Fiebers und der schweren Allgemeinerscheinungen ist offenbar der Magen-Darmkanal. Galliges Erbrechen stellt sich schon frühzeitig ein und mitunter werden oft kaffeesatzartige Massen erbrochen (sogenanntes Hämatinerbrechen). Die Stühle sind zahlreich, grün, schleimig, flüssig, wäßrig, hinterlassen in der Windel einen starken serösen Hof um die substanzarmen Entleerungen. Zuerst ist die Reaktion stark sauer, später kann sie alkalisch werden.

Die alimentäre Toxikose führt zu einer Störung der Permeabilität an den verschiedensten Zellmembranen. Die Darmschleimhaut selber läßt den Zucker, z. B. den Milchzucker oder den Rohrzucker, unverändert in das Blut übertreten, und es werden deshalb diese Zuckerarten aus der Nahrung mit dem Urin wieder ausgeschieden, es kommt also zu Glykosurie, da der Organismus diese ungespaltenen Zucker doch nicht verwerten kann.

Ferner kommt es zu einer Resorption von giftigen Aminen und anderen toxischen Eiweißabbauprodukten, welche fiebererregend wirken, zumal die Störung auch auf die Leber übergreift, welche ihre normalen entgiftenden Funktionen nicht mehr durchzuführen vermag. Wir finden in dem sonst so nichtssagenden Autopsiebefund dieser Fälle nicht selten eine Leberverfettung, welche offenbar mit schuld ist am Zusammenbruch des intermediären Stoffwechsels.

Aber nicht nur die Darmschleimhaut wird abnorm durchlässig für Stoffe, die aus dem Darm in das Blut übertreten, sondern umgekehrt können nun auch die Zellmembranen das intracelluläre Wasser und selbst die Kalisalze nicht mehr zurückhalten. Große Wassermengen werden durch den Darm abgeschieden. Dieses Wasser reißt stets noch Salze, schließlich Kalisalze mit. Durch diese stark vermehrte alkalische Sekretion im Darm werden dem Organismus wichtige Alkalien entzogen. Dies äußert sich im intermediären Stoffwechsel darin, daß sich die Alkalireserve vermindert, und schließlich kommt es zu einer richtigen Acidose, welche jedoch pathogenetisch von der diabetischen Acidose zu unterscheiden ist, da sie nicht durch eine Ketokörperbildung ausgelöst wird. Die Acidose führt jedoch auch hier zu einer großen KUSSMAULschen Atmung. Die Säuglinge atmen pausenlos wie ein gehetztes Wild, dabei nicht nur wie gewöhnlich mit dem Zwerchfell, sondern der ganze Brustkorb wird maximal gehoben und gesenkt. Diese große Atmung soll einerseits dazu dienen, durch vermehrte Ausscheidung von Kohlensäure die Blutacidität zu vermindern, gleichzeitig wird aber dabei sehr viel Wasserdampf durch die Lungen ausgeschieden, so daß fast noch mehr als durch den Darm das Wasser durch die Lungen den Organismus verläßt.

Wohl sucht der Organismus Wasser einzusparen, dadurch, daß er weniger Wasser durch die Nieren ausscheidet. Doch ist das eine zweischneidige Maßnahme. Dauert die Oligurie etwas länger an, so machen sich Erscheinungen der Nierenreizung geltend. Der Urin enthält Eiweiß, Zylinder, Leukocyten, Erythrocyten, und selbst für Zucker wird die Niere durchlässig. Es zeigt sich also auch hier die Permeabilitätsstörung, die mit entzündlichen Reizerscheinungen einhergeht. Infolge des Wassermangels kommt es zu Retention harnfähiger Substanzen und auch die im intermediären Stoffwechsel entstandenen Säuren können durch die Nieren nicht oder nicht mehr genügend ausgeschieden werden. Dadurch wird die Acidose verstärkt.

Die Acidose führt aber auch leicht zu autolytischen Vorgängen in den Geweben, die das Wasser nicht mehr zurückzuhalten vermögen. Der enorme Wasserverlust äußert sich in Gewichtsstürzen. In wenigen Tagen fällt das Gewicht um mehrere 100 g ab. Die Folge dieser enormen Wasserverluste faßt man unter dem Ausdruck *Exsiccose* zusammen. Klinisch äußert sich diese Exsiccose vor allem in dem Einsinken der großen Fontanelle, in schweren Fällen schieben sich die Schädelknochen übereinander. Die Augen sind haloniert und tief in ihren Höhlen zurückgesunken. Konjunktivale Injektion spiegelt cerebrale Zirkulationsstörungen wider, aufgehobene Hautfalten, z. B. am Bauch, bleiben stehen, weil die Haut ihren Turgor und ihre Elastizität verloren hat.

Die schwerwiegende Folge des Wasserverlustes, der Exsiccose ist eben die Veränderung des kolloidalen Zustandes der Zellen. Das Zelleiweiß geht infolge des Wasserverlustes aus der soloiden in die geloide Phase über. Ein Ausdruck dieser kolloidalen Zustandsänderung ist wohl das sogenannte Fettsklerem, eine Verhärtung, eine Gelose der Haut, des Unterhautzellgewebes und auch der Muskulatur, z. B. an den Unterschenkeln. Auf verwandte Zustände sind wahrscheinlich lange eingehaltene eigentümliche Muskelstellungen, z. B. Emporheben eines Armes in sogenannte Fechterstellung, zurückzuführen. Ähnlich wie bei der Cholera, kommen infolge des Wasserverlustes auch schmerzhafte Wadenkrämpfe vor.

Die einzelnen Organe und Körperprovinzen können in verschiedener Weise von der Exsiccose befallen sein. Für mich ist es sehr wahrscheinlich, daß die Bewußtseinstrübungen, das Koma, eben der Ausdruck sind für durch die Exsiccose ausgelöste kolloidale Zustandsänderungen des Gehirnes. Diese können unter Umständen noch andauern, wenn es bereits gelungen ist, die Exsiccoseerscheinungen an der Haut zu beheben und umgekehrt können schwere Austrocknungserscheinungen an der Haut nachweisbar sein, wie z. B. bei der Pylorusstenose, ohne daß es zu Hirnerscheinungen kommt, weil eben in diesen Fällen das Gehirn seinen Wasserbestand noch zu halten vermochte, wahrscheinlich deshalb, weil keine Acidose jene maximale Wasserausfuhr veranlaßte, die wir bei der alimentären Intoxikation erleben.

Eine weitere Folge der Exsiccose ist die Anhydrämie, die starke Wasserverarmung des Blutes. Das Blut erscheint stark eingedickt, weil bei der Toxikose ausgesprochene Kapillargifte am Werk sind, welche zu einer Dilatation und Atonie und erhöhter Permeabilität der Kapillaren führen. Es kommt dadurch zu einem Austritt von Blutplasma in die perikapillären Räume. In der Leber entsteht dabei das Bild einer serösen Entzündung. Der Globulin-, Zucker- und Salzgehalt des Blutes geht in die Höhe. Dazu kommt nun noch, daß alle Schleusen im Kapillargebiet des Darmes geöffnet sind. Man findet bei der Autopsie, ähnlich wie bei der Cholera, alle Darmschlingen rosarot injiziert, so daß sich der Körper gewissermaßen in das Abdomen verblutet. Es kommt deshalb zu einem Kollapszustand mit schwerem Verfall. Die Kinder sehen grau aus, mit einem leichten Stich ins Violette, besonders an den Extremitäten, welche auskühlen. Das Herz wird schlecht gefüllt, verkleinert sich auffällig, schlägt leer. Man hört gewöhnlich nur noch einen Herzton an der Spitze, der erste Herzton verschwindet wegen des Nachlassens der Herzmuskelkontraktion.

Bei der Toxikose kommt es, wie erwähnt, zu dem sogenannten alimentären Fieber. Man spricht von einem alimentären Fieber, weil sich herausgestellt hat, daß gerade bei der alimentären Intoxikation sowohl das Fieber als auch die toxischen Erscheinungen in ausgesprochenster Weise von der Nahrungszufuhr abhängig sind. Das Fasten unter reichlicher Flüssigkeitszufuhr ist nämlich imstande, dieses Fieber auszulöschen und die toxischen Erscheinungen zum Verschwinden zu bringen. FINKELSTEIN glaubte zuerst, daß hauptsächlich Salze, z. B. die Molkensalze und Zucker, das alimentäre Fieber auslösen und die toxischen Erscheinungen verschlimmern. Er sprach deshalb von einem Salz-Zucker-Fieber. Es hat sich jedoch herausgestellt, daß die Zuckerlösungen an und für sich bei Kindern im Zustand der Toxikose nicht Fieber erzeugen. Erst wenn man gleichzeitig Eiweiß verabreicht, bringt man die Kinder zum Fiebern. Die fiebererzeugende Wirkung ist demnach an das Eiweiß gebunden, indem toxische Eiweißabbauprodukte bei dem durchlässigen Darm zur Resorption gelangen. Ob neben dem Nahrungseiweiß auch bakterielles Eiweiß, das aus den zahlreichen absterbenden Bakterienleibern stammt, aufgenommen wird und so zur Vergiftung durch Endotoxine mit beiträgt, ist noch ungewiß, jedoch möglich.

Die größte Rolle bei der Erzeugung des alimentären Fiebers und wohl auch der toxischen Erscheinungen spielt somit das Eiweiß. Schon zu meiner Assistentenzeit ist mir aufgefallen, daß bei mit Eiweißmilch ernährten Säuglingen sehr häufig Fiebertemperaturen auftraten, für die man keine rechte Erklärung finden konnte. Dieses Fieber schwand bei Verringerung der Eiweißzufuhr oder wurde ausgelöscht bei vermehrter Darreichung von Wasser. Es war also deutlich abhängig von dem Eiweißgehalt der Nahrung. Neuerdings ist es SCHIFF u. a. gelungen, bei eiweißreicher Trockenkost Fieber und alimentäre Intoxikation hervorzurufen. Auch klinisch habe ich Fälle gesehen, bei denen eine im Stadium dyspepticum aus therapeutischen Gründen angeordnete zu eiweißreiche, kohlehydrat- und wasserarme Diät direkt eine tödliche Intoxikation ausgelöst hatten. Ich habe ferner im Experiment gefunden, daß ähnlich wie Eiklar Trockenbuttermilch ohne Kohlehydratzusätze bei jungen Ratten eine akut tödlich verlaufende Proteintoxikose zu erzeugen vermag. Nicht nur das Eiweiß, sondern auch das Fett wirken schädlich bei den toxischen Erscheinungen. Namentlich hat das Fett die Eigentümlichkeit, die Acidose außerordentlich zu verstärken. Das habe ich klinisch wiederholt mit aller Deutlichkeit beobachtet bei dem Versuch, schwer dyspeptische Säuglinge mit der eiweißarmen, aber fettreichen Frauenmilch zu ernähren. Die Frauenmilch kann hier außerordentlich gefährlich werden und darf nur entrahmt in kleinen Mengen gegeben werden, sonst kann sich eine tödliche Verschlimmerung einstellen.

Wie ist nun wohl der Zusammenhang zwischen der Nahrung, dem Fieber und den toxischen Erscheinungen zu deuten? Am naheliegendsten ist die Auffassung von RIETSCHEL. Er erklärt die Entstehung der Hyperthermie bei eiweißreicher und wasserarmer Kost als die Folge der erhöhten Verdauungsarbeit, die der Organismus beim Abbau des Eiweißes leisten muß (sogenannte spezifisch-dynamische Wirkung des Eiweißes). Wir können uns auch vorstellen, daß das Eiweiß im Darmkanal einen mächtigen Reiz auf die Absonderung der Verdauungssekrete ausübt, und da der Organismus dadurch genötigt wird, seine letzten Reserven an Wasser in den Darmkanal abzugeben, so ist es verständlich, daß dadurch die Erscheinungen der Exsiccose verschlimmert werden. Auch im intermediären Stoffwechsel stellt das Eiweiß größere Ansprüche an die Wasserbestände des Organismus. Wasser ist auch besonders notwendig, um die Eiweißschlacken durch die Nieren auszuscheiden. RIETSCHEL nimmt an, daß die erhöhte Verdauungsarbeit bei Eiweißzufuhr im Organismus größere Wärmemengen produziert, deren er sich nur durch vermehrte Wasserverdunstung entledigen kann. Steht zur Entwärmung nicht genügend Wasser zur Verfügung, so wird die im Organismus gestaute Wärmemenge klinisch die Erscheinung einer Hyperthermie zur Folge haben, ähnlich wie bei einem Auto der Motor heißläuft, wenn im Kühler zu wenig Wasser vorhanden ist. Wir verstehen deshalb, daß der Zustand der Exsiccose die Entstehung des alimentären Fiebers ganz außerordentlich begünstigt. Es handelt sich zu einem großen Teil um ein sogenanntes Durstfieber. Entzieht man einem Säugling oder einem jungen Tier jegliches Wasser der Nahrung, so zeigen fast alle Kinder im ersten Lebensjahr eine Temperatursteigerung. Auch bei nur relativem Wassermangel erhöht sich die Körperwärme und sie sinkt wieder in dem Moment, in welchem reichlich Wasser zugeführt wird·

Die Prognose ist bei der alimentären Intoxikation sehr ernst, namentlich wenn es nicht gelingt, die Gewichtsstürze abzufangen, wenn unstillbares Erbrechen auftritt und sich bereits ausgedehnte Skleremausbildung zeigt. Ist die Exsiccose so weit vorgeschritten, daß sie zu irreparablen, kolloidalen Zustandsveränderungen des Protoplasmas, d. h. zu sehr ausgedehnten Gelosen geführt hat, ist eine schwere Leberverfettung eingetreten, so ist der Tod unvermeidlich. Das Zeichen des bevorstehenden Endes ist das Einsetzen der Schnappatmung.

Das erste und wichtigste Ziel der Therapie ist der Kampf gegen die Exsiccose und Acidose. Denn diese bilden eben das Lebensgefährliche an dem Zustande. Man macht zunächst Wasserinfusionen mit Ringerlösung, der man noch 5% Traubenzucker zusetzt:

> Rp.   Natr. chlorat. 7,5
> Kal. chlorat. 0,1
> Calc. chlorat. 0,2
> Aqua dest. ad 1000,0
> Adde Dextropur.... 50,0
> Subtil. sterilis.

Das zum Einlauf von Ringerlösung unter die Haut erforderliche Gerät besteht aus einem trichterförmigen Glasgefäß von 250 ccm Inhalt, an das ein 1 m langer Gummischlauch mit einer langen Hohlnadel angeschlossen ist. Unter streng aseptischen Kautelen wird die Hohlnadel von der Brust bis gegen die Achselhöhle zu vorgeschoben und es werden Mengen von 100 bis 150 ccm langsam durch Heben des Glastrichters infundiert. Einfacher ist die subcutane Injektion mittels einer Spritze.

Den größten Fortschritt in der Behandlung der schweren Fälle von Toxikose bedeutete die Einführung der intravenösen Dauertropfinfusion durch Schick und Karelitz. Zu diesem Zweck wird der Arm des Säuglings auf einer Schiene fixiert, es wird eine Ellenbogenvene freigelegt. Das periphere Ende wird unterbunden, am oberen Ende wird ein Catgutfaden angebracht, welcher zur nachträglichen Fixierung der eingeführten Infusionsnadel dient.

Ein weiterer erheblicher Fortschritt wurde durch die Plasmainfusion (Bessau und Mitarbeiter) inauguriert, ausgehend von dem Gedanken, daß der Plasmaaustritt in die Gewebsspalten infolge Vergiftung der sonst semipermeablen Kapillarmembranen eine wesentliche Ursache für die schwere Störung des Wasserstoffwechsels, insbesondere die Anhydrämie darstelle, mit der Folge des Sinkens des onkotischen Druckes, was eben zu schwerer Exsiccose führen müsse. Die innere Atmung wird durch Zwischenschaltung des Plasmas in den Gewebsspalten gestört. Es erschien deshalb nur logisch, daß man versucht hat, durch Plasmatransfusionen nicht nur den Wasser-, sondern auch den Plasmaverlust zu ersetzen und damit, soweit es noch möglich ist, das aus der Blutbahn ausgetretene Plasma aus den Gewebsspalten wiederum zurückzulöcken.

Freudenberg empfiehlt neuerdings folgende Infusionsflüssigkeit:

> Blutplasma................ 300 cm²
> Traubenzuckerlösung 5%ig... 350 cm²
> Ringerlösung 0,9%ig .... 350 cm²
> Redoxon forte 1 Ampulle.... 500 mgr
> Becocym 1 Ampulle
> Coramin 1 Ampulle

Bei starker Acidose bei einem p_H des Urins unter 5,5 wird durch die gleiche Nadel 1,3% Na.-bicarbonatlösung 50 bis 100 ccm infundiert.

Die intravenöse Dauertropfinfusion wird in den ersten Stunden auf 20 bis 25 Tropfen pro Minute, später auf 8 bis 12 eingestellt.

Die Wirkung der intravenösen Dauertropfinfusion mit oder ohne Plasmazusatz ist in der Regel eine zauberhafte. Die Zeichen der Exsiccose schwinden. Die vor einigen Stunden noch fahl und verfallenen, blaßgrau aussehenden Säuglinge gleichen die durch Turgorverlust entstandenen Hautfalten aus, die Elastizität der Haut kehrt wieder. Die Haut bekommt wieder ein besseres Kolorit, das Sensorium wird frei und die Säuglinge sind kaum mehr wieder zu erkennen.

Durch Ausgleich des Wasserverlustes kommt es zu einem starken Gewichtsanstieg, mitunter zu leichter Ödembildung. Die Dauer der intravenösen Tropfinfusion kann auf drei bis vier Tage, selten länger bemessen werden.

Um die Kaliverluste aus den Zellen (siehe S. 207) auszugleichen hat neuerdings DARROW folgende Infusionslösung angegeben: 2 g Kaliumchlorid, 250 ccm $^1/_6$ normal Natriumlactat (1,6—1,8%) auf 500 ccm Wasser aufgefüllt. Man gibt davon 80 bis 150 ccm durch den endovenösen Tropfeinlauf, und ergänzt den restlichen Flüssigkeitsbedarf auf total 150 bis 200 ccm pro kg mit 5%iger Glukoselösung. Diese Kalitherapie ist nicht ganz gefahrlos, denn es kann ein Herzblock auftreten. Man muß dann sofort die Dauertropfinfusion der DARROWschen Lösung unterbrechen und Calciumglukonat injizieren.

Zur Bekämpfung des Kollapses dienen kurze, heiße Bäder, eventuell mit kühlen Übergießungen. Ferner Senfkataplasmen. Flachssamen wird zu einem Brei gekocht, dieser Brei wird mit Senfpulver bestreut und in ein Tuch eingeschlagen und nach der Prüfung, ob die Temperatur nicht zu hoch ist, werden diese Senfteige abwechselnd auf der Brust oder auf dem Rücken während etwa einer Viertelstunde aufgelegt, bis die Haut krebsrot gefärbt erscheint, was als ein gutes Zeichen gewertet werden kann. Leider kommen immer wieder Verbrennungen durch zu heiße Senfteige vor. Hohe Temperaturen sind eigentlich gar nicht notwendig, da die Hautrötung durch den Senf veranlaßt wird. Diese Senfteige sind weniger angreifend als die Senfwickel.

Von Kreislaufmitteln verordnet man zweistündlich fünf Tropfen Coramin oder Cardiazol, oder Coramininjektionen zwei- bis dreimal täglich 0,5 ccm.

Bei Krämpfen, Erregungszuständen, unstillbarem Erbrechen werden Injektionen von Luminallösungen (20%ig) 0,1 bis 0,3 ccm empfohlen.

Noch wichtiger als die parenterale Wasserzufuhr ist die orale Darreichung von Wasser, da dieses Wasser besser retiniert zu werden scheint als das parenteral zugeführte. Die wichtigste Bedingung dabei ist zunächst die vollständige Nahrungsausschaltung. Man gibt für 24 bis 48 Stunden nur Schwarztee oder noch besser 5% Carottenpulver Elonac oder 5% Johannisbrotmehl Arobon mit Saccharin gesüßt. In günstig verlaufenden Fällen tritt unter dieser Diät nach 24 bis 48 Stunden prompte Entgiftung ein. Das Fieber sinkt kritisch ab, das Bewußtsein kehrt wieder, die Exsiccose geht allmählich zurück.

Ist die Entgiftung erreicht, sind an Stelle der wässerigen, zerfahrenen Entleerungen typische feste orangerote Elonac- oder weniger massige, geballte, torfmullartige, dunkle Arobonstühle aufgetreten, so setzt man der Elonac- oder Arobonlösung in jedem Schoppen 0,5 bis 1% Eledon écrémé, d. h. Trockenbuttermilch mit einem Fettgehalt von nur 0,6% zu und man gibt davon acht bis zehn Mahlzeiten zu 50 bis 60 ccm. Dann steigt man vorsichtig täglich Prozent für Prozent mit dem entfetteten Eledon, bis eine 10%ige Konzentration erreicht ist. Ist man so weit, so wird das entfettete Eledon nach und nach durch gewöhnliches Eledon (1,4% Fettgehalt) ersetzt und man beginnt nun mit dem Zusatz von 3% Nutromalt und steigert denselben nach Maßgabe der Gewichtskurve, d. h. bei einem Stillstand der Gewichtskurve oder bei einer Abflachung derselben wird der Nutromaltzusatz in jedem Schoppen um 1% erhöht. Zur Sicherheit wird stets Arobonlösung (3 bis 5%) als Verdünnungsflüssigkeit weiterbenutzt. Es muß durch Zusatz von Saccharin die Nahrung von Anfang an gesüßt werden, da sie sonst die Säuglinge häufig verweigern. Bei ungestörter Reparation wird nach einigen Tagen Flasche für Flasche auf zunächst entrahmte Milchsäurevollmilch umgesetzt. Wegen dem vorhergehenden starken Wasserverlust beginnt die Gewichtskurve selbst bei kalorisch ungenügenden Nahrungsmengen bereits stark anzusteigen.

Bei älteren Säuglingen kann man 5% Arobon, die eine oder andere Flaschenmahlzeit durch Bananenbrei oder Rohapfelbrei ersetzen.

Unvorsichtige Steigerung der Nahrungsmengen, insbesondere des Fett- und Eiweißgehaltes, kann zu einem Rezidiv der Toxikose führen. Dann ist man genötigt, äußerst vorsichtig wieder mit der obigen Diät von vorn anzufangen.

Die Rekonvaleszenz wird gefährdet durch das Auftreten infektiöser Komplikationen, z. B. Phlegmonen und ganz besonders Bronchopneumonien, welche bei der allgemeinen Resistenzlosigkeit leicht zum Tod führen.

Nicht bewährt haben sich im großen ganzen bei der Behandlung der Toxikose die Frauenmilch wegen ihres hohen Fettgehaltes und die Eiweißmilch wegen ihres zu hohen Eiweißgehaltes. Will man Frauenmilch verwenden, so darf man nur mit kleinsten Mengen entrahmter Frauenmilch, z. B. zehnmal 10 g, beginnen und das Quantum nur vorsichtig steigern, z. B. zehnmal 20 g, zehnmal 30 g usw. Ähnliches gilt von der Eiweißmilch, bei der man auch mit kleinsten Mengen beginnen muß, z. B. zehnmal 5 g, zehnmal 10 g usw., stets unter Zusatz von mindestens 3% Nährzucker oder Nutromalt und Reisschleim oder Reismehl als Verdünnungsflüssigkeit unter Zusatz von 3 bis 5% Arobon bei flüssiger E. M. Bei Trockeneiweißmilch Beginn mit 0,5 bis 1,0% Ursa II ($^2/_3$ entfettet), wenn 10% erreicht sind Übergang auf Ursa I (Trockeneiweißmilch, vollfett).

61. Vorlesung.

Rohobstkuren bei akuten Verdauungsstörungen im Kindesalter.

Nutzen und Schaden der Rohkost.

Ein schlagenderes Beispiel für die krankmachende Wirkung einer zu stark erhitzten Nahrung und für die Heilwirkung roher Nahrungsstoffe gibt es nicht als die MÖLLER-BARLOWsche Krankheit oder der Skorbut der kleinen Kinder. Aus solchen und ähnlichen Erfahrungen entwickelte sich als Reaktion gegen verkünstelte, industrialisierte und sterilisierte Nahrung, zudem auch gegen übermäßigen Fleisch- und Kochsalzgenuß seit etwa drei Jahrzehnten eine mächtige Rohkostbewegung, welche trotz aller Übertreibungen doch einen wahren Kern in sich hatte, wie namentlich die neueren Forschungen über die Vitamine ergaben.

Im weiteren Sinn können sowohl animalische Nahrungsmittel, wie Milch, Eier, Fleisch, besonders rohe Leber, soweit sie überhaupt im rohen Zustand genießbar sind, als auch die Vegetabilien die Bestandteile der Rohkost bilden. Meist wird aber unter Rohkost eine durchaus vorwiegende oder ausschließlich vegetabile Diät verstanden.

Welche Vegetabilien eignen sich nun für die Rohkost?

1. *Gemüse.* Wir können die Gemüse einteilen:

a) In die Knollen- und Wurzelgemüse, z. B. Radieschen, Rettich, Zwiebel, Knoblauch, Sellerie, Kohlrabi, besonders wertvoll sind die verschiedenen Rübensorten, wie Karotten und Mohrrüben. Leider eignen sich die sonst so wertvollen Kartoffeln nicht für die Rohkost.

b) In die Stengel- und Blattgemüse, wie Endivien, Löwenzahn, Sauerampfer, Zichorie, Sellerie, Petersilie, verschiedene Arten Salate, ferner die Kohlarten, Blumenkohl, Rosenkohl, Rotkraut usw. Sie umfassen also vor allem die grünen, ausnahmsweise auch weiß oder rot gefärbten Teile der Pflanzen.

2. *Früchte und Obst.* Hier wären zu erwähnen Tomaten, Gurken, Wassermelonen, Kürbis, junge Erbsen, Schneidebohnen, Nüsse, Mandeln, Kastanien, Oliven.

Als Rohobst kommen in Betracht: Orangen und Zitronen, Äpfel, Birnen, Trauben, Erd- und Heidelbeeren, Grape fruits, Ananas, Bananen, Datteln und Feigen usw.

Was hat nun die Rohkost für Eigenschaften?

Die Rohkost ist eiweißarm, besonders arm an Purinkörpern. Es besteht eine gewisse Gefahr, daß nicht genügend vollwertige pflanzliche Proteine mit der Rohkost aufgenommen werden. Doch ist im großen ganzen erfahrungsgemäß eine Eiweißunterernährung bei hinreichend gemischter Verwendung verschiedener Vegetabilien nicht zu befürchten.

Was den Kohlehydratgehalt betrifft, so heißt es immer, die Rohkost sei kohlehydratreich. Dies kann sich jedoch nur auf den relativen Kohlehydratgehalt beziehen, und es wird im allgemeinen viel zu wenig betont, wie gering der absolute Kohlehydratgehalt der vegetabilischen Rohkost ist. Ganz besonders gilt dies für die grünen Teile der Pflanzen. So enthalten z. B. grüne Blattgemüse nur etwa 3 bis 5% ausnutzbare Kohlehydrate, etwas günstiger stehen Wurzeln und Knollen da, z. B. Karotten, Runkelrüben, Rettiche, in denen Reservenahrung für die Entwicklung der Pflanzen aufgespeichert wird. Der Kohlehydratgehalt bewegt sich meist in Werten von 5 bis 10%, selten mehr. Obst und Beerenfrüchte enthalten im allgemeinen einen verwertbaren Kohlehydratgehalt von 10 bis 15%. Durch einen hohen Kohlehydratgehalt bis zu 24% zeichnen sich einzig die Bananen aus.

Während die Kohlehydrate der Mehle sowie der Kartoffeln zum größten Teil aus Stärke bestehen, die leicht in Zucker umgewandelt wird, so enthalten die Gemüse und Früchte andersartige Kohlehydrate, sogenannte Pektinstoffe. Die Pektine bilden fast die Hälfte der gesamten trockenen Substanz. Sie werden durch kochendes Wasser hydrolytisch gespalten. Im allgemeinen werden die Pektine, die sich durch ein starkes Quellvermögen auszeichnen, viel langsamer in den Stoffumsatz einbezogen als etwa die Kohlehydrate der Mehle. In den Früchten findet sich neben den Pektinen noch hauptsächlich Fruchtzucker, seltener Saccharose.

Rohkost ist auch, wenn nicht pflanzliche Öle zugesetzt werden, eine sehr fettarme Nahrung. Eine Ausnahme machen nur Nüsse und Mandeln, sie enthalten bis zu 60% Fett und 10% eigenartige Kohlehydrate.

Die Rohkost zeichnet sich aus durch ihre große Armut an Kochsalz, z. B. ist das Steinobst sozusagen kochsalzfrei. Eine Ausnahme machen auch hier die Bananen, welche verhältnismäßig kochsalzreich sind (200 mg%).

Die Rohkost ist sehr reich an allen anderen Mineralsalzen, so stellen z. B. die grünen Pflanzenteile neben der Milch die kalkreichsten Nahrungsmittel dar.

Besonders im Obst finden sich Pflanzensäuren und Aromstoffe, welche bewirken, daß das Obst meist gern genommen wird. Unter den Pflanzensäuren sind zu erwähnen: Zitronensäure in den Zitronen, Apfel-, Wein-, Gerbsäure im Schalenobst, Salicylsäure in den Erdbeeren, Ameisensäure in den Himbeeren, ferner Benzoesäure, Oxalsäure usw. Da diese organischen Säuren, mit Ausnahme der Zitronensäure, im Organismus zu Kohlensäure und Wasser verbrennen, wobei die Kohlensäure durch die Lungen ausgeschieden wird, und anderseits ein starker Basenüberschuß besteht, hat die Rohkost eine deutlich alkalotische Wirkung, sie hat die Fähigkeit, die Alkalireserve des Organismus zu erhöhen.

Die Rohkost ist ferner eine sehr vitaminreiche Diät. Vitamin A findet sich reichlich in den Blattgemüsen, im Salat, Spinat usw., merkwürdigerweise nach SCHEUNERT nicht in den Kohlarten. Es findet sich ferner in den Karotten und

in den Tomaten. Arm an Vitamin A ist das Nußöl. In den gefärbten Pflanzen-
teilen ist das Vitamin A stets von dem Provitamin, dem Carotin, begleitet, aus
welchem der tierische Organismus selber das Vitamin A darstellen kann.

Vitamin B_1 treffen wir in den grünen Blattgemüsen, reichlicher in den Kohlarten, ferner in Nüssen, Karotten und Möhren, in Tomaten, Zitronen, Trauben,
Bananen, wenig in Äpfeln.

Der Gehalt an Vitamin B_2 oder Lactoflavin ist in den Vegetabilien im allgemeinen noch wenig untersucht. Man findet B_2 im Grünkohl, im Spinat, in
Tomaten und in schwankenden Mengen im Kopfsalat.

Die vegetabile Rohkost bildet die reichste Quelle für das C-Vitamin. Reich
daran sind die grünen Blätter, z. B. Salat, Spinat, Kohlarten, auch Blumenkohl,
ferner Wurzeln und Knollengemüse, besonders auch Kartoffeln, was sehr wichtig
ist, dann Karotten und Möhren, Kohlrabi und Spargeln, Radieschen und Zwiebeln.
Sehr viel Vitamin C enthalten Orangen, Zitronen, Paprika, Hagebutten, etwas
weniger Grape fruits, Tomaten, Trauben, Beeren usw. Unser einheimisches Obst,
Äpfel und Birnen, enthält leider weniger Vitamin C als die Südfrüchte.

Das antirachitische Vitamin D ist in Gemüsen und Früchten gar nicht oder
nur spurenweise vertreten.

Das Antisterilitätsvitamin E findet sich z. B. im Kopfsalat, Kohl, ferner im
Klee, in frischen Bananen, mehr oder weniger auch in Orangen.

Zusammenfassend können wir die vegetabilische Rohkost charakterisieren als
eine eiweiß- (purin-) arme, aber auch absolut kohlehydrat- und mit Ausnahme der
Nüsse fettarme, sehr kochsalzarme, an Mineralstoffen reiche Nahrung mit einem
Basenüberschuß und einem Reichtum an Vitaminen, ganz besonders an Vitamin
A und C.

Diese Eigenschaften der vegetabilischen Rohkost bedeuten immer eine einseitige Ernährung, die in geeigneten Krankheitsfällen Heilung bringen kann, beim
Gesunden aber zur Krankheit führen muß.

Wir können in der Kinderheilkunde folgende Indikationen für die Behandlung
mit vegetabiler Rohkost aufstellen:

1. **Akute fieberhafte Krankheiten.** Der Appetit der Kinder liegt meist darnieder. Was sie noch am liebsten nehmen, sind frische, gezuckerte Fruchtsäfte
und Früchte: Die früher übliche eiweißreiche Kost, z. B. reichlich Milch, ist
unzweckmäßig, da sie den Wasserwechsel stark beansprucht, auch wohl imstande
ist, das Fieber zu erhöhen.

2. **Obstipation.** Bei einseitiger und zu lange fortgesetzter Ernährung mit
Milch kommt es bei den Säuglingen und Kleinkindern zu hartnäckiger Verstopfung
mit oft steinharten Kotballen. Diese Verstopfung verschwindet, wenn man die
Milch einschränkt und dafür Gemüse und regelmäßig rohes Obst und Fruchtsäfte
gibt. Die Rohkost wirkt hier im Sinne einer Schlackenkost, da sie reichlich un-
verdauliche Zellulose enthält.

3. **Rachitis und Tetanie.** Einseitige Überfütterung mit Milch und Mehl führt
sehr häufig zu Rachitis. Milchreduktion und Zugabe von Obst und Gemüse
wirkt günstig auf die Kalkbilanz ein. Eine spezifisch antirachitische Wirkung
kommt aber nicht in Frage, da Gemüse und Obst, trotzdem sie den Sonnenstrahlen ausgesetzt waren, fast gar kein Vitamin D enthalten.

4. **Möller-Barlowsche Krankheit oder Skorbut der kleinen Kinder.** Hier
entfaltet die Rohkost eine ganz spezifische Heilwirkung, besonders wirksam sind
die frischen Fruchtsäfte, wie Orangen-, Zitronen-, Traubensaft usw. In geradezu
zauberhafter Weise wandelt sich in kürzester Zeit schwerstes Krankseins mit
Blutungen am Zahnfleisch, Blutergüssen unter der Haut, in der Muskulatur,
unter dem Periost mit Epiphysenlösungen, gellenden Aufschreien bei geringster

Berührung zu Wohlbefinden und Genesung, sobald man solchen Kindern rohe Fruchtsäfte gibt.

5. Alimentäre Anämien. Wir haben bereits früher gesehen, daß es alimentäre Anämien gibt, die im wesentlichen auf einen Vitamin C-Mangel zurückzuführen sind. Der Skorbut ist nicht regelmäßig, aber doch nicht selten von einer Anämie begleitet. Diese skorbutischen sowie andere verwandte alimentäre Anämien werden durch rohe Früchte, besonders durch Pfirsiche und Aprikosen, Frucht- und Gemüsesäfte, günstig beeinflußt.

6. Rohobstkuren bei akuten Verdauungsstörungen im Kindesalter. Früher behandelte man akute Durchfälle bei Kindern zunächst mit völligem Nahrungsentzug und reiner Teediät. In neuester Zeit hat man in den Rohobstkuren eine ebenso wirksame, aber von den Kindern als viel angenehmer empfundene Behandlungsmethode kennengelernt. Man kann dabei zwei Wege einschlagen:

a) *Bananendiät.* Man gibt ein bis zwei Tage lang nichts als Bananen in vier Mahlzeiten und etwas gezuckerten Schwarztee. Die reifen Bananen werden durch eine Kartoffelpresse mit möglichst dünnen Löchern zu dünnem Brei durchgepreßt und mit einem Schneebesen zu Schaum geschlagen. Man gibt morgens einen Brei aus zwei, mittags aus drei, nachmittags aus zwei und abends aus drei Bananen. Die Kinder nehmen diesen Bananenbrei sehr gern, sie fühlen sich dadurch gesättigt und der Kalorienbedarf wird annähernd gedeckt (10 Bananen, je nach der Größe, 800 bis 1000 Kalorien). Widersteht einem Kinde gelegentlich der Bananengeschmack, so läßt sich dieser durch Beimischung von gerapsten rohen Äpfeln verbessern.

b) *HEISLER-MOROS Rohapfeldiät.* Man gibt ein bis zwei Tage ausschließlich geschälte und auf der Glasreibe geriebene rohe Äpfel. Pro Mahlzeit erhält das Kind vier bis fünfmal im Tag 100 bis 300 g von diesem Apfelbrei, was etwa 7 bis 20 mittelgroßen Äpfeln entspricht.

Wir sind immer wieder in der Poliklinik und in der Klinik über die außerordentlich prompte Wirkung dieser Obstkuren erfreut. Die vorher diarrhöischen und schleimigen Stühle werden selten, nehmen festere Konsistenz an, sehen homogen aus, sie sind kastaniengelb und der üble Geruch der Stühle verschwindet.

Der Übergang zur Normalkost wird durch diese Obstkuren leichter als bei irgendeinem anderen Diätverfahren. Man ist immerhin genötigt, eine gewisse *Übergangsdiät* einzuschalten. Dabei ist allerdings der Fehler zu vermeiden, daß eine allzu lang fortgesetzte Schondiät mit Schleimsuppen usw. verwendet wird. Zunächst muß noch die gewöhnliche Vollmilch aus der Diät ausgeschaltet bleiben. Wir geben nach den Obsttagen morgens Kakao mit 5 bis 10 g Alipogal (fettfreie Trockenmilch), mit Zwieback oder geröstetem Brot mit Zulage von etwas magerem Käse. Mittags: Gemüsesuppe aus Karotten, Kartoffeln, einem Teelöffel Reis und etwas Salz, durchpassieren und nur den Saft geben. Kartoffelbrei, zunächst ohne Milch und Butter, eventuell mit dem Saft aus getrockneten Heidelbeeren versetzt, oder Brühreis. Nachmittags wieder Kakao mit 5 bis 10 g Alipogal, Zwieback, etwas Käse. Abends: Gerstenschleimsuppe, Nudeln oder Maccaroni mit magerem Käse, eine Banane. An den folgenden Tagen kann man dann mittags etwas Fleisch zulegen, abends zur Abwechslung eine Omelette geben. Bleiben die Stühle gut, so setzt man allmählich dem Kakao an Stelle von Alipogal langsam ansteigende Mengen von Vollmilch zu. Bei diesem Vorgehen erfolgt die Reparation meist ungestört. Bei einem Rückfall muß man wieder einen oder zwei Rohobsttage einschalten und von vorne beginnen.

7. Coeliakie oder Herter-Heubnersche chronische Verdauungsinsuffizienz. Hier bedeutet die Anwendung der heute üblichen Bananen-, Buttermilch-, Gemüsediät mit Beigabe von Leber und frischen Fruchtsäften gegenüber früher einen außerordentlich großen Fortschritt. Die Bananen sind für die Behandlung dieser chronischen Störungen unentbehrlich, da sie allein die Zufuhr von genügend Kohlehydraten gestatten, und zwar ohne daß es zu schädlichen Gärungen im Darm kommt. Im übrigen kann ich hier auf die Vorlesung über Coeliakie verweisen.

8. **Chronische Verdauungsstörungen ohne Coeliakie.** Es handelt sich um chronische Diarrhöen von meist intermittierendem Verlauf, denen häufig eine gewisse Intoleranz, z. B. gegen Milch oder andere Nahrungsbestandteile, zugrunde liegt. Auch hier kann die Bananendiät sehr günstig wirken.

9. **Icterus catarrhalis.** Im Beginn des Ikterus catarrhalis oder der infektiösen Hepatitis beobachten wir nicht selten Erbrechen und Durchfälle, später Obstipation. Auch hier hat sich eine Früchtediät zur Besserung der Darmstörungen und zur Entgiftung gut bewährt. Nur muß man auf eine reichliche Beigabe von Zucker, also auf genügende Kohlehydratzufuhr, achten, da ein Glykogenmangel der kranken Leber gefährlich werden kann (akute gelbe Leberatrophie).

10. **Akute Glomerulonephritis.** Hier hat sich, wie wir später noch ausführlich zeigen werden, nach den Zuckertagen die Behandlung mit dem kochsalzarmen und stark diuretisch wirkenden Obst sehr bewährt.

11. **Pyelonephritis, Pyelitis und Pyelocystitis.** Auch hier werden ähnliche Erfolge der Zuckertage und der Obstdiät beobachtet.

12. **Lipoidnephrose.** Wir werden später ausführlich auf die Behandlung der Lipoidnephrose mit strenger Rohkost eingehen.

13. **Herzleiden.** Besonders bei dekompensierten Herzfehlern bewährt sich die Einschaltung von ein- bis dreitägigen Rohkostperioden bei darniederliegender Diurese, als Vorbereitung für die Digitalisbehandlung. Die Kinder nehmen die Rohkost lieber als die reine Milchnahrung bei der Karellkur. Nachteilig bei dieser ist neben der großen Flüssigkeitsmenge der relativ hohe Kochsalzgehalt der Milch (160 mg%). Günstig wirkt auf den dekompensierten Kreislauf der Reichtum an Mineralsalzen, besonders Kalium-Calcium-Salze und der Basenüberschuß. Das Kaliumion wirkt diuretisch, greift aber vielleicht auch direkt am Herzen an, ebenso wie das Calciumion. Das Blut der Herzkranken ist reich an Milchsäure, da die im Muskel gebildete Milchsäure infolge der Sauerstoffschuld nur etwa zur Hälfte resynthetisiert werden kann. Die Acidose ihrerseits schädigt wieder Herzmuskel und Herzarbeit. Durch basenreiche Rohkost wird die Milchsäure neutralisiert. Gerade bei den Herzkranken muß man aber noch auf reichliche Zuckerzufuhr neben der Rohkost bedacht sein.

14. **Hautkrankheiten.** Besonders Dermatitis seborrhoides, Ekzem und Neurodermitis oder Lichen Vidal größerer Kinder reagieren meist ausgezeichnet auf die eiweiß- und fettarme, kochsalzarme Rohkost. Namentlich wird auch der Juckreiz bei älteren Kindern günstig beeinflußt. Als Trägerin des Hautvitamins kann man rohe oder gekochte Leber mit Vorteil beigeben. Sehr eindrucksvoll ist die Wirkung bei Verfütterung roher Leber im Experiment an Ratten, bei denen die schweren toxischen Einwirkungen von Eiereiweiß und Fett auf das Hautorgan mit bewunderungswerter Raschheit zum Verschwinden gebracht werden. Dagegen konnten wir uns von einer spezifischen Wirkung der rohen Leber auf die FEERsche Krankheit (Akrodynie), wie sie von WYLLIE und STERN angegeben wurde, nicht überzeugen.

15. **Beim kindlichen Diabetes** sind wir in der letzten Zeit auch wie FANCONI dazu übergegangen, die Kinder relativ kohlehydratreich zu ernähren. Es ist dies mit Erfolg gelungen, wenn wir den Kohlehydratbedarf weitgehend mit

Rohkost, also besonders Äpfeln, Bananen, Beeren, Zwetschgen usw., an Stelle von Brot deckten. Der Kohlehydratgehalt des Obstes, z. B. der Bananen, Trauben und Äpfel, muß dabei jedoch voll in Rechnung gestellt werden. Günstig wirkt offenbar bei schweren Diabetesfällen der geringe Eiweißgehalt der Kost. Nüsse und Mandeln kann man zur Anreicherung der Kost mit Fett benutzen. Neben dem Obst geben wir Gemüse, Grünkohl, Weißkohl, besonders nach der Empfehlung von FRANK auch Sauerkraut, Spinat, Blumenkohl, Erbsen, Kartoffeln und benutzen das Gemüse als Fettträger. Wir wählten aber den Kohlehydratgehalt der Kost so hoch (7 bis 10 bis 15 g pro Kilogramm Körpergewicht), daß wir mit möglichst wenig Fett auskamen, da besonders bei Kindern das Fett stark acidotisch wirkt, was einen großen Nachteil der PETRENschen Diät darstellt.

16. Auch bei der **kindlichen Fettsucht**, z. B. bei der Dystrophia adiposogenitalis, ist weitgehende Verwendung der Rohkost, später nur in Form von einzelnen Rohkosttagen, unentbehrlich. Auch hier eignet sie sich wegen ihres geringen Fett-, Kohlehydrat- und Kochsalzgehaltes. Der Hauptvorteil der Rohkost liegt darin, daß sie trotz der Kalorienarmut ein gutes Sättigungsgefühl erweckt. Dies ist besonders wichtig, weil bei der kindlichen Fettsucht häufig übermäßige Eßlust eine noch weit größere Rolle spielt als die endokrinen Faktoren (Mastfettsucht).

So günstig die rein vegetabilische Rohkost als einseitige Ernährung für beschränkte Zeit, wie wir gesehen haben, wirken mag, so ungünstig ist sie für die Ernährung des normalen Kindes zu beurteilen.

Sie kann zu Rohkostnährschäden führen. Diese sind vor allem bedingt durch die Kalorienarmut, den Mangel an Kohlehydraten. Das wachsende Kind ist sehr empfindlich auf Kohlehydratmangel und hat ein relativ hohes Kohlehydratminimum. Es ist deshalb notwendig, die vegetabilische Rohkost mit Kohlehydraten, z. B. Hafer- oder Weizenflocken, mit Zucker, aber auch mit Fett anzureichern. Als Fettträger werden Nüsse, Mandeln, Haselnüsse, Pinienkerne usw. verwendet. Ferner werden pflanzliche Öle und Sahne zur Zubereitung der Rohkost gebraucht.

Ein Beispiel für eine zweckmäßige Gestaltung der Rohkost gibt uns das sogenannte *Birchermüsli*.

Ein gestrichener Eßlöffel Haferflocken wird zwölf Stunden lang in drei Eßlöffeln Wasser aufgeweicht. 150 g Äpfel werden trocken abgerieben, Fliege und Stiel entfernt, die Äpfel werden auf der Glasreibe geraspt, der Saft einer halben Zitrone zugesetzt. Ein Eßlöffel gezuckerter kondensierter Milch wird mit den geraspten Äpfeln und den eingeweichten Haferflocken vermischt. Dazu kommen noch geriebene Nüsse, Mandeln oder Haselnüsse, Pinienkerne usw. Beim Reiben der Äpfel auf der Glasreibe muß darauf geachtet werden, daß der Brei in mehreren Abschnitten den Haferflocken kurz vor dem Anrichten zugemischt wird, damit er durch Luftzutritt nicht braun wird. Zum gleichen Zweck dient auch die Beigabe von Zitronensaft und von kondensierter Milch. Auch Beeren und Steinobst eignen sich als Zusatz, je nach der Jahreszeit. Im Winter kann auch getrocknetes Obst, wie z. B. Feigen, Datteln, Rosinen, Aprikosen, Zwetschgen, verwendet werden.

Sehr bemerkenswert und wichtig ist die Ergänzung der Rohkost im Birchermüsli durch Kohlehydrate (Haferflocken, gezuckerte kondensierte Milch und durch fettreiche Nüsse).

Aber selbst bei der Korrektur der Rohkost durch Kohlehydrate und Fette gelingt es nicht immer, Schäden zu vermeiden, wie vor allem Gewichtsabnahmen, trotz völligem Sättigungsgefühl und Wohlbefinden. Ferner wird gelegentlich ein Sinken des Blutdruckes, eine Neigung zu Tachykardie bei geringsten körper-

lichen Anstrengungen, später Neigung zu Bradykardie beobachtet. FEER und
WILLI sahen Abnahme des Hämoglobins. Nicht bewährt haben sich in der Pädiatrie die sogenannten muttermilchwertigen Pflanzenmilchen nach BIRCHER-
BENNER, d. h. Mandelmilch mit Fruchtsäften und frischem Fruchtfleisch, z. B.
Bananen. Die Säuglinge sind mit dieser Nahrung in der Regel nicht zum Gedeihen
zu bringen, die Stühle werden massig grau, mit kleinen, weißlichen Bröckeln,
oft kommt es zu dünnschleimigen Stühlen und Gewichtsstürzen. Von CAMERER
wurde nach Mandelmilch schweres Ekzem beschrieben, von BÄUMLER und
anderen Rachitis und Tetanie.

In der Praxis wird heutzutage auch vielfach der Fehler gemacht, daß in un-
berechtigter Weise viel zu früh mit der Darreichung von rohen Fruchtsäften,
Früchten und Gemüsen begonnen wird. Es ist dies nicht ungefährlich, weil
Verdauungsstörungen, ja gelegentlich, wie ich beobachtet habe, sogar Darm-
invaginationen infolge der erhöhten Peristaltik verursacht werden können. Der
Zeitpunkt für den Beginn der Darreichung von frischen Fruchtsäften ist nach dem
dritten Monat immer noch früh genug.

Früher häufiger als heutzutage hat man auch ältere Kinder beobachten können,
die von fanatisierten Müttern nur mit Rohkost ernährt wurden. Die erschreckende
Magerkeit und das schlechte anämische Aussehen dieser Kinder zeigte auf den
ersten Blick, daß da etwas mit der Ernährung nicht in Ordnung war.

Sehr interessant ist, daß kleinere Tiere, wie Ratten, in eigenen Versuchen in
kurzer Zeit in acht bis elf Tagen unter gewaltigen Gewichtsstürzen zugrunde
gehen, wenn sie nur mit einem rohen und integralen Bestandteil der vegetabilen
Kost (ohne Cerealien) gefüttert werden, z. B. nur mit grünen Salatblättern,
Karotten, Gurken, nur mit Radieschen oder Tomaten usw. Nicht durch Fett-
zulage, sondern nur durch hinreichende Gaben von Kohlehydraten ließ sich diese
,,Dekomposition'' aufhalten oder vermeiden. Die Rohkost bei ausschließlicher
Verwendung von rohen und integralen Vegetabilien ist um so schädlicher, je
weniger Kohlehydrate sie enthalten. Die hohen Redoxpotentiale der Rohkost
wirken sich beim Kohlehydratmangel im Organismus sehr schädlich aus, weil
offenbar die eigenen Körpergewebe angegriffen und eingeschmolzen werden.
Man kann sich gut vorstellen, daß dabei zunächst alles irgendwie Krankhafte
und Schwache an die Reihe kommt, was wohl die günstige Wirkung der Inanition
bei der Rohkost erklären kann. So sehr die neueren Forschungen, besonders über
die Vitamine, gezeigt haben, daß der Nährwert nicht allein nach den Kalorien
bemessen werden darf, so müssen wir doch daran festhalten, daß die mit so
großer Mühe von RUBNER und HEUBNER aufgebaute Kalorienlehre nicht in
ihren Fundamenten erschüttert ist. Die Rohkost vermittelt durch die frischen
Vegetabilien dem Organismus keine besondere Energie, z. B. vom Charakter der
Lichtenergie. Die grünen Pflanzen nehmen die strahlende Energie der Sonne in
sich auf und verwandeln sie in die chemische potentielle Energie der Kohlehydrate
unter Abgabe von Sauerstoff. Ein Reduktionsvorgang führt somit zu einem mächtigen Energiehub. Im tierischen Organismus wird dann durch Wiedervereinigung
des Wasserstoffes mit dem Sauerstoff die in den Kohlehydraten aufgespeicherte
Sonnenenergie als Wärme frei und verwertbar. Die Kohlehydrate bilden somit
die eigentliche Sonnenlichtnahrung, welche im tierischen Organismus von vitalster
Bedeutung ist. Die Nährstoffe mit hohen Redoxpotentialen, Vitamine und
Fermente wie Dehydrasen, wie sie in der vegetabilischen Rohkost vorhanden
sind, dienen nur zur Mobilisation des Wasserstoffes aus den Kohlehydraten und
als Zündstoffe für die Verbrennung desselben. Ohne das Feuer der Kohlehydrate
keine Lebenswärme, kein Leben!

Abdomen, Darm, Leber, Milz, Pankreas.

62. Vorlesung.

Das große Abdomen in der Pädiatrie.

Beim liegenden Kind soll normalerweise das Niveau des Abdomens das des Thorax nicht überragen.

Am häufigsten ist der große Bauch auf **Meteorismus** zurückzuführen, d. h. auf abnorme Gasansammlung in den Därmen. Meteorismus höchsten Grades kann entstehen durch Luftschlucken (Aërophagie). Luftschlucken ist an und für sich eine normale Erscheinung. Es wird krankhaft, wenn die verschluckte Luft Spasmen der Magenmuskulatur auslöst, insbesondere an der Cardia, so daß die Luft nicht mehr entweichen kann und schließlich in den Darm übergeht. Dieses Luftschlucken wird besonders begünstigt, wenn Kinder noch im zweiten, dritten, vierten Lebensjahr mit der Milchflasche ernährt werden, dann schlucken sie mit der Milch auch regelmäßig viel Luft. Abnorme Gasbildung kann auch durch bakterielle Zersetzung des Chymus entstehen. Die wichtigsten Darmgase sind der Stickstoff, welcher sehr wenig resorbierbar ist und die Kohlensäure, welche sehr stark diffusibel ist. Andere Gase sind Sauerstoff, Wasserstoff, Methan usw. Es findet zwischen dem Blut und dem Darmlumen ein Gasaustausch statt, ähnlich wie in der Lunge. Dieser Gasaustausch kann durch Zirkulationsstörungen, insbesondere durch Stauungen im Pfortadergebiet, mangelhafte Zwerchfelltätigkeit usw. gestört werden, so daß die Gase schlecht resorbiert und in vermehrtem Maße ausgeschieden werden.

Überfüllung des Darmes mit Chymus, Stuhl und Gas führt zu einer Überdehnung und damit Schwächung der Bauchmuskulatur. Die Bauchmuskulatur kann konstitutionell schwach entwickelt sein und gibt deshalb dem Druck der überfüllten und aufgeblähten Därme nach (Diastase der Recti). Bei Säuglingen sehen wir als eines der ersten Zeichen verschiedener Nährschäden, wie z. B. des Milchnährschadens, des Mehlnährschadens, einen Nachlaß des Muskeltonus, welcher den Meteorismus begünstigt. Bei schweren toxischen Pneumonien fürchten wir den starken Meteorismus als ein bedenkliches Zeichen einer beginnenden Zirkulationsstörung.

Beim kleineren und größeren Kind ist der große Bauch vor allem ein Zeichen der **Überernährung.** In extremen Fällen sind die Kinder genötigt, wegen des großen Bauches eine lordotische Körperhaltung einzunehmen. Ein Überschuß an Nahrung, der nicht zur Resorption gelangt, wird durch den Darm ausgeschieden. Überernährte Kinder haben infolgedessen große Stuhlmengen oder mehr als einmal im Tag Stuhlgang. Bei dieser Selbsthilfe des Organismus ist es nicht ohne weiteres verständlich, wieso sich die Überernährung durch die Größe des Abdomens verraten kann (CZERNY). Der große Bauch ist durchaus nicht proportional dem Grade der Überernährung. Er hängt zum großen Teil von der Art der Nahrung ab. Eine kohlehydratreiche Nahrung führt häufiger zu einem Meteorismus infolge Gärung als eine kohlehydratarme. Die qualitativ minderwertige, einseitige Ernährungsweise bedingt, daß der Organismus sich nur durch große Quantitäten einigermaßen verschaffen kann, was er für Wachstum und Körperansatz braucht. Was für die einseitige Kohlehydratkost gilt, gilt auch für ausschließliche oder vorwiegende Ernährung mit vegetabiler Rohkost. Nur größere Mengen können zum Sättigungsgefühl führen, da die Diät an und für sich kalorisch einer Hungerkost gleicht. Besonders Kartoffeln, die die vorwiegende Ernährung armer Kinder darstellen, können bekanntlich einen großen Bauch machen. Zu einer Überernährung kommt es am häufigsten, wenn die Kinder die Kost der Erwachsenen genießen, aber dazu noch einen Liter Milch täglich trinken. Beim Übergang von der flüssigen Kost des Säuglings zu der konsistenteren des älteren Kindes wird zu häufig vergessen, die Milchnahrung einzuschränken, in dem Maße, wie die breiige und feste Kost zunimmt. Versuchung dazu ist besonders darin gegeben, daß die gewohnte Nahrungsaufnahme in Form des Trinkens den Kindern meist mehr Vergnügen macht als das ungewohnte Kauen, zudem ist die Verabreichung der Flasche an das sich selbst überlassene Kind für die viel beschäftigte Mutter sehr bequem. Das alles sind Gründe, weshalb man der Überernährung am häufigsten bei Kindern in den ersten Jahren nach der Säuglingszeit begegnet.

Die Folgen der Überernährung sind: 1. Häufige Stuhlentleerungen und große Stuhlmassen; 2. nicht selten Koliken infolge Überdehnung der Darmwand durch Stuhl- und Gasmassen; 3. das große Abdomen; 4. Hypertrophie der lymphatischen Organe, z. B. der Tonsillen; 5. die bedenklichste Folge ist die Abnahme der natürlichen Immunität, welche dazu führt, daß solche gemästete Kinder an ungewöhnlich schwerem Scharlach erkranken oder auch sonst schweren Infekten viel leichter erliegen als mäßig ernährte Kinder; 6. die Überernährung ist die wichtigste Ursache für einen unerwünschten Fettansatz.

Bekannt ist der sogenannte **Froschbauch der rachitischen Kinder.** Er hängt zusammen mit der gleichen Überfütterung, welche auch die Entstehung der Rachitis gefördert hat. Er steht in Beziehung zu dem Nachlassen des Muskeltonus bei der Rachitis, aber auch zu der ungenügenden Kraft des Zwerchfells, welches an den nachgiebigen weichen Rippen zu wenig Halt findet und das Blut aus dem Abdomen nur ungenügend in den Thoraxraum bei der Inspiration ansaugen kann. Nach CZERNY ist die Überfütterung die Hauptursache des rachitischen Froschbauches. Ähnliches gilt auch vom großen Bauch bei der **Athyreose,** welche bekanntlich zu hartnäckiger Verstopfung führt. Die Bauchdecken bei der Athyreose sind oft ödematös, glänzend. Schilddrüsenbehandlung bessert allein die Obstipation und läßt das große Abdomen verschwinden.

Die Aufnahme großer Flüssigkeitsmengen fördert auch die Dilatation des Magens mit Nachlassen des Tonus der Magenmuskulatur, Auftreibung in der Gegend des Epigastriums und Magenplätschern.

Therapeutisch muß der große Bauch den Arzt veranlassen, die Ernährung des Kindes zu revidieren. Es soll vor allem die Zahl der Mahlzeiten reduziert werden. Im ersten Jahr im Maximum fünf, im zweiten Lebensjahr vier und vom dritten Lebensjahr an nur drei Mahlzeiten in 24 Stunden. Die Flüssigkeits-, insbesondere die Milchzufuhr, soll gedrosselt werden. Im ersten Jahr nie mehr als einen halben Liter, vom zweiten Lebensjahr an nur einen viertel Liter Milch pro Tag. Bei einseitig kohlehydratreicher oder vegetabilischer Rohkost muß durch Zulage gehaltvollerer Nahrungsmittel, wie Fleisch, Käse, Eigelb usw., das Volumen der Kost durch Erhöhung des Sättigungswertes eingeschränkt werden. Auch die Vitamin-B-Versorgung ist zu fördern, da besonders Vitamin B_1 für den regelrechten Ablauf der Magen-Darmmotilität von großer Bedeutung ist (Nüsse, Hefe, Hefepräparate usw.).

Bei verschiedenen Krankheitszuständen ist das große Abdomen ein führendes Symptom.

Das große Abdomen kann bedingt sein durch einen Flüssigkeitserguß **(Ascites)** in die Peritonealhöhle. Wir finden dann über dem aufgetriebenen Abdomen eine Dämpfung, welche sich bei Lagewechsel verschiebt. Es läßt sich ferner beim Beklopfen an einer Stelle mit der andern Hand die Fortpflanzung einer Wellenbewegung (Undulation) feststellen. Punktion ergibt einen Flüssigkeitserguß. Dieser Ascites kann nur eine Teilerscheinung eines allgemeinen Hydrops sein, namentlich bei Herz- und Nierenleiden. Ich zeige hier einen siebenjährigen Knaben, mit gedunsenen Augen, einem ödematösen Halskragen, einem mächtig aufgetriebenen Abdomen mit verstrichenem Nabel und Beinödemen. Im Bauch finden wir Dämpfung in den abhängigen Partien, die sich bei Lagewechsel verschiebt, und wir können Undulation feststellen. Im Urin finden wir massive Ausscheidung von Albumen, 16 bis 20⁰/₀₀, welche zu einer Senkung des Serumeiweißspiegels auf 4,58% statt 6 bis 7% und zum Anstieg des Verhältnisses Globulin zu Albumin auf 90 : 10 statt 40 : 60 geführt hat. Durch die Hyperglobulinämie ergab sich eine enorme Beschleunigung der Blutsenkungsgeschwindigkeit (116 mm nach einer halben Stunde), die das Aussehen des Blutkuchens in ähnlicher Weise verändert, wie die Gerinnungsverzögerung bei der Hämophilie. Dadurch, daß die Sedimentierung der Roten bei Gerinnungsbeginn schon fast vollständig ist, besteht der Blutkuchen in seinem oberen Teil aus einem weißen, in seinem unteren Teil aus einem roten Thrombus. Das Serum ist wegen abnormen Lipoid- (Cholesterin-) Gehalts milchig getrübt, auch die Ascitespunktion ergibt eine milchige Flüssigkeit. Es handelt sich hier um eine Lipoidnephrose.

Bekannt ist das große Abdomen mit vermehrter Venenzeichnung infolge Stauung im Pfortaderkreislauf, besonders bei **Lebercirrhose.**

Nicht zu verwechseln mit dem richtigen Ascites ist der sogenannte **Pseudoascites bei der Coeliakie,** bedingt durch die Füllung der Därme mit einem flüssigen Inhalt, dessen Resorption gestört ist. Von dem großen Abdomen hat ja die Coeliakie ihren Namen, d. h. Bauchkrankheit, erhalten. Bei diesen Fällen bemerkt man, wie beim echten Ascites, Dämpfung in den abhängigen Partien, ja sogar Undulation, aber im Gegensatz zum echten Ascites verschwinden alle diese Erscheinungen nach einer gründlichen Darmentleerung.

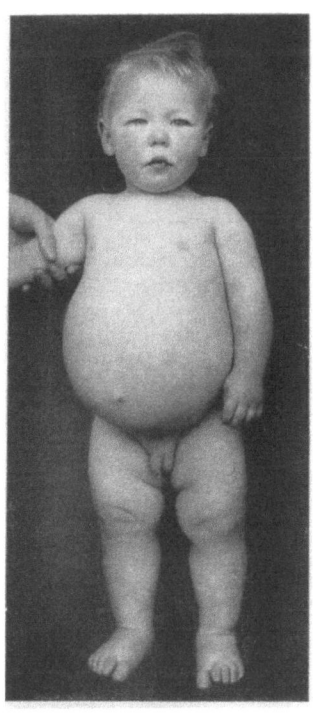

Abb. 26. Großes Abdomen mit Ascites bei Lipoidnephrose.

Eine häufige Fehldiagnose bei der Coeliakie ist die **tuberkulöse Peritonitis.** Die Differentialdiagnose wird erleichtert durch die Tuberkulinproben (MORO, PIRQUET, MANTOUX), die bekanntlich im Kindesalter noch durchaus diagnostisch verwertbar sind.

Der Beginn ist in der Regel schleichend, mit Temperatursteigerung von sehr verschiedener Höhe, zunehmender Mattigkeit. Gar nicht selten führt jedoch eine akute Verschlimmerung mit Leibschmerz und Erbrechen zum Arzt, so daß dieser leicht zur Fehldiagnose einer akuten Appendicitis verleitet wird. Die Operation deckt dann den Irrtum auf. Der Leib wird allmählich aufgetrieben. Im Gegensatz zur Coeliakie ist er leicht druckempfindlich und schwer eindrückbar.

Ich habe Gelegenheit, die drei verschiedenen Formen zu demonstrieren.

1. Eine *exsudative Form.* Die Aussaat von miliaren und submiliaren Tuberkeln auf dem Peritoneum ist, ähnlich wie bei der Pleuritis exsudativa, begleitet von einem reichlichen serösen Exsudat, welches bei Lagewechsel beweglich

ist und unduliert. Die Verschieblichkeit ist jedoch häufig wegen Adhäsionen etwas geringer als bei freiem Ascites.

2. Eine *adhäsiv-knotige Form* bei einem zehnjährigen Knaben. Das ganze Abdomen ist ausgefüllt von haselnuß- bis baumnußgroßen Knoten, welche sich sehr derb anfühlen. Es ist, als wenn der Bauch mit Nüssen oder Steinen angefüllt wäre. Es handelt sich um derbe Infiltrate mit Bindegewebswucherung, Verkäsung, eventuell Verkalkung im Netz (Netztuberkulose). Im Gegensatz zu Kottumoren, welche differentialdiagnostisch in Betracht kommen, verschwinden diese Knoten auf Abführmittel nicht. Ein freies Exsudat fehlt, oder ist so gering, daß es nicht nachweisbar ist. Es kommen jedoch Übergänge vor von der exsudativen zu der adhäsiv-knotigen Form. Zuerst kann ein großes Exsudat bestehen, dieses kann verschwinden und dann kommen Knoten zum Vorschein.

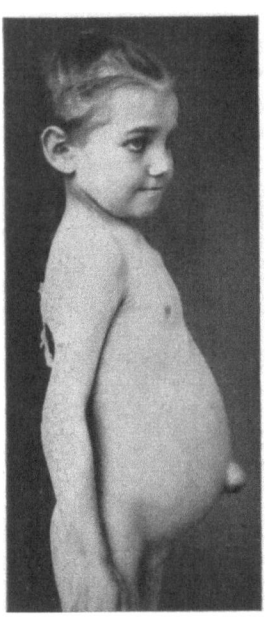

3. Bei der dritten Form steht im Vordergrund des Krankheitsbildes besonders bei Säuglingen nur ein sehr starker *Meteorismus*, oft verbunden mit Stuhl- und Windverhaltung. Es bestehen nur geringfügige Käseherde, während die gesamten Darmschlingen fest miteinander verbacken sind.

Das Bild des Bauchempyems bei der **Pneumokokkenperitonitis** kann dem der tuberkulösen Peritonitis täuschend ähnlich sein. In beiden Fällen ist der Bauch aufgetrieben, ist ein Exsudat nachweisbar und ist die Schmerzempfindlichkeit verhältnismäßig gering, aber die Anamnese ist verschieden.

Abb. 27. Exsudative Form der tuberkulösen Peritonitis.

Bei der Pneumokokkenperitonitis ganz akuter Beginn mit hohem Fieber und schwerster Beeinträchtigung des Allgemeinbefindens, dumpfen Bauchschmerzen, Erbrechen, Facies abdominalis, häufig sehr heftige Diarrhöen mit dünnen, bald geruch-

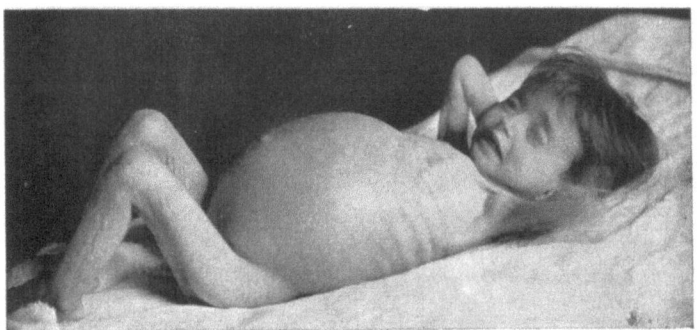

Abb. 28. Käsige Form der Peritonealtuberkulose.

losen, bald außerordentlich stinkenden Stühlen mit Beimischung von Schleim oder sogar Blutspuren. Diese bedrohlichen Krankheitserscheinungen gehen zurück. Es folgt ein Zwischenstadium mit erheblicher Besserung des Allgemeinbefindens während 8 bis 14 Tagen, gelegentlich auch bis zu vier bis sechs Wochen, dann aber tritt eine erneute Verschlimmerung ein. Der Umfang des Leibes nimmt zu durch einen allmählich stärker werdenden Flüssigkeitserguß. Dieser Erguß ist in der Regel nicht frei beweglich wie beim tuberkulösen Ascites, er ist nicht serös, sondern eitrig. Das mehr oder weniger abgesackte Bauchempyem macht eine undeutlich begrenzte Resistenz unterhalb des Nabels, seltener in der Blinddarm oder der linken Bauchgegend. Die Bauchdecken sind selbst bei kräftigem Betasten weich und nicht besonders schmerzhaft. Das Bauchempyem wächst immer stärker. Der Bauch wird stark aufgetrieben, der Nabel verstreicht oder wird vorgewölbt, es bildet sich gern ein Empyema necessitatis. Die Umgebung des Nabels wird gerötet. Die Haut der Nabelfalte stark verdünnt. Der Eiter schimmert schließlich gelblich durch und kann durch eine Nabelfistel perforieren. Am häufigsten kommt die Pneumokokkenperitonitis bei älteren Mädchen vor. Durch die Behandlung mit Penicillin, Streptomycin und Elkosin ist es uns wiederholt gelungen, die Entwicklung eines Empyems der Bauchhöhle bei Pneumokokkenperitonitis zu verhindern.

Ich erwähne hier nur kurz das große, sehr gespannte und äußerst druckempfindliche Abdomen bei **akuter, diffuser Peritonitis,** am häufigsten im Anschluß an eine perforierende Appendicitis, ferner an die mehr lokalisierten Auftreibungen des Abdomens beim perityphlitischen Absceß. Jede Entzündung eines intraperitonealen Organes erzeugt beim Übergreifen auf die Serosa reflektorisch eine Darmatonie, welche den höchsten Grad eines paralytischen Ileus erreichen kann.

Dem mächtig aufgetriebenen Abdomen bei subakuter praetoxischer Ernährungsstörung der Säuglinge mit einer hohen Letalität von 80% dürfte nach unseren Beobachtungen eine serofibrinöse Durchwanderungsperitonitis zugrunde liegen.

Dieser paralytische Ileus steht im Gegensatz zum **mechanischen Ileus,** welcher durch Darmverschluß, z. B. durch Invagination, Incarceration einer Hernie, seltener durch Volvulus, Strangulation, durch ein MECKELsches Divertikel, durch Briden nach Perityphlitis oder nach tuberkulöser Peritonitis, ab und zu durch Ascaridenknäuel entsteht. Es kommt zu mehr lokalisierten Auftreibungen des Abdomens mit zeitweise nachweisbarer Darmsteifung und starker Blähung einer Darmschlinge, zu heftigen Koliken bei weichen Bauchdecken, zu Kotbrechen, Galleerbrechen, Schock usw.

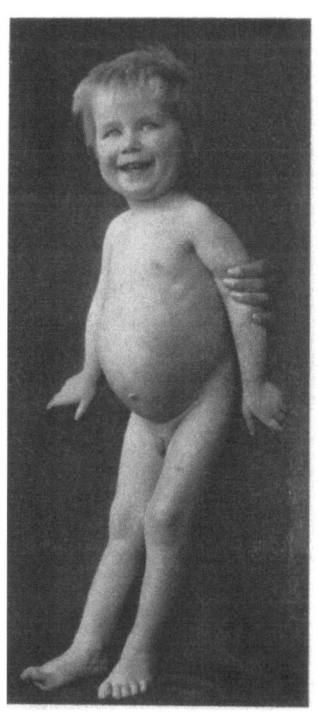

Abb. 29. Megacolon congenitum.

Zu den chronischen Ursachen von wiederholten ileusartigen Erscheinungen gehört die **Hirschsprungsche Krankheit** oder das **Megacolon congenitum.** Das wichtigste Symptom ist der extreme Grad der Verstopfung, die sehr häufig schon von Geburt an besteht, in anderen Fällen aber erst später beginnt. Nur alle sechs bis acht Tage wird ein einziger, mühsamer, aus spärlichen harten Fäcesknollen bestehender Stuhlgang entleert, selbst mehrere Wochen lang kann der Stuhl ausbleiben. Nicht nur der Stuhl, sondern auch die Gase werden zurückgehalten und es kommt daher meistens zu einer auffälligen Auftreibung des Leibes, welche höchste Grade erreichen kann. Der Abstand des Nabels vom Schwertfortsatz ist dabei bedeutend größer als derjenige des Nabels von der

Symphyse. Man kann durch die Bauchdecken hindurch die enorm erweiterten
Darmschlingen durchtasten, man kann sogar Peristaltik sehen und fühlen. Bei
dem Dolichocolon kommt es mehr zu lokalen Auftreibungen des Abdomens,
entsprechend den Verlängerungen und Blähungen einzelner Darmschlingen, z. B.
besonders des Sigmoids.

Ein großes Abdomen kann aber auch bedingt sein durch Schwellungen und
Tumoren der parenchymatösen Abdominalorgane. Ich erinnere hier an die riesigen
Milztumoren, welche die ganze linke Bauchhälfte ausfüllen und vorwölben und
selbst über die Mittellinie hinaus nach der rechten Bauchseite übergreifen können.
Solch große Milztumoren, die an den Crenen am Rande leicht erkenntlich sind,
finden sich bei der Malaria, bei der Kala-Azar, bei der myeloischen Leukämie
und besonders bei der GAUCHERschen Krankheit.

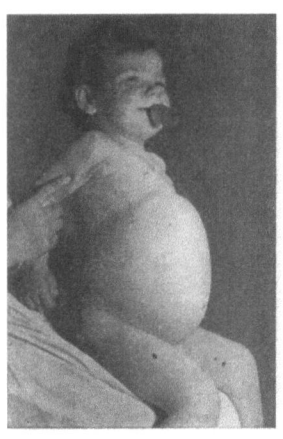

Abb. 30. Großes Abdomen bei Misch-
geschwulst der Nieren.

Aber auch eine **stark vergrößerte Leber,** wie bei
dem zwölfjährigen Knaben, den ich hier vorstelle,
kann zu einem großen Abdomen führen. Die Leberschwellung, die schon seit dem Säuglingsalter besteht, reicht hier weit über den Nabel hinaus, fast
bis zum Becken hinunter. Dabei besteht kein
Ascites, ein Milztumor läßt sich nicht tasten, eine
Gelbsucht fehlt, aber der Knabe zeigt einen sogenannten hepatischen Infantilismus. Er hat mit zwölf
Jahren nur die Größe eines sechsjährigen Kindes.
Nach dem adipösen Habitus mit dem freundlichen Vollmondgesicht erinnert er an den bei
Glykogenspeicherkrankheit angetroffenen Zustand.
Doch dürfte es sich in diesem Falle wahrscheinlich um eine Fettspeicherleber (Steatose) handeln. Wir werden an anderer Stelle noch dar-
auf zurückkommen.

Vor kurzem beobachteten wir einen Fall von
einer rapid wachsenden bösartigen Geschwulst
bei einem siebenjährigen Emigrantenknaben. Von
Woche zu Woche, fast von Tag zu Tag fühlte man die Leber wachsen und
das Abdomen wurde mehr und mehr aufgetrieben.

Bei einem fast neunjährigen Mädchen fanden wir das Abdomen mächtig vorgetrieben, durch eine ziemlich pralle, derbe Geschwulst, welche die ganze rechte
Bauchseite und die Hälfte der linken Seite einnahm. Die Operation zeigte,
daß es sich um einen **Ovarialtumor** handelte, mit kleinen cystischen Hohlräumen,
der vom linken Ovar ausgegangen war, wobei die Tube als kleines Anhängsel
auf der Unterseite des Tumors festgestellt werden konnte. Die Geschwulst hatte
ein Gewicht von 1250 g und die histologische Untersuchung ergab, daß es sich
um ein Teratom handelte. Es fanden sich neben Cysten und soliden Zellsträngen
Inseln von Knorpelzellen und im Stroma oft sehr viele schmale Bündel von glatter
Muskulatur.

Viel häufiger als Ovarialtumoren bedingen im Kindesalter **kongenitale Mischgeschwülste der Nieren** eine starke Auftreibung des Abdomens. Charakteristisch
für dieselben ist, daß sie zunächst, d. h. solange sie noch klein sind, so gut wie
keine wahrnehmbaren Symptome verursachen. Fast ausnahmslos wird die
Mutter oder die Pflegerin beim Baden, An- oder Auskleiden des Kindes
erst durch eine Schwellung des Abdomens aufmerksam, daß etwas bei dem
Kinde nicht in Ordnung ist. Aber selbst eine ungewöhnliche Zunahme
des Leibesumfanges wird bisweilen von der Mutter noch nicht als

etwas Krankhaftes angesehen, ja manchmal glaubt sie anfänglich, darin das Zeichen besonderen Gedeihens erblicken zu sollen, zumal solche Kinder noch längere Zeit blühend aussehen. Erst wenn die Volumenzunahme des Leibes eine ganz auffallende ist, so daß die Kleidungs-stücke zu eng geworden sind, begibt sie sich zum Arzt. Gelegentlich findet der Arzt zufällig bei der Untersuchung eines Säuglings oder Kleinkindes eine Geschwulst im Leibe, aber es liegt ihm fern, an die Niere als den Ausgangspunkt der Geschwulst zu denken. Man ist überhaupt nicht gewöhnt, der Tatsache Rechnung zu tragen, daß solch große Tumoren schon bei Kindern vorkommen können, und doch bevorzugen gerade diese Nierentumoren ganz auffallend die ersten fünf Lebensjahre. Die Diagnose wird häufig auch deshalb nicht gestellt, weil es dem ärztlichen Gefühl widerstrebt, einen Tumor, der das Abdomen so deut-lich nach vorne vorwölbt, der der vorderen Bauch-wand fast unmittelbar anliegt, den man im Abdomen so leicht hin und her schieben kann, auf die Niere

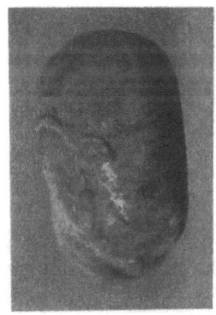

Abb. 31. Exstirpierte Nierengeschwulst.

zurückzuführen. Dazu kommt noch, daß der Tumor nur im Anfang die Nieren-nische ausfüllt und vordrängt. Dieses Symptom verschwindet wieder bei der Vergrößerung des Tumors, weil er infolge seines großen Gewichtes tiefertritt und da-bei die Nierennische wieder freigibt. Eine weitere Schwierigkeit liegt darin, daß der Tumor längere Zeit im Urin absolut keine Symptome macht. Während maligne Tu-moren bei Erwachsenen sich sehr bald durch Hämaturie verraten, kann selbst bei großen malignen Nierentumoren bei Kindern der Urin vollkommen normal sein. Kein Eiweiß, kein Blut. Trotzdem die Därme durch den wachsenden Tumor stark verschoben werden, ist die Darmtätig-keit oft lange hinaus eine merkwürdig gute, selbst in Fällen, in denen der Tumor den größten Teil des Abdomens ausfüllt.

Für einen Nierentumor spricht, wenn bei Aufblähung des Darmes nachgewiesen werden kann, daß das Colon über dem Tumor verläuft, weiterhin kann zur Dia-gnose das intravenöse Pyelogramm herange-zogen werden. Auf der Röntgenplatte erschei-nen dann im Tumor Kontrastmittelinseln.

Differentialdiagnostisch kommen in Be-tracht: Hydronephrose, Cystenniere, Ova-rialcysten, Mesenterialcysten, Schwellung

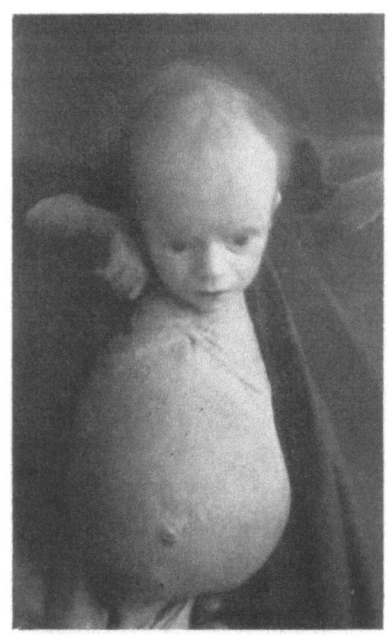

Abb. 32. Congenitale Cystenniere.

der retromesenterialen Drüsen. Die häufigsten Verwechslungen bestehen darin, daß die kongenitalen Mischgeschwülste der Nieren der Säuglinge und Klein-kinder als Leber- bzw. Milztumoren angesehen werden.

Histologisch handelt es sich um eigentümliche Mischgeschwülste von Wuche-rungsprodukten, epithelialer und bindegewebiger Bestandteile (Adenosarkom, alveoläres Sarkom und Sarkocarcinom). Diese Tumoren sind bösartig und selbst bei Exstirpation des Nierentumors gehen die Kinder zugrunde an Metastasen, meist in der Leber oder in den Lungen, seltener in den Knochen.

Diese Vorlesung zeigt, was sich alles an Krankheitszuständen hinter einem dicken Bauch verbergen kann.

63. Vorlesung.

Rekurrierende abdominale Schmerzen bei Kindern und das Problem der Appendicitisdiagnose.

Wenn ein Kind akute oder rekurrierende Schmerzen im Abdomen hat, so ist die Diagnose fast immer schwierig und verantwortungsvoll. Die zugrunde liegende Ursache kann unbedeutend sein, mitunter aber so wichtig, daß von einer unrichtigen Diagnose der Tod des Kindes abhängt. Zunächst muß man festzustellen suchen, ob der Schmerz wirklich von den Abdominalorganen ausgeht, oder ob er nicht durch Fernwirkungen von anderen Organen aus ausgelöst wird. Namentlich Kleinkinder lokalisieren mit besonderer Vorliebe Beschwerden verschiedensten Ursprungs in den Bauch.

Wir müssen, falls sich der Schmerz besonders in die rechte Unterbauchgegend lokalisiert, unterscheiden, eine richtige Appendicitis von einer sogenannten Begleitappendicitis und von einer Pseudoappendicitis.

Für eine Erkrankung des Wurmfortsatzes spricht ein unvermuteter Beginn mit Bauchweh aus voller Gesundheit, oft nach einer unruhigen Nacht. Verdächtig ist ferner Erbrechen und zunächst Stuhldrang, später Stuhlverhaltung. Durchfälle schließen aber das spätere Auftreten einer Appendicitis nicht aus. Ein Kind mit akuter Appendicitis vermeidet meist Bewegungen ängstlich, insbesondere widerstrebt es ihm, aufzusitzen. Meist besteht Fieber, der Puls ist beschleunigt, die Zunge leicht belegt und aus dem Mund kann man besonders bei schweren, gangränösen Appendicitiden einen üblen Geruch wahrnehmen.

Bei der Inspektion kann man nicht selten bemerken, daß das Kind die untere Hälfte des Abdomens bei der Atmung stille stellt. Läßt man es das Wort Kitt laut aussprechen, so sieht man, daß die Kontraktion der Bauchmuskeln rechts unten ausbleibt.

Bei der Palpation beginnt man auf der linken, unempfindlichen Seite und tastet sich ganz allmählich dem Dickdarm entlang bis zur Appendixgegend vor. Sehr verdächtig ist es, wenn die Palpation des Colon descendens bereits Schmerzen in der Appendixgegend auslöst. Haben wir einen scharf lokalisierten Schmerz bei der Palpation am McBurneyschen Punkt mit défense musculaire, mit Entlastungsschmerz, reagiert das Kind beim Beklopfen des Abdomens mit dem Perkussionshammer nur gerade an dieser Stelle mit Schmerz, so erscheint die Appendicitisdiagnose bereits ziemlich gesichert. Sie kann noch weiter gestützt werden durch die Rectaluntersuchung und durch die Bestimmung der Leukocytenzahl. Als obere Normalzahl müssen wir etwa 10000 bei Kindern annehmen. Darüber liegende Zahlen sind bei dem genannten Symptomenkomplex für Appendicitis sehr verdächtig.

Stimmen alle diese Symptome miteinander überein und läßt sich nirgends ein anderer Krankheitsprozeß nachweisen, so ist eine sichere Indikation für die Frühoperation gegeben.

Die Diagnose der akuten Appendicitis ist aber gerade bei Kindern ein so schwieriges diagnostisches und differentialdiagnostisches Problem, weil ganz ähnliche Syndrome vorkommen, bei denen gleichwohl eine dringende Indikation zur sofortigen Operation nicht gegeben ist.

Bei der sogenannten Begleitappendicitis handelt es sich um eine echte Entzündung des Wurmfortsatzes als Teilsymptom einer infektiösen Allgemeinerkrankung. Solche Begleitappendiciten finden sich sehr häufig bei Grippeepidemien. Sie sind oft von Pseudoappendiciten sehr schwer zu trennen, das hat jedoch in diesem Fall sehr wenig praktische Bedeutung, weil es sehr selten zu suppurativen Prozessen kommt und daher kaum je eine dringende Indikation zu sofortiger Operation gegeben ist. Meist klingen diese Erscheinungen bei abwartender Behandlung von selbst ab. Differentialdiagnostisch wichtig ist sowohl bei der Begleit- als auch bei der Pseudoappendicitis, daß meist der fieberhafte Zustand das erste Symptom ist, bei der richtigen Appendicitis jedoch der Schmerz im Abdomen. Leukopenie spricht auch eher für einen grippalen Infekt.

Wir finden sehr häufig appendicitische Syndrome bei Anginen und Rhinopharyngitiden der Kinder. Angina und Rhinopharyngitis sind in sehr vielen Fällen Allgemeininfektionen, die ihre ersten Manifestationen sowohl im lymphatischen Apparat des Rachens als auch in dem des Darmes zeigen können. Die appendicitischen Symptome können sogar die Szene eröffnen und Pharyngitis und Angina folgen erst nach. Diese Form der vor oder gleichzeitig mit der Pharyngitis und Angina auftretenden Appendixreizung ist meist gutartig und klingt in den folgenden Tagen ohne weiteres ab. Prognostisch bedeutend ernster zu werten sind die Fälle, bei denen die Appendicitis später in der Rekonvaleszenz der Angina auftritt. Diese Fälle können sogar foudroyant verlaufen, zu Frühperforation und tödlicher Peritonitis führen. Man versäume beim Appendicitisverdacht nie, den Rachen der Kinder anzusehen. Bei wirklichen, reinen Appendicitisfällen ist der Rachen blaß. Ein roter Hals macht eine Begleitappendicitis wahrscheinlich.

Eine weitere Form der Begleitappendicitis findet sich im Prodromalstadium der Masern. Die Kinder klagen über heftige Leibschmerzen und man findet unter Umständen einen Druckpunkt an der bekannten typischen Stelle. Es handelt sich dabei sicher um eine echt entzündliche Affektion, denn die Darmschleimhaut nimmt an dem enanthematischen Stadium in gleicher Weise teil, und es kann sich daher auch die Dickdarmtonsille in gleicher Weise verändern, wie es die Gaumentonsillen im Beginn der Masern ja fast regelmäßig tun. Sehr interessant ist, daß man in den Keimzentren der Lymphfollikel der Appendix wie in anderen Lymphdrüsen und in der Milz bei Masern eigentümliche Riesenzellen mit 50 bis 100 Kernen in einer Zelle im Prodromalstadium der Masern gefunden hat (WARTHIN, FINKELDEY, WEGELIN). Meist klingen diese appendicitischen Reizerscheinungen mit dem Auftreten des Masernexanthems spontan ab. Man kann sich jedoch nicht immer mit Sicherheit darauf verlassen und muß, sobald sich peritoneale Reizerscheinungen zeigen, die Operation vornehmen lassen. In einem solchen Fall fand ich eine gangränöse Appendicitis, welche durch die Frühoperation geheilt wurde. Am nächsten Tag kam das Masernexanthem zum Ausbruch.

Aber auch bei mehr lokalisierten Leiden, wie z. B. bei den kindlichen Pyurien, finden wir gar nicht selten Appendixreizungen bis zu richtigen Begleitappendicitiden. Einmal habe ich eine Spätform der Begleitappendicitis bei einer Pyurie mit Erfolg operieren lassen. Anderseits kann es auch vorkommen, daß eine primär kranke Appendix eine Pyurie verursacht und sie unterhält. In jedem Fall von Appendicitisverdacht ist der Urin zu untersuchen. Der Befund einer Pyurie spricht in erster Linie für eine Auslösung der Schmerzen durch den Ureter, der in der Nähe der Appendix vorbeizieht, und es empfiehlt sich, etwas abzuwarten. Zeigen sich zweifellos peritoneale Reizerscheinungen, so darf der Befund einer Pyurie nicht von einer notwendigen Appendektomie abhalten.

Bei der sogenannten Pseudoappendicitis finden sich klinisch mehr oder weniger alle Symptome einer Appendicitis, aber bei der Operation erweist sich die Appendix als nicht pathologisch verändert. Es handelt sich also meist um Fehldiagnosen. Solche Fehldiagnosen kommen weitaus am häufigsten vor bei Pneumonien. Appendicitische Symptome können sich besonders bei den Unterlappenpneumonien, unter Umständen auch bei Pleuritis bei Kindern sehr häufig vorfinden. Auch hier spricht der Beginn mit hohem Fieber vor den Schmerzen, Nasenflügelatmen, der Typus der beschleunigten oder leicht stöhnenden Atmung, eventuell ein physikalischer Lungenbefund inklusive Röntgendurchleuchtung der Lungen für eine Pneumonie. Das Fatale ist, daß, allerdings selten, eine richtige Kombination von Pneumonie und Appendicitis vorkommen kann. Im allgemeinen empfiehlt sich beim Pneumonieverdacht eine abwartende Haltung. Meist ist schon nach 24 Stunden die Situation im einen oder anderen Sinne geklärt. Eine typische Fehldiagnose auf Appendicitis kann auch eine Otitis media bedingen, besonders bei Kleinkindern, die den Schmerz nicht in die Ohren, sondern in den Bauch lokalisieren. Wiederholt habe ich schon beobachtet, daß Bronchialdrüsentuberkulose mit primären oder sekundären Lungeninfiltrierungen eine Appendicitis so sehr vorgetäuscht haben, daß sich der Chirurg zur Operation entschloß, wobei eine normale Appendix gefunden wurde. Nicht nur die Pleuritis diaphragmatica, sondern auch eine Pericarditis kann solche abdominale Schmerzen auslösen, daß Verwechslungen mit akuter Appendicitis vorgekommen sind.

Wiederholt habe ich auch beobachtet, daß eine Abdominaltuberkulose ganz akute Erscheinungen im Unterbauch hervorrufen kann. Differentialdiagnostisch wichtig ist der Nachweis verschiedener Schmerzpunkte, harter Tumoren, starker Strangbildung bei scheinbar frischen Fällen, ferner der Befund eines relativ großen Bauchexsudates. Gewahrt man den Irrtum erst bei der Operation, so soll man sich in der Regel auf die bloße Eröffnung des Peritoneums beschränken.

Weniger bekannt ist, daß auch eine rheumatische Erkrankung einen Prozeß im rechten Unterbauch vortäuschen kann. Dabei findet man oft eine Hauthyperästhesie, ferner schmerzhafte Partien in Muskeln und Gelenken, unter Umständen eine rheumatische Endocarditis.

Bekannt ist ferner die Pseudoappendicitis im präparalytischen Stadium der Poliomyelitis, bei Encephalitis lethargica usw.

Appendicitische Symptome finden wir ferner nicht selten bei den acetonämischen Erbrechen. Die Differentialdiagnose kann hier recht schwierig sein. Es kann zu brettharter Spannung der Bauchdecken und heftigem Druckschmerz kommen. Auch die tief halonierten Augen können eine Facies abdominalis vortäuschen. Meist besteht auch beim acetonämischen Erbrechen eine mehr oder weniger starke Temperatursteigerung. Für die Differentialdiagnose wichtig ist zu erfahren, ob das Kind schon früher solche Anfälle gehabt hat, ferner ist der Nachweis einer primär starken Acetonausscheidung durch die Atmungsluft und durch den Urin bedeutsam. Denn gar nicht selten kommt es bei einer Appendicitis, wenn sie zu heftigem Erbrechen geführt hat, sekundär zu ganz erheblicher Acetonurie. Oft wird dann der Fehler begangen, zum großen Schaden des Kindes die Operation zu unterlassen oder zu verschieben, nur weil viel Aceton im Urin nachzuweisen ist. Die lokale Untersuchung, ergänzt durch die rectale Palpation, muß in diesen Fällen ganz besonders sorgfältig durchgeführt werden und bringt dann die Entscheidung. Die Differentialdiagnose ist praktisch deshalb besonders wichtig, weil Kinder im Anfall von acetonämischem Erbrechen Narkose und Operation recht schlecht vertragen, ja es sind sogar schon Todesfälle beobachtet worden. Es ist ferner daran zu denken, daß eine chronische Appendicitis rekurrierendes oder cyclisches Erbrechen verursachen kann.

Wichtig ist ferner die Differentialdiagnose zwischen akuter Appendicitis und Pneumokokkenperitonitis. Von der Pneumokokkenperitonitis werden vor allem Mädchen befallen. Stürmischer Beginn mit hohem Fieber, Schüttelfrost, heftigen Diarrhöen, kleinem, weichem Puls, allgemeiner Unruhe, hoher Leukocytose spricht für Pneumokokkenperitonitis. Es empfiehlt sich eine abwartende Behandlung. Operation des Bauchempyems in der Rekonvaleszenz.

Bei den rekurrierenden, abdominalen Schmerzen kommen bei Kindern folgende Zustände in Betracht:

1. *Eingeweidewürmer.* Der Stuhl ist auf Wurmeier zu untersuchen, besonders Ascariden können zu ileusartigen Erscheinungen führen. Oxyuren sind imstande, heftige Koliken in der Appendix auszulösen. Der Gegensatz zwischen heftigen subjektiven Beschwerden in der Appendixgegend bei geringem oder fehlendem objektiven Befund spricht für Oxyurenappendicitis.

2. *Darmspasmen.* Eine spastische Colitis kann das Äquivalent eines Asthmaanfalles sein. Auch Dünndarmspasmen mit Koliken für einen Augenblick oder während Stunden kommen vor. Es handelt sich wahrscheinlich um Störungen des vegetativen Nervensystems. Obstipation mit nachfolgender Enteritis löst sehr häufig infolge irgendwelcher Diätfehler solche Koliken aus. Diese schwinden meist sofort, wenn durch ein Glycerinklystier für die Entleerung des Darmes gesorgt wird.

3. *Gastrointestinale Allergie.* Es kommt zu einer Überempfindlichkeit des Gastrointestinaltractus auf verschiedenste, alimentäre Allergene, z. B. gegen Milch, Brot, Gurkensalat, Pflaumen, Schokolade, Weißwein usw. Es können sich auf der Darmschleimhaut ähnliche Erscheinungen wie auf der Haut, wie Urticaria, angioneurotisches Ödem wie beim Erythema exsudativum multiforme, Purpura, zeigen. Die überempfindlichen, glatten Muskelfasern kontrahieren sich spastisch. Es kommt zu Störungen der Peristaltik, am häufigsten in der Gegend des Coecums und des Ascendens, ferner wird nicht selten Stauung im Duodenum beobachtet. Die Symptome sind heftige, kolikartige, schraubenzieherförmig windende Schmerzen im Abdomen, manchmal Obstipation, manchmal Diarrhöe, gelegentlich Erbrechen. Bei der sogenannten Purpura abdominalis Henoch können diese abdominalen Symptome oft längere Zeit den Haut- und Gelenkerscheinungen vorausgehen. Gelegentlich kann es dabei zu Invagination kommen. Bei der Purpura findet man Blut und Schleim im Stuhl. Auch bei Erythema nodosum können abdominale Schmerzen auftreten.

4. *Mißbildungen der Eingeweide.* Sie finden sich besonders im Duodenum oder im Colon und erschweren meist die Darmpassage. Schmerz entsteht infolge vermehrter Darmperistaltik. Es ist auch an ein MECKELsches Divertikel zu denken. Auch dieses macht häufiger erst Blutung als Schmerzen. Es kann eine Ptose des Colons vorliegen, abnorme Schlingenbildung des Sigmoids, Megacolon. In allen diesen Fällen bringt die Röntgenuntersuchung Klarheit über die Ursache der Koliken.

5. *Psychische Ursachen* sind sehr häufig. Sie spielen eine Rolle bei den sogenannten rezidivierenden Nabelkoliken der Kinder. Die Kinder klagen plötzlich über heftigsten Schmerz in der Nabelgegend, es handelt sich wahrscheinlich um Darmspasmen. Das Leiden ist suggestiv gut beeinflußbar, z. B. durch Heftpflasterstreifen. Schädlich wirkt es, wenn die Eltern sehr ängstlich sind. Bei irgendwelchen Konflikten mit den Eltern können die Kinder mit rekurrierenden Bauchschmerzen antworten, hinter denen sich der seelische Schmerz verbirgt. Das habe ich wiederholt beobachtet. So bei einem Vater, der aus falschem

Ehrgeiz seinen Jungen schlecht behandelte, da ihm seine Leistungen stets ungenügend erschienen. In einem anderen Fall reagierte ein Mädchen, das einer allzu strengen Erzieherin ausgeliefert war, mit Bauchschmerzen und Obstipation. Diese Symptome zeigten sich immer auch besonders dann, wenn die Mutter des Kindes verreiste. Für die psychische Ursache spricht das Verschwinden der Schmerzen auf suggestive Behandlung oder nach Lösung der Konfliktsituation durch Milieuänderung oder ärztlich veranlaßte veränderte Führung des Kindes.

6. Die weitaus häufigste Ursache rekurrierender abdominaler Schmerzen bei Kindern sind *habituelle Verstopfung* und *Verdauungsstörungen* infolge ungeeigneter Nahrung, ganz besonders einseitiger Milchernährung. Wir haben viele solcher Fälle gesehen, bei denen die vorher lange dauernden Beschwerden sofort schwanden, wenn die Milch aus der Diät weggelassen oder auf ein Minimum reduziert wurde. Die Milch hat an und für sich eine stark stopfende Wirkung. Bei reichlicher Milchernährung ist die Toleranz gegen Obst und Gemüse stark herabgesetzt, es kommt deshalb leicht zu Verdauungsstörungen, welche bei der bestehenden Obstipation zu mehr oder weniger heftigen Koliken führen. Wird die einseitige Milchernährung fortgesetzt, so wiederholen sich die Koliken immer wieder.

7. Nach *Verletzungen des Abdomens* nach einem Fall oder Schlag auf den Bauch können oft lange Zeit wiederkehrende Schmerzen zurückbleiben infolge Blutung in die Darmwand oder lokalisierter Peritonitis mit Adhäsionen.

8. *Rekurrierende und chronische Appendicitis* wird am häufigsten vermutet, wenn die Kinder immer wieder über Bauchschmerzen klagen. Sie ist aber nicht so häufig die Ursache, wie angenommen wird, doch muß man immer daran denken. Die Diagnose muß während der Attacke gestellt werden. Die Rectaluntersuchung ist nicht zu vergessen. Unter Umständen gibt die Röntgenuntersuchung der Appendix Anhaltspunkte.

9. *Ulcus ventriculi et duodeni* kommen im Kindesalter äußerst selten vor. Sie machen nicht die klassischen Symptome wie beim Erwachsenen. Kontinuierliche abdominale Beschwerden oder Krämpfe mehrmals am Tag können die einzigen subjektiven Symptome sein. Hungerschmerz kommt selten vor. Meist sind die Geschwüre vollkommen symptomlos, so daß man von einer Blutung völlig überrascht wird.

Außerhalb des Magen-Darmkanals können rekurrierende Bauchschmerzen bei Kindern veranlaßt sein:

1. *Durch Schwellungen der abdominalen Drüsen*, z. B. beim Drüsenfieber oder bei Pharyngitis, bei Anginen usw. Die Drüsen sind meist nicht tastbar.

Eine Mesenterialdrüsentuberkulose kann, besonders wenn sie ileocoecal lokalisiert ist, eine akute oder chronische Appendicitis vortäuschen. Wichtig ist der eventuell röntgenologische Nachweis verkalkter Drüsen.

2. *Tuberkulöse Peritonitis*. Der Schmerz ist häufig nicht das vorherrschende Symptom. Mehr Unwohlsein, Appetitlosigkeit, Erbrechen, Gewichtsverlust. Nachweis von Knoten bei der Palpation oder eines Exsudats.

3. *Senkungsabszesse* in der Abdominalgegend infolge Tuberkulose der Wirbelsäule. Wichtig ist der Nachweis eines POTTschen Buckels.

4. *Erkrankungen im Becken*, z. B. der inneren weiblichen Genitalien, Tumoren im Becken oder Erkrankungen der Beckenknochen.

5. *Nierenkoliken bei Nierensteinen*, ferner Koliken infolge massenhafter Ausscheidung sehr scharfer Oxalatkristalle oder Harnsäurekristalle. Die Untersuchung des Harnsediments, eventuell die Pyelographie führen auf die richtige Diagnose. Daß Pyurien oft Schmerzen machen, die eine Appendicitis vortäuschen können, wurde bereits oben erwähnt.

6. *Gallenkoliken* sind bei Kindern sehr selten.

7. *Epigastrische Hernien und Nabelhernien*, gelegentlich auch Inguinal-hernien, werden zwar häufig gefunden, sind aber selten wirkliche Ursachen der abdominalen Schmerzen.

8. *Porphyrie:* Die abdominale Form geht mit wiederholten Attacken von heftigen Bauchschmerzen einher, so daß eine Operation erwogen wird. Man beachte die Portweinfarbe des Urins.

64. Vorlesung.

Invagination.

Eine Mutter telephoniert: „Herr Doktor, kommen Sie so schnell wie möglich, unser Kind hat plötzlich heftigste Bauchschmerzen bekommen, mitten aus voller Gesundheit heraus hat es vor Schmerz aufgeschrien. Die Schmerzen wiederholen sich anfallsweise. Das Kind hat erbrochen und weigert sich zu trinken." Diese Anamnese von der plötzlichen Erkrankung eines Säuglings ist so charakteristisch, daß wir schon am Telephon die Wahrscheinlichkeitsdiagnose einer Invagination stellen können. Beim Säugling versetzt eben die urplötzliche Veränderung die Mutter in Schrecken. Der soeben noch gesund und blühend aussehende Säugling schreit plötzlich ängstlich und grell auf, erbricht, wird blaß und kollabiert. Der Gesichtsausdruck, zuerst ängstlich, wird später teilnahmslos, der Blick starr. Es folgt eine kurze Periode der Erschlaffung. Die Mutter hofft, die ihr gänzlich unerklärliche Erscheinung möchte vorüber sein, aber bald fängt der Säugling von neuem an zu schreien, ist allen Beruhigungsversuchen unzugänglich, ver-weigert die Nahrung oder erbricht sofort das Wenige, was er genossen hat. Solche Schmerzanfälle können sich zu jeder Tages- oder Nachtzeit einstellen, sie kommen wie der Blitz aus heiterem Himmel und der ganze Zustand ist so alarmierend, daß die Mütter gewöhnlich sofort den Arzt kommen lassen.

Auch bei Kleinkindern ist der urplötzliche, schlagartige Beginn charakteri-stisch. Die Kinder werden mitten aus voller Gesundheit heraus während des Spieles wie vom Blitz getroffen, von heftigen Leibschmerzen befallen, so daß sie sich nicht mehr aufrechterhalten können, sich niederlegen müssen, sich vor Schmerz krümmen und blaß werden. Nach wenigen Sekunden oder Minuten läßt der Schmerz nach, um aber bald von neuem einzusetzen.

In der Mehrzahl der Fälle, sowohl bei Säuglingen wie bei Kleinkindern, tritt mit dem Schmerzanfall oder unmittelbar nachher Erbrechen auf. Das Erbrochene besteht aus Mageninhalt mit oder ohne Beimischung von Galle. In einem un-gewöhnlichen Fall beobachtete ich bei einem Säugling auch Blutbrechen.

Kommt man an das Krankenbett des Kindes, so findet man im schmerzfreien Intervall ganz weiche Bauchdecken und nach den ersten alarmierenden Er-scheinungen kann das Kind mitunter wieder nicht besorgniserregend aussehen. So kommt es, daß manche Ärzte besonders wegen der weichen Bauchdecken irgendeine ernstere Affektion im Abdomen glauben ausschließen zu können und fälschlicherweise die Mütter beruhigen, es liege nichts Besonderes vor.

Bei den weichen Bauchdecken läßt sich jedoch ein wurstförmiger, mäßig druckempfindlicher Tumor, meist rechts vom Nabel, gelegentlich aber auch ober-halb und links von diesem, palpieren. Der Tumor ist leicht verschieblich.

Einmal wurde ich zu einem fünf Monate alten Säugling gerufen, der seit vielen Wochen an Pertussis litt. In der Morgenfrühe hatte der Säugling plötzlich wild aufgeschrien und erbrochen. Die Mutter war in höchster Angst und läutete mich sofort an. Bei der Untersuchung fand ich die Bauchdecken weich und fühlte ganz deutlich einen wurstförmigen Tumor rechts vom Nabel, stellte die Diagnose Invagination und schickte das Kind ins Spital. Der Chirurg konnte den Tumor nicht mehr nachweisen, er war scheinbar verschwunden, war offenbar unter die Leber gewandert. Aber auch der wechselnde Krampfzustand kann bedingen, daß der Tumor im Anfall sich härter anfühlt und gut abgegrenzt werden kann, während er außerhalb des Anfalls sich der Palpation entzieht. Trotzdem auf Darmeinlauf rosarot blutig tingierte Flüssigkeit entleert wurde, wartete der Chirurg noch bis am Abend zu. Da war die Invagination aber so weit vorgeschritten, daß eine Darmresektion gemacht werden mußte, das Kind überstand zwar noch diesen Eingriff, erlag jedoch am folgenden Tag einem Kollaps.

Von der allergrößten Wichtigkeit ist es, schon gleich bei der ersten Untersuchung unter allen Umständen auch rectal zu untersuchen, gleichgültig, ob schon blutiger Stuhl abgegangen ist oder nicht. Das Allerwichtigste ist der Nachweis der Anwesenheit von Blut oder Blutspuren im Rectum. Auch in unserem Fall war der Handschuhfinger des Chirurgen, als er zurückgezogen wurde, mit frischem Blut befleckt. Die Rectaluntersuchung will also in erster Linie den Nachweis von Blut im Rectum erbringen, erst in zweiter Linie sucht man einen Tumor auch vom Rectum aus nachzuweisen. Die Invagination muß schon sehr weit vorgeschritten sein, wenn man vom Rectum aus eine portioartige Spitze des Invaginatums im Mastdarm selbst nachweisen kann. Man kann aber auch unter Umständen vom Rectum aus durch die Darmwand hindurch den außerhalb des Mastdarms gelegenen Tumor tasten.

Die Kardinalsymptome sind also: Plötzlich einsetzender, periodisch wiederkehrender Bauchschmerz, Erbrechen, Vorhandensein von Blut und Schleim im Rectum, Nachweis eines Tumors im Leibe. Dabei Blässe des Gesichtes, manchmal verbunden mit ausgesprochenen Schock- und Kollapserscheinungen. Diese anfänglichen Symptome erfahren allerdings im Verlaufe der ersten Stunden gewöhnlich eine Milderung, es zeigt sich eine gewisse Teilnahmslosigkeit und Schlafsucht, es besteht kein Fieber. Dagegen tritt bald Pulsbeschleunigung auf. Die Bauchdecken sind schlaff. Ziemlich häufig wird auch eine Erschlaffung des Afterschließmuskels beobachtet.

Differentialdiagnostisch kommt besonders der Ascaridenileus in Frage, nicht bei Säuglingen, aber bei Kleinkindern. Er kann die gleichen Symptome machen, und man kann unter Umständen ebenfalls Blut im Rectum finden. Man frage deshalb stets, ob Würmer abgegangen sind oder früher vorhanden waren. Gegen Appendicitis spricht das Fehlen des Fiebers, das Vorhandensein von Blut im Stuhl und vor allem das Ausbleiben reflektorischer Bauchdeckenspannung. Die sogenannte Entérocolite dysentériforme zeigt zwar Blut und Schleim im Stuhl, sie beginnt jedoch nicht derart schlagartig mit heftigstem Schmerz und der Bildung eines Tumors im Leibe. Nur bei der Purpura abdominalis können die vier Kardinalsymptome, Koliken, Erbrechen, Blut im Stuhl, Tumor, infolge Darmwandblutung zusammentreffen. Purpuraflecken auf der Haut, Gelenkschmerzen, hämorrhagische Nephritis führen dann zur richtigen Diagnose. Nun sind aber gerade bei der Purpura abdominalis Fälle beobachtet worden, bei denen es wirklich sekundär zu einer Invagination gekommen ist, indem z. B. ein fest anhaftendes Blutgerinnsel zur Einstülpung der Darmwand Anlaß gegeben hat.

Die Invagination, Intussuszeption, Darmeinschiebung oder Darmeinscheidung besteht in der Einstülpung eines Darmabschnittes in das Lumen des anschließenden Darmteils. Besonders im Säuglingsalter, dann auch noch im Kleinkindesalter bis etwa zum fünften Lebensjahr kommt die Invagination nicht allzu selten vor. Am häufigsten findet sich Invagination in der Agonie. Manchmal kommen offenbar physiologische Invaginationen vor, welche sich von selbst wieder, nachdem sie zu wiederholten Kolikanfällen geführt haben, zurückbilden. Bei der pathologischen Invagination ist eine solche Rückbildung nicht mehr möglich. Die gewöhnliche Invagination besteht aus drei Zylindern, dem äußeren Rohr oder der Scheide, dem eintretenden Rohr und dem mittleren Rohr. Diese beiden letzteren zusammen werden als Invaginatum oder Intussusceptum bezeichnet. Kopf oder Spitze heißt der vorangehende Teil des Invaginatums, Kragen die Übergangsstelle vom mittleren zum äußeren Rohr. Mit Hals bezeichnet man den Teil des inneren Rohres, der in der Höhe der am Kragen liegenden Umstülpung steht.

Am häufigsten dürften wohl lokale, spastische Kontraktionen der Ringmuskulatur zu einer Verengerung des betreffenden Darmabschnittes und damit zu einer Einschiebung in das weiter unten liegende weitere Darmstück begünstigen, zumal der ringförmig kontrahierte Darm sich automatisch verengert. Hustenstöße, wie beim Keuchhusten in meinem früher erwähnten Fall, können naturgemäß diese Einschiebung begünstigen.

Bei der Invagination wird das Mesenterium zwischen das mittlere und innere Rohr eingeklemmt, und es kommt deshalb zu schweren Zirkulationsstörungen, besonders im Intussusceptum und im Bereich des mittleren Zylinders. Das invaginierte Darmstück wird deshalb ödematös und drückt nun auch von innen her auf das Mesenterium. Der venöse Abfluß wird verhindert, es kommt frühzeitig zu Blutungen in das Darmlumen, was für die Diagnose von so großer Bedeutung ist. In der Regel schreitet die Invagination von Stunde zu Stunde weiter fort. Nicht nur der venöse Abfluß, sondern auch die arterielle Versorgung leidet mehr und mehr, so daß es zu lokalem oder allgemeinem Gewebstod, bzw. Gangrän des Intussusceptums kommt. Schließlich löst sich das gangränöse Intussusceptum und kann durch den After abgehen. Haben sich unterdessen am Hals hinreichend kräftige Verklebungen gebildet, so daß die Kontinuität des Darmrohres intakt ist, so kann damit in seltenen Fällen Heilung eintreten. Das Gewöhnliche ist jedoch, daß der Darmverschluß immer vollständiger wird. Es kommt zu ausgedehnter Darmwandgangrän mit Peritonitis, so daß der Tod in der Regel in sechs bis acht Tagen, mitunter schon nach zwei bis drei Tagen eintritt.

Die rechtzeitige Diagnose ist deshalb von der allergrößten Bedeutung, da sie allein eine erfolgreiche Behandlung ermöglichen kann. Der Arzt darf sich über die weiche Beschaffenheit der Bauchdecken nicht täuschen lassen. Diagnostische Schwierigkeiten ergeben sich, wenn ein Tumor nicht nachweisbar ist, wenn die Rectaluntersuchung kein sicheres Resultat ergibt. Der Befund ist zweifelhaft, hier kann dann noch eine radioskopische Untersuchung durch einen Kontrasteinlauf ein sicheres oder wahrscheinliches Resultat ergeben. Aber selbst ein negativer Befund vor dem Röntgenschirm läßt nicht immer die Diagnose der Invagination mit Sicherheit ausschließen.

Man denke auch daran, daß sich die intestinale Invagination unter klinisch verschiedenen Bildern zeigen kann. Es gibt Fälle mit nur leichten Bauchschmerzen, Fälle, in denen das Erbrechen fehlt, Fälle mit Durchfällen, oder die Invagination kann einen mehr weniger chronisch intermittierenden Verlauf zeigen, indem sich spontane Desinvaginationen und erneute Einschiebungen abwechselnd geltend machen. Bei jedem unklaren abdominalen Syndrom soll man an eine Invagination denken, den Tumor aufzufinden suchen durch die Palpation, Blut durch die rectale Untersuchung, und in immer noch unklaren Fällen wird man die Röntgenuntersuchung anschließen. Findet man ein typisches Zeichen, so wird uns das dazu veranlassen, den Fall dem Chirurgen zu überweisen. Der praktische Arzt hat hier durch die Feinheit und Schnelligkeit seiner Diagnose das Leben des Kindes in seinen Händen. Innerhalb der ersten 12 bis 16 Stunden können fast alle Fälle durch Operation gerettet werden. Sobald die Diagnose gestellt ist, soll der chirurgische Eingriff, die Laparatomie, und die manuelle Lösung der Invagination unter Kontrolle des Auges vorgenommen werden, welche zu dieser frühen Zeit noch ausnahmslos mit Leichtigkeit gelingt. Die früher übliche Behandlung mit hohen Einläufen, die höchstens noch innerhalb der ersten 24 Stunden zur Lösung der Invagination gestattet ist, ist zugunsten der Operation zu verlassen, da letztere allein eine genaue Kontrolle mit Hilfe der direkten Inspektion ermöglicht. Erneute Invaginationen kommen zwar vor, sind jedoch sehr selten. Ist die Frist von 24 bis 48 Stunden verpaßt, so daß eine Resektion des Darmes vorgenommen werden muß, wird die Prognose des chirurgischen Eingriffes ganz infaust.

65. Vorlesung.

Colopathien im Kindesalter.

Dieses bald siebenjährige Mädchen hat folgende Anamnese: Fast von Geburt an fiel auf, daß der Stuhl immer angehalten, eher trocken, hart und spärlich gewesen sei. Trotzdem man im Alter von sechs Monaten auf gemischte Kost überging, blieb das Kind obstipiert. Auffällig war das sehr große Abdomen. In den letzten Jahren habe sich das Leiden eher verschlimmert, seit zwei Jahren habe das Kind oft mehrere Tage lang keinen Stuhl, dann komme es aber zu sehr großen Stuhlentleerungen. Öfters habe das Kind Enkoprese gezeigt, d. h. die Wäsche mit Stuhl beschmutzt.

Wir sehen ein grazil gebautes, etwas blasses Mädchen in ziemlich schlechtem Ernährungszustand. Das Abdomen ist groß, vorgewölbt. Im ganzen Abdomen sind harte Kotmassen palpabel, Leber und Milz sind nicht vergrößert.

Eine Röntgenaufnahme mit Kontrasteinlauf nach HOLZKNECHT zeigt ein Megacolon, das Colon erscheint jedoch auch verlängert und namentlich das Colon transversum hängt tief in das Abdomen herab, so daß an den Flexuren Knickungen entstehen.

Es handelt sich somit um eine **Hirschsprungsche Krankheit** milderen Grades, um ein **Megacolon congenitum.**

Die Anamnese ist charakteristisch: das wichtigste Symptom ist der extreme Grad der Verstopfung, die sehr häufig schon von Geburt an besteht, in anderen Fällen aber erst später beginnt. Wir erhalten die Angabe, daß oft nur nach tagelangen Intervallen ein einziger mühsamer, aus spärlichen harten Fäcesknollen bestehender Stuhlgang entleert wird. In schweren Fällen kann der Stuhl mehrere Wochen lang ausbleiben. An Stelle der Verstopfung kann vorübergehend oft unter hohem Fieber Durchfall auftreten, wenn die retinierten Stuhlmassen sich zersetzen. Oder es kann die Obstipation dadurch maskiert sein, daß zwar täglich kleine Entleerungen erfolgen, sogar Enkoprese wie in unserem Fall kann auftreten, aber die Hauptmasse des Stuhles bleibt zurück. Auch die Gase werden retiniert und es kommt daher meistens zu einer auffälligen Auftreibung des Leibes, welche sogar groteske Formen annehmen kann. Der Abstand des Nabels vom Schwertfortsatz ist dabei bedeutend größer als diejenige des Nabels von der Symphyse. Man kann durch die Bauchdecken hindurch die enorm erweiterten Dickdarmschlingen durchtasten. In schweren Fällen kommt es zu ileusartigen Erscheinungen und sicht- und fühlbarer Peristaltik und Erbrechen, das gallig oder sogar fäkulent sein kann.

Die hochgradige Obstipation, der oft enorme Meteorismus bleibt nicht ohne Rückwirkung auf den Gesamtorganismus, das Zwerchfell wird außerordentlich stark emporgeschoben. Atmung und Blutkreislauf werden dadurch stark behindert. Es kann zu Tachycardie, seltener zu Pulsverlangsamung kommen, auch können Cyanose und Ödeme auftreten. Mit der Zeit stellt sich Appetitlosigkeit ein. Die Haut nimmt eine blaßgelbliche Farbe an, es kommt in schweren Fällen zu erheblicher Abmagerung und Kachexie. Die Stimmung ist schlecht und reizbar. In den terminalen Stadien zeigen sich Apathie, Somnolenz, gelegentlich Konvulsionen. Zersetzt sich der Darminhalt, so kann auch hohes Fieber auftreten. Die Kinder leiden unter Kopfschmerzen, Übelkeit, Aufstoßen, Darmkoliken. Nach einer größeren Entleerung bessert sich das Befinden wieder.

Der Urin enthält fast regelmäßig reichlich Indikan, mitunter werden Eiweiß und Zylinder gefunden.

Untersucht man das Rectum mit dem Finger, so findet man den Mastdarm leer oder mit eingedickten Kotmassen angefüllt. Die Ampulle kann erweitert sein. Dringt der untersuchende Finger weiter vor, so trifft er vielfach auf einen Widerstand in noch eben erreichbarer Höhe. Die vordere Darmwand erscheint hier gegen das Lumen vorgestülpt und bei bimanueller Untersuchung kann man eine Kotgeschwulst im kleinen Becken tasten. Mitunter gelangt man mit dem tastenden Finger plötzlich in einen Hohlraum und es geht aus der gestauten Darmschlinge Gas und eventuell Stuhl ab.

Ein weiteres diagnostisches Hilfsmittel ist die Röntgenuntersuchung nach Kontrasteinlauf. Man sieht die mächtige Erweiterung des Sigmoids, eventuell des ganzen Colons. Manchmal gelingt es auch bei der Kontrastmahlzeit von oben das Passagehindernis an einer Knickungsstelle nachzuweisen.

HIRSCHSPRUNG hat diese Krankheit dahin charakterisiert, daß es sich um eine abnorme Weite und Verdickung eines Teiles oder des ganzen Dickdarms handelt, wobei eine Verengerung oder ein sonstiges Passagehindernis

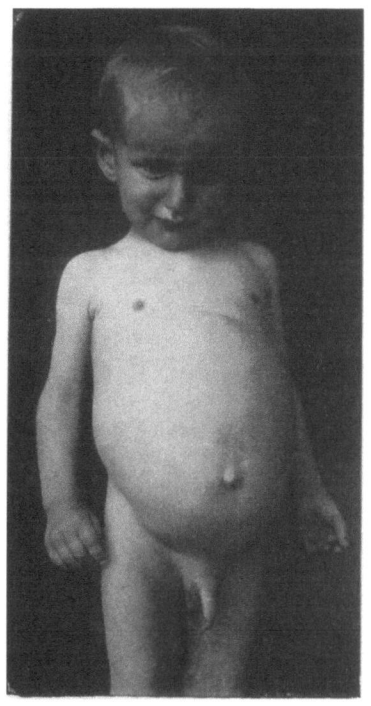

Abb. 33. HIRSCHSPRUNGsche Krankheit.

am aufgeschnittenen Darm nicht nachgewiesen werden kann. Weitaus am häufigsten betroffen ist das Sigmoid. Dieses Sigmoid hat oft ein ungewöhnlich langes Mesenterium und legt sich in eine abnorm starke Schlinge, so daß an der Grenze zwischen der hypertrophischen Flexur und dem Rectum eine scharfe Knickung zustande kommt, welche wie ein Ventil wirkt, und besonders bei starker Füllung des Sigmoids zu völligem Verschluß führt. Das Sigmoid kann auch abnorme Drehungen zeigen, so daß der Verschluß durch eine Art Volvulus zustande kommt. Es können ferner die Plicae transversales des Rectums abnorm stark entwickelt sein; ferner können Darmspasmen, unter Umständen gar ein Sphinkterkrampf des Rectums, die Passage behindern.

HIRSCHSPRUNG hat angenommen, daß es sich um einen angeborenen Riesenwuchs des Colons, um ein Megacolon congenitum, handle. Diese Auffassung wurde noch dadurch gestützt, daß mitunter gleichzeitig eine Hypertrophie und Dilatation der Harnblase nachgewiesen werden konnte. Es würde sich also um eine Art Mißbildung, einen angeborenen Riesenwuchs des Dickdarms, handeln,

und nur in solchen Fällen sind wir berechtigt, von eigentlicher HIRSCHSPRUNG-
scher Krankheit zu sprechen.

Neben der HIRSCHSPRUNGschen Krankheit gibt es noch ein symptomatisches Megacolon, bei dem primär ein Passagehindernis besteht und Erweiterung
und Hypertrophie des Dickdarms nur Folgeerscheinungen desselben sind. Einen
merkwürdigen Fall haben wir vor Jahren bei einem Säugling beobachtet, welcher klinisch das Bild eines Megacolons und gleichzeitig einer Megacystis bot.

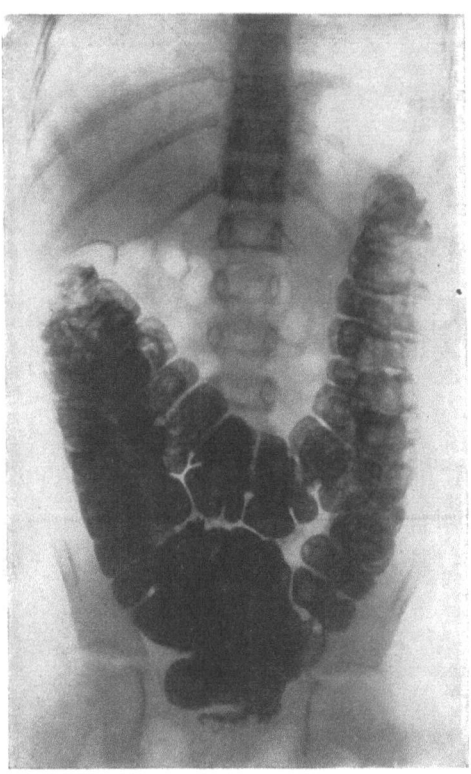

Abb. 34. Mäßiges Megacolon congenitum.

Wegen Ileuserscheinungen mußte
operiert werden, und da zeigte
sich, daß eine mächtige Hydronephrose die Megacystis vorgetäuscht hatte, welche das Sigma
komprimierte und dadurch ein
symptomatisches Megacolon oberhalb des Passagehindernisses aus-
löste.

An Stelle der ursprünglichen Annahme eines Riesenwuchses des Colons zur Erklärung der Entstehung
der HIRSCHSPRUNGschen Krankheit
ist in neuester Zeit mehr und
mehr eine neurogene Theorie getreten. Um dies zu verstehen,
müssen wir kurz auf die Innervation
des Colons zu sprechen kommen. Man
kann eine proximale und eine distale
Innervation des Colons unterscheiden. Die proximale geht ungefähr
bis zur Mitte des Colon transversum
und steht unter der Herrschaft des
Vagus. Der distale Abschnitt des
Colon transversum wird von dem
Nervus pelvicus innerviert, der ebenfalls wie der Vagus zum parasym-
pathischen Nervensystem gehört.
Der Parasympathicus beherrscht die
Kompression und Fortbewegung

der Stuhlmasse. Der Sympathicus dagegen regelt den Tonus und erweitert die Darmwand, indem er sie dem Inhalt anpaßt. Ein Reizzustand
des Sympathicus kann daher zu Erweiterung des Dickdarms, zu Megacolon,
führen. So hat besonders PÄSSLER die gut gestützte Hypothese entwickelt,
daß das idiopathische Megacolon auf einer Sympathicusreizung durch Adrenalin-
abgabe chromaffiner Zellen im Paraganglion aortiko-lumbale (ZUCKERKANDL-
sches Organ) beruht. Es gilt somit für die glatte Muskulatur des Dickdarms
das gleiche wie für diejenigen der Bronchien, wo das Adrenalin ebenfalls die
Bronchien erweitert, wovon wir z. B. beim Asthma bronchiale Gebrauch machen.
Überwiegen des Sympathicus über den Parasympathicus ist imstande, das Colon
im ganzen oder in einzelnen Abschnitten zu erweitern. Es wird angenommen,
daß im fötalen Leben ein gesteigerter Sympathicustonus besteht, mit der Aufgabe, Darm- und Blasenentleerung beim Fötus zu hemmen. Persistenz einer
solchen fötalen Sympathicus-Tonussteigerung im extrauterinen Leben würde die
Pathogenese von Megacolon und Megacystis erklären.

Die Prognose der HIRSCHSPRUNGschen Krankheit ist in unbehandelten Fällen schlecht. Es gibt jedoch zweifellos eine ganze Reihe von Fällen, wo es gelingt, durch monate- und jahrelange interne Behandlung eine erhebliche Retention zu vermeiden und den Zustand erträglich zu machen. Eine völlige Heilung bei interner Behandlung kommt jedoch nur selten zustande.

Sehr wichtig ist die Diät. Die stärksten Grade der Obstipation verschuldet die Milch, welche oft förmliche Kalkkugeln im Dickdarm erzeugen kann. Man muß deshalb die Milch entweder ganz aus der Diät ausschalten oder auf eine einzige Mahlzeit beschränken. Mit Vorteil verwendet man, um weichen Stuhl zu erzeugen, Malzsuppenextrakt sowohl per os als auch in

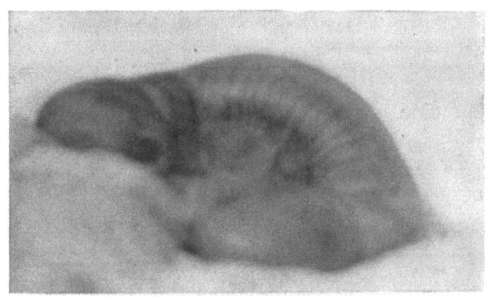

Abb. 35. Operation des Megacolon congenitum.

rectalen Einläufen. Man gibt gemischte Kost, Gemüse, Obst, Apfelmus, Honig, Marmelade, alles in Püreeform, ferner Nüsse und Mandeln, Fleisch und Eier in mäßigen Mengen. Pflanzliche Nahrungsstoffe, welche viel Zellulose und Fasermassen besitzen, wie z. B. Pilze und auch gewisse Früchte, sind zu vermeiden, ebenso stark blähende Kohlarten.

Beim Morbus Hirschsprung reicht jedoch die Diät allein nicht aus, um regelmäßige Stuhlentleerungen zu erzeugen. Man muß hier noch zu Abführmitteln greifen, z. B. dem Karlsbader Salz, Magnesiumsulfat messerspitzen- bis teelöffelweise, Sennainfus, oder neuerdings Pursennidtabletten oder Isticin eine halbe bis vier Tabletten täglich. Es sind ferner Darmeinläufe oft nicht zu umgehen, z. B. mit physiologischer Kochsalzlösung. Man macht einen hohen Einlauf mittels eines langen Darmrohres. Dieser dient vor allem dazu, den Ventilverschluß zwischen Rectum und Sigmoid zu sprengen. Auch für die Entleerung der Gase ist es zweckmäßig, das Darmrohr täglich einzuführen. Hat bei Beginn der Behandlung eine länger dauernde Obstipation bestanden,

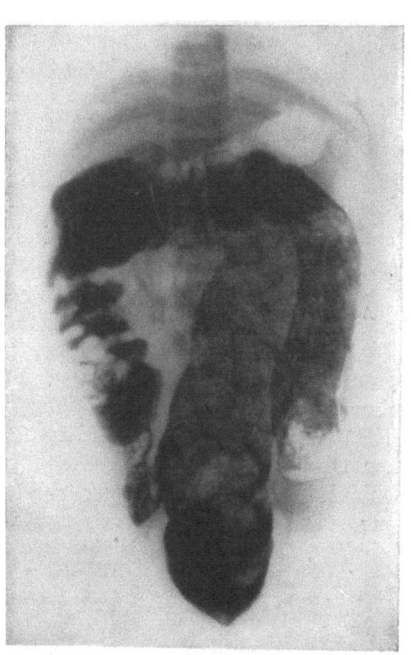

Abb. 36. Megasigma und Megacolon bei Coeliakie.

so ist man genötigt, unter Umständen den Kot manuell auszuräumen und mehrmalige ausgiebige Darmspülungen mit großen Wassermengen vorzunehmen.

In schweren Fällen verspricht nur die chirurgische Behandlung Dauererfolg, obschon die Operation nicht ungefährlich ist. Am häufigsten ausgeführt wird die Resektion. Sie bietet die besten Aussichten, wenn sie mehrzeitig ausgeführt wird. Erste Operation: Vorlagerung der Schlinge, z. B. des Sigmoids, an die vordere Bauchwand und Anlage eines Anus praeternaturalis. Zweite Operation: Abtragung der nekrotischen Schlinge. Dritte Operation: Verschluß des Anus-Praeter. Die Resektion empfiehlt sich vor allem, wenn es sich um eine gut begrenzte Erkrankung der Flexur handelt. Von besonderem Interesse sind in neuester Zeit die nach der neurogenen Theorie vorgenommenen Resektionen im Gebiet der sympathischen Innervation.

Als zweiten Fall demonstriere ich einen elf Monate alten Säugling in äußerst schwerem atrophischem Zustande. Mit Beginn des achten Lebensmonates stellte sich eine zunehmende Anorexie ein. Die Stühle waren zunächst immer gut, von normaler Konsistenz. Obstipation bestand nicht, aber seit einem Monat wurden mehr und mehr außerordentlich große, dünne, übelriechende Stühle entleert.

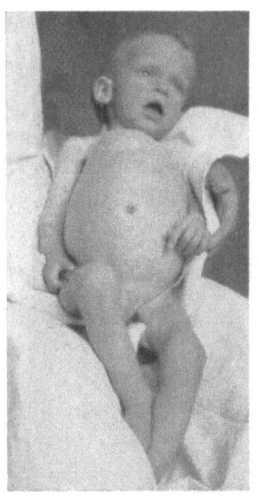

Abb. 37. Colopathie bei Coeliakie.

Das Kind hat eine Körperlänge von 65,5 statt 72 cm und ein Körpergewicht von bloß 5420 statt 9200 g. Wir haben hier das Bild einer schweren *Coeliakie* vor uns. Das Abdomen ist sehr groß, namentlich in den seitlichen Partien, so daß man das Gefühl hat, daß, ganz ähnlich wie bei der HIRSCHSPRUNGschen Krankheit, ein Megacolon vorliegen dürfte.

Wir haben deshalb einen Kontrasteinlauf nach HOLZKNECHT vorgenommen, und ich zeige das Röntgenbild. Das Colon ist besonders im distalen Drittel verlängert und stark verbreitert. Das Sigmoid beschreibt eine große Schlinge. Haustrierung findet sich nur im Colon ascendens, im Descendens und im Sigmoid besteht starke Schummerung und die Falten haben sich nicht dargestellt. Dieser letztere Befund weist auf kolitische Prozesse hin (Abb. 11).

Wir stellen somit die Diagnose auf eine **Colopathie bei Coeliakie.** Die HIRSCHSPRUNGsche Krankheit und die Coeliakie haben verwandtschaftliche Züge. Es handelt sich in beiden Fällen um Verdauungsneurosen mit einem anatomischen und funktionellen Substrat, bestehend in einer kongenitalen Anomalie des Dickdarms. Beim Hirschsprung überwiegt die Dilatation über die Verlängerung, bei der Coeliakie dagegen die Verlängerung über die Dilatation. Im ersten Fall betrifft die Neurose stärker den Sympathicus, bei der Coeliakie dagegen scheint mehr der Parasympathicus beteiligt zu sein. Beim Hirschsprung ist das vorherrschende Symptom hartnäckigste Obstipation, nur zeitweise unterbrochen durch Diarrhöen infolge Zersetzung des Darminhaltes, bei der Coeliakie sind dagegen die außerordentlich massigen, mehr oder weniger diarrhöischen Entleerungen charakteristisch.

Bei der Coeliakie besteht nach radiologischen Untersuchungen keine bedeutende Beschleunigung der Darmpassage, die Peristaltik erscheint im Gegenteil sogar öfters insuffizient. Oft ist die Entleerung des Magens beschleunigt, oft verlangsamt. Die Zeichnung des Dünndarmreliefs ist nicht selten verwischt, dieses Symptom kann aber auch in schweren Fällen fehlen und ist in keiner Weise spezifisch. Nicht selten besteht eine Dilatation des Magens und in der Mehrzahl der Fälle auch der Dünndarmschlingen. Am konstantesten noch ist, wie dieser Fall wiederum beweist, der Dickdarm erweitert und merklich verlängert, wie wir hier an der großen Sigmaschlinge erkennen können. Aber es gibt auch Fälle von Coeliakie, die sonst typisch sind, bei denen diese Veränderung des Dickdarmes fehlt.

Die Atrophie und Hypotonie der Darmwände bei der Coeliakie sind wahrscheinlich sekundärer Natur und können auf einen Vitaminmangel zurückgeführt werden. Namentlich die Vitamine aus dem B-Komplex, besonders B_1, spielen hier eine Rolle, wie aus experimentellen Untersuchungen MacCarrisons an Tauben hervorgeht. Auch bei Vergiftungen mit Monojodessigsäure können nach Verzar bei Ratten ähnliche Veränderungen des Colons erzeugt werden, und hier wirkt dann das Vitamin B_2 oder Lactoflavin heilend.

Fassen wir zusammen: Bei der Coeliakie besteht 1. häufig eine Hypotonie bis Atrophie der Darmwände mit einer Neigung zu Verlängerung des Darmes, am konstantesten in der Form eines Megacolons und Dolichocolons. Dabei wird auch das Mesenterium sehr stark ausgezogen. 2. Es ist wahrscheinlich, daß diese Veränderungen Symptome eines Vitaminmangels sind. 3. Der Verdauungskanal dieser Kranken verhält sich ähnlich wie derjenige von Tieren, die durch Monojodessigsäure vergiftet worden sind.

Wir werden unsern Fall von Coeliakie mit der üblichen Diät behandeln, diese aber noch unterstützen durch Injektionen von Lactoflavin.

Zum Schluß der heutigen Vorlesung zeige ich noch zwei weitere Fälle, die übereinstimmend das Krankheitsbild einer dritten Colopathie, nämlich der sogenannten **Dolichocolie** illustrieren sollen. (Abnorme Länge des ganzen Colons oder einzelner Schlingen.)

Zunächst ein siebenjähriges Mädchen, welches erst in den letzten acht Monaten Darmbeschwerden gezeigt hat. Sie schlossen sich an eine hochfieberhafte Erkrankung mit 39° Fieber während zehn Tagen, starken Durchfällen und Bauchschmerzen an. Diese unklare abdominale Erkrankung

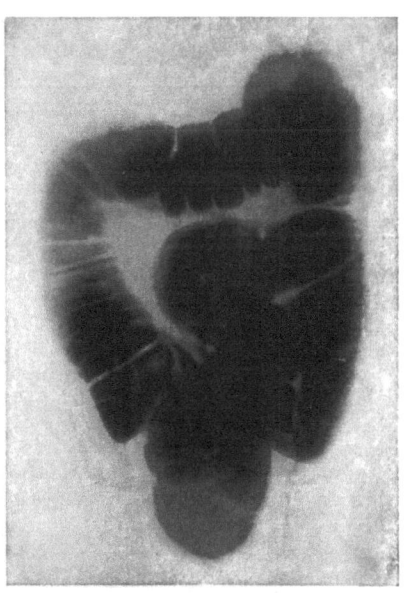

Abb. 38. Megasigma, Dolichocolon.

klang im Verlauf von zwei bis drei Wochen ab, aber seither bekam das Kind in unregelmäßigen Abständen Stören von Bauchweh und Durchfällen, meist nur kurz dauernd, ein bis zwei Tage. Das Mädchen habe stets eine mehr oder weniger gelbe Gesichtsfarbe gezeigt und ein etwas krankhaftes fahles Aussehen. In den Perioden zwischen den Durchfällen mit auffallend übelriechenden Stühlen sei das Mädchen eher obstipiert. Das grazile Mädchen mit etwas blaßgelblichem Teint zeigt ein etwas großes, aber gut eindrückbares Abdomen. Im Verlauf des Colon descendens läßt sich ein wurstförmiger, derber und wenig höckeriger Tumor palpieren, der einem Kottumor entsprechen dürfte. Er ist etwas druckempfindlich, ebenso tastet man etwas unter der Nabelgegend stets an der gleichen Stelle eine Darmschlinge und fühlt Quatschen und Gurren darin. Das übrige Colon erscheint frei. Bei der Rectaluntersuchung zeigt der Sphinkter normalen Tonus, die Ampulle hat normale Weite und ist ausgefüllt mit harten Kotmassen. Der Stuhl enthält keine Blut- oder Schleimbeimengungen, ist gut geformt, braun und etwas hart. Er enthält Ascarideneier.

Röntgenaufnahme des Darmes nach Holzknecht. Das Colon sigmoideum ist sehr lang, so daß es eine große Schlinge beschreibt. Das Colon ist im ganzen etwas weit. Die Haustrierung ist gut, für colitische Prozesse besteht kein Anhaltspunkt. Diagnose: Megasigma oder Sigma elongatum.

Wir haben hier eine Dolichocolie, welche sich namentlich auf das Sigma beschränkt. Sie war während der ersten sechs Lebensjahre klinisch vollkommen latent und wurde erst zu einem Krankheitszustand, als das Kind an einer akuten Gastroenteritis mit hohem Fieber erkrankt war. Seither leidet das Kind an chronischer Obstipation mit abdominalen Schmerzen, Blähungen in der Sigmaschlinge und immer wieder rezidivierenden, ein bis zwei Tage dauernden Durchfällen.

Als letzten Fall weise ich diesen neunjährigen Knaben vor, der sehr nervös sei, oft sofort böse und jähzornig werde und seit etwa einem Jahr häufig über Kopfschmerzen, anschließendes Bauchweh klage und dann jeweilen kurzdauernde Durchfälle habe. Die Schmerzen dauern nie lange, treten anfallsweise auf und seien dann von dünnen Stühlen gefolgt. In den Intervallen sei der Junge wochenlang beschwerdefrei.

Das Abdomen überragt das Thoraxniveau nicht, es ist gut eindrückbar. Das Colon descendens ist etwas druckempfindlich und man kann Kotballen palpieren. Der Stuhl ist zur Zeit normal geformt, enthält kein Blut und keine Wurmeier.

Beim Kontrasteinlauf nach HOLZKNECHT füllt sich am Schirm das Colon ohne Behinderung bis zum Coecum, das Sigmoid bildet eine lange Schlinge und zeigt Haustrierung bis zum Eingang ins Rectum. Diese sind als spastische Zustände zu werten. Das sehr lange Colon steigt weit hinauf bis unter die Zwerchfellkuppe und bildet hier wieder eine lange Schlinge. Auf dem Entleerungsbild sind die Schleimhautfalten des Sigmoids und des Descen-

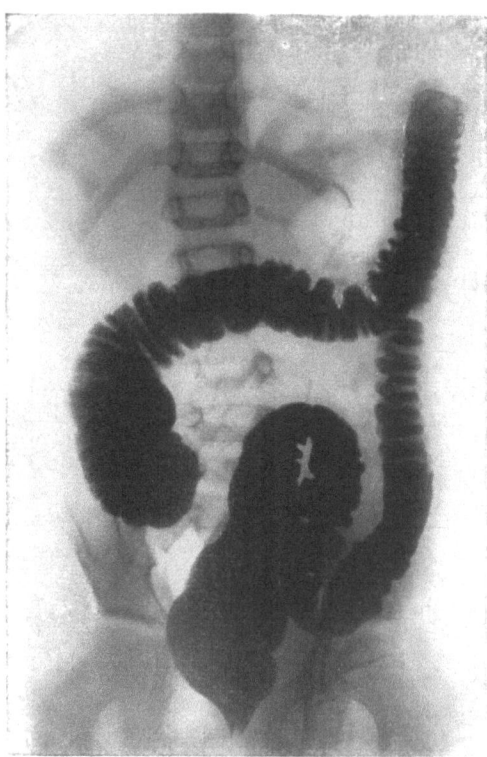

Abb. 39. Dolichocolon.

dens verbreitert. Im oralen Teil des Transversums hat keine Faltenbildung stattgefunden. Dies ist wahrscheinlich auf Schleimbildung bei colitischen Prozessen zurückzuführen.

Wir haben hier ein *Dolichocolon* des ganzen Colons, verbunden mit spastischen Zuständen und colitischen Erscheinungen.

Die wesentlichen Symptome der *Dolichocolie* sind: 1. Hartnäckige Obstipation, öfters unterbrochen durch diarrhöische Zustände. 2. Abdominale Schmerzen, kurzdauernde Koliken, die sich aber in schweren Fällen bis zu Krisen von Pseudoileus steigern können. 3. Meteorismus durch abnormen Luftgehalt, sogenannte Aerocolie. Der Meteorismus kann auf eine Darmschlinge, z. B. das Sigma, lokalisiert sein. 4. Wirkungslosigkeit der gewöhnlichen Abführmittel, ähnlich wie bei der spastischen Obstipation. Bei unserem letzten Fall haben wir auch solche Darmspasmen im Röntgenbild feststellen können. 5. Toleranz gegen große Einläufe.

Wir haben gesehen, daß die Dolichocolie während Jahren klinisch vollkommen latent bleiben und erst bei Anlaß sekundärer dyspeptischer Störungen sich zu einem Krankheitszustand entwickeln kann.

Es treten dann Anorexie, Übelkeit, häufiges Erbrechen, das manchmal unstillbar sein kann, dyspeptische Zustände, leichtes oder höheres Fieber auf. Die Rückwirkungen auf den Allgemeinzustand zeigen sich in einer gewissen Asthenie und nervösen Reizbarkeit. Die Dolichocolie kann die anatomische Grundlage sein für eine Dilatation und eine Hypertrophie des Colons, wodurch sie sich wiederum der HIRSCHSPRUNGschen Krankheit nähert.

Die Behandlung der Dolichocolie erfordert eine ganz ähnliche Diätetik wie beim Megacolon.

Die Erkenntnis der großen Bedeutung des Nervensystems für die Erzeugung von Megacolon durch Erhöhung des Sympathicustonus und für spastische Zustände bei der Dolichocolie veranlaßt uns, noch kurz über die pharmakologische Beeinflussung der Dickdarmbewegungen zu sprechen.

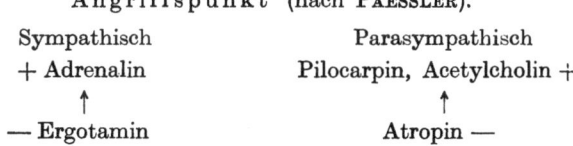

Angriffspunkt (nach PAESSLER).

Sympathisch	Parasympathisch
+ Adrenalin	Pilocarpin, Acetylcholin +
↑	↑
— Ergotamin	Atropin —

Für die Behandlung des Megacolons und ähnlicher Zustände wenden wir zur Herabsetzung des Sympathicustonus den Antagonisten des Adrenalins an, nämlich das Ergotamin in der Form von Ergotamintartrat, Tabletten zu 0,001 zwei- bis dreimal täglich, oder 1⁰/₀₀ige Tropflösung Gynergen Sandoz zwei- bis dreimal 5 bis 10 Tropfen. Wir haben damit günstige Erfahrungen gemacht.

Bei spastischen Zuständen infolge Erhöhung des Sympathicustonus gebrauchen wir mit Vorteil Eupaco (Merck) Suppositorien pro Infantibus, ein Kombinationspräparat mit Eupaverin 0,03, Pseudotropinbenzilsäureesterhydrochlorid 0,00015 g, Luminal 0,0075 und Pyramidon 0,075.

Eupaco (Merck) Spasmolyticum. Die Tabletten enthalten Eupaverin 0,025, Pseudotropinbenzilsäureesterhydrochlorid 0,00025 g, Luminal 0,015 g und Pyramidon 0,15.

66. Vorlesung.

Colitis ulcerosa.

Dieser sechsjährige Knabe, den ich heute vorstelle, erkrankte zuerst im Alter von dreieinhalb Jahren an einer anscheinend leichten Verdauungsstörung, bei der große schleimige Stühle entleert wurden. Nach einem Jahr wiederholte sich die Colitis, es wurde nun mehrmals am Schluß der Defäkation ein Tropfen reinen Blutes entleert. Ein halbes Jahr später erneute Verdauungsstörung mit kolikartigen Bauchschmerzen und nachfolgendem Abgang schleimiger, ab und zu mit Eiter vermischter Stühle. Blutabgang hauptsächlich am Schluß der Entleerungen; und so kamen immer häufiger heftigere Rezidive vor. In letzter Zeit hat der Knabe dauernd hektisches Fieber und ist in seinem Allgemeinzustand mehr und mehr heruntergekommen. Insbesondere ist er schwer anämisch geworden.

Diese Anamnese ist recht charakteristisch in ihrem eigentümlichen Wechsel von Perioden der Manifestation und der Latenz des Leidens. Bemerkenswert ist der Beginn mit einer anscheinend harmlosen Colitis, welche ohne weiteres abheilt, während die Rezidive immer schwerer und hartnäckiger werden. Häufig löst eine

Pharyngitis oder Angina ein Rezidiv aus. Zur Zeit der Manifestation sind die
Stühle sehr häufig, nur einzelne enthalten noch richtigen bräunlichen Kot. Die
anderen sehen vielmehr einem schleimig-eitrigen blutigen Lungenauswurf ähnlich
(Crachat intestinal). Mitunter wird auch reiner Eiter oder Blut in größeren
Mengen entleert. Bei unserem Knaben traten schließlich massige, kuhfladen-
artige Herterstühle auf, die aussahen wie Lebkuchen mit einer Garnitur von
Schleim und einem mehr oder weniger runden, großen, frischroten Blutfleck
in der Mitte der Oberfläche, ein Zeichen dafür, daß der colitische Prozeß offenbar auch den Dünndarm in Mitleidenschaft gezogen hat.

Die Röntgenbilder unseres Falles sind charakteristisch, sie zeigen aufgehobene
Haustrenzeichnung im Descendens und Sigma, feine Zähnelung der Konturen,
charakteristische Marmorierung. Im Entleerungsbild ganz unregelmäßige
Schleimhautreliefs, sogenanntes „ruban en lambeau" (zerfetztes Band).

Wir haben in unserem Fall offenbar bereits, wie erwähnt, ein Übergreifen
der Colitis auf das angrenzende Ileum und deshalb Erscheinungen, die an eine
Coeliakie erinnern (massige Stühle, großes Abdomen). Andere lokale Komplikationen sind Stenosen, Perforation eines Geschwüres in die Bauchhöhle, welche
ich einmal bei einem 19jährigen Jüngling erlebte mit tödlicher Peritonitis. Solche
Perforation wurde bei Kindern bisher nicht beschrieben, ebenso nicht Polypen-
bildung; Rectumabsceß sah HELMHOLZ.

Eine viel größere Rolle spielt bei der Colitis ulcerosa im Kindesalter, wie auch
unser Fall zeigt, die Rückwirkung auf den Allgemeinzustand. Die Rezidive
werden immer schwerer und können mit wochen- und monatelang dauernden
septischen Fiebern einhergehen. Unser Knabe zeigt bereits eine schwere Kachexie
und eine Anämie bis 20% Hämoglobin von hypochromem Charakter. Die Reticulocyten sind mäßig vermehrt, vereinzelte Normoblasten. Es besteht eine
polynucleäre Leukocytose mit toxischer Granulation. In schweren Fällen wird
auch eine Leukopenie beobachtet. Unser Fall zeigt im Röntgenbild der Knochen
eine ausgesprochene Osteoporose, aber keine floride Rachitis. Der Knabe hat
ferner gelegentlich Gelenkschwellungen und Schmerzen.

In einem anderen Fall, bei einem elfjährigen Knaben, sahen wir das gleiche
Krankheitsbild: Hartnäckige Durchfälle mit blutig-schleimig-eitrigen Stühlen
mit hohen hektischen Fiebertemperaturen, mit zunehmender Anämie bis 39%,
und 2,19 Millionen Roten. Dieser Fall zeigte im weiteren Verlauf Skrotalödeme
und Erythema nodosum an beiden Unterschenkeln.

Der gleiche Fall hatte eine immer fleischigrote, spiegelglatte Zunge infolge
gänzlicher Atrophie der Papillen. Wir haben eine ähnliche Beobachtung gemacht
bei einem Knaben mit Lipoidnephrose, bei dem die Wasserausscheidung hauptsächlich durch den Darm erfolgte (wässerige Diarrhöen). Es kommt in solchen
Fällen zu einem sekundären Vitamin-B_2-Mangel, und nach längerer Behandlung
mit Lactoflavininjektionen sieht man auf der vorher spiegelglatten Zunge wieder
Papillen auftreten.

Interessant ist, daß Geschwüre sich auch an anderen Stellen als im Darm zeigen
können, z. B. am weichen Gaumen, im Ösophagus ja selbst auf der Haut der Ge-
nito-anal-Gegend. Terminal kommt es zu Ödemen und petechialen Hautblutungen.

Die Prognose ist sehr ernst. Die Letalität geht auch bei Kindern bis zu 50%.
Der Exitus kann oft nach längerer Latenz ziemlich rasch nach einem heftigen
Rezidiv erfolgen.

Bakteriologisch haben wir in den frischen Ausstrichen Enterokokken gefunden,
teils in kurzen Ketten, teils in staphylokokkenähnlichen Häufchen. Auch in der
Kultur Enterokokken. Typhus, Paratyphus, Gärtner und Dysenteriebazillen waren

niemals nachweisbar. Ebenso nicht Amöben und Cysten. Zur Zeit eines Rezidivs wurde eine positive Mitagglutination auf Flexner- und Y-Ruhrbazillen 1:200 vorübergehend beobachtet. Agglutination der eigenen Enterokokken bis zu einer Verdünnung von 1:320. Es handelt sich somit um eine sogenannte unspezifische Colitis ulcerosa (kein Paratyphus, keine bazilläre oder Amöbendysenterie). Es ist besonders wichtig, dies zu betonen, weil dieses Krankheitsbild häufig mit chronischer Dysenterie verwechselt wird.

Interessant war der Befund bei dem zweiten obenerwähnten Fall eines elfjährigen Knaben. Er litt an Alveolarpyorrhöe mit einer Zahnfistel rechts. Aus dem Eiter derselben wurden wie aus den blutig-schleimig-eitrigen Stühlen ebenfalls grüne und anhämolytische Streptokokken gezüchtet, so daß wohl hier eine Infektionsquelle für die Colitis ulcerosa gefunden wurde. Sämtliche aus dem Darm isolierte Strepto- und Enterokokkenstämme gaben deutliche intracutane Reaktionen. Es wurde eine Mischvaccine zur Vaccinetherapie hergestellt. Bei langsamem Anstieg auf etwas höhere Konzentrationen zeigte sich bei 50 Millionen Keimen ein starker, längere Zeit dauernder Temperaturanstieg, verbunden mit deutlicher Herdreaktion, mit häufigeren, blutig-schleimigen Stühlen.

Diese Beobachtung ist für die *Pathogenese* der Colitis ulcerosa von Bedeutung. Sie weist darauf hin, daß eine enorme Überempfindlichkeit des Dickdarmes gegen bakterielle Noxen die hauptsächlichste Bedingung für die Entstehung des Leidens darstellen dürfte. Diese Sensibilisierung kann von fokalen Herden aus erfolgen, wie bei dem letzten Fall von der Zahninfektion aus, und kann sich von Rezidiv zu Rezidiv steigern. Die normale Colibazillenflora wird mehr und mehr zurückgedrängt durch Enterokokken. Es ist sehr interessant, daß wir die Allergie gegen diese Kokken sowohl in Hautreaktionen ähnlich der MANTOUX-Reaktion bei der Tuberkulose nachweisen konnten, anderseits gelang es uns, durch Vaccineinjektion sogar eine Herdreaktion im Dickdarm mit erneutem fieberhaftem Aufflammen der blutig-schleimigen Entleerungen auszulösen. Die bakterielle Allergie scheint ähnlich wie beim kindlichen Asthma eine wichtigere Rolle zu spielen als die alimentäre, welche häufiger bei Erwachsenen beobachtet worden ist.

Ähnlich wie die Coeliakie kann auch die Colitis ulcerosa zu einer sekundären Polyavitaminose führen. Auf den Vitamin-B_2-Mangel haben wir bereits hingewiesen und ihn an den Zungensymptomen erkannt. Es kann aber auch die Resorption von Vitamin A und D leiden (Wachstumsstörung, Osteoporose usw.). Ähnliches gilt wohl auch vom Vitamin C und vom Eisen.

Die geschwürigen Prozesse im Dickdarm trotzen jeder Behandlung. Sie verhalten sich ähnlich wie das runde Magenulcus callosum der Erwachsenen. Die Behandlung ist einesteils eine diätetische. Zunächst Bananenbrei, vermischt mit etwas gerapsten rohen Äpfeln, Eledon von 30 bis 60 g pro Tag steigend, Orangensaft, rohes Leberpüree (50 bis 100 g), allmählich Übergang zu vorwiegender Eiweißkost, um der Neigung zu Gärungen entgegenzuarbeiten. Letztere treten bei leichtverdaulichen Kohlehydraten ganz ähnlich wie bei der Coeliakie auf und fördern dadurch die entzündlichen Vorgänge im Colon. Sie sind deshalb ähnlich wie bei der Coeliakie zu vermeiden, ganz besonders bei dem ersten vorgestellten Fall, bei dem wir bereits einen Übergang der Colitis ulcerosa in ein coeliakieähnliches Syndrom beobachtet haben. Die Behandlung mit Bananen und Äpfeln ist bei der Colitis ulcerosa im großen ganzen nicht so erfolgreich wie bei der Coeliakie, insbesondere wird sie dem großen Eiweißbedürfnis dieser Kranken nicht gerecht. Es empfiehlt sich deshalb ein allmählicher Übergang zu vorwiegender Eiweißkost mit Quark, magerem Käse, feinpüriertem Fleisch, daneben durchgesiebte Gemüse, gerapste Karotten und Zitronen- oder Orangensaft.

Bei unserem zweiten Fall haben sich wiederholte Bluttransfusionen ausgezeichnet bewährt. Sie sind schon wegen der schweren Anämie angezeigt und wirken auch der Hypoproteinämie und der Ödemneigung entgegen. Außerdem wird ihnen ein umstimmender Effekt zugeschrieben.

Wir haben ferner Gebrauch von Calcium-Chinin-Injektionen zur Bekämpfung des fieberhaften Allgemeinzustandes gemacht.

Für die lokale Behandlung des Darmes haben wir per os versucht Chininum tannicum zwei- bis dreimal 0,3 mit Schokoladepulver, ferner Enterovioform dreimal 1 Tablette, Formocibazol, Allisatin, Gentianaviolett usw. Bei starker Neigung zu Blutungen Redoxon (Roche) intravenös.

Für Darmspülungen kommen in Betracht Rivanol 0,5⁰/₀₀, Acid. tannic. 0,5%, Wasserstoffsuperoxyd 3% 10,0, Natr. bicarbonat 0,5, Aqua dest. ad 100. Am schonendsten sind Kamilleneinläufe, Klysmen mit Olivenöl oder Ringerlösung. Versucht wurden auch Gelatine-Leinsamen-Abkochungen in Form von Klysmen und stark verdünnte Kaliumpermanganatlösung zu Spülungen, ferner Klysmen von Dermatol 4,0 auf 200 ccm Mucilago Gummi arabici (50 bis 100 ccm Klysma).

Gegen die begleitende Anämie verwendet man Bismut, Stovarsol, Eisen (Ferro 66) und Arsen. Am wirksamsten dürften jedoch, wie oben erwähnt, Bluttransfusionen sein, von denen schlagartige Besserungen des ganzen Krankheitsbildes berichtet wurden.

Gegen die sekundäre Polyavitaminose empfehlen sich intravenöse oder subcutane Injektionen von Vitamin C (Cantan, Redoxon, Cebion). Ferner intramuskuläre Injektionen von Lactoflavin oder auch Nicotinsäureamid (50 mg). Die D-Avitaminose wird am besten durch Quarzlampenbestrahlungen bekämpft, die auch auf den Allgemeinzustand günstig einwirken.

Nur in sehr schweren Fällen kommt chirurgische Behandlung in Betracht, wie die Colostomie zur vorübergehenden Ausschaltung des ganzen Dickdarmes. Es wird über ausgezeichnete Erfolge berichtet, die aber noch umstritten sind, und man muß es sich wohl überlegen, ob man zu dem sonstigen schweren Leiden noch die Miseren eines Anus praeter hinzufügen soll.

67. Vorlesung.

Physiologie und Pathologie des Neugeborenen.

Adaptation des Neugeborenen an das extrauterine Leben.

1. **Respiration durch die Lungen.** Mit dem ersten Schrei, mit dem das Neugeborene das Licht der Welt begrüßt, findet die wichtige Umstellung von der Sauerstoffversorgung durch die Nabelvene auf die eigentliche Respiration statt, bei der der Sauerstoff direkt in die Lungen aufgenommen wird und damit das Blut arterialisiert.

Diese Adaptation an die eigentliche Respiration erfolgt leider nicht immer reibungslos. Sie kann behindert sein durch Aspiration von Fruchtwasser, Schleim und Detritus in die Luftwege, durch Unreife des Atemzentrums bei Frühgeburten und ganz besonders durch Hirnblutungen infolge des Geburtstraumas.

Diese postnatale Asphyxie tritt einige Stunden oder Tage nach der Geburt auf, in Form von apnoischen Anfällen, ohne oder mit länger dauernder Cyanose. Statt der normalen Aufeinanderfolge von Inspiration und Exspiration zeigen sich wechselnd lange Atempausen.

Behandlung: In allen Fällen muß man sich davon überzeugen, daß Mund, Rachen, Trachea von einem eventuell bestehenden Atemhindernis in Form von

Schleim, aspiriertem Fruchtwasser usw. gereinigt wird. Für die Trachea benutzt man dazu die Einführung eines Nélaton-Katheters, durch welchen man durch umgekehrte Aspiration die Luftwege von dem Hindernis befreit.

Zur Anregung der Atmung dienen starke Hautreize, „Brätschen", heiße Bäder von 37 bis 38° mit kühler Übergießung.

Künstliche Atmung durch rhythmische Thoraxkompression.

Herzmassage bei schwachen Herztönen durch stoßweises Beklopfen der Herzgegend mit den Fingerspitzen.

Sauerstoffzufuhr, eventuell mit Kohlensäurebeimischung, mittels Einblasen durch Mund oder Nase.

Die früher viel geübten SCHULTZESCHEN Schwingungen sind wegen der Gefahr von Blutungen, besonders ins Zentralnervensystem, lieber zu unterlassen.

Als Mittel der Wahl für die apnoischen Anfälle dient das Lobelin, $1/_2$ bis 1 ccm der Ampullen zu 3 mg, subcutan oder intramuskulär.

Ferner Coramin, $1/_4$ bis $1/_2$ ccm einer 25%igen Lösung, oder Cardiazol, $1/_4$ bis $1/_2$ ccm der 10%igen Lösung.

2. **Adaptation des Blutes.** Der hohe Hämoglobingehalt und die vermehrte Erythrocytenzahl, die wegen der mangelhaften Sauerstoffzufuhr durch das venöse Blut im intrauterinen Leben notwendig waren, werden nun bei der reichlichen Sauerstoffzufuhr durch die Lungen entbehrlich. Die überschüssigen Erythrocyten werden abgebaut und vermehren zusammen mit dem entbehrlichen Blutfarbstoff den Gallenfarbstoff, der durch die Leber ausgeschieden wird, wobei es nicht selten zu dem physiologischen Icterus neonatorum kommt.

3. **Änderung des Blutkreislaufes.** Die Blutzufuhr durch die Nabelvenen auf dem Wege über die Leber hört auf. Ebenso obliteriert normalerweise der im fötalen Leben offene Ductus Botalli, der den Überschuß von Blut von den Lungenarterien in die Aorta ableitet, da nun alles Blut durch die Lungenarterien zur Arterialisation in die Lungen befördert werden muß.

4. **Adaptation an die extrauterine Ernährung.** Bis die perorale Nahrungszufuhr so richtig in Gang kommt, erleidet das Neugeborene eine kurze Periode des Hungers und Durstes, was sich in einem Verlust an Körpergewicht von 3 bis 10% geltend macht. Das Minimum des Gewichtes wird meist am vierten Lebenstag erreicht. Der Blutzuckerwert sinkt auf 80 bis 60 mg% und darunter.

Infolge der mangelhaften Flüssigkeitszufuhr kommt es zu einer gewissen Exsiccose der Haut und der Schleimhäute, so daß das Neugeborene oft mit heiserer Stimme schreit. Das Blut wird eingedickt. Das Kind ist entweder unruhig und schreit viel oder es ist dösig bis zu leichter Somnolenz.

Es beginnt die Bakterienbesiedlung des in den ersten zwei Lebenstagen noch sterilen Darminhaltes. Auf die Bakterieninvasion mit Milchsäure bildenden Acidophilus- und Bifidusarten sowie Colibazillen antworten manche Neugeborene mit Verdauungsstörungen (Erbrechen und Durchfall).

Kurz nach der Geburt erbricht der Neonatus oft geschlucktes Fruchtwasser, Vaginalschleim oder Blut. Aber auch gegenüber der Nahrungsaufnahme, selbst gegenüber Frauenmilch verhält sich der Magen nicht selten revoltierend und gibt die noch ungewohnte Nahrung wieder heraus. Der Magen muß sich oft in den ersten Tagen an die Nahrung gewöhnen und das sogenannte **Adaptationserbrechen** überwinden. Nur ausnahmsweise kann schon beim Neugeborenen eine hypertrophische Pylorusstenose zu Erbrechen führen.

5. **Adaptation an die normale Temperaturregulierung.** Das Neugeborene und ganz besonders die Frühgeburten zeigen noch eine hochgradige Thermolabilität. Der Übergang von der gleichmäßigen intrauterinen Umgebungstemperatur in die kalte Außenwelt wird häufig mit einem Temperatursturz in den ersten

Lebensstunden beantwortet. Wird von außen reichlich Wärme durch Wärme-
flaschen oder warme Tücher zugeführt, so kann es zu Temperatursteigerungen
auf 38 bis 39° kommen.

Infolge der noch unentwickelten Regulationsfähigkeit können sonst mit Fieber
verlaufende Krankheiten bei Neugeborenen noch fieberlos bleiben.

Bekannt ist das **transitorische Fieber** der Neugeborenen. Es wird vom zweiten
bis vierten Lebenstag beobachtet und kann gelegentlich über 39° ansteigen.
Es handelt sich wahrscheinlich um ein sogenanntes Durstfieber. Im Durst
steht dem Organismus zu wenig Wasser zur Verfügung, um die Körpertemperatur
herabzusetzen (z. B. durch Transpiration).

6. **Urin.** Nach der ersten Urinentleerung kurz nach der Geburt wird oft in
den folgenden 24 Stunden kein Urin mehr gelöst. Es ist dies eine physiologische
Anurie. Ein Katheterismus soll ja nicht vorgenommen werden, auch wenn die
Anurie mehr als 24 Stunden dauert. Sie ist eine Folge des physiologischen
Gewichtsabfalles infolge Durstes und von Dehydratationsvorgängen.

Der eingedickte Urin zeigt ein rotbraunes Uratsediment, welches die Windeln
rötlich färbt. Das Uratsediment rührt wohl von dem Zerfall der Leukocyten
her, haben doch die Neugeborenen 15000 bis 30000 Leukocyten, welche in
wenigen Tagen auf 8000 bis 12000 absinken. Eine Folge dieses Leukocyten-
zerfalles sind auch die Harnsäureinfarkte der Nieren, ziegelsteinrote Streifen,
die sich von den Pyramiden bis zu der Nierenrinde erstrecken.

In der ersten Lebenswoche beobachtet man bei den meisten Neugeborenen
auch eine transitorische Albuminurie, verbunden mit einer meist nur mikroskopisch
sichtbaren Hämaturie.

7. **Die Haut der Neugeborenen.** Die Haut der Neugeborenen ist von einer
fetten, grau-weißen Masse, der sogenannten Vernix caseosa, überzogen und geht
mit dem ersten Bade ab. Darunter kommt eine hochrote Haut zum Vorschein,
welche man als Erythema neonatorum bezeichnet. In den nächsten Tagen
zeigt die Haut nicht selten eine lamelläre Abschuppung, welche an eine Scharlachschuppung erinnert. Man spricht von einer Desquamatio neonatorum. Die
starke Schuppung kann, wenn sie etwas länger bestehen bleibt, auch an eine
Ichthyosis erinnern, verschwindet aber spontan nach wenigen Wochen.

In den ersten 3 bis 4 Lebenstagen zeigt sich etwa bei 50% der Neugeborenen ein flüchtiger urticarieller Ausschlag, das **Exanthema allergicum
neonatorum.** Das Exanthem besteht aus erbsen- bis münzengroßen roten Flecken
von unregelmäßiger Form. Die Flecken können stellenweise auch im Zentrum
papulös werden. Sie finden sich hauptsächlich am Stamm und an den Extremitäten, selten im Gesicht, und verschwinden nach 1 bis 2 Tagen. Im
Blut sieht man ab und zu eine Eosinophilie. Das auslösende Allergen ist
nicht bekannt.

Kleine follikuläre Bläschen, die mit einer serösen Flüssigkeit gefüllt sind
und neutro-eosinophile Leukocyten enthalten, finden sich nicht selten am Bauch
und an den Oberschenkeln.

Ödeme. Neugeborene haben zum Teil wegen einer relativen Niereninsuffizienz
eine gewisse Neigung zu Ödemen, besonders an Hand- und Fußrücken und in
der Genitalgegend. Sie sind meist harmlos und verschwinden in einigen Tagen
nach Besserung der Diurese. Differentialdiagnostisch kommt der Hydrops foetus
universalis mit Erythroblastose in Betracht, seltener die Hypoproteinämie bei
Dysporia entero-broncho-pancreatica (cystische Pankreasfibrose).

Prognostisch ungünstig ist das sogenannte **Sklerödem,** das hauptsächlich an
den Beinen lokalisiert ist, sich aber bis zum Nabel hinauf ausdehnen kann. Die
Haut ist verhärtet und verdickt, sieht glatt und straff aus und fühlt sich kühl

an. Bessert sich der Allgemeinzustand, so verschwindet das Ödem langsam im Verlauf von einigen Wochen.

Bei dem **Sklerem,** das ohne eigentliches Ödem verläuft, handelt es sich um eine sogenannte **Gelose** der Haut und des Unterhautzellgewebes, d. h. um eine kolloidale Zustandsänderung infolge Verlust des Quellungswassers. Haut und Subcutis sind hauptsächlich in der Peripherie der Hände und Füße, seltener im Gesicht diffus verhärtet, fühlen sich kalt und livid an. Die Prognose war früher wegen des Allgemeinzustandes schlecht, infolge der begleitenden Infektionen, ist jedoch durch Antibiotica, Chemotherapeutica, Cortison sowie Dauertropf-infusionen besser geworden.

8. Milien, Comedonen (Akne neonatorum) und sogenannte Schwangerschafts-reaktionen. Unter **Milien** versteht man kleine Talgretentionscysten, namentlich am Nasenrücken, seltener auch im übrigen Gesicht. Sie sind verwandt mit den **Comedonen** in der Umgebung der Nase und vor den Ohren, können sogar gelegentlich zu **Aknebildung** Anlaß geben, indem sich der retinierte Talg sekundär infiziert. Die vermehrte Talgsekretion und Retention in Milien und Comedonen dürfte hormonal bedingt sein (Oestrogene Hormone, ähnlich wie in der Pubertät).

Mit dem intrauterinen Übertritt von oestrogenen Hormonen von der Mutter auf den Foetus hängt auch die **Brustdrüsenschwellung** bei beiden Geschlechtern zusammen. Sie stellt sich am vierten bis siebenten Tage ein und braucht zwei bis drei Wochen zu ihrer Rückbildung. Aus den geschwollenen Brustdrüsen läßt sich eine Art **Kolostrum** auspressen, welches man als **Hexenmilch** bezeichnet. Diese Brustdrüsenschwellung wurde fälschlicherweise als **Mastitis neonatorum** bezeichnet. Eine solche kommt jedoch erst durch sekundäre Infektion zustande. Rechtzeitige Behandlung mit Sulfonamiden und Antibiotica bringt meist die Entstehung multipler Abscesse zur Rückbildung und macht radiäre Inzisionen von der Mamilla aus unter Schonung der Ausführungsgänge nur noch selten notwendig.

Die oestrogenen Hormone können beim Neugeborenen selbst zu einer **Men-struatio praecocissima** mit Blutabgang aus Uterus und Vagina am fünften bis siebenten Lebenstage führen. Eine besondere Behandlung ist nicht notwendig.

68. Vorlesung.

Die verschiedenen Formen von Ikterus beim Neugeborenen.

Der Ikterus ist auch beim Neugeborenen ein führendes Symptom, das jedoch prognostisch eine ganz verschiedene Bedeutung haben kann. Wir müssen einen absolut gutartigen, sogenannten physiologischen Ikterus von anderen Gelbsucht-formen, die ein Zeichen mehr oder weniger schwerer Krankheitszustände dar-stellen, unterscheiden.

1. Der physiologische Ikterus der Neugeborenen.

Bei 60 bis 80% der Neugeborenen beobachten wir eine ikterische Verfärbung der Haut, und zwar zuerst im Gesicht und auf der Brust. Es folgen Bauch, Oberarme und Oberschenkel, erst zuletzt Finger und Zehen und schließlich auch die Conjunctiven. Das Allgemeinbefinden ist nicht gestört.

Der Stuhl enthält reichlich Gallenpigment, er ist also bei Frauenmilchernäh-rung goldgelb gefärbt.

Der Urin ist hellgelb und enthält kein gelöstes Bilirubin. Auch mit der GMELINschen Probe — Unterschichten des Harns mit roher Salpetersäure — ist kein Bilirubin im Urin nachweisbar. Das Pigment wird in Form von frei oder in Zylindern oder in Zellen liegenden Körnchen, den sogenannten masses jaunes von PARROT, ausgeschieden. In den Nieren verstorbener Neugeborener findet man neben Harnsäureinfarkten nicht selten auch Bilirubininfarkte. Voraussetzung für die Lösung des Bilirubins ist die Gegenwart genügender Mengen von Gallensäuren. Da diese im Harn des Neugeborenen nur in Spuren auftreten, fällt das Bilirubin als Niederschlag aus. Dies dürfte daher rühren, daß der Farbstoff nicht aus der Leber, sondern aus dem Blute stammt.

Im Blut läßt sich eine Erhöhung des Bilirubinspiegels nachweisen. Dieser ist schon beim Fötus hoch, steigt aber nach der Geburt noch stärker an und überschreitet damit die Ikterusgrenze. Untersucht man das Serum mit der Diazoreaktion von HIJMANS VAN DEN BERGH, so zeigt sich direkt keine Rotfärbung, erst wenn wir das Bilirubin aus seiner Bindung mit Eiweiß durch Zusatz von Alkohol gelöst haben, tritt die Rotfärbung ein. Es handelt sich somit um ein Bilirubin, das die Leber nicht passiert hat, also anhepatisch ist, vielmehr aus einem vermehrten intravasalen Blutzerfall herstammt.

Das Blut des Neugeborenen weist einen sehr hohen Hämoglobingehalt (100 bis 140%) auf, und eine Polyglobulie ($5^{1}/_{2}$ bis 8 Millionen Rote). Die krebsrote Hautfarbe der Neugeborenen erinnert deshalb an den Teint einer echten Polycythämie. Beide Erscheinungen rühren davon her, daß der Fötus mit Bezug auf die Sauerstoffversorgung ungünstiger gestellt ist, da er in seinen Arterien nirgends rein arterielles Blut besitzt. Dieser chronische Sauerstoffmangel im fötalen Leben hat die gleiche Wirkung wie ein solcher unter anderen Umständen, z. B. beim Leben in großen Höhen, wo ebenfalls als Anpassungserscheinung eine Polyglobulie auftritt. Mit der Geburt tritt nun die weit günstigere, direkte Sauerstoffversorgung durch die Lungen ein. Die Polyglobulie wird überflüssig, der Überschuß der roten Zellen wird zerstört, aus dem Hämoglobin entsteht dabei anhepatisches Bilirubin, welches zum physiologischen Icterus neonatorum führt.

Die Leber des Neugeborenen muß sich an die neue Funktion der Bilirubinausscheidung zuerst etwas anpassen und ist vor allem einem starken Andrang von Bilirubin infolge des vermehrten Blutzerfalles noch nicht gewachsen. Auch diese relative Insuffizienz der Leber trägt als Anpassungsstörung zum Hochbleiben des Bilirubinspiegels und damit zur Entstehung des Icterus neonatorum bei.

Die Resistenz der roten Blutkörperchen gegenüber Kochsalzlösungen ist in manchen Fällen etwas herabgesetzt, in anderen Fällen normal.

Der physiologische Icterus neonatorum bedarf keiner Behandlung. Spontan nimmt das Integument im Verlauf von acht bis zehn Tagen wieder seine normale Farbe an. Ein Ikterus, welcher nach 20 Tagen noch nicht verschwunden ist, ist kein physiologischer Ikterus. Sehr selten sieht man aber einen sogenannten Icterus prolongatus, der sieben bis zwölf Wochen lang dauern kann, ohne daß man imstande wäre, irgendeine andere krankhafte Störung nachzuweisen. Nicht jeder Ikterus beim Neugeborenen ist jedoch ein physiologischer Icterus neonatorum.

2. Der familiäre Icterus gravis neonatorum.

Im Unterschied zum physiologischen Icterus neonatorum werden die Kinder entweder schon gelbsüchtig geboren, oder der Ikterus tritt schon in den ersten Stunden nach der Geburt auf. Das Allgemeinbefinden ist nicht ungestört. Die Kinder trinken schlecht, verweigern die Brust, sind apathisch, die Temperatur ist niedrig.

Das Mekonium ist normal gefärbt und auch die Stühle zeigen nach Ausstoßung des Mekoniums normale, oft dunkelgelbe Farbe. Der Urin ist dunkel gefärbt, manchmal hat er eine leicht grünliche Farbe, die Bilirubinprobe ist stets positiv.

Im Blut fällt gewöhnlich die Diazoprobe sowohl direkt als auch indirekt positiv aus.

Sehr wichtig für die Diagnose ist das morphologische Blutbild. Man findet eine ungewöhnliche Ausschwemmung von Erythroblasten zum Teil mit Mitose-figuren vom Charakter der Normoblasten im peripheren Blut. Außerdem fällt auf, daß die roten Blutkörperchen hyperchrom, also gut gefärbt und ungewöhnlich groß sind (Makrocytose).

Leber und Milz sind meist mäßig vergrößert.

Die Blutplättchen sind häufig leicht vermindert und es kann sich eine hämor-rhagische Diathese zeigen, in Form von Petechien, von Nasenbluten, Nabel-blutungen, Blutbrechen und Melaena.

Auch Erscheinungen von seiten des Nervensystems in Form von Zuckungen, Krämpfen, Hypertonie der Muskulatur und Koma können auftreten.

Der Tod erfolgt in der Regel bald, schon am dritten, vierten Lebenstag, unter Erscheinungen von progressiver Schwäche. Wir haben einen Fall gesehen, bei dem das Kind erst nach 22 Tagen starb.

Aus der Gelbsucht entwickelt sich rasch eine Bleichsucht, eine mehr oder weniger schwere Anämie bis zu 30% Hämoglobin und 1,5 Millionen Roten. Es besteht eine Leukocytose von 15000 bis über 20000. Charakteristisch ist jedoch die obenerwähnte Erythroblastose. Man findet 50000 bis 200000 kern-haltige Rote im Kubikmillimeter Blut.

Bei der Autopsie findet man zahlreiche Blutbildungsherde in der Leber, in der Milz, in den Nieren und anderen Organen, ferner sind der Nucleus caudatus und der Linsenkern oft sehr stark gallig imbibiert, man spricht deshalb von einem sogenannten Kernikterus (SCHMORL); es kommt zu Nekrosen von Ganglienzellen, und wenn die Kinder überleben, können sich schwere extrapyramidale Funktions-störungen zeigen.

Dieser Icterus gravis cum erythroblastosi tritt familiär auf und betrifft oft 50% und mehr der Kinder einer Familie. Die ersten und letzten Kinder sind häufig verschont.[1] Ich habe aber auch eine Familie beobachtet, bei der um-gekehrt das erste Kind einen Icterus gravis hatte, aber mit dem Leben davon-kam, die zwei nachfolgenden Kinder waren gesund und das vierte Kind hatte wieder einen Icterus gravis und starb daran nach wenigen Tagen im Koma unter Konvulsionen.

Die Krankheit kann anscheinend sowohl durch die Mutter als auch durch den Vater vererbt werden.

Alternierend können in den betreffenden Familien andere Formen der Erythro-blastose auftreten, wie der Hydrops congenitus universalis am häufigsten, aber auch die Anaemia neonatorum ohne Ikterus. Die Verwandtschaft der beiden letzteren Krankheitsbilder geht daraus hervor, daß eben auch beim Icterus gravis die Gelbsucht gewöhnlich in eine Bleichsucht übergeht, welche den Ikterus überdauert.

Die Behandlung des Icterus gravis besteht in Bluttransfusionen; intra-muskuläre Injektionen von 20 bis 30 ccm Blut erweisen sich oft schon als wirksam. Sie müssen drei- bis viermal wiederholt werden. Die Prognose bleibt sehr ernst, aber gelegentlich gelingt es doch, solche Kinder zu retten. Auch Campolon-

---

[1] Über die Beziehungen des Icterus gravis zum Rhesussystem siehe 75. Vor-lesung, Seite 334.

injektionen haben sich uns als wirksam erwiesen. BERNHEIM-KARRER und HOTZ haben mit Erfolg die Behandlung der schwangeren Mütter mit Leber zur Prophylaxe durchgeführt, mit der wir uns später noch näher beschäftigen werden.

Einen solchen Fall nahmen wir schon am zweiten Lebenstage wegen Icterus gravis auf. Das Mädchen war das fünfte Kind. Die beiden ersten Kinder starben an schwerem Ikterus, zum Teil kompliziert mit Nasenbluten schon in den ersten Tagen. Das dritte und vierte Kind waren mäßig ikterisch und kamen mit dem Leben davon. Unser Kind zeigte eine safrangelbe Hautfarbe, vergrößerte Leber und vor allem deutlich tastbaren Milztumor drei bis vier Querfinger unterhalb des Rippenbogens. Im Urin konnten keine Gallenfarbstoffe nachgewiesen werden. Das Kind hatte 79% Hämoglobin, 2,42 Millionen Rote, Färbeindex 1,08, 35 500 Erythroblasten pro Kubikmillimeter. Die Roten zeigten eine deutliche Makrocytose mit einem durchschnittlichen Durchmesser $8,76\,\mu$, Resistenz bei 0,44% Kochsalz (normal). Auf intramuskuläre Blutinjektionen und länger dauernde Behandlung mit Campolon ging die Gelbsucht zurück. Das Hämoglobin sank vorübergehend bis 66% und der Blutbefund wurde allmählich normal. Das Kind gedieh sehr gut und konnte nach drei Monaten Spitalaufenthalt geheilt entlassen werden.

Heute habe ich Gelegenheit, eine Frühgeburt im siebenten Schwangerschaftsmonat vorzustellen mit einem Geburtsgewicht von 1600 g. Dieses Kind ist jetzt dreieinhalb Monate alt und bot beim Eintritt immer noch das Bild eines starken Ikterus. Die Leber ist etwas vergrößert, die Milz überragt den Rippenbogen um eineinhalb Querfinger. Die WASSERMANNsche Reaktion war negativ. Im Urin waren keine Gallenfarbstoffe nachzuweisen. Der Stuhl war weißlich, zum Teilhellgelb breiig.

Das Blut zeigt 81% Hämoglobin, 3,9 Millionen Rote, Färbeindex 1,03, Leukocyten 14 400. Die Roten zeigen immer noch 6% Normoblasten (absolut 864) und ebenfalls eine auffallende Makrocytose, 49% $7\,\mu$ (normal $7,48\,\mu$), 32% $8\,\mu$, 7% $9\,\mu$, 3% $10\,\mu$ und 1% $11\,\mu$. Resistenz 0,4 bis 0,3% NaCl.

Der Bilirubingehalt im Serum ist erhöht auf 8,13 mg%. Wegen Serumhämolyse konnte die Reaktion nach H. VAN DEN BERGH nicht durchgeführt werden (normal 0,5 mg%).

Dieses Kind zeigt nun eine hämorrhagische Diathese mit Blutungen aus der Nase und aus dem Ohr.

Die Blutplättchen betragen 156 000 mit starken Größenverschiedenheiten, oft geringer Granulation, hie und da geschwänzte Formen.

Blutungszeit $4^{1}/_{2}$ Minuten, Gerinnungszeit 25 Minuten, Retraktilität gut. Die Prothrombinzeit 52 Sekunden nach FIECHTER bei einer normalen Kontrolle von 22 Sekunden.

Dieser Fall bei einer Frühgeburt gehört wohl auch in das Gebiet des Icterus gravis prolongatus. Es ist naheliegend, daß hier die embryonale Blutbildung in der Leber angedauert hat und daß die Leber Anpassungsstörungen an das extrauterine Leben zeigt.

Es ist nun von besonderem Interesse, daß gerade diese Leber mit Erythroblastose auch eine gewisse Rückständigkeit zeigt in bezug auf eine Partialfunktion, nämlich die Belieferung des Blutes mit Prothrombin. Dadurch erklärt sich die hämorrhagische Diathese mit etwas verlängerter Blutungszeit, aber vor allem verzögerter Gerinnung und verlängerter Prothrombinzeit. Da wir heute wissen, daß das Vitamin K unentbehrlich ist, damit die Leber Prothrombin an das Blut abgibt, haben wir diesen Fall behandelt mit Injektionen mit dem wasserlöslichen Vitamin-K-Präparat Synkavit und damit eine deutliche Besserung der hämorrhagischen Diathese erreicht, wenn auch nicht ganz durchschlagend, weil eben offenbar die Leberfunktion selber geschädigt ist. Wir werden in einer anderen Vorlesung auf die Bedeutung des Vitamins K für die Pädiatrie eingehen.

3. Familiärer, chronischer, acholurischer Ikterus oder hämolytischer Ikterus mit Megalosplenie und Kugelzellenanämie.

Selten tritt der hämolytische Ikterus in den davon betroffenen Familien schon beim Neugeborenen auf. Immerhin habe ich schon bei zwei bis drei Wochen alten Kindern aus solchen Familien eine erste Attacke von hämolytischem Ikterus beobachtet.

Ich zeige einen jungen Säugling, dessen Haut einen blaßgelblichen Ton hat. Die Conjunctiven sind blaß, die Scleren zeigen keine deutliche Gelbfärbung. Die Leber ist nicht vergrößert, aber das Kind hat einen deutlich tastbaren Milztumor.

Die Stühle sind intensiv, dunkel, ockergelb gefärbt. Im Urin lassen sich keine Gallenfarbstoffe nachweisen, auch kein Urobilinogen. Sonst ist diese Reaktion bei dieser Krankheit meist positiv.

Das Blut zeigt eine Anämie mit 55,4% Hämoglobin, 2,74 Millionen Roten, einen Färbeindex von 1,01.

Charakteristisch ist das morphologische Blutbild mit seinen vielen dunkel gefärbten Mikrocyten ohne jede Dellenbildung (Kugelzellen). Auf 100 Leukocyten 1 Normoblast, $12^0/_{00}$ Reticulocyten. Die Resistenz der Roten ist deutlich herabgesetzt. Die Hämolyse beginnt bei 0,52% Kochsalz und ist vollständig bei 0,4% Kochsalz.

Die Mutter des Kindes zeigt ein deutlich gelbes Hautkolorit und Gelbfärbung der Scleren. Sie hat ebenfalls einen hämolytischen Ikterus und hat diese Krankheit auf das Kind vererbt.

4. Infektiös-toxischer Ikterus.

a) Septischer Ikterus.

Ich habe heute Gelegenheit, einen sehr seltenen Fall, welcher der sogenannten BUHLschen Krankheit nahestehen dürfte, vorzustellen, d. h. ich kann nur die Krankengeschichte referieren, aber die Organe des Kindes zeigen, das vor kurzem verstorben ist.

Das Kind wurde spontan geboren, habe aber nie richtig geweint, sondern immer nur gewimmert. Geburtsgewicht 2620. Die Mutter hatte eine Mastitis und konnte das Kind nicht stillen. Am vierten Tage trat ein Ikterus auf, der bei der Aufnahme am sechsten Lebenstag einen stark gelben, leicht bronzerötlichen Hautton annahm. Am Stamm sah man eine dichte Aussaat von punktförmigen kleinsten Hautblutungen. Es fanden sich ferner flächenhafte subconjunctivale dunkelrote Blutungen an beiden Augen. Das Kind zeigte am ersten Tag bei der Aufnahme starke Zirkulationsstörung im Sinne einer Asphyxie, wobei es ganz blau wurde. Während der ersten Tage der Spitalbeobachtung kein Fieber, sogar Gewichtszunahme. Erst zwei Tage vor dem Exitus tritt Fieber auf. Das Kind wird apathisch, trinkt schlecht. Von Anfang an Erbrechen, schluckte zeitweise nichts mehr. Im Spital trat zunächst eine gewisse Erholung ein,

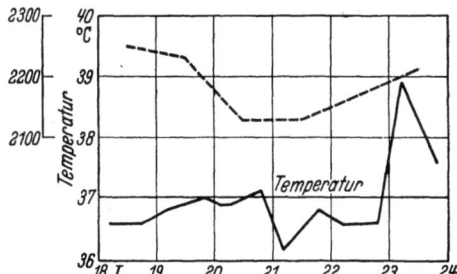

Abb. 40. Temperatur- und Gewichtskurve (Staphylokokkensepsis mit Ikterus).

aber zuletzt trank das Kind wieder schlecht, erbrach wieder fast alles, wobei das Erbrochene eine rötliche Farbe hatte und eine positive Benzidinprobe ergab. Zuletzt wurde auch mit dem Stuhl hellrotes Blut in einzelnen Flatschen entleert. Über den Lungen konnte, besonders terminal, über dem rechten Unterlappen

Bronchialatmen mit mäßig vielen feinen klingenden und nichtklingenden Rasselgeräuschen wahrgenommen werden. Das Kind zeigte Nasenflügelatmen und starb
schließlich nach wiederholten asphyktischen Anfällen am 13. Lebenstag.

Die Blutuntersuchung hatte folgendes ergeben: Hämoglobin 124%, Rote 5,5 Millionen, Färbeindex 1,12, Weiße 15450, N. Stabkernige 28,5, Segmentkernige 52,5,
Eosinophile 0, Basophile 0, Lymphocyten 14,5, große Mono 4,5%. 2 Normoblasten auf
100 Leukocyten.

Die Blutplättchen sanken bis 60000 und es fanden sich fast nur Riesenplättchen.
Blutungszeit zwei Minuten, Gerinnungszeit 25 Minuten, Retraktilität keine.

Die klinischen Kardinalsymptome der **Buhlschen Krankheit** sind, wie sie
dieser Fall zeigte: 1. Ikterus, 2. nicht näher erklärbare Asphyxie, 3. schwere
hämorrhagische Diathese, 4. fieberloser Verlauf.

Merkwürdig ist, daß trotz des intensiven Ikterus im Urin keine Gallenfarbstoffe ausgeschieden wurden, selbst Urobilinogen nicht. Die Stühle waren sogar
schön geformt und intensiv gelb gefärbt.

Bei der Autopsie zeigte sich eine allerschwerste hämorrhagische Diathese
mit Massenblutungen im Herz und im Herzbeutel, in den Lungen und die ganze
Magenschleimhaut war schwarz vom Blut unterlaufen. In den Lungen zeigen
sich multiple kleine Abscesse, ebenso in den Nieren. In diesen Abscessen konnten
massenhaft Staphylokokken nachgewiesen werden. Die Nieren sind ockergelb
gefärbt und zeigen eine starke fettige Degeneration. Die Leber ist dunkel gefärbt,
so daß hier die Fettdegeneration nicht ohne weiteres nachgewiesen werden kann.
Buhl, der 1871 das Krankheitsbild beschrieben hat, legte großen Wert auf diese
hochgradige fettige Degeneration und bezeichnete sogar das Krankheitsbild
als akute Fettdegeneration des Neugeborenen.

In unserem Fall hat es sich, ähnlich wie in den Beobachtungen von Röthler
und Finkelstein, um eine Staphylokokkensepsis gehandelt. Lucksch fand eine
Colisepsis, und rumänische Autoren, Graciun, Slobozianu und Ursu, fanden
eine Streptokokkensepsis. Die Infektion erfolgt wahrscheinlich schon intrauterin, und das klinische Krankheitsbild der Sepsis erhält eine besondere Färbung
durch das Auftreten in der Neugeborenenzeit mit den obenerwähnten Kardinalsymptomen des schweren Ikterus, der Asphyxie, der unheimlichen hämorrhagischen Diathese, die uns schon von einem schwarzen Tod zu reden gestattet,
und dem fieberlosen Verlauf.

Während bei der Buhlschen Krankheit, wie auch unser Fall zeigt, der Urin
bis auf vereinzelte Leukocyten und Erythrocyten im Sediment normal ist, zeigt
er bei der klinisch ähnlichen **Winckelschen Krankheit** eine Hämoglobinurie und
zuweilen auch Hautblutungen. Der bronzefarbene Ikterus ist dem der Buhlschen
Krankheit ähnlich, ebenso die Cyanose und der fieberfreie Verlauf. Auch diese
Krankheit führt meist zum Tode. Verdauungsstörungen, Erbrechen, gallige
Durchfälle, nervöse Erscheinungen, wie Konvulsionen und Kontrakturen, gehen
dem Exitus meist voraus. Bei der Winckelschen Krankheit hat man ebenfalls
Streptokokkensepsis gefunden, in anderen Fällen lag anscheinend eine Vergiftung durch Nitrobenzol oder anilinhaltige Farbstoffe von Wäschestempeln
vor, welche zu Methämoglobinämie und Hämoglobinurie geführt hatten.

Die Behandlung des septischen Ikterus ist meist erfolglos. Die Frühdiagnose
ist sehr schwierig, und ob die Sulfanilamide eine Wirkung entfalten könnten,
ist zweifelhaft. Zur Behandlung der hämorrhagischen Diathese haben wir in
unserem Fall Synkavit versucht, jedoch ohne jeden Erfolg. Nach der Injektion
wurden die Blutungen sogar eher stärker. Fanconi hat angenommen, daß der
durch Vitamin-K-Mangel in der ersten Lebenszeit bedingte Morbus haemorrhagicus neonatorum, d. h. die hämorrhagische Diathese durch Prothrombin-

mangel die besondere Färbung des septischen Krankheitsbildes bedingen könnte. Ex juvantibus können wir bei dem vollkommenen Versagen von Synkavit wenigstens in unserem Fall diese Annahme nicht stützen. Doch lassen sich vielleicht wegen des gänzlichen Darniederliegens der Leberfunktion aus diesem Mißerfolg keine sicheren Schlüsse ziehen.

b) Syphilitischer Ikterus.

Wir werden an einen syphilitischen Ikterus denken, wenn wir beim Neugeborenen Pemphigus an den Hand- und Sohlenflächen finden, ferner Lippenrhagaden oder die charakteristische Coryza. Leber und Milz sind vergrößert. Es kommt nicht selten auch zu Blutungen aus der Nase, dem Mund, dem Nabel. Die Stühle sind nicht entfärbt.

Es handelt sich in diesen Fällen gewissermaßen um eine iktero-hämorrhagische Sepsis, ähnlich der WEILschen Krankheit, nur bedingt durch die Spirochaeta pallida.

Man wird in solchen Fällen eine milde Behandlung mit Quecksilberschmierkur oder Penicillinbehandlung einleiten, da die Arsenpräparate schlecht vertragen werden und sogar zu plötzlichem Exitus führen können.

5. Ikterus infolge Mißbildung der Gallenwege.

Ich kann hier einen vier Monate alten Säugling demonstrieren, von grüngelber Hautfarbe am ganzen Körper, Conjunctiven und Scleren sind stark gelb gefärbt. Die Leber reicht fast bis zum Nabel, ist sehr derb. Der Rand ist scharf, die Milz ist zwei bis drei Querfinger unterhalb des Rippenbogens tastbar, ist ebenfalls derb. Im Urin eine Spur Bilirubin, Urobilin und Urobilinogen negativ. Der Stuhl ist vollständig acholisch, weiß, gut geformt.

Das Blut zeigt 102% Hämoglobin, 4,85 Millionen Rote, 29100 Weiße.

Das Serum ist goldgelb gefärbt. Auf der Haut der Extremitäten, besonders an den Füßen, treten spontan große Blasen auf. Im Inhalt einer solchen Blase wurden 20,2 mg% Gesamtbilirubin gefunden. Davon direktes Bilirubin 12,4 mg%. Indirektes somit 7,8 mg%. Die WASSERMANNsche Reaktion war negativ.

Manifeste hämorrhagische Diathese läßt sich nicht nachweisen, und doch besteht eine latente. Blutungszeit 4 Minuten, Gerinnungszeit 25 Minuten. Die Retraktilität ist etwas herabgesetzt und die Prothrombinzeit nach FIECHTER beträgt 46 Sekunden gegenüber einer normalen Kontrolle von 22 Sekunden. Diese verlängerte Prothrombinzeit steht in Übereinstimmung mit Angaben von HAUSER aus der Basler Kinderklinik im Gegensatz zu FANCONI, welcher bei kongenitaler Gallengangatresie keine Störungen der Gerinnung nachweisen konnte. Er glaubt, daß die Gallengangatresie an und für sich noch nicht genüge, um die Resorption des Vitamins K zu behindern. Ich denke daran, daß beim Gallengangverschluß Galle und Gallensäuren durch den Darm, besonders beim Säugling, ausgeschieden werden können, welche die Resorption von Vitamin K ermöglichen. Kommt es aber zu einer biliären Cirrhose, wie diese bei längerer Lebensdauer sich wohl immer einstellt, so macht sich der Ausfall der Leberfunktionen auch in der Prothrombinproduktion geltend und es kann auch nach unseren Beobachtungen zu schwerer manifester hämorrhagischer Diathese kommen.

Im Gegensatz zu den bisher besprochenen Ikterusformen haben wir bei der kongenitalen Atresie der großen Gallenwege acholische weiße, fettreiche, stinkende Stühle, da eben die Galle nicht in den Darm gelangen kann. Es zeigt sich ein allmählich stärker werdender, hartnäckiger Ikterus mit Leber- und Milztumor. Der Verlauf kann sich über Monate hinziehen. Es ist sogar ein Kind bekannt geworden, das drei Jahre lang lebte. Allmählich nimmt die Cholämie mehr und mehr zu, es kommt zu Sopor, Krämpfen und hämorrhagischer Diathese infolge Prothrombinmangels. In späteren Stadien kann auch Ascites auftreten.

Bei der Autopsie findet man die Leber groß, hart, braungrün bis schwarzgrün. Es fehlt eine Verbindung des Gallengangsystems mit dem Duodenum. Es können alle Gallengänge betroffen sein, sie können vollkommen fehlen oder durch strangförmige, undurchgängige Gebilde ersetzt sein. Manchmal sind einzelne Gänge noch nachweisbar oder sogar cystisch erweitert. Praktisch von besonderer Wichtigkeit sind die Fälle, wo bei normalen Gallenwegen nur die Einmündungsstelle des vielleicht etwas engen Choledochus in den Darm verschlossen oder gar nur verengert ist, so daß der Ikterus intermittierenden Charakter annehmen kann. Bei längerer Lebensdauer kommt es zu einer biliären hypertrophischen Cirrhose mit Milztumor, wie in dem vorgestellten Fall.

Es besteht kein Zusammenhang mit Syphilis. Es handelt sich um eine Mißbildung, um eine meist totale Abschnürung der Leber. Auf einer gewissen Entwicklungsstufe haben die Gallenwege ähnlich wie das Duodenum noch kein Lumen. Es kommt zur kongenitalen Atresie, wenn diese Okklusion persistieren bleibt.

Der Versuch einer operativen Kommunikation der Gallenwege mit dem Duodenum ist immer vorzuschlagen. Doch erlauben die Verhältnisse selten einen Erfolg.

Die kongenitale biliäre Lebercirrhose unterscheidet sich von dem obgenannten Krankheitsbild nur durch den Gallengehalt der Stühle. Es handelt sich wohl um die Folgen einer intrauterinen Cholangitis chronica. Die so erkrankten Säuglinge erliegen ihrem Leiden meist nach drei bis acht Wochen.

Die vorgeführten Fälle beleuchten die mannigfaltigen Probleme diagnostischer, prognostischer und therapeutischer Natur, auf die uns das Symptom des Ikterus beim Neugeborenen hinführen kann. Wohl ist es richtig, daß sich der Ikterus bei Gallengangatresie von den übrigen Ikterusformen bei Neugeborenen durch seine vollkommen acholischen Stühle unterscheidet, doch gibt es Ausnahmen, wenn z. B. beim Icterus gravis Gallenthromben die kleinen Gallengänge verstopfen.

Hepatitis epidemica.

Ich demonstriere heute ein 14jähriges Mädchen, welches Ende August mit hohem Fieber, Schwindelgefühl und Mattigkeit erkrankt ist. Dieses Fieber dauerte vier bis fünf Tage. Am 6. September stand das Kind erstmals wieder auf. Es blieb fieberfrei, aber man bemerkte am 7. September eine Gelbfärbung der Scleren. Es bestand jetzt kein Fieber mehr, es zeigte sich mehr und mehr auch eine Gelbfärbung der Haut und etwas Pruritus an Armen und Beinen. Der Urin wurde mehr und mehr dunkel, der angehaltene Stuhl sehr hell, lehmartig.

Wir bemerken in der Tat eine Gelbfärbung der Scleren, ferner eine gelblichrötliche Tönung der Hautfarbe des Gesichtes und des Stammes.

Die Herzdämpfung ist normal, die Töne sind regelmäßig, rein, die Frequenz ist 104, es besteht somit keine Bradycardie.

Das Abdomen ist weich, nicht druckempfindlich, auch im Epigastrium nicht. Die Leber überragt den Rippenbogen nicht. Die Milz ist nicht palpabel.

Der Stuhl ist geformt, hart, bereits nicht mehr lehmfarben, sondern gelbbraun bis dunkelbraun.

Der Urin hat eine bierbraune Farbe. Er ist eiweißfrei. Die Reaktionen auf Urobilinogen und Urobilin sind negativ, die Reaktionen auf Bilirubin nach TROUSSEAU und GMELIN sind stark positiv. Auch die HAYsche Probe auf Gallensäuren ist positiv ausgefallen. Zucker und Aceton negativ. Im Sediment vereinzelte Leukocyten und Epithelien.

Das Blut enthält 90% Hämoglobin, 4,58 Millionen Rote, Färbeindex 1, Weiße 7200, neutrophile Stabkernige 11, Segmentkernige 23, Eosinophile 1, Basophile 0, Lymphocyten 64%, große Monocyten 0.

Blutsenkung: $1/2$ Stunde 2, 1 Stunde 6, 2 Stunden 20, 24 Stunden 58 mm.

Das Serum ist auffallend dunkelgelb verfärbt und Bilirubin läßt sich direkt nach der Diazoprobe von HIJMANS VAN DEN BERGH erst nach zirka 10 Minuten nachweisen, während die indirekte Probe nach Alkoholfällung der Bilirubineiweißverbindung sofort maximal positiv ausfällt und sehr intensive Rotfärbung zeigt.

Wir setzen unseren Fall zunächst auf reine Obstdiät, wir verabreichen Kohle, ferner eine Tablette Raphabil, eine Tablette Felamin und eine Tablette Decholin. Die Obstipation bekämpfen wir mit Karlsbader Salz, morgens nüchtern, und mit Kamilleneinläufen.

Wir haben hier das charakteristische Bild einer *Hepatitis epidemica* vor uns, das früher auch und zum Teil auch jetzt noch als Icterus catarrhalis bezeichnet wird. Wir sprechen heute von Hepatitis epidemica, weil man in neuerer Zeit besonders Familien- und Hausepidemien beobachtet hat, wobei eine Inkubationszeit von durchschnittlich ein bis vier Wochen, meist 10 bis 15 Tagen, festgestellt wurde. Persönlich habe ich in Familienepidemien am häufigsten Inkubationszeiten von 21 Tagen angetroffen. Noch längere Inkubationszeiten gibt in neuester Zeit ZIEGLER an.

Gegen das Ende der Inkubation zeigen sich manchmal Prodrome. Die Kinder werden reizbar, appetitlos, verstimmt, leicht ermüdbar, klagen über Schwäche in den Beinen, Übelkeit, Magen-Darmstörungen, Verstopfung, leichten Durchfall, spastische Leibschmerzen. Die Dauer dieser Prodrome kann nur wenige Tage betragen, seltener bis zu zwei bis vier Wochen.

Unser Fall zeigt die charakteristische Gliederung der Krankheit in zwei Stadien:

1. *Das fieberhafte Initialstadium* mit ausgesprochenen Allgemeinbeschwerden, gastrointestinalen Symptomen ohne Gelbsucht.

2. *Das fieberfreie ikterische Stadium.*

Selten ist das Fieber hoch, bis 40°, wie bei unserem Fall, und wird durch Frösteln oder sogar einen richtigen Schüttelfrost eingeleitet. Meistens ist das Fieber nur leicht und die Allgemeinsymptome, wie Appetitlosigkeit, Übelkeit, heftiges, ja fast unstillbares Erbrechen, Durchfall oder Obstipation, Druckgefühl und kolikartige Schmerzen im Oberbauch stehen im Vordergrund. Gelegentlich Muskel-Rücken-Glieder-Schmerzen, rasch vorübergehende Gelenkschmerzen.

Schon in diesem Stadium läßt sich häufig eine etwas druckempfindliche Leberschwellung feststellen. Im Urin findet man frühzeitig Urobilinogen in der Kälte und nicht selten auch Aceton, so daß man versucht ist, bei den heftigen Brechattacken an ein acetonämisches Erbrechen zu denken.

Nach dem Abfall des Fiebers fällt nun zuerst eine leichte Gelbfärbung der Scleren auf, ihnen folgen dann Gesicht, Körper und Gliedmaßen. Der Ikterus ist starken Schwankungen unterworfen. Er kann sich auf die Scleren beschränken oder auch ganz ausbleiben. Namentlich zu Epidemiezeiten begegnet man nicht selten solchen Fällen, die nur das fieberhafte Initialstadium und die Allgemeinbeschwerden zeigen, aber der Ikterus bleibt aus. Die Leberschädigung verrät sich nur durch die Urobilinogenurie.

In den typischen Fällen wird aber bald ein auffallend dunkler Urin entleert, der die Farbe von Münchner Bier annimmt. Zu dieser Zeit kann, wie in unserem Fall, Urobilinogen und Urobilin im Urin verschwinden und nur noch die Bilirubinreaktionen nach GMELIN und TROUSSEAU sind sehr stark positiv. Dieses Verhalten deutet darauf hin, daß nun keine Galle mehr in den Darm abgesondert wird, und sich kein Urobilinogen mehr im Darm bilden und zurückresorbiert werden kann. Zu dieser Zeit beginnen in der Tat die Stühle sich aufzuhellen und eine Andeutung von Lehmfarbe zu gewinnen. Eine vollständige Acholie wird jedoch selten erreicht.

Die Dauer der Gelbsucht beträgt ein bis vier, seltener acht Wochen. Die Stühle werden wieder dunkler braun, der Urin hellt sich auf und der Ikterus schwindet ganz allmählich. Aber noch viele Wochen lang läßt sich nicht so selten ein Leberschaden durch Urobilinogenurie nachweisen, welche wir mit einer Albuminurie nach einem Nierenleiden vergleichen können.

Sehr häufig findet man im Beginn einen Rachenkatarrh mit weißer, dick-belegter Zunge und üblem Mundgeruch. Die Zunge kann aber auch sauber und feucht-rosa sein. Seltener begegnet man eigentlichen Anginen, mitunter sogar mit grauen Membranen, die keine Diphtheriebazillen enthalten und ohne Serum abheilen.

Der Fieberverlauf im ersten Stadium ist nicht charakteristisch, nur selten nimmt das Fieber typhoiden oder septischen Charakter an. Pulsverlangsamung fehlt bei dem vorgestellten Fall, sie ist überhaupt bei Kindern seltener als bei Erwachsenen, kommt aber gelegentlich auch vor.

Pruritus konnten wir bei unserem Mädchen feststellen. Er ist bei Kindern selten und kommt mehr bei Erwachsenen zum Vorschein. Gelegentlich kommen flüchtige, rötelnähnliche Exantheme vor. Hautblutungen sind sehr selten.

Über das weiße Blutbild hat in neuester Zeit E. ZIEGLER eingehende Unter-suchungen bei Kindern angestellt. Von Anfang an besteht eine Leukopenie (4000 bis 6000), gelegentlich noch tiefer (2000 bis 3000).

Ganz im Beginn sind gewöhnlich die Neutrophilen relativ vermehrt mit starker Linksverschiebung und die Lymphocyten stark erniedrigt. Diese neutro-phile Kampfphase geht sehr rasch zurück. Die Neutrophilen zeigen keine starken toxischen Veränderungen. Die Eosinophilen fehlen nie ganz, gelegentlich Eosino-philie bis 10%.

Die Lymphocyten, die anfänglich auf 10 bis 20% erniedrigt sind, überkreuzen bald die Neutrophilen und steigen bis über 50 bis 70%.

Regelmäßig treten Plasmazellen auf, oft schon im präikterischen Prodromal-stadium (3 bis 9%). Das lymphocytäre Blutbild erhält dadurch, auch nach meinen Beobachtungen, einen etwas bunten Charakter, der an Rubeolen oder auch lymphämoides Drüsenfieber erinnern kann.

Die Monocyten steigen öfters gegen den Schluß der präikterischen Phase bis auf 20% an. Unser Fall zeigt jedoch, daß eine Monocytenvermehrung auch fehlen kann.

Das Bilirubin im Serum ist vermehrt. So fanden wir in einem Fall 1,17 mg% Gesamtbilirubin, davon direktes Bilirubin 0,46 mg%, indirektes Bilirubin 0,71 mg%. Auch der vorgestellte Fall zeigte eine auffallend starke Reaktion auf indirektes Bilirubin. Diese Tatsache, die wir mehrmals feststellen konnten, ist von großem Interesse. Es ist eben nicht alles Stauungsbilirubin im Blut, sondern der größere Teil des Bilirubins entstammt sogar aus einem vermehrten Blutzerfall und besteht aus einem Bilirubin, das die Leber noch nicht passiert hat. Dieser vermehrte Blutzerfall ist auch die Ursache, weshalb oft im Verlauf der Hepatitis epidemica Anämie auftritt. Ich beobachtete in einem schweren Fall eine besorgniserregende Abnahme des Hämoglobins bis 30% und der Roten bis 2 Millionen. Vereinzelte Erythroblasten und Makrocytose ohne Entrundung (ROTH, ZIEGLER).

Im Gegensatz zur hämolytischen Anämie bei der Kugelzellenkrankheit ist die Resistenz stark gesteigert. So fanden wir in einem Fall Beginn der Hämolyse bei 0,36% Kochsalz, komplette Hämolyse bei 0,32% Kochsalz. Der Beginn der Hämolyse kann bei 0,32 bis 0,38% Kochsalzlösung erst einsetzen statt bei 0,42 bis 0,44% in der Norm. Diese Erscheinung ist wahrscheinlich darauf zurückzuführen, daß die weniger resistenten Erythrocyten der Hämolyse erliegen und nur die resistenzstarken Roten übrigbleiben.

Die Blutsenkung ist in unserem Falle normal 6/20. In anderen Fällen ist sie verlangsamt.

Die Blutungszeit kann verkürzt, normal oder gelegentlich verlängert sein.

Ähnliches gilt von der Gerinnungszeit. Wir fanden einmal verkürzte Gerinnungszeit von 3 Minuten, besonders in späteren Stadien kann die Gerinnung auch verlängert sein. Hier ist dann besonders auch die Prothrombinzeit zu bestimmen. Ihre Verlängerung weist darauf hin, daß die Resorption des Vitamins K infolge des Ikterus gestört sein kann oder daß die Prothrombinbildung in der Leber infolge der Hepatitis gelitten hat.

Im Urin findet man nur selten nephritische Erscheinungen, öfters leichte Albuminurie bei schweren Fällen. Das Fehlen einer Nephritis spricht gegen einen Icterus infectiosus oder die WEILsche Krankheit (Spirochaetosis ictero-haemor-rhagiae).

Die Prognose der Hepatitis epidemica ist in weitaus den meisten Fällen eine gute, doch ist sie vorsichtig zu stellen wegen der Möglichkeit des Überganges in eine *akute gelbe Leberatrophie*, welche ich auch einmal bei einem jungen Mädchen erlebt habe. Der Beginn ist ganz gleich wie bei der harmlosen Hepatitis epidemica, der Ikterus ist jedoch sehr hartnäckig und schließlich stellt sich Prostration und Somnolenz ein. Es kommt zu Delirien, großer motorischer Unruhe, allgemeinen Zuckungen und Krämpfen. Der Foetor hepaticus (Geruch nach roher Leber oder nach Ausdünstung von Raubtieren) ist sehr intensiv. Die Leberschwellung geht auffallend rasch zurück. Im Urin zeigen sich Kristalle von Leucin und Tyrosin. Der Tod tritt im Koma ein. Im Blut zeigen die Neutrophilen viele Vacuolen. Der Ikterusgrad ist für die Prognose nicht maßgebend. Man rechnet mit einer Letalität von 0,2 bis 0,4%.

Bei dem 13jährigen Mädchen, das ich jetzt vorstelle, entwickelte sich eine Hepatitis epidemica einige Monate nachdem wir das Kind geheilt nach perityphlitischem Absceß nach Hause entlassen hatten. Es erschien das typische Krankheitsbild. Die Gelbsucht dauerte vom 15. Mai an bis etwa zum 25. Mai, so daß das Kind, nachdem es sich gut erholt hatte, am 10. Juni vollkommen ikterusfrei und mit negativer Urobilinogenreaktion entlassen werden konnte. Während der ersten Zeit ging es der Patientin gut, seit etwa einer Woche zeigte sich wieder zunehmende Gelbfärbung der Haut und dunkler Urin, so daß das Kind am 29. Juni wieder in die Klinik aufgenommen werden mußte. Wir sehen wiederum das typische Bild der starken Gelbfärbung der Scleren und der Haut mit leicht druckempfindlicher vergrößerter Leber ohne Milzschwellung, bierbraunem Urin und lehmfarbenen Stühlen. Es ist somit in diesem Falle zu einem *Rezidiv* gekommen. Es ist bekannt, daß es Epidemien gibt, bei denen auffallend häufig solche Rezidive vorkommen, während sie sonst eher selten sind.

Wir haben vor einiger Zeit einen Fall beobachtet bei einem zehnjährigen Mädchen, welches schon vor zwei Jahren anläßlich einer Epidemie von Ikterus von der Krankheit befallen worden war und nunmehr wiederum erkrankte, wobei der Ikterus einen ausgesprochen rezidivierenden Charakter zeigte, und mit leichten Besserungen und immer wieder erneuten Schüben sich monatelang hinzog. Es ist zu befürchten, daß hier die Hepatitis epidemica zu einem chroni-

schen Leberschaden mit Ausgang in Lebercirrhose führen kann. Die TAKATA-
ARA-Reaktion zeigt bereits starke Flockung in den Verdünnungen 1:8 bis
1:512, was ebenfalls in diesem Sinne spricht.

Eine interessante Beziehung der Hepatitis epidemica zum Scharlach haben
wir in letzter Zeit beobachtet. Es trat in der dritten Woche nach Scharlach
eine Hepatitis epidemica auf. Offenbar war der Knabe gleichzeitig mit Scharlach
und Hepatitis epidemica infiziert worden. Zuerst trat wegen der kürzeren Inkubationszeit der Scharlach auf und erst nach drei Wochen die Hepatitis epidemica. Daß es sich wirklich um eine solche handelte, ging daraus hervor, daß
drei weitere Wochen später der Bruder des Patienten nicht an Scharlach, wohl
aber an Hepatitis epidemica erkrankte.

Pathogenese: Die akute Hepatitis verhält sich zunächst wie eine den ganzen
Körper ergreifende Infektionskrankheit mit ausgeprägten Allgemeinerscheinungen,
Fieber usw. Es handelt sich im Mittelpunkt des pathogenetischen Geschehens
gleich nach dem Beginn der Erkrankung um eine Leberentzündung mit ausgesprochener Schädigung des Leberparenchyms bei meist völlig intakten Gallen-
gängen. Eine Permeabilitätsstörung im Sinne einer serösen Entzündung nach
EPPINGER scheint eine große Rolle zu spielen mit Austreten eines eiweißreichen
Exsudates in die sogenannten DISSEschen Räume zwischen Kapillaren und Leberzellen. Es dürfte auch zu einer Durchtränkung der Leberzellen mit Natriumionen unter gleichzeitigem Verlust der weit wertvolleren Kaliumionen kommen.

Aus den Familienepidemien geht hervor, daß es sich um eine sogar contagiöse
Infektionskrankheit handelt. Säuglinge erkranken sozusagen nie an Hepatitis
epidemica, am häufigsten Kinder unter 15 Jahren, also im Spiel- und Schulalter.

Die Übertragung erfolgt wahrscheinlich von Mensch zu Mensch, hauptsächlich
im fieberhaften Invasionsstadium mit den häufigen katarrhalischen Erscheinungen
im Nasenrachenraum. Später ist die Gelbsucht kaum mehr contagiös. Immerhin
sind gelegentlich Heimkehrfälle ähnlich wie bei Scharlach gesehen worden.
Infektion vermittelst infizierter Speisen oder durch schlechtes Wasser wurde
hin und wieder angenommen, aber nie mit Sicherheit bewiesen. Es gibt auch
vollkommen sporadische, als sogenannter katarrhalischer Ikterus, auftretende
Fälle. Aber auch bei diesen handelt es sich nicht um einen primären Katarrh
im Duodenum und Choledochus, wie die alten Ärzte angenommen haben, sondern
ebenfalls um eine Hepatitis.

Ätiologie. Vielfach sind in Stuhl Urin, Galle und Blut, Stäbchen aus der Coli-
Typhus-Paratyphus-Ruhr-Gruppe gefunden worden. Serologisch wurden mitunter
Agglutinationen besonders gegen Paratyphus selbst in hohen Verdünnungen festgestellt. Doch scheint es sich mehr um eine unspezifische Agglutination zu handeln.
Man denkt neuerdings mit Recht mehr und mehr an eine Infektion mit einem spezifischen Virus. Die Übertragung auf Tiere ist allerdings bisher noch nicht sicher
geglückt.

Therapie: 1. *Diät.* Wir geben gerne im Beginn strenge Rohkost. Wir schonen
damit die Leber, wirken vielleicht auch der serösen Entzündung im Sinne EPPIN-
GERS entgegen, indem wir durch die Rohkost den geschädigten Leberzellen
wiederum reichlicher das verlorengegangene Kalium zur Verfügung stellen.
Außerdem fördert die Rohkost den Gallenfluß. Später geben wir eine Diät mit
fettfreier Trockenmilch (Alipogal oder Buttermilch Eledon) 10%ig, und stark
gezuckerten Tee, Zwieback, kohlehydratreiche Kost mit Kartoffeln, Mehlspeisen,
gezuckerten Früchten und Fruchtsäften usw. Verboten sind Butter und andere
Fette, Fleisch und Eier.

2. *Medikamentöse Behandlung.* Besonders bei Obstipation geben wir morgens
nüchtern 1 bis 5g Karlsbader Salz oder Magnesiumsulfat in einem Bierglas

warmen Wassers, ferner Cholagoga, wie Raphabil, Decholin, Felamin 1 bis 2 Tabletten täglich.

Gegen die Resorption toxischer Stoffe aus dem Darm empfiehlt sich die Darreichung von Eucarbon (leicht abführende Kohlentabletten) ein- bis dreimal täglich vor den Mahlzeiten. Auch kleine Dosen Calomel, z. B. 0,01, erweisen sich mitunter als nützlich (bei eiweißfreiem Urin!).

In allen schweren Fällen mit der Gefahr der gelben Leberatrophie ist an die Leberschutztherapie zu denken, an perorale, intramuskuläre oder intravenöse Zufuhr von Laevulose, ferner Methischol, Methionin, Cholin.

Die leberschonende Diät muß oft noch wochenlang nach Verschwinden des Ikterus fortgesetzt werden, bis die Urobilinogenreaktion im Urin dauernd verschwunden ist.

70. Vorlesung.

Familiäre Lebercirrhose.

Dieses siebenjährige Mädchen stammt von einer Mutter, welche bis jetzt vier uneheliche Kinder gehabt hat. Sie selber hat noch eine Zwillingsschwester, welche, wie wir noch hören werden, an der gleichen Affektion leidet wie dieses Kind. Die Krankheit begann vor etwa zwei Wochen manifest zu werden mit Erbrechen, allmählich zunehmender Auftreibung des Abdomens und Ausbildung eines Caput Medusae.

Wir sehen ein stark abgemagertes Mädchen mit eingefallenen Gesichtszügen vor uns. Das Abdomen ist namentlich in der Oberbauchgegend vorgewölbt und zeigt eine stark auffallende, dicke Venenzeichnung in diesem Bezirk. Die Haut ist sehr trocken und schuppend. Das Mädchen hat eine Körperlänge von 109 cm (113 normal) und ein

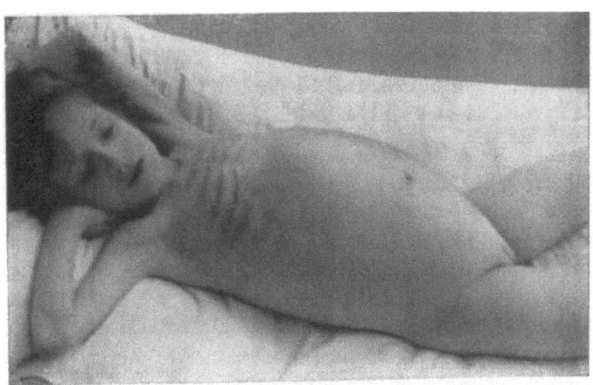

Abb. 41. Familiäre Lebercirrhose.

Körpergewicht von 18,7 kg (normal 20,9). In letzter Zeit hat der Bauchumfang stark zugenommen, der Umfang stieg von 53 cm auf 64 cm. Die Leber nahm eine Kantenstellung an. Das Abdomen ist in den abhängigen Partien gedämpft und diese Dämpfung verschiebt sich bei Lagewechsel. Versetzt man dem Abdomen mit der einen Hand kurze Stöße, so kann man mit der andern Hand auf der Gegenseite deutlichen Wellenschlag tasten. Es besteht somit Ascites, und da der Druck im Abdomen bedenklich angewachsen ist, Respiration und Zirkulation schwer beeinträchtigt, entschließen wir uns zur Bauchpunktion. Es werden langsam zirka ein Liter klare, gelblich gefärbte Ascitesflüssigkeit abgelassen. Die Rivaltaprobe ist negativ, es handelt sich somit um einen Stauungserguß, da jede entzündliche Globulinvermehrung fehlt. Die gelbliche Färbung kann nicht vom Gallenfarbstoff herrühren, denn die Proben von TROUSSEAU, GMELIN, die Diazoprobe nach HIJMANS VAN DEN BERGH sind direkt und indirekt negativ. Nach der Punktion können wir nun die Leber besser palpieren, sie überragt den Rippenbogen um drei bis vier Querfinger, sie ist sehr hart, kantig.

Die Milz ist deutlich vergrößert, sie überragt den Rippenbogen um zwei bis drei Querfinger und ihre Konsistenz ist ebenfalls auffallend derb.

Die Herzdämpfung ist kaum nachweisbar vergrößert, die Töne sind zeitweise etwas arrhythmisch mit Extrasystolen. Über der Mitralklappe hört man ein gießendes systolisches Geräusch. Puls 92, Blutdruck 120/70 mm Hg.

Röntgenbefund: Das Herz ist mit einer Länge von 10,5 cm und einem Herz-Lungenquotienten von 1,9 etwas vergrößert. Die rechte Herzkontur ist etwas ausgebuchtet und die Herztaille links etwas ausgefüllt. Das Retrocard zeigt ein deutliches Hervortreten des linken Vorhofes, so daß es sich um ein mitral konfiguriertes Herz handelt. Die Lungenfelder zeigen keine pathologischen Veränderungen.

Blut: Hämoglobin 70%, Rote 4,36 Millionen, Färbeindex 0,81, Leukocyten 16 500, neutrophile Stabkernige 8,5, Segmentkernige 52,5, Eos. 1,5, Lymphocyten 36, Monocyten 1,5. Die Neutrophilen zeigen teilweise leicht toxische Granulation. Blutplättchen in normaler Zahl, Blutungszeit 5^1/$_2$ Minuten, Gerinnungszeit 19 Minuten, Blutkörperchenresistenz: Beginn der Hämolyse bei 0,36%, somit erhöht. Bilirubin im Serum direkt negativ, indirekt schwach positiv. Blutkörperchensenkung ^{1}/$_2$ Stunde 6 mm, 1 Stunde 24 mm, 24 Stunden 114 mm. Blutzucker nüchtern 87 mg%, Blut-Wassermann in allen Ablesungen negativ.

Urinmengen herabgesetzt, schwanken zwischen 400 bis 600 ccm. Eiweiß, Zucker, Aceton negativ. Urobilinogen positiv, Urobilin Spur, Bilirubin nach TROUSSEAU und GMELIN negativ. Gallensäuren (HAY-Probe) positiv.

Die Tuberkulinproben nach PIRQUET und MANTOUX sind negativ ausgefallen.

Das Kind muß täglich erbrechen, nimmt fast nichts zu sich und zeigt einen starken Foetor hepaticus.

Die Prognose ist pessima.

Auf Grund der vorliegenden Symptome stellen wir die Diagnose einer *Lebercirrhose*. Wir müssen aber noch zu differenzieren suchen, um welche Form der Lebercirrhose es sich handelt. Wir unterscheiden:

1. Venöse Cirrhose mit Ascites. Ihr Prototyp ist die alkoholische Cirrhose. Sie ist beim Kinde selten. Es sind mehrere Fälle bekannt, und wir haben vor kurzem auch einen solchen beobachtet, wo bei Kindern, die regelmäßig Wein, selbst in mäßigen Mengen, zu sich nahmen, sich schon nach kurzer Zeit dauernder Intoxikation ziemlich rasch eine Lebercirrhose entwickelte. Anorexie, Erbrechen, Meteorismus, häufige Durchfälle sind die ersten Symptome. Nach diesem Vorstadium kommt es zu einem freien, ziemlich reichlichen Ascites infolge der Drucksteigerung im Pfortaderkreislauf. Es bildet sich ein Kollateralkreislauf aus (Caput Medusae wie in unserem Fall) und die Milz vergrößert sich. Gleichzeitig zeigt das Kind einen gelblichen Teint, nur ausnahmsweise tritt ein deutlicher Ikterus auf, besonders wenn es aus anderen Gründen, z. B. Drüsenschwellungen an der Porta hepatis, zu einer Kompression der Gallenwege kommt. Der Urin ist spärlich, enthält Urobilinogen und Urobilin, aber kein Bilirubin.

Der große Ascites macht die Palpation der Leber oft unmöglich. Erst nach seiner Entleerung findet man eine harte, granulierte atrophische Leber.

Die Krankheit verläuft ziemlich schnell, oft kompliziert mit Diarrhöen und Blutungen. Diese sind zweierlei Art; sie können die Folge sein der Drucksteigerung im Pfortaderkreislauf mit platzenden Varicen von Kollateralen aus dem Ösophagus oder aus dem Magen, welche zu tödlicher Verblutung führen können. Andersartig sind die Blutungen aus anderen Quellen, wie wiederholtes Nasenbluten, Blutungen aus dem Zahnfleisch, Purpura usw. Wir wissen heute, daß sie darauf beruhen, daß das Vitamin K die kranke Leber nicht mehr zur Prothrombinbildung anreizen kann. Unter Fieberschüben, Zunahme des Ascites, der Diarrhöen entwickelt sich eine ausgesprochene Kachexie, die schließlich zum Exitus führt.

Wir haben in unserem Fall keinerlei Anhaltspunkte für Alkoholismus.

2. Biliäre Cirrhose. Man kann zwei Gruppen unterscheiden:

a) Biliäre Cirrhose nach Gallengangverschluß. Sie findet sich am häufigsten bei Säuglingen und Kleinkindern mit kongenitaler Atresie der Gallenwege.

b) Biliäre Cirrhose ohne Verschluß der großen Gallenwege.

Das führende Unterscheidungszeichen gegenüber anderen Formen von Lebercirrhose ist der Ikterus mit deutlicher Gelbfärbung der Haut, manchmal Bronzefarbe, manchmal grünliche Verfärbung, ja, es kann selbst zu Melasikterus bzw. Melanodermie kommen. Charakteristisch ist ferner die Hepatosplenomegalie meist mit einer sehr starken Entwicklung des Milztumors, der bis ins Becken herunterreichen kann, während die Leber nur wenig vergrößert bleibt. Ascites fehlt gewöhnlich. Auch hier finden sich kleine Schübe von Purpura, Zahnfleischblutungen usw. Pathologisch-anatomisch ist die Leber mehr oder weniger stark vergrößert, mit einer feinen granulierten Oberfläche, das Parenchym ist hyperplastisch. Von der venösen Cirrhose unterscheidet sich die biliäre durch das Vorherrschen der perilobulären Lokalisation.

Bei unserem Fall können wir eine solche biliäre Lebercirrhose ausschließen, weil kein Ikterus besteht und kein Milztumor von der Größe, wie sie bei der biliären Cirrhose angetroffen wird.

3. Cardiotuberkulöse Cirrhose (Maladie de Hutinel). Sie scheint die häufigste und am besten abgegrenzte kindliche Cirrhose zu sein. Es handelt sich nach HUTINEL um für ihr Alter wenig entwickelte Kinder. Ihre Größe und ihr Gewicht sind unternormal. Die Kinder zeigen einen leidenden Gesichtsausdruck, blassen Teint, subikterische, oft leicht cyanotische Verfärbung. Das Gesicht ist häufig etwas gedunsen, die Glieder sind dünn, die Magerkeit der Extremitäten läßt die enorme Entwicklung des Abdomens noch viel stärker hervortreten. Mit ihrem vorspringenden, stark erweiterten Bauch sehen die Kinder aus, auch in ihrem Gang, wie Frauen gegen Ende der Schwangerschaft. Dieser große Bauch ist gewöhnlich schmerzlos, die Haut glatt, gespannt, glänzend, oft mit deutlicher Zeichnung großer blauer Venen. Häufig Erguß im Abdomen, oft sehr reichlicher Ascites. Auch ein Milztumor läßt sich durch Perkussion und meist auch durch Palpation nachweisen.

Diese cardiotuberkulöse Cirrhose nach HUTINEL ist charakterisiert durch zwei ätiologische Elemente, Herzleiden und Tuberkulose. Anatomisch findet man einerseits Herz-

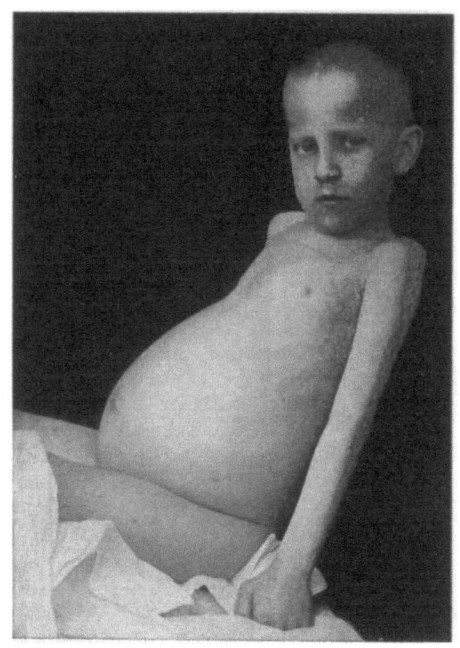

Abb. 42. Cardiotuberkulöse Cirrhose.

veränderungen, meist im Sinne einer kallösen tuberkulösen Mediastino-Pericarditis mit Verwachsungen des Herzbeutels, welche auf die Leberoberfläche übergreifen und sie wie mit einer Schale umgeben kann. Man spricht dann von einer Zuckergußleber. Man erhält den Eindruck einer gleichmäßig entwickelten harten Leber infolge dieser Perihepatitis. Die Größe des

Organs ist im übrigen wechselnd, sie nimmt besonders bei Kompensationsstörungen von seiten des Herzens zu, um auf Herzmittel dann wieder zurückzugehen. Gleichzeitig ist ein mäßiger Milztumor nachzuweisen.

Am Herzen hat man den Befund eines Klappenfehlers mit systolischem Geräusch, in anderen Fällen kann der Herzbefund vollkommen negativ sein. Deshalb wurde die cardiotuberkulöse Cirrhose lange Zeit in ihrem Ursprung verkannt. Das Herz kann sehr wenig reagieren, indem es sich ohne Widerstand in die Zwangsjacke einer kallösen tuberkulösen Pericarditis fesseln läßt. Es kann sich dann nicht dilatieren und Geräusche funktioneller Insuffizienz erzeugen. Das Herzleiden kann dann leicht übersehen werden, und doch ist es die Ursache für den Leberschaden und für das dunkle Ende, welches es durch Fernwirkungen auf den Kreislauf herbeiführt.

Die Radioskopie läßt oft eine geringe Herzhypertrophie feststellen, die Herzpulsation kann fehlen, die Herzspitze bleibt fixiert. Oft sieht man Bronchialdrüsenschwellungen mit oder ohne Mediastinitis, einen leichten Erguß an der rechten Lungenbasis. Diese geben die Signatur einer Tuberkulose. Es kann auch zu einer Polyserositis kommen, indem sich noch eine tuberkulöse Peritonitis anschließt. Die Krankheit kann oft sehr lange dauern, zehn Jahre, ja selbst 15 bis 20 Jahre, meist dauert sie aber nur ein bis drei Jahre, und das kranke Kind erliegt entweder seiner Herzschwäche oder seiner Tuberkulose.

Unser krankes Mädchen zeigt manche verwandte Züge mit dieser Maladie de Hutinel. Wir haben in der Tat einen Herzbefund mit systolischem Geräusch bei mitral-konfiguriertem, nur sehr wenig vergrößertem Herzen, Zeichen einer Myocarditis mit Arrhythmien und Extrasystolen, aber irgendwelche Anhaltspunkte für eine Tuberkulose und damit für eine schwielige Pericarditis fehlen.

Es ist nun außerordentlich interessant, daß nach dem Bericht des Hausarztes, Herrn Dr. E. SCHLEINIGER in Reconvilier, die Zwillingsschwester unserer Patientin genau die gleichen Symptome zeigt wie unser Fall, nämlich eine vergrößerte Leber, welche den Rippenrand handbreit überragt, Bauch stark aufgetrieben, gespannt, Ascites usw. Es handelt sich somit um ein familiäres Vorkommen dieser eigenartigen Lebercirrhose bei zwei eineiigen Zwillingsschwestern. Von einem Herzbefund bei der Zwillingsschwester wird allerdings nichts erwähnt, so daß wir die Lebercirrhose als solche in den Vordergrund stellen müssen.

Nachtrag. Das Kind kam wenige Tage nach der klinischen Vorstellung ad exitum. Etwa drei Wochen später starb auch die Zwillingsschwester. Der autoptische Befund zeigte, daß weder Endocarditis noch Pericarditis vorlag. Das systolische Geräusch war auf muskuläre Insuffizienz infolge einer Myocarditis chronica interstitialis zurückzuführen. Es fanden sich im Interstitium zellreiches neugebildetes Bindegewebe sowie spärliche Infiltrate von Lymphocyten und Plasmazellen. Die Muskelfasern hie und da fleckförmig verfettet. Ferner fand sich eine interstitielle Pneumonie. In der Leber war die Acinuszeichnung vollständig verwischt, GLISSONsche Scheiden sehr stark verdickt und confluierend. Leberzellbalken oft total auseinandergerissen, Leberzellen teils klein-, teils großpolyedrisch, oft ziemlich stark fein- bis großtropfig verfettet. In den Gallenkapillaren oft Gallenthromben. In den verdickten GLISSONschen Scheiden dichte Infiltrate von Lymphocyten und vielen Leukocyten sowie neugebildete Gallengänge. Im Lebergewebe ferner schlauchförmige Leberregenerate sowie knotige Hyperplasien aus großen polyedrischen Leberzellen, hie und da mehrkernige Leberzellen. Die Leberzellen sind frei von Glykogen, kein Kernglykogen.

Das histologische Bild der Leber erinnert an dasjenige einer Leber bei Lues congenita. Da auch in den übrigen Organen entzündliche Veränderungen nachweisbar sind, so erscheint das Bestehen einer Lues congenita vom histologischen Standpunkt aus nicht als ausgeschlossen.

Eine weitere Möglichkeit ist die, daß es sich um eine Leberdystrophie mit knotiger Hyperplasie und Übergang in Cirrhose handeln könnte. Indessen ist das histologische Bild für diesen Krankheitsprozeß nicht sehr charakteristisch. Die histologische Untersuchung des Milztumors ergab ziemlich viele große Follikel, die teilweise von Blutungen und Leukocyten durchsetzt waren. In der Pulpa viele Leukocyten, große Pulpazellen sowie einige Plasmazellen. Reticulum stellenweise verdickt (Prof. WALTHARD).

Diagnose: Myocarditis chronica interstitialis, interstitielle Pneumonie, chronischer Milztumor, monocelluläre Lebercirrhose mit knotiger Hyperplasie, Verfettung der Nieren.

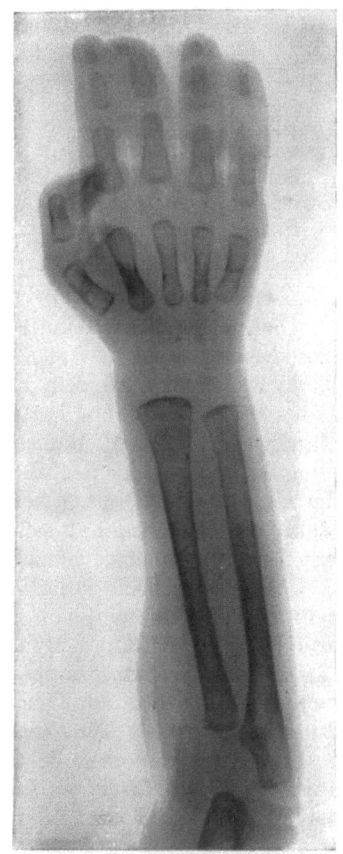

Trotz der Ähnlichkeit des klinischen Bildes mit einer Maladie de Hutinel spielte die Tuberkulose in der Ätiologie unseres Falles, wie auch die Autopsie bestätigte, keine Rolle. Es ist sonst viel zu wenig bekannt, daß Tuberkulose zu einer Lebercirrhose führen kann. Nicht ganz ausgeschlossen werden kann in unserem Falle eine Lues tarda, welche sehr häufig mit Lebercirrhose und Milztumor einhergeht. Doch war die WASSERMANNsche Reaktion negativ. Akute Infektionen, wie Scharlach, Masern, Diphtherie, Typhus, Hepatitis epidemica usw., führen nur ausnahmsweise zu Lebercirrhose. Sie erzeugen nur vorübergehende Veränderungen, welche sich wieder zurückbilden können.

Im Anschluß an dieses Zwillingspaar will ich noch über zwei weitere Fälle familiärer Cirrhose bei Geschwistern berichten.

Ein Knabe wurde uns im Alter von einem Jahr in die Klinik eingewiesen (Dr. R. WIDMER, Luzern). Er hatte ein Geburtsgewicht von 3500 g und war im ganzen ersten Jahre gar nicht gewachsen. Mit einem Jahr wog er nur 3420 g und hatte eine Körperlänge von nur 57 cm. Er war extrem mager.

Röntgenbefund am Vorderarmskelet: Allgemein ist das Vorderarmskelet deutlich porotisch, aber wegen des fehlenden Wachstums keine Spur von Rachitis. Die Entwicklung der Knochenkerne entspricht bei dem zwölf Monate alten Kind einem vier Monate alten Säugling.

Abb. 43. Osteoporose und Entwicklungsrückstand der Knochenkerne bei familiärer Lebercirrhose. (Hepatischer Infantilismus bei einjährigem Kind.)

Interessanterweise zeigten die Augen beiderseits zentral eine weiße rundliche, zirka 2 mm im Durchmesser messende Katarakt, die anscheinend am vorderen Linsenpol sitzt.

Das kachektische, skeletartig abgemagerte Kind zeigt ein vergrößertes Abdomen, welches das Thoraxniveau vor allem im rechten Oberbauch überragt. Die Leber ist stark vergrößert, parasternal 9 cm, axillar 10 cm unter Rippenbogen, der untere Rand ist deutlich verhärtet, glatt, aber unregelmäßig, die Milz ist derb und gerade fühlbar.

Herz und übrige innere Organe o. B. Stuhl drei bis vier kleine Entleerungen pro Tag, braun, und zwar deutlich dunkler als normal, halbfest homogen, nicht besonders übelriechend. Urin Spur Albumen, sonst o. B.

Blutbild: Hämoglobin 88%, Rote 4,72 Millionen, Reticulocyten 17⁰/₀₀, Leukocyten 19 600, neutrophile Stabkernige 1, Segmentkernige 63,6, Eosinophile 1,6, Lymphocyten 30,3, große Monocyten 3, Plasmazellen 0,3, Thrombocyten 146 320.

Das Kind starb wenige Tage nach Spitalaufnahme an einer Pneumonie.

Der histologische Befund der Leber ergab folgendes: Durch verlängerte und
verdickte GLISSONsche Scheiden ist die Leber zu unregelmäßigen großen oder
kleinen Läppchen umgebaut. Zentralvenen mittelweit, Leberzellen ziemlich
groß. Im Läppchenzentrum oft mäßig stark, fein- bis mittelgroßtropfig verfettet,
nicht glykogenhaltig. GLISSONsche Scheiden enthalten viele neugebildete Gallengänge und sind selten leicht von Lymphocyten infiltriert. KUPFERsche Sternzellen hie und da feintropfig verfettet.

Milz: Trabekel etwas verdickt, Follikel spärlich, meist klein, Reticulumzellen im
Keimzentrum oft sehr stark geschwellt, Pulpa blutarm.

Pankreas: Normalgroße Läppchen, LANGERHANSsche Inseln gut entwickelt, keine
Verfettung, Bindegewebssepten zart.

In der Zwerchfellmuskulatur kein Glykogen. In den Levaditipräparaten der Leber
keine Spirochäten nachweisbar, kein Anhaltspunkt für Glykogenspeicherkrankheit.

Diagnose: Lebercirrhose, chronischer Milztumor.

Die Mutter dieses Kindes hatte seither zwei gesunde Kinder, dann aber kam
ein viertes Kind zur Welt, ein Mädchen, das im Alter von sechs Wochen nur
2,5 kg wog und nach dem Bericht von Herrn Dr. BOSSARD, Luzern, eine derbe
Leber bis in Nabelhöhe hatte, ohne tastbaren Milztumor. Im Urin 3% Zucker,
Blutzucker 350 mg%, immer stark positiver Zuckerbefund im Urin. Nach drei
Monaten starker Ascites, der zweimal punktiert wurde, leichtester Subikterus
der Haut und der Scleren bei negativer Urobilinogenurie. Der behandelnde Arzt
stellte die Diagnose, daß sich hier zur Lebercirrhose noch eine Pankreascirrhose
mit Diabetes mellitus hinzugesellt habe.

Unsere vier Fälle bestätigen somit aufs neue das bei den Praktikern wenig
bekannte Vorkommen von *familiärer Lebercirrhose.* Ich erinnere hier an die
drei Fälle von HASENCLEVER. Eine Schwester stirbt an einer hypertrophischen
Cirrhose mit sogenanntem hepatischem Infantilismus, ihr Bruder hat eine hypertrophische Cirrhose mit Urticaria, Hämorrhagien, terminalen Ascites. Er stirbt
an einem Erysipel. Ein zweiter Bruder hat Ikterus, eine große Leber, eine ausgesprochene Splenomegalie und stirbt durch Bluterbrechen. Bei der Autopsie
angeblich biliäre Cirrhose. Alle drei waren außerordentlich im Wachstum zurückgeblieben und hatten mit 18 bis 24 Jahren nur eine Körpergröße von 148 bis 140 cm
erreicht.

Es wären hier noch zu erwähnen die Fälle von BISCHOFF und BRÜHL bei drei
Schwestern mit Ikterus, Nasenbluten, Hepatosplenomegalie, welche im Alter
von elf Jahren ohne nachweisbare Ursache einsetzten. Ferner zwei Geschwisterfälle von HALBERTSMA mit atrophischer Cirrhose. Die Geschwisterfälle von
OPITZ mit übereinstimmender, ganz außerordentlicher Splenomegalie, die Fälle
von EXCHAQUET u. a.

Bei den familiären Cirrhosen können die einen Kinder befallen sein, andere
Geschwister jedoch vollkommen frei davon bleiben. Ob die Syphilis dabei die
hauptsächliche Ursache ist, ist noch nicht bewiesen. Andere familiäre Cirrhosen
finden sich bei der hepatolentikularen Degeneration oder WILSONschen Krankheit,
bei der NIEMANN-PICKschen Krankheit.

Wir sehen, daß das klinische und anatomische Bild der familiären Cirrhose
wohl in der betreffenden Familie ein übereinstimmendes sein kann, daß aber in
den verschiedenen Familien auch ganz unterschiedliche Typen vorkommen, wie
atrophische Lebercirrhose bei den Geschwistern oder biliäre Cirrhosen mit lang

dauerndem Ikterus, oder wieder Krankheitsbilder wie bei unseren Zwillingsschwestern, die an die Maladie de Hutinel erinnern, ohne daß man sie damit identifizieren könnte.

Eine Erscheinung ist uns auch bei den familiären Lebercirrhosen begegnet; ich erinnere hier nur an das Kind, welches am Ende des ersten Lebensjahres sogar weniger wog als zur Zeit der Geburt und auch im Längenwachstum zurückgeblieben war, auf welche ich besonders Gewicht legen möchte, und auf die ich in der nächsten Vorlesung noch besonders zu sprechen kommen werde: Es ist dies der sogenannte *hepatische Infantilismus.*

Glykogen- und Fettspeicherleber.

Bevor ich mit der Vorstellung eines Falles von sogenanntem hepatischem Infantilismus beginne, will ich noch über einen Fall kurz berichten, den wir in unserer Klinik vor Jahren beobachtet haben. Es handelte sich um ein einjähriges Kind, welches in stark dystrophischem Zustand in die Klinik eingeliefert wurde und in der körperlichen Entwicklung ungefähr einem sechs Monate alten Säugling glich. Es hatte eine Körperlänge von 66 cm statt 74 cm und ein Gewicht von 6220 g statt 9000 bis 10000 g. Die Haut zeigte ein gelblichblasses Kolorit, fühlte sich ganz trocken an und teigig, ähnlich wie bei einem Myxödem. Die Gesichtszüge waren schlaff, und aus dem stets offen gehaltenen Mund quoll eine große Zunge vor (Makroglossie). Die große Fontanelle war noch weit offen, keine Kraniotabes, ausgeprägter rachitischer Rosenkranz. An den Epiphysen der langen Röhrenknochen keine Verdickung.

Das Herz zeigte normale Grenzen, die Töne waren rein und laut, der Rhythmus regelmäßig, aber es bestand eine Bradycardie, nur 80 Pulse pro Minute.

Das Elektrocardiogramm ließ ebenfalls die Bradycardie erkennen, Sinusrhythmus, P Q 0,15 Sekunden (normal), Knoten in R I, kleine Nachzacke nach S II. Tiefes Q III, T I nur angedeutet positiv, T II diphasisch, Q T verlängert, T III flach negativ. Es fallen in allen Ableitungen die außerordentlich ungegliederten Kurven zwischen den Ventrikelkomplexen auf. Sie deuten auf einen Myocardschaden hin.

Abdomen im Thoraxniveau, Leber und Milz nicht palpabel. Durch die erschlafften Bauchdecken palpiert man harte Skybala, Stuhl hart, knollig, gelblichweiß. Im Urin Spur Albumen, Spur Zucker. Urobilinogen negativ, Aceton negativ.

Blutbefund: Hämoglobin 70%, Rote 3,22 Millionen, Leukocyten 16 600. Im roten Blutbild fällt eine Anisocytose, Poikilocytose und vor allem eine Makrocytose auf mit einem durchschnittlichen Durchmesser der Erythrocyten von 8,6 μ. Außerdem Jollykörper und zehn Normoblasten auf 100 Leukocyten. Weißes Blutbild: Stabkernige 12%, Segmentkernige 51%, Eosinophile 0, Basophile 0, Lymphocyten 35%, Monocyten 2%, Plasmazellen 0.

Röntgenaufnahme des Handskelets: Eine Hemmung der Knochenkernbildung ist nicht nachweisbar und das Handgelenk entspricht dem Alter des Kindes. Die Vorderarmknochen weisen eine leichte Becherung auf, die Epiphysenlinien sind aber regelmäßig und kalkdicht.

Trotz äußerer Wärmezufuhr fühlt sich das Kind kühl an. Schon immer habe das Kind kalte Füße und Hände gehabt. Die Temperatur stieg nie über 35,8°. Die Atmung war auffallend keuchend, wie bei einem alten Mann. Trotzdem auf den Lungen basal beiderseits pneumonische Herde nachgewiesen werden konnten und das Kind stimuliert wurde, erfolgte nicht der geringste Temperaturanstieg und das Kind starb mit terminalem Erbrechen und Bewußtseinverlust bei einer Temperatur von 35,7°.

Klinisch hatte das Kind mit der eigentümlich teigigen Beschaffenheit der Haut und dem gelblichen, blassen Hautkolorit, der Makroglossie, der Bradycardie und Hypothermie, der Obstipation an ein *Myxödem* erinnert. Auch das Elektrocardiogramm mit seinen zum Teil niedrigen Ausschlägen, dem ganz

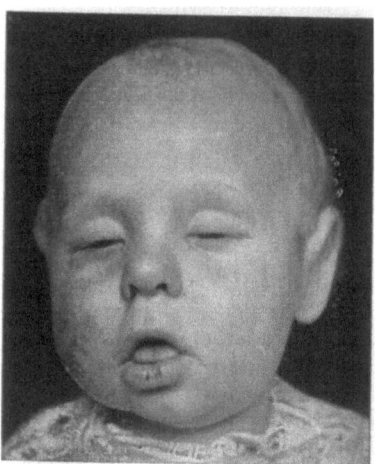

flachen Verlauf der Kurve, hätte zu dieser Diagnose passen können. Ebenso die Anämie mit Makrocytose. Nicht stimmen wollte jedoch die normale Entwicklung der Knochenkerne im Handgelenk sowie das unzweifelhafte Bestehen einer Rachitis, während sich sonst Myxödem und Rachitis auszuschließen scheinen. Bemerkenswert war ferner der Rückstand im Wachstum und in der Entwicklung. Das Kind konnte kaum sitzen und hatte nur zwei untere Frontzähne. Die Zunge war trocken glatt und die Papillen atrophisch.

Autopsie und histologische Untersuchung ergaben nun eine interessante Aufklärung.

In großen Gruppen von Muskelfasern des Myocards wurde reichlich fein- bis mittel-

Abb. 44. Glykogenspeicherkrankheit, myxödematöser Habitus und Makroglossie.

grobtropfiges Glykogen gefunden. Das Interstitium war zart. In fast allen Leberzellen sehr reichlich fein- bis grobtropfiges Glykogen, auch in den Blutgefäßen sehr reichlich Glykogen. Zentrale, mäßig starke, fein- bis grobtropfige Verfettung. Sternzellen wenig feintropfig verfettet. Protoplasma der

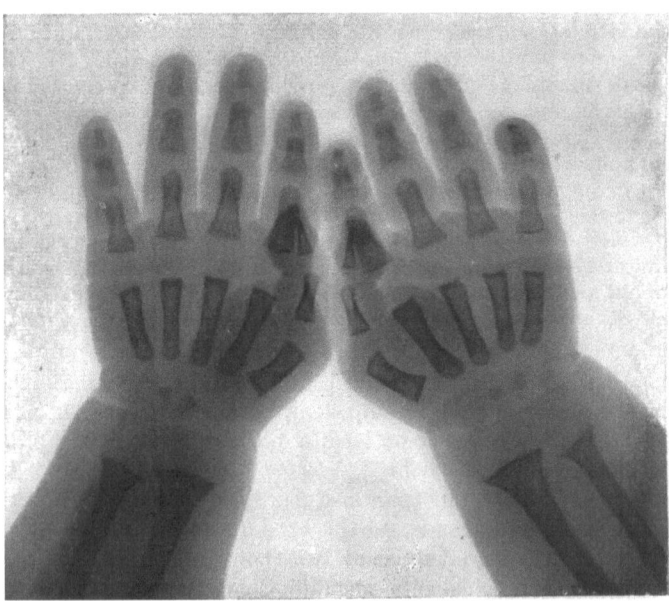

Abb. 45. Derselbe Fall, normale Entwicklung der Knochenkerne und Rachitis.

nichtverfetteten Leberzellen oft ziemlich hell. GLISSONsche Scheiden zart, mit einigen Lymphocyten. Nieren: stellenweise enthalten die Epithelien der Hauptstücke und das Lumen der Hauptstücke fein- bis grobtropfiges Glykogen. In den

Schaltstücken und Schleifen sehr reichlich fein- bis grobtropfiges Glykogen. In der Wand der Arterien oft reichlich feintropfiges Glykogen. Diffuse Verdickung des Interstitiums der Nierenrinde. Nebenniere: Rinde mäßig stark bis stark, fein- bis grobtropfig verfettet. Mark kräftig entwickelt.

Diagnose: Glykogenspeicherkrankheit, Glykogenspeicherung in Myocard, Leber und Nieren. Zentrale Leberverfettung, Atrophie des Thymus, Nephritis interstitialis chronica, lobuläre Pneumonie (Prof. WALTHARD).

Trotz des myxödemähnlichen klinischen Bildes war der Befund der Schilddrüse ein normaler. Drüsenläppchen normal groß, Bläschen klein und mittelgroß, einzelne groß rundlich oder leicht polymorph, Epithel kubisch, hie und da zylindrisch, Kolloid dick eosinophil, interlobuläre Septen zart.

Es ist ganz interessant, daß auch HERTZ einen Fall von Glykogenspeicherkrankheit mitgeteilt hat, welcher, wie der unsere, klinisch unter den Erscheinungen eines Myxödems verlief, bei dem jedoch autoptisch eine normale Schilddrüse gefunden wurde.

Und nun habe ich Gelegenheit, einen sehr interessanten Fall vorzustellen, der offenbar auch in dieses Gebiet der Speicherleber gehört.

Seit den ersten Lebensmonaten fiel das verlangsamte Wachstum und das große Bäuchlein auf. Ein Arzt dachte an einen Schilddrüsenmangel und leitete eine Schilddrüsenbehandlung ein.

Wir sehen, daß der jetzt zwölf Jahre alte Knabe enorm im

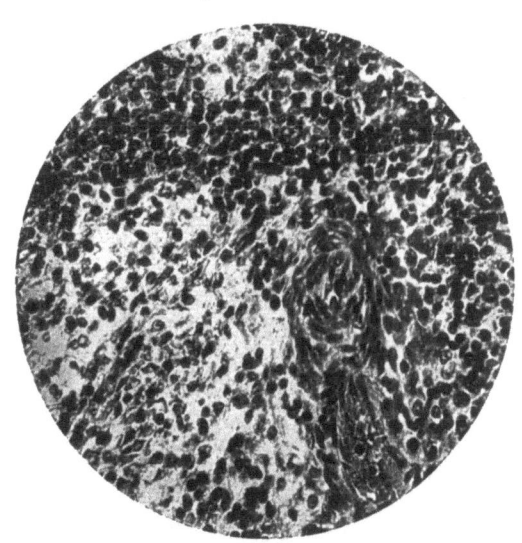

Abb. 46. Glykogenspeicherkrankheit der Leber.

Wachstum zurückgeblieben ist, besonders wenn wir ihn vergleichen mit einem gleichaltrigen Kinde. Er hat nur eine Körperlänge von 110 statt 145 cm in der Norm und ein Gewicht von 18,2 statt 36 kg. Der Kopfumfang beträgt 50 cm, Brustumfang 59 cm, Bauch 60 cm.

Zu dem Miniaturtyp eines zwölfjährigen Jungen gesellt sich nun noch ein infantiler Habitus mit relativ zu großem Kopf, einem pausbäckigen Puppengesicht, tief in den Schultern sitzendem Kopf und einer Fettverteilung am Nacken, an den Hüften und am Schamberg, welche an eine Dystrophia adiposogenitalis erinnert. Die Genitalien liegen wie dort fast in einer Fettbadehose verborgen.

Besonders bei der seitlichen Aufnahme sehen wir die stark lordotische Haltung und den enorm vorgetriebenen Bauch. Der Gang des Knaben erinnert an den einer schwangeren Frau. Er ist schwerfällig, und aus der Anamnese erfahren wir, daß der Knabe erst mit zwei Jahren das Gehen erlernt hat.

Die Glieder sind sehr grazil und namentlich die dünnen Beine erscheinen fast zu schwach, um die große Last dieses Bauches zu tragen.

Im Röntgenbild zeigen sämtliche dargestellten Knochen eine Osteoporose. Das Handskelet entspricht etwa dem eines Sechsjährigen, indem die Ulnaepiphyse und das Naviculare noch ganz klein sind. Das Os pisiforme ist noch nicht zu erkennen.

Der Hirnschädel ist im Verhältnis zum Gesichtsschädel sehr groß und die Schädeldecke ist sehr dünn, so daß ein gewisser Hirndruck vorliegen dürfte. Die Sella zeigt normale Konfiguration (60 qmm).

Was birgt nun dieser große Bauch? Wir stoßen auf einen enormen Lebertumor, der bis ins Becken hinunter reicht, am Nabel vorbeizieht und auch einen enorm entwickelten linken Leberlappen zeigt, der fast mit einem Mi*lz*tumor verwechselt werden könnte, aber eine Milz läßt sich nicht tasten.

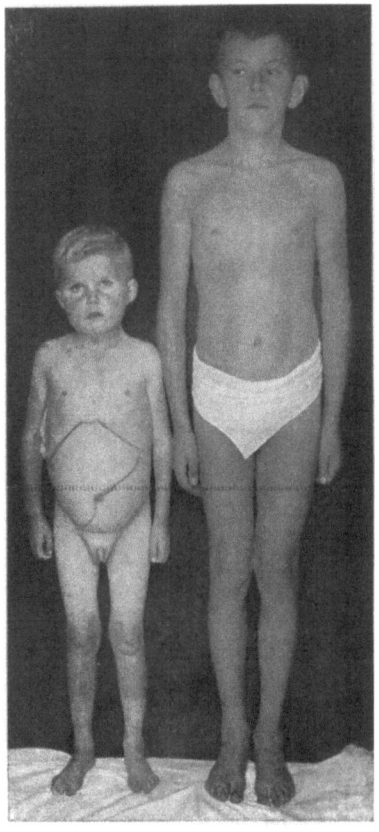
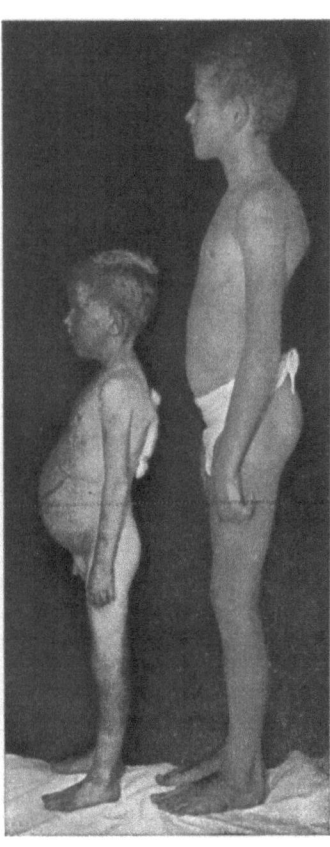

Abb. 47. Glykogenfettspeicherleber mit hepatischem Infantilismus und Vergleichskind.

Abb. 48. Derselbe Fall, Seitenansicht.

Als Nebenbefund ist noch eine tuberkulöse Pleuritis mit Exsudat über der rechten Lunge zu finden. Die Tuberkulinreaktionen nach MORO und PIRQUET sind stark positiv, letztere sogar mit zentraler Blasenbildung.

Wir haben hier einen klassischen Typus von sogenanntem **hepatischem Infantilismus** vor uns, mit einem außerordentlichen Zurückbleiben im Längen- und Gewichtswachstum und in der Entwicklung der Knochenkerne, so daß der zwölfjährige Junge nur Größe und Entwicklung eines Sechsjährigen erreicht hat. Wir haben bei der Lebercirrhose betont, daß in ihrem Wesen verschiedene Krankheitszustände der Leber zum hepatischen Infantilismus führen können, und hier können wir auf den ersten Blick einen Sonderfall erkennen, dessen äußeres Erscheinungsbild eine auffallende Familienähnlichkeit mit bisher beschriebenen Fällen von **Glykogenspeicherkrankheit** hat. Man vergleiche nur unsere Abbildung mit dem Typ von Glykogenspeicherkrankheit, den F. ERBEN und F. KÜSTER beschrieben und abgebildet haben, ferner den Fall von F. VAN CREVELD, Z. Kinderhk., Bd. 58, S. 179, und Bd. 52, 1932. Übereinstimmend ist der Infantentyp mit Zügen einer Dystrophia adiposo-genitalis. Dazu kommt die enorme Leberschwellung ohne Ascites, ohne Ikterus, anscheinend ohne schwere Beeinträchtigung des Allgemeinbefindens und vor allem auch ohne Milztumor.

Wir wollen nun sehen, ob wir auch sonst Symptome finden, welche diese Diagnose der Glykogenspeicherkrankheit bestätigen können.

Charakteristisch ist eine Dauerhypoglykämie, eine Erniedrigung des Blutzuckers, welche höchste Grade erreichen kann (bis 30 mg%), ohne daß hypoglykämische Anfälle oder andere Erscheinungen zum Vorschein kämen. Es ist dies ein sehr merkwürdiges Phänomen und wird erklärt durch die Gewöhnung des Organismus an den hypoglykämischen Dauerzustand.

Dieses wichtige Symptom der Hypoglykämie bzw. gänzlichen Zuckermangels beruht darauf, daß der Organismus nicht imstande ist, gewissermaßen sein eingefrorenes Bankdepot in der Leber zu liquidieren. Er verhält sich, wie das BEUMER sehr hübsch ausgedrückt hat, wie ein Bettler, bei dem man nach dem Tode unerwarteterweise ein großes Vermögen entdeckt.

Ein Folgesymptom der Hypoglykämie ist die Ketonurie, die dauernde Ausscheidung von Aceton im Urin. Es ist dies die Folge der mangelhaften Fettverbrennung, weil es am Feuer der Kohlehydrate fehlt.

Beide Symptome lassen bei unserem Falle uns im Stich. Der Junge hat bei wiederholter Prüfung normale Blutzuckerwerte gezeigt, nämlich einen Nüchternblutzucker von 80 bis 100 mg%.

Spricht nun dieser Befund unbedingt gegen eine Glykogenspeicherkrankheit? Ich glaube nicht. Es könnte sich unser Fall ähnlich verhalten, wie derjenige von PARNAS und WAGNER, der ebenfalls nach mehrwöchiger Schilddrüsenbehandlung eine Normalisierung des Blutzuckers zeigte, welche BEUMER auf eine Zuckerbildung aus eingeschmolzenem Gewebseiweiß zurückführt.

Sehr interessant ist das Verhalten unseres Falles gegenüber Traubenzuckerbelastung. Es kommt zu einer schwankenden, vor allem aber auffallend protrahierten Hyperglykämie, welche an das Verhalten eines Diabetikers erinnert.

Zucker und Aceton in allen Proben negativ. In anderen Fällen überschreitet die Hyperglykämie schon nach mäßigen Zuckergaben die Nierenschwelle, so daß es zur Glykosurie kommt. Der protrahierte Verlauf der Hyperglykämie erklärt sich wohl am einfachsten daraus, daß die Glykogendepots überfüllt sind, so daß eine weitere Kapitalisierung auf Schwierigkeiten stößt. Der Organismus lebt gewissermaßen von der Hand in den Mund und gebraucht jeweilen sein Einkommen

Traubenzuckerbelastungsprobe.

Zeit	8. Oktober	15. Oktober
	in mg%	
8 Uhr*...	82	99
8²⁰ ,, ...	99	124
8⁴⁰ ,, ...	124	124
9 ,, ...	104	111
9²⁰ ,, ...	99	143
9⁴⁰ ,, ...	126	124
10 ,, ...	125	124
10³⁰ ,, ...	125	127
11 ,, ...	90	97
11³⁰ ,, ...	104	97
12 ,, ...	81	90

gleich auf, da er seinen Sparwillen nicht durchsetzen kann. Anderseits hat dieses Verhalten den Vorteil, daß der Körper gegen hypoglykämische Zustände durch das lange Zirkulieren des eingenommenen Zuckers geschützt wird.

---

* Nüchternblutzucker, Belastung 30 g Dextropur.

Wir haben nun ferner das Verhalten dieses Knaben bei Belastung mit einer Injektion von 0,5 ccm Adrenalin (1⁰/₀₀) geprüft.

	Blutdruck	Blutzucker in Milligramm
Vor Injektion.....................	120/80 nüchtern	119
Nach Injektion (0,5 ccm Adrenalin) .		nach 30 Minuten 108
5 Minuten......................	120/90	nach 60 „ 64
10 „	120/93	nach 120 „ 57
20 „	120/85	
30 „	120/80	
45 „	120/80	

Es ist sehr interessant, daß nicht nur keine Blutzuckersteigerung auf die Adrenalininjektion erfolgt, sondern geradezu eine Umkehr der Adrenalinwirkung, nämlich eine Hypoglykämie. Durch die Adrenalinwirkung wird offenbar, ohne daß es zu einer Hyperglykämie kommt, das Inselorgan zu vermehrter Abgabe von Insulin gereizt, welches nun den Blutzucker senkt.

Zeit		Blutzucker
7⁵⁰ Uhr, nüchtern................		90
8 „	2 Einheiten Insulin Novo.	
8³⁰ „	....	81
9 „	....	90
9³⁰ „	....	86
10 „	....	84
10³⁰ „	....	70

Wir haben auch das Verhalten des Blutzuckers gegen geringe Dosen Insulin geprüft (siehe nebenstehende Tabelle).

Die Insulinempfindlichkeit in unserem Fall ist somit nicht besonders groß. Es kommt nur zu ganz leichter Hypoglykämie ohne hypoglykämische Erscheinungen. In anderen Fällen werden solche schon durch zwei Einheiten Insulin ausgelöst. Offenbar kann unser Knabe doch auch der Insulinwirkung gegenüber den Blutzuckerspiegel besser aufrechterhalten als andere solche Kranke, wenn auch das Fehlen einer wirksamen Gegenregulation des Adrenalins auch hier festzustellen ist.

Eigentlich weit mehr als der geringen Glykolabilität und damit der Störung des Kohlehydratstoffwechsels entsprach, schien das Leiden auf das benachbarte Gebiet des zweiten wichtigen Brennstoffes, nämlich des Fettes, überzugreifen. Das Serum zeigte eine mächtige Steigerung der Gesamtlipoide auf 2110 mg% statt normal 600 bis 700 mg%. Die Cholesterinwerte waren mit 400 mg% stark überhöht, normal 150 bis höchstens 200 mg%, Cholesterinester 283,1 mg%, freies Cholesterin 116,9 mg%. Die Cholesterinester machten 70,77% des Gesamtcholesterins aus. Doppelbrechende Lipoide wurden zeitweise auch im Urin ausgeschieden.

Bei diesem Verhalten unseres Falles erhebt sich deshalb die Frage, ob wir es bei unserem Jungen mehr mit einer Schwesterkrankheit der Glykogenose zu tun haben, nämlich einer Fettspeicherleber, wie sie besonders von französischen Pädiatern, wie DEBRÉ, SEMELAIGNE u. a., beschrieben worden ist. Bei den normalen Blutzuckerwerten unseres Falles können wir nicht gut eine kompensatorische Lipämie annehmen, ebensowenig eine unvollständige Fettverbrennung, da ja die Ketonurie dauernd fehlt. Wir müssen die Lipämie vielmehr so deuten, daß eben eine Fettleber besteht, welche einer weiteren Aufnahme von Lipoiden, besonders auch Cholesterin, nicht mehr fähig ist, so daß sich diese Stoffe im Blute stauen. Wir hätten es also in unserem Fall vorwiegend mit einer „Stéatose hepatique massive" oder allgemeiner ausgedrückt, mit einer „Hepatomegalie polycorique" zu tun. Es erscheint auch möglich, daß zuerst eine Glykogenspeicherleber vorlag, zu der sich dann auch im Laufe der Jahre eine vermehrte Fettspeicherung hinzugesellte, so daß diese schließlich das Übergewicht bekam.

Der charakteristische Habitus unseres Kranken, der mit seinem Zwergwuchs an eine Dystrophia adiposo-genitalis erinnert, läßt die letzte Ursache des Krankheitsbildes nicht in der enorm vergrößerten Leber, sondern im Hypophysenzwischenhirnsystem vermuten. Offenbar ist von hier aus der zündende Funke erloschen, welcher sonst normalerweise das Glykogen und auch das Fett je nach dem Bedarf des Organismus, besonders auch bei Notfallfunktionen, mobilisiert. Glykogen und Fett bleiben deshalb in der Leber liegen, wahrscheinlich an Eiweiß gebunden (Desmoglykogen), da vielleicht irgendein proteolytisches Ferment nicht mehr unter dem Einfluß des Adrenalins und des sympathischen Nervensystems mobilisiert werden kann.

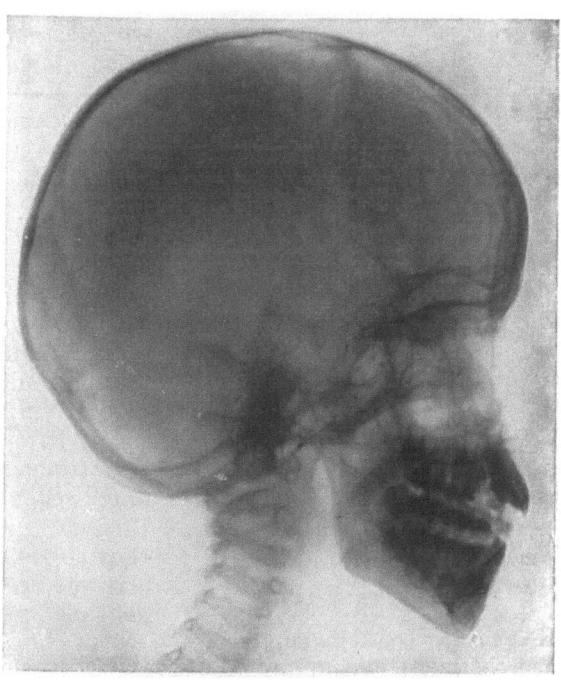

Bei unserem ersten Fall, der mehr das Bild des Myxödems darbot, dürfte mehr das thyreotrope Hormon aus dem Hypophysenzwischenhirnsystem weggefallen sein. Das Versagen des Organismus mit seiner Kohlehydratregulation, besonders in Notfällen, erklärt, daß diese Kinder oft schon in den ersten Jahren, bei irgendwelchen Belastungsproben, wie z. B.

Abb. 49. Mäßiger Hydrocephalus bei Glykogenspeicherkrankheit. Hepatischer Infantilismus.

Infektionen, frühzeitig zugrunde gehen. Anderseits ist es erstaunlich, wie gut unser zweiter Fall diese Speicherleber ertragen hat.

Therapeutisch versuchen wir in unserem Fall Elityran zweimal täglich 1 Tablette, ferner Praephyson, und gegen die Fettspeicherleber haben wir in letzter Zeit das Mittel versucht, welches im Experiment am besten wirkt, nämlich das Cholin. Wir gaben Cholinchlorid täglich 1 g, zweimal wöchentlich 1 ccm intramuskulär (5%ige Lösung). Wir beobachteten danach in der Tat einen Rückgang der Lipämie im Serum auf 1656 mg%, des Gesamtcholesterins auf 362 mg%, der Cholesterinester auf 262,3 mg% und des freien Cholesterins auf 99,7 mg%. Die Leberschwellung ging deutlich zurück, aber ein Einfluß auf das Wachstum konnte nicht erreicht werden.

Bei der Symptomenarmut unseres Falles in bezug auf manifeste Störungen des Kohlehydratstoffwechsels, wie Hypoglykämie und Ketonurie, ist es verständlich, daß die Abgrenzung gegenüber einer Lebercirrhose uns lange Zeit Schwierigkeiten machte. Auch HARNAPP betont, daß in manchen Fällen die Krankheit

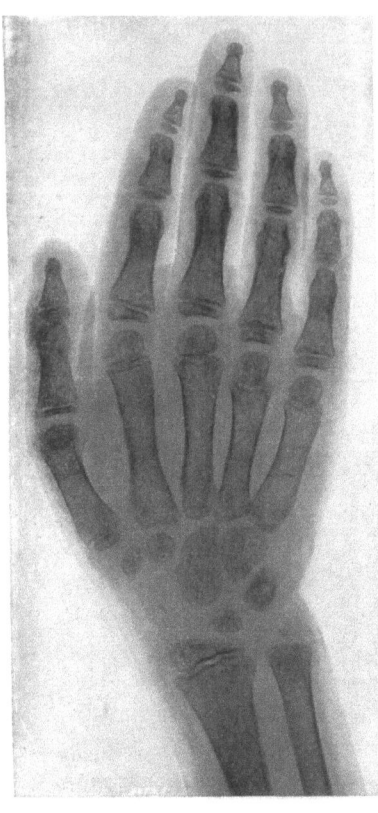

Abb. 50. Hepatischer Infantilismus, Rückstand der Knochenkerne und Osteoporose.

von der Lebercirrhose nur durch Probe-excision der Leber mit Sicherheit getrennt werden kann.

Fassen wir nochmals die charakteristischen Züge der Speicherleber zusammen. Die Hepatomegalie ist das klinisch wichtigste Zeichen. Die Leber ist ganz außerordentlich groß und nimmt die Hälfte der Abdominalhöhle ein. Namentlich ist auch der linke Leberlappen vergrößert. Im Gegensatz zur Lebercirrhose ist niemals ein Milztumor nachzuweisen. Es besteht keine Stauung im Pfortaderkreislauf (kein Caput Medusae, kein Ascites). Die Glykogenspeicherung kann auch in anderen Organen erfolgen, wie z. B. im Herzmuskel und in den Nieren in unserem ersten Fall. Bei der zweiten Beobachtung scheint sie sich auf die Leber zu beschränken.

Die Speicherleber geht mit Störungen des Wachstums im Sinne eines hepatischen Infantilismus einher und mit Veränderungen des Habitus, welche im ersten Fall an ein Myxödem, im zweiten Fall an eine Dystrophia adiposo-genitalis erinnern. Wachstumsstörung und Habitusveränderung weisen auf einen neuroendokrinen Ursprung des Leidens, wahrscheinlich im Hypophysenzwischenhirnsystem, hin. Die abnorme Speicherung von Zucker und Fett und die entsprechenden Störungen des Kohlehydrat- und Fettstoffwechsels sind wohl darauf zurückzuführen, daß der neurohormonale Weg für die Aktivierung eines proteolytischen Ferments zur Liquidierung der Kohlehydrat- und Fettvorräte nicht mehr gefunden wird.

72. Vorlesung.

Morbus Gaucher oder Niemann-Pick?

Ich habe Gelegenheit, heute wieder einen seltenen Fall zu zeigen. Dieses dreijährige Mädchen ist ein Zwillingskind. Die Zwillingsschwester ist normal entwickelt, geht und spricht. Das Kind war von Anfang an schwächlich. Es bekam seine ersten Zähne mit acht Monaten, lernte mit 14 Monaten Gehen und Stehen, spricht auch jetzt nur sehr wenig, Papa und Mama. Vor etwa $1^1/_2$ Jahren wurde vom Arzt eine Leber- und Milzschwellung festgestellt, ferner eine Anämie bis 34%, und das Kind wurde mir wegen Verdacht auf JAKSCH-HAYEMsche Anämie zugewiesen. Ich konnte jedoch diese Diagnose nicht bestätigen, da weder Erythroblastose noch Leukocytose festzustellen war. Der Grund der Leber- und Milzschwellung blieb rätselhaft.

Nun hatte dieses Kind eine andere Schwester, welche einen großen Bauch gehabt habe, ebenfalls bedingt durch einen großen Milztumor. In der Folge seien dann nervöse Erscheinungen hinzugekommen. Das Kind konnte den Kopf nur noch mit Mühe aufrichten, es sank um beim Versuch zu stehen und konnte auch nicht mehr gehen. Das Kind bekam einen stumpfen Blick und ging in der geistigen Entwicklung zurück. Der Tonus in den Armen war erhöht, die Finger zeigten Pfötchenstellung, auch die Beine zeigten erhöhten Tonus, die Reflexe waren nur schwach auslösbar. Diese nervösen Erscheinungen nahmen mehr und mehr zu und das Kind starb. Eine bestimmte Diagnose konnte nicht gestellt werden.

Unser dreijähriges Mädchen hat eine Körperlänge von 90 cm und ein Gewicht von 11,7 kg. Die Haut zeigt einen abnormen Glanz, namentlich an der Stirn, an den Wangen, an Handrücken und Fingern. Sie ist trocken, zeigt stellenweise kleinlamellöse Schuppung, besonders am Thorax, ferner fallen abnorme braune Pigmentierungen auf an der Stirne, besonders deutlich seitlich über den Frontal-

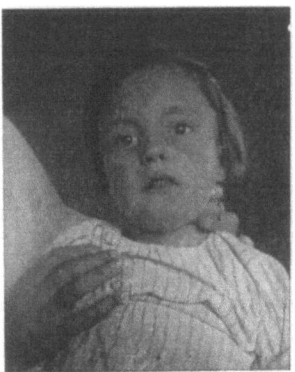

Abb. 51. Facies bei NIEMANN-PICK.

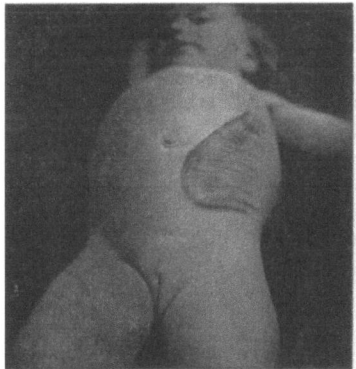

Abb. 52. Milztumor bei NIEMANN-PICK.

höckern, weiter an Handrücken und Fingern, am ausgeprägtesten in der Nähe der Nägel. In den letzten Tagen sind nun beiderseits neben der Wirbelsäule kleine Hautblutungen aufgetreten, ferner großfleckige Suffusionen in der Lendengegend und in der Scapulargegend links kleine Petechien. Weiter finden sich kleine Blutungen am Zahnfleisch.

Es fällt vor allem der große Bauch auf, der mit einem Umfang von 49 cm das Thoraxniveau überragt. Die linke Seite erscheint etwas vorgewölbt. Im linken Hypochondrium findet sich eine Dämpfung, auch der Traube ist gedämpft. Die Milz ist stark vergrößert, reicht bis zwei Querfinger an den Nabel bis zum unteren Drittel des Abdomens. Ihr Rand ist glatt, es ist keine sichere Crena palpabel. Die Konsistenz ist ziemlich derb. Der Milztumor ist respiratorisch verschieblich.

Die Leber ist ebenfalls vergrößert, überragt den Rippenbogen um zwei Querfinger, ihr Rand ist glatt und von normaler Konsistenz.

Wie erwähnt, war die Diagnose des Hausarztes zuerst die einer JAKSCH-HAYEMschen Anämie, zumal ursprünglich wirklich eine Anämie bestand, die aber auf Eisen- und Leberbehandlung sich wieder zurückbildete. Nach dem heutigen Blutbefund besteht keine Anämie mehr. Hämoglobin 90%, Rote 4,36 Millionen, Färbeindex 1,05.

Im Gegensatz zur JAKSCH-HAYEMschen Anämie besteht keine Erythroblastose und keine Leukocytose, im Gegenteil, eine Leukopenie mit 4900 Leukocyten. Das weiße Blutbild zeigt 7% neutrophile Stabkerne, 43% Segmentkerne, 3,5% Eosinophile, 44% Lymphocyten, 2,5% große Monocyten.

Die Blutplättchen sind deutlich vermindert, auf 95 900. Die Blutungszeit beträgt jedoch bloß zwei Minuten, die Gerinnungszeit drei Minuten, die Retraktilität des Gerinnsels ist gut.

Das weiße Blutbild läßt auch eine leukämische Erkrankung im Sinne einer Myelose ausschließen, gegen eine leukämische Lymphadenose spricht das Fehlen von Lymphdrüsenschwellungen und das normale rote Blutbild.

Man könnte ferner mit Rücksicht auf das bräunliche Hautkolorit an einen hämolytischen Ikterus denken. Dagegen spricht jedoch, daß Urobilinogen und Urobilin im Urin vollkommen negativ sind. Ferner zeigt die Resistenzbestimmung der Roten eine beginnende Hämolyse zwischen 0,42 bis 0,44% Kochsalz und totale Hämolyse bei 0,32% Kochsalz (normal).

Die Untersuchung des Sternalpunktates ergab eine ziemlich normale Erythro- und Leukopoese, nur eine gewisse Verminderung der Megakaryocyten und vereinzelte große lymphoide Reticulumzellen waren auffallend.

Der Blutbefund ergibt somit nur Zeichen einer gewissen splenopathischen Markhemmung in Form einer mäßigen Leukopenie und etwas stärkeren Thrombopenie.

Für Lues congenita bestehen keine Anhaltspunkte, die WASSERMANNsche Reaktion fiel zudem negativ aus.

Eine Lymphogranulomatose konnte bei dem Fehlen von Lymphdrüsenschwellungen und bei dem Bestehen einer Lymphocytose von 44% und bei dem völlig glatten derben Milztumor ausgeschlossen werden.

Bei der Glykogenspeicherkrankheit haben wir als charakteristisch gerade das Fehlen eines Milztumors bei einer ganz enormen Leberschwellung hervorgehoben.

Könnte es sich nun aber nicht um eine andere Speicherkrankheit handeln, um eine Lipoidose, wie GAUCHERsche Krankheit oder NIEMANN-PICK?

Die Diagnose wird ganz besonders nach dieser Richtung hin gelenkt durch die Kombination der Hepatosplenomegalie mit eigentümlichen Veränderungen im Nervensystem.

Auffällig ist ein Verlust der statischen Funktionen. Beim Versuch, das Kind zum Stehen zu bringen, fällt es sofort um. Das Mädchen kann nicht allein gehen. Bei der Führung ist der Gang sehr unsicher, es schreitet mit steif gestreckten Beinen und gespreizten Zehen, wobei der Kopf ganz steif gehalten wird und keine Mitbewegung zeigt.

Die Bewegungen der Arme sind ungelenk, etwas ataktisch. An den oberen Extremitäten besteht eher eine Hypotonie der Muskulatur. In den Beinen dagegen kann man eher einen Hypertonus feststellen. Bei Streckung der Beine im Kniegelenk tritt beiderseits ein Spontanbabinski auf, welcher bei normaler Prüfung sonst beiderseits nicht nachzuweisen ist. Die Patellarreflexe sind etwas gesteigert, die Achillessehnenreflexe normal, die Bauchdeckenreflexe in allen Etagen normal auslösbar.

Das Kind zeigt einen etwas starren, debilen Gesichtsausdruck. Die Aufmerksamkeit des Kindes ist sehr träge, die Tenazität gering, der Blick ist oft verständnislos in die Ferne gerichtet, hie und da lächelt es jedoch bei einem lustbetonten Vorgang. Die Testaufgaben löst es nur bis zu einem Entwicklungsalter von zehn bis elf Monaten. Von einem verschwundenen Ding nimmt es keine Notiz. Trotz Vorführens holt es kein Ding an einer Schnur heran. Holt kein Ding hinter einem Schirm hervor. Bestandteile einer Glocke werden nicht untersucht, weil sich das Kind absolut nicht dafür interessiert. Aufforderungen versteht es noch einigermaßen. Beobachtet einen tanzenden Kreisel, versteht ein Verbot. Es trommelt nicht nachahmend mit zwei Schlegeln, bevorzugt Figurentafel vor Farbentafel nicht, sucht den versteckten Keks nicht usw.

Das Röntgenbild des Schädels zeigt, daß der Hirnschädel im Verhältnis zum Gesichtsschädel vergrößert ist, im übrigen ist die Schädelkalotte intakt und die Sella normal groß.

Man denkt bei diesem Befund an eine amaurotische Idiotie, welche bekanntlich engste Beziehungen zur NIEMANN-PICKschen Krankheit zeigt. Aber man findet keinen kirschroten Fleck in der Maculagegend, wie er für die amaurotische Idiotie meist charakteristisch ist. Am Fundus beiderseits finden sich normale Verhältnisse. Die Medien sind reizfrei und klar, nur die Scleren zeigen eine auffällige Blaufärbung ohne pigmentierte Pinguecula.

Dagegen erschien das Gehör gestört. Man bekam den Eindruck bei verschiedenen Prüfungen, daß das Hörvermögen schlecht ist.

Die Diagnose einer NIEMANN-PICKschen Krankheit konnte somit nicht, wie in dem Fall von BAUMANN, durch den Befund im Augenhintergrund gestützt werden.

Dazu kam noch, daß weder eine Lipämie noch eine Vermehrung des Cholesterins nachzuweisen waren. Die Gesamtlipoide betrugen 591 mg% (normal 500 bis 750) und das Gesamtcholesterin betrug 107,55 mg% (normal 150 bis 200), die Cholesterinester 68,96 mg%, freies Cholesterin 38,59 mg%. Die Cholesterinester machten 64,1% des Gesamtcholesterins aus (normal 60 bis 80%). Es wurde allerdings in einer Reihe von Fällen von Niemann-Pick keine wesentliche Erhöhung des Cholesterinblutspiegels gefunden.

Gegen Niemann-Pick scheint auch das Alter des Kindes zu sprechen, weil die meisten Fälle dieser Erkrankung bei Säuglingen beobachtet wurden und bei Kleinkindern, die höchstens ein Alter von 27 Monaten erreichten. In neuerer Zeit wurden aber auch Fälle von Niemann-Pick bei älteren Kindern, ja sogar Erwachsenen beschrieben, so daß dieses Argument auch nicht absolut gegen NIEMANN-PICKsche Krankheit spricht.

Auffallend ist der rasche maligne Verlauf. Die stridoröse Atmung, die Hautblutungen, die zunehmende Verschlechterung des Allgemeinbefindens, feuchtes Rasseln an beiden Lungenbasen lassen in kurzer Zeit einen schlimmen Ausgang befürchten.

Merkwürdig sind auch die Schwankungen in der Größe der Milz. Sie nahm vorübergehend rasch zu, so daß sie bis zum Nabel reichte. In den letzten Tagen ist sie wieder sichtlich zurückgegangen.

Der Beginn des Morbus Gaucher ist meist schleichend. Man entdeckt bei Anlaß einer ärztlichen Untersuchung eine oft schon sehr erhebliche Splenomegalie, welche isoliert bleibt und ohne Störung der Ernährung und des Allgemeinzustandes besteht. Weder Anämie noch Adenopathie lassen sich nachweisen. Während langer Zeit, selbst jahrzehntelang, bleibt die große Milz das einzige Symptom der Krankheit. Die Milz kann bis in die linke Fossa iliaca hinuntersteigen, man kann sie leicht tasten, denn sie bewahrt ihre gewöhnliche Form trotz der Hypertrophie, sie ist beweglich und nicht schmerzhaft. Manchmal bedingt sie schon eine sichtbare Vorwölbung der linken Flanke. Auch die Leber nimmt an Umfang zu, aber die Hypertrophie ist gewöhnlich weniger stark als diejenige der Milz. Die Lymphdrüsen sind nicht oder kaum verändert.

Die Blutuntersuchung ergibt oft eine Verminderung der Roten auf 2 bis 3 Millionen. Beim Erwachsenen trifft man oft eine deutliche Leukopenie. Das weiße Blutbild zeigt keine deutliche Veränderung. Gewöhnlich besteht eine Hypercholesterinämie. Nur ausnahmsweise beobachtet man beim Kind zwei, beim Erwachsenen häufige Symptome, bräunliche Pigmentierung der Haut, der Hände, im Gesicht, um die Augen, um die Nase herum, und verschiedene Blutungen, wie Hautblutungen, Epistaxis, Bluterbrechen usw. Auf die Pigmentierung und die Hautblutungen haben wir bereits in unserem Falle hingewiesen. Die bei unserem Kinde festgestellten Symptome ließen sich wohl mit der Diagnose eines Morbus Gaucher vereinen.

Im Gegensatz zum Erwachsenen nimmt der Morbus Gaucher im frühen Kindesalter einen stürmischen progredienten Verlauf. Eine eigentümliche Kachexie und ein progredienter Marasmus setzen relativ früh ein. Unser Kind war wohl untergewichtig (Gewichtsdefizit zirka 2 kg), aber der gute Turgor der glatten, glänzenden Haut täuschte über den Ernährungszustand hinweg. Im frühen Kindesalter kann es zu progressiver schwerer Anämie kommen, welche in unserem Falle fehlt. Beim Säugling verläuft die Krankheit mit Fieberschüben und auch unser Kind zeigt sehr unregelmäßige Temperaturen, welche in letzter Zeit abends häufig 38° erreichen und ab und zu übersteigen.

Namentlich bei Säuglingen wurden bei der GAUCHERschen Krankheit auch nervöse Störungen beschrieben:

1. Psychische Symptome: Das Kind, das sich bisher normal entwickelt hat, wird schläfrig, apathisch. Es bleibt mehr und mehr ruhig. Es betrachtet seine Umgebung nicht mehr, es scheint nicht mehr zu sehen und zu hören, es verfällt mehr und mehr in einen komatösen Zustand, indem sich seine Psyche verdüstert. Nur die vegetativen Funktionen bleiben erhalten.

2. Motorische Symptome: Langsam progressive Hypertonie führt zu einer sehr ausgesprochenen Steifigkeit des ganzen Körpers. Opisthotonus, spastische Rigidität der Glieder, Strabismus, Laryngospasmus, Trismus usw.

Wir sehen, daß auch die nervösen Störungen bei unserem Kinde in den Rahmen eines Falles von Morbus Gaucher im frühen Kindesalter fallen könnten. Immerhin ist die fortschreitende Demenz bei unserem Kinde auffallend, und könnte an die amaurotische Idiotie erinnern, aber der Augenbefund ergibt uns dafür keine Stütze. Dagegen konnten wir Taubheit feststellen und einen spastisch akinetischen Symptomenkomplex mit Verlust der statischen Funktionen, Fehlen der Mitbewegungen des Kopfes beim Gehen, Steifheit der Beine mit Spontanbabinski usw., welche vielleicht wieder mehr im Sinne einer NIEMANN-PICKschen Erkrankung sprechen könnten.

Die klinische Differentialdiagnose zwischen Morbus Gaucher und NIEMANN-PICKscher Krankheit ist somit außerordentlich schwierig, und es fragt sich, ob nicht früher als Morbus Gaucher beschriebene Fälle im frühen Kindesalter in Wirklichkeit zur NIEMANN-PICKschen Krankheit gehörten, welche von PICK erst 1922 von der GAUCHERschen Krankheit abgetrennt wurde.

Das letzte Wort für die Differenzierung zwischen Gaucher und Niemann-Pick muß der pathologischen Anatomie zukommen. Bei der Autopsie trifft man beim Morbus Gaucher eine enorm große Milz. Beim Säugling hat sie ein Gewicht von 100 bis 200 g. Auf der Schnittfläche ist das Milzgewebe fest, besteht aus halbtransparenten Knötchen auf einem rotbraunen Grunde, auch die Leber ist vergrößert, zeigt vermehrte Konsistenz und gelbliche Farbe. Die Mesenterialdrüsen sind leicht vergrößert.

Bei der histologischen Untersuchung erscheint die Struktur der Milz vollkommen über den Haufen geworfen. Die MALPIGHIschen Körperchen, die Milzpulpa sind infiltriert von großen Haufen von Zellen, die das Milzparenchym ersetzen. Der gleiche Proliferationsprozeß der Gaucherzellen findet sich auch in der Leber. Die Gaucherzellen liegen in den perilobulären Räumen, und auch im Zentrum der Läppchen mit Destruktion des Parenchyms, Bindegewebswucherung

und Cirrhose. In den Lymphdrüsen und im Knochenmark infiltrieren die Gaucherzellen die Sinus und die Pulpazellen. Auch in der Lunge wurden Gaucherzellen
gefunden.

Die Gaucherzellen sind umfangreiche Elemente mit abgerundeten oder durch
gegenseitigen Druck polygonalen Konturen 10 bis 30 μ im Durchmesser. Der
Kern ist bald einzeln, bald multipel, liegt oft an der Peripherie der Zelle. Er ist
von unregelmäßiger Form und hell. Das Protoplasma ist infiltriert, von einer
homogenen hyalinen Masse. Man kann ein cytoplasmatisches Reticulum nachweisen, das wie Spinnengewebe aussieht oder auch wie zerknittertes Seiden-
papier.

Zahlreiche Forschungen haben sich mit der chemischen Natur der Gaucher-
substanz befaßt, welches in dieses Reticulum eingelagert ist. Es handelt sich um
Kerasin, ein Cerebrosid.

Die Gaucherzellen gehen aus endothelialen Zellen des reticulären Gewebes
hervor, nur die Reticulumfasern bleiben bestehen, sie bilden ein erweitertes Netz-
werk, welches die Gaucherzellen umschließt. Auch in der Leber und in den
Lymphdrüsen entwickeln sich die Gaucherzellen lokal aus Reticulumzellen.
Die Gaucherzelle scheint eine Makrophage zu sein, sie nimmt rote Blutkörperchen,
Ockerpigment usw. auf.

Es ist noch unentschieden, worauf diese excessive Wucherung der Gaucherzellen beruht, ob auf einer Ernährungsstörung, einer Stoffwechselstörung oder
einer Neubildung.

GAUCHER selber hat die Krankheit als ein Epitheliom der Milz, vergleichbar
einem Krebs, beschrieben. Später hat man daraus ein Endotheliom gemacht,
doch fehlt jede wahre Malignität in der anatomischen und klinischen Entwicklung der Krankheit. Es handelt sich wahrscheinlich um eine primäre elektive
Krankheit des reticuloendothelialen Gewebes. Die Zellen dieses Gewebes hypertrophieren und speichern Kerasin. Es handelt sich wahrscheinlich, ähnlich wie
bei der Glykogenspeicherkrankheit, im wesentlichen um eine Transportsperre
im Lipoidstoffwechsel. Während das reife Gehirn die mangelnde Zufuhr von
Kerasin ohne Funktionsbeeinträchtigung verträgt, ruft die Sperre in dem noch
nicht ausdifferenzierten Gehirn, in dem große Lipoidmengen, vor allem für die
Markscheibenreifung gebraucht werden, schwere Störungen hervor. WORINGER
und OBERLING haben als Grundlage eine progressive kortikale Atrophie der mittleren und großen Pyramidenzellen der Großhirnrinde gefunden.

Bei vorwiegender Lokalisation der Gaucherzellen im Knochenmark kann es
auch zu Knochenbrüchigkeit kommen.

Für Morbus Gaucher konnte in unserem Fall auch das familiäre Auftreten
bei zwei Geschwistern angeführt werden. Solche familiäre Fälle sind gerade beim
Morbus GAUCHER bekannt, beim NIEMANN-PICK dagegen auffallend selten, wiederum im Gegensatz zur familiären amaurotischen Idiotie. Der Erbgang ist noch umstritten, wird von den einen dominant, von den anderen rezessiv angegeben.

Die NIEMANN-PICKsche Krankheit bevorzugt, wie in dieser Familie, Mädchen,
und zwar besonders Kinder jüdischer Abstammung. Von letzterer ist allerdings
in unserem Falle keine Rede.

In den meisten Fällen von GAUCHERscher Krankheit dürfte im Kindesalter
weiter nichts nachweisbar sein als ein langsam zunehmender Milztumor und eine
gewisse Widerstandslosigkeit gegenüber Infekten. Ein rasch progredienter, ungünstiger Verlauf, namentlich mit starker Betonung der nervösen Erscheinungen,
wie wir sie in unserem Falle haben, im Sinne eines astatisch-akinetisch-idiotischen
Symptomenkomplexes mit Taubheit, muß den Verdacht eher auf eine NIEMANN-
PICKsche Erkrankung leiten.

Diagnostisch kann der Nachweis von Gaucherzellen im peripheren Blut oder im Knochenmarks- oder Milzpunktat wertvoll sein. Diese Untersuchungen ließen uns in unserem Falle im Stich. Ebenso fanden wir keine Pickzellen, d. h. maulbeerförmige, schaumige, vacuolisierte sogenannte Schaumzellen, wie sie sogar im peripheren Blute vereinzelt gefunden worden sind.

Während bei dem Morbus Gaucher die mit Kerasin beladenen Speicherzellen hauptsächlich in Milz, Leber, Lymphknoten und Knochenmark gefunden werden und sich durch ihre besondere Größe als Gaucherzellen auszeichnen, zeigt die NIEMANN-PICKsche Krankheit eine viel weitere Ausbreitung der Speicherzellen in den verschiedensten Organen, z. B. in den Lungen mit dem Röntgenbilde der Miliartuberkulose (in einer neuen Beobachtung konnten wir sogar in exstirpierten Tonsillen ganze Nester von Pickzellen nachweisen) und die Parenchymzellen selber, namentlich auch im Gehirn, beteiligen sich an der vacuolären Degeneration. Die Speichersubstanz ist nicht Kerasin, sondern es handelt sich vor allem um Lecithin und andere Phosphatide, nach neuester Erkenntnis ganz besonders um sogenanntes Sphingomyelin, ein Diaminophosphatid. Im Gegensatz zu den Gaucherzellen geben die Niemann-Pick-Zellen Fettfärbungen mit Scharlachrot oder Sudan III und Nilblausulfat.

Bei der Gauchermilz trifft man sehr viel eisenhaltige Pigmentmassen, während beim Morbus NIEMANN-PICK Hämosiderinablagerung vermißt wird.

Nachtrag. Unser Kind kam bald nach der klinischen Vorstellung ad exitum. Nach der genauen histologischen Untersuchung durch Herrn Prof. WEGELIN mußte die Diagnose NIEMANN-PICKsche Krankheit gestellt werden mit Lipoidose der Milz, der Lymphknoten, des Knochenmarkes, der Leber, der Lunge, der Nieren, der Nebennieren, des Thymus, des Darmes, des Gehirnes. Die Krankheit zeigte somit die für diese Lipoidose charakteristische viel weitere Verbreitung der Speicherzellen als beim Gaucher. In der großen Milz fanden sich breite, miteinander anastomosierende Züge und Stränge von sehr großen rundlichen oder polygonalen Zellen mit hellen feinwabigen, mit Hämalaun hellblau gefärbtem Plasma und kleinen runden, teils chromatinreichen, teils hellen Kernen, die in Einzahl, selten in der Mehrzahl, in der Mitte, häufiger etwas exzentrisch und hie und da ganz am Rande der Zellen liegen. Das Plasma der Zellen färbt sich mit Scharlachrot schwach gelblich, mit Nilblausulfat bläulich, Hämosiderin findet sich nirgends im Gewebe. Ähnliche Verbände von Pickzellen finden wir in den anderen obenerwähnten Organen. Im Knochenmark wurde der Befund von spärlichen Megakaryocyten mit sehr chromatinreichen, meist geschrumpften Kernen bestätigt. Es konnte aber überall eine Vergrößerung der Reticulumzellen nachgewiesen werden, im Knochenmark der Wirbelsäule und der Femurepiphyse. Daneben überall blutbildendes Mark. In der Haut fanden sich keine Speicherzellen, in den tieferen Schichten der Epidermis ziemlich reichlich Melanin.

Von ganz besonderem Interesse ist der Befund im Gehirn. Während in der Großhirnrinde sich nur vereinzelte Ganglienzellen mit großen, hellen Vacuolen und an die Peripherie verdrängten, meistens pyknotischen Kernen fanden, wurden in den Stammganglien, besonders im Globus pallidus, zahlreiche große Ganglienzellen von runder Form oder mit plumpen Fortsätzen nachgewiesen, während das Protoplasma von sehr vielen feinen Vacuolen durchsetzt ist und wabigen Charakter zeigt. Die Kerne sind meistens schlecht färbbar. Andere Ganglienzellen enthalten große Vacuolen und sind nicht selten blasig aufgetrieben. Der Kern ist dann an die Peripherie verdrängt. In manchen Ganglienzellen ist der Kern nur ganz schwach färbbar oder vollkommen verschwunden. Es finden sich in ihnen von Vacuolen durchsetzte, leicht mit Eosin färbbare große Schollen. Die Oligodendrogliazellen sind etwas vermehrt, die großen blasigen Ganglienzellen geben keine Fettfärbung mit Scharlachrot. Ihr Inhalt färbt sich mit Hämalaun bläulich. In der Haube des Pons, namentlich in der Gegend des Locus coeruleus und im Trigeminuskern finden sich viele kernlose oder feinvacuoläre, zum Teil riesige Ganglienzellen, die hier und da auch eosinophile Schollen enthalten. Im Gegensatz zu dem Fall von BAUMANN waren im Kleinhirn sämtliche Schichten der Rinde, insbesondere die PURKINJEschen Zellen, gut erhalten. Im ganzen Gehirn starke Füllung und Erweiterung der Kapillaren.

Als Nebenbefunde wären noch zu erwähnen Dilatation des Herzens, pleuritische Verwachsungen beider Lungen, chronische interstitielle Nephritis, Dilatation des rechten Nierenbeckens und Ureters.

73. Vorlesung.

Die diagnostische Bedeutung des Milztumors in der Pädiatrie.

Die ausschlaggebende Palpation der Milz geschieht so, daß man das Kind in rechte Diagonallage bringt und, rechts stehend, mit der rechten Hand untersucht, mit der linken Hand die Flanke entgegenhaltend.

Die Milz ist durch ihre Lage, ihre respiratorische Verschieblichkeit von links oben nach rechts unten, ihre kantige Form mit eingekerbten Rändern so gut charakterisiert, daß sie kaum mit etwas anderem verwechselt werden kann.

Durch subcutane Adrenalininjektionen ($^1/_2$ mg = 0,5 ccm der käuflichen Lösung 1 : 1000) verkleinert sich die hypertrophische, aber sonst normal arbeitende Milz unter vorübergehender Überschwemmung des Blutes mit Lymphocyten.

Eine interessante Erscheinung bei den verschiedenartigen Splenomegalien ist die Tatsache, daß sie im Blut mit erheblicher Leuko- und Thrombopenie einhergehen können. Man hat deshalb von einer splenopathischen Hemmung der Knochenmarkstätigkeit gesprochen.

Geringe Milzvergrößerungen sind besonders im frühen Kindesalter sehr häufig. Man findet sie z. B. bei überfütterten Kindern als sogenannte Mastmilz, ferner bei exsudativer Diathese, bei Rachitis, bei chronischen Verdauungsstörungen usw.; gelegentlich entdeckt man bei der Coeliakie auch größere, gut tastbare Milztumoren.

Viele *akute Infektionen* gehen mit einer mehr oder weniger starken Schwellung der Milz einher, z. B. der Typhus abdominalis, die BANGsche Krankheit, das lymphämoide Drüsenfieber, die Rubeolen, gelegentlich auch das Exanthema subitum. In manchen Masernepidemien hat man häufig Milztumoren feststellen können. Bekannt ist die Milzschwellung bei Sepsis, bei Endocarditis lenta; die rheumatische Infektion macht dagegen an sich merkwürdigerweise keine Splenomegalie. Gelegentlich werden auch bei der Impfung und beim Scharlach tastbare Milztumoren beobachtet.

Von den *chronischen Infektionen* wäre zunächst die primäre *Milztuberkulose* zu erwähnen. Es gibt in der Tat Milztumoren mit großen tuberkulösen Knoten, dabei findet man mitunter eine Hyperglobulie und daneben Leukopenie. Die subakute supramiliare Form der Säuglingstuberkulose geht regelmäßig mit einer erheblichen Milzschwellung einher und bei der Autopsie findet man das charakteristische Bild einer von mir sogenannten Salamimilz, zu dem neben den

Tuberkelknötchen auch noch kleinere und größere anämische Infarkte beitragen. Seltener führt die akute Miliartuberkulose bei älteren Kindern zu einem Milztumor.

Viel häufiger als die Tuberkulose ist die *Lues* Ursache einer Splenomegalie. Ein angeborener oder in den ersten Wochen nachweisbarer Milztumor ist geradezu charakteristisch für Lues. Auch bei älteren Kindern muß ein ätiologisch unklarer Milztumor in erster Linie an Lues denken lassen.

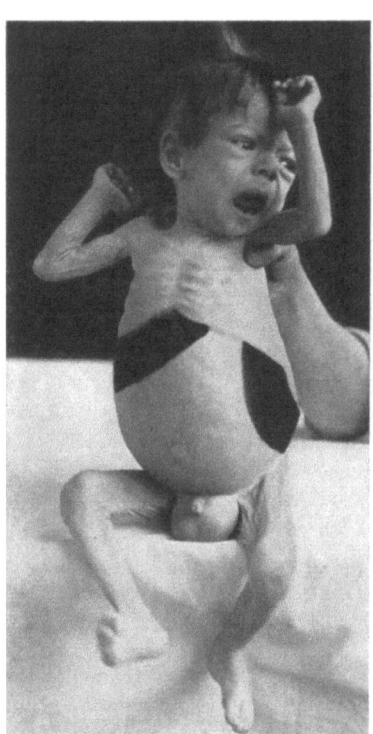

Für die Differentialdiagnose zwischen tuberkulösen und syphilitischen Milztumoren kommt einmal die Anamnese in Betracht, welche bei der Lues häufig Fehlgeburten, Totgeburten oder Frühgeburten ergibt; positive Tuberkulinreaktion und Veränderungen der Lungen im Röntgenbild sprechen für Tuberkulose, ein positiver Wassermann für Lues. Man muß jedoch stets daran denken, daß auch gemeinsame Infektionen von Lues und Tuberkulose vorkommen können.

Sehr große Milztumoren findet man besonders bei chronischem Verlauf der *Malaria*. Die Diagnose kann durch den Nachweis der Parasiten im peripheren Blut gestellt werden.

Die zweite Infektionskrankheit mit sehr großen Milztumoren ist die *Kala-Azar (Leishmaniosis)*. Sie kommt bei uns nicht vor, findet sich jedoch in den Mittelmeerländern und wird wahrscheinlich durch Insekten übertragen. Auch Hunde können die Infektion vermitteln. Die Parasiten sind oval oder ziemlich rund und enthalten zwei Kerne, einen Hauptkern und einen Nebenkern. In der Kultur wächst der Parasit sehr schnell und erhält

Abb. 53. Milztumor bei JAKSCH-HAYEMscher Anämie.

zudem einen Geißelfaden, der von dem Nebenkern ausgeht. Die Kinder zeigen vier bis sechs Wochen remittierendes Fieber, wobei Leber und Milz stark anschwellen. Es kommt zu Anämie, Abmagerung, Kachexie. Der Bauch ist mächtig angeschwollen, die Hautfarbe gelb, bleich, alle Lymphdrüsen sind etwas vergrößert. Im Blut Leukopenie, relative Lympho- und Monocytose. Die Krankheit wird wirksam bekämpft durch Injektion einer 2%igen Lösung von Tartarus stibiatus; Antimon ist dabei das wirksame Prinzip. Im peripheren Blut lassen sich die Parasiten nur selten nachweisen. Mehr Aussicht bietet eine Milz-, gelegentlich eine Leber- oder Knochenmarkspunktion.

Bekannt ist der *Milztumor bei Blutkrankheiten*, und zwar zunächst bei *Anämien.* Bei Säuglingen und Kleinkindern kommt besonders die JAKSCH-HAYEMsche *Anämie* in Betracht. Man findet dabei eine erhebliche Anämie mit starker Erythroblastose und starke Leukocytose, so daß sich sogar die Abgrenzung gegen Leukämie schwierig gestalten kann (Anaemia pseudoleucaemica infantum).

Bei der *hämolytischen Anämie*, bzw. beim *hämolytischen Ikterus*, der sowohl familiär und angeboren als auch erworben und singulär vorkommen kann, findet sich ein derber Milztumor sehr verschiedener Größe. Die Kinder sind mehr oder minder bleich, oft leicht ikterisch. Manchmal leiden sie unter anfallsweisen Schmerzen in der Milzgegend. Solche Milzkrisen gehen gewöhnlich mit Fieber, vermehrtem Blutzerfall, verstärkter Anämie, Zunahme des Ikterus und Zunahme des Milztumors einher. Die Erythrocyten sind abnorm klein, kugelig (sogenannte Kugelzellenanämie), die Polychromatophilen und Reticulocyten sind stark vermehrt. Die roten Blutkörperchen sind gegen hypotonische Kochsalzlösung abnorm empfindlich. Das Bilirubin im Blutserum gibt nur die indirekte Diazoreaktion, d. h. eine Rötung tritt erst nach Alkoholfällung auf. Die Erkennung dieser Fälle ist deshalb wichtig, weil Milzexstirpation die Erkrankung bessern kann. Die pathologische Hämolyse kommt durch die Entfernung der Milz gelegentlich zum Stillstand.

Sehr große, derbe, glatte Tumoren, die nicht selten bis ins kleine Becken hinabreichen, findet man bei den *myeloischen Leukämien*; bei den *lymphatischen Leukämien* ist die Milz meist nicht so stark vergrößert, und nur geringe Milzschwellungen findet man in der Regel bei den akuten Leukämien. Für lymphatische Leukämie spricht in erster Linie die allgemeine Vergrößerung der Lymphknoten, doch hat man in neuester Zeit auch Myelosen unter dem Bilde einer lymphatischen Systemerkrankung verlaufen sehen. Entscheidend ist natürlich für die Diagnose Leukämie der Blutbefund, der meist mit einem Schlage die Sachlage klärt, besonders auch, wenn ein sogenannter Hiatus leucaemicus nachzuweisen ist, d. h. wenn zwischen den jugendlichen und unreifen weißen Blutzellen und den reifen Leukocyten gar keine Übergangsformen vorhanden sind. Das Fehlen grobleukämischer Blutveränderungen spricht jedoch nicht unbedingt gegen einen leukämischen Prozeß, es gibt nämlich noch myeloische Aleukämien oder aleukämische Myelosen, bei denen klinisch zunächst nur der große Milztumor imponiert. Im Blutbild findet man nur leichte Anklänge an die myeloische Leukämie, bei anderen fehlen aber auch diese. Hier kann nur die Knochenmarks- oder Milzpunktion weiterführen, welche reichlich myeloische Zellen, besonders Myeloblasten, im Knochenmark und aus der Milz zutage fördert, wodurch die myeloische Metaplasie bewiesen ist. Die lymphatische Aleukämie macht geringere diagnostische Schwierigkeiten, weil im Blut meist eine relative Lymphocytose vorhanden ist und weil die generalisierte Schwellung der Lymphknoten ähnlich wie bei der lymphatischen Leukämie die Diagnose erleichtert.

Praktisch wichtig ist der Milztumor bei der *Lymphogranulomatose* oder der sogenannten HODGKINschen *Krankheit*. Meist ist er nicht sehr groß und tritt in dem Krankheitsbild dieses Leidens mit den charakteristischen paketförmigen Schwellungen einzelner Lymphdrüsengruppen nur wenig hervor. Es gibt aber auch Formen der Lymphogranulomatose, bei denen äußere Drüsenschwellungen fast ganz fehlen und nur ein mehr oder weniger großer, isolierter Milztumor vorhanden ist. Diese splenomegalen Lymphogranulomatosen können zu mannigfachen, differentialdiagnostischen Erwägungen Veranlassung geben. Gelegentlich sind sie mit typhösen Erkrankungen verwechselt worden, weil die Kranken mit Lymphogranulomatose oft fiebern und eine positive Diazoreaktion im Urin haben. Im Blut spricht gewöhnlich eine ausgesprochene polymorph-kernige Leukocytose mit Eosinophilie gegen einen Typhus, für den Leukopenie mit Lymphocytose charakteristisch ist.

Auch bei der benignen Lymphogranulomatose, der BESNIER-BOECKschen *Krankheit*, kommt nach meiner Beobachtung eine viscerale Form vor, welche neben Hepatomegalie einen riesigen Milztumor zeigt.

Wir treffen ferner Splenomegalien infolge von *Kreislaufstörungen*. Die Stauungsmilz bei allgemeiner Kreislaufschwäche ist gewöhnlich nicht erheblich vergrößert und fühlt sich derb an. Etwas stärkere Milzstauung kann man bei der

cardiotuberkulösen Cirrhose von HUTINEL feststellen. Es handelt sich um Folgezustände einer chronischen, tuberkulösen Pericarditis mit sogenannter Zuckergußleber und Milztumor.

Sehr interessant ist die *thrombophlebitische Splenomegalie*. Es ist bekannt,
daß es nach Nabeleiterung oder Furunkulose in den ersten Lebenswochen zu einer
teilweisen oder gänzlichen Verlegung der Pfortader oder nur ihres Milzastes, der
Vena lienalis, kommen kann. Es entsteht so ein Krankheitsbild das durch wiederholte profuse Blutungen, Blutbrechen und Blutstühle, Anämie und Milztumor
charakterisiert ist. Diese Kinder haben einen chronischen Milztumor, der sich
eine Zeitlang zusehends vergrößert, bis plötzlich heftige Blutungen aus varicösen
Gefäßen des Kollateralkreislaufes mit den Venen des Ösophagus, Magens oder
Darmes einsetzen. Während der Blutung ist charakteristisch, daß sich dabei
die Milz zusehends verkleinert, um nach Aufhören der Blutung sich wieder stark
mit Blut anzuschoppen. Diese wechselnde Beziehung zwischen Blutung und Milz-
größe ist recht charakteristisch. Im Blut findet man eine von der Stärke der Blutung abhängige Anämie, ferner Leuko- und Thrombopenie. Nach großen Blutungen können infolge des posthämorrhagischen Reizes die Werte von Leukocyten
und Blutplättchen wieder normal werden. Akuten Verblutungstod infolge
thrombophlebitischer Splenomegalie haben wir vor kurzem selbst beobachtet.

Bei den sogenannten *hepatolienalen Erkrankungen* handelt es sich um Leberleiden, verbunden mit Splenomegalie. Bei der seltenen atrophischen Lebercirrhose
ist der Milztumor meist unbedeutend. Es gibt aber auch im Kindesalter Lebercirrhosen, welche mit erheblichen Milztumoren und mehr oder weniger schweren
Anämien einhergehen. Dies gilt besonders auch für die Lues congenita tarda.
Gerade bei älteren Kindern liegt eine Reihe von Beobachtungen über fieberhafte,
Wochen und Monate andauernde Lebererkrankungen mit Milztumoren und
kürzeren oder längeren Remissionen vor. Die Diagnose Lues konnte durch die
erfolgreiche antisyphilitische Behandlung gestützt werden. Die gelegentliche
Beteiligung des Magen-Darmkanals ist durch den Nachweis diffuser Infiltrationen
in Magen- und Darmwänden, plattenförmiger Infiltrate in Mucosa oder Sub-
mucosa, die unter Umständen sich geschwürig verändern können, gesichert.
Es kann zu ringförmigen Geschwüren mit nachfolgenden Stenosen kommen.

Eine gewisse Beachtung haben die Beziehungen der angeborenen Syphilis
zum *BANTISchen Symptomenkomplex* gefunden. Der echte Banti kommt jedoch
bei uns wahrscheinlich gar nicht vor. Beim echten Banti unterscheidet man
klinisch drei Stadien. Im ersten Stadium, das mehrere Jahre dauert, entsteht
allmählich ein großer, derber, glatter Milztumor und eine mäßige Anämie. Im
zweiten Stadium tritt nach und nach ein leichter Ikterus und eine Lebervergrößerung hinzu, während das dritte Stadium durch die Entwicklung einer
atrophischen Lebercirrhose, also mit Ascites, Neigungen zu Blutungen aus dem
Magen-Darmkanal, gekennzeichnet ist. Im Blut besteht meist eine Leukopenie
mit relativer Lymphocytose, zuweilen auch Monocytose, ähnlich wie bei anderen
Milztumoren. Die operative Entfernung der fibrös entarteten Milz in den beiden
ersten Stadien soll die Krankheit heilen. Was wir bei uns sehen, sind meist nur
Pseudobantifälle.

Schließlich gibt es *Splenohepatomegalien* infolge von *Stoffwechselstörungen*.
Hier wäre zunächst zu erwähnen die *Amyloidleber und -milz* bei chronischer
Tuberkulose und chronischen Eiterungen.

Die *GAUCHERsche Krankheit* ist charakterisiert durch familiäres Vorkommen,
schleichende Entwicklung eines geradezu riesigen Milztumors, Leberschwellung,
eigentümlich bräunlichgelbe Hautpigmentierung, chloranämisches Blutbild, Leukopenie. Histologisch findet man in der Milz, der Leber, in den Lymphdrüsen

und im Knochenmark Nester eigentümlich großer, blassiger Zellen, die dem reti-culoendothelialen System angehören und die Gauchersubstanz, das sogenannte Kerasin speichern. Die Diagnose läßt sich durch die Milz oder Knochenmarks-punktion sichern.

In neuester Zeit hat bei den Kinderärzten ein verwandtes Leiden, der Typus NIEMANN-PICK, großes Interesse gefunden. Er kommt auch familiär, vorwiegend beim weiblichen Geschlecht vor, und zwar bei jüdischen Kindern. Drei eigene Beobachtungen betrafen sicher nicht-jüdische Kinder. Im Gegensatz zur GAUCHER-schen Krankheit wird das früheste Kindesalter befallen und die Krankheit verläuft viel schneller als der GAUCHERsche Typ. Immerhin habe ich NIEMANN-PICK-Fälle noch im Alter von 3 bis 5 Jahren beobachtet. Auch hier finden sich Zellinfiltrate in der Milz, Leber, Nieren, Nebennieren, Thymus, Herzmuskel, Lungen usw. Bei vorwiegender Infiltration im Gehirn scheint das Bild der TAY-SACHSschen sogenannten amaurotischen Idiotie zustande zu kommen. Die infiltrierenden Zellen sind groß, hell, rund, oval oder polyedrisch, enthalten nur einen oder zwei Kerne und doppelbrechende Lipoide (Phosphatide).

Bei der GAUCHERschen Krankheit kann es durch umfangreiche, knotige oder diffuse Einlagerungen von Gaucherzellgewebe in das Mark der großen Röhren-knochen oder in die Spongiosa zu Knochenauftreibungen und zu Spontanfrakturen kommen, so daß das Leiden klinisch als eine Knochenerkrankung imponiert. Differentialdiagnostisch wichtig ist das Fehlen regenerativer Knochenneubildung, die glatte Oberfläche auch stark deformierter Röhrenknochen, ferner der Nach-weis von Milz- und Lebertumor und der charakteristischen Zellen.

Es gibt nun noch eine dritte, fast ausschließlich in den Knochen lokalisierte Lipoidose, den Morbus SCHÜLLER-CHRISTIAN. Es zeigen sich hier Defekte der Schädelknochen in Form eines sogenannten hypophysären Landkartenschädels, ferner Exophthalmus und Diabetes insipidus. Die infiltrierenden Zellen enthalten bei dieser Krankheit Cholesterinfett, ähnlich wie die sogenannten Xanthome, zu denen die Krankheit in nächster Beziehung steht.

Die sogenannte *Glykogenspeicherungskrankheit* geht mit erheblicher Leber-schwellung, aber ohne Milztumor einher. Charakteristisch ist die Wachstums-hemmung, die Neigung zu Hypoglykämie und Ketonurie. Der Glykogenabbau ist gestört. Glykogeneinlagerung findet sich außerdem in den Nieren, den Muskeln (Herz) und dem Gehirn und anderen Organen in wechselnder Verteilung.

74. Vorlesung.

Dysporia entero-broncho-pancreatica congenita familiaris.

(Cystische Pankreasfibrose.)

Heute habe ich in Bern zum erstenmal Gelegenheit, eine Reihe von Fällen in der Klinik vorzustellen, welche in das Gebiet jenes eigenartigen Syndroms gehören, das sich um eine zuerst anatomisch festgestellte cystische Pankreas-fibrose als Zentrum allmählich dank der grundlegenden Arbeiten von LAND-STEINER, FANCONI und ANDERSEN herauskristallisiert hat. Wir sind heute so weit, das Syndrom klinisch zu diagnostizieren und den anatomischen Befund einer cystischen Pankreasfibrose mit einiger Sicherheit vorauszusagen. Da jedoch das Krankheitsbild sich unter anscheinend banalen Masken verbergen kann, wird die klinische Diagnose auch heute noch häufig nicht gestellt. So erwähnen

MENTEN und MIDDLETON, daß unter ihren 18 Fällen nur bei drei Patienten während des Lebens die Krankheit richtig diagnostiziert werden konnte, hauptsächlich wegen des Mangels charakteristischer und führender Symptome. Es scheint aber auch, daß das Syndrom erst in den letzten Jahren wirklich in zunehmender Häufigkeit auftritt. So geben MENTEN und MIDDLETON an, daß im Jahrzent 1926 bis 1936 keine Beispiele von cystischer Pankreasfibrose trotz histologischer Untersuchung des Pankreas bei den Autopsien im Childrens Hospital in Pittsbourgh gefunden werden konnten, dagegen in der Zeit von 1936 bis 1943 in 2,8% aller Autopsien. In ähnlicher Weise berichten BLACKFAN und MAY, daß in 15 Jahren vor 1938 unter 2800 Autopsien im Childrens Hospital in Boston nur 1,25% Fälle von cystischer Pankreasfibrose nachgewiesen werden konnten, von 1938 bis 1942 geben sie dagegen 4,8% an, für 1942 allein 16 Fälle auf 198 Autopsien oder 8%. Diese Zahlen zeigen einen bemerkenswerten Anstieg der cystischen Fibrose des Pankreas in den letzten Jahren an.

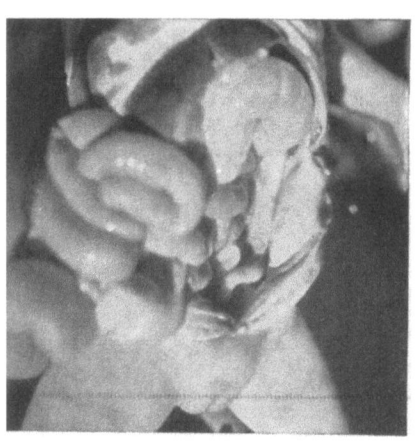

Abb. 54. Meconiumileus. Übergang in den Hungerdarm bei Autopsie immer noch sichtbar nach 2½ Monaten.

Die Häufigkeit des Auftretens scheint, wie aus obigen statistischen Daten hervorgeht, auch in den Vereinigten Staaten gewisse regionale Verschiedenheiten zu zeigen. Bei uns wurden aus der Ostschweiz bereits zahlreiche Fälle gemeldet (FANCONI, REHSTEINER), während von pathologisch-anatomischer Seite bestätigt werden wird, daß in Bern die cystische Pankreasfibrose bisher kaum beobachtet wurde.

Zuerst stelle ich einen jetzt 2½ Monate alten weiblichen Säugling vor, der am ersten Lebenstag am 13. November 1945 nach rechtzeitiger Geburt und einem Geburtsgewicht von 4000 g in die Kinderklinik eingewiesen wurde, weil der Bauch abnorm groß und gespannt war, einen Umfang von 40 cm bei einem Brustumfang von 36,5 cm hatte und kein Meconium abging, trotzdem keine Atresia ani bestand. Ein Darmrohr ließ sich per rectum 15 cm tief einführen, dabei wurde kein Meconium, sondern nur ein zirka 5 cm langer, weißlichgelblicher Schleimpfropf entleert. Auch ein Darmeinlauf förderte kein Meconium zutage. Kein Erbrechen. Kein Tumor palpabel. Dagegen hatte man bei der Palpation den Eindruck von geblähten Darmschlingen. Bei der Durchleuchtung wurden zahlreiche stark erweiterte und geblähte Dünndarmschlingen, namentlich im linken Oberbauch, gesehen, ein sicherer Spiegel im rechten Oberbauch. Da auch in der sonst gut verlaufenen ersten Nacht kein Meconium abging, sondern nur wieder etwas weißlichgelblicher Schleim, stellten wir die klinische Diagnose: *Meconiumileus.* Wegen des fehlenden Erbrechens und des gänzlich ausbleibenden Meconiumabganges mußte der Darmverschluß relativ tief angenommen werden, wahrscheinlich im unteren Ileum. Das Neugeborene wurde deshalb dem Spitalchirurgen, Herrn Dr. W. LAUTERBURG, zur Operation überwiesen.

Operation am 14. September 1945, 12¹⁵ Uhr in Infiltrationsanästhesie im rechten Unterbauch. Im Abdomen mäßig viel klare, gelblich seröse Flüssigkeit. Unterste Ileumschlinge imponiert sofort als bleistiftdünner Hungerdarm von rosenkranzartiger Form, indem kleinkugelige Partien mit kurzen strangförmigen regelmäßig abwechselten. Erst etwa 15 bis 20 cm oberhalb der BAUHINschen Klappe erweiterte sich der Darm konisch stark und war prall mit dickbreiigem, fest klebendem Meconium ausgefüllt, das sich nur mit großer Mühe aus dem erweiterten Darmstück durch den langsam abnehmenden Darmquerschnitt etwas in den Hungerdarm vorschieben ließ. Auf Anlegung einer Enteroanastomose oder eines Anus praeter oder gar eine Darmresektion wurde vom Chirurgen mit Recht verzichtet, da solche Eingriffe erfahrungsgemäß die Prognose verschlechtern (BRONAUGH und LATTIMER).

Postoperativer Verlauf: Infusion mit Ringerlösung mit Traubenzucker, drei Teilstriche Prostigmin, dreimal 1 Tropfen Gynergen, Einlauf mit 150 ccm physiologischer Kochsalzlösung, Magenspülung mit Kohleaufschwemmung, Stimulation mit Coramin und Sympatol. Am 15. und 16. September immer noch kein Meconiumabgang. Am 17. September sehr häufiges Erbrechen von gelbgrünlicher Flüssigkeit, aber auch aus dem After fließt nun sehr reichlich braungrünes, klebriges Meconium den ganzen Tag ab und führt zu einer wahren Überschwemmung. Der Bauchumfang geht von 40 cm auf 37,5 cm zurück, das Gewicht sinkt bis 3400 g. Die Ernährung mit kleinen häufigen Mahlzeiten Frauenmilch gelingt nach Sistieren des Erbrechens, und es geht am 18. September zum erstenmal ein goldgelber Frauenmilchstuhl ab. In den nächsten Tagen nahm das Kind trotz anscheinend ausreichender Frauenmilchernährung nicht an Gewicht zu. Am 27. September mußte das Kind aus äußeren Gründen anscheinend geheilt aus dem Spital entlassen werden.

Die Kardinalsymptome des *Meconiumileus* sind:

1. Großer aufgetriebener Leib.
2. Fehlender Abgang von Meconium, trotzdem keine Analatresie besteht.

Der Meconiumileus hat eine schlechte Prognose, wenn er nicht spontan zurückgeht, oder wenn es nicht gelingt, ihn durch Prostigmin, Einläufe usw. oder durch chirurgischen Eingriff zu überwinden. Es kommt dann zu Dehnungsgeschwüren des Darmes, zur Perforation desselben, Austritt von Meconium in die Peritonealhöhle und zu sogenannter Meconiumperitonitis. Der Meconiumileus ist schuld daran, daß die von ihm betroffenen Neugeborenen meist schon im Verlaufe der ersten Lebenswoche sterben.

Es war LANDSTEINER, der schon im Jahre 1905 dieses Krankheitsbild beschrieb und als erster schon damals bei der mikroskopischen Untersuchung eine ausgedehnte cystische Pankreasfibrose feststellte, welche die LANGERHANSschen Inseln intakt ließ. Die Pankreasausführungsgänge waren cystisch erweitert und enthielten ein eingedicktes, homogenes oder grob granuliertes Sekret.

KAUFMANN und CHAMBERLIN haben 1943 einen eigenen, sehr interessanten Fall von Meconiumileus beschrieben, bei dem sich eine Hemmung der Entwicklung der Pankreasgänge zur Acinusbildung ohne jede entzündliche Reaktion nachweisen ließ. Im Anschluß an diesen Fall haben diese Autoren eine kritische Übersicht über die bisher beobachteten Fälle in der Weltliteratur gegeben (LANDSTEINER, KORNBLITH und OTANI, DODDS, BORNAUGH und LATTIMER, BLACKFAN und MAY, ANDERSEN, BURGER u. a.). Aus der Schweiz wären noch zu erwähnen die Fälle von SPRENGER (1942) und von WISSLER und ZOLLINGER (1945).

Das Meconium ist normalerweise eine dunkle, bräunlichgrüne, halbfeste Masse, welche sich zusammensetzt aus Schleim, Galle, intestinalen Sekreten, Fetttröpfchen, Cholesterin, Vernix caseosa, epithelialen Zellen und Haaren, aus verschlucktem Fruchtwasser stammend. Im ganzen ist das Meconium ein Stoffwechselprodukt im strengsten Sinne, ähnlich wie der Hungerkot, da an seiner

Bildung fast ausschließlich die Verdauungssäfte der Galle, des Pankreassaftes und der Darmwandsekrete sich beteiligen.

Beim Meconiumileus ist das Meconium offenbar in seinen physikalischen Eigenschaften verändert: Es ist eingedickt, klebrig wie Harz (Rehsteiner), dunkelgrün und von kittartiger Konsistenz (Kaufmann, Chamberlin). Es klebt an der Darmwand so fest, daß in unserem Fall selbst der Chirurg es nur mühsam bei der Laparotomie etwas in den nächstliegenden Hungerdarm zu pressen vermochte. Die normale Darmperistaltik vermag es erst recht nicht fortzubewegen und es kommt daher zum Ileus. Glanzmann und Berger gelang der Nachweis eines besonderen Eiweißkörpers, der selbst mit Glaswänden verklebt.

Kaufmann und Chamberlin schließen, daß, wenn Pankreasenzyme infolge der cystischen Pankreasfibrose im Darm Fette und Proteine nicht anzudauen vermögen, es zu einer Eindickung und Härtung des Meconiums zu kittartiger Konsistenz komme.

In einem sehr interessanten Fall Fanconis war aber das Pankreas normal, dagegen bestand eine typische biliäre Lebercirrhose infolge einer unvollständigen Entwicklung der großen Gallenwege. Trotzdem war das Meconium im oberen Jejunum dunkelgrün gefärbt, es mußte also Galle vorhanden sein. In einem Falle Burgers konnte keine deutliche Veränderung weder am Pankreas noch in der Leber gefunden werden, und es muß deshalb in Betracht gezogen werden, daß eine Anomalie der Darmsekrete selber zu der pathogenetisch bedeutsamen physikalischen Veränderung des Meconiums führen kann.

Interessant sind in diesem Zusammenhang Beobachtungen von Wissler und Zollinger, bei denen auch noch bei älteren Kindern mit diesem Syndrom Stühle festgestellt wurden, klebrig wie Lehm oder Kitt, so daß sie an den Windeln und Hosen oder am Topf kleben blieben und bei einem dreijährigen Kind zu einem Kotileus geführt hatten.

Der Meconiumileus bietet uns ein eindrucksvolles Beispiel für den Begriff der Dysporie, d. h. griechisch des schwierigen Weges, des Passagehindernisses in einem Kanal, bedingt durch abnorm klebrige und eingedickte Darmsekrete, welche sich an der Darmwand verharzen und dadurch zu Ileus führen.

Aber auch, wenn der Chirurg mehr oder weniger stolz ist darauf, den Meconiumileus durch seinen operativen Eingriff überwunden zu haben, oder wenn es dem Pädiater gelungen ist, durch Einläufe und Prostigmin dem zähflüssigen Meconium Abfluß zu verschaffen, wie in einem Fall von Wissler und Zollinger, in einer Beobachtung von Rehsteiner aus letzter Zeit, wie auch in unserem eigenen Fall, so dürfen wir uns nicht lange des eindrucksvollen Erfolges freuen; denn es stellt sich früher oder später nur ein Szenenwechsel ein und es folgt ein weiterer Akt des Trauerspiels, der nun durch eine eigentümliche, keuchhustenartige Erkrankung des Respirationssystems gekennzeichnet ist (das sogenannte *Pertussoid*), und entweder sehr rasch, wie im Falle Rehsteiners schon am siebzehnten Lebenstag, oder im Verlauf von wenigen Wochen bis einigen Monaten zum Exitus durch Bronchopneumonie führt.

Unser Neugeborenes mit dem Meconiumileus begann, kaum aus dem Spital entlassen, im Alter von 14 Tagen im Anschluß an einen Schnupfen zu husten. Dieser Husten nahm seither immer zu und steigerte sich zu quälenden Anfällen, die besonders nachts nicht selten mit Erbrechen endeten. Auch sonst wollte das Kind nicht recht gedeihen, es hatte etwas gehackte Stühle mit erbsenartigen Gebilden und nahm langsam an Gewicht ab. Es wurde deshalb am 1. November 1945 wieder ins Kinderspital eingewiesen.

Sie sehen heute einen zwei Monate alten, blassen (Hämoglobin 50%) und dystrophischen Säugling vor sich, der mit heiserer Stimme schreit und von Zeit zu Zeit immer quälende, lang dauernde und erfolglose Hustenanfälle zeigt, die meist mit einem schmerzlichen Krächzen enden, wobei das Gesicht des Kindes rot wird, manchmal mit einem leichten Anflug von Cyanose. Dieses Krankheitsbild ist außerordentlich keuchhustenähnlich, zumal bei der echten Säuglingspertussis auch das Einziehen (die Reprise) der älteren Kinder durch Krächzen ersetzt wird.

Gegen eine echte Pertussis spricht jedoch das Fehlen einer Lymphocytose im weißen Blutbild: Leukocyten 10 200, neutrophile Stabkerne 4,5%, Segmentkerne 47,5%, Eosinophile 7,5%, Basophile 0, Lymphocyten 32,5%, große Monocyten 8%. Bemerkenswert ist außer der fehlenden Lymphocytose eine Eosinophilie. Es kann sich also nur um ein sogenanntes *Pertussoid* handeln.

Der objektive Lungenbefund ist spärlich, doch ist besonders rechts hinten unten fast täglich an derselben Stelle Knisterrasseln zu hören.

Im Röntgenbild sieht man hilifugale Verstärkung der Lungenstrangzeichnung, aber ohne Anhaltspunkte für Infiltrate. Bemerkenswert ist, wie in einer Beobachtung von WISSLER und ZOLLINGER, eine starke Blähung beider Lungen.

Im Sputum konnten hämolytische Staphylokokken nachgewiesen werden, gleich wie in den Fällen von ANDERSEN.

Während gewöhnliches bronchitisches Sputum nach SAHLI nur Spuren Eiweiß enthält, selbst bronchiekta-

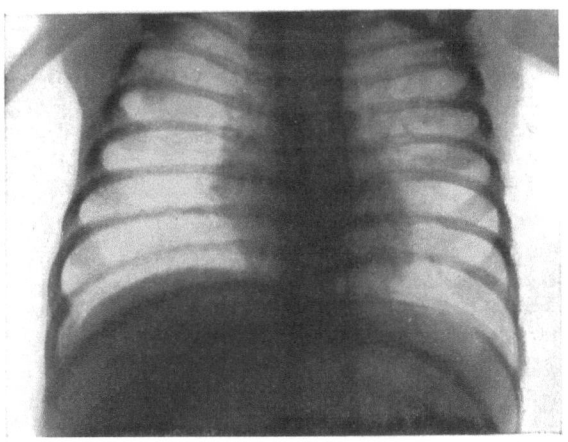

Abb. 55. Lungenblähung, verstärkte Lungenzeichnung links oben.

tisches oder bronchopneumonisches Sputum nur zirka 3,06% nach WANNER, war das grünlich-eitrige Sputum dieses Säuglings außerordentlich zäh klebrig und enthielt bis 10,72% Gesamteiweiß.

Wir haben hier im Bereiche des Bronchialsystems wiederum das Bild der *Dysporie* durch ein zähes, klebriges, eiweißreiches Sekret, das die Luftwege verharzt, zu dem quälenden und meist ergebnislosen Staccato-Reizhusten Anlaß gibt und zu einer diffusen Lungenblähung führt, da die Luft wohl in die Lungen eindringen kann, wobei aber bei der Ausatmung das Entweichen der Luft durch das klebrige Sekret stark behindert wird. Hier kann die Beschaffenheit des Sekrets unmöglich auf den Ausfall der verdauenden Funktion des Pankreassekrets zurückgeführt werden wie im Darm. Daß aber auch dort weiterhin abnorm eiweißhaltige Sekrete abgeschieden werden, geht aus dem faulen, stinkenden Geruch der Stühle hervor, wenn auch der Gestank in unserem Falle nicht so stark ist, daß er das ganze Zimmer verpestet, wie WISSLER und ZOLLINGER erwähnen.

Als zweiten Fall demonstriere ich Ihnen einen ebenfalls zwei Monate alten männlichen Säugling mit der folgenden interessanten Familienanamnese:

Erstes Kind: Ein Knabe mit $3^{1}/_{2}$ Monaten gestorben an Lungenentzündung, nachdem er zwei Monate lang an einem keuchhustenähnlichen Husten mit wenig Fieber gelitten hatte.

Zweites Kind: Ein jetzt fünf Jahre altes Mädchen, gesund.

Drittes Kind: Ein Knabe, wurde uns im Alter von neun Wochen in atrophischem Zustande mit Ödemen an den Oberlidern, beiden Fußrücken und Unterschenkeln und an der Bauchhaut eingewiesen: er starb bald nach der Aufnahme unter Zunahme der Ödeme an einer basalen Pneumonie. Er hatte eine Anämie, Hämoglobin 50 Einheiten = 8 g, Rote 2,6 Millionen, Färbeindex 0,9, Leukocyten 4400, neutrophile Stabkerne 3,5%, Segmentkerne 16%, Lymphocyten 76%, Monocyten 4,5%.

Serum: Sehr starke Hypoproteinämie mit völligem Globulinmangel: Eiweiß 4 g%, Viskosität 1,1, Albumin somit 100%, kein Globulin. Exitus am 24. 9. 43.

Viertes Kind: Mädchen, jetzt einjährig, gesund.

Fünftes Kind: Geboren am 15. 11. 1945 mit einem

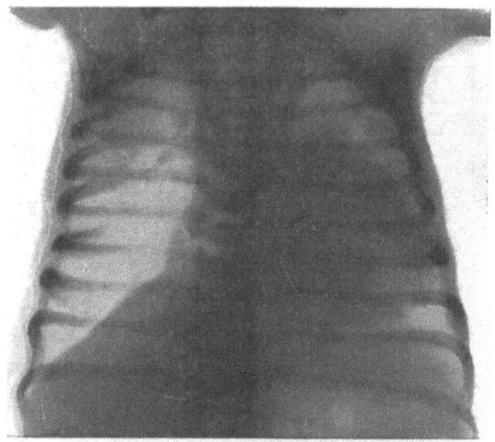
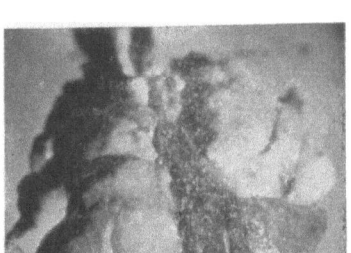

Abb. 56. Mächtiges rechtsseitiges Lungenemphysem mit Verdrängungserscheinungen.

Abb. 57. Gleicher Fall, Autopsiepräparat.

Geburtsgewicht von 3250 g, wurde von uns am 1. Januar 1946 in das Kinderspital aufgenommen, weil es schlecht gedieh und seit dem Alter von 14 Tagen einen sehr hartnäckigen, trockenen Reizhusten hatte (Pertussoid).

Sie sehen einen beinahe zwei Monate alten männlichen Säugling vor sich, in stark dystrophischem Zustande mit einer Körperlänge von bloß 48 cm und einem Körpergewicht von nur 2650 g. Abnorme Falten an den Oberschenkeln infolge Turgorverlustes, aber mit Dunsung im Gesicht, Ödemkissen auf beiden Händen und beiden Füßen, Ödeme an den Unterschenkeln, aber im Urin kein Eiweiß.

Der Thorax zeigt einen parasternalen Rippenbuckel beiderseits. Die rechte Seite des Thorax bleibt bei der Atmung zurück. Der Thorax bewegt sich bei der Inspiration fast ausschließlich in anteroposteriorer Richtung, wobei sich der Processus xiphoides etwas von rechts unten nach links oben bewegt. Die Atmung ist mühsam, hastig. 80 Atemzüge pro Minute, selbst in der Ruhe, trockener Reizhusten.

Über der rechten Lunge tympanitischer Schall. Linke Seite fast ganz von der Herzdämpfung ausgefüllt.

Das Thoraxröntgenbild zeigt ein mächtiges Emphysem der ganzen rechten Lunge mit Verdrängung des Herzens nach links und Herabdrängung des Zwerchfells rechts. Das Herz selber ist nur verdrängt, aber nicht vergrößert. Das Emphysem wird erschlossen aus der vermehrten Strahlendurchlässigkeit der rechten Lunge.

Bei der Auskultation hört man an den Basen beiderseits feinblasige klingende Rasselgeräusche.

Der Blutbefund zeigt wie bei dem Bruder eine Anämie: Hämoglobin 57 Einheiten = 9,12 g, Rote 2,9 Millionen, Färbeindex 0,9, Leukocyten 15200, neutrophile Stabkernige 4,5%, Segmentkernige 25%, Eosinophile 4,5%, Lymphocyten 61,5%, Monocyten 4,5%.

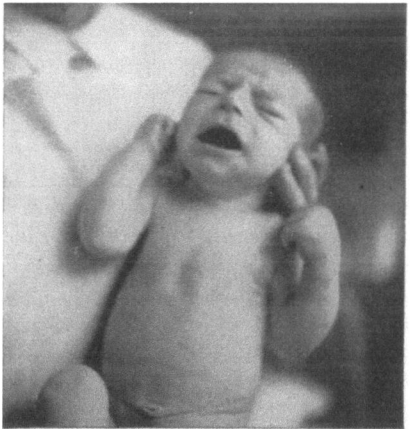

Abb. 59. Schwellung des Handrückens.

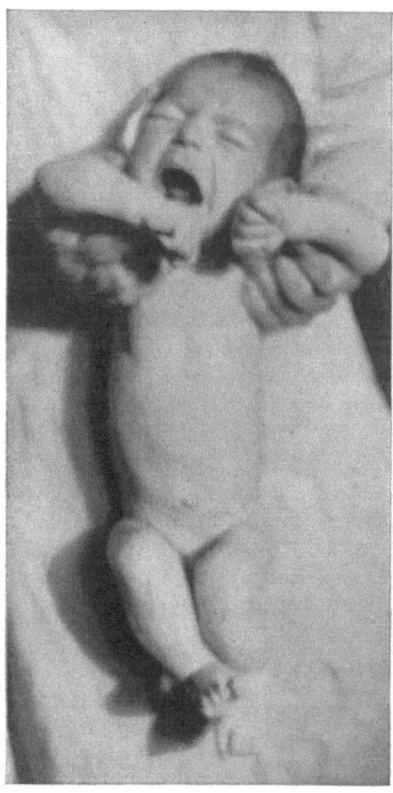

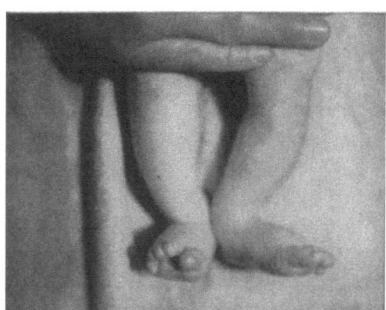

Abb. 58. Generalistische Hydrops infolge Hypoproteinämie.

Abb. 60. Ödeme der Füße und Beine.

Sehr interessant ist, daß ebenfalls wie bei dem 1943 verstorbenen Bruder als Ursache der Ödeme eine Hypoproteinämie festgestellt werden konnte. Gesamteiweiß 4,85 g%, Serumalbumin 3,27%, Serumglobulin 1,58%. Albumin-Globulinquotient 2,1 infolge Hypoglobulinämie. Nüchternblutzucker 81 mg%.

Im Urin kein Eiweiß, aber zeitweise Zucker bis 1,2% nach BENEDIKT.

Dieser sehr interessante Fall bietet uns wichtige und bisher selten oder kaum bei dieser Krankheit beschriebene Veränderungen. So das einseitige obstruktive Lungenemphysem. Das zähe klebrige Sekret hat hier zu einem Ventilverschluß des rechten Hauptbronchus geführt. Luft kann bei der Inspiration wohl eintreten, aber infolge des Ventilverschlusses nicht mehr aus der rechten Lunge heraus. So kommt es zu einem so mächtigen Emphysem der ganzen rechten Lunge, daß das Herz ganz nach links verschoben und das Zwerchfell herabgedrängt wird. Man muß sich vor einer Verwechslung mit Pneumothorax hüten.

21*

Gegen einen solchen spricht das Fehlen eines Lungenrandschattens sowie die Tatsache, daß man in dem hellen Bezirk doch noch etwas Lungenzeichnung wahrnehmen kann.

Man muß allerdings noch an eine echte Bronchostenose denken, wie sie in einem Fall von MENTEN und MIDDLETON bei cystischer Pankreasfibrose wirklich beobachtet worden ist. Sie schreiben: "The lumen of the left main bronchus was reduced to about one third normal size." Wir selbst haben vor einigen Jahren einen solchen Fall von echter Bronchostenose mit linksseitigem Lungenemphysem und Herzverdrängung nach rechts mit sekundären Bronchiektasien gesehen, bei dem aber der autoptische Befund ein normales Pankreas ergab. Gleichwohl scheint mir auch dieser Fall in das Gebiet dieses Syndroms zu gehören, indem dasselbe nicht immer vollständig entwickelt zu sein braucht, sondern ähnlich, wie in den Fällen von JENNY, nur Teilgebiete wie die Lungen mit Bronchiektasenbildung befallen kann.

Von besonderem Interesse ist die bisher nicht beschriebene familiäre Hypoproteinämie mit Hypoglobulinämie bei diesem Leiden, welche zu allgemeinem Hydrops, ähnlich wie bei einer Nephrose, aber ohne jede Albuminurie, geführt hat. Die Bluteiweißformel ist dabei derjenigen der Nephrose gerade entgegengesetzt. Während wir bei der Nephrose das Globulin intakt finden bei Absinken des Albumins, gelegentlich bis auf 0%, haben wir umgekehrt bei dem 1943 verstorbenen Bruder eine Herabsetzung des Globulingehalts bis auf 0 mit 100% Albumin. Bei dem hier vorgestellten Geschwister ist die Hypoglobulinämie ebenfalls deutlich, aber nicht so stark wie bei dem Bruder. Einzig WISSLER und ZOLLINGER haben bisher einen ähnlichen Fall allgemeiner Ödeme mit Hypoproteinämie bei einem sieben Wochen alten Säugling mit cystischer Pankreasfibrose beschrieben, aber sich über die Pathogenese keinen rechten Vers machen können. Sie weisen ferner auf einen Fall von GARSCHE hin, wo bei einem $5^1/_2$-jährigen Knaben ebenfalls ausgedehnte Ödeme und Hypoproteinämie bestanden, wobei sich pathologisch-anatomisch eine Pankreascirrhose ohne Cystenbildung ergab.

Bemerkenswert ist auch die transitorische Glykosurie in unserem Fall, welche von WISSLER und ZOLLINGER in ihrer ausgezeichneten Monographie nicht erwähnt wird, aber wenn auch selten, so doch schon von einer Reihe von Autoren, wie RAUCH et allied, GARROD und HURTLEY, PARMELEE, HARPER u. a., beschrieben worden ist. Diese vorübergehende Glykosurie dürfte auf eine gelegentliche Schädigung auch der LANGERHANSschen Inseln infolge der Pankreasfibrose zurückzuführen sein.

Fassen wir die wesentlichen Züge des zweiten hiehergehörigen Krankheitsbildes, dessen Kenntnis wir im wesentlichen den ersten sorgfältigen Beschreibungen von ANDERSEN verdanken, zusammen:

1. Großes Abdomen von Geburt an ohne Meconiumileus.

2. Schlechtes Gedeihen von Geburt an, selbst bei Frauenmilchernährung.

3. Große Stühle, die manchmal, aber nicht immer abnorm reichlich Fett enthalten und einen meist üblen, fauligen Geruch verbreiten.

4. Intoleranz gegen Fett in der Nahrung (ANDERSEN).

5. Oft schon vom Alter von zwei Wochen an beginnende Erkrankung der Respirationsorgane mit einem allmählich zunehmenden keuchhustenähnlichen Husten, Pertussoid ohne Lymphocytose mit chronischem Verlauf.

6. Oft plötzliche Entwicklung einer eitrigen Bronchitis mit Staphylokokken aus dem chronischen Hustenstadium heraus. Infizierte Bronchiektasen mit Abscessen, lobuläre chronische Pneumonie mit fibrinöser Pleuritis oder jede Kombination von solchen Zuständen.

7. Im Röntgenbefund zuerst nur vermehrte Strangzeichnung. Allgemeine Lungenblähung. In unserem zweiten Fall zuerst beschriebenes, lokalisiertes, einseitiges, obstruktives Lungenemphysem mit Verdrängung des Herzens nach der Gegenseite.

8. Häufig infektiöse Anämie merkwürdigerweise mit Eosinophilie.

9. Generalisierter Hydrops mit Hypoproteinämie und von uns zuerst beschriebener familiärer Hypoglobulinämie.

10. Transitorische Glykosurie wie in unserem zweiten Fall.

11. Schlechte Prognose: das Lungenleiden führt spätestens im Verlauf des ersten Halbjahres oft ganz plötzlich zum Tode.

Und nun stoßen wir vor zum Kristallisationszentrum für diese verschiedenen Syndrome, zur cystischen *Pankreasfibrose*. Kann auch diese als eine *Dysporie* aufgefaßt werden? Bei der mikroskopischen Untersuchung erscheinen die Acini und schmalen Gänge stark erweitert, gelegentlich obliteriert, und ihr begrenzendes Epithel ist abgeflacht. Die Lumina sind ausgefüllt mit eingedicktem Material, entweder in konzentrischen Ringen oder in homogenen Massen, welche sich mehr oder weniger mit Eosin färben lassen. Man findet in der Umgebung eine ausgedehnte Fibrose des Bindegewebes, das in vorgerückten Stadien Acini und Gänge ersetzen kann. Es waren namentlich BLACKFAN und MAY, welche darauf hinwiesen, daß die auffallenden Pankreasveränderungen zurückgeführt werden können auf die Produktion eines abnormen Sekrets, welches eindickt und zu einer Überdehnung und Atrophie der Gänge und Acini führt. Wir haben hier somit wiederum in ganz besonders augenfälliger Weise das Bild der Dysporie vor uns, bedingt durch abnormes eindickendes Sekret. Dadurch wird die exokrine Funktion des Pankreas auf das schwerste beeinträchtigt, während der endokrine Apparat in Form der LANGERHANSschen Inseln sowohl anatomisch wie funktionell meist gut erhalten bleibt. Infolge der Dysporie für den exokrinen Pankreassaft kommt es zu ähnlichen Ausfallserscheinungen wie bei experimenteller Unterbindung des WIRSUNGschen Ganges (GREENBERG). Die frühesten Veränderungen, etwa zwei Wochen nach der Ligatur der Gänge, waren degenerative Prozesse in den Acinuszellen des Pankreas, eine deutliche Infiltration mit mononukleären Zellen und eine fortschreitende Zunahme des Bindegewebes, während die LANGERHANSschen Inseln intakt blieben.

Die Dysporie des Pankreassekrets bedingt eine mangelhafte fermentative Wirksamkeit des Duodenalsaftes. Der Nachweis eines fehlenden oder ungenügenden Gehaltes des Duodenalsaftes an den typischen Pankreasfermenten Lipase, Trypsin und Diastase wird von größter Wichtigkeit, um die Differentialdiagnose zwischen einer pankreatogenen Steatorrhoe und einer echten Coeliakie, bei der keine Pankreasveränderungen und kein Fermentmangel bestehen, zu stellen. Wie schwierig aber auch diese Differentialdiagnose sein kann, geht daraus hervor, daß ein Patient mit anscheinender Coeliakie, der einen hohen Gehalt von gespaltenem Fett im Stuhl aufwies und auf Coeliakiediät gut reagierte, nach ANDERSEN bei der Autopsie eine cystische Pankreasfibrose zeigte. Es kann sich also letztere unter einem Coeliakiesyndrom präsentieren.

Eine solche Diagnose stellten wir bei diesem jetzt fünfjährigen Knaben, den ich heute als letzten Fall vorweise. Er machte im Alter von $4^{1}/_{2}$ Monaten eine Lungenentzündung durch und hat seither öfters Katarrh. Das erste Kind der betreffenden Familie ist im Säuglingsalter an einer Pneumonie gestorben. Der Mutter fiel seit langem auf, daß der Knabe große massige Stühle habe, die weich, breiig, schlecht verdaut waren, z. B. erschienen Makkaroni und Rüben in derselben Form, wie sie eingenommen wurden, wieder im Stuhl. Der Stuhl war stark fettglänzend, oft bildete sich im Topf eine dicke Fettschicht über dem Stuhl mit scheußlichem fauligem Geruch.

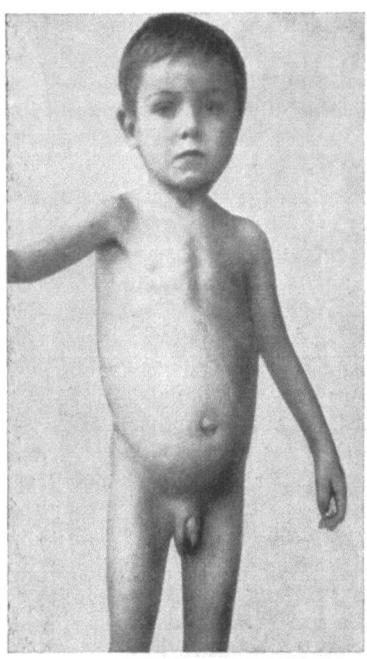

Abb. 61. Coeliakie-Syndrome.

Übrigens wechselte die Farbe des Stuhls je nach der aufgenommenen Nahrung. Das Abdomen wurde auffällig groß und gebläht. Mastdarmvorfall bei der Defäkation seit fast einem Jahr, große Gewichtsschwankungen. Dieser am 9. August 1940 geborene Knabe wurde am 3. Juni 1942 ins Jennerspital aufgenommen und bot damals das typische Bild einer Coeliakie bei völlig negativem Lungenbefund. Die Stühle reagierten sehr gut auf die übliche Coeliakiediät mit Eledon, Früchten, Gemüsen, Linsen und Reis. Die Steatorrhoe verschwand. Es trat nur interkurrent eine leichte Bronchitis auf. Der Knabe wurde am 10. Juli 1942 nach Hause entlassen, und unter Weiterführung der Diät ging es ihm recht ordentlich, man konnte ihm sogar ungestraft seit 1½ Jahren statt Eledon abgerahmte Vollmilch geben.

Angeblich im Anschluß an die Pockenimpfung trat nun im Herbst 1945 eine eigentümliche, hartnäckige Lungenerkrankung auf, mit einem zähschleimigen, nicht selten eitriggrünen Auswurf. Temperaturen meist subfebril, gelegentlich Fieberzacken bis 39. Der Knabe ist immer etwas bläulich und hat oft kurzen Atem.

Sie sehen einen jetzt fünfjährigen kleinen und untergewichtigen Knaben vor sich, mit einer Körpergröße von 99 cm statt 107 (—8 cm) und einem Körpergewicht von 11,3 statt 18,4 (—7,1 kg). Der Patient zeigt deutliche Cyanose und Dyspnoe; etwas stinkender Foetor ex ore, angedeutete Trommelschlegelfinger mit deut-

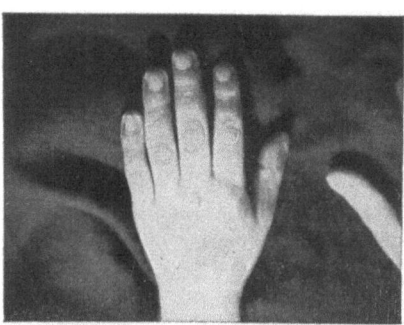

Abb. 62. Trommelschlegelfinger.

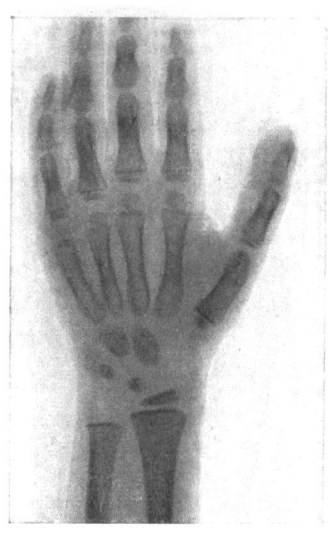

Abb. 63. Osteoporose.

lichen Uhrglasnägeln, am Thorax Residuen von Rachitis, Einziehung der Flanken, beidseits parasternaler Rippenbuckel mit eingesunkenem Sternum.
Über dem rechten Oberlappen fast absolute Dämpfung mit Bronchialatmen,

sogar zeitweise amphorisches Atmen und klingende Rasselgeräusche. Über den übrigen Lungenabschnitten diffus verstreute, nicht klingende Rasselgeräusche. Herz o. B.

Röntgenbefund: Das rechte Oberfeld ist massiv verschattet. Die Verschattung ist unten mit einer kraniokonvexen, scharfen Linie begrenzt. In der Verschattung selbst sind einige Aufhellungen zu erkennen. Unterhalb der erwähnten Linie finden sich kleine diskrete weiche Fleckschatten. Der rechte Hilus geht kontinuierlich in die Oberlappenverschattung über. Ebenso scheint die Aorta ascendens nach oben verzogen zu sein, auch der linke Hilus ist dicht verbreitet und unscharf gegen die Umgebung abgegrenzt. Auf der Profilaufnahme ist das Oberlappen-

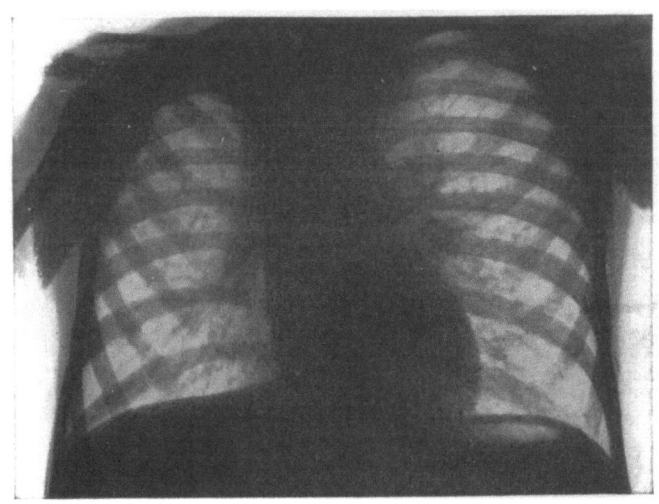

Abb. 64. Verschattung des rechten Oberlappens mit Aufhellungen.

infiltrat als aufgelockerte Verschattung wieder zu erkennen. Der homogene Charakter ist in dieser Projektionsrichtung verschwunden, was sehr gegen Atelektase spricht. Es handelt sich um eine chronische Pneumonie des rechten Oberlappens, wobei die atypische untere Begrenzung zufolge Schrumpfungserscheinungen entstanden ist. Sie bewirken ein Hochziehen des ganzen rechten Oberlappens.

Sämtliche Tuberkulinreaktionen und auch die WASSERMANNsche Reaktion fielen negativ aus. Auch im Magensaft konnten keine Tuberkelbazillen nachgewiesen werden.

Sputumuntersuchung: Albumin im Sputum 780,9 mg%, Mucin 1,96%.

Blutserum: Gesamteiweiß 7,44 g%, Serumalbumin 4,96 g%, Serumglobulin 2,48 g%, Albumin-Globulin-Quotient 2,0.

Blutsenkung: Nach einer halben Stunde 5, nach 1 Stunde 18, nach 2 Stunden 37 mm.

Auch diesmal reagierte der Knabe gut auf die Coeliakiediät. Die Steatorrhoe war bei derselben nicht nachzuweisen. 100 g Trockenkot enthielten nur 10,5 g Fette, und zwar überwiegend gespaltenes Fett, nämlich Fettsäuren 6,78 g, ungespaltenes Fett 3,72 g. Es fanden sich eher weniger Fetttropfen als normal.

Der Duodenalsaft enthielt allerdings nur 0,091 Lipase-Einheiten. Wenn trotzdem der größere Teil des Fettes im Stuhl gespalten war, so kann das auf die Darmlipase und Bakterien zurückgeführt werden.

Trypsin war etwas vorhanden und doch ergab die Belastung mit einem gehackten, schlecht gebratenen Stück Rindfleisch eine deutliche Kreatorrhoe im Gegensatz zu einer Beobachtung von MÜLLER, d. h. es fanden sich im Stuhl reichlich gut erhaltene Muskelfasern mit deutlichen Ecken und sichtbarer Querstreifung.

Zum Nachweis von Trypsin in den Stühlen hat sich die Methode von SHWACHMAN eingebürgert. Wachsende Verdünnungen von Stuhl werden auf einem Röntgenfilm aufgeträufelt und für eine Stunde in den Brutschrank gebracht. Dann sieht man nach, wie weit die Gelatine auf dem Röntgenfilm, d. h. bis zu welcher Verdünnung sie angedaut worden ist, z. B. bei der cystischen Pankreasfibrose zeigt nur die Verdünnung 1 : 10 noch eine Trypsinwirkung, die stärkeren Verdünnungen nicht mehr. G. v. MURALT fand einen negativen Ausfall der Filmmethode in 18 Fällen von Dysporie. Dagegen unter 21 Fällen von Coeliakie fiel die Filmmethode 20mal positiv aus.

Diastase war im Duodenalsaft nicht nachzuweisen. Urindiastase 8 Einheiten, nicht vermehrt.

Es ergaben sich somit sichere Anhaltspunkte für eine Störung der externen Pankreasfunktion; aber der Fall zeigt wieder die Schwierigkeiten der Beurteilung nach dem Stuhlbild bzw. der Steatorrhoe, welche sehr stark von der Art der Ernährung abhängig ist.

Differentialdiagnostisch wichtig ist nach RAUCH das Verhalten der internen Pankreasfunktion. Unser Patient zeigte eher eine gewisse Überfunktion des Inselapparats, welche sich in einer Neigung zu niedrigen Blutzuckernüchternwerten äußerte (68 bis 75 mg%).

Eine *Blutzuckertageskurve* vom 19. November 1945 ergab folgenden Verlauf: 8 Uhr Nüchternwert 75 mg%, 11 Uhr 137 mg%, 15 Uhr 78 mg%, 17 Uhr 108 mg%.

Blutzuckerbelastung vom 20. November 1945: 7³⁰ Uhr Nüchternwert 68 mg%, Belastung mit 30 g Traubenzucker, 8 Uhr 125 mg%, 8³⁰ Uhr 35 mg%, 9 Uhr 116 mg%. Zweite Belastung mit 30 g Traubenzucker, 9³⁰ Uhr 118 mg%, 10 Uhr 105 mg%, 10³⁰ Uhr 118 mg%, 11 Uhr 118 mg%.

Wie auch RAUCH et allied betonen, kontrastiert hier der starke Anstieg der Blutzuckerkurve auf Belastung mit dem langsamen, flachen Verlauf der Kurve bei der Coeliakie bzw. Sprue. Während in unserem Fall der STAUB-Effekt normal ist, d. h. die zweite Belastung mit Traubenzucker infolge der Insulinausschüttung keinen neuen Anstieg zeigt, kann bei der pankreatogenen Steatorrhoe mitunter eine diabetische Kurve, d. h. ein erneuter starker Anstieg des Blutzuckers beobachtet werden.

Interessant ist bei unserem Fall noch der Umstand, daß die Großmutter mütterlicherseits zuckerkrank war und eine Cousine der Großmutter ebenfalls an Diabetes mellitus litt. Es weist dies vielleicht auf eine gewisse konstitutionelle Schwäche des Pankreas hin, welches bei den Vorfahren die endokrine, bei unserem Patienten dagegen die exokrine Pankreasfunktion betraf.

Für die Diagnose dieser Fälle, die unter dem Bilde des Coeliakiesyndroms verlaufen, ist charakteristisch der Beginn desselben schon im ersten Lebensjahr, während die echte Coeliakie meist erst nach dem ersten Lebensjahr, wenigstens nach dem neunten Monat auftritt und die eigentümliche Kombination des Coeliakiesyndroms mit Erkrankung an Bronchiektasien bzw. chronischen Pneumonien, die sich an solche anschließen (FANCONI). Der hier vorgestellte Fall entspricht in seinem Lungenbefund ganz genau einer Beobachtung von WISSLER und ZOLLINGER an der Zürcher Kinderklinik.

Ich möchte hier noch hinweisen auf die in unserem Falle nachweisbare Osteoporose mit Jahresringen, ferner auf die papillenlose, glänzende Zunge, welche auf einen Lactoflavin-, vielleicht auch Nikotinsäuremangel infolge Resorptionsstörung zurückzuführen ist. Es beweist dies, daß nicht nur die fettlöslichen Vitamine A, D, K, sondern auch wasserlösliche Vitamine aus dem B-Komplex schlecht resorbiert werden.

Sekundärer Vitamin A-Mangel mit Xerophthalmie wurde besonders von ANDERSEN und neuerdings von DANIEL nachgewiesen. PHILIPSBORN fand bei Patienten mit cystischer Pankreasfibrose im Blut einen Vitamin A-Spiegel unter 30 Einheiten. ANDERSEN hielt es für wahrscheinlich, daß die Tendenz zu Bronchiektasen und Bronchopneumonien die Folge ist von Metaplasien des Bronchialepithels infolge von Vitamin A-Mangel. Dem widerspricht jedoch die congenitale Natur der Bronchiektasien, wenn auch die Zeichen der sekundären Infektion derselben erst später nach der Geburt sich zeigen können. WISSLER und ZOLLINGER schreiben: „Es ist nicht recht einzusehen, wieso bei völlig gesunden, normal ernährten Frauen — die Mehrzahl der Mütter stammt aus Verhältnissen, in denen eine reichliche und vielseitige Ernährung möglich ist — Mangelerscheinungen auftreten sollten."

Im Gegensatz zu ANDERSEN sprechen sich dagegen RAUCH et allied dahin aus, daß zwischen den intestinalen Symptomen infolge Insuffizienz der äußeren Pankreasfunktion und den Erkrankungen des Respirationstraktus keine Beziehung wie bei Ursache und Wirkung bestehe. Sie halten vielmehr dafür, daß der ätiologische Faktor ein gemeinsamer sei, eine congenitale Anomalie der Lungen und des Pankreas. Wir möchten einen Schritt weitergehen und auch den Meconiumileus nicht als eine Folge der cystischen Pankreasfibrose ansehen. In diesem Sinne spricht eine Beobachtung meines spanischen Schülers BALLABRIGA von Meconiumileus und Dünndarmatresie ohne histologisch nachweisbare Pankreasveränderungen.

RAUCH et allied stützen ihre Anschauung auf die Verhältnisse bei der embryologischen Entwicklung. Die Anlagen der Lungen und des Pankreas leiten sich von einem gemeinsamen entodermalen Rohr ab. Diese Anlagen sind einander benachbart und beginnen fast zu gleicher Zeit zu erscheinen. Diese Anlage der Respirationsorgane zeigt sich bei einem 5 mm langen Embryo am Boden des entodermalen Rohrs im Anschluß an den Pharynxfortsatz. Von dieser Grube aus entwickeln sich Trachea und Lungen in eine mittlere Masse von Mesenchym hinein. Die terminalen Äste der Bronchien sind von entodermalen Zellen ausgekleidet. Die Lungenalveolen beginnen sich im sechsten Monat zu bilden. Elastisches Gewebe erscheint während des vierten Monats in den größten Bronchien. Das kompakte fötale Lungengewebe ähnelt in seinem Bau dem einer Drüse. Bemerkenswert ist, daß beim Embryo Amnionflüssigkeit die Bronchialwege erfüllt (POLICARD und GALY).

Zwei Pankreasanlagen entwickeln sich fast gleichzeitig beim Embryo von 3 bis 4 mm; eine dorsale von der Wand des Duodenums aus und eine ventrale zwischen dem Leberdivertikel und dem Darm. Beide bilden Gänge, welche nicht durch das Stadium einer Occlusion durch Epithelproliferation hindurchgehen, somit ebenfalls der Einwirkung in den Darm verschluckter Amnionflüssigkeit zugänglich sind.

Interessant für die Lehre der Dysporie ist der Umstand, daß sich als begleitende Fehlbildungen bei der cystischen Pankreasfibrose Stenosen und Atresien von Passagen, die von einem Epithel begrenzt sind, gezeigt haben: So Stenosen des Pankreasausführungsganges selber (KORNBLITH und OTANI und neuerdings HURWITT und ARNHEIM), Verschluß kleinerer Gallengänge mit nachfolgender biliärer Lebercirrhose, Dünndarmatresien, selten Ureterenatresien. Ich weise hier auch auf die oben erwähnten Beobachtungen von angeborenen Bronchialstenosen hin.

Aber auch abgesehen von solchen manifesten Stenosen erweisen sich wohl die cystischen Erweiterungen der Pankreasausführungsgänge und die Bronchiektasien als Folgezustände einer Erschwerung der Entleerung abnormer Sekrete. Fibrose des Pankreas ist wohl nur sekundärer Natur.

Die Tatsache, daß Thomas und Schlutz in einem akzessorischen Pankreasgewebe im Jejunum identische Veränderungen gefunden haben wie im Hauptorgan, spricht nach Menten und Middleton dafür, daß eine interne biochemische Veränderung in den Drüsenepithelien mit der Bildung abnormer Sekrete wahrscheinlich den fundamentalen ätiologischen Faktor darstellt.

Wichtig für die Frage der Ätiologie ist die Tatsache des familiären Vorkommens, auf welches in neuester Zeit an großem Krankengut besonders Fanconi und Botsztejn hingewiesen haben. Auch bei unserem Fall von Meconiumileus ist ein Brüderchen an einer verdächtigen Lungenaffektion gestorben, ebenso bei dem Knaben mit dem Coeliakiesyndrom und chronischer Pneumonie. Von besonderem Interesse ist die Familienanamnese des zweiten Falles, wo bereits zwei Knaben unter ganz ähnlichen klinischen Erscheinungen gestorben sind, während zwei Mädchen völlig gesund geblieben sind. Eine solche Knabenwendigkeit ist bei der cystischen Pankreasfibrose sonst nicht bekannt geworden. Andersen gibt vielmehr an, daß sie zweimal so häufig bei Mädchen als bei Knaben vorkomme. Für ein echtes Erbleiden haben sich keine sicheren Anhaltspunkte finden lassen, dagegen spricht alles für eine intrauterine Schädigung der fötalen Entwicklung durch die Mutter. Schon Wissler und Zollinger haben darauf hingewiesen, daß sich die Geschwistererkrankungen bei der cystischen Pankreasfibrose ähnlich verhalten wie bei den fötalen Erythroblastosen bzw. dem Morbus haemolyticus neonatorum, umfassend den Hydrops congenitus foetus, den Ikterus gravis und die Anaemia neonatorum congenita. Cornelia de Lange hat sich um die Erforschung dieser Krankheitszustände besondere Verdienste erworben und sie hat schon frühzeitig darauf hingewiesen, daß z. B. auch beim Hydrops congenitus ein ziemlich bedeutender Blutabbau mit Hämosiderose und pleiochromem Resorptionsikterus bestehen kann. Der Blutzerfall sei aber viel weniger hochgradig als beim Ikterus gravis familiaris. Die Erythroblastose sei bei der allgemeinen Wassersucht nicht das Primäre. Die extramedulläre Blutbildung könne beim Hydrops congenitus gelegentlich auch fehlen. Sie führt die Hämolyse und die Wassersucht auf eine Vergiftung durch mütterliche Toxine zurück mit besonderer Affinität zu den Erythrocyten und zum Gefäßsystem.

In neuerer Zeit hat man gelernt, daß beim Morbus haemolyticus neonatorum der sogenannte Rhesusfaktor eine überragende Rolle spielt. Die Hämolyse, die offenbar schon im fötalen Leben zu spielen beginnt und Erythroblastose als reparativen Vorgang auslöst, ist auf die Unverträglichkeit des kindlichen und des mütterlichen Blutes zurückzuführen. Auch nach unseren bisherigen Erfahrungen sind die Mütter rhesusnegativ wie nur etwa 15% der Gesamtbevölkerung, die Kinder und Väter dagegen rhesuspositiv wie 85% der Gesamtbevölkerung. Bei dieser Konstellation lösen selten in der ersten, meist erst in den folgenden Schwangerschaften die rhesuspositiven Blutkörperchen des Kindes als Antigen eine Antikörperbildung bei der Mutter aus. Die Mutter bildet Agglutinine gegen die roten Blutkörperchen des eigenen Kindes und die Agglutination ist der erste Schritt zur Auslösung der Hämolyse.

Ähnliche Mechanismen dürften nun vielleicht auch bei der Auslösung der Dysporia entero-broncho-pancreatica eine große Rolle spielen. Bemerkenswert ist in diesem Zusammenhang, daß schon Müller aus der Freudenbergschen Klinik aus Basel darauf hingewiesen hat, daß ein späteres Geschwister eines Patienten mit Pankreasfibrose an einer Erythroblastose, nämlich einem Ikterus neonatorum gravis, erkrankte. Erstmals konnten wir bei unserem Fall von Meconiumileus, den ich heute demonstriert habe, ebenfalls eine Erythroblastose nachweisen. Dieses Kind hatte folgenden Blutbefund: Erythrocyten 4 840 000, Hämoglobin 127 Einheiten = 20,32 g, Färbeindex 1,32, Leukocyten 10 000, davon neutrophile Stabkerne 12%, Segmentkerne 54%, Eosinophile 15,5%, Basophile 2%, Lymphocyten 10,5%, Monocyten und Übergangsformen 6%. Blutplättchen reichlich, wir zählten 46 Normoblasten auf 100 Leukocyten am ersten Lebenstag, und auch heute noch ist solche Erythroblastose nachweisbar. Wir zählten bei 19 600 Weißen auf 100 Leukocyten 11 Normoblasten mit rosettenförmigen Kernen, 11 mit rundem Kern. Wir können gespannt darauf sein, ob der pathologische Anatom ebenfalls bei der histologischen Untersuchung noch Blutbildungsherde in den Organen finden kann. Durch diesen Befund wird jedenfalls eine Brücke geschlagen zu der Gruppe der fötalen Erythroblastosen. Erinnern nicht unsere beiden Geschwisterfälle mit Hypoproteinämie und Hypoglobulinämie im postfötalen Leben an das Krankheitsbild des Hydrops foetus congenitus?

Wie bei der cystischen Pankreasfibrose, wird in den letzten Jahren auch eine Zunahme der Fälle von fötaler Erythroblastose beobachtet. Nach einem Referat von POTTER wurde von 1931 bis 1941 ein Todesfall von Erythroblastose auf 1000 Geburten beobachtet, aber in den Jahren 1941, 1942 und 1943 ein Fall auf 500 Geburten. Man rechnet heute, daß 1% der totalen Todesfälle Erythroblastosen betreffen. Die Zunahme der Erythroblastosen bewegt sich somit in ähnlichen Werten wie diejenige der cystischen Pankreasfibrose.

Wir konnten noch einen Schritt weitergehen und bei unseren Fällen bei cystischer Pankreasfibrose den Rhesusfaktor bei Mutter und Kind untersuchen und erstmals feststellen, daß auch hier wie beim Morbus haemolyticus neonatorum die drei Mütter rhesusnegativ waren, die Kinder aber rhesuspositiv.

Bei unserem ersten Fall lagen allerdings etwas nicht ganz reine Verhältnisse vor, indem hier auch die Mutter mit ihren roten Blutkörperchen auf das Rhesusserum mit Agglutination reagierte, aber auffallend schwach, im Vergleich zu der einwandfrei positiven Reaktion des Kindes. Es dürfte sich hier um Differenzen in den bekannten Subgruppen des Rhesusfaktors handeln, wie sie auch bei den 8% Ausnahmen von der Regel bei den fötalen Erythroblastosen bekannt sind.

Fall 1. Kind K. Blutgruppe A.
Rhesusfaktor.

Verdünnung...	$^1/_{80}$	$^1/_{160}$	$^1/_{320}$	$^1/_{640}$	$^1/_{1280}$
	+	(+)	—	—	—
A N Rh......	(+)	(±)	—	—	—
B/MN........	—	—	—	—	—
O/RH........	+	(+)	—	—	—

Die Blutkörperchen vom Kind K. wurden vom Rhesusserum agglutiniert: Rhesus +.

Mutter K. Blutgruppe A.
Rhesusfaktor.

Verdünnung...	$^1/_{80}$	$^1/_{160}$	$^1/_{320}$	$^1/_{640}$	$^1/_{1280}$
	±	(±)	—	—	—
A N Rh	(+)	(±)	—	—	—
B/MN........	—	—	—	—	—
O/Rh	+	(+)	—	—	—

Die Blutkörperchen von Mutter K. wurden vom Rhesusserum schwach agglutiniert: schwach Rhesus +.

Fall 2. Hans-Ruedi G. Blutgruppe 0.
Rhesusfaktor.

Verdünnung...	$^1/_{40}$	$^1/_{80}$	$^1/_{160}$	$^1/_{320}$	$^1/_{640}$
	+	+	(+)	—	—
A N Rh	+	+	±	—	—
B/MN	—	—	—	—	—

Die Blutkörperchen von Kind G. wurden vom Rhesusserum agglutiniert: Rhesus +.

Mutter G. Blutgruppe 0.

Verdünnung...	$^1/_{40}$	$^1/_{80}$	$^1/_{160}$	$^1/_{320}$	$^1/_{640}$
	—	—	—	—	—
A N Rh......	+	+	±	—	—
B/MN	—	—	—	—	—

Die Blutkörperchen von Mutter G. wurden vom Rhesusserum nicht agglutiniert: Rhesus negativ.
Rhesusantikörper von Frau G. im Serum nicht nachweisbar.

Fall 3. Kind Heinz P. Blutgruppe A B.
Rhesusfaktor.

Verdünnung...	$^1/_{80}$	$^1/_{160}$	$^1/_{320}$	$^1/_{640}$	$^1/_{1280}$
	+	+	±	—	—
A/RNH.......	+	(+)	(±)	—	—
B/MN	—	—	—	—	—
O/RH	+	+	(+)	—	—

Die Blutkörperchen von Kind Heinz P. wurden vom Rhesusserum agglutiniert.

Mutter P. Blutgruppe B.
Rhesusfaktor.

Verdünnung...	$^1/_{80}$	$^1/_{160}$	$^1/_{320}$	$^1/_{640}$	$^1/_{1280}$
	—	—	—	—	—
A/NRH.......	+	(+)	(±)	—	—
B/MN	—	—	—	—	—
O/RH	+	+	(+)	—	—

Serum von Frau P. konzentriert mit O/RH negativ. Die Blutkörperchen von Frau P. wurden vom Rhesusserum nicht agglutiniert. Rhesus negativ. Rhesusantikörper nicht nachgewiesen.

Meines Wissens sind dies die ersten Fälle, bei denen der Nachweis gelang, daß offenbar der Rhesusfaktor auch bei der Dysporia enterobroncho-pankreatica eine Rolle spielt. Besonders interessant ist der Fall 3, weil hier außerdem noch eine Differenz in den gewöhnlichen Blutgruppen besteht. Daß Rhesusantikörper einige Monate nach der Geburt nicht mehr gefunden werden konnten, ist nicht verwunderlich, und auch die Mütter von Erythroblastosekindern verhalten sich in dieser Hinsicht ähnlich oder gleich. In den meisten anderen Fällen fanden wir abweichende Verhältnisse im Rhesussystem.

Wenn wir uns ein Bild von der Pathogenese der Dysporia enterobroncho-pankreatica zu machen versuchen, so könnten wir von der Annahme ausgehen, daß gewisse Antikörper, vielleicht auch Präcipitine von der Mutter in das Amnionwasser übergehen. Das Amnionwasser trägt diese Antikörper in die Anlagen der Lungen, in den fötalen Darm bis in die Pankreasgänge. Die Antikörper reagieren mit zellständigen Antigenen, die in den Epithelien des Bronchialsystems, des

Darmes und in den Acini des Pankreas sitzen. Die Schädigung dieser Epithelien führt zu abnormer Beschaffenheit ihrer Sekrete, die ihre verhängnisvolle Wirkung ins postfötale Leben weitertragen. Der vereinzelt bei diesen Krankheitszuständen angetroffene generalisierte Hydrops dürfte ähnlich wie bei dem Hydrops foetus universalis auf eine Schädigung der Kapillarendothelien im Anschluß an eine Antigenantikörperreaktion in denselben nach Art einer inversen Anaphylaxie zurückzuführen sein. Die Hypoproteinämie ließe sich durch die abnormen Eiweißverluste in den Drüsensekreten und eine nachdauernde Schädigung der eiweißkörperliefernden, blutbildenden Organe zurückführen. Es ist dies natürlich eine Arbeitshypothese, für die die Beweise durch zukünftige Forschungen noch zu erbringen sind.

Therapie: Beim *Meconiumileus* empfehlen sich Einläufe von Malzextrakt 10%ig, um das klebrige Meconium zu erweichen. Die Peristaltik muß durch Prostigmininjektionen angeregt werden, drei bis fünf Teilstriche einer Ampulle zu 0,5^{1}/$_{00}$. Bei hartnäckiger Appetitlosigkeit infolge der Darmstauung muß unter Umständen zu Sondenernährung geschritten werden. Ist der Ileus durch innere Mittel nicht zu überwinden, so soll frühzeitig die Laparatomie vorgenommen und das Meconium mechanisch im vorliegenden Darm vorgeschoben werden.

Das *Pertussoid* und die *Lungenkomplikationen* sind leider sehr schwer zu beeinflussen. Der hartnäckige Reizhusten gibt Veranlassung, keuchhustenähnliche Mittel zu verwenden, wie PILKA (Zyma, Dialysat von Herb. Thymi Serpylli; Herb. Droserae rotund., Herb. Pinguiculae vulg.): Säuglinge und Kinder bis zu fünf Jahren morgens und abends je 1 Tropfen, nach 3 bis 6 Tagen 2 bis 3 Tropfen. Auch Pertussintropfen (Etepha) drei- bis viermal täglich 10 Tropfen sind zu versuchen oder Pertussinsirup, vier- bis sechsmal 1 Teelöffel. Abends 1 Mokkalöffel Sirup Solucampher (DELALANDE).

Sulfonamide, wie Diazil, Cibazol und Elkosin, sind leider meist nur von vorübergehender Wirkung. Besser hat sich uns die kombinierte Behandlung mit Penicillin achtmal 10 000 bis 20 000 O.-E. oder anderen Antibiotica, besonders Aureomycin, mit obgenannten Sulfonamiden bei Bronchiektasien, Pneumonien und Lungenabscessen auf der Grundlage einer Dysporie bei älteren Kindern bewährt. Günstig wirkt auch die Applikation von Antibiotica als Aerosol.

Freiluftbehandlung ist anzustreben, ferner Hebung des Allgemeinbefindens durch öfters wiederholte Plasma- oder Bluttransfusionen.

Die chronische Verdauungsinsuffizienz wird bei Säuglingen behandelt mit langsam ansteigenden Dosen von kondensierter gezuckerter Milch in 5%iger Elonacabkochung. Arobon ist weniger zu empfehlen, da es wegen seiner etwas körnigen Beschaffenheit die oberen Luftwege reizen kann.

Bei schwereren Graden der Verdauungsinsuffizienz kommen Eledon und Trockeneiweißmilchpräparate, wie Ursa II, entfettet, oder sogar Ursa I, vollfett, in Frage. Im Milieu der Eiweißmilch wird oft das Fett so gut ausgenutzt, daß keine stärkere Steatorrhoe entsteht (BAUMANN). Eledon und Eiweißmilch werden 10%ig mit entsprechenden Kohlehydratzusätzen von Reisschleim, bzw. 5% Reismehlabkochungen mit 3% Nutromalt, in ansteigenden Mengen bis 4, 5 und mehr Prozent verabreicht. Wichtig ist ferner Vitaminzufuhr, z. B. 1 bis 2 Tabletten Redoxon pro Tag und synthetisches Vitamin A ^{1}/$_2$ bis 1 Ampulle (75 000 bis 150 000 E. pro Tag).

Kleinkinder und größere Kinder mit massigen Stühlen bekommen die gleiche Diät wie bei der Coeliakie, nämlich zweimal 15 bis 30 g Eledon bzw. Trockeneiweißmilch in Bananen- und Apfelbrei, mittags Karotten- und Linsenpüree, abends Brührreis mit Käse. Auch Folvite ist zu versuchen viermal 5 mg vor den Mahlzeiten.

Als Substitutionstherapie kommen Pankreaspräparate schon bei Säuglingen in Betracht. Wir geben fünfmal täglich 1 Granule Pankrotanon (HAUSMANN) jeweils vor den Mahlzeiten. Bei Kleinkindern $3\times$ täglich 1 bis 2 Dragees nach den Mahlzeiten. Die Erfolge sind allerdings noch umstritten. Weit wirksamer haben wir die Pánterictabletten Parke Davis & Cie. London, ein dreifach konzentriertes Pankreatin befunden. Eine Tablette nach jeder Mahlzeit. Ferner Arbuztabletten zur Besserung der Fettverdauung (Succus caricae papayae, tropischer Melonenbaum) mit dem fettspaltenden Ferment Papayotin.

Blutkrankheiten.

75. Vorlesung.

Die fötalen Erythroblastosen.

Der Ausdruck Erythroblastosis erscheint zum erstenmal in der Literatur im Jahre 1912 von RAUTMANN erdacht, um die anatomische Grundlage des merkwürdigen Krankheitsbildes der angeborenen allgemeinen Wassersucht zu kennzeichnen, nachdem bereits zwei Jahre vorher SCHRIDDE auf die Veränderungen der blutbildenden Organe bei dieser Affektion hingewiesen hatte. Die Bezeichnung ist nicht ganz zutreffend, weil nicht nur die Erythroblasten, sondern auch bis zu einem gewissen Grade das weiße System sich an der Wucherung beteiligt, so daß man eigentlich von einer Erythro-Leukoblastose sprechen sollte. Später wurde erkannt, daß auf Grund des pathologisch-anatomischen Befundes und des alternierenden Vorkommens in den gleichen Familien noch andere Leiden in die gleiche Gruppe der fötalen Erythroblastosen einzureihen sind, so daß diese umfaßt:

1. den Hydrops foetus universalis,
2. den Icterus gravis familiaris neonatorum,
3. die schwere Anämie der Neugeborenen mit Erythroblastose.

Die Erythroblastose der blutbildenden Organe bedeutet eine Persistenz der embryonalen Blutbildung zur Zeit der Geburt, zu welcher die Hämatopoese normalerweise bereits fast ausschließlich von dem Knochenmark übernommen worden ist. Die embryonale Blutbildung umfaßt drei Perioden: Die erste Periode ist die mesoplastische. Die Blutbildung ist eine generalisierte im ganzen Gebiet des Mesenchyms. In dieser frühembryonalen Zeit sind die charakteristischen Elemente die Megaloblasten. Diese primitiven Blutzellen mit ihrer ovalocytären Form verschwinden bis zum dritten Embryonalmonat, sobald die Leber das hauptsächlich blutzellbildende Organ wird. Die neue Erythroblastengeneration bilden nun die rundlichen Normoblasten und Normocyten. Außer in der Leber treffen wir solche Erythroblastenherde auch in anderen Organen, in der Milz und im Thymus. An Stelle der generalisierten Erythroblastose der frühembryonalen Zeit tritt die Konzentration der Hämatopoese in den obgenannten bestimmten Organen. Im fünften Fötalmonat beginnt dann die dritte, bleibende Art der Blutzellbildung im Bindegewebsgerüst des Knochenmarkes, so daß man bei der Geburt von reifen Neugeborenen nur noch vereinzelt extramedulläre Blutbildungsherde antrifft, die dann in den ersten Lebenstagen ihre Tätigkeit einstellen. Die Erythroblastosen des Fötus und des Neugeborenen vom familiären Typus sind nun dadurch charakterisiert, daß das zweite Stadium der fötalen Blutbildung, das extramedulläre, besonders in Leber und Milz zur Zeit der Geburt noch in Blüte geblieben ist. Die Erythroblastose verrät sich meist auch in einer vermehrten Ausschwemmung von Erythroblasten ins periphere Blut, d. h. in einer Erythroblastämie verschiedenen Grades. Diese kann jedoch so flüchtig sein, daß man mit ihrem Nachweis zu spät kommt, wenn man das Blut nicht schon am ersten, zweiten Tag untersuchen kann, oder es kann auch aus irgendeinem unbekannten Grunde der Einbruch der Erythroblasten in das periphere Blut ausbleiben.

1. Der Hydrops foetus universalis. Er befällt beide Geschlechter gleichmäßig. Die Kinder werden meist zu früh und tot geboren, nicht selten maceriert, oder sie sterben unter der Geburt. Werden sie lebend geboren, so beträgt die Überlebensdauer nur wenige Minuten bis zu einigen Stunden. Das Aussehen der Neugeborenen ist sehr charakteristisch, sie sind blaß, aufgedunsen, von wachsartigem Teint, mitunter ikterisch, mitunter cyanotisch. In einzelnen Fällen findet man kleine Blutsuffusionen oder kleine Petechien. Das Gesicht ist rund, vollmondartig gedunsen. Ähnliche Fälle werden auch bei Tieren beobachtet, und die Veterinäre sprechen dann von „Mond- oder Speckkälbern". Infolge des allgemeinen Hydrops ist das Gewicht bedeutend vermehrt, auch das Gewicht der Placenta ist größer als normal. Die Föten werden meist im fünften bis siebenten Monat des intrauterinen Lebens ausgestoßen.

Pathologisch-anatomisch hat man ausgedehnte Ödeme im Unterhautzellgewebe mit seröser, mitunter aber auch mehr gelatinöser Flüssigkeit feststellen können. Man findet auch Ergüsse im Bauch (Ascites), ferner Hydrothorax und Hydropericard. Das Herz ist oft vergrößert. Die Leber ist braungelb oder bräunlichgrün und angeschwollen. Im Blut findet man zirka 80% Hämoglobin und 3,7 bis 5,1 Millionen Rote pro Kubikmillimeter, somit keine so ausgesprochene Anämie wie beim Icterus gravis. Charakteristisch ist eine Vermehrung der kernhaltigen Roten vom Typus der Normoblasten. Karyokinetische Figuren sind nicht selten. Die Zahl der Normoblasten ist stark vermehrt. Meist besteht noch eine starke neutrophile Leukocytose mit Linksverschiebung bis zu etwa 7% Myeloblasten und 9% Myelocyten. Es kommen auch weiße Blutbilder vor mit viel zahlreicheren Myeloblasten, so daß man geneigt ist, an eine leukämische Affektion zu denken. In der Leber und auch in der Milz findet man sehr viel zahlreichere Blutbildungsherde und in viel größerer Ausdehnung als dies der entsprechenden Periode des intrauterinen Lebens gemäß wäre. Diese Blutbildungsherde setzen sich zusammen aus Erythroblasten vom Typus der Normoblasten, vereinzelten Megaloblasten und ziemlich zahlreichen Myeloblasten. Selbst in den Nieren sieht man solche Blutbildungsherde; auch mehr oder weniger starke Hämosiderose ist in Leber und Milz festzustellen. Erst in neuester Zeit entdeckte LIEBEGOTT beim Hydrops congenitus eine Vermehrung und Vergrößerung der LANGERHANSschen Inseln im Pankreas und hochgradige Speicherung von Glykogen in Leber, Nieren, Skeletmuskulatur und vor allem im Herzmuskel.

In neuester Zeit hat MELLINGHOFF auf schwere Veränderungen in der Placenta hingewiesen, welche für sämtliche Erythroblastosen von großer pathogenetischer Bedeutung zu sein scheinen, nämlich Persistieren der LANGHANSschen Zellschicht, die sonst nach dem sechsten Monat nicht mehr zu sehen ist, stärkere Ausbildung des Syncytiums, größere Zotten mit hyperplastischem wie auch ödematösem Stroma. Die mangelhaft abgebaute verdickte Zellmembran des Trophoblasten erschwere den Gasaustausch, so daß die Frucht bei der Erythroblastose unter einem noch größeren Sauerstoffdefizit heranwachse, als es bereits normalerweise besteht. Es scheint, als sei die Sauerstoffschuld des Föten das Maß der Entwicklung für das hämatopoetische System. Denn das Blutbild bei der Erythroblastose gleicht nach der Geburt dem eines Embryo zwischen dem dritten bis fünften Schwangerschaftsmonat (KLEINSCHMIDT). Selbst nekrotische Herde wurden in der Placenta gefunden.

Der holländische Geburtshelfer K. DE SNOO sieht das Wesen dieser Krankheitszustände in einer Hyperplasie des Zottenstromas der Placenta mit Überproduktion von eigenen Stoffwechselprodukten („Villinen"), die Mutter und Kind vergiften können. Er empfiehlt zur Prophylaxe salzfreie Kost während der Schwangerschaft und zur Bekämpfung des starken Blutzerfalls nach der Geburt große Dosen Menformon (Oestron) dreimal täglich 10 000 Einheiten, dazu Vitamin K subcutan gegen die Blutung.

Wie soll man sich den allgemeinen Hydrops erklären? Man könnte daran denken, daß die physikalisch-chemische Zusammensetzung des Blutes so schwer gestört ist, daß die Gefäßwände, ähnlich wie bei gewissen Anämien, Leukämien, Stoffwechselstörungen und Mangelkrankheiten abnorm durchlässig werden. CORNELIA DE LANGE, die holländische Kinderärztin, die sich bei der Erforschung dieses Gebietes große Verdienste erworben hat, hat vor allem daran gedacht, daß das generalisierte Ödem auf eine Funktionsstörung der Leber (Harnstoffsynthese) infolge der ausgedehnten Blutbildungsherde zurückzuführen sei. LIEBEGOTT denkt an eine Hypersekretion des Inselapparats des Pankreas und vergleicht die allgemeine Wassersucht mit den Insulinödemen der Diabetiker.

2. Icterus gravis familiaris neonatorum. PFANNENSTIEL, Geburtshelfer in Kiel, hat im Jahre 1908 diese merkwürdige Affektion zuerst eingehend beschrieben. In einer Familie beobachtete er, daß das erste Kind nur leicht ikterisch wurde, sonst aber völlig gesund war. Die drei folgenden Kinder starben dagegen nach wenigen Tagen bis zu drei Wochen an schwerem Ikterus.

Der Ikterus erscheint in den ersten Stunden nach der Geburt in der Regel früher als der physiologische Icterus neonatorum; schon die Vernix caseosa ist deutlich gelb gefärbt. Die Leber überragt um zwei bis drei Querfinger den Rippenbogen, meist ist auch ein Milztumor zu tasten.

Das Blut zeigt eine mehr oder weniger deutliche Anämie. Die Roten sinken progressiv bis auf 2 bis $1^1/_2$ Millionen. Ihre Resistenz ist normal. Während man bei normalen Neugeborenen auf 1000 Rote nur etwa 0,5 bis 3 Erythroblasten antrifft, so zählt man beim Icterus gravis unter Umständen 50 000 bis 200 000 Normoblasten pro Kubikmillimeter Blut. Auch besteht meist eine mäßige Leukocytose mit vereinzelten Myeloblasten und Myelocyten. Die Blutplättchen sind nicht verändert. Das Serum ist dunkler gefärbt als normal und gibt eine direkte und indirekte HIJMANS VAN DEN BERGHsche Reaktion. Der Ikterus ist also sowohl mechanisch durch Retention von Gallenfarbstoff (Gallenthromben) als auch dynamisch hämolytisch zu erklären. Der Urin zeigt eine charakteristische Gelbfärbung. Er enthält amorphes und kristallisiertes Bilirubin.

Die Neugeborenen zeigen einen mehr oder weniger lethargischen Zustand, saugen schlecht. Nicht selten sind allgemeine Konvulsionen und Hypertonie der Muskulatur. Der Liquor zeigt eine deutliche Gelbfärbung, ohne daß Gallenfarbstoff direkt nachgewiesen werden kann. Die Kinder schwachen mehr und mehr ab bei raschem schwachem Puls. Es können auch Ekchymosen und Petechien auftreten (Vitamin-K-Mangel) Die Kinder zeigen Untertemperatur und sterben unter progressivem Marasmus schon nach drei bis fünf Tagen. Nur ausnahmsweise leben sie zwei oder drei Wochen oder kommen überhaupt mit dem Leben davon. Dann zeigen sie aber häufig nervöse Störungen, die auf einen sogenannten Kernikterus zurückzuführen sind, also extrapyramidale Syndrome von seiten des Pallidum, des Striatum oder kombinierte. Sie äußern sich in spastischen Zuständen der Glieder mit Schwachsinn, seltener ist eine Hypotonie.

Pathologisch-anatomisch findet man Vergrößerung der Leber und der Milz. In beiden Organen lassen sich zahlreiche Blutbildungsherde mit vielen Erythroblasten nachweisen; ganz ähnlich wie beim Hydrops foetus universalis. Auch hier findet man besonders in den KUPFFERschen Sternzellen sehr viel Hämosiderin. Gelegentlich findet man auch Veränderungen der Leberzellen selber. Die Blutbildung bleibt somit in der Leber und in der Milz auf einer früheren Entwicklungsstufe stehen und gleichzeitig sind Anzeichen ungewöhnlich starker Blutzerstörung vorhanden. Es handelt sich somit im wesentlichen um einen hämolytischen Ikterus.

Überraschenderweise findet man nach VOGEL und BASSEN trotz der extramedullären Blutbildungsherde auch im Knochenmark eine gesteigerte Erythropoese, so daß also alle Blutbildungsstätten fieberhaft arbeiten, um die Hämolyse zu kompensieren.

Ein wichtiger pathologisch-anatomischer Befund ist der zuerst 1904 von SCHMORL beschriebene *Kernikterus* in den Stammganglien und im verlängerten Mark. Die Stammganglien und die Nervenkerne im verlängerten Mark zeigen eine scharf auf die Ganglienzellenansammlungen beschränkte Gelbsucht. Diese Kombination von schweren Leberveränderungen mit Schäden im Zentralnervensystem, besonders im Gebiet des Corpus striatum, treffen wir z. B. auch bei der WILSONschen Krankheit. HOFFMANN und HAUSMANN denken daran, daß lipolytische Substanzen sowohl die lipoidhaltige Erythrocytenhülle als auch das Gehirn schädigen könnten. Die gallige Imbibition muß nach ihnen der Zellschädigung parallel gehen oder folgen, da die normalen Ganglienzellen Gallenfarbstoff nicht annehmen. Vielleicht spielt der Eisengehalt gerade in den Ganglienzellen dieser Gebiete im Gegensatz zu anderen Hirnzonen eine begünstigende Wirkung auf diese selektive Lokalisation. Doch ist der Zusammenhang noch nicht geklärt. JOACHIM WOLFF, dem wir neuerdings eine ausgezeichnete zusammenfassende Darstellung über die fötalen Erythroblastenkrankheiten verdanken, denkt eher daran, daß bei der vielfältigen Unreife der Kinder mit Icterus gravis auch eine unreifere und erniedrigte Permeabilität im Bereich des Zentralnervensystems bestehe. Diese schaffe auch eine größere Durchlässigkeit für Gallenfarbstoff und begünstige damit den Kernikterus. Doch ist die selektive Lokalisation in den basalen Ganglienzellenanhäufungen meines Erachtens damit nicht geklärt. Es ist übrigens merkwürdig, daß wir in einem sehr schweren Fall von Icterus gravis einen Kernikterus vermißt haben. Anderseits kommt Kernikterus sicher auch bei anderweitigen Gelbsuchtformen vor, wie z. B. bei Gallengangsatresie.

Zur Veranschaulichung der bisherigen Darstellung will ich folgenden Fall aus unserer Klinik anführen: Ein Knabe wurde am 13. August 1941 spontan zu normalem Termin geboren. Er war nicht asphyktisch. Geburtsgewicht 3340 g, Länge 50 cm. Das Kind sei schon am ersten Tag, dann aber ganz besonders am zweiten Tag sehr stark gelb gewesen. Es trank gut. Stühle ordentlich (Frauenmilchstuhl), vielleicht etwas heller als sonst. Die bisherige Behandlung im kantonalen Frauenspital bestand in einer Ampulle Campolon täglich, Ferro 66, Cardiazol-Traubenzucker und zweimaliger Bluttransfusion mit defibriniertem Mutterblut. Mutter und Kind tragen dieselbe Blutgruppe. Interessant ist die Familienanamnese. Eine Schwester, jetzt neunjährig, ist gesund. Ein Kind wurde tot geboren und kam maceriert mit Hydrops congenitus zur Welt. Ein Kind starb 20 Minuten und ein anderes 2 Stunden nach der Geburt. Es handelte sich nach Bericht der Frauenklinik bei allen um fötale Erythroleukoblastose, zum Teil mit Hydrops. Sowohl in der mütterlichen als auch in der väterlichen Familie sind keine ähnlichen Fälle bekannt. Die Mutter fühlt sich gesund und habe die Schwangerschaft gut überstanden.

Das Kind wurde ins Jenner-Kinderspital aufgenommen am 30. August 1941 im

Alter von bald drei Wochen. Der Säugling zeigt eine Hautfarbe, welche an die einer Zitronenschale erinnert. Die Scleren sind kanariengelb. Der Turgor der Haut ist herabgesetzt, die Temperatur febril bis 38,7°. Herz und Lungen o. B. Abdomen etwas gewölbt und gespannt. Leber überragt den Rippenbogen um $1^1/_2$ Querfinger. Rand der Leber gut fühlbar, derb, verläuft etwas oberhalb des Nabels. Oberfläche glatt, derb. Milz nur ganz gering vergrößert. Unterer Pol manchmal noch gerade palpierbar. Stuhl breiig, glatt, hell, lehmfarben. Urin braun gefärbt. Gallenfarbstoffreaktionen nach GMELIN und TROUSSEAU $+ +$, Urobilin und Urobilinogen negativ. HAY-Probe auf Gallensäuren positiv, Indikan negativ. Eiweiß, Aceton, Sediment o. B.

Blutbefunde: Bilirubin im Serum nach HIJMANS VAN DEN BERGH sowohl direkt wie indirekt stark positiv. Das Serum ist dunkelbräunlich gefärbt.

Das rote Blutbild zeigt deutliche Anisocytose, zum Teil sehr große hämoglobinreiche Formen, zum Teil Mikrocyten. Ferner Poikilocytose, Polychromasie, Dellenbildung, basophile Punktierung, Jollykörper, zum Teil Makrocyten bis 9 μ, Mikrocyten bis 5 μ, vereinzelt ovalocytäre Megalocyten.

Erythroblastose: Auf 100 Leukocyten 38 Erythroblasten (13 680), davon 2% Megaloblasten, 22% Makroblasten, 70% Normoblasten, 3% Kernzertrümmerungsfiguren, 3% Mitosen. Vereinzelt Kernreste. Reticulocyten 74$^0/_{00}$.

	27. August 1941	1. September 1941
Hämoglobin	33%	41%
Erythrocyten	1,37%	1,16%
Färbeindex................	1,2 %	1,7 %
Leukocyten	22 320	21 550
Blutplättchen	—	115 000
Weißes Blutbild:		
Myelocyten	1,5%	0
Metamyelocyten	3,0%	4,0%
Neutrophile Stabkernige ...	9,5%	24,5%
„ Segmentkernige	34,5%	46,5%
Eosinophile................	1,0%	0
Basophile	—	—
Lymphocyten..............	34,5%	19,0%
Monocyten	2,5%	2,5%

Weißes Blutbild: Es fällt auf der einen Seite die Linksverschiebung bis zu den Myelocyten auf, anderseits zeigen die Neutrophilen auch eine Rechtsverschiebung im Sinne einer Übersegmentierung. Auf 100 Neutrophile fallen Stabkerne 23%, 2 Segmente 11%, 3 Segmente 19%, 4 Segmente 27%, 5 Segmente 15%, 6 Segmente 4%, 7 Segmente 1%. Die Stabkerne sind zum Teil jung, zum Teil reif. Das Protoplasma der Neutrophilen ist orthochrom und enthält öfters Vacuolen. Die Granula sind fein.

Die Blutplättchen sind vermindert (115 000), meist einzeln oder in kleinen Häufchen. Blutungszeit $13^1/_2$ Minuten (deutlich verlängert), Gerinnungszeit 16 Minuten, Retraktilität kann wegen sehr rascher Senkung nicht richtig beurteilt werden. Serum intensiv dunkelgelb.

Knochenmark: Neben relativ spärlichen Erythrocyten und Leukocyten und auffallend wenigen Megakaryocyten finden sich reichlich Erythroblasten vom Charakter der Normoblasten, aber auch viele Makroblasten, mit vielen amitotischen Kernteilungen. Myelocyten und mäßig viele Myeloblasten (Sternalpunktat).

Das Kind zeigte Fieber ohne erkennbare Ursache und hat etwas häufige und dünne Stühle. Zuletzt trat plötzlich starke Atemnot auf, dann Bradycardie (48 Pulse), Verlangsamung der Atmung, Exitus am 22. Lebenstag.

Histologische Befunde (Pathologisches Institut Bern, Prof. WEGELIN):

Leber: Läppchenzeichnung infolge der oft sehr unregelmäßig vergrößerten, oft mehrkernigen Leberzellen unregelmäßig. Die Leberzellen enthalten sehr viel körniges bis scholliges Bilirubin und Hämosiderin. Zahlreiche, ziemlich große Gallenthromben zwischen den Zellen. Keine Verfettung. Zwischen den Leberzellbalken wie in den GLISSONschen Scheiden sehr zahlreiche kleine Herde von vielen Erythroblasten mit teils im Zerfall begriffenen Kernen, vielen Makroblasten und wenigen Myelocyten.

Die KUPFFERschen Sternzellen enthalten oft viel Hämosiderin und Bilirubin. Reticulumfasern verdickt, GLISSONsche Scheiden etwas verlängert. Bei Levaditifärbung keine Spirochäten nachweisbar.

Milz: Trabekel stark, Follikel eher spärlich, klein bis mittelgroß. Follikelarterien zart. Pulpa mäßig bluthaltig, mit vielen, meist großen, oft stark hämosiderinhaltigen Pulpazellen, ziemlich vielen Lymphocyten und meist eosinophilen, weniger häufig neutrophilen Leukocyten, mäßig vielen Erythroblasten und Makroblasten und vorwiegend eosinophilen Myelocyten. Venöse Sinus ziemlich eng, ebenfalls mit Blutbildungsherden im Lumen.

Niere: Glomeruli zahlreich, wenig bluthaltig. Hauptstücke mit mäßig viel feinkörnigem Bilirubin in den Zellen. In den Schleifen und Schaltstücken hie und da schollige, hyaline, von Bilirubin imbibierte Zylinder. Keine Verfettung. Im Stroma, am Rande der Markpapillen und in den angrenzenden Partien des Markes finden sich oft sehr zahlreiche stark bilirubin- oder hämosiderinhaltige Zellen. Im Bindegewebe des Nierenbeckens entlang der größten Gefäße oft Herde von vielen Makroblasten, vielen teils im Zerfall begriffenen Erythroblasten, vielen vorwiegend eosinophilen Leukocyten und Myelocyten und einigen Myeloblasten.

Nebenniere: Innere Schicht in der Zona fasciculata, weniger der Zona glomerulosa mäßig stark, mittelgrob- bis grobtropfig verfettet. Zwischen den Kapillaren und den Zellbalken der inneren Partie der Zona fasciculata sowie der Zona glomerulosa und des spärlich entwickelten Markes finden sich zahlreiche kleine Herde aus Erythroblasten, Makroblasten und wenigen Myelocyten.

Pankreas: Läppchen mittelgroß, LANGERHANSsche Inseln normalgroß, zahlreich, keine Verfettung. Im interlobulären Stroma finden sich ebenfalls kleine Blutbildungsherde mit Makroblasten.

Thymus: Kleinlappig, Rinde und Mark reichlich. Im Mark sehr viele kleine HASSALsche Körperchen. Reticulumzellen von Rinde und Mark oft mäßig feintropfig verfettet. Interlobuläres Stroma mäßig reichlich.

Gehirn (Großhirnrinde, innere Kapsel, Medulla oblongata): Ganglienzellen nicht pigmentiert, Gliazellen und Fasern normal ausgebildet. Gefäße mäßig bluthaltig. VIRCHOWsche Räume mäßig weit.

Schilddrüse: Kleinlappig. Bläschen klein bis mittelgroß, rundlich bis leicht polymorph. Epithel kubisch, Kolloid dünn, eosinophiles Stroma zart.

Lungen: Alveolen subpleural, zum Teil etwas atelektatisch, hier und da mit vereinzelten Staubzellen im Lumen.

Knochenmark (Wirbelkörper, unteres Femurende): Gleicher Befund wie beim Sternalpunktat. Erythroblastose, keine Fettzellen, enchondrale Ossifikation normal.

Histologische Diagnose: Partielle Lungenatelektase, Erythroblastose der Milz, Leber, Niere, Nebenniere, Pankreas und Knochenmark. Hämosiderose und Ikterus von Leber und Niere, chronischer Milztumor mit Hämosiderose, Hyperplasie der Leber, Bilirubininfarkte der Nieren.

Diese Beobachtung beim Icterus gravis lehrt, wie sich in der Folge trotz aller therapeutischer Bemühungen neben der Gelbsucht eine schwere Anämie entwickelt. Bemerkenswert ist das Fehlen eines Kernikterus trotz schwerster Gelbsucht.

3. Kongenitale Anämie. Die Kinder werden mit einer mehr oder weniger ausgesprochenen Anämie geboren. Es zeigt sich wieder eine Erythroblastose verschiedenen Grades mit Leber- und Milzschwellung. Es finden sich im Blut 50000 bis 100000 Erythroblasten, welche manchmal Spaltbildung im Protoplasma zeigen. Makrocyten herrschen vor. Die Anämie ist hyperchrom.

Wir haben folgenden Fall beobachten können, der am dritten Tag in schwer komatösem Allgemeinzustand unter beständigem leisem Wimmern zugrunde ging. Das Kind zeigte eine blaßgelblich wächserne Hautfarbe und vereinzelte Blutsuffusionen an verschiedenen Körperstellen. Aus der Stichwunde blutete es noch ziemlich lange nach.

Blutbefund: Hämoglobin 68%, Rote 3 Millionen, Färbeindex 1,1, starke Anisocytose, Makrocyten (Ovalocyten) bis 10 μ, Mikrocyten bis 4 μ. Poikilocytose, geringe Dellenbildung. Geringe Polychromasie. Zahlreiche Normoblasten, vereinzelte Makro-

blasten. Protoplasma der Normoblasten auffallend schwach basophil, selten Kernzertrümmerungsfiguren. Ungleichmäßige Färbung der Normoblasten mit hellen
Lücken im Plasma.

Weißes Blutbild: Myelocyten 1%, Metamyelocyten 0,5, Neutrophile Stabkernige 2,0,
Segmentkernige 59, Eosinophile 0, Basophile 0, Lymphocyten 37,5, Monocyten 1%.
Die Neutrophilen zeigen häufig Übersegmentation, wie wir das auch bei dem Fall
von Icterus gravis gefunden haben. Wir fanden 2 Kernsegmente in 18%, 3 in 34%,
4 in 34%, 5 in 12%, 6 in 2% der Neutrophilen. Diese Erscheinung der Übersegmentierung, die bisher kaum beachtet wurde, weist auf einen verminderten Nachschub
von Leukocyten aus dem Knochenmark und ihre Überalterung im peripheren Blut
hin, welche in einem merkwürdigen Gegensatz steht zu der überstürzten Ausschwemmung von Erythroblasten.

Glücklicherweise nimmt diese kongenitale Anämie sonst einen Verlauf in
Heilung. Sie bildet die prognostisch günstigste Form der fötalen Erythroblastosen.
So habe ich einen anderen Fall nach intramuskulären Blutinjektionen und auf
Ferro 66 glatt heilen sehen.

Von dieser schweren hyperchromen Neugeborenenanämie mit Erythroblastose
ist die leichte hypochrome Neugeborenenanämie (LEHNDORFF) zu unterscheiden.
Der Färbeindex liegt unter 1 oder nahe bei 1, Normoblasten pflegen zu fehlen
oder kommen nur ganz vereinzelt vor. Leukocyten- und Plättchenapparat
sind im wesentlichen unverändert. Leber- und Milztumor fehlen. Diese gutartige Anämie heilt rasch, z. B. nach Bluttransfusionen. Eisenarme Ernährung
der Mutter in der Gravidität wurde angeschuldigt, doch kommt nach OPITZ für
die Mehrzahl der Erkrankungen eine derartige Ätiologie nicht in Frage.

Das gemeinsame Band, welches die hier geschilderten Krankheitszustände
zusammenhält, bildet:

1. der ganz ähnliche Blutbefund mit auffälliger Vermehrung der kernhaltigen
Roten im peripheren Blut (Erythroblastämie, manchmal allerdings rasch vor-
übergehend, vielleicht gelegentlich auch fehlend) und die Persistenz der fötalen
Hämatopoese in Leber, Milz und anderen Organen;

2. das alternierende Auftreten und der familiäre Charakter dieser drei Krankheiten. Wir haben bereits bei unserem Fall von Icterus gravis familiaris eine solche
Familie geschildert. Merkwürdigerweise, und dies ist einigermaßen typisch,
blieb das erste Kind verschont. Dann folgten drei Geburten, alle mit fötaler
Erythroblastose, zum Teil mit Hydrops, eine Totgeburt, ein Kind starb 20 Minuten
und ein anderes 2 Stunden nach der Geburt. Das fünfte Kind zeigte einen
Icterus gravis mit schwerer Anämie und starb am 22. Lebenstag.

In einer anderen Familie meiner Beobachtung war das erste Kind ebenfalls
vollkommen normal, das zweite Kind starb angeblich an einer intrauterinen
Pneumonie, das dritte Kind wurde mit Hydrops foetus universalis tot geboren
und das vierte Kind starb einen Tag vor Einsetzen der Wehen ab, zeigte Maceration ersten Grades, kongenitale Anämie und fötale Erythroblastose der Leber
und Milz.

Wir hatten ferner Gelegenheit, einen weiteren Fall von Icterus gravis am
zweiten Lebenstag in die Klinik aufzunehmen. Hier schien das Leiden erblich
übertragen zu sein durch die Familie der Mutter. Zwei Brüder derselben hatten
je fünf Kinder, welche alle nach der Geburt leicht ikterisch, aber sonst gesund
waren. Eine Schwester hatte drei gesunde Kinder ohne jeden Ikterus, sie waren
völlig normal. Ein dritter Bruder hatte zwei Knaben, welche drei Wochen zu
früh geboren wurden und an Icterus gravis zwei Tage nach der Geburt starben.
Die Mutter unseres Kindes gebar zuerst einen Knaben, der starken Ikterus
zeigte, ferner Nasenbluten und nach zwei Tagen starb. Das zweite Kind war ein
Mädchen, das ebenfalls wegen Ikterus und Lebensschwäche kurz nach der Geburt

zugrunde ging. Die beiden folgenden Geschwister waren Knaben, beide mäßig ikterisch nach der Geburt, der eine gesund, der andere schwächlich. Das fünfte Kind war unser Mädchen, welches am zweiten Lebenstage ein safrangelbes Hautkolorit, Lebervergrößerung und besonders einen starken Milztumor, der fast bis zur Beckenschaufel reichte, zeigte. Blutbefund: Hämoglobin 79%, Rote 2,42 Millionen, Färbeindex 1,64. Rotes Blutbild: 34882 Erythroblasten, Makroblasten und Normoblasten, Mitosefiguren, Kernzertrümmerungsfiguren, zahlreiche meist hyperchrome, zum Teil ovaläre Makrocyten, leichte Poikilocytose. Reticulocyten 171$^0/_{00}$, Leukocyten 32600, 14% Stabkernige, 35% Segmentkernige, 46% Lymphocyten, 5% Monocyten und Übergangsformen. Das Kind erhielt zunächst intramuskuläre Blutinjektionen, dann regelmäßig jeden zweiten Tag 2 ccm Campolon, zweimal 1 bis 5 Tropfen Ferro 66. Der Ikterus bildete sich zurück. Das Kind gedieh gut, die Anämie heilte ab und das Kind konnte mit völlig normalem Blutstatus nach drei Monaten entlassen werden.

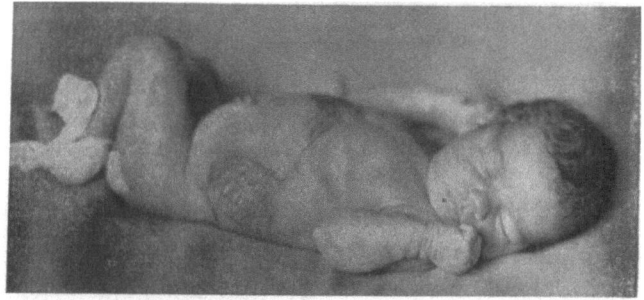

Abb. 65. Milztumor bei Icterus gravis und Erythroblastosis

Diese Beobachtung ist sehr interessant, weil sie zeigt, daß es sich anscheinend um einen nicht geschlechtsgebundenen rezessiven Erbgang handelt. In der Mehrzahl der Fälle besteht allerdings keine auffällige Sippenhäufung. Ferner zeigt unsere Beobachtung, daß es offenbar auch Abortivformen des Icterus gravis gibt, bei denen das Krankheitsbild dermaßen abgeblaßt ist, daß unter Umständen die Unterscheidung von einem gewöhnlichen Icterus neonatorum oder einer leichten Neugeborenenanämie Schwierigkeiten machen kann.

Ich beobachtete eine Familie, in der das erste Kind einen Icterus prolongatus hatte, dann aber davon genas. Dann wurden zwei normale Kinder ohne Ikterus geboren, das vierte Kind ging an einem Icterus gravis mit schweren nervösen Erscheinungen, Konvulsionen und Koma zugrunde. Es können also zwischenhinein oder nach einer Serie von Hydrops congenitus, Icterus gravis oder Anaemia gravis neonatorum auch wieder normale Kinder geboren werden. Interessant ist eine Beobachtung von BERNHEIM-KARRER: Mehrere Kinder eines Ehepaares gingen nacheinander an Icterus gravis zugrunde. Die Ehe wurde geschieden, die Ehepartner verheirateten sich wieder mit einem anderen Partner und bekamen nun beide normale Kinder.

Ein Beispiel für das Alternieren der Krankheitszustände in der gleichen Familie bringt CORNELIA DE LANGE. Zwei Kinder starben nacheinander an Icterus gravis. In einer darauffolgenden Zwillingsschwangerschaft hatte das eine Kind Icterus gravis und das andere Hydrops universalis. In der folgenden Schwangerschaft wurde wiederum ein Kind mit Hydrops universalis geboren.

Ätiologie: Die Ursache der fötalen Erythroblastenkrankheiten war lange unbekannt. Man hat an exogene Faktoren gedacht, namentlich auch an eine
Schwangerschaftstoxikose, aber gerade in unserem Fall haben wir dafür keine
Anhaltspunkte finden können. Die von MELLINGHOFF angeschuldigten interessanten Veränderungen der Placenta beruhen wohl auch eher auf einer koordinierten fötalen Reifungsstörung, wobei allerdings der verminderten Sauerstoffversorgung Beachtung zu schenken ist. Doch müßten wir dabei eher eine Hyperglobulie erwarten. Die jungen kernhaltigen Erythrocyten sind offenbar wenig
lebensfähig und gehen ähnlich wie bei der COOLEY-Anämie rasch zugrunde,

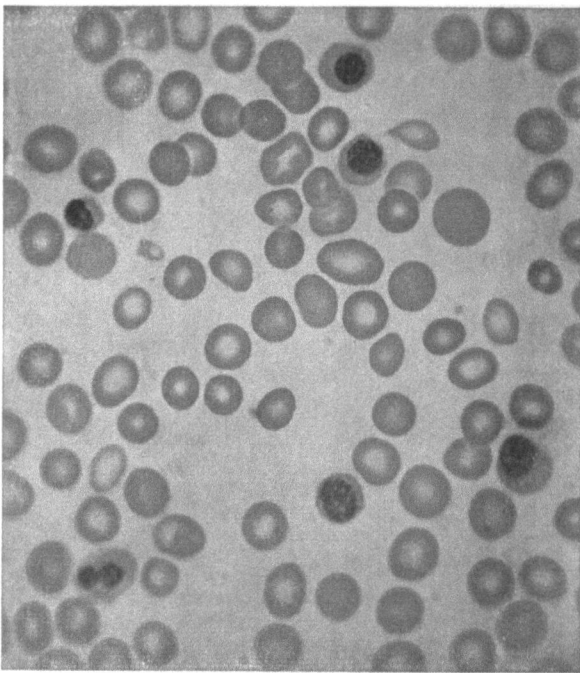

wodurch sich der ver-
mehrte Blutzerfall intra-
uterin und in der ersten
Zeit des extrauterinen
Lebens erklären dürfte.
J. WOLFF (siehe besonde-
ren Abschnitt über Rhe-
susfaktor) legt ebenfalls
das Gewicht auf die Un-
reife der hämatopoeti-
schen Organe und der
Hämopoese. Es handelt
sich also um ein Beispiel
für eine Neotenie, d. h.
für ein Beharren auf einer
früheren Entwicklungs-
stufe, deren tiefere Ur-
sache uns noch unbekannt
ist. Wahrscheinlich wir-
ken hier Erbmomente mit,
welche die intrauterine
Entwicklungsfreudigkeit
hemmen. Interessant ist,
daß, wenn einmal die
kritische Periode der Neugeborenenzeit unter geeigneter Therapie überwun-
den ist, sich diese Kinder

Abb. 66. Icterus gravis cum Erythroblastose, Makrocytose, Hyperchromie, Blutbild.

sehr gut weiterentwickeln und, abgesehen von eventuellen Läsionen des Kernikterus, völlig gesund werden können.

Bevor wir auf die Bedeutung des entdeckten Rhesusfaktors für die Pathogenese der Erythroblastosen eingehen, wollen wir einige Bemerkungen über die
seit längerer Zeit bekannten Blutgruppen anbringen; nämlich AB, A, B und 0.
Dieses sogenannte A-B-0-System der menschlichen Blutgruppen wurde 1901 von
LANDSTEINER entdeckt und ist für Bluttransfusionen außerordentlich wichtig
geworden. Diese vier Blutgruppen beruhen auf zwei Antigenen, Agglutinogenen
oder Faktoren, den A- und B-Agglutinogenen. Das Vorhandensein oder Fehlen
dieser Faktoren bestimmt diese Blutgruppe. Z. B. wenn beide in den roten
Blutkörperchen vorhanden sind, so gehören sie zur Gruppe AB, fehlen jedoch
beide, so sind sie zu Gruppe 0 zu rechnen usw. Während die Agglutinogene in
den roten Blutzellen sitzen, finden sich die Agglutinine in den Seren. Jedes Ag-
glutinogen ist spezifisch und reagiert mit dem entsprechenden Agglutinin, wobei
dann die roten Blutkörperchen verklumpt werden. Individuen mit der Blut-

gruppe A können naturgemäß keine Agglutinine α enthalten, da sonst die eigenen Blutkörperchen agglutiniert würden. Dagegen haben sie in ihrem Serum Anti-B-Agglutinine (β), welche Erythrocyten agglutinieren, die die Gruppe B enthalten, und umgekehrt besitzen Kinder, die der Blutgruppe B angehören, keine β-, sondern nur α-Agglutinine. Individuen von der Gruppe 0 enthalten dagegen Agglutinine, welche sowohl mit der Gruppe A und der Gruppe B reagieren. Bei der Gruppe AB fehlen diese Agglutinine, während die Erythrocyten Träger der Eigenschaften A und B sind. Diese Verteilung von Antigenen (bzw. Rezeptoren) und Antikörpern wird ausgedrückt durch das bekannte Schema, welches auch für die Übertragung von Fremdblut sehr wichtig ist:

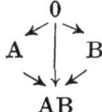

Aus diesem Schema geht hervor, daß Menschen mit der Blutgruppe 0, welche keine Antigene enthalten, als Universalspender verwendet werden können, da ihre roten Blutkörperchen von keinem Serum agglutiniert werden. Dagegen sind Menschen mit der Blutgruppe AB Universalempfänger, da sie keine Agglutinine in ihrem Serum enthalten. Im allgemeinen ist es vorsichtiger, nur gruppengleiches Blut zu Transfusionen zu verwenden, da gelegentlich mit 0-Blut wider Erwarten doch Transfusionsschäden beobachtet werden können.

Die Blutgruppen A und B sind dominant vererbte Faktoren, der Faktor 0 ist rezessiv. Den sechs möglichen Genotypen entsprechen vier Phänotypen.

Genotypen	Phänotypen
AA	
A0	A
BB	
B0	B
AB	AB
00	0

Die Systeme MN und P:

Neben diesen typischen Blutgruppen sind in den menschlichen Erythrocyten weitere Blutfaktoren gefunden worden, so das 1927 durch LANDSTEINER und LEVINE entdeckte MN-System und das 1928 gefundene Parallelsystem P. Ein 0-Faktor existiert in diesen beiden Systemen nicht. Ebenso fehlen die entsprechenden natürlichen Antikörper mit ganz wenigen Ausnahmen im Serum. Aber gerade diese Ausnahmen führten, allerdings selten, zu Transfusionszwischenfällen. So ungemein selten, daß der Nachweis dieser Blutfaktoren praktisch nicht mit einem menschlichen Serum in Frage kommt. LANDSTEINER und WIENER beschritten deshalb den Weg der Immunisierung von Tieren, indem man denselben menschliche Erythrocyten einspritzte. Mit Hilfe der so gewonnenen homogenetischen Immunsera gelang der Nachweis dieser außerhalb des A B 0 Systems vorkommenden und von diesen unabhängigen Blutfaktoren MN und P. Der Nachweis des P-Faktors ist allerdings mit Pferdeserum möglich, das schon ein natürliches präformiertes Anti-P-Agglutinin enthält.

Nomenklatur der Rh-Typen.

A. Vier mögliche Reaktionen mit Anti-A- und Anti-B-Sera.

Name der Blutgruppe	A Anti-Sera	B
0	0	0
A	+	0
B	0	+
AB	+	+

B. Dieselben vier möglichen Reaktionen wie bei A außer mit Anti-rh'- und Anti-rh''-Antisera.

rh'	rh''
0	0
+	0
0	+
+	+

C. Dieselben vier möglichen Reaktionen wie bei B, aber alle sind negativ zu Anti-Rh 0.

Name des Zelltyps	Antisera		
	Rh 0	rh'	rh''
rh	0	0	0
rh'	0	+	0
rh''	0	0	+
rh' rh''	0	+	+

D. Dieselben vier möglichen Reaktionen wie bei B, aber alle sind positiv zu Rh 0.

Name des Zelltyps	Antisera		
	Rh 0	rh'	rh''
Rh 0	+	0	0
Rh_1	+	+	0
Rh_2	+	0	+
Rh_1 Rh_2	+	+	+

Geschrieben in kleinen Buchstaben rh bedeutet Rh 0 negativ. Wenn ein großer Buchstabe gebraucht wird, so bedeutet das, daß der Rh-0-Faktor oder Anti-Rh-0-Agglutinin vorhanden ist.

Die Reaktionen mit den Seren in A und B sind identisch, Anti-rh' und Anti-rh'' sind nur substituiert für Anti-A und Anti-B.

C und D wiederholen nur die vier Reaktionen in B, aber schließen die Reaktionen zu Anti Rh 0 ein. In C ist die Reaktion negativ zu Anti-Rh-0-Serum in allen Fällen. Die Rh-Zelltypen in C und D werden genannt nach den Seren, welche Agglutination der Zellen bewirken.

In neuester Zeit hat die sogenannte Rhesustheorie von LANDSTEINER und WIENER für die Ätiologie und Pathogenese der fötalen Erythroblastosen eine überraschende Aufklärung gebracht (1940). Injiziert man Kaninchen oder Meerschweinchen mit Blut der Affenart Macacus rhesus, so liefern sie ein Immunserum, welches nicht nur die Blutkörperchen dieser Affenart agglutiniert, sondern auch die Erythrocyten von 85% aller Menschen der weißen Rasse, während farbige Rassen eine Agglutination von 100% zeigen. 85% der weißen Menschen sind somit Rhesus-positiv (Rh +) und nur 15% Rhesus-negativ (Rh —)[1].

---

[1] LESTER J. UNGER: The Med. Clinics of North America, May 1947, Vol. 31, Nr. 3, p. 700.

Es hat sich nun die interessante Tatsache ergeben, daß in 90% der Fälle beim Morbus haemolyticus neonatorum in den verschiedenen Manifestationen in übereinstimmender Weise die Konstellation vorliegt, daß eine Rhesus-negative Mutter von einem Rhesus-positiven Vater ein Rhesus-positives Kind empfangen und zur Welt gebracht hat. Der positive Rhesusfaktor sitzt als ein erbliches Blutgruppenmerkmal vor allem in den roten Blutkörperchen des Kindes und wirkt, wenn es aus irgendeinem Grunde in den mütterlichen Kreislauf gelangt, als ein Antigen. Dieses Antigen veranlaßt die Mutter, agglutinierende Antikörper gegen die Erythrocyten ihres eigenen Kindes zu bilden, weil wegen der unterschiedlichen Blutgruppen eine Unverträglichkeit, Inkompatibilität des mütterlichen und fötalen Blutes besteht. Schon sehr kleine Blutmengen, die in der Placenta in den mütterlichen Kreislauf übertreten, können zur Sensibilisierung genügen.

Die Antikörper im Blutserum der Mutter lassen sich in vitro nachweisen, indem sie, ähnlich wie das Immunserum von Kaninchen, die roten Blutkörperchen von 85% weißer Menschen agglutinieren. Diese Antikörper können bei einer Rhesus-negativen ausgebluteten Mutter zu schwersten, ja tödlichen Transfusionsschäden führen, wenn zwar gruppengleiches, aber Rhesus-positives Blut übertragen wird. Wie hier die Rhesus-positiven Erythrocyten des Spenders agglutiniert werden, so tritt auch Agglutination der Blutkörperchen des eigenen Kindes auf und diese ist nur die Einleitung für die Hämolyse. Dieser Prozeß spielt zwar schon in der Schwangerschaft, er wird aber nun besonders akut in den ersten Tagen nach der Geburt, wenn infolge Zerreißung der Placentabarriere reichlich mütterliche Antikörper in das Blut des Kindes übergehen. Dann kommt es bei diesem eben zu den Manifestationen des Morbus haemolyticus neonatorum, unter welchem Namen wir heute die Erythroblastosen zusammenfassen.

Nun lassen sich aber nicht immer Antikörper im mütterlichen Serum nachweisen, wenn man die Blutkörperchen eines Kindes mit Morbus haemolyticus mit dem mütterlichen Serum versetzt. Dies hat WIENER so erklärt, daß die Mutter zweierlei Antikörper bildet: 1. bivalente, welche sofort agglutinieren, die eigentlichen Agglutinine; 2. univalente Antikörper, die Glutine, welche an den Antigenen in den roten Blutkörperchen festhaften, diese blockieren und vor der Agglutination in physiologischer Kochsalzlösung schützen. Setzt man nun statt physiologischer Kochsalzlösung zu dem Gemisch von mütterlichem Antiserum und blockierten kindlichen Erythrocyten normales Serum oder Plasma zu, welches das sogenannte X-Protein enthält, so tritt sofort eine sogenannte Conglutination ein.

Direkter und indirekter Coombstest.

a) *Direkter Coombstest.* Das Coombsserum ist ein Immunserum, das gewonnen wird durch Behandlung von Kaninchen mit menschlichem Globulin. Es enthält Antikörper gegen dieses Globulin. Die mit inkompletten Antikörpern beladenen sensibilisierten Erythrocyten werden durch das Coombsserum mit seinen bivalenten Antikörpern direkt agglutiniert.

b) *Indirekter Coombstest.* Er dient zum Nachweis der freien, nicht an Erythrocyten gebundenen inkompletten Antikörper im Serum. Erste Phase: Das zu untersuchende Serum wird mit Erythrocyten vom selben Typus, gegen welchen die Antikörper gerichtet sind, zusammengebracht. Zweite Phase: Die so in vitro sensibilisierten Erythrocyten werden mit dem Coombsserum zusammengebracht und die Antikörper wie beim direkten Coombstest nachgewiesen.

Charakteristisch für den Morbus haemolyticus neonatorum ist die folgende Anamnese: Das erste, eventuell das zweite Kind sind vollkommen gesund, und dann kommt es entweder zu Aborten oder zur Geburt toter oder nur kurze Zeit lebender macerierter Föten mit Hydrops congenitus universalis, oder auch zu rasch tödlich verlaufendem Ikterus gravis. Die Sensibilisierung tritt somit meist erst nach einer vorangegangenen Schwangerschaft und Geburt auf.

Der Grad der Sensibilisierbarkeit der Mutter gegen das Rhesus-positive Blut des eigenen Kindes ist jedoch sehr verschieden. Es gibt Fälle, wo trotz der typischen Konstellation Rhesus-negative Mutter Rhesus-positives Kind eine Sensibilisierung überhaupt nie auftritt oder erst nach fünfte , sechste᪣ oder sogar zehnter Schwangerschaft, und anderseits Fälle einer sehr hochgradigen Sensibilisierbarkeit, bei der es schon in der ersten Schwangerschaft zum Fruchttod oder zum Morbus haemolyticus neonatorum kommt. LEVINE hat allerdings feststellen können, daß in etwa zwei Drittel solcher Sensibilisierung schon in der ersten Schwangerschaft die betreffende Mutter früher Bluttransfusionen, unter Umständen auch nur intramuskuläre Injektionen von Rhesus-positivem Blut erhalten hat, so daß sie Rhesusantikörper in ihrem Blute führt oder mit besonderer Leichtigkeit wieder bildet. Deshalb kommt es dann schon in der ersten Schwangerschaft mit einem Rhesus-positiven Kind zu einer Isoimmunisierung. Aber für ein volles Drittel der Fälle läßt sich eine solche Erklärung nicht geben, so daß hier eine besonders leichte Sensibilisierungsfähigkeit der Mutter angenommen werden muß.

Merkwürdig ist, daß diese Sensibilisierung im Verlauf wiederholter Schwangerschaften nicht etwa allmählich stärker werdend eintritt, sondern der Morbus haemolyticus kann gleich mit den schwersten Erscheinungen des Hydrops foetus universalis oder rasch tödlichem Ikterus gravis einsetzen und später nach wiederholten solchen Unglücksfällen kann eine gewisse Desensibilisierung eintreten, derart, daß nun zwar noch Kinder mit Manifestationen des Morbus haemolyticus geboren werden, jetzt aber gerettet werden können, unter Umständen auch nur noch die leichteste Form der Anaemia neonatorum zeigen.

Der Rhesusfaktor ist in vererbbaren Genen verankert. Jedes Gen hat sein Allel, so daß bei der Chromosomenteilung diese beiden Allele voneinander getrennt werden. Hat nun der Vater zwei gleiche Gene Rh Rh, so ist er homocygot Rhesus-positiv und es besteht die Gefahr, daß alle Nachkommen an Morbus haemolyticus erkranken. Ist er dagegen heterocygot, d. h. hat er die Gene Rh + und rh —, so bleibt meist die Hälfte der Kinder gesund. Mittels der Kenntnis der Untergruppen des Rhesusfaktors läßt sich nun feststellen, ob der Vater eine rh-Gruppe besitzt, welche durch ein Hr-Antiserum agglutiniert werden kann.

Die Untergruppen der Rhesusantigene erklären auch die 10% Ausnahmen von der Regel Rh —-Mutter und Rh +-Kind, z. B. das umgekehrte Verhältnis Rh +-Mutter, Rh —-Kind, oder Mutter und Kind Rh +. Das Rh —-Merkmal rh entspricht nämlich auch einem Gen, das noch schwächere antigene Eigenschaften hat als Rh, das als Hr bezeichnet wird. Es kann die Bildung eines Anti-Hr-Serums auslösen.

Bei der Untersuchung der Antikörper im Serum von Müttern, die ein Kind mit Morbus haemolyticus neonatorum geboren haben, hat sich ergeben, daß im wesentlichen drei verschiedene Antiseren zu unterscheiden sind:

1. Ein Antiserum, das 85% menschlicher Blutkörperchen agglutiniert. Es wird bezeichnet als Anti-Rh 0 oder nach der Nomenklatur von FISHER als Anti-D.

2. Ein Antiserum, das nur 30% menschlicher Blutproben agglutiniert. Es wird bezeichnet als Anti-Rh′ oder nach der Nomenklatur von FISHER als Anti-C.

3. Ein Antiserum, welches 70% menschlicher Blutproben agglutiniert, Anti-Rh″ oder nach der Nomenklatur von FISHER bezeichnet als Anti-E.

Nach der Theorie FISHERs werden drei Stellen in dem Rhesuschromosom für die Rhesusgene, die als Antigene für die Auslösung von Antikörpern wirken, postuliert, wobei jede Stelle ein Allelomorph besitzt. FISHER bezeichnet die Allelomorphen in folgender Weise:

$$Rh_0 = D; \text{ allelomorph ist } Hr_0 = d \text{ (Dd)},$$
$$Rh' = C; \text{ allelomorph ist } Hr' = c \text{ (Cc)},$$
$$Rh'' = E; \text{ allelomorph ist } Hr'' = e \text{ (Ee)}.$$

Zwei Chromosome, jedes mit den drei Stellen, bestimmen den Rh-Status (Genotypus eines Individuums). Jeder Genotyp ist durch je drei allelomorphe Gene repräsentiert, die durch die entsprechenden großen und kleinen Buchstaben charakterisiert werden. Es bestehen für jede der drei Genlokalisationen folgende Möglichkeiten der Kombination:

$$\text{Für } D = DD, Dd, dd,$$
$$\text{,, } C = CC, Cc, cc,$$
$$\text{,, } E = EE, Ee, ee.$$

Es sind 27 Kombinationen möglich, welche identifiziert werden können, wenn drei Varietäten von Anti-Rh- und drei Varietäten von Anti-Hr-Serum zur Verfügung stehen. Z. B.:

$$Rh_0 / rh = cDe/cde = \text{Gruppe } Rh_0 = D,$$
$$Rh' / rh = Cde/cde = \text{Gruppe } Rh' = C,$$
$$Rh'' / rh = cdE/cde = \text{Gruppe } Rh'' = E,$$
$$rh / rh = cde/cde = \text{Gruppe } rh \text{ (Rhesus-negativ) usw.}$$

Träger der Rh-Gene sind vor allem die Erythrocyten, und die Folge der Antikörperwirkung ist die Agglutination und die Hämolyse der roten Blutkörperchen des rhesuspositiven Individuums. Es handelt sich hier um einen eigentlichen Immunisierungsvorgang, dessen Folgen für das Kind an und für sich nicht so gefährlich sind. Die hämolytische Anämie dürfte verhältnismäßig selten so hohe Grade erreichen, daß sie zur einzigen und unmittelbaren Todesursache würde. Es ist auch fraglich, ob die Erythroblastose in den blutbildenden Organen des Fötus nur als Reaktion zur Kompensation der Hämolyse aufzufassen ist, denn es findet sich nicht nur eine Erythroblastenwucherung, sondern auch eine Vermehrung der Myeloblasten und Myelocyten.

Weit gefährlicher sind gewisse anaphylaktische Erscheinungen, weil sie zur Bildung histaminähnlicher cytotoxischer Substanzen führen, die schwere Schädigungen der Leberzellen und ganz besonders von Ganglienzellen in den basalen Kerngebieten der Stammganglien, des Ammonshorns und des verlängerten Markes bedingen. Selbst die Hirnrinde kann mitbeteiligt werden. Die geschädigten Ganglienzellen imbibieren sich mit Gallenfarbstoff. Infolge der Schädigung der Leberzellen gesellt sich zum anhepatischen hämolytischen Ikterus noch eine hepatische Gelbsucht. Die Kinder sterben meist unter den schweren Erscheinungen des Kernikterus, und wenn sie mit dem Leben davonkommen, tragen sie Schäden des Nervensystems davon, wie Schwachsinn und Störungen des extrapyramidalen Systems in Form einer recht charakteristischen Choreo-Athetose mit eigentümlich tänzelndem Gang, Zwangsbewegungen des Kopfes, Ataxie mit häufigem Hinfallen, Hypertonie, gelegentlich auch Hypotonie der Muskulatur.

Die Frage der Verhütung der Rhesussensibilisierung in der Schwangerschaft bedeutet ein noch nicht gelöstes dringliches Problem. BERNHEIM-KARRER und GROB versuchten in einer Familie, die schon mehrere Kinder durch Ikterus gravis verloren hatte, eine Prophylaxe durch Darreichung von gekochter Leber während einer neuen Gravidität der Mutter. Das Kind machte einen normalen Ikterus neonatorum durch und blieb gesund. HOTZ gab in der Schwangerschaft Campolon und Frischleber, das Kind wies eine Erythroblastämie auf mit einem

Ikterus prolongatus bis zur siebenten Woche, dann wurde es völlig gesund. Unsere letzte Beobachtung, welche auch ohne Leberprophylaxe in der Schwangerschaft einen ganz ähnlich günstigen Verlauf nahm, anderseits wieder völlige Versager der Lebertherapie lehren jedoch, daß die bisher vorliegenden Beobachtungen nur mit Vorsicht und Kritik verwertet werden dürfen. Auch die von WIENER empfohlene Behandlung in der Schwangerschaft mit Pertussis- und Typhusvaccine in der Meinung, dadurch eine Konkurrenz zu den Rhesusantigenen zu bewirken, ist mit Skepsis aufzunehmen und könnte nach den Erfahrungen mit den Mischvaccinen erst recht die Antikörperbildung anregen. Wenn wir den Hauptakzent von der faszinierenden, aber nicht so gefährlichen Hämolyse auf die viel mehr zu fürchtenden, durch histaminähnliche Substanzen erzeugten cytotoxischen Schädigungen der Leber und des Gehirns verlegen, so wäre an eine Prophylaxe durch Antihistaminsubstanzen, wie Antistin, Neoantergan zu denken, sowohl in der Schwangerschaft durch Behandlung der Mutter als auch des Kindes unmittelbar nach der Geburt. In einem Fall von Ikterus gravis, dem wir am ersten Lebenstag eine Injektion von $1/2$ Ampulle Antistin intramuskulär verabreichen konnten, war der Effekt ein zauberhafter. Der Ikterus verschwand von einem Tag zum andern.

Für die Behandlung des Morbus haemolyticus neonatorum kommt in erster Linie die frühzeitige Transfusion von Rhesus-negativem Blut in Frage, die, wenn nötig, mehrmals zu wiederholen ist. Mütterliches Blut darf nicht verwendet werden, weil es Rhesusantikörper enthält. Man müßte diese Rhesusantikörper durch mehrfaches Waschen der roten Blutkörperchen entfernen. Manche Autoren sehen keine Bedenken, Rhesus-positives Blut vom Vater zu verwenden, indem sie annehmen, daß durch die vermehrte Antigenzufuhr die Antikörper rascher abgesättigt und dadurch unschädlich gemacht werden.

Eine moderne Methode ist die sogenannte „exsanguination-transfusion" oder Exchange Transfusion, welche sich heute zur souveränen Therapie des Ikterus gravis entwickelt hat. Sie muß aber am besten in den ersten 12 Stunden bzw. 24, höchstens 48 Stunden durchgeführt werden. Dabei wird ein Katheter durch die Vena umbilicalis bis gegen die Vena cava eingeführt. Portionenweise wird mit einer Spritze kindliches Blut entzogen und jeweilen sofort durch antikörperfreies Rhesus negatives Blut ersetzt. GASSER verwendet dazu mit Vorliebe Blut von Zürcher Stadtpolizisten. Er verwendet relativ große Blutmengen (700 bis 1000 ccm je nach Gewicht). Man muß aber daran denken, daß dieses „gepumpte" Blut später abgebaut werden kann und nach zirka drei Wochen noch durch eine erneute Bluttransfusion ersetzt werden muß. Oft kommt man mit kleineren Transfusionen Rhesus negativen Blutes aus.

Wenn der Übertritt von mütterlichen Antikörpern in größerer Menge in der Frauenmilch nachweisbar ist, so darf dieselbe nur in gekochtem Zustande dem Neugeborenen verabreicht werden.

Anhang:

Technik und Indikationen der Austauschtransfusion

schildert mein Oberarzt G. v. MURALT folgendermaßen:

Die einfachste und eleganteste Methode ist die von DIAMOND, die die Umbilikalvene für Entnahme und Zufuhr benützt.

Das Vorgehen muß absolut steril sein. Die Nabelschnur eines Kindes, bei welchem man das Vorhandensein eines Morbus haemolyticus neonatorum vermutet, muß vom Geburtshelfer lang abgeschnürt werden. Der Nabel wird dann am Beginn der Austauschtransfusion frisch zugeschnitten.

Die großlumige, dünnwandige Nabelvene ist leicht von den zwei kleineren Nabelarterien zu unterscheiden. Ein eventuelles Gerinnsel wird aus der Nabelvene herausgezogen. Die benötigten, sterilen Nelaton-Katheter Charriere 6 bis 9 und die Spritzen a 10 ccm werden vorgängig mit sterilem Paraffinöl gut durchgespült.

Zur Vermeidung von Fettembolien muß jeder Rückstand an Paraffinöl entfernt werden.

Das Blut, durch Zusatz von 10% einer 3,8%igen Natrium citricum-Lösung ungerinnbar gemacht (wir benützen die Blutkonserven der Spendezentren des Schweizerischen Roten Kreuzes), wird in seinem Behälter mittels einer Wärmeflasche auf 37° erwärmt. Der möglich größte Katheter wird auf eine Länge von 6 bis 8 cm in die Nabelvene gegen die Vena cava eingeführt. Jetzt wird portionenweise das kindliche Blut durch antikörperfreies Blut ersetzt. Es müssen regelmäßig, d. h. unter Vermeidung von plötzlichem Über- und Unterdruck im Gefäßsystem, je 10 ccm Blut dem Kind entnommen werden und mit der zweiten Spritze anschließend 10 ccm frisches Blut gespritzt werden. Wegen Koagulationstendenz im Spritzensystem wird nach jeder einzelnen Blutentnahme die Spritze mit warmer, physiologischer Kochsalzlösung ausgespült und dann erst frisches Blut aufgezogen. Für Injektion und Entnahme von je 10 ccm Blut rechnet man etwa 1 Minute. Alle 100 ccm ausgetauschten Blutes werden 2 ccm einer 10% Calciumlösung, zur Vermeidung einer Hypocalcaemie, dem eingespritzten Blut zugesetzt.

Im ganzen soll mindestens die dreifache Blutmenge des Neugeborenen ausgetauscht werden, um einen möglichst kleinen Prozentsatz (zirka 5%) eigenes Blut im Körper zurückzulassen. Am Ende der Austauschtransfusion werden etwa 100 000 E. wasserlösliches Penicillin zur Infektionsprophylaxe intravenös mitverabreicht und der Nabel wird chirurgisch abgebunden.

Während den drei folgenden Tagen bekommt das Kind weiter täglich 50 000 E. Penicillin und 1 Ampulle fettlösliches Vitamin K_1 (Konakion).

Der Bilirubinspiegel des Kindes wird vor, sofort nach dem Austausch und an den drei folgenden Tagen kontrolliert, steigt er, trotz der ausgiebigen Austauschtransfusion, auf 20 mg% oder darüber wieder an, wird sofort eine zweite Austauschtransfusion gemacht. Meistens gelingt es, auch diese noch durch die Nabelvene auszuführen, sonst muß eine größere, periphere Vene chirurgisch freigelegt werden, am besten die Vena saphena magna.

Da die Frage der Übertragung der Antikörper durch die mütterliche Milch noch nicht restlos abgeklärt ist, ist es vorsichtiger, den Säugling künstlich zu ernähren; in den ersten Wochen soll die Nahrung fettarm sein, am besten mit halbfettem Eledon (gelbe Etikette), unter regelmäßiger parenteraler Zufuhr der fettlöslichen Vitamine A und D.

Nach der Austauschtransfusion tritt oft eine hyporegeneratorische Anämie, ohne Zeichen einer Hämolyse, auf. Um dieser vorzubeugen, gibt man von der zweiten bis dritten Woche an ein Eisen-Leber-Präparat per os (z. B. 1 bis 3 Kinder-Dragées Ferronicum und 1 bis 2 Kaffeelöffel Hepantrosirup täglich).

In den ersten sechs Monaten nach der Austauschtransfusion sollte das Blutbild in regelmäßigen Abständen kontrolliert werden. Anfänglich einmal pro Woche, später einmal pro Monat.

Da man bei der Geburt eines geschädigten Kindes aus einer Rhesusfamilie nicht wissen kann, ob es zwischen dem zweiten bis vierten Lebenstag einen Kernikterus bekommen wird oder nicht, sollte jedes Kind ausgetauscht werden. wenn der direkte Coombs-Test bei ihm positiv ist und Antikörper im Blute seiner Mutter vorhanden sind.

Absolute Indikationen zur Austauschtransfusion sind:

1. Morbus haemolyticus neonatorum bei den älteren Geschwistern.

2. Gelbfärbung der Nabelschnur, Ödeme, Anämie oder Milzvergrößerung bereits bei der Geburt.

3. Eine Bilirubinämie von 4 mg% im Nabelschnurblut oder über 10 mg% im Verlauf der ersten 24 Stunden. Diese hohen Bilirubinspiegel können auch bei seltenen Fällen von idiopathischer Hyperbilirubinämie ohne nachweisbare Rhesus- oder ABO-Inkompatibilität auftreten, bei welchen die Austauschtransfusion ebenso indiziert ist.

4. Prämaturität.

76. Vorlesung.

Übersicht über die Anämien im Kindesalter.

Wir können die Anämien von ätiologischen Gesichtspunkten aus in zwei große Gruppen einteilen: 1. Vorwiegend endogen bedingte Anämien, 2. vorwiegend exogen bedingte Anämien.

A. Vorwiegend endogen bedingte Anämien.

1. Die sogenannten kongenitalen Anämien oder Neugeborenenanämien.

LEHNDORFF und OPITZ unterscheiden zwei Formen:

a) Hypochrome Neugeborenenanämie. Normoblasten fehlen oder kommen nur vereinzelt vor. Reticulocyten in mäßigen Grenzen erhöht. Leukocyten- und Plättchenapparat intakt. Der klinische Untersuchungsbefund ergibt keine Leber- und Milzschwellung. Die Anämie ist gutartig und heilt rasch auf Bluttransfusion. Eisenarme Ernährung der Mutter während der Gravidität wird von einzelnen Autoren angeschuldigt.

b) Hyperchrome Neugeborenenanämie mit Erythroblastose. Sie gehört mit dem Hydrops foetus universalis und dem Icterus neonatorum gravis zu der Krankheitsgruppe der fötalen Erythroblastosen, welche wir bereits in einer früheren Vorlesung behandelt haben. Wir haben dort gesehen, wie die schwere Gelbsucht schließlich in Bleichsucht übergeht. Charakteristisch ist die Erythroblastämie, die allerdings sehr verschiedene Grade erreichen kann, die Makrocytose, Hyperchromie und Anisocytose. Im Gegensatz zur leichten Neugeborenenanämie tastet

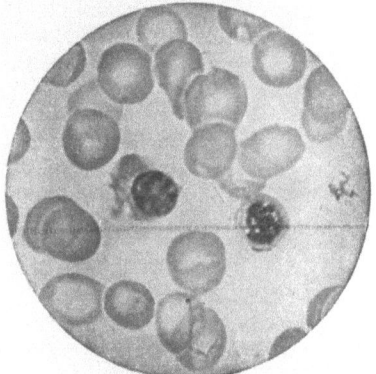

Abb. 67. Kongenitale Anämie, Blutbild (Erythroblastose).

man meist einen erheblichen Milztumor und auch die Leber ist meist vergrößert. Man trifft in diesen Organen fötale Blutbildungsherde.

2. Frühgeburtenanämie.

Das Hämoglobin vermindert sich über den zweiten Monat hinaus bis zu 50% und noch tiefer, die Erythrocyten sinken bis 3,5 bis 4 Millionen. Zahlen unter 3 Millionen sind selten. Der Färbeindex ist erniedrigt. Es fällt die graue Blässe der Haut auf, kein Milztumor, kein sonstiger Organbefund. Eisen und Leber können die Frühgeburtenanämie nicht verhüten. Sie ist um so stärker ausgesprochen, je rascher das Kind wächst. Das Wachstum des Blutes kann, wie schon häufig beim normalen Säugling, nicht mit dem noch fötalen Wachstum des übrigen Körpers Schritt halten. OPITZ fand während der Entwicklung der Frühgeborenenanämie 10 bis 30‰ Reticulocyten. Die meist angenommene Hypofunktion der Blutbildungsstätten dürfte eine bloß relative sein.

Noch im zweiten Halbjahr und später zeigen Frühgeborene lange Zeit eine erhöhte Anämiebereitschaft, besonders auf alimentäre und infektiöse Schäden, weil bei ihnen auch die mangelhafte Eisenmitgift in den letzten Fötalmonaten eine Rolle spielt.

3. Die erblichen hämolytischen Erythropathien (Schulten).

Wir werden ihnen demnächst eine besondere Vorlesung widmen.

a) Die familiäre konstitutionelle, hämolytische Anämie und der hämolytische Ikterus, sogenannte Kugelzellenanämie.
b) Die Sichelzellenanämie.
c) Die Elliptocytose oder Ovalocytose.
d) Die COOLEY*sche Krankheit* (Erythroblastenanämie).

Die hämolytischen Erythropathien sind rassegebunden, vererbbar und daher familiär. Schwere Veränderungen im Aufbau der Erythrocyten bedingen eine konstitutionelle Minderwertigkeit mit verkürzter Lebensdauer, verstärkter Hämolyse, spodogenem Milztumor bei lebhaftester regenerativer Knochenmarkstätigkeit.

4. Endogen bedingte Anämien bei Störungen der inneren Sekretion.

Am bekanntesten ist im Kindesalter der Einfluß des teilweisen oder vollständigen Ausfalles der Schilddrüse, z. B. die Oligochromämie (meist etwa 50% Hämoglobin), Oligocytämie und Leukopenie mit relativer Lymphocytose beim Myxödem. Diese Anämie bessert sich auf Zufuhr von Thyreoidin, bedarf aber meist noch einer Eisenzugabe. Auch beim Nebennierenausfall (ADDISONsche Krankheit) kommt es zu mehr oder minder starken hypochromen Anämien. Zufuhr von Nebennierenrinde fördert die Blutbildung.

5. Aregeneratorische und hyporegeneratorische Kinderanämien.

Es handelt sich um eine Trias von Symptomen, Frühgeburt, geistige Debilität, oft verbunden mit multiplen Mißbildungen und kongenital aplastische Anämie (BENJAMIN). Neuere Untersuchungen von WILLI und ESSER haben eine lymphoide Knochenmarksmetaplasie ergeben, wodurch die Erythropoese gehemmt erscheint. Ich habe jedoch ganz ähnliche Fälle beobachtet, die nichts anderes waren als alimentäre Anämien, die dadurch zustande kamen, daß die geistig debilen Kinder lange Zeit nur mit Milch ernährt werden konnten. Einschränkung der Milch, Übergang auf gemischte Kost und Eisenbehandlung führten zu rascher Heilung.

6. Essentielle Erythroblastopenie (Glanzmann).

Essentielle Erythroblastopenie mit Anämie vom Typus Josephs-Diamond-Blackfan. Sie ist charakterisiert durch eine immer wieder rezidivierende aplastische Anämie, an der das Kind sterben würde, wenn man nicht immer wieder durch Bluttransfusionen alle drei bis vier Wochen das rote Blut auffüllen würde. Trotz schwerer Anämie verharren die Retikulozyten auf 1 bis $2^0/_{00}$. Es findet somit keine Blutregeneration statt. Aber es fehlen auch alle Zeichen einer pathologischen Hämolyse. Im Knochenmark findet sich eine ausgesprochene Erythroblastopenie bei normaler Leuko- und Thrombopoese. Vermehrung der Retikulumzellen. Im Gegensatz zum Typ Benjamin fehlen alle andern Konstitutionsanomalien. Alle antianämischen Mittel mit Einschluß der Leberbehandlung und nach unseren Erfahrungen auch intramuskulärer Injektionen von Nabelschnurblut nach ESSER, versagen. Die Kinder können nur durch immer wiederholte Bluttransfusionen am Leben erhalten werden. Nach Jahren scheint eine gewisse Anpassung an einen konstant bleibenden niedrigen roten Blutstatus möglich zu werden. Es handelt sich um eine essentielle Erythroblastopenie, vergleichbar der chronischen Granulocytopenie (HOTZ, FANCONI, TOBLER) bzw. der essentiellen Thrombopenie (Beobachtungen von ESSER, RINVIK, G. VON SYDOW, GLANZMANN u. a.).

7. Anämie bei Marmorknochenkrankheit (Albers, Schönberg).

HARNAPP führt die Anämien bei diesem familiär vorkommenden Leiden nicht allein auf die raumbeschränkenden Knochenprozesse zurück, sondern auf eine neben der Osteosklerose bestehende Minderwertigkeit des Knochenmarkes. Er kommt zu extramedullärer Blutbildung infolge Einengung des Knochenmarkes mit Erythroblastämie ohne Zeichen gesteigerten Blutzerfalles. Die Osteosklerose kann mit oder ohne Anämie verlaufen.

8. Die essentielle hypochrome Anämie (Schulten).

Normoblasten fehlen oder finden sich nur vereinzelt. Charakteristisch ist eine erhebliche Mikrocytose. Leukocytenzahlen und Plättchen sind unverändert. Pathogenetisch spielt eine mangelhafte Eisenausnutzung in der Nahrung infolge Anacidität und Achylie, aber auch noch aus unbekannten Gründen die wichtigste Rolle. Es kommt deshalb zu Eisenmangelerscheinungen, besonders zu hypochromer Anämie mit Mikrocytose. Charakteristisch sind atrophische Veränderungen an den Zungenpapillen mit Neigung zu Aphthenbildung. Trophische Störungen finden sich an den Haaren (sie werden spröde und glanzlos), an den Zehen und Fingernägeln (Hohl- oder Löffelnagelbildung mit lamellärer Absplitterung). Die Anämie nimmt einen chronischen Verlauf, ist aber durch hohe Eisendosen bei dauernder Zufuhr besserungsfähig. Die Neigung zu Rezidiven ist groß.

Die essentielle hypochrome Anämie kommt in erster Linie bei Frauen in mittlerem Lebensalter, nach dem 40. Lebensjahr vor. Im Kindesalter wurden bisher nur wenige Fälle, auch bei Geschwistern, beschrieben (McCULLAGH und ALLEN, SPÖRL und GARSCHE). Als Ursache der dabei beobachteten Zeichen von Dysphagie mit Ösophagospasmus fand GARSCHE plaquesartige Schleimhautatrophie mit darin eingebetteten hyperkeratotischen Gewebsinseln.

9. Die perniciöse Anämie.

Die echte essentielle perniciöse Anämie kommt bei Kindern nur außerordentlich selten oder fast gar nicht vor. Die chronische Achylie, die der perniciösen Anämie meist lange Jahre vorausgeht, ist eine Alterserscheinung und findet sich bei Kindern als Dauerbefund nur ganz ausnahmsweise. Die mangelhafte Sekretion einer fermentähnlichen Substanz des sogenannten endogenen Faktors, der mit dem Vitamin B_{12} zur Synthese des Perniciosaschutzstoffes gebraucht wird, fällt aus und dadurch wird die normale Reifung der Erythroblasten verhindert. Im Knochenmark häufen sich Megaloblasten an.

Eine konstitutionelle, familiäre perniciosaartige Anämie bei drei Brüdern mit Mikrocephalie und Hypoplasie der Hoden hat FANCONI beschrieben. Es bestand eine mäßig starke hämorrhagische Diathese, die aber nicht die schwere progrediente, fast unbeeinflußbare hyperchrome und megalocytäre Anämie erklären konnte. Das Knochenmark entsprach nicht dem Befunde einer echten Perniciosa. Es war zwar nicht eigentlich aplastisch, aber doch weitgehend von Fettmark durchsetzt.

10. Aplastische Anämie bei Panhämocytophthise bzw. Panmyelophthise.

Sehr selten kommt es zu einer isolierten, progressiven Erythrocytophthise. Meist handelt es sich um ein Agranulocytosesyndrom mit Anämie von aplastischem Charakter, Granulocyten- und Plättchenschwund. Wir werden der Panhämocytophthise eine besondere Vorlesung widmen und dabei auf die engen Beziehungen der Panhämocytophthise zu leukämischen Erkrankungen hinweisen.

11. Anämie bei Leukämien.

Eine schwere und vor allem progrediente Anämie kann das erste und führende Symptom sein für eine akute Leukämie im Kindesalter. Wir werden dieses Problem in einer der nächsten Vorlesungen über die akute Leukämie ausführlich darstellen. Sowohl akute Lymphadenose als auch Myelose (Myeloblastenleukämie) erdrücken durch schrankenlose Wucherung von Lymphzellen oder von Myeloblasten die Bildung der roten Blutkörperchen im Knochenmark. Man darf sich aber diese Vorgänge nicht so rein mechanisch vorstellen, vielmehr hat man den Eindruck, daß es schon in allerfrühesten Stadien der leukämischen Erkrankung zu einem Erlahmen der Erythropoese und auch der Granulocytopoese kommt. Auch die Thrombopoese kann schon in den ersten Stadien leiden, so daß man den Eindruck bekommt, als sei gerade die Panmyelophthise der erste Auftakt für eine akute Leukämie. Eine unklare Anämie bei einem Säugling oder Kleinkind, das richtig ernährt worden ist, muß immer den Verdacht erwecken, ob nicht eine leukämische Erkrankung dahintersteckt. Es muß also das weiße Blutbild des genauesten studiert und verfolgt werden.

12. Tumoranämien.

Wir haben eine solche beobachtet, z. B. bei einem bösartigen Nebennierentumor (LIPSET und GLANZMANN). Die Blutschädigung kann erhebliche Grade erreichen. Das Blutbild ist sonst uncharakteristisch (LENDOLT). Bei Knochenmarksmetastasen können allerdings gelegentlich leukämieähnliche Bilder zustande kommen. Gerade Nebennierentumoren (Sympathicoblastome) machen häufig Schädelknochenmetastasen (HUTCHINSON-Typ).

B. Vorwiegend exogen bedingte Anämien.

1. Posthämorrhagische Anämie.

Sie ist ätiologisch die klarste Form der exogenen Anämien, z. B. nach Blutverlusten nach außen bei Melaena neonatorum, bei Hämophilie, bei Morbus maculosus Werlhofii, auch nach chronischen Blutverlusten infolge von Hämorrhoiden haben wir bei einem Kind eine ziemlich schwere Anämie beobachtet. Zunächst werden Rote und Hämoglobin in gleichem Maße vermindert, dann aber sinkt der Färbeindex, weil die Hämoglobinneubildung viel langsamer erfolgt als die Regeneration der roten Blutkörperchen. Man findet zahlreiche Mikrocyten, starke Dellenbildung, Anisocytose, Poikilocytose, neutrophile Leukocytose, Vermehrung der Blutplättchen und Verstärkung der Gerinnungsfähigkeit.

2. Alimentäre Anämien.

a) Kuhmilchanämie. Vorwiegend chlorotischer Typus bei Kindern gegen Ende des ersten Lebensjahres. Hämoglobingehalt zwischen 40 und 50%, selten tiefer. Erythrocyten 3,5 bis 4,5 Millionen. Färbeindex niedrig, 0,5 bis 0,7. Aniso-

Poikilocytose, Polychromasie, große Dellenbildung, Mikrocytose, Leukocytenzahlen normal. Ausgezeichnete Reaktion auf Eisenbehandlung (mit Ferropräparaten).

Selten JAKSCH-HAYEMsche Form. Hämoglobin 20 bis 30%, selten tiefer. Rote 1 bis 1,5 Millionen, Färbeindex meist gleich 1 oder noch höher. Anisocytose mit Megalocyten und Makroformen neben Mikrocyten, Poikilocyten, ausgesprochene Polychromasie. Erythroblastose mit Megaloblasten, Makroblasten, Normoblasten und zahlreichen Kernzertrümmerungsfiguren. Ausgesprochene Leukocytose 20 000 bis 30 000, wenn keine Infekte bestehen, vorwiegend Lymphocyten, große Monocyten nicht auffallend vermindert, Blutplättchen wechselnd, ab und zu Thrombopenie.

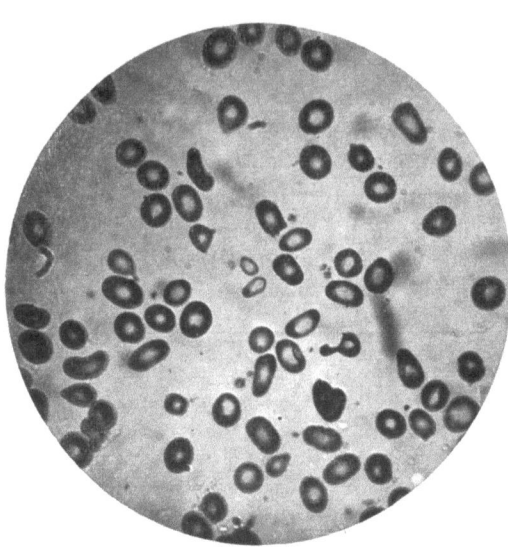

Abb. 68. Kuhmilchanämie, Blutbild.

b) Ziegenmilchanämie. Sie tritt oft schon im ersten Lebenshalbjahr auf, meist in schwererer Form als die Kuhmilchanämie. Typisch sind hyperchrome Blutbilder vom Charakter der JAKSCH-HAYEMschen Anämie. Der Milztumor ist gewöhnlich geringer als bei Jaksch-Hayem infolge Kuhmilchanämie. Die Leukocytose ist schwächer, bei den nicht so seltenen aplastischen Formen besteht sogar Leukopenie. Die großen Monocyten sinken auf 1%. Chlorotische Blutbilder sind bei der Ziegenmilchanämie selten. Der Knochenmarksbefund bei der Ziegenmilchanämie ergibt meist Megaloblastenmark wie bei der Perniciosa.

Ziegenmilchanämie heilt auffallend rasch nach Milchwechsel. Eisen allein ist kaum wirksam. Dagegen reagiert sie ausgezeichnet auf Leber und Leberextrakte, ganz ähnlich wie die perniciöse Anämie der Erwachsenen (Folsäure).

c) Anämie bei Mehlnährschaden (KLEINSCHMIDT). Neben Eisenmangel hindert das Fehlen wichtiger Hauptnährstoffe (Ei-

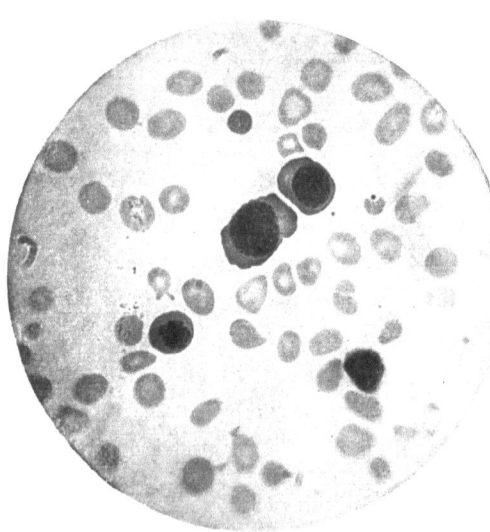

Abb. 69. Ziegenmilchanämie (JAKSCH-HAYEMsche Form, Blutbild).

weiß, Fett) und Ergänzungsstoffe (Vitamine der B-Gruppe, Vitamin C und Vitamin A) die Erythropoese.

d) Anämie bei Avitaminosen. Bei Vitamin-A-Mangel kommt es zu Anämie und Thrombopenie. Bekannt sind auch Mangelanämien bei Avitaminosen, bei denen der Vitamin-B-Komplex eine Rolle spielt, z. B. bei Ziegenmilchernährung, Coeliakie, Pellagra usw. Vitamin-C-Mangel macht außer Skorbut bei Kindern hypochrome Anämien, welche durch Vitamin-C-Zufuhr zur Heilung zu bringen sind.

Eine Polyavitaminose durch schwere Resorptionsstörungen besteht bei der Coeliakie oder der infantilen Sprue. Eine hypochrome Anämie gehört zu den regelmäßigen Symptomen, aber auch perniciös-anämische Blutbilder wurden beschrieben (Hotz). Eosinophilie kommt auch unabhängig von der Lebertherapie vor. Ein deutlich tastbarer Milztumor findet sich nicht selten. Die Anämie bei Coeliakie kann nach unseren Beobachtungen rasch heilen bei kombinierter Behandlung mit frischer Leber per os und gleichzeitiger Zufuhr von Ferroeisen, das selbst von diesen Fällen noch auffallend gut resorbiert wird.

e) Anämie bei Dermatitis seborrhoides und Erythrodermia desquamativa Leiner (Vitamin-H-Mangel). Bei diesem Nährschaden der Haut der Säuglinge findet man 50 bis 25% Hämoglobin. Entsprechend sind auch die Zahlen der Roten herabgesetzt. Aniso-Poikilocytose, vereinzelte Normoblasten. Weiße erhöht bis 20000 und darüber, auch ohne Infektion. In einem sehr schweren Fall von Erythrodermie fanden wir 30000 Leukocyten mit 33% Eosinophilen. Wahrscheinlich handelt es sich um eine Störung des Eiweißstoffwechsels und eine Schädigung des Blutes durch toxische Eiweißzerfallsprodukte.

Behandlung: Biotin oder Leber roh oder gekocht als Trägerin des Hautvitamins. Bewährt haben sich besonders intramuskuläre und intravenöse Blutinjektionen.

3. Parainfektiöse und postinfektiöse Anämien.

Einseitige Milchernährung und alimentäre Anämie führen in der Regel zu einer Senkung der natürlichen Immunität und diese blassen Kinder erkranken deshalb sehr häufig an den verschiedensten Infektionen. Die Infekte ihrerseits wirken wiederum anämisierend, so daß man von einer alimentär-infektiösen Anämie gesprochen hat.

Ursächlich kommen in Betracht hauptsächlich Infektionen durch Eitererreger, Pyodermien, Phlegmonen, Abscesse, Osteomyelitis, Empyeme, Sepsis, eitrige Otitis, Pertussis. Sehr bekannt ist auch, daß die Pyurie namentlich bei jüngeren Säuglingen zu schwerer Appetitlosigkeit und Anämie führt. Die postinfektiösen Anämien treten um so eher auf, je jünger die Kinder sind.

Solche Infekte wirken anämisierend, teils durch direkte Blutschädigung, durch Toxine, Hämolysine usw., teils durch Beeinträchtigung der Ernährung, Anorexie, Herabsetzung der Salzsäuresekretion und verminderte Eisenresorption. Erst in neuester Zeit ist der tiefgreifende Einfluß der Infekte auf den Eisenstoffwechsel bekannt geworden. Das Eisen wird von seiner Bestimmung der Hämoglobinbildung im Knochenmark abgelenkt und für andere Zwecke im reticuloendothelialen System, wahrscheinlich zur Infektbekämpfung, gebraucht. Es erklärt dies uns zwei merkwürdige Tatsachen: 1. Sowohl ferriprive Ernährung als auch Infekte können zum klinisch gleichen Bilde der Eisenmangelanämie führen. 2. Die Eisentherapie, selbst in großen Dosen, bleibt zunächst nutzlos, solange der fieberhafte Infektionszustand besteht.

Klinisches Bild. Die Kinder zeigen eine fahle Blässe und einen deutlichen Stich ins Gelbliche oder Grünliche infolge hämolytischer Vorgänge (Bilirubinämie). Leberschwellung und Milztumor in verschiedenem Maße können sich

hinzugesellen. Vermehrte Ausscheidung von Urobilinogen und Urobilin im Urin
weisen auf vermehrten Blutzerfall und Leberschädigung hin.

Blutbild. Mäßige Verminderung von Hämoglobin und Roten, gewöhnlich
nicht so extreme Werte wie bei den alimentären Formen. Färbeindex meist
unter 1. Leukocytose mit vorwiegenden Neutrophilen und Kernverschiebung
nach links bis zu vereinzelten Myelocyten und Myeloblasten.

Akute hämolytische Anämie, Typ Lederer-Brill. Akuter Beginn mit
Fieber, dann hämolytischer Ikterus, Milz- und Leberschwellung, Leibschmerzen, Erbrechen und Durchfälle. Im Urin Bilirubin, Urobilin oder Blutfarbstoff. Blutbild: Schwere hyperchrome Anämie mit guter Markregeneration, Leukocytose und Erythroblasten im peripheren Blut. Ätiologisch unbekannter Infekt, eventuell mit allergischer Komponente (BRENNER). Gegen
eine Krise bei familiärer hämolytischer Anämie spricht der nichtfamiliäre
Charakter, das Fehlen der Kugelzellen (Wir haben zwar auch vorübergehendes
Auftreten typischer Kugelzellen als Ausdruck der Haemolyse bei diesem Leiden
feststellen können.) und der Resistenzverminderung. Prognose meist gut.
In leichten Fällen Spontanheilung, bei schweren Formen Bluttransfusion und
Lebertherapie. In einer eigenen Beobachtung bei einem dreijährigen Knaben
fanden wir auf der Höhe der Attacke Kugelzellen und Herabsetzung der
Resistenz. Beide Phänomene verschwanden mit der Heilung (K. MEIER).

Chronische Infektion. Rheumatische Infektion führt zu auffallender Blässe,
meist nur mit leichterer Anämie. Die im Kindesalter seltene Endocarditis lenta
kann in einer progressiv anämischen Form verlaufen.

Tuberkulose. Bei ungeklärten Anämien im Säuglingsalter soll man auch an
eine Tuberkulose denken, eine Tuberkulinprüfung vornehmen und ein Röntgenbild machen. Es gibt eine besondere anämische Form der Säuglingstuberkulose,
wie wir sie auch an unserer Klinik beobachtet haben, mit einem enormen Milztumor, einer sehr starken Erythroblastose (auf 100 Weiße 63 kernhaltige Rote)
bei 32% Hämoglobin und 3,27 Millionen Roten.

Lues. Sie führt namentlich dann zur Anämie, wenn viscerale Erscheinungen
der Lues vorhanden sind, Hepatosplenomegalie. Auch hier ähnliches Blutbild
wie bei der Tuberkulose mit mäßiger Erythroblastose, CABOT-SCHLEIPsche Ringe
und basophile Punktierung usw.

Zur Behandlung der para- und postinfektiösen Anämien werden namentlich
intramuskuläre Blutinjektionen 10 bis 20 ccm jede Woche zwei- bis dreimal
während fünf bis sechs Wochen empfohlen. Bei schweren Infekten (Sepsis)
auch tägliche intravenöse Bluttransfusionen, 15 bis 20 ccm Citratblut pro Kilogramm Körpergewicht. (10 ccm 3,8%ige Natrium-citric. Lösung auf 90 ccm
Blut.) Bei der sogenannten Immunotransfusion wird der Spender vorher mit
Vaccineinjektionen vorbehandelt.

4. Wurmanämien.

Ich habe schon schwere Anämien bei Trägern von Trichocephalus dispar
gesehen. In der Literatur sind sogar letale Fälle mit perniciosaartigem Blutbild
beschrieben. Der Bothryocephalus latus kommt gewöhnlich nur in Küsten-
ländern vor und führt klinisch und hämatologisch zum Bilde der perniciösen
Anämie, aber lange nicht bei allen Trägern. Bei Taenia solium und T. saginata
kommt es nur ausnahmsweise zu Anämie, kaum jemals bei Oxyuren und Ascariden. Bei Wurmträgern verschiedenster Art findet man Eosinophilie 6 bis 15%.
Bei allen unklaren Anämiefällen soll man den Stuhl sorgfältigst auf Wurmeier
untersuchen.

5. Anämien infolge Umweltschäden.

Stuben- bzw. Proletarieranämie kann vier Ursachen haben: 1. Quantitativ und vor allem qualitativ unzureichende Nahrung, wobei wieder Eisenmangel von größter Bedeutung ist. 2. Häufung von Infekten infolge des dichten Zusammenlebens der gesamten Familie. 3. Mangel an aktinischen Reizen durch das Wohnen in ungenügend belichteten Räumen. 4. Mangel an frischer und bewegter Luft durch zu lange dauernden Stuben- und Schulzimmeraufenthalt. Manchmal besteht mehr eine vasomotorische Blässe als eine eigentliche Anämie. Die große soziale Bedeutung des unternormalen Blutstatus liegt in der erniedrigten Resistenz gegen Infekte.

Chlorose. Die Tatsache, daß die Chlorose der jungen Mädchen heute kaum mehr angetroffen wird, spricht gegen die frühere Auffassung, sie sei konstitutionell und endokrin bedingt und für die Anschauung, daß sie im wesentlichen durch Umweltschäden ausgelöst war, wie klösterliche und sitzende Lebensart, Korsett der jungen Mädchen. Änderung der Lebensweise, bessere Ernährung (Gemüse und Früchte), viel Aufenthalt in der freien Luft und an der Sonne, Sport im Sommer und Winter usw. haben das Leiden zum Verschwinden gebracht. Allgemeinsymptome der Chlorose sind: Alabasterweiße Hautfarbe, Müdigkeit, Kopfschmerzen, Appetitlosigkeit, Obstipation, Dysmenorrhöe.

Das Blutbild zeigt eine hypochrome Anämie mit erniedrigtem Färbeindex. Prompte Heilung auf große Eisengaben.

77. Vorlesung.

Alimentäre Anämien.

Die Kuhmilchanämie.

Der Begriff der alimentären Anämie wurde von CZERNY auf dem internationalen Pädiaterkongreß 1912 in Paris geprägt. Man versteht darunter Anämien, welche durch fehlerhafte Ernährung entstehen, anderseits rein nur durch diätetische Maßnahmen einer mehr oder weniger raschen Heilung zugeführt werden können. KLEINSCHMIDT hat dann 1916 diese alimentäre Anämie klinisch und hämatologisch schärfer zu umgrenzen versucht.

Erst in neuerer Zeit haben amerikanische Autoren, wie WHIPPLE und ROBSCHEIDT-ROBBINS, ganz allgemein die Beziehungen zwischen Ernährung und Blutbildung an Hand schöner experimenteller Untersuchungen an Hunden mit exakter Methodik systematisch erforscht. Die Autoren gingen in der Weise vor, daß sie jungen Hunden durch Aderlaß jede Woche so viel Blut entzogen, daß der Hämoglobingehalt dauernd statt normal 120 bis 150% Hgl. nur noch 40 bis 50% betrug. Die Blutmenge, die den Hunden jede Woche entzogen werden mußte, um das Hämoglobin wieder auf 50% zurückzubringen, ergab dann jeweilen einen genauen Maßstab für die Größe der Blutregeneration.

WHIPPLE verabreichte nun in den verschiedenen Perioden verschiedene Nahrungsmittel und prüfte so ihren Einfluß auf die Blutregeneration.

Am ungünstigsten erwiesen sich Körnerfrüchte, Brot und Milch. Es wurde in diesen Perioden nur etwa 3 g Hämoglobin neu gebildet. Etwas günstiger waren Rahm, Butter und Käse (10 bis 12 g Hämoglobin). Milch und Molkereiprodukte sind sehr arm an denjenigen Elementen, die der Körper zur Bildung roter Blutkörperchen und zur Hämoglobinsynthese braucht.

Fische haben ungefähr den gleichen geringen Wert wie Brot und Milch. Fischleber und Lebertran waren wirkungslos.

Grüne Blattgemüse haben wahrscheinlich einen besseren Ruf, blutbildend zu wirken, als sie in Wirklichkeit verdienen. Mit Mangold, Spinat, Spargeln und Lattich konnte auch bei reichlicher Zufuhr keine ungewöhnliche Förderung der Blutregeneration festgestellt werden (5 bis 20 g Hämoglobin in zwei wöchentlichen Perioden).

Muskelfleisch variierte stark in seiner Fähigkeit, die Blutregeneration anzuregen. Bei Rindfleisch wurden 25, bei Schweinefleisch 20, bei Herzmuskel 28 g Hämoglobin in zwei Wochen neu gebildet.

Dagegen vermag merkwürdigerweise die Verfütterung von Hühner- oder Schweinemagen die Hämoglobinsynthese stark in die Höhe zu treiben (85 g in zwei Wochen).

Weitaus am wirksamsten erwies sich die Leber. Es wurden bei Leberfütterung (Kalbs- oder Rindsleber) 100 g Hämoglobin in zwei Wochen neu gebildet. Dabei macht es wenig aus, ob die Leber roh oder einfach gekocht verfüttert wird. Verschiedene wäßrige oder alkoholische Leberextrakte erwiesen sich als wirksam.

Niere war imstande, 70 bis 90 g Hämoglobin bei anämischen Hunden in zwei Wochen neu zu bilden.

Knochenmark, Milz und Pankreas, Hirn waren nur etwa ein Drittel oder ein Viertel so wirksam als Leber.

Von besonderem Interesse sind die Früchte, besonders Aprikosen und Pfirsiche sind imstande, das Hämoglobin in zwei Wochen um 40 g zu vermehren, Äpfel und Pflaumen bis 35 g, Trauben bis 25 g, Himbeeren hatten dagegen sozusagen keine Wirkung. WHIPPLE denkt dabei an Unterschiede im Gehalt an anorganischen Elementen.

Unter diesen ist das Eisen das wichtigste, da das Eisen in das komplexe Hämoglobinmolekül aufgenommen wird und zudem noch darüber hinaus die Blutbildung stimuliert. Gibt man Eisen und Leber, so addieren sich im Versuch Eisen- und Leberwirkung, so daß z. B. statt nur 100 g von den anämisierten Hunden 140 g Hämoglobin in zwei Wochen neu gebildet wurden.

Wir haben soeben gesehen, wie ungenügend für die Hämoglobinneubildung WHIPPLE die Kuhmilch im Vergleich z. B. mit Leber gefunden hat. Damit stimmen die klinischen Erfahrungen der Kinderärzte sehr gut überein. Werden Säuglinge über die Halbjahreswende hinaus ohne Zugabe von Beikost in Gestalt von Gemüse, Kartoffeln, Fleisch, Obst ernährt, so kann man bei manchen Kindern von 6 bis 18 Monaten eine zunehmende Blässe beobachten, die sehr hohe Grade erreichen kann. Immer sind es nur bestimmte Kinder, die an einer solchen Anämie erkranken, während andere in gleicher Weise einseitig ernährte dauernd von Anämie freibleiben können. Es spielt also die Konstitution, d. h. die Veranlagung zur Anämie, eine entscheidende Rolle (CZERNY, KLEINSCHMIDT, OPITZ und andere). Häufig sind es nervöse Säuglinge, welche jeden Nahrungswechsel, also auch die Darreichung von Gemüse, Brei oder Obst entweder ablehnen oder die Beikost erbrechen oder gleich mit dünnen Stühlen darauf reagieren. Gewöhnlich sind diese sensiblen Kinder schlechte Esser und die Eltern sind froh, wenn sie überhaupt etwas mit leidlichem Appetit zu sich nehmen, und dies ist meist die Milchflasche. Die einseitige Milchernährung nimmt den Kindern den Appetit auf andere Kost, so daß Gemüse und Obst, selbst wenn sie angeboten werden, meist ganz ungenügend aufgenommen werden. Exsudative Diathese disponiert ebenfalls sehr zu alimentärer Anämie, sowohl bei der Dermatitis seborrhoides wie beim Ekzem treffen wir häufig anämische Zustände. Exsudative Kinder zeigen frühzeitig einen erheblichen Milztumor, der zu der Schwere der Anämie in keiner Beziehung steht. Auch die Rachitis kombiniert sich häufig, aber nicht notwendig mit leichteren oder schwereren Zuständen alimentärer

Anämie. Schwerste Fälle von Rachitis brauchen jedoch gar nicht anämisch zu sein, während anderseits schwere anämische Zustände bei ganz leichter Rachitis vorkommen können.

Besonders disponiert zur alimentären Anämie sind Frühgeburten, Zwillinge, debile oder sonst konstitutionell minderwertige Kinder.

Die alimentäre Kuhmilchanämie entwickelt sich vorwiegend in Perioden guten Fettansatzes. Die Kinder zeigen einen geringeren oder stärkeren Grad von Adipositas, der fette Typus ist der gewöhnliche, mager sind in der Regel nur die frühgeborenen und debilen anämischen Kinder. Die Mütter sind oft noch stolz auf ihren anämischen Sprößling, weil er besonders dick und fett ist. Bei kritischer Betrachtung zeigt es sich jedoch, daß es sich um einen unerwünschten Fettansatz handelt. Die Kinder sind pastös, etwas gedunsen im Gesicht, das Fettpolster weist nicht die gewünschte derbe Beschaffenheit auf, sondern ist schlaff und schwammig.

Die Hautfarbe, besonders die des Gesichtes, ist blaß. Vielfach wird die Anämie trotz wiederholter Konsultation übersehen, besonders wenn man die Kinder nur schreiend und mit kongestioniertem Gesicht zu sehen bekommt (OPITZ). Man entdeckt die Anämie am ehesten, wenn man die Ohren bei durchfallendem Licht betrachtet, dann sieht man keinen rosigen Schimmer. Für echte Anämie spricht auch, wenn nicht nur Hautblässe vorhanden ist, sondern auch die Schleimhäute (Lippen, Conjunctiven) auffallend blaß sind.

Die Kinder entsprechen ganz dem Bilde, das CZERNY als Milchnährschaden bezeichnet hat. Sie stehen meist am Ende des ersten oder anfangs des zweiten Lebensjahres und sind mit sehr großen Mengen meist unverdünnter Kuhmilch überfüttert worden. Der Stuhl ist hart, knollig, von heller Farbe und wird nicht selten nur alle zwei bis drei Tage entleert. An der hinteren Seite der Kopfnicker findet man vielfach eine Kette kleiner Drüsen als Ausdruck durchgemachter Rhinopharyngitiden. Häufig hypertrophische Tonsillen. Der Bauch ist groß, manchmal ist die Leber etwas geschwollen. Ein Milztumor kann fehlen oder man kann die Milz eben am Rippenbogen tasten, oder sie überragt denselben um einen bis zwei Querfinger. Am Herzen hört man oft leise systolische Geräusche.

Zu diesem klinischen Bilde gehört nun in der Regel ein *Blutbild von chlorotischem Typus*, d. h. der Hämoglobingehalt erscheint stärker gesenkt, auf 60 bis 40% Sahli, als die Erythrocytenzahl, welche ganz normal sein kann. Häufiger finden wir Werte um vier Millionen, seltener bis zu drei Millionen. Infolge der stärkeren Senkung des Hämoglobingehaltes im Verhältnis zur Zahl der Roten kommt es zu einer Erniedrigung des Färbeindex, der zwischen 0,4 bis 0,8 liegt. Wir bestimmen den Färbeindex, indem wir den korrigierten Hämoglobingehalt durch die verdoppelten beiden ersten Zahlen der Roten dividieren. Z. B. 50% Hämoglobin und vier Millionen Rote geben einen Färbeindex von $50:80 = 0,6$.

Die roten Blutkörperchen sehen abnorm blaß aus. Sie sind oft nur an den Rändern gefärbt, so daß sogenannte Pessarformen zustande kommen. Es finden sich starke Größen- und Formunterschiede zwischen den einzelnen roten Blutkörperchen (Anisocytose und Poikilocytose). Charakteristisch sind oft auffallend kleine Erythrocyten, sogenannte Mikrocyten. Vereinzelt trifft man polychromatophile, bläulich gefärbte Rote. Die Reticulocyten oder jungen roten Blutkörperchen mit der durch Vitalfärbung (Brillantkresylblau) nachweisbaren Substantia reticulo-filamentosa finden sich nur bei Anämien unter 50% in mäßigen Mengen, die ungefähr dem Grade der Anämie parallel gehen. Kernhaltige rote Blutkörperchen (Erythroblasten) fehlen gewöhnlich oder sind nur spärlich vorhanden.

Das weiße Blutbild kann, wenn keine infektiösen Zustände bestehen, normal sein oder leichte Leukopenie mit mehr oder weniger stark ausgesprochener Lymphocytose darbieten. Das Blutserum zeigt eine abnorm helle Farbe.

In neuerer Zeit wurde das sogenannte leicht abspaltbare Eisen im Serum von THÖNES und ASCHAFFENBURG, HEILMEYER, BARKAN bei den verschiedensten anämischen Zuständen und von den erstgenannten Autoren, besonders auch bei Kindern, untersucht. Das Hämoglobineisen ist schwer abspaltbar. Erst wenn beim Hämoglobinabbau die Pyrrolringe gesprengt werden, wird das Eisen leicht abspaltbar. Dieses Serumeisen ist von der Zufuhr von Nahrungseisen unabhängig. Es hängt ab von dem Grade des Blutzerfalls und ist erhöht bei Neugeborenen und den eigentlichen hämolytischen Anämien (hämolytischer Ikterus, perniciöse Anämie), vermindert dagegen bei der alimentären Kuhmilch-anämie wie bei der Chlorose. Diese Verminderung hält auch noch lange an, wenn die Regeneration des Hämoglobins schon ziemlich weit fortgeschritten ist, weil eben das Serumeisen für die Hämoglobinsynthese verwendet wird.

Vor vielen Jahren habe ich bei Kuhmilchanämie in einzelnen Fällen durch die Bestimmung der Urobilinogenausscheidung im Stuhl eine vermehrte Blut-mauserung feststellen können, was HEILMEYER in neuerer Zeit bei ähnlichen sogenannten Eisenmangelanämien bestätigen konnte. Offenbar werden infolge der insuffizienten Nahrung minderwertige Erythrocyten mit verkürzter Lebens-dauer gebildet.

Dieses charakteristische klinische Bild haben die Franzosen als „*Anémie du nourrisson à type chlorotique*" bezeichnet. Die Deutschen sprechen von Chlor-anämie, um das Überwiegen des Farbstoffmangels und die Ähnlichkeit mit der Chlorose zu betonen. In der Tat ist hier vor allem die Hämoglobinsynthese gestört, während die Neubildung der Erythrocyten wenigstens zahlenmäßig nicht wesentlich beeinträchtigt ist. Die Blutkörperchenstromata zeigen aller-dings meist auch Abweichungen von der Norm, sie sind weniger stark gewölbt als normal, sowohl der Dicken- als auch vor allem der Breitendurchmesser können mehr oder weniger stark vermindert sein (Plano-, Mikrocyten).

Dieser chlorotische Typus der alimentären Anämie ist nun auch dadurch charakterisiert, daß er ganz ähnlich wie eine Chlorose ausgezeichnet auf wirk-same Eisendosen anspricht.

Es ist wohl kein Zweifel, daß bei dieser Form der chloroseartigen Säuglings-anämie oder Oligosiderämie, die auf zweckmäßige Eisentherapie so prompt reagiert, ein Eisenmangel ätiologisch die wichtigste Rolle spielt. Sie ist der Prototyp einer trophopenischen oder Mangelanämie.

Die älteste Lehre über die Entstehung der Säuglings- und Kleinkinderanämie ist wohl die BUNGEsche Depottheorie. BUNGE hat die Aschenanalysen neuge-borener Tiere verglichen mit der Asche der artgleichen Milch. Er fand dabei eine auffallende Übereinstimmung der beiden Aschenanalysen, nur nicht im Eisengehalt. Der Körper des Neugeborenen war sehr eisenreich, die Milch da-gegen äußerst eisenarm. So enthält z. B. Frauenmilch 1 bis 3 mg, Kuhmilch dagegen im Mittel nur 0,5 mg Eisen. Es ist offenbar der Brustdrüse nicht möglich, mehr Eisen in die Milch zu sezernieren, die vielleicht bei größerem Eisengehalt auch eine unappetitliche Verfärbung erhalten könnte. Die Natur hat sich deshalb in der Weise geholfen, daß sie dem Neugeborenen in den letzten Fötalmonaten ein Eisendepot, besonders in der Leber, als Mitgift gegeben hat, welches während der Zeit der eisenarmen Milchernährung allmählich aufgebraucht wird. Er-scheinungen des Eisenmangels können sich geltend machen, wenn die eisenarme Milchernährung über die eigentliche Lactationszeit hinaus fortgesetzt wird.

M. B. Schmidt verschaffte sich dadurch möglichst reine Versuchsbedingungen, daß er zunächst eine Elterngeneration von Mäusen auf die klassische eisenarme Nahrung Milch und Reis setzte. Die erwachsenen Mütter bekamen keine Anämie, aber sie wurden daran verhindert, ihren Jungen eine Eisenmitgift auf den Weg zu geben. Bei fortgesetzter Züchtung bis zur dritten und vierten Generation (weiter gelang sie nicht mehr) wurde die Leber ganz eisenfrei und die Ausfallserscheinungen infolge des Eisenmangels kamen nun deutlich zum Vorschein.

Der Eisenmangel führt zu zwei Hauptarten von Ausfallserscheinungen:

1. **Starke Wachstumshemmung**, wobei ganz ähnlich wie beim Fehlen der Wachstumsvitamine, besonders der Thymus ganz klein oder atrophisch wurde. Setzte M. B. Schmidt nun der Milch-Reis-Nahrung Ferrum colloidale zu, so erfolgte sofort ein starkes Gewichtswachstum.

2. **Anämie von chlorotischem Typus** mit stark herabgesetztem Färbeindex. Das einzelne rote Blutkörperchen war fast farblos oder enthielt nur am Rande Hämoglobin. Auch die Entwicklung der Blutkörperchenstromata erschien gehemmt, indem sich zahlreiche abnorm kleine und farbstoffarme Zwergerythrocyten oder Mikrocyten zeigten. Rein nur durch Zufuhr von Ferrum colloidale zur eisenarmen Milch-Reis-Kost heilte die Anämie rasch. Die Bildung normaler Erythrocytenstromata unter Eisenwirkung beruht auf einem Wachstumsreiz auf das Knochenmark. Dieser bildet nur einen Spezialfall der allgemeinen Wachstumswirkung des Eisens, welche wahrscheinlich an den Zellkernen angreift. Das sogenannte Gewebseisen ist ein sehr wichtiger Bestandteil des Cytochroms, welches in dem Warburg-Keilin-System des Atmungsfermentes zusammenwirkt und die Oxydationsvorgänge bei der Atmung ermöglicht, insbesondere die Schlußphase, die Verbindung des mobilisierten Wasserstoffes mit dem molekularen Sauerstoff, wobei jeweilen das zweiwertige Eisen zu dreiwertigem oxydiert wird. Wie die Wachstumsvitamine, so ist eben auch das Atmungsferment mit dem eisenhaltigen Cytochrom notwendig, um die Atmung in der Weise anzufachen, daß Wachstumsprozesse überhaupt möglich sind.

Vielleicht auch bei anderen Fermenten und Zellkatalysatoren spielt das Eisen eine Rolle. Es läßt sich in dieser Hinsicht durch kein anderes Metall und auch nicht durch irgendeine andere Substanz ersetzen. Die Wirkung auf die Blutbildung scheint allerdings nur in Gegenwart von Kupfer als Katalysator der Eisenwirkung möglich zu sein. Die hierzu erforderlichen sehr geringen Kupfermengen sind in Kuhmilchproben, die nicht unter besonders strengen Maßnahmen gewonnen wurden, meist genügend enthalten, so daß der Kupfermangel bei den Kuhmilchanämien der Kinder keine wesentliche Rolle spielen dürfte.

Wie im Tierexperiment, wirkt auch bei der alimentären Kuhmilchanämie Zufuhr von Eisen verhütend und heilend. Merkwürdigerweise waren aber bisher zur Behandlung der Kinderanämien ungewöhnlich große Eisendosen erforderlich, z. B. 0,5 bis 1,5 g Ferrum lacticum (Lichtenstein), 3 × 0,5 Ferrum carbonicum saccharatum (Ylppö), 3 × 0,05 Ferrum reductum (von Schulthess). Dies war eigentlich schwer verständlich und wurde vielfach zurückgeführt auf schlechte Eisenresorption, auf den Umstand, daß bei Säuglingen der zur Lösung des Eisens notwendige Säuregrad im Magen nicht oder nur unvollkommen erreicht wurde. Andere dachten daran, daß die großen Eisendosen notwendig seien, um die erforderlichen Spuren von Kupfer und Mangan, die meist dem Eisen beigemengt sind, dem Organismus zuzuführen. Diese großen Dosen hatten den Nachteil, daß immer wieder bei empfindlichen Kindern Verdauungsstörungen auftraten, welche die Durchführung der Therapie behinderten.

Es hat sich ferner gezeigt, daß alle Ferripräparate mit dreiwertigem Eisen, zu denen auch der viel verwandte Eisenzucker Ferrum oxydatum saccharatum gehört, unwirksam sind. Nur das zweiwertige Eisen ist wirksam. Dieses ist enthalten in den echten Ferrosalzen, wie z. B. Ferrum carbonicum saccharatum (BLAUDsche Pillen), Ferrum reductum, Ferrum pulverisatum, Ferrum lacticum, Ferrum sulfuricum praecipitatum, Sirupus ferri jodati. Ferner in frischen Eisenwässern, welche Ferrocarbonat enthalten, das jedoch leicht bei längerem Lagern in Ferricarbonat übergeht. Erst seit diese Verhältnisse berücksichtigt werden, sieht man auch bei den Kinderanämien bessere Erfolge mit Eisen.

Therapeutisch kommen nur einige wenige Ferrosalze in Betracht, z. B.:

> Rp.
> Ferri reducti 0,05 (0,1)
> Sacchari albi 0,3

Diese Dose ist bei guter Verträglichkeit allmählich zu steigern bis 0,5 bis 0,6 pro die. Selbst das Ferrum reductum ist nur so weit wirksam, als beim Vorhandensein eines großen Überschusses nur ganz kleine Mengen von Ferrochlorid gebildet werden. Eine genügende Salzsäuresekretion im Magen ist also Vorbedingung für die Wirkung des Ferrum reductum und gerade bei Anämien fehlt es oft daran. Ferrum reductum kann bei empfindlichen Kindern Magenbeschwerden und unangenehmes Aufstoßen mit dem Geschmack von Schwefelwasserstoff bewirken. ROMINGER denkt auch an die Folgen einer rasch eintretenden Ferrisalzbildung.

Die notwendige Stabilisierung des Ferroeisens konnte nun besonders gut erreicht werden in der Form des ascorbinsauren Eisens (Ferro 66 HEILMEYER). MAURER und SCHIEDT konnten zeigen, daß neutrale Ascorbinsäurelösungen mit Ferrosalzen eine Komplexverbindung von tiefblauvioletter Farbe eingehen. Dies gilt sowohl für die einzig antiskorbutisch wirksame l-Ascorbinsäure, als auch für die entsprechenden isomeren Verbindungen; und es ist naheliegend, die Endiolgruppe

$$\begin{array}{c} \text{OH} \quad \text{OH} \\ | \qquad | \\ -\text{C}=\text{C}- \end{array}$$

dafür verantwortlich zu machen. Die Ascorbinsäuren haben ein so hohes Reduktionspotential, daß sie zu den mächtigsten Sauerstoffakzeptoren gehören. Sie sind daher imstande, auch in wäßriger Lösung das Ferroeisen vor jeglicher oxydativer Veränderung zu schützen.

SEYDERHELM und GREBE haben ferner gezeigt, daß die l-Ascorbinsäure (Vitamin C), ähnlich wie übrigens das Eisen selbst, eine Ausschwemmung von jungen roten Blutkörperchen (Reticulocyten) bewirken kann. Der Gedanke lag daher nahe, durch gleichzeitige Verwendung von Eisen und Vitamin C eine potenzierende Wirkung zu erreichen. Ich war mit ROHMER schon früher dazu geneigt, den C-Vitaminen eine ähnliche Wirkung für die Eisenassimilation zuzuschreiben, wie dem Vitamin D im Kalk- und Phosphorstoffwechsel.

Unter dem Namen Ferro 66, auf die Anregung von HEILMEYER, hat die chemische Fabrik Promonta eine solche Verbindung von zweiwertigem Eisen mit Ascorbinsäure hergestellt. Ferro 66 enthält 44 mg Ferroeisen pro Kubikzentimeter = 20 Tropfen (ein Tropfen = 2,2 mg Eisen). Wir verwendeten das Präparat in Tropfenform und fanden wie ROMINGER eine gute Verträglichkeit und ausgezeichnete Wirkung schon in kleinen Dosen von dreimal fünf bis zehn Tropfen. Selbst schwerere Formen der Kuhmilchanämie heilen bei dieser Therapie in drei bis vier Wochen.

Als angenehm zu nehmendes Eisenpräparat sind ferner zu empfehlen die Feometten. Jede Tablette enthält 0,1 Ferrum reductum in fettreiche Kakaopaste eingetragen, um eine Metallwirkung des Eisens auf die Mundschleimhaut zu verhindern. Man gibt zwei- bis dreimal eine Tablette nach den Mahlzeiten.

Das Ferrostabil ist Ferrochlorid, welches durch gewisse Fette stabil gemacht worden ist. Man gibt täglich zwei- bis dreimal eine halbe bis eine Ferrostabildragee.

Es gibt Fälle, bei denen Ferro 66 versagt, und hier haben wir noch günstige Resultate erreichen können mit dem Rezept von STARKENSTEIN, in welchem das Ferrochlorid durch Verwendung von Zucker mit einer Säure gegen Oxydation geschützt wird.

Rp.
Ferri chlorati (FeCl$_2$ + 4 H$_2$O)   2,5
Acidi citrici   0,1
Saccharose   60,0
Aquae dest. ad 100,0
MDS.   Ein Kaffeelöffel voll in $^1/_4$ l Wasser zweimal täglich.

Neuere empfehlenswerte Eisenpräparate sind: Ferroredoxon, Ferronascin und Ferronicum oder der zudem Folsäure und Vitamin B$_{12}$ enthaltende Rubratonsirup.

Zur diätetischen Behandlung der alimentären Kuhmilchanämie soll man die Milch nach dem Vorschlag von KLEINSCHMIDT auf 100 ccm pro Tag beschränken. Man wird also einem anämischen Kinde folgende Diät verschreiben:

1. Morgens: 100 g Milch + 100 g 5%ige Mehlabkochung + 5% Nutromalt beim Säugling. Beim älteren Kind statt dessen 100 ccm Malzkaffee, dazu eingeweichter Zwieback oder Vollkornbrot.

2. Mittags: Brühsuppe mit Grieß, Reis, Sago, Kartoffelbrei, püriertes Gemüse, Spinat, Blumenkohl, Karotten, dazu einen bis zwei Eßlöffel Fleisch. Am besten geeignet Leber, roh durch die Fleischmaschine passiert und der Brühsuppe beigesetzt oder leicht gebraten und gehackt. Kalbsmilken in Püreeform. Statt Fleisch ab und zu ein Eigelb, roh oder in der Suppe, Orangensaft.

3. Nachmittags: Rohes Obst, Banane, geschabte Äpfel oder Birnen, besonders aber nach den Untersuchungen WHIPPLES Aprikosen und Pfirsiche. Dazu Gebäck für jüngere Kinder, Keks, Löffelbiskuit usw., oder aufgeweichten Zwieback, mit zerdrücktem Obst bestrichen.

4. Abends: Grießbrei mit Fleischbrühe oder Gemüsebrühe gekocht, oder Linsenmus (Linsen sind sehr reich an Eisen), ferner Fruchtkompotte, oder Teigwaren mit dem Fleisch roher Tomaten serviert, oder auch grünes Gemüse wie mittags, Orangen- oder Zitronensaft.

Die ausreichende Vitaminzufuhr hat eine fördernde Wirkung auf die Blutregeneration, ja es gibt Anämien im Säuglings- und Kleinkindesalter, die allein schon in spezifischer Weise auf die Zufuhr von Vitamin C ansprechen, somit in den Formenkreis der skorbutischen Nährschäden hineingehören. Die Vitaminzufuhr verfolgt aber auch den Zweck, die meist gesunkene Resistenz dieser Kinder möglichst rasch zu heben und damit die Empfänglichkeit für Infekte, die ja gerade bei den anämischen Kindern infolge des Darniederliegens der auf einer normalen Knochenmarksfunktion beruhenden Abwehrkräfte besonders groß und gefährlich ist, herabzusetzen.

Schon vor vielen Jahren, lange vor den Entdeckungen WHIPPLES und vor der Einführung der Lebertherapie der perniciösen Anämie durch MINOT und MURPHY hat CZERNY empfohlen, Säuglingen nach der Halbjahreswende als Fleisch Leberpüree zu verabreichen. Dabei wurde die Beobachtung gemacht, daß diese Kinder, wenn gleichzeitig die Milch eingeschränkt wurde, nicht nur ausgezeichnet gediehen, sondern auch eine auffallend rosige Farbe und einen besonders guten Blutstatus aufwiesen. Es eignet sich deshalb die Leber sehr für Behandlung der alimentären Anämien. Diese nicht auf die perniciöse Anämie der Erwachsenen beschränkte Indikation der Lebertherapie geht ja schon aus den einleitend erwähnten Forschungen WHIPPLES hervor, der die blutregenerationsfördernde Wirkung der Leber zuerst an der posthämorrhagischen Anämie der Hunde feststellte! Wir lassen die rohe Leber durch die Fleischmaschine passieren und verabreichen dieses Lebermus am besten als Zusatz zur Suppe. Oder wir geben es auch als solches mit etwas Orangen- oder Zitronensaft vermischt. Selbst Säuglingen kann man ohne Schwierigkeit diese durch die Fleischmaschine passierte rohe Leber verabreichen. Verwendet wird am besten Kalbs- oder Geflügelleber. Rohe Leber ist etwas bedenklich in der warmen Jahreszeit, da sich sehr rasch autolytische Vorgänge in der Leber abspielen können. Da kann man die Leber für Säuglinge kochen und dann erst durch die Fleischmaschine passieren lassen. Die feste, derbe Masse der gebratenen Leber ist dazu nicht geeignet. Älteren Kindern kann man die Leber auch leicht überbraten verabfolgen oder in Form von Leberknödeln, eigens hergestellte Pastete oder auch Leberwurst. Die Quantität ist sicher nicht gleichgültig, wenn man eine Heilwirkung erzielen will. SCHIFF hält etwa 15 g Leber pro Tag und Kilogramm Körpergewicht für ausreichend. Es muß also Tag für Tag bei der Behandlung alimentärer Anämie Leber verabreicht werden. Bei Säuglingen stößt die tägliche Verfütterung von Leber gewöhnlich auf keine Schwierigkeiten, dagegen muß man bei älteren Kindern die Darreichungsform öfters variieren, da sich sonst rasch ein Widerwillen einstellen kann. Wir verordnen Leber zunächst in Dosen von 20 bis 25 g pro Tag und steigen allmählich, je nach der Schwere des Falles, bis auf 50 bis 100 bis 125 g Leber pro Tag.

Statt Leber kann man auch Leberextrakte in Form von Hepatrat, Hepatrol, Hepovite, Heprona u. a. verwenden. Die Präparate sind in Beziehung zu frischer Lebersubstanz gesetzt, so daß die Dosierung keine Schwierigkeiten macht. Nur wird man guttun, etwas größere Mengen zu geben als bei Verwendung frischer Leber. Sehr bewährt hat sich uns auch das injizierbare Leberextraktpräparat Campolon, mit dem wir alle eine bis zwei Wochen ein Depot von 5 bis 10 ccm setzen können.

Wie in den eingangs erwähnten Experimenten WHIPPLES hat sich auch klinisch die Kombination von Leber und Leberextrakten mit Eisen wirksamer erwiesen, als die Darreichung von Leber oder von Eisen allein. Leber und Eiseneffekt summieren sich.

78. Vorlesung.

Alimentäre Anämien.

Die Ziegenmilchanämie.

Im Unterschied zur Kuhmilchanämie spielt die Konstitution bei der Ziegenmilchanämie im allgemeinen keine so große Rolle. Auch BROUWER hat darauf hingewiesen, daß unter den Kindern mit Ziegenmilchanämie weniger häufig schwächliche Frühgeburten, Zwillinge oder sonst minderwertige Elemente anzutreffen sind.

Während bei der Kuhmilchanämie die Kinder wenigstens in den leichteren Fällen einen reichlichen Fettansatz zeigen, werden die mit Ziegenmilch ernährten Säuglinge bald dystrophisch. Sie bleiben im Gewichts- und Längenwachstum auffallend zurück, auch wenn zunächst noch keine oder keine erheblichen anämischen Veränderungen nachzuweisen sind. Steht bei der Kuhmilchanämie gewöhnlich eine Überfütterung mit Kuhmilch im Vordergrund, so kann sich die Ziegenmilchanämie auch bei geringeren Milchmengen entwickeln.

Die Dystrophie ist häufig verbunden mit leichteren und vorübergehenden gastrointestinalen Störungen (Erbrechen, Durchfall, Verstopfung). Meist sind sie aber nicht derart, daß die Eltern dadurch veranlaßt würden, die Ziegenmilchernährung aufzugeben.

Der Arzt wird in der Regel erst dann aufgesucht, wenn sich eine schwere Appetitlosigkeit und ein deutlicher Widerwillen gegen Ziegenmilch zeigt. Dann hat aber meist nach monatelanger Ziegenmilchernährung die Dystrophie und auch die Anämie bereits recht hohe Grade erreicht. Es besteht nun kein direkter Parallelismus zwischen dem Grade der Dystrophie und der Anämie, wohl sind die schwer anämischen Kinder auch schwer dystrophisch, aber es gibt bei Ziegen-

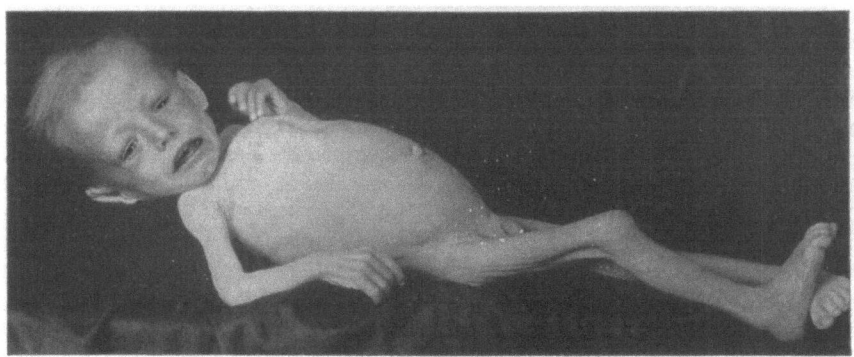

Abb. 70. Ziegenmilchanämie und Dystrophie, Caput natiforme.

milchernährung schwere Dystrophien ohne oder mit nur mäßiger Anämie (etwa 60% Hämoglobin).

Auch bei der Ziegenmilchdystrophie findet sich eine Herabsetzung der natürlichen Immunität, man findet besonders häufig Pyodermien, generalisierte Drüsenschwellungen, Bronchitiden, Pneumonien mit sehr schleppendem Verlauf, eitrige Otitis, Pyelitis usw.

Die Ziegenmilchanämie wird im allgemeinen bei etwas jüngeren Kindern beobachtet wie die Kuhmilchanämie, also bereits im Alter von fünf bis neun Monaten. In schweren Fällen scheint das Leben dieser Kinder auf eine Vita minima reduziert, so leblos, regungslos und ihrer Umgebung nicht achtend, liegen die Kinder tief in ihren Kissen. Nur wenn man sie auch noch so zart anfaßt, beginnen sie kläglich zu weinen. Die Haut ist ganz welk, runzlig, legt sich an den Oberschenkeln in zahlreiche Falten, der Muskeltonus ist stark herabgesetzt. Die Kinder können weder sitzen noch stehen. Sie scheuen jede aktive Bewegung ängstlich.

Die Gesichtsfarbe ist gewöhnlich erschreckend fahl, blaß, manchmal so weiß, daß sie sich kaum vom Bettkissen unterscheidet. Meist zeigt sie jedoch einen deutlichen Stich ins Gelbliche.

Ein Kennzeichen der schwer anämischen Fälle sind Hautblutungen; oft sind sie nicht sehr auffällig und müssen systematisch gesucht werden. Kleine Blutpunkte finden sich in der Wangengegend oder in der Gegend der oberen Augen-

lider. Etwas größere Blutflecken sieht man öfters am Bauch und an den Oberschenkeln. Petechien am Thorax, an Unterschenkeln und Füßen, Vorderarmen
und Handrücken.

Polsterartige Ödeme an Händen und Füßen wurden in schweren Fällen neben
oder ohne Hautblutungen gesehen.

Conjunctiven und Mundschleimhaut sind auffallend blaß, gelegentlich zeigen
sich kleine, gelblich belegte Geschwürchen an der Ober- oder Unterfläche der
Zunge, am Zahnfleisch, auch wenn Zähne fehlen, an der Wangenschleimhaut
oft untermischt mit Blutpunkten. Die oberflächlichen, hochroten Zungenent-
zündungen erinnern etwas an die Glossitis, wie sie von HUNTER bei der perniciösen Anämie beschrieben wurde.

Während wir bei der Kuhmilchanämie gleichzeitig meist deutlich rachitische
Veränderungen an den Knochen wahrnehmen können, fehlt bei der Ziegenmilch-
anämie häufig jede Rachitis, selbst bei ausgesprochenster JAKSCH-HAYEMscher
Anämie. Es muß das im Gegensatz zu STÖLTZNER besonders hervorgehoben werden.
Die Dystrophie verhindert offenbar infolge der Wachstumshemmung die Ent-
stehung der Rachitis.

Es kann ein ausgesprochen kantiger, sogenannter skorbutischer Rosenkranz
beobachtet werden, wobei Sternum und knorpelige Rippen deutlich eingesunken
erscheinen. Mehrmals beobachtete ich hochgradige Empfindlichkeit der Knochen,
so daß die Kinder besonders beim Aus- und Anziehen der Strümpfe Schmerzen
äußerten. Diese Empfindlichkeit ist wahrscheinlich auf kleine subperiostale
Blutungen zurückzuführen, ähnlich wie beim Skorbut.

Die große Fontanelle ist in der Regel im Gegensatz zur Rachitis nicht vergrößert, dagegen wurden von ARON und GYÖRGY auffällige Osteophytauflagerungen beschrieben, so daß der Schädel mit der längsverlaufenden Furche
an die Nates erinnerte. Auch wir haben ein solches Caput natiforme bei Ziegenmilchanämien beobachtet.

Anämische Geräusche am Herzen finden sich häufig. Die Leber kann den
Rippenbogen um einen bis zwei Querfinger überragen.

Auch bei der Kuhmilchanämie kann das schwere Bild der JAKSCH-HAYEMschen
Anämie oft mit sehr großen bis fast zum Becken reichenden Milztumoren auftreten. Im Gegensatz dazu ist der Milztumor bei Ziegenmilchanämie meist viel
kleiner, gelegentlich kann auch ein palpabler Milztumor trotz schwerster Ziegenmilchanämie fehlen.

Im Gegensatz zur Kuhmilchanämie kann bei Ziegenmilchanämie im Urin
häufig Urobilinogen und Urobilin nachgewiesen werden. BROUWER fand auch
im Stuhl reichlich Urobilin.

Auch bei der Ziegenmilchanämie kommen leichtere Fälle vor mit 50 bis 60%
Hämoglobin und drei bis vier Millionen Roten. Selbst das chlorotische Blutbild
mit herabgesetztem Färbeindex wird gelegentlich beobachtet, ist jedoch viel
seltener als bei der Kuhmilchanämie.

Geradezu charakteristisch, selbst bei einfachen Ziegenmilchanämien, ist eine
stärkere Herabsetzung der roten Blutkörperchen als dem Hämoglobingehalt
entspricht, somit ist der Färbeindex gleich 1 oder über 1. Im Gegensatz zur
meist hypochromen Kuhmilchanämie gehört die Ziegenmilchanämie mehr zu den
Formen mit hyperchromem Blutbild, ähnlich wie die perniciöse Anämie.

Die Ziegenmilchanämie ist in der Regel bedeutend schwerer als die üblichen
Formen der Kuhmilchanämie. Die Hämoglobinwerte bewegen sich meist um
30% herum, können jedoch auch bis 20 bis 15% in selteneren Fällen absinken.
Die Roten bewegen sich in Zahlen zwischen drei bis einer Million und können in
schweren Fällen sogar unter eine Million sinken.

Die Ziegenmilchanämie zeigt sich besonders gern in der Jaksch-Hayemschen Form der Anämie. Diese ist im Blutbild charakterisiert durch:

1. *Eine sehr starke Erythroblastose* mit Megaloblasten, Makroblasten, Normoblasten und zahlreichen Kernzertrümmerungsfiguren.

2. *Ausgesprochene Leukocytose* 20000 bis 30000 und darüber. Wenn keine Infekte bestehen, vorwiegend Lymphocyten.

Dieses auffällige Blutbild mit seiner sehr starken Erythroblastose und Leukocytose kann an eine Leukämie erinnern, daher auch der Name Anaemia pseudoleukaemica.

Im gefärbten Ausstrich herrschen manchmal die großen hämoglobinreichen Megalocyten (Ovalocyten) und Makrocyten (von runder Form) vor, während die hämoglobinarmen Pessarformen zurücktreten. Die Megalocyten sind häufig intensiv polychromatophil, bläulich-grünlich oder violett verfärbt und verraten dadurch ihren Ursprung aus polychromatophilen Megaloblasten. In den roten Blutkörperchen findet man ab und zu rote Tüpfelung oder basophile Punktierung, auch sogenannte Cabot-Schleipsche rote Ringe, gelegentlich auch in Achterform. Es besteht kein Zweifel, daß echte Megaloblasten mit tiefblauem oder polychromatophilem Plasma und jugendlicher feinfädiger Kernstruktur gerade bei Ziegenmilchanämie in imposanter Zahl auftreten können. Reichlicher sind in der Regel noch die rundlichen Normoblasten, ebenfalls mit tiefblauem, polychromatischem Protoplasma und dunkleren, manchmal radspeichenförmigen oder pyknotischen Kernen. Kernzertrümmerungsfiguren sind oft sehr zahlreich. Gelegentlich kommen auch Jollykörper und Mitosen vor.

Die Leukocytenzahlen sind häufig etwas niedriger als bei der Jaksch-Hayemschen Anämie auf der Basis einer einseitigen Kuhmilchernährung. Vereinzelt kommen Myelocyten vor. Charakteristisch ist, daß die Segmentkerne, ähnlich wie bei perniciöser Anämie, sehr viele Kernsegmente (vier bis fünf) haben. Es handelt sich um überalterte Zellen (Stettner). Häufig herrschen die kleinen Lymphocyten vor, mit schmalem oder fehlendem Protoplasmasaum. Die Lymphocytose kann bis zu 80% und darüber betragen. Bemerkenswert ist wie bei der perniciösen Anämie die sehr geringe Zahl der großen Mononucleären oder Übergangsformen, die häufig nur 1 bis 2% ausmachen.

Die Blutplättchen sind manchmal außerordentlich vermindert, bis unter 30000. Vereinzelt kommen als Analogon zu den Megaloblasten Riesenblutplättchen vor.

Diese auffällige Verminderung der Blutplättchen erklärt uns zum Teil die bei der Ziegenmilch beobachteten Hautblutungen. Ich sah jedoch die Hautblutungen auf antiskorbutische Diät rascher schwinden, als nach dem Anstieg der Plättchen zu erwarten war. Es dürfte deshalb die skorbutische Gefäßschädigung die Hauptursache der Blutungen bilden, während natürlich gleichzeitig der Plättchenmangel die hämorrhagische Diathese begünstigt. Auch die Ödeme weisen auf avitaminotische Gefäßschädigungen hin.

Neben dem typischen Blutbilde der Jaksch-Hayemschen Anämie finden wir besonders schwere Formen von Ziegenmilchanämie mit einem fast vollkommen aplastischen. Blutbild, wobei Erythroblastose und Leukocytose fehlen und schwere Verminderung der Roten, Aniso-Poikilocytose das Blutbild beherrschen.

Dystrophie und Anämie bei Ziegenmilchernährung können so schwer werden, daß sie zum Tode führen. Meist kommt es zu terminalen Pneumonien (Stooss). Bei der Autopsie findet man Verfettung des Myokards, manchmal zentrale Nekrosen und fettigen Zerfall der Leberläppchen. Das Knochenmark zeigt stellenweise Neigung zu Fasermarkbildung, ähnlich wie beim Skorbut. Das Zellbild ist ein sehr eintöniges, es herrschen Megaloblasten und ganz undifferenzierte Lymphoidocyten (Myeloblasten) vor, mit blasigen, hellen Kernen. Gelegentlich findet man eine auffällige Vermehrung der eosinophilen Myelocyten. Die Knochenmarksriesenzellen, welche die Blutplättchen liefern, können unverändert oder häufiger nur noch vereinzelt vorhanden sein. Man nimmt an, daß das Bild der JAKSCH-HAYEMschen Anämie mit der starken Erythroblastose und Leukocytose hauptsächlich dann zustande kommt, wenn die Blutbildung im Knochenmark relativ insuffizient ist und in extramedulläre Blutbildungsherde in der Milz und in der Leber verlegt wird. Bei den aplastischen Formen der Ziegenmilchanämie sind aber auch diese extramedullären Blutbildungsherde sehr schwach entwickelt oder fehlen sogar.

Selbst schwere Fälle von Ziegenmilchanämie heilen fast von selbst, wenn nur die Ziegenmilch weggelassen wird. Diese Heilung kann selbst bei größeren Mengen Kuhmilch, sogar Eiweißmilch und dazu noch in kürzerer Zeit erfolgen, als wir dies bei der Kuhmilchanämie beobachten, die sehr oft einen viel schleppenderen Heilverlauf zeigt.

Die Heilung der Ziegenmilchanämie kann gelegentlich auch, wie BAAR gezeigt hat, bei fortdauernder Ziegenmilchernährung erfolgen. Doch handelt es sich wohl dabei um eine Änderung der Bezugsquelle der Ziegenmilch. Ziegenmilch und Ziegenmilch sind offenbar nicht immer dasselbe. So beobachten wir im schweizerischen Mittelland nicht so selten Ziegenmilchanämie, während sie in den Gebirgsgegenden, besonders in Graubünden (im Engadin von MATOSSI bestätigt), auch in Hochtälern des Wallis, nicht vorkommt. Es müssen somit Haltungs- und Fütterungsverhältnisse der Ziegen von großer Bedeutung sein. In der Tat bekommen die Ziegen im Mittelland oft sehr minderwertiges Futter, das jedenfalls arm an antiskorbutischen Stoffen ist, während im Hochgebirge die Ziegen den ganzen Tag auf die Weide geführt werden und sich von saftigen Alpenkräutern nähren.

Leber und Leberpräparate wirken bei der Ziegenmilchanämie in ähnlich spezifischer Weise wie bei der perniciösen Anämie. Es kommt zu Blutkrisen, zunächst zu starker Vermehrung der Megaloblasten, der Normoblasten und Kernteilungsfiguren, die dann aber aus dem Blutbild wieder verschwinden, in dem Maße, wie Hämoglobin und Rote wieder ansteigen. In schweren, besonders aplastischen Formen findet man die Zahl der jugendlichen roten Blutkörperchen oder Reticulocyten auffallend niedrig (2 bis $3^0/_{00}$). Es besteht offenbar eine Knochenmarkssperre. Durch Behandlung mit Leber und Leberpräparaten wird diese Sperre gelöst und es kommt zu einer Reticulocytenkrise, welche noch viel imposanter ist als bei der Heilung der perniciösen Anämie (HEUBERGER, aus meiner Klinik).

Die Pathogenese der Ziegenmilchanämie ist trotz vieler Arbeit immer noch nicht vollkommen aufgeklärt. Der Streit dreht sich um die Frage: Ist die Ziegenmilchanämie trophotoxisch oder trophopenisch bedingt?

Für die trophotoxische Theorie spricht der Umstand, daß das Ziegenmilchfett bedeutend reicher ist an gewissen flüchtigen Fettsäuren, wie der Capron-, Caprylund der Caprinsäure. Durch Injektionen von Caprinsäure konnte ich bei Kaninchen eine Anämie erzeugen. Interessant ist, daß sowohl nach Injektion der Fettsäuren als nach Fütterung von Fetten, die eine ähnlich hohe Polenskezahl wie die Ziegenbutter zeigen, Anämien mit ausgesprochener Knochenmarkssperre zustande kommen. Für die trophotoxische Theorie dürfte auch der Umstand sprechen, daß die Ziegenmilchanämie beim einfachen Milchwechsel heilt.

Wie steht es nun mit den trophopenischen Theorien, welche heute die meisten Anhänger haben?

Eisenmangel spielt bei der Ziegenmilchanämie nicht dieselbe Rolle wie bei der Kuhmilchanämie. Dem widerspricht nicht, daß bei der Heilung der Ziegenmilchanämie mitunter Eisengaben die Leberwirkung sehr gut unterstützen.

Wie wir gesehen haben, weisen manche klinische Erscheinungen, wie die Dystrophie, die Empfindlichkeit der Knochen, die Hautblutungen usw., auf einen Vitamin C-Mangel hin. Im gleichen Sinne spricht die außerordentlich günstige Wirkung des Weidganges der Ziegen für die Beschaffenheit der Milch und das Gedeihen der Kinder. In den Gegenden, wo Ziegenmilchanämie auftritt, wurde sie oft außerordentlich arm an Vitamin C gefunden.

Die auffallende heilende Wirkung von Leber, Campolon, Hefe (Cenovisextrakt 20 bis 30 g täglich) ließen an das Fehlen eines Anämiefaktors „extrinsic Factor" CASTLE, Hämogen REIMANN, in der Ziegenmilch denken. Alle Arten hyperchromer Anämie sollen nach CASTLE und STRAUSS auf einem Ausfall der Funktion des Anämiefaktors beruhen. Nach CASTLE entfaltet der Anämiefaktor nicht als solcher, sondern erst nach Koppelung an einen von der Magenwand abgesonderten, hormonartigen, endogenen Faktor im Organismus seine Wirkung und wird in der Leber gestapelt. Bei der perniciösen Anämie der Erwachsenen fehlt es an dem endogenen oder „intrinsic Factor", bei der Ziegenmilchanämie würde dagegen der exogene Bestandteil des Anämiefaktors, der „extrinsic Factor", mangeln. Aus der Vereinigung des endogenen und exogenen Faktors geht der in der Leber abgelagerte Reifungsstoff, das Antiperniciosaprinzip, hervor. Fehlt dieser Reifungsstoff bei der Ziegenmilchanämie aus exogenen Gründen, bei der perniciösen Anämie infolge endogenen Mangels, so kommt es zu einem Rückschlag der Erythropoese in den embryonalen Modus, mit Ansammlung von Megaloblasten und Megalocyten im Knochenmark, weil die Reifung dieser Zellen behindert ist. Es kommt ferner zu einer Knochenmarkssperre, die sich in einer auffälligen Verminderung der Blutreticulocyten trotz verstärkter Knochenmarkstätigkeit äußert. Infolge der Reifungsstörung im Knochenmark wird besonders beim Kinde die Blutbildung vielfach in extramedulläre Gebiete, Milz und Leber, verlegt, und von hier aus kann es dann bei der JAKSCH-HAYEMschen Form trotz der Knochenmarkssperre zu einer starken Erythroblastose kommen. Wird nun bei der Ziegenmilchanämie der exogene Faktor in Form von Hefe zugeführt (GYÖRGY) oder noch besser das fertige Antiperniciosaprinzip mit der Leber (50 bis 100 g täglich), so wird die Reifungsstörung im Knochenmark sehr rasch behoben. Die Megaloblasten gehen zurück, die Normoblasten vermehren sich und es kommt zu einer sehr starken Ausschwemmung von jugendlichen roten Blutkörperchen oder Reticulocyten. Die Reticulocytenkrise führt zu rascher Heilung der Anämie.

Wahrscheinlich spielen bei der Ziegenmilchanämie eine ganze Reihe von Momenten mit. Sie ist sowohl trophotoxisch als auch trophopenisch bedingt. Dabei erscheint die trophotoxische Wirkung begünstigt oder überhaupt ermöglicht durch den Vitaminmangel. Neulich haben RHODES und MILLER in Experimenten an Hunden gezeigt, daß z. B. Pyramidon bei normaler Kost keinerlei Schädigung auf die Blutbildung von Hunden ausübte, wohl aber entstand bei einer pellagraerzeugenden Kost durch Pyramidon eine schwere Anämie, welche durch 10 g Hefeautolysat verhütet oder geheilt werden konnte. Ähnliche Versuche mit Indol fielen in übereinstimmender Weise aus (RHODES und MILLER, zitiert in J. A. M. A. 1937, Vol. 109, Nr. 18). Interessant ist ferner, daß ROMINGER experimentell bei jungen Ratten durch Ziegenmilchfütterung sprueartige Erscheinungen von seiten des Darmes und hyperchrome Anämie erzeugen konnte. Auf die Hypovitaminosen bei der Sprue bzw. Coeliakie haben wir schon hingewiesen.

Nach eigenen experimentellen Untersuchungen mit J. GUINAND mit der Milch an Strongylose leidender Ziegen entsteht bei jungen Ratten ohne Veränderung der Stühle ein Markschaden mit Verschwinden der Erythroblasten, einer hochgradigen Entdifferenzierung des weißen Markanteils mit Auftreten von großen, geblähten, nicht mehr klassifizierbaren Zellen und einem Schwund der Megakaryocyten. Durch Verfütterung von Folic-acid tritt eine sehr energische Markregeneration ein. Es zeigen sich zahlreiche Erythroblastenherde. Die Leukopoese wird wieder normal und es treten Riesenmegakaryocyten auf.

Auch klinisch erweist sich Folic-acid (Injektionen von 15 mg bzw. drei- bis viermal 1 Tablette zu 5 mg) für die Heilung der Ziegenmilchanämie selbst bei fortdauernder Ziegenmilchernährung als außerordentlich wirksam (FREUDENBERG, GASSER u. a.).

79. Vorlesung.

Die erblichen hämolytischen Erythropathien (Schulten).

1. Die familiäre, konstitutionelle hämolytische Anämie und der hämolytische Ikterus, sogenannte Kugelzellenanämie.

Ich bespreche zunächst einen zwei Monate alten Säugling, der von einer Mutter geboren wurde, welche einen hämolytischen Ikterus mit deutlicher Gelbfärbung der Scleren und der Haut zeigt, sich sonst aber ganz wohl und gesund fühlt. Das Kind wurde eher etwas spät geboren. Die Geburt verlief normal, Geburtsgewicht 2450 g. Das Kind sei von Geburt an auffallend blaß gewesen, habe aber von Anfang an an der Brust gut getrunken. Die Stühle, zwei- bis viermal täglich, gelb und grünlich, etwas zerhackt. Wir sehen einen Säugling in ziemlich eutrophischem Zustand. Das Hautkolorit zeigt einen blaßgelblichen Ton, doch überwiegt die Alabasterblässe weit über die Gelbfärbung. Die Scleren sind blaßbläulich ohne Gelbfärbung, die Conjunctiven und die Mundschleimhaut sind blaß. Herz und Lungen o. B. Die Leber ist nicht vergrößert, dagegen fühlt man ganz deutlich einen Milztumor, dessen Rand die vordere Axillarlinie erreicht. Die Stühle sind normal gefärbt. Im Urin lassen sich weder Urobilin noch Urobilinogen noch Bilirubin nachweisen. Die Urinfarbe, im Photometer bestimmt, ergibt einen reduzierten Farbwert von 1,33 (normal).

Blutbefund: Hämoglobin 55,4%, Rote 2,74 Millionen, Färbeindex 1,01, Weiße 10 600, neutrophile Stabkerne 1%, Segmentkerne 37,5%, Eosinophile 3,5%, Lymphocyten 55,5%, große Monocyten 2,5%.

Rotes Blutbild: Die Roten fallen auf durch ihre kleine, kugelige Form mit fehlender oder kaum angedeuteter Dellenbildung (Kugelzellen). Einige polychromatische Zellen, auf 100 Leukocyten 1 Normoblast. Reticulocyten 12⁰/₀₀.

Resistenzbestimmung der Erythrocyten: Beginnende Hämolyse bei 0,52% Kochsalz, vollständige Hämolyse bei 0,42% Kochsalz. Die Resistenz ist somit deutlich herabgesetzt.

Thrombocyten 483 000.

Es besteht kein Zweifel, daß die Mutter mit manifestem hämolytischem Ikterus ihre Krankheit auf das jetzt zwei Monate alte Mädchen vererbt hat. Nur manifestiert sich hier das Leiden, wie so häufig im Säuglings- und frühen Kindesalter, zunächst nicht als hämolytischer Ikterus, sondern nur als hämolytische Anämie mit dem charakteristischen Blutbefund einer Kugelzellenanämie. Obschon offenbar ein vermehrter Blutzerfall besteht, werden in diesem zarten Alter keine Urobilinkörper im Urin ausgeschieden. Dies bedeutet jedoch nicht, daß schon beim Säugling, ja sogar beim Neugeborenen, auch eigentlicher hämolytischer Ikterus vorkommen kann.

Wir beobachteten vor einigen Jahren einen sechs Monate alten Säugling, welcher auch von Geburt an sehr blaß war und erst einige Tage vor der Klinikaufnahme eine Gelbfärbung zeigte.

Dieser Säugling bot einen asiatischen bzw. leicht mongoloiden Gesichtsausdruck durch die starke Entwicklung der Backenknochen. Das Kind war außergewöhnlich blaß, mit einem stark ockergelben Hautton. Scleren und Schleimhäute waren nicht gelb, letztere nur sehr blaß. Die Leber war nicht vergrößert, die Milz eben am Rippenbogen fühlbar. Im Urin eine Spur Albumen. Urobilin negativ, Urobilinogen leicht vermehrt. Stühle auffallend dunkel bis schwarz, somit außerordentlich pigmentreich, manchmal etwas schaumig und dünn.

Blutbefund: Im Gegensatz zum ersten Fall sehr schwere Anämie. Hämoglobin 16%, Rote 801000, Färbeindex 1,25, Leukocyten 16600. Metamyelocyten 2,0. Stabkerne 15,5, Segmentkerne 25,5, Eosinophile 1,0, Basophile 2,0, Lymphocyten 48,5, Monocyten 4,5, Plasmazellen 1,0%.

Rotes Blutbild: Deutliche Anisocytose, vorherrschend kleine dellenfreie Kugelzellen, Poikilocytose, starke Polychromasie, außerordentlich viele Reticulocyten bis 750⁰/₀₀. Auf 100 Weiße 10,5 Normoblasten, 2,5 Megaloblasten. 320000 Blutplättchen.

Das Kind befand sich offenbar in einer hämolytischen Krise, denn das Hämoglobin sank noch tiefer bis 13%, die Roten bis 750000 unter deutlicher Zunahme des Milztumors. Häufiges Erbrechen und starke Gewichtsabnahme. In den folgenden Tagen kam die hämolytische Krise zum Stillstand nach einer intramuskulären Injektion von 10 ccm Erwachsenenblut. Das Allgemeinbefinden besserte sich stark. Die Wangen zeigten wieder leichtrötliches Kolorit, und das Hämoglobin stieg im Verlauf von zehn Tagen bis auf 50%, die Roten bis 2,99 Millionen. Aber schon einen Monat nach der ersten hämolytischen Krise zeigte sich plötzlich wieder schlechteres, gelbes Aussehen unter erneutem Absinken der Hämoglobinwerte und der Roten auf 36% und 1,81 Millionen. Der Milztumor, der sich bereits deutlich zurückgebildet hatte, nahm von neuem an Umfang zu, auch jetzt während der Krise war das Urobilinogen im Urin nicht vermehrt, aber die Stühle waren sehr dunkel. Dieses Verhalten ist beim Säugling meist charakteristisch: trotz stärksten Blutzerfalles können Urobilinkörper im Urin fehlen und nur in den außerordentlich dunklen Stühlen ausgeschieden werden.

Im Gegensatz zum ersten Fall läßt sich bei dem zweiten keine sichere heredi-täre Belastung nachweisen. Gleichwohl ist es nicht sicher, daß es sich um eine seltenere, erworbene Form handelt, bei der es infolge einer Hyperplenie zu einer vermehrten Blutzerstörung kommt. Bemerkenswert ist, daß wir hier in kurzen Intervallen zwei schwere hämolytische Krisen beobachten konnten, bei denen die Roten und das Hämoglobin in kurzer Zeit auf so niedrige Werte abfallen können, die für ein anderes Kind wohl tödlich wären, z. B. bis 10% Hämoglobin und bis unter 600000 Rote. Trotz der schweren Anämie ist das Allgemeinbefinden oft erstaunlich wenig gestört. Immerhin kann man als Intoxikationserscheinungen beim Säugling wiederholtes Erbrechen beobachten, ferner mitunter dünne, zahlreiche, auffallend dunkle Stühle. Erstaunlich ist die Regenerationskraft des Knochenmarkes beim Säugling beim zweiten Fall, wo fast alle Erythrocyten im peripheren Blut junge Reticulocyten sind. Bemerkenswert auch ist die starke Einschwemmung von Normoblasten und sogar vereinzelten Megaloblasten beim Säugling.

Es liegt ein konstitutionelles angeborenes, meist familiär auftretendes Leiden vor, das, wie unsere Fälle zeigen, schon in den ersten Lebenswochen oder Monaten klinische Symptome machen kann. Die drei Hauptsymptome sind: 1. Hämolytische Anämie, 2. hämolytischer Ikterus, 3. Milztumor.

Zunächst fällt beim Säugling und Kleinkind längere Zeit nur eine leichte Anämie auf, welche aber oft in Krisen mit hohem Fieber plötzlich schwere und schwerste Grade erreichen kann, wie unsere zweite Beobachtung gezeigt hat. Subikterische Hautfärbung kann zuerst noch fehlen, erst später macht sich eine leichte Gelbfärbung der Haut und auch der Scleren geltend (hämolytischer Ikterus). Die Gelbfärbung der Haut wird bedingt durch eine Vermehrung des Bilirubins im Serum infolge vermehrten Blutzerfalles, wobei der Gallenfarbstoff in das Unterhautzellgewebe übertritt. Das Bilirubin erweist sich bei dieser Krankheit als ein nur indirekt nachweisbares, d. h. zunächst an Eiweißkörper des Serums gebundenes Bilirubin, welches die Leberzellen noch nicht passiert hat und aus dem vermehrten intravasalen Blutzerfall stammt. Erst wenn man das Serum mit Alkohol versetzt hat und die dadurch gefällten Eiweißkörper abzentrifugiert sind, gibt das Serum die Diazoreaktion nach HIJMANS VAN DEN BERGH in Form einer Rotfärbung.

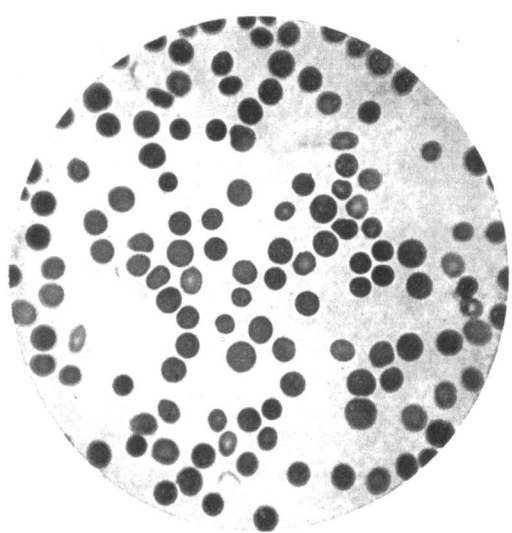

Abb. 71. Kugelzellen bei hämolytischer Anämie.

Blutbild. Es wird beherrscht von kleinen, kreisrunden Zellen mit starkem Farbstoffgehalt und geringer oder fehlender Dellenbildung. Der Färbeindex liegt gewöhnlich wenig über, meistens um 1. Die rundliche Form, die fehlende Dellenbildung weisen auf die Kugelgestalt dieser Globulocyten hin. Es fällt ferner eine starke Anisocytose auf, wobei die Makrocyten in der Minderzahl und oft auffallend polychromatophil sind. Diese polychromatophilen, aber auch andere rote Blutzellen zeigen in ungewöhnlich großer Zahl bei der Vitalfärbung mit Brillantcresylblau die blaugefärbte Substantia granulofilamentosa, d. h. es handelt sich um jugendliche rote Blutkörperchen oder Reticulocyten. Ich erinnere an den soeben vorgestellten Fall, bei dem wir in einer schweren Blutkrise sogar statt normal 10 bis 20⁰/₀₀ Reticulocyten einmal 950⁰/₀₀ feststellen konnten, so daß die roten Blutkörperchen fast ausschließlich aus Reticulocyten bestanden. Kernhaltige Rote, Normoblasten und sogar vereinzelte Makro- und Megaloblasten treffen wir bei Kindern um so häufiger, je jünger sie sind, also besonders im Säuglingsalter.

Auch an den Blutplättchen habe ich gelegentlich Veränderungen gesehen, wie Anisocytose, vereinzelte Riesenplättchen, meist aber viele abnorm kleine Plättchen. Nach Milzexstirpation kann sich auch das Plättchenbild weitgehend normalisieren (CATEL).

Sternalpunktion. Man findet ein sehr zellreiches, stark erythropoetisches Mark mit zahlreichen Normoblasten, Makroblasten sowie Erythroblastenmitosen.

In das Zentrum der Pathogenese müssen wir die konstitutionelle, nach NAEGELI durch Mutation entstandene und sich nach den MENDELschen Regeln dominant fortvererbende, neue Art roter Blutkörperchen stellen. Diese Blutkörperchen zeigen einen kleineren Durchmesser in der Breite als die normalen Roten, dagegen einen größeren Dickendurchmesser, so daß sie sich der Kugelgestalt nähern. Man spricht deshalb von Kugelzellen oder Globulocyten. Die Kugelform selbst bedingt ihrerseits eine verminderte osmotische Resistenz, da die Kugelform bei kleinster Oberfläche das größte Volumen umschließt. Während normale rote Blutzellen vor dem Einreißen sich noch bis zur Kugelform ausdehnen können, kommt es bei den Kugelzellen bei osmotischer Quellung in hypotonischer Kochsalzlösung sehr viel schneller zu einem Zerreißen der Zellmembran. Die Hämolyse gegenüber hypotonischer Kochsalzlösung erfolgt demnach bei den Kugelzellen schon bei 0,5 bis 0,6, ja sogar bei 0,7%. Schon bei 0,44 bis 0,42% ist die Hämolyse vollständig, wo sie beim normalen Blutkörperchen erst beginnt. Die Mikrocyten der Kugelzellenanämie zeigen auch gegenüber physiologischen und pathologischen Einflüssen eine geringere Widerstandskraft. Oft gewinnt man, wie bei dem letzterwähnten Fall, den Eindruck, daß der Organismus selber von Zeit zu Zeit sein fehlerhaft aufgebautes Blut zerstören müsse, um einen neuen Aufbau zu beginnen.

Nach neueren Anschauungen wäre die Kugelgestalt der Erythrocyten nicht konstitutionell bedingt, sondern der Ausdruck einer durch übermäßige Milztätigkeit bereits eingeleiteten Hämolyse. Dagegen spricht jedoch die Analogie zu den konstitutionellen Erythrocytenveränderungen, z. B. bei der Ovalocytose, ferner der Umstand, daß Kugelzellen auch nach der Milzexstirpation weiterbestehen können (OPITZ).

Vier Erscheinungen stehen mit diesem abnormen Blutzerfall in unmittelbarer Beziehung: 1. Dunkles, bilirubinreiches Serum (indirektes Bilirubin). Es bedingt auch beim Farbstoffaustritt Gelbfärbung von Haut und Scleren (hämolytischer Ikterus). 2. Nach dem Säuglingsalter ist auch der Urin, namentlich zur Zeit der Krisen, auffallend dunkel. Er enthält kein Bilirubin, aber fast dauernd Urobilinogen und Urobilin. 3. Der Stuhl ist niemals entfärbt, besonders zu Zeiten von Blutkrisen zeigt er eine intensiv dunkelschwärzliche oder olivgrüne Farbe. Beim Säugling erfolgt die Ausscheidung der Urobilinkörper fast nur durch den Stuhl. 4. Ein tastbarer Milztumor, der den Rippenbogen um ein bis mehrere Querfinger überragt, ist das konstanteste Krankheitszeichen. Es handelt sich um einen spodogenen Milztumor, der die Aufgabe hat, gewissermaßen die Asche der zerstörten roten Blutkörperchen in einem Urnenfriedhof aufzunehmen. Unser zweiter Fall zeigte, wie zur Zeit der hämolytischen Krise der Milztumor anschwoll und in der Rekonvaleszenz wieder deutlich zurückging (σποδος = Asche).

Es gibt Familien mit sogenannter hämolytischer Konstitution, bei denen einzig eine solche Splenomegalie ohne Anämie festzustellen ist (DEBRÉ). Häufiger sind im Kindesalter neben diesen splenomegalen Typen die leicht anämischen Formen, besonders im Säuglings- und Kleinkindesalter, bei denen sich nur gelegentlich ein etwas gelbliches Kolorit oder ein leichter Subikterus zeigt. Weniger häufig als bei Erwachsenen ist bei Kindern der vollständig ausgebildete Typus mit hämolytischem Ikterus, Anämie und Splenomegalie.

Bei unserem ersten Fall haben wir einen mehr schleichend und dauernd verlaufenden vermehrten Blutzerfall. Bei dem zweiten Säugling konnten wir dagegen bereits zwei deutliche, ja sogar ungewöhnlich schwere hämolytische Krisen nachweisen. Diese Krisen können verschiedene Formen annehmen:

1. *Febrile Anämie*. Der Beginn ist plötzlich aus voller Gesundheit heraus, das Fieber steigt bis 40°, begleitet von schwerer Tachycardie, Erbrechen und extremer Prostration. Leber und Milz schwellen an. Am Herzen immer ein systolisches Geräusch, die Haut wird entfärbt, die Schleimhäute werden blutleer, das Hämoglobin kann in kurzer Zeit auf 20 bis 10%, die Zahl der Roten auf oder

sogar unter 1 Million fallen, wie bei unserem zweiten Fall. Zur Zeit dieser Blutkrisen kann es auch zu einem sogenannten Knochenmarkskollaps kommen
mit enormer Leukocytose, vielen Myelocyten und sogar Myeloblasten (GÖTZKE
und ISAAK, BAAR und K. MEYER). Die akute Anämie kann so schwer sein, daß
sie zum Tode führt. Die Gefahr der hämolytischen Konstitution ist auch bei
Kindern nicht zu verkennen. Aber trotz des alarmierenden Charakters dauert
die akute Hämolyse selten länger als zwei Wochen, dann wird das Kind fieberfrei
und erstaunlich rasch setzt die Regeneration der roten Blutzellen ein.

2. *Febriler Ikterus.* Die Kinder beginnen ebenfalls kontinuierlich zu fiebern
bis 38 bis 39°. Es tritt nach einiger Zeit oft plötzlich ein Ikterus auf mit Gelbfärbung der Scleren und der Haut. Dabei werden die Schleimhäute blasser und
blasser, während Stuhl und Urin dunkler werden. Leber und Milz schwellen an
und werden schmerzhaft. Die Attacke dauert von einigen Tagen bis zu einigen
Wochen. Es kann zu protrahiertem Fieber kommen. Die Milz bleibt dauernd
stärker geschwollen als vorher. Gleichzeitig persistieren Ikterus und Subikterus
in verschiedener Intensität, während die Anämie sich wieder zu bessern
beginnt.

3. *Abdominale Syndrome.* Im Vordergrund stehen bei den Krisen heftige
Schmerzen, welche durch die plötzliche Spannung der Leber- und Milzkapsel
infolge der Anschoppung dieser Organe durch den akuten Blutzerfall ausgelöst
werden. Sie sind begleitet von häufigem Erbrechen und können zur Fehldiagnose
einer Appendicitis führen.

4. *Periodisches Fieber.* Ungefähr alle zwei oder drei Monate haben die Kinder
eine Attacke von zwei bis drei Tage dauerndem unerklärlichem Fieber. Nach
jeder solchen Attacke erscheint das Kind leicht gelblich.

Nicht nur wegen der akuten Anämie, sondern auch wegen Herzstörungen
können die hämolytischen Krisen den Kindern gefährlich werden. Die Kinder
klagen über Herzklopfen, gelegentlich über Herzschmerzen, Atemnot bei jeder
Anstrengung. An der Herzbasis findet man häufig anorganische Geräusche. Ich
habe auch Exitus erlebt an Kreislaufinsuffizienz mit Herzerweiterung und
Galopprhythmus im Anschluß an eine protrahierte hämolytische Krise. Es
handelt sich um Myocardschäden infolge Anoxämie.

Skeletveränderungen kommen auch bei der Kugelzellenanämie vor, ähnlich,
aber meist nicht so ausgesprochen wie bei der COOLEY-Anämie. Ich erinnere
hier an die asiatische Gesichtsbildung bei unserem zweiten Fall. Die exzessive
Proliferation der Knochenmarkselemente führt zu einer Zerstörung von Knochenbälkchen zwecks Erweiterung der Markräume mit sekundärer Hypertrophie des
Knochens. Auf diese Weise kann es selbst zu einem sogenannten Bürsten-
schädel, „Crâne en brosse", wie bei der COOLEY-Anämie kommen, indem die
vordringenden Markräume die Tabula externa einschmelzen. Die radiär angeordneten Knochenbälkchen stehen dann wie Borsten in der Luft. Die exzessive Hyperämie kann zu prämaturer Synostose der Knochennähte und damit
zum Turmschädel führen.

Die familiäre hämolytische Anämie ist im Kindesalter nicht allzu selten.
Die Prognose quoad vitam ist, von den obenerwähnten Hauptgefahren der akuten
schweren Anämie und der Herzinsuffizienz abgesehen, im allgemeinen gut. Die
Kinder sind oft mehr blaß oder leicht ikterisch als wirklich krank. Sie können
sich körperlich und geistig gut entwickeln, nur in schweren Fällen kann es zu
Entwicklungshemmungen kommen.

Wie bei anderen konstitutionellen Krankheiten können nicht selten auch
leichte banale Infekte, wie Schnupfen, Anginen, Verdauungsstörungen usw.,
hämolytische Krisen auslösen.

Behandlung. Im allgemeinen erfolgt nach einer Blutkrise innerhalb eines Monates spontan wieder die Regeneration, vorausgesetzt, daß die Reparation der Anämie nicht durch zu rasche Wiederholung derartiger Attacken gestört wird. Bei diesen hämolytischen Krisen erleidet der Organismus einen abnormen Eisenverlust und der Bedarf ist erhöht für die Resynthese des zerstörten Hämoglobins. Eine Eisentherapie, z. B. mit Ferro 66 oder Ferrochlorid, ist deshalb angezeigt. Ferner hat sich uns, aber leider nicht in allen Fällen, Unterstützung durch Lebertherapie, z. B. 100 g frischen Leberpüree täglich oder Leberextrakte oder intramuskuläre Injektionen von Campolon, bewährt.

Splenektomie behebt bei der hämolytischen Konstitution (GÄNSSLEN) die Anämie sowie die hämolytischen Anfälle. Bei Kindern bleibt trotz der Splenektomie die Mikrocytose weiterhin bestehen (OPITZ). Die Indikation zur Milzexstirpation soll mit Rücksicht auf die meist gute Prognose des Leidens und auf die operativen Schwierigkeiten und Komplikationen nicht leichtfertig gestellt werden. Leitende Gesichtspunkte für die Operation sind: hochgradige chronische Daueranämie mit immer wiederholten Blutkrisen, häufigen abdominalen Schmerzattacken und schwere Beeinträchtigung des Allgemeinbefindens.

2. Die Sichelzellenanämie.

Charakteristisch ist die sogenannte Sichelzelle oder der Drepanocyt, welcher schon im gefärbten Blutpräparat zum Vorschein kommt. Es sind dies in die Länge gezogene und sichelförmig geschwungene rote Blutkörperchen. Noch besser zeigt sich die Sichelung in einem kleinen, mit Citratlösung verdünnten Tropfen Blut in der feuchten Kammer, nachdem man diese 2 bis 3 Stunden im Brutschrank gehalten hat. Sauerstoffzufuhr stabilisiert die Scheibenform, Sauerstoffmangel die Sichelung. Die Drepanocyten verfallen im Körper leichter dem Abbau als normale Blutzellen. Auch schon bei Kindern kommen Ulcera cruris vor, ferner polyarthritische Erscheinungen, Skeletveränderungen wie bei der COOLEY-Anämie. Die Sichelzellenanämie kommt nur bei Neger- und Mulattenkindern vor und wird dominant vererbt.

3. Die Elliptocytose oder Ovalocytose.

Ein auffallend großer Prozentsatz der Erythrocyten zeigt ovale oder richtiger elliptische Form, ähnlich den normalen Roten des Kamels. Die Elliptocytose ist im allgemeinen die leichteste Form der konstitutionellen hämolytischen Erythropathien. Es kann aber doch auch gelegentlich zu hämolytischen Krisen mit mäßiger Anämie, Ikterus, schmerzhafter Leber- und Milzschwellung kommen. Die Prognose ist günstig. Die Anomalie findet sich bei Weißen und Negern und wird in einfach dominantem Erbgang vererbt.

4. Die Cooleysche Krankheit (Erythroblastenanämie).

Sie wurde von COOLEY (1925) zuerst bei den Kindern italienischer und griechischer Einwanderer in Nordamerika entdeckt. Ferner wurden Fälle an der Nordküste des Mittelmeeres beobachtet, in neuester Zeit wird aber auch vereinzelt über das Vorkommen in Deutschland und in der Schweiz berichtet.

Der Beginn ist immer schleichend, die Kinder bleiben in der Entwicklung zurück, zeigen einen eigenartig blaßgelblichen Teint, eine asiatische Gesichtsbildung mit breiten Backenknochen, ein durch Milz- und Leberschwellung ausgedehntes Abdomen, das an Coeliakie erinnert. Zunehmende Anämie und Schwäche, Widerstandslosigkeit gegen Infekte, denen die Kinder schließlich nach jahrelangem Kranksein im Stadium der Kachexie erliegen.

Auch dieses Leiden scheint vorwiegend endogenen Ursprungs zu sein. Charakteristisch ist der Blutbefund mit einer enormen ausgesprochen pathologischen

Erythroblastose. Man kann sozusagen alle Stadien der Erythropoese im strömenden Blute sehen, wobei aber die Erythroblasten in ihrem Bau vielfach von den normalen Formen abweichen. Ein weiteres Kennzeichen sind die extreme Aniso- und Poikilocytose, ferner die Targetzellen, so daß es in ausgebildeten Fällen kaum einen einzigen ganz normal großen und normal gefärbten und geformten Erythrocyten gibt. Der Hämoglobingehalt schwankt zwischen 25 und 45%, terminal kann er auf 10% und weniger sinken. Durchschnittliche Erythrocytenzahl 2 bis 3 Millionen, terminal 1 Million und darunter. Die osmotische Resistenz ist gesteigert. Die schwere Blutkrankheit wird oft von den Kindern längere Zeit merkwürdig gut ertragen, aber die schließliche Prognose ist absolut schlecht. Akute hämolytische Krisen wie bei der Kugelzellenanämie fehlen.

Die COOLEY-Anämie geht mit einer ganz besonders starken Splenomegalie einher. Die Leber ist auch etwas vergrößert. Der Harn ist dunkel gefärbt und enthält sehr reichlich Urobilin und Urobilinogen als Zeichen des Blutzerfalls.

Ausgesprochener und regelmäßiger als bei allen bisher besprochenen hämolytischen Erythropathien findet man bei der COOLEY-Anämie merkwürdige Skeletveränderungen im Sinne einer universellen Osteoporose. In den langen Röhrenknochen sind die Trabekel rarefiziert, so daß der ganze Knochen infolge Kalkmangels abnorm transparent ist. Die Knochen sehen wie von Motten zerfressen aus, weil sie von dem wuchernden Mark vielfach durchbrochen werden. Sehr merkwürdig sind die Schädelveränderungen. Das mächtig wuchernde Knochenmark bringt die Knochenbälkchen innerhalb der Markhöhle zum Schwinden und bedingt eine Hyperplasie der Jochbeine und dadurch wird zur asiatischen Gesichtsbildung beigetragen. In der Diploe wird die Tabula externa immer mehr usuriert, so daß sie schließlich völlig schwindet. Man sieht dann zahllose, dichtstehende Stacheln, entsprechend den radialen Knochenbälkchen, die wie ein Bürstenbesatz senkrecht zur Tabula interna, die erhalten geblieben ist, angeordnet sind. Man hat dieses Bild in der Radiographie mit zu Berge stehenden Haaren verglichen.

Pathogenese: Nach neueren Anschauungen von LEHNDORFF handelt es sich um eine der Leukoblastose an die Seite zu stellende Erythroblastose, d. h. um eine Art Leukämie, bei der vorwiegend das erythroblastische Gewebe in Wucherung geraten ist. Daher die überall erweiterten Markräume in den Knochen und die Überschwemmung des Blutes mit sehr vielen, besonders pathologischen und dem frühzeitigen Untergang geweihten sogenannten Paraerythroblasten. FREUDENBERG dachte an eine Störung des Porphyrinstoffwechsels. Neuere Untersuchungen ergaben, daß diesem Leiden eine Persistenz des fötalen Hämoglobins mit 40 bis 90% Hb F zugrunde liegt.

Die Behandlung mit Eisen, Arsen, Leber, Röntgenbestrahlungen der Knochen haben bisher keine überzeugenden Erfolge ergeben. Am ehesten zu empfehlen sind Bluttransfusionen (FANCONI). Die Progredienz des Leidens wird durch Milzexstirpation verlangsamt, doch ist die Operationsmortalität groß.

Zum Schluß wollen wir nochmals die wesentlichen Charakterzüge der erblichen hämolytischen Erythropathien zusammenfassen. Es sind dies:

1. Das teils rassengebundene, familiäre und oft schon kongenitale Auftreten.

2. Schwere Veränderungen im Aufbau der Erythrocyten, welche als vererbliche Mutationsformen aufzufassen sind (Kugelzellen oder Globulocyten, Sichelzellen oder Drepanocyten bei Negern, Ellipto- oder Ovalocyten bei Weißen. Pathologische Erythroblasten bei Mittelmeervölkern).

3. Der fehlerhafte Bau und die konstitutionelle Minderwertigkeit der Roten führt zu dauernder oder krisenhaft verstärkter Hämolyse und Anämie mit

hämolytischem Ikterus, vermehrter Ausscheidung von Urobilinkörpern im Stuhl und im Urin und zum sogenannten spodogenen Milztumor.

4. Es kommt zu lebhaftester regenerativer Knochenmarkstätigkeit, welche schließlich zu Markswucherung führt. Letztere bedingt, wenigstens bei den schweren Formen, eigentümliche Veränderungen im Skeletsystem, besonders im Schädelskelet durch die Erweiterung der Markräume und Resorption der Tabula externa, am ausgesprochensten bei der COOLEY-Anämie, gelegentlich aber auch bei der Kugelzellen- (Turmschädel, asiatische Gesichtsbildung) und bei der Sichel-zellenanämie.

80. Vorlesung.

Die reine Agranulocytose Typus Schultz und Panhämocytophthise im Kindesalter.

Das $2^1/_2$jährige Mädchen, das ich heute vorweise, erkrankte an einem Pseudo-croup und wurde wegen der Respirationsstenose einem Laryngologen zugewiesen. Die Krankheitserscheinungen klangen ab und nach etwa acht Tagen wurde auf Drängen der Eltern eine Tonsillektomie vorgenommen. Weitere acht Tage später rasch wachsende Nekrosen am Gaumen links und rechts, welche sogleich den Verdacht einer Agranulocytose erweckten. In der Tat sanken die Leukocyten bis 2232 mit fast völligem Schwund der Granulocyten.

Das Mädchen von sehr graziler Konstitution sah schwer krank aus, war blaß, schwach und apathisch. Es hatte 39,5° Fieber. Im Rachen auf der linken Seite ein riesiges Ulcus, etwas zackig begrenzt, mit leicht aufgeworfenem Rand. Geschwürsgrund weißlich bröcklig belegt, ziemlich tiefliegend. Die Nekrose reicht bis zur Uvula und zerstört das linke Gaumensegel. Rechts kleineres, mehr ober-flächliches Geschwür von weißlicher Farbe mit gerötetem Hof seitlich am rechten Gaumensegel. Keine erhebliche Drüsenschwellung am Hals, kein Exanthem, keine Hautblutungen. Der Blutbefund ergab 79% Hämoglobin, 4,1 Millionen Rote, 3800 Weiße, 5,5% neutrophile Segmentkernige, 87,5% Lymphocyten, 7% Monocyten, Blutplättchen reichlich.

Wir haben hier das reine Bild einer Agranulocytose vom Typus SCHULTZ, d. h. eine isolierte Leukopenie mit Schwund der Granulocyten bei intaktem rotem und Plättchenblutbild, somit ohne Thrombopenie und hämorrhagische Diathese.

Die Behandlung mit einer einzigen Bluttransfusion, mit wiederholten In-jektionen von Nucleotrat (Pentosenucleotid), Redoxon forte und Benerva forte erwies sich als recht erfolgreich, indem jetzt die Leukocytenzahlen bereits auf 7900 angestiegen sind mit 43% Granulocyten. Das Kind sieht jetzt viel besser aus und hat sich bereits gut erholt.

Der Zufall will es, daß wir heute einen weiteren seltenen Fall von reiner Agranulocytose bei einem $2^1/_2$jährigen Knaben beobachten konnten, mit Nekrosen in der Gegend des Lippenrotes. Oberlippe wurstförmig verdickt, schnabelartig vorragend. Hämoglobin 90%, Rote 4,71 Millionen, Weiße 1300, davon 99% Lymphocyten, 1% lymphoblastische Plasmazellen. Granulocyten fehlen voll-kommen, Blutplättchen reichlich. Nirgends Blutungen. Das Kind ist moribund infolge einer Sepsis, welche von der Oberlippenphlegmone, die sich rapid weiter ausgedehnt hat, ausgegangen ist.

Auch dieses Kind zeigte als Vorerkrankung eine grippeartige Affektion, rezidivierende rötelnähnliche Ausschläge mit intermittierendem Fieber, dann wieder länger dauerndes septisches Fieber.

Das klinische Bild der reinen Agranulocytose im Kindesalter zeigt meist eine grippeartige Vorkrankheit. Bei unserem ersten Fall war noch ein operativer Eingriff, Tonsillektomie, vorangegangen. Es tritt hohes unregelmäßiges Fieber auf, das mit seinem wellenförmigen Verlauf an Maltafieber oder PEL-EPSTEIN-sches Fieber bei Lymphogranulomatose erinnern kann.

Rubeoliforme Exantheme, gelegentlich ein Herpes, wurden wiederholt beschrieben.

Die Kinder sehen bleich und schwerkrank aus, sind niedergeschlagen, weinerlich und mißgestimmt und zeigen manchmal anfallsweise auftretende Schwäche.

Es entwickeln sich dann rasch wie bei unserem Mädchen die charakteristischen ulceronekrotischen Veränderungen auf den Tonsillen und im Rachen. Sie greifen auf die Gaumenbogen über, auf den Pharynx, gelegentlich auch auf den Larynx, wobei es zu Glottisödem kommen kann. Nicht nur der weiche Gaumen kann in großer Ausdehnung eingeschmolzen werden, sondern auch der harte Gaumen. Die Wangenschleimhaut, besonders aber das Zahnfleisch und die Lippen können ebenfalls ulceronekrotische Läsionen zeigen. Die Nekrosen zeigen zackige Begrenzung und aufgeworfene gerötete Ränder. Sie sind bedeckt von einem bröckligen, weißlichen oder gräulichen Belag. Die Läsionen im Rachen machten in unserem Fall merkwürdig geringe Schluckbeschwerden, in anderen Fällen führen sie zu Dysphagie, näselnder Stimme, Salivation, gelegentlich Trismus. Die lokalen Lymphdrüsen in der Kieferwinkelgegend zeigen keine oder nur geringe Schwellung.

Bei unserem zweiten Fall fehlten Veränderungen im Rachen und in der Mundhöhle überhaupt, nur an der Schleimhaut der Oberlippe waren Nekrosen zu sehen. Solche Nekrosen sitzen besonders gern an den Übergangsstellen von Haut und Schleimhaut. Sie können aber auch nur auf der Haut auftreten. Es zeigt sich zuerst ein kleiner roter oder schwärzlicher Fleck, auf diesem entsteht ein Bläschen, welches aufbricht und ein braunschwarzes nekrotisches Geschwür hinterläßt.

Die Nekrosen bilden häufig die Eingangspforte für septische Infektionen, gegen die der agranulocytäre Organismus vollkommen wehrlos ist, da ihm seine besten Schutztruppen fehlen.

Bei der reinen Agranulocytose finden wir, wie in den vorgestellten Fällen, extreme Leukopenie, insbesondere sinken die Granulocyten auf wenige Prozente oder verschwinden ganz aus dem peripheren Blut, dabei sind weder nennenswerte Anämie noch Thrombopenie und dementsprechend auch keinerlei Haut- und Schleimhautblutungen nachzuweisen.

Im Knochenmark findet man bei der reinen Agranulocytose häufiger nur eine Reifungshemmung („maturation arrest"), mit einer deutlichen Linksverschiebung der Knochenmarkszellen in einem eher hyperplastischen Mark. Die reifen Granulocyten und Stabkernigen verschwinden, zum Teil auch die reifen Myelocyten zugunsten von unreifen Myelocyten, Promyelocyten und Myeloblasten. Eine wahre und vollständige Aplasie des Knochenmarkes ist dagegen verhältnismäßig selten und führt wohl rasch zum Tode.

Die Agranulocytose nimmt bei Kindern häufiger einen mehr protrahierten Verlauf und kann sich drei bis vier Wochen hinziehen. Die Prognose scheint etwas besser zu sein als bei den Erwachsenen. So kamen von 13 beschriebenen Fällen von reiner Agranulocytose acht Kinder zur Heilung.

Sehr auffällig ist, übrigens ganz ähnlich wie bei den Erwachsenen, die ausgesprochene Prädisposition des weiblichen Geschlechts. Bei Erwachsenen fallen etwas über 80% der Agranulocytosefälle auf Frauen. Unter 13 Fällen bei Kindern ermittelten wir reine Agranulocytose bei zehn Mädchen und nur drei Knaben.

Eine ähnliche Prädisposition des weiblichen Geschlechts treffen wir bei einer Virusinfektion, dem Herpes (DOERR).

Die Vorkrankheit, die wir in der Anamnese der reinen Agranulocytose angetroffen haben, könnte ähnlich wie traumatische Einflüsse als eine unspezifische Provokation einer Virusinfektion aufgefaßt werden, welche sich im Knochenmark lokalisiert und hier durch Überempfindlichkeitserscheinungen das eigenartige Knochenmarksleiden auslöst (Schock).

Beim Erwachsenen werden pathogenetisch die meisten akuten Agranulocytosen als Folge eines allergischen, d. h. idiosynkrasisch oder auch anaphylaktisch bedingten Schocks auf das Knochenmark aufgefaßt, wodurch die myeloische Zellreihe plötzlich an ihrer Ausreifung und Ausschwemmung verhindert wird. Es wird namentlich das Pyramidon angeschuldigt und auch hier, bei dieser Idiosynkrasie bzw. erhöhten Sensibilisierbarkeit zeigt sich die ausgesprochene Prädisposition des weiblichen Geschlechtes ähnlich wie beim Herpes. Die Idiosynkrasie gegenüber Pyramidon und damit Gefahr der Agranulocytose wird erst nach dem 25. bis 30., ja 40. Lebensjahr manifest. Bei den Kindern spielt dagegen Pyramidon bei der Auslösung einer Agranulocytose keine Rolle, so daß wir seit vielen Jahren dieses in der Behandlung der rheumatischen Infektion, insbesondere auch der Endocarditis, unentbehrliche Medikament von glänzender Wirkung in hohen Dosen und für lange Zeit verschreiben können, ohne je Schäden zu sehen.

Eher sind Agranulocytoseschäden bei Kindern zu befürchten bei den neueren Sulfanilamidpräparaten, namentlich bei lange fortgesetzter Behandlung schwerer Infektionen, wobei sich dann bei dem durch die Infektion schon schwer geschädigten Knochenmark ziemlich plötzlich eine Intoleranz gegen die Sulfanilamide mit Granulocytenschwund und Sepsis einstellen kann.

Für die Behandlung der Agranulocytose empfehlen wir Bluttransfusionen mit gruppengleichem Blut 100 bis 200 ccm. Es handelt sich dabei nur zu einem geringen Teil um eine Substitution der mangelnden Leukocyten. Wesentlicher erscheint der formative Reiz, der auf das Knochenmark wahrscheinlich durch Leukopoietine ausgeübt wird und eine nicht näher zu definierende entgiftende Wirkung. Bei unserem ersten Fall genügte eine einzige ausgiebige Transfusion, um das Krankheitsbild zum Guten zu wenden. Wir machten ferner Injektionen von Pentosenucleotid, bei Kleinkindern 1 bis 2 ccm, bei älteren Kindern bis 10 ccm. Dem zuerst in Amerika hergestellten Pentosenucleotid (Merck) entspricht das Nucleotrat Nordmarck. Es wird ferner empfohlen Darreichung von rotem Knochenmark junger Kälber, 50 bis 100 g pro Tag. Wir können ferner verwenden rohe Leber oder Leberpräparate per os, oder intramuskuläre Injektionen von Campolon. Wir machten weiter Gebrauch von der Vitamintherapie durch Injektionen von Redoxon forte, unterstützt von dem Synergisten Benerva forte. Die Ulcerationen werden mit 1%igem Methylenblau gepinselt. Gegen die Schluckbeschwerden Alkoholumschläge und nachts Antiphlogistin.

Leider wurden unter dem Namen Agranulocytose besonders in der kinderärztlichen Literatur Krankheitsbilder beschrieben, die von ihr getrennt werden müssen, schon aus klinischen und prognostischen Gründen.

Die reine Agranulocytose Typus SCHULTZ gehört zu den partiellen Hämocytophthisen, ähnlich wie die essentielle Thrombopenie oder die sehr seltene isolierte Erythrophthise. Es kann sich nun die Agranulocytose vergesellschaften mit aplastischer Anämie oder mit Thrombopenie mit sekundärer Anämie infolge der Blutungen.

Schließlich kennen wir eine *Panhämocytophthise* (STODTMEISTER und BÜCHMANN), bei der sämtliche drei Systeme des Knochenmarkes beteiligt sind. Es

entsteht so ein globales Agranulocytosesyndrom (Sabrazes und Saric) mit
Granulocytopenie, aplastischer Anämie und Thrombopenie. Dem peripheren
Blutzellenschwund braucht keine Panmyelophthise zugrunde zu liegen. In der
ältesten Bezeichnung aplastische Anämie für dieses Krankheitsbild kommt der
Schwund der roten Blutzellen, nicht aber der noch wichtigere der Granulocyten
und Thrombocyten zum Ausdruck. E. Frank ist in das gegenteilige Extrem
verfallen, indem er für das gleiche Krankheitsbild den Namen Aleukia haemorrhagica geprägt hat, in der Annahme, daß sich eben die Anämie ohne weiteres
als Folge der Blutverluste infolge der Thrombopenie ergebe und um die primäre
Marktoxikose, welche vor allem die weißen Anteile des Knochenmarkes betreffe,
schärfer herauszuheben. Ein besonderer Akzent auf die Aleukie bzw. Agranulocytose ist ja insofern gerechtfertigt, als sie durch Herabsetzung der natürlichen
Resistenz septische Infektionen und damit den malignen Verlauf mitbestimmt.
Anderseits wird aber die Bezeichnung Aleukie der Tatsache nicht gerecht, daß
die roten Blutkörperchen auch unabhängig von thrombopenischen Blutungen
dahinschwinden können. Allen Tatsachen entspricht der Ausdruck Panhämocytophthise am ehesten. Für das Kindesalter ist nun charakteristisch, daß Fälle
von reiner Agranulocytose vom Typus Schultz außerordentlich selten sind.
Viel häufiger begegnen wir dem Agranulocytosesyndrom, dem Krankheitsbilde
der Panhämocytophthise. Ich kann heute dafür ebenfalls einen klinischen Fall
vorstellen.

Dieser $2^1/_2$ Jahre alte Knabe von grazilem Körperbau litt an wiederholten hartnäckigen Bronchitiden und hat immer von Zeit zu Zeit Fieber von 39°. Vor vier
Monaten wieder starke Bronchitis mit hohem Fieber und zunehmender Verschlechterung des Allgemeinbefindens und mehr und mehr auffälliger gelblicher Blässe. Zirka
14 Tage vor Spitaleintritt Zeichen einer hämorrhagischen Diathese mit petechialen
und ekchymotischen Hautblutungen, etwas später fast unstillbares Nasenbluten.
Keine Ulcerationen an Zunge oder Mundschleimhaut. Leber leicht vergrößert, Milz
nicht palpabel.

Die Blutuntersuchung ergibt eine sehr schwere Anämie von aplastischem Charakter mit nur 17% Hämoglobin und 600000 Roten. Die roten Blutkörperchen
zeigen Aniso- und Poikilocytose, zahlreiche Mikrocyten, 6 Normablasten auf 100 Weiße,
die Leukocyten 3600, mit 2,5% Metamyelocyten, 6% Segmentkernigen, 89% Lymphocyten und 1% große Monocyten. Dazu noch Thrombopenie mit 39000 Blutplättchen.
Die Blutungszeit $6^1/_2$ Minuten, Gerinnungszeit 8 Minuten, Retraktilität fehlt fast ganz.

Das Kind zeigt eine gelblichblasse Gesichtsfarbe, auch die Schleimhäute sind
entfärbt. Auf der wachsbleichgelblichen Haut, die sich trocken und kühl an-
fühlt, zahlreiche petechiale Hautblutungen am Hals, auf der Brust und an beiden
Armen, daneben bis fünffrankenstückgroße, regellos verbreitete Ekchymosen.
Starkes Nasenbluten; unangenehmer Foetor ex ore; Puls rasch, oberflächlich,
Atmung beschleunigt. Das Kind ist sehr schwer krank, apathisch, fast moribund.
Prognosis pessima.

Es wird öfters angegeben, daß die Kinder mit Panhämocytophthise schon
von Geburt an durch ihre Blässe aufgefallen sind. Sie zeigen einen grazilen,
mitunter auch einen auffallend pastösen Körperbau und finden sich meist in
einem anscheinend guten Ernährungszustand. Die Anamnese ergibt häufig, daß
die Kinder eine schlechte natürliche Immunität hatten und an immer wieder
rezidivierenden Katarrhen der oberen Luftwege, Infektionen der Harnwege usw.
laborierten.

Nach einem solchen Rezidiv ähnlicher früherer Erkrankungen vermag sich
das Kind, so unscheinbar diese Attacke gewesen sein kann, einfach nicht mehr
recht zu erholen. Es zeigt sich Appetitverlust, Schwäche, zunehmende Blässe,
gelegentlich treten Gelenkschmerzen auf, gewöhnlich bestehen zunächst nur

subfebrile Temperaturen, Anämie und Schwäche schreiten mehr oder weniger rasch fort. Zuletzt tritt hohes septisches Fieber auf, für das man oft nicht ohne weiteres eine Ursache finden kann.

Die Hautfarbe ist wie bei dem vorgestellten Fall wachsbleich, mit einem deutlichen Stich ins Zitronengelbe. An den Conjunctiven läßt sich jedoch kein Ikterus feststellen. Die Schleimhäute sind entfärbt. In fast allen Fällen finden sich Petechien und Ekchymosen auf der Haut. Sie treten gewöhnlich erst im späteren Verlauf, meist wenige Wochen oder Tage vor dem Tode auf. Auch die Schleimhäute beginnen zu bluten. Nasenbluten, oft unstillbar, Lippen- und Zahnfleischblutungen, blutiges Erbrechen, Blutstühle meist nur terminal. Der Urin zeigt kein Blut, kein Albumen, aber eine stark positive Urobilinogenreaktion in der Kälte.

Im Gegensatz zur reinen Agranulocytose werden weder auf der Haut noch im Rachen nekrotische Läsionen gefunden.

Im Zusammenhang mit der Anämie werden am Herzen mitunter leise systolische Geräusche wahrgenommen, jedoch ohne nachweisbare Endocarditis. Die Leber ist meist palpabel und mäßig vergrößert, die Milz ist öfters palpabel, kann aber terminal an Größe wieder abnehmen.

Das Blut zeigt eine rasch progrediente schwere Anämie. Das Hämoglobin sinkt meist unter 30%, die Roten unter 1 Million, der Färbeindex ist 1 oder über 1. Mäßige Aniso- und Poikilocytose. Die Zahl der Reticulocyten oder jungen roten Blutkörperchen ist sehr gering. Als kümmerliches Zeichen der Regeneration können vereinzelte Normoblasten vorkommen. Die Leukocyten sinken unter 4000 und nehmen progressiv ab bis 100 und darunter. Die Granulocyten sinken bis auf wenige Prozente oder können ganz verschwinden. Nur vereinzelt kommen Myeloblasten, Myelocyten und Metamyelocyten vor. Eosinophile und Basophile fehlen. Es besteht eine relative Lymphocytose über 85%. Namentlich terminal gesellt sich eine fortschreitende Thrombopenie mit hämorrhagischer Diathese hinzu, welche durch die Blutverluste die bereits bestehende Anämie bedrohlich verschlimmert.

Der Verlauf ist in fast allen Fällen tödlich. Aber es ist möglich, daß bei geeigneter Therapie, namentlich durch Bluttransfusionen, die erste, zweite Krise überwunden wird, dann aber kann das Kind einem dritten oder vierten Rezidiv, das sich nach wochen-, monate- oder jahrelangem freiem Intervall einstellt, erliegen.

Diese Fälle von Hämocytophthise scheinen dafür zu sprechen, daß die Leukocyten konstitutionell minderwertig sind und das Haften von immer wieder rezidivierenden Infektionen, welche schließlich aus dem gleichen Grunde septischen Charakter annehmen, begünstigen. Unter dem Einfluß der Sepsis kommt es dann zu einem Schwund sämtlicher Blutzellen, einer Art Abiotrophie, einem frühzeitigen Aufbrauch eines konstitutionell minderwertigen Knochenmarkes, welcher mit dem Leben nicht mehr vereinbar ist.

Im Gegensatz zur reinen Agranulocytose läßt sich bei der Panhämocytophthise keinerlei Prädisposition des weiblichen Geschlechtes oder Mädchenwendigkeit nachweisen. Im Gegenteil, die Panhämocytophthise erscheint mehr knabenwendig. Von 25 aus der Literatur zusammengestellten Fällen betraf die Panhämocytophthise 15 Knaben und nur 10 Mädchen.

Eine andere große Gruppe von Panhämocytophthisen steht in engster Wechselbeziehung zu leukämischen Erkrankungen. So haben wir einen $3\frac{1}{2}$jährigen Knaben beobachtet, der im Anschluß an eine diphtheroide Angina im Verlauf von drei Wochen an rasch progressiver, aplastischer Anämie starb. Im Knochenmark war die Erythropoese bei der Autopsie erloschen und es fanden sich nur noch Myeloblasten. Hätte dieser Knabe noch länger gelebt, so wäre er wahrscheinlicherweise an einer Myeloblastenleukämie bzw. akuter Myelose erkrankt. Es gibt nun in der Tat Fälle, die sich von der Panhämocytophthise glänzend erholen, so daß weder im Blutbild noch im Knochenmarkpunktat etwas auf eine leukämische Erkrankung hindeuten würde, und doch gehen diese Kinder früher oder später nach wechselnd langen Intervallen anscheinender Gesundheit an akuter Myelose zugrunde. Eine schwere funktionelle Lähmung der Knochenmarkstätigkeit unter dem Bilde einer Panhämocytophthise schlägt wie ein Pendel um in die entgegengesetzte Funktionssteigerung der pathologischen Produktion unreifer weißer Blutzellen. Aber die Panhämocytophthise bedeutet in derartigen Fällen wohl nur den akuten Zusammenbruch eines Knochenmarkes, das schon den leukämischen Todeskeim in sich trägt. Die Panhämocytophthise ist nur eine vorübergehende Phase einer akuten Myelose. Wir nehmen heutzutage auch nicht mehr an, daß eine Grippe zu einer Lungentuberkulose wird, wenn sich hinter der Grippe bereits ein tuberkulöses Frühinfiltrat versteckt hatte (Rohr). Der zugrunde liegende Krankheitsprozeß ist eben eine Myelose. Die Myeloblastenleukämie führt dadurch, daß sie die normalen Granulocyten durch funktionell minderwertige jugendliche Vorstufen ersetzt, auch zu einer symptomatischen Agranulocytose mit all ihren Gefahren septischer Infektion. Und unter dem Einfluß der Sepsis kommt es zum akuten Zusammenbruch aller Partialfunktionen des Knochenmarkes. Namentlich Bluttransfusionen sind dann imstande zu bewirken, wahrscheinlich durch Übertragung normaler Leukopoietine, daß sich das Knochenmark wieder erholt. Aber die Myeloblastenwucherung in metaplastischen Krankheitsherden geht weiter, ohne daß sich das zunächst im Blutbild zu äußern braucht, bis dann eines Tages ein massiver Einbruch der Myeloblasten erfolgt. Es kommt wieder zur symptomatischen Agranulocytose, Sepsis stellt sich von neuem ein. Das Mark bricht schockartig zusammen unter dem Bilde der Panhämocytophthise und das Kind stirbt. Die erste septische Infektion hatte nur zu einer vorübergehenden Hemmung des leukämischen Krankheitsprozesses geführt, ähnlich wie ein maligner Tumor in seinem Wachstum hintangehalten werden kann, wenn der Träger an einer akuten Infektion, z. B. an einem Erysipel, erkrankt.

Wahrscheinlich liegen sowohl der Panhämocytophthise wie der Leukämie Fehler in der Funktion der sogenannten Leukopoietine zugrunde. Diese Stoffe, welche die Leukocytenproduktion, Reifung und Ausschwemmung regulieren, werden nach neueren Auffassungen ähnlich wie das Antiperniciosaprinzip aus einem äußeren Faktor (wahrscheinlich Nikotinsäureamid) und einem inneren in der Magen- und Dünndarmwand enthaltenen Faktor synthetisiert. Die Leukopoietine gelangen in die Leber und werden dort gespeichert. Unter nervösem Einfluß (Zentren im Tuber cinereum) werden diese Leukopoietine in der Leber mobilisiert, und gelangen auf dem Blutwege zum Knochenmark. Leidet infolge Mangel des äußeren Faktors in der Nahrung oder infolge Erkrankung der Magen-Darmwand die Synthese der Leukopoietine oder ist ihre Speicherung oder Mobilisierung durch ein Leberleiden (Hepatitis, Lebercirrhose) beeinträchtigt, so kommt es zu Regulationsstörungen im Knochenmark. Die Entwicklung kann nun nach zwei Richtungen gehen, entweder kommt es zu einem Schwund der granulocytären Elemente, zu Sepsis und damit zum völligen Zusammenbruch des Knochenmarkes oder nur zu einer Reifungshemmung. Erstreckt sich dieselbe bis zu den Myeloblasten, so kann es zu ungehemmter Teilungsfähigkeit kommen, weil die normale Differenzierung nicht mehr auf die Zellteilung bremsend einwirkt, und es wäre dadurch die Grundlage für eine leukämische Erkrankung akuter Art gegeben. So erhielten wir ein tieferes Verständnis für die klinische

Tatsache der bemerkenswerten Syntropie von Panhämocytophthise und Leukämie. Bei partiellem Ausfall der Leukopoietine hätten wir nur das Stadium der Reifungshemmung mit dem Abgleiten in Zellwucherung unter Ausbildung pathologischer Elemente, Paramyeloblasten und bei gänzlichem Ausfall der Leukopoietine vorübergehender oder endgültiger Zusammenbruch der Hämatopoese überhaupt. Die wiederholt beobachteten Remissionen durch Bluttransfusionen dürften auf die Zufuhr von normalen Leukopoietinen und ihrer vorübergehenden Speicherung in der Leber wenigstens teilweise zurückzuführen sein.

Bei Leukämien kann die Panhämocytophthise auf eine Verdrängung der übrigen Markelemente durch schrankenlose Wucherung der pathologischen Zellen zurückgeführt werden. Ein Versuch mit Cortison ist angezeigt, welches nur die pathologischen Zellen zur Rückbildung bringt und dafür wieder Raum schafft für die normale Myelopoese.

81. Vorlesung.

Die akute Leukämie im Kindesalter.

Dieser dreijährige Knabe, den ich heute vorweise, hatte vor etwa drei Wochen einen Tag Fieber um 40° und Erbrechen. Seither fiel auf, daß er allmählich immer blasser wurde und ein gelbliches Aussehen hatte. Morgens oft etwas gedunsene Augen. Keine Hautblutungen, kein Nasenbluten. Das Kind ist auffallend müde und will schon nach kurzem Gehen getragen werden. Es bekam gemischte Kost, aß am liebsten Fleisch und Obst, hatte dagegen eine Abneigung gegen Gemüse.

Das Kind sieht sehr bleich aus. Die Lippen sind blaß, die Nasenschleimhäute und die Conjunctiven sind entfärbt, das Gesicht erscheint etwas gedunsen. Die Haut ist rein, blaß, ohne Exanthem oder Blutungen, das Fettpolster mäßig. Am Halse und in beiden Leisten mäßig vergrößerte, gut bewegliche indolente Drüsen. In beiden Axillen stark vergrößerte Drüsen, frei beweglich, indolent. An der Pulmonalis starkes systolisches Geräusch, das auch noch am 5. Punkt und sogar in der Nähe der Mitralis zu hören ist. Abdomen ziemlich stark vorgewölbt. Die Leber überragt den Rippenrand um $1^1/_2$ Querfinger. Der Rand der Leber ist ziemlich hart. Die Milz ist bis zu drei Querfingern unter dem Rippenbogen zu tasten. Ihre Spitze liegt in Nabelhöhe, nur zwei Querfinger von diesem nach links.

Blutuntersuchung: Hämoglobin 39%, Rote 2,06 Millionen, Färbeindex 0,97, Weiße 12 800, neutrophile Stabkernige 6,5, Segmentkernige 9, Eosinophile 0, Basophile 1,5, Lymphocyten 82, große Monocyten 1%. Thrombocyten 189 000.

Rotes Blutbild: Starke Anisocytose und Poikilocytose, leichte Polychromasie ($25^0/_{00}$ Reticulocyten), starke Dellenbildung.

Weißes Blutbild: Es wird beherrscht von kleinen Lymphocyten, welche meist fast nacktkernig sind, selten einen schmalen Saum zeigen, der stark basophil ist.

Blutsenkung: $^1/_2$ Stunde 30 mm, 1 Stunde 65 mm, 2 Stunden 132 mm, 24 Stunden 163 mm. Moro und Pirquet negativ.

Wir haben hier anscheinend eine banale Anämie vor uns, aber wir finden keine Ursache für dieselbe. Die Leukocytenzahl ist nur ganz leicht erhöht, immerhin ist bereits eine Granulocytopenie bzw. das Gegenstück, eine Lymphocytose von 82%, auffallend. Leber- und Milztumor und deutliche Schwellungen der axillaren Lymphdrüsen lenken die Diagnose nach der Richtung einer beginnenden lymphatischen Leukämie.

Das merkwürdige Gesetz von der Duplizität der Fälle gestattet mir noch einen ähnlichen Fall bei einem sechsjährigen Mädchen vorzustellen. Auch bei ihm begann die Erkrankung vor drei bis vier Monaten mit Müdigkeit und langsam einsetzender Bleichsucht. Außerdem klagte das Kind über Bauchschmerzen, gelegentlich auch über Kopfschmerzen und mußte öfters erbrechen. In den letzten Tagen wurde es zunehmend matt. Leichte subfebrile Temperaturen 37,6 bis 37,7°.

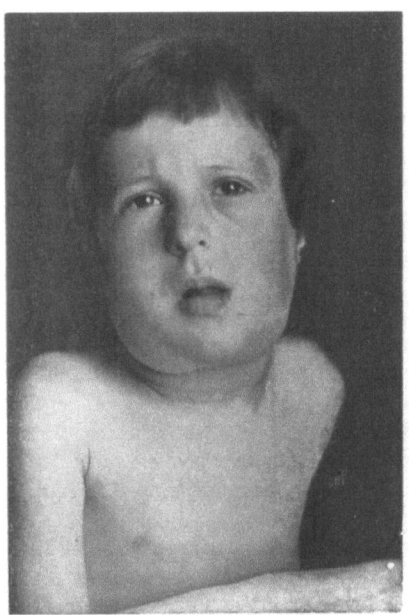

Das Kind zeigt Totenblässe. Die Lippen sind weiß, die Ohren durchscheinend blaß. Auch Nasenschleimhaut und Conjunctiven sind entfärbt. Die Haut zeigt keinerlei Exanthem und auch keine Blutungen. Am Halse, beiderseits in den Axillen, in den Leisten finden sich nuß- bis walnußgroße Drüsen von derber Konsistenz, die nicht unter sich oder mit der Umgebung verwachsen sind. Der Rachen ist blaß. Keine Angina, keine geschwürigen Veränderungen auf der Mundschleimhaut, keine anämischen Geräusche am Herzen. Leber anscheinend nicht vergrößert. Die Milz überragt den Rippenbogen um drei Querfinger und reicht mit der Spitze bis zwei Querfinger nach links und oben vom Nabel. Im Urin häufig Harnsäurekristalle und amorphe Urate.

Abb. 72. Lymphatische Leukämie.

Blut: Hämoglobin 28%, Rote 1,52 Millionen, Färbeindex 0,9, Weiße 20800, neutrophile Stabkernige 3%, Segmentkernige 6%, Eosinophile 0,5%, Lymphocyten 80,5%, große Monocyten 10%. Thrombocyten 33500. Blutungszeit 1$^{1}/_{2}$ Minuten, Gerinnungszeit 12 Minuten, Retraktilität keine. Blutsenkung: $^{1}/_{2}$ Stunde 75 mm, 1 Stunde 140 mm, 2 Stunden 152 mm, 24 Stunden 178 mm.

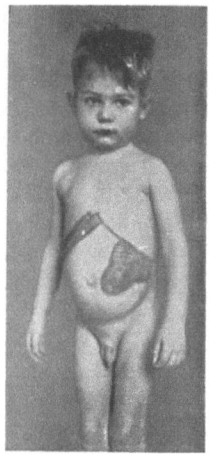

Abb. 73 Akute Lymphadenose.

Auch in diesem Fall ist das führende Symptom eine progressive, unerklärliche Anämie, verbunden mit Granulocytopenie und Thrombopenie. Im Gegensatz zu dem ersten Fall besteht hier eine deutliche Leukocytose mit einem ziemlich eintönigen lymphocytären Blutbild. Immerhin fällt auf, daß nur drei Zellen sicheren Lymphocyten mit blassem Plasma, mittelsaumig, mit grober Azurgranulation entsprechen. Die übrigen Zellen sind mehr oder weniger pathologisch, zum Teil mit rundem, jungem Kern, mit Nucleolen, ohne jegliches Plasma. Diese Zellen sind ziemlich groß. Andere gleichartige Zellen zeigen einen schmalen, sehr basophilen Plasmasaum ohne Granula. Es finden sich ferner Riederformen mit leicht eingebuchtetem oder eingeschnittenem Kern, dann wieder finden sich kleinere Zellen mit runden, alten Kernen, ohne jegliches Plasma. Die Zellen sind somit etwas polymorpher als bei dem ersten Fall und in ihrem Habitus entsprechen sie am ehesten wenigstens zum Teil Paralymphoblasten.

Auch dieses Kind zeigt leichte Temperaturen, 37,6 bis 38,4°.

Bei diesem Fall steht ebenfalls die progressive Anämie im Vordergrund mit erheblicheren Drüsenschwellungen und einem tastbaren Milztumor. Wir haben hier einen subleukämischen Blutbefund, indem die Leukocyten den Grad einer mäßigen Leukocytose nicht übersteigen. Wiederum Granulocytopenie und entsprechende Lymphocytose über 90% mit vielen pathologischen Zellen. Ferner bereits Thrombopenie von 33500, merkwürdigerweise ohne hämorrhagische Diathese.

Wir haben es in beiden Fällen mit einer sogenannten akuten Lymphadenose zu tun. Die führenden Symptome sind eigentlich die progressive Erythrocytophthise und die Granulocytophthise. Im letzten Fall auch Schwund der Thrombocyten. Wie kommt nun dieser Schwund von Blutzellen zustande, welche aus dem Knochenmark stammen? Die Untersuchungen des Knochenmarkes geben darüber Auskunft, welche zeigen, daß lymphoide Zellen im Knochenmark wuchern, welche die roten und weißen Blutbildungsstätten immer mehr verdrängen, bis schließlich der ganze Markraum lymphadenoid umgewandelt wird. Es handelt sich somit um eine Verdrängungsmyelophthise und der Tod erfolgt in direkter Abhängigkeit von der mechanischen Einengung der Gesamtmyelopoese durch lymphatische Wucherung auf einen Grad, der mit den lebensnotwendigen Ansprüchen des peripheren Blutes auf physiologische Formbestandteile nicht mehr vereinbar ist (H. ZIESCHÉ).

Diagnostisch wichtig ist diese plötzlich und unmotiviert auftretende fortschreitende Blässe, welche sofort eine Blutuntersuchung und fortlaufende Blutkontrolle veranlassen soll. In unserem Fall fehlte zunächst sogar ein subleukämischer Befund und bei unserem zweiten Fall hatten wir nur eine mäßige Leukocytose. Um so wichtiger ist die Differenzierung des weißen Blutbildes und die Feststellung einer Granulocytopenie, bzw. einer relativen oder absoluten Lymphocytose von 80 bis über 90%. Es kann sogar eine Leukopenie und dementsprechend auch eine absolute Lymphopenie bestehen, ohne daß dies gegen die Diagnose einer Lymphadenose sprechen würde. Das Krankheitsbild der Lymphadenose ist nahe verwandt der Panmyelophthise bzw. der Panhämocytophthise, mit der es im Beginn wenigstens häufig verwechselt werden kann. Auf die richtige Fährte führen Lymphknotenschwellungen und Leber- und Milztumor. Sie geben eben Zeugnis dafür, daß nicht nur im Knochenmark die lymphoiden Zellen schrankenlos zu wuchern begonnen haben, sondern auch im gesamten lymphatischen System. Das Wesen der Lymphadenose liegt in einer schrankenlosen Wucherung lymphadenoider Zellen, zunächst im Knochenmark, dann auch in den anderen Stationen. Aus dem Knochenmark können die unreifen Zellen anfangs nicht ins periphere Blut übertreten, erst wenn in den extramedullären Herden reichlicher solche Zellen gebildet werden, wird auch das Blut von ihnen mehr und mehr überschwemmt. Die lymphadenoide Wucherung im Knochenmark ist das Lebensgefährliche, indem die Erythrocyten und Granulocyten und schließlich auch die Thrombocyten in ihren Ursprungsstätten in progressiver Weise auf das schwerste betroffen werden.

Vor einigen Jahren haben wir einen 20 Monate alten Knaben beobachtet, der im Anschluß an eine Angina blaß, müde, leicht febril wurde. Der Mutter fiel auf, daß Wunden lange nachbluten. Die Untersuchung ergab Hautblutungen am Thorax, am Skrotum und an den Oberschenkeln. Einzelne Drüsen submandibular, axillar und inguinal wenig vergrößert. Die linke Tonsille war schmierig belegt. Leber eben palpabel. Große Milz. Wenige Tage nach Spitalaufnahme starb das Kind nach kaum dreimonatiger Krankheitsdauer.

Blutbefund: Beim Eintritt 33% Hämoglobin, 2,14 Millionen Rote, Färbeindex 0,76, Leukocyten 6400, Myelocyten 0,5%, Metamyelocyten 0,5%, neutrophile Stabkernige 2,5%, Segmentkernige 6,5%, Lymphocyten 90%, Thrombocyten 38520. Anämie mit starker Aniso-Poikilocytose. Geringe Polychromasie, mehrere Normo- und Makroblasten. Bei den Lymphocyten handelt es sich um kleine, meist runde Zellen mit Kernen von dichter, oft klumpiger Chromatinstruktur, das Plasma färbt sich schwach, weist vereinzelte Azurgranula auf. Pathologische Lymphocyten fehlen ganz. Schon nach acht Tagen sank das Hämoglobin weiter auf 21%, die Roten auf 1,33 Millionen, nur noch 3000 Leukocyten, 1,5% Myelocyten, 15,5% Neutrophile, 82,5% Lymphocyten, viele derselben nacktkernig, ferner 0,5% Plasmazellen. Die Thrombocyten sanken auf 15000 und waren oft schlecht granuliert.

Bei diesem Fall von akuter Lymphadenose gibt der Schwund der Blutplättchen dem Krankheitsbild eine besondere Note, indem hier frühzeitig eine hämorrhagische Diathese auftritt mit auffallend schwerer Blutstillung bei kleinen Wunden und mit Hautblutungen am Rumpf, am Skrotum und an den Oberschenkeln. Bemerkenswert ferner Veränderungen auf der Mundschleimhaut in Form einer Angina der linken Tonsille und eines kleinen Ulcus an der Zunge. Neben der progressiven Anämie kann auch die hämorrhagische Diathese ein führendes Symptom sein für die lymphadenoide Wucherung im Knochenmark, indem in solchen Fällen neben der Erythropoese ganz besonders frühzeitig die Megakaryocyten und damit die Plättchenbildung erdrückt werden. Dieser Fall zeigt auch bei terminaler Leukopenie von nur 3000 Zellen eine Lymphopenie, weil sowohl aus dem Knochenmark als auch den anderen extramedullaren Blutbildungsstätten die lymphoiden Zellen aus einem unbekannten Grunde nicht in das periphere Blut eingeschwemmt

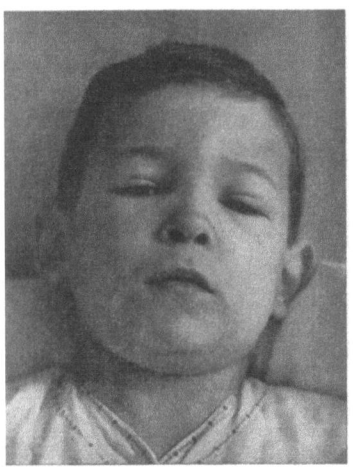

Abb. 74. Akute Myelose.

werden. Eine absolute Lymphopenie spricht somit bei Kindern nicht gegen die Diagnose einer akuten Lymphadenose.

Dem Kindesalter ganz besonders eigentümlich ist diese anämische Form der akuten Lymphadenose. Sie beginnt mit Blässe, progressiver Anämie, Kraftlosigkeit, Appetitlosigkeit, Niedergeschlagenheit. Die Kinder wollen nicht mehr spielen, so müde sind sie. Sie schlafen oft schlecht in der Nacht. Sie klagen, wie besonders unser zweiter Fall, über unbestimmte Schmerzen im Abdomen. Der Stuhl ist eher angehalten. Oft Übelkeit und Erbrechen. Es bestehen leichte Fiebertemperaturen, 37,4 bis 38,2°, später oft höheres Fieber, bis 39,5° und darüber. Bei unserem ersten Fall machten wir die interessante Beobachtung, daß die Axillartemperaturen über den Lymphomen meist höher war als die gleichzeitig gemessenen rectalen Temperaturen. Es scheinen also die lebhaften Wucherungsprozesse der lymphoiden Zellen zu lokalen Temperatursteigerungen, welche bis zu 39 bis 40° gehen konnten, zu führen, während die Rectaltemperaturen zwischen 37 bis 38,4° schwankten und meist nur subfebrile Werte bis 37,6° erreichten. Der Allgemeinzustand wird fortschreitend schlechter.

Totenblässe zeigt das Gesicht und die übrige Haut, die Schleimhäute sind entfärbt, das Kind sieht wie weißgeblutet aus, und doch hat man entweder gar keine oder sehr geringe Blutungen nach außen beobachtet. Kein Blut im Stuhl, keine Hämaturie, höchstens vereinzelte Hautblutungen in Form von kleinen

Petechien und Ekchymosen. Nase und Lippen sind kühl. Die Kinder fühlen sich matt und schwach und sind dauernd mehr oder weniger dyspnoisch. Der Zustand verschlimmert sich zusehends und kann höchstens durch ausgiebige Bluttransfusionen vorübergehend etwas aufgehalten werden. Die Prognose ist absolut infaust.

Als Gegenstück zu den bisherigen Beobachtungen habe ich nun noch Gelegenheit, einen 13jährigen Knaben vorzustellen. Er wurde vor etwa fünf Monaten gegen Pocken geimpft. Seither war er auffallend müde, zeigte kein Leben mehr. Seit fünf Wochen fiel den Eltern die rasch zunehmende Blässe auf. Kein Nasenbluten, keine Schleimhautblutungen, keinerlei Schmerzen. Seit fünf Wochen wurden Drüsenschwellungen beobachtet.

Wir sehen einen äußerst blassen Knaben. Am Bauch und an beiden Oberschenkeln zahlreiche punktförmige Blutungen. An der Tibiakante des linken Unterschenkels eine zirka zweifrankenstückgroße subcutane Blutung. Überall deutlich vergrößerte Lymphknoten. Occipital

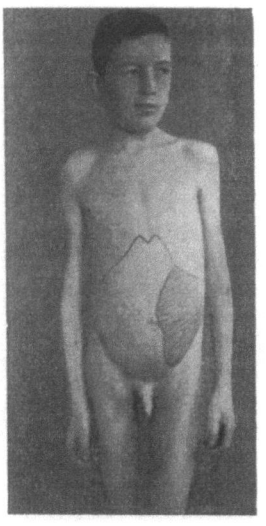

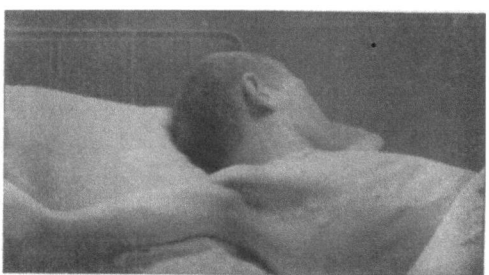

Abb. 75. Subakute Myelose mit generalisierten Lymphomen.

Abb. 76. Subakute Myelose mit großem Milztumor.

beiderseits je eine erbsengroße Drüse. Retroaurikular einige erbsengroße Drüsen beiderseits. Nuchal haselnußgroße Knoten. Präaurikulardrüsen beiderseits dattelgroß. Am Kieferwinkel von weitem sichtbare, nußgroße Drüsen. Am Unterkiefer haselnußgroße Knoten. Ganze Kette haselnußgroßer Cervicaldrüsen beiderseits. Sichtbare Drüsenschwellungen in Form eines Paketes in beiden Axillen, im Sulcus bicipitalis oben und in der Cubitalgegend. Selbst die seitlichen Thorakaldrüsen sind nußgroß geschwollen. Inguinal beiderseits sehr große, fast pflaumengroße, sichtbare Drüsenschwellungen, besonders rechts.

Abdomen vergrößert, überragt das Thoraxniveau wenig. Nabel verstrichen. Die linke Hälfte des Abdomens ist ausgefüllt von einem riesigen derben Milztumor, der mehrere Einkerbungen (Crenae) aufweist. Oberhalb des Nabels reicht der Milztumor sogar wenig über die Mittellinie hinaus nach rechts, unterhalb des Nabels nicht ganz bis zur Mittellinie, nach unten bis zwei Querfinger oberhalb der Symphyse. Die größte Länge der Milz beträgt 25 cm. Leber überragt den Rippenbogen nicht. Am Herzen lautes, fauchendes, systolisches Geräusch an allen Ostien hörbar. Lungen o. B.

In die Augen fällt uns neben der großen Blässe eine imposante anscheinende Erkrankung des gesamten lymphatischen Systems mit fast überall sichtbaren Lymphknoten und einem geradezu riesigen Milztumor. Man wäre auch hier versucht, erst recht die Diagnose einer akuten Lymphadenose zu stellen.

Wohl haben wir, wie bei den vorigen Fällen, eine schwere Anämie festgestellt mit 37% Hämoglobin (SAHLI), 1,8 Millionen Rote, Färbeindex 1,04, aber das weiße Blutbild ist vollkommen anders. Wir stellten 150000 Leukocyten fest mit 97% Mikromyeloblasten, 0,5% eosinophilen, 0,5% basophilen Myelocyten, 1% Metamyelocyten, 1% stabkernige Neutrophile, 8 Erythroblasten auf 1000 Leukocyten.

Hier haben wir den unzweifelhaften Befund einer akuten Mikromyeloblastenleukämie mit massiver Einschwemmung unreifer Zellen aus den extramedullären Herden in der Milz und im ganzen lymphatischen System. Die Myeloblasten sind aber offenbar auch im Knochenmark gewuchert und haben ähnlich wie die Lymphoidzellen bei der Lymphadenose die Erythropoese und die Granulocytopoese unterdrückt. Die Zahl der Thrombocyten ist auf 39500

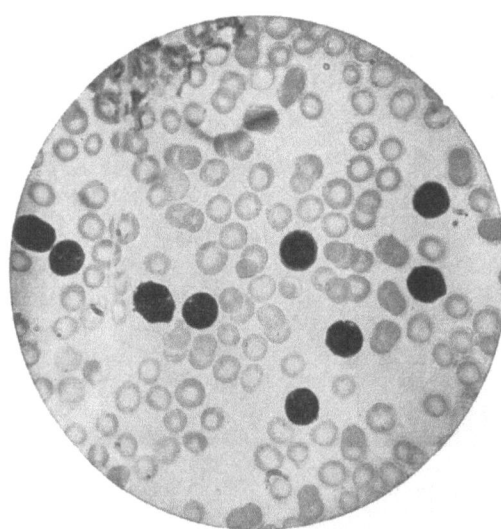

gesunken, woraus sich auch die hämorrhagische Diathese erklärt. Auf die schwere Erkrankung des Knochenmarkes weist auch die starke Verminderung des Fibrinogens hin, welches auf 0,024% gesunken ist.

Die Blutsenkung beträgt in $^1/_2$ Stunde 30 mm, in 1 Stunde 51 mm, in 2 Stunden 100 mm, in 24 Stunden 146 mm. Über der Säule der roten Blutkörperchen beobachtet man ein Leukocytensediment von 6 mm.

Die akute Myelose bei unserem letzten Fall stellt gewissermaßen ein Spiegelbild der akuten Lymphadenose dar. Während bei der akuten Lymphadenose die Wucherung der lymphatischen Zellen die Hämatopoese im Knochenmark unterdrückt,

Abb. 77. Mikromyeloblastenleukämie, Blutbild.

wobei es höchstens, wie unser dritter Fall zeigt, zu einer gewissen Reizmyelocytose im peripheren Blut kommen kann, wuchern bei der akuten Myelose myeloische Elemente ganz besonders im lymphatischen System und in den mächtigen Lymphknoten und dem riesigen Milztumor und ersticken in unserem letzten Fall die Lymphopoese geradezu vollständig. Daß diese Myeloblasten aber auch im Knochenmark wuchern, geht aus der schweren Anämie und Granulocytopenie hervor. Die reifen Granulocyten sind sogar vollständig verschwunden, so daß man hier nicht mehr von einem Hiatus leukaemicus sprechen kann. Man versteht darunter die Erscheinung, daß die Zwischenstufen zwischen den Myeloblasten und Myelocyten und den reifen Granulocyten, also die Jugendformen, Metamyelocyten und Stabkernigen ausfallen. Es ist dies eben ein Zeichen dafür, daß man es nicht mit eigentlichen Stammzellen zu tun hat, sondern mit sogenannten Paramyeloblasten, ausgesprochen pathologischen Elementen, die sich nicht mehr zu reiferen weißen Blutzellen zu differenzieren vermögen. Diese Paramyeloblasten zeigen jugendliche Kerne mit feinfädiger Chromatinstruktur, abnormen Kernlappungen, seltenen oder fehlenden Nucleolen. Das Protoplasma bildet oft nur einen schmalen, mehr oder weniger stark basophilen Saum. Die Mikromyeloblasten, wie sie in unserem vierten Fall vorkommen, sehen zum Verwechseln lymphocytenähnlich aus, aber der Protoplasmasaum ist bei den Mikromyeloblasten äußerst gering oder fehlt meist ganz. Auch der Mikromyeloblastenkern zeigt häufig kleine Einkerbung. Leider geben die Paramyeloblasten und auch die Mikromyeloblasten keine Oxydasereaktion mehr, welche sonst für myeloische Elemente charakteristisch ist.

Die Differentialdiagnose zwischen Lymphadenose und Myelose kann recht schwierig sein. WILLI gibt in seiner schönen Monographie über die Leukosen im Kindesalter unter anderem folgende Anhaltspunkte:

1. Die Lymphadenosen befallen vor allem das Kleinkindesalter, während sie im Säuglings- und späteren Schulalter ganz erheblich gegenüber den Myelosen zurücktreten. Merkwürdig ist, daß das erste Jahr, das viel eher lymphatisch als die späteren Lebensjahre reagiert, nicht die gleiche Prädilektion für die Lymphadenose aufweist.

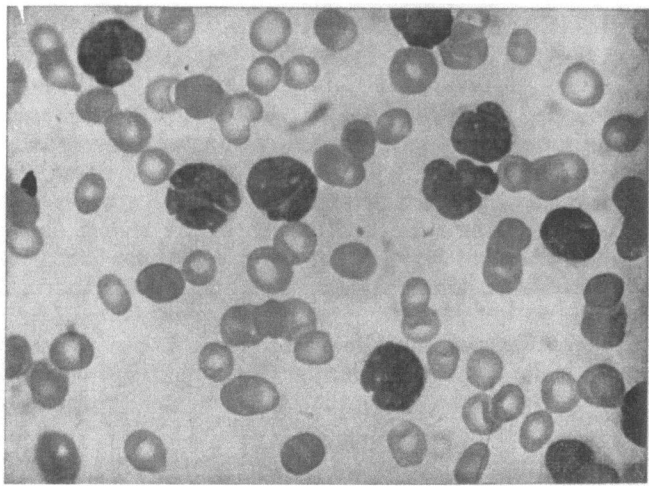

Abb. 78. Paramyeloblastenleukämie, Blutbild.

Wir haben vor einigen Jahren einen $4^1/_2$ Monate alten Säugling beobachtet, an dem schon von Geburt an Blässe auffiel. Er erkrankte plötzlich mit Fieber, Appetitlosigkeit, Gewichtsabnahme und Atemnot. Die klinische Untersuchung ergab eine Bronchopneumonie, geringe Vergrößerung der Milz und einiger cervicaler Lymphknoten. Unter toxischen Erscheinungen trat nach kaum zehntägigem Kranksein der Exitus ein. Nur der Blutbefund klärte diesen unheilvollen Verlauf auf. Hämoglobin 45%, Rote 1,94 Millionen, Leukocyten 253400, Myeloblasten 91,5%, Myelocyten 3,5%, Metamyelocyten 0,25%, neutrophile Stabkernige 0,25%, Segmentkernige 0,5%, Monocyten 0,5%, Lymphocyten 4%. Vereinzelte Normoblasten. Unter den Weißen dominierten die Paramyeloblasten. Oxydasereaktion positiv. Es lag somit bei diesem jungen Säugling eine akute Myelose vor.

2. Nach WILLI sollen akute Schübe bei Lymphadenosen häufiger sein als bei den Myelosen, doch kann ich darin keinen wesentlichen Unterschied erblicken.

3. Nach WILLI sollen die Lymphadenosen im Kindesalter wie die der Erwachsenen eine ausgesprochene Tendenz zum tumorartigen Wachstum zeigen.

4. Hämatologische Gründe.

a) Es sind neben einer großen Zahl pathologischer Zellen (Paralymphocyten) vollkommen normale pachychromatische Lymphocyten, zum Teil mit Azurgranulation im Plasma nachzuweisen.

b) Es fehlen stets Übergangsbilder zu den basophilen Rundzellen der myeloischen Reihe.

c) Die lymphoiden Zellen geben nie eine positive Oxydasereaktion.

d) Es fehlt ein eigentlicher Hiatus leukaemicus.

e) Es wird fast regelmäßig eine mehr oder weniger starke myeloische Reaktion gefunden, dabei allerdings nur in geringer Zahl. Fließende Übergangsformen von unreifen Myelocyten zu vollkommen reifen Myelocyten stab- und segmentkernigen Neutrophilen sind zu finden. Das zeitliche Auftreten der myeloischen Reaktion steht in Beziehung mit dem akuten Schub.

5. Pathologisch-anatomische Befunde. Bei der Lymphadenose Wucherung der Lymphfollikel im Knochenmark mit Verdrängungsmyelophthise, bei der Myelose dagegen Wucherung der myeloischen Elemente bzw. eintöniges Vorherrschen der Myeloblasten im Knochenmark.

In unserem letzten Fall spricht der enorme Milztumor, der an das Verhalten bei der im Kindesalter seltenen chronischen myeloischen Leukämie erinnert, von vornherein für eine Myelose. Es ist sehr interessant, daß die myeloische Hyperplasie nicht nur die Milz, sondern auch den übrigen lymphatischen Apparat in größter Ausdehnung ergriffen und die Lymphopoese durch myeloische Metaplasie vollständig unterdrückt hat. Im Gegensatz zur Lymphadenose, die vor allem das Knochenmark befällt, ist eine massive Einschwemmung von Myeloblasten und Paramyeloblasten aus den metaplastischen extramedullären Herden ohne weiteres möglich (ROHR). Aus dem Knochenmark können die weißen Blutzellen nur aktiv in das Blut einwandern, wenn sie einen solchen Reifungsgrad erreicht haben, daß sie imstande sind, die gelatineähnliche Matrix fermentativ zu verflüssigen.

Für die moderne Behandlung akuter Leukosen haben sich auch uns wie anderen Autoren, z. B. OEHME, im floriden Stadium Hypophysennebennierenhormone bewährt. Wir haben namentlich mit schönen Erfolgen Cortison verwendet, drei- bis fünfmal $1/_2$ bis 1 Tablette (Tablette zu 25 mg), d. h. 3 bis 4 mg pro Kilogramm Körpergewicht täglich. Wir behandelten drei bis mehrere Wochen unter Na-armer Kost mit Anreicherung von Kalium, 0,3 bis 0,5 g KCl, um Kaliumverluste auszugleichen.

Im Rezidivstadium konnten wir durch Zufügung von $1/_2$ bis 1 Tablette 6-Merkaptopurin wieder volle Wirkung erreichen. Behandlungsdauer etwa 4 Wochen. Das 6-Merkaptopurin heißt auch Purinethol. Es besitzt eine SH-Gruppe.

Adenin   Hypoxanthin   Purinethol-Merkaptopurin

Purinethol eignet sich besonders auch für die Behandlung von aleukämischen Leukämien.

Weniger verwendet haben wir Folsäureantagonisten. Die Folsäure ist ein Vitamin von der chemischen Formel einer Pteroyl-Glutaminsäure. Sie fördert Stoffwechselvorgänge im Zellkern, sowohl im normalen wie im neoplastischen. Nach Angabe amerikanischer Forscher hat die leukämische Zelle einen besonders hohen Bedarf an Folsäure (OEHME). Ersetzt man im Molekül der Folsäure die

OH-Gruppe am Kohlestoffatom C_4 durch eine NH_2-Gruppe, so erhält man den Antagonisten der Folsäure, das Antivitamin Aminopterin.

Der Folsäureantagonist verhindert als Antimetabolit die Wirkung der Folsäure auf den Stoffwechsel des Zellkernes, greift damit unmittelbar in das leukämische Krankheitsgeschehen ein.

Dosierung: Nach Auslösung einer Remission empfiehlt OEHME im Latenzstadium eine tägliche Erhaltungsdosis von $^1/_4$ bis $^1/_2$ Tablette Aminopterin über viele Wochen. Leider ist das Mittel in höheren Dosen gefährlich (Haut- und Schleimhautblutungen), Stomatitiden (Geschwüre) und toxische Erscheinungen von seiten des Magen-Darmkanals. Als besser verträglich hat sich uns das verwandte Präparat Amethopterin erwiesen.

Die Chemotherapie der kindlichen Leukosen bedarf noch der Ergänzung durch häufige und ausgiebige Bluttransfusionen.

Auch nach unseren Erfahrungen ist es erstaunlich, wie schöne Remissionen man mit der modernen Behandlung akuter Leukosen bis zu einer Dauer von 17 Monaten und darüber erreichen kann. Die Kinder leben ganz auf. Namentlich unter Cortison, neuerdings auch Meticorten, Ultracorten, wird auch die Erythropoese gesteigert und trotz hochgradiger Thrombopenie kann eine hämorrhagische Diathese latent bleiben.

Eine interessante Erscheinung ist das nicht seltene und harmlose CUSHING-Syndrom mit Vollmondgesicht und Gynaikomastie bei Knaben unter Einwirkung von Cortison.

Trotz aller Remissionen ist der schließlich tödliche Ausgang der akuten Leukämie einstweilen noch nicht abzuwenden, aber vielleicht wird einmal der Tag kommen, wo auch solches gelingt.

82. Vorlesung.

Lymphknoten im Kindesalter.

Nach den Würmern gehören Lymphknoten zum alltäglichen Brot des Kinderarztes. Die Kunst besteht darin, in dem Wust des Banalen das nicht Alltägliche herauszufinden und an Hand des führenden Symptoms der Lymphdrüsenschwellung zu einer exakten Diagnose der Ursache und der prognostischen Bedeutung für den Gesamtorganismus zu gelangen.

Wir können zunächst zwei große Gruppen von Lymphdrüsenschwellungen unterscheiden, die uns schon wichtige Anhaltspunkte liefern; nämlich: 1. Die lokale Schwellung einer oder mehrerer Drüsen. 2. Mehr oder weniger generalisierte Drüsenschwellungen. Die erstere deutet auf einen lokalen Infekt hin, letztere sind meist Ausdruck einer Allgemeininfektion oder einer Systemerkrankung des lymphatischen Apparats.

Als Ursache *lokaler Drüsenschwellungen* treffen wir die verschiedensten Infekte der Haut, z. B. nach infizierten Wunden mit lymphangitischen Strängen, nach Impetigo usw., und der Schleimhäute, z. B. Stomatitis aphthosa, Tonsillitis, Angina retronasalis bzw. Rhinopharyngitis usw.

Die Katzenkratzkrankheit „Maladie des griffes de Chat" (DEBRÉ). Es findet sich 1. ein cutaner Primäraffekt, entsprechend einer Katzenkratzwunde, 2. eine Lymphadenitis, gewöhnlich in der Achselgegend (45% der Fälle) oder in der Leiste (20% der Fälle). Die Lymphadenitis zeigt meist eine mäßige Schwellung, kann aber auch das Volumen einer Orange erreichen. Sie ist mehr oder weniger schmerzhaft.

Die Allgemeinerscheinungen äußern sich in Fieber bis 38°, welches 1 bis 2 Wochen dauern kann. Selten besteht höheres Fieber mit Schüttelfrost und Beeinträchtigung des Allgemeinzustandes.

Verlauf: Die Hautläsionen heilen ab. Etwa in der Hälfte der Fälle heilt die Lymphadenitis ohne Eiterung. Kommt es zu einer Eiterung, so wird die Haut über der Lymphadenitis violett leuchtend, es entsteht eine Fistel, aus welcher sich etwas fadenziehender Eiter entleert. Das ganze sieht einer tuberkulösen Läsion sehr ähnlich, aber die Tuberkulinreaktionen bleiben negativ. In einigen Wochen trocknet die Fistel ein, die Adenitis heilt ab, ohne andere Spuren als eine kleine Narbe zu hinterlassen. Der Eiter ist steril, aber man kann mit ihm durch intrakutane Injektion eine spezifische Intradermo-Reaktion erzeugen.

Anatomisch findet man ein variables Bild der Lymphadenitis. Man sieht gewöhnlich eine Hauptdrüse vereitert oder nicht, umgeben von anderen weniger großen Drüsen. Ein spezifischer histologischer Befund existiert nicht.

Ätiologisch handelt es sich wahrscheinlich um eine Viruskrankheit. Dafür spricht auch, daß neuro-meningeale Komplikationen in seltenen Fällen beobachtet wurden (DEBRÉ, L. VAN BOGAERT).

Zur Behandlung wird Aureomycin empfohlen, 0,05 g pro Kilogramm und pro Tag während 3 bis 10 Tagen. Auch andere Antibiotica, wie Chloramphenicol, Terramycin, Erythromycin, wurden als nützlich befunden.

Wiederholte Punktionen dienen zur Behandlung vereiterter Drüsen. Inzision und Drainage sind nur notwendig, wenn die anderen Behandlungsweisen gescheitert sind.

Namentlich bei jungen Säuglingen gibt es jedoch Ausnahmen von der Regel, z. B. große Lymphknoten, die auf einen lokalen Infekt in der Mundhöhle hindeuten, ohne daß wir noch imstande wären, eine Eintrittspforte nachzuweisen. Diese kann schon verheilt sein, oder sie kann so unbedeutend und verborgen sein, daß sie der Diagnose entgeht. Da diese Fälle meist mit hohem Fieber einhergehen, können sie zur Fehldiagnose eines Drüsenfiebers Anlaß geben. Es fehlt jedoch die für das lymphämoide Drüsenfieber charakteristische generalisierte Drüsenschwellung und das Blutbild zeigt eine banale Leukocytose. Diese mächtigen Lymphadenitiden führen beim Säugling recht häufig zur eitrigen Einschmelzung. Ist der Absceß gut ausgereift, so führt eine Stichincision zur Entleerung des massenhaften Eiters und damit zum Rückgang des Fiebers und zu rascher Heilung.

Eine besondere Lokalisation beim Säugling und Kleinkind ist die Schwellung und häufige Vereiterung der medialen und besonders der seitlichen retropharyngealen Drüsen. Die medialen Drüsen schwellen etwas seltener an als die lateralen. Hohes Fieber, auffallend blasses Aussehen, starker nasaler Beiton beim Schreien, zunehmender pharyngealer Stridor weisen darauf hin, namentlich bei längerer Dauer, daß hier mehr vorliegt als eine gewöhnliche Pharyngitis. Die Inspektion des Pharynx ergibt zunächst nichts, nur der Finger fühlt bohnengroße, harte Schwellung oberhalb des Zäpfchens. Die Schwellung der seitlichen Pharynxdrüsen macht stärkere Schluckstörung, zunehmende, auffällig diffuse Schwellung im oberen Halsdreieck. Die Erkrankung ist meistens einseitig.

Gerade diese Schwellungen der retropharyngealen Drüsen neigen ganz außerordentlich zur eitrigen Einschmelzung, so daß es zu einem sogenannten **Retropharyngealabsceß** kommt.

Von den medialen Drüsen ausgehende Retropharyngealabscesse machen oft relativ wenig Schluckstörungen und können sich zu sehr erheblicher Größe entwickeln, bis sie Symptome machen. Diese äußern sich in Schluckstörungen, nächtlichen Anfällen von Atemnot, pharyngealem Stridor. Die Schwellung der seitlichen Halsdrüsen fehlt bei dieser Form recht lange. Der Rachenbefund ist um so weniger auffällig, je größer der Absceß ist. Die hintere Rachenwand erscheint eher blaß als rot, sie ist jedoch dem vorderen Gaumensegel genähert und bewegt sich nicht, was aber beim jüngeren Kind übersehbar ist. Ist der Absceß noch klein, so wird er vom Zäpfchen und Gaumensegel verdeckt.

Die seitlichen pharyngealen Drüsen machen schon vor der eitrigen Einschmelzung durch Schluckstörung, einseitige Vorwölbung des Pharynx und zunehmende diffuse Schwellung des periglandulären Gewebes des oberen Halsdreieckes auch von außen wahrnehmbare Symptome. Die Vereiterung der Drüsen kann außerordentlich rasch erfolgen. Es kommt zu Riesenabscessen, die sich nach außen vorwölben, eine Struma vortäuschen und die Trachea stark verdrängen. Die seitlichen Formen erzeugen mit ihrer stärkeren Gewebsreaktion leichter einen spontanen Durchbruch der Schleimhaut. Selbst der größte Absceß kann schließlich spontan durchbrechen, doch wird man sich nicht wegen der Gefahr der Aspiration darauf verlassen, sondern je nach der Lage des Abscesses von innen oder auch, wenn er sich mehr im oberen Halsdreieck vorwölbt, durch Stichincision von außen den Absceß entleeren. Eine zu wenig bekannte Gefahr beim Retropharyngealabsceß des Säuglings ist der akute Herztod, den ich einmal im Moment der bloßen Racheninspektion beim Herunterdrücken der Zunge durch einen zur Konsultation beigezogenen Laryngologen erlebt habe. (Vagusreizung?) Bei raschem Vornüberbeugen des Kopfes im Moment der Incision von der Schleimhaut aus läßt sich die gefürchtete Aspiration von Eiter vermeiden. Gefährliche Komplikationen, wie die Mediastinitis posterior, sind selten, noch seltener schließt sich eine allgemeine Pyämie an. Fast nur bei Scharlach kann ein Retropharyngealabsceß zu einer Arrosion von Arterien führen.

Als Ursache von Retropharyngealabscessen kommen in Betracht infektiöse Nasopharyngitis, Rekonvaleszenz von Scharlach, Masern, Diphtherie, Frühlues der Nase, Tuberkulose der Halswirbelsäule.

Banale Angina tonsillaris und retronasalis führt entweder überhaupt nicht oder meist nur zu unbedeutender, leicht schmerzhafter Drüsenschwellung. Es schwillt besonders die den Tonsillen fast unmittelbar anliegende Lymphdrüse ein- oder doppelseitig an und wird leicht druckschmerzhaft. Erheblichere Drüsenschwellungen müssen den Verdacht erwecken, daß etwas Besonderes vorliegt.

Dies gilt ganz besonders von der **Diphtherie.** Die gewöhnliche gutartige Rachendiphtherie verhält sich nicht anders als wie eine banale Angina. Die Drüsenschwellung kann unbedeutend sein. Ganz anders bei der malignen Diphtherie. Hier lassen sich die Lymphknoten nicht mehr voneinander abgrenzen, da sie in einem mächtigen, weichen, periglandulären Ödem ertrinken. Diese ödematöse Periadenitis ein- oder doppelseitig kann einen mächtigen Umfang annehmen, sich bis in die Höhe des Ohrläppchens ausdehnen und das Ohrläppchen sogar abheben, ähnlich wie eine Parotitis. Dies führt leider erfahrungsgemäß den Praktiker zu der verhängnisvollen Diagnose einer harmlosen Parotitis, während in Wirklichkeit eine maligne Diphtherie vorliegt. Es darf deshalb niemals die Inspektion des Rachens unterlassen werden, welche mit einem Schlage durch den Nachweis der in diesen Fällen meist sehr ausgedehnten Diphtheriemembranen im Rachen die Diagnose klärt. Unterlassen der Racheninspektion bedeutet einen nicht entschuldbaren, nicht zu verantwortenden Kunstfehler.

Anders als bei der Diphtherie verhalten sich die Lymphdrüsen beim **Scharlach.** Schon die initiale Angina kann von auffallend großen und harten Drüsenknoten begleitet sein, welche darauf hinweisen, daß eine Sonderform der Angina vorliegt. Gelegentlich liegen diese Drüsenknoten noch ziemlich tief und sind im Gegensatz zu der Diphtherie nicht von einem weichen, sondern von einem auffallend harten Ödem umgeben, das an eine Holzphlegmone erinnern und erst nach Wochen noch zu eitriger Einschmelzung führen kann. Dieses Ereignis ist seltener bei der primären Scharlachlymphadenitis, häufiger bei den Lymphdrüsenschwellungen, welche oft als erstes Symptom des zweiten Krankseins schon in der zweiten (am zehnten bis elften Tag) oder in der dritten Woche unter neuerlichem Fieberanstieg und ohne begleitende Angina auftreten können. Erst sekundär kann es zu einer sogenannten Ausscheidungsangina kommen. Die gefährlichste Form der Lymphdrüsenbeteiligung im zweiten Kranksein beim Scharlach ist die nekrotisierende Lymphadenitis. Um diese nekrotisierenden Drüsen herum entwickelt sich in großer Ausdehnung von den Warzenfortsätzen herunter bis in die Supraclaviculargruben eine brettharte Infiltration, welche den ganzen Hals in einen würgenden Kragen verwandelt. Das ganze Halsbindegewebe mit Einschluß kleinerer oder größerer Hautbezirke kann überraschend schnell eingeschmolzen und die Muskulatur wie in einem anatomischen Präparate freigelegt werden. Selbst große Gefäße können arrodiert werden und zur tödlichen Verblutung führen. Meist gehen diese Kinder an Sepsis zugrunde. Bei dieser schweren Form von nekrotisierender Lymphadenitis mit Phlegmone des Halsbindegewebes spricht man von einer **Angina Ludovici.**

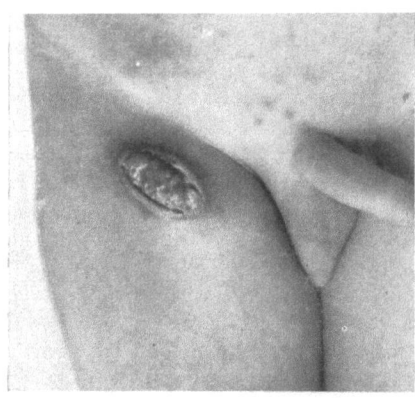

Abb. 79. Ausgedehnte Drüsenerweichung mit Hautnekrose bei unscheinbarem kutanem tuberkulösem Primäraffekt.

Es gibt **konstitutionell stigmatisierte Kinder,** welche ganz besonders zu Katarrhen der Schleimhäute, immer rezidivierenden Rhinopharyngitiden und Anginen neigen und sich dabei durch Drüsenschwellungen auszeichnen, welche nach dem akuten Infekt meist sich nicht völlig zurückbilden, so daß man immer vergrößerte Drüsen am Kieferwinkel, im Nacken, hinter dem Sternocleido usw. tasten kann. Die gleichen Kinder neigen auch zu Ekzemen, zu Strophulus usw. Auch diese exsudativen Erscheinungen von seiten der Haut fördern das Eindringen von Bakterien. Werden diese immer wieder von den regionären Lymphdrüsen abgefangen, so schwellen diese Drüsen an. Es spielt sich hier etwas Ähnliches ab wie bei den Tonsillen und Adenoiden, welche unter dem Einfluß der chronischentzündlichen Reize immer wieder anschwellen und schließlich dauernd hypertrophisch bleiben, die Nasenatmung behindern, zu dem charakteristischen adenoiden Gesichtsausdruck mit offengehaltenem Mund, Störungen der Aufmerksamkeit in der Schule usw. führen. Es handelt sich um Kinder mit exsudativer Diathese mit der besonderen Neigung, einmal viel häufiger an Infekten der Haut und der Schleimhäute zu erkranken und dabei mit ungewöhnlich starker Exsudation zu reagieren, wobei es dann sekundär zu einem chronischen Reizzustande des lymphatischen Apparats kommt. Doch scheint in vielen Fällen der lymphatische Apparat schon primär abnorm stark entwickelt zu sein, wie aus den oft generalisierten, von einem Quellgebiet unabhängigen Drüsenvergrößerungen hervorgeht.

Schon normalerweise ist das lymphatische System bei gesunden Kindern kräftig entwickelt, und der früher als pathologisch angesehene sogenannte Status thymolymphaticus bildet bis zu einem gewissen Grade den normalen Zustand. Aber wir können uns des Eindruckes nicht erwehren, daß bei der **exsudativlymphatischen Diathese** doch die Entwicklung des lymphatischen Apparats die Norm weit übersteigt. Es ist wie wenn bei diesen Kindern abnorm viel lymphagoge Stoffe produziert werden, so daß der lymphatische Apparat trotz der Hypertrophie mit diesem starken Lymphfluß einfach nicht fertig zu werden vermag. Erfahrungsgemäß bringt besonders eine Mast mit Milch und Eiern die Tonsillen, die Zungenbälge, die Lymphfollikel des Darmes, die Milz, aber auch die Lymphdrüsen zur Anschwellung. Dazu kommen dann noch die vielen banalen akuten und chronisch rezidivierenden Erkrankungen des Nasenrachenraumes, sogenannte grippale Infekte. Bei diesen wiederholten Attacken können sich zwar die Drüsen im Nacken, am Hinterhaupt, hinter dem Rande des Sternocleido, die Kieferwinkeldrüsen wieder etwas zurückbilden, meist aber unvollständig. Sie werden ziemlich hart und lassen sich viele Monate, ja jahrelang tasten.

Diese vielen, kleinen, rundlichen, ziemlich derben Drüsen dürfen nicht zur Fehldiagnose einer Skrofulotuberkulose führen. Denn gerade bei dieser **Polyadenia colli**, wie man dieses Zustandsbild auch bezeichnet, fallen die Tuberkulinreaktionen meistens negativ aus. Die Tuberkulinreaktionen sind bei allen Drüsenschwellungen anzustellen, um eine zugrunde liegende Tuberkuloseinfektion ausschließen oder feststellen zu können.

Denn das Kindesalter ist die Blütezeit der Primärinfektion mit **Tuberkulose** und diese ist geradezu im Gegensatz zu den sekundären Tuberkuloseinfektionen charakterisiert durch die mächtige Schwellung der Lymphdrüsen im Anschluß an den Primäraffekt, mit dem zusammen sie nach dem PARROTschen Gesetz den tuberkulösen Primärkomplex bilden. Da der Primäraffekt am häufigsten in den Lungen sitzt, so sind die regionären Lymphdrüsen, welche tuberkulös erkranken, die Bronchialdrüsen. Ihre Schwellung kann nur durch das Röntgenverfahren mit Sicherheit nachgewiesen werden.

Gar nicht selten aber treffen wir im Kindesalter extrapulmonale Primäraffekte. Viel zu wenig bekannt ist, daß unscheinbare oder auch deutlich sichtbare banale Ulcerationen am Zahnfleisch, besonders in der Umgebung durchbrechender oder bereits bestehender cariöser Zähne tuberkulöse Primäraffekte darstellen können. Die zugehörigen tuberkulös erkrankenden Lymphknoten finden sich an den Kiefern oder auch submental. Nicht selten kommt es auch zu einer Tonsillentuberkulose mit tuberkulösen Lymphknoten im Kieferwinkel. Auch bei cutanen Primäraffekten, z. B. an einem Bein, welche sehr unscheinbar aussehen und rasch verheilen können, kommt es zu regionärer, besonders starker Erkrankung z. B. der Lymphdrüsen in der Leiste, und bei ihrer Verkäsung und Einschmelzung kann die darüberliegende Haut in größerer Ausdehnung eingeschmolzen werden und ein torpides Hautulcus bilden.

Bei tuberkulösem Primäraffekt auf der Mundschleimhaut habe ich öfters eine mehr oder weniger dichte Aussaat Lichen-scrofulosorum-artiger Knötchen auf den Gaumensegeln beobachtet.

Retrograd auf dem Lymphwege von den Bronchialdrüsen aus können auch die Supraclaviculardrüsen erkranken. Ich kann einen solchen Fall vorweisen. Es handelt sich um einen Jungen mit ausgedehnter Erkrankung der abdominalen Lymphdrüsen und des Netzes, so daß der ganze Bauch wie mit Steinkugeln ausgefüllt erscheint. Der Lungenröntgen zeigt, daß auch die bronchialen Lymphdrüsen ergriffen sind, und bei diesem Knaben traten nun walnußgroße, vollkommen kugelige, sicht und tastbare harte, verkäste Drüsen in der linken Supraclaviculargrube auf.

Aber auch auf dem Blutwege kann sich die Tuberkulose in verschiedenen Drüsengruppen festsetzen, so daß eine mehr oder weniger generalisierte Drüsentuberkulose auftreten kann. Es entsteht so das Bild einer generalisierten tuberkulösen Lymphogranulomatose.

Klinisch sind für die tuberkulösen Lymphknoten charakteristisch ihre Kugelform und Härte. Diese rührt von der Verkäsung her. Sie neigen zur Verlötung
mit der umgebenden Haut, wenn die käsige Masse zu erweichen beginnt, und zum
Durchbruch unter langwieriger Fistelbildung. Bei tuberkulösen Lymphomen
finden wir in der Regel stark positive Tuberkulinreaktionen.

Luische Lymphome schließen sich bei der seltenen erworbenen Lues der
Kinder ebenfalls an den Primäraffekt an, kommen aber auch bei der kongenitalen

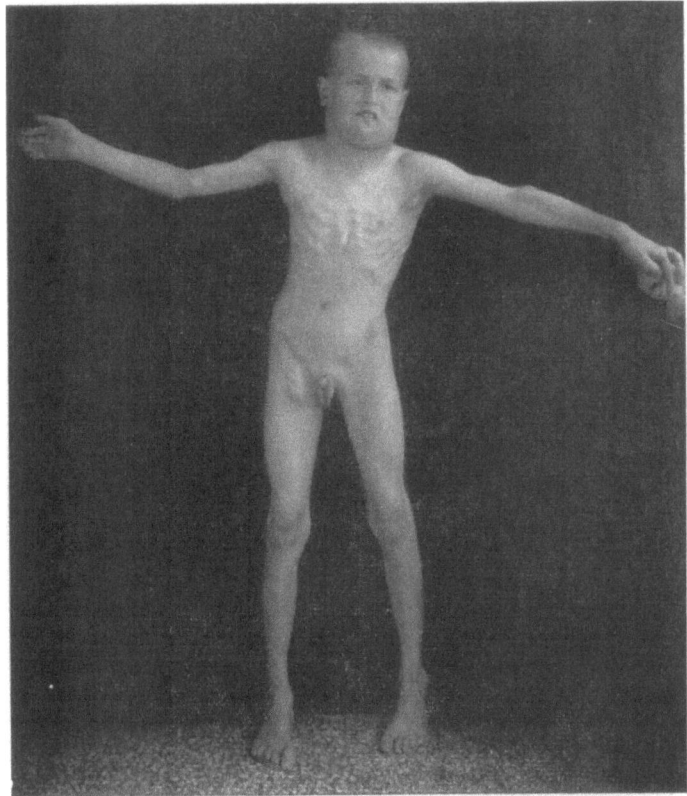

Abb. 80. Generalisierte Drüsenschwellungen bei HODGKINscher Krankheit.

Lues vor. Sie sind derb, unempfindlich, im Gegensatz zu den tuberkulösen
Drüsen verwachsen sie nicht mit der Haut und erweichen nicht. Die Drüsen
enthalten Spirochäten. Bei der Lues congenita tarda wird die Diagnose gestützt
durch die HUTCHINSONsche Trias, Rhagaden, eventuell Narben in der Umgebung
des Mundes, Knochen- und Gelenkveränderungen, positiven Wassermann.
Luische Lymphome können auch generalisiert auftreten und gummös verändert sein.

Generalisierte Drüsenschwellungen treffen wir bei Säuglingen im Zustand der
Dystrophie und Atrophie in Form einer sogenannten **Mikropolyadenie.** Am Hals,
in den Axillen, in der Leistengegend kann man mit Leichtigkeit die des Fett-
lagers entbehrenden, kleinen körnigen Drüsen tasten. Auf Störungen der Lymph-
zirkulation deuten die Lymphstauungen hin, die man in Form umschriebener,
mehr oder weniger zahlreicher kleiner knötchenartiger Schwellungen, namentlich
der Bauchhaut, wahrnehmen kann.

Akute Exantheme, wie Masern, Varicellen, gehen nicht so selten mit universellen Drüsenschwellungen einher. Dies gilt auch vom Scharlach, namentlich bei Kleinkindern.

Von allen akuten Exanthemen ist jedoch die generalisierte Schwellung der Lymphdrüsen ganz besonders charakteristisch für die **Rubeolen,** so daß man rein aus dem Tastbefund selbst im Dunkeln die Diagnose stellen kann. Die Drüsen finden sich am Hinterhaupt, über den Warzenfortsätzen, an den Kieferwinkeln, ferner sind regelmäßig die hintern Cervicaldrüsen bis in die Supraclaviculargruben hinab befallen, ebenso die Axillar- und Cubitaldrüsen, die Inguinaldrüsen, ja ich habe selbst die seitlichen thorakalen Drüsen bei Röteln angeschwollen gefunden. Meist besteht auch wenigstens eine perkussorisch nachweisbare Vergrößerung der Milz, nicht so selten selbst ein tastbarer Milztumor. Die Erkrankung des lymphatischen Systems bei den Rubeolen spiegelt sich im Blutbild wider mit seiner relativen Lymphocytose, mit dem Auftreten von Lymphoblasten und vor allem von typischen Radkernplasmazellen.

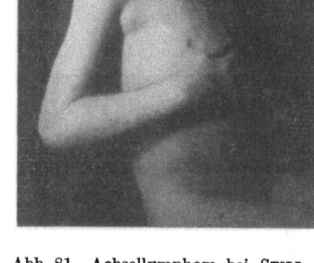

Abb. 81. Achsellymphom bei STILL-scher Krankheit.

Ein nahe verwandtes Krankheitsbild ist das **lymphämoide Drüsenfieber,** das gelegentlich auch mit rubeoliformem Exanthem einhergehen kann. Die generalisierten Drüsenschwellungen und der Milztumor sind meist noch imposanter als bei den Röteln. Es kann auch zu diphtherieähnlichen Anginen kommen, die meist erst nach den Drüsenschwellungen auftreten. Auch hier spiegelt sich die Erkrankung des lymphatischen Apparats im Blutbild wider, mit seiner starken Lymphomonocytose, mit vielen pathologischen Elementen bis zu den Lymphoblasten und Monoblasten und allen Übergangsformen von größeren Lymphocyten zu Plasmazellen mit basophiler Verfärbung der Plasmaränder, während typische Radkernplasmazellen seltener sind als bei den Rubeolen. Sowohl bei den Rubeolen als auch beim Drüsenfieber neigen die Lymphknoten niemals zur Vereiterung. Die Prognose ist nahezu absolut günstig. Wegen der Ähnlichkeit der Krankheitsbilder habe ich die Rubeolen und das lymphämoide Drüsenfieber unter dem Ausdruck „benigne Lymphoblastosen" zusammengefaßt.

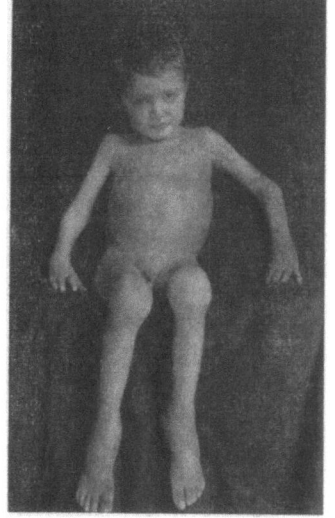

Abb. 82. STILLsche Krankheit.

Die Drüsenschwellungen, welche mehr Paketform annehmen und sogar, z. B. in der Achselhöhle, sicht- und tastbar werden bei der STILL-schen Krankheit, einer Art chronischen Sepsis, mit ausgedehnter symmetrischer Polyarthritis gehen im Unterschied zu den benignen Lymphoblastosen ohne irgendein charakteristisches Blutbild einher (meist banale Leukocytose mit Polynucleose).

Dies gilt auch von der **benignen Granulomatose,** der **Besnier-Boeck-Schaumannschen Krankheit.** Die universelle Schwellung der Lymphknoten kann ein sehr imposantes Symptom darstellen, und doch findet man im Blutbild keine irgendwie charakteristischen Veränderungen.

Beim malignen Granulom, der **Lymphogranulomatose** oder **Hodgkinschen Krankheit** ist charakteristisch, daß die einzelnen Lymphknoten zu einem stark vorspringenden Paket, z. B. am Halse, in den Axillen, miteinander verbacken ohne Verwachsung mit der Haut. Sie lassen sich wie Pflaumen oder Nüsse in einem Sack als derbe, rundliche, ovale Gebilde tasten. Im Blutbild ist außer unkonstanter Leukocytose und Eosinophilie eine progressive Lymphopenie noch am ehesten charakteristisch.

Generalisierte Lymphdrüsenschwellungen müssen um so eher den Verdacht einer **leukämischen Lymphadenose** erwecken, wenn sie mit progressiver Anämie und hämorrhagischer Diathese, Petechien und größeren Blutflecken auf der Haut, gepaart sind. Das Blutbild mit weit überwiegenden Lymphzellen, ebenso die Knochenmarkspunktion sichern die Diagnose einer akuten Lymphadenose, welche meist mit einer aplastischen Anämie, Granulocytopenie und Thrombopenie einhergeht.

Viel zu wenig bekannt ist, daß auch die **akute Myelose,** besonders im Kindesalter, das Bild einer Lymphadenose mit generalisierten Drüsenschwellungen und meist sehr großem Milztumor täuschend nachahmen kann. Es kommt nicht nur in der Milz, sondern auch im Knochenmark und in den Lymphknoten zu einer myeloblastischen Metaplasie und früher oder später wird auch das Blut überschwemmt mit außerordentlich zahlreichen Myeloblasten und Paramyeloblasten.

Chronische Lymphadenosen kommen im Kindesalter im Gegensatz zu den Erwachsenen kaum vor. **Chronische Myelosen** sind die seltenste Form der Leukämie im Kindesalter, gekennzeichnet durch den riesigen Milztumor, durch die meist sehr starke Leukocytose von buntem, unreif myelocytärem Charakter (Neutrophile und besonders viele Eosinophile und basophile Myelocyten).

Im Gegensatz zu den benignen Lymphoblastosen ist die Prognose der leukämischen Systemerkrankung des lymphatischen Apparats ebenso wie die der malignen Lymphogranulomatose absolut infaust.

Zuletzt wäre noch die **Lymphosarkomatose Kundrat** zu erwähnen. Sie beginnt ähnlich wie das Lymphogranulom lokal in einer Lymphdrüsengruppe, vorwiegend intrathorakal oder abdominal und metastasiert in anderen Lymphknoten als infiltrative maligne Wucherung. Die Drüsenpakete sind groß, hart, unempfindlich und können je nach ihrer Lokalisation zu besonderen Verdrängungs- und Kompressionserscheinungen führen. Das Blutbild zeigt außer mitunter extremer Lymphopenie keine charakteristischen pathologischen Befunde. Doch sind Übergänge in echte Leukämie, besonders terminal gesehen worden. Auch hier ist die Prognose infaust. Exitus nach ein bis zwei Jahren.

83. Vorlesung.

Lymphogranulomatose, Hodgkinsche Krankheit, Granulomatosis maligna.

Das sechsjährige Mädchen, das ich heute vorstelle, hatte vor einem Jahr Grippe. Im Mai 1935 trat eine Drüsenschwellung auf der rechten Halsseite auf, welche, ohne schmerzhaft zu sein, immer mehr zunahm, so daß schließlich ein großes Drüsenpaket entstand. Im August hatte das Kind eine Angina mit Temperaturen um 39°, danach bildete sich merkwürdigerweise das Drüsenpaket weitgehend zurück, so daß es nicht mehr sichtbar war, aber noch palpabel.

Aber im November begannen dieselben Drüsen auf der rechten Halsseite wiederum anzuschwellen, es stellten sich ferner Anschwellungen der Occipital- und der Submaxillardrüsen derselben und einiger Cervicaldrüsen der linken Seite ein. Gleichzeitig bildeten sich zuerst in der rechten Axilla, dann auch in der linken Axilla Drüsenpakete aus.

Wir haben vor uns ein sechsjähriges Mädchen in noch gutem Ernährungszustand. Die ganze rechte Halsseite ist von einer mächtigen Schwellung eingenommen und vorgewölbt, welche sich vom Processus mastoideus bis in die Supraclaviculargrube hinaberstreckt. Auch die Submaxillargegend auf der rechten Seite ist mächtig angeschwollen, so daß ein deutliches Doppelkinn entsteht. Infolge dieser Schwellung auf der rechten Halsseite ist das Mädchen genötigt, den Kopf immer nach der linken Seite geneigt zu halten. Nach hinten geht die Geschwulst bis zur Mittellinie des Nackens. Die Haut über der Geschwulst ist nicht verwachsen, verschieblich, aber gespannt, nicht verfärbt. Die einzelnen Drüsen lassen sich wie Pflaumen in einem Sack abtasten. Sie sind unter sich nicht verwachsen, sondern verschieblich. Das umgebende Gewebe ist stark ödematös. Neben diesem mächtigen Paket von Cervical- und Kieferwinkeldrüsen sind etwas kleinere Submaxillar- und Occipitaldrüsen zu palpieren. Auf der linken Seite finden wir zwei pflaumengroße Cervicaldrüsen mit umgebendem ödematösem Gewebe. In der rechten Axilla sieht man ein etwa pfirsich großes Paket, das sich bei der Palpation aus haselnuß- bis walnußgroßen Drüsen zusammensetzt, die einzeln gut abtastbar, nicht verwachsen, sondern beweglich in ein ödematöses Gewebe eingebettet erscheinen. In der linken Axilla ist ein ähnliches, wenn auch nur halb so großes Drüsenpaket sicht- und tastbar. Cubitaldrüsen und Inguinaldrüsen sind nicht vergrößert.

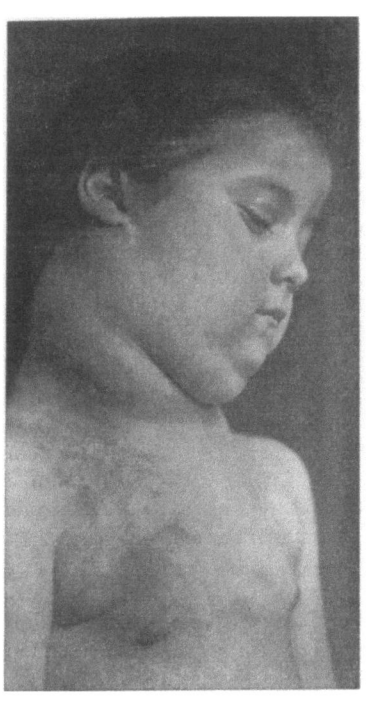

Abb. 83. Lymphogranulomatose Hodgkin.

Die Milz überragt den Rippenbogen um drei Querfinger. Ihre Konsistenz ist derb, ihre Oberfläche glatt.

Die physikalische Untersuchung der inneren Organe ergibt außer einem leisen systolischen Geräusch am Herzen keinen besonderen Befund. Das Thoraxröntgenbild zeigt jedoch, daß auch die Hilusdrüsen eine deutliche Schwellung erkennen lassen, rechts mehr als links.

Im Urin außer in der Kälte positiver Urobilinogenreaktion kein besonderer Befund.

Blutbild: Hämoglobin 70%, Rote 3,18 Millionen, Färbeindex 1,1, Anisocytose, Poikilocytose, auf 100 Leukocyten 1 Normoblast. Weiße 10425, Metamyelocyten 1%, neutrophile Stabkerne 26,5%, Segmentkerne 51,6%, Eosinophile 1%, Basophile 0,3%, Lymphocyten 10%, Monocyten 7,6%, Plasmazellen 2%. Blutplättchen zahlreich in Haufen, gut granuliert.

Blutsenkung: $^1/_2$ Stunde 20 mm, 1 Stunde 50 mm, 2 Stunden 88 mm, 24 Stunden 158 mm.

Pirquet negativ, Wassermann negativ.

Das Kind zeigt ein wellenförmig verlaufendes Fieber von unregelmäßigem Charakter. Zur Zeit des Fieberschubes bewegen sich die Temperaturen allmählich ansteigend und dann wieder abfallend zwischen 38 und 39°. Man merkt dem Kinde nicht viel von dem Fieber an, nur zeitweise sieht es etwas blaß und mitgenommen aus.

Wir haben hier einen Schulfall von Lymphogranulomatose oder HODGKINscher Krankheit vor uns. Charakteristisch ist der schleichende Beginn mit der Schwellung einer Lymphdrüsengruppe am Halse, welche allmählich ein stark vorspringendes Paket ohne Verwachsung mit der Haut bildet, indem sich wie Pflaumen in einem Sack die einzelnen unter sich verschieblichen, nicht sehr derben, meist ovalen oder rundlichen Drüsen tasten lassen. Allmähliches Übergreifen der Drüsenschwellung auf andere Gebiete wie in unserem Fall auf die Submaxillardrüsen der rechten, die Cervicaldrüsen der linken Seite, Drüsenpakete in den Axillen von gleichem Charakter wie bei den Halsdrüsen. In der Umgebung der Drüsen und in der darüberliegenden Haut kommt es, wie auch in diesem Falle, gerne zu einer Lymphstauung, die sich in einem periadenitischen Ödem äußert. Die Lymphknoten vereitern in der Regel nicht. Doch habe ich einmal Vereiterung der Achseldrüsen nach Röntgenbestrahlung beobachtet.

Unser Fall zeigt, daß auch die thorakalen Lymphknoten bereits ergriffen sind. Statt in den peripheren Drüsen, z. B. am Halse, kann die erste Lokalisation sogar in den Hilusdrüsen sitzen, so daß ein mächtiger Mediastinaltumor sich ausbilden kann. Auch die abdominalen Knoten können den Ausgangspunkt darstellen.

Zu dem Krankheitsbilde gehört der Milztumor, den wir auch in unserem Falle nachweisen konnten. Anatomisch ist derselbe charakterisiert durch Einlagerung grauweißer Flecken und Knoten und erinnert dadurch an eine Bauernwurst oder Porphyr (Porphyrmilz).

Unsere Diagnose wird weiterhin gestützt durch den eigentümlichen wellenförmigen Fiebertypus. Unsere Beobachtung zeigt allerdings keine so regelmäßigen zehntägigen Fieberperioden, die mit ebenso langen freien Intervallen abwechseln, wie sie beim PEL-EPSTEINschen Typus beschrieben wurden, aber das intermittierende Fieber ist unverkennbar.

Das Blutbild mit seiner zunächst leichten sekundären Anämie, die jedoch progredient werden wird, stützt die Diagnose ebenfalls. Insbesondere weist das weiße Blutbild mit seiner nur wenig erhöhten Leukocytenzahl mit starker Linksverschiebung ohne Hiatus leukaemicus, keinerlei leukämische Züge auf. Die Neutrophilen herrschen vor, die Eosinophilen sind nicht verschwunden, die Lymphocyten sind deutlich vermindert. In anderen Fällen findet man gelegentlich hohe neutrophile Leukocytose, aber auch Leukopenie kommt vor, besonders nach Strahlentherapie. In einem Viertel der Fälle deutliche Eosinophilie. Ich habe selber einen Fall beobachtet mit 33% Eosinophilen. Die Thrombocyten sind nicht selten vermehrt, in unserem Fall sind sie reichlich. Im Gegensatz zu Leukämie haben wir keinerlei Zeichen einer hämorrhagischen Diathese, welche übrigens bei der Lymphogranulomatose meistens fehlt.

Im Urin stimmt der positive Ausfall der Urobilinogenreaktion mit den üblichen Befunden überein. In den Fieberperioden wird öfters positive Diazoreaktion gefunden.

Die Diagnose könnte noch gesichert werden durch histologische Untersuchung einer exstirpierten Drüse oder durch bloße Drüsenpunktion durch den Nachweis der sogenannten Sternbergschen Riesenzellen mit ihren abenteuerlichen, an Megakaryocyten erinnernden Kernformen in dem aus Fibroblasten, Epitheloid- und Plasmazellen und oft sehr zahlreichen eosinophilen Zellen bestehenden Granulationsgewebe.

Es handelt sich ätiologisch wohl um eine eigentümliche Infektionskrankheit, welcher man nicht eigentlich den Charakter einer Systemaffektion zuschreiben kann. Sie beginnt offenbar mehr lokal und breitet sich auf dem Lymphwege, ähnlich wie eine Tuberkulose, auf andere Drüsengebiete aus. Gegen Tuberkulose spricht der völlig negative Ausfall der Tuberkulinreaktionen. Man hat auch an Much- sche Granula als Erreger gedacht. Gelegentlich kommen Kombinationen mit echter Tuberkulose vor.

Der Verlauf der Lymphogranulomatose kann ziemlich akut sein und in wenigen Monaten zum Exitus führen. Die meisten Fälle ziehen sich ein bis zwei Jahre hin. Im Endstadium kommt es zu Anämie und Kachexie.

Wir werden unseren Fall mit Röntgenstrahlen behandeln. Die Drüsen- schwellungen beim Lymphogranulom sind in der Regel sehr strahlensensibel und schmelzen wie Schnee an der Sonne dahin. Umfangreiche Pakete können sich fast restlos zurückbilden. Das Leben kann dadurch deutlich verlängert werden. Ob endgültige Heilungen vorkommen, ist noch ungewiß. Zur Unter- stützung der Strahlenbehandlung geben wir, besonders im Intervall zwischen den Bestrahlungen, Arsenpräparate, z. B. Arsen-fortonal dreimal $1/_2$ bis 1 Tablette. Moderner ist die Behandlung mit Nitrogen mustard (Senfgas) i. v. oder Tri- äthylenmelamin per os, doch sind die Erfolge leider nur vorübergehender Art.

84. Vorlesung.

Morbus Besnier-Boeck-Schaumann.
Benigne Lymphogranulomatose.

Vor einigen Jahren wurde uns vom städtischen Schularzt, Herrn Dr. Lauener, ein eigentümlicher Fall zur Diagnose in die Klinik eingewiesen. Ein neunjähriger Knabe erkrankte anscheinend an einer beidseitigen Parotitis, aber von den zwölf Geschwistern bekam keines die gleiche Affektion. Es konnte sich also nicht um eine Parotitis epidemica gehandelt haben. Fast gleichzeitig traten eigentümliche Hautveränderungen mit leichtem Juckreiz auf, es wurde ferner eine Milzschwel- lung festgestellt und bei der Durchleuchtung wurden tumoröse Schattenbildungen im Bereich der Hilusdrüsen gesehen. Das Blutbild ergab keine Anhaltspunkte für das Bestehen einer Leukämie. Ob es sich um eine Hodgkinsche Krankheit oder um eine reine Tuberkulose handelt, oder ob doch eine Systemerkrankung vorliege, sollte die Spitalbeobachtung ergeben.

In der Klinik fanden wir eine beidseitige Parotisschwellung, links stärker ausgesprochen als rechts. Axillar und inguinal, besonders auf der linken Seite, deutlich vergrößerte, leicht einzeln abtastbare und bewegliche Drüsen. Im Bereich der linken Achselhöhle zahlreiche punktförmige Hautblutungen. Am Thorax, besonders oben am Rücken, weniger am Bauch, größere unregelmäßige, meist scharf begrenzte, zum Teil konfluierende und girlandenförmige, hellrote bis gelblichbräunliche, mehr weniger schuppende makulöse oder papulöse Effloreszenzen von 1 bis 2 mm Durchmesser, die stellenweise konfluieren. An den Unterschenkeln zeigt die Haut eine leichte diffuse bläuliche Rötung, leichter Juckreiz. Conjunctiven leicht injiziert. Herz und Lungen o. B. Milz deutlich vergrößert, in der Höhe des Rippenbogens deutlich fühlbar. Das Röntgenbild zeigt beide Hili stark vergrößert und verdichtet. Der untere Pol des rechten Hilus ragt tumorförmig weit in das Lungenfeld hinaus und ist ziemlich scharf nach außen konvex begrenzt. Das obere Mediastinum ist nach beiden Seiten stark verbreitert, links mit scharfer Begrenzung, rechts leicht unregelmäßig höckerig. Die Lungenzeichnung strahlt verstärkt in die Lungenfelder hinaus. Herz und Aorta zeigen nichts Besonderes. Röntgenologische Diagnose: Mediastinaltumor, eventuell hochgradige Hilusdrüsentuberkulose, dagegen sprach jedoch der vollkommen negative Pirquet. Blutbefund: Hämoglobin 101%, Rote 4,83 Millionen, Weiße 5400, neutrophile Stabkernige 2%, Segmentkernige 55%, Eosinophile 9% (mit zahlreichen Vacuolen), Lymphocyten 22%, Monocyten 12%.

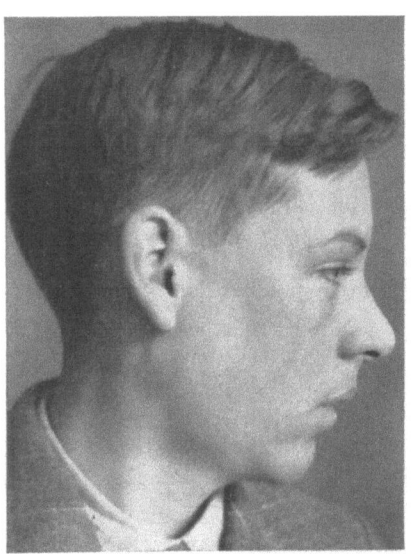
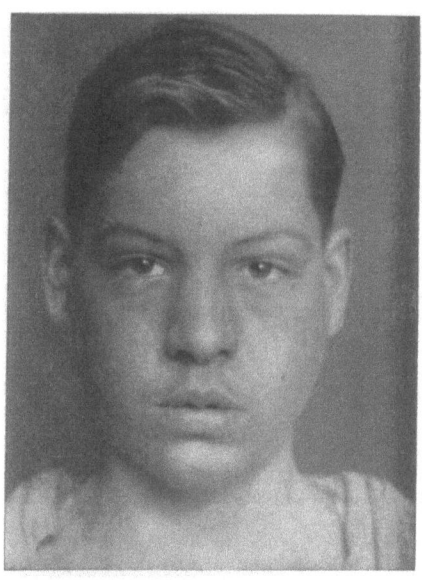

Abb. 84. Parotisschwellung bei BESNIER-BOECK.   Abb. 85. MIKULICZ-Syndrom bei BESNIER-BOECK.

Wir schlossen damals eine Tuberkulose aus, ebenso eine leukämische Erkrankung und stellten die Diagnose auf ein malignes Lymphogranulom, beginnend mit MIKULICZ-Syndrom (Parotisschwellung) und hauptsächlicher Lokalisation in den Hilusdrüsen. Leukopenie und Eosinophilie sprachen nicht gegen Lymphogranulom, obschon Leukocytose häufiger ist. Heute nach acht Jahren meldet uns der Schularzt, daß sich unsere Diagnose einer malignen Lymphogranulomatose nicht bestätigt hat, das Leiden ist heute ohne jede besondere Behandlung vollkommen ausgeheilt und die damals vergrößerten Hilusdrüsenknoten und die Lungenveränderungen haben sich spontan zurückgebildet. Damals waren wir leider mit dieser eigenartigen Krankheit noch nicht so vertraut wie heute, sonst hätten wir sie schon in Erwägung gezogen. Wenn es sich nicht um eine maligne Lymphogranulomatose oder HODGKINsche Krankheit handelte, so lag eben das neuere Krankheitsbild der benignen Lymphogranulomatose von SCHAUMANN mit günstiger Prognose vor, eine sogenannte BESNIER-BOECK-SCHAUMANNsche Krankheit.

Heute kann ich einen neuen einschlägigen Fall vorweisen und die Diagnose mit Sicherheit stellen.

Dieser 15jährige kräftige Knabe erkrankte vor $1^{1}/_{2}$ Jahren ganz ähnlich wie unser erster Patient mit einem Mikulicz-Syndrom ziemlich symmetrischer Parotisschwellung. Es gesellte sich eine generalisierte Drüsenschwellung hinzu. Wir finden multiple kleine, derbe, gut bewegliche Hals- und Nackendrüsen hinter dem Sternocleido. Die Axillardrüsen sind deutlich tastbar, erbsengroß, beiderseits haselnußgroße Cubitaldrüsen und ebenso große derbe Inguinaldrüsen. Die Milz ist nicht tastbar. Auf der Haut papulonekrotische, an Tuberkulide erinnernde Effloreszenzen mit zentraler Borken- und Krustenbildung und lilafarbenem Ring. Die Schleimhäute zeigen kleine Ulcerationen in der Nase, ein beetförmiges Infiltrat an der Conjunctiva des rechten Auges

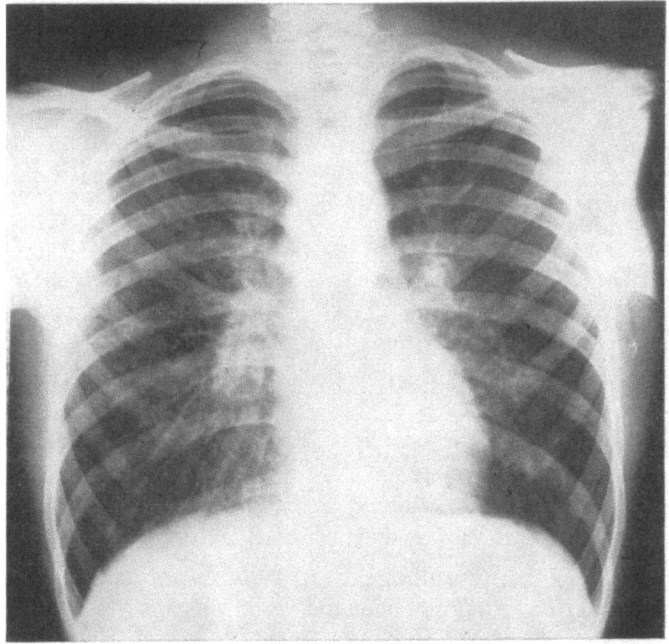

Abb. 86. Hilusvergrößerung bei Besnier-Boeck.

und parallel zur Rhaphe palatini gruppierte kleine weißbläuliche, perlmutterglänzende und von einem roten Hof umgebene Knötchen von besonderer Transparenz auf der Gaumensegelschleimhaut. Das Röntgenbild der Lungen zeigt beide Hili vergrößert und verdichtet, mit auffällig verstärkter ausstrahlender Lungenzeichnung. Die Tuberkulinreaktion ist negativ, das Blutbild uncharakteristisch (Hämoglobin 90%, Rote 4,75 Millionen, Weiße 15 800, 2% neutrophile Stabkernige, 63,5% Segmentkernige, 1% Eosinophile, 28,5% Lymphocyten und 5% Monocyten). Blutsenkung: $1/_{2}$ Stunde 25 mm, 1 Stunde 64 mm, 2 Stunden 93 mm, 24 Stunden 125 mm. Urin: Phosphaturie, sehr starke Urobilinogenreaktion in der Kälte.

Es handelt sich auch in unserem zweiten Fall zweifellos um eine Lymphogranulomatosis benigna (Granuloma benignum Sundelin) oder um eine Besnier-Boecksche Krankheit.

Recht charakteristisch ist in beiden Fällen der Beginn mit einem Mikulicz-Syndrom, d. h. Schwellung der Ohrspeicheldrüsen und gelegentlich auch der

Tränendrüsen. Manchmal wird auch das HEERFORD-*Syndrom* beobachtet, nämlich Parotisschwellung, Iridocyclitis und periphere Facialislähmung. Zu der Schwellung der Speicheldrüsen gesellt sich, wie man hier sehen und tasten kann, eine *generalisierte Schwellung der Lymphdrüsen* am Hals, am Nacken, in den Axillen und in der Leistengegend, sogar Cubitaldrüsen von Haselnußgröße tasten wir in unserem zweiten Fall. Die Drüsen sind kirschkern- bis haselnußgroß, selten größer. Sie stehen in keiner Beziehung zu den Hautläsionen, sind schmerzlos, torpid, gut gegeneinander verschieblich und können jahrelang dauern. Auch entlang dem Kieferwinkel können sich vergrößerte Drüsen finden.

An der allgemeinen Drüsenschwellung beteiligen sich auch in unseren beiden Beobachtungen die *Hilusdrüsen*. Fast in allen Fällen finden wir eine solche Schwellung der Hilusdrüsen. Die Patienten sind gewöhnlich fieberfrei. Auskultation und Perkussion ergeben keinen Befund, nur das Röntgenbild läßt

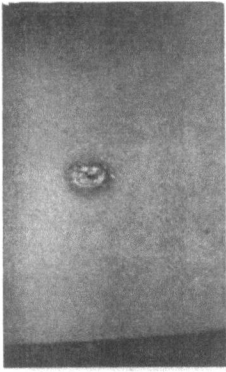

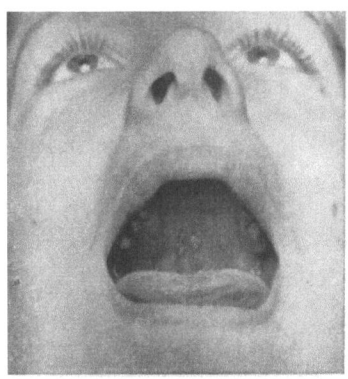

Abb. 87. Hauteffloreszenz bei BESNIER-BOECK.

Abb. 88. Effloreszenz am Gaumen bei BESNIER-BOECK.

ähnlich wie bei der latenten Bronchialdrüsentuberkulose eine meist doppelseitige Vergrößerung des Hilus erkennen mit mehr oder weniger deutlicher Hypertrophie der Drüsen, welche, wie in unserem ersten Fall, sogar den Eindruck eines Tumors erwecken können. Der Befund kann an eine maligne Granulomatose HODGKIN erinnern und dies war auch die Fehldiagnose bei unserer ersten Beobachtung, welche durch den günstigen Verlauf widerlegt worden ist. Im Lungenbild sieht man außerdem peribronchiale Infiltrationen in Form von Strängen, noch häufiger eine Menge kleiner symmetrisch in beiden Lungen verstreuter Knötchen, welche stellenweise miteinander verschmelzen können. Das Bild kann mit den unscharfen kleinen dichten Fleckschatten auch eine Miliartuberkulose vortäuschen.

Am längsten bekannt sind die *Hautläsionen*, zuerst von BESNIER beschrieben. Es handelt sich um kleine, mittlere oder große Hautknoten von der Größe eines Kirschkernes bis zu einer Haselnuß von gelbbräunlicher oder violetter Farbe. Bei Druck mit dem Glasspatel zeigen sich miliare lupusartige Knötchen. Sie können jahrelang dauern, im Zentrum kleine Krusten bilden, umgeben von einem gelblichen oder lilafarbenen Hof und mit zentraler Narbe abheilen. Die Effloreszenzen können im Gesicht sitzen oder auch an den Gliedern. Es können nur ganz vereinzelte Elemente vorhanden sein, oft aber 30 bis 40 und mehr. An der Nase und an den Händen bilden sich oft flächenförmige Infiltrate von rotvioletter Farbe, die an Frostbeulen erinnern können (Lupus pernio). Diese Hautknötchen bestehen aus epitheloiden Zellen, umgeben oder durchzogen von Lymphocyten. Fälschlicherweise hat man sie auch als BOECKsche Sarkoide bezeichnet. Sie sind immer scharf begrenzt. Nach SUNDELIN und anderen unterscheidet man drei Formen:

1. Kleinknotige, erhabene Effloreszenzen von gelblicher oder hellroter Farbe, getreidekorn- bis bohnengroß, sie erinnern an papulonekrotische Tuberkulide.

2. Das knotige Sarkoid. In den tieferen Schichten der Haut gelagert, in Form harter, scharf abgegrenzter und anfangs etwas schmerzhafter Infiltrate. Oberfläche der Knoten hellrot, später kirschfarben, nach längerer Dauer braun. Sie können ebenfalls unter Narbenbildung verschwinden.

3. Diffuse Infiltrate in Form eines Lupus pernio mit teigiger Hautschwellung und violetter Farbe. Lokalisation Nase, Handrücken und Finger.

Wie bei unserer zweiten Beobachtung, treffen wir auch Veränderungen der *Schleimhäute*. In der *Nasenschleimhaut* kleine Ulcerationen mit Granulation von Stecknadelkopf- bis Hirsekorngröße. An den *Conjunctiven* treten, wie auch unser zweiter Fall beweist, abgeplattete, etwas beetförmig erhabene, gelblichbraune Flecken auf. Es wurden auch Veränderungen an den Scleren, an der Iris und an der Choroidea beobachtet, wobei der Befund sehr an Tuberkulose erinnert (Iridocyclitis, Chorioiditis).

Der vorgestellte Fall zeigt in selten schöner Weise gruppierte kleine weißbläuliche, perlmutterglänzende und von einem roten Hof umgebene Knötchen von besonderer Transparenz auf der *Gaumensegelschleimhaut*, ganz besonders parallel zur Rhaphe palatini. Diese Knötchen zeigen keine Tendenz zu Proliferation und Ulceration. PAUTRIER sagt, daß diese Manifestationen am Gaumensegel merkwürdigerweise in Frankreich niemals angetroffen wurden.

Auch in der *Leber* können Infiltrate auftreten. Auf eine solche Mitbeteiligung der Leber deutet in unserem zweiten Fall die stark positive Urobilinogenreaktion in der Kälte hin. Ein *Milztumor* wie in unserem ersten Fall kann nicht selten getastet werden.

Sehr selten ist im Kindesalter eine rein viscerale Form mit enormer Hepatosplenomegalie und einem BANTISCHEN Symptomenkomplex und starker Wachstumshemmung (GLANZMANN).

Dagegen fehlen in unseren Beobachtungen *Knochenveränderungen*, welche in anderen Fällen an Fingern und Zehen nachgewiesen werden konnten. Das Knochengewebe wird eingeschmolzen und es bilden sich multiple, oft sehr zahlreiche Cysten in den Phalangen aus. Gelegentlich kann es sogar zu einer Fraktur kommen. Aber auch diese Knochenveränderungen im Sinne einer Ostitis cystica multiplex (JÜNGLING) können sich wieder spontan zurückbilden.

Weitere Lokalisationen, wie in den Nieren mit Hämaturie und Albuminurie, in den Nebenhoden, in der Brustdrüse, in den Gelenken und Sehnenscheiden, Blutgefäßen (Endophlebitis), im Zentralnervensystem, fehlen in unseren Beobachtungen.

Das *Blutbild* zeigt oft keine Veränderungen. Gelegentlich geringe sekundäre Anämie, welche in unseren beiden Fällen fehlt, leichte Leukocytose, wie in unserem zweiten Fall, oder Leukopenie, wie bei unserer ersten Beobachtung, mitunter verbunden mit Eosinophilie und Monocytose. Ähnlich wie bei der Tuberkulose kann auch die Blutkörperchensenkungsgeschwindigkeit mehr oder weniger beschleunigt sein.

Der *Beginn* ist meist symptomlos schleichend. Oft ist der ganze *Verlauf* fieberfrei. In manchen Fällen kommen zeitweise Temperatursteigerungen vor, mitunter recht hohe, jedoch schnell vorübergehend. Das Allgemeinbefinden

braucht nicht gestört zu sein, es werden aber nicht so selten Müdigkeit, Schläfrigkeit und eine gewisse Apathie angegeben. Der Verlauf ist chronisch, dauert
mindestens ein Jahr, manchmal zwei Jahre, ja es sind Verlaufsdauern von
5 bis 16 Jahren bekannt. Rezidive nach vorübergehender Heilung werden
beobachtet. Die *Prognose* ist günstig, wenn nicht lebenswichtige Organe, wie
das Gehirn oder die Lungen, in größerer Ausdehnung befallen werden.

Autoptische Fälle waren bis 1935 nur zwei bekannt. Es fanden sich in den
Lungen zahlreiche miliare und supramiliare Knötchen in den interalveolären
Septen oder um die Gefäße herum, oder selbst in den Lungenalveolen. Es handelte
sich um Ansammlungen von epitheloiden Zellen. Nirgends Zeichen einer Nekrose
oder Verkäsung. In der Umgebung der Knötchen hyalines Bindegewebe und
bloße Andeutung von einem Lymphocytenwall. Die bioptischen Befunde an den
Hauteffloreszenzen und den Drüsen ergaben eine übereinstimmende Zusammensetzung der Knötchen aus solchen epitheloiden Zellen, umgeben oder durchzogen
von Lymphocyten ohne jede Neigung zur Verkäsung oder Erweichung. Zusammenfassend handelt es sich pathologisch-anatomisch um ein chronisch entzündliches
Granulationsgewebe in zahlreichen submiliaren Herden, aus epitheloiden Zellen
gebildet und von geringem Lymphocytenwall umgeben. Als regressive Metamorphose kommt hyaline Sklerosierung im Zentrum der Herde vor, LANGHANS-
sche Riesenzellen können gänzlich fehlen, häufiger findet man spärliche solcher
Zellen.

Der einheitliche histologische Bau, das Fehlen einer stärkeren Verkäsung
und Einschmelzung sprechen für eine besondere, von der gewöhnlichen Tuberkulose verschiedene Krankheit, von der alle Organe befallen werden können.
Interessant ist, daß die Tuberkulinreaktionen in diesen Fällen immer vollkommen
negativ ausfallen. Man hat deshalb daran gedacht, es handle sich wahrscheinlich
um eine sogenannte positive Anergie, d. h. um einen gewissen Immunitäts-
zustand gegenüber der Tuberkulose. Voraufgehende Erkrankung an Tuberkulose
ist bekannt und anderseits auch der Übergang in eine fortschreitende Tuberkulose.
Ich bin mit anderen eher geneigt, einen spezifischen, noch unbekannten Erreger
(Virus?) anzunehmen.

Für die *Behandlung* haben sich uns Arsenpräparate bewährt, wie z. B. Arsen-
fortonal dreimal $^1/_2$ bis 1 Tablette nach den Mahlzeiten, ferner zweimal wöchentlich eine intramuskuläre Injektion von Aurodetoxin, beginnend mit kleinsten
Dosen 0,01 bis zu 25 Injektionen. Am besten bewährt hat sich uns das von
nordischen Autoren angegebene Antileprol (Bayer), ein Präparat aus den Benzyl-
estern der Chaulmoograölfettsäuren, zweimal wöchentlich 1 Ampulle. Die Verträglichkeit ist eine sehr gute und der Erfolg augenscheinlich. Heute ziehen wir
allerdings eine Behandlung mit Cortison, die oft zu sehr schönen Erfolgen
führt, vor.

85. Vorlesung.

Das lymphämoide Drüsenfieber.

PFEIFFER gebührt das Verdienst, im Jahre 1889 einen bei Kindern beobachteten Symptomenkomplex, bestehend aus Fieber, generalisierten Drüsenschwellungen, Lebervergrößerung und Milztumor, als eine besondere Krankheit erkannt
zu haben, die er ganz treffend als Drüsenfieber bezeichnete. Wie das so zu
geschehen pflegt, stieß seine klare Erkenntnis auf den Widerspruch von Fach-
genossen, die wohl vielfach seine klinischen Beobachtungen bestätigten, wohl
aber auch das Krankheitsbild verwässerten, indem sie gar nicht hierhergehörige

Fälle, wie banale Lymphadenitiden mit Vereiterung der Lymphdrüsen, dazu-rechneten und folgerichtig verneinten, daß es sich um eine besondere Krankheits-einheit handle. Man sah schließlich fast allgemein im Drüsenfieber nichts wie eine banale Lymphadenitis im Anschluß an eine Entzündung der Adenoiden. Das Drüsenfieber als nosologische Einheit kam in der Pädiatrie ganz in Mißkredit und geriet wohl auch in Vergessenheit. Eine weitere Eigentümlichkeit dieser Krankheit begünstigte diese Entwicklung, sie kann nämlich, ähnlich wie die Rubeolen, sich zeitweise zu epidemischer Häufung steigern, um dann wieder für Jahre fast ganz von der Bildfläche zu verschwinden oder nur noch in seltenen sporadischen Fällen aufzutauchen. Zudem war zur Zeit PFEIFFERS die Hämato-logie noch in den Anfängen, und die Besonderheit des Krankheitsbildes konnte nicht durch die Eigenart des Blutbildes, das noch nicht entdeckt war, gestützt werden.

1907 erhob der Wiener Hämatologe TÜRK zum ersten Male bei einer Angina bei einem 20jährigen Mann mit Lymphdrüsenschwellungen und Milztumor einen lymphämischen Blutbefund und stellte demgemäß eine fatale Prognose und teilte diese den Angehörigen des Kranken mit. Wie das so zu geschehen pflegt, waren diese darüber untröstlich, verzichteten auf die Dienste TÜRKS und wählten einen anderen Arzt. Nach einiger Zeit war TÜRK nicht wenig über-rascht, den jungen Mann, dem er eine tödliche Prognose gestellt hatte, der für ihn wissenschaftlich bereits tot war, in blühender Gesundheit auf der Straße anzutreffen. Eine gutartige Krankheit mit einem solchen an lymphatische Leukämie erinnernden Blutbefund war eben damals noch nicht bekannt. TÜRK nahm nun eine sogenannte lymphatische Reaktion bei einer Angina an, die er auf eine konstitutionelle Schwäche des Granulocytensystems zurückführen wollte, eine Auffassung, welche für die Folgezeit lange richtunggebend wurde. Sie ist jedoch sicherlich falsch und steht vor allem ganz im Widerspruch mit dem stets günstigen Verlauf dieser Erkrankungen. Ferner zeigen diese Patienten bei interkurrenten banalen Infekten, nach Injektion Leukocytose erregender Sub-stanzen vor oder nach der Erkrankung bei andersartigen Infektionen ganz normale Polynucleose.

Nachdem SCHULTZ die Angina mit Agranulocytose beschrieben hatte und die Ärzte häufiger, namentlich bei schweren diphtherieähnlichen Anginen, das Blut untersuchten, so entdeckten sie solche Anginen mit lymphatischer Reaktion (DEUSSING). SCHULTZ und BAADER sprachen auch von Monocytenanginen. Übrigens haben neuerdings SCHULTZ und MIRISCH den Ausdruck Monocyten-angina nach vertiefter Erkenntnis aufgegeben und sprechen nunmehr nur noch von reaktiver Vermehrung lymphoider Zellen, sogenannter lymphoidzelliger Angina, da sie beobachtet haben, daß die monocytoiden Blutbilder in lymphoide und umgekehrt übergehen können. Solche Fälle wurden meistens als Diphtherien in die Infektionsabteilungen eingeliefert und dort bei negativem Befund auf Diphtheriebazillen und an Hand des eigenartigen Blutbildes als lymphoidzellige Anginen erkannt.

Nichts war mehr geeignet, die bisherige Auffassung zu erschüttern, als die Beobachtung von epidemischem Auftreten sogenannter lymphatischer Reaktion bei sonst ganz gesunden jugendlichen Erwachsenen, z. B. in Colleges in Amerika, bei Medizinstudenten usw. Amerikanische Autoren, wie SPRUNT und EVANS, BLOEDORN und HOUGHTON, beschrieben solche epidemische Pseudoleukämie und nannten sie infektiöse Mononucleose oder auch benigne Lymphadenose bzw. Lymphoblastose.

1921 identifizierten auf Grund des klinischen Bildes die Engländer TIDEY und MORLAY diese infektiöse Mononucleose mit dem alten PFEIFFERSchen Drüsen-

fieber als einer besonderen Krankheit. Eine Auffassung, welche sich hauptsächlich in Amerika mehr und mehr Bahn brach. In Frankreich ist 1928 P. CHE-
VALLIER für die neue Lehre eingetreten; fast gleichzeitig mit E. SCHWARZ in Wien
und unabhängig von ihm konnte ich den Nachweis erbringen, daß wir heute bei
dem PFEIFFERschen Drüsenfieber der Kinder ein pathognomonisches Blutbild
besitzen, das identisch ist wie bei der infektiösen Mononucleose der Erwachsenen.

In den Jahren 1928 bis 1930 habe ich in Bern eine größere Epidemie von
lymphämoidem Drüsenfieber und zahlreiche familiäre Übertragungen der infektiösen Mononucleose bei jugendlichen Erwachsenen auf Kinder und umgekehrt beobachtet, wobei ein identisches Blutbild nachgewiesen werden konnte.

Die Inkubationszeit des Drüsenfiebers beträgt meist sieben bis acht Tage,

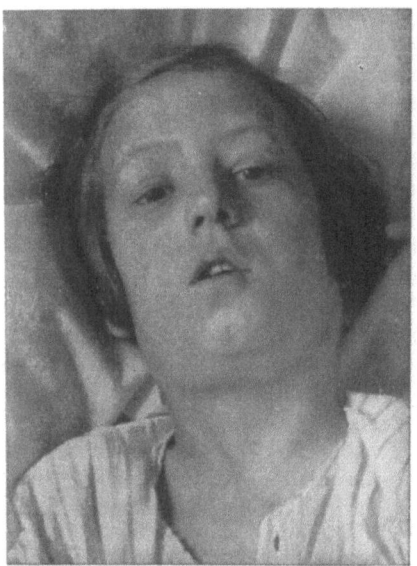

ausnahmsweise nur fünf Tage, gelegentlich dauert sie auch länger, bis zu zwei
bis drei Wochen.

Das führende Symptom sind die generalisierten Drüsenschwellungen. Wenn
man darauf achtet, eine solche Generalisation von Drüsenschwellungen nachzuweisen, und dies nicht kann, so fallen
schon eine ganze Reihe von banalen
Lymphadenitiden außerhalb des Rah-
mens unseres Krankheitsbildes.

Man tastet besonders frühzeitig erbsengroße Occipital- und retroauriculare
Drüsen über den Warzenfortsätzen, dann
sehr charakteristisch eine ganze Perlenkette von erbsen- bis bohnengroßen
hinteren Cervicaldrüsen, d. h. unter und
hinter dem Kopfnicker bis in die Supraclaviculargruben hinab. Die oberen
cervicalen Drüsen können Walnuß- bis
Hühnereigröße erreichen. Die supra-
clavicularen Drüsen bilden meist nur

Abb. 89. Lymphämoides Drüsenfieber.

kleinkörnige Gebilde. Besondere Größe
(Walnuß bis Hühnerei) erreichen die
Kieferwinkeldrüsen, bei denen man ab und zu eine ödematöse Periadenitis feststellen kann, ohne daß es jedoch jemals zu eitriger Einschmelzung kommt.
Seltener befallen sind die Submentaldrüsen. Regelmäßig finden sich erbsen-
bis bohnen-, gelegentlich bis pflaumengroße Axillar- und Inguinaldrüsen. Aber
auch die Drüsen im Sulcus bicipitalis und die Cubitaldrüsen können mitunter anschwellen.

Manchmal sind die Drüsenschwellungen, die mit Vorliebe auf der linken
Halsseite beginnen, so stark, daß sie, wie auf der beigegebenen Abbildung, ohne
weiteres gesehen werden können. Häufig werden sie jedoch, besonders bei den
epidemischen Fällen, erst bei sorgfältigem Abtasten erkannt. Lymphknoten am
Halse sind wenigstens im Anfang etwas schmerzhaft, bedingen wohl auch gelegentlich eine leichte Torticollis. Die Konsistenz ist wechselnd, manchmal
hart bei den kleinen Drüsen, weich und schwammig bei den größeren Lymphknoten.

Zuerst sind meist die Occipital-, die Retroauricular- und hinteren Cervicaldrüsen befallen. Ausnahmsweise können aber auch zuerst in der Leisten- oder
Axillargegend geschwollene Lymphknoten auftreten.

Am Hals kann das periadenitische Ödem auf die Wangen übergreifen und eine Parotitis vortäuschen. Es scheint aber auch, daß sich gelegentlich die Parotis selber an der Drüsenschwellung mitbeteiligt, so daß eine Art MIKULICZsches Syndrom, ähnlich wie bei der Granulomatosis benigna (BOECK-SCHAUMANN) oder bei leukämischen Lymphadenosen, zustande kommt.

Auch die Bronchialdrüsen können ab und zu befallen werden, wie man gelegentlich im Röntgenbild nachweisen kann. Die Bronchialdrüsenschwellung löst nicht selten einen keuchhustenähnlichen Krampfhusten aus.

Es gibt ferner eine abdominale Form mit mächtiger Schwellung der mesenterialen Lymphknoten, welche Schmerzen in der Ileocökalgegend, in der Nabelgegend oder zwischen Nabel und Symphyse auslösen können. Man muß sich vor der Verwechslung mit Appendicitis hüten. Das typische Blutbild, ein in den abdominalen Fällen besonders deutlicher Milztumor, führen die Differentialdiagnose auf die richtige Fährte.

Die Drüsen an der Leberpforte können so anschwellen, daß sie zu Stauungsikterus und Gallenkoliken durch Kompression der Gallenwege Anlaß geben können.

PARKES WEBER hat auch auf Fälle von Drüsenfieber hingewiesen, bei denen Lymphknoten fehlen oder so unscheinbar sind, daß sie übersehen werden können, und nur das eigenartige Blutbild sichert die Diagnose.

Zu der generalisierten Erkrankung des lymphatischen Systems gehört ein Milztumor, der etwa in der Hälfte der Fälle deutlich zu tasten ist, bei den übrigen Fällen läßt sich meist wenigstens eine perkutorische Vergrößerung der Milz nachweisen. Splenomegalie ohne periphere Lymphknoten mit dem typischen Blutbefund als einzigen Symptomen des Drüsenfiebers habe ich beobachten können.

In den meisten Fällen beginnt die Krankheit mit Fieber. Gelegentlich besteht nur ein Eintagsfieber bis 39 bis 40°, manchmal zwei bis fünf Tage Fieber bis über 40°. Das Fieber kann jedoch auch ein bis zwei bis drei Wochen dauern; selten noch länger. Es zeigt dann meist einen deutlich remittierenden oder sogar intermittierenden Charakter. Schüttelfröste werden bei Kindern seltener beobachtet als bei Erwachsenen, dafür häufiger Erbrechen. Die Entfieberung ist meist eine lytische. Charakteristisch sind Reprisen oder Relapse nach kürzeren oder längeren fieberfreien Intervallen. Das Fieber ist verbunden mit allgemeinen Infektionszeichen, Unwohlsein, Kopfschmerzen, Schlafsucht, manchmal Erbrechen. Ich habe auch zuerst auf das Auftreten meningealer Reizerscheinungen, wie Nackenstarre, Kernig, heftigen Kopfschmerzen, Lichtscheu, Irrereden in der Nacht, hingewiesen. Es gibt auch fast fieberlos verlaufende Fälle, die sich kaum krank fühlen und ein so banales Bild darbieten, daß die Krankheit leicht übersehen werden kann.

Tage- und wochenlange Prodrome mit unbestimmten Allgemeinsymptomen können der manifesten Krankheit vorausgehen. Anderseits sind wir erstaunt, wie lange die Drüsenschwellungen und die Blutbildveränderungen noch bestehen bleiben, obwohl das Fieber längst zur Norm gesunken ist und sich die Kinder wieder vollkommen wohl fühlen.

Die parenchymatösen Organe, Leber und Nieren, können sich an dem Krankheitsbilde beteiligen. Auf eine Leberschädigung weist die Schwellung des Organs hin, ferner die häufige, ganz deutliche Urobilinogenurie, die wochenlang andauern kann. Nicht nur durch Gallenstauung infolge Lymphdrüsenschwellung an der Porta hepatis kann Ikterus entstehen, sondern wohl auch durch eine akute Hepatitis, welche durch das Drüsenfiebervirus ausgelöst wird. Als Zeichen der Nierenschädigung findet man häufig Albuminurie; eine hämorrhagische Nephritis,

welche im Unterschied zu Scharlach gewöhnlich frühzeitig auftritt, schon Ende
der ersten oder in der zweiten Woche, ist selten.

Das Krankheitsbild des Drüsenfiebers erinnert mit seinen generalisierten
Drüsenschwellungen und seinem plasmazelligen Blutbild viel an Rubeolen. Diese
Ähnlichkeit wird noch mehr bestärkt
durch das Auftreten von rubeolenähn-

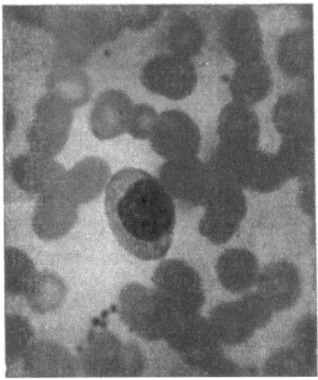

Abb. 90a. Drüsenfieberzelle.

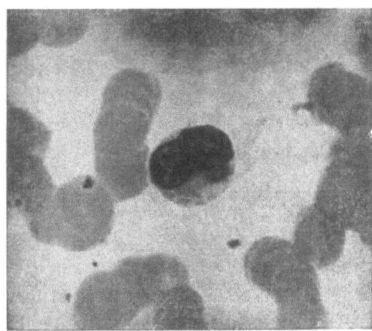

Abb 90b. Drüsenfieberzelle.

lichen, gelegentlich auch morbilliformen Rashes, welche namentlich in neueren
englischen Epidemien in bis zu 70% der Fälle gesehen wurden, während
sie in meinen Beobachtungen seltener vorkamen.

Von Schleimhauterscheinungen sind zu erwähnen eine follikulare Conjunctivitis, ferner eine eigentümliche
Stomatitis, welche klinisch oft nur
schwer von einer gewöhnlichen
Stomatitis aphthosa zu unterscheiden ist. Es können seichte,
längliche, weißlich belegte Ulcera

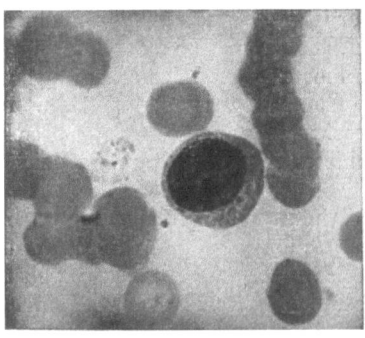

Abb. 90c. Drüsenfieberzelle.

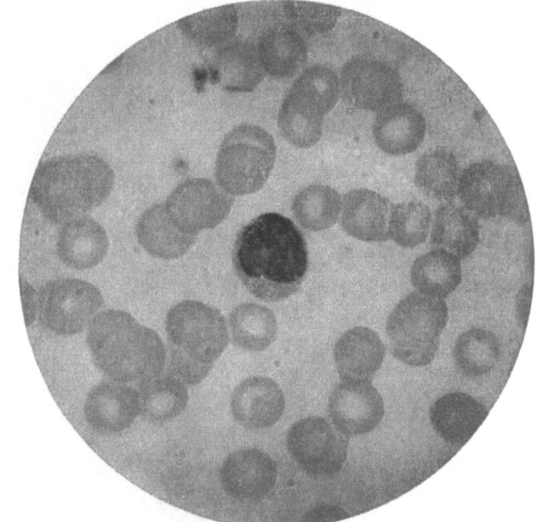

Abb. 90d. Drüsenfieberzelle.

am vorderen Gaumensegel auftreten, manchmal nur einseitig, besonders links,
manchmal doppelseitig. Seichte Ulcerationen können auch auf den Tonsillen
auftreten.

In einer Reihe von Fällen tritt an irgendeiner Stelle des langwierigen Krank-
heitsverlaufes entweder ganz im Beginn oder nach kürzerer oder längerer Zeit

bereits bestehender Drüsenschwellungen eine Rhinopharyngitis mit glasiger Schwellung der Rachenfollikel oder eine lakunäre Angina auf. Gerade dieses Verhalten, das Auftreten der Anginaerst nach den Drüsenschwellungen, ist für das Drüsenfieber besonders charakteristisch und spricht gegen eine banale Angina oder eine Diphtherie, bei denen die Lymphknoten nach der Angina, abhängig vom Quellgebiet, sich zeigen. Dieser Nachweis von Anginen beim kindlichen Drüsenfieber war PFEIFFER noch nicht geglückt, wurde aber in der Folge schon von älteren Autoren erwähnt und ist heute durch zahlreiche Beobachtungen gesichert. Die Beläge auf den Tonsillen können in einzelnen Fällen durchaus an Diphtherie erinnern, so daß nach dem klinischen Eindruck vorsichtshalber Diphtherieserum gespritzt wird. Die Angina beim Drüsenfieber hat meist sekundären Charakter, d. h. infolge der Erkrankung der Tonsillen, welche in die Affektion des lymphatischen Systems mit einbezogen werden, werden sonst saprophytische Keime der Mundhöhle, wie z. B. auch Spirochäten und fusiforme Bazillen, diphtheroide Stäbchen virulent. Die Angina beim Drüsenfieber ist deshalb auch zu vergleichen den Tonsillitiden bei bösartigen Erkrankungen des lymphatischen Systems, z. B. der lymphatischen Leukämie.

Das Drüsenfieber hat eine wahre Proteusnatur, es kann eine tolle Maskerade aufführen und sich hinter den verschiedensten Masken verbergen. Das einigende Band, welches alle diese mannigfaltigen Krankheitsbilder zusammenhält, ist die Erkrankung des lymphatischen Systems (Lymphknoten und Milztumor) und der pathognomonische Blutbefund. In ihm spiegeln sich die durch die spezifische Infektion durch ein lymphotropes Virus ausgelösten abnormen Wucherungsvorgänge im lymphatischen System wider. Es handelt sich um ein sehr charakteristisches sogenanntes buntes Blutbild mit einer überwiegenden Zahl lymphoider oder monocytoider, zum Teil plasmazelliger oder sonst pathologischer Elemente. Manchmal sieht man dieses Blutbild schon in den ersten Tagen der manifesten Erkrankung mit 80 bis 90% lymphocytoiden oder monocytoiden Zellen. Gelegentlich ist der Befund zuerst uncharakteristisch, indem eine Leukopenie oder eine polynucleäre Leukocytose bis 20 000 und darüber besteht und die pathologische Mononucleose erreicht erst allmählich gegen Ende des fieberhaften Stadiums ihren Höhepunkt.

Die pathologische Mononucleose setzt sich aus zwei Elementen zusammen, die in den einzelnen Fällen in wechselnder Mischung auch im gleichen Epidemieherd auftreten. Selbst beim gleichen Patienten kann das Blutbild von vorwiegend monocytoidem Charakter in ein lymphocytoides übergehen und umgekehrt.

1. *Lymphocytoide Zellen*, sogenannte Drüsenfieberzellen, sind lymphocytenähnliche Elemente, nur sind sie größer als die gewöhnlichen Lymphocyten. Sie besitzen einen chromatinreichen dunklen, grobbalkigen Lymphocytenkern, der zu exzentrischer Lagerung und größerer Polymorphie neigt, insbesondere sich gern einer Nierenform nähert. Das Plasma zeigt besonders an den Rändern, stellenweise nur an den Ecken oder nur auf einer Seite eine blaue Verfärbung, so daß diese Zellen Übergangsformen zu Plasmazellen darstellen. Eigentliche Plasmazellen kommen auch vor, sie sind aber in der Regel etwas weniger zahlreich als bei den Rubeolen (1 bis 8%). Ihr Protoplasma ist in toto stark basophil, blau gefärbt, und der Kern nimmt mit seinem Chromatin gelegentlich auch Radspeichenform an. Das Protoplasma kann auch ganz blaß und hyalin sein, es enthält dann häufig Azurgranula und Vacuolen. Diese größeren lymphocytenähnlichen Zellen mit allen Übergangsformen zu Plasmazellen beherrschen das Blutbild, während ihnen gegenüber die gewöhnlichen kleinen Lymphocyten zurücktreten.

2. *Monocytoide Zellen.* Es sind dies meist sehr große Zellen mit hellen, chromatinarmen Kernen, welche die Formen von großen Monocyten nachahmen, indem sie Hufeisenform annehmen, oder abnorme Lappenbildung zeigen. Die Kerne können helle Lücken im Chromatin haben. Das Protoplasma läßt die feine Azurkörnelung der großen Monocyten vermissen, es ist hellhyalin, ab und zu jedoch ebenfalls auffallend basophil (Monoblasten). Zahlreich sind größere und kleinere Vacuolen. Vorübergehend können diese Monocytoiden vorherrschen, dann aber in ein lymphocytoides Blutbild übergehen. Ich sah in einem Fall ohne Angina 44% monocytoide Zellen.

Im Anfang der Ausbildung der Mononucleose, später seltener, findet man sehr jugendliche Elemente, Lymphoblasten mit hellen Kernen, einem sehr zarten Chromatingerüst, manchmal sichtbaren Nucleolen. Das Protoplasma ist öfters leicht, gelegentlich stark basophil, so daß sich auch hier Übergänge zu lymphoblastischen Plasmazellen finden.

Ganz vereinzelt kommen Myelocyten und Jugendformen vor. In einem Fall fand ich sogar Megakaryocyten im peripheren Blut. Trotz hohen Fiebers kann man Eosinophile sehen, gelegentlich sogar Eosinophilie. Letztere wird nicht selten auch in der Rekonvaleszenz beobachtet. Die Blutveränderungen dauern wochen- und monatelang und gestatten noch eine retrospektive Diagnose. Die Besserung zeigt sich darin, daß wieder reichlicher normale kleine Lymphocyten auftreten.

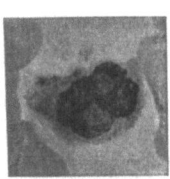

Abb. 91. Megakaryocyt im peripheren Blut bei Drüsenfieber.

Das Blutbild kann bei absoluten Leukocytenzahlen von 3000 bis 20000, selten mehr, an eine akute Lymphadenose erinnern. Früher sind offenbar nicht selten Verwechslungen vorgekommen, und sogenannte geheilte Leukämien oder Lymphogranulomatosen waren nichts anderes als lymphämoides Drüsenfieber. Gegen eine akute Leukämie spricht das gute Allgemeinbefinden, das Fehlen einer Anämie und Thrombopenie. Hämorrhagische Diathese, welche bei der akuten Leukämie sehr häufig ist, ist beim Drüsenfieber sehr selten und kann sich auf leichtes Nasenbluten und vereinzelte Petechien beschränken.

Beim Drüsenfieber der Erwachsenen wurden öfters Agglutinine gegen Hammelblut nachgewiesen (HANGANATZIU-DEICHERsche Reaktion). Diese ist bei Kindern um so seltener positiv, je jünger sie sind, so daß sie besonders im frühen Kindesalter differentialdiagnostisch kaum verwertet werden kann. Sie hat nur Wert, wenn sie positiv ist. Die Vermehrung der Hammelblut-Agglutinine ist nicht ganz streng spezifisch, besonders Krankheitszustände, wie Serumkrankheit, Arzneimittelexantheme, Gelenkrheumatismus, Mumps, Röteln, können ähnliche Reaktionen geben. Die Heteroagglutination ermöglicht innerhalb der Drüsenfiebergruppe keinerlei Abgrenzung. Als nosologische Einteilungsprinzipien bleiben Klinik und Blutbild, da die Serumreaktion fehlen kann, an erster Stelle.

Einige Autoren haben auch eine vorübergehende unspezifische WASSERMANN- oder MEINICKE-Reaktion beschrieben.

Die Ätiologie der Krankheit ist noch unbekannt, doch neigt man, ähnlich wie bei den Röteln, zu der Annahme einer Infektion durch ein besonderes lymphotropes Virus. Die Krankheit ließ sich bis jetzt nicht auf Tiere übertragen. Es scheint aber eine ähnliche Infektion bei Kaninchen vorzukommen.

Therapeutisch hat sich uns am ehesten im Fieberstadium Chinin bewährt nach der Vorschrift von COMBY in Form von Suppositorien:

Chinin hydrobromic............ 0,1
Pyramidon .... 0,02—0,1
Butyr. Cacao 1,0
  Zwei- bis dreimal ein Stuhlzäpfchen.

Zur Reinigung des Nasenrachenraumes Instillationen mit 3%iger Kollargol-lösung, Gurgeln mit 1%iger Wasserstoffsuperoxydlösung.

Die Drüsen am Halse werden im akuten schmerzhaften Stadium mit feucht-warmen Umschlägen unter Zusatz von Alkohol behandelt. Für die Nacht Anti-phlogistin. Später Einreibungen mit Schmierseife unter Zusatz von 5% Ichthyol. Auch Unguentum plumbi jodati ist manchmal nützlich. Ob die Sulfanilamide, insbesondere Prontosil, eine Wirkung haben, kann ich noch nicht sagen, da zur Zeit der von mir beobachteten Epidemie diese Präparate noch unbekannt waren. Heute scheint in erster Linie ein Versuch mit Aureomycin angezeigt.

Günstig wirken Quarzlampenbestrahlungen.

Tonisierende Mittel sind in der Rekonvaleszenz oft angezeigt, Lebertran, Malzextrakt, Eisen und Arsen.

Bei abdominalen Koliken bewähren sich Suppositorien mit Extr. Belladonnae zu 0,005.

Die Prognose des Drüsenfiebers ist absolut günstig.

Akute infektiöse Lymphocytose (Smith).

Die akute infektiöse Lymphocytose (SMITH) ist ein spezifisches Krankheits-bild unbekannter Ätiologie, welches von der infektiösen Mononucleose, akuter und chronischer lymphatischer Leukämie und verschiedenen mit Lymphocytose einhergehenden Infektionskrankheiten abgetrennt werden kann. Die Krankheit kommt bei Kindern in der ersten Lebensdekade vor. Sie ist infektiös und kontagiös, mit einer Inkubationsperiode von 12 bis 21 Tagen. Im Gegensatz zum Drüsenfieber fehlen Drüsenschwellungen und Milztumor. Charakteristisch ist eine Hyperleukocytose von 40000 bis 50000, ja sogar bis über 100000 und 60 bis 80%, selten über 90% Lymphocyten. Die Lymphocyten sind kleine bis mittelgroße normale Formen. Die klinischen Symptome können sehr milde sein. Meist steht eine leichte Infektion der oberen Luftwege im Vordergrund mit subfebrilen Temperaturen, urticariellen Exanthemen und relativ oft schmerz-haften Kolitiden. Erscheinungen von seiten des Nervensystems können eine Meningitis, Encephalitis oder eine abortive Poliomyelitis vortäuschen. Die Prognose ist absolut günstig. Man denkt an eine Virusinfektion. Die Dauer der Lymphocytose beträgt ungefähr 1 bis 4 Wochen.

Wir waren in der Lage, in unserer Klinik Fälle zu beobachten, die in jeder Hinsicht der Beschreibung von SMITH entsprachen.

86. Vorlesung.

Untersuchungsmethoden und Einteilung der Blutungsübel.

Die Lehre von den Blutungsübeln hat in den letzten Jahrzehnten eingehende Bearbeitung und Umgestaltung erfahren, wobei vorzugsweise funktionelle Betrachtungsweisen zur Erweiterung unserer klinischen Kenntnisse beigetragen haben. Dieses Kapitel der Nosologie ist auch für den Kinderarzt zwar schwierig, aber besonders interessant und reizvoll wegen seiner vielgestaltigen Beziehungen zu Erbleiden, zu Fragen der Avitaminosen, der Infektion und Anaphylaxie, der

Blutkrankheiten usw. Die Pathologie verschiedener Organe, wie des Knochen-markes, der Leber, der Milz, der Blutgefäße usw , spielt hier in mannigfaltigen Wechselbeziehungen hinein.

Bei der Betrachtung der Blutungskrankheiten gehen wir am besten aus vom Mechanismus der Blutstillung. Zum Zustandekommen einer Blutung gehört eine Gefäßverletzung. Das Trauma braucht um so geringer zu sein, je mehr die Gefäßresistenz herabgesetzt ist. Da genügen oft schon die alltäglichen, sonst folgenlosen Mikrotraumen, z. B. ein leichtes Anstoßen, die Umschnürung eines Strumpfbandes, der Druck einer Bettschüssel usw., um mehr oder weniger ausge-dehnte Hautblutungen hervorzurufen. In der Gefäßwunde kommt es zuerst zu einer Plättchenagglutination und einem Plättchenthrombus. Rote und weiße Blutkörperchen bilden weiteres Verstärkungsmaterial zum Aufbau des Abwehr-dammes. Nun setzt die Blutgerinnung ein und nach derselben sorgt die Retraktilität der Plättchen gewissermaßen für die Wundnaht.

Für die Diagnose und Differenzierung der verschiedenen Blutungsübel kommen folgende Methoden in Betracht:

1. Untersuchung des Gefäßfaktors. a) RUMPEL-LEEDEsches Zeichen. Man legt eine Stauungsbinde um den Oberarm während etwa 3 bis 5 Minuten an und beobachtet, ob Petechien in der Ellenbeuge und am Vorderarm aufschießen. Bei normaler Gefäßresistenz werden keine Petechien beobachtet.

b) Stichprobe nach KOCH. Man sticht mit der Nadel eine viereckige Figur auf die Haut. Beim Normalen sieht man am nächsten Tage nichts, bei manchen Blutungsübeln bemerkt man um die Nadelstiche einen hämorrhagischen Hof.

c) HECHTsche Probe. Man verwendet zu ähnlichen Zwecken Schröpfköpfe.

d) Klopfen mit dem Perkussionshammer kann eine Ekchymose erzeugen.

e) Kneifphänomen von JÜRGENS. Mit Daumen und Zeigefinger beider Hände wird eine Hautfalte in der Unterschlüsselbeingrube aufgehoben und unter leichtem Druck gepreßt. Liegt eine Blutungsbereitschaft vor, so treten an dieser besonders empfindlichen Stelle sofort Hautblutungen auf.

2. Morphologische Blutuntersuchung (rotes und weißes Blutbild). Sie ist wichtig, um von vornherein zu entscheiden, ob es sich um ein sogenanntes essentielles oder um ein symptomatisches Blutungsübel, z. B. bei einer Blut-krankheit, wie Leukämie, Panhämocytophthise usw., handelt.

3. Plättchenzählung. Am meisten eingebürgert ist die Zählung der Blut-plättchen nach FONIO. Man sticht mit der FRANKEschen Nadel (Schnepper) in eine Fingerbeere, ohne daß zuerst Blutung erfolgt. Darauf bringt man auf die Stichwunde einen Tropfen 14%iger Magnesiumsulfatlösung und läßt den heraus-tretenden Bluttropfen nun sich mit der Lösung mischen. Dann macht man ge-wöhnliche Abstriche auf Objektträger und färbt nach GIEMSA (15 Tropfen auf 10 ccm Aqua dest. 3 bis 4 Stunden lang). Darauf zählt man, wie viele Thrombo-cyten auf 1000 gleichzeitig gezählte Erythrocyten fallen. Ein EHRLICHsches Ocular mit verstellbarer Blende oder ein aus Postkartenpapier ausgeschnittenes kleines Quadrat, das in das gewöhnliche Ocular eingelagert wird, erleichtert durch Ab-blendung und Verkleinerung des Gesichtsfeldes die Zählung sehr. Die absolute Thrombocytenzahl ergibt sich entsprechend der in der Zählkammer gefundenen Erythrocytenzahl nach folgender Formel: Es werden z. B. gefunden auf 1000 Rote 64 Plättchen. Die Zahl der Roten beträgt 3 936 000, die Zahl der Plättchen demnach $3936 \times 64 = 251\,940$ Blutplättchen pro Kubikmillimeter. Die normalen Plättchenzahlen betragen nach FONIO 250 000 bis 300 000.

JÜRGENS und LENGGENHAGER haben andere Zählungsmethoden angegeben, bei denen ähnlich wie bei den Leukocytenzählungen die Plättchen in der Zählkammer direkt gezählt werden. Als Durchschnittswerte gibt JÜRGENS beim Normalen nach dieser Methode 650000 im Kubikmillimeter an, untere Grenze 450000, obere Grenze der Norm 800000. Die Plättchen werden durch Zusatz einer Spur Brillantcresylblau zur Verdünnungsflüssigkeit von Natr. citric. 0,9% 100 ccm, Formalin 40% 2 ccm besser sichtbar gemacht. Zur Ausführung der Methode JÜRGENS wird ein von der Firma Ernst Leitz geliefertes Besteck zur Thrombocytenzählung benutzt.

4. Das qualitative Plättchenbild. Man achtet darauf, ob die Plättchen in gewöhnlichen Ausstrichpräparaten zu Häufchen agglutiniert sind oder nicht. Ferner beachtet man das Verhalten des Innenkörpers, der aus mehr oder weniger dichtstehenden Granula besteht (Granulomer), und den hyalinen Plasmasaum (Hyalomer), der bei normalen Plättchen eine ganz leichte Blaufärbung, bei reifen Plättchen eine mehr rötliche Färbung besitzt.

Pathologische Plättchen zeigen sich als unreife Jugendformen mit großem blauem Hyalomer und sehr geringen oder fehlenden Granulationen. Im blauen Plasma häufig Vacuolen. Ferner zeigen die pathologischen Plättchen starke Anisocytose, Riesenplättchen, oft fast von der Größe eines roten Blutkörperchens oder eines Lymphocyten und besonders viele Mikroplättchen. Die einzelnen Plättchen mit graurötlichem Plasma enthalten weit auseinanderstehende vereinzelte oder ungleich verteilte Granula. Ferner ist zu achten auf die Pyknose der Granula, die in einzelnen Plättchen zu einem kernartig dunklen Gebilde zusammensintern.

5. Spezielle Untersuchungen der Plättchenfunktionen. a) *Agglutinationsfähigkeit der Plättchen* (nach JÜRGENS und NAUMANN). Blutentnahme ohne Beimengung von Gewebssaft, Sedimentierung, Abheben des überstehenden Plasmas mit einem Hämatokriten. Anreicherung der Thrombocyten, wenn notwendig durch Zentrifugieren in einem eisgekühlten Zentrifugengläschen. Beobachtung der Agglutination im hängenden Tropfen. Normale Agglutination etwa nach 3 bis 4 Minuten. Verlängerung der Agglutinationszeit wird beobachtet bei Thrombopenien mit besonders großen Plättchen und bei Thrombopathien, Verkürzung der Agglutinationszeit fand JÜRGENS bei Thrombocytose, z. B. bei Polycytämie.

b) *Bestimmung der Plättchenlyse nach* HOWELL *und* CECADA. Blut wird in einem kurzen paraffinierten Glasröhrchen aufgefangen. In bestimmten Zeitintervallen werden die Plättchen gezählt, und zwar nur diejenigen, welche einzeln stehen und nicht zu Häufchen agglutiniert sind. Dem Prozentsatz der Plättchenlyse entspricht derjenige Teil der Plättchen, welche in einer Stunde verschwinden. Zuerst fand HOWELL im Normalblut bis zu 30 Minuten zahlreiche sich normal färbende Plättchen, später nur einzelne mehr, die übrigen waren agglutiniert und zeigten auf den nach JENNER gefärbten Ausstrichen ausgesprochene Anzeichen des Zerfalles. Beim hämophilen Blut dagegen waren viel länger stets einzelne Plättchen vorhanden bis kurz vor der Gerinnung, wenn auch in abnehmender Zahl. In den paraffinierten Gefäßen gerann normales Blut in 50 Minuten, hämophiles erst nach 5 Stunden.

c) *Retraktilität.* Wir benutzen zur Bestimmung der Retraktilität U-Röhrchen, in denen wir das Blut gerinnen lassen; spätestens nach einer Stunde löst sich der Blutkuchen in toto von der Glaswand ab und preßt das Serum aus. Man achte auf den glatten Charakter des Blutkuchens an seiner Oberfläche, ferner auf die Größe des Erythrocytensediments an der Umbiegungsstelle des U-Röhrchens.

FONIO hat ein Retraktilometer angegeben, ein Glasröhrchen von $^1/_2$ cm Durchmesser und 1 ccm Inhalt. Seine Innenfläche ist mit Nujol glatt gemacht. Der Grad der Retraktion des Blutkuchens wird nach 24 Stunden gemessen, indem man die Entfernung der oberen Grenze des Blutkuchens vom Flüssigkeitsspiegel des Serums in Millimetern angibt. Die Retraktilität ist eine Funktion der Blutplättchen, sie fehlt bei Thrombopenie und bei künstlich durch Zentrifugieren thrombocytenfrei gewonnenem Plasma, Zusatz von Plättchen löst die Retraktilität wieder aus; da Erhitzen der Plättchenemulsion auf 56° die Retraktilität aufhebt, handelt es sich wahrscheinlich um die Wirkung eines besonderen Enzyms (Retraktozym). Die Retraktilität ist aufgehoben bei Thrombopenie und Thrombasthenie.

d) *Bestimmung der Thrombosezeit nach* Morawitz-Jürgens. In einem von diesen Autoren besonders konstruierten Apparat, dem Kapillarthrombometer, wird Blut durch ein besonderes Pumpwerk so lange durch die Kapillare getrieben, unter konstanten Bedingungen, insbesondere auch der Temperatur, bis dies infolge Thrombose des Gefäßes nicht mehr möglich ist. Normalerweise ist dies nach 3 bis 4 Minuten der Fall. Verlängerung der Thrombosezeit wurde gefunden bei essentieller Thrombopenie und bei Thrombasthenie. Beginn statt nach 2 bis 3 Minuten erst nach 20 bis 30 Minuten, Abschluß nach 40 bis 60 Minuten.

6. Bestimmung der Blutungszeit nach Duke. Stich mit 4 mm vorstehender Frankescher Nadel in eine Fingerbeere oder ins Ohrläppchen, Auffangen der Tropfen auf Fließpapier alle halbe Minuten. Normal nehmen Tropfengröße und Zahl rasch ab und die Blutung hört nach $2^1/_2$ bis 3 Minuten auf. Bei gewissen Blutungsübeln ist die Blutungszeit auffällig verlängert bis 20 Minuten und mehr. Die Blutungszeit ist abhängig vom Zustand der Gefäße, von den Blutplättchen, von der Thrombenbildung, vom Vorhandensein oder Fehlen des Fibrinogens. Zu beachten sind auch die Nachblutungen; nach vorübergehendem Stehen der Blutung kann man noch lange Zeit durch Pressen Blutstropfen gewinnen, z. B. bei Irretraktilität des Gerinnsels oder bei Hämophilie.

7. Bestimmung der Gerinnungszeit nach Sahli und Fonio. Wenn möglich 10 Tropfen Venenblut, sonst jedoch Fingerblut, aus gut fließender Stichwunde (nach Handbad) werden in einem Uhrschälchen aufgefangen. Das Uhrschälchen wird in eine feuchte Kammer (Petrischale mit etwas nasser Gaze) gestellt, durch Hin- und Herneigen der Petrischale wird der Verlauf der Gerinnung im Uhrschälchen kontrolliert. Im Augenblick, da man das Uhrschälchen aufrechtstellen kann, ohne daß Blut herunterfließt, ist die Gerinnung vollendet. Die Gerinnungszeit beträgt im Mittel 32 Minuten (25 bis 37 Minuten). Verwendung von Fingerblut hat den Vorteil, daß die Gerinnungszeit dabei rascher eintritt (10 bis 20 Minuten).

Gerinnungszeit nach C. S. Engel (Objektträgerprobe). Mit der Schmalseite eines Objektträgers schippt man einen größeren Blutstropfen vom verletzten Finger ab und läßt ihn an dem senkrecht gehaltenen Glase herunterlaufen. Von Minute zu Minute fährt man mit einer Nadel durch die entstandene Blutlinie. Nach Eintritt der Gerinnung (normal nach 5 bis 6 Minuten) bleibt das Fibrin als zusammenhängender Faden an der Nadel und läßt sich aus der Blutstraße herausziehen. Spült man das Hämoglobin mit Wasser ab, so bleibt das weiße Fibrin zurück.

Methode von Bürker. Ein Tropfen Blut wird auf ein hohlgeschliffenes Gläschen, das von einem Wasserbad umgeben ist, gebracht; man fährt mit einem fein ausgezogenen Glasstäbchen alle halbe Minuten durch den Blutstropfen, bis ein Fibrinfaden hängen bleibt (normal nach 5 Minuten).

In neuester Zeit hat besonders die Bestimmung der Prothrombinzeit nach Koller und Fiechter große Bedeutung erlangt bei den Blutungen der Neugeborenen. Ich verweise hier auf die 95. Vorlesung über die Bedeutung des Vitamins K.

8. Untersuchung der Blutflüssigkeit. Verteilung der Plasmaeiweißkörper, insbesondere auch Bestimmung des Fibrinogens. Nach den Methoden von Wohlgemuth oder nach Frisch und Starlinger oder maßanalytisch: siehe Hallmann: Klinische Chemie und Mikroskopie, 6. Aufl. Verlag Georg Thieme, 1952.

9. Calciumbestimmung im Blut nach Kramer und Tisdall.

10. Sternalpunktion. Untersuchung des Verhaltens der Megakaryocyten.

In neuester Zeit wurden von W. Catel und Jürgens Einteilungsversuche der Blutungsübel nach ätiologischen Gesichtspunkten gemacht, welche alle die einschlägigen Krankheitszustände in erschöpfender Weise zu erfassen suchten. Leider stößt jede Einteilung auf große Schwierigkeiten, besonders bei einem Gebiete, das sich noch in ständigem Flusse befindet. Die Einteilungen von Catel und besonders von Jürgens sind so umfangreich, daß es aus didaktischen

Gründen hier nicht möglich ist, auf sie näher einzugehen. Wesentlich einfacher ist die pathogenetische Einteilung der hämorrhagischen Diathesen nach F. KOLLER. Er scheidet sie in zwei große Gruppen:

I. Hämorrhagische Diathese mit Störung der Gerinnungsfunktion (Mangel an Prothrombin, Thrombokinase, Calcium, Fibrinogen, Überschuß an gerinnungshemmenden Substanzen beim Peptonschock).

II. Hämorrhagische Diathese mit vasculärer Schädigung (ohne Gerinnungsstörung).

.1. Essentielle und symptomatische Thrombopenien.

2. Thrombopathien bzw. Thrombasthenien.

3. Athrombopenische Purpuraformen (Skorbut, Morbus Schönlein-Henoch, symptomatische Formen bei Endocarditis lenta, bei Sepsis und anderen Infektionskrankheiten).

Wir möchten, uns ebenfalls an die pathogenetische Grundlage haltend, uns auf die folgende Einteilung der Blutungskrankheiten beschränken. Wir müssen uns aber klar sein, daß sich die Natur in kein Einteilungsschema einzwängen läßt, indem z. B. der Gefäßfaktor bei allen Blutungsübeln eine mehr oder weniger große Rolle spielt, anderseits greifen die Thrombocytopathien wegen der großen Bedeutung der Blutplättchen für die Blutgerinnung auch in das Gebiet der Blutungskrankheiten mit Störungen des Blutgerinnungsmechanismus über.

Wir scheiden die Blutungskrankheiten in die folgenden großen drei Gruppen:

I. Blutungskrankheiten infolge ausschließlicher oder vorwiegender Herabsetzung der Gefäßresistenz.

1. *Angeborene Gefäßanomalien.*

a) OSLERsche hereditäre Telangiektasie.

b) Leptomeningosis haemorrhagica interna (CATEL).

α) Als Folge von Gefäßmißbildungen (besonders Teleangiektasien, Angioma racemosum arteriale und venosum, Sturge-Webers Krankheit).

β) Als Folge allgemeiner Minderwertigkeit der Gefäße oder kleinerer Aneurysmen (CATEL).

2. *Erworbene Gefäßschäden.*

a) Vitamin-C-Mangel.

b) Pachymeningosis haemorrhagica idiopathica (W. CATEL).

c) Infektiös-toxische Blutungsübel, z. B. namentlich bei Meningokokkeninfektionen mit Einschluß des Syndroms von WATERHOUSE-FRIDERICHSEN; Sepsis.

d) Anaphylaktoide Purpura, Purpura Schönlein-Henoch.

e) Purpura fulminans und postinfektiöse Kokardenpurpura nach SEIDLMAYER.

II. Die Erkrankungen des Thrombocytensystems.

Sie zerfallen in zwei große Gruppen, nämlich in die essentiellen und symptomatischen Thrombopenien einerseits mit direktem Ausfall der Blutplättchen ohne wesentliche Störung der Blutgerinnung, und in die hereditären Thrombopathien im engeren Sinn mit Funktionsanomalien der Plättchen bei normalen Zahlen.

1. *Die Thrombopenien.*

   a) Essentielle Thrombopenie oder Morbus maculosus Werlhofi.

   b) Symptomatische Thrombopenien.

   α) Blutkrankheiten (Panhämocytophthise, leukämische Erkrankungen, perniciosaähnliche Anämien, z. B. Ziegenmilchanämie).

   β) Infektiös-toxische Schäden des Knochenmarkes, z. B. bei Typhus, Diphtherie, Sepsis.

   γ) Vergiftungen, Benzol, Benzin, Arsenverbindungen.

   δ) Allergische Thrombopenie, Überempfindlichkeit gegen Medikamente, Sedormid.

2. *Die heredo-familiären Formen.*

   a) Hereditäre kongenitale Form der essentiellen Thrombopenie.

   b) Die hereditäre hämorrhagische Thrombasthenie GLANZMANN.

   c) Die konstitutionelle Thrombopathie von WILLEBRANDT-JÜRGENS.

   d) Der Typus NAEGELI.

   e) Der Typus JÜRGENS.

   f) Die echte Hämophilie.

   g) Die sporadische Hämophilie.

III. Blutungsübel mit Störungen des Blutgerinnungsmechanismus.

Der Mechanismus der Blutgerinnung verläuft nach folgenden zwei Phasen:

I. *Thrombinbildung* aus: Prothrombin + Thrombokinase + Calciumionen = = Thrombin.

II. Thrombin + Fibrinogen = Fibrin.

III. Retraktozym: Retraktion des Blutkuchens, ,,Wundnaht", Abscheidung des Serums.

Es kommt zu verschiedenen Blutungsübeln, wenn es im Blut an irgendeinem von diesen für die Blutgerinnung notwendigen Faktoren mangelt, nämlich:

1. Prothrombinmangel bei K-Avitaminose oder auch Leberparenchymerkrankungen. Hierher gehören besonders die Blutungen bei Neugeborenen.

2. Mangel an Thrombokinase: Hereditäre und sporadische Hämophilie.

3. Mangel an Calcium. Es sind bis jetzt nur sehr wenige Fälle bekannt, bei denen Hypocalcämie eine Rolle spielt.

4. Mangel an Fibrinogen:
   a) Kongenitale Afibrinogenämie.
   b) Erworbene Fibrinopenie.

5. Mangel an Retraktozym (Thrombasthenie).

In neuerer Zeit ist das ganze Gebiet der Gerinnungsstörungen in Fluß und Umwandlung gekommen. Wesentlich war die Erkenntnis, daß sich im Blut selber eine Vorstufe der Thrombokinase vorfindet, das Thromboplastinogen bzw. Thromboplastin. Mannigfache Gerinnungsfaktoren können zu einer verlangsamten Thromboplastinbildung führen und dadurch hämorrhagische Diathesen, sogenannte Koagulopathien, verursachen.

Gestörter Gerinnungsfaktor	Zugeordnete hereditär konstitutionelle hämorrhagische Diathesen
I Fibrinogen	Afibrinogenämie, Fibrinopenie (keine Gerinnselbildung)
II Prothrombin	Idiopathische Hypoprothrombinämie (verminderte Thrombin-bildung)
III Thromboplastin	Verminderter Prothrombinverbrauch infolge ungenügender Thromboplastin- (Blutthrombokinase-) Bildung
IV Calciumionen	Eine Verminderung des Blutcalciums führt zum Tode durch Tetanie, bevor eine Gerinnungsverzögerung folgt (HELD)
V und VI Accelerin-Konvertin-Gemisch	Parahämophilie = Morbus Owren (verlangsamte Thrombin-bildung)
VII	Kongenitaler Faktor VII-Mangel (verlangsamte Thrombin-bildung, z. B. infolge Mangels an Vitamin K_1)
VIII	Verzögerte Thromboplastinbildung, echte Hämophilie A
IX Christmas-Faktor	Verzögerte Thromboplastinbildung, Hämophilie B (Christmas-Disease, so genannt nach dem Knaben, der als erster Träger der Krankheit beschrieben wurde, mit Vornamen Christmas)
X	Hämophilie C ? (KOLLER). Verzögerte Thromboplastinbildung

Interessant ist, daß die gegenseitige Bluttransfusion der Kranken mit Hämophilie A und B möglich ist, weil ihr Blut gegenseitig die fehlenden Faktoren für die Blutgerinnung ergänzt (HULE und NEŠPŮRKOVÁ). So enthält offenbar das Blut bei Hämophilie A den sogenannten Christmas-Faktor, bei Hämophilie B dagegen das antihämophile Globulin.

87. Vorlesung.

Blutungsübel infolge von angeborenen und erworbenen Gefäßanomalien.

(Meningealapoplexie, Lungenapoplexie, Pachymeningosis haemorrhagica.)

An dieser Stelle erwähne ich hier zunächst die **hereditäre hämorrhagische Telangiektasie Osler.** Dieses ursprünglich mit der Hämophilie zusammenge-worfene Leiden wurde zuerst von RENDU von der Hämophilie abgetrennt. Es handelt sich nach OSLER um eine exquisit hereditäre Affektion, welche sich in lokalisierten nävusartigen Telangiektasien, besonders in der Haut des Gesichtes, der Nasen- und Mundschleimhaut, äußert, die entweder spontan oder durch leichte Traumen zu profusen Hämorrhagien Anlaß geben. Es kann dadurch zu schweren sekundären Anämien kommen, die Roten können bis unter 1 Million sinken. Die Blutungen erfolgen nur aus den Telangiektasien. Eine allgemeine hämorrhagische Diathese fehlt, Anomalien des Gerinnungsvorganges bestehen nicht, Purpuraflecken treten nicht auf. Die Blutplättchen sind normal. Die Blutungen aus den Telangiektasien zeigen sich gewöhnlich zuerst als Nasen-blutungen etwa vom achten Lebensjahr an und haben Neigung, mit dem Alter zuzunehmen. Die Telangiektasien entwickeln sich oft erst spät nach dem 35. Jahr und beginnen zu bluten.

Die mikroskopische Untersuchung hat ergeben, daß die Gefäße in den Telangiektasien Kapillaren und kleine Venen nur von einer dünnen Endothellage und
etwas Bindegewebe umgeben sind. Elastische oder Muskelfasern fehlen, die
Hautpapillen erscheinen durch die Teleangiektasien oft abgeflacht.

Der Vererbungsmodus dieser hereditären Teleangiektasie ist dominant und
nicht geschlechtsgebunden. Männer und Frauen können in gleicher Weise erkranken. KUGELMASS hat einen 13jährigen weiblichen Zwilling mit wiederholtem
Nasenbluten beobachtet, welcher die OSLERsche Krankheit darbot. Der andere
Zwilling war normal, aber bei Großmutter, Onkel und Neffe traten ähnliche
Blutungen periodisch auf, welche auf Angiome in der Nasenschleimhaut zurückzuführen waren. Die OSLERsche Krankheit scheint allerdings im Kindesalter
recht selten zu sein.

Als zweites Krankheitsbild dieser Gruppe möchte ich den folgenden Fall schildern,
den wir 1932 bei einem $4^1/_2$ Monate alten Säugling beobachtet haben. Das Kind war
nach $6^1/_2$ Schwangerschaftsmonaten zu früh geboren mit einem Geburtsgewicht
von zirka 1000 g. Die Geburt dauerte kaum 3 Stunden. Das Kind wurde uns wegen
Brechdurchfalls im Alter von $4^1/_2$ Monaten mit einem Gewicht von 1540 g in die
Klinik eingewiesen und nahm sofort bei allaitement mixte mit ansteigenden Mengen
kondensierter gezuckerter Milch sehr gut zu. Das Gewicht stieg in knapp drei Wochen
bis 2300 g. Da traten in einer Nacht plötzlich aus anscheinend vollkommen gesundem
Zustand wiederholte apnoische Anfälle mit Schnappatmung auf. Die Fontanelle
erwies sich als sehr stark gespannt. Die Lumbalpunktion ergab einen stark erhöhten
Druck und es wurden zirka 15 ccm blutigen Liquors entleert. Das Kind starb noch
in der gleichen Nacht. Kein Fieber.

Bei der Autopsie fand man zwischen Dura und Pia, namentlich rechts über der
Konvexität und an der Basis, größere frische Blutungen. Auf der Pia reichlich
geronnenes Blut. Auch im Subarachnoidealraum über der rechten Konvexität hier und
da etwas geronnenes Blut. Seitenventrikel, 3. und 4. Ventrikel mittelweit mit
blutigem Liquor gefüllt, Ependym der Seitenventrikel ziemlich dick, vielfach etwas
bräunlich verfärbt. Im linken Vorderhorn zirka 2 mm messende und im rechten
Unterhorn 1 cm messende Cyste, aber mit glatter Wand.

Es handelt sich hier um eine Kombination von subduralen, subarachnoidalen
und pialen Blutungen, die bei einem frühgeborenen Säugling im Alter von
$5^1/_2$ Monaten spontan erfolgt sind und als **Meningealapoplexie** zur Todesursache
wurde. Charakteristisch ist der blutige Liquor, der bei der Lumbalpunktion
unter hohem Druck entleert wird. Nach dem Absetzen des Blutes erscheint der
darüberliegende Liquor xanthochrom.

Dieses Krankheitsbild hat mit einer Entzündung der Meningen gar nichts
zu tun und CATEL hat deshalb das Krankheitsbild als Leptomeningosis bezeichnet.
Da bei unserem Fall sämtliche Hirnhäute an der Blutung beteiligt waren, können
wir von einer **Panmeningosis haemorrhagica interna** sprechen.

Es handelt sich in unserem Fall wohl um Gefäßwandschwächen, z. B. Media-
lücken (VONKEN) infolge der Frühgeburt. Schon das Geburtstrauma hatte,
wie an der bräunlichen Verfärbung des Ependyms und an der Cystenbildung
zu ersehen war, zu Blutungen geführt, die aber symptomlos überstanden wurden;
um so merkwürdiger ist diese Meningealapoplexie, die bei dem $5^1/_2$ Monate alten,
anscheinend gut gedeihenden Säugling zum plötzlichen Exitus führt. Vielleicht
spielen konstitutionelle Minderwertigkeiten des Gefäßsystems, in anderen
Fällen echte Gefäßmißbildungen, Angiome, eine Rolle.

Zweifellos handelt es sich um einen angeborenen, mitunter auch hereditären
Zustand, der jahrelang völlig symptomlos bleiben kann. CATEL schreibt noch
1940, die Leptomeningose sei im Säuglingsalter überhaupt noch nicht beobachtet
worden. Der hier geschilderte Fall würde somit eine erste Beobachtung im

Säuglingsalter darstellen. Im dritten Lebensjahr wird die Leptomeningose nur sehr selten beobachtet. Ich sah einen Fall bei einem siebenjährigen Mädchen. Die Prädilektionszeit ist die Präpubertät und die Pubertätszeit.

Meist ohne auslösende Ursachen, gelegentlich nach körperlichen Anstrengungen oder psychischen Erregungen, erkrankt das Kind ganz plötzlich apoplektiform aus voller Gesundheit mit Brechreiz, Kopf- und Nackenschmerzen, meningitischen Symptomen, Benommenheit bis zu völliger Bewußtlosigkeit und Fieber, das aber nicht entzündlichen Ursprungs, sondern auf die zentrale Reizung durch die Blutung zurückzuführen ist. Es wurden auch Netzhautblutungen und Stauungspapille beobachtet. Die Krankheit kann in Schüben verlaufen, aber meist in Heilung ausgehen.

Bei einer anderen Gruppe beobachtete CATEL in bestimmten Intervallen wiederkehrende epileptiforme Anfälle vom JACKSON-Typus mit vorübergehenden oder dauernden Lähmungen, Stauungspapille, aber ohne Netzhautblutungen. CATEL glaubt, daß diese letztere Variante auf hochgradige Gefäßmißbildungen (Angiome) zurückzuführen sei.

CATEL fand bei zwei Patienten Thrombocytenzahl, ferner Blutungs-, Gerinnungs- und Retraktionszeit normal, dagegen stellenweise infraclaviculär vermehrte Neigung zu Hautblutungen.

Ich ergreife die Gelegenheit, heute einen sehr interessanten Fall zu demonstrieren, bei dem wir wohl ebenfalls wegen angeborenen Gefäßanomalien nicht meningeale Apoplexien vor uns haben, sondern Apoplexien in die Lungen mit Hämoptysen und Ausgang in idiopathische braune Lungeninduration infolge außerordentlich starker Hämosiderose nach den schleichenden oder apoplektiformen rezidivierenden Lungenblutungen. Wir werden sehen, daß es sich hier ebenfalls um ein heredofamiliäres Leiden handelt, das aber mit der OSLERschen Krankheit, bei der sich die Teleangiektasien gelegentlich auch in Trachea und Bronchien lokalisieren können, nichts zu tun hat.

Hereditäre Hämoptysis mit Ausgang in idiopathische braune Lungeninduration im Kindesalter.

Das 13jährige Mädchen, das ich heute vorstelle, bot uns lange Zeit große diagnostische Schwierigkeiten.

Im Vordergrund des Krankheitsbildes steht eine anfallsweise auftretende Anämie, die zeitweise hohe Grade erreichen kann (25 bis 30% Hämoglobin). Die Blässe der Haut zeigt leichtgelblichen Unterton, wir sehen einen Subikterus der Scleren, der sich zur Zeit der Krise verstärkt. Im Urin stellen wir eine vermehrte Urobilinogenausscheidung fest. Das rote Blutbild zeigt keinerlei Kugelzellen, keinerlei Anhaltspunkte für eine der bisher bekannten hämolytischen Anämien. Wir finden ferner eine Leukopenie von 4000 bis 6000 und eine intermittierende Eosinophilie 5,5 bis 7,5%. Die Blutplättchen schwanken zwischen 140000 bis 90000. Es bestehen keine Anhaltspunkte für eine allgemeine hämorrhagische Diathese.

Unser Mädchen hat dauernd eine leichte Albuminurie und wechselnde Hämaturie. Da wir sonst keine Erklärung für die Anämie fanden, faßten wir sie als posthämorrhagisch auf und suchten die Ursache in den ständigen kleinen Blutverlusten durch die Nieren. Doch war diese Erklärung bei dem geringen Charakter der Hämaturie unbefriedigend. Wir haben nun aber entdeckt, daß das Kind fast immer ein blutig tingiertes Sputum hatte, das es jedoch schluckte. Diese Hämoptyse ist sehr diskret und kann der Aufmerksamkeit leicht entgehen, und doch ist die schleichende und nur periodisch stärker exacerbierende Lungenblutung die wahre Ursache der Anämie in unserem Fall.

Die beiden häufigsten Ursachen von Hämoptysen im Kindesalter können ausgeschlossen werden, nämlich eine Tuberkulose und ein Mitralfehler (Mitralstenose). Das Röntgenbild ergibt einen charakteristischen Befund von feinen Schattenflecken in den verschleierten Mittel- und Untergeschossen der Lungen, welche an einen Lungenboeck, an eine Miliartuberkulose oder auch an eine Silikose erinnern können. Diese Schattenflecken sind auf eine reichliche Hämosiderose der Lungen zurückzuführen, die Folge der rezidivierenden kleineren und größeren Blutungen.

In unserem Fall handelt es sich um ein heredofamiliäres Leiden, indem der Vater und einige Brüder desselben an solchen rezidivierenden, meist aber gutartig verlaufenden Hämoptysen litten, die häufig mit Tuberkulose verwechselt werden. Es lassen sich jedoch kein krankhafter Lungenbefund nachweisen, ebensowenig wie Zeichen der Hämophilie, der chronischen Purpura (essentielle Thrombopenie) oder Teleangiektasien in den oberen Luftwegen wie bei der OSLERschen Krankheit. Die Ursache der Lungenblutungen ist vollkommen unbekannt. Der Erbgang ist dominant bei dieser zuerst von LIBMANN und OTTENBERG 1918 unter dem Namen „hereditary Hämoptysis" beschriebenen neuen Form von hämorrhagischer Diathese.

Der Verlauf des Leidens ist, wie unser Fall zeigt, ein intermittierender mit schweren Krisen plötzlich zunehmender Blässe, wiederholtem Erbrechen und mehr oder weniger reichlichen Blutbeimengungen, rasch eintretender Anämie, Dyspnoe usw. bei gänzlich fieberlosem Verlauf. Besonders unter Eisentherapie zeigen sich kürzere oder längere Remissionen, in denen sich die Anämie gut repariert, bis eine neue Krise kommt, die alles bisher erreichte wieder in kurzer Zeit vernichtet. Dieses eigenartige Krankheitsbild war bisher in der pädiatrischen Literatur unbekannt. Da das Leiden bei Kindern einen bösartigen progressiven Verlauf nimmt und in zwei bis drei Jahren zum Tode führt, wurden bis jetzt nur etwa drei bis vier Fälle von pathologischen Anatomen, wie CEELEN, GELLERSTEDT und dem Röntgenologen ANSPACH, beschrieben.

Pathologisch-anatomisch findet man eine hochgradige braune Induration der Lungen, eine sogenannte muskuläre Cirrhose mit außerordentlich starker Hämosiderose der Lungen infolge der wiederholten schleichenden Lungenblutungen.

Zum Schluß der heutigen Vorlesung will ich noch als erworbenes Blutungsübel infolge von Gefäßanomalien an Hand eines selbst beobachteten Falles die Pachymeningosis haemorrhagica interna besprechen.

Ein sieben Monate alter Knabe, der seit längerer Zeit an schwerer Appetitlosigkeit litt bei vorwiegender Mehlernährung, wurde uns wegen cerebraler Erscheinungen zur Abklärung des Falles zugewiesen.

Das Kind befand sich in schlechtem Ernährungszustand, Gesichtsausdruck etwas ängstlich, Augenbrauen leicht zusammengezogen, das Kind schreit bei jeder Berührung und oft auch, wenn es allein ist. Die Haut ist blaß, zeigt schlechten Turgor, geringes Fettpolster. Die große Fontanelle ist $4^1/_2 : 4$ cm groß, zeigt weiche Ränder und ist abnorm gespannt. Der Kopfumfang, der in letzter Zeit auffällig zugenommen habe, ist mit 44 cm bei einem Brustumfang von 38 cm zu groß. Das Kind zeigt ferner eine Verkürzung des rechten Beines infolge einer Fraktur des Femurs vor drei Monaten mit starker Callusbildung. Gleichzeitig soll das Kind nach geringem Trauma auch den Humerus gebrochen haben (Osteopsathyrose). Der Thorax zeigt einen rachitischen Rosenkranz, der aber mit der bajonettförmigen Abknickung der knorpeligen Rippen etwas an Skorbut erinnert.

Der Knabe zeigt eine Abducenslähmung links, alle Reflexe sind sehr lebhaft. Leichte Nackenstarre. Innere Organe o. B.

Augenbefund: Papillen beiderseits nicht ganz scharf, ganz gering vorstehend. Venen leicht geschlängelt. Arterien nicht wesentlich verändert, Fundus mit papillennahen punkt- und fleckförmigen Blutungen. Am rechten Auge fadenförmig in den Glaskörper vortretende Blutung.

Wir hatten somit bei diesem Fall zunächst zwei Kardinalsymptome, die den Verdacht auf eine idiopathische Pachymeningosis erweckten, nämlich:

1. Hydrocephale Vergrößerung des Schädels mit erweiterter und vermehrt gespannter großer Fontanelle.

2. Netzhautblutungen.

Wir gingen nun einen Schritt weiter und machten eine Lumbalpunktion. Wir fanden als weiteres Kardinalsymptom:

3. Wasserklarer Liquor mit sehr geringem Druck. Pandy negativ, Nonne-Apelt negativ, Haine positiv. Zellen pro 1 cmm zirka 80 Erythrocyten und 3 bis 5 Leukocyten. Auch dieser Befund sprach für eine Pachymeningosis und wir entschlossen uns zur Fontanellenpunktion und fanden nun, daß auch das vierte Kardinalsymptom stimmte, nämlich:

4. Fontanellenpunktat rotblutig. Nach Zentrifugieren erscheint der Liquor xanthochrom, Pandy stark positiv, Nonne-Apelt positiv, Haine positiv.

Es handelt sich also um eine nicht traumatische, sondern idiopathische Form von **Pachymeningosis haemorrhagica interna**. Sie ist anatomisch durch Bildung zarter, zu feinsten Lamellen geschichteter, stark vascularisierter bindegewebiger Auflagerungen unter der Dura charakterisiert. Die neugebildeten Riesenkapillaren sind eigentümlich brüchig und neigen zu Rhexis- oder Diapedesisblutungen. Bei starkem Bluterguß entwickelt sich ein Haematoma durae matris. Die Krankheit verläuft in Schüben mit Besserungen und Verschlimmerungen, indem immer neue bindegewebige Auflagerungen sich ausbilden, in denen wieder frische Blutungen auftreten. Das Blut wird teilweise resorbiert, teilweise organisiert und es können bei der Resorption von Blut mit seröser Flüssigkeit ausgefüllte cystenartige Hohlräume zurückbleiben, man spricht dann von einem sogenannten Hygroma durae matris.

Wir haben in diesem Fall ein Gegenstück zu der eingangs erwähnten Lepto- bzw. Panmeningose bei einer Frühgeburt. Dort hatten wir Blutungen in sämtlichen Meningen, in den Ventrikeln und blutigen Liquor mit starker Drucksteigerung. Hier haben wir nur subdurale Blutungen mit wasserhellem Lumbalpunktat ohne Drucksteigerung.

Auch vom ätiologischen Standpunkt aus ist unser Fall sehr interessant. Es handelt sich nicht etwa um eine primäre Entzündung, sondern die moderne, namentlich von BESSAU und seinem Schüler CATEL vertretene Auffassung geht dahin, daß das Krankheitsbild mit avitaminotischen Nährschäden in nächster Beziehung stehe und analog der Rachitis, der JAKSCH-HAYEMschen Anämie, dem Möller Barlow oder Säuglingsskorbut in das große Gebiet der alimentär bedingten Mesenchymosen einzureihen sei.

Ganz ähnlich wie in einer Beobachtung von CATEL ergaben sich auch bei unserem Fall Zeichen einer Polyavitaminose:

1. Allgemeine Dystrophie mit schwerer Appetitlosigkeit nach vorwiegender Ernährung mit Kindermehlen. Gewicht mit sieben Monaten nur 5350 g statt 7800 g, Körperlänge 65 statt 70 cm.

2. Rachitis mit erweiterter großer Fontanelle und erweichten Knochenrändern, rachitischer Rosenkranz, welcher im Röntgenbild an den becherförmig verdickten Knochenknorpelgrenzen zu erkennen ist. In Übereinstimmung mit dem Fall CATELS ist auch in unserem Fall die Rachitis verbunden mit Osteopsathyrose (Spontanfrakturen des Femur und des Humerus). Schon CZERNY hat auf die Beziehung derartiger Fälle zu einer A- bzw. C-Hypovitaminose hingewiesen.

3. Unser Kind hat in der Tat auch eine C-Hypovitaminose, es schied im Tag nur 4,5 mg Ascorbinsäure im Urin aus.

4. Als weiteres Glied dieser Polyavitaminose haben wir offenbar die Pachymeningosis haemorrhagica interna mit ausgedehnten Netzhautblutungen zu betrachten.

Wir haben diesen Fall behandelt durch Umstellung auf halb Milch-, halb Buttermehlnahrung nach CZERNY-KLEINSCHMIDT unter Beigabe von Kartoffelpüree und Gemüse und Zitronensaft.

Gegen die Rachitis erhielt das Kind einen Vi-De-Stoß mit 15 Tropfen Vi-De-Konzentrat.

Gegen die Vitamin-C-Hypovitaminose täglich 500 mg Redoxon. CATEL hat auch mit Citrin günstige Erfahrungen gemacht, aber immerhin ist es auffallend, daß die Besserung erst nach längerer Zeit eintrat.

Die Blutungsneigung bei der Pachymeningosis bekämpften wir durch tägliche Injektionen von 2 ccm Calciumglukonat, wenigstens in der ersten Zeit.

Die Behandlung erwies sich als recht erfolgreich. Nachblutungen erfolgten nicht mehr. Der Blutstatus hatte bei diesem Fall nichts Besonderes ergeben.

88. Vorlesung.

Anaphylaktoide Purpura.
(Purpura Schönlein-Henoch-Glanzmann.)

Bei dem dreijährigen Mädchen, das wir vor Jahren beobachtet haben und dessen Lichtbilder ich jetzt vorweise, trat nach Genuß einer anscheinend verdorbenen Wurst zunächst heftiges Erbrechen auf. Dann erschienen Petechien an den Beinen und am Gesäß, rote Flecken, die allmählich blau wurden. Obstipation. Es zeigten sich dann Ödeme am rechten Arm und der rechten Hand und schließlich ein sehr imposantes Ödem auf der Stirn mit Dunsung der Augenlider. Das Kind klagte über leichte Gelenkschmerzen in Hand- und Kniegelenken.

Die Stirn zeigt ein großes, blasses Ödemkissen. Die Augenlider sind geschwollen, die ganze Gesichtshaut gedunsen. Ebenso zeigen Handrücken und Vorderarme eine ödematöse Schwellung.

An beiden Armen, besonders an Oberarmen und Schultern, Petechien, untermischt mit größeren rundlichen erythematösen und papulösen Flecken mit zentralen Blutaustritten. Es entsteht so vielfach das Bild einer Kokarde, zentrale, unregelmäßige Blutungsherde, umgeben von einem scharf abgegrenzten, rötlich entzündlichen Hof. Ähnliche Effloreszenzen finden sich an der Streckseite der Arme, besonders in der Ellenbogengegend. Solche Effloreszenzen, untermischt mit Blutpunkten, finden sich besonders auch in der Glutealgegend, ferner an den Oberschenkeln.

Trotz der Ödeme enthält der Urin nur Spuren Albumen, aber kein Sediment. Urobilinogen ist vermehrt.

Das Kind hat wiederholt erbrochen, die Benzidinreaktion im Erbrochenen war deutlich positiv.

Der Stuhl ist schwarzblutig. Benzidinreaktion stark positiv.

Der Blutbefund: Hämoglobin 63%, Rote 4,8 Millionen, Leukocyten 13500, neutrophile Stabkernige 74%, Eosinophile 2%, Lymphocyten 21%, Monocyten und Übergangsformen 3%.

Blutungszeit 6 Minuten, Gerinnungszeit 10 Minuten, Retraktilität des Gerinnsels gut, Rumpel-Leedenegativ. Blutplättchen 235000.

Es traten wiederholte Nachschübe der punktförmigen Blutungen auf. Die Ödeme bildeten sich rasch zurück, im Gesicht blieben sie allerdings länger bestehen. Nachdem keine frischen Blutungen mehr aufgetreten waren und das Kind sich gut erholt hatte, ließen wir es aufstehen. Da wurden aber nach kurzer Zeit die Beine scharlachrot und es zeigten sich zahlreiche stipchenförmige Erhebungen. Eine Stunde später war die Haut wieder ziemlich glatt, aber übersät mit außerordentlich zahlreichen petechialen Hautblutungen. Dieses Ereignis, daß nach dem ersten Aufstehen in der Rekonvaleszenz einer anaphylaktoiden Purpura wieder eine reichliche Aussaat von Petechien in die Haut der Beine erfolgt, ist recht charakteristisch und wird als **orthostatische Purpura** bezeichnet.

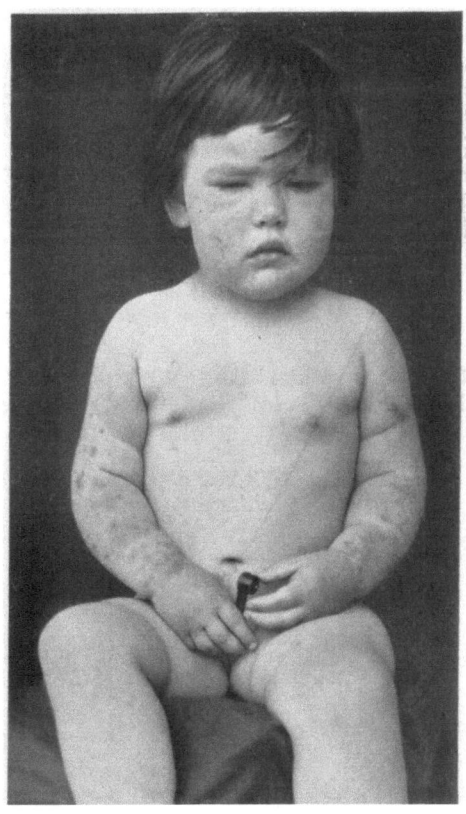

Abb. 92. Anaphylaktoide Purpura.

Ein anderer Fall. Ein achtjähriges Mädchen, das an immer wieder rezidivierenden, fieberhaften Anginen litt, erkrankt wiederum an einer Angina. Der Rachen ist stark gerötet, beide Tonsillen sind sehr groß, hochrot. Auf der rechten Tonsille ein flächenhafter Belag. Im Rachenabstrich keine Diphtheriebazillen, aber hämolytische Streptokokken. Fast gleichzeitig mit der Angina trat eine schmerzhafte Schwellung beider Ellenbogen- und Handgelenke auf, und es zeigte sich eine Purpuraeruption im Gesicht, ferner auf den Handrücken, über den Kniegelenken und in der Gesäßgegend.

Bei der Spitalaufnahme zeigt das Mädchen um den Mund herum einige dunkelrote, petechiale Blutungen, an der Nase eine mit einer Borke bedeckte blaurote Hautblutung. Es finden sich ferner symmetrische Blutungen über der Streckseite der Ellenbogengelenke und über den Kniegelenken, ferner größere Blutungen, zum Teil mit hämorrhagischer Blasenbildung und Nekrose, an den Grundphalangealgelenken einzelner Finger beiderseits. In der Gesäßgegend symmetrische, petechiale Blutungen, stecknadelkopfgroß, dunkelblaurot. An den Füßen blauschwarze Flecken in der seitlichen Malleolengegend mit oberflächlicher Nekrose.

Beide Ellenbogengelenke sind leicht geschwollen und beim Bewegen schmerzhaft. Desgleichen sind die Handgelenke geschwollen und schmerzhaft, die Sprunggelenke sind schmerzhaft ohne deutliche Schwellung. Schulter-, Hüft- und Kniegelenke sind frei.

Das Abdomen ist diffus etwas druckempfindlich, der entleerte Stuhl ist dünnbreiig, dunkelbraun, mit mäßig viel hellrotem Blut beigemengt.

Der Blutbefund ergab: Hämoglobin 93%, Rote 4,66 Millionen, Weiße 26500. Blutplättchen 191060. Weißes Blutbild: Neutrophile Stabkernige 21, Segmentkernige 62, Eosinophile 0, Lymphocyten 16, Monocyten und Übergangsformen 1%. Blutungszeit $2^{1}/_{2}$ Minuten, Gerinnungszeit 6 Minuten, Retraktilität normal, Rumpel-Leede negativ.

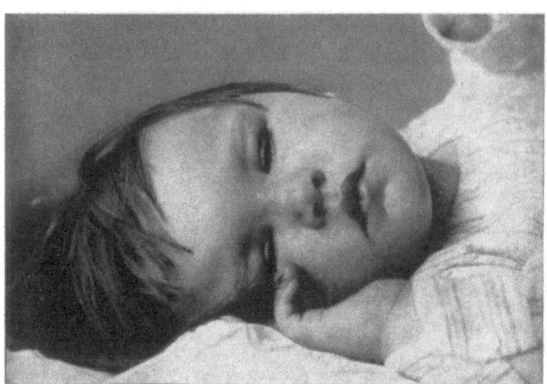

Abb. 93. Gesichtsödem bei anaphylaktoider Purpura.

Bei einem siebenjährigen Knaben traten zuerst hirsekorn- bis fünfrappenstückgroße, etwas erhabene rote Flecken an beiden Unterschenkeln, namentlich in der Malleolargegend auf. Gefühl von Müdigkeit, kein Fieber. Auf Bettruhe geht dieser Ausschlag wieder etwas zurück, aber es treten nun sehr heftige, kolikartige Bauchschmerzen auf. Öfters Erbrechen, einmal mit etwas Blut. Nach zwei Tagen heftige Gelenkschmerzen in allen Beingelenken, Schwellung des rechten Kniegelenkes, so daß der Knabe nicht mehr stehen konnte. Es tritt ein neuer Schub von Hautblutungen an den Unterschenkeln auf und

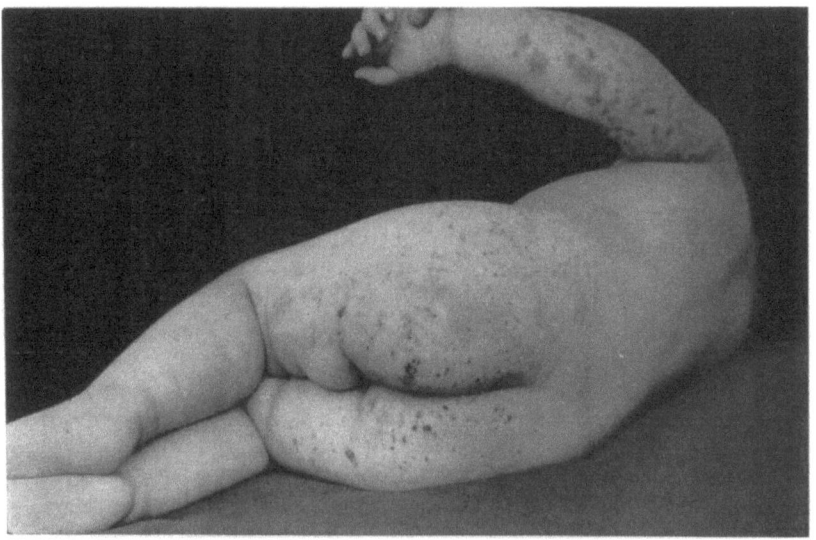

Abb. 94. Anaphylaktoide Purpura, Rückenansicht.

greift auch auf die Außenseite der Oberschenkel und die Gesäßgegend über. Der Knabe entleert unter Fortdauer der quälenden Koliken blutige dünne Stühle. Leichte subfebrile Temperaturen bis 37,6°.

Bei der Klinikaufnahme klagte der Knabe über Schmerzen in den Beinen, namentlich in den Kniegelenken. Die Haut der Unterschenkel beiderseits, namentlich der Malleolengegend und beider Fußrücken sowie der Fußaußenseiten, zeigt reichliche, stecknadelkopfgroße bis fünffrappenstückgroße, zum Teil fleckige, zum Teil papulöse braunrote Flecken. In den größeren Effloreszenzen sieht man deutlich, daß die Blutaustritte im Zentrum eines solchen papulösen Fleckens erfolgt sind. Die größten Effloreszenzen, wohl durch Konfluenz entstanden, finden sich an den Druckpunkten der beiden Malleoli externi. Zahlreiche Petechien beiderseits in der Gesäßgegend rechts etwas stärker als links. Auch an der Streckseite der Oberarme und Vorderarme zahlreiche Petechien in der Nähe des Ellenbogengelenkes, ferner vereinzelte makulopapulöse, porzellanhart sich anfühlende Effloreszenzen mit zentralen Blutpunkten.

In den Kniegelenken beiderseits wurde bei der leichtesten Bewegung starker Schmerz angegeben, ohne daß Schwellung oder Erguß nachzuweisen sind. Auch die Bewegungen der Fußgelenke sind leicht schmerzhaft.

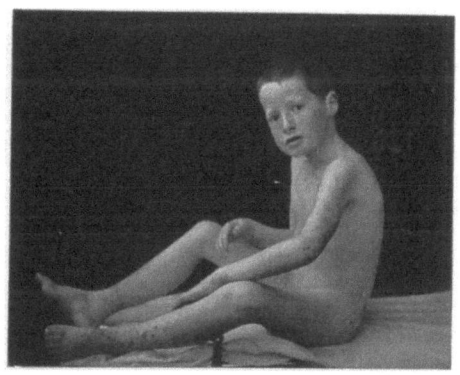

Blutbefund: Hämoglobin 90%, Rote 4,5 Millionen, Weiße 14100, neutrophile Stabkernige 2, Segmentkernige 47,5, Eosinophile 0,5, Lymphocyten 44,5, Monocyten 5,5%. Blutplättchen 109000, Blutungszeit 2 Minuten, Gerinnungszeit 22 Minuten, Retraktilität normal, Rumpel-Leede negativ.

Abb. 95. Anaphylaktoide Purpura mit Nephritis.

Starke kolikartige Bauchschmerzen, die auf warme Bauchwickel etwas nachlassen. Der Stuhl ist ganz dünnflüssig, rotbraun. Die Benzidinreaktion ist stark positiv.

In der Folge traten mehrere Schübe von Purpuraeffloreszenzen von gleichem Charakter auf. Sogar auf der Mundschleimhaut fanden sich vereinzelte Petechien: an den Lippen, am Zahnfleisch und am weichen Gaumen.

Zeitweise traten urticarielle Eruptionen auf, namentlich an der Innenseite der Oberschenkel, ferner Erytheme an verschiedenen Körperstellen und ein ziemlich starkes, leicht hämorrhagisches Präputialödem.

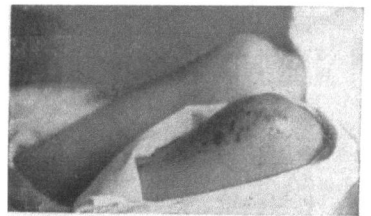

Acht Tage nach Spitalaufnahme, als die Hauterscheinungen im deutlichen Abblassen begriffen waren, begann der Urin zunehmenden Eiweißgehalt zu zeigen, bis 8⁰/₀₀ Esbach. Im Urin fanden sich grobgranulierte Zylinder.

Abb. 96. Purpura über den Kniegelenken.

Leukocyten, einige Erythrocyten, Epithelien. Es zeigte sich eine Dunsung im Gesicht und allmählich entwickelte sich ein starker allgemeiner Hydrops mit intensivem Skrotalödem. Der Blutdruck ist auf 130/95 gestiegen. Der Eiweißgehalt stieg in der Folge bis 14 bis 16⁰/₀₀.

Ätiologisch kam für die Auslösung des Krankheitsbildes eine unscheinbare eitrige Rhinitis und eine Otitis am rechten Ohr in Frage.

Im Nasenabstrich wurde Staphylococcus aureus haemolyticus kulturell nachgewiesen. Im Ohreiter der gleiche Erreger und daneben reichlich hämolytische Streptokokken. Im steril entnommenen Urin wurde kulturell Staphylococcus aureus haemolyticus nachgewiesen und im blutigen Stuhl hämolytische Streptokokken. Es hat sich

also wohl um eine kombinierte Infektion mit Staphylococcus aureus haemolyticus
und hämolytischen Streptokokken gehandelt.

Zusammenfassend haben wir bei dem ersten Fall anscheinend eine Nahrungsmittelvergiftung mit den Erscheinungen eigenartigen Ödems im Gesicht und
an den Händen und Vorderarmen ohne Nierenschaden, Petechien und diskrete
Gelenkerscheinungen und Blutstühle.

Beim zweiten Fall wiederholtes Rezidiv einer Angina mit sofort einsetzenden
Gelenkschmerzen und Purpura (daher von SCHÖNLEIN ursprünglich als Purpura
rheumatica bezeichnet), dann auch hier im Anschluß an dieses Krankheitsbild Koliken mit Blutstühlen (Purpura abdominalis HENOCH).

Endlich beim dritten Fall haben wir bei einer unscheinbaren Nasen- und Ohreninfektion mit geringen subfebrilen Temperaturen ein noch vollständigeres Krankheitsbild mit Blutflecken, Purpura urticans, urticariellen Exanthemen, Erythemen, Gelenkschmerzen, heftigen abdominalen Koliken mit schweren Darmblutungen und als Finale dieser SCHÖNLEIN-HENOCHschen Suite tritt eine schwere hämorrhagische Nephritis mit nephrotischem Einschlag und sehr starker Ödementwicklung auf.

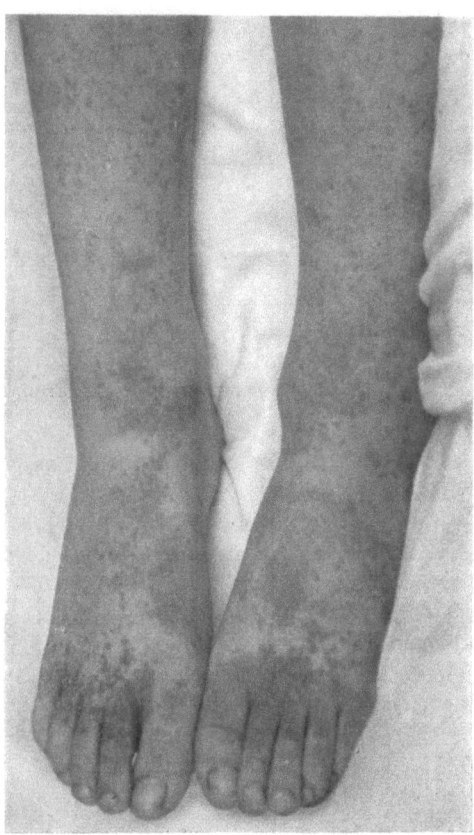

Abb. 97. Purpura an den Füßen.

Die Kardinalsymptome sind somit:

1. Hautblutungen.

2. Gelenkerscheinungen, sogenannte Purpura rheumatica SCHÖNLEIN.

3. Abdominale Koliken mit Blutstühlen, Purpura abdominalis HENOCH.

4. Hämorrhagische Nephritis.

Der Krankheitszustand entwickelt sich meist schleichend mit mäßigem Fieber und Allgemeinerscheinungen eines Infektionszustandes. Die Purpuraflecken treten schubweise in Gestalt von stecknadelkopf- bis erbsengroßen, meist symmetrisch angeordneten Petechien auf. Die Lieblingslokalisationen sind die Umgebung der Fußgelenke, Fußrücken, Unterschenkel, Umgebung der Kniegelenke, Gesäßgegend, Streckseite der Oberarme und Vorderarme mit Bevorzugung der Ellenbogengelenke. Unsere Beobachtungen zeigen, daß Blutpunkte auch auf der Mundschleimhaut, gelegentlich auch auf den Conjunctiven, ja selbst auf den Trommelfellen auftreten können. Ab und zu kommt es zu Nasenbluten.

Charakteristisch für diese Blutungen ist, daß sie oft untermischt sind mit urticariaartigen, makulopapulösen Flecken, in deren Zentrum dann ein Blutpunkt erscheint (Purpura urticans). Es können auch interkurrent sich urticarielle Schübe zeigen ohne Blutungen, oder auch da und dort multiforme Erytheme.

Unser erster Fall zeigt besonders schön die Vergesellschaftung mit eigentümlichen lokalisierten Ödemen, z. B. an der Stirn. Solche Ödeme können aber auch an Hand- und Fußrücken, am Präputium (sogenanntes hämorrhagisches Ödem) und am Skrotum auftreten.

Rheumatismusähnliche Gelenkschmerzen mit und ohne Schwellungen der Gelenke treten meist gleichzeitig mit der Purpura auf oder folgen ihr etwas nach oder können ihr vorausgehen. Besonders befallen werden die Ellenbogen-, Hand-, Knie- und Fußgelenke. Im Gegensatz zur echten rheumatischen Infektion kommt es jedoch nie zu einer Mitbeteiligung des Herzens.

Die dritte kardinale Erscheinung sind die abdominalen Koliken mit Blutstühlen. Das Abdomen ist dabei meist weich, seltener gespannt, das Colon ist häufig etwas druckempfindlich. Die Koliken sind äußerst schmerzhaft und quälend und können mit geringen Intermissionen tagelang anhalten. Es werden mehr oder weniger zahlreiche Stühle entleert, die meist bräunlich gefärbten Kot, daneben aber noch reichlich Schleim- und Blutflatschen enthalten. In anderen Fällen kommt es zu teerfarbenen oder rein blutigroten flüssigen Stühlen.

Unser dritter Fall vervollständigt das Syndrom noch durch eine akute hämorrhagische Nephritis mit starkem allgemeinem Hydrops und Blutdrucksteigerung. Diese Nephritis im Anschluß an diese Form der Purpura ist meist recht hartnäckig und kann das akute Stadium monatelang überdauern.

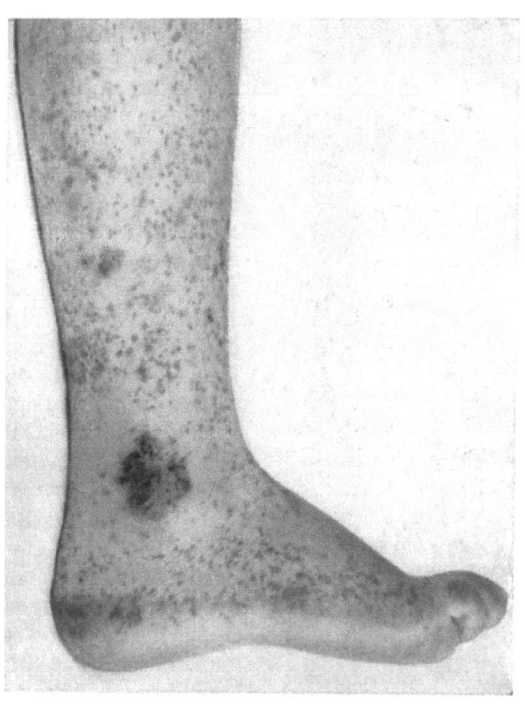

Abb. 98. Anaphylaktoide Purpura, Unterschenkel.

Blutbefunde: Auch diese sind in unseren Fällen typisch. Die Blutungszeit ist normal, ebenso wie die Gerinnungszeit und die Retraktilität. Die Blutplättchen sind selten und nur meist rasch vorübergehend vermindert, gewöhnlich normal oder sogar vermehrt, im Gegensatz zur essentiellen Thrombopenie. Im übrigen zeigt der Blutbefund eine leichte oder stärkere Leukocytose. Auf der Höhe des Infektionszustandes fehlen die Eosinophilen oder sind vermindert. In der Rekonvaleszenz ab und zu Eosinophilie. Rumpel-Leede negativ. Die Blutsenkung haben wir in unseren Fällen mehr oder weniger stark beschleunigt gefunden. Im dritten Fall z. B. $^1/_2$ Stunde 15 mm, 1 Stunde 35 mm, 2 Stunden 67 mm, 24 Stunden 100 mm. Aber die Senkung erreicht nicht so hohe Werte wie bei der echten rheumatischen Infektion (z. B. 100 mm Stundenwert).

Eine eigentümliche Erscheinung ist die sogenannte orthostatische Purpura, die wir erst jüngst wieder bei einem Knaben in der Rekonvaleszenz von SCHÖNLEIN-HENOCHscher Purpura nach Angina erlebt haben. Sämtliche Hautblutungen waren bereits abgeblaßt. Wir ließen den Knaben aufstehen, da schossen aber mit einem Male unter leichten ziehenden Schmerzen überall an den Beinen Petechien auf.

Pathogenese: Als ich im Jahre 1916 zuerst die Lehre von der anaphylaktoiden Purpura begründete, stieß ich zunächst auf heftige Gegnerschaft, denn die oberflächliche Betrachtung des anaphylaktischen Schockes und der bekannten allergischen Krankheiten hat keine besondere Blutungsneigung ergeben. Die Blutaustritte beim tödlichen Meerschweinchenschock waren als einfache Erstickungsblutungen angesehen worden. Ich wurde zu meiner Lehre geführt durch die klinische Beobachtung, durch die Ähnlichkeit des Krankheitsbildes mit der Serumkrankheit, obschon auch hier der meist nicht hämorrhagische Charakter der Serumexantheme entgegengehalten wurde. Aber gelegentlich trifft man eben doch auch Purpura bei der Serumkrankheit. Es ist ja auch verständlich, daß die allergische Antigen-Antikörperreaktion an den Endothelien der Kapillaren sowohl im Experiment als auch in der Klinik die Gefäße so schädigt, daß sie nicht nur für das Plasma, sondern auch für das Vollblut durchlässig werden. Gerade die Begleiterscheinungen der Purpura, das Vorkommen von Ödemen ähnlich dem QUINCKEschen Ödem, urticarielle Eruptionen und Erytheme, die ja von jeher Attribute allergischer Hauterscheinungen waren, das Auftreten von Blutungen im Zentrum urticariaartiger Quaddeln, die der Serumkrankheit ähnlichen Gelenkerscheinungen ließen eben den Schluß zu, daß auch die Blutungen als ein allergisches Phänomen aufzufassen waren. Die abdominellen Symptome konnten als Spasmen einer allergisch gewordenen Darmmuskulatur gedeutet werden. In diesen Rahmen paßt nun auch ausgezeichnet das Auftreten einer diffusen Glomerulonephritis, nachdem die berühmten Untersuchungen von MASUGI gezeigt haben, daß es experimentell gelingt, auf dem Wege einer Art inversen Anaphylaxie das Krankheitsbild mit Ödem, Oligurie, Albuminurie sogar von 20 bis $30^0/_{00}$, Hämaturie und verzögerter Heilung auszulösen. MASUGI spritzte Enten gewaschene Ratten- oder Kaninchenniere ein und gewann von diesen Enten ein Serum, welches Antikörper gegen Ratten- oder Kaninchenniere enthielt. Spritzte er solches Serum Ratten oder Kaninchen ein, so erkrankten sie an einer akuten hämorrhagischen Glomerulonephritis.

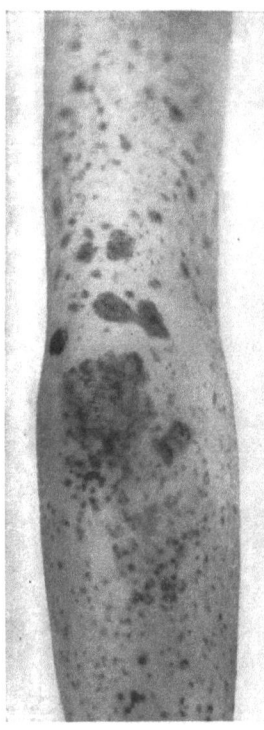

Abb. 99. Purpura urticans am Ellenbogen.

Es ist nun ganz interessant, daß LI MIN-SEN, ein Schüler KLEINSCHMIDTs, ein kurzdauerndes Rezidiv bei zwei Kindern in der Rekonvaleszenz einer anaphylaktoiden Purpura durch intravenöse Injektionen von Rekonvaleszentenserum von entsprechenden Kranken auszulösen vermochte, während Normalserum keinerlei Wirkung hatte. LI MIN-SEN zieht die Parallele zur Auslösung von Serumkrankheit durch intravenöse Injektion von Rekonvaleszentenserum nach Serumkrankheit und deutet den Vorgang als inverse Anaphylaxie entsprechend auch den Masugischen Nephritisversuchen.

Für eine Allergose sprach ferner gerade der anfallsweise, schubweise Verlauf, wie er für diese Purpuragruppe typisch ist und auch in unseren Fällen wiederkehrt. Die Familienanamnesen haben nach Seidlmayer Anhaltspunkte für eine allergische Diathese gegeben.

Was kommen nun für Allergene in Betracht? W. Berger, der sich in neuester Zeit meiner Anschauung angeschlossen hat, teilt sie in folgende Gruppen:

1. *Nahrungsallergene.* Eine Reihe von Autoren, wie z. B. Sachs, Landsberger und besonders Alexander und Eyermann, fanden als alimentäre Allergene, welche imstande waren, nicht nur Ödeme, Urticaria, Erytheme, sondern auch direkt Purpura auszulösen: Kuhmilch, weiterhin Ei, Fleischarten von Schaf, Schwein, Huhn und Fisch (ich erinnere hier an unseren ersten Fall, wo das Krankheitsbild nach Genuß einer nicht ganz einwandfreien Wurst auftrat), Sardellenbutter (Sachs), pflanzliche Nahrungsmittel, Weizen, Kartoffel, Bohnen, Zwiebel, Erdbeeren, Äpfel; in der neueren amerikanischen Literatur wird auch auf die auslösende Wirkung von Schokolade und Kakao hingewiesen.

2. *Arzneiallergene.* Es soll z. B. nach Salvarsan, bei Goldbehandlung und besonders nach Sedormid (hier allerdings mit allergischer Thrombopenie) allergische Purpura auftreten.

3. *Tuberkulin.* Die Tuberkulinpurpura wurde von Moro bereits erwähnt. W. Berger schreibt: Diese Beobachtung ist eine starke Stütze dafür, daß auch im Körper selbstgebildete bakterielle Endoallergene Purpura auf allergischem Wege herbeiführen könne.

4. *Infektallergene oder körpereigene Endoallergene.* Am häufigsten dürfte es sich um solche Infektallergene handeln, z. B. gerade auch bei unseren zwei letzten Beobachtungen. Bei dem Mädchen war die Sensibilisierung durch die immer wiederholten voraufgehenden Anginen gegeben, bis schließlich Angina und Überempfindlichkeitsreaktion in Form von rheumatischen Gelenkschmerzen und Purpura zusammentrafen. Bei dem letzten Fall handelte es sich um eine schleichende Nasen- und Ohreninfektion mit Staphylococcus aureus haemolyticus und hämolytischen Streptokokken, welche den Organismus so sensibilisiert haben, daß er schließlich auf die unbedeutende Infektion mit sehr starken Überempfindlichkeitsreaktionen geantwortet hat.

Auf körpereigene Endoallergene bezieht W. Berger z. B. menstruelle Purpuraformen, nachdem es Salen gelungen ist, schwere Allergene aus der Menstrualschleimhaut darzustellen. Perimenstruell werden auch andere allergische Reaktionsformen beobachtet, wie: Asthma, Urticaria usw.

Ich habe schon früh darauf hingewiesen, daß es nicht gut angeht, die Purpuraformen nur nach der Blutplättchenzahl in thrombopenische und athrombopenische zu teilen. Denn gerade bei der anaphylaktoiden Purpura kann es zu einer allerdings rasch vorübergehenden Thrombopenie kommen, wenn die Plättchen an geschädigten Endothelflächen abgefangen werden, oder auch durch Zirkulationsstörungen (Verteilungsthrombopenie). In neuester Zeit hat man aber auch erkannt, daß es allergische Knochenmarksreaktionen gibt, die sich nicht nur in Agranulocytose, sondern auch in isolierter Thrombopenie äußern können (z. B. nach Sedormid), indem die Megakaryocyten Plättchenbildung und Abstoßung schockartig einstellen.

Therapie: Gegen die rheumatoiden Schmerzen empfehlen wir Pyramidon, Melubrin, Novatophan. Pyramidon und Melubrin dichten und festigen zudem noch die Gefäßwände. Pyramidon geben wir ähnlich wie bei der rheumatischen Infektion in großen Dosen, z. B. drei- bis viermal 0,3 g. Zur Herabsetzung der erhöhten Permeabilität verwenden wir ferner Injektionen von Calciumgluconat intramuskulär 2 bis 5 ccm der 10%igen Lösung. Wir kombinieren gerne mit Injektionen von Redoxon forte (500 mg Ascorbinsäure) als Stoßdosis. Auch das Permeabilitätsvitamin P in Form von Citrininjektionen haben wir versucht, namentlich in unserem dritten Fall. Dieser sprach einmal besser auf Redoxon, bei einem anderen Schub besser auf Citrin an. Selbst Syncavit (Vitamin K) in Ampullen zu 10 mg wäre zu versuchen. In neuester Zeit werden mit Erfolg verwendet einmal Antihistaminica wie Antistin und Phénérgan, dann aber auch das Cortison.

Bei alimentären Allergenen sollen diese aus der Nahrung weggelassen werden. Namentlich bei der abdominalen Form blande flüssigbreiige Diät ohne Milch und feuchtwarme Umschläge auf den Leib. Gegen die Koliken Suppositorien von Extr. Belladonnae 0,005, Ol. cacao 2,0 oder Bellafolin 1 : 2000, dreimal 5 bis 10 Tropfen.

89. Vorlesung.

Purpura fulminans und frühinfantile postinfektiöse Kokardenpurpura (Seidlmayer).

Unter der Bezeichnung Purpura fulminans hat Henoch (1887) eigentümliche Fälle beschrieben, bei denen mit enormer Schnelligkeit ausgedehnte Ekchymosen zustande kommen, welche binnen wenigen Stunden ganze Extremitäten blau- und schwarzrot färben und eine ziemlich derbe Blutinfiltration darstellen. Auch zur Bildung blutig-seröser Blasen auf der Haut kam es, niemals aber zu Gangrän. Schleimhautblutungen fehlten. Trotzdem war der Verlauf enorm schnell, kaum 24 Stunden vergingen von dem Aufschießen der ersten Blutflecken bis zum Tode, die längste Dauer betrug vier Tage. Dabei fehlte auch bei der Sektion jede nachweisbare Komplikation. Der eine Fall Henochs entwickelte sich nach der vollständigen Krise einer Pneumonie, der andere $1^1/_2$ Wochen nach einem ganz leichten Scharlach.

Heute kann ich ein ähnliches Krankheitsbild bei einem $6^1/_2$ Monate alten Säugling vorweisen. Er war seit 14 Tagen an einer Bronchopneumonie erkrankt. Es traten nun plötzlich schwarzrote Blutflecken im Gesicht auf, die sich sehr rasch vergrößerten und konfluierten, und ähnliche Blutflecken dehnten sich unter starker Konfluenz mit enormer Schnelligkeit besonders über die Vorderarme aus und verfärbten Handrücken und Finger schwarzrot.

Wir sehen ein schwerkrankes Kind in gutem Ernährungszustand. Die Wangen sind diffus schwarzrot verfärbt, von Ekchymosen, welche unter dem Kinn konfluieren und sich bis zur Schläfengegend ausdehnen. Einzelne größere Blutflecken an der Nasenwurzel, an der Stirn, beiderseits seitlich über den Augenbrauen konfluierend, einzelne kleinere und größere Blutflecken auch in der oberen Stirn- und Schläfengegend. Ekchymosen auch an beiden Ohrmuscheln.

An beiden Armen ziemlich symmetrisch größere und kleinere, etwas unregelmäßig begrenzte Blutflecken, welche auf der Streckseite der Vorderarme und der Handrücken bis zu den Fingern sehr stark konfluieren und an den Vorderarmen polycyclische Ränder zeigen. Hände und Finger sind beiderseits blauschwarz verfärbt. An den Wangen und an der rechten Hand kleine Blasen mit serösem Inhalt. An Ober- und Unterschenkeln nur vereinzelte rote, etwas papulöse Flecken, mitunter mit zentralen Hämorrhagien. Keine Schleimhautblutungen.

Blutbefund: Hämoglobin 87%, Rote 4,6 Millionen, Leukocyten 14400, neutrophile Stabkernige 7%, Segmentkernige 38,5%, Eosinophile 3%, Lymphocyten 44,5%, große Monocyten 5%, Plasmazellen 2%. Blutplättchen 279300.

Blutungszeit $2^1/_2$ Minuten, Gerinnungszeit 8 Minuten, Retraktilität normal, keine Fibrinogenverminderung. Blutdruck 105/60. Rumpel-Leede negativ.

Bakteriologische Untersuchungen: Aus Rachenabstrich spärlich grampositive Kokken in Diploform. Kulturen: Pneumococcus Gruppe IV, Enterokokken, Staphylococcus aureus haemolyticus. Im Blaseninhalt der Haut keine Mikroorganismen, mäßig Leukocyten. Kultur steril, Liquor normal, steril.

Therapie: Wir gaben dem Kind vorsichtshalber Meningokokkenserum, ferner 5 ccm Calciumgluconat, 1 Ampulle Redoxon, 1 Ampulle Kortigen, ferner Stimulantien.

Das Allgemeinbefinden besserte sich rasch. Die Blutungen blaßten stark ab, aber es zeigten sich besonders an den Unterschenkeln Nachschübe, mit Papeln, Fußödemen und Blutpunkten. Der Fall ging in Heilung aus.

Bereits 1916 habe ich angenommen, daß die Purpura fulminans (HENOCH) nur die schwerste Form der anaphylaktoiden Purpura darstellt. Die bilateral symmetrische Anordnung der Ekchymosen, die Nachschübe mit roten Papeln und blasse entzündliche Ödeme an den Füßen, die übereinstimmenden Blut-

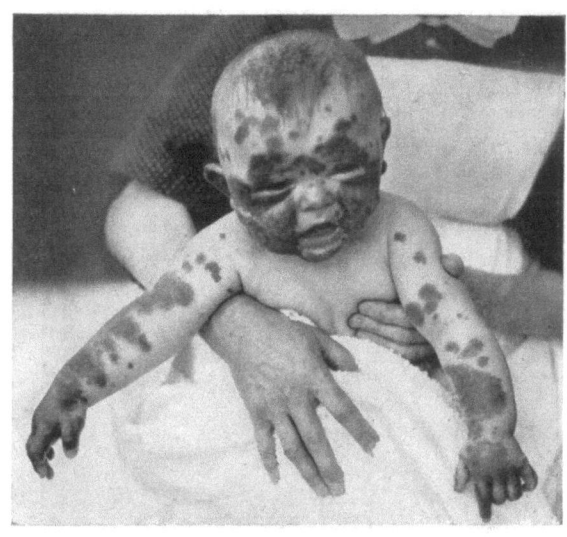

Abb. 100.   Purpura fulminans.

befunde mit normaler Blutungszeit, normaler oder sogar verkürzter Gerinnungszeit, normaler Retraktilität, normale und in der Rekonvaleszenz ansteigende Plättchenzahlen stimmen mit den Verhältnissen bei der anaphylaktoiden Purpura überein. Dazu kommt nun noch eine anaphylaktoide Situation, d. h. das postinfektiöse Auftreten, wenn sich im Organismus vor der endgültigen Rekonvaleszenz ein Stadium hoher Überempfindlichkeit ausbildet.

Es können dabei wohl auch Vorgänge nach Art des SCHWARZMAN-SANARELLIschen Phänomens mit hineinspielen. Diese Autoren sensibilisierten die Haut mit Mikrobenfiltraten und sahen, wenn sie nach 24 Stunden das gleiche oder ein anderes Bakterienfiltrat empfänglichen Tieren intravenös injizierten, an der vorbereiteten Hautstelle eine nekrotisierende und vor allem hämorrhagische Reaktion. Es handelt sich dabei nicht um eine eigentliche Anaphylaxie, denn die Reaktionszeit ist viel kürzer, oft nur 5 bis 6 Stunden, und die Reaktion erfordert zur Auslösung der Allergie nicht das gleiche spezifische Antigen, sondern sie kann auch durch das Filtrat einer Mikrobenart ausgelöst werden, welche von der zur Sensibilisierung angewandten verschieden ist. Es handelt sich also, wie SANARELLI selber sagt, um ein anaphylaktoides Phänomen, für das eben gerade die Blutung in den betreffenden Hautherden charakteristisch ist.

Für die Pathogenese der Purpura fulminans müssen wir eine hochgradige Sensibilisierung der Haut annehmen, wie sie aus konstitutionellen Gründen nur in seltenen Einzelfällen möglich ist. Gerade exanthematische Krankheiten, wie Scharlach, Masern, Varicellen, können leicht diese Sensibilisierung der Haut vorbereiten. Kommt es nun postinfektiös zu einer massigen Resorption von Mikroben oder ihren Abbauprodukten, oder von eigenen, aber blutfremden Gewebstrümmern aus Entzündungsherden, wie in unserem Fall aus der Bronchopneumonie, so reagiert beim höchsten Grad der Überempfindlichkeit die sensibilisierte Haut mit dem Bilde der Purpura fulminans. Dabei ist die Prognose, ähnlich wie bei der Anaphylaxie, sehr verschieden, entweder rascher Tod, besonders bei foudroyanter Sepsis, oder Genesung, wenn die Reaktion z. B. nur durch Abbauprodukte von Mikroben oder aus Entzündungsherden ausgelöst wurde.

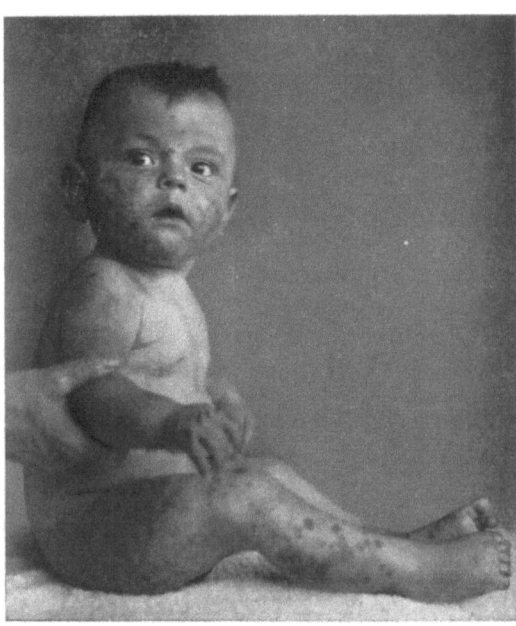

Abb. 101.   Purpura fulminans (späteres Stadium) (Kokardenpurpura).

SEIDLMAYER hat auf die Verwandtschaft dieses meines Falles mit seiner, von ihm neuerdings beschriebenen frühinfantilen postinfektiösen Kokardenpurpura hingewiesen. Er vergleicht die Purpuraeffloreszenzen mit einer Kokarde, weil, wie in der Rekonvaleszenz unseres Falles, die Blutungen in eine primäre Urticariaquaddel oder papulöse Effloreszenz erfolgt, die sich dann sekundär flächenhaft ausbreitet, teilweise bis zu Talergröße. Dabei fehlten Schleimhautblutungen. Nie konnten Koliken und blutige Stühle beobachtet werden. Die Gelenke waren immer frei im Gegensatz zur SCHÖNLEIN-HENOCHschen Purpura. Neben den Hämorrhagien ausgedehnte Ödeme, zum Teil um die Blutungen herum, zum Teil in Form polsterartiger Verdickungen an Hand- und Fußrücken.

Die Blutplättchen zeigten teils normale Werte, teils leichte Verminderung und nur in einem Fall flüchtige Thrombopenie.

SEIDLMAYER hält mit mir für diese Fälle die Ansicht fest, daß es sich um eine allergisch-anaphylaktische Genese handle.

OPITZ hat in neuester Zeit die Beobachtungen SEIDLMAYERS bestätigen können. Die Schwellungen waren besonders auch am Kopf und im Gesicht recht beträchtlich und vor allem ist das ziemlich starke Befallensein des Gesichtes von Blutungen charakteristisch. Ferner symmetrische Blutungen in beiden Ohrmuscheln, wie sie in den Fällen SEIDLMAYERS und OPITZs und auch in unserem Falle vorlagen. OPITZ macht jedoch darauf aufmerksam, daß Schleimhautblutungen offenbar doch nicht so selten sind, er sah Conjunctival-, Nieren- und Darmblutungen und Blutungen in der Mundhöhle.

In den Fällen von SEIDLMAYER und auch meist bei OPITZ gingen wochenlange grippale Infekte, wie in unserem Fall eine Bronchopneumonie, dem Erscheinen der Purpura voraus und die Kinder wurden meist noch mit Fieber in die Kliniken eingewiesen.

Für die Behandlung der schweren Fälle von Purpura fulminans empfehlen sich Bluttransfusionen, ferner sahen wir Erfolge mit der kombinierten Calciumgluconat- und Redoxontherapie intramuskulär. Es handelt sich wohl um eine die Calciumwirkung unterstützende medikamentöse Einwirkung des Vitamins C im Sinne einer Dichtung der Gefäße. Außerdem ist zu berücksichtigen, daß nach neuesten Erfahrungen das Vitamin C anaphylaktische oder anaphylaktoide Zustände zu verhüten oder zu mildern vermag.

90. Vorlesung.

Das Syndrom von Waterhouse-Friderichsen.

Diesen Morgen wurde uns der bald zweijährige Knabe in die Klinik eingewiesen, den ich sogleich vorstelle. Er war gestern abend noch vollkommen gesund. Er erkrankte um 1 Uhr nachts und es wurde bereits eine Temperatur von 39,6° gemessen. Um $6^1/_2$ Uhr morgens traten tonisch-klonische Krämpfe während 2 bis 8 Minuten auf, dabei Brechen, starrer Blick, Bewußtlosigkeit, läßt Stuhl unter sich. Der am Morgen zugezogene Kinderarzt stellt Hautblutungen am ganzen Körper fest und weist das Kind sofort ins Spital ein.

Wir sehen einen zweijährigen Knaben in vollkommen komatösem Zustand. Das Bewußtsein ist vollständig erloschen, keine Nackenstarre, Kopf und Extremitäten hängen völlig schlaff herab. Alle Reflexe sind erloschen.

Die Haut zeigt eine hochgradige Blässe mit leichter Cyanose. Hände und Füße fühlen sich kühl an, während rectal ein Fieber von 39,6° gemessen wird. Die Haut des ganzen Rumpfes ist mit punkt- bis fleckenförmigen frischen Blutungen mit einem Durchmesser bis zu 5 mm bedeckt. Solche Blutungen finden sich auch in der Stirn- und Nasenhaut, in den Augenlidern und Scleren, auf der Beugeseite der Arme, an der Haut des Penis sowie in der Inguinalgegend und auf der Innenseite der Oberschenkel. Am stärksten von Blutungen durchsetzt ist die Haut des Halses und der Brust.

Die Herzkonfiguration ist normal, die Herztöne sind rein, Herzaktion sehr schlecht, Puls leicht unterdrückbar, Tachycardie, Lungen o. B.

Abdomen weich, etwas eingesunken. Leber überragt den Rippenbogen in der Mammillarlinie um einen Querfinger. Der untere Pol der Milz ist eben palpierbar.

Mit Rücksicht auf die cerebralen Erscheinungen haben wir eine Lumbalpunktion vorgenommen. Der Druck war nicht erhöht, der Liquor klar, Pandy zeigte nur eine leichte Opaleszenz, Nonne negativ, Zuckergehalt normal, Zellen 18/3.

Blutbild: Stabkernige 3%, Segmentkernige 38%, Eosinophile 1%, Lymphocyten 56%, Monocyten 2%, pathologische Lymphocyten 9%. Sehr zahlreiche Zerfallsformen der Leukocyten. Neutrophile mit zahlreichen Segmenten enthalten sehr viele Vacuolen. Viele Lymphocyten und Monocyten zeigen Anomalien der Kerne mit hellen Lücken und ebenfalls zahlreiche Vacuolen im Protoplasma, das im Zerfall begriffen ist. Es wurden ferner zwei Normoblasten auf 100 Leukocyten gezählt. Auf 1000 Rote 38 Plättchen. Die Plättchen sind sehr klein, ihre Zahl ist etwa auf die Hälfte der Norm herabgesetzt, sie sind gut granuliert, aber wenig agglutiniert.

Im frischen Blutausstrich haben wir intracelluläre Gruppen von Diplokokken (Meningokokken) sowohl in degenerierten Leukocyten mit Vacuolen als auch in vereinzelten Monocyten (Makrophagen) wahrnehmen können.

Der Zustand verschlimmert sich zusehends. Die Blutungen vermehren sich fast unter unseren Augen. Die Blässe wird immer größer, die Beine verfärben sich cyanotisch und auch am Rumpf zeigen sich bereits intravitale „Totenflecken". Die Extremitäten sind blutleer und kalt, die Atmung ist rasch und stöhnend, der Puls fliegend und fadendünn, zeitweise blitzen Krämpfe durch den Körper und das unabwendbare Ende nach kaum zehnstündigem Kranksein steht nahe bevor.

Wir haben hier einen klassischen Fall des sogenannten Syndroms von WATERHOUSE-FRIDERICHSEN vor uns. Typisch der apoplektiforme Beginn aus völliger Gesundheit heraus in der Nacht oder in den frühen Morgenstunden mit hohem Fieber, Brechen, tonisch-klonischen Zuckungen, mehr oder weniger tiefer Bewußtlosigkeit, beschleunigte, oberflächliche, stoßende Atmung bei negativem Lungenbefund, Aufschießen von zunächst vereinzelten Hautblutungen, die sich sehr rasch vermehren, marmoriertes Aussehen der Haut mit grauviolettblauen Flecken, gewissermaßen „Totenblumen" auf der Haut des Lebenden. Totenblässe mit stark wechselnder Cyanose, höchst beunruhigendes Gepräge des ganzen Krankheitsbildes.

Wir können die Diagnose weiterhin durch ein charakteristisches Blutbild stützen. Vor allem typisch ist, daß die meisten Granulocyten zahlreiche Vacuolen enthalten, in einem Protoplasma, das entweder keine oder eine ganz feine staubförmige Granulation oder nur vereinzelte grobe Granula zeigt. Auch die Kerne sind vielfach degeneriert, deformiert und zeigen mitunter helle Lücken. Von großem Interesse ist ferner, daß trotz des schwersten Infektionszustandes eine Linksverschiebung fehlt, und die Eosinophilen nicht verschwunden sind. Sie enthalten zum Teil ebenfalls Vacuolen. Auch die großen Lymphocyten zeigen teilweise vacuoläre Degeneration. Die kleinen Lymphocyten sind manchmal fast ohne Protoplasmasaum; es finden sich Übergangsformen zu Plasmazellen und typische Plasmazellen. Es finden sich ferner pathologische Monocyten und vereinzelte kernhaltige rote Blutzellen weisen auf eine überstürzte Knochenmarkstätigkeit hin.

Von verschiedenen Autoren, wie von MIDDLETON und DUANE, HENNING-MAGNUSSON, BAUMANN, RUTISHAUSER und BARBEY, BAMATTER, wurde eine starke Erniedrigung des Blutzuckers bis 30 mg und darunter festgestellt. Vereinzelt auch Vermehrung des Reststickstoffes (BAUMANN).

In meinem zuerst beschriebenen Fall fand ich eine progressive schwere Thrombopenie. Es handelte sich aber um das Kind einer thrombasthenischen Mutter, und solch schwere Thrombopenien wurden seither nicht mehr beobachtet. Immerhin fanden wir auch in dem vorgestellten Fall ein Absinken der Thrombocyten auf halb so große Werte als in der Norm.

Bemerkenswert ist, worauf zuerst BAMATTER hingewiesen hat, und was im Gegensatz zu unserem ersten Fall bei dem heute vorgestellten Patienten gelang, der Nachweis von Meningokokken schon in gewöhnlichen Blutausstrichen oder aus dem Blut von Purpuraeffloreszenzen. Der kulturelle Nachweis ist anzustreben, kommt aber wohl für die Diagnose meist zu spät. Meistens handelt es sich bei dem Syndrom von WATERHOUSE-FRIDERICHSEN um eine foudroyante Meningokokkensepsis. Aber offenbar können auch ähnliche Krankheitsbilder durch andere septische Infektionen, z. B. durch Streptokokken, Pneumokokken usw., zustande kommen.

Die Meningokokkensepsis ist so frisch, daß es noch nicht zu einer Lokalisation der Meningokokken in den Meningen, bzw. zu einer meningealen Reaktion auf den Infekt gekommen ist, wie auch der negative Liquorbefund in unserem Falle beweist. Die cerebralen Erscheinungen mit den tonisch-klonischen Krämpfen sind wohl auf eine Hirnpurpura zurückzuführen.

Es ist nun sehr interessant, daß uns das klinische Syndrom von WATER-HOUSE-FRIDERICHSEN gestattet, mit Wahrscheinlichkeit auch eine anatomische Diagnose zu stellen, nämlich es sind Blutungen zu erwarten gewissermaßen im abdominalen Gehirn, den Nebennieren, welche in ihrem Marke bekanntlich nervöse Elemente enthalten. Diese meist doppelseitige Apoplexie der Nebennieren ist eine wichtige Mitursache für den raschen Tod in diesen Fällen. Als Zeichen der Nebenniereninsuffizienz sind zu werten das rasche Sinken des Blutdrucks, die schweren Zirkulationsstörungen, die ganz auffallende Hypoglykämie, eventuell auch die Reststickstoffvermehrung.

Die Kenntnis des WATERHOUSE-FRIDERICHSEN-Syndroms ist auch deshalb wichtig, weil man in neuester Zeit doch Hoffnung haben kann, den einen oder anderen Fall bei möglichst frühzeitiger Diagnose durch unsere bedeutend besseren therapeutischen Waffen zu retten, nämlich durch Chemotherapeutica, besonders Sulfapyrimidine und Antibiotica, wie Penicillin und Aureomycin, ferner Nebennierenhormone, z. B. Cortison, Desoxycorticosteron und Noradrenalin, kombiniert mit Redoxon in hohen Dosen sowie NaCl und Glukose intravenös.

Nachtrag. Die Autopsie des vorgestellten Falles bestätigt die klinische Diagnose und ergab in der Tat eine doppelseitige symmetrische Nebennierenapoplexie: Rinde und zum Teil auch das Mark beider Nebennieren waren ganz ausgedehnt von Blutungen durchsetzt. Kapillaren sowie größere Gefäße maximal erweitert. Die Gehirnsektion zeigte das Bild einer ausgedehnten Hirnpurpura mit ringförmigen Blutungen um die Kapillaren, namentlich in der weißen Substanz der Großhirnhemisphäre [vgl. A. KAMBER: Mschr.Kinderhk. **71**, 351 (1937)].

91. Vorlesung.

Morbus maculosus Werlhofi.
(Essentielle und symptomatische Thrombopenie.)

Heute stelle ich einen fünfjährigen Knaben mit folgender Anamnese vor. Er erkrankte am 10. April an einer Angina lakunaris. Am 22. April nach vorübergehendem Abfall erneutes Fieber bis 39°, Übelkeit, rote Flecken im Hals, akute Schwellung der linksseitigen Halsdrüsen. Am 24. April starkes Masernexanthem mit Conjunctivitis und Bronchitis. Das Exanthem war bis zum 28. April wieder verschwunden. Am 4. Mai neues Fieber und neue akute Drüsenschwellung am Hals und Nacken. Zugleich traten an diesem Tage überall verstreut petechiale Hautblutungen auf. Am 5. Mai erstmals Zahnfleischblutungen, am 6. Mai neue Schübe von Hautblutungen. Gegen Abend Entleerung eines fast reinblutigen Urins. Unstillbare Blutung aus einer intramuskulären Coaguleninjektionsstelle am linken Oberschenkel.

Von früheren Krankheiten sind zu erwähnen ein schwerer Pemphigus neonatorum am zweiten Lebenstag mit Ablösung der Haut fast am ganzen Körper (Dermatitis exfoliativa?), Asthma erstmals mit neun Monaten über ein Jahr dauernd, Scharlach mit zwei Jahren, Keuchhusten und Mumps im dritten Lebensjahr.

Von Blutungsneigung in der Familie ist nichts bekannt.

Wir sehen bei dem gut entwickelten Knaben die ganze Körperhaut übersät mit hell- bis dunkelroten, stecknadelkopf- bis linsengroßen Purpuraflecken: Gesicht, Stamm, Extremitäten. Größere Ekchymosen nur an den Stellen subcutaner oder intramuskulärer Injektionen.

Beide Conjunctiven zeigen an den Bulbi wenige Blutunterlaufungen, auch im Fundus sieht man einige Blutflecken. Zahlreiche kleine Purpuraflecken finden sich auf der Mundschleimhaut, am Zahnfleisch, auf der Zunge, am Gaumen, auf der Rachenwand und sogar auf den Tonsillen, besonders rechts. Selbst an beiden Trommelfellen lassen sich Blutflecken nachweisen.

Das Kind hatte beim Eintritt 38° Fieber und zeigte eine deutliche Vergrößerung der nuchalen Drüsen, ferner der linksseitigen Halsdrüsen vor und hinter dem Kopfnicker. Der untere Pol der Milz ist gerade tastbar.

Der Urin besteht fast aus reinem Blut. Er enthält entsprechend dem Blutgehalt Eiweiß. Im Sediment sehr zahlreiche Erythrocyten, keine Zylinder.

Das Blut zeigt 62% Hämoglobin, 3,7 Millionen Rote, Färbeindex 0,8, Leukocyten 11600, neutrophile Stabkerne 13,5%, Segmentkerne 40%, Eosinophile 3,5%, Basophile 0,5, Lymphocyten 32,5%, große Monocyten 8%, Plasmazellen 2%.

Blutungszeit: Es blutet unaufhörlich seit 10 Stunden aus dem Stichkanal einer intramuskulären Injektion von Coagulen am linken Oberschenkel. Die Blutungszeit ist somit nahezu unendlich.

Gerinnungszeit: 3 Minuten, somit deutlich verkürzt.

Prothrombinzeit: 13 Sekunden, normal 15 bis 16 Sekunden, somit ebenfalls leicht verkürzt.

Die *Retraktilität* des Gerinnsels ist aufgehoben.

Blutplättchen oder *Thrombocyten* sind fast *gar keine* vorhanden. Es finden sich ganz selten leicht basophile sogenannte Plättchenschatten fast ohne alle Granula.

Am Tag nach der Aufnahme in die Klinik begann der Knabe stark aus der Nase zu bluten und schluckte ziemlich viel Blut. Er erbrach mehrmals beträchtliche Mengen blutiger Massen. Coagulentamponade der Nase war völlig erfolglos. Die Blutung stand erst prompt auf 20 ccm Kongorot (1%ig) intravenös. Ferner verabreichten wir täglich eine Ampulle Redoxon forte intramuskulär und als wirksamste Therapie bekam der Knabe eine Bluttransfusion von 200 ccm. Nach der Transfusion Fieberanstieg auf 39° und leichter Schüttelfrost. Seit der Kongorotinjektion und der Bluttransfusion sind keine neuen Hautblutungen mehr aufgetreten, aber leider hat sich der Knabe in der Nase gebohrt und diese beginnt jetzt wieder zu bluten, so daß wir genötigt sind, von neuem intravenös Kongorot zu geben und eine weitere Bluttransfusion vorzunehmen, falls sich die Tamponade wieder als ungenügend erweisen sollte. Der Patient bricht wiederum viel Blut und hat auch einen pechschwarzen Stuhl entleert, ohne über Bauchkoliken zu klagen.

Im Anschluß an die ersten beiden Bluttransfusionen ist es zwar zu einem Anstieg der Plättchen bis 95000 gekommen, aber die Plättchen sind rasch wieder bis 15000 abgesunken. Es handelte sich somit nur um eine sogenannte Pseudokrise. Die Plättchen waren morphologisch pathologisch. Sie zeigten rundliche, sogenannte Ruheformen mit einem winzigen Häufchen von Granula in der Mitte und manche leicht basophilen Plättchen enthielten überhaupt keine Granula (sogenannte Plättchenschatten). Interessant ist, daß trotz der weiter bestehenden Thrombopenie die Hautblutungen aufgehört haben. Offenbar wurde zunächst durch die Bluttransfusionen und das Kongorot die Schädigung der Hautkapillaren behoben. Unsere weitere Aufgabe ist, nunmehr die Megakaryocyten des Knochenmarkes zur Bildung und Abgabe von normalen Plättchen

zu veranlassen. Wir benutzten dazu in den letzten Jahren mit Erfolg eine Stoßtherapie mit täglichen intramuskulären Injektionen von Redoxon forte (500 mg
Ascorbinsäure). Wir unterstützen in diesem schweren Fall die Vitamin-C-Therapie
noch durch Injektionen von Campolon (täglich eine Ampulle intramuskulär),
da auch Leberextrakte imstande sind, die Plättchenbildung anzuregen. Ferner
geben wir gerne Vitamin A (Arovit), Folsäure (Folbal, Folvite) und insbesondere
Cortison.

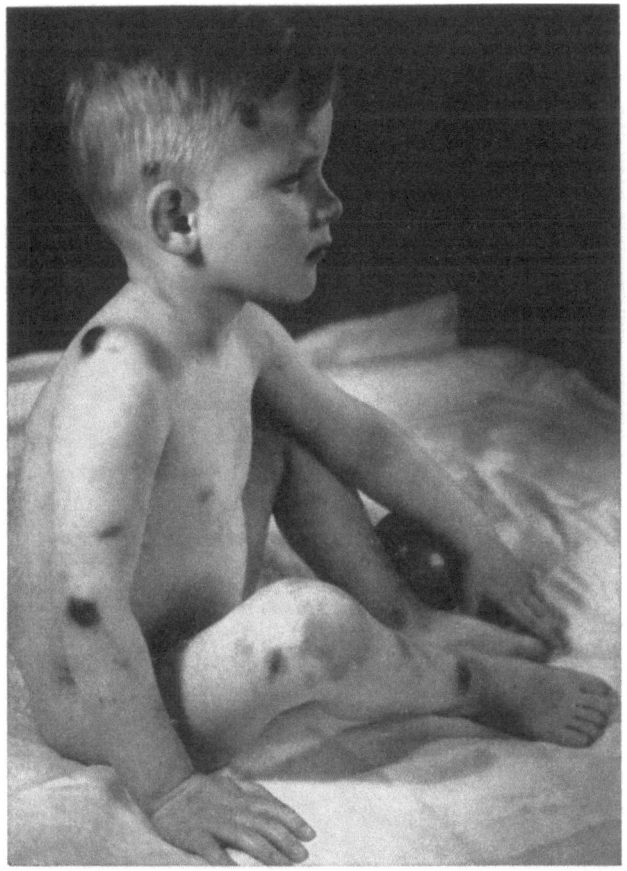

Abb. 102 Essentielle Thrombopenie (Universitäts-Kinderklinik Kiel, aus Lehrb. d. Kinderhlk., 2. Aufl.).

Wir haben hier einen sehr interessanten Fall von *symptomatischer postinfektiöser Thrombopenie nach Masern* vor uns. Offenbar hat das Masernvirus die in
diesem Fall vermutlich besonders empfindlichen Megakaryocyten so geschwächt
und geschädigt, daß sie nach einem gewissen freien Intervall schockartig ihre
Funktion der Plättchenbildung und Abgabe an das Blut eingestellt haben.

Die Masern führen schon in unkomplizierten Fällen sehr häufig infolge
Kapillarschädigung zu kleinen Blutaustritten in die Exanthemeffloreszenzen
und bedingen dadurch die oft wochenlang zurückbleibende bräunliche Pigmentierung der Masernflecken. Diesen Faktor der Kapillarschädigung können wir
bei unserem Fall erkennen an der ungewöhnlichen reichlichen petechialen Aussaat der Blutflecken, welche, wie wir noch sehen werden, bei der essentielle

Thrombopenie oder dem echten Morbus maculosus Werlhofi zu fehlen pflegt. Unter dem Einfluß von Bluttransfusionen, Kongorot und Redoxon forte konnte zunächst dieser Kapillarfaktor wenigstens in der Haut beherrscht werden, so daß keine neuen Hautblutungen, von einer vereinzelten Stelle am Halse abgesehen, trotz der wieder aufgetretenen Thrombopenie erschienen sind. Hartnäckiger erwies sich die Kapillarschädigung auf den Schleimhäuten.

Der wichtigste Faktor ist jedoch unzweifelhaft die Thrombopenie. Durch das Fehlen der Thrombocyten ist es dem Organismus nicht mehr möglich, an Stellen kleiner Kapillarläsionen diese durch einen Plättchenthrombus zu verschließen. Mit dem Ausbleiben des Plättchenthrombus wird durch das Fehlen der abzugebenden Thrombokinase auch die Fibrinabscheidung lokal verunmöglicht und die sekundäre Wundnaht durch Zusammenziehen der Wundränder unter dem Einfluß eines weiteren Plättchenenzyms (Retraktozym) bleibt aus. Die Folge zeigt sich in einer verlängerten Blutungszeit.

Sehr interessant ist in unserem Falle die Tatsache einer verkürzten Gerinnungszeit, ja sogar verkürzten Prothrombinzeit, trotz der Thrombopenie. Dies können wir so erklären, daß das Knochenmark minderwertige Plättchen liefert, welche

Datum	Hämo-globin %	Rote	Thrombo-cyten	Blut-trans-fusion	Bemerkungen
6. Mai 1942 ..	62	3,7	nahezu 0		Höchst vereinzelt, ungranuliert.
7. ,, ,, ...	48	3,2	9 000	180	Basophil, ungranuliert, zum Teil pyknotisch.
8. ,, ,, ...	39	1,9	6 000		Dasselbe.
9. ,, ,, ...	28	1,5	40 000		Basophile Punktierung der Roten, reichlich große Plättchen, ungranuliert. Zerfallsformen.
11. ,, ,, ...	22	1,3	93 000	200	Dasselbe.
12. ,, ,, ...	34	1,6	95 200		Dasselbe. Starke Polychromasie.
13. ,, ,, ...	36	1,9	90 000		Dasselbe.
15. ,, ,, ...	30	1,3	61 000		Nur vereinzelt, gut granuliert. Große Plättchen mit kleinen zentralen Häufchen von Granula. Viel Zerfallsformen. Ein CABOTscher Ring.
16. ,, ,, ...	28	1,5	15 000		Riesenplättchen. Vereinzelt kleinste ungranulierte Plättchen. Viele Zerfallsformen.
18. ,, ,, ...	23	1,6	14 850		Spärlich ungranulierte Formen.
19. ,, ,, ...	30	1,4	21 000	200	Spärlich wurstförmig granulierte Formen.
20. ,, ,, ...	38	1,5	18 120		Granulierte Formen, etwas zahlreicher. Starke Größenunterschiede. Pyknotische Plättchen.
22. ,, ,, ...	39	1,9	37 000		Schlecht granulierte Plättchen.
23. ,, ,, ...	44	1,8	37 800		Dasselbe.
25. ,, ,, ...	—	1,9	35 370		—
26. ,, ,, ...	39	2,3	62 000		Heute erstmals wieder ziemlich viel gut granulierte Plättchen mittlerer Größe.
27. ,, ,, ...	50	2,34	86 500		—

sehr rasch zerfallen, wobei Thrombokinase frei wird und die Gerinnung beschleunigt. Ähnlich zu deuten sind auch die Fälle, bei denen die Gerinnung trotz Thrombopenie normal bleibt. Es gibt auch Beobachtungen, bei denen, wie man es eigentlich erwarten sollte, die Gerinnung bei Thrombopenie verzögert ist. Hier steht eben die Bildungshemmung der Thrombocyten im Vordergrund und schaltet sie als Lieferanten der Thrombokinase aus. Die Retraktilität des Blutkuchens setzt voraus, daß die Thrombocyten nicht allzu rasch zerfallen und das Retraktozym erst nach der Bildung des Fibringerinnsels abgeben. Bei der Thrombopenie finden wir deshalb immer ein Fehlen der Retraktilität des Gerinnsels in vitro. Es wird kein Tropfen Serum ausgepreßt.

Unser Fall ist durch das Auftreten von Schleimhautblutungen in der Mundhöhle, durch unstillbares Nasenbluten, Blutbrechen und Teerstühle, massive Hämaturie ohne jegliche Zeichen einer Nephritis als ein recht schwerer charakterisiert. Denn diese wiederholten Blutverluste nach außen führten rasch zu einer lebensbedrohlichen Anämie, sanken doch die Hämoglobinwerte bis 22%, die Zahl der Roten in wenigen Tagen bis 1,3 Millionen.

Die Untersuchung des weißen Blutbildes läßt eine leukämische Erkrankung und auch eine Panhämocytophthise mit Leichtigkeit ausschließen. Die Anämie erscheint deutlich nur als eine Folge der schweren Blutverluste nach außen. Das Kind war vor der Erkrankung nicht anämisch und es kann deshalb die Thrombopenie nicht als eine symptomatische bei einer perniciosaähnlichen schweren Anämie, z. B. Ziegenmilchanämie, angesehen werden.

Für eine Vergiftung durch Benzol, Benzin oder Arsenverbindungen haben wir keine Anhaltspunkte. Der Knabe hat nie Sedormid erhalten. Es ist dies wichtig, seitdem wir wissen, daß eine Überempfindlichkeit gegen Sedormid eine Thrombopenie und damit das Bild eines Werlhof schlagartig auslösen kann. Und doch spielen bei unserem Fall wahrscheinlich Überempfindlichkeiten des Knochenmarkes gegen toxische Produkte einer vorausgehenden Maserninfektion eine Rolle, und erklären das etwas abweichende klinische Bild. Das Intervall zwischen dem Beginn der Masern und dem Auftreten der Thrombopenie betrug 10 bis 11 Tage, ein biologischer Termin, den wir bei manchen anaphylaktoiden Reaktionen, z. B. auch von seiten des Nervensystems, antreffen.

Wir haben vor kurzem auch einen Fall von postinfektiöser Thrombopenie gesehen, bei einem Kind nach Pertussis, ebenfalls in der Rekonvaleszenz. Es kam sogar zu einer glücklicherweise rasch vorübergehenden Hirnblutung mit leichter Hemiplegie, die sich aber wieder vollständig zurückbildete. Behandlung mit Redoxonstößen erwies sich als recht erfolgreich, führte zu erstaunlicher Besserung des Allgemeinbefindens und nach einer gewissen Latenzzeit zu einem schlagartigen Anstieg der Thrombocyten auf normale Werte. Mein Assistent Dr. Konrad Meyer hat in einer besonderen Arbeit diesen und andere Fälle, die wir erfolgreich mit Redoxonstößen behandelt haben, ausführlich beschrieben.

Es gibt auch parainfektiöse Thrombopenien auf der Höhe der Infektion, z. B. bei maligner Diphtherie, Typhus, Sepsis usw.

Im Vergleich zu unserem Fall von symptomatischer Thrombopenie will ich Ihnen das Krankheitsbild der essentiellen Thrombopenie an Hand eines an unserer Klinik beobachteten Falles kurz schildern.

Die Mutter des zweijährigen Knaben beobachtete in den letzten Monaten vor Spitalaufnahme bei gutem Allgemeinbefinden und ohne Fieber das Auftreten von blauen Flecken, besonders an den Unterschenkeln. Nach einem zufälligen Schlag auf das linke Auge trat eine starke Blutung in die umgebende Haut auf („blaues Auge"). Nach einer stumpfen Verletzung begann der Knabe aus dem

Zahnfleisch zu bluten. Zwei Tage später zeigte sich an der Stirn eine blutunterlaufene Stelle.

In der Familie finden sich keine Zeichen für Blutungskrankheiten.

Die Untersuchung zeigte uns einen kräftig gebauten Knaben in gutem All-
gemein- und Ernährungszustand. Am ganzen Körper regellos verteilt sehen wir,
besonders auch an den oberen und unteren Extremitäten sowie an der Stirn,
rotblaue, blaue, schwärzliche und zum Teil gelbgrünliche Ekchymosen (black
and blue spots). Diese Blutflecken sind meist von zufälligen traumatischen
Einwirkungen, leichten Stößen, Druck der Strumpfbänder usw. abhängig. Durch
Kneifen lassen sich mit Leichtigkeit Ekchymosen erzeugen. Blutungen weisen
auch die Lippen und die Mundschleimhaut auf.

Die Haut mit ihrem buntscheckigen Aussehen erinnert an den Vergleich
HENOCHS mit einem Leopardenfell.

Andere Hauterscheinungen, wie Urticaria, flüchtige Ödeme, Gelenkschmerzen
und Schwellungen, abdominale Koliken, fehlen. Im Urin eine Spur Albumen,
aber sonst normaler Befund.

Das Blut zeigt Hämoglobin 89%, Erythrocyten 3,94 Millionen, Leukocyten
8600, Thrombocyten 3940.

Blutungszeit $5^1/_2$ Minuten, Gerinnungszeit 29 Minuten. Die Retraktilität
fehlt vollständig.

Wir haben hier das Bild einer essentiellen Thrombopenie vor uns. Charakteristisch das Auftreten ohne vorangehende Infektionskrankheit, ohne Fieber bei
gutem Allgemeinbefinden, regellos verstreute große Ekchymosen mit dem
wechselnden Farbenspiel der frischen und sich zurückbildenden Hautblutungen.
Verlängerte Blutungszeit, Irretraktilität des Gerinnsels bei verzögerter Gerinnung.
Im Gegensatz zu unserer ersten Beobachtung entspricht hier die Verzögerung
der Gerinnung dem, was man eigentlich immer bei der Thrombopenie erwarten
sollte, infolge des Ausfalles der Thrombokinase, falls die Blutplättchen wirklich
diese liefern. Normale und beschleunigte Gerinnung erklären sich in den früheren
Fällen aus dem vermehrten Plättchenzerfall, welcher bei dieser Form der essentiellen Thrombopenie offenbar keine wesentliche Rolle spielt.

Wir behandelten diesen Fall mit täglich wiederholten Injektionen von 100 mg
Redoxon. Nach einer Latenzzeit von zirka neun Tagen begannen die Plättchen
anzusteigen und erreichten schließlich 140000. Die Retraktilität wurde wieder
normal. Die Blutungsneigung besserte sich bereits deutlich vor dem Thrombo-
cytenanstieg, wohl infolge günstiger Beeinflussung des Kapillarfaktors. Der
Fall ging somit in Heilung über.

92. Vorlesung.

Die heredo-familiären Formen der Erkrankungen des Thrombocytensystems.

Aus der vorhergehenden Vorlesung über symptomatische und essentielle
Thrombopenie ging hervor, was für eine zentrale Stellung dem Thrombocytensystem für die Pathogenese dieser Erkrankungen zukommt. Wir verstehen
unter dem Thrombocytensystem:

1. *Knochenmarksriesenzellen oder Megakaryocyten.* Diese Riesen sind die
Väter der Zwerge des Blutes, d. h. des kleinsten Formelements. Die reifen
Megakaryocyten enthalten sehr reichlich sogenannte SCHRIDDEsche Granula.
Das Protoplasma der Knochenmarksriesenzellen zeigt eine eigentümliche Fel-

derung und schließlich werden von ihrem Protoplasma die Blutplättchen abgeschnürt. Diese enthalten Granula, die den SCHRIDDEschen Granula der Megakaryocyten entsprechen, wobei aber auch noch Kernsubstanzen von den Megakaryocyten an die Plättchen abgegeben werden. Diese Granula bilden den granulierten Innenkörper der Blutplättchen und sind umgeben von einem Hyaloplasma, welches bei jugendlichen Formen einen blauen basophilen Farbenton besitzt, der sich bei zunehmender Reife mehr und mehr einem zartrosafarbenen, ähnlich dem der reifen Granulocyten, nähert.

2. Die abgeschnürten *Blutplättchen* mit dem Granulomer und Hyalomer kreisen im peripheren Blut. Kommt es irgendwo zu einer Verletzung, so agglutinieren die Thrombocyten und bleiben an den Wundrändern in Massen kleben, zerfallen rasch und lassen Substanzen freiwerden, welche der Einleitung des fermentativen Gerinnungsvorganges dienen, indem sie ganz besonders Thrombokinase bilden. An den Plättchenhaufen der Wundränder setzen sich die ersten Fibrinfäden an. Thrombocytenmangel führt daher zum Fehlen eines Plättchenthrombus und zu ungenügendem Wundverschluß. In der dritten Phase der Gerinnung geben die Blutplättchen noch ein weiteres Ferment, das Retraktozym, ab. Dieses bewirkt, daß sich das Blutgerinnsel zusammenzieht, wodurch die Wundränder aneinandergelegt werden und das Serum ausgepreßt wird. Sinkt die Plättchenzahl unter etwa 50000, so entsteht ein schlaffes Gerinnsel, sinkt sie unter 30000, so fehlt die Retraktilität des Blutkuchens. Bei einer solchen Thrombopenie unter 30000 pflegt die hämorrhagische Diathese manifest zu werden. Es scheint auch, daß die Blutplättchen Beziehungen haben zum normalen Gefäßtonus bzw. der normalen Gefäßdichte (CATEL).

Es gibt physiologische Schwankungen der Thrombocytenzahlen, z. B. durch Lagewechsel, Erhöhung der Körperwärme, Nahrungszufuhr, Hunger usw. Als physiologisch sind auch solche Schwankungen der Thrombocytenzahl zu erwähnen, welche den weiblichen Sexualzyklus begleiten. Ein bis zwei Tage vor der Menstruationsblutung, spätestens aber mit ihrem Einsetzen, kommt es zu einem Thrombocytensturz, der meist am zweiten Menstruationstage seinen Tiefpunkt erreicht. Der folgende langsame Plättchenanstieg pflegt zunächst die Norm zu überschreiten, um sich dann erst endgültig auf sie einzustellen. Zur Zeit der Menses besteht dementsprechend eine größere Blutungsbereitschaft, es kommt daher auch zu vikariierenden oder Begleitblutungen, z. B. Nasenbluten, gelegentlich Hämoptoe usw. Bei Infektionskrankheiten zeigen sich auf der Höhe des Fiebers mäßige Verminderungen der Thrombocyten. Bei septischen Zuständen, z. B. schweren Meningokokkeninfektionen, habe ich auch toxische Funktionsstörungen der Plättchen beobachtet, die sich besonders in einer verlangsamten oder aufgehobenen Retraktilität äußerten. Plötzlicher Plättchensturz kann eine Venenthrombose andeuten.

3. Die verbrauchten und überalterten Plättchen finden ihr Grab besonders in der *Milz*. Es kann deshalb bei starkem Plättchenzerfall zu einem spodogenen Milztumor kommen. Die Asche der Blutplättchen wandert gewissermaßen in den Urnenfriedhof der Milz. Anderseits hat man Anhaltspunkte dafür gefunden, daß die Milz aktiv Plättchen in vermehrtem Maße zerstören kann, so daß die Thrombopenie infolge Plättchenzerfall mit einem Schlage aufhört, wenn die vergrößerte Milz exstirpiert wird. Der Milztumor kann aber auch hemmend wirken auf die Plättchenbildung der Megakaryocyten im Knochenmark (sogenannte splenopathische Markhemmung).

Bei den heredo-familiären Formen der Erkrankungen des Thrombocytensystems ist nun hauptsächlich die Bildung und Abschnürung vollwertiger Thrombocyten gestört. Es leuchtet ein, daß diese Thrombocyten eine verminderte Lebensdauer

haben und der Thrombolyse in der Milz leichter anheimfallen. Hält die Regeneration mit der Plättchenzerstörung nicht Schritt, so kann es auch zu Thrombopenien kommen. Häufiger finden wir bei den heredo-familiären Formen ein so
starkes regenerationsbestrebendes Knochenmark, daß die Thrombocyten in
normaler oder sogar gesteigerter Zahl an das Blut abgegeben werden, aber diese
Blutplättchen erscheinen nach verschiedenen Richtungen funktionell minderwertig.

Wir können folgende Formen der heredo-familiären Erkrankungen des
Thrombocytensystems unterscheiden:

1. Hereditäre und kongenitale Form der essentiellen Thrombopenie.

Besonders in neuerer Zeit wurden Fälle von angeborener Thrombopenie
beim Neugeborenen festgestellt (RUSHMORE, LIEBLING, WALTNER, LESCHKE u. a.),
wobei gleichzeitig die Mutter in der letzten Zeit der Schwangerschaft an einem
Werlhof litt. Ich habe selbst mit GUGGISBERG an der Berner Frauenklinik
einen solchen Fall beobachten können. Besonders interessant ist eine entsprechende Beobachtung von GREENWALD und SHERMAN, welche bei den Neugeborenen mit Thrombopenie gleichzeitig Mißbildungen an Herz und Thymus
feststellen konnten. Im Knochenmark waren die Megakaryocyten außerordentlich spärlich, hatten hyperchromatische Kerne und das Cytoplasma färbte sich
ganz blau, wobei die sonst so charakteristischen SCHRIDDEschen Granula vollkommen fehlten. Es handelt sich somit in derartigen Fällen um eine Art Mißbildung der Megakaryocyten. Neuere Beobachtungen stammen von LANDOLT.

2. Die hereditäre hämorrhagische Thrombasthenie (Glanzmann).

1918 entdeckte ich diese heredo-familiäre Affektion. Sie wird dominant
vererbt und erscheint nicht geschlechtsgebunden im Gegensatz zur Hämophilie.

Die ersten Manifestationen zeigen sich meist im Spielalter und später; auf
die geringsten Traumen bekommen diese Kinder große bläuliche Ekchymosen,
ganz ähnlich wie bei der WERLHOFschen Krankheit. In etwas schwereren Fällen
sieht man wiederholt krisenartig auftretendes, mehr oder weniger heftiges
Nasenbluten.

Kleine Schnittwunden bluten oft auffallend lang und stark, besonders nach
Zahnextraktionen können sehr erhebliche Blutungen auftreten, auch Darm- und
Nierenblutungen kommen vor. Die Genitalblutungen des Weibes brauchen
nicht verstärkt zu sein. Gelegentlich kann aber doch Menorrhagie und schwere
Nachgeburtsblutung vorkommen.

Gelenkblutungen fehlen in meinen Fällen ganz.

Ebenso wurden Milztumoren vermißt.

Die Blutplättchenzahlen sind entweder leicht erhöht oder normal, mitunter
findet sich auch eine leichte chronische Verminderung. In einzelnen Fällen habe
ich unter besonders belastenden Umständen, z. B. postinfektiös nach Masern,
einen Plättchensturz und längere Thrombopenie mit allen Erscheinungen eines
Morbus maculosus Werlhofi bei einem Kind aus einer solchen thrombasthenischen
Familie beobachtet.

Die Blutungszeit ist normal $1^1/_2$ bis 3 Minuten, aber in dieser kurzen Zeit
tritt meist abnorm reichlich Blut aus.

Die Gerinnungszeit ist bei der Thrombasthenie normal.

Dagegen besteht eine charakteristische Störung der dritten Phase der Blutgerinnung, nämlich eine Verzögerung bzw. Aufhebung der Retraktilität des Gerinnsels. Der mildeste Grad der Störung besteht darin, daß die Retraktion des Blutkuchens nur verzögert ist, wobei jedoch statt des minimalen normalen Sediments roter Blutkörperchen ein abnorm reichliches Sediment nachzuweisen ist, welches bis zu einem Drittel der Höhe der Blutsäule ansteigen kann. Diese Blutkörperchen werden eben von dem schlaffen Gerinnsel des Blutkuchens nicht festgehalten. Oft zeigt auch der Blutkuchen eine unschöne, unregelmäßige Form. Beim schwersten Grad besteht Irretraktilität trotz normaler Plättchenzahlen, wie sie sonst nur bei starker Thrombopenie beobachtet wird. Da einerseits der Ausfall der Plättchen bei der Thrombopenie Irretraktilität bedingt, anderseits das Zufügen der Thrombocyten zu einem plättchenfreien Plasma wiederum Retraktilität auslöst, so ist damit der Beweis erbracht, daß die Retraktion des Blutkuchens eine Funktion der Thrombocyten ist. Die Thrombocyten geben ein Ferment, das Retraktozym, ab. Dieses Ferment wird zerstört, wenn man eine normale Plättchensuspension während 10 Minuten auf 55 bis 58° erhitzt. Die Blutplättchen selber werden schon von einer Temperatur über 40° abgetötet.

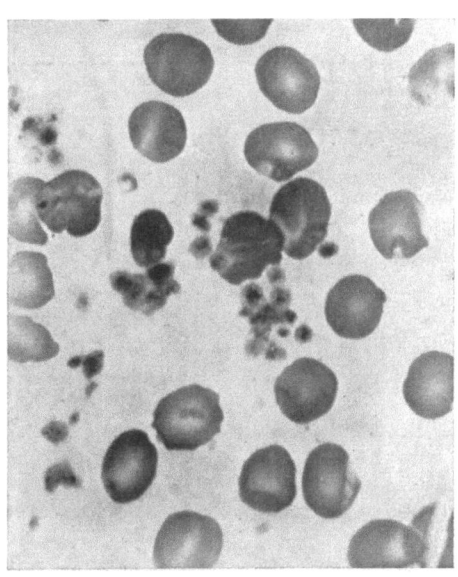

Abb. 103. Blutplättchen bei Thrombasthenie (Anisocytose, mangelhafte Granulation, Häufchenbildung vorhanden, aber oft klein).

Die Irretraktilität bei normalen Plättchenzahlen wies eindeutig auf eine Funktionsanomalie der Blutplättchen hin, und ich fragte mich deshalb sogleich, ob sich auch ein morphologisches Substrat dafür finden ließe. In der Tat entdeckte ich bei der Thrombasthenie ein pathognomonisches Plättchenblutbild, das, wenn aus der übrigen morphologischen Blutuntersuchung keinerlei Anhaltspunkte für eine andere Blutkrankheit, wie z. B. Kugelzellenanämie oder Myeloblastenleukämie, bestehen, die Diagnose Thrombasthenie aus dem Blutpräparat gestattet. Die Plättchen bei der Thrombasthenie sind oft reichlich vorhanden, sogar vermehrt, aber sie sind oft abnorm klein. Eigentliche Riesenformen sind selten. Es fällt im großen ganzen die Anisocytose auf. Charakteristisch sind Involutionsformen mit Granulolyse. Die Granula sind oft stark aufgelockert, durch weite Zwischenräume getrennt. Viele Formen enthalten nur noch ein bis zwei Granula, schließlich gibt es Plättchen, die in ihrem Hyaloplasma gar keine Granula mehr enthalten. Dabei kann das Plasma den zarten graurötlichen Ton der reifen Plättchen bewahren. Es finden sich ferner Involutionsformen mit Pyknose der Granula. Die einzelnen Granula verschmelzen miteinander zu einem kompakten, meist intensiv dunkelviolett bis schwarz gefärbten Gebilde, welches man am besten mit einem pyknotischen Erythroblastonkern vergleichen kann. Neben diesen Degenerationsformen treffen wir Zeichen überstürzter Regeneration, vereinzelte Riesenplättchen und stark basophile blaue Plättchen ohne Granula oder mit ganz spärlicher Granulation. Es handelt sich um ganz

unreife Abschnürungsprodukte von Vorstufen der Megakaryocyten, den Mega-
karyoblasten, die ich schon 1918 angenommen habe. In neuester Zeit konnte
JÜRGENS diese Befunde bestätigen.

3. Die konstitutionelle Thrombopathie
(v. Willebrand-Jürgens).

Diese eigenartige Bluterkrankheit wurde von v. WILLEBRAND auf den Aalands-
inseln entdeckt und gemeinsam mit JÜRGENS näher erforscht. Es handelte sich
um drei große Bluterfamilien, in denen das Leiden nach dominantem Erbgang
besonders bei Frauen auftrat. Es ergaben sich aber keine Anhaltspunkte
für einen geschlechtsgebundenen Erb-
gang.

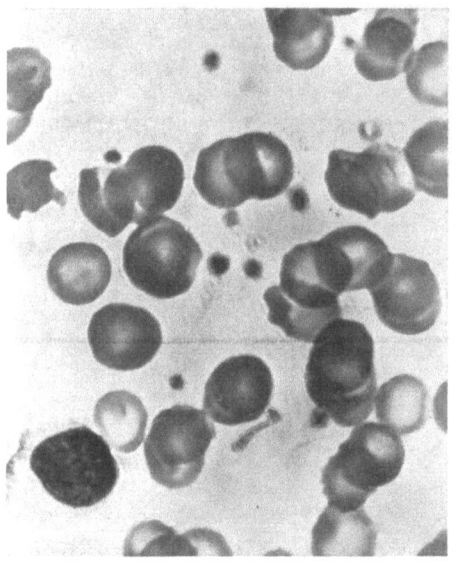

Die ersten Manifestationen in
Form von Hautblutungen nach Mikrotraumen können sich schon im Säug-
lings- und Kleinkindesalter, besonders
auch während des Zahnwechsels
zeigen. Schwere hämorrhagische Diathese tritt besonders während der
Pubertät auf. Ähnlich wie bei der
Thrombasthenie sind die Genitalblutungen des Weibes ziemlich unabhängig von den sonstigen Blutungen.

Die häufigsten Blutungsformen
sind Nasenbluten, Haut- und Schleimhautblutungen, Blutungen aus dem
Zahnfleisch und aus Zahnalveolen
nach Zahnextraktion. Auch Magen-
Darmblutungen wurden beobachtet.
Blutergelenke, ähnlich wie bei der
Hämophilie, sind sehr selten beobachtet worden. Wunden bluten auffallend lange nach.

Abb. 104. Thrombopathie v. WILLEBRAND-JÜRGENS
(Granula dicht, Plättchen dunkel, fehlende Agglutination).

Im Gegensatz zur Thrombasthenie ist die Blutungszeit fast aus-
nahmslos verlängert. Gerinnung und Retraktilität des Gerinnsels sind normal.

Dagegen ist die Agglutinationsfähigkeit isolierter Blutplättchen verzögert.
Im Blutausstrich liegen die Plättchen einzeln und nicht in Häufchen.

Die Thrombosezeit ist nach JÜRGENS außerordentlich verlängert.

Der Gefäßfaktor tritt bei der Thrombopathie mehr in den Hintergrund,
indem der Stauungsversuch nach RUMPEL-LEEDE und der Kneifversuch nach
JÜRGENS in leichteren Fällen negativ ausfallen.

Von der Thrombasthenie unterscheidet sich die konstitutionelle Thrombopathie auch dadurch, daß die Blutplättchen morphologisch normal sind. Die
Azurgranulationen sind nach JÜRGENS immer besonders gut entwickelt.

Merkwürdigerweise ergab aber die Sternalpunktion hochgradig degenerativ
veränderte Megakaryocyten mit zahlreichen Vacuolen.

4. Der Typus Naegeli.

Er ist sehr nahe verwandt mit der Thrombasthenie. Es finden sich die gleichen Formanomalien und auch die Irretraktilität des Gerinnsels. Nur ist in Übereinstimmung mit der Thrombopathie von v. WILLEBRAND und JÜRGENS die Blutungszeit verlängert und die Plättchenagglutination in ähnlicher Weise gestört. OPITZ schreibt neuerdings, es bestehen offenbar zwischen der GLANZMANNschen Thrombasthenie und dem Typus Naegeli sehr enge Beziehungen, wenn es sich nicht überhaupt um identische Erkrankungen handelt. Auf Störungen der Plättchenagglutination bei der Thrombasthenie habe ich bereits 1918 hingewiesen.

5. Der Typus Jürgens.

Er wurde von JÜRGENS in Mitteldeutschland entdeckt. Das klinische Bild zeigt weitgehende Übereinstimmung mit der konstitutionellen Thrombopathie. Das führende Symptom sind vor allem Hautblutungen, blaue Flecken nach Mikrotraumen. Häufig Nasenbluten, leichtes Bluten des Zahnfleisches usw.

Die Blutungszeit nach DUKE war immer normal, die Thrombenbildung im Kapillarthrombometer war verlängert, Gerinnungszeit und Retraktilität normal.

Morphologisch keine besonderen Plättchenveränderungen.

Im Vordergrund standen zweifellos Gefäßstörungen, Kneifphänomen und RUMPEL-LEEDEscher Stauungsversuch waren immer stark positiv. Das Leiden scheint ebenfalls dominant erblich zu sein. Die Zugehörigkeit des Typus Jürgens zu den Erkrankungen des Thrombocytensystems erscheint nur durch die etwas verlängerte Blutplättchenagglutination im hängenden Tropfen und die verlängerte Thrombosezeit im Kapillarthrombometer gestützt.

6. Die echte heredo-familiäre Hämophilie.

Sie ist charakterisiert durch ganz bestimmte Vererbungsgesetze. Manifest erkranken immer nur männliche Individuen. Die Anlage zu Blutung ist an das männliche Geschlechtschromosom gebunden, welches bei den Frauen durch das zweite Geschlechtschromosom an seiner Manifestation gehindert wird. Eine Hämophilie beim weiblichen Geschlecht gibt es deshalb nicht. Die Frauen wirken aber als Konduktoren, indem sie die Krankheitsanlage auf ihre Söhne vererben. Die Vererbung ist geschlechtsgebunden und rezessiv.

Typisch ist die hämophile Anamnese. Mitunter kommt es frühzeitig zu Blutung aus dem Nabelschnurrest oder bei Anlaß der Beschneidung oder Impfung, Blutung aus Bißwunden der Zunge oder Wange, nach Zahnextraktion, Nasenbluten. Die Hämophilie kann in der ersten Lebenszeit latent sein und sich erst nach dem achten oder zehnten Lebensjahr manifestieren. Auf der Haut können große, flächenhafte Sugillationen auftreten. Recht charakteristisch für die hämophilen Blutungen habe ich ein blasses Zentrum mit Blutunterlaufung an den Rändern gefunden. Dies hängt mit der raschen Diffusion der roten Blutkörperchen aus dem langsam gerinnenden Blut in die Umgebung zusammen, während das Plasma im Zentrum liegen bleibt. Tritt schließlich Gerinnung ein, so kann man im Zentrum oft knotiges Fibrin tasten. Riesige Hämatome in der Muskulatur, seltener unter dem Periost, kommen vor.

Im Gegensatz zu den bisherigen heredo-familiären Erkrankungen des Thrombocytensystems sind elektive Gelenkblutungen, namentlich in den Fuß-, Knie-, Ellenbogen- und Hüftgelenken, für die Hämophilie typisch. Dabei befinden sich gewöhnlich nur ein oder allenfalls zwei Gelenke bevorzugt, in die es immer wieder hineinblutet. Die Gelenke sind dann stark geschwollen und schmerzhaft und fühlen sich heiß an. Nicht selten erfolgen diese Gelenkblutungen unter fieberhafter Temperatursteigerung.

Es gibt auch eine renale Hämophilie mit Nieren- und Blasenblutungen und schwerer Hämaturie. Seltener kommt es zu schweren Blutungen aus dem Magen-Darmkanal.

Bedeutsam sind epi- und subdurale Hämatome wegen der Gehirnkompression. Ich habe zwei hämophile Brüder beobachtet, bei denen Blutergelenke vollständig fehlten, dafür zeigten beide Brüder nach Kopftraumen subdurale Hämatome, die zu Hemiplegie und epileptiformen Anfällen führten. Der jüngere Bruder hatte auch wiederholte schwere Nierenblutungen, der ältere Bruder eine schwere Darmblutung, wahrscheinlich infolge Verletzung durch Kerngehäuse von Äpfeln. Das Hämoglobin sank bis 10%.

Die Blutungsneigung kann zeitweise fehlen. Die Diathese kann geheilt erscheinen, dann aber kommt immer wieder eine Periode, bei der von neuem Blutungsschübe eintreten. Im freien Intervall können selbst Traumen ohne Blutungsfolge sein.

Die Blutungszeit nach DUKE ist normal. Auch Venenpunktionen können ohne Gefahr vorgenommen werden. Die Plättchenagglutination ist gut und die Thrombosezeit normal.

Charakteristisch ist die Verzögerung der Blutgerinnung um viele Stunden. Doch gibt es auch Fälle, bei denen gerade dieses Symptom weniger stark ausgesprochen ist.

Diese Gerinnungsverzögerung habe ich als einer der ersten darauf zurückgeführt, daß die Plättchen bei der Hämophilie, die in normaler, ja manchmal in erhöhter Zahl vorhanden sind und morphologisch normal aussehen, abnorm resistent sind. Sie zerfallen viel weniger leicht wie die normalen Plättchen und geben deshalb viel langsamer Thrombokinase ab. FONIO konnte zeigen, daß die hämophilen Plättchen dem hämophilen Blut gegenüber insuffizient sind, während normale Plättchen hämophiles Blut bzw. Plasma in normaler Zeit zur Gerinnung bringen. Der umgekehrte Versuch gelingt nicht, weil im normalen Blut schon durch den normalen Plättchenzerfall alle Gerinnungsfaktoren mit Einschluß der Thrombokinase vorhanden sind, so daß die Insuffizienz der hämophilen Plättchen nicht zum Vorschein kommt. Es ist nun außerordentlich interessant, daß nach solchen Befunden auch die echte Hämophilie zu den heredo-familiären Formen der Erkrankungen des Thrombocytensystems gehört. Dazu stimmt, daß, wenn auch sehr selten, bei der Hämophilie sogar Thrombopenie vorkommen kann (GLANZMANN, FANCONI). Neuere Untersuchungen von LENGGENHAGER u. a. haben ergeben, daß bei der echten Hämophilie noch ein Eiweißkörper im Plasma deficient ist und sich nur schwer aktivieren läßt, das Thrombokinin (LENGGENHAGER). Es läßt sich nur schwer zu Thrombokatalysin aktivieren, so daß die Autokatalyse der Gerinnung nicht in Gang kommt. Interessant ist, daß Zusatz von 1% Normalplasma die Gerinnungsstörung des hämophilen Plasmas zu beheben vermag.

Über die neue Einteilung in Hämophilie A und Hämophilie B eventuell C siehe Seite 419.

Tritt bei der Hämophilie schließlich Gerinnung ein, so ist der Blutkuchen fest und zeigt normale Retraktilität. Dabei bemerkt man folgendes interessante Phänomen: Infolge der Gerinnungsverzögerung ist die Sedimentierung der roten Blutkörperchen gewöhnlich vollendet, ehe das Plasma zu erstarren beginnt, so daß der Blutkuchen sich aus einem roten und einem darüber befindlichen weißen Teil (plasmatisches Koagulum) zusammensetzt. Dieses plasmatische

Koagulum zeigt wegen des größeren Plättchenreichtums an der Grenze der beiden Schichten eine starke Einziehung.

Bei der Hämophilie hat bereits SAHLI normalen Fibrinogengehalt festgestellt. Rumpel-Leede und Kneifphänomen Jürgens sind bei der Hämophilie negativ.

7. Sporadische Hämophilie.

Schon seit langem sind Fälle bekannt, die in allen Erscheinungen der hereditären Hämophilie gleichen, ohne daß es selbst durch sorgfältige genealogische Forschungen gelingt, eine Vererbung nachzuweisen. Die Intensität der Erscheinungen ist bei den sporadischen Fällen vielfach größer. Wir haben vor Jahren einen solchen Fall beobachtet, bei dem es nach Trauma zu einer Blutung in den Rückenmarkskanal kam mit Paraplegie und Ischuria paradoxa. Dieser Fall zeigte eine gewisse Fibrinverminderung, wie sie von meinem Assistenten Dr. DÄNZER beschrieben wurde. Man muß bei der sporadischen Hämophilie an eine Mutation des Keimplasmas in der Richtung der hämophilen Anlagestörung denken. Über die auslösende Ursache ist damit freilich nichts gesagt. Sichere Beweise, daß ein sporadischer Bluter die Anlage weitervererbt hätte, haben wir bisher nicht.

Die heutige Vorlesung zeigt eindringlich, wie nach den neueren Untersuchungen diese echten heredo-familiären hämorrhagischen Diathesen in Beziehung zu setzen sind mit Anomalien des Thrombocytensystems, und es ist besonders reizvoll, daß dies offenbar auch für die echte Hämophilie gilt.

Konstitutionelle angeborene Afibrinogenämie und Fibrinopenie im Kindesalter.

Bisher sind bei Kindern nur wenige Fälle von hämorrhagischer Diathese infolge von Fibrinogenmangel bekannt geworden (RABE und SALOMON, OPITZ und FREI, OPITZ und SILBERBERG, J. WOLFF, MACFARLANE, SCHÖNHOLZER und FRITZSCHE). Wir können zwei verschiedene Gruppen unterscheiden:

1. *Die konstitutionelle angeborene Afibrinogenämie.*

2. *Die Fibrinopenie.* Sie kann wieder gegliedert werden in:

a) *konstitutionelle Fibrinopenie* als seltene, auf die Deszendenz übertragbare Erbkrankheit (Fälle von RISAK 1935);

b) *erworbene Fibrinopenie.* Aus dem Kindesalter gehören hierher der Fall von OPITZ und SILBERBERG und WOLFF. In beiden handelte es sich um einen Leberschaden. Bei Erwachsenen wurde Fibrinopenie hauptsächlich bei Knochenmarkserkrankungen gefunden, so daß als Bildungsstätte des Fibrinogens das Knochenmark angesehen wird. Auch wir fanden in einem Fall von Myelose eine hochgradige Fibrinopenie. Aber es scheint doch auch, daß die Leber an der Fibrinogenbildung beteiligt ist.

Wir haben bei einem dreijährigen Knaben eine von Geburt an bestehende hämorrhagische Diathese beobachtet, welche sich schon in einer Nabelblutung äußerte. Es traten immer wieder große Hämatome nach stumpfen Verletzungen auf. Die Blutuntersuchung ergab eine unbestimmbare Blutungszeit und völlige Ungerinnbarkeit des Blutes infolge Fibrinogenmangels. Dieser war zuletzt gekoppelt mit einer Thrombopenie; während diese wieder verschwand, blieb der völlige Fibrinogenmangel trotz des Sistierens der Blutungen weiterhin bestehen.

Es scheint sich um ein rezessives Erbleiden zu handeln, welches deshalb besonders in Verwandtenehen vorkommen kann. In unserem Fall aber handelte es sich um einen sporadischen Fall bei völlig negativer Familienanamnese.

Die hämorrhagische Diathese zeigt sich schon bald nach der Geburt, wie auch in unserem Fall, in Form einer fast unstillbaren Nabelblutung. Auch Darmblutungen kommen vor. Nach stumpfen Traumen können, wie bei unserer Beobachtung, nach Fall auf den Unterkiefer große bis riesige subcutane Hämatome vorkommen. Außerdem finden sich am ganzen Körper, besonders an den Beinen, 50-Rappen- bis 2-Frankenstückgroße, blaue Flecken.

Auch Schleimhautblutungen, z. B. am Zahnfleisch oder nach Zahnextraktionen, heftiges unstillbares Nasenbluten, Blutungen in den inneren Organen, Pleuren, epidurale Hämatome usw., kommen vor. Das Blut in den Hämatomen bleibt vollkommen flüssig.

Charakteristisch für die Afibrinogenämie sind im Gegensatz zur Hämophilie:

1. Die verlängerte Blutungszeit. Während wir bei der Hämophilie ungestraft mit der FRANCKEschen Nadel Blut zur Untersuchung gewinnen können, ist für die Afibrinogenämie eine tagelang völlig unstillbare Blutung aus einer solch kleinen Wunde beobachtet worden.

2. Die völlige Aufhebung der Blutgerinnung. Das Blut bleibt tagelang ungeronnen, während bei der Hämophilie doch schließlich nach Stunden noch Gerinnung eintritt. Es sedimentieren die Roten, ohne durch einen Blutkuchen festgehalten zu werden, und über ihnen bleibt eine flüssige Schicht von Plasma stehen. Diese Plasmaschicht ist nicht mit Serum zu verwechseln. Eine Retraktilität läßt sich nicht, wie schließlich bei der Hämophilie, an der Grenze von weißem

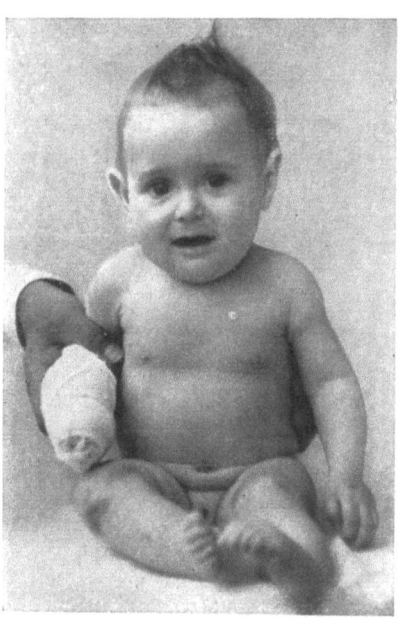

Abb. 105. Blutungen bei Fibrinopenie in der Umgebung der Kniegelenke.

und rotem Gerinnsel feststellen, da gar kein Fibrin abgeschieden wird.

Im Plasma sind alle Gerinnungsfaktoren enthalten und nur das Fibrinogen fehlt. Dies kann auf folgende Weise bewiesen werden:

1. Das Plasma ist imstande, Fibrinferment zu bilden. Setzt man es einem normalen Plasma zu, so bringt es dasselbe zur Gerinnung.

2. Setzen wir dagegen dem Patientenplasma mit Afibrinogenämie normales Serum mit Fibrinferment zu, so erfolgt gleichwohl keine Gerinnung, weil eben kein Fibrinogen als Fibrin abgeschieden werden kann.

Differentialdiagnostisch kommt in neuester Zeit auch der Prothrombinmangel infolge K-Avitaminose in Frage, bei welcher wir gelegentlich auch das Symptom der vollkommenen Ungerinnbarkeit des Blutes feststellen können. Aber der Zusatz von Normalserum bringt ein solchesBlutplasma sofort zur Gerinnung. Es fehlt in dem Blute die Bildung des Fibrinferments infolge Prothrombinmangels.

Fassen wir nochmals zusammen: Die wesentlichen Charakteristika der Afibrinogenämie sind: Ein dauernder Mangel an Fibrinogen mit völliger Ungerinnbarkeit des Blutes, verlängerte Blutungszeit und interessanterweise damit gekoppelt eine intermittierende Thrombopenie. Abgesehen vom Fibrinogenmangel ist das Plasmaeiweißbild nicht wesentlich verändert. Nichts weist auf einen Leberschaden hin, es besteht kein Ikterus. Bilirubin im Serum ist weder direkt noch indirekt nachweisbar. Die Takata-Ara-Reaktion ist negativ. In unregelmäßigen Intervallen, meist ausgelöst durch Traumen oder unbekannte Faktoren, kommt es zu Blutungsattacken, welche unter Umständen durch Blutungen in den inneren Organen, insbesondere im Gehirn, zum Tode führen können. Kennzeichnend ist das Auftreten riesiger Hämatome mit flüssig bleibendem Inhalt.

Im Gegensatz zu diesem Bilde der konstitutionellen angeborenen Afibrinogenämie kann ich heute einen Fall von erworbener Fibrinopenie bei einem acht Monate alten, bisher ausschließlich an der Brust ernährten Mädchen vorstellen. Bei völligem Wohlbefinden und ohne Fieber traten die ersten Hautblutungen am Kopf auf; so stecknadelkopfgroße Blutungen am Hinterkopf, etwas größere Blutungen mit noch tastbaren Fibrinknötchen an beiden Schläfen, eine kleine Ekchymose über dem rechten Jochbein, zwei linsengroße Blutungen am linken Vorderarm, sehr große, flächenhafte, aus mehreren konfluierenden Striemen zusammengesetzte Blutung in der ganzen linken Glutäalgegend und seitlichen Hüftpartie. Auch an den Oberschenkeln finden sich blaurote, blutunterlaufene Striemen auf der Beugeseite mit hellen Zentren und roten Rändern, ähnlich wie bei der Hämophilie. Diese Erscheinung hängt mit der schweren Gerinnbarkeit des Blutes zusammen. Die roten Blutkörperchen diffundieren deshalb weit in die Umgebung, während das Plasma mehr oder weniger im Zentrum liegen bleibt, wobei es bei der Hämophilie schließlich doch noch zu einer Fibrinabscheidung kommt, während eine solche bei der Fibrinopenie nur bei den ersten Blutungen noch festzustellen

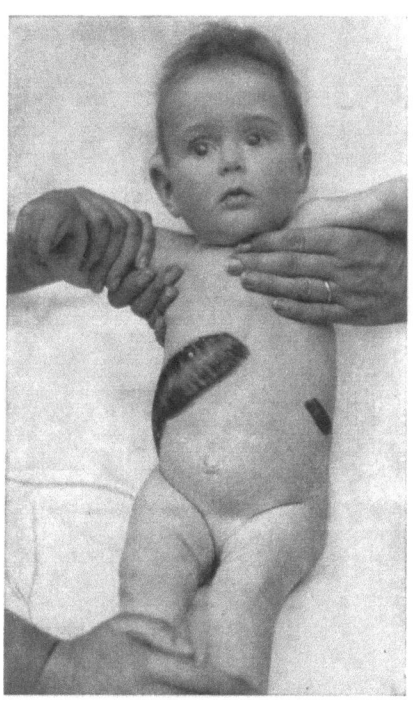

Abb. 106. Hepatosplenomegalie bei erworbener Fibrinopenie.

ist, bei den späteren nicht mehr. Eine besondere Vorliebe für das Auftreten der Blutungen scheint auch die Umgebung der Kniegelenke darzustellen.

Schleimhautblutungen fehlen in unserem Fall.

Die Blutungszeit aus einer Wunde mit der FRANCKEschen Nadel war in unserem Falle fast unendlich und das Kind drohte sich aus dieser unscheinbaren Wunde zu verbluten, was die Aufnahme in die Klinik veranlaßte.

Auch hier ist das charakteristische Symptom die völlige Ungerinnbarkeit des Blutes auf der Höhe der Blutungsattacke; die Scheidung des Blutes in das Sediment der roten Blutkörperchen und das darüberliegende flüssige Plasma. Im Gegensatz zu der konstitutionellen Afibrinogenämie trat schon nach zwölf Tagen eine solche Besserung ein, daß sich die Blutungszeit auf 1 Minute verkürzte, die Blutgerinnung schon nach 6 Minuten erfolgte und die Retraktilität eine gute war.

Auf der Höhe der Blutungsattacke waren zwar im Plasma alle Gerinnungsfaktoren zur Fibrinfermentbildung vorhanden, aber das Fibrinogen fehlte. Fremdes Plasma konnte von dem Patientenplasma zur Gerinnung gebracht werden, während es selber nicht imstande war, das eigene Blut zur Gerinnung zu bringen.

Neben den Hautblutungen fällt uns auf, daß die Haut des ganzen Körpers eine deutlich gelbliche Farbe hat, die durch die große Blässe des Kindes noch verstärkt zum Ausdruck kommt. Die Scleren sind deutlich ikterisch verfärbt. Im Urin ist Bilirubin nach GMELIN und TROUSSEAU nicht nachweisbar, dagegen fällt die Urobilinogenreaktion stark positiv aus. Die Stühle sind goldgelb, später nachgrünend, sie waren niemals acholisch. Das Plasma ist deutlich ikterisch, goldgelb gefärbt, und zeigt die indirekte Diazoreaktion nach H. VAN DEN BERGH.

Das Kind hat eine deutlich vergrößerte Leber, welche den Rippenbogen um zwei Querfinger überragt und sich wegen ihrer vermehrten Konsistenz und ihren mehr abgerundeten Rändern sehr gut palpieren läßt. Auch der untere Pol der Milz ist deutlich palpabel und überragt den Rippenbogen ebenfalls um ein bis zwei Querfinger. Es handelt sich somit um eine hepato-lienale Affektion, deren Diagnose sich ohne Biopsie in unserem Falle nicht mit Sicherheit stellen läßt. Die Takata-Ara-Reaktion fiel stark positiv aus und stützte damit die Diagnose eines Leberparenchymschadens. Fibrinogenschwund bei einer hepato-lienalen Erkrankung stützt die Annahme, daß auch die Leber als Bildungsstätte für die Muttersubstanz des Blutfaserstoffes in Betracht kommt.

Auch bei unserem Fall finden wir eine Koppelung der Fibrinopenie mit einer leichten Thrombopenie bis 116 280.

Bei unseren beiden Fällen der konstitutionellen Afibrinogenämie wie bei der Fibrinopenie im Gefolge eines unbekannten Leberschadens wirkten Injektionen von Synkavit günstig auf die hämorrhagische Diathese ein, trotzdem bei dem ersten Fall die Afibrinogenämie unverändert blieb, während bei dem zweiten Fall wieder Fibrinogen im Blute erschien.

94. Vorlesung.

Blutungen bei Neugeborenen.

Bei Neugeborenen können wir nicht so selten Zeichen einer hämorrhagischen Diathese feststellen, welche sich in Blutungen verschiedenster Lokalisation äußert. Wir vermeiden es, von einem Morbus haemorrhagicus neonatorum zu sprechen, weil, wie wir noch sehen werden, die ätiologischen und pathogenetischen Grundlagen dieser Blutungen verschiedener Art sein können.

Am wichtigsten und folgenschwersten sind die *intrakraniellen Blutungen.* Sie sind um so unheimlicher, als sie sich nicht durch manifeste Blutungen nach außen verraten, sondern nur durch schwere lebensbedrohliche Allgemeinerscheinungen.

Die Neugeborenen können scheintot geboren werden. Man unterscheidet einen blassen, einen blauen und einen gemischten Scheintod.

Beim *blassen Scheintod* sieht das Neugeborene weiß aus, es ist vollkommen apathisch, unempfindlich gegenüber äußeren Reizen, es atmet nicht, die Herzschläge sind schwach, die Reflexe sind erloschen. Der blasse Scheintod ist der gefährlichere und geht bei Untertemperaturen sehr häufig in den wirklichen Tod über, oft ganz plötzlich, weil das Herz versagt. Wenn sich das Kind erholt unter zentrum anregen, wie Lobelin oder Lobelin + Sympatol, Lobesym, zeigt sich rasch zuerst eine Schnappatmung, welche noch unregelmäßig erfolgt, die Lippen werden cyanotisch, die Herzschläge stärker, dann wird die Atmung regelmäßig, das Kind regt sich auf und beginnt zu schreien.

Beim *blauen Scheintod* zeigt das Neugeborene eine generalisierte Cyanose. Der Ausdruck „blaue Asphyxie" ist eigentlich nicht richtig, weil das Herz normal schlägt. Es ist vor allem die Atmung gestört, man sollte deshalb eher von „Anathmie" sprechen. Die regelmäßigen Atembewegungen stellen sich jedoch meist rasch wieder ein. Nichtsdestoweniger kann gelegentlich plötzlicher Tod eintreten.

Mitunter verfällt ein Neugeborenes, das man mit mehr oder weniger Mühe wieder belebt hat, in einen *komatösen Zustand.* Es liegt bewußtlos da mit seufzender Respiration, die Haut sieht grau aus, die Atmung geht in ein unregelmäßiges Schnappatmen über. Die Temperatur zeigt eine Hypothermie von 34 bis 35°. Die Herztöne sind schwach und im allgemeinen führt dieser komatöse Zustand entweder in einem Anfall von Cyanose oder unter plötzlicher Herzschwäche nach Stunden, seltener erst nach Tagen zum Tode.

Spätsymptome sind dadurch charakterisiert, daß sie, ähnlich wie bei einem Erwachsenen, nach Schädeltrauma erst nach einem freien Intervall erscheinen. Dieses Intervall beträgt in der Regel zwei bis fünf Tage. Es zeigen sich Störungen der Wärmeregulation, entweder Hypothermie oder häufiger sogar Hyperthermie, oft sehr unregelmäßiger Wechsel zwischen Hyperthermie und Hypothermie. Ferner cardiorespiratorische Störungen, anfallsweise allgemeine Cyanose oder ein cyanotischer Dauerzustand mit anfallsweiser Verschlimmerung, Erbrechen, Ikterus.

Es zeigt sich zu dieser Zeit an Stelle der Hypotonie, der allgemeinen Erschlaffung der ersten Tage, eine *Hypertonie* der Muskulatur. Sie äußert sich in den an den Leib gezogenen Beinen unter Beugehaltung in den Knien, in einer gewissen Nacken- und Rückensteife. Auch tetanieforme Anfälle kommen vor.

Ein sehr bezeichnendes Symptom sind *allgemeine Konvulsionen,* die häufig von Hyperthermie begleitet sind. Tonische Krämpfe, die etwas länger dauern, können mit kurzen klonischen Zuckungen abwechseln. Gelegentlich deuten Cyanoseanfälle auf die sogenannten Konvulsionen der älteren Ärzte hin. In den Intervallen verbleiben die Neugeborenen in einem Zustand wechselnder Kontraktur und zeigen besonders häufig Strabismus convergens. Das Bewußtsein ist verschleiert oder erloschen, der Saugreflex spielt nicht.

Von kaum angedeuteten leichten Konvulsionen, den sogenannten Stäupchen, bis zu den schwersten, ja tödlichen Formen treffen wir alle Übergänge.

Was erheben wir nun für *pathologisch-anatomische Befunde?* Blutergüsse. Diese können erfolgen: 1. Zwischen Dura mater und Schädel, 2. zwischen Dura mater und Arachnoidea, 3. in die subarachnoidealen Räume. Besonders die letztere Varietät sieht man nach Geburtstrauma.

Je nach dem Sitz der Blutung kann man unterscheiden: 1. Supratentoriale Blutungen. Sie rühren von einer Verletzung des Sinus sagittalis superior, von Verletzungen der oberen Platte des Tentorium zerebelli her. Das Blut ergießt sich über eine Großhirnhemisphäre und kann dieselbe fast in toto schalenartig umhüllen. Die supratentoriale Blutung ist gewöhnlich einseitig. 2. Infratentoriale Blutungen: Das Blut stammt aus dem Sinus transversus oder aus der Unterfläche des Tentoriums und ergießt sich über das Kleinhirn, um die Kleinhirnschenkel und das verlängerte Mark, selbst bis in den Wirbelkanal hinein. 3. Mischformen. 4. Blutungen in die Seitenventrikel. Hier stammt das Blut aus dem Gebiet des Sinus rectus, des Sinus sagittalis inferior und der Vena magna Galeni.

der Einwirkung künstlicher Atmung und von Stimulantien, welche das Atem
Infolge des einseitigen Sitzes der Blutung ist der Schädel oft asymmetrisch.
Die von dem Hämatom befallene Schädelhälfte ist vorgewölbt, die große Fon-
tanelle einseitig stärker bombiert, die Nähte klaffen auf dieser Seite stärker.

Der *Liquor cerebrospinalis* erscheint bei der Lumbalpunktion oft direkt
blutig. Häufig sedimentieren sich die roten Blutkörperchen rasch und der darüber-
stehende Liquor ist xanthochrom (gelb) oder grünlich. Bei Blutungen in die
vordere Schädelhöhle kann das Lumbalpunktat vollkommen klar und farblos
sein. Normale Beschaffenheit der Punktionsflüssigkeit spricht also keineswegs
gegen die Diagnose einer intrakraniellen Blutung.

Besonders gefährdet durch Hirnblutungen sind Frühgeburten. Die Widerstandskraft der Blutgefäße ist bei ihnen eine sehr geringe. Ein geringer Saug-
druck genügt, um in der Haut und in dem darunterliegenden Gewebe Blutungen
hervorzurufen, ein um so niedrigerer, je geringer das Gewicht des frühgeborenen
Kindes ist. Neben dieser leichten Zerreißlichkeit der Blutgefäßwandungen
begünstigt beim Frühgeborenen auch die Dünnheit der Schädelknochen die
Kompressibilität des Schädels, das Klaffen der Nähte, die weiche, matsche
Beschaffenheit der Gehirnsubstanz, das Zustandekommen von Geburtsver-
letzungen. Bei brüsker Verschiebung der Schädelknochen kann es zu Gefäß-
verletzungen an den in die Sinus einmündenden Venen kommen (sogenannte
Brückenvenen). In analoger Weise wie die beiden Scheitelbeine übereinander-
gehoben werden können, so kann auch der obere Teil der Hinterhauptschuppe
unter die Scheitelbeine geschoben werden.

Die *Prognose* quoad vitam bei intrakraniellen Blutungen ist besonders schlecht
bei Frühgeburten. Aber auch die entfernte Prognose kann wegen der Folgeerscheinungen getrübt sein. Es kann sich auf der Basis einer solchen Hirnblutung
eine cerebrale Kinderlähmung mit Hemiplegie oder Diplegie (LITTLE), Athétose
double, Epilepsie usw. entwickeln.

Statt nach innen können Blutungen am Schädel auch nach außen unter die
Haut erfolgen **(subcutanes Schädelhämatom),** das eine große Ausdehnung annehmen und sogar zum Tode führen kann. Erfolgt der Bluterguß unter das Periost
der Schädelknochen, so entsteht das einseitige, seltener doppelseitige **Kephalhämatom,** welches durch die Formveränderung des Schädels und durch Betastung
leicht zu erkennen ist. Das Blut in diesem subperiostalen Hämatom bleibt auffallend lange flüssig, resorbiert sich jedoch schließlich meist vollständig. Aseptische Punktion des Hämatoms kann die Resorption beschleunigen.

Hier wäre noch das **Hämatom des Sternocleido-mastoideus** zu nennen. Man
findet ungefähr in der Mitte des Sternocleido eine umschriebene haselnuß- bis
taubeneigroße Anschwellung. Es kommt hauptsächlich bei Kindern vor, die
in Steißlage geboren wurden, seltener bei Kopflagen. Sehr häufig handelt es
sich um eine Verletzung und Blutung eines bereits fötal veränderten Muskels.
Darauf deutet hin, daß man in solchen Fällen eine deutliche Asymmetrie des
Gesichtes mit Verkleinerung der betreffenden Gesichtshälfte antreffen kann.

Leichte Massage, Lagerung unter leichter Dehnung des Muskels, mehrmals
täglich vorsichtig vorgenommene passive Dehnungen des Sternocleido führen
meist zu folgenloser Heilung, nur selten erfordert das Caput obstipum infolge
narbiger Veränderungen nach Hämatom des Sternocleido operative Behandlung.

In der *Haut* des Kopfes finden sich nicht selten feine Petechien. Es ist gewissermaßen ein RUMPEL-LEEDEsches Phänomen spontan entstanden, wenn
z. B. die Nabelschnur um den Hals gewickelt war und zu solchen Stauungs-
blutungen geführt hat.

Auch auf der übrigen Haut können Petechien und Ekchymosen auftreten, z. B. bei der angeborenen und von der Mutter vererbten Thrombopenie im Sinne eines Morbus Werlhof oder auch bei septischen Erkrankungen der Neugeborenen.

Schleimhautblutungen aus der Nase von wechselnder Intensität können vorkommen. Das Blut kann nach hinten rinnen, verschluckt werden und zu Blutbrechen Anlaß geben.

Subconjunctivale Blutungen sind selbst nach ganz normalen Geburten häufig und auch *Netzhautblutungen* werden nicht selten beobachtet. Diese Blutungen werden in der Regel ohne weitere Folgen resorbiert.

Von größerer Bedeutung sind die *Blutungen aus den Verdauungsorganen:* das Blutbrechen *(Hämatemese)* und der Blutstuhl (Melaena). Beide Zustände können auch gemeinsam miteinander vorkommen. Es werden entweder frisches rotes Blut oder kaffeesatzartige Massen erbrochen.

Bei der **Melaena** findet man in den Windeln am zweiten bis fünften Tag das Meconium mit Blut vermischt. Entweder frisches rotes Blut, welches aus den unteren Darmabschnitten stammt, oder braunviolette Massen, wenn die Blutung im Magen oder Zwölffingerdarm eingesetzt hat.

Man muß diese Melaena vera von der **Melaena spuria** unterscheiden, welche dadurch vorgetäuscht wird, daß das Kind beim Stillen an der Brust aus einer Schrunde der Warze Blut gesaugt hat.

Die Blutungen in dem Magen-Darmkanal können rasch, wenn nicht die Therapie einsetzt, zu Verblutungen führen. Die Neugeborenen sehen dann weißgeblutet aus, zeigen Untertemperatur, Saugschwäche und Gewichtsverlust und können den Verblutungstod erleiden.

Die frühere Gelatine*therapie* der Melaena ist heute verlassen. Es wird besonders bei weißgebluteten Kindern die Transfusion von gruppengleichem Blut in den Sinus longitudinalis in der Gegend der großen oder der kleinen Fontanelle empfohlen. Schon 20 ccm Blut sind von ausgezeichneter blutstillender Wirkung. Die Methode der Wahl ist heutzutage die Gabe von Konakion (Vit. K_1) Roche in großen Dosen, eine ganze Ampulle oder 10 bis 20 Tropfen schon beim Neugeborenen (10 mg).

Seltener als die intrakraniellen Blutungen, seltener als die Melaena sind die *Nabelblutungen.* Die Blutungsquelle liegt unterhalb der Ligatur der Nabelschnur oder, wenn diese bereits abgefallen ist, quillt das Blut aus dem Nabeltrichter heraus.

Blutungen können aber auch in die intraabdominalen Organe erfolgen. Am wichtigsten sind hier die *Nebennierenblutungen,* entweder ein- oder doppelseitig. Klinisch äußern sie sich in Cyanose, abwechselnd mit großer Blässe und oft raschem Tod, Auftreibung der Flanken des Leibes, besonders in der Lumbalgegend, oft gespannt und druckschmerzhaft. Die Neugeborenen zeigen eine stark beschleunigte Atmung bei negativem Lungenbefund (Pseudopneumonia infantum nach GOLDZIEHER). Die Nebennierenhämatome kann man oft ein- oder doppelseitig in der Lumbalgegend durchtasten. Die Hämatome können so groß werden und die Nebennierenkapsel so stark anspannen, daß sie in die Bauchhöhle perforieren. Sind die Nebennierenblutungen nur klein, so können sie sich resorbieren, hinterlassen jedoch nicht selten Kalkplatten, welche später im Röntgenbild nachgewiesen werden können.

Auch nach intrakraniellen Blutungen können später im Röntgenbild des Schädels gelegentlich Kalkschatten nachgewiesen werden, ähnlich wie im „abdominalen Gehirn", den Nebennieren, die in ihrem Mark eben aus nervösem Gewebe bestehen.

29 a*

Ferner wäre noch zu erwähnen das seltene Hämatom unter der Leberkapsel, welches große Dimensionen annehmen und sogar zum raschen Verblutungstode führen kann.

Auch Nierenblutungen mit Hämaturie kommen bei Neugeborenen nicht so selten vor.

Lungenblutungen äußern sich in dem blutigen Schaum, der aus Mund und Nase hochgebracht wird.

Blutergüsse in die serösen Höhlen, Pleura und Peritoneum sind primär offenbar selten. Wenigstens im Abdomen erfolgen sie meist sekundär nach Kapselriß der Nebennieren oder der Leber.

Genitalblutungen neugeborener Mädchen nehmen eine Sonderstellung ein, da sie auf einem Ausfall der mütterlichen Schwangerschaftshormone aus der Placenta (sogenannte Prolane bzw. Prolanide) beruhen. Das Follikelhormon der Mutter, welches länger im Körper des Neugeborenen kreist, kommt uneingeschränkt zur Wirkung. Die Brüste, Uterus und vor allem Cervix schwellen ebenso wie die äußeren Genitalien an und nach dem Abklingen der Follikulinwirkung kann es zu einer Art frühzeitigster menstrueller Blutung kommen.

Zusammenfassend können wir nach WILLI die Blutungen beim Neugeborenen nach klinischen Gesichtspunkten einteilen in:

I. *Sichtbare Blutungen.*

1. Aus dem Verdauungskanal (Melaena neonatorum).
2. Urogenitalblutungen.
3. Nabelblutungen.
4. Hautblutungen.
5. Lungenblutungen.
6. Kephalhämatom.
7. Hämatom des Sternocleidomastoideus.

II. *Unsichtbare Blutungen.*

1. Intrakranielle Blutungen.
2. Nebennierenblutungen.
3. Leberkapselhämatom.
4. Primäre Blutungen in die Pleura und Peritonealhöhle.

Was nun die *Blutbefunde* anbetrifft, so ist am häufigsten nachzuweisen eine Verzögerung der sogenannten *Prothrombinzeit*, auf die wir in der nächsten Vorlesung noch zu sprechen kommen werden, mit oder ohne Verzögerung der gesamten *Gerinnungszeit* des Blutes.

Die *Blutungszeit* ist öfters verlängert, kann sogar mehrere Stunden dauern, sie kann arrhythmisch sein und auch je nach dem Ort des Einstiches wechseln.

Die *Plättchenzahl* ist meist vermindert, aber es ist daran zu denken, daß 100000 Thrombocyten beim Neugeborenen noch normal sein können. Schwere Thrombopenie unter 30000 findet man nur beim angeborenen und vererbten Morbus Werlhof. Mit oder ohne Thrombopenie kann die Retraktilität des Gerinnsels mehr oder weniger stark beeinträchtigt sein (Thrombasthenie).

Ganz selten kann sich auch schon eine *Hämophilie* oder eine konstitutionelle *Afibrinogenämie* mit vollständiger Ungerinnbarkeit des Blutes, z. B. in Nabelblutungen, äußern.

In der folgenden Vorlesung werden wir sehen, daß die wichtigste Ursache der hämorrhagischen Diathese der Neugeborenen in einem Vitamin-K-Mangel zu suchen ist. Darüber dürfen wir aber nicht vergessen, daß auch ganz andere Ursachen, die damit nichts zu tun haben, wie Thrombopenie, echte Hämophilie, Afibrinogenämie, Sepsis usw., dem Bluten der Neugeborenen als Ursache zugrunde liegen können. Statt von einem Morbus haemorrhagicus neonatorum sprechen wir deshalb besser von einem hämorrhagischen Syndrom der Neugeborenen.

95. Vorlesung.

Die Bedeutung des Vitamin K für die Pädiatrie.

Die Entdeckung des Vitamin K.

Der dänische Forscher H. DAM in Kopenhagen untersuchte in den Jahren 1929 bis 1930 die Cholesterinsynthese des Hühnchens und fütterte die Versuchstiere zu diesem Zweck mit einer Nahrung, in der die Sterine und Lipoide durch Fettlösungsmittel weitgehend extrahiert worden waren. Im Verlaufe der Untersuchung beobachtete er, daß die Hühnchen bei dieser fettfreien Kost nach zwei bis drei Wochen tödliche Blutungen bekamen in die Muskeln, den Muskelmagen und in das subcutane Gewebe. Da weder Vitamin C (Ascorbinsäure), noch Vitamin A, noch Vitamin D, noch Vitamin E, keines der bekannten fettlöslichen Vitamine imstande war, diese hämorrhagische Diathese zu verhüten oder zu heilen, nahm DAM mit Recht an, daß in der fettfreien Diät eine noch unbekannte Substanz nicht mehr vorhanden sein müsse, welche für die Verhütung der hämorrhagischen Diathese bei den Hühnchen notwendig sei. Er konnte nachweisen, daß das Blut der kranken Tiere eine verzögerte Gerinnung zeigte und konnte dieselbe auf eine mehr oder weniger starke Herabsetzung des Prothrombins im Plasma zurückführen. Er nannte die unbekannte Substanz Koagulationsvitamin oder Vitamin K.

Vorkommen: DAM und seine Mitarbeiter untersuchten nun, in welchen Nahrungsstoffen diese unbekannte Substanz vorhanden ist, welche den Prothrombinspiegel aufrecht erhält, und sie fanden zwei wichtige Quellen, welche etwas verschiedene Formen von Vitamin K, nämlich Vitamin K_1 und Vitamin K_2 lieferten.

Vitamin K_1 wurde besonders in Pflanzen gefunden, wie z. B. in grünen Blättern von Luzerne (Alfaalfa), von Spinat, ferner in Weißkohl, Blumenkohl, Blättern von Brennesseln, Roßkastanien, grünen Tomaten, roten Tomaten usw. Ferner wurde entdeckt, daß die Leber das Vitamin-K-reichste Organ der Säugetiere ist. Die Vogelleber enthält dagegen kein Vitamin K.

Vitamin K_2 wird von Bakterien in faulendem Fischmehl synthetisiert.

Eigenschaften: Das zunächst aus Alfaalfa konzentrierte Vitamin K war ein hellgelbes Öl. Seine Fettlöslichkeit reiht es in die Gruppe der fettlöslichen Vitamine A, D, E ein.

Oxydo-Reduktion bei Naphtochinon.

O
CH$_3$

C$_{20}$H$_{39}$
O   Phytolrest

Vitamin K$_1$.

O—CO—CH$_2$CH$_2$COOH
CH$_3$

O—CO—CH$_2$CH$_2$COOH

2-Methyl-1,4-Naphtohydrochinon-Disuccinat = Synkavit.

O=C
C—OH
‖   O
C—OH
H—C
HO—C—H
HO—C—H$_2$

Ascorbinsäure.

O=C
C=O
O
C=O
H—C
HO—C—H
HO—C—H$_2$

Dehydroascorbinsäure.

Vgl. Oxydo-Reduktion bei Ascorbinsäure.

Vitamin K ist hitzebeständig, auch bei Luftzutritt, aber gegen Licht und Alkalien empfindlich.

KARRER gelang 1939 in Zürich zum ersten Male die restlose Isolierung des Vitamins K aus Alfaalfa, ferner konnte er die Konstitution des Vitamins K aufklären. Vitamin K$_1$ ist ein 2-Methyl-3-Phytyl-1,4-Naphthochinon. Die wirksame Gruppe ist das Naphthochinon. Diese Gruppe gehört nämlich zu den sogenannten Redoxsystemen, d. h. der Sauerstoff mit der Doppelbindung nimmt mit Leichtigkeit Wasserstoff auf und wird dadurch reduziert und anderseits gibt er ebenso leicht wieder Wasserstoff ab und wird dadurch oxydiert. Die Wirkungen auf das Substrat sind umgekehrt, im ersten Fall wird das Substrat oxydiert, im zweiten aber reduziert.

Vitamin K$_2$ unterscheidet sich von Vitamin K$_1$ nur dadurch, daß der Phytolrest eine längere und weniger gesättigte Seitenkette besitzt. Das Vitamin K$_2$ ist etwas weniger wirksam als Vitamin K$_1$.

Wirkungsweise: Das fettlösliche Vitamin K kann nur dann resorbiert werden, wenn Galle im Darm vorhanden ist.

Im Gegensatz zu den Verhältnissen beim Hühnchen vermögen die Darmbakterien bei Säugern, ganz besonders die Kolibazillen, das Vitamin K zu synthetisieren. Deshalb kann es bei den Säugetieren und beim Menschen zu keiner exogenen K-Avitaminose kommen, während dies bei den Hühnchen, wie die Versuche von DAM gezeigt haben, möglich ist. Nach seiner Resorption gelangt das Vitamin K in die Leber, in diese Zentrale aller intermediären Vorgänge und Umsätze im Organismus. In der Leber wirkt das Vitamin K als ein Katalysator bei der Synthese und bei der Abgabe von Prothrombin an das Blut. Das Vitamin K als solches greift somit nicht etwa direkt in den Gerinnungsvorgang ein, sondern nur indirekt, indem es für die Prothrombinproduktion und Abgabe in der Leber an das Blut unerläßlich ist. Bei einer Senkung des Prothrombinspiegels im Blute kommt es zu einer Verzögerung der Blutgerinnung, ja bei starkem Prothrombinmangel kann das Blut direkt ungerinnbar werden. Erst wenn genügende Mengen Prothrombin im Blute vorhanden sind, kann unter Mitwirkung von Calciumionen und der Thrombokinase aus Plättchen- oder Gewebszerfall Thrombin gebildet werden. Das Ferment Thrombin wandelt dann das Fibrinogen in das Fibrin um, welches ausfällt und die Gerinnung des Blutes bewirkt.

Bestimmung der Prothrombinzeit nach QUICK *nach der Mikromodifikation von* FIECHTER.

Prinzip: Eine Gerinnungsverzögerung, welche trotz eines Zusatzes einer kräftigen Thrombokinase bestehen bleibt, kann nur auf einem Mangel an Prothrombin bzw. Fibrinogen beruhen. Da Afibrinogenämie und Fibrinopenie äußerst seltene Krankheitszustände sind, kommen sie praktisch nicht in Frage, und wir messen deshalb mit dieser Methode die Prothrombinzeit.

Gerinnungsvorgang, ein Fermentvorgang:

Vitamin K
↓

1. Phase   Ca-Ionen → Prothrombin ← Thrombokinase

↓
Thrombin
↓

2. Phase   Fibrinogen

↓
Fibrin

3. Phase: Verfestigung des Gerinnsels und Auspressung des Serums unter Mitwirkung der Plättchen (Retraktion des Blutkuchens).

1. *Herstellung der Thrombokinaselösung:* Ein normales Menschenhirn wird mit gewöhnlichem Wasser gesäubert, dann enthäutet und gut mit destilliertem Wasser gewaschen. Das Hirn muß absolut blutfrei sein, dann wird mit Schere und Pinzette graue Substanz abgetragen und mit Quarzsand gut verrieben. Die Hirnmasse wird mit 150 bis 200 ccm $9^0/_{00}$ NaCl-Lösung zu einer homogenen Suspension gemischt und zentrifugiert. Die überstehende Hirnsuspension ist die Thrombokinaselösung. Diese wird in einer 100-ccm-Pyrexampulle als Vorratsthrombokinase eingefüllt, luftdicht abgeschlossen und in einem Eisschrank oder einer Thermosflasche + Kältemischung aufbewahrt. Zur täglichen Verwendung füllt man etwa 30 Ampullen zu 1 ccm mit Thrombokinaselösung ab, welche ebenfalls in Eis aufbewahrt werden. Für die Bestimmung wird die Thrombokinaselösung mit $9^0/_{00}$iger Kochsalzlösung im Verhältnis 1 : 10, z. B. 0,2 ccm Thrombokinase + 1,8 ccm Kochsalzlösung, verdünnt.

2. Calciumchloridlösung: 1,1 g chemisch reines Calciumchlorid werden gelöst in 400 ccm destilliertem Wasser ($m/40$).

3. Natriumoxalat: 1,34 g von chemisch reinem Natriumoxalat werden gelöst in 100 ccm destilliertem Wasser ($m/10$).

Prothrombinbestimmung: Die Blutentnahme erfolgt durch einen Schnepperstich (FRANCKEsche Nadel) aus der Fingerbeere, der Zehe oder der Fußsohle. In einer graduierten Pipette von einem Gesamtinhalt von 0,15 ccm werden zuerst 0,015 ccm Natriumoxalat und dann 9 Teile Blut aufgesogen. Das Oxalatblut wird nun in ein kleines Schälchen von etwa 15 mm Durchmesser gespritzt, das in einem Wasserbad von 38° hängt. Dazu gibt man 0,15 ccm der etwa eine Viertelstunde im Wasserbad von 38° vorgewärmten Thrombokinase und Calciumchloridlösung (ebenfalls 0,15 ccm) und mißt vom Augenblick an, in dem das gesamte Calciumchlorid mit dem Blut in Berührung kommt nach Durchmischung mit einer feinen Platinöse die Zeit mit der Stoppuhr, bis ein kleines Klümpchen den Eintritt der Gerinnung anzeigt.

Die Prothrombinzeit beträgt nach dieser Methode normalerweise im Durchschnitt 16 Sekunden.

Durch den Zusatz der Thrombokinaselösung wird die Spontangerinnungszeit, wie sie z. B. nach Bürker oder nach Fonio gemessen wird, gewaltig verkürzt. Auch bei gleichen Spontangerinnungszeiten oder unbedeutenden Unterschieden können sich bei verschiedenen Blutproben erhebliche Unterschiede in der Prothrombinzeit zeigen.

Störungen des Prothrombinstoffwechsels: Sie können auf folgende Weise entstehen:

1. *Bei Vitamin-K-Mangel in der Diät.* Dieser spielt nur bei Vögeln eine Rolle, nicht bei Säugetieren. Es sei denn, daß der Darm noch keimfrei ist, wie beim Neugeborenen, oder daß die Darmflora infolge Vorherrschens von Gärungserregern nicht imstande ist, Vitamin K zu synthetisieren, wozu Fäulnisprozesse erforderlich sind. Ein solcher Mechanismus könnte eine Rolle spielen bei der Coeliakie der Kinder und bei der Sprue der Erwachsenen.

2. Das *Vitamin K kann nicht resorbiert* werden infolge des Mangels an Galle, z. B. bei Gallengangsverschluß.

3. *Störungen der Fettverdauung und -resorption, z. B. bei Coeliakie.*

4. *Beeinträchtigung der Leberfunktion* durch Krankheitsprozesse in der Leber, welche auch die Prothrombinsynthese als Partialfunktion in Mitleidenschaft ziehen. Ist die Leber, z. B. bei biliärer Cirrhose oder bei gelber Leberatrophie, aufs schwerste geschädigt, so hat die Zufuhr von Vitamin K keine Wirkung mehr auf den Prothrombinspiegel im Blut. Man kann deshalb das Verhalten des Prothrombinspiegels auf Vitamin-K-Zufuhr als eine neue diagnostische Methode der Leberfunktion verwenden.

Im Organismus werden Prothrombin und Fibrinogen beständig verbraucht, sei es, daß sie der Proteolyse unterworfen werden und für die Ernährung der Zellen sorgen, sei es, daß sie die Integrität der Kapillarwände schützen. Das verbrauchte Prothrombin und Fibrinogen müssen immer wieder von der Leber ersetzt werden und gewisse eigene Beobachtungen bei Fibrinopenie scheinen darauf hinzudeuten, daß das Vitamin K auch in die Fibrinogenproduktion der Leber eingreift.

Klinisches Bild der K-Avitaminose.

Die Gerinnungsstörung infolge Prothrombinmangel geht den klinischen Symptomen voraus und kann an und für sich latent bleiben. Ähnlich wie bei der Hämophilie braucht die Gerinnungsstörung keine Symptome zu machen. Kommt es aber zu Läsionen der Gefäße, so wird die hämorrhagische Diathese manifest. Sie zeigt sich in größeren oder kleineren auf traumatischer Grundlage beruhenden Sugillationen unter der Haut. Es kommt ferner zu Nabelblutungen, Epistaxis und Zahnfleischblutungen, zu Melaena, zu intrakraniellen Blutungen, Nebennierenblutungen, Hämaturie, Blutungen aus der Vagina.

Die Blutungszeit ist meist normal, aber es kommt häufig zu Nachblutungen. So kann man aus der Schnepperwunde noch abnorm lange Blut auspressen.

Es läßt sich die Verlängerung der Prothrombinzeit nachweisen mit oder ohne Verlängerung der Spontangerinnungszeit.

Die Retraktilität des Gerinnsels ist normal.

Die Blutplättchen sind in reinen Fällen nicht vermindert und funktionell vollwertig.

Der Fibrinogengehalt des Blutes ist normal.

Der Rumpel-Leedesche Stauungsversuch ergibt in der Regel keine Petechien, z. B. am gestauten Arm. Es besteht somit keine besondere Fragilität der Gefäße.

Das physiologische Prothrombindefizit der ersten Lebenswoche.

Untersuchungen der Prothrombinzeit beim Neugeborenen haben eine Verlängerung ergeben, welche am zweiten bis dritten Tage ihr Maximum erreicht, um dann allmählich wieder zur Norm zurückzukehren. Diese Verlängerung der Prothrombinzeit, welche den höchsten Wert erreicht, wenn das Körpergewicht am tiefsten gesunken ist, macht klinisch keine Symptome, sie läßt sich jedoch zum Verschwinden bringen, wenn man den Neugeborenen Vitamin K zuführt.

Wie ist dieser Vitamin K-Mangel der ersten Lebenstage zu erklären?

Er hängt zusammen mit der noch ganz ungenügenden Nahrungszufuhr, mit dem zunächst noch sterilen Magen-Darmkanal, indem eben erst Bakterien einzuwandern beginnen, welche dann später die Synthese des Vitamin K besorgen. Durch frühzeitige Gabe von Kuhmilch kann man die Kolibesiedlung und die Vitamin K-Synthese im Darm beschleunigen. Es muß außerdem noch eine ungenügend ausgebildete Leberfunktion als Anpassungsstörung an das extrauterine Leben angenommen werden. Man schließt das hauptsächlich daraus, daß ganz ungewöhnlich große Dosen von Vitamin K notwendig sind (10 mg Synkavit), um die Hypoprothrombinämie zu beheben.

Der Morbus haemorrhagicus neonatorum (Leif-Salomonsen).

Gewisse traumatische und noch unbekannte Einflüsse sind schuld daran, daß die sonst latente hämorrhagische Diathese infolge Prothrombinmangels manifest wird und sich im hämorrhagischen Syndrom der Neugeborenen äußern kann.

Die wichtigsten dieser Manifestationen sind: 1. Melaena vera, 2. Nabel-, Haut- und Schleimhautblutungen, z. B. am Gaumen, Nasenbluten. 3. Das Kephalhämatom. 4. Intrakranielle Blutungen. 5. Nebennierenblutungen. 6. Urogenitale Blutungen (Hämatom, Vaginalblutung).

Zu solchen Blutungen sind besonders disponiert Frühgeburten, Zwillinge und schwere Geburten. Das Geburtstrauma spielt die Hauptrolle, daß eine sonst latent bleibende hämorrhagische Diathese manifest wird und in der Tat sehen wir, daß diese Blutungen nicht in unmittelbarem Anschluß an das Trauma, sondern meist erst am zweiten bis dritten Tage hervortreten, zu einer Zeit, wenn die Gerinnungsstörung ihr Maximum erreicht hat.

Icterus gravis cum erythroblastosi.

Hier handelt es sich um eine abnorme Persistenz der fötalen Blutbildung in der Leber, und es ist deshalb verständlich, daß eine solche Leber auch im Hinblick auf die Prothrombinbildung stärkere Anpassungsstörungen zeigen kann, die aber durch große Dosen Vitamin K behoben werden können, sofern die Leber überhaupt noch reaktionsfähig ist.

Kongenitale Gallengangsatresie.

Sie kann auf zwei Wegen zu einer Hypoprothrombinämie führen: 1. Der Gallenmangel stört die Resorption des Vitamins K. 2. Eine im weiteren Verlauf nicht ausbleibende biliäre Cirrhose beeinträchtigt die Prothrombinproduktion. Nach meiner Erfahrung kann das Prothrombindefizit klinisch latent bleiben oder sich in flächenhaften Hautsugillationen zeigen.

Hypertrophische Pylorusstenose.

Wir haben in letzter Zeit wiederholt schwere hämorrhagische Diathesen bei hypertrophischer Pylorusstenose beobachtet. WALLGREN hat darauf hingewiesen, daß offenbar die Inanition die K-Vitaminproduktion vermindert und es kommt zu verminderter Resorption, zu einem Prothrombindefizit und zu hämorrhagischer Diathese. Diese Hypoprothrombinämie, welche klinisch latent sein kann, kann nach Operationen nach WEBER-RAMSTEDT durch Nachblutungen sehr gefährlich werden, und derartige Fälle sind deshalb mit Vitamin K vorzubehandeln.

Buhlsche Krankheit.

Es ist möglich, daß auch bei der BUHLschen Krankheit die hämorrhagische Diathese mit einem Vitamin-K-Mangel einhergeht, wodurch die Sepsis, die diesen Krankheitszuständen zugrunde liegen dürfte, ihre besondere hämorrhagische Färbung bekommt (FANCONI).

Hypoprothrombinämie bei Sprue und Coeliakie.

Sie wurde zuerst von FANCONI nachgewiesen. Bei der Coeliakie liegt gerade die Fettresorption schwer darnieder, und da das Vitamin K fettlöslich ist, wird auch dieses Vitamin, ähnlich wie Vitamin A und D, nicht oder nur ungenügend resorbiert.

Prothrombindefizite infolge von Lebererkrankungen, wie Hepatitis epidemica, spielen eine untergeordnete Rolle. Bei der akuten gelben Leberatrophie kann es auch beim Kind zu einer hämorrhagischen Diathese kommen, welche selbst auf hohe Dosen von Vitamin K wegen der schweren Leberinsuffizienz nicht mehr reagiert.

Therapie: Es war ein sehr großer Fortschritt, als es gelang, aktive, wasserlösliche Naphthochinonderivate herzustellen. Gut bewährt hat sich das Synkavit Roche, ein Bernsteinsäurederivat des Naphthochinons. Man kann dasselbe peroral verabreichen, dank der Wasserlöslichkeit des Präparats wirkt es auch beim Gallengangsverschluß. Am meisten verwendet werden parenterale Injektionen von Synkavit, und zwar geben wir hohe Dosen, eine ganze Ampulle zu 10 mg Vitamin K. Geringere Dosen haben sich als zu wenig wirksam erwiesen. Auch eine Tablette Synkavit enthält 10 mg. 6 bis 9 Stunden nach der Verabreichung des Synkavits wird die Gerinnung praktisch normalisiert und die Blutungen stehen. Die Wirkung des Präparats, d. h. einer einmaligen Dosis, kann mehrere Tage andauern. Nebenwirkungen werden kaum je, selbst bei relativ großen Dosen, beobachtet.

Heute ziehen wir allerdings eher das Konakion (Vitamin K_1) Roche vor, sei es als Injektion, sei es in Tropfenform.

Die Indikation für die Vitamin K-Ttherapie ist bei allen obenerwähnten Zuständen von Prothrombindefizit gegeben, und die Wirkung ist eine meist sehr prompte Blutstillung.

Prophylaktisch empfiehlt sich die Injektion von Vitamin K schon am ersten Lebenstage bei Frühgeburten, Zwillingsgeburten und schweren Geburten überhaupt, und wenn es gelingt, dadurch in Zukunft intrakranielle Blutungen, z. B. mit ihren oft außerordentlich verhängnisvollen Folgen für das ganze spätere Leben im Sinne eines Littles, einer Athetose double oder Idiotie, zu verhüten, so muß sich die Entdeckung des Vitamins K außerordentlich segensreich auswirken.

96. Vorlesung.

Die Milzvenenstenose im Kindesalter
oder die thrombophlebitische Splenomegalie.

Ich stelle ein zehnjähriges Mädchen vor, welches schon vor zwei Jahren einmal eine ähnliche Attacke hatte wie jetzt wieder. Es habe damals plötzlich Blut erbrochen, einige Gläser voll. Es wurde daraufhin blaß und schwach. Erholte sich dann aber wieder im Verlauf von zwei Monaten. Fieber bis 39° trat erst nach der Blutung auf. Das Blut war dunkel und geronnen und stammte offenbar aus dem Magen.

Vor kurzem wiederholte sich die Blutungsattacke in der Nacht gegen 3 Uhr morgens, aus voller Gesundheit heraus. Das Kind soll durch Brechen etwa $1^1/_2$ Liter zum Teil geronnenen, zum Teil flüssigen, hellen Blutes verloren haben.

Wir sehen ein müdes, mattes, schwerkrankes Mädchen mit blaßgelbem Hautkolorit ohne irgendwelche Haut- oder Schleimhautblutungen. Das Herz zeigt über allen Klappen ein systolisches Geräusch, wohl infolge der Anämie. Das Blutbild zeigt 35% Hämoglobin, 2,15 Millionen Rote, Färbeindex 0,83, starke Aniso- und Poikilocytose und Dellenbildung, Polychromasie, Normocyten, wenig Mikrocyten, $11^0/_{00}$ Reticulocyten, keine kernhaltigen Roten. Weiße 3600, Neutrophile Stabkernige 4,5%, Segmentkernige 64%, Eosinophile 1,5%, Lymphocyten 27%, große Monocyten 2,5%. Urin: Spur Urobilinogen, sonst o. B.

Im Abdomen tastet man zwei Querfinger unter dem Rippenbogen einen Milztumor von erhöhter Konsistenz. Palpation schmerzfrei. Der Tumor ist gut respiratorisch verschieblich. Die Milzdämpfung mißt 13 cm diagonal und 9 cm quer. Am medialen Rand ist eine deutliche Einkerbung tastbar.

Wir haben hier ein seltenes Krankheitsbild, für das die Symptomentrias Milztumor, Hämatemesis und Anämie charakteristisch ist.

1. *Das Allgemeinbefinden.* Das Allgemeinbefinden der Kinder ist weitgehend durch die Stärke des in unregelmäßigen Intervallen sich wiederholenden Blutverlustes und der Anämie bestimmt. Mattigkeit und Blässe führen zur Konsultation des Arztes. Die Kinder sind müde und haben keine Lust zum Spielen und Essen, sitzen teilnahmslos herum, sie haben oft unangenehme Empfindungen im Oberbauch. Ab und zu bestehen Durchfälle und während der Blutungen in den Magen-Darmkanal können Koliken auftreten.

2. *Die Blutungen* treten, wie bei unserem Fall, meist in Form einer Hämatemesis auf, als erstem warnendem Zeichen. Das Blut stammt aus dem Ösophagus und den Magenvarizen. Im Säuglingsalter ist das für die Milzvenenstenose typische Blutbrechen selten. Dagegen können schon im Alter von etwa fünf Monaten Darmblutungen infolge dieses Leidens beobachtet werden. Auch späterhin kann das Blutbrechen fehlen und es können Pechstühle entleert werden. Auffällige Blässe und Schwäche, Ohnmachtsanfälle können auf diese schweren Darmblutungen hinweisen. Die Blutungen treten unter Umständen sehr lange Zeit nach dem Erscheinen des Milztumors und der Leibschmerzen auf. Jahrelange blutungsfreie Intervalle können eine Besserung der Symptome vortäuschen, bis eine neuerliche Blutung das Krankheitsbild wieder in Erinnerung ruft. So haben wir folgenden Fall beobachtet: Ein jetzt 14 Jahre altes Mädchen hatte im Alter von drei Jahren Darmblutungen. Es wurde im Alter von 11 Jahren untersucht und man fand dabei einen großen Milztumor, der sich vom linken Rippenbogen gegen den Nabel hinzog, derb, glatt und scharf begrenzt. Die Blutuntersuchung ergab 70% Hämoglobin, 4,7 Millionen Rote, 8200 Weiße.

Auf der Haut zeigten sich in den letzten Jahren unregelmäßig über den Körper verteilt blaue Flecken (Ekchymosen). Eine solche war in der Größe von 3 : 4 cm über der Crista ilei und etwas weiter unten, offenbar von leichten Traumen herrührend, nachzuweisen. Dieses Mädchen bekam im Alter von 14 Jahren, also nach einem Intervall von 11 Jahren, wiederum eine schwere Darmblutung.

Es findet sich kein Anhaltspunkt dafür, daß fieberhafte Infektionen die Blutungen auslösen. Aber wir beobachten, wie auch bei dem vorgestellten Mädchen, oft hohes Fieber, das auf keine andere Ursache als auf dieses Krankheitsbild zurückzuführen ist. Wir wissen zwar, daß anämische Kinder sehr leicht fiebern, aber bei der Milzvenenstenose finden wir nicht selten ganz unerklärlich hohes Fieber zwischen 39 und 40°. In anderen Fällen mit weniger schwerer Anämie stellen wir keine so hohen Temperaturen fest. Wahrscheinlich spielt hier der thrombophlebitische Prozeß eine Rolle.

3. *Der Milztumor.* Neben den Blutungen ist der Milztumor das wichtigste Symptom. Er ist hart, glatt und hat die charakteristischen Kerben. Der Milztumor kann unter Umständen schon monate-, ja jahrelang vor der Blutungsattacke nachgewiesen werden, und man kann nicht ins klare kommen, welcher Natur er ist. Da kommt plötzlich wie aus heiterem Himmel eine schwere Attacke von Blutbrechen oder eine Darmblutung, und nun beobachten wir im Anschluß an diese Blutung eine auffallende Verkleinerung der Milz. Nach Aufhören der Blutung können wir von Tag zu Tag fast wieder die Zunahme der Milzschwellung tasten und ein rasches Anschwellen muß uns auf die Gefahr eines Rezidivs der Blutung aufmerksam machen.

4. *Der Blutbefund.* Im Intervall zwischen den Blutungen finden wir nur eine leichtere Anämie mit einem Färbeindex meist unter 1. Im Ausstrich sehen wir unter den Erythrocyten häufig vital granulierte und polychromatische jugendliche Formen, ferner Poikilocyten und Mikrocyten. Eine dauernde Anämie gehört zum Krankheitsbild. Diese Anämie verschlimmert sich katastrophal im Anschluß an die großen Blutungen. Immerhin ist bemerkenswert, wie sich bei geeigneter Behandlung mit Eisenpräparaten, Campolon und Redoxon der rote Blutstatus wieder bessern kann.

Im weißen Blutbild findet sich fast immer eine Leukopenie. Es handelt sich hier wahrscheinlich um eine sogenannte splenopathische Markhemmung, denn nach Milzexstirpation tritt eine Leukocytose auf und auch nachträglich schwindet die Leukopenie dauernd. Daß die Ursache der Leukopenie in einer Erschöpfung des Knochenmarkes infolge der Blutungen zu suchen sei, dagegen spricht die schnelle Besserung der Anämie nach der Blutung. Der Grund der Leukopenie beruht wahrscheinlich nur auf einer Hemmung der Ausschwemmung der reifen Leukocyten aus dem Knochenmark.

Aus dem Differentialbild ergibt sich, daß nicht nur die aus dem Mark stammenden polynucleären Leukocyten, sondern auch in viel höherem Grade die Lymphocyten vermindert sind.

Die Thrombocytenzahl schwankt außerordentlich stark. Meist findet man eine geringe Thrombopenie, die aber gelegentlich auch recht hohe Grade annehmen kann, so daß daraus eine erhöhte Blutungsbereitschaft hervorgeht. In unserem Fall fanden wir im Anschluß an die Blutungsattacke nur 47 300 Blutplättchen, meist einzelstehend, oft blaß und schlecht granuliert. Auch diese Thrombopenie ist wohl eine Folge der splenopathischen Markhemmung. Bei der Reparation der Anämie nach Blutung sahen wir allerdings einen raschen Anstieg der Blutplättchen auf normale Werte.

Wir werden unseren Fall behandeln mit Ferro 66, Campolon allwöchentlich ein Depot von 10 ccm, und wenn der Blutstatus wieder annähernd normal geworden ist, werden wir das Kind dem Chirurgen zuführen zwecks Milzexstirpation. Denn die Krankheit ist nicht ungefährlich. Die Kinder können sich in einer akuten Blutungsattacke verbluten.

Wir haben letztes Jahr einen solchen Verblutungstod erlebt. Ein vierjähriges Mädchen wurde in einem auswärtigen Spital an einer linksseitigen Leistenhernie operiert. Zwei Tage nach der Operation trat eine starke Darmblutung auf, so daß innert vier Tagen das Hämoglobin von 66 auf 27% abfiel. Das Hämoglobin stieg langsam an, konnte aber nicht mehr über 32% gebracht werden. Es trat nun Ascites auf, der punktiert wurde. Spezifisches Gewicht 1005, einzelne Leukocyten, keine Tuberkelbazillen, auch in der Kultur nicht. Pirquet und Mantoux negativ. In der Folge erholte sich das Kind wieder, bekam rote Backen, hatte Appetit usw. Nach etwa fünf Monaten trat aber wieder Erbrechen von kaffeesatzartigen Massen und Entleerung von pechschwarzen Stühlen auf. Plötzlich zunehmende Blässe. Nach zwei Monaten für die Dauer von zwei Tagen wiederum schwarzer Stuhl. Schon nach einem Monat wieder Erbrechen kaffeesatzartiger Massen mit Melaena. Seither war das Kind schlecht gelaunt, appetitlos und die Blässe nahm zu. Im Anschluß an die Blutungen meist Temperatursteigerungen. Bei der Klinikaufnahme zeigte das Kind hochgradigste, leicht subikterische Blässe der Haut und der Schleimhäute mit anämischen Geräuschen am Herzen. Hämoglobin 22%, Erythrocyten 1,67 Millionen mit Anisocytose, Poikilocytose, Polychromasie, großen Dellen, Normo-, Makro- und Mikrocyten, Reticulocyten 300⁰/₀₀, keine Erythroblasten. Färbeindex 0,68, Weiße 4800, Thrombocyten 153000. Weißes Blutbild: N. Stabkernige 5%, Segmentkernige 41%, Eosinophile 1%, Basophile 0,5%, Lymphocyten 49%, große Monocyten 3,5%.

Abdomen trommelförmig aufgetrieben, gespannt, Umfang 64 cm, starker Tympanites. Seitliche Partien und Unterbauch deutlich gedämpft, mit Wellenschlag. Punktion ergibt wasserklaren, leichtgelblichen Ascites mit negativer Rivaltaprobe. Milztumor von derber Konsistenz reicht mit seinem unteren Pol bis zum linken Beckenkamm. Länge diagonal 13 cm, Breite 12 cm. Im Urin Urobilin leicht vermehrt.

Das Kind ist beständig febril, mit Schwankungen um 38 bis 39°, ohne nachweisbare Ursache für dieses Fieber. Abdomen immer stark aufgetrieben, meteoristisch. Ascites etwas vermehrt. Milz immer deutlich palpabel, derb. Appetit ordentlich. Urobilinogen, wiederholt untersucht, ergibt keine Vermehrung. Takata-Ara-Reaktion negativ. Blutungszeit 3 Minuten. Gerinnungszeit 18 Minuten. Retraktilität: Beginn nach einer Stunde, normal. Blutsenkung: nach ½ Stunde 15 mm, nach 1 Stunde 34 mm, nach 2 Stunden 75 mm, nach 24 Stunden 153 mm.

Interkurrent machte das Kind ganz leichte Masern durch, ohne Komplikation oder Verschlimmerung der Allgemeinerkrankung.

Nach Behandlung mit Frischleber und dreimal 5 Tropfen Ferro 66 stieg das Hämoglobin bis 62%, die Roten erreichten 3,6 Millionen, Färbeindex 0,86, Leukocyten 6200. Die Roten zeigen Anisocytose, Poikilocytose, Polychromasie. Beginn der Hämolyse 0,44 Kochsalz (normale Resistenz), Leukocyten 6200, Neutrophile Stabkernige 6%, Segmentkernige 49%, Eosinophile 1%, Lymphocyten 38%, große Monocyten 6%. Keine pathologischen Leuko- oder Lymphocyten.

Nach wenigen Tagen trat wieder ganz plötzlich eine massive Darmblutung auf. Nachdem das Kind bis kurz vorher gespielt hatte, verlangte es plötzlich nach dem Topf und entleerte ungefähr 1 Liter frisches, unverändertes, teils flüssiges, teils geronnenes, dunkelrotes Blut ohne Fäces. Einige Minuten später erbrach es ebenfalls hell- bis dunkelrotes flüssiges Blut, zirka ¼ Liter. Das Abdomen war vor der Blutung stark aufgetrieben und die Milz hatte in den letzten Tagen auffällig an Größe zugenommen. Das Kind zeigte nun wieder blasses, hochgradig anämisches Aussehen, ähnlich wie bei Spitaleintritt. In den letzten Tagen hatte es hochfebrile Temperaturen über 39° bei nur leichter Rötung von Tonsillen und Gaumenbögen. Das Kind erhielt 4 ccm Redoxon intravenös, dreimal 10 ccm Sangostop. Puls 96, gut gefüllt.

In der folgenden Nacht zweimal massiges, dunkelschwarzes Blutbrechen und gleichzeitig nach zersetztem Blut riechende Pechstühle. Das Hämoglobin war wieder auf 24% abgesunken. Hochgradig anämisches und mitgenommenes Aussehen, Temperatur 38,1, Puls beschleunigt, weich. Weiter Eisblase auf den Leib, Redoxon 4 ccm intravenös, viermal 10 ccm Sangostop.

Trotz allem stellten sich am Nachmittag erneut frische Blutungen ein. Es wurde fast reines, frisches, ungeronnenes Blut erbrochen und solches rann auch aus dem Darm ab. Die Temperatur stieg am Abend auf 40°, unter zunehmender Unruhe, Angst, Benommenheit trat $6^1/_2$ Uhr abends der Verblutungstod ein.

Diese Beobachtung ist nach mehrfacher Richtung hin äußerst interessant. Nach Angabe der Eltern soll das Abdomen schon vor der Hernienoperation und von jeher auffallend groß gewesen sein. Ferner zeigte die Hautfarbe schon vorher eine Spur gelbliches Kolorit. Der große harte Milztumor und die wenig vergrößerte Leber sowie der Ascites ließen eigentlich eher an eine Erkrankung aus der Gruppe des sogenannten Morbus Banti denken.

Der Verlauf des **Morbus Banti** läßt sich in drei Phasen teilen:

In der ersten Phase entdeckt man eine Splenomegalie mit Anämie als einzigem Symptom. Es entstehen weder gastrointestinale noch Leberstörungen. Ganz zufällig bemerkt man oft bei der Untersuchung einen großen, harten Milztumor. Aber es können von diesem Augenblick an Blutungen auftreten, z. B. Nasenbluten und vor allem Magen-Darmblutungen. Manchmal wird man erst nach solchem Ereignis bei der genauen Untersuchung auf die Splenomegalie aufmerksam.

In einer zweiten Phase, welche sich über mehrere Jahre erstrecken kann, leidet der Kranke häufig an Verdauungsstörungen, und man kann Urobilinurie und Hypertrophie der Leber feststellen. Die hämorrhagische Diathese, besonders die Magen-Darmblutungen, können in schwererer Form wieder erscheinen.

Dann kommt die dritte Phase. Sie ist vor allem charakterisiert durch die Entwicklung eines Ascites, wobei die vorher große und harte Leber zunehmend atrophisch wird. Diese Lebercirrhose bedeutet das Endstadium des echten Morbus Banti und der Kranke kann auch wieder an einer massiven Blutung zugrunde gehen oder einer zunehmenden Kachexie erliegen.

Im Blutbild zeigt der Morbus Banti nur eine mäßige Anämie mehr von chlorotischem Charakter mit herabgesetztem Färbeindex. Das Hämoglobin ist stärker erniedrigt als die Zahl der Roten (3,5 bis 5 Millionen), außer nach großen Blutungen. Häufig besteht eine Leukopenie mit relativer Lymphocytose, vorübergehend auch Eosinophilie. Die Blutungszeit ist normal, ebenso die Gerinnungszeit, die Zahl der Blutplättchen ist häufig etwas verringert (unter 200000). Bei der thrombophlebitischen Splenomegalie soll dagegen die Plättchenzahl oft eher beträchtlich vermehrt sein, bis 600000 und darüber. Bei unserem ersten Fall sahen wir zur Zeit der Blutungsattacke eine Thrombopenie von 47000. In der Rekonvaleszenz stiegen die Plättchen rasch bis zu 251600. Jedenfalls kommen so zahlreiche Ausnahmen vor, daß thrombophlebitische Splenomegalie und Morbus Banti nicht einfach nur nach dem Verhalten von Thrombocytose und Thrombopenie unterschieden werden können.

Namentlich nach italienischen Autoren, FRUGONI, GREPPI, soll die thrombophlebitische Milz sich nach der Injektion von $^1/_4$ bis $^1/_2$ mg Adrenalin bei Kindern auffällig verkleinern infolge Kontraktion der Milzkapsel, und dabei soll die Plättchenzahl sehr stark ansteigen, bis 500 bis 600000 und darüber. Die Banti-Milz soll dagegen auf Adrenalin keine Verkleinerung zeigen. Die diagnostische Method eder Adrenalinreaktion ist jedoch bei der thrombophlebitischen Splenomegalie nicht ungefährlich, da sie unter Umständen eine Blutungsattacke auslösen könnte.

Schon in meiner Assistentenzeit habe ich bei einem achtjährigen Knaben eine Morbus Banti-artige Erkrankung beobachtet, welche viel Ähnlichkeit hat mit einem von GRENET beschriebenen Fall. Der Knabe hatte vier Jahre vorher einen diphtherischen Croup durchgemacht, der auf Seruminjektion abheilte. Vor $1^1/_2$ Jahren erbrach der Knabe schwärzliches und halb geronnenes Blut. Nach ungefähr acht Monaten wiederholte sich das Blutbrechen, Vor zwei Monaten erneute Attacke. Blutbrechen diesmal gering, dagegen Pechstühle. Unabhängig vom Blutbrechen litt der Knabe hin und wieder an Nasenbluten.

Bei der Untersuchung zeigte der auffallend blasse Knabe einen derben Milztumor, der ziemlich stark medianwärts unter dem linken Rippenbogen hervorkam. Die Blutuntersuchung ergab 50% Hämoglobin, 4,4 Millionen Rote, Färbeindex 0,7, Zahl der Weißen 3500, Neutrophile 47,6%, Eosinophile 10,0%, Mastzellen 1,6%, große Lymphocyten 2,3%, kleine Lymphocyten 27,3%, große Monocyten 11%. Leber vergrößert, überragt den Rippenbogen um drei Querfinger. Das Abdomen ist deutlich aufgetrieben und es besteht schon seit längerer Zeit eine mehr oder weniger große Neigung zu Durchfall. Im Urin Urobilin und Urobilinogen positiv. Zunächst kein Ascites. Wassermann positiv, ohne sonstige Anhaltspunkte für Lues. Lävuloseprobe ergibt eine starke Zuckerausscheidung. In der Folge zeigten sich auch in der Klinik wiederholte Attacken von okkulten oder schwereren manifesten Darmblutungen. Zuletzt wurde auch ein leichter Ascites und sogar vorübergehend ein Pleuraerguß links nachgewiesen.

Bemerkenswert in diesem Fall, ähnlich wie in der Beobachtung von GRENET, wiederholte Magen-Darmblutungen, Epistaxis, mäßige chlorotische Anämie mit Leukopenie und Eosinophilie und Urobilinurie, Leberschwellung und Ascites.

Im Gegensatz zu diesem Patienten zeigte unser tödlich verlaufender Fall keine Anzeichen für eine Leberschädigung. Die Urobilinurie wurde vermißt, die Takata-Ara-Reaktion zeigte normales Verhalten und so bleibt nur anzunehmen, daß es sich wirklich um eine thrombophlebitische Splenomegalie gehandelt hat, wobei der thrombophlebitische Prozeß sehr rasch auf die Pfortader übergegriffen hat und die Pylephlebitis führte schon nach kurzer Zeit zum Ascites. Für einen Morbus Banti, der sich, wie erwähnt, über viele Jahre hin erstreckt, wäre eine solche Raffung des Krankheitsgeschehens auf wenige Monate etwas ganz Ungewöhnliches.

5. Ätiologie und Pathogenese. Früher sprach man von einer Milzvenenthrombose, heute von einer Milzvenenstenose. Bei der Sektion oder Operation wurde nämlich nicht immer eine Thrombose festgestellt, aber es ist sicher, daß ein Abflußhindernis auf dem Wege Milzvene—Pfortader—Leber vorliegt, dessen Wesen allerdings verschieden ist und vielfach unklar bleibt.

Man hat daran gedacht, daß bei den Kindern eine in die Zeit der Nabelvenenobliteration fallende Störung sich auf den Pfortaderkreislauf und damit die Milzvene fortgesetzt haben könnte, also ein Übergreifen einer z. B. vom Nabel ausgehenden Infektion auf dieses Gefäßgebiet. Es gibt aber auch noch andere Möglichkeiten, z. B. Zurückbleiben einer Narbe nach infektiös bedingten Gefäßprozessen, Verlegung der Milzvene durch peritonitische Stränge, Kompression durch hypertrophische Lymphdrüsen, ferner Thrombosen bei andersartigen Infektionskrankheiten, z. B. nach Tonsillitis, Diphtherie, nach Scharlach, bei Tuberkulose usw. Aber auch infektiöse Milztumoren bei Masern, Scharlach, Malaria könnten sekundär zu Milzvenenschädigung und Thrombose führen. Man

könnte auch daran denken, daß der Milztumor an und für sich zu einer Gefäßschädigung und venösen Stauung Anlaß geben könnte.

Es handelt sich um ein Syndrom, das durch irgendwie behinderten Abfluß
des Blutes aus der Milz verursacht wird. Da diese Behinderung zum Teil in einem
vollständigen Verschluß, zum Teil durch Stenosierung der abführenden Blutwege
bestehen kann, da das Hindernis nicht immer in der Milzvene selbst, sondern
auch in der Pfortader, möglicherweise auch in der Milz selber zu suchen ist,
dürfte der Ausdruck Milzvenenstenose noch zu eng gefaßt sein und man müßte
dann von einer venösen Blockade der Milz sprechen.

Das Zustandekommen des Milztumors wäre demnach rein mechanisch durch
eine Behinderung des venösen Blutabflusses aus der Milz zu erklären. Dieser
Stauung des venösen Blutes gibt die Milz als ein sehr ausdehnungsfähiges Organ
mit großen Blutreserveräumen (Flutkammern) nach. Infolge des Zuflusses des
gesamten venösen Blutes der Milz übernimmt ein Kollateralkreislauf die Aufgabe
der unwegsamen Vena lienalis. Das venöse Milzblut geht in die Magenvenen,
die auch zum Pfortadergebiet gehören, und in die Ösophagusvenen. Diese bilden
einen Plexus, der nach unten zur Pfortader Abfluß hat, hauptsächlich aber zur
Vena azygos und hemiazygos bzw. zur Vena cava superior. Das Blut nimmt
somit etwa folgenden Weg: Vena lienalis, Venae gastricae breves bzw. Vena
coronaria sinistra, Venae oesophageae. Infolge der dauernden Überbeanspruchung
bilden sich Varicen der Magen- und Ösophagusvenen und diese bilden dann,
wenn sie einreißen und sich in die Ösophagus- und Magenschleimhaut entleeren,
die Quelle der typischen Blutungen.

Es wäre auch denkbar, daß ähnlich wie bei Varicenbildung in anderen Gebieten, z. B. bei den Hämorrhoidalvenen, eine gewisse Schwäche der Venen-
wandungen im Gebiete der Vena lienalis und des Kollateralkreislaufes durch
zu geringe Entwicklung elastischer Elemente zugrunde liegen würde. Dadurch
käme es zur Stauung des Blutes, zu sekundären Thrombosen, zum Stauungs-
milztumor. Die Blutungsattacken wären vergleichbar den hämorrhoidalen
Blutungen. Es müßte sich ja auch sehr ungünstig auswirken, wenn die Vis a tergo
durch eine Erkrankung des arteriellen Schenkels im Sinne einer Periarteriitis
nachlassen würde. GRENET fand in zwei Fällen in der Tat eine sehr ausgesprochene
periarterielle Sklerose mit Obliteration einzelner Arterien, ferner intensive Peri-
phlebitis und Endophlebitis in den Ästen der Milzvene.

6. *Pathologisch-anatomische Befunde an der Milz.* Es ließen sich bei thrombophlebitischer Splenomegalie ein hochgradiges Überwiegen der Milzsinus über
die übrigen Bauelemente und degenerative Prozesse an den Follikeln nachweisen.
Dagegen fand man weder eine Thrombocytophagie noch eine bei Anämien so
häufige Erythrophagie. Die weiße Pulpa tritt im Vergleich mit der stark vermehrten roten beträchtlich zurück. Im Tierexperiment läßt sich dasselbe Bild
bei Verschluß der Milzvene erzeugen.

7. *Differentialdiagnose.* a) *Blutungen.* Differentialdiagnostisch kommt in
Betracht im Säuglingsalter und auch sonst besonders die Invagination. Doch
beherrscht hier der Ileus mit nachweisbarem Tumor das klinische Bild und nicht
das massige Blutbrechen, welches nur ausnahmsweise vorkommt. Ulcusblutungen
aus dem Magen oder Duodenum oder MECKELschen Divertikel sind bei Kindern selten. Bei der Purpura abdominalis gehen den Blutungen meist heftige
Koliken voraus und es finden sich petechiale Hautblutungen früher oder später.
Am nächsten kommen symptomatologisch Blutungen aus Varicen bei der Lebercirrhose, doch sind solche Ereignisse bei Kindern im Gegensatz zu Erwachsenen
selten, und die frühere Entwicklung der Cirrhose mit Ascites und mäßigem Milztumor unverkennbar.

b) *Milztumor*. Differentialdiagnostisch können hämolytischer Ikterus durch das Fehlen des Ikterus und der Kugelzellen, JACKSCH-HAYEMsche Anämie und Leukämie durch den Blutbefund ausgeschlossen werden. Gegen Lymphogranulom spricht das völlige Fehlen der charakteristischen peripheren, aber auch z. B. intrathorakalen Drüsenschwellungen. Am schwierigsten ist, wie wir gesehen haben, die Abgrenzung gegenüber dem Morbus Banti bzw. dem Pseudobanti oder Banti-ähnlichen Affektionen, namentlich im ersten Stadium des isolierten Milztumors. Im zweiten Stadium sprechen nachweisbare Zeichen einer Leberschädigung, Urobilinurie, positive Lävuloseprobe, Takata-Ara-Reaktion, unter Umständen Eosinophilie und positiver Wassermann für eine Banti-ähnliche Affektion. Ferner sind andere hepatolienale Prozesse zu erwägen, wie z. B. Morbus Gaucher, Niemann-Pick usw.

8. *Therapie*. Bei der akuten Blutung Bekämpfung der Hämatemese und Melaena mit Eisblase auf den Leib, Nahrungskarenz, Nährklysmen und Hämostypticis, z. B. Coagulen per os 5 auf 200 teelöffelweise, oder intramuskulär Sangostop, Manetol usw. Splenektomie selten im Notfall bei der Attacke, meist im Intervall. Die anämischen Kinder müssen jedoch, wie unser erster Fall, für die Operation vorbereitet werden, indem man zuerst die Anämie mit Eisen, z. B. Ferro 66, Arsen, Campolon, Leber, behandelt und womöglich heilt. Die Splenektomie als solche ist bei Kindern im allgemeinen leichter als bei Erwachsenen. Die Milzexstirpation führt praktisch zur Heilung, schützt jedoch leider nicht sicher vor Rezidiven. In neuerer Zeit wird besonders von den Amerikanern (GREENWALD u. a.) die Ligatur der Milzgefäße an Stelle der Splenektomie empfohlen. Um weitere Blutungen zu verhindern, genüge es, die Zirkulation von der Milz abzulenken. Durch die Ligatur der Milzgefäße kommt es zu einem Totalinfarkt der Milz, der bei fehlenden Komplikationen keine klinischen Erscheinungen macht.

Vor Bluttransfusionen im akuten Stadium der Blutungsattacke wird im allgemeinen gewarnt, weil die rasche Wiederauffüllung des Blutkreislaufes die gerade zum Stehen gebrachte Blutung neuerdings in Gang setzen kann.

Nachtrag. Nachdem das zuerst vorgestellte Mädchen einen roten Blutstatus von 82% Hämoglobin und 4,8 Millionen Roten erreicht hatte, wurde die Milz von Herrn Prof. MATTI exstirpiert. Die Operation war recht schwierig infolge ausgedehnter Verwachsungen der Milz mit der Umgebung. Die exstirpierte Milz zeigte folgende Maße: 15 : 9 : 5 cm. Gewicht 350 g. Infolge abundanter Blutung aus dem durchschnittenen Milzstiel ist die Milz nur noch etwa halb so groß wie bei der Operation.

Pathologisch-anatomischer Befund der Milz (Prof. WEGELIN). Trabekel verdickt, Follikel mäßig zahlreich, mittelgroß, mit Keimzentren, Follikelarterien zart, Pulpa blutarm, mit zahlreichen Spindelzellen, Lymphocyten, eosinophilen Leukocyten und vereinzelten mehrkernigen Megakaryocyten. Venöse Sinus meistens eng, kollabiert, fast blutleer, zum Teil auch sternförmig, Wand darum dick, Endothel geschwellt, Milzkapsel leicht verdickt. Diagnose: Stauungsinduration der Milz.

Nach der Operation starke Leukocytose und Thrombocytose 22000 bzw. 358620 bis 662490. Länger dauerndes hohes Fieber infolge Resorption aus dem Wundbett der entfernten Milz, nur ganz geringfügige Eitersekretion aus dem Wunddrain. Schließlich ließ das hohe Fieber auf Pyramidon plötzlich nach und das Kind konnte mit normalem Blutstatus, 86% Hämoglobin, 5060000 Erythrocyten, 8700 Leukocyten, 586960 Thrombocyten, in geheiltem Zustande bei sehr gutem Allgemeinbefinden entlassen werden.

97. Vorlesung.

Infektiöse Reticuloendotheliose
(Abt-Letterer-Siwesche Krankheit) und
ihre Beziehungen zum Morbus Schüller-Christian.

Ich habe Gelegenheit, heute ein seltenes Krankheitsbild vorzuweisen. Dieses jetzt über zwei Jahre alte Mädchen zeigte schon sehr früh im Säuglingsalter nach einer impetiginösen Affektion der Kopfhaut eine weiche, tumorartige Schwellung in der rechten Schläfengegend, welche mehrmals punktiert und inzidiert wurde. An der gleichen Stelle entstand ein entsprechend großer Defekt des Schädelknochens. Der weiche Tumor wurde im Alter von neun Monaten

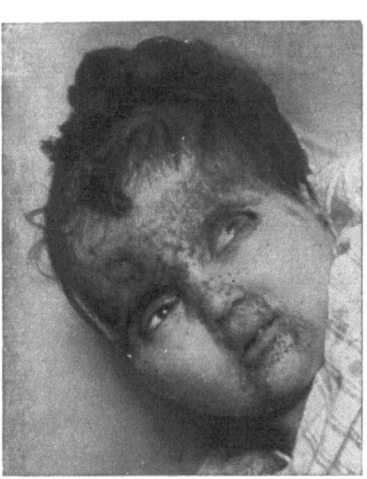

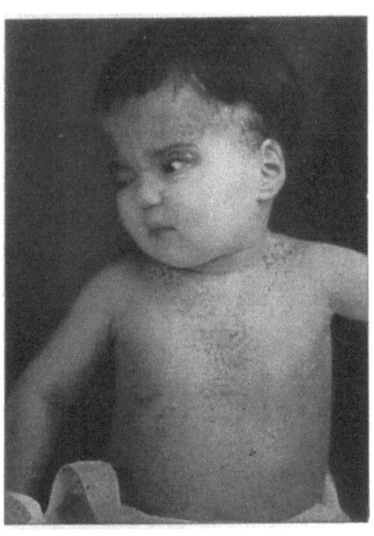

Abb. 107. Faltenpurpura bei infektiöser Reticuloendotheliose.

Abb. 108. Exophthalmus und Purpura bei infektiöser Reticuloendotheliose.

bis auf die Dura mater entfernt unter Resektion des Knochenrandes. Weitere Rezidive wurden zum Teil exzidiert, zum Teil mit Röntgen bestrahlt.

Wir fanden bei dem Kinde ödematöse Schwellungen an der Stirn und an den Schläfen. Die Augen zeigen beidseitig leichte Protrusion der etwas nach unten verlagerten Bulbi bei normalem Augenhintergrund. Die Schwellungen zeigten deutliche Fluktuation und nach Röntgenbestrahlung kam es rechts in der Schläfengegend zu einem großen Hautdefekt, den wir jetzt vor uns sehen, mit einer Fistel, welche bis in die rechte Orbita geht. Auch am linken Oberlid bemerken wir auf der Außenseite eine stark sezernierende Eiterfistel. Im Eiter fanden wir außerordentlich zahlreiche mehr oder weniger lange Streptokokkenketten, die sich in der Kultur als hämolytische Streptokokken erwiesen. Wiederholt angestellte Blutkulturen blieben steril, aber im Urin konnten vergrünende Streptokokken nachgewiesen werden.

Auf der behaarten Kopfhaut sehen wir herdförmige seborrhoische Krusten. In der rechten Leistengegend bemerken wir ein stark nässendes, schmierigeitrig belegtes stinkendes Geschwür, umgeben von intertriginösem Erythem.

Ähnliche ulceröse Veränderungen beobachten wir auf einem tumorartig er-
hobenen Granulationsgewebe in der perianalen Gegend.

Es handelt sich um einen eigentümlichen Infektionszustand mit sehr unregelmäßigem, schon seit Monaten dauerndem septischem Fieber mit zeitweise
sehr hohen Zacken bis 40,8°, bei Morgentemperaturen von 36 bis 37°. Dieses
lang dauernde, sehr hohe Fieber wurde bis jetzt ohne auffallende Schädigung
des Allgemeinzustandes, ohne Abmagerung merkwürdig gut ertragen.

Die Betrachtung der Haut zeigt eine ausgedehnte Purpura in Form von
Petechien am Kopf, ferner am Stamm.
Eine besondere Eigentümlichkeit der
Lokalisation ist diejenige an den Falten
des Halses, von denen sie brustlatz-
förmig auf die Brust herabsteigen,
ferner in den Achsel- und Inguinalfalten. Ich habe deshalb von einer
Faltenpurpura gesprochen. Neben den
Petechien finden sich besonders an
den Beinen auch größere Ekchymosen.

Neben den Blutungen treffen wir
noch hirsekorngroße, bräunlichgelb gefärbte, wenig über das Hautniveau
erhabene Effloreszenzen, kleinste Xan-
thömchen.

Bei der Palpation des Kopfes treffen wir die große Fontanelle noch
offen; an der rechten Schläfenseite
tasten wir einen großen, scharfrandig
begrenzten Knochendefekt, ebenso
einen etwa fünffrankenstückgroßen
Defekt rechts am Hinterhaupt, scharf-
randige Knochendefekte sind ferner
zu fühlen über dem rechten Mastoid
und an den oberen Rändern der Orbita.

Im Röntgenbild zeigt die Schädelkalotte multiple, umfangreiche, scharfbegrenzte Knochendefekte, deren Rän-

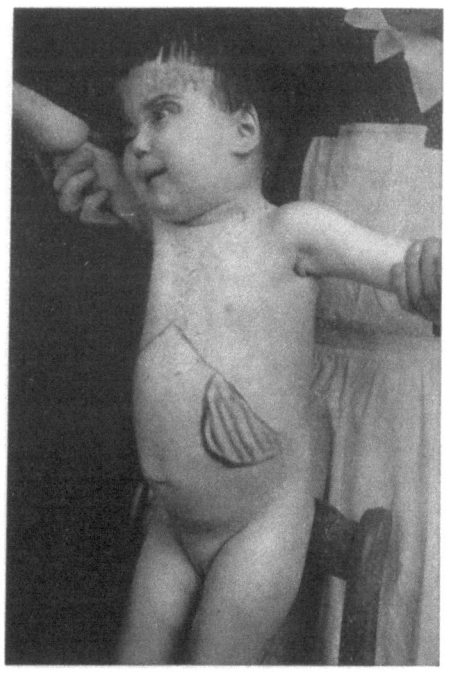

Abb. 109. Milztumor bei infektiöser Reticuloendotheliose.

der keine osteoplastische Reaktion zeigen. Die Orbitae lassen sich im Röntgenbild überhaupt nicht mehr darstellen. Der Clivus und die Sella sind zerstört.
Trotzdem bestand klinisch kein Diabetes insipidus, wie er sonst neben
Exophthalmus und dem sogenannten hypophysären Landkartenschädel zu den
Kardinalsymptomen der sogenannten SCHÜLLER-CHRISTIANschen Krankheit
gehört. Das Bild des Schädels mit diesen scharfrandigen Knochendefekten
und Zerstörungen am Keilbein und in der Sellagegend entspricht sonst vollkommen dem Befund bei der SCHÜLLER-CHRISTIANschen Krankheit.

Bei der Untersuchung des Abdomens stellen wir eine Hepatospenomegalie
fest. Die Milz ist als derber Tumor handbreit unter dem Rippenbogen
zu tasten.

Es fällt uns ferner eine fahlgelbliche Blässe der Haut auf und auch die Schleimhäute sind entfärbt. Das Hämoglobin ist bis auf 35% gesunken, die Roten bis 2,6
Millionen. Vereinzelte Normoblasten. Die Leukocytenzahlen bewegen sich jetzt um
25 500 mit stark toxischer Granulation der Neutrophilen, nur vereinzelten Myelocyten und pathologischen Monocyten mit eigentümlichen Kernkonvoluten.

Trotz der Purpura fanden wir keine Thrombopenie, zeitweise sogar eine Thrombocytose bis über 1 Million, meist Werte zwischen 600000 bis 700000.

Die Blutungszeit beträgt 4 Minuten, ist also nur ganz leicht verlängert, die Gerinnungszeit 10 Minuten und die Retraktilität ist normal.

Der Cholesterinspiegel im Blut war zuerst deutlich erniedrigt auf 90 mg%, jetzt ist er gestiegen auf 166 mg%. Auffallend hoch sind die Lecithinwerte, nämlich 1980 mg%.

Es handelt sich hier um ein eigentümliches Krankheitsbild, das bisher nur in etwa zehn Fällen, besonders von ABT, LETTERER und SIWE, beschrieben worden ist. Befallen werden ausnahmslos Kinder im ersten und zweiten Lebens-

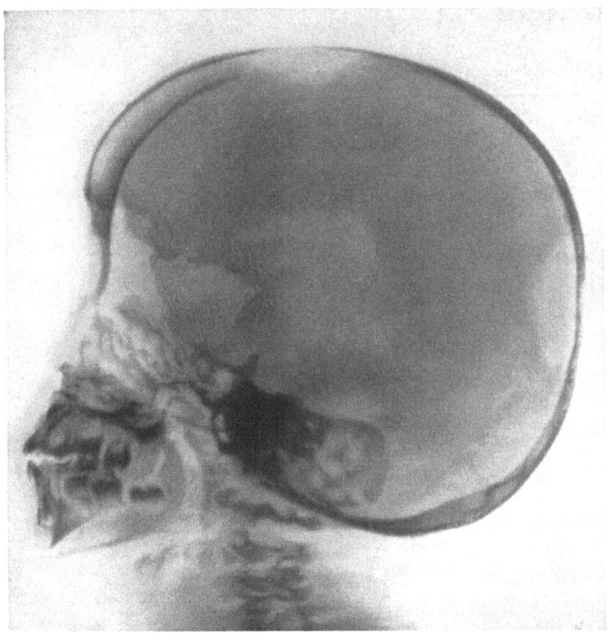

Abb. 110 a. Hypophysärer Landkartenschädel wie bei SCHÜLLER-CHRISTIAN, bei infektiöser Reticuloendotheliose.

jahr, mit einem an Sepsis erinnernden Infektionszustand mit mehr oder weniger hohem Fieber. Die Hauptsymptome sind wie in dem vorgestellten Fall:

1. *Petechiale Hautblutungen*, die in wiederholten Schüben erscheinen.

2. *Erweichungsherde in den Knochen*, die röntgenologisch nachweisbar sind, z. B. auch an Extremitätenknochen oder Rippen, am Schädel, aber auch als tumorartige Gebilde sicht- und fühlbar werden. Das Röntgenbild des Schädels zeigt ganz ähnlich wie bei der SCHÜLLER-CHRISTIANschen Krankheit mit den multiplen, scharf begrenzten Aufhellungsherden einen sogenannten hypophysären Landkartenschädel.

3. *Lymphdrüsenschwellungen* gesellen sich in manchen Fällen hinzu, sie fehlen bei unserer Beobachtung.

4. *Hepatosplenomegalie*. Wir beobachten Leberschwellung und tasten einen Milztumor, der sonst beim Morbus Schüller-Christian nicht bekannt ist.

5. *Progressive mehr oder weniger schwere hypochrome Anämie ohne leukämisches Blutbild*.

6. Alle bisher beobachteten Fälle verliefen unter Fieber tödlich. Nach den bisherigen Beobachtungen dauert die Krankheit meistens nur einige Wochen, seltener drei bis vier Monate oder mehrere Jahre, wie bei unserem Fall. Die *Prognose* erscheint somit absolut infaust.

Handelt es sich hier wirklich um eine besondere Krankheit oder nur um ein Syndrom? Die neueren anatomischen Untersuchungen haben ergeben, daß es sich wohl nur um ein Syndrom handelt, unter dem die SCHÜLLER-CHRISTIAN-sche Krankheit im frühen Kindesalter verläuft. Es handelt sich um eine Granulomatose, wohl um eine eigenartige Infektionskrankheit, bei der dann sekundär, besonders in späteren Stadien, Cholesterin in das Granulationsgewebe eingelagert wird. Die Krankheit verläuft in zwei Stadien: 1. Infektiös-hyperplastische Veränderungen des reticuloendothelialen Systems mit ausgedehnten Hautinfiltraten und sekundärer Faltenpurpura; 2. Übergang in eine xanthomatöse Granulomatose mit schließlicher Lipoid- (Cholesterin-) Einlagerung in das Granulationsgewebe. Es kommt so zu einer Lipoidgranulomatosis. Die Cholesterinspeicherung bei diesem Leiden muß als ein durchaus sekundärer Vorgang betrachtet werden. Auch nach den neuesten Untersuchungen von WALL-GREN, RIETSCHEL u. a. finden sich alle Übergänge zwischen dem ABT - LETTERER - SIWE-schen Syndrom und der Li-

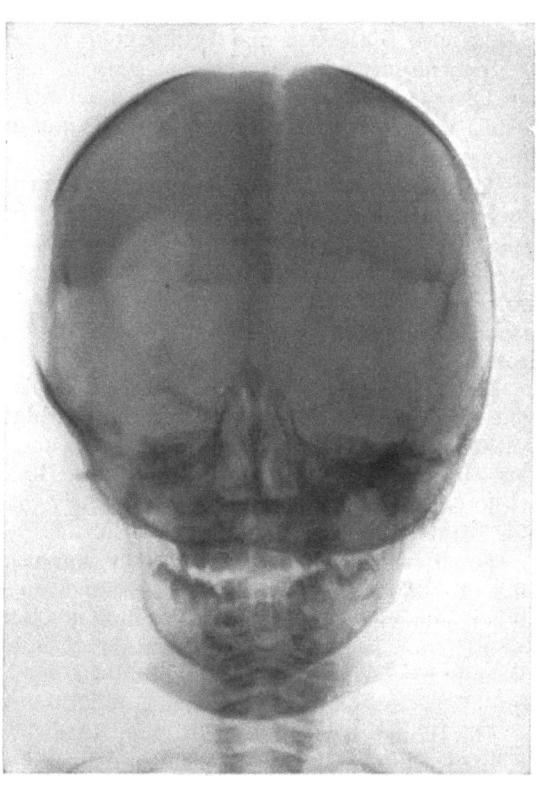

Abb. 110 b. Schädel bei infektiöser Reticuloendotheliose. Zerstörung der Orbitaldächer.

poidgranulomatose vom Typus SCHÜLLER-CHRISTIAN mit Cholesterinspeicherung in den gewucherten epitheloiden Zellen des reticuloendothelialen Systems.

98. Vorlesung.

Paroxysmale Kältehämoglobinurie.

Heute habe ich wieder Gelegenheit, ein selteneres, sehr prägnantes Krankheitsbild vorzustellen. Dieser sechsjährige Knabe besuchte jeweilen den Kindergarten und habe sich in den letzten zwei Tagen erkältet, indem er bei kühler Witterung etwa eine Stunde im Freien auf den Vater wartete und ganz verfroren nach Hause kam. Da fiel nun auf, daß der Knabe ganz roten Urin entleerte, ohne Erbrechen, ohne Kopfschmerzen oder sonstige Beschwerden. Nach wenigen Stunden wurde der Urin wieder ganz hell. Aber an den folgenden Tagen entleerte der Junge immer wieder von Zeit zu Zeit blutigroten Urin. Es bestanden dabei nur leichte subfebrile Temperaturen.

Die Untersuchung des Urins in der Klinik ergab eine rotschwarze Färbung. Oben im Spitzglas klar durchsichtig, rot, unten reichliches bräunliches, trübes Sediment. Eiweiß positiv, entsprechend dem Blutgehalt. Die rote Farbe rührte von gelöstem Blutfarbstoff Hämoglobin her. Im Sediment fanden sich zahlreiche Zylinder von kleinen verwachsenen Erythrocyten von körnigem Aussehen, mäßig viele Epithelien und Leukocyten.

Die Untersuchung des kleinen Patienten ergab ein etwas blasses Aussehen mit leichter subikterischer Verfärbung der Scleren. Die inneren Organe ergaben keinen besonderen krankhaften Befund, nur der untere Pol der Milz war eben fühlbar.

Am Tag nach der Aufnahme war der Urin wieder klar hell, kein Eiweiß, kein Zucker, kein Urobilinogen, kein Sediment. Der Knabe war im warmen Bett gehalten worden.

Zur Blutentnahme wurde der Patient ins Untersuchungszimmer gebracht, wo er sich etwas abkühlte. Daraufhin wurde der Urin wieder blutig. Aber schon nach 2 Stunden Aufenthalt im warmen Bett wurde wieder normaler Urin entleert.

Hält der Knabe eine Hand während 10 bis 20 Minuten in einem kalten Bad von 13°, so entleert er unmittelbar danach blutigen Urin. Es genügt somit eine solche lokale Abkühlung, um eine Attacke auszulösen. Das Serum wird dabei in der abgekühlten Extremität, wenn das Blut in den Kreislauf zurückkehrt, hämolytisch, d. h. es wird klar und intensiv rot gefärbt, und die Nieren scheiden nur dieses Hämoglobin mit dem Urin aus.

Es ist somit klar, daß sich in dem Organismus unter dem Einfluß der Kälte und Abkühlung hämolytische Prozesse abspielen müssen. Diese äußern sich in der hämoglobinämischen Rotfärbung des Serums, in der Hämoglobinurie, der leichten, subikterischen Verfärbung der Scleren und in dem Milztumor, welcher deshalb anschwillt, weil er die Trümmer der aufgelösten roten Blutkörperchen aufnimmt, sogenannter spodogener Milztumor.

Die Hämolyse ist aber nicht ohne Rückwirkung auf das Blut. Es ist zu einer leichten sekundären Anämie gekommen mit 62% Hämoglobin, 4,1 Millionen Roten, Färbeindex 0,94, Weiße 5000, neutrophile Stabkernige 5, Segmentkernige 57, Eosinophile 0, Basophile 0, Lymphocyten 35, große Monocyten 2,5%, Plasmazellen 1,5%. Die roten Blutkörperchen zeigen starke Dellenbildung, sogenannte hämoglobinämische Innenkörper ließen sich nicht nachweisen. Die Reticulocytenfärbung ergab 35°/$_{00}$ Reticulocyten. Phagocytose von Erythrocyten in Monocyten oder Polynukleären, wie das Benjamin beschrieben hat, konnte man nicht nachweisen.

Wo liegt nun die Ursache für diese Hämolyse unter dem Einfluß lokaler Abkühlung?

Wir könnten sie einmal in den roten Blutkörperchen selber suchen. Wir kennen das ja sehr gut bei den Kugelzellen der familiären hämolytischen Anämie. Solche Kugelzellen ließen sich jedoch nicht erkennen. Dagegen fanden wir eine ganz leichte Herabsetzung der Resistenz. Schon bei 0,58% Kochsalz zeigte sich eine ganz leichte Hämolyse, die aber erst bei 0,4% deutlich und bei 0,32% komplett wurde. Bei hämolytischer Anämie finden wir im Gegensatz dazu oft schon bei Konzentrationen von 0,5 bis 0,6% Kochsalz eine sehr deutliche Hämolyse. Die meisten Autoren fanden bei dem vorliegenden Leiden überhaupt keine

Herabsetzung der Resistenz gegenüber Kochsalzlösungen, so daß es sehr unwahrscheinlich wird, die Ursache der Hämolyse in der besonderen Beschaffenheit der Erythrocyten zu finden, sie muß vielmehr im Serum gesucht werden.

Auch im Reagensglas können wir die Hämolyse unter dem Einfluß der Kälte, aber nachheriger Wiedererwärmung sehr schön beweisen. Versetzen wir das Patientenblut mit physiologischer Kochsalzlösung bei 37°, lassen es 1/2 Stunde stehen und zentrifugieren dann, so zeigt sich keine Hämolyse. Bringen wir das Patientenblut mit physiologischer Kochsalzlösung in Eiswasser und zentrifugieren dann, so zeigt es nur eine schwache Hämolyse. Erwärmen wir aber das Patientenblut nach der Abkühlung im Eiswasser auf 37°, so tritt starke Hämolyse ein; d. h. die durch Zentrifugieren geklärte Flüssigkeitsschicht ist intensiv rot.

Nehmen wir eine Blutkörperchenaufschwemmung des Patienten und versetzen sie mit Patientenserum und bringen das Reagensglas ins Eiswasser, erwärmen dann wieder auf 37° je 10 Minuten, so zeigt sich ebenfalls eine starke Hämolyse.

Versetzen wir körperfremde Blutkörperchen, in physiologischer Kochsalzlösung aufgeschwemmt, mit dem Serum des Patienten, kühlen das Gemisch während 10 Minuten im Eiswasser ab und erwärmen es dann wieder während 10 Minuten auf 37°, so zeigt sich eine deutliche Hämolyse, während die gleiche Probe an einer Fremdblutkörperchenaufschwemmung, ohne Zusatz von Patientenserum vorgenommen, keine Hämolyse ergibt. Wird in allen diesen Versuchen nach der Abkühlung das Blut nur auf Zimmertemperatur wieder erwärmt, so ist die Hämolyse nur schwach. Es lassen sich somit die Vorgänge im Organismus der Hämolyse nach der lokalen Abkühlung und Wiedererwärmung des Blutes auch im Reagensglas reproduzieren. Es ergibt sich, daß im Serum ein Etwas enthalten ist, das imstande ist, nicht nur die eigenen, sondern auch fremde rote Blutkörperchen aufzulösen: ein sogenanntes Hämolysin. Dieser Nachweis kann noch weiter durch die sogenannte DONATH-LANDSTEINERsche Reaktion gesichert werden.

> 0,2 ccm aktives Patientenserum
> 0,1 ccm physiologische Kochsalzlösung
> 0,1 ccm Patientenblutkörperchen   starke Hämolyse

Diese und alle folgenden Proben kommen 30 Minuten in Eiswasser, dann 1 1/2 Stunden in den Brutschrank bei 37°, dann Ablesen.

> 0,2 ccm aktives Patientenserum
> 0,1 ccm physiologische Kochsalzlösung
> 0,1 ccm Normalblutkörperchen   starke Hämolyse.

> 0,2 ccm aktives Normalserum
> 0,1 ccm physiologische Kochsalzlösung
> 0,1 ccm Normalblutkörperchen   keine Hämolyse.

> 0,2 ccm aktives Normalserum
> 0,1 ccm physiologische Kochsalzlösung
> 0,1 ccm Patientenblutkörperchen   keine Hämolyse.

Versuche mit inaktiviertem Serum (Erhitzen auf 56° zur Zerstörung des Komplements)

> 0,2 ccm inaktiviertes Patientenserum
> 0,1 ccm aktives Normalserum
> 0,1 ccm Patientenblutkörperchen   Hämolyse.

> 0,2 ccm inaktiviertes Patientenserum
> 0,1 ccm aktives Normalserum
> 0,1 ccm normale Blutkörperchen   Hämolyse.

0,2 ccm inaktiviertes Normalserum	
0,1 ccm Meerschweinchenkomplement	
0,1 ccm Normalblutkörperchen	keine Hämolyse.
0,2 ccm inaktiviertes Normalserum	
0,1 ccm Meerschweinchenkomplement	
0,1 ccm Patientenblutkörperchen	keine Hämolyse.

Aus diesen Versuchen geht hervor, daß im inaktivierten Serum des Patienten nach Zerstörung des Komplements ein Amboceptor vorhanden sein muß, der sich nur in der Kälte an die roten Blutkörperchen bindet und bei Anwesenheit von frischem Serumkomplement, sei es nun menschliches oder Meerschweinchenkomplement, in der Wärme eine Auflösung sowohl der eigenen als auch fremder Erythrocyten herbeiführt. Es handelt sich also um ein komplexes Autohämolysin, welches die körpereigenen Zellen, die eigenen Erythrocyten aufzulösen vermag. Es ist zu unterscheiden vom Isohämolysin, welches nur die arteigenen, aber körperfremden Erythrocyten aufzulösen vermag.

In weitaus den meisten Fällen von paroxysmaler Kältehämoglobinurie hat man gefunden, daß die WASSERMANNsche Reaktion positiv war. Es handelte sich meist um kongenital luetische Kinder; und doch ließ sich zeigen, daß der hämolytische Amboceptor mit den Serumstoffen, die die WASSERMANNsche Reaktion bedingen, nichts zu tun hat. Unser Fall macht insofern eine Ausnahme, als die WASSERMANNsche Reaktion sowohl beim Kind als auch bei seinen Eltern vollkommen negativ ausgefallen ist.

Man hat auch gefunden, daß die Patienten mit paroxysmaler Hämoglobinurie niemals der Blutgruppe 0 angehören, welche bekanntlich Blutkörperchen enthält, die durch kein fremdes Serum agglutiniert werden. In der Tat ergab die Untersuchung beim Patientenblut, wie bei demjenigen des Vaters Blutgruppe A, während die Mutter Blutgruppe 0 hatte.

In neuerer Zeit hat HARALD LOTZE auf eigentümliche Beziehungen der Ascorbinsäure zu diesem Krankheitsbilde hingewiesen. Er hat gefunden, daß Ascorbinsäure sogar in vitro imstande sei, die Hämolyse in solchen Fällen zu hemmen, was wir jedoch bei unserem Fall nicht bestätigen konnten. Aber wir fanden auch bei unserem Knaben bei der Urinuntersuchung eine Ascorbinsäureausscheidung von bloß 1 bis 2 mg%, während wir normalerweise eine solche von 5 mg% erwarten sollten. Es weist also dieser Befund, mit aller Vorsicht betrachtet, auf eine gewisse C-Avitaminose hin. Wir haben deshalb unseren Knaben mit Vitamin C behandelt, dreimal täglich 1 Tablette Redoxon (50 mg Ascorbinsäure).

Anfälle von Hämoglobinurie wie im Beginn sind nun keine mehr aufgetreten, und sie ließen sich auch nicht mehr durch den Handbadeversuch (10 bis 20 Minuten in Wasser von 13°) provozieren. Es trat kein Hämoglobin im Urin mehr auf, höchstens zeigte sich eine schwache Urobilinurie.

Dieser negative Ausfall der Provokationsversuche ist um so merkwürdiger, als das Kältehämolysin nach wie vor im Blut nachgewiesen werden kann. Es muß daher noch ein anderes Moment vorhanden sein, das die Entstehung der Anfälle begünstigt. Dieses ist darin zu suchen, daß diese Kinder ein besonders reizbares Gefäßnervensystem haben, das in abnormer Weise entweder auf psychische oder auf äußere mechanische und kalorische Einwirkungen stark reagiert und dadurch die lokale Abkühlung ungewöhnlich intensiv gestaltet. Wir sehen den günstigen Einfluß des Vitamins C weniger in der in unserem Fall überhaupt nicht nachweisbaren Beeinflussung der Hämolyse, als vielmehr in einer irgendwie günstigen Einwirkung des Vitamins C auf den Gesamtorganismus und insbesondere auf die Kapillaren.

Blutstillende Mittel.

Wir können unterscheiden:

1. Mittel zur lokalen Blutstillung.

Hier kommen in Betracht Kompression, Tamponade, Umstechung, Unterbindung, Kauterisation mit dem Lapisstift oder mit einer an einen metallischen Träger angeschmolzenen Chromsäureperle, oder mit Milchsäure usw. Auch Betupfen mit 3%igem Wasserstoffsuperoxyd wirkt manchmal lokal blutstillend.

Die Gerinnung in der Wunde und damit die Blutstillung wird gefördert durch natürliche Substanzen, welche reich sind an Thrombokinase.

Dazu kann die Thrombokinase der frischen Frauenmilch verwendet werden. Keinerlei Tiermilch entfaltet eine so segensreiche blutstillende Fähigkeit wie die Frauenmilch wie sie der Wiener Kinderarzt Alphons Solé 1934 zuerst entdeckt und beschrieben hat. Ein Tampon wird mit Frauenmilch getränkt und auf die blutende Stelle, z. B. in Zahnextraktionswunde, auf die Nasenschleimhaut, auf eine Hautwunde usw., aufgedrückt.

Durch ihren Gehalt an Thrombokinase sind auch Tierorgane und Preßsäfte aus solchen verwendbar. Man drückt ein frisches, körperwarmes Muskelstück auf die Wunde. Man kann aus der Schilddrüse oder aus der Lunge eines frisch geschlachteten Tieres (Kalb, Hammel, Kaninchen usw.) einen Preßsaft herstellen und diesen in direkten Kontakt mit der Wunde bringen. Auch Leber und Niere sind verwendbar. Man schneidet die Drüsen unter aseptischen Kautelen in dünne Scheiben und zerquetscht diese in steriler Kochsalzlösung, tränkt Gazestreifen mit dem Brei und legt sie auf.

Das aus Tierblut bereitete plättchenreiche Coagulen (Kocher-Fonio) und das aus dem tierischen Lungengewebe stammende Clauden kommen in Pulverform in den Handel. Sie werden mit wenig warmer physiologischer Kochsalzlösung aufgeschwemmt und dann als Brei oder auch direkt als Substanz mit der Wunde in Kontakt gebracht.

Man kann die Blutstillung einer Wunde auch fördern durch direkte Zufuhr von Gerinnungsferment oder Thrombin, z. B. Topostasin ((Roche). Menschen- und Tiersera sollten in möglichst frischem Zustand verwertet werden, da das Thrombin nach kurzer Zeit in unwirksames Metathrombin übergeht. Nur zur Not kann man auch einen Tupfer mit Diphtherie- oder Tetanusserum tränken und auf die Wunde drücken. Ähnlich wie frisches Serum wirkt auch frisch defibriniertes Aderlaßblut, das man mit einem Glasstab geschlagen hat. Die Blutstillung erfolgt oft sehr prompt. Gelatine wirkt lokal nur schwach blutstillend.

Adrenalin und Stryphnon wirken blutstillend durch Kontraktion der kleinen Blutgefäße. Adrenalintampons werden auf die Wunde gelegt. Stryphnon wirkt energischer als Adrenalin und vor allem länger. Man macht dicke Aufschwemmungen oder bringt das Pulver direkt auf den blutenden Herd. Auch Coagulen- oder Stryphnongazestreifen kann man verwenden, z. B. bei der Nasentamponade. Der Stryphnongazeverband darf wegen der stark anämisierenden Wirkung nicht zu lange liegen bleiben.

Bei Blutungen aus Zahnalveolen benutzt man nach Lehndorff einen bis zur Hälfte eingeschnittenen Gummistöpsel. Die Wundränder werden aneinandergepreßt und der Gummistöpsel, reitend auf die Wunde aufgesetzt, preßt beim Zusammenbeißen die Wundränder aufeinander.

2. Mittel zur Blutstillung durch Allgemeinbehandlung (Fernblutstillung).

a) Gefäßabdichtung. Zu diesem Zweck kommen in Betracht Kalksalze, z. B. Calcium Sandoz. Glykonsaurer Kalk in 5 bis 10%iger Lösung intramuskulär 5 bis 10 ccm der Ampulle.

Gelatina sterilisata (Merck) 5 bis 40 ccm intramuskulär. Die Ampullen müssen zur Verflüssigung der Gelatine in Wasser von 38° gelegt und die Gelatine in eine erwärmte Spritze angesogen werden. Nach der Injektion feuchte, warme Umschläge. Leider ist die Gelatine wenig wirksam und daher meist aufgegeben worden.

Clauden 2%ige Lösung 2,5 bis 10 ccm nur subkutan oder intramuskulär.

Coagulen (Ciba) in sterilen Ampullen einer 3%igen Lösung, ebenfalls nur intramuskulär 1 bis 10 ccm. Bei intravenöser Injektion wurden wie beim Clauden Schüttelfröste und allgemeiner Kollaps beobachtet.

Weitaus am wirksamsten hat sich uns namentlich bei thrombopenischen Blutungen das Kongorot in 1%iger Lösung in destilliertem Wasser erwiesen. Es müssen jedoch 10 bis 20 ccm intravenös gegeben werden. Man kann die Injektion einige Tage wiederholen. Der Farbstoff erzeugt eine zart rotviolette Verfärbung der Haut und der Schleimhäute. Auch der Harn, der Speichel, die Tränen werden rosarot gefärbt. Die Verfärbung verschwindet allmählich binnen wenigen Tagen vollständig.

b) Vitaminbehandlung. Sie wird in zunehmendem Ausmaß nicht nur bei der MÖLLER-BARLOWschen Krankheit, sondern bei allen Formen von hämorrhagischer Diathese verwendet. Strenge Gemüse- und Früchtediät allein genügt nicht.

Vor allem kommt naturgemäß das *Vitamin C* in Betracht.

Cebion (Merck) in Ampullen intravenös oder intramuskulär 1 ccm zu 0,05 Ascorbinsäure. Tabletten enthalten 0,025 Ascorbinsäure.

Cantan (Bayer) hat die gleichen Eigenschaften und Wirkungen, 1 Ampulle zu 1 ccm enthält 0,025 Ascorbinsäure.

Redoxon (Roche) in Ampullen zu 0,1 und Redoxon forte zu 0,5 Ascorbinsäure. Redoxontabletten enthalten 50, 100 oder 500 mg Ascorbinsäure.

Diese Vitamin-C-Präparate gaben Erfolge bei allen Formen von hämorrhagischer Diathese, sowohl bei anaphylaktoider Purpura als auch bei Thrombopenie und auch bei Hämophilie. Das C-Vitamin wirkt im Sinne einer Festigung der Gefäßwand und Verminderung der Durchlässigkeit. Es wirkt jedoch auch auf die Blutgerinnung und regt die Plättchenbildung an. Es müssen große Dosen gegeben werden; namentlich haben sich uns Stoßdosen von Redoxon forte 0,5 Ascorbinsäure pro Dosi ausgezeichnet bewährt, jeden zweiten bis dritten Tag. Neben der Wirkung auf die hämorrhagische Diathese durch Abdichtung der Blutgefäße wird nach einer gewissen Latenzzeit, die in den einzelnen Fällen schwankt, die Plättchenbildung angeregt. Der umstimmende Einfluß dieser großen Dosen auf das Allgemeinbefinden ist oft sehr augenfällig. Nebenwirkungen im Sinne einer C-Hypervitaminose (RIETSCHEL) wurden niemals, auch bei Säuglingen nicht, beobachtet. Nach der ersten Zeit der Injektionsbehandlung kann nach Eintritt der gewünschten Wirkung das Resultat durch Darreichung von Tabletten aufrechterhalten werden (zwei- bis viermal täglich 1 Tablette).

Citrin (Bayer) *Permeabilitätsvitamin, Faktor P.* Indikation anaphylaktoide Purpura, Thrombopenie, akute hämorrhagische Nephritis, Magen-Lungenblutungen, Pachymeningitis, bei Zuständen von seröser Entzündung eine oder mehrere Ampullen intravenös oder intramuskulär. Die Darreichung in Form von Dragées hat uns nicht befriedigt.

Leider ist die Wirkung sowohl der Vitamin-C-Präparate als auch des Citrins nicht absolut zuverlässig, es gibt Versager, ohne daß wir einen Grund wüßten. Fälle, die auf Vitamin C nicht ansprechen, werden unter Umständen günstig durch Citrin beeinflußt und umgekehrt. Ja der gleiche Fall kann sich in verschiedenen Phasen gegenüber diesen Präparaten verschieden verhalten.

Vitamin K hat bestimmenden Einfluß auf die Prothrombinbildung und Abgabe durch die Leber. Es wirkt somit indirekt auf die Blutgerinnung ein, vielleicht auch auf die Fibrinogenabgabe und selbst auf die Blutgefäße.

Als Vitamin-K-Präparate kommen in Betracht Karan (Merck) 10 mg in 1 ccm Öl zur intraglutäalen Injektion.

Synkavit (Roche). Es hat den großen Vorteil der Wasserlöslichkeit. 6 bis 8 Stunden nach der Verabreichung des Synkavits wird die Gerinnung praktisch normalisiert und die Blutungen stehen außerordentlich prompt. Eine einmalige Dosis kann mehrere Tage nachwirken. Selbst bei wiederholten großen Dosen haben wir keinerlei Nebenwirkungen beobachtet. Eine Tablette Synkavit enthält 10 mg Vitamin K. Da dieses wasserlöslich gemacht worden ist, kann es auch bei Gallengangsverschluß mit Erfolg per os gegeben werden. Vitamin-K-Präparate, z. B. auch Konakion sind indiziert bei allen Zuständen von Prothrombindefizit, also namentlich bei Blutungen der Neugeborenen, aber auch bei Afibrinogenämie und verwandten Zuständen.

c) Anregung der Plättchenbildung bei Thrombopenie. In erster Linie kommen Bluttransfusionen in Frage. Die Transfusion liefert nicht so sehr einen momentanen Ersatz für die fehlenden Thrombocyten, sondern sie übt auch einen mächtigen Reiz aus auf die Plättchenbildung im Knochenmark. Namentlich bei Thrombopenie und Hämophilie wirkt die Bluttransfusion oft lebensrettend als Ersatz für verlorenes Blut und als außerordentlich gutes Hämostyptikum.

Als Reiztherapie können intramuskuläre Blut- und Seruminjektionen verwendet werden, z. B. bei Hämophilie alle zwei Monate 20 ccm frisches Pferdeserum.

In gleichem Sinne kann die Proteinkörpertherapie wirken, z. B. intramuskulär 5 bis 10 ccm 5%ige Witte-Peptonlösung.

Am wirksamsten haben sich uns Vitamin-C-Stöße mit großen Dosen Redoxon forte zu 0,5 Ascorbinsäure alle oder jeden zweiten, dritten Tag wiederholt, intramuskulär zur Anregung der Plättchenbildung erwiesen, ferner Vitamin A (Arovit) und Folsäure (Folbal, Folvite).

Es ist nicht zu vergessen, daß auch die Lebertherapie per os oder intramuskuläre Campoloninjektionen die Bildung und Abgabe von Plättchen durch das Knochenmark beeinflussen.

Es gibt leider Fälle von essentieller Thrombopenie, bei denen alle Mittel versagen. Merkwürdigerweise können sich diese Patienten nahezu symptomlos auf so niedrige Plättchenzahlen einstellen, welche sonst bei akuter Entstehung eine schwere hämorrhagische Diathese zur Folge hätten. Von einem längeren Höhenaufenthalt sah ich bei einem jungen Knaben einen bleibenden Anstieg der Plättchen bis 80000 mit völliger Symptomfreiheit.

Steht die Plättchenzerstörung im Vordergrund, so kommen in Betracht Röntgenbestrahlung der Milz, welche jedoch unsicher wirkt, dagegen sieht man gelegentlich gute Erfolge von der Splenektomie. Sie kommt jedoch bei Kindern nur selten in Frage.

d) Förderung der Blutgerinnung. Wir haben bereits besprochen die beschleunigende Wirkung auf die Blutgerinnung durch thrombokinasehaltige Stoffe, durch Prothrombin, das unter dem Einfluß von Vitamin K von der Leber an das Blut abgegeben wird; die Bluttransfusion führt alle für die Blutstillung notwendigen

Faktoren, wie Prothrombin und Thrombokinase, aus normal zerfallenden Plättchen zu. Ein Aderlaß kann das Einströmen von Gewebsthrombokinase in die Blutbahn fördern.

Von neueren Mitteln zur Beschleunigung der Blutgerinnung und dadurch zur Verhütung und Stillung von Blutungen wären noch zu erwähnen:

Sangostop: kolloider Polygalakturonsäureester, Pectine. Eine Ampulle 3%ig 5 bis 10 ccm ein- bis viermal täglich intramuskulär; 5%ige Lösung ein bis drei Tee- bis Eßlöffel dreimal täglich; z. B. bei Magen-Darmblutungen.

Manetol: Extrakt aus Rückenmark, standardisiertes Hämostyptikum Bayer, intramuskulär 1 bis 3 Ampullen täglich.

Naphthionin: 10%-Lösung von Na-Naphtylamin-4-sulfonal, 1 bis 2 Ampullen, intravenös.

Reptilase: Hämokoagulase (Kramer), 0,3 bis 0,5 ccm subcutan, intramuskulär oder intravenös.

Vererbung, Konstitution, endokrine Drüsen, Diathesen.

100. Vorlesung.

Vererbung.

Kinder eines Elternpaares weisen bekanntlich untereinander meist eine mehr oder weniger weitgehende Ähnlichkeit auf, die auf Vererbung zurückzuführen ist. Die Kinder sind nicht nur unter sich ähnlich, sondern zeigen auch Ähnlichkeiten mit den Eltern, Großeltern oder anderen Verwandten. Das erbmäßig Übertragbare bezeichnen wir als Erbbild oder Erbtypus oder Genotypus, auch Idiotypus. Diese Erbanlagen stehen aber unter dem Einflusse der Umwelt, welche imstande ist, einzelne Erbanlagen in ihrer Entwicklung zu fördern, durch paratypische Einwirkungen zu modifizieren oder auch zu hemmen. Das gesamte Erscheinungsbild mit erbmäßig festgelegten und umweltbedingten Zügen bezeichnet man als Phänotypus.

Schon die intrauterine Umwelt hat eine starke Prägekraft. Bei Neugeborenen sind lange nicht alle Erbanlagen manifest geworden, viele schlummern noch und treten erst in späteren Lebensperioden hervor.

Experimentelle und cytologische Untersuchungen sprechen dafür, daß das Auftreten aller erblichen Eigentümlichkeiten an bestimmte körperliche Elemente gebunden ist, die in der färbbaren Substanz, dem Chromatin des Kerns, enthalten sind. Bei der Kernteilung ordnet sich das Chromatin zu den Kernschleifen oder Chromosomen zusammen. In diesen Chromosomen liegen die Repräsentanten für alle einzelnen Erbeigenschaften. Die einzelnen Erbanlagen, Faktoren oder Gene sind an bestimmte stoffliche Teilchen gebunden, an kleinste, im Erbgang austauschbare, aber als solche erhalten bleibende Einheiten, welche gewissermaßen die Atome des Genotypus darstellen. Diese Gene sitzen in großer Zahl in den Kernschleifen aneinandergereiht, die jeder Zellkern zur Teilungszeit erkennen läßt. Beim Menschen sind 48 solcher Kernschleifen oder Chromosomen vorhanden, je zwei davon sind sich an Gestalt und Größe ähnlich und gehören auch funktionell zusammen. Für die Ausbildung eines jeden einzelnen Merkmales sind zwei an korrespondierender Stelle sitzende Gene maßgebend. Dieses Paar von Genen bezeichnet man als allelomorph. Das eine Gen stammt aus dem väterlichen, das andere aus dem mütterlichen Organismus, nämlich aus der Samen- bzw. der Eizelle.

Der Vorgang, der dies ermöglicht, ist der folgende: In den Körperzellen des Menschen finden sich 48 Chromosomen. Man bezeichnet dies als eine diploide oder doppelte Chromosomengarnitur. Bei der Ausbildung der Fortpflanzungszellen kommt es dann durch Reduktionsteilungen dazu, daß in der reifen Eizelle und in der reifen Samenzelle nur der halbe oder haploide Chromosomenbestand, somit nur eine einfache Chromosomengarnitur von 24 Chromosomen vorhanden ist. Bei den Reifeteilungen teilt sich zunächst in der diploiden Chromosomengarnitur jedes von der Mutter und vom Vater stammende Chromosom der Länge nach, so daß jeweilen zwei Chromosomenpaare bzw. vier Chromosomen oder eine Chromosomentetrade entsteht. Bei den sogenannten Reduktionsteilungen der Keimzellen gehen nun aus der Eimutter- oder Samenmutterzelle statt zwei jeweilen je vier Zellen hervor, deren jede nur je ein Chromosom aus jeder dieser Tetraden enthält. Dabei sind im männlichen Geschlecht diese vier Zellen untereinander gleichwertig, sie alle sind vollwertige Samenzellen. Im weiblichen Geschlecht dagegen wird aus je einer Mutterzelle bei den Reifungsteilungen nur je eine vollwertige Eizelle gebildet, während die drei anderen Zellen der Reduktionsteilung nur rudimentäre Gebilde, die Richtungskörperchen oder Polkörper bilden. In beiden Geschlechtern gelangt auf dem Wege der Reifungsteilung nur je ein Chromosom jeder Art in die reife Keimzelle, wobei es völlig dem Zufall überlassen bleibt, ob das einzelne Chromosom vom Vater oder von der Mutter des die Keimzellen ausbildenden Individuums herstammt. Bei der Befruchtung der Eizelle vereinigen sich je 24 Chromosomen wieder zu einem vollständigen Doppelsatz, der allen Zellnachkommen weitergegeben wird. Jede Zelle des Körpers des neu entstehenden Individuums erhält mit der diploiden Chromosomengarnitur für jede Erbeigenschaft wiederum zwei Gene, von denen das eine von der Mutter, das andere vom Vater stammt.

Sind die Gene, von denen das eine vom Vater, das andere von der Mutter stammt, gleichartig, dann ist das Individuum in bezug auf diese Eigenschaft reinrassig oder homozygot. Nehmen wir z. B. an, die Haarfarbe sei eine erblich übertragbare Eigenschaft und beide Eltern haben eine blonde Haarfarbe, so sind ihre Kinder homozygot blond. Sind dagegen die Anlagen verschieden, hat z. B. der Vater eine helle, die Mutter eine schwarze Haarfarbe, so sind die Kinder heterozygot in bezug auf diese Erbeigenschaft.

Sind beide Eltern homozygot, dann sind alle aus dieser Vereinigung hervorgehenden Kinder in ihrem Aussehen hinsichtlich dieser Eigenschaft untereinander gleich. Sie werden also z. B. die blonde Haarfarbe ihrer beiden Eltern erben.

Anders bei den heterozygoten Eltern. Hier sind zwei Möglichkeiten vorhanden: 1. Es kann eine Mischeigenschaft oder ein intermediärer Typus auftreten, z. B. eine Haarfarbe, welche in der Mitte steht zwischen Blond und Dunkel.

2. Die andere Möglichkeit ist die, daß die eine Anlage dominant ist, d. h. es wohnt ihr ein gewisses Übergewicht über die andere inne. Die andere Anlage bezeichnet man dann als überdeckbar oder rezessiv! Eine rezessive Anlage kann sich hiernach nur in homozygotem Zustande äußern, wobei sie auf keinen übermächtigen Partner stößt. Ist die blonde Haarfarbe dominant, so werden alle Kinder eines blonden Vaters und einer dunkelhaarigen Mutter blonde Haare haben. Es entspricht dies dem ersten MENDELschen sogenannten Uniformitätsgesetz.

Bei den Reifungsteilungen tritt nun, wie wir bereits erwähnt haben, eine Tetradenbildung ein und die einzelnen Erbmerkmale werden gespalten, um auf die entstehenden Keimzellen einzeln verteilt zu werden. Z. B. bekommt eine

Eizelle nur die Anlage für blonde Haarfarbe. Bei den Samenzellen bekommen zwei die Anlage für blond, zwei die Anlage für schwarze Haarfarbe. Es ergeben sich daraus folgende vier Kombinationsmöglichkeiten: Befruchtung einer Eizelle mit der Anlage für blonde Haarfarbe durch eine Samenzelle mit gleicher blonder Anlage, das Kind wird homozygot blond sein. Befruchtung einer Eizelle mit dominanter blonder Anlage durch eine Samenzelle mit schwarzer Anlage gibt ein dominant blondes Individuum. Befruchtung einer Eizelle mit rezessiv schwarzer Anlage durch eine Samenzelle mit dominant blonder Anlage gibt wiederum ein blondes Kind. Eine Eizelle mit der Anlage für schwarze Haarfarbe, befruchtet durch eine Samenzelle ebenfalls mit Anlage zu schwarzer Haarfarbe, gibt nun wieder ein reinrassig schwarzhaariges Kind (homozygot). Man sieht, daß also in einem Viertel die rezessive Erbanlage wiederum zum Vorschein kommen muß. Es entspricht dies der sogenannten MENDELschen Zahl.

Bei krankhaften Erbanlagen gelten folgende Regeln:

a) Bei dominantem Erbgang: Sind beide Eltern gesund, so sind sämtliche Kinder gesund. Ist ein Elter krank, so ist die Hälfte der Kinder krank.

$$Kg \times gg$$

Keimzellen nach der Reduktionsteilung:

$$K \diagdown g$$
$$g \diagup g$$

Kombinationen: Kg   Kg   gg   gg
                       krank   krank gesund gesund

Sind beide Eltern krank, so sind drei Viertel der Kinder krank, wenn die Krankheitsanlage (K) dominant ist.

Keimzellen nach der Reduktionsteilung:

$$K \text{——} K$$
$$g \text{——} g$$

Kombinationen: KK   Kg   Kg   gg
                       krank   krank   krank gesund

Die dominanten Krankheitsanlagen treten anscheinend niemals homozygot auf, d. h. sie sind in diesem Fall so schwerwiegend, daß das Individuum nicht lebensfähig ist. Im Stammbaum läuft das Leiden kontinuierlich durch die Generationsfolge.

b) Bei rezessivem Erbgang, wenn also die Krankheitsanlage rezessiv ist (k), so wird, wenn die Eltern gesund sind, aber die Krankheitsanlage rezessiv enthalten, höchstens ein Viertel der Kinder krank.

$$Gk \times Gk$$

Keimzellen nach der Reduktionsteilung (Spaltung der Erbfaktoren):

$$G \text{——} G$$
$$k \text{——} k$$

Kombinationen: GG   Gk   Gk   kk
                       gesund gesund gesund krank

Ist das eine Elter bei rezessivem Erbgang manifest krank, das andere gesund, so wird höchstens die Hälfte der Kinder krank.

$$kk \times Gk$$

Keimzellen nach der Reduktionsteilung:

$$k\text{------}G$$
$$k\text{------}k$$

Kombinationen: kG   kG   kk   kk
                           gesund   gesund   krank   krank

Sind beide Eltern erbkrank, so sind alle Kinder krank.

Bei rezessivem Erbgang verläuft das Leiden diskontinuierlich, d. h. es verschwindet in einer Generation, um in der anderen wieder zu erscheinen.

Wichtig ist noch die Frage der Geschlechtschromosome. Während 23 Kernschleifenpaare des Menschen, die Autosomen, beim männlichen und beim weiblichen Geschlecht nach Gestalt, Größe und Leistung gleichartig erscheinen, zeigt das 24. Paar das Geschlechts- oder Heterochromosom eine konstante Geschlechtsverschiedenheit. Im männlichen Geschlecht ist der eine Partner des 24. Paares, bezeichnet mit dem Buchstaben Y, weit kleiner als der andere, der X-Partner, gewissermaßen rudimentär und anscheinend ohne Leistung. Beim weiblichen Geschlecht besteht keine solche Verschiedenheit. Es hat zwei vollkommen gleichartige X-Chromosome. Das männliche Geschlecht ist somit im 24. Chromosom heterozygot, das weibliche dagegen homozygot. Bei der Reduktionsteilung bekommen von der weiblichen Urkeimzelle alle Eizellen ein normales Geschlechtschromosom, dagegen müssen zwei Arten von Samenzellen gebildet werden, die einen mit 23 Autosomen und einem X-Chromosom, die anderen mit ebensoviel Autosomen, mit einem rudimentären Y-Chromosom. Die ersteren ergeben, wenn sie eine Eizelle befruchtet haben, naturgemäß weibliche Individuen, man spricht deshalb von Gynäkospermien, die anderen mit dem Y-Chromosom ergeben Knaben und sind deshalb Androspermien.

Anlagen, die in einer gemeinsamen Kernschleife ihren Sitz haben, führen im allgemeinen zu gekoppelt auftretenden Merkmalen. Eine solche Koppelung findet sich z. B. an das X- oder Geschlechtschromosom. Ist dabei die gekoppelte Krankheitsanlage dominant, so wird sie öfters beim weiblichen Geschlecht auftreten. Handelt es sich um rezessive Anlagen, so wird in der Regel nur das männliche Geschlecht die Abweichung aufweisen, weil es durch keinen normalen X-Partner im Heterochromosom geschützt ist. Dabei erhalten die männlichen Individuen das Geschlechtschromosom mit der rezessiven, daran gekoppelten Krankheitsanlage von der Mutter. In solchen Fällen spricht man von einer geschlechtsgebundenen Vererbung. Ein typisches Beispiel dafür ist die Hämophilie. Der hämophile Großvater überträgt die rezessive Anlage mit dem Geschlechtschromosom X auf die Töchter. Hier wird das Geschlechtschromosom mit der krankhaften Erbanlage durch das gesunde Geschlechtschromosom verdeckt und die Krankheit kommt nicht zum Vorschein. Es übertragen diese sogenannten Konduktorfrauen mit ihrem Geschlechtschromosom die Krankheit auf ihre Söhne, bei denen daneben nur ein unwirksames Y-Chromosom besteht, so daß die mit dem Geschlechtschromosom übertragene Krankheitsanlage manifest werden kann.

Der Verlust einer leistungsfähigen 48. Kernschleife beim männlichen Geschlecht könnte mit der primären Resistenzschwäche dieses Geschlechtes im Kindesalter zusammenhängen. F. LENZ ist geneigt, letztere auf geschlechtsgebundene, rezessive Letalfaktoren zurückzuführen, die auf frühen Tod des Trägers hinzielen.

Eine eigentümliche Koppelung verschiedener Merkmale finden wir z. B. bei der LAURENCE-BIEDLschen Krankheit, nämlich Fettsucht, Retinitis pigmentosa, geistige Defekte, mitunter Schwerhörigkeit, Polydaktylie und andere Skeletanomalien, nach eigener Beobachtung z. B. PERTHES. Es sind hier offenbar verschiedene Gene in einem Chromosom gekoppelt. Nun sehen wir nicht so selten einen Faktoren- oder Genaustausch. Das erklärt man sich in folgender Weise: In den diploiden Urkeimzellen lagern sich je zwei homologe Chromosome eng an- oder übereinander. Es kommt dadurch zu einer Syndese oder auch zu einer Überkreuzung „crossing over", und es können dadurch einzelne oder zusammenhängende Gruppen von Genen gegenseitig ausgetauscht werden, worauf dann wieder eine Trennung erfolgt. Die Koppelung kann dadurch aufgehoben werden. Dies ist um so leichter der Fall, je weiter im Chromosom die betreffenden Gene voneinander abstehen. Je enger die Gene in der Chromosomenschleife miteinander verkoppelt sind, um so schwieriger ist es, sie aus dieser Koppelung zu lösen. Durch dieses Verhalten bei der Koppelung ist es sogar gelungen, die einzelnen Gene in den Chromosomen zu lokalisieren und sogenannte Chromosomenlandkarten zu entwerfen. Bei dem obgenannten Beispiel der LAURENCE-BIEDLschen Krankheit steht wahrscheinlich das Gen für die Polydaktylie weiter ab als die Gene für Fettsucht und Retinitis pigmentosa. So kann es vorkommen, daß von der LAURENCE-BIEDLschen Krankheit das Gen für die Polydaktylie von der Koppelung mit den anderen Genen losgelöst wird und nun mehr isoliert vererbt wird. Anderseits kann Fettsucht und Retinitis pigmentosa isoliert von der Polydaktylie vererbt werden. In selteneren Fällen tritt in LAURENCE-BIEDL-Familien nur die Fettsucht oder die Schwerhörigkeit isoliert auf. Ähnliche Genkoppelungen finden sich bei der Osteopsathyrosis, Typus LOBSTEIN, nämlich Knochenbrüchigkeit, blaue Skleren und Schwerhörigkeit. Auch hier können die gekoppelten Gene gelegentlich aus der Koppelung gelöst und isoliert in den betreffenden Familien, z. B. nur blaue Skleren oder nur als Schwerhörigkeit, vererbt werden.

Normalerweise hat ein Gen oder ein Genkomplex für die Entwicklung der einzelnen Teile des Organismus zu sorgen. Man muß sich vor Augen halten, daß in jeder Körperzelle in den Kernen diese Gene gegenwärtig sind. Bei Erbkrankheiten entspricht dem normalen Gen ein pathologisches Allelomorph, welches z. B. abnorme Mehrfachbildung, wie Polydaktylie, hervorruft. Damit kann ein zweites Gen gekoppelt sein, welches die Lokaldisposition bestimmt, z. B. Polydaktylie nur an einer Hand oder an einem der Füße. Ein weiteres dieser Gruppe angeschlossenes Gen bedingt die normale Gliederung der fünf Finger und Zehen. Das entsprechende pathologische Allelomorph führt z. B. zur Syndaktylie.

Die Konstanz der Erbfaktoren ist keine absolute. Es können scheinbar spontan sprunghafte Änderungen vorkommen, die sogenannten Mutationen oder Erbänderungen. Experimentell konnte man durch gewisse idiokinetische Einwirkungen, wie Röntgenstrahlen, Radium, Temperaturstürze, Gifte in bestimmten sensiblen Entwicklungsperioden der Keimzellen Mutationen künstlich erzeugen. Diese Mutationen sind in der Regel erblich, im Gegensatz zu allen anderen erworbenen Eigenschaften.

Eine sehr wichtige Rolle in der Vererbungsforschung des Menschen spielt die Beobachtung der Zwillinge. Bei den eineiigen Zwillingen handelt es sich um eine Spaltung der Keimanlage, beide Zwillinge sind deshalb erbgleich oder identisch, und sie zeigen in ihren vererbten Eigenschaften ein völlig übereinstimmendes oder konkordantes Verhalten. Nur Eigenschaften, die bei den identischen Zwillingen konkordant sind, sind als vererbt bzw. konstitutionell zu betrachten. Sie entsprechen dem Genotypus. Diskordante Eigenschaften bei eineiigen Zwillingen sind durch Umwelteinflüsse, somit durch den Paratypus bedingt. Bei den zweieiigen Zwillingen sind die Erbanlagen verschieden, sie können daher auch unabhängig von Umwelteinflüssen, wie andere Geschwister, ein diskordantes Verhalten zeigen. Die Zwillingsforschung ermöglicht uns also zu entscheiden, was ist erblich oder genotypisch bedingt?

Für den Kinderarzt ist wichtig zu wissen, daß das Erbgut eine große Rolle spielt bei einfachen oder multiplen Abartungen im Körperbau, z. B. bei der Chondrodystrophie, bei multiplen Exostosen, kongenitalen Luxationen, Taubstummheit, bei der Hämophilie, beim Ikterus haemolyticus, bei Fettsucht und Magersucht, bei Affektionen des Nervensystems, wie Idiotie, Epilepsie, Neuropsychopathie, Epidermolyse und anderen Hautkrankheiten, gewissen Augenleiden, funktionellen Minderwertigkeiten verschiedener Organe und Organsysteme.

101. Vorlesung.

Konstitution, Habitus und Diathesen im Kindesalter.

Das eigentümliche Verhalten beim Vererbungsvorgang, wobei es stets zu einer neuen Mischung und Kombination der Gene kommt, bringt es mit sich, daß kein Individuum dem anderen vollkommen gleich ist. Eine einzige Ausnahme kennt die Natur bei den sogenannten eineiigen oder identischen Zwillingen, bei denen es zu einer Spaltung der gleichen Keimanlage gekommen ist, sie zeigen deshalb in ihren vererbten Eigenschaften ein völlig übereinstimmendes oder konkordantes Verhalten. Sie haben die gleiche Konstitution, und nur diejenigen Eigenschaften, die bei den identischen Zwillingen konkordant sind, sind als vererbt bzw. konstitutionell zu betrachten.

Die individuellen Eigentümlichkeiten des Organismus bezeichnen wir als seine Konstitution. Sie können betreffen den Körperbau und den Habitus, aber auch den Stoffwechsel und eine besondere Reaktionsbereitschaft auf innere und äußere Reize. Diese besondere Reaktionsbereitschaft nennen wir Diathesen. Weicht die Konstitution erheblich von dem normalen Mittelmaß ab, so sprechen wir von Konstitutionsanomalien.

Diese Konstitutionsanomalien äußern sich sehr häufig im Habitus des Kindes, in seinen Körpermaßen, in seinem Aussehen. Großen Einfluß auf den Habitus haben die endokrinen Drüsen, bei entsprechender Erbanlage. So ist der a- oder hypothyreotische Habitus leicht erkennbar an der dicken sulzigen Haut, der Makroglossie, an dem stumpfen Verhalten bis zur Idiotie, Zurückbleiben im Wachstum, niedrigem Grundumsatz usw. Insuffizienz der Hypophyse erzeugt gut proportionierten Zwergwuchs oder Dystrophia adiposo-genitalis usw. Bekannt sind ferner die Habitusveränderungen bei Nebennierenstörungen, Hypertrichose, Makrogenitosomia, Pubertas praecox usw.

Von diesen mehr oder weniger krankhaften Habitusanomalien finden sich Übergänge zu Konstitutionsanomalien, die der Norm viel näherstehen und mehr Varianten des Körperbaues darstellen. Wir können hier vor allem die eurysomen, kurzen und dicken, zur Fettsucht neigenden Typen von den leptosomen unterscheiden, welche eine Neigung zu konstitutioneller Magerkeit haben. Abarten sind der athletische Typus mit gesteigertem Längen- und Dickenwachstum, ferner dysplastische Typen, im Sinne der Dystrophia adiposo-genitalis.

Bei den dicken oder auch pyknischen Typen finden wir nicht so selten eine bestimmte vegetative Stigmatisierung im Sinne der Vagotonie mit Neigung zu langsamem Puls, zu Asthma bronchiale, Dermographismus ruber et albus, zu Koliken, besonders im Magen-Darmkanal, Colica mucosa usw.

Das Temperament ist eher phlegmatisch, indifferent, zähflüssig, oft zu Trotz neigend, besonders bei den athletischen Typen.

Unter den dysplastischen Typen, z. B. bei Dystrophia adiposo-genitalis, findet man gelegentlich manisch erregbare Kinder mit motorischer Instabilität und ausgesprochener Schwererziehbarkeit.

Bei Infektionskrankheiten zeigen die dicken Kinder oft eine Neigung zu schwerem Verlauf mit hohem Fieber. Letzteres ist namentlich bei den pastösen Typen oft sehr hoch, da es hier zu einer raschen Einschmelzung des mehr weniger pathologischen, abnorm wasserreichen Fettgewebes kommt. Bei diesen pastösen Typen mit Neigung zu hydropischer Konstitution, d. h. zu abnormer Wasser- und Salzretention, nehmen Infektionskrankheiten besonders häufig einen foudroyanten, letalen Verlauf.

Ganz anders bei den dünnen, mageren Kindern, die sich nicht mästen lassen, die immer schlank und grazil bleiben. Sie haben einen langen, schlanken Thorax, ein entsprechend schmales, kleines Tropfenherz, sie neigen zu Herzklopfen, zu Pulsbeschleunigung, Schweißen usw., also zu Erscheinungen, die an eine Hyperthyreose erinnern, vielleicht auch mit einer vermehrten Adrenalinausschüttung und erhöhtem Sympathicustonus einhergehen.

Diese Kinder zeigen entsprechend ihrer zarten Körperkonstitution eine ängstliche Grundhaltung mit Unsicherheit, Schüchternheit, großer Sensibilität und Neurosebereitschaft nach der Richtung des schizoiden Formenkreises. Sie ziehen sich z. B. von den robusteren Altersgenossen zurück.

Bei diesen asthenischen Kindern verlaufen nun die meisten Infektionskrankheiten auffallend mild, gewissermaßen auch asthenisch mit geringem Fieber usw.

Cerebrale Typen mit starker Entwicklung des Gehirns, hervorragender Intelligenz treffen wir am ehesten bei dem asthenischen Körperhabitus. Das Überwiegen des Gehirns stellt gewissermaßen eine Kompensation für die Schwäche des übrigen Körpers dar.

Wir sehen somit, wie der Körperbau verankert ist mit besonderen seelischen Charakteren (KRETSCHMER) und verschiedenen Verhaltensweisen der rein körperlichen Infektionskrankheiten. Über Leben oder Tod des Kindes an einer Infektionskrankheit entscheidet sehr häufig die Konstitution.

Die Konstitutionsanomalien sind, wie wir bereits bisher gesehen haben, nicht nur statisch, sondern auch dynamisch aufzufassen. Sie betreffen vor allem auch den Stoffwechsel. Wiederum durch Vermittlung der endokrinen Drüsen. In erster Linie ist hier die Adipositas zu erwähnen, bei der wohl besonders im Kindesalter Überfütterung die wichtigste Rolle spielt. Ohne konstitutionell sehr häufig vererbte Anlage würde diese Überfütterung jedoch niemals zu Adipositas führen. Konstitutionell magere Kinder lassen sich durch keinerlei Mast adipös machen. Endokrine Störungen spielen bei der Anlage zur Fettsucht mit hinein, mangelhafte Tätigkeit der Hypophyse und der trophischen Zentren im Zwischenhirn, der Schilddrüse, der Keimdrüse usw.

Zu den konstitutionell bedingten Stoffwechselanomalien, auch wieder unterbaut durch Gleichgewichtsstörungen unter den endokrinen Drüsen, mit besonderer Schwäche des Inselapparats des Pankreas gehört auch der Diabetes mellitus.

Andere konstitutionelle Stoffwechselanomalien sind die Alkaptonurie und Cystinurie sowie die verschiedenen Steinleiden. Auch hier ist häufig nur die erbliche Anlage gegeben, auf deren Boden dann äußere Reize, z. B. Entzündungen, zum Steinleiden führen. Hierher gehört noch die echte Gicht, die zwar schon bei Säuglingen beschrieben worden ist, aber klinisch im Kindesalter keine Rolle spielt.

Schon bei Säuglingen sehen wir bedeutsame, konstitutionell bedingte Unterschiede in der sogenannten Entwicklungsfreudigkeit, wie sie auch den Tierzüchtern wohl bekannt ist. Viele Säuglinge wachsen und entwickeln sich gewissermaßen in einem Zug, ohne die geringsten Störungen und Schwierigkeiten, während andere, namentlich bei künstlicher Ernährung, kaum zum Gedeihen zu bringen sind, selbst unter günstigen äußeren Bedingungen. Solche Kinder mit konstitutionellen Defekten noch unbekannter Art sind oft ohne Frauenmilch gar nicht am Leben zu erhalten und selbst an der Brust können sich infolge von Konstitutionsfehlern Schwierigkeiten ergeben.

Auch bei den Mangelkrankheiten entscheidet sehr häufig die Konstitution, ob das Kind z. B. an Pellagra, an Skorbut, an Rachitis und besonders auch an Anämie erkrankt. Kinder ohne diese konstitutionelle Krankheitsbereitschaft können unter den gleichen fehlerhaften Ernährungsbedingungen gesund bleiben. Sie sind offenbar imstande, mit einem erstaunlich geringen Minimum von Vitaminen auszukommen, einem Minimum, das bei konstitutionell weniger begünstigten zu den Erscheinungen der Hypo- oder Avitaminose führt.

Eine wichtige Rolle in der Kinderheilkunde spielt die allergische Diathese. Auch sie wird vererbt und äußert sich in einer angeborenen Überempfindlichkeit gegen verschiedenste spezifische und unspezifische Reize. Auf diese reagieren die Kinder mit Hautjucken, Quaddeln, Purpura, Ekzemen usw. An den Schleimhäuten mit Conjunctivitis, Schnupfen, Bronchitis, Asthma, Gastroenteritis, Heufieber, Migräne usw. Im Blut besteht als Ausdruck der Überempfindlichkeit eine Eosinophilie. Der Formenkreis der sogenannten exsudativen Diathese, die wir in einer anderen Vorlesung noch näher besprechen werden, gehört vielfach auch in dieses Gebiet der allergischen oder hyperergischen Reaktionen.

Die allergische Diathese begünstigt auch die Erkrankung an rheumatischer Infektion, welche in gewissen Familien gehäuft auftritt. Diese Kinder erkranken nach einer Angina mit Überempfindlichkeitserscheinungen an den Gelenken, Muskeln oder Nerven, ferner an Endocarditis, Pericarditis, an Erythema annulare auf der Haut usw., während unzählige Menschen an einer Angina erkranken, ohne daß sich je ein Rheumatismus anschließt.

Bei den Blutkrankheiten im Kindesalter entwickeln sich manche ohne nachweisbare äußere Ursache von innen heraus aus einer krankhaften Körperanlage, so z. B. die Kugelzellenanämie mit hämolytischem Ikterus, die Sichelzellenanämie, die COOLEYsche Anämie usw.

Bei den hämorrhagischen Diathesen spielen konstitutionelle Fehler im Blutplättchenapparat eine wichtige Rolle. Bei der vererbbaren Hämophilie, die nur bei Knaben in Erscheinung tritt, zerfallen die Blutplättchen abnorm schwer und geben zu spät Prothrombin und Thrombokinase ab, so daß die Blutgerinnung stark verzögert erscheint. Bei der hereditären Thrombasthenie sind die Blutplättchen schon morphologisch verändert, abnorm hinfällig und sind nicht imstande, eine genügende Retraktilität des Blutkuchens zu bewirken, so daß abnorm schlaffe Gerinnsel entstehen. Infolge der Hinfälligkeit der Plättchen kann es zu thrombopenischen Krisen kommen.

Es ist für den Kinderarzt wichtig zu wissen, zu welchen Krankheiten die Natur des Kindes am meisten neigt, damit er diesen Tendenzen durch konstitutionsverbessernde Maßnahmen entgegenarbeiten kann. Denn die Konstitution und die Diathese sind nicht immer durch die Vererbung ohne weiteres festgelegt, vielfach handelt es sich nur um Anlagen, die an der Manifestation gehindert werden können. Namentlich spielt eine der Konstitution mit ihren Diathesen angepaßte Ernährung eine wichtige Rolle. Auch manche Habitusanomalien lassen sich durch künstliche Zufuhr von Hormonpräparaten günstig beeinflussen.

102. Vorlesung.

Störungen der inneren Sekretion.

Kongenitale Athyreose und Hypothyreose.

An diesem einjährigen Kinde beobachten wir ein auffallend ruhiges und interesseloses Verhalten. Es zeigt eine solche stumpfe Gleichgültigkeit selbst gegenüber der Nahrungsaufnahme und muß zu derselben vielfach direkt gezwungen werden. Es hat offenbar ein sehr geringes Nahrungsbedürfnis, denn trotz der kleinen Nahrungsaufnahme hält es sich im Gewicht oder nimmt sogar zu.

Das Kind hält den Mund offen, und wir sehen, wie aus ihm eine abnorm große Zunge vorquillt. Auch diese sogenannte Makroglossie, sowie Schleimhautschwellungen im Nasenrachenraum, welche die Nasenatmung behindern, erschweren die Nahrungsaufnahme.

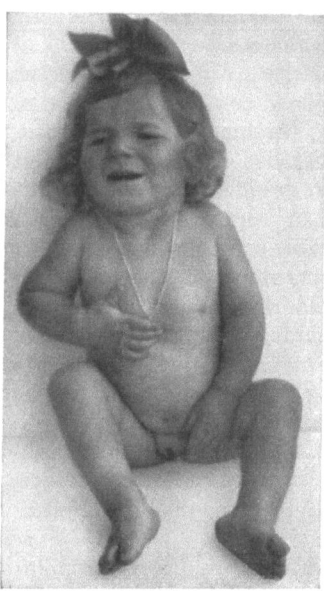

Abb. 111. Kongenitale Athyreose.

Die Haut ist dick, trocken, rauh und rissig und zeigt eine eigentümliche graugelbe Verfärbung. Wir bemerken ferner eine auffallende Weichteilpolsterung durch ein weiches, schwammiges Gewebe in den Supraclaviculargruben und in den hinteren seitlichen Halspartien. Am übrigen Körper ist die Haut derb, schlaff, vielfach in weiten Falten abhebbar. Der Nabel steht auffallend tief und wir beobachten einen ziemlich großen Nabelbruch.

Der Haarwuchs ist schütter und trocken und spröde. Die Haare sind blond und auffallend dünn, so daß überall die Kopfhaut zum Vorschein kommt.

Das Kind ist im Längenwachstum deutlich zurückgeblieben (Zwergwuchs). Im Röntgenbild bemerken wir, daß die beiden Knochenkerne der Handwurzelknochen noch in ihrer Entwicklung zurückgeblieben sind. Die Verkalkung an den Rändern der Vorderarmknochen ist gut. Es finden sich keinerlei rachitische Zeichen, dagegen sehen wir eine Reihe von queren Schattenbändern, sogenannten Jahresringen, ein Zeichen dafür, daß das Knochenwachstum periodisch erfolgt und mit ausgesprochenen Wachstumsstillständen abwechselt.

Auch in der Zahnentwicklung ist das Kind stark zurückgeblieben, statt acht Zähne entsprechend seinem Lebensalter hat es nur die beiden unteren Schneidezähne.

Die Genitalien sind auffallend klein (Hypogenitalismus).

Das Kind hat eine Neigung zu Frösteln und Untertemperaturen, namentlich fühlen sich die Extremitäten kühl an und sind etwas livide verfärbt. Die Rectaltemperaturen schwanken zwischen 35 und 36°. Der Grundumsatz und der Stoffwechsel sind stark herabgesetzt.

Die Herztätigkeit ist deutlich verlangsamt, statt etwa 120 hat das Kind nur etwa 80 bis 90 Pulse.

Auch im Elektrocardiogramm können wir diese Bradycardie wahrnehmen. Infolge des hohen Leitungswiderstandes der Haut zeigt es einen fast vollkommen flachen Verlauf mit sehr geringen Exkursionen der Kammerkomplexe. Benutzt man aber statt der Plattenelektroden Nadelelektroden, so erscheint das Elektrocardiogramm normal (NOBEL).

Die Respiration erscheint ebenfalls verlangsamt.

Die Darmtätigkeit ist sehr träge, es besteht eine hartnäckige Obstipation. Es kann mehrere Tage dauern, bis das Kind eine Stuhlentleerung hat.

Von demselben Torpor ist offenbar auch das Knochenmark ergriffen. Es besteht eine mittlere sekundäre Anämie mit ziemlich gleichmäßiger Verminderung der Zahl der Roten und des Hämoglobins. Vereinzelt wurden kernhaltige Rote gefunden. Ferner fällt eine Vergrößerung des Volumens der roten Blutkörperchen auf, also eine Makro- oder Hyperglobulie. Die Zahl der neutrophilen Polynucleären ist herabgesetzt und es wird eine relative Lymphocytose gefunden. Die Blutsenkung ist beschleunigt.

Die Beine präsentieren eine gewisse hypertonische Spannung mit Steigerung der Sehnenreflexe.

In der geistigen Entwicklung ist das Kind deutlich zurück. Es ist sehr apathisch. Bedeckt man den Kopf mit einer Windel, so läßt es sich das ruhig gefallen. Es entfernt sie nicht mit einem Griff, wie das normale Kind. Die motorischen Funktionen sind verlangsamt. Die Widerstandskraft gegenüber Infektionen ist vermindert. Das Kind hat eine Bronchopneumonie, der es voraussichtlich erliegen wird. Trotz der Infektion konnten weder Fieber noch Pulsbeschleunigung festgestellt werden.

Am Hals ist nichts von Schilddrüse zu fühlen, man kann Larynx und Trachea wie bei einem anatomischen Präparat durch die Haut hindurch abtasten. Allein das beweist mit Sicherheit bloß, daß Kropfbildung fehlt, aber nur wenig bezüglich des Verhaltens der eigentlichen Schilddrüse. Letztere kann scheinbar fehlen und bei der Autopsie kann man sie gleichwohl an normaler Stelle und in normaler Größe finden.

Wir müssen in dem besprochenen Falle die Diagnose auf eine wahrscheinlich kongenitale Athyreose stellen mit einem gänzlichen Funktionsausfall der Schilddrüse.

Es gibt nun auch Fälle, bei denen bei einer anscheinend ursprünglich normalen Schilddrüse erst im extrauterinen Leben die Schilddrüse entartet bis zum völligen Schwund leistungsfähigen Gewebes. Wir sprechen dann statt von einer primären kongenitalen Athyreose (Thyreoaplasie) von einem erworbenen, infantilen Myxödem.

Im Anschluß an diesen Fall von vollständiger kongenitaler Athyreose, habe ich Gelegenheit, eine Reihe von Fällen mit Hypothyreose zu besprechen, bei denen nur einzelne Symptome der Schilddrüsenstörung zum Vorschein kommen.

Ich bespreche hier einen fünf Monate alten Säugling mit auffälliger Makroglossie, hypothyreotischen Gesichtszügen und einer riesigen Nabelhernie.

Ferner einen zweijährigen Knaben mit multiplen Degenerationszeichen, Epikanthus, Mikrotie, ungewöhnlich kleine und mißbildete Ohrmuscheln, Hypogenitalismus, chronische Obstipation und Prolapsus ani et recti. Bei der Palpation ist am Halse nichts von Schilddrüse zu fühlen, die ganze Trachea ist nackt. Die Intelligenz ist in diesem Falle relativ ordentlich.

Bei dem nächsten Fall handelt es sich um eine schwere Idiotie mit hypothyreotischen Gesichtszügen und mit der gleichen nackten Trachea. Dieses Kind bot eine hartnäckige Obstipation, welche nur durch Schilddrüsenpräparate zum Verschwinden gebracht werden konnte.

Und endlich bespreche ich noch einen letzten Fall, ein vierjähriges Kind mit kretinoidem Habitus, mit einer deutlichen Struma am Hals und mit Schwerhörigkeit infolge eines Innenohrschadens. Es handelt sich somit um einen leichten

Fall von Kretinismus, bei dem die Schilddrüse im Gegensatz zu den bisher beobachteten Athyreosen und Hypothyreosen vergrößert erscheint. Recht charakteristisch ist auch die Innenohrschwerhörigkeit, welche bei hohen Graden zu Taubstummheit führen kann. Beim Kretinismus handelt es sich um multiple Schäden, die nicht ausschließlich auf einen Funktionsausfall der Schilddrüse bezogen werden können. Die wahren Ursachen des endemischen Kretinismus, der in gewissen Kropfgebieten europäischer Gebirgsländer, vorwiegend der Alpen, beobachtet wird, sind immer noch nicht mit Sicherheit aufgeklärt.

Wir wollen nun nochmals die wesentlichen Züge zusammenfassen, welche auf eine herabgesetzte Schilddrüsentätigkeit zurückschließen lassen. Es sind dies: Verminderter Stoffwechsel, Neigung zu Fettansatz, erhöhte Flüssigkeitsretention in den Geweben, schlechte Durchblutung der Körperperipherie, niedrige Körpertemperatur, auffallende Verlangsamung von Herztätigkeit, Respiration, Darmmotorik, Blutbildung. Im Blutserum ist die Viskosität und die Eiweißkonzentration erhöht, der Jodgehalt ist vermindert, der Cholesteringehalt erhöht. Die Allgemeinentwicklung (Wachstum des Skelets, Erscheinen der Knochenkerne und der Zähne) ist in jeder Hinsicht enorm verzögert, auch die geistige Entwicklung bleibt zurück. Die motorischen Impulse werden spärlich, die kortikalen Prozesse laufen verlangsamt ab. Das einzige, was beschleunigt ist, ist die Senkungsgeschwindigkeit und die Gerinnung des Blutes. Sonst führt der Ausfall an Schilddrüsenhormon zu einer charakteristischen Verlangsamung fast aller Lebensprozesse.

Die Behandlung der A- und Hypothyreose besteht in der Zufuhr von Schilddrüsenpräparaten per os, um das fehlende Hormon zu ersetzen. Wir geben z. B. eine halbe bis eine bis zwei Tabletten Elityran täglich, bei älteren Kindern eventuell steigern wir bis zweimal zwei Tabletten. Andere empfehlenswerte Präparate sind Thyreoidinum siccum von E. Merck. Man gibt Säuglingen täglich eine halbe Tablette zu 0,1 und steigt bis zu täglich einer Tablette 0,1. Bei größeren Kindern beginnen mit 0,1 täglich und steigen bis 0,3 täglich. Sehr gut wirkt auch Thyraden Knoll bei Schulkindern. Tabletten zu 0,15 mit 0,1 mg Jod und 0,3 g frischer Drüse. Man gibt ein- bis zweimal, höchstens viermal täglich eine Tablette. Das Thyreoid dispert ist am Tier nach Einheiten ausgewertet. Es kommt in Tabletten zu fünf und zehn Einheiten in den Handel. Man beginnt bei Kindern zunächst mit 10 bis 15 Einheiten pro Tag und geht nach Eintritt merklicher Wirkung mit der Dosis etwas zurück. Am liebsten verwenden wir heute jedoch Thyrakrin Hausmann (1 Tablette zu 50 mg) und Thyranon Organon (1 Tablette zu 50 oder 100 mg).

Um Überdosierungen zu vermeiden, schaltet man zweckmäßigerweise von Anfang an wöchentlich einen Tag Pause ein, z. B. am Sonntag. Die Toleranz gegenüber den Schilddrüsenpräparaten wird gesteigert, wenn man täglich noch eine Tablette Bepanthen gibt.

Toxische Erscheinungen bei der Schilddrüsenmedikation verraten sich durch die gleichen Symptome, welche auch bei gesteigerter Schilddrüsentätigkeit auftreten und das Gegenstück zur herabgesetzten Schilddrüsentätigkeit darstellen, nämlich durch erhöhten Stoffwechsel, Abmagerung, Unruhe, Herzklopfen und Pulsbeschleunigung, Erbrechen und Durchfälle, erhöhte Diurese, vermehrte Atmungsfrequenz, Hyperthermie, Vermehrung der motorischen Impulse usw. Bei stärkerer und anhaltender Gewichtsabnahme muß man die Schilddrüsentherapie vorübergehend ganz aussetzen und nachher wieder mit kleineren Dosen beginnen.

103. Vorlesung.

Der Kropf bei Neugeborenen und bei Säuglingen.

Die Durchschnittsgewichte der Schilddrüse bei Neugeborenen in Bern betragen 8,2 g, in München 6 g, in Königsberg 3,5 g, in Kiel 1,9 g. Nach GUGGISBERG haben in Bern nur etwa 47% der Neugeborenen eine normale Schilddrüse. WEGELIN fand sogar bei fast allen Neugeborenen aus Kropfgegenden eine vergrößerte Schilddrüse.

Die Struma neonatorum kann zu lebensbedrohenden Erstickungsanfällen führen. Nicht so selten tritt in einem solchen Erstickungsanfall sogar der Tod ein.

Die Neugeborenen zeigen eine livide Hautfarbe schon in der Ruhe, beim Schreien oft tiefe Cyanose bis zum schwersten asphyktischen Anfall. Man hört schon in der Ruhe einen in- und exspiratorischen Stridor, der besonders beim Vorwärtsbeugen des Kopfes auf die Brust sehr erheblich zunimmt und in ein lautes Schnarchen übergeht. Im Jugulum und Epigastrium, an den Rippenbögen bemerkt man starke inspiratorische Einziehungen.

Häufig ist die Struma ohne weiteres der Inspektion und Palpation zugänglich. Nicht so selten ist jedoch beim Neugeborenen die Struma schwer nachweisbar und man kann nicht ohne weiteres verstehen, daß sie ein so schweres Respirationshindernis darstellen soll. Manchmal ist besonders der Mittellappen, und zwar besonders in der Sagittalebene vergrößert und umwächst ringsum die Trachea. Manchmal ist die Struma so tief gelegen, daß sie erst beim starken Hintenüberbeugen des Kopfes zum Vorschein kommt, wobei sich die Respirationsstenose auffällig bessert. Diese Verhältnisse bedingen häufig Fehldiagnosen, wie Asphyxie, Thymushyperplasie, kongenitaler Herzfehler wegen der starken Cyanose, Aspirationspneumonie wegen des dauernden Lufthungers, Blähhals infolge Stauung unter der Geburt usw.

FEER hat zuerst darauf hingewiesen, daß man bei der Struma neonati häufig ein deutlich vergrößertes Herz findet. Der Quotient $\frac{\text{Querdurchmesser der Lunge}}{\text{Querdurchmesser des Herzens}}$ beträgt normalerweise 1,82 bis 2,2. Bei normalen Neugeborenen fand man eine Durchschnittszahl von 1,87. Bei Struma neonati fand FEER eine durchschnittliche Vergrößerung des Herzens mit einem Quotienten von 1,63. Der Querdurchmesser des Herzens beim Kropf der Neugeborenen ist durchschnittlich 5,8 cm, eine Größe die das Herz des normalen Säuglings erst nach vier Monaten zu erreichen pflegt. Mitunter ist das Herz so groß, daß es an ein Cor bovinum erinnert. Es handelt sich dabei sowohl um eine Hypertrophie als auch um eine Dilatation des Herzens. FEER beschuldigt als Ursache die Kropfnoxe. Doch dürften mechanische Momente, bedingt durch den Druck des Kropfes auf die Halsgefäße, mitspielen. Dementsprechend ist gewöhnlich auch der Mittelschatten verbreitert, ohne daß man dies auf eine echte Thymushyperplasie zurückzuführen brauchte. Nicht so selten kommt es allerdings vor, daß neben der Struma neonati auch eine echte Thymushyperplasie vorliegt.

Wichtig ist die Durchführung der Kropfprophylaxe bei der Mutter während der Schwangerschaft durch Genuß von jodiertem Kochsalz. Einem Kilogramm Kochsalz werden in der Schweiz 5 mg Jodkali beigemischt oder 1 g auf 200 kg. Bei einer durchschnittlichen täglichen Aufnahme würden täglich 50 γ Jodkali oder 38 γ Jod aufgenommen. Seit dem Gebrauch von jodiertem Kochsalz durch die schwangern Mütter sind die Strumen der Neugebornen außerordentlich selten geworden. Eine Mutter, welche aus Furcht vor einer Nephropathie in der Schwangerschaft überhaupt kein Salz genoß, gebar ein Kind, welches in unserer Klinik an einer riesigen Struma erstickte (OLE ZIMMERMANN). In Endemiegebieten sollten die schwangeren Mütter neben dem Jod-Kochsalz noch besondere Jodzufuhr erhalten.

Sehr dankbar ist die Therapie der Struma neonati. Die einfache mechanische Maßnahme der Lagerung des Kopfes in starker Retroflexion durch Unterschieben einer Nackenrolle führt schon zu einer ganz außerordentlichen Erleichterung der Respiration. An die richtige Lagerung schließen wir dann täglich einmalige Einreibung mit folgender Salbe an:

Rp.   Ung. kalii jodati 5%....... 5,0
             Tinct. jodi guttas.......... II
             Lanolin 5,0

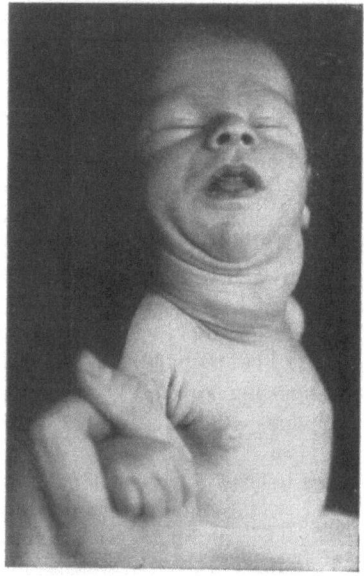 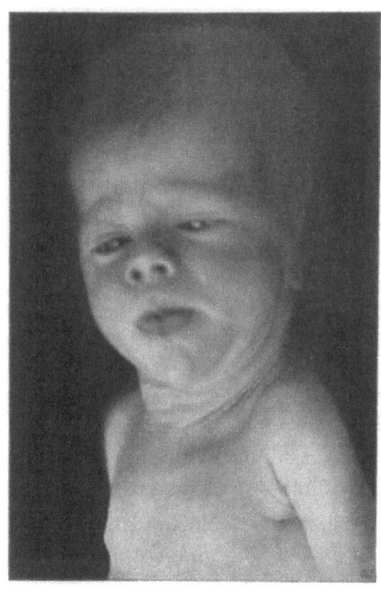

Abb. 112 a. Struma congenita.   Abb. 112 b.   Struma congenita, kretinoider
                                                     Ausdruck.

Oft genügt schon eine ein- bis zweimalige Salbeneinreibung, um die Struma neonati zur völligen Rückbildung zu bringen. Sie ist außerordentlich jodempfindlich. FEER hat allerdings ohne Schaden große Joddosen gegeben. Er empfiehlt 0,1 bis 0,2 Jodkali pro Tag bei dringender Indikation bei älteren Säuglingen, sonst neuerdings auch nur 1 mg pro Tag, FINKELSTEIN 0,05 bis 0,25. HAMBURGER und RUPILIUS haben jedoch schon nach acht Tage langer Verabreichung von 0,01 Jodnatrium Gewichtsstürze, schleimige Stühle, schließlich raschen Verfall und Exitus am elften Tag erlebt. Einmal habe ich nach nur zweimaliger Einreibung von obgenannter Salbe einen ganz ähnlichen Verlauf gesehen. Man muß also mit dem Jod sehr vorsichtig sein. Die rasche Rückbildung der Struma unter dem Einfluß des Jods führt offenbar zu einer schweren Thyreotoxikose. LUST empfiehlt deshalb eine einmalige Dosis von $^{1}/_{10}$ mg Jodkali, welche völlig ausreiche, um nach zwei bis drei Tagen einen deutlichen Rückgang der Struma, nach mehreren weiteren Tagen eine Rückbildung zu normalen Größenverhältnissen zu erzielen, ohne daß es nötig gewesen wäre, diese Dose nochmals zu wiederholen. Sehr interessant ist, daß sich nach einer so kleinen Joddosis auch der Mittelfeldschatten verkleinert und der Herzschatten sich zur Norm verschmälert. Die Wirkung des

Jods tritt anscheinend unabhängig von der eingeführten Menge ein. Homöopathische Dosen sollen sogar besser wirken als größere. Das Jod erscheint in seiner Wirkung wie ein Katalysator. Es bedarf nur eines Anstoßes durch eine minimale Jodzufuhr, um die Struma neonati zur Rückbildung anzuregen und die Tätigkeit der Schilddrüse in die richtige Bahn zu lenken.

Histologisch zeigte sich nach WEGELIN bei der Struma diffusa parenchymatosa neonati eine epitheliale Hyperplasie, verbunden mit kleinfollikulärem Bau und Kolloidarmut. Diese diffuse parenchymatöse Struma des Neugeborenen, des Säuglings und Kleinkindes ist ausgesprochen jodarm, aber sehr jodempfindlich.

Wie wirken nun die kleinen Dosen Jod? Histologisch sieht man darnach eine Rückbildung des überschüssigen Epithels und eine reichlichere Kolloidausscheidung in die Bläschen. Das Jod wirkt somit stimulierend als spezifischer Sekretionsreiz

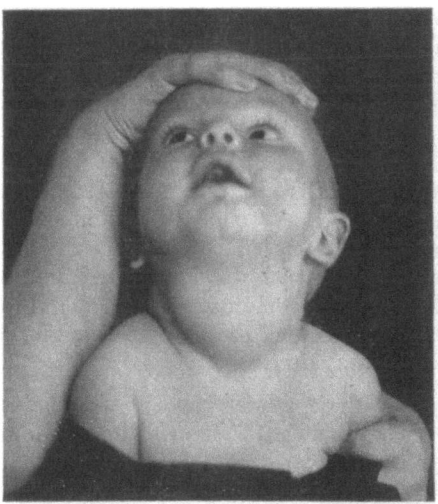

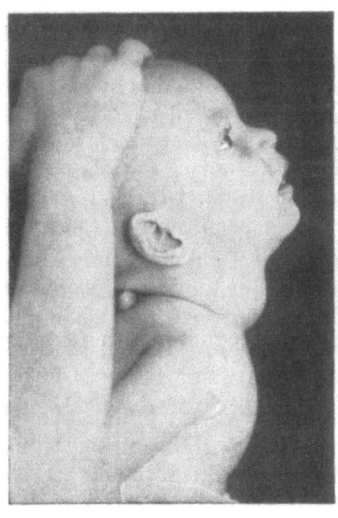

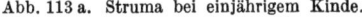

Abb. 113 a. Struma bei einjährigem Kinde.   Abb. 113 b. Derselbe Fall im Profil.

auf das Schilddrüsenepithel und stellt dadurch die normale, großfollikulare Struktur wieder her. Es besteht somit nicht etwa bei der Struma des frühen Kindesalters in den meisten Fällen eine reine Hypothyreose, sondern eher eine latente Hyperthyreose und das Jod wirkt hier ähnlich wie bei der Basedowstruma, d. h. die Bläschen füllen sich reichlich mit Kolloid, wobei sie sich runden und die epitheliale Hyperplasie rasch zurückgeht.

Weniger bekannt als die Struma neonati und in der Literatur fast gar nicht beschrieben sind Kröpfe im späteren Säuglingsalter gegen Ende des ersten Lebensjahres bei einseitiger Milch-Mehl-Ernährung. Sehr wahrscheinlich ist es der Jodmangel in der Kost, welcher die Strumenbildung begünstigt, aber es ist dies offenbar nicht der einzige Faktor. Meist findet man dabei gleichzeitig auch eine mehr oder weniger ausgesprochene Rachitis und eine Anämie.

WEGELIN fand bei rachitischen Ratten ebenfalls gleichzeitig häufig Kropfbildung, und zwar sowohl bei spontaner Rattenrachitis als auch bei experimenteller, und zwar fand er histologisch das Bild einer epithelialen Hyperplasie der Schilddrüse. NITSCHKE hat nun auf die Bedeutung der Schilddrüse für die Pathogenese der Rachitis hingewiesen. Er ging davon aus, daß der Grundumsatz bei der Rachitis herabgesetzt sei. Man findet bei florider Rachitis eine Senkung

um etwa 20%. Nun wissen wir, daß der Grundumsatz in erster Linie von der
Schilddrüse beherrscht wird. Der histologische Bau mit der epithelialen Hyperplasie deutet jedoch darauf hin, daß die Schilddrüse bei der Rachitis in vermehrtem Maß arbeitet. Es war nun interessant zu forschen, ob Jod imstande ist,
die experimentelle Rachitis zu verhüten. Das war jedoch keineswegs der Fall,
sondern die jodreich ernährten Ratten erkrankten sogar an einer stärkeren Form
der Rachitis. Es deutet dies eher darauf hin, daß eben das Jod die bei der Rachitis
ohnehin verstärkte Schilddrüsentätigkeit noch vermehrt, und der durch Jod
gesteigerte Stoffwechsel führt zu einem rascheren Verbrauch des Vitamins D,
ähnlich wie bei anderen Avitaminosen, welche z. B. bei Schilddrüsenzufuhr
rascher tödlich verlaufen.

Bemerkenswert ist ferner, daß das ultraviolette Licht der natürlichen und der
künstlichen Höhensonne ganz ähnlich auf den histologischen Bau und auf die
Funktion der Schilddrüse zu wirken scheint wie das Jod. Bestrahlten wir z. B.
rachitische Ratten mit ultraviolettem Licht, so trat in den Schilddrüsenbläschen
im Gegensatz zu den nichtbestrahlten rachitischen Kontrolltieren wieder reichlich
dünnes eosinophiles Kolloid auf, das Epithel wurde platt oder kubisch, die Epithel-
hyperplasie bildete sich zurück. Nun hatte schon CHATIN darauf hingewiesen,
daß Lichtmangel für die Entstehung des Kropfes als akzessorische Ursache in
Frage komme. In höheren Gebirgslagen ist der Kropf infolge der intensiveren
Wirkung der ultravioletten Sonnenstrahlen seltener. Vermehrtes Vorkommen von
Kropf auf der Schattenseite der Gebirgstäler ließ sich jedoch nicht mit Sicherheit
nachweisen, während dies bei der Rachitis bekanntlich der Fall ist. Struma und
Rachitis haben somit einen ätiologischen Faktor gemeinsam, d. h. den Licht-
und somit den Vitamin D-Mangel. Daraus erklärt sich die häufige Kombination
von Struma mit Rachitis im späteren Säuglingsalter.

Man hätte nun annehmen können, daß diese gewissermaßen „alimentäre"
Struma auf Nahrungsänderung allein oder aber auf Ultraviolettbestrahlung,
oder durch Vigantolverabreichung zum Schwinden gebracht werden könnte.
Dies ist jedoch nach unseren Erfahrungen nicht der Fall. Auch diese Struma
reagiert nur auf Jod. Selbst sehr große Strumen lassen sich durch Jodbehandlung
zur Rückbildung bringen, so daß operative Behandlung gar nicht in Frage
kommt.

Zur Behandlung der Struma bei älteren Säuglingen und Kleinkindern verwenden wir tägliche Einreibungen eines erbsengroßen Stückes obgenannter
Jodkalisalbe, oder wir geben je nach dem Alter täglich 1 bis 5 mg Kalii oder Natrii
jodati pro die mehrere Wochen lang, z. B.:

> Rp.
> Kalii jodati........   0,02—0,1
> Aquae dest. ad 200,0
> MDS. 2mal tägl. 1 Teelöffel in
>   Milch.

Sehr gute Erfahrungen haben wir auch gemacht mit Sirupus ferri jodati
conc. 5%, Beginn mit 3mal 5 Tropfen täglich per os.

Namentlich bei Strumen mit deutlich hypothyreotischem Einschlag geben
wir mit Vorteil Schilddrüsentabletten, z. B. Elityran, eine halbe bis eine Tablette
mit sonntäglicher Pause. Bei euthyreotischen Strumen wirken die Schilddrüsentabletten nur nach Maßgabe ihres Jodgehaltes. Jodbehandlung läßt sich auch
mit Schilddrüsentherapie kombinieren.

104. Vorlesung.

Struma und Thymushyperplasie.

Beim Kropf der Neugeborenen finden wir gleichzeitig sehr häufig einen großen Thymus und ein großes Herz. Es ist eine interessante Tatsache, daß eine Thymushyperplasie als Resultat gewisser inkretorischer Störungen eintritt. Insbesondere gibt die Schilddrüse ein thymotropes Hormon ab, welches die Thymusdrüse zu vermehrter Wucherung veranlaßt. Experimentell hat man am Meerschweinchen gefunden, daß Schilddrüsenfütterung der Muttertiere zu Thymusvergrößerung bei den Neugeborenen führt. Thymushyperplasie entsteht auch nach Entfernung der Keimdrüsen oder nach Exstirpation der Nebennieren. Keimdrüsen und Nebennieren wirken demnach hemmend auf die Thymusdrüse, Schilddrüse und wahrscheinlich auch die Hypophyse hingegen fördernd.

Wie kann man nun klinisch eine Thymushyperplasie nachweisen? Ein großer Thymus ist charakterisiert in erster Linie durch Störungen der Respiration. Man hat gewisse Stridorformen, eine laute, ziehende Atmung mit leichter Cyanose im Gesicht gefunden. Doch beruht der viel häufigere sogenannte Stridor congenitus in der Regel nicht auf einer Thymushyperplasie. Dieser kongenitale Larynxstridor wird bedingt durch eine laut tönende, stenotische Inspiration, vergleichbar dem Glucken einer Henne. Er ist ständig vorhanden, auch im Schlaf. Die Stimme ist klar. Leichte Einziehungen begleiten die Atmung. Manchmal besteht auch etwas Dyspnoe, namentlich im Schlaf. Nach der metallischen Klangfarbe des Tones entsteht das Geräusch bei der Inspiration im Kehlkopf, wie man auch bei der Auskultation direkt über dem Kehlkopf feststellen kann. Dieser Larynxstridor beruht auf einer abnormen Enge des Kehlkopfes, der eine Pfeifenform annimmt. Nach neueren Anschauungen spielt bei der Entstehung eine unvollkommene Koordination der Larynxbewegungen entweder auf zentral nervöser Grundlage oder infolge der Schwäche der Larynxmuskulatur die Hauptrolle. Dieser Stridor ist gutartig und verschwindet spontan gegen Ende des ersten Lebensjahres. Doch habe ich Fälle gesehen, die bis weit ins zweite Lebensjahr hineindauerten. Im Gegensatz zu diesem gutartigen inspiratorischen Stridor congenitus ist der Stridor bei der Thymushyperplasie sowohl inspiratorisch, aber vorwiegend exspiratorisch. Bei der Auskultation hört man, daß das Stridorgeräusch in der Gegend der oberen Thoraxapertur, oder noch etwas weiter unten unter dem Brustbein entsteht. Die Stimme ist dabei nicht verändert und Husten besteht in der Regel nicht. Der Thymus drückt entweder auf die Trachea in der Gegend des Jugulums, oder aber in der Gegend der Bifurkation. Durch gewisse Lageveränderungen des Kopfes, besonders durch Hintenüberbeugen, wird die Stenose verstärkt im Gegensatz zur Struma neonati, bei der in dieser Stellung, wie wir gesehen haben, sofort große Erleichterung eintritt. Infolge der Respirationsstenose werden das Epigastrium und die Thoraxflanken bei der Inspiration eingezogen. Ein besonders großer Thymus kann, wie ich das selbst beobachtet habe, zu wiederholten schweren Erstickungsanfällen führen. Stridor und Dyspnoe, Stridor und sogenanntes Asthma thymicum, welches Asthma noch einen cardialen Charakter hat, sind in Wirklichkeit viel seltener, als man früher angenommen hat.

Die Thymushyperplasie läßt sich zweitens erkennen aus physikalischen Zeichen. Das REHNsche Zeichen besteht darin, daß man bei tiefster Exspiration, besonders bei hintenübergebeugtem Kopf, eine Schwellung im Jugulum, den vorgewölbten Thymus tasten kann. Dieses Zeichen ist jedoch unsicher. Manchmal fehlt es ganz, manchmal findet man es, obschon bei der Autopsie eine Thymushyperplasie vermißt wird. Auch die Perkussion gibt nur unsichere Resultate. Nur wenn man eine sichere Dämpfung, welche das Sternum zu beiden Seiten überragt, feststellen kann, kann man daraus etwas entnehmen.

Noch am ehesten zu verwerten sind drittens röntgenologische Zeichen. Sie müssen aber mit großer Kritik betrachtet werden, weil viele Irrtumsmöglichkeiten vorliegen. So bekommt man nicht so selten Röntgenbilder zu Gesicht, die eine Thymushyperplasie vortäuschen, welche in Wirklichkeit nicht vorhanden ist (KLEINSCHMIDT). Wir finden nämlich in der Radiographie über dem Herzen normalerweise im Mediastinum einen Schatten, der sich folgendermaßen zusammensetzt: Die Vena cava superior bildet den rechten äußeren Schattenrand. In der Mitte findet sich der Aortenbogen, links die Arteria pulmonalis, außerhalb und hinter derselben die Pulmonalvenen. Dieser Gefäßschatten ist, wenn der Röntgen in liegender Stellung und unglücklicherweise gerade im Moment der Exspiration aufgenommen wird, oft ungewöhnlich breit, insbesondere auch, wenn aus irgendeinem Grunde, z. B. Meteorismus, das Zwerchfell abnorm hoch steht. So kann ein Thymusschatten vorgetäuscht werden, der jedoch verschwindet, wenn man die Aufnahme in vertikaler Haltung und im Moment der Inspiration macht. Weitere Verwechslungsmöglichkeiten sind: Bronchialdrüsenschwellungen, eine mediastinale Pleuritis, ein anderweitiger Mediastinaltumor, ein kalter Absceß infolge Wirbelcaries. Der Gefäßschatten kann sich ferner vergrößern bei Kongestionen im Bereich der Atmungsorgane, Lungenentzündungen usw.

Der Thymusschatten bildet ein vertikales Band, das das Sternum rechts und links überragt. Häufig ist der Schatten in der Gegend der Herzbasis größer und bedeckt sie wie eine Pellerine. Die Ränder des Schattens sind scharf, ohne Einbuchtungen; in gewissen Fällen hat man namentlich polycyclische Grenzen gefunden, entsprechend einem mehr knolligen Bau des Thymus. Sehr wertvoll ist auch die seitliche Röntgenaufnahme oder seitliche Durchleuchtung, um mit Sicherheit einen Thymusschatten vor den großen Gefäßschatten nachzuweisen. Der retrosternale Raum ist dann durch einen dunklen Schatten ausgefüllt.

Die Thymushyperplasie kann entweder für sich allein bestehen oder aber begleitet sein von einer allgemeinen Hyperplasie des lymphatischen Gewebes, also der Lymphdrüsen, ganz besonders aber der Lymphfollikel des Verdauungstraktes (Nasopharynx, Darmwand) und der Milz. Gleichzeitig finden sich häufig rachitische Knochenveränderungen. Man spricht von einem sogenannten Status thymo-lymphaticus, charakterisiert durch die excessive Entwicklung des Thymus und der Lymphdrüsen, durch pastöses Fettpolster, Anämie und Rachitis und Disposition zu plötzlichem Tod.

Man hat früher angenommen, daß der große Thymus entweder durch Kompression oder durch übermäßige innere Sekretion, sogenannte Hyperthymisation, zu plötzlichen Todesfällen Anlaß geben könne. Dabei soll eine Hypoplasie des chromaffinen Systems der Nebennieren mitwirken. Es kommt zu einem plötzlichen Herztod. Dabei steht das Herz in Diastole still. Dieser überraschende Tod kann auf einen sehr geringen Reiz hin, z. B. bloße Mundinspektion, eintreten.

Bei der Autopsie derartiger Fälle wurden jedoch häufig Lymphocyteninfiltrate zwischen den Herzmuskelfasern nachgewiesen (CEELEN, RIESENFELD u. a.), die zum Teil aber als myocarditischer Natur erkannt wurden (RIEDER). Nun hat sich herausgestellt, daß ein großer Thymus immer gefunden wird, wenn der Tod Menschen aus voller Gesundheit dahinrafft. Also z. B. bei Selbstmördern, bei Unfällen und im Kriege. Ebenso ist eine starke Entwicklung des lymphatischen Systems bei Gesunden als eine normale Erscheinung zu werten. Der sogenannte Thymustod ist deshalb je länger, je mehr zweifelhaft geworden. Das Mißverständnis rührte davon her, daß man beim Tod durch Krankheit meist eine sehr kleine

Thymusdrüse fand. Der Thymus ist nämlich außerordentlich empfindlich auf Ernährungseinflüsse. Bei Unterernährung, Inanition, ja selbst bei bloßem Vitaminmangel ist der Thymus das erste Organ, welches leidet und sich bis auf geringe Reste zurückbildet. Namentlich schwinden die Thymusrindenzellen, welche so große Ähnlichkeit mit Lymphocyten besitzen. Diese Thymusrindenzellen sind eben sehr reich an Nucleinen und auch an Vitaminen, und wenn der Organismus Not leidet infolge mangelhafter Zufuhr von außen, so werden in erster Linie diese Zellen eingeschmolzen, um vermutlich der Ernährung der Zellkerne des Organismus zu dienen. Die gleichen Zellen spielen wohl auch eine sehr große Rolle bei der Förderung des Wachstums, weil eben die sich teilenden Zellkerne Nucleinsubstanzen und Vitamine gebrauchen. Bei vitaminfreier Nahrung und entsprechendem Wachstumsstillstand habe ich bei Ratten durch Verfütterung von Kalbsthymus jeweils immer wieder Wachstum auslösen können. Die innige Beziehung zum Wachstum erklärt uns, weshalb der Thymus in der Kindheit in größter Blüte steht, um sich dann in der Pubertätszeit unter dem Einfluß der in das Konzert der inkretorischen Drüsen mächtig eingreifenden Keimdrüsen stärker zurückzubilden, ohne jedoch beim normalen gesunden Menschen völlig zu verschwinden. ASHER hat aus der Thymusdrüse ein Wachstumshormon, das Thymokrescin, isolieren können.

Bei der Thymushyperplasie kommt es nicht selten auch zu klinisch nachweisbaren Dilatationen und Hypertrophien des Herzens mit Tachykardie und cardialem Asthma.

Die Erstickungsanfälle infolge Thymushyperplasie können so bedrohlich werden, daß sie chirurgischen Eingriff, Resektion des Thymus nach Spaltung des Sternums, rechtfertigen. In einem selbst erlebten Fall blieben nach der Thymusresektion die Erstickungsanfälle dauernd aus.

Heutzutage verwenden wir als Methode der Wahl neuerdings das Cortison, 3 bis 5 mg/kg Körpergewicht pro Tag. Bei der Röntgentherapie der Thymushyperplasie geben wir eine Oberflächenwirkungsdosis von 60 r = 10% der Hauterythemdosis bei 40 cm Fokus Hautabstand mit 3 mm Aluminium- oder Kupferfilter mit möglichst kleinem Feld. Die gleiche Dosis wird ein bis zwei Tage später wiederholt. Es folgt dann nach vier bis sechs Wochen wenn nötig, noch eine Nachbestrahlung, je nach dem Verhalten des Thymusschattens. Der Stridor kann sich zunächst nach der Bestrahlung noch steigern infolge vermehrten Blutandranges, ja es kann sogar wieder zu bedrohlichen Erstickungsanfällen kommen. Daher soll man die Kinder in klinischer Beobachtung halten und nicht ambulant bestrahlen. Der Erfolg äußert sich darin, daß Stridor und Asthma thymicum schon in wenigen Tagen auffällig zurückgehen, doch kommen Mißerfolge vor.

Bei Überdosierung der Röntgenstrahlen kommt es zu einer Vergiftung des Organismus durch Zellzerfallsprodukte, es zeigt sich Erbrechen, Durchfall, Fieber, Albuminurie. Gerade die Thymuszellen sind außerordentlich radiosensibel. Der jugendliche Organismus nimmt überhaupt eine besondere Stellung ein, weil seine in rascher Zellteilung befindlichen Zellen eine gesteigerte Strahlenempfindlichkeit zeigen. Ferner muß man stets daran denken, daß bei Säuglingen und Kleinkindern Bestrahlungen auch bei kleinen Einfallsfeldern ein relativ viel größeres Körpervolumen treffen, als beim Erwachsenen.

Die Symptome der Röntgenstrahlenvergiftung äußern sich in Appetitlosigkeit, Übelkeit, bei stärkeren Graden häufigem Erbrechen, vermehrtem Durst, Abgeschlagenheit, Müdigkeit und Kopfschmerzen. Nach Röntgenbestrahlung der Thymus habe ich auch leichtes Fieber beobachtet. Man spricht von einem sogenannten Röntgenkater.

105. Vorlesung.

Hypophysenpathologie im Kindesalter.

Die Hypophyse ist eine kleine Drüse, ein Anhang des Gehirns, insbesondere des Zwischenhirns, mit dem sie durch einen Stiel verbunden ist. Dieser Stiel enthält zahlreiche Nervenfasern, welche zum Teil sekretorische Funktion, zum Teil sensible Funktionen haben. Durch diese Nervenbahnen entstehen innigste Beziehungen mit den vegetativen Zentren des Zwischenhirns. Hypophyse und Zwischenhirn beeinflussen sich auf humorale Art durch die innere Sekretion und auf neuralem Weg, wenn unter außerordentlichen Umständen im Notfall eine rasche Regulation erforderlich ist.

Eine Läsion der Hypophyse kann sekundär die vegetativen Zentren im Hypothalamus in ihrer Funktion und in ihrer Trophik beeinträchtigen infolge des Ausfalls der Hypophysenhormone, welche normalerweise direkt durch den Hypophysenstiel diesen Zentren zugeführt werden.

Umgekehrt kann eine Schädigung des Hypothalamus, z. B. durch Hydrocephalus, sekundär die innere Sekretion der Hypophyse stören, indem die nervösen Reize für die Hypophyse wegfallen.

Hypothalamus und Hypophyse können gleichzeitig gestört sein, namentlich wenn der Hypophysenstiel unterbrochen wird, womit sowohl die hormonalen als auch die neuralen Korrelationen wegfallen.

Die Hypophyse besteht aus drei Teilen, einem glandulären Vorderlappen, einem nervösen Hinterlappen und einem intermediären Lappen. Der Vorderlappen entsteht aus einer ektodermalen pharyngealen Einstülpung der RATHKE-schen Tasche und anderseits der Hinterlappen aus einem Fortsatz der Wand des dritten Ventrikels.

Die sekretorischen Zellen des Vorderlappens bestehen aus drei Typen, den chromophoben Hauptzellen, den eosinophilen und basophilen Zellen. Im Zwischenlappen finden sich hauptsächlich basophile Zellen, und solche zeigen sich auch vorwiegend zwischen den Nervenfasern des Hinterlappens. Die Hormone des Vorder- und Zwischenlappens ergießen sich durch den Hinterlappen, um durch den Hypophysenstiel die Gegend des Infundibulums und des Tuber cinereum zu gewinnen.

Der Vorderlappen ist für die Kinderheilkunde besonders deshalb von großer Wichtigkeit, weil er ein Wachstumshormon absondert. Hypersekretion des Wachstumshormons führt zu Gigantismus, in der Regel erst nach der Pubertät zu Akromegalie. Mangelhafte Sekretion des Wachstumshormons hat hypophysären Infantilismus, in schweren Fällen hypophysären Zwergwuchs zur Folge.

CUSHING hat die Hypophyse als das endokrine Gehirn bezeichnet. In der Tat spielt der Vorderlappen der Hypophyse gewissermaßen die Rolle einer Generaldirektion für die übrigen Drüsen mit innerer Sekretion. Er gibt ein Hormon ab, welches die Schilddrüsenfunktion fördert, und man erkennt heutzutage, daß manche Hyperthyreosen im Grunde auf eine übermäßige Tätigkeit der Hypophyse zurückzuführen sind. Ebenso dürfte die Hypophyse bei mangelhafter Schilddrüsenstimulierung eine Rolle in der Pathogenese gewisser Hypothyreosen spielen. Ein ähnliches Hormon wirkt auch auf die Nebenschilddrüsen stimulierend. Die Hypophyse gibt ferner ein Hormon ab, welches die Tätigkeit der Nebennierenrinde fördert. Auch pankreasfördernde Hormone sollen abgegeben werden. Sehr eng sind die Beziehungen zwischen Vorderlappen der Hypophyse und den Keimdrüsen durch die gonadotropen Hormone, welche die normale Entwicklung der Keimdrüsen und äußeren Genitalien beherrschen. Die Hypophyse gibt auch das Hormon Prolactin ab, welches die Lactation fördert.

Mächtig greift die Hypophyse in den Stoffwechsel ein, und zwar sowohl in den Kohlehydrat- wie in den Fettstoffwechsel und in die allgemeine Assimilation. Wichtig ist das Hormon, welches dem Insulin entgegenwirkt, Hyperglykämie und Glykosurie erzeugt. In manchen Fällen von Diabetes, wenigstens bei Erwachsenen, scheint die übermäßige Sekretion dieses Hormons eine noch wichtigere Rolle zu spielen als die mangelhafte Insulinbildung. Diese Fälle zeichnen sich dadurch aus, daß sie insulinrefraktär sind. Im Gegensatz dazu ist der kindliche Diabetes meist außerordentlich insulinempfind-

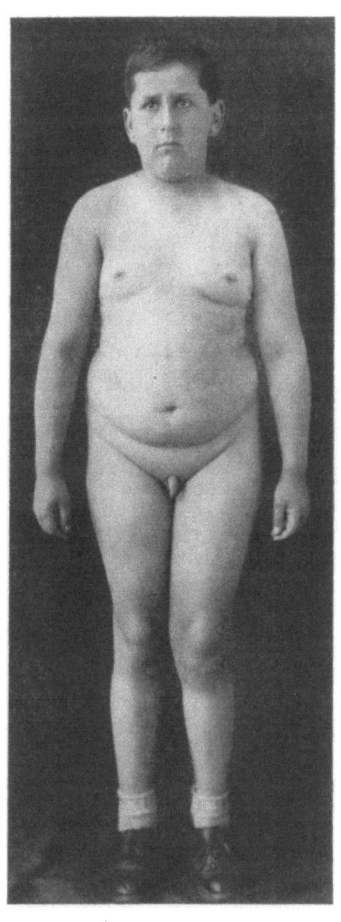

lich. Nicht so selten sehen wir aber bei diabetischen Kindern gesteigertes Längenwachstum sowie ungewöhnlich starke Polyurie, welche vielleicht auf eine hypophysäre Komponente hinweisen. Wir kennen ferner gewisse Fettsuchttypen, die sich in der Blutzuckerkurve nach Zuckerbelastung ähnlich wie Diabetiker verhalten. Bekannt ist durch Houssay, daß man den experimentellen Pankreasdiabetes des Hundes durch Hypophysenexstirpation heilen kann. Die Hypophyse gibt ferner ein Hormon ab, welches die Ketonkörperbildung aus Fetten fördert. Der Hypophysenhinterlappen steht in inniger Beziehung zum Wasserstoffwechsel, Hinterlappenextrakte lassen die Polyurie bei Diabetes insipidus verschwinden. Beim Ausfall dieses Hormons entsteht Diabetes insipidus.

Die eosinophilen Zellen des Hypophysenvorderlappens stehen mit der Bildung des Wachstumshormons in inniger Beziehung, die basophilen Zellen dagegen mit der Absonderung der thyreotropen, gonadotropen usw. Hormone.

Übermäßige Absonderung des Wachstumshormons führt zu einem proportionierten Riesenwuchs. Bei älteren Individuen, bei denen die Epiphysenfugen bereits geschlossen sind, kommt es nur zu einem Wachstum der Akren, der Spitzenteile des Skelets und zu einer Vergrößerung der Eingeweide (Splanchnomegalie): Akromegalie.

Die mächtige Wachstumssteigerung zur Zeit der Präpubertät ist größtenteils auf die Hypophyse zurückzuführen. Gar nicht selten treten dabei vorübergehend bei den Jugendlichen

Abb. 114. Gigantismus, Adipositas, Genitalhypoplasie.

akromegaloide Züge auf, plumpe Hände, lange Finger, Vergrößerung der Nase und besonders vorspringendes Kinn usw. Mobilisierung des thyreotropen Hormons kann gleichzeitig zu Pubertätsstruma führen. Die Stimulierung der Nebenschilddrüsen bezweckt die genügende Kalkversorgung des rasch wachsenden Skelets. Die akromegaloiden Züge, der Hochwuchs, die Pubertätsstruma, eine gewisse Adipositas mit femininen Charakteren bei Jünglingen werden begünstigt durch ein verzögertes Einsetzen der Wirkung der gonadotropen Hormone, welche normalerweise nach etwa zwei Jahren die Wachstumssteigerung der Präpubertät bremsen und die Genitalentwicklung fördern. Es handelt sich ohne Zweifel um vorübergehende Funktionsstörungen des Hypophysenvorderlappens, wobei die

Wachstumshormone gewissermaßen über die normale Tätigkeit zur Zeit der Präpubertät hinausschießen. Akromegaloide Züge, Feminismus, Adipositas können sich wieder zurückbilden, wenn die gonadotropen Hormone wirksam werden.

Es ist nun sehr interessant, daß wir solche vorübergehende Funktionsstörungen auch schon bei Säuglingen und Kleinkindern antreffen. Die Hauptsymptome sind Gigantismus, Adipositas und Genitalhypoplasie. Es scheint, daß solche Kinder schon intrauterin unter dem Einfluß einer Schwangerschaftshypophyse der Mutter (Vermehrung der eosinophilen Zellen in der Gravidität) sich enorm stark entwickelt haben. Denn sie werden mit Geburtsgewichten von 4000 bis 5000 g und Körperlängen von 52 bis 54 cm geboren. Es liegt nahe, eine Synkainogenese, d. h. parallel induktorische, gleichsinnige Veränderungen von mütterlichen und kindlichen Hypophysen in Betracht zu ziehen, ähnlich wie wir in Kropfgebieten sozusagen regelmäßig Strumen bei Neugebornen kropfiger Mütter antreffen. Diese Annahme erscheint besonders deshalb berechtigt, weil diese Riesenkinder die überstürzte Entwicklung auch nach der Geburt bis ins anschließende Kindesalter fortsetzen. Sie zeigen eine sogenannte Proinotrophie, d. h. sie übertreffen ihre Altersgenossen weit an Gewicht und Körperlänge, aber auch die Zahnentwicklung ist häufig beschleunigt.

Der Knochenbau ist ein massiger, wie namentlich an dem großen Umfang der Vorderarmknochen am Handgelenk festgestellt werden kann. Dieser massive Knochenbau erinnert an den athletischen Typus KRETSCHMERS. Er disponiert besonders zu Rachitis, und zwar auch zu den Spätformen, und erfordert häufig größere Dosen von Vitamin D zu seiner Heilung, wie sie sonst bei der gewöhnlichen Rachitis üblich sind.

An den Händen trifft man häufig Dreizackform der Finger und nicht so selten im Gegensatz zur Akromegalie eine Akromikrie. Besonders ist der Kleinfinger oft im Wachstum gekürzt.

Die vorübergehende übermäßige Tätigkeit der eosinophilen Zellen, die den Gigantismus bewirkt, führt offenbar zu einer gewissen Beeinträchtigung anderer Drüsenelemente, also besonders der basophilen Zellen, und damit der thyreotropen und anderer stimulierender Hormone. So findet man nicht selten hypothyreotische Züge mit teigiger, myxödemartiger Schwellung der Haut mit Akrocyanose und kalten Extremitäten. Auf vasomotorische Störungen sind auch umschriebene weißliche Flecken in der Haut zurückzuführen.

Charakteristischerweise ist der Gigantismus mit Adipositas verbunden, offenbar im Zusammenhang mit trophischen Störungen der vegetativen Zentren im Zwischenhirn. Die Fettsucht zeigt den Gürteltypus der hypophysären Adipositas, d. h. die Fettansammlungen finden sich hauptsächlich im Bereich des Schultergürtels, an den Oberarmen, in der Lendengegend und am Beckengürtel, am proximalen Teil der Oberschenkel, während die Extremitäten sich distal relativ rasch verjüngen.

Diese Kinder mit der überstürzten Entwicklung zeigen eine wahre Eßgier, einen Heißhunger, eine Polyphagie, welche vielleicht ähnlich wie die Polydipsie wohl ebenfalls als ein hypophysäres Symptom zu werten ist. Es spielen also im Gegensatz zu HAMBURGER und PRIESEL u. a., welche von einer „Polyphagie ethismatica", von einem gewohnheitsmäßigen Vielessen sprechen, selbst bei diesem Symptom zweifellos endokrine Momente mit. Denn es gibt unter den mageren Kindern ebenso große Vielesser, welche jedoch gleichwohl immer grazil bleiben, und anderseits treffen wir bei diesen Typen Fälle an, welche sogar bedeutend weniger essen als ihre Altersgenossen und gleichwohl fettsüchtig werden. Das kann man allerdings zugeben, daß durch die abnorme Eßgier die Entwicklung der Fettsucht außerordentlich gefördert wird, während umgekehrt diätetische Beschränkung der Kalorienzufuhr bald einmal zu erheblichen Gewichtsabnahmen führen kann.

Diese Habitusanomalie ist in der Regel verbunden mit einer Genitalhypoplasie. Bei den Knaben stecken die äußeren Genitalien gewissermaßen in einer Fettbadehose, der Penis erscheint gewöhnlich nur wie ein kleiner häutiger Stummel. Der Hodensack ist wenig von der Umgebung abgegrenzt, es besteht meist doppelseitiger, seltener einseitiger Kryptorchismus. Sind die Hoden im Scrotum zu fühlen, so sind sie schon im Kleinkindesalter deutlich kleiner als bei den normalen Altersgenossen. Schon bei den Frühformen, noch mehr bei den Gestalten der Präpubertät, zeigen sich bei Knaben nicht selten feminine, bei Mädchen umgekehrt maskuline Züge.

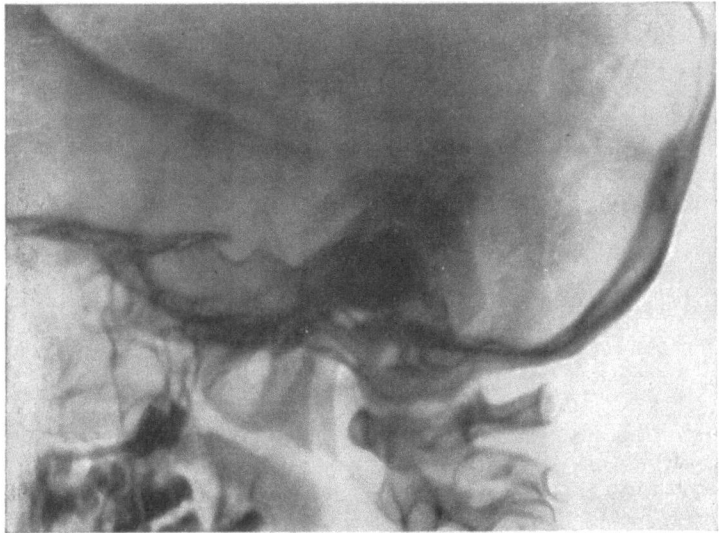

Abb. 115. Flache bohnenförmige Sella bei Gigantismus, Adipositas, Genitalhypoplasie.

Die Genitalhypoplasie ist wohl auf eine vorübergehende Funktionsschwäche der gonadotropen Hormone zurückzuführen, welche im Gegensatz steht zur übermäßigen Produktion von Wachstumshormonen.

Diese Typen von Gigantismus mit Adipositas zeigen nicht selten auch Charakterveränderungen im Sinne einer phlegmatischen Temperamentabstumpfung. Sie können auch im Jünglingsalter psychisch auffällig bleiben und sogar mit den Strafgesetzen in Konflikt kommen. So litt einer meiner Fälle an Kleptomanie, ein anderer an ausgesprochen schizoiden Zügen, die sein Fortkommen im Gymnasium schwer behinderten. Andere Fälle mit dieser Habitusanomalie zeichnen sich durch große Hemmungslosigkeit, Hyperagilität und Instabilität aus mit hypomanischen Verhaltensweisen.

Im Blutbild ist oft eine Lymphocytose auffällig, welche bis ins Erwachsenenalter bestehen bleiben kann.

Im Röntgenbild des Schädels zeigen diese Fälle ein verschiedenes Verhalten. Bei den einen ist die Sella turcica normal, bei anderen steht die Größe der Sella an der unteren Grenze der Norm; namentlich im Vergleich zu dem großen Hirnschädel erscheint aber in vielen Fällen die Sella abnorm klein. Bei einzelnen

Kindern ist die Sella deutlich kleiner als in der Norm, oft abgeflacht bohnen-förmig. Jedenfalls werden Hypophysentumoren vermißt.

In den Familien dieser Kinder findet sich oft ebenfalls Fettsucht und zum Teil auch Hochwuchs.

Diese Fälle von Gigantismus mit Adipositas erinnern in ihrem Habitus an die FRÖHLICHsche Dystrophia adiposo-genitalis. Sie unterscheiden sich jedoch von der letzteren durch das übermäßige Längenwachstum. Bei der echten Dystro-phia adiposo-genitalis oder FRÖHLICHschen Krankheit ist das Längenwachstum normal oder eher unternormal, es entwickelt sich allmählich bei normalem

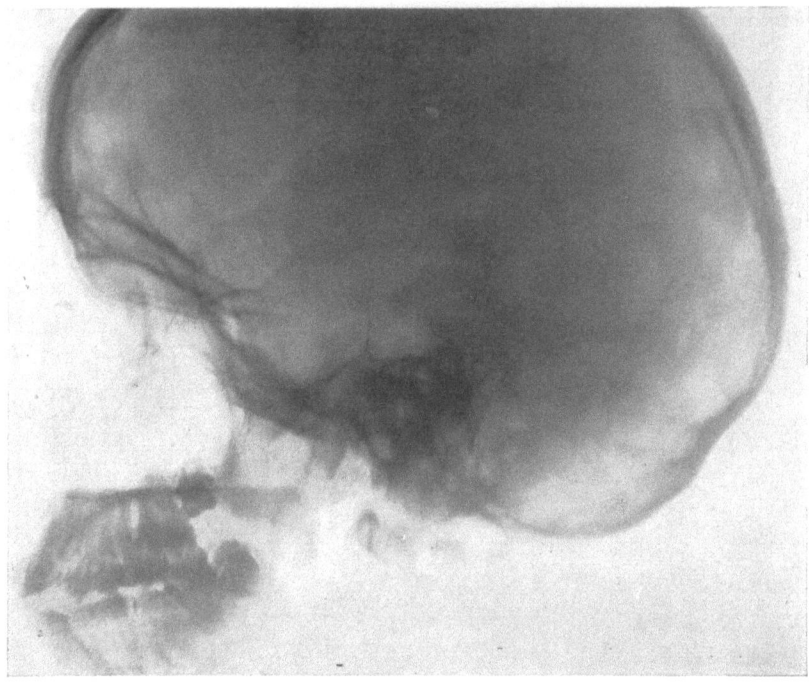

Abb. 116. Hypophysentumor, starke Erweiterung der Sella, steil aufgerichtetes, lamellenförmiges Dorsum sellae.

Grundumsatz eine hochgradige Fettsucht vom Gürteltypus, verbunden mit Hypoplasie der Genitalien, Infantilismus, ohne sekundäre Geschlechtsmerkmale, ohne Reifeerscheinungen. Diese echte Dystrophia adiposo-genitalis FRÖHLICHS weist zudem ausgesprochen hypophysäre und cerebrale Herdsymptome auf, wie Hemianopsie, Hirndruckerscheinungen, Erbrechen usw. Ätiologisch spielen Tumoren der Hypophyse, Encephalitis der vegetativen Zentren, Meningitis, Hydrocephalus, Lues oder Trauma eine Rolle. Die Prognose der echten Dystrophia adiposo-genitalis ist viel schlimmer, sie hat eine Neigung, stets fortzuschreiten, und weder durch Diät noch durch Hormonpräparate läßt sie sich im Gegensatz zum Gigantismus mit Adipositas entscheidend beeinflussen.

Im Gegensatz zum Gigantismus führt der Ausfall an Hypophysenwachstums-hormon, z. B. infolge von Bildungsfehlern oder Tumoren, zu einem proportionalen Zwergwuchs mit hypophysärem Infantilismus. Ein zur Zeit der Untersuchung 18jähriges Mädchen litt seit der Grippe 1918 an immerwiederkehrenden Kopf-schmerzen, heftigem cerebralen Erbrechen, als dessen Ursache im Röntgenbild

ein mächtiger Hypophysentumor festgestellt werden konnte. Der Processus clinoides posterior ist steil aufgerichtet und lamellenartig verdünnt. Der Tumor, der vom siebenten Lebensjahr an Erscheinungen machte, war relativ gutartig, führte aber zu schwerer Beeinträchtigung der Vorderlappenfunktion. So hat das 18jährige Mädchen bloß eine Körperlänge von 135 cm entsprechend einem 10,8 Jahre alten Kind und ein Körpergewicht von 28,5, entsprechend einem Alter von zehn Jahren. Der Wachstumsschub der Präpubertät war somit vollkommen ausgeblieben. Das Mädchen sah durchaus infantil aus, zeigte keinerlei Entwicklung der sekundären Geschlechtsmerkmale, keine Achselhaare, keine Pubes, Menstruation war keine aufgetreten, die Epiphysenlinien an den Knochen, selbst an den Metakarpalien, waren noch vollkommen erhalten.

Schwerste Funktionsstörungen oder weitgehende anatomische Zerstörung der Hypophyse führen zu dem schweren Bilde der hypophysären Kachexie oder *Simmondsschen Krankheit*, mit schweren trophischen Zeichen, schwerster Abmagerung, vorzeitiger Ergreisung in körperlicher wie geistiger Hinsicht. Diese Simmondssche Krankheit tritt meist erst jenseits der Reife auf. Es gibt funktionelle Formen, die sich durch Hypophysenpräparate bessern, ja heilen lassen. Es handelt sich wohl um ein vorübergehendes Erlahmen der Hormonproduktion, wobei die Substitution des Hormons dann wieder als Funktionsreiz wirkt. Andere Fälle verlaufen tödlich.

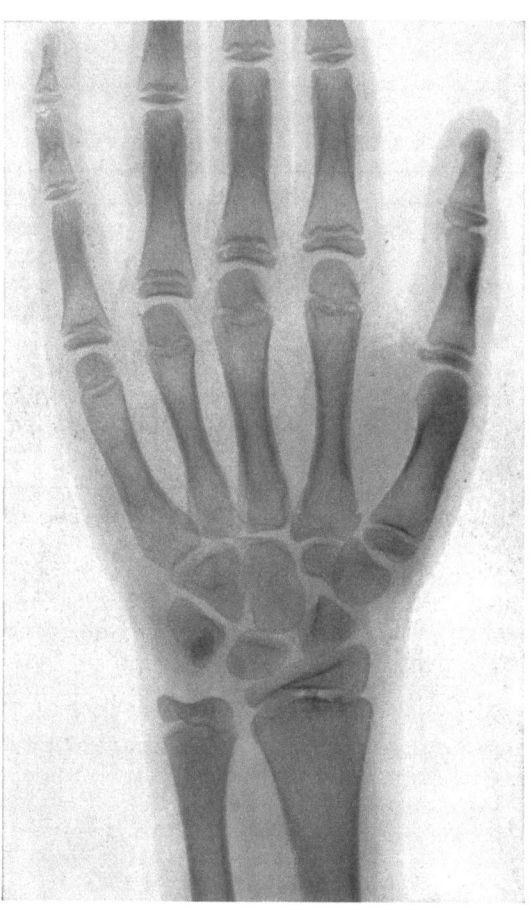

Abb. 117. Derselbe Fall, hypophysärer Infantilismus. Mit 18 Jahren noch alle Epiphysenfugen offen.

Der Ausfall des Hinterlappenhormons bewirkt ebenfalls ein charakteristisches Krankheitsbild, den *Diabetes insipidus*. Die Kinder leiden an einem quälenden Durst, verlangen immer zu trinken und trinken sogar den eigenen Urin, wenn sie sich nicht Wasser verschaffen können. Das Hinterlappenhormon bewirkt normalerweise Rückresorption von Wasser aus den proximalen Nierenkanälchen und vermag so den Harn zu konzentrieren. Es wirkt somit antidiuretisch. Neuerdings nimmt man an, daß beim Mangel an Hinterlappenhormon die Schwelle für die Kochsalzausscheidung in der Niere stark herabgesetzt ist, was mit einem erheblichen Verlust an Verdünnungswasser begleitet wird. Entsprechend dieser Hypothese wirkt chlorarme Diät bei diesen Kranken günstig.

Die Behandlung der hypophysären Adipositas mit Gigantismus ist vor allem eine diätetische. Man muß eine Abmagerungskur durchführen. Zu diesem Zweck eignet sich ganz besonders die Rohkost. Man gibt diesen Kindern zunächst ausschließlich vegetabile Rohkost, z. B. besonders Salat, Blattsalat, Gurkensalat, Karotten, Randensalat usw. In verhältnismäßig kurzer Zeit von zwei bis drei Wochen läßt sich das Gewicht um mehrere Kilogramm senken. Später kann man dann wieder morgens und nachmittags je etwa 100 g Milch mit Malzkaffee geben, mittags und abends Gemüse und Fleisch mit jeweils zirka 150 g Obst, Äpfel, Birnen, Trauben, Zwetschgen usw. zum Nachtisch.

Für die Behandlung der Genitalhypoplasie, oft verbunden mit Kryptorchismus, eignen sich besonders die aus dem Harn von Schwangeren gewonnenen Hypophysenvorderlappenhormone vom Typus des Prolans (BAYER). Sie sind schon nach dem ersten Lebensjahr anwendbar und auch peroral wirksam. Man gibt je nach dem Alter des Kindes ein- bis zweimal täglich ein halbes bis ein Dragée Prolan zu je 150 Ratteneinheiten. Prolan bewirkt vor allem eine Vergrößerung der Hoden, des Scrotums und besonders im Kleinkindesalter auch des Penis. Bei Kryptorchismus kann es, wenn die Hoden nicht durch Narbengewebe fixiert sind, zu einem bleibenden Descensus testiculorum führen.

Nach dem siebenten Lebensjahr kann man Prolan intramuskular injizieren (1 Ampulle zu 100 E. + 2 ccm sterilisiertes Wasser). Man gibt bei älteren Kindern 100 bis 200 Einheiten intramuskulär zwei- bis dreimal wöchentlich. Ist nach 4000 Einheiten kein Descensus der Testikel erreicht, so ist die Operation anzuraten.

Sehr gut wirkt bei noch mobilen Leistenhoden Pregnyl (Organon Oss) 500 I. E. zweimal wöchentlich.

Die Behandlung muß über viele Wochen lang durchgeführt werden, bis das gewünschte Resultat erreicht ist. Ruhepausen brauchen im allgemeinen nicht eingeschaltet zu werden.

Gelegentliche Nebenwirkungen des Prolans und anderer Hypophysenpräparate bestehen in lokalen Reaktionen an der Injektionsstelle, gelegentlich Nausea und Erbrechen, selten kommt es zu allergischen Erscheinungen, wie Urticaria und Asthma.

Vorderlappenpräparate mit guter Wirkung auch per os sind das Preloban (I. G. Farben), zwei- bis dreimal täglich ein Dragée bis dreimal täglich zwei Dragées steigend und das Präphyson, ein- bis dreimal täglich eine Tablette nach den Mahlzeiten. Präphyson ist auch in Ampullen zu 1 ccm erhältlich, und kann zwei- bis dreimal pro Woche injiziert werden. Diese letzteren Vorderlappenpräparate, aus der Hypophyse selbst hergestellt, wirken vor allem auf das Wachstum und auf den Stoffwechsel regulierend. Sie sind somit sowohl für die Therapie der SIMMONDSschen Krankheit als auch für die Behandlung der Fettsucht im Verein mit der Abmagerungskur verwendbar. Auch Kombination mit Schilddrüsenpräparaten ist oft nützlich. Ein fertiges Kombinationspräparat ist das Inkretan (Promonta, Hamburg), ein Schilddrüsenpräparat mit Zusatz von Hypophysenvorderlappensubstanz und Brom. Man gibt größeren Kindern ein- bis zweimal täglich eine Tablette, mehrmals vier Wochen lang, mit jeweils 14tägiger Pause.

Für die Behandlung des Diabetes insipidus verwenden wir Präparate aus Hinterlappen oder Gesamtdrüse, wie Hypophysin. Ampullen zu drei Vögtlineinheiten im Kubikzentimeter, im Säuglingsalter eine Vögtlineinheit oder zwei bis drei Teilstriche subcutan, bei Kleinkindern fünf bis sechs Teilstriche, bei älteren Kindern zwei bis drei Vögtlineinheiten sieben bis zehn Teilstriche subcutan, oder Pituglandol (HOFFMANN-LA ROCHE) in ähnlicher Dosierung. Auch peroral in Tabletten mit 1 ccm Pituglandol. Weit einfacher ist die permuköse

Behandlung in Form von Schnupfpulver, z. B. Tonephin, welches prisenweise in die Nase aufgenommen wird (0,05 bis 0,1 Pulver von Hypophysenhinterlappen auf zwei bis drei Prisen verteilt).

106. Vorlesung.

Diabetes insipidus und Simmondssche Krankheit.

Heute benutze ich die Gelegenheit, einen seltenen Fall vorzustellen. Dieser 12½ Jahre alte Junge erkrankte vor 1½ Jahren, somit im Alter von elf Jahren, an einem Katarrh, der anscheinend bald abheilte. Nach diesem Katarrh empfand der Knabe ein sehr starkes Durstgefühl. Er trank, was er gerade erwischte. Auch nachts hatte er keine Ruhe, sondern stand auf, entweder, um etwas zu trinken oder um Urin zu lassen, denn er mußte auch abnorm große Mengen Urin lösen. Gleichzeitig zeigte sich hochgradige Appetitlosigkeit, so daß der Junge stark abmagerte und große Müdigkeit empfand. Der Urin wurde ärztlich untersucht, Zucker konnte in ihm nicht gefunden werden. Im letzten Winter und Frühling hatte er leichte subfebrile Temperaturen und etwas Husten, aber ohne Auswurf. Manchmal Erbrechen, kein starkes Schwitzen. Wegen seines phthisischen Habitus wurde der Junge in ein Tuberkulosesanatorium eingewiesen und verbrachte dort sechs Monate, obschon die PIRQUETsche Reaktion und der Lungenröntgen, abgesehen von einer leichten Verdichtung im linken Hilus, negativ waren. Während der ersten zwei Monate bestanden auch im Sanatorium subfebrile Temperatur, in den letzten drei Monaten wurde die Temperatur regelmäßiger und erreichte nur noch selten 37° am Abend. Während des Sanatoriumaufenthaltes besserte sich seine Magersucht nicht, der Knabe nahm nichts an Gewicht zu, während sein ebenfalls dort untergebrachter Bruder um 7 kg zugenommen hat. Dies fiel um so mehr auf, als der Knabe in den letzten Monaten gut aß. Der Arzt nahm eine Verdauungsinsuffizienz an und wies uns den Knaben zur genauen Untersuchung ein.

Im Vordergrund des Krankheitsbildes stand zunächst ein **Diabetes insipidus** mit folgenden Kardinalsymptomen:

1. *Abnormes Durstgefühl und Polyurie* mit Urinmengen von 2250 bis zu 3050, infolge enthemmter Diurese. Der Urin zeigte ein abnorm niedriges spezifisches Gewicht von 1002.

2. *Mangelnde Konzentrationsfähigkeit für Chloride* im Urin. Selbst Zulagen von 3 bis 5 g Natriumchlorid erhöhen die Kochsalzkonzentration im Urin nur wenig (50 bis 70 mg%) über 300 mg%. Die Natriumchloridkonzentration im Urin erreichte somit immer nur etwa die Hälfte des Chloridspiegels im Blutserum. Bei Belastung mit 3 g zu der gewöhnlichen Kost stieg die tägliche Kochsalzausscheidung nur auf 8,97 g und bei 5 g Zulage nur auf 9,32 g, während ein Vergleichskind ohne Belastung 10 g Kochsalz täglich ausschied.

3. Der Organismus hat die Fähigkeit verloren, den *Chloridspiegel* im Blute *scharf* auf einen Wert von *570 bis 620 mg%* einzustellen. Demgemäß fanden wir tägliche Schwankungen zwischen leichter Hyperchlorämie in der Nacht bis 652,27 mg% (Nüchternwert) und Hypochlorämie von 540 mg% mittags.

Am Habitus des Knaben fällt die enorme *Abmagerung* und *Kachexie* auf. Das subcutane Fettgewebe fehlt fast ganz, wenn man eine Hautfalte hoch hebt. Selbst das Wangenfettpolster ist geschwunden, so daß die Jochbogen stark vorspringen. Der Gesichtsausdruck ist unkindlich, mürrisch. Die Supra- und Infraclaviculargruben, das Jugulum sind tief eingesunken. Alle Rippen springen scharf vor mit eingesunkenen Intercostalräumen. Die Extremitäten sind spindeldürr, die Haut ist rein, aber schiefrig grau verfärbt. Hände und Füße zeigen leichte Cyanose und fühlen sich kühl an.

Das Körpergewicht beträgt 22,3 kg statt 35,5 kg, während die Körperlänge von 141 cm nahezu der Norm entspricht (142 cm). Die Kachexie mit der Verdünnung der Weichteile der Nase, den eingefallenen Wangen, dem kurzen Kinn und der Prognathie des Oberkiefers, der an eine schwere Phthise erinnernde Habitus führte in diesem Fall zur Fehldiagnose einer Tuberkulose. Die Tuber-

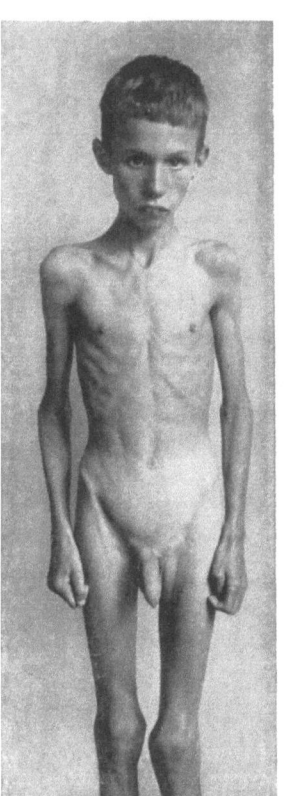

Abb. 118. Diabetes insipidus und SIMMONDSsche Krankheit.

kulinreaktionen nach PIRQUET, MORO, MANTOUX fielen jedoch vollkommen negativ aus. Ferner war die Senkungsgeschwindigkeit der roten Blutkörperchen normal, $1/_2$ Stunde 3 mm, 1 Stunde 8 mm, 2 Stunden 21 mm, nach 24 Stunden 88 mm.

Auch im Spital zeigte der Knabe Appetitlosigkeit und gelegentlich Erbrechen.

Wenn ein älterer, scheinbar an Carcinom leidender Kranker vergißt zu sterben, trotzdem er höchstgradige Kachexie erreicht, oder wenn ein jüngerer scheinbar Lungenkranker mit ähnlichem Habitus, negative Tuberkulinreaktionen und röntgenologisch normale Lungen hat, muß man an **Simmondssche Krankheit** denken.

Außer dieser Kachexie sind weitere kardinale Erscheinungen die *Hypothermie, Hypotonie* und *Hypoglykämie.*

1. *Hypothermie.* Die Körpertemperatur des Knaben bewegt sich meist zwischen 36 und 36,6° am Abend und erreicht nur selten 37°. Er hat eine beständige Neigung zum Frösteln, will stets in der Nähe des Ofens sitzen und muß sich warm anziehen.

2. *Hypotension.* Der unternormale Blutdruck ist weiter ein sehr konstantes Symptom. Der Blutdruck kann bei diesem Knaben auskultatorisch kaum gemessen werden. Man hört überhaupt in keiner Druckhöhe einen klopfenden Ton. Einmal konnte nach RIVA-ROCCI ein Blutdruck von 85/50 bestimmt werden, nach körperlicher Anstrengung 95/60. Der unternormale Blutdruck erklärt sich durch die Atonie der glatten Muskulatur der Gefäße. Während eine Muskelanstrengung bei gesunden Menschen eine Blutdrucksteigerung hervorruft, findet man im allgemeinen bei Simmonds-Patienten eine Blutdrucksenkung, besonders deutlich tritt diese Senkung hervor, wenn der Kranke sich aus dem Bett erhebt, dabei kann der Blutdruck oft zu Werten unter 50 mm Quecksilber, ja zu kaum meßbaren Werten herabsinken. Die Folgen dieser Hypotension nach körperlicher Anstrengung können Hirnanämie, Schwindelanfälle und Ohnmachten sein.

3. *Hypoglykämie.* In unserem Fall fanden wir Nüchternblutzuckerwerte von 60 bis 99 mg%. Nüchternwerte von 60 bis 70 mg% sind bei Simmonds-Kranken nicht selten. Ausnahmsweise kann die Hypoglykämie noch tiefer sinken, 42 bis 27 mg%. In einem Fall wurden 16 mg% gefunden.

Interessant war in unserem Fall das Verhalten der Blutzuckerkurve nach Belastung mit 30 g Dextrose. Der Blutzucker zeigte nur einen ganz geringfügigen

Anstieg von einem Nüchternwert von 60 mg% nach einer halben Stunde auf 74, nach 1 Stunde auf 77, nach $1^1/_2$ Stunden 78, nach 2 Stunden 82, nach $2^1/_2$ Stunden 75 und nach 3 Stunden erst auf 101 mg%, während beim Normalen meist schon nach einer halben Stunde der Blutzucker nach Belastung bis auf 150 mg% ansteigt.

Bei wiederholter Zuckerbelastung mit 30 g Dextrose nach dem STAUB-TRAUGOTTSchen Versuch ergab sich folgendes Bild: Bei einem Nüchternwert von 99 mg% zeigt sich nach einer halben Stunde nach der Belastung sogar eine Senkung auf 90 mg%, nach 1 Stunde 93 mg%, nach erneuter Belastung mit 30 g Dextrose nach einer halben Stunde 101 mg%, nach 1 Stunde 92 mg%, nach $1^1/_2$ Stunden 101 mg%, nach 2 Stunden 108 und nach $2^1/_2$ Stunden 125 mg%. Die zweite Zuckerbelastung löst somit zunächst nur noch einen bescheidenen Blutzuckeranstieg aus, der erst nach $2^1/_2$ Stunden ein Maximum erreicht.

Der Blutkalkspiegel liegt im Gegensatz zum Blutzucker in unserem Falle recht hoch, bei 16,5 bis 17,2 mg%.

Der Blutbefund zeigt einen hohen Hämoglobingehalt von 96%, Erythrocyten 4,84 Millionen, Färbeindex 1, Leukocyten 9400, Neutrophile Stabkernige 5,5%, Segmentkernige 41%, Eosinophile 0,5%, Lymphocyten 49%, große Monocyten 4%. Wassermann negativ.

Die Muskulatur ist ordentlich entwickelt, die Kraft nicht wesentlich vermindert, ein 2 kg schwerer Stein wird rechts 55mal gehoben, links 30mal.

Das Nervensystem zeigt normale Sensibilität und Motilität, die Patellarsehnenreflexe sind rechts und links gleich lebhaft, mit vergrößerter reflexogener Zone, Achillessehnenreflexe normal, Triceps- und Bicepsreflexe normal, Babinski negativ.

Augen: Myopie am rechten Auge, keine hemianopische Pupillenreaktion, keine Hemianopsie, Fundus normal (Universitäts-Augenklinik Prof. GOLDMANN).

Röntgenbild des Schädels: Die Sella ist mit einer Länge von 8 mm und einer Höhe von 7 mm etwas zu klein, im übrigen aber vollkommen normal konfiguriert.

Nase und *Ohren* o. B.

Mundhöhle: Zunge feucht, nicht belegt. Zähne gepflegt, zum Teil plombiert, Tonsillen klein, Rachen o. B.

Herz: Dämpfung eher klein, Töne rein, Frequenz 62, Rhythmus regelmäßig. Röntgenaufnahme des Herzens: Auffallend längsgestelltes, ziemlich schmales, hängendes Herz, mit freischwebender Spitze.

Lungen: Perkutorisch und auskultatorisch o. B., ebenso Röntgenbild.

Abdomen: Leber und Milz nicht vergrößert, keine Druckempfindlichkeit.

Genitale: Auffallend stark entwickelter Penis, ohne Phimose, beginnende Pubes. Hoden rechts Länge 2,7 cm, Breite 1,0 cm, links Länge 3,1 cm, Breite 1,7 cm.

Urin: Eiweiß, Zucker, Urobilinogen, Aceton negativ. Sediment o. B. Harnfarbe auffallend hell, spezifisches Gewicht 1002.

Kapillarmikroskopie: Kapillaren gut entwickelt, teils schlingenförmig im Sinne von Haarnadeln, teils in Form von Figuren, keine Verengerungen, gleichmäßig weit.

Psyche: Der Knabe ist oft ziemlich vorlaut, manchmal frech und mürrisch, querulierend, übt an allem und jedem Kritik, daneben aber überrascht er durch seine Freigebigkeit.

Wir haben hier ein merkwürdiges Syndrom, welches mit einem *Diabetes insipidus* begann und sich sehr rasch mit einer hypophysären Kachexie im Sinne einer SIMMONDS*schen Krankheit* kombinierte.

Der Diabetes insipidus ist auf einen Ausfall des Hypophysenhinterlappens zurückzuführen. In der Tat reagierte unser Knabe sehr günstig auf die Therapie mit Hinterlappenhormonen, und zwar auf Tonephin cum Saccharo als Schnupfpulver (10 Einheiten in Verreibung mit Sacch. lactis 1 : 5). Diese

10 Einheiten werden zweckmäßig auf drei bis vier Prisen über den Tag verteilt
(1 g Tonephinpulver enthält 25 Einheiten). Verschreibung z. B. Tonephinpulver 2,0, Sacch. lactis ad 10,0. Diese permuköse Behandlung erwies sich in diesem
Fall als recht erfolgreich, die Diurese sank ziemlich rasch auf normale Werte
von 2500 bis 1000 bis 600 unter Anstieg des spezifischen Gewichtes von 1002 auf
1004 bis 1010. Es ist somit auch hier der Beweis erbracht, daß der Diabetes insipidus auf den Ausfall des Hypophysenhinterlappenhormons zurückzuführen war.

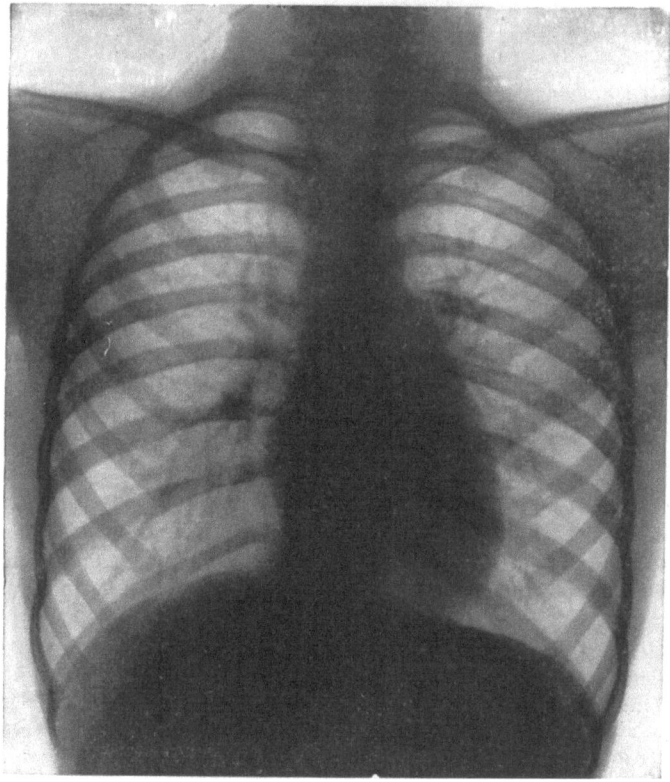

Abb. 119.   Schmales Herz bei Simmonds-Syndrom.

Zur Behandlung des Diabetes insipidus kann man auch subcutane Injektionen
von Pituitrin oder Hypophysin ein- bis zweimal täglich 0,5 bis 1 ccm verwenden.
Eine Ampulle Hypophysin enthält drei Voegtlineinheiten im Kubikzentimeter,
man gibt im Säuglingalter eine Voegtlineinheit, gleich zwei bis drei Teilstriche,
bei Kleinkindern zwei, d. h. fünf bis sechs Teilstriche, bei älteren Kindern zirka
drei Voegtlineinheiten, sieben bis zehn Teilstriche.

Zu dem Diabetes insipidus gesellte sich bei unserem Fall sehr rasch eine
Simmondssche Krankheit. Unter Simmondsscher Krankheit verstehen wir einen
klinischen Symptomenkomplex mit Abmagerung und Kachexie, Hypothermie,
Hypotension, Hypoglykämie, Steigerung des Kalkspiegels usw. Die Ursache
dieses klinischen Symptomenkomplexes dürfte in der Mehrzahl der Fälle in
einem organischen Prozeß im Vorderlappen der Hypophyse, der sogenannten
Adenohypophyse, liegen. Der organische Prozeß unbekannter Art, der bei
unserem Knaben im Hinterlappen der Hypophyse begonnen hat, hat offenbar

rasch auch den Hypophysenvorderlappen in Mitleidenschaft gezogen. Es wäre aber auch denkbar, daß ein Zerstörungsprozeß im Hypophysenstiel oder im Boden des dritten Ventrikels dieses Syndrom des totalen Hypophysenausfalles hätte auslösen können. Doch sprach gegen ein Gliom am Boden des dritten Ventrikels das Fehlen von Stauungspapille, von Hirndrucksteigerung und lokalen Ausfallssymptomen von seiten des Nervensystems.

Auffällig ist bei unserer Beobachtung das Fehlen jeglicher Störung des Längenwachstums. Dies ist vor allem deshalb wichtig, weil von SIMMONDS angefangen viele Forscher hervorgehoben haben, daß im Kindesalter der Zwergwuchs zu den kardinalen Symptomen der SIMMONDSschen Krankheit gehört und betonen, daß die gleiche Schädigung, welche beim Erwachsenen zur Kachexie führt, im Kindesalter eine Verzögerung des Längenwachstums zur Folge hat. Doch haben neuere Untersuchungen gezeigt, daß der Zwergwuchs bei der SIMMONDSschen Krankheit im Kindesalter nicht obligat ist. Nach GELDRICH hängen diese Verhältnisse davon ab, ob die Schädigung des Hypophysenvorderlappens rasch eintritt und eine vollständige Zerstörung zur Folge hat, dann kommt es zu Kachexie und Wachstumsstillstand. Entwickelt sich aber die Krankheit langsam, so tritt nur eine Einschränkung der Hypophysentätigkeit ein mit hypophysärer Kachexie, aber ohne Störung der Längenentwicklung.

Merkwürdig ist in unserem Falle auch das Verhalten der Keimdrüsen und der äußeren Genitalien. Beim Erwachsenen hört bei der SIMMONDSschen Krankheit die primäre Geschlechtsfunktion ganz und gar auf und auch die sekundären Geschlechtsmerkmale bilden sich mehr und mehr wieder zurück. Beim Kinde, bei dem sich die Keimdrüsen noch in einem schlummernden und unreifen Zustand befinden, wirkt sich der Funktionsausfall des Hypophysenvorderlappens meist erst in der Präpubertät und in der Pubertät dahin aus, daß der normale Reifungsprozeß nicht zur gewöhnlichen Zeit einsetzt und nicht in der üblichen Weise vonstatten geht. Der Eintritt der Pubertät wird verzögert oder bleibt überhaupt gänzlich aus. Diese Kinder bleiben in der Pubertät infantil.

In unserem Fall sehen wir nun eher eine gewisse Pubertas praecox mit starker Entwicklung der äußern Genitalien (Penislänge zirka 10 cm) und beginnende Pubes bei einem zwölfjährigen Knaben. Hoden rechts Länge 2,7, Breite 1,0, links Länge 3,1, Breite 1,7 (normale Durchschnittsgröße nach Reich für 12- bis 13jährige rechts 2,3/1,2, links 2,3/1,2). Wir haben hier ein auffallendes Gegenstück zur Dystrophia adiposo-genitalis, nämlich statt der Fettsucht haben wir Magersucht und statt der Genitalhypoplasie eine Hyperplasie der Genitalien. Wenn nun die Fettsucht bei der Dystrophia adiposo-genitalis hauptsächlich als cerebral bedingt aufgefaßt wird durch Erkrankung gewisser Zentren am Boden des dritten Ventrikels, so ist das auch für die Unterentwicklung des Genitalapparats wahrscheinlich. In unserem Fall müssen wir annehmen, daß andere Zentren besonders im Infundibulum erkrankt sind, deren Ausfallserscheinungen Magersucht und Genitalhyperplasie machen. In der Tat hat F. STERN als Narbensymptom nach Encephalitis epidemica eine gewisse Pubertas praecox beschrieben.

Der Hypophysenvorderlappen nimmt eine führende Stellung im Rahmen der gesamten inneren Sekretion ein. Fast sämtliche Blutdrüsen stehen zu ihm in irgendwelcher Beziehung. Einige, wie die Schild- und Nebenschilddrüsen, die Nebennieren und die Keimdrüsen werden vom Hypophysenvorderlappen angeregt, andere, wie das Inselorgan des Pankreas, gehemmt. Dies ist daran zu erkennen, daß der Hypophysenvorderlappen mit den Gliedern der ersten Gruppe eine gleichsinnige, mit dem Inselapparat jedoch eine gegengesetzte Wirkung auf den Organismus ausübt. Doch ist diese Beeinflussung keineswegs einseitig, sondern stets gegenseitig. So hypertrophiert der Hypophysenvorderlappen bei

Hyperfunktion der Keimdrüse oder der Nebennieren usw. Bei der SIMMONDSschen Krankheit zeigen sich pluriglanduläre Ausfallserscheinungen. Wir sehen deshalb Züge der Hypothyreose, der Nebenniereninsuffizienz, der Keimdrüsenunter-funktion usw.

In unserem Fall haben wir ein merkwürdiges Gemisch von Ausfalls- und Reizerscheinungen, die wohl darauf zurückzuführen sind, daß offenbar die Funk-tionsstörungen sich nur allmählich entwickelt haben, wobei es auch zu Reiz-erscheinungen gekommen ist.

Die zuerst aufgetretenen Ausfallserscheinungen von seiten des Hypophysen-hinterlappens äußern sich in einem Diabetes insipidus.

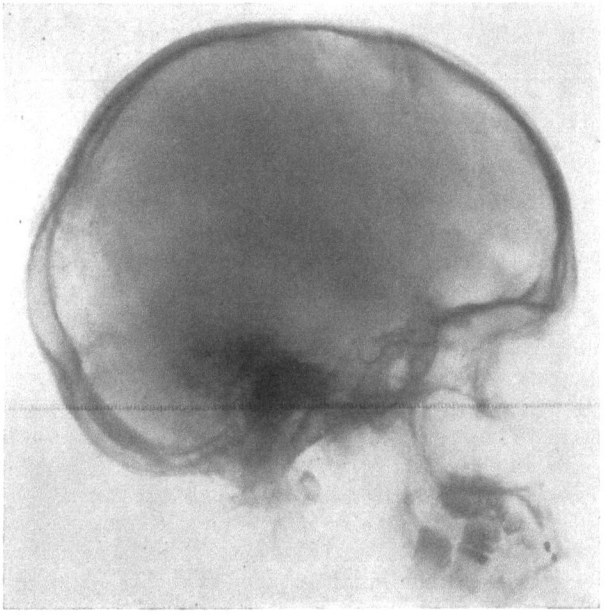

Abb. 120. Röntgenbild des Schädels mit Sella bei SIMMONDSschem Syndrom.

Die Insuffizienz des Hypophysenvorderlappens zeigt sich in der SIMMONDS-schen Kachexie, in der Herabsetzung des Grundumsatzes, wohl infolge Aus-falles des thyreotropen Hormons. Die Hypotension ist vieldeutig, sie könnte bezogen werden auf einen Ausfall des blutdrucksteigernden Hormons des Hypo-physenhinterlappens, welche in unserem Fall bei Diabetes insipidus besonders naheliegt. Anderseits auf die Insuffizienz des kortikotropen Hormons auf die Nebennieren. Die Hypoglykämie, der äußerst träge Anstieg des Blutzucker-spiegels, deuten in unserem Fall eher auf eine Nebennierenschwäche hin, mit stark verzögerter Zuckerresorption infolge Ausfalles der Phosphorylierungs-prozesse nach VERZAR. Die unternormalen Blutzuckerwerte werden sonst meist mit dem partiellen oder vollständigen Ausfall des blutzuckersteigernden Hormons der Hypophyse zusammengebracht. Man nimmt an, daß dieses Hormon von der Hypophyse in die Hohlräume des Gehirnes abgesondert wird, wo es die vege-tativen Zentren reizt. Dieser Reiz wird über das sympathische Nervensystem zu den Nebennieren geleitet, wodurch die Adrenalinsekretion zunimmt. Die Adrenalinausschüttung führt zu einer Erhöhung des Blutzuckerspiegels. Das Adrenalin ist ein Antagonist des Insulins.

Die Schwäche des Adrenalsystems führt zu einem Überwiegen des Insulins. In der Tat sind diese Patienten überempfindlich gegen Insulin, und es kann schon nach kleinen Dosen von Insulin zu hypoglykämischem Schock kommen. Nach der Blutzuckersenkung durch Insulin tritt die unter dem Einfluß des Adrenalins stehende regulatorische Blutzuckersenkung nicht ein, sondern die Blutzuckersenkung wird noch hochgradiger.

Die Adrenalinreaktion auf eine Injektion von 1 mg Adrenalin subcutan ergibt einen bedeutend kräftigeren Blutzuckeranstieg als normal. Man kann annehmen, daß die Glykogenvorräte wegen mangelnder blutzuckersteigernder Faktoren und überwiegender Insulinwirkung übernormal gefüllt sind, so daß eine Adrenalininjektion einen höheren Grad von Blutzuckersteigerung als bei normalen Menschen bewirkt.

Merkwürdig ist der Ausfall des STAUB-TRAUGOTTschen Versuches. Bei dem Überwiegen des Insulins sollte bei der zweiten Zuckerbelastung eigentlich kein Blutzuckeranstieg mehr erfolgen, wie er viel stärker bei CATEL, nur schwach und kaum angedeutet und nur spät in unserem Falle eingetreten ist.

Ungestört war in unserem Fall anscheinend die Produktion von EVANS Wachstumshormon, merkwürdigerweise äußert sich der Ausfall beim parathyreotropen Hormon in einer Hypercalcämie. Der Hypergenitalismus ist wahrscheinlich auf eine Störung im Zwischenhirn (Encephalitis) zurückzuführen.

Nachtrag.

Nach der Entlassung aus der Klinik wurde der Knabe von mir noch behandelt, außer mit Tonephin mit Totalhypophyse, mit Präphyson, Preloban Iliren. Der Zustand besserte sich allmählich, namentlich konnte der Diabetes insipidus in Schranken gehalten werden. Es zeigten sich aber immer wieder von Zeit zu Zeit Rückschläge mit Appetitlosigkeit und Abmagerung. Das tragischste Ereignis war jedoch ziemlich plötzliche Erblindung im Spätherbst 1941. Am 10. Dezember fiel der blinde Knabe zirka fünf Treppenstufen auf Steinfliesen herunter und schlug den Kopf rechts auf, er war bewußtlos während einiger Minuten, begann dann aber wieder verwirrt zu sprechen, bekam dann einen Anfall von Streckkrämpfen und Augenverdrehen, so daß die Mutter glaubte, der Knabe werde sterben. Er wurde erneut in die Klinik eingewiesen und lebte hier nur noch vier Tage. Er hatte Untertemperaturen, 35 bis 35,6°, und nur am letzten Lebenstag 38,2 bis 39,1°. Blutbild: Hohe Werte für Hämoglobin und Rote, wie sie auch CATEL beschrieben hat, 106% Hämoglobin, 5,2 Millionen Rote, Färbeindex 1, Weiße 11950, neutrophile Stabkernige 5, Segmentkernige 49,5, Eosinophile 6,5, Basophile 0,5, Lymphocyten 36,5, Monocyten 2%. Blutzucker 73 mg%. Senkung: $\frac{1}{2}$ Stunde 31 mm, 1 Stunde 50 mm, 2 Stunden 80 mm, 24 Stunden 118 mm. Calcium im Serum 21 mg%. Blutdruck läßt sich auskultatorisch nicht messen, palpatorisch zirka 65, Urinmenge 750 ccm. Spezifisches Gewicht 1012.

Pupillen weit, isokor, rund, auf Lichteinfall kaum reagierend. Patient schläft viel. Zunehmende Somnolenz. Lumbalpunktion: Druck niedrig, Liquor klar, Pandy positiv, Nonne negativ, Zellen 160/3. Lymphocyten und Polymorphkernige ungefähr zu gleichen Teilen. Temperatur 39,1°. Exitus im Koma.

Sehr interessant war nun der autoptische Befund einer chronischen lokalisierten *Meningo-Encephalitis* in der Gegend des Chiasmas opticum, welche zu einer schon makroskopisch sichtbaren Erweichungscyste geführt hatte. Es fand sich ferner eine chronische Entzündung der Neurohypophyse und des Hypophysenstieles. Eine Atrophie des Hypophysenvorderlappens mit vielen eosinophilen, ziemlich vielen Haupt- und wenigen basophilen Zellen. Kapsel verdickt, hie und da mit dichten Lymphocyteninfiltraten. Atrophie der Schilddrüse, der Nebennierenrinde, des Thymus, des Pankreas, der Hoden mit Fibrose und Verfettung, braune Atrophie des Myocards und der Leber (Prof. WEGELIN).

Ein anscheinend unschuldiger Katarrh hatte vielleicht auf dem Wege einer Sinusitis sphenoidalis zu derart verhängnisvollen Folgen einer lokalisierten Meningo-Encephalitis und chronischen Entzündung der Hypophyse geführt.

Das Adreno-Cortico-trope Hormon der Hypophyse (ACTH) und das Cortison der Nebennierenrinde.

1. ACTH.

Definition des ACTH: Das Adreno-Cortico-trope Hormon stammt wie andere Tropine, wie z. B. Thyreotropin, Gonadotropin, aus dem Vorderlappen der Hypophyse, aus dem auch das somatotrope Wachstumshormon hervorgeht.

Wirkungsbereich des ACTH. Das ACTH hat eine weit umfassendere Wirkung als das Cortison.

Es gliedert sich in:

a) ein **Salzhormon,** welches die Kochsalzretention und die Kaliausscheidung fördert. Das Salzhormon vermehrt das Plasma und die extracelluläre Flüssigkeit. Der Hämatokritwert sinkt;

b) ein **Zuckerhormon,** dieses fördert die Glykogenese, bewirkt Glykämie und Glykogenspeicherung in der Leber. Es hemmt die Eiweißsynthese und fördert die Harnsäureausscheidung. Es fördert Resorption und Mobilisation von Fett.

Unter dem Einfluß von ACTH nehmen die Eosinophilen und Lymphocyten im Blute ab, die Granulocyten und Erythrocyten steigen an.

Die Ausscheidung im Urin der 11-Oxysteroide nimmt zu.

c) **Androgenes Hormon.** Es maskulinisiert besonders bei Mädchen, fördert die Eiweißsynthese und Stickstoffretention und führt zu vermehrter Ausscheidung von 17-Ketosteroiden im Harn (FANCONI, GYLLENSWÄRD).

ACTH kann bei längerer Behandlung zu Nebennierenrindenhyperplasie und CUSHING-Syndrom führen.

Cortison wirkt nur wie ein Zuckerhormon und bewirkt bei langer Verabreichung eine Nebennierenrindenaplasie. Durch Rückwirkung auf den Hypophysenvorderlappen kann ebenfalls bei langer Behandlungsdauer ein CUSHING-Syndrom auftreten.

ACTH und Cortison können die Ossifikation fördern.

Test für ACTH (THORN). Morgens nüchtern gibt man um 6 Uhr und um 10 Uhr 200 ccm Wasser zu trinken, um 8 Uhr werden 25 mg ACTH intramuskulär gespritzt. Die Eosinophilen im Blut werden um 8 Uhr und 12 Uhr gezählt. Außerdem werden in den Urinportionen von 6 bis 8 Uhr und von 9 bis 12 Uhr die Harnsäure und das Kreatinin bestimmt. Die Nebennierenfunktion wird als gut betrachtet, wenn die absolute Zahl der Eosinophilen um 50% und mehr sinkt und wenn der Quotient Harnsäure-Kreatinin um mehr als 50% ansteigt. Bei maximaler Anstrengung (severe stress) fällt der THORN-Test wegen der Erschöpfung der Nebennierenreserve negativ aus (FANCONI, GYLLENSWÄRD).

Test zur Kontrolle des Salzhormons (nach KEPLER). Man mißt die Nachturinmenge von $22^1/_2$ Uhr bis $7^1/_2$ Uhr. Dann gibt man morgens im Verlauf von 45 Minuten 20 ccm Wasser pro Kilogramm Körpergewicht und mißt wie beim Verdünnungsversuch die pro Stunde ausgeschiedene Urinmenge. Wenn die größte Stundenportion kleiner ist als die Nachturinmenge, dann liegt, vorausgesetzt, daß die Niere gesund ist, eine Nebenniereninsuffizienz vor.

Dosierung: ACTH ist doppelt so wirksam wie Cortison, dementsprechend genügen schon die halben Dosen, die man bei Cortison verschreiben muß.

Indikationen für ACTH: Im allgemeinen ist ACTH nur bei intakter Nebennierenrindenfunktion indiziert. Da es wie eine Peitsche für die Nebennierenrindenfunktion wirkt, soll es bei insuffizienter Nebenniere im allgemeinen nicht verwendet werden, sondern es ist dann Cortison zur Entlastung der geschwächten Nebennierenrindenfunktion am Platze.

Spezielle Indikationen.

a) **Rheumatische Infektion.** ACTH hat einen dämpfenden Einfluß auf alle Krankheitserscheinungen. Dramatische Erfolge werden mitunter bei schwerer Pankarditis gesehen. Die Wirkung ist jedoch weder kausal noch spezifisch.

Dosierung: Tagesdosis 50 bis 75 mg ACTH subkutan auf 4 Einzeldosen verteilt. Allmähliche Verminderung der Tagesdosis bis auf 25 bis 10 mg. Behandlungsdauer höchstens 2 bis 3 Wochen.

b) **Polyarthritis chronica.**

Dosierung: Viermal 10 bis 20 mg ACTH, soll nicht länger als eine Woche gegeben werden. Da die Infektionsresistenz herabgesetzt wird, sollen gleichzeitig Antibiotica, wie Penicillin, Streptomycin usw., gegeben werden.

c) **Lipoidnephrose:** Wir geben 4 bis 6 Tage lang 50 mg auf 4 Dosen verteilt. Auch wir sahen mächtige Ausschwemmung der Ödeme am Ende der Kur, aber Hypoproteinämie, Hypercholesterinämie und beschleunigte Senkung bleiben weiter bestehen, so daß es leider bald zu einem Rezidiv kommt. Unerläßlich ist auch hier energische antibiotische Behandlung zum Infektionsschutz.

d) **Chronische hämolytische Anämien:** Hier sind ACTH (auch Cortison) zu empfehlen, da sie die Antikörperbildung hemmen.

e) **Leukämien und verwandte Krankheiten:** Leider wurden nur temporäre Remissionen durch ACTH erzielt, ähnlich wie durch radioaktiven Phosphor, Urethan, Nitrogen mustard (Senfgas) und den Folsäureantagonisten (Aminopterin). Nach unseren Erfahrungen scheint jedoch Cortison wirksamer zu sein.

2. Cortison.

Definition: Während ACTH ein Hormon des Hypophysenvorderlappens darstellt, ist das Cortison ein Nebennierenrindenhormon, welches dem sogenannten Zuckerhormon entsprechen dürfte. Das Cortison ist ein Steroid von der Formel 17—Oxy—11—dehydro-corticosteron-acetat. Präparate sind z. B.: Cortison (Ciba), Cortone (Merck) u. a.

Dosierung: Als Injektion, Fläschchen zu 20 ccm mit 500 mg (Kristallsuspension), drei Ampullen zu 1 ccm mit 10 mg, 20 Tabletten zu 25 mg, 2,5 ccm 1%ige Augentropfen, 2,5 g 1%ige Augensalbe (Ciba).

Man rechnet 2,5 bis 5 mg pro Kilogramm Körpergewicht und Tag, auf 3 bis 4 Injektionen verteilt. Allmählich werden die Dosen abgebaut.

Mit Vorliebe wird Cortison per os verabreicht, drei- bis viermal 1 Tablette zu 25 mg. Während der Cortisonbehandlung sollte die NaCl-Zufuhr beschränkt werden und Zulagen von 0,5 bis 3,0 g KCl verabfolgt werden.

Indikationen: Die Cortisontherapie ist besonders indiziert als Substitution bei Zeichen von Insuffizienz der Nebennierenrinde. In derartigen Fällen wirkt ACTH schädlich, weil es das bereits kranke Organ noch mehr angreift, während es durch Cortison entlastet wird.

Die Substitutionstherapie mit Cortison kommt in Betracht:

1. bei dem von mir sogenannten Syndrom von **Waterhouse-Friderichsen.** Es handelt sich um Blutungen in beiden Nebennieren, meist im Gefolge einer Meningokokkensepsis, welche äußerst lebensbedrohlich ist, da es zu einer akuten Nebennierenrindeninsuffizienz kommt.

2. bei chronischer Nebenniereninsuffizienz, beim **Morbus Addison.**

Dosierung: Man gibt 10 mg oder 12,5 bis 25 mg unter Beigabe von 4 bis 6 g Kochsalz.

Bei der ADDISON-Krise oder bei interkurrenten Infektionen oder bei chirurgischen Interventionen gibt man jeden Tag 100 bis 300 mg Cortison, bis die Bedingung einer harten Beanspruchung (sogenannter stress) vorüber ist.

Klinische Wirkung: Besserung des psychischen Zustandes, Vermehrung der Muskelkraft, des Appetits und des Gewichts. Die hypoglykämischen Anfälle hören auf, das Eiweiß im Plasma nimmt zu, die Hautpigmentierung vermindert sich. Hämoglobin und Zahl der roten Blutkörperchen nehmen zu. Die Widerstandskraft gegen Infektionen steigt.

3. **Schwere toxische Infektionen,** z. B. *toxische Diphtherie.*

4. Cortison wirkt günstig bei **schweren Verbrennungen** mit ihren Intoxikationen.

5. **Akuter Gelenkrheumatismus.** Je nach der Schwere des Falles gibt man am ersten Tag 300 bis 400 mg Cortison in fraktionierten Dosen. Am zweiten Tag 200 mg, auch an den folgenden Tagen, bis eine günstige Reaktion erreicht ist. Allmähliche Reduktion bis auf 100 mg und weniger, sogenannte Unterhaltsdosen, während 4 bis 8 Wochen.

Klinische Wirkung: Die Patienten äußern schon nach der Initialdose gewöhnlich ein Gefühl des Wohlbefindens. Die Temperatur sinkt. Gelenkschmerzen und Schwellungen gehen im Verlauf von 3 bis 6 Tagen zurück.

6. **Polyarthritis chronica** und ihre verschiedenen Varianten, wie die **Spondylitis rhizomélique,** Krankheit von **Pierre-Marie-Strümpel-Bechterew,** die Krankheit von **Still-Chauffard** und der sogenannte Rheumatismus bei **Psoriasis.**

Dosierung: Viermal 1 Tablette zu 25 mg, bis eine Remission erreicht ist (nach ein bis zwei Wochen).

Unterhaltsdosen 10 bis 12,5 mg, d. i. zweimal 1 Tabelette zu 5 mg oder $^1/_2$ Tablette zu 25 mg.

Klinische Wirkung: Sehr rasch nach der Cortisonbehandlung nimmt die Steifigkeit der Muskeln und Gelenke ab. Gelenkschwellungen und Schmerzen verschwinden. Appetit und Gewicht nehmen zu.

7. **Allergische Affektion,** wie **Asthma, Heuschnupfen, Serumkrankheit, Überempfindlichkeit gegen Medikamente, angioneurotisches Ödem (Quincke), allergische Purpura,** werden durch Cortison desensibilisiert. Die Dosen sind ähnlich, wie früher erwähnt.

8. **Lupus erythematodes disseminatus** wird auf Cortison oft günstig beeinflußt, sofern er nicht zu weit fortgeschritten und chronisch geworden ist. Erhöhte Temperatur und Senkungsgeschwindigkeit gehen zurück, die Gelenksymptome sind weniger ausgesprochen und auch die Hauterscheinungen bessern sich.

9. **Leukämie und Lymphomatosen.** Auch nach unseren Beobachtungen besteht kein Zweifel, daß man mit Cortison, z. B. bei akuten, subakuten, seltener bei chronischen Leukämien, deutliche Remissionen erreichen kann. Selbst aleukämische Formen werden oft günstig beeinflußt. Das eine oder andere Rezidiv kann erneut auf Cortison ansprechen, aber leider ist eine Dauerheilung nicht möglich. Wir geben je nach dem Alter des Kindes vorzugsweise peroral vier-, sechs- oder achtmal 1 Tablette Cortison zu 25 mg. Wegen der auftretenden Widerstandslosigkeit gegen Infekte muß die Therapie unter Penicillinschutz durchgeführt werden.

10. **Thymushyperplasie.**

11. **Entzündliche Augenaffektionen.** Cortison wirkt günstig in Form von Augentropfen oder Augensalbe bei allergischer Conjunctivitis, Keratitis, Iritis und auch bei chronischen Augenentzündungen.

12. Andere Affektionen. Weitere günstige Wirkungen von Cortison wurden beobachtet bei **Besnier Boeck,** bei **Periarteriitis nodosa** im Beginn und bei der **Sprue.** Beim **Morbus Cushing** wird es mit Vorteil gegeben schon vor der Operation eines Adenoms der Nebennieren und auch postoperativ, z. B. achtmal 25 mg. Diese Dose wird in 3 bis 4 Wochen progressiv vermindert. Auch nach unseren Beobachtungen wurde das *adrenogenitale Syndrom* bei einem Mädchen mit Virilisierungstendenz günstig beeinflußt.

Prompte Erfolge erzielten wir in manchen Fällen von akuter (allergischer?) postinfektiöser **Thrombopenie** *(symptomatischer Werlhof)* mit Cortison. Die Blutplättchen stiegen rasch auf normale bis hochnormale Werte an.

3. Prednison (1-Dehydrocortison).

1-Dehydrocortison. Ultracorten (Ciba) und Meticorten (Merck) haben den Vorteil einer bedeutend stärkeren Wirkung als Cortison und gestatten eine erfolgreiche Behandlung mit kleinen Dosen.

Dosierung: Meti- und Ultracortentabletten zu 5 mg. Man gibt im Anfang 5 bis 6 Tabletten (25 bis 30 mg) und reduziert nach einigen Tagen, spätestens nach einer Woche, auf Dosen von 20 bis 5 mg (4 bis 1 Tablette).

Handelsform: Glas mit 20 Tabletten zu 5 mg.

Indikationen: Polyarthritis rheumatica, therapieresistente Fälle von Asthma bronchiale und alle andern Cortisonindikationen. So sahen wir eine sehr günstige Wirkung bei einem Fall von primär chronischer symmetrischer Polyarthritis, nachdem die länger fortgesetzte Cortisonbehandlung nach anfänglichen Erfolgen zu versagen drohte.

108. Vorlesung.

Diabetes mellitus im Kindesalter.

Vor der Entdeckung des Insulins war, wie auch THOENES neuerdings betont hat, der Diabetes mellitus kein pädiatrisches Problem. Es wurden einfach die diätetischen Methoden der inneren Klinik auf das Kindesalter übertragen, sehr bald aber verfielen die Kinder in ein diabetisches Koma und gingen darin meist innerhalb Jahresfrist zugrunde. Außer dieser Kurzlebigkeit der Patienten brachte es die Seltenheit des Diabetes im Kindesalter mit sich, daß selbst manche Kinderärzte in vieljähriger Praxis keine Diabetesfälle zur Behandlung bekamen. Heute ist es anders geworden. Man bekommt entschieden den Eindruck, daß der Diabetes im Kindesalter häufiger auftritt. Die Insulinbehandlung ermöglicht die früher als verloren zu betrachtenden Kinder am Leben und bei guter Entwicklung zu erhalten. Doch bedarf die kombinierte Diät- und Insulinbehandlung zunächst einer Einstellung in der Klinik und nachher noch einer guten Überwachung bei der häuslichen Behandlung. Wiederholte Neueinstellungen in der Klinik sind erforderlich bei den häufig beobachteten spontanen Verschlimmerungen, namentlich aber bei Gelegenheit akuter Infektionen. All dies hat dazu geführt, daß nunmehr der Diabetes mellitus durch seine Besonderheiten im Kindesalter ein exquisit pädiatrisches Problem geworden ist.

Wir behandeln dieses Problem im Anschluß an die Vorlesungen über Vererbung und Konstitution, weil ohne Zweifel der Erbanlage eine wesentliche Bedeutung für das Auftreten von Diabetes beizumessen ist. Der Diabetes ist sehr häufig ein familiäres Leiden. Er tritt in den betreffenden Familien zuerst vielleicht nur als Altersdiabetes auf, hat dann aber im Laufe der Generation die Tendenz, in immer jüngeren Altersstufen und zuletzt beim Kinde aufzutreten. Die Stammbäume der Diabetikerfamilien sind deshalb so schwer aufzustellen, weil die diabetische Anlage klinisch vollkommen latent sein kann und sich z. B. nur in einem abnormen Verhalten der Blutzuckerkurve bei Zuckerbelastung (Fehlen des sogenannten Staubeffektes, d. h. der refraktären Phase bei erneuter Zuckerbelastung) oder zunächst nur in einer Herabsetzung der Schwelle für Glykosurie nach Zuckerbelastung äußern kann. Wir haben wiederholt Altersdiabetes beim Großvater und Diabetes beim jungen Enkelkind beobachtet.

Die fehlerhafte Erbanlage, die sehr häufig im Anschluß an banale Infekte, aber auch nach Diphtherie, Parotitis epidemica usw. klinisch manifest wird, betrifft gerade auch im Kindesalter eine funktionelle Schwäche bis zum völligen Versagen der Hormonproduktion des Inselapparats des Pankreas. Andere innersekretorische Drüsen können mitspielen, so besonders die Hypophyse, dann auch die Schilddrüse und die Nebennieren. Die übermäßige Tätigkeit dieser Drüsen kann ebenfalls zu Hyperglykämie und Glykosurie führen. Bei der Schwäche der Insulinproduktion kommt es automatisch zu einer solchen Gleichgewichtsstörung, daß die obgenannten innersekretorischen Drüsen überwiegen. Bei Kindern ist im Gegensatz zum Erwachsenen der vorwiegend durch die Gegenspieler des Inselapparats ausgelöste Diabetes nicht insulinresistent, sondern im Gegenteil außerordentlich insulinempfindlich, ein Beweis, daß im Kindesalter das Primat unstreitig einem Ausfall an Inselhormon zukommt. Wir kennen freilich auch bei Kindern Diabetesfälle mit einer ungewöhnlich starken Polyurie, welche uns den Gedanken an eine hypophysäre Komponente nahelegen im Sinne einer Kombination eines Diabetes mellitus mit einem Diabetes insipidus.

Der Kinderdiabetes beginnt meist rasch mit ungewöhnlichem Durst, mit Schwäche, Abmagerung trotz normalen und oft gesteigerten Appetits. Im großen ganzen ist der Beginn schleichend, während mehreren Monaten oder mehreren Jahren. Es scheint, daß eine anscheinend harmlose Glykosurie allmählich in einen richtigen Diabetes übergehen kann.

Meist ist es die akute Verschlimmerung im Anschluß an einen ganz leichten Infekt, welche die Eltern veranlaßt, die Kinder zum Arzt zu führen. So kommt es, daß sie meist im Zustande des Präkomas oder auch erst im rasch ausgebrochenen Koma in ärztliche Behandlung kommen.

Der Diabetes im Kindesalter ist eben gewöhnlich ein schwerer und bösartiger, er entwickelt sich sehr rasch und führt zu tiefen Stoffwechselstörungen nicht nur im Gebiet der Kohlehydrate, sondern auch in dem des Eiweiß und der Fette.

Das Wesentliche beim Diabetes mellitus ist eine Assimilationsstörung des Blutzuckers infolge des Ausfalles des Inselhormons. Deshalb sammelt sich der Blutzucker im Blute an, es kommt zu einer *Hyperglykämie*, statt 100 bis 120 mg%, wie in der Norm, findet man 200 bis 300 bis über 500 mg%. Im Koma haben wir sogar Werte bis über 1000 mg% beobachtet.

Übersteigt der Blutzucker die normale Nierenschwelle von 150 bis 160 mg%, so kommt es zur *Glykosurie*. Die Zuckerausscheidung ist bei Kindern in der Regel größer als beim Erwachsenen, etwa 30 bis 80 g im Liter. In 24 Stunden 150 bis 200 g, gelegentlich 400 bis 500 g, ja sogar wurde ein Fall beobachtet, der über 1 kg Zucker im Tag ausschied.

Der wachsende Organismus des Kindes mit seinen lebhaften Energieumsetzungen ist viel stärker auf eine normale Assimilation und Verwertung der Kohlehydrate angewiesen als der des Erwachsenen. Der Organismus sucht sich deshalb infolge des Mangels an verwertbaren Kohlehydraten trotz der Hyperglykämie Kohlehydrate zu verschaffen aus Fett und aus Eiweiß. Beim Fettabbau kommt es aber zur Bildung von Ketonkörpern. Beim Erwachsenendiabetes, besonders beim Altersdiabetes, finden wir lange Zeit Glykosurie ohne jede Acetonurie, ganz anders beim Kinderdiabetes. Hier ist in der Regel die Glykosurie begleitet von einer mehr oder weniger starken Acetonurie.

Zum Nachweis des Acetons gebrauchen wir die Reaktion von LANGE: Man bereitet sich eine frische Lösung von einigen Kristallen Nitroprussidnatrium in etwas Wasser, setzt diese Lösung dem Urin zusammen mit einigen Tropfen Eisessig zu und überschichtet dann mit Ammoniak. An der Trennungsstelle entsteht je nach dem Acetongehalt eine mehr oder weniger intensive violette Färbung. Außer dem Aceton wird noch Acetessigsäure ausgeschieden, nachweisbar durch die GERHARDTsche Reaktion: Wird der Harn mit einigen Tropfen Eisenchloridlösung versetzt, so färbt er sich bordeauxrot. Ferner findet sich besonders in schweren Fällen auch β-Oxybuttersäure. Man findet beim Kinderdiabetes bei der ersten Untersuchung meist eine Ausscheidung von 4 bis 5 g Ketonkörpern, 10 g deuten auf einen schweren Zustand hin, bei 10 bis 50 g ist das Koma zu befürchten.

Gerade diese hohe Ketonurie und damit verbunden die außerordentliche Neigung zur Acidose machen den Kinderdiabetes so sehr gefährlich, indem über diesen Kindern stets das Damoklesschwert eines rasch hereinbrechenden Komas schwebt.

Die Glykosurie führt, je ausgesprochener sie ist, zu einer *Polyurie*. Es werden $1^1/_2$ bis 2 bis 4 l pro Tag ausgeschieden. Die Polyurie ist tagsüber stärker als in der Nacht. Oft verrät sich ein Diabetes zuerst durch eine Enuresis.

Der Urin ist klar, sauer, das spezifische Gewicht ist erhöht, 1030 bis 1040 an Stelle von 1015.

Die Polyurie bedingt auch eine entsprechende *Polydipsie*, dabei leert das Kind alle Flaschen, trinkt von allen Wasserhähnen, erhebt sich in der Nacht, um zu trinken, es fühlt im Mund und im Rachen eine unerträgliche Empfindung der Trockenheit, es hat Schwindel und Kopfschmerzen. Die Zufuhr von Flüssigkeit beruhigt diese unangenehmen Sensationen. Die *Polyphagie* ist weniger konstant als die Polydipsie. Oft besteht ein großer Hunger nach Fleisch. Die Polyphagie geht in Anorexie über in dem Maße, als die Säurevergiftung fortschreitet.

Seinem Körperbau nach gehört das diabetische Kind überwiegend zum grazilen, leptosomen Typus, nicht selten mit gesteigertem Längenwachstum. Seine Haut ist durchscheinend und zart. Charakteristisch im Gesicht ist die Pfirsichröte der Wangen, die *Rubeosis diabetica*. Der lästige und quälende Pruritus der Erwachsenen mit den häufigen Pyodermien und Karbunkeln fehlt meist beim Diabetes der Kinder.

Die Intelligenz der diabetischen Kinder ist meist sehr gut.

Von besonderer Bedeutung ist, daß bei Kindern fast ausnahmslos jeder Infekt zu einer Verschlechterung der diabetischen Stoffwechsellage führt. Dabei spielen nicht nur spezifische Infektionen, wie Masern, Diphtherie, Parotitis epidemica usw., eine Rolle, sondern auch ein ganz banaler Schnupfen kann ein solches Kind an den Rand des Komas bringen. Das Kind reagiert schon normalerweise bei den verschiedensten Infekten viel schneller mit Ketonurie, viel schlimmer ist es natürlich noch beim Diabetiker. Das Koma kann mit brutaler Raschheit einsetzen. Das Kind versinkt in tiefe Bewußtlosigkeit, die Sehnenreflexe verschwinden, die Nase wird spitz. Es zeigt sich die große und pausenlose KUSSMAULsche Atmung. Die Pupillen sind starr, kontrahiert oder erweitert, die Haut ist trocken und kühl, mit cyanotischen Flecken an den Extremitäten, das Herz geht wild. Der Puls wird rasch, fadenförmig, unzählbar. Unstillbares Erbrechen kann sich

einstellen, schließlich schwärzliches Hämatinerbrechen, Auftreibung oder Einziehung des Leibes. Bei Säuglingen und kleinen Kindern treten häufig Konvulsionen auf, die zum Tode führen. So war der junge Diabetiker vor der Insulinära
unrettbar verloren. Jede interkurrente Affektion genügte, um ein Koma auszulösen.

Bei der Behandlung des Komas sind hohe Insulindosen erstes Erfordernis.
Man beginnt mit einer Einzeldosis von 30 bis 50 E. Insulin, um dann in zwei-
stündlichen Dosen von 10 bis 20 E. Insulin weiterzufahren unter gleichzeitiger
Zufuhr von Traubenzucker auf enteralem und parenteralem Weg. Sehr wichtig
ist die Bekämpfung der oft hochgradigen Austrocknung durch intravenöse
oder intramuskuläre Ringer- und Traubenzuckerlösung. Das Ziel ist nicht
so sehr, die Glykosurie zu beheben, als vielmehr möglichst rasch die
Ketonurie als Ausdruck der schweren Kohlehydratstoffwechselstörung zum
Verschwinden zu bringen. Der Effekt der Insulintherapie im Präkoma und bei
einem erst kurze Zeit bestehenden Koma ist ein zauberhafter. Die Bewußtlosigkeit und die große Atmung verschwinden rasch, der Kreislauf bessert sich,
der Puls wird langsamer und voller und das Kind zeigt eine auffallende
Euphorie.

Bei den großen Insulindosen droht jedoch eine erneute Gefahr, die Gefahr
der Überdosierung und der dadurch bedingten Hypoglykämie. Nicht der absolut
niedrige Blutzuckerwert ist daran schuld, sondern der allzu schnelle Blutzucker-
sturz. Das Koma diabeticum kann dann in ein hypoglykämisches Koma übergehen. Beim hypoglykämischen Koma fehlt die große Atmung, es fehlt die Pulsbeschleunigung, es besteht im Gegenteil Pulsverlangsamung. Leider kann das
hypoglykämische Koma gelegentlich nicht mehr auf Traubenzuckerzufuhr
reagieren und zum Tode führen.

Auch, abgesehen von zu starker Dosierung, kann es vorkommen, daß Kinder
bei der vorher längere Zeit gut ertragenen Insulinbehandlung plötzlich wider
Erwarten meist vier bis fünf Stunden nach der letzten Insulinspritze hypoglykämische Erscheinungen zeigen. Hier hat die spontane Insulinproduktion des
Organismus wieder eingesetzt und führt zusammen mit der künstlichen Insulinzufuhr eine Überdosierung herbei. Es ist deshalb gut, besonders nach der Koma-
behandlung, mit den Insulindosen allmählich zurückzugehen. Man muß sich
überhaupt vor Augen halten, daß das Hauptziel der Insulinbehandlung das Verschwinden der Ketonurie sein muß. Dagegen soll eine völlige Zuckerfreiheit des
Urins nicht angestrebt werden, eine mäßige Glykosurie von 5 bis 10 g Zucker pro
Tag darf man ruhig belassen. Sie bildet ein Sicherheitsventil gegen das Auftreten
einer Hypoglykämie.

Das klinische Bild der Hypoglykämie kann sehr bunt und vielgestaltig sein.
Sie kündigt sich an durch Müdigkeit, Übelkeit, Schwindel, Blässe, Kopfschmerzen,
Schweißausbruch, Hitzegefühl, starkes Hungergefühl, unsicheren Gang, Taumeln,
Schielen, Doppelbilder, Bewußtseinstrübungen bis zu völliger Bewußtlosigkeit,
oft verbunden mit leichten Zuckungen bis zu allgemeinen epileptiformen Krämpfen.
Sehr interessant sind Änderungen der Affektlage, entweder ins Manische mit
unmotivierter Heiterkeit oder in das krasse Gegenteil, nämlich schwere depressive
Zustände.

Die Prognose dieser Hypoglykämien ist gut. Bei Verwendung von großen
Dosen Insulin, z. B. im Koma, muß man prophylaktisch stets für Zucker- oder
Kohlehydratzufuhr eine halbe Stunde nach der letzten Spritze sorgen. Bei
plötzlichem Stimmungsumschwung ist stets an die Möglichkeit einer Hypoglyk-
ämie zu denken und sind dem Kinde sofort etwa drei Stück Würfelzucker mit
Orangensaft, ein halbes Brötchen usw. zu verabreichen, um die hypoglykämischen

Erscheinungen zu überwinden. Sind die Kinder bewußtlos oder haben sie Krämpfe, so verwendet man rectal 10%ige, intramuskulär 10%ige, zur intravenösen Injektion 20% Traubenzuckerlösung.

In den ersten Tagen nach dem Präkoma oder Koma geben wir noch vorwiegend kohlehydratreiche Rohobstdiät, und zwar so, daß die Kinder mindestens 10 g Kohlehydrat pro Kilogramm Körpergewicht bekommen.

Die frühere Ansicht, man müsse die Kohlehydratzufuhr entsprechend der Toleranz möglichst beschränken und müsse den Ausfall an Kalorien durch Fett decken, dieser Weg ist bei Kindern ungangbar, denn nur eine relativ kohlehydratreiche Kost, welche mindestens das relativ hohe Kohlehydratminimum der Kinder deckt, bietet einigermaßen Schutz gegen die zu fürchtende, lebensgefährliche Acidose mit Ketonurie. Die Insulinbehandlung ermöglicht uns, den Kindern soviel Kohlehydrate zuzuführen, als sie für ihr Wachstum und Gedeihen gebrauchen, ohne daß sie diese Kohlehydrate wieder durch Glykosurie verlieren.

STOLTE hat aus diesen Verhältnissen heraus eine radikale Konsequenz gezogen, er hat den diabetischen Kindern die Diät überhaupt freigegeben, und richtet dann die Insulinzufuhr nach dem entsprechenden Bedarf.

Der Nachteil dieser Methode ist, daß man ungewöhnlich hohe Dosen von Insulin braucht.

Das Ideal der Diabetesbehandlung bei Kindern ist eine Kombination der Diät -und Insulinbehandlung derart, daß den Kindern das unentbehrliche Kohlehydratminimum zugeführt werden kann, wobei eine dann noch bestehende Ketonurie völlig, eine Glykosurie auf geringe Mengen von Zuckerausscheidung herabgedrückt wird.

Die Kalorienzufuhr soll beim diabetischen Kind eine Luxuskonsumption vermeiden und eher mit einem Minimum auszukommen suchen, das jedoch noch ein genügendes Wachsen und Gedeihen des Kindes ermöglicht. Wir rechnen:

für ein Kind von 2 bis 4 Jahren .. 100 Kalorien pro Kilogramm Körpergewicht
 „   „   „   „   4 „ 6 „   .. 80   „   „   „   „
 „   „   „   „   6 „ 9 „   .. 70   „   „   „   „
 „   „   „   „   9 „ 12 „   .. 55   „   „   „   „
 „   „   „   „ 12 „ 15 „   .. 50   „   „   „   „

Im Interesse einer Schonungstherapie des erkrankten Inselapparats soll der Stoffwechsel nicht zu sehr belastet werden.

Beim Einstellen der Diät gehen wir zunächst von einer Menge von 10 g Kohlehydraten, 1 bis 2 g Eiweiß und 1 bis 3 g Fett pro Kilogramm Körpergewicht aus.

Haben wir z. B. ein sechsjähriges Kind mit 20 kg Körpergewicht, so geben wir ihm 1400 Kalorien pro Tag.

Es bekommt zunächst 200 g Kohlehydrate, 20 bis 40 g Eiweiß, 20 bis 60 g Fett.

Dann gehen wir, wenn die Glykosurie noch zu hoch bleibt, mit der Zahl der Kohlehydrate pro Kilogramm Körpergewicht etwas zurück, aber höchstens bis zu einem Minimum von 7 bis 5 g Kohlehydrat pro Kilogramm Körpergewicht. Dazu kommen 2 g Eiweiß und 1 bis 3 g Fett pro Kilogramm Körpergewicht. Also beim obigen Beispiel geben wir im Minimum 100 g Kohlehydrate, 40 g Eiweiß und 60 g Fett.

Nach den Nahrungsmitteltabellen stellen wir uns eine entsprechende Nahrung für das diabetische Kind zusammen.

Als Kohlehydratträger verwenden wir besonders Obst, Kartoffeln, Gemüse, wie Schwarzwurzeln, Karotten, Kohlrabi usw., Hülsenfrüchte, Roggen-, Schrot- oder Grahambrot usw.

Die Gemüse können besonders auch als Fettträger benutzt werden, z. B. die Bratkartoffeln. Als Fett kommen in Betracht Butter, Rahm, Öl, Speck, Schinken usw.

Manche kindliche Diabetiker sind sehr eiweißempfindlich, es sind deshalb Fleisch, Fisch, Eier, Milch, Käse, Hülsenfrüchte nur in beschränkten Mengen zu gestatten (nicht mehr als 1 bis 2 g pro Kilogramm Körpergewicht).

In der Regel ist eine ausreichende Ernährung des diabetischen Kindes ohne Insulin nicht durchführbar. Auch nach dem Einstellen der Diät bleibt eine mehr oder weniger große Glykosurie bestehen, und wir sind genötigt, zunächst in drei bis vier Einzeldosen Insulin zu geben, etwa eine halbe Stunde vor den Mahlzeiten. Die ungefähre Menge können wir berechnen aus der ausgeschiedenen Tageszuckermenge. Wir rechnen auf 2 g Zucker eine Einheit Insulin. Wenn möglich, suchen wir die Insulininjektionen auf zwei pro Tag, am Morgen und am Abend, zu beschränken, und mittels des langsamer zur Resorption, aber auch zu protrahierterer Wirkung gelangenden Depotinsulins, z. B. dem Protamin-Zink-Insulin, gelingt es, in günstigen Fällen die Injektion auf eine einzige zu reduzieren, welche am besten morgens vor dem Frühstück gegeben wird. Die Wirkung erstreckt sich noch bis auf den Nüchternblutzucker des folgenden Morgen, welcher deutlich gesenkt wird. Recht günstige Erfahrungen haben wir auch mit dem neuen Di-Insulin gemacht, welches die rasche Wirkung des gewöhnlichen Insulins mit dem protrahierten Effekt der Depot-Insuline kombiniert zeigt. Ebenso günstig wirken NPH-Insuline, d. h. neutrale Protamininsuline nach HAGEDORN, die sich zudem mit anderen Insulinen mischen lassen.

Dagegen kommen die neuen, blutzuckersenkenden Sulfonamidderivate wie Synthalin, Nadisan, Antisukrin u. a. leider heute in der Kinderheilkunde noch nicht in Betracht.

109. Vorlesung.

Exsudative Diathese.

Wir verstehen nach CZERNY unter exsudativer Diathese eine kongenitale Anomalie des Organismus, die sich in einer besonderen Anfälligkeit für entzündliche oder katarrhalische Prozesse vorwiegend an Haut und Schleimhäuten äußert.

Schon der ganze Habitus kann verraten, daß es sich um eine Abweichung in der Konstitution handelt. Wir können hauptsächlich zwei Typen unterscheiden:

1. *Der magere und zarte Typ.* Diese Säuglinge nehmen selbst an der Brust und unter besten Ernährungsbedingungen nicht oder nur sehr langsam zu. Nach der Halbjahreswende kann sich allerdings nicht so selten der Habitus ändern, indem solche Kinder nun plötzlich abnorm fett werden.

2. *Der abnorm fette Typus.* Selbst bei knapper Ernährung nehmen diese Kinder übermäßig zu, und zwar vor allem an Fettpolster, nicht an Muskulatur. Sie zeigen also eine erhöhte Mastfähigkeit. Das Unterhautzellgewebe ist schlaff, sulzig, es enthält neben dem Fett abnorm viel Wasser. Man spricht dann von einem pastösen Zustand. Auch bei diesen im ersten Jahre pastösen Kindern kann man nicht so selten einen Habituswechsel beobachten, indem diese Kinder später auffallend mager, schwach und anfällig werden.

Diese Konstitutionsanomalie ist gewöhnlich vererbt, sie ist um so stärker ausgesprochen, wenn beide Eltern damit behaftet waren.

Beim Neugeborenen ist die exsudative Diathese zuerst latent, aber es kann schon sehr früh, oft schon in den ersten Lebenswochen, zu den ersten Manifestationen kommen. Eine solche Manifestation ist der Gneis. Die Schädelhaut schwitzt auf dem Scheitel gelbliche, bald durch Staub und Schmutz schwarz gefärbte, schuppenartige und sich fettig fühlende Massen aus. Diese Schuppen werden von den Müttern oft als Grind bezeichnet. Entfernt man diese Schuppen, so zeigt sich darunter eine stark gerötete, nässende oder stellenweise blutende Haut.

Eine weitere, sehr häufige Erscheinung bei der exsudativen Diathese ist die Intertrigo. Bei exsudativen Säuglingen kommt es fast gesetzmäßig überall da, wo Hautfalte an Hautfalte liegt, zu Rötung, Infiltration und starkem Nässen, z. B. ganz besonders hinter den Ohren, ferner in den Achselhöhlen und zahlreichen Extremitätenfalten.

Die exsudative Diathese bildet die konstitutionelle Grundlage zu dem, was wir später als Dermatitis seborrhoides bezeichnen.

Eine weitere häufige Manifestation ist der sogenannte *Milchschorf*. Es zeigt sich zunächst eine Rötung unterhalb der beiden Jochbogen, die sich von der normalen Wangenröte durch ihre ungewöhnlich scharfe Begrenzung, durch den rauhen und schuppenden Charakter der Oberfläche unterscheidet. Sehr häufig kommt es durch Kratzen infolge des Juckreizes zu sekundärer Infektion mit Impetigo, Borken- und Krustenbildung. Die ganze Schorfstelle kann sich in ein stark nässendes Ekzem verwandeln. Drüsenschwellungen und Fieber sind eine häufige Folge. Während die wissenschaftliche Bezeichnung Milchschorf nur für die erstgenannte, gerötete und schuppende Wangendermatose angewendet werden darf, versteht das Volk unterschiedslos unter Milchschorf meist das impetiginisierte Ekzem.

Diese Ekzeme sind sehr hartnäckig. Die Österreicher sprechen deshalb von einem Vierziger, weil das Ekzem 40 Wochen dauert. Selten hält das Ekzem nur ein bis zwei Monate an, meist dauert es aber unter wiederholten Schüben ein bis anderthalb Jahre lang. Knaben werden häufiger und intensiver vom Ekzem befallen als Mädchen.

Die exsudative Diathese bildet nicht nur die konstitutionelle Grundlage für Dermatitis seborrhoides und Ekzem, sondern auch für die abnorme Neigung der Schleimhäute zu Exsudationen. Solche finden wir an der Zungenoberfläche. Man sieht wallartig verdickte graue Schleimhaut, welche sich stellenweise abstößt, so daß kreisrunde oder ovale oder durch Konfluenz girlandenförmige, hochrote Flecken zum Vorschein kommen. Das Nebeneinander von grauen und roten Feldern gab der Anomalie den Namen Landkartenzunge. Es handelt sich also um eine Art Desquamativkatarrh der Zungenschleimhaut (Lingua geographica).

Exsudative Kinder neigen auch zu abnormen enteralen Reaktionen auf ungewohnte Reize. Z. B. auf die erste Gemüsemahlzeit erscheinen reichliche, schleimige Stühle mit zahlreichen eosinophilen Zellen. Man spricht deshalb von eosinophilen Darmkrisen.

Überempfindlich sind vor allem auch die Nasenrachenschleimhäute. Ganz gewöhnlich findet man bei den exsudativen Kindern Zeichen einer chronischen Rhinopharyngitis, welche zu einer Hypertrophie der Tonsilla tertia bzw. der Adenoiden und zu einer Hypertrophie der Gaumentonsillen führen. Fast alle zwei bis vier Wochen haben diese anfälligen, exsudativen Kinder einen akuten Schub von Rhinopharyngitis mit Fieber, verstopfter Nase, Foetor ex ore, Appetitlosigkeit, Obstipation oder Durchfall, belegter Zunge, Schwellung der Nackendrüsen. Diese wiederholten Infekte führen dann zu dem Bild des Lymphatismus mit mächtiger Hypertrophie des lymphatischen Rachenringes und der Lymphdrüsen. Anderseits kann eine solche Hypertrophie auch die Folge einer Überernährung, einer Mast, sein. Selbst die Milz kann sich an der Schwellung des lymphatischen Apparats bei exsudativen Kindern mitbeteiligen.

Sehr häufig sehen wir bei exsudativen Kindern auch ein abnormes Verhalten anderer Respirationsschleimhäute. Besonders bei Einbruch kalter Luftströmung, der sogenannten Polarluft, kommt es bei solchen Kindern zu abnorm starken entzündlichen Schwellungen der subglottischen Kehlkopfschleimhaut und damit immer wieder zu Anfällen von Pseudocroup. Dieser Pseudocroup unterscheidet sich vom diphtherischen Croup durch das plötzliche Auftreten mit bellendem Husten in der Nacht, meist nach dem ersten Schlaf, und durch das Fehlen der Aphonie, welche für die diphtherische Laryngitis charakteristisch ist. In engster Beziehung zur exsudativen Diathese steht auch das Asthma der Kinder. Wir beobachten gar nicht selten, daß Ekzemkinder nach Abheilung des Ekzems anfallsweise Asthmabronchitis bekommen. Diese kann ganz plötzlich einsetzen und eben so rasch wieder spurlos verschwinden.

An den Augen äußert sich die exsudative Diathese in der Neigung zu Blepharitis und Conjunctivitis, an der urogenitalen Schleimhaut zu Vulvitis und Balanitis.

Die exsudative Diathese wird verschlimmert durch jede zu mastige, zu raschem Gewichtsansatz führende Kost. Schädlich wirkt in manchen Fällen das Fett, ferner das Kochsalz, schädlich sind Eier und Mast mit Kohlehydraten. Man muß deshalb die fetten exsudativen Kinder fettarm, kochsalzarm und knapp ernähren. Die mageren Säuglinge mit konstitutioneller Neigung zu Dermatitis seborrhoides zeigen ein rasches Verschwinden der Manifestationen bei derjenigen Kost, bei der sie am besten zum Gedeihen zu bringen sind. Der Vitaminbedarf ist oft deutlich erhöht. Man muß durch vermehrte Zufuhr von Vitamin-C-haltigen, frischen Fruchtsäften, wie Zitronen-, Orangen-, Tomatensaft, sowie von Gemüsen die Resistenz dieser Kinder zu heben versuchen. Langdauernde Zufuhr von Milchsäure, wie wir in einer früheren Vorlesung bereits gezeigt haben, scheint nach den Angaben CZERNYS günstig zu wirken.

110. Vorlesung.

Dermatitis seborrhoides und Ekzem.

Die Dermatitis seborrhoides beginnt in den ersten drei Lebensmonaten. Das echte Ekzem tritt dagegen meist im fünften bis sechsten Monat, manchmal noch später auf.

Die erste Lokalisation findet sich bei der Dermatitis seborrhoides meist auf dem behaarten Kopf, auch sonst an behaarten Stellen an den Brauen und den Lidern. Auf dem behaarten Kopf finden sich fettige Krusten. Werden sie entfernt, so tritt die gerötete, entzündete Haut hervor (Dermatitis). Diese fettigen Krusten werden auch als Gneis bezeichnet. Charakteristisch ist ferner für die Dermatitis seborrhoides das Auftreten von Intertrigo in der Gesäßgegend, aber auch in allen anderen Körperfalten. Es findet sich hier eine Erythrodermie, gelegentlich mit Neigung zu Rhagadenbildung, z. B. hinter den Ohren. Aber auch der Rumpf wird von der Dermatitis seborrhoides häufig nicht verschont. Es finden sich hier rundliche, rötliche Herde mit trockener Schuppung am Rumpf, das sogenannte Psoriasioid. An den Rändern dieser Herde kann man die Elementarmorphe wahrnehmen, aus denen sich die Plaques zusammensetzen. Diese Elementarmorphe ist eine trockene, leicht schuppende Papel.

Ganz anders beim Ekzem. Hier ist die Elementarmorphe ein feines Bläschen, die Blasendecke reißt bald ein und aus einer punktförmigen Öffnung näßt Flüssigkeit heraus. Das Ekzem setzt sich zusammen aus feinen Bläschen, welche schließlich nässen. Es entsteht ein sogenannter Status punctosus, indem aus den punktförmigen, geöffneten Bläschen beständig Flüssigkeit heraussickert.

Das Ekzem hat auch eine ganz andere Lokalisation, es tritt zuerst in der Wangengegend auf und lokalisiert sich überhaupt ganz vorwiegend im Gesicht oder überhaupt als Kopfekzem. Am Rumpf und an den Gliedern lokalisiert sich das Ekzem hauptsächlich an der Außenseite der Arme oder der Hüften, an der Vorderfläche des Thorax, an den Handgelenken und Handrücken.

Die Lieblingslokalisation der Dermatitis seborrhoides am Rumpf und an den Gliedern sind dagegen alle Falten, die Gesäßgegend, die Unterschenkel, der Rücken, die untere Partie des Abdomens.

Bei der Dermatitis seborrhoides ist der Juckreiz gering, beim Ekzem dagegen sehr ausgesprochen (s. S. 509).

Die Eiklarreaktion ist bei der Dermatitis seborrhoides in der Regel negativ, bei 80% der Ekzemkinder dagegen stark positiv. Es weist dies auf eine Trophallergie beim Ekzem hin.

Bei der Dermatitis seborrhoides finden wir eine größere Neigung zu Anämie als beim Ekzem. In zwei Drittel der Fälle von Dermatitis seborrhoides kommt es zu einer Anämie. Stärkere Eosinophilie finden wir bei der Dermatitis seborrhoides nur ausnahmsweise. Bluteosinophilie ist dagegen beim Ekzem in der Regel vorhanden.

Bei der Dermatitis seborrhoides bestehen in rund 50% der Fälle mehr oder weniger hartnäckige Durchfälle, was wir beim Ekzem nicht in gleichem Maße antreffen.

Die Dermatitis seborrhoides heilt im allgemeinen vollständig und definitiv aus. Es gibt eine Mangelform, gewissermaßen einen Nährschaden der Haut, welcher bei zweckmäßiger Therapie schnell heilt. Hartnäckiger ist die konstitutionelle Form, welche länger dauert, aber oft latent wird. Nicht selten pfropft sich auf die Dermatitis seborrhoides ein Ekzem auf. Wir sprechen dann von einer Dermatitis seborrhoides ekzematisata. Trotz der Vermischung mit dem echten Ekzem können wir die Grundlage der Dermatitis seborrhoides immer noch erkennen an den fortbestehenden erythematös intertriginösen, seborrhoiden Herden in den Beuge- und Hautfalten, Rhagaden hinter dem Ohr, seborrhoiden Erscheinungen an den Augenbrauen und Lidern. Namentlich die konstitutionelle Form wird ekzematisiert durch pyogene Infektionen. Gewöhnlich erreicht erst in der späteren Säuglingszeit die Haut eine reichliche Lymphdurchströmung und einen stärkeren Grad von Durchfeuchtung, der die Ansiedlung von Bakterien ermöglicht. Durch sie wird die Entzündung gesteigert und der ursprünglich trockene, schuppende, seborrhoide Herd in einen nässenden oder krustösen umgewandelt.

Die Dermatitis seborrhoides führt als solche in der Regel nicht zu Spätmanifestationen. Ganz anders das Ekzem. Das Ekzem kann sich lichenifizieren, in eine Neurodermitis übergehen, z. B. Lichen Vidal in den Gelenkbeugen. Es bleibt eine alimentäre Allergie bestehen, die sich nun im Kleinkindes- und Spätkindesalter in Form von Lichen strofulus, Urticaria usw. äußert. Sind die Hautmanifestationen bei den Ekzemkindern abgeklungen, so tritt an ihre Stelle recht häufig das infantile Asthma.

Die Heredität spielt bei der Dermatitis seborrhoides eine zweifelhafte, beim Ekzem dagegen eine sehr wichtige Rolle.

Die schwerste Form der Dermatitis seborrhoides ist die LEINERsche Erythrodermia desquamativa der jungen Säuglinge, bei der der ganze Körper hoch gerötet und mit fettigen Schuppen bedeckt ist.

Neuere experimentelle Untersuchungen haben uns die Dermatitis seborrhoides als einen Nährschaden der Haut unserem Verständnis nähergebracht.

Bildet Eieralbumin die einzige Proteinquelle in der Nahrung für Ratten, so erkranken die Tiere nach vier bis acht Wochen an Haut- und Fellveränderungen. Es zeigen sich hauptsächlich stark entzündliche Erscheinungen in der Umgebung des Mundes, wunde Stellen an der Nase, am Kinn, am Hals, Blepharitis mit Verklebung der Augenlider, mit Wundsein in der Umgebung der Urethra, in den Leistenbeugen, Achselhöhlen usw. Die Haare fallen an den entzündeten Herden und ihrer näheren oder auch weiteren Umgebung aus. Nicht selten beobachtet man schon in diesem Stadium einen starken Juckreiz. Die Tiere reiben sich mit den Vorderpfoten. Bei manchen Tieren kommt es auch zu Borkenbildung ohne begleitende Dermatitis, in anderen Fällen steht aber die Dermatitis ganz im Vordergrund. Das Fell verliert seinen Glanz und seine Spannung, die Haare werden gelblich und fallen in ausgedehnten Bezirken, namentlich am Rücken, aus. Die Ratten können auch die Schnauzhaare verlieren. In scharfem Gegensatz zur Rattenpellagra bleiben dagegen die Ohrmuscheln von jeder Veränderung verschont. Auf der Höhe der Dermatitis sind dann die Ratten fast kahl, die Haut zeigt eine feinblättrige Desquamation mit Ausbildung eines fettigen Schuppenpanzers. Das Wachstum ist zunächst nicht beeinträchtigt, dann aber bleibt es stehen, es kommt zu Gewichtsabnahmen und schließlich zum Exitus. Gelegentlich treten Durchfälle auf, Hämaturie, Muskelhypertonie, besonders in den hinteren Extremitäten. Die Tiere nehmen oft eine Känguruhstellung mit stark gebeugtem Rücken ein. Die Resistenz nimmt ab, eine auffällige Neigung zu Pneumonien tritt auf, Haut- und Schleimhautulcerationen, Keratomalacie können sich hinzugesellen. GYÖRGY hat zuerst den Zustand bei den Ratten mit der Dermatitis seborrhoides verglichen.

Erhöhte Fettzufuhr verstärkt die seborrhoischen Erscheinungen deutlich im Experiment, ganz ähnlich wie bei der Dermatitis seborrhoides der Kinder.

Es handelt sich einerseits um eine Giftwirkung des rasch resorbierten Eiereiweiß, das bei jungen Tieren, wenn es allein gereicht wird, unter schweren toxischen Erscheinungen, hämorrhagischer Enteritis, Rückenmarkslähmungen, Harnträufeln usw. zum Exitus führt. Dies gilt sowohl vom nativen, unveränderten Eiweiß, als auch vom Trockeneiweiß. Gibt man das Eiereiweiß nicht allein, sondern in Verbindung mit anderen Nahrungsgemischen, so treten die toxischen Erscheinungen erst nach längerer Inkubationszeit auf und zeigen sich zum Teil am Nervensystem in Form von Hypertonien, Torsionsspasmen usw., teils auf der Haut. Es kommt zu diesen toxischen Folgezuständen ganz besonders deshalb, weil im Eiereiweiß das sogenannte Hautvitamin vollständig fehlt. Es handelt sich dabei nicht um das Lactoflavin, denn solches ist ja im Eiereiweiß vorhanden. Vitamin B_2 scheidet somit aus, und wir konnten in der Tat durch Beigabe von reinem Lactoflavin die Dermatitis nicht verhüten. Um das antipellagröse Vitamin B_6 kann es sich auch nicht handeln, denn wir konnten die sogenannte Rattenpellagra, welche mit der menschlichen Pellagra jedoch nicht identisch ist, durch gekochtes Eiereiweiß zum Verschwinden bringen.

Nach GYÖRGY handelt es sich vielmehr um ein besonderes Hautvitamin, das sogenannte Vitamin H, welches sich, eng an Eiweiß gebunden, ganz besonders in der Leber vorfindet. Die Frauenmilch ist ärmer an Vitamin H als die Kuhmilch, und so sehen wir, daß Brustkinder oft die Dermatitis seborrhoides in der schwersten Form der Erythrodermia desquamativa bekommen. 50 bis 100 g Kuhmilch pro Kilogramm im Sommer und bis 200 g im Winter enthalten die erforderliche Heildosis, von der die prophylaktische Dosis wohl kaum zu weit entfernt sein dürfte.

Erhöhte Fettzufuhr wirkt auch bei den Kindern schädlich, ebenso sind Durchfälle ungünstig, weil dabei der Eiweißabbau offenbar leicht gestört und der Darm durchlässiger wird für unvollständig abgebaute Proteine. Anderseits bewirken Infekte verschiedenster Art eine Besserung der Hauterscheinungen, worauf das beruht, ist nicht ganz klar, es wäre denkbar, daß die Eiweißschlacken im Fieber besser verbrannt werden und dadurch unschädlich gemacht werden.

Beim Säugling spielt nicht die toxische Wirkung des Eiereiweiß eine Rolle, sondern wahrscheinlich eine analoge toxische Wirkung des Milcheiweiß, bzw. gewisser unvollständiger Milcheiweißabbauprodukte, besonders wenn die gleichzeitige Zufuhr von Vitamin H eine ungenügende ist. Die Durchlässigkeit für Eiweiß im unveränderten Zustand und für unvollständige Eiweißabbauprodukte ist in den ersten Wochen am größten, und so erklärt sich auch die Bevorzugung der ersten drei Monate für das Auftreten der Dermatitis seborrhoides. Nun machen wir klinisch die Erfahrung, daß sich später sehr gern auf dem Boden der Dermatitis seborrhoides ein echtes Ekzem entwickelt. Das Ekzem aber beruht auf einer Überempfindlichkeit, z. B. auch gegen das Milcheiweiß. Der Organismus wurde sensibilisiert durch den Übertritt von nicht oder ungenügend abgebautem Milcheiweiß aus dem Darm in das Blut in den ersten drei Lebensmonaten. So erhalten wir eine schöne Erklärung für das häufige klinische Geschehen, den Übergang der Dermatitis seborrhoides in ein echtes Ekzem.

Bei der Behandlung der Dermatitis seborrhoides, diesem Nährschaden der Haut, spielt die Ernährungstherapie die wichtigste Rolle. Es wäre ganz falsch,

Nach WORINGER	Ekzem	Dermatitis seborrhoides
Beginn	Nach drittem Monat, meist fünftem bis sechstem Monat	In den ersten drei Monaten
Sitz der ersten Lokalisation	Wangengegend	Behaarter Kopf, Gneis, Gesäßgegend, Intertrigo
Charakteristische Morphe	Feine Bläschen, Nässen, Status punctosus	Fettige Krusten auf dem behaarten Kopf, rundliche rötliche Herde mit trockener Schuppung am Rumpf, Psoriasioid
Typische Lokalisation	Wangengegend, vorwiegend Kopfekzem	Behaarter Kopf, Augenbrauen, Körperfalten
Verteilung am Rumpf und an den Gliedern	Außenseite der Arme und der Hüften, Vorderfläche des Thorax, Handgelenke, Handrücken	Gesäß, Hinterseite der Hüfte, Unterbeine, Rücken, untere Partie des Abdomens, alle Falten
Jucken	Sehr ausgesprochen	Gering
Dauer	Sehr lange, ein bis zwei Jahre	Einige Wochen
Spätmanifestationen	Infantiles Asthma, alimentäre Allergie, Neurodermitis (Lichen Vidal in den Gelenkbeugen). Urticaria	Im allgemeinen vollständige und definitive Heilung, selten Dermatitis seborrhoides im späteren Kindesalter
Trophallergie (Eiklarreaktion)	Positiv	In der Regel negativ
Eosinophilie im Blut	In der Regel vorhanden	Nur ausnahmsweise
Heredität	Sehr wichtig	Zweifelhaft

diesen Mangelnährschaden durch Unterernährung zur Heilung bringen zu wollen. Vielmehr führt eine möglichst vollwertige Ernährung auch zur Heilung der Dermatitis seborrhoides. Es ist einzig notwendig, daß die Nahrung mäßig fetthaltig sei. Wir haben mit abgerahmter Vollmilch unter Zusatz von Mondamin (2%) und Zucker (5 bis 8%) gerade in diesen Fällen ausgezeichnete Resultate erzielt, wenn wir die Eiweißverdauung durch Zusatz von 0,5% Milchsäure günstig beeinflussen. Durch die MARRIOTTsche Milchsäuremilch gelingt es, den vollen Vitamin H-Gehalt der Kuhmilch auszunutzen. Bei etwas älteren Säuglingen mit Dermatitis seborrhoides hat sich uns auch die Therapie mit roher Leber bewährt. Rohe Leber ist im Experiment auch das beste Mittel, um die schwerste Dermatitis seborrhoides der Ratten in kurzer Zeit zu heilen. Die Tiere bekommen einen wunderbaren Pelz.

In neuester Zeit haben wir mit synthetischem Biotin (HOFFMANN-LA ROCHE) zweimal täglich 1 Ampulle bemerkenswert rasche Heilresultate erzielen können. Immer wieder fiel das schnelle Abblassen der Erythrodermie auf.

Gegenüber der diätetischen Behandlung tritt die äußere Pflege der Dermatitis seborrhoides einigermaßen in den Hintergrund. Zur Erweichung der Schuppen und Borken gebraucht man Umschläge mit folgendem Öl:

Rp.
Acid. salicyl........... 2,0—3,0
Ol. ricini
Ol. olivar ana ad 100,0
MDS. Äußerlich.

oder folgende Salbe:

Rp.
Acid. salicyl. 1,0
Ungt. leniens ad 50,0

Auch Schwefel wird viel verwendet, wirkt aber oft reizend. Man kann z. B. verschreiben Schwefel-Zink-Paste:

Rp.
Sulfur. praecipitat......... 1,0
Zinci oxydati
Talc. venet. ana.......... 7,5
Adip. suillae ad 50,0

Besser wirkt Pinselung mit dem farblosen Leukichthyol (Eutirsol). In späteren Stadien und für schuppende, nicht mehr stark entzündlich gereizte Herde wenden wir mit Vorteil Pinselungen mit Steinkohlenteer an (Pix lithanthracis).

Bei ausgedehnten Erythrodermien mit starker Schuppung haben sich uns auch Verbände mit Zinköl (Zinkoxydat — Oleum olivarum ana) bewährt. Ferner Lebertranverbände oder auch Unguentolan, Fissanpasten usw.

111. Vorlesung.

Das Ekzem der Säuglinge.

Das Ekzem ist eine klinisch und histologisch gut definierte, kongestiv-exsudative Hautreaktion auf bestimmte äußere und innere Reize bei besonders disponierten Individuen. Ihre Elementarform ist die Aussaat stecknadelkopfgroßer Papelchen und sterile Flüssigkeit enthaltender Bläschen auf meist entzündlich gerötetem oder leicht infiltriertem Grund. Der ekzematöse Herd besteht aus vielen dicht gestellten Papeln und Bläschen. Wir sprechen dann von einem

Ekzema papulosum bzw. *vesiculosum*. Die Bläschendecke ist sehr hinfällig und es entstehen an den verschiedensten Stellen durch Eröffnung der Bläschen Punkte, aus denen Flüssigkeit heraussickert. Können wir solche gewöhnlich gruppierte, nässende Pünktchen feststellen, so haben wir es mit einem *Status punctosus* oder *punctiformis* zu tun. Die Feststellung desselben ist oft erschwert, weil der Status punctosus verdeckt ist durch Schuppen und Krusten. Wir müssen deshalb die Peripherie der Herde betrachten. Trotz des Vorliegens eines Ekzems kann der Status punctosus fehlen, weil die Bläschen nur mikroskopisch klein sind oder in tieferen Epidermislagen sitzen. Durch Verlust der Bläschenhüllen beginnt das Ekzem zu nässen *(Stadium madidans)*. Die kranke Fläche ist ständig mit glashellen Serumtröpfchen betaut oder diffus naß. Gerinnt das Exsudat zu gelben oder durch Blutbeimengung rot und braun gefärbten Borken, so entsteht das *Stadium crustosum*. Erfolgt pyogene Infektion mit Eiterung und Bildung dicker, zum Teil schmierig erweichender Krusten, so spricht man von einem Ekzema *impetiginosum*. Bei Milderung der Entzündung kommt es zu Schuppenbildung, dann haben wir das *Stadium squamosum*.

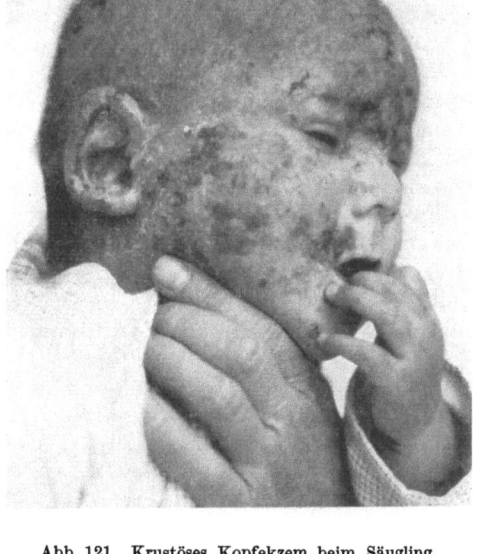

Abb. 121. Krustöses Kopfekzem beim Säugling.

Zum Ekzem gehört ein mehr oder weniger starker Juckreiz und dadurch ausgelöstes Kratzen und Scheuern führt zu besonderen Gewebsveränderungen, nämlich Verbreiterung und Erhöhung der Epidermisleisten, Vergröberung des Hautreliefs. Die Haut wird dabei stark infiltriert, man spricht von einem lichenifizierten bzw. infiltrierten Ekzem.

Das Ekzem bevorzugt das Gesicht und am Rumpf und an den Gliedern die äußeren, der Reibung am meisten zugänglichen Gegenden. Intertriginöse Veränderungen gehören, wie wir gesehen haben, nicht zum Ekzem, sondern zur Dermatitis seborrhoides.

Histologisch charakteristisch für das Ekzem ist die Spongiose, d. h. die Exsudation, das intercelluläre Ödem in der Stachelschicht der Epidermis. Durch ein Auseinanderdrängen der Retezellen entsteht eine schwammartige Struktur; örtliche Vermehrung des Ödems führt zu Bläschenbildung, die Papillargefäße sind stark gefüllt, die Umwandlung der jungen Hornzellen in normales Keratin ist verzögert. Die Epidermis enthält viele Schichten kernhaltiger Zellen, die in größeren Verbänden als Schuppen abgestoßen werden. Das pathologische Erhaltenbleiben der Kerne in den zur Verhornung bestimmten Zellen bezeichnet man als Parakeratose. Acanthose bedeutet die zapfenförmige Wucherung der Retezellen. Sie bildet das Substrat der Reliefvergröberung der Haut. Beim infiltrierten Ekzem findet man eine Bindegewebsvermehrung in der Cutis mit mäßiger Durchsetzung mit Leukocyten.

Klinisch können wir partielle und universelle Ekzeme unterscheiden. Am häufigsten ist wohl das partielle Kopf- und Gesichtsekzem, und zwar beginnt es meist auf beiden Wangen als sogenannter mittlerer Typus. Beim oberen Typus sind hauptsächlich Stirn, Schläfen und Präauriculargegend befallen. Beim unteren Typus sitzt das Ekzem vorwiegend am Kinn und steigt bis zur Schläfengegend auf, die Stirn wird freigelassen. Beim totalen Typus ist das ganze Gesicht befallen. In ganz typischen Fällen beschränkt sich das Säuglingsekzem auf das Gesicht, der ganze übrige Körper ist frei.

Treten Ekzemherde auch am Rumpf oder den Gliedern auf, so spricht man von disseminierten, und wenn es fast die ganze Körperoberfläche ergreift, von einem universellen Ekzem.

Die Ekzemkinder zeichnen sich durch gewisse konstitutionelle Eigenheiten aus. Die Mehrzahl der Säuglinge mit Ekzem gehören dem blonden, hellen, blauäugigen Typus an. Es bestehen offenbar Beziehungen zwischen Pigmentarmut und besonders zarter und lymphophiler Haut.

Knaben werden häufiger von Ekzem befallen als Mädchen. Auch ist das Ekzem bei Knaben hartnäckiger.

Die Ekzemkinder zeigen zwei verschiedene Habitustypen. Die einen sind leptosom, mager, asthenisch, die anderen zeigen im Gegenteil einen pastösen Habitus mit Neigung zu krankhafter Wasser- und Kochsalzspeicherung mit starkem Fettansatz (sogenannter Salz-Wasser-Fettsucht). Häufig, aber nicht immer damit verbunden, ist eine eigentümliche Regulationsstörung des Wasserstoffwechsels, die sogenannte Hydrolabilität. Bei Anlaß irgendeines kleinsten Infekts oder einer leichten Dyspepsie geben diese Kinder abnorm viel Wasser ab, z. B. durch den Darm, und erleiden ganz abnorm starke Gewichtsstürze. Sie sind nicht imstande, diese Wasserverluste durch den Darm durch Einsparung an anderer Stelle, verminderte Urinausscheidung oder Perspiration, in mäßigen Grenzen zu halten.

Die meisten Ekzemkinder zeigen eine gewisse Blässe, die auf einer spastischen Kontraktion der Hautkapillaren beruht. Manchmal trifft man einen weißen Dermographismus. An Händen und Füßen zeigt sich oft schon bei geringer Abkühlung eine Neigung zu Cyanose.

Infolge des Dauerkontraktionszustandes der Kapillaren und Präkapillaren kommt es nicht selten bei Ekzemkindern zu Blutdrucksteigerung auf etwa 110 bis 120 mm Quecksilber.

Säuglinge mit Ekzem zeigen eine erhöhte Anfälligkeit für Infektionen aller Art, vor allem der Atmungsorgane, namentlich leiden sie fast dauernd an Rhinopharyngitis. Es handelt sich wahrscheinlich um eine der Überempfindlichkeit der Haut analoge Überempfindlichkeit der Schleimhäute. Man hat auch hier den Eindruck allergischer Zustände und es können Haut- und Schleimhauterscheinungen alternieren. Bekannt ist, daß Ekzemkinder sehr häufig nach Abheilen des Ekzems an Bronchialasthma erkranken.

Wohl im Zusammenhang mit dieser Allergie steht die Bluteosinophilie der Ekzemkinder. Man findet fast regelmäßig 6 bis 20%, ja gelegentlich bis 40% Eosinophile. Moro fand einmal sogar 77%.

Die meisten Ekzemkinder zeigen eine Neigung zu Anämie, die wohl zum Teil auf die komplizierenden Infektionen zurückzuführen ist.

Aber auch das Ekzem selbst hat eine große Neigung zu örtlichen pyogenen Infektionen. Durch Kratzen, Verschmieren von Eiter aus Ohr- und Nasenflüssen werden die Exzeme sehr häufig sekundär infiziert. Die feuchte, nässende Haut bildet für das Wachstum der verschiedensten Bakterien einen ausgezeichneten Nährboden. Die häufigste Form der Infektion ist die *Impetiginisierung*. Diese ist verhältnismäßig gutartig und schwindet bei zweckentsprechender Behandlung, wobei das Fieber wieder zurückgeht.

Bei der sogenannten *Vesiculosis* kommt es zur Bildung von oberflächlichen Bläschen, die eitrig werden können. Eine sehr eigentümliche Form ist die *Pustulosis vacciniformis*, die mit ihren größeren, flacheren, graugelben und gedellten Bläschen an die Vaccine erinnert. Eitrige Folliculitis und Schweißdrüsenabszesse sind bei Ekzemkindern nicht selten.

Pyocyaneusinfektion von Ekzemflächen sind kenntlich am eigenartigen Geruch, an schmierigen, zerfließenden Auflagerungen und blaugrünlicher Verfärbung des Verbandes. Auch Diphtherie der Haut auf Ekzem kommt vor. Trotz des unscheinbaren örtlichen Bildes kann es zu postdiphtherischen Lähmungen und plötzlichem Herztod kommen (WORINGER). Auch ein Erysipel kann gelegentlich von einem impetiginisierten Ekzem ausgehen.

Im Anschluß an die Impetiginisierung kommt es fast immer zu regionärer Lymphdrüsenschwellung, zur Bildung verschieden großer Bubonen, besonders im Nacken und am Hals, mit Neigung zu nachträglicher Abszedierung.

Die häufigen Infekte von seiten der Haut und der Schleimhäute führen überhaupt meist zu einem Lymphatismus mit Hyperplasien der Lymphdrüsen, der Adenoiden und nicht selten auch der Milz.

Jede ekzematöse Stelle kann Eingangspforte einer bakteriellen Allgemeininfektion werden. Diese *septisch pyämische Infektion* verläuft entweder unter dem Bild einer fieberhaften, zu toxischen Allgemeinerscheinungen neigenden Gastroenteritis mit petechialen Blutungen oder aber mit eitrigen Metastasen, Weichteilphlegmonen, Osteomyelitiden usw. Nicht allzu selten wurde hämorrhagische Nephritis beobachtet.

Betrachten wir noch den Verlauf des Ekzems. Die Disposition zum Ekzem ist zwar schon bei der Geburt vorhanden, aber im Gegensatz zur Dermatitis seborrhoides, welche vorzugsweise im ersten Trimenon auftritt, hat das Ekzem seine Blütezeit um den fünften und sechsten Monat herum. Es besteht somit beim Ekzem immer ein Vorstadium der Inkubation oder Latenz. Nicht so selten kommt es allerdings vor, daß, wie wir gesehen haben, eine Dermatitis seborrhoides sekundär ekzematisiert wird.

Der Saftreichtum der Gewebe im Säuglingsalter begünstigt den nässenden Charakter des Ekzems in dieser Lebenszeit, während schon im Kleinkindesalter die fortschreitende Reifung und Austrocknung des Organismus sich darin äußert, daß die trockenen Formen des Ekzems vorherrschen.

Viele Ekzeme zeigen die Neigung, schubweise aufzutreten. Die einzelnen Schübe sind durch Remissionen oder Intermissionen voneinander getrennt.

Merkwürdig ist der Einfluß der Jahreszeiten. In den Sommermonaten gibt es weniger Ekzeme, dagegen treten sie etwa vom September an in vermehrtem Maße auf, um einen Gipfel im Januar bis April zu erreichen.

Auch ein Klimawechsel ist von Einfluß. Manche Ekzeme verschwinden im Hochgebirge oder besonders am Meer. Ich habe allerdings auch schon Ekzeme beobachtet, welche so empfindlich waren gegen ultraviolette Strahlen, daß sie im Hochgebirge eine deutliche Verschlimmerung zeigten.

Die Dentition begünstigt durch die Kongestion der Wangen (Feu des dents) Ekzemschübe in der Wangengegend.

Interessant ist die Beeinflussung des Ekzems durch fieberhafte Infekte. Führt ein solcher mit oder ohne Durchfall zu akuten Gewichtsverlusten, so blaßt das Ekzem bis zur Unsichtbarkeit ab. Das sehen wir gelegentlich auch bei Pneumonien, wenn die Lungen stark mit Blut angeschoppt werden. Geht es den Kindern wieder besser, so ist auch das Ekzem wieder da. Einen oft länger dauernden günstigen

Einfluß üben die Masern aus. Varicellen lassen das Ekzem meist unbeeinflußt.
Nach der Pockenimpfung können sich oft Ekzeme verschlimmern. Leider können
Ekzeme durch die Vakzine infiziert werden (Ekzema vaccinatum).

Im Gegensatz zu Dermatitis seborrhoides, welche in absehbarer Zeit heilt,
ist bei dem Ekzem mit einer sehr langen Dauer, oft ein bis zwei Jahre, zu rechnen,
weil immer wieder Nachschübe auftreten können. In Österreich bezeichnet das
Volk das Ekzem als „Vierziger", weil es 40 Wochen lang dauert.

Das Säuglingsekzem ist gelegentlich eine lebensgefährliche Krankheit. Bei
Ekzemkindern können sich unversehens Kollapse einstellen, Krämpfe und
Hyperthermie. Besonders schwere, plötzlich einsetzende, hochfieberhafte Vaso-
motorenkollapse werden oft nach unbedeutenden chirurgischen Eingriffen beobachtet (Pâleur postopératoire avec hyperthermie der Franzosen). Sie gehen mit
beschleunigter Atmung einher und werden dann fälschlich als Pneumonien ge-
deutet.

Sehr empfindlich sind die Ekzemkinder gegen Wärmestauung und Überhitzung,
z. B. bei Kopfverbänden, namentlich im Anschluß an unzweckmäßige Salben-
verbände nässender Gesichtsekzeme. Es kommt zu einer Resorption von Bak-
terientoxinen aus dem rückgestauten Ekzemfluß, auf die der Organismus gewissermaßen nach Art eines anaphylaktischen Schockes reagiert. Wärmestauung,
Überhitzung, Resorption toxischer Produkte können bewirken, daß Ekzem-
säuglinge oft rasch in wenigen Stunden unter dem Bild einer schweren Toxikose
zugrunde gehen.

Andere Ekzemkinder können ganz plötzlich und unerwartet einen Herztod
erleiden, ähnlich wie man dies bei gewissen Spasmophilen und beim Status
lymphaticus erleben kann. Dieser Herztod ist erfahrungsgemäß oft durch toxische
Schädigung des Myokards bedingt. Man hat autoptisch nicht selten eine Myo-
karditis nachweisen können (BERNHEIM-KARRER).

Anhang.

Neurodermitis und Ekzem.

Während beim Ekzem die Grundeffloreszenz ein Papelchen darstellt, mit
Neigung zu Bläschenbildung, ist die Elementareffloreszenz bei der Neurodermitis
das derbe, stark juckende Lichenknötchen. Diese Knötchen können sich örtlich
an gewissen Prädilektionsstellen zu typischen Lichenplaques zusammengruppieren.
Es entstehen so gefelderte, kleinere und größere, leicht pigmentierte Herde,
die sich durch ihren starken Juckreiz unangenehm bemerkbar machen.

Selten ist die universelle Neurodermitis. Weit häufiger die Neurodermitis
circumscripta mit charakteristischen Krankheitsherden am Hals und Nacken,
Leisten, Scrotum, Labien und ganz besonders in den Ellen- und Kniebeugen.
„Neurodermitis flexuarum", Lichen Vidal.

Manchmal gewinnt man den Eindruck, daß das Säuglingsekzem in seinen
Überresten in eine Neurodermitis beim Kleinkind übergeht. Es kann aber auch
die Neurodermitis im Kleinkindesalter primär auftreten.

Für die Behandlung eignet sich die Rohobstdiät. Lokal sprechen die Krankheitsherde auf Zink-Naftalan und besonders auf Teerpinselungen an.

Es ergeben sich nicht selten Beziehungen der Neurodermitis mit ihrer Bluteosinophilie zum protrahierten kindlichen Asthma.

112. Vorlesung.

Ätiologie und Pathogenese des Säuglingsekzems.

Dem Ekzem liegt eine angeborene und vererbte Veranlagung zugrunde. Diese Anlage wird als exsudative oder allergische Diathese bezeichnet. Die Veranlagung ist um so stärker, wenn die Kinder von beiden Eltern her erblich belastet sind.

Wir verstehen unter Diathese einen angeborenen, oftmals vererbten Zustand, bei dem physiologische Reize eine abnorme Reaktion an verschiedenen Organsystemen auszulösen vermögen. Die Diathese ist als solche noch kein manifester Krankheitszustand, sondern bedeutet nur die Fähigkeit, auf gewisse äußere Reize in anderer Weise als die nicht dazu Veranlagten zu reagieren. Bei der exsudativen Diathese äußert sich diese Veranlagung im wesentlichen dadurch, auf gewisse äußere Reize hin eine abnorm starke Exsudation zu zeigen. Exsudative und allergische Diathese sind einander nicht gleichzusetzen, sondern es verhält sich bloß so, daß exsudative Kinder häufig auch allergisch sind.

Die Diathese als solche ist klinisch zunächst vollkommen latent, damit es zu Manifestationen kommt, bedarf es gewisser innerer und äußerer Reize.

Bei den inneren Reizen spielen alimentäre Einflüsse die größte Rolle. Vor allem interessiert zunächst der Zusammenhang mit der Milch. Im Volk spricht man vom Säuglingsekzem als von dem Milchschorf. Ekzemfördernd wirkt Überfütterung mit Kuhmilch. Früher, als die Säuglinge und Kinder noch 1 bis $1\frac{1}{2}$ l Milch häufig bekamen, waren krustöse und impetiginöse Ekzeme sehr viel zahlreicher als bei der gegenwärtigen, verhältnismäßig milcharmen Ernährung. Beschränkung der Milch oder gänzliche Ausschaltung derselben kann bei mit Milch überfütterten Säuglingen eine deutliche Besserung, ja in gewissen Fällen sogar völlige Abheilung des Ekzems zur Folge haben. Umgekehrt sieht man nicht selten beim Übergang von milchfreier Kost zu kleineren Milchdosen oder von kleineren zu größeren Milchmengen wieder deutliche Verschlimmerung des Ekzems. Juckreiz und Exsudation nehmen wieder stark zu.

Aber auch die Frauenmilch schützt in keiner Weise vor Ekzem. In der Tat sehen wir bei Brustkindern gar nicht selten schwere Ekzeme auftreten, welche durch Abstillen oder wenigstens Einleitung einer Zwiemilchernährung deutlich gebessert werden.

Die Frauenmilch wirkt wegen ihres hohen Fettgehaltes besonders ekzemfördernd. Auch sonst hat das tierische Fett, besonders in der Kuhmilch, in Butter und Lebertran, ähnlich wie bei der Dermatitis seborrhoides eine außerordentlich verschlimmernde Wirkung auf das Ekzem. Ob die Pflanzenfette harmloser sind, wie Monrad annimmt, wird bestritten. Man hat auch nach Olivenöl und anderen Pflanzenfetten deutliche Verschlimmerung gesehen. Im Tierexperiment konnte ich das bei Dermatitis seborrhoides der Ratten mit dem pflanzlichen Baumwollsaatöl (Ol. cotonis) bestätigen.

Bei der Dermatitis seborrhoides haben wir gelernt, daß gewisse toxische Einwirkungen tierischer Eiweißkörper, wie besonders des Ovalbumins, der Störung zugrunde liegen können. Man kann experimentell bei Ratten eine schwerste Dermatitis seborrhoides erzeugen, wenn man Eiereiweiß als einziges Protein in der Nahrung verwendet. Beim Ekzem findet man nun nicht mehr nur diese toxische Wirkung, sondern es ist durch Sensibilisierung eine meist polyvalente Überempfindlichkeit gegen verschiedene tierische Eiweißarten, wie besonders Ei, Fisch, Milch, Weißkäse, Fleisch usw. entstanden. Aber auch gegen Pflanzeneiweiß, z. B. gegen Hafer, Weizen, Brot, Soja usw., kann eine Überempfindlichkeit zustande kommen. Infolge einer Störung des Eiweißstoffwechsels kommt es wahrscheinlich zu einem Fehlen gewisser Aminosäuren, welche für einen Verhornungsprozeß notwendig sind, und infolgedessen auch zu einer Störung der Fettverarbeitung in der Haut. Die Beziehungen zum Eiweißabbau und zum Fett sind also in ähnlicher Weise zu deuten, wie bei der Dermatitis seborrhoides. Die infolge der Eiweißstoffwechselstörung gehemmte Verhornung der Haut führt zu einer mangelhaften Verwertung der Fette, und diese nicht verwertbaren Fette üben eine starke Reizwirkung auf die Haut aus.

Im Unterschied zur Dermatitis seborrhoides, bei der der Nährschaden der Haut im Vordergrund steht, handelt es sich, wie bereits erwähnt, beim Ekzem mehr um ein tropho-allergisches Problem. Zur Auslösung der allergischen Reaktion bedarf es bestimmter, beim Säuglingsekzem vorwiegend alimentärer Allergie. Um diese festzustellen, kann man verschiedene Tests gebrauchen, z. B. Einreibung eines Stoffes oder Auflegen mit der Testlösung getränkter Läppchen, oder Skarifikationsmethoden nach Art PIRQUETs, oder intrakutane Methoden usw. Diese Tests werden an ekzemfreien Hautstellen angesetzt.

Selten kommt es bei diesen Tests, namentlich bei intrakutaner Prüfung, zu Allgemeinreaktionen, mehr oder weniger schweren Kollapsen, Urticaria, akuten Ödemen, asthmatischen Anfällen und schlimmstenfalls zu einem anaphylaktischen Schock.

Nicht selten findet man eine polyvalente Überempfindlichkeit gegen verschiedene Antigene.

Das frühe Lebensalter bis zum vierten Monat zeigt häufig negative Reaktionen. Die höchste Empfindlichkeit findet sich um die Halbjahreswende, später nimmt sie wieder ab. Seborrhoide, dyskeratotische Haut reagiert schlecht, ebenso ausgetrocknete. Manchmal kann es auch an der Testsubstanz liegen, daß die Reaktion negativ ausfällt.

Weitaus am häufigsten positiv bei bis über 80% der Ekzematiker ist die Eiklarreaktion bei *intrakutaner Injektion* von Hühnereiweiß. Bei den 20% negativ reagierenden Fällen vermutet MORO das Vorliegen einer Dermatitis seborrhoides, bei welcher alle Fälle negativ reagieren. Bei starker Überempfindlichkeit gibt sogar die Einreibeprobe ein positives Resultat. Man reibt Eiereiweiß zu gleichen Teilen mit Ringerlösung verdünnt in die Haut ein und dann entsteht bei positivem Ausfall eine Rötung mit urticariellen Quaddeln. Man kann auch die Läppchenprobe machen. Sie gibt eine positive Spätreaktion, während bei der Einreibung die Reaktion schon nach 10 bis 20 Minuten zu sehen ist. Bestreicht man direkt ekzematöse Stellen, so kann man eine positive Sofortreaktion erhalten. Die Reaktion auf Eiereiweiß ist sehr merkwürdig, sie ist da, obschon die Säuglinge nie Eiereiweiß bekamen und also nie Gelegenheit hatten, sich direkt zu sensibilisieren. Man müßte also annehmen, daß diese Sensibilisierung schon intrauterin gegen von der Mutter aufgenommenes Eiereiweiß erfolgt ist. Das Ovalbuminmolekül ist besonders klein, es kann den gemeinschaftlichen Nenner aller Eiweißstoffe darstellen, die alle Multipla von ihm sind. Ferner ist hervorzuheben, daß die Haut des Ekzemkindes auf Eiereiweiß direkt nicht etwa mit Ekzem, sondern mit Urticaria reagiert. Die Hautproben geben uns somit keinen Hinweis auf den ekzemauslösenden Nahrungsstoff, sie beweisen nur, daß die Haut des Ekzemkindes gegen gewisse Stoffe, wie das Eiklar, mit Überempfindlichkeitserscheinungen reagiert.

Im Gegensatz zum Eiklar verlaufen alle Milch- und Mehlproben meist ergebnislos, wahrscheinlich, weil die Eiweißstoffe zu wenig aufgeschlossen sind.

Ist nun das Ekzem der Säuglinge ein allergisches Phänomen? Die Haut reagiert anders als die des Nichtekzematikers, es liegt somit ein allergischer Zustand vor.

Die Allergene stammen allein oder vorzugsweise aus der Nahrung, es handelt sich somit um eine Trophallergie, die von innen heraus durch hämatogene Sensibilisierung zustande kommt. Es wurden demnach auch Antikörper, sogenannte Reagine, im Blut gegen Eiklar, gegen Kuhmilch, gelegentlich auch gegen Mehl nachgewiesen.

Sehr wichtig ist der Ausfall der PRAUSNITZ-KÜSTNER-Reaktion. Man überträgt 0,1 ccm Ekzemserum intrakutan auf ein gesundes Kind. Nach 24 Stunden wird das zu prüfende Allergen durch Bohrung oder Injektion an die gleiche Stelle gebracht, bei positivem Ausfall der Reaktion entsteht an dieser Stelle nach 20 bis 30 Minuten eine urticarielle Quaddel. Interessant ist ferner die Fernauslösung durch Nachinjektion entfernt von der Hautstelle, die durch die Seruminjektion des Vortages sensibilisiert worden war. Es zeigt sich nun bei positivem Ausfall etwas später ebenfalls eine urticarielle Reaktion an der sensibilisierten Hautstelle. Auch auf alimentärem Wege kann man durch Verabreichung des Allergens eine Fernauslösung an der Injektionsstelle des Ekzemserums bewirken. Die passive übertragene Überempfindlichkeit der mit Ekzemserum vorbereiteten Hautstelle kann wochen-, ja monatelang erhalten bleiben.

Bei der natürlichen Entstehung des Ekzems haben wir ganz ähnliche Vorgänge wie bei der Fernauslösung. Die Haut ist sensibilisiert durch spezifische Reagine, welche fest und dauerhaft im Gewebe fixiert sind. Dieser Zustand ist zunächst vollkommen latent. Werden aber Nährstoffantigene, welche Darm und Leber unabgebaut passiert haben, zugeführt, so reagiert die sensibilisierte Haut mit diesen Antigenen nun allerdings nicht in urticariellen Quaddeln, sondern eben in Gestalt der Papeln und Vesikeln des Ekzems. Unabgebauter Übertritt von Nahrungseiweiß ins Blut findet erfahrungsgemäß häufig statt, namentlich bei jungen Säuglingen schon beim normalen Darm, noch mehr bei Reiz- und Krankheitszuständen. Reichliche Eiweißzufuhr durchbricht die Schranke leichter. Von Bedeutung ist ferner die Eiweißart. Eiereiweiß und Fischeiweiß passieren leichter als Milcheiweiß und andere Eiweißarten. Rohes Eiereiweiß geht leichter unverändert durch den Darm als gekochtes Eiklar. Ferner kommt das Verhältnis zu den übrigen Nahrungsstoffen in Betracht.

Außer durch das Fett wird die Entzündungsbereitschaft der Haut stark gesteigert durch einen erheblichen Kochsalzreichtum der Kost. Das Salz und Wasser werden nämlich von der leicht zur Quellung neigenden lymphophilen Haut der Ekzematiker sehr stark zurückgehalten und diese von Kochsalz und Wasser durchtränkte Haut bietet einen guten Nährboden für die Bakterien und verstärkt ganz außerordentlich die Neigung zur Entzündung und Exsudation. Es kommt zu einer Störung des Ionengleichgewichts zwischen den Alkalien und alkalischen Erden in den Gewebssäften und an den Zelloberflächen. Übermäßiger Natriumgehalt wirkt kolloidverflüssigend, quellungssteigernd, während der Kalk austrocknend und quellungshemmend wirkt. Der verhältnismäßig große Kochsalzgehalt der Milch ist demnach sehr schädlich. Wir können bei der FINKELSTEIN-schen Ekzemsuppe, welche alle Bestandteile der Vollmilch enthält, aber nur ein Fünftel der Molke, während vier Fünftel durch Wasser ersetzt sind, eine deutlich heilende Wirkung auf das Ekzem beobachten. Es kommt dabei zu einem Gewichtssturz und die Haut wird entwässert. Noch besser wirken ein bis zwei reine Obst- oder Obst-Reis-Tage auf jedes Ekzem, ganz besonders auf das Nässen. Die saure, animalische Kost, z. B. bei reichlichem Fleischgenuß, führt zu einer gesteigerten Hyperämie, einer vermehrten Durchblutung der Haut, während die alkalische vegetabile Kost die Durchblutung der Haut eher herabsetzt. Die Salz- und Wasserwechselstörung ist nicht etwa die Ursache des Ekzems, sondern sie begünstigt nur die Einwirkung bakterieller Reize und verstärkt Entzündung und Exsudation.

Äußere Reize haben einen großen Einfluß auf Lokalisation und Weiterbestehen des Ekzems. Alles, was geeignet ist, eine normale Haut zu hyperämisieren, vermag beim Ekzemkind ein Ekzem hervorzurufen oder ein vorhandenes Ekzem zu verschlimmern. Alles, was im Gegenteil den Blutzufluß zur Haut vermindert, wirkt auf das Ekzem mildernd oder heilend. Das Ekzem zeigt sich dementsprechend besonders gern auf der gut durchbluteten Wangengegend, während z. B. der Rücken, dessen Haut weniger gut durchblutet ist, von Ekzem frei bleibt.

Bakterielle Infektion, scharfe Salben erzeugen einen vermehrten Blutzustrom und verschlimmern das Ekzem. Die schlimmsten Reize aber bedeuten Kratzen und Scheuern. Diese wirken auf der Ekzemhaut geradezu ekzematogen und erzeugen bei ständiger Wiederholung immer wieder Nässen, Infiltration und Lichenifikation. Der starke Juckreiz der bereits latent kranken Haut löst das Kratzen aus und macht dann das Ekzem manifest.

Berührung mit körperfremden Substanzen, die so häufig beim Erwachsenen eine auslösende Rolle spielen, kommen beim Säuglingsekzem in der Regel nicht in Betracht. Im Gegensatz zur Dermatitis seborrhoides haben Mazerationen, Zersetzungsstoffe aus Hautabsonderungen beim echten Ekzem keine große Bedeutung. Ekzemauslösend wirkt auch das Waschen mit Wasser, besonders mit Wasser und Seife. Winde sind oft von ungünstigem Einfluß. Auch das Licht, selbst das gewöhnliche Tageslicht, kann gelegentlich ekzemfördernd wirken. Im Rotlichtzimmer sollen dagegen die allerersten Anfänge des Ekzems oft rasch zurückgehen.

113. Vorlesung.

Die Behandlung des Ekzems und der ekzematisierten Dermatitis seborrhoides.

Wir können bei der Ekzembehandlung eine diätetische, interne und eine externe Therapie unterscheiden.

Die Ernährung muß durchaus individuell gestaltet werden, je nach der Ernährungsanamnese und dem Ernährungszustand. Wenn die Ernährungsanamnese grobe Fehler ergibt, z. B. starke Überfütterung mit Milch oder mit Kohlehydraten, Fett oder Kochsalz, desto besser wird die diätetische Behandlung wirken. Pastöse Kinder sind zu entwässern, fette knapp zu halten, Dystrophiker dagegen muß man zur Zunahme bringen. Eine wichtige Indikation gibt ferner der Typus der Hauterscheinungen, und zwar sind die exsudative Komponente und der Juckreiz durch eine entwässernde Kost günstig zu beeinflussen. Wichtig ist dann die Ausschaltung des Trophallergens. Bei einer starken seborrhoiden Komponente soll die Fettdosierung der Toleranz angepaßt werden.

Bei stark vorwiegender Exsudation kommt die Ausschaltung von Kochsalz in Frage. Mild entwässernd wirkt eine milcharme oder milchlose Kost. An Stelle der Kuhmilch geben wir Mandelmilch mit Kohlehydratzusätzen unter Beigabe von Obst und als Eiweißersatz und Trägerin des Hautvitamins Leber.

Die entwässernde Wirkung zeigt sich in einem sturzartigen Abfall des Gewichtes und einem Abblassen und Austrocknen der Ekzemflächen. An Stelle der Mandelmilch kann man auch die Sojamilch verwenden. Man gibt z. B. Sojabasan etwa 20 g auf 100 Wasser. Die Erfolge sind jedoch nicht sehr überzeugend.

Die wesentlichen Bestandteile der Kost bei der Diätbehandlung der exsudativen und neurogenen Ekzeme sind Gemüse und Obst. Der Fettbedarf wird durch Mandelmilch gedeckt, der Eiweißbedarf durch Leber, Salz wird ausgeschlossen.

Wir können also z. B. folgendes Diätschema für Säuglinge mit Ekzem entwerfen:

1. Mandelmilch mit 2% Mondamin oder Maizena und 5 bis 8% Rohrzucker, kurz aufgekocht.

2. Mittags Gemüse, Kartoffelbrei aus Wasser zubereitet, ohne Zusatz von Butter und Salz, Spinat, Karotten, Blumenkohl usw., alles in feinem püriertem Zustande.

3. Mandelmilch wie oben.

4. Brühreis mit Apfelkompott oder mit gerapsten rohen Äpfeln, rohen oder gekochten Tomaten, einen bis zwei Eßlöffel Leberpüree.

Alle Gemüse sollen in salzfreiem Wasser gekocht und dann fein püriert werden.

Zwischen den vier Mahlzeiten zweimal einen Eßlöffel Orangen-, Zitronen-, Kirschen- oder Tomatensaft.

Nach etwa vier bis sechs Wochen kann die Mandelmilch am besten zunächst durch Buttermilch (Eledon) ersetzt werden, stets unter entsprechenden Kohlehydratzusätzen.

Bei älteren Kindern wirkt eine Rohobstkur während zwei bis drei Wochen sehr günstig. Man gibt rohe Früchte, rohe Gemüse, Salate und Obstsäfte unter Vermeidung aller Salzzusätze. Täglich 50 bis 100 g Kalbsleber, roh durch die Fleischmaschine passiert und der Gemüsesuppe beigegeben oder auch leicht überbraten. Bei guter Zubereitung ist die Rohkost recht schmackhaft, nachher geht man auf eine flüssigkeitsarme, gemischte Kost über. Die Milchmengen sollen dabei 200 g pro Tag nicht überschreiten. Noch für mehrere Monate schaltet man ein- oder zweimal einen Rohkosttag ein.

Wegen des großen Kochsalzgehaltes der Bananen sollen sie bei der Ekzemdiät keine überragende Rolle spielen. Man soll in der Regel nicht mehr als eine Banane pro Tag geben.

Im Gegensatz zur Dermatitis seborrhoides ist beim Ekzem die äußere Behandlung fast ebenso wichtig wie die diätetische. Es kommt vor allem an auf die Verhütung äußerer Traumen, auf die Verhinderung des Kratzens durch Einbinden der Arme in entsprechende Manschetten. Gewöhnliches Wasser und Seife zum Waschen sind zu vermeiden, statt dessen wendet man Kamillentee an zur Reinigung, bei nicht fettempfindlichen Ekzemen auch Olivenöl. Es sind Bäder mit Zusatz von Kleie, Kamillen, Eichenrinde zu empfehlen, ferner besonders mit Pelsano (Chemosan): Badeemulsion mit Glycerin. trilinolat. und trilinolenat., Acid. undecylenic., Zinc. stearin., Lanolin und andere Excip.

Bei akut entzündlicher Reizung und Nässen behandle man mit feuchten Umschlägen, z. B. mit essigsaurer Tonerde 10%ig, oder auch Umschläge mit Borwasser oder Kamillentee. Beim Nässen soll kein Puder, keine Salbe appliziert werden, da beide Sekretstauung machen. Wir haben schon früher darauf hingewiesen, daß es nach Salbenverband nässender, insbesondere infizierter Ekzeme zu fieberhaften Kollapsen und selbst Todesfällen kommen kann.

Hat das Nässen etwas nachgelassen, so ist die Behandlung der pyogenen Sekundärinfektion besonders wichtig. Beim impetiginisierten Ekzem führen Sulfonamide, wie z. B. Diazil oder Elkosin oder Cibazol zu rascher Austrocknung der Eiterung unter den Borken und zur Abstoßung derselben. Auch Kombination mit Penicillin ist oft sehr nützlich. Am besten für die Lokalbehandlung hat sich uns bewährt eine 10%ige Ichthyol Fissanpaste. Wichtig ist die Verhinderung der Infektion durch Verschmierung und Verimpfung aus offenen Eiterungen, Nasen- und Ohrenfluß, Furunkel, abszedierten Drüsen usw. Gelegentlich haben wir auch von Rivanol-Trockenpinselungen Gutes gesehen, z. B.:

> Rp.
> Rivanoli . . . . 0,4—0,8
> Zinc. oxyd.
> Talc.
> Glycerin
> Aqua dest. ana   10,0

Ist das Ekzem trockengelegt und in das Stadium squamosum übergeführt worden, so hat sich uns am besten eine milde Teerbehandlung durch Naftalan oder Coaltar bewährt, z. B. mit folgender Salbe:

Man beginne zuerst mit:

> Rp.
> Zinc. oxydat
> Talc ana 12,5
> Aqu. boratae 3%   5,0
> Lanolin 15,0
> Naftalan . . . . 2,5—5,0

erst später mit:

> Rp.
> Zinc. oxyd.
> Talc. ana 12,5
> Naftalan ad 50,0

> Rp.
> Coaltar   1,0
> Zinc. oxyd.
> Talc. ana 25,0
> Ol. oliv.
>   oder Vasel. flav. ad 100,0

Ist die Heilung noch weiter vorgeschritten und besteht noch eine starke Infiltration und Schuppung der Haut, so wird reiner Steinkohlenteer (Pix lithanthracis) direkt auf die Haut aufgepinselt. Die jucklindernde, anämisierende und resorbierende Wirkung wird von keinem anderen Mittel so gut erreicht wie vom Teer (FEER).

Rhagaden hinter den Ohren, z. B. hartnäckiges Nässen an diesen Stellen, werden durch Bepinseln mit 3- bis 5%igem Argentum nitricum behandelt. Auch Trockenpinselungen mit Hydrargyrum praecipitatum können später angewendet werden.

> Rp.
> Hydrargyri praecipitati   2,0
> Zinc. oxyd.
> Talc.
> Glycerin
> Aqua dest. ana 10,0

Ferner ist 5%ige Noviformpaste, welche ähnlich dem Xeroform wirkt, empfehlenswert.

Schwefelpräparate, wie z. B. Sulfodermpuder, können gelegentlich stark reizend wirken.

Bei größeren, flächenhaften Ekzemen am Rumpf und an den Gliedern kann man auch von folgender Trockenpinselung Gebrauch machen:

> Rp.
> Zinc. oxyd.
> Talc. venet.
> Spirit.
> Glycerin
> Aquae dest. ana 20,0

Diese Mischung wird mit dem Pinsel aufgetragen und bildet einen trockenen feinen Überzug.

Von der Strahlenbehandlung des Ekzems wurden ultraviolette Strahlen versucht, ferner Röntgenbestrahlung, ein Zehntel der H.E.D., zwei bis vier Sitzungen in Abständen von zehn und mehr Tagen, dann vierwöchige Pause. Grenzstrahlen erwiesen sich nur ausnahmsweise erfolgreich bei trockenen, stark juckenden Formen.

Der heftige Juckreiz erfordert oft noch eine medikamentöse Behandlung. Kalk hat sich als nutzlos erwiesen, auch das Atropin versagt. Dagegen hat Luminal oder Gardénal eine günstige Wirkung. Zwei- bis dreimal eine Luminalette von 0,015 oder drei- bis fünfmal täglich eine Gardénaltablette zu 0,01. Somnacetin zwei- bis dreimal fünf bis zehn Tropfen.

Arsenkuren, z. B. mit Solutio Fowleri 5,0, Aquae menthae ad 30,0 dreimal täglich soviel Tropfen als dem Alter in Jahren entsprechen, sind oft bei älteren Kindern von Nutzen.

Ferner sind als Antihistaminica zu empfehlen Antistinetten, Synopen, Phénérgansirup usw.

Manche Ekzeme reagieren auch sehr gut auf Cortison, lokal oder intern.

Multiple Abartungen.

114. Vorlesung.
Der Status Bonnevie-Ullrich.

Es handelt sich um eigentümliche kombinierte Mißbildungen, deren Phänogenese durch die embryonale Entwicklungsmechanik in überraschender Weise aufgeklärt werden konnte.

BAGG und LITTLE konnten bei einem Mäusestamm 1924 durch Röntgenbestrahlung eine Mutation hervorrufen, die sich als rezessiv erbliches Merkmal in variablen Augenanomalien und Fußdeformitäten äußerte. BONNEVIE konnte dann durch genaueste Untersuchungen Tausender von Tierembryonen nachweisen, daß bei den anormalen BAGG-LITTLE-Mäusen in einem frühen Stadium der Entwicklung bei einer Embryonallänge von 7 bis 8 mm eine ungewöhnlich große Menge von Liquor cerebrospinalis produziert wird, der sich durch eine Lücke im Dach des späteren vierten Ventrikels, dem von WEED entdeckten sogenannten Foramen anterius, bis unter die Haut ausgepreßt wird. Dieses WEEDsche Foramen bildet sich vorübergehend oberhalb des späteren Foramen Magendi auch normalerweise anscheinend bei allen Säugetierembryonen und auch beim menschlichen Fötus aus und dient als Regulator für den intrakraniellen Liquordruck. Zuerst treten naturgemäß die Hautliquorblasen in der benachbarten Nackengegend auf. Bei weiter dauerndem Druck fangen die Blasen an zu wandern, wobei der Weg von der Oberflächengestaltung des Embryos und dem Spannungsgrad der Haut bestimmt wird. An bestimmten Körperstellen können nun diese Blasen arretiert werden, und durch Transsudation und Blutaustritte in solche Blasen und Bläschen können Druckwirkungen entstehen, welche dauernde Spuren auch im postfötalen Leben hinterlassen. Solche Prädilektionsstellen sind die Gegend um die Augenhöhlen, die Nasenspitze, die Finger- und Zehenenden. Es kann zu Syndactylien kommen usw.

Es ist nun besonders reizvoll, auch beim Kinde den Spuren nachzugehen, welche diese frühembryonalen Austritte von Liquorwasser unter die Haut hinterlassen haben, die den Mißbildungen bei den BAGG-LITTLE-Mäusen weitgehend entsprechen.

ULLRICH hat darauf hingewiesen, daß genau über dem Zentrum des Facialis- und Abducenskernes beim 7 bis 8 mm langen, also etwa fünf Wochen alten Embryo die WEEDsche Lücke im Dache der Rautengrube auftritt. Die Druckwirkung einer an dieser Stelle durch übermäßige Liquorauspressung entstandene Hautblase vermöge Veränderungen des verlängerten Markes in zeitlicher, lokalisatorischer und formaler Hinsicht in äußerst plausibler Weise zu erklären. Sie äußern sich klinisch unter dem sonst schwerverständlichen Bilde des MÖBIUS-

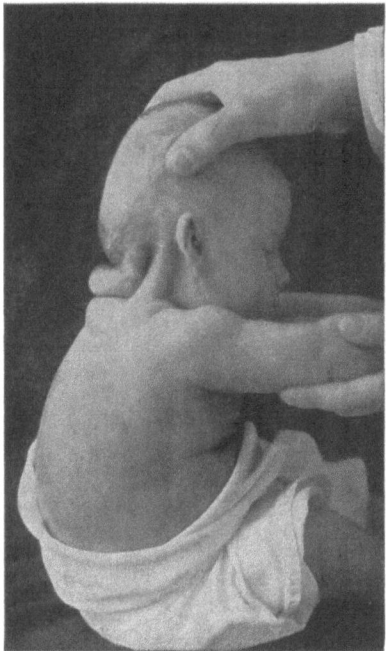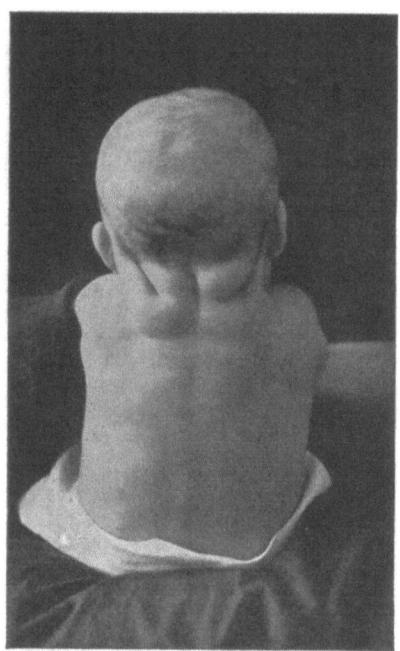

Abb. 122 u. 123. Abnorme Falten der Nackenhaut.

schen Kernschwundes bzw. Kernmangels in Form von angeborenen zentralen Beweglichkeitsdefekten im Bereiche der Augen und des Facialis, zu denen ich auch die in den Lehrbüchern sehr selten beschriebene, aber von mir wiederholt beobachtete angeborene Gaumensegellähmung rechnen möchte. Außerdem finden sich sekundäre Dys- bzw. Aplasien der Bulbusadnexe, z. B. Fehlen der Caruncula lacrimalis, Hypoplasie der Tränendrüsen usw., angeborene Lidspaltenverengungen, mehr oder weniger vollständiges Fehlen einzelner Augenmuskeln, sehnige Beschaffenheit und abweichende Insertion derselben. Am häufigsten dürften angeborene Ptosen auf diese Ätiologie zurückzuführen sein.

Es kann aber auch durch solche Hautliquorblasen zu einem angeborenen Pectoralisdefekt kommen mit Mammillenhypoplasie. Eine andere hieher gehörende Abweichung im Bereiche des Schultergürtels ist die SPRENGELsche Deformität, d. h. der kongenitale Hochstand der Scapula. Neulich beobachtete ich die Ausbildung eines rechtsseitigen, mächtigen Lymphangioms der Gegend über der rechten Schulter und der Scapula mit Einlagerung von Lymphknoten an den

Rändern, das gleichzeitige Vorhandensein von Dystrophien an den Zehennägeln wies dabei auf einen Zusammenhang mit dem Status BONNEVIE-ULLRICH hin.

Als Zeugen massiven Austritts von Liquorwasser in der Nackengegend können, besonders bei seitlicher Betrachtung, wie ein feierlicher Cucullus in den Nacken geschlagene Hautfalten des Kopfes beobachtet werden. Einen solchen Fall habe ich durch meinen früheren Assistenten, M. GROSS, beschreiben lassen. Es fanden sich in der Halsgegend zwei mächtige Hautwülste, welche in der hinteren medialen Linie und seitlich davon durch tiefe Falten getrennt wurden. Daselbst war das Unterhautzellgewebe straffer mit der Unterlage verwachsen, so daß die Wülste stets in gleicher Weise lagen und sich nicht ve.ändern ließen. Die Hautwülste bestanden nur aus Haut und Unterhautzellgewebe. Bei der Palpation hatte man nicht den Eindruck, daß die Faltenbildung der Haut durch Lipome bedingt war. ROSSI hat neuerdings aus der Züricher Kinderklinik eine ganz ähnliche Beobachtung von schlaffen Nackenwülsten beschrieben.

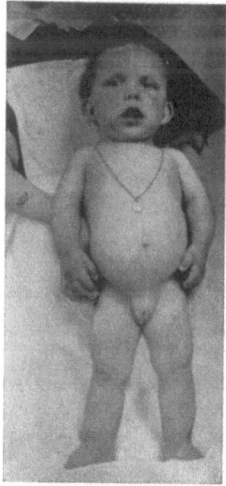

Abb. 124. Status BONNEVIE-ULLRICH

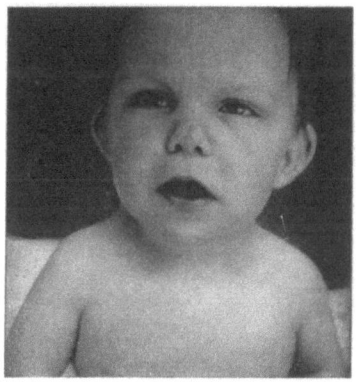

Abb. 125. Nasendelle bei Status BONNEVIE-ULLRICH

In der ersten Auflage des zweiten Bandes der Einführung in die Kinderheil-

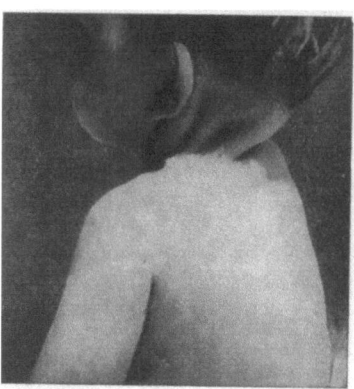

Abb. 126. Abnorme Halsfalten bei Status BONNEVIE-ULLRICH

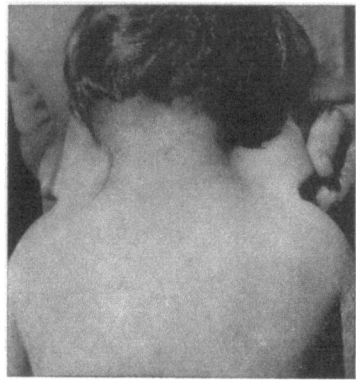

Abb. 127. Ausgezogene Halsfalten bei Status BONNEVIE-ULLRICH

kunde habe ich unter der Flagge einer atypischen Chondrodystrophie einen Fall beschrieben und dabei bemerkt, daß an einen Status BONNEVIE-ULLRICH zu denken sei, und heute möchte ich diese Diagnose mit Sicherheit stellen.

Auch in diesem Fall waren dicke Falten der Nackenhaut vorhanden, welche sich breit auseinanderziehen ließen, wie das Fell junger Katzen oder Hunde

34a*

(Cutis laxa). Diese abnorme Hautweite ist eben der Ausdruck dafür, daß im embryonalen Leben durch Liquorwasser die Haut prall ausgefüllt war, welches dann später zur Resorption kam, aber die viel zu weite Haut zu rückließ. Es entstehen dadurch die pterygiumartigen Hautfalten.

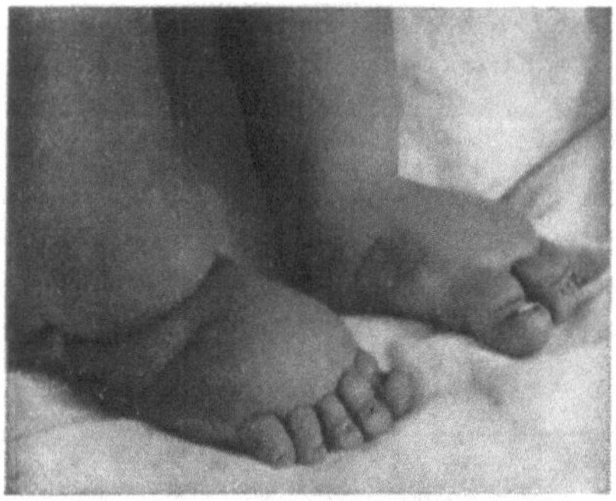

An den Handrücken und namentlich an den Fußrücken sahen wir breite, kissenartige, sogenannte lymphangiektatische Ödeme, so daß besonders an den Unterschenkeln der Eindruck einer Art Elephantiasis entstand. Der Fingerdruck hinterließ im Bereich des lymphangiektatischen Ödems eine entsprechende Delle. Gerade diese Hand- und Fußödeme werden als recht charakteristisch für den Status BONNEVIE-ULLRICH angesehen.

Abb. 128. Lymphangiektatisches Ödem bei Status BONNEVIE-ULLRICH.

Sehr hübsch ist eine dauernd sichtbare Delle auf der Nasenspitze zurückgeblieben, als Ausdruck dafür, daß im embryonalen Leben an dieser Stelle eine Liquorblase saß. Ähnliches gilt auch von den Endphalangen der Finger, ausgewanderte Liquorblasen an den Finger-

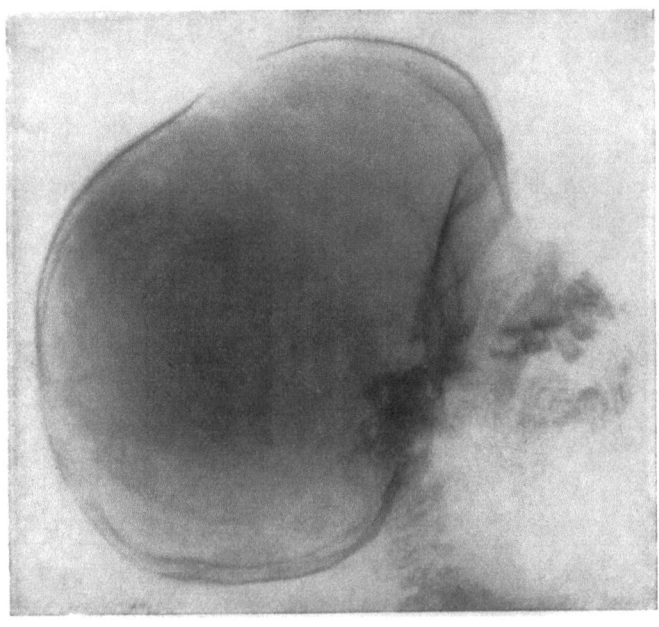

Abb. 129. Schädelröntgen bei Status BONNEVIE-ULLRICH.

spitzen führten zu Dorsalwärtsrichtung derselben und zur Ausbildung von deutlichen Hohl- oder Löffelnägeln (Koilonychie). Auch die Zehennägel zeigten wohl aus gleichem Grunde eine ausgesprochene Dystrophie.

Die intrakranielle Liquordrucksteigerung ist auch noch am postfötalen Schädel erkennbar, an der mit $16^1/_2$ Monaten noch ziemlich weit offenen großen Fontanelle, dem stark ausgebildeten Hinterkopf mit steil ansteigender Schädelbasis und besonders starker Vorwölbung der Stirnhöcker. Der Schädel macht mit einem Umfang von 48 cm statt 46 bis 47 cm einen leicht hydrocephalen Eindruck.

Die Gesichtspartie ist platt, die Nase sehr kurz, leicht gestülpt und zeigt in der Mitte an Stelle der Nasenspitze die oben bereits erwähnte Eindellung. Die Nasenwurzel ist eingezogen und ziemlich breit, die inneren Lidwinkel stehen 3 cm auseinander. Es kommt so zu Hypertelorismus und Epikanthus und einer Schrägstellung der Lidachsen von oben innen nach unten außen, umgekehrt wie beim Mongolismus.

Im Röntgenbild sind die Metaphysen der langen Röhrenknochen, besonders schön zu sehen an den oberen Tibiaepiphysen, kelchartig verbreitert und besonders medianwärts spitz ausgezogen. Die Epiphysenlinie verläuft wellenförmig.

Diese Veränderungen an den Epiphysen, welche an ähnliche Erscheinungen bei der Chondrodystrophie erinnern können, sind wohl verantwortlich zu machen für den in diesem Fall wie in ähnlichen Beobachtungen vom Status BONNEVIE-ULLRICH vorgefundenen Zwergwuchs. Dieser war in dem vorliegenden Fall disproportioniert. Die Körperlänge betrug mit $16^1/_2$ Monaten nur 67,5 cm statt 78 cm in der Norm. Kopf im Verhältnis zum übrigen Körper ziemlich groß. Obere Körperhälfte (Scheitel-

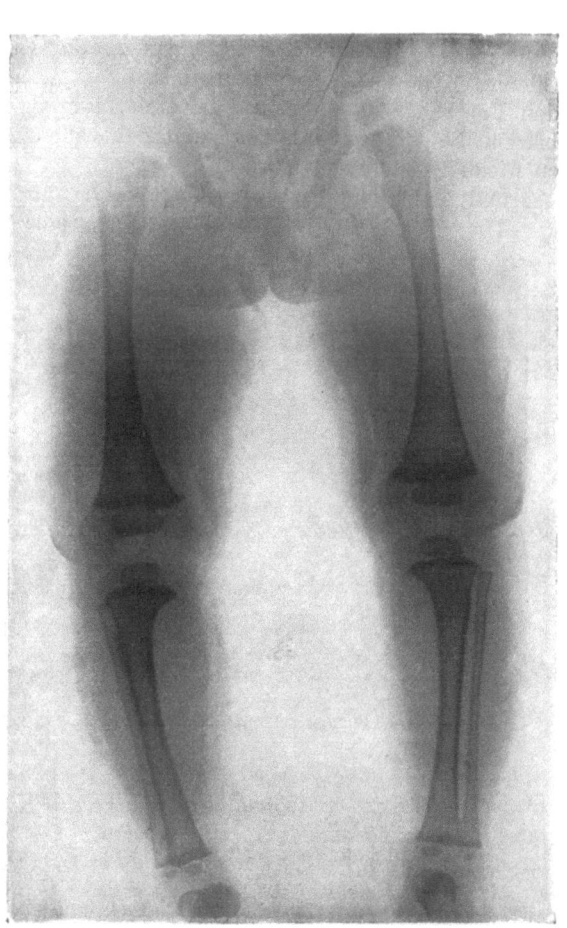

Abb. 130. Röntgen der Beine bei Status BONNEVIE-ULLRICH.

Symphyse) zu unterer Körperhälfte statt 1 : 1 nur 1 : 0,56. Es fällt ähnlich wie bei der Chondrodystrophie eine Mikromelie auf. Arme und Beine sind auffallend kurz. Armlänge (Akromion bis Mittelfingerspitze 24,5 cm), Beinlänge (Spina iliaca anterior superior bis Malleolus internus 25,5 cm). Die Kürze der Extremitäten geht aus folgenden Prozentwerten hervor: Armlänge in Prozenten der Körperlänge 36% (normal 41 bis 42%). Beinlänge in Prozenten der Körperlänge 37,7% (normal 44%).

Hände auffallend klein. Finger verkürzt, Zeige- und Mittelfinger beinahe gleich lang, ebenso vierter und fünfter Finger. Charakteristisch Dreizackstellung der Finger, indem der zweite, dritte und vierte Finger in ausgestreckter Haltung divergieren. Mittelfuß und Zehen ebenfalls verkürzt.

Der disproportionierte Zwergwuchs dürfte zum Teil hypophysär bedingt sein infolge Beeinträchtigung der Hypophysenfunktion durch den Hydrocephalus, anderseits dürften abnorme Hautspannungen durch die Liquorblasen wachstumshemmend eingewirkt haben.

Als hervorstechende Symptome des Status BONNEVIE-ULLRICH sind hier, außer dem Zwergwuchs mit leicht hydrocephaler Schädelbildung, zu nennen: abnorme Hautfalten in der Nackengegend, Cutis laxa, lymphangiektatische Ödeme, Hypertelorismus, Dellenbildungen an der Nasenspitze, Löffelnägel an den Fingern, Dystrophie der Zehennägel infolge der Einwirkung von Liquorblasen, die bis in die Finger- und Zehenspitzen ausgepreßt wurden und dort entwicklungshemmend wirkten.

Heute kann ich einen Fall vorstellen, der uns in seiner Physiognomie anmutet wie eine menschliche BAGG-LITTLE-Maus.

Dieses zwei Monate alte Mädchen zeigt ein Gesicht, das an ein Mäuschen

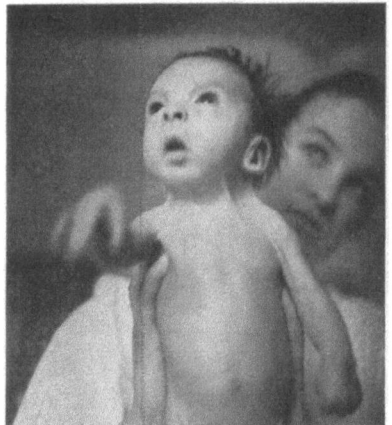

Abb. 131. Pterygien am Hals.

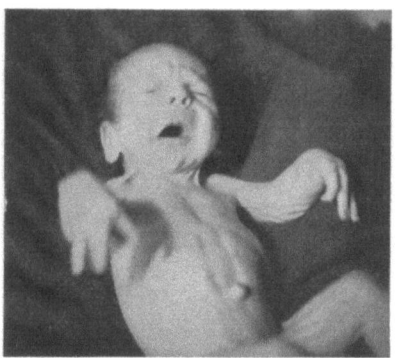

Abb. 132. Pterygien an den Armen.

erinnert. Die Stirn ist fliehend und ebenso das Kinn, so daß das Profil nach vorn einen stark vorspringenden Winkel bildet. Die Nasenwurzel ist erweitert. Wir haben auch hier einen Hypertelorismus mit Epikanthus. Die Nase ist abgeplattet, der Mund ist dreieckförmig, die Unterlippe bildet die Basis des Dreiecks. Das Gaumendach des spitzbogenförmigen Gaumens fehlt (Wolfsrachen bei Palatum ogivale, Spitzbogengaumen). Leichter vorderer Prognatismus mit hypoplastischer Mandibula mit fliehendem Kinn.

Die Ohrmuscheln sind tiefer angesetzt als normal. Die Ohrläppchen sind nicht angewachsen, im Gegenteil, das linke Ohrläppchen ist wie nach außen gefaltet. Die Gehörgänge sind eng, so daß man die Trommelfelle nicht sehen kann. Sie sind von Haaren austapeziert.

Die große Fontanelle ist weit offen, sie mißt $5^1/_2$ cm in ihrem großen Durchmesser und 5 cm im kleinen Durchmesser. Die kleine Fontanelle ist ebenfalls noch offen.

Zu dem Eindruck eines Mäuschens trägt auch der Haarwuchs bei. Auf dem Scheitel sind die Haare ziemlich schütter, sie werden dichter in der Peripherie, es besteht keine deutliche Begrenzung des Kopfhaares auf der Stirn und den Schläfen. Ziemlich lang an der normalen Haargrenze setzen sich die Haare immer kürzer werdend bis zu den Augenbrauen fort, bis sie sich fast mit der äußeren Partie der Augenbrauen verschmelzen. Gleiches findet man in der Schläfengegend auf beiden Seiten. Rechts besteht ein Haarwirbel. Im Nacken steigen die Haare stark herab und gehen in Haarflaum über, welcher die Schultern bedeckt, auf die Arme und die mittlere Partie des Rückens hinabsteigt.

Der Kopf erscheint fast ohne Hals auf die hängenden Schultern aufgesetzt.

Der Hals zeigt deutliche Pterygienbildungen: am Hals, seitlich links, beobachtet man vier schwimmhautähnliche Hautfalten. Das erste Pterygium entspringt an der Apophyse des Mastoids und endet auf dem Akromion. Das zweite und dritte Pterygium entspringt am Kieferwinkel und begeben sich fächerförmig nach der Höhe der vierten Rippe innerhalb der Mammillarlinie. Das vierte Pterygium entspringt vom Ansatz des Ohrläppchens und endet in der mittleren Partie der Clavicula.

Auf der rechten Halsseite trifft man nur zwei Pterygien. Das erste geht vom Kieferwinkel aus und endet an der

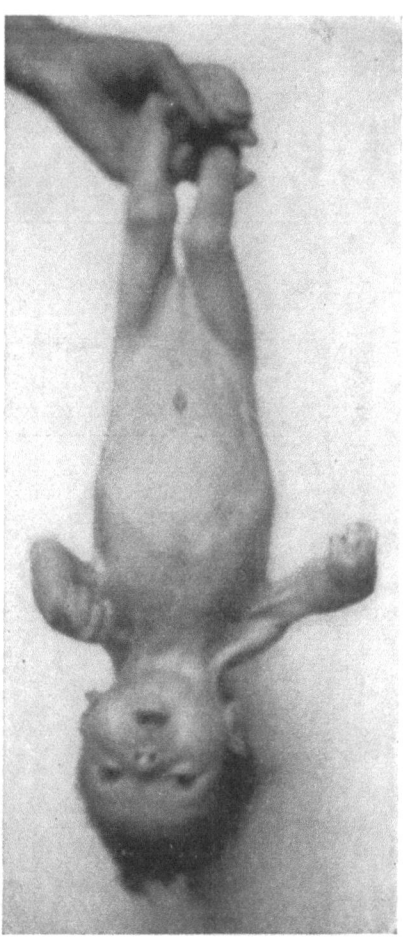

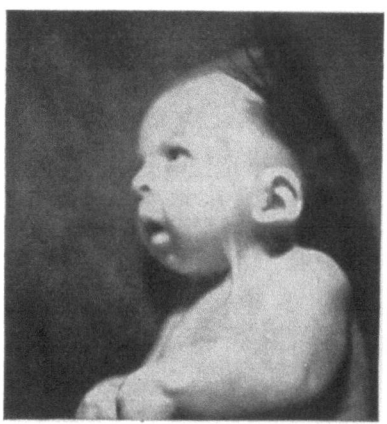

Abb. 133. Pterygien am Hals.

Abb. 134. Pterygien am Hals, am Oberarm und Ellenbogen, links Klumpfuß.

Coracoidapophyse der gleichen Seite, das zweite geht vom Ohrläppchen aus und endet ebenfalls in der Gegend der Coracoidapophyse.

Schwimmhautbildungen trifft man auch in der Achselgegend, am Ellenbogen, in der Inguinalgegend und in der Kniekehle.

In der Achselgegend auf beiden Seiten trifft man symmetrische Pterygien, zwei auf jeder Seite. Das eine beginnt in der mittleren Partie des axillären Randes, des Musculus pectoralis, und geht bis zum Ellenbogen hinab. Das zweite entspringt am Rande des großen Rückenmuskels und endet auf der Hinterseite des Armes wie ein rudimentärer Flügel. In der Ellenbeuge sowie in

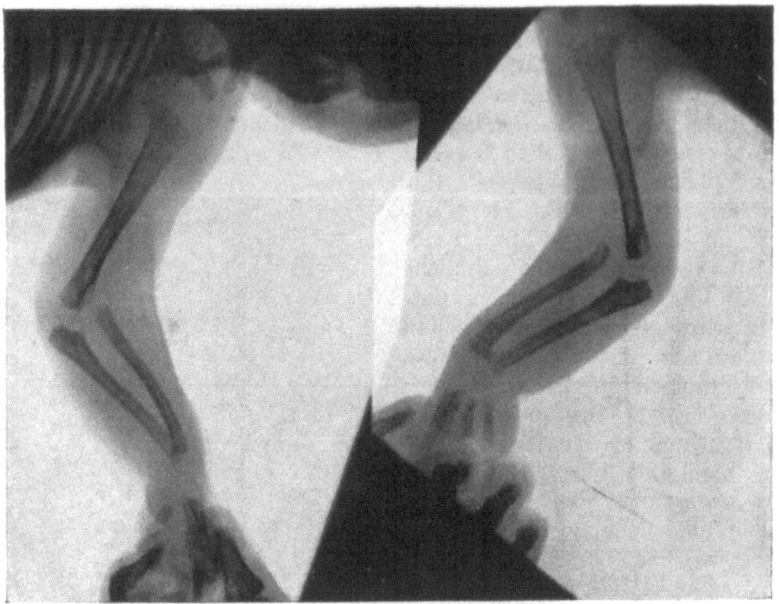

Abb. 135. Subluxation des Radiusköpfchens. Weite Distanz zwischen Ulna und Radius.

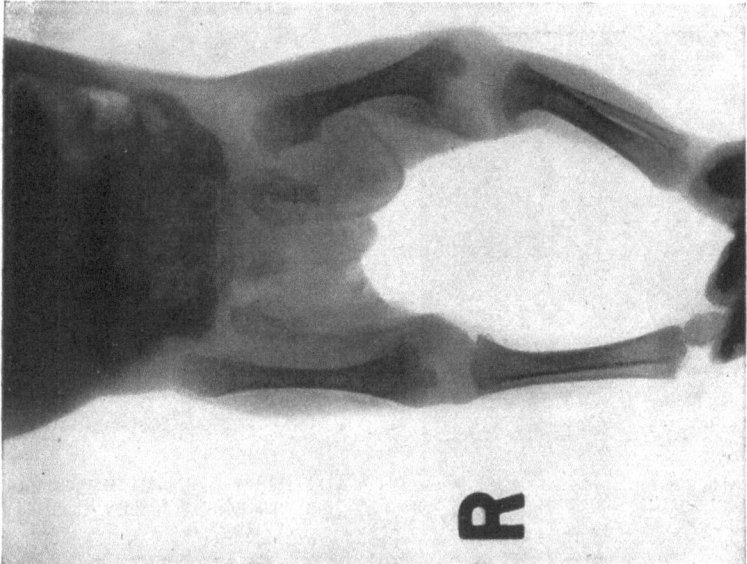

Abb. 136. Luxatio coxae rechts.

der Kniekehle trifft man rudimentäre Pterygien. Eine abnorme Hautfalte findet sich auch in der linken Inguinalgegend, sie entspringt etwas unterhalb der Spina iliaca superior und endet auf der Vorderseite der Hüfte, ungefähr in der Mitte.

Diese Schwimmhautbildungen bedingen Stellungsanomalien der Extremitäten. Die Arme sind halb flektiert, der Vorderarm gegen den Oberarm gebogen, die Hand ist gegen den Vorderarm flektiert, die Hände sind geschlossen, die Finger über den Daumen zurückgebogen.

Auch an den unteren Extremitäten findet man denselben Zustand der Semiflexion. Die Hüfte ist leicht gegen das Abdomen gebogen, der Unterschenkel
findet sich in Semiflexion zum Oberschenkel.

In der Perinealgegend ist die Haut sehr weit (Cutis laxa) und bildet hier
zahlreiche Falten.

Die Semiflexionsstellung der Glieder wird durch die Schwimmhautbildung
bedingt, aber es gelingt, die Glieder zu strecken, wobei man eine Vermehrung
des Tonus und eine leichte Hypertrophie der Beugemuskeln feststellen kann.

Die Finger sind lang, fein wie bei einer Arachnodactylie, ebenso sind die
großen Zehen lang. Die Zehennägel zeigen eine Dystrophie in Form von Löffelnägeln, Koilonychie.

Die Brustwarzen sind deutlich hypoplastisch, ganz flach und bilden schlitz-
förmige Hohlwarzen.

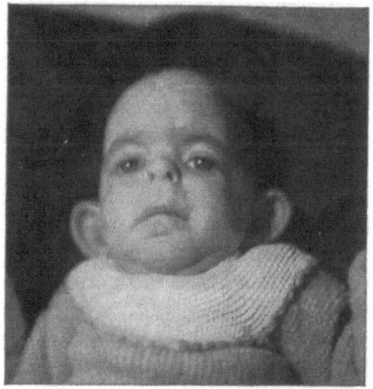
Abb. 137. Clowngesicht mit Fledermausohren.

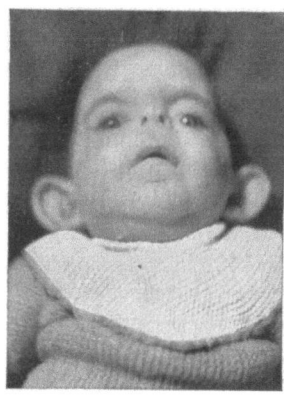
Abb. 138. Hypertelorismus.

Die Clitoris ist sehr stark entwickelt, die großen Schamlippen sind geschwollen, so daß ein Bild entsteht, das an einen maskulinen Pseudohermaphrodi-
tismus erinnert.

Es besteht eine rechtseitige Hüftgelenksluxation und ein Klumpfuß auf derselben Seite.

Röntgenbilder: Schädel: Dünne Schädelkapsel, sonst normaler Schädel-
befund.

Wirbelsäule: Links-Skoliose, Platyspondylie der Lendenwirbelsäule. Vordere
Rippenenden becherförmig.

An den Vorderarmen breite Distanz zwischen Ulna und Radius mit Sub-
luxationsstellung des Radiusköpfchens nach oben, Arachnodactylie der Hand.

Beine: Luxatio coxae rechts, distale Epiphysen des Femur und proximale
der Tibia deutlich pilzförmig.

Zusammenfassend können wir sagen, daß wir es hier wieder mit einer klassischen Form des Status BONNEVIE-ULLRICH zu tun haben. Wir können die
Symptome einteilen:

1. In solche, welche wahrscheinlich direkt Folgen der abnormen Liquorsekretion bzw. Spuren der Liquorblasen darstellen.

a) Sehr ausgedehnte Pterygienbildung am Hals und am Rumpf zu den
Extremitäten.

b) Cutis laxa am Hals und besonders auch am Gesäß.

c) Semiflexionsstellung der Arme und Beine infolge der Schwimmhautbildung, abnorme Stellung der Hände, Klumpfuß rechts und rechtsseitige Hüftgelenksluxation.

d) Hypertelorismus und Epikanthus.

e) Tiefer Ansatz der Ohrmuscheln und des verengten Gehörgangs.

f) Hypoplasie der Mandibel.

g) Palatum ogivale und Wolfsrachen.

h) Subluxation des Radiusköpfchens.

i) Pilzförmige Deformation der Epiphysen am unteren Ende des Femurs und oberen Ende der Tibia.

k) Nageldystrophie im Sinne der Koilonychie an den Zehennägeln.

2. Assoziierte Mißbildungen:

a) Arachnodactylie.

b) Subluxation des Radiusköpfchens.

c) Rechtsseitige Hüftgelenksluxation.

d) Rechtsseitiger Klumpfuß.

Nach dem Gesetz der Duplizität der Fälle kann ich heute noch einen zweiten Fall vorstellen, der uns ganz besonders durch seine Gesichtsbildung und seine Fledermausohren aufgefallen ist.

Das fünf Monate alte Mädchen zeigt ein skurriles Clowngesicht mit seinen tiefsitzenden, weit abstehenden, sehr großen Ohrmuscheln, die dick und fleischig sind und ein geringes Relief zeigen. In ihrer Größe erinnern sie an Fledermausohren. Die Nasenwurzel ist eingesunken, die Augendistanz ist übernormal groß. Die Lidachsen der Augen stehen von oben innen nach unten außen (umgekehrt wie bei Mongolismus). Die Augenbrauen sind stark gewölbt und gut behaart, die Cilien auffallend lang. Kein Epikanthus. Gesichtsausdruck ältlich und etwas idiotisch. Intelligenzquotient zirka 0,7.

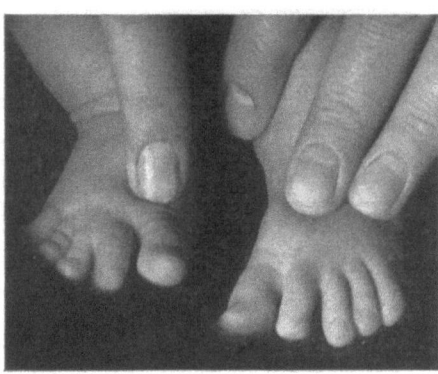

Abb. 139. Nageldystrophie(Koilonychie, Löffelnagel).

Große Fontanelle noch weit offen. Suturen am Schädel, namentlich die Stirnnaht weit klaffend. Stirn stark vorgewölbt. Schädeldecke mangelhaft verkalkt. Andeutung von Impressiones digitatae in der hinteren Scheitelgegend. Schädelbasis steil ansteigend. Sella turcica ist mit einer Länge von 5 mm und einer ebenso großen Tiefe unterdurchschnittlich und sieht nach vorn. Der Porus acusticus steht auf der Höhe des Unterrandes der Mandibula. Obere Prognatie mit offenem Biß. Schädelröntgen von vorn: Schädel nach oben etwas spitz zulaufend, kleine Keilbeinflügel steigen stark schräg an, nach oben lateral.

Nun wissen wir, daß Tiefstand der Ohren und Ohrmißbildungen auch zum Status BONNEVIE-ULLRICH gehören (ULLRICH, FUNKE). Nun haben wir die Aufgabe, nach weiteren Stigmen zu suchen, und wirklich können wir solche finden. Die Haut des Halses läßt sich in seitlichen Falten abheben (Cutis laxa), ohne daß eine eigentliche Pterygienbildung besteht.

Die Mammillen sind stark hypoplastisch ohne Pectoralis-Muskeldefekt.

Sehr hübsch läßt sich an beiden Zeigefingern eine platte Eindellung entsprechend der Einwirkung einer Liquorblase feststellen.

Die Zehennägel sind deutlich dystrophisch, abnorm klein, rudimentär.

Um die Diagnose noch weiter zu sichern, finden wir noch eine unvollständige Syndactylie der zweiten und dritten Zehe symmetrisch an beiden Füßen.

Als begleitende Mißbildung finden wir noch eine leichte Stenose im Bereich des Duodenums (Pars descendens duodeni). Die Ösophaguspassage verläuft normal, es füllt sich ein großer und ziemlich schlaffer Magen, der keine organischen Veränderungen erkennen läßt. Die Magenentleerung ist deutlich verzögert, wahrscheinlich infolge Stenose im Bereich des Duodenum descendens. Es läßt sich nämlich auf den Zielaufnahmen deutlich eine Verengung der Pars descendens des Duodenums erkennen, während sich der Pylorus und eventuell Bulbus über die stenosierte Stelle vorwölben und erweitert sind. Die Annahme einer kongenitalen Duodenalstenose ist am wahrscheinlichsten. Solche Duodenalstenose war bisher meines Wissens beim Status BONNEVIE-ULLRICH noch nie nachgewiesen worden.

Erblichkeitsverhältnisse. Bei dem zuletzt vorgestellten Fall schreibt uns der einweisende Arzt, Herr Dr. K. MEIER, Solothurn, mein früherer Assistent: „Väterlicherseits besteht Consanguinität der Großeltern und der Urgroßeltern. Der Vater zeigt eine ähnliche Gesichtsbildung mit abstehenden Ohren, eine Tante väterlicherseits den gleichen idiotischen Gesichtsausdruck mit großen abstehenden Ohren.“

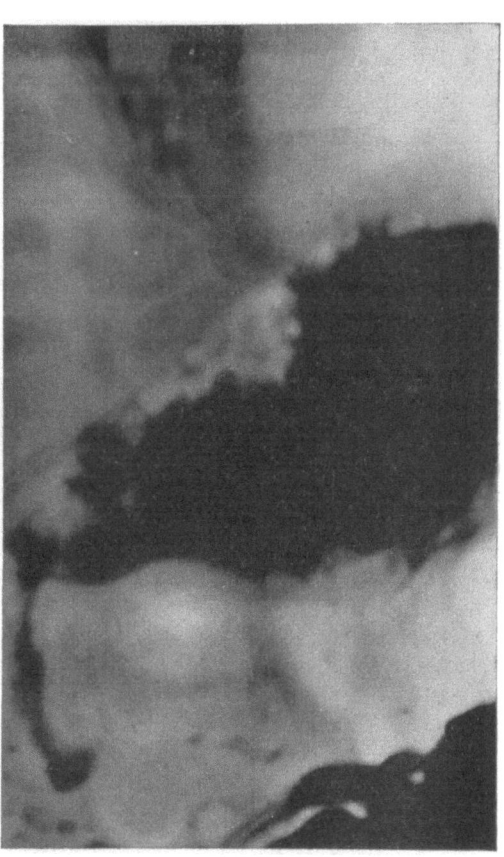

Abb. 140. Duodenalstenose.

Die Duodenalstenose äußerte sich klinisch in Trinkschwierigkeiten seit der Geburt, öfteres Erbrechen, das manchmal spastisch ist, manchmal aber würgt das Kind die Nahrung langsam heraus.

Fünf Tage nach der Geburt Morbus haemorrhagicus neonatorum mit Blutbrechen und Melaena. Auf Synkavit rasche Besserung. Geburtsgewicht 2000 g. Abnahme bis 1800 g. Ernährung mit Muttermilch. Stetige, aber ungenügende Gewichtszunahme zirka 10 g pro die. Schon sehr früh Erbrochen, zwar täglich ein- bis zweimal, zum Teil spastisch, dann aber auch wieder mehr atonisch. ROSSI und HANHART nehmen auf Grund von Beobachtungen an zwei Sippen, in denen das Syndrom BONNEVIE-ULLRICH familiär vorkam, ein wahrscheinlich fakultativ dominantes Erbleiden an. Unsere letzte Beobachtung dürfte in gleichem Sinne sprechen.

Zum Schluß wollen wir versuchen, die reiche Symptomatologie des Status BONNEVIE-ULLRICH in folgender Weise zu zergliedern:

1. Anomalien der Haut und der Anhangsgebilde, welche wahrscheinlich direkte Folgen der abnormen Liquorsekretion durch die Nackenlücke sind, bzw. Spuren darstellen, welche die Liquorblasen hinterlassen haben.

a) Abnorme Falten und Wülste im Nacken.

b) Cutis laxa am Hals und auch am Gesäß.

c) Ausgedehnte Pterygienbildung am Hals, am Rumpf zu den Extremitäten, Schwimmhautbildungen zwischen Fingern und Zehen.

d) Eindellungen an den Nasenspitzen, an den Finger- und Zehennägeln, Koilonychie und andere Nageldystrophien.

e) Lymphangiektatische Ödeme an Händen und Füßen, eventuell auch an anderen Körperstellen.

f) Beweglichkeitsdefekte im Hirnnervengebiet. Angeborene Ptosis.

g) Muskeldefekte (Pectoralis).

h) Mammillenhypoplasie, selten Hyperthelie.

2 Skeletanomalien:

a) Kleinwuchs.

b) Anomalien des Schädelbaues, Hypertelorismus mit Schrägstellung der Lidachsen von oben innen nach unten außen, mit oder ohne Epikanthus, klaffende Fontanellen und Nähte, vermehrte Impressiones digitatae.

c) Steilstellung der Schädelbasis mit Tieflagerung des äußeren Gehörganges und tiefem Ansatz der oft mißbildeten Ohrmuscheln.

d) Oberer Prognathismus mit Hypoplasie der Mandibel.

e) Palatum ogivale, eventuell mit Palatum fissum.

f) Pilzförmige Deformation der Epiphysen.

g) Subluxation des Radiusköpfchens.

h) Hüftgelenksluxation.

i) Klumpfuß.

k) Arachnodactylie.

l) Trichterbrust.

3. Weitere Anomalien:

a) Geistige Unterentwicklung, vereinzelt mongoloide Idiotie.

b) Hasenscharte.

c) Hypospadie.

d) Vitium cordis.

e) Situs inversus.

f) Duodenalstenose.

g) Nabelbruch.

115. Vorlesung.

Die Chondrodystrophie.

Es handelt sich um eine allgemeine generalisierte symmetrische Erkrankung des Skelets, bei welcher die endochondrale Osteogenese verzögert ist und früh aufhört, die periostale Osteogenese ist dagegen nicht beteiligt. Die Folgen dieser endochondralen Wachstumsstörung äußern sich in einem disproportionierten Zwergwuchs.

Die charakteristischen Zeichen der Chondrodystrophie sind:

1. *Zwergwuchs* infolge der Wachstumsstörung des Knorpels, die sich ganz besonders an den Röhrenknochen der Extremitäten geltend macht, so daß diese verkürzt und oft verbogen werden. Im Gegensatz zum hypophysären Zwergwuchs springt ein Mißverhältnis zwischen der starken Entwicklung des Kopfes und Rumpfes zu dem Minderwuchs der Extremitäten in die Augen.

2. *Makrocephalie.* Der Kopf ist auffallend groß. Stirn- und Scheitelhöcker springen stark vor, so daß bei Betrachtung von vorn die Schläfenlinien nach oben auseinanderstreben. Die Nase ist kurz, die Nasenwurzel eingezogen (Sattelnase), die Gesichtszüge sind plump, die große Fontanelle schließt sich spät.

3. Der *Rumpf* zeigt normale Länge. Die Wirbelsäule hat eine ausgesprochen lordotische Haltung, namentlich springt das Sakrum fast rechtwinklig nach hinten vor, so daß das Gesäß stark prominiert. Diese Haltung ist für die Chondrodystrophie außerordentlich charakteristisch.

In einem von meiner Assistentin, Frl. Dr. SCHÖNHOLZER, eingehend beschriebenen Fall fand sich im Gegensatz dazu eine sehr deutliche dorsolumbale Kyphose infolge von Keilwirbelbildung. Ein erhöhter Amniondruck hat sich besonders in der Lumbalgegend ausgewirkt und zu einer keilförmigen Deformierung der Wirbelkörper von Th XII und Lumbalis I geführt, so daß ein stark

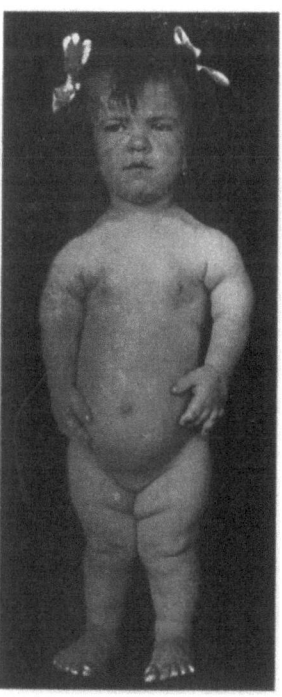
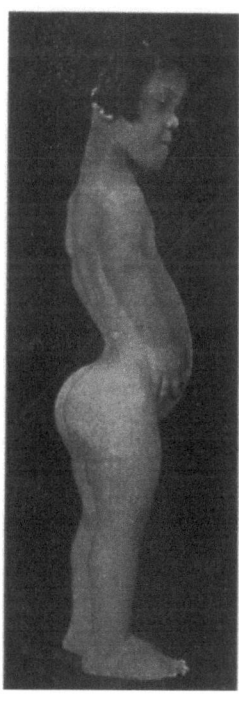

Abb. 141.   Typische   Chondrodystrophie.

Abb. 142. Typische Chondrodystrophie. Lordose.

nach hinten vorspringender, im Gegensatz zum spitzwinkligen tuberkulösen abgerundeter Gibbus, entstanden ist.

4. Mit dem normal langen Rumpf kontrastiert auffallend die Kürze der Extremitäten, d. h. die *Mikromelie.* Die Arme reichen oft nur bis zum Trochanter, der Ellenbogen kann häufig nicht ganz gestreckt werden. Die Verkürzung betrifft die proximalen Gliedabschnitte stärker als die distalen. Humerus und Femur sind kürzer als Vorderarme und Unterschenkel. PIERRE MARIE hat deshalb von einer *Mikromelie rhizomélique* gesprochen, d. h. die Gliedsegmente verkürzen sich um so mehr, je mehr man sich der Wurzel der Gliedmaßen nähert. Die Beine zeigen häufig X-Fußstellung und abnorme Faltenbildungen an den Oberschenkeln. Solch abnorme Hautfalten werden an den kurzen Oberarmen beobachtet.

5. Die *Hände* zeigen die geringste Wachstumsbehinderung, sie sind fleischig, massiv. Charakteristisch sind die Isodactylie, die ungefähr gleiche Länge der Finger II bis V und die Dreizackstellung der Finger.

Die Füße sind ebenfalls verhältnismäßig lang, von fleischiger Haut bedeckt. Plattfußbildung ist nicht selten.

Die Muskulatur der Chondrodystrophiker ist besonders an den Gliedern sehr kräftig entwickelt, so daß diese Zwerge wie Athleten aussehen. Sie sind stark und geschickt.

Die Geschlechtsorgane entwickeln sich normal, ja, nach der Pubertät soll sogar ein gewisser Hypergenitalismus somatisch und psychisch zum Vorschein kommen. Das chondrodystrophische Becken bildet ein schweres Geburtshindernis.

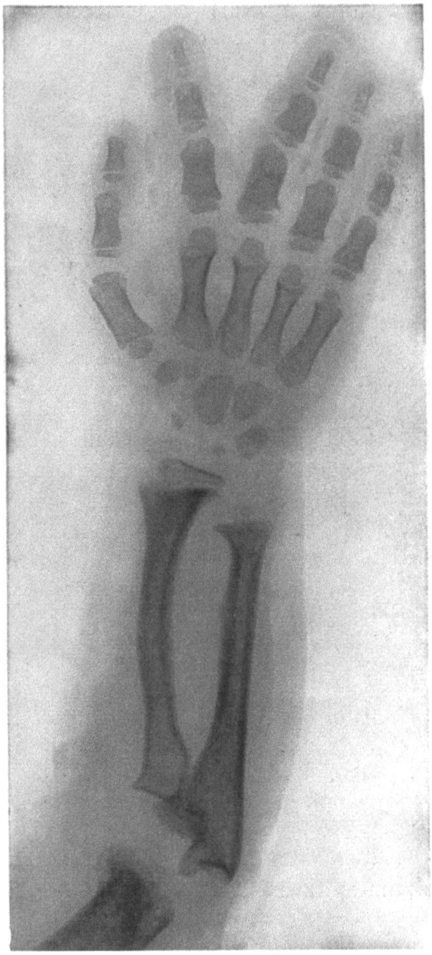

Die Intelligenz ist meist recht gut. Die Chondrodystrophiker sind lebhaft, zu Witzen geneigt, euphorisch, manchmal angriffslustig und bösartig (Hofnarren, Clowns usw.).

Viele chondrodystrophische Föten gehen schon intrauterin zugrunde. Im ersten Lebensjahr zeigen manche noch eine herabgesetzte Resistenz, später erfreuen sie sich eines guten Allgemeinzustandes und können alt werden.

Röntgenbilder: Charakteristisch sind die kurzen, plumpen Knochen mit starker Entwicklung der Corticalis, wobei aber die Markkanäle gut erhalten bleiben. Besonders stark verkürzt sind Humerus und Femur. Die Enden der Röhrenknochen laden meistens breit aus. Die Epiphysenplatten sind glatt oder nur leicht unregelmäßig. Am distalen Ende des Femurs und am proximalen Ende der Tibia sind die Epiphysenkerne oft teilweise im Schaft begraben, wegen eines übermäßigen Randwachstums um die Schaftenden. Die Fibula artikuliert oft nicht am Tibiofibulargelenk, sondern direkt am Kniegelenk. Recht typisch ist das pilzartige Vortreten des unteren Diaphysenendes in Form eines epiphysären Knochensporns, der meist nur auf einer Seite besonders stark vorspringt. Die Metaphysen der Metakarpen und Metatarsen sind meistens aufgetrieben und becherförmig ausgehöhlt. Die an der Knochenknorpelgrenze der Rippen vorhandenen rosenkranzähnlichen Auftreibungen unterscheiden sich röntgenologisch durch die scharfe Zeichnung der präparatorischen Verkalkungszone grundsätzlich von denen der Rachitis. Dadurch, daß das Knorpelwachstum ungleichmäßig erfolgt, können Verkrümmungen der Knochen entstehen, die mit Rachitis verwechselt werden könnten. Es zeigen sich aber niemals Zeichen einer gestörten Verkalkung, außer es läge dann eine Kombination mit echter Rachitis vor. Die seitliche

Abb. 143. Typische Chondrodystrophie. Röntgen: Vorderarm und Hand.

Schädelaufnahme zeigt eine auffällige Verkürzung und Steilstellung der Schädelbasis infolge Wachstumshemmung am Os tribasilare. Dies führt zur Einziehung der Nasenwurzel und einer übertriebenen Wölbung des Stirnbeines. Auch die Sella habe ich gelegentlich verkleinert gefunden. Die Schädelknochen können hyperplastisch-sklerotisch sein (Osteosklerosis congenita).

Es gibt auch abortive Formen der Chondrodystrophie, bei denen die Wachstumsstörung sich auf einzelne Knochen oder sogar nur auf eine Körperseite beschränken kann. Es kommen ferner Kombinationsformen vor, Chondrodystrophie mit Rachitis, mit Myxödem, mit Mongolismus.

Nach KAUFMANN besteht das *Wesen der Chondrodystrophie* in einer mangelhaften Knorpelwucherung und einem frühzeitigen Aufhören der endochondralen Ossifikation. Er unterscheidet drei Formen der Chondrodystrophie, je nachdem der zur Bildung der Knorpel-Zellsäulen ungeeignete Knorpel sonst keine nachweisbaren Veränderungen bietet (Chondrodystrophia hypoplastica) oder erweicht ist (Chondrodystrophia malacica) oder zwar normale Härte zeigt, aber in übertriebener, undisziplinierter Weise wuchert, so daß sich dicke, breite, pilzartige Wucherungen an den Schaftenden der kurzen Diaphysen ausbilden. Die Ossifikationszentren der Epiphysen sind dagegen klein und glatt, im Gegensatz zu den tuftartigen Auswüchsen der Schaftenden. Es entsteht so das Bild der *Chondrodystrophia hyperplastica*. Im gleichen Skelet können bei Kindern die verschiedenen Formen vorkommen. Die mittlere Knorpelpartie kann sich in den Diaphysenschaft einsenken. Die enchondrale Knochenbildung stockt namentlich in den zentralen Partien, während sie peripher wohl infolge günstigerer Ernährungsverhältnisse besser in Gang kommt.

Histologisch erscheinen die Knorpelzellen auch morphologisch krank, sie sind stark blasig aufgetrieben. Charakteristisch ist ferner ein quer oder schräg in die Verknöcherungszone eingelagertes, sehr gefäßreiches fibröses Band, welches den ruhenden Epiphysenknorpel vom proliferierenden trennt. Ich fasse diese Erscheinung als ein Kompensationsbestreben des Organismus auf, um den kranken zentralen Knorpelzellen durch bessere Ernährung zu Hilfe zu kommen. In der Tat sieht man dort, wo diese Gefäße hingelangen, etwas bessere Knorpelzellwucherung, sonst bleiben die Knorpelzellen oft ohne jede Ordnung zerstreut in einem fibrösen Knorpelgrundgewebe. Die Bildung von Knorpelzellsäulen ist stümperhaft oder fehlt fast ganz. Im Gegensatz zu dieser Störung der Knorpelwucherung und endochondralen Ossifikation vollzieht sich die periostale Knochenneubildung in normaler Weise, ja, sie ist sogar gelegentlich bis zur Sklerose gesteigert.

Die *Ätiologie* der Chondrodystrophie ist noch ungeklärt. Vieles spricht für die Lehre, welche die Chondrodystrophie auf eine Druckerhöhung durch ein abnorm enges Amnion zurückführt (FRANQUÉ, MURK JANSEN, DUKEN). Diese Druckwirkung macht sich offenbar in einer frühembryonalen Periode geltend (zweiter Embryonalmonat), wo der Knorpel in Bildung und lebhaftem Wachstum begriffen ist. Der erhöhte Amnionvliesdruck wirkt offenbar nicht nur mechanisch, sondern vor allem auch durch Ischämie, so daß es zu einer Ernährungsstörung der Knorpelzellen kommt, von der sie sich nicht mehr erholen können. Der Fall von SCHÖNHOLZER aus unserer Klinik mit der dorsolumbalen Kyphose paßt auch in diesen Rahmen. Die Dorsolumbalgegend bietet dem erhöhten Amniondruck einen mechanischen Locus minoris resistentiae und führt anderseits durch Ischämie zu einer Verkümmerung der vorderen Halswirbelanlage an der Stelle der größten Drucksteigerung. Die sicher gestellte, zum Teil dominante, zum Teil rezessive Erblichkeit der Chondrodystrophie spricht nicht unbedingt gegen diese Theorie. Die Vererbung könnte sich sehr gut auch nur in der Neigung der Frucht, ein zu enges Amnion zu entwickeln, äußern. Bei unserem Kind fiel der Mutter auf, wie außerordent-

lich wenig Fruchtwasser bei der Geburt abging. Geschwisterfälle von Chondrodystrophie haben wir wiederholt beobachtet.

Auffällig ist das Vorkommen von Strumen, insbesondere auch von Hyper-
thyreoidismus bei den Müttern chondrodystrophischer Kinder.

Bei der Chondrodystrophie selber liegen keine Anhaltspunkte für eine Störung
der inneren Sekretion vor. Eine Behandlung mit Hormonen erscheint deshalb aussichtslos.

Die Chondrodystrophie kann verwechselt werden mit Rachitis infolge des
großen Schädels und der lange offenbleibenden großen Fontanelle, infolge der
Knochenverkrümmungen, welche auch bei der Chondrodystrophie vorkommen.
Doch fehlt an den distalen Enden der langen Röhrenknochen die Becherbildung.
Die präparatorische Verkalkungszone ist gut entwickelt.

Die sulzige Haut könnte zur Fehldiagnose eines Myxödems führen. Dagegen
spricht jedoch ebenso wie gegen Kretinismus der disproportionale Zwergwuchs
sowie das Vorhandensein einer guten Intelligenz.

Leicht ist auch die Abtrennung gegen den Mongolismus mit seiner Schrägstellung der Lidspalten, der Brachycephalie, der häufigen Vierfingerfurche und
den schweren Intelligenzdefekten.

Eine spezifische Behandlung der Chondrodystrophie ist unbekannt. Mein
Lehrer STOOSS hat Thymuspräparate verwendet (Thymus-glands Parke Davis,
Glanthymin). Hypophysenvorderlappenpräparate sind zu versuchen, wenn sich
röntgenologisch eine abnorm kleine Sella nachweisen läßt.

116. Vorlesung.

Osteogenesis imperfecta (Typus Vrolik) und Osteopsathyrosis idiopathica (Typus Lobstein).

Die Osteogenesis imperfecta Typus Vrolik ist eine fötale Erkrankung, welche
das weibliche Geschlecht bevorzugt. Charakteristisch ist eine Mikromelie, welche
auch unabhängig von Frakturen nachzuweisen ist. Diese Mikromelie oder Kurz-
gliedrigkeit erinnert an die chondrodystrophische Form, unterscheidet sich aber
von ihr dadurch, daß Hände und Füße normale Proportionen aufweisen. Die
Neugeborenen kommen mit abnorm kurzen und deformierten Gliedern zur
Welt. Die sehr reichliche Haut der stummelförmigen Glieder ist in mehrere
abnorme, quere, grobe Falten gelegt. Die langen Röhrenknochen sind kurz,
plump verdickt, weich und biegsam. Die meisten Frakturen sind schon geheilt
unter Verkürzung, Stauchung und Callusbildung. Der Schädel ist gewöhnlich
groß, das Gesicht eher klein. Charakteristisch ist der Palpationsbefund der
Knochen des Hirnschädels. Man hat das Gefühl, wie wenn der Schädel aus
federnder Pappe oder aus Gummi bestände. Er läßt sich fast überall leicht
eindrücken und man findet nur einzelne kleine Inseln von hartem Knochen in
den weichen Gummiball eingelagert. Fontanellen und Nähte sind abnorm weit.

Die Scleren zeigen eine auffallend blaue Verfärbung. Diese ist darauf zurückzuführen, daß die Scleren transparenter sind als normal. Das schwarze Pigment
der Retina erscheint infolge Beugung durch die fibröse Membran hindurch
blau. Ähnliches beobachtet man auch bei den Tätowierungen, bei denen die
chinesische Tusche aus der Tiefe der Cutis ebenfalls bläulich durchschimmert.
Auch die mit dunklem Blut gefüllten Venen erscheinen uns, durch die Haut
betrachtet, blau.

Im Röntgenbild sehen wir z. B. an den Röhrenknochen der Vorderarme, aber auch an den verbogenen Rippen, zahlreiche quere Schattenbänder, so daß der Knochen eine schachtelhalmartige Struktur besitzt. Die Kortikalis ist äußerst dünn. Eine Spongiosastruktur ist nicht wahrzunehmen.

Nach der histologischen Untersuchung liegt eine ungenügende Leistung der Osteoblasten in der Bildung von Knochensubstanz vor. Die Knochenkörperchen sind außerordentlich zahlreich, liegen abnorm dicht beieinander, immer nur durch abnorm schmale Spangen voneinander getrennt. Die Verkalkung des Knochens ist dabei eine normale. Die lakunäre Resorption ist nicht gesteigert. Die Osteogenesis ist nach WINKELMANN imperfekt, d. h. sie bleibt in den An-

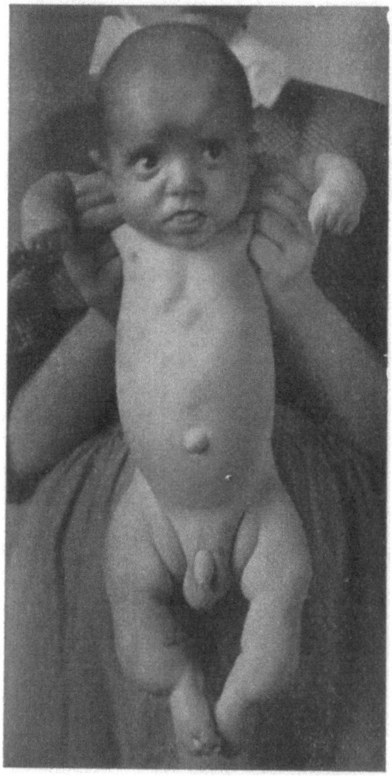

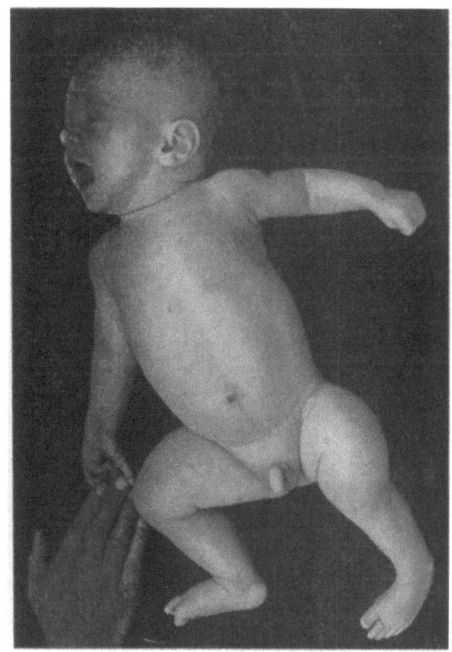

Abb. 144. Osteogenesis imperfecta Typus VROLIK.

Abb. 145. Osteopsathyrosis idiopathica Typus LOBSTEIN beim Neugeborenen.

fängen der Knochenbälkchenbildung stecken. K. H. BAUER hat darauf hingewiesen, daß die Mikromelie mit enchondralen Ossifikationsstörungen zusammenhänge, eine reine periostale Appositionsstörung besteht somit nicht.

Nun zeige ich einen Säugling im Alter von einem Monat. Er ist in gutem Ernährungszustand. Die Körperproportionen erscheinen vollkommen normal, es fehlt jede Andeutung von Mikromelie. Körperlänge 55 cm, Gewicht 3650 g. Andeutung von Turmschädel. Die Schädelknochen sind sehr weich, elastisch wie dünne Pappe, dem Fingerdruck nachgebend, besonders an den Frontalknochen, an der Schädelkuppe und am Hinterkopf. Große Fontanelle 2,5 : 3 cm, eher etwas eingesunken. Rippen etwas weich. Extremitäten: Epiphysen nicht verdickt. Im unteren Drittel des linken Oberarmes druckschmerzhafte starke Verbiegung mit falscher Beweglichkeit und Krepitation. Deutliche Verdickung des

Knochens und der Weichteile in der Mitte des linken Unterschenkels. Die
Scleren zeigen eine deutliche bläuliche Verfärbung. Es sind nun noch weitere
Spontanfrakturen am rechten Humerus, am linken und rechten Oberschenkel
festzustellen, die kurz nacheinander aufgetreten sind.

Die Röntgenbilder zeigen normal lange, grazil gebaute Knochen. Dieser Bau
läßt sich besonders schön auch an den Rippen nachweisen. Die Knochen sind
glashell durchsichtig, lassen keine spongiöse Struktur erkennen. Die Kortikalis

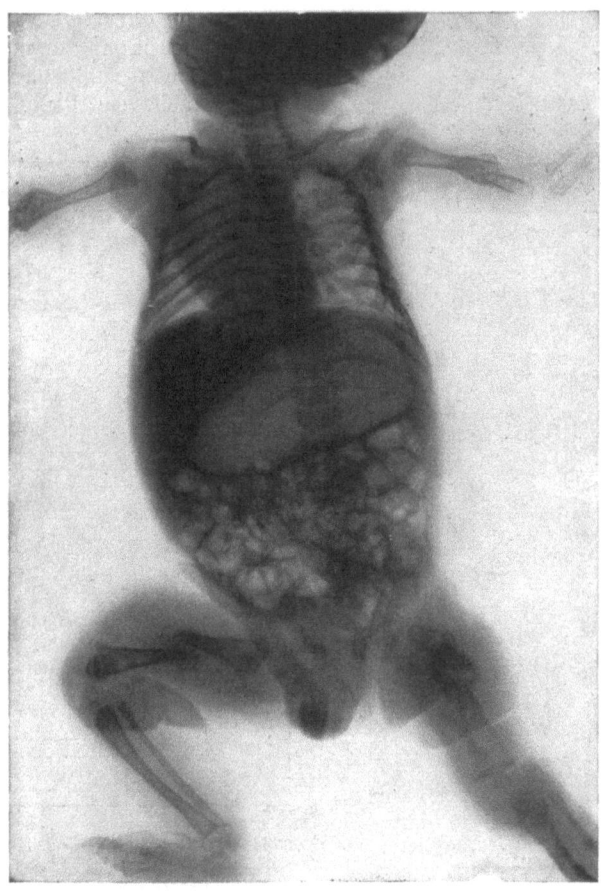

Abb. 146. Osteopsathyrosis Typus LOBSTEIN (Röntgen).

ist außerordentlich dünn, die Frakturen sind nicht quer wie bei der Osteo-
genesis imperfecta, sondern schräg, die Frakturränder laufen schnabelförmig zu.
Solche Frakturen sieht man an der linken Clavicula, am rechten und linken
Humerus, an verschiedenen Rippen, am rechten und linken Femur, an der
linken Tibia mit Verbiegung, an der linken Fibula „fracture en bois vert". Die
Fibula erscheint wie ein dünner Bleistift.

Dieser Fall ist außerordentlich interessant, weil die Knochenbrüchigkeit
schon früh nach der Geburt aufgetreten ist, so daß wir eigentlich nicht von einer
Osteogenesis imperfecta tarda sprechen können. Im Gegensatz zur Osteogenesis
imperfecta Typus VROLIK haben wir keine Mikromelie, die Körperproportionen

sind durchaus normal, die Knochen sind sehr grazil und brauchen trotz der Frakturen durchaus nicht im Wachstum zurückzubleiben. Die Knochen sind nicht biegsam, sondern spröde wie Glas. Man kann deshalb von Glaskindern sprechen, die Knochen haben, die so leicht brechen wie Glas. Ein ganz geringes Trauma, z. B. nur beim Drehen im Bett, einer hastigen Bewegung, beim bloßen Anfassen, genügt, um diese Glasknochen zu brechen. Selten zeigen sich die ersten Knochenbrüche bei der Osteo-

psathyrosis Typus Lobstein, welche wir hier vor uns haben, schon zur Zeit der Geburt oder kurz danach, wie in unserem Fall. Gewöhnlich treten sie im zweiten Lebensjahr auf, wenn die Kinder Gehen lernen und dabei noch öfters zu Fall kommen. Aber auch noch später, erst im siebenten bis elften Lebensjahr, selten erst in der Pubertät, kann die große Tendenz zu Knochenbrüchen manifest werden. Die Frakturen erfolgen oft subperiostal und können sich ohne wesentliche Formveränderungen wieder konsolidieren. In unserem Fall sehen wir an den Röhrenknochen vollständige schnabelförmige Frakturen mit Dislokation der Fragmente mit rascher und starker Callusbildung.

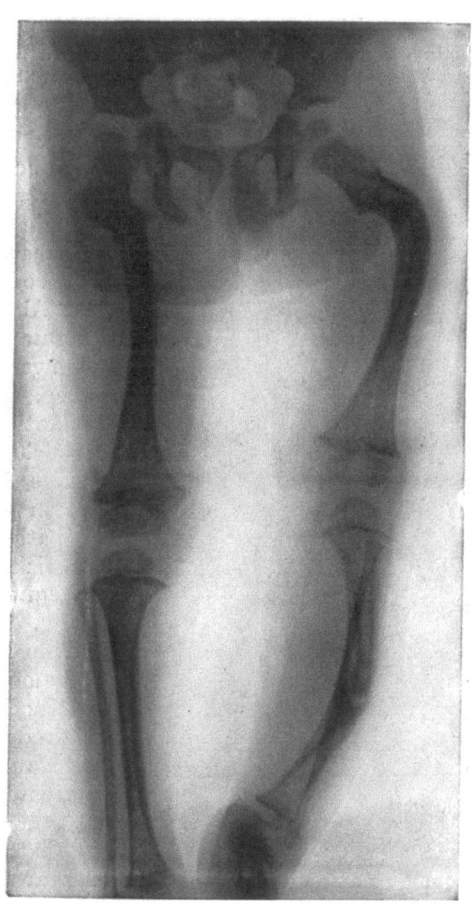

    Am Schädel findet sich nicht selten ein Caput natiforme. Die Schädelknochen sind weich, elastisch, geben dem Fingerdruck nach wie ein Gummiball, nur stellenweise zeigen sich Einlagerungen von hartem Knochen.

    Charakteristisch für die Osteopsathyrose ist die Koppelung der *Knochenbrüchigkeit* mit zwei anderen Symptomen, *blauen Scleren* und *Schwerhörigkeit (Otosklerose)*. Diese drei Symptome, Osteopsathyrosis, blaue Scleren und Schwerhörigkeit, werden auch als *Syndrom*

Abb. 147. Derselbe Fall im Alter von 3 Jahren. Hirtenstabförmige Verbiegung.

van der Hoeve bezeichnet. Es handelt sich um ein Erbleiden mit dominantem Erbgang, wobei sich nicht so selten einzelne Gene aus der Symptomentrias isoliert vererben können, z. B. können Kinder aus solchen Familien nur blaue Scleren oder nur Schwerhörigkeit ohne Osteopsathyrose erben.

    Die *Diagnose* der Osteopsathyrose Typus Lobstein ist leicht zu stellen auf Grund des Auftretens der spontanen und außerordentlich zahlreichen Frakturen (10, ja sogar 40 bis 60 sind beobachtet worden) mit starker Callusbildung, blauen Scleren, der Schwerhörigkeit der Adolescenten. Von großem Wert ist die systematische Untersuchung des Skelets mit Hilfe der Röntgenstrahlen. Differentialdiagnostisch kommen vor allem in Betracht symptomatische Osteopsathyrosen bei **Rachitis**. Bei letzterer Krankheit treten meist Frakturen „en bois vert" auf, bei starken Auftreibungen der Epiphysen mit Becherform und Deformierung der Knochen in der Epiphysengegend. Ferner kommt in Betracht die Knochenbrüchigkeit beim **Skorbut**, sie ist hier verbunden mit hämorrhagischer Diathese, Zahnfleischblutungen und charakteristischer Ernährungsanamnese.

Sind nun Osteogenesis imperfecta Typus Vrolik und die idiopathische Osteopsathyrose Typus Lobstein wirklich ein und dieselbe Krankheit, wie die Mehrzahl der Autoren heute immer noch annimmt?

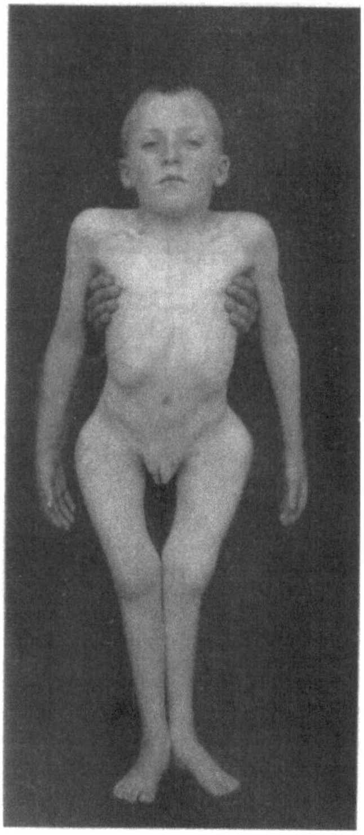

Abb. 148. Osteopsathyrose beim älteren Kind.

Gewiß haben die beiden Leiden gemeinsame Züge, wie die Knochenbrüchigkeit und die blauen Scleren. Das letztere Symptom müssen wir jedoch bei jungen Säuglingen vorsichtig bewerten, da es auch normalerweise vorkommen kann.

Das wichtigste Argument für die Identität der beiden Leiden ist wohl dasjenige von LOOSER: die nahezu identischen histologischen Befunde bei Osteogenesis imperfecta und bei Osteopsathyrosis. Aber wir müssen bekennen, daß die zuerst nur so spärlichen histologischen Untersuchungen uns nur statische Momentbilder geben können. Die Unterschiede in der Dynamik der Ossifikation herauszuarbeiten, ist ihnen offenbar noch nicht gelungen, denn es müssen hier doch wohl wichtige Unterschiede vorliegen. M. VOEGELIN lehnt in einer neuesten Arbeit auch auf Grund des pathologisch-anatomischen Befundes eine Identifizierung beider Krankheitsbilder ab und anerkennt rückhaltlos meine dualistische Auffassung.

Beim Typus Vrolik haben wir den Eindruck, daß besonders das Gen für das Längenwachstum der Knochen betroffen ist, so daß es zu einer chondrodystrophieähnlichen Mikromelie kommt, welche auch unabhängig von den Frakturen nachzuweisen ist, wie selbst RUDOLPH, der sich neuerdings für die Identität der beiden Typen eingesetzt hat, zugeben muß. Beim Typus Lobstein scheint mehr das Gen für das Dickenwachstum der Knochen beteiligt zu sein. Die Knochen sind normal lang, aber sehr grazil. Verkürzungen sind nur auf schlecht geheilte Frakturen oder Verbiegungen der abnorm schlanken Knochen zurückzuführen. Gestört ist vor allem die periostale Apposition. Beim Typus Vrolik haben wir meist außerordentlich zahlreiche, schon intrauterin geheilte Frakturen mit verkalktem knolligem Callus, so daß der Eindruck eines Schachtelhalmes oder einer aus Knochenfragmenten zusammengesetzten Perlenkette entsteht. Bei der Osteopsathyrose haben wir frische Frakturen meist in der Mitte der Knochenschäfte mit Dislokation der schnabelförmigen Fragmentenden und mächtiger Callusbildung. Beim Typus Vrolik starke Verbiegungen der plumpen, weichen Knochen, beim Typus Lobstein hochgradige Sprödigkeit der glasartigen Knochen.

Unser Frühfall ist von prinzipieller Wichtigkeit, weil er zeigt, daß die beiden Typen von Geburt an ihre charakteristischen Züge tragen, daß sich nicht etwa aus einer milden forme fruste einer fötalen Osteogenesis imperfecta später eine Osteopsathyrose vom Typus Lobstein entwickelt. Wären die bei den Affektionen identisch, so müßten wir bedeutend mehr Übergangsfälle zwischen den beiden Typen sehen, als dies tatsächlich der Fall ist.

Die Prognose der Osteogenesis imperfecta ist eine schlechte, indem die Kinder im äußersten Fall bis jetzt ein Alter von drei bis vier Jahren erreichten. Sehr viele werden tot geboren oder sterben schon in den ersten Wochen und Monaten, meist an Bronchopneumonien. Die Prognose der Osteopsathyrose ist dagegen unvergleichlich besser. Die Kinder wachsen auf und die Neigung zu Knochenbrüchen kann sich ähnlich wie bei anderen angeborenen Diathesen nach dem 20. Jahr sehr stark mildern. Ich hatte gehofft, auch blutchemische Unterschiede zwischen den beiden Typen zu finden, doch ließen sich diese durch die neueren Untersuchungen von RUDOLPH nicht bestätigen.

Die Osteogenesis imperfecta ist nicht hereditär, nicht familiär, tritt ganz isoliert unter den Geschwistern auf, die Osteopsathyrose dagegen ist eine ausgesprochen heredo-familiäre Krankheit, die durch eine Reihe von Generationen hindurch beobachtet worden ist. Zwei Geschwister unseres Falles sollen ebenfalls schwache Knochen mit Neigung zu Frakturen haben. Auf die Koppelung mit anderen Genen, wie den blauen Scleren und der Schwerhörigkeit, und der Möglichkeit ihrer Lösung aus dem Syndrom, haben wir bereits hingewiesen.

Auf Grund dieser Argumente bezweifle ich die Identität dieser beiden Knochenleiden. Wie dem auch sei, empfiehlt es sich, diese beiden Typen nach VROLIK und LOBSTEIN klinisch scharf auseinanderzuhalten.

Für die Behandlung der Osteopsathyrose empfehlen wir eine Kombination von Vitamin C (Redoxon) mit Vitamin-D-Präparaten. Eventuell wäre auch eine Vitamin-D-Stoßtherapie zu versuchen. BREUER hat Strontium lacticum empfohlen, aufgeschwemmt in Lebertran 6,0/100, dreimal 1 Teelöffel.

117. Vorlesung.

Das sogenannte „Lawrence-Moon-Bardet-Biedlsche Syndrom".

Das zehnjährige Mädchen, das ich jetzt vorstelle, hatte ein Geburtsgewicht von 5 kg, war somit schon bei der Geburt ein fettes Riesenkind. Vor etwa einem halben Jahr erkrankte es an einer Hüftgelenkaffektion links im Sinne eines Perthes und wurde deshalb mit Extension behandelt. Es fiel die sehr starke Adipositas auf, die mit Schilddrüsentabletten ohne Erfolg behandelt wurde. Das Kind hatte an der rechten Hand einen sechsten Finger, der durch Amputation entfernt werden mußte. Das Mädchen sieht nicht scharf und es wurde ihm vom Augenarzt eine Brille verordnet. Es kommt angeblich wegen Sehschwierigkeiten in der Schule nicht recht vorwärts.

Bei der Betrachtung des Kindes fällt uns die starke *Adipositas* auf. Es hat bei einer Körperlänge von 134 cm (normal 126 cm) ein Gewicht von 42,4 kg, Vollmondgesicht mit schmalen, etwas von oben innen nach außen verlaufenden Lidspalten. Die Gesichtshaut ist auffällig gerötet. Doppelkinn. Das Fettgewebe ist am ganzen Körper hypertrophisch, aber am ausgesprochensten am Schultergürtel, an den Mammae und am Beckengürtel. Der Bauch steht besonders in der Gegend des Mons veneris infolge starker Fettansammlung vor und bildet über dem äußeren Genitale eine ziemlich tiefe Furche. Die Konsistenz des Fettgewebes ist eher etwas herabgesetzt, an den Extremitäten besser. Die Haut zeigt an den Beinen einen leicht bläulichen Beiton. Die Füße fühlen sich kühler an als normal.

Der Knochenbau ist derb, die Extremitäten sind dick und eher etwas kurz. Der Kopf ist auffallend groß, Umfang 56 cm. Gesichtszüge älter als dem Lebensalter entspricht und schlaff. Hände plump, breit, dick. Finger relativ kurz. An dem Grundgelenk des fünften Fingers rechtslateral eine kleine Narbe, von Amputation eines sechsten Fingers herrührend. Der rechte Kleinfinger steht etwas vom Ringfinger ab und ist kürzer und stärker gebogen als der linke Kleinfinger.

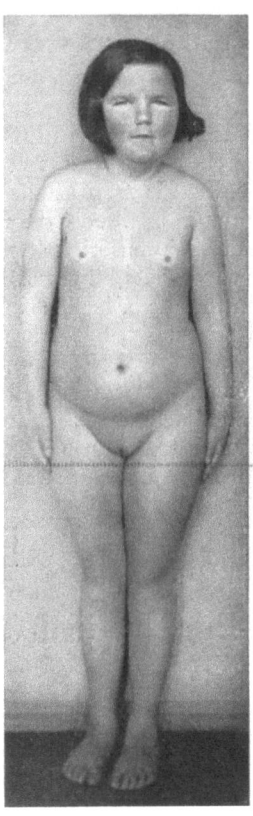

Die Beine zeigen deutliche Valgusstellung, beiderseits pes plano-valgus. Rechtes Bein in normaler Stellung keine Verkürzung. Die Abduktion ist etwas weniger stark möglich als links. Adduktion und Flexion sind unbehindert, Innen- und Außenrotation hingegen sind gegenüber der gesunden Seite deutlich eingeschränkt. Alle Bewegungen sind vollkommen schmerzlos.

Schilddrüse leicht vergrößert. Innere Organe, abgesehen von einem leisen systolischen Spitzengeräusch, o. B.

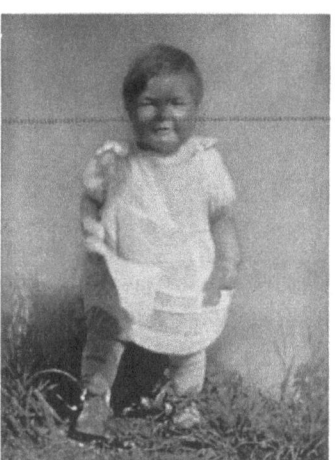

Abb. 149. LAWRENCE-BIEDL-Syndrom.   Abb. 150. Zweijährige Schwester von Patientin Abb. 149 mit gleichem Syndrom.

Blutbefund: Hämoglobin 98%, Rote 5,24 Millionen, Färbeindex 0,94, Leukocyten 10 000, Neutrophile Stabkernige 2,0, Segmentkernige 34,0, Eosinophile 5, Lymphocyten 58,0, große Monocyten 1,0%. Thrombocyten reichlich, normal. Blutsenkung: $^1/_2$ Stunde 2 mm, 1 Stunde 9 mm, 2 Stunden 20 mm, 24 Stunden 80 mm. Blut-Wassermann negativ. Blutzucker nüchtern 99 mg%. Calcium im Serum 13,2 mg%, Phosphor im Serum 5,8 mg. Gesamtcholesterin 269 mg%. Blutdruck 115/65.

Augenbefund (Universitäts-Augenklinik, Prof. GOLDMANN): Beiderseits starker Astigmatismus mit stark herabgesetzter Sehkraft an beiden Augen. Bulbi reizlos, Medien klar, Papillen blaß. Gefäße stark verengt. Hauptsächlich an der Peripherie finden sich kleine chorioretinitische Herde ohne typische Pigmentschollen, ausgeprägte Hemeralopie. Diagnose: Retinitis pigmentosa sine pigmento.

Röntgenbilder: Schädel groß, besonders in der Hinterhauptgegend, Sella vertieft, mit etwas nach vorn gekrümmtem, gut ausgebildetem Dorsum sellae.

Hände: Leichte Brachydactylie. An der rechten Hand auf der Innenseite des Grundphalanxgelenkes ein überschüssiger Knochen, welcher eine schräg nach außen gerichtete Stellung des auffallend kurzen rechten Kleinfingers bedingt.

Hüftgelenk: Rechts ist die Epiphyse des Hüftgelenkkopfes deutlich abgeflacht, kappenförmig, und darunter findet sich im Femurhals eine ziemlich gut begrenzte Aufhellungszone. Die Epiphysenlinie erscheint im Gegensatz zu links bereits geschlossen (Perthessche Krankheit im rechten Hüftgelenk).

Nervensystem und psychischer Status: Bauchdeckenreflexe vorhanden, aber etwas schwer auslösbar. Patellar- und Achillessehnenreflexe rechts und links vorhanden, keine pathologischen Reflexe.

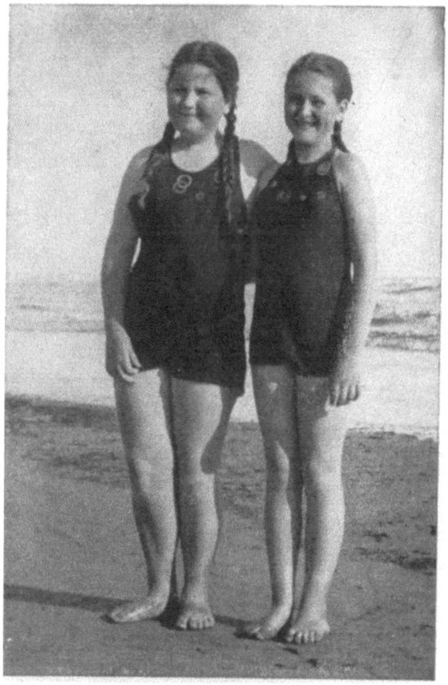

Psychisch ist das Kind sehr ängstlich, schüchtern, verlegen. Im Umgang mit den Kameraden zurückhaltend, vielleicht etwas mißtrauisch. Ausgesprochen gefühlslabil, weint leicht, wenn es z. B. ein Wort nicht weiß, dann wieder grimassierendes Lachen. Befindet sich aber meistens in depressiver Verstimmung. Intelligenz stark zurückgeblieben. Mit zehn Jahren befindet es sich auf der Stufe eines Sechs- bis Siebenjährigen, aus diesem Grunde ist es überhaupt erst vor einigen Monaten in die Schule eingetreten. Es kann nur wenig lesen und schreiben, entsprechend rechnen. Das Gedächtnis ist schwach. Das Mädchen hat Mühe, sich zu konzentrieren, es denkt langsam und unsicher und spricht meistens mit eigentümlichem Tonfall, mit weinerlicher Stimme. Es kann die Zahl der Finger angeben, eine Schleife binden, aber kein Bild beschreiben mit Deutung. Fünf Zahlen kann es nicht wiederholen, zwei

Abb. 151. Lawrence-Biedl neben normaler Schwester.

Gegenstände nicht miteinander vergleichen, kein Rechteck abzeichnen. Überhaupt ist die Zeichenfähigkeit sehr primitiv.

Rorschach-Test (Deutung von Tinte- und farbigen Klecksen). Es fallen auf schlechtes Formensehen, hohe Zahl der Farbantworten, die typisch sind für die Labilität der Affekte, Reizbarkeit, Empfindlichkeit, Suggestibilität, Neigung zu Confabulation und Perseveration (Häsli, Klee, Gras werden immer wiederholt) und auch der Inhalt der Antworten sind deutliche Zeichen der Debilität. Auffallend ist noch, daß das Kind alles Schwarze mit Grün bezeichnet.

Familienanamnese: Vater gesund, Mutter hat einen kleinen Kropf, weitere Familie gesund. Eine Schwester des Kindes normal, eine jüngere Schwester leidet nach der vorliegenden Photographie offenbar an der gleichen Anomalie (Adipositas, Vollmondgesicht, ganz enge Lidspalten).

Wir haben hier ein sehr charakteristisches Syndrom vor uns, welches nach den ersten Beschreibern Lawrence-Moon-Bardet-Biedl benannt wird. Die Leitsymptome sind: 1. *Adipositas,* 2. *Polydactylie,* 3. *Retinitis pigmentosa,* 4. *Intelli-*

genzdefekte und *psychische Anomalien*. Zu diesen Kardinalsymptomen kommt noch in unserem Fall eine Perthessche *Erkrankung* der Hüfte, welche ich auch bei einem anderen Mädchen mit diesem Syndrom beobachtet habe, und ein *Hypogenitalismus*. Das letzterwähnte Mädchen war z. B. mit 18 Jahren noch nicht menstruiert.

1. **Adipositas.** Die Kinder haben häufig schon ein hohes Geburtsgewicht, wie auch unser Fall wiederum beweist. Die Adipositas äußert sich in dem Vollmondgesicht, das blühend rot aussieht, mit auffallend engen Lidspalten. Im übrigen hat die Fettsucht den Charakter einer hypophysären Erkrankung, sie lokalisiert sich nämlich ganz besonders am Schultergürtel, in der Gegend der Mammae und am Beckengürtel, besonders an den Hüften und am Schamberg,

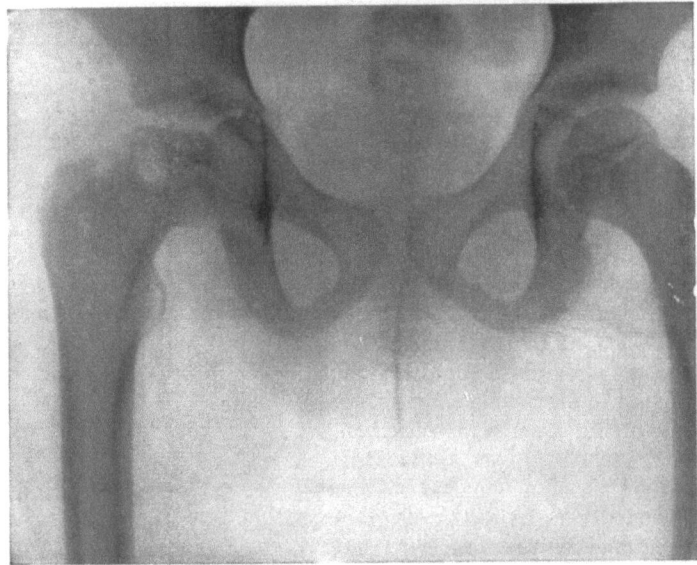

Abb. 152. Perthessche Krankheit beim Lawrence-Biedl.

während die Fettsucht an den Extremitäten stark nachläßt. Der äußere Habitus weist am ehesten auf eine hypophysäre Fettsucht hin.

Röntgenbilder des Schädels. Man kann bei diesem Syndrom zwei verschiedene Typen der Sella turcica unterscheiden. Bei dem einen ist die Sella auffallend flach, bohnenförmig und im ganzen verkleinert. Häufiger findet man den zweiten Typus, bei dem die Sella wie bei unserem Kinde eher vertieft und das Dorsum sellae auffallend dick und steil aufgerichtet ist. Der Schädel im ganzen ist groß und die Schädelkalotte oft auffallend dünn.

2. **Polydactylie.** In unserem Fall hatten wir einen überzähligen sechsten Finger an der rechten Hand. In einem anderen Falle wurde eine Hexadactylie am linken Fuß bei der Geburt festgestellt. Bei einem neunjährigen Knaben fand ich beiderseits sechs Zehen und an der rechten Hand eine Verdoppelung der Mittel- und Endphalanx. Bei dem vorgestellten Fall haben wir noch einen überzähligen Knochen am Grundphalanxgelenk des rechten Kleinfingers, als Zeichen des überzähligen Strahles. Finger und Zehen sind oft auffallend kurz (Brachydactylie). Seltener als die Poly- ist die Syndactylie. Die Polydactylie ist ein dermaßen führendes Symptom, daß die Koppelung von Adipositas

vom Gürteltypus mit Polydactylie mit Sicherheit auf das LAWRENCE-MOON-BIEDLsche Syndrom hinweist und veranlassen soll, nach den übrigen damit gekoppelten Symptomen zu suchen.

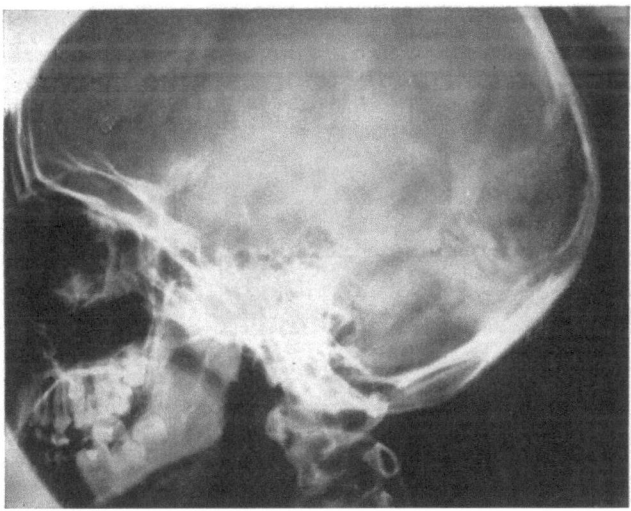

Abb. 153. Flache Sella bei LAWRENCE-BIEDL.

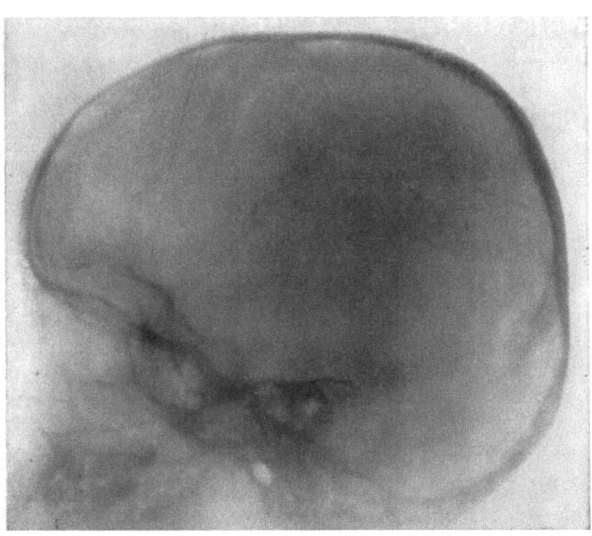

Abb. 154. Vertiefte Sella bei LAWRENCE-BIEDL.

In der Literatur kaum erwähnt wurde bisher die Koppelung mit PERTHESscher Krankheit der Hüfte, welche ich in zwei ganz typischen Fällen, wie auch bei dem vorgestellten Mädchen beobachtet habe.

3. Retinitis pigmentosa. Man findet charakteristische Veränderungen im Augenhintergrund. Knochenkörperchenartige, intensiv schwarz pigmentierte

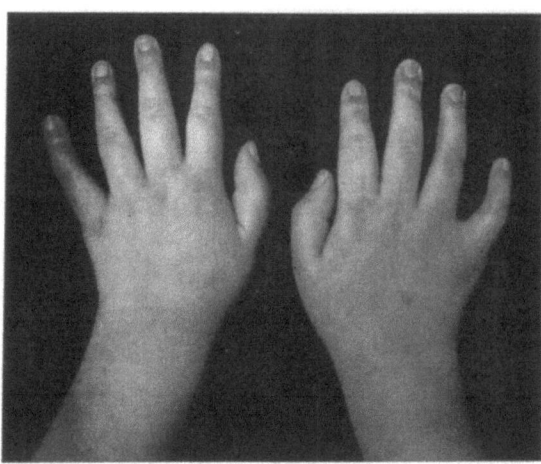

Abb. 155. Hände bei Lawrence-Biedl von Abb. 149.

Flecken der Retina, namentlich in der Peripherie, an beiden Augen, gelegentlich auch nur an einem Auge, wie ich bei einem anderen Fall beobachtet habe, bei welchem jetzt zehnjährigen Mädchen ein überzähliger Fingerstummel an der linken Hand und Zehenstummel am linken Fuß entfernt worden waren. Bei dem vorgestellten Mädchen handelt es sich insofern um eine Abweichung von dem gewöhnlichen Typus, als die chorioretinitischen Herde, wie erwähnt, keine typischen Pigmentschollen zeigten, sogenannte

Retinitis pigmentosa sine pigmento. In allen Fällen, welche ich beobachtet habe, bestand die Erscheinung der *Hemeralopie*. Die Sehschärfe nimmt besonders ab in

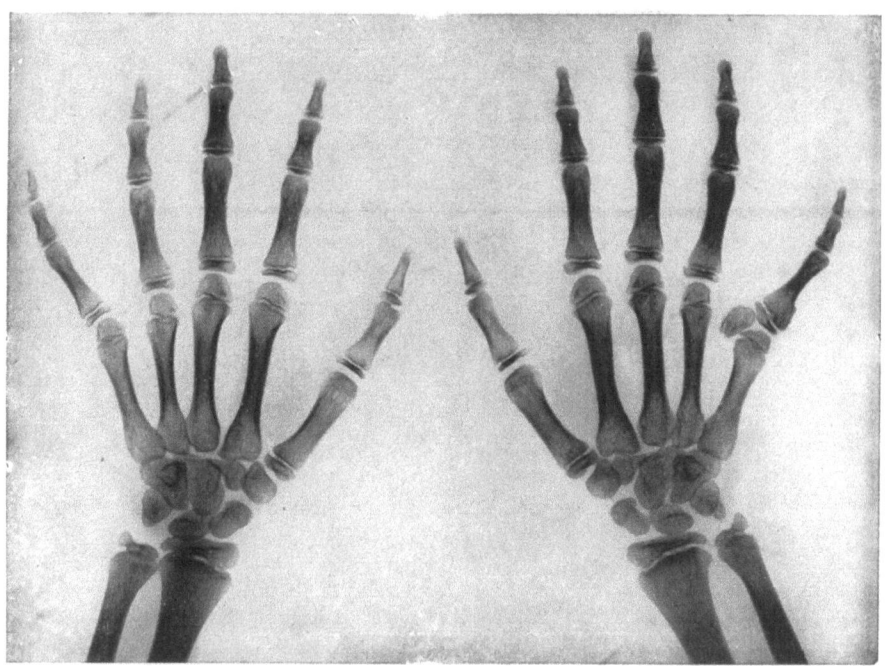

Abb. 156. Handröntgen mit angedeutetem überzähligem Strahl bei Lawrence-Biedl.

ganz auffälliger Weise, sobald die Dämmerung einsetzt. Bei dem neunjährigen Knaben mit diesem Syndrom beobachtete ich Farbenblindheit für Rot, Grün und Blaugelb. In unserem Fall ist bemerkenswert, daß das Kind alles Schwarze mit Grün bezeichnet, doch könnte dies mehr mit der geistigen Debilität zusammenhängen. Andere Augenanomalien, die gelegentlich bei diesem Syndrom angetroffen werden, sind hochgradige Myopien, Opticusatrophie, Koppelung mit Katarakt, in unserem Falle hochgradiger Astigmatismus. Gerade die atypische Retinitis pigmentosa, wie bei unserer Beobachtung, ist nach der Meinung verschiedener Untersucher charakteristisch für das Syndrom (VELHAGEN jun., REILLY und LISSER, zit. bei HUSLER).

4. Charakteranomalien und Intelligenzdefekte. Die Patienten mit diesem Syndrom zeigen übereinstimmend einen besonderen psychischen Habitus, der sich selbst im ähnlichen Tonfall einer etwas weinerlichen Stimme äußert. Der Charakter ist im allgemeinen still, friedlich, zurückhaltend, scheu, ängstlich, etwas mißtrauisch, ausgesprochen gefühlslabil, mit grimassierendem Lachen, das bei geringstem Anlaß in Weinen umschlägt. Im großen ganzen überwiegt, wie auch bei unserem Mädchen, eher eine leicht depressive Verstimmung.

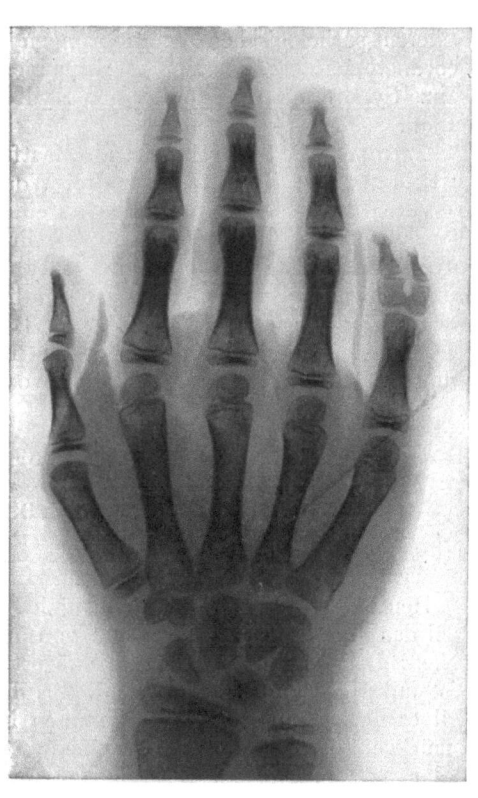

Abb. 157. Handröntgen bei LAWRENCE-BIEDL, überzähliger Strahl am rechten Kleinfinger.

Es besteht immer eine mehr oder weniger ausgesprochene *geistige Debilität.* Verstandesfragen werden meist sehr langsam und unsicher beantwortet. Das Situationserfassen im Bilde ist ebenfalls langsam und ungenau. Mit Zahlen und Rechnen können diese Kinder gewöhnlich nichts anfangen. Das Gedächtnis ist häufig schwach, wie bei unserem Kinde. Sie haben in der Regel wenig Phantasie und eine auffallend schlechte Kombinationsgabe. Im übrigen wechselt der Grad der Debilität von Fall zu Fall. Die Intelligenz kann so ordentlich sein, daß selbst die höheren Schulklassen leidlich absolviert werden können. Die Charakteranomalie erschwert oft das Vorwärtskommen in der Schule. Die Kinder sind so scheu, fühlen sich stets beobachtet, daß sie sich in der Schule nicht melden dürfen. Sie haben kein Selbstvertrauen. Während manche Fälle auffallend ruhig und träge sind, zeigen andere ein zappeliges Wesen und können sich nicht gut konzentrieren. Die geistige Debilität kommt, wie in unserem Fall, besonders auch in der unternormalen Zeichenfähigkeit zu drastischem Ausdruck.

Vererbung. Es werden viele Einzelfälle beobachtet, aber immerhin kann man, und der heute vorgestellte Fall ist dafür wieder ein Beispiel, familiäres Vorkommen bei Geschwistern feststellen. Bei einem Drittel der Fälle soll nach WILLI Konsanguinität der Eltern bestehen, was für ein rezessives Erbleiden sprechen würde. Es handelt sich offenbar um eine merkwürdige Koppelung verschiedener krankhafter Gene. Durch das sogenannte „crossing over" können einzelne der krankhaften Gene aus der Koppelung ausfallen, so daß z. B. die Retinitis pigmentosa ohne Polydactylie oder Fettsucht vererbt wird. Ein weiteres Symptom, das gelegentlich noch eine Rolle spielt, ist die Schwerhörigkeit. Der Vater eines zehnjährigen Mädchens mit dem Syndrom litt an isolierter Schwerhörigkeit, welche gelegentlich mit unserem Syndrom ebenfalls gekoppelt ist. In den Familien unserer Kinder fand ich wiederholt bald auf väterlicher, bald auf mütterlicher Seite isolierte Adipositas ohne Augenstörungenoder Intelligenzdefekte.

Pathologische Anatomie. Da das Leiden nicht zum Tode führt, ist die pathologische Anatomie noch wenig erforscht. In einem Fall von VAN BOGAERT und BORREMANS wurden im Groß- und Kleinhirn und selbst in der Hypophyse keine sicheren pathologischen Veränderungen gefunden. Lediglich streifenartig angeordnete kernlose, hyaline Gewebspartien (Nekrosen) im Hypophysenstiel. Das ganze Syndrom lediglich auf einen Hydrocephalus zurückzuführen, besteht kein Anlaß.

Therapie: Die Adipositas ist als Mastfettsucht weitgehend durch Rohkostdiät in Schranken zu halten. Zuerst drei Wochen strenge Rohkost mit Salaten und Früchten, hernach Einschaltung von ein bis zwei wöchentlichen Rohkosttagen. Hypophysenpräparate, wie Preloban, Praephyson, zweimal täglich 1 Tablette, unterstützt durch Elityran, täglich 1 Tablette, haben sich uns nützlich erwiesen. Zur Zeit der Pubertät ist bei Hypogenitalismus an die Verabreichung von Sexualhormonen zu denken, wie z. B. Cyren B jeden vierten Tag eine Injektion, nach der sechsten Injektion Kombination mit Proluton (Corpus-luteum-Hormon), um einen Menstruationszyklus zu provozieren.

118. Vorlesung.

Familiäre Dysostosis cleidocranialis Typ Scheuthauer-Marie.

Heute demonstriere ich ein siebenjähriges Mädchen. Die Geburt dauerte lange, weil das Kind ein Geburtsgewicht von 5000 g hatte. Es lernte mit 13 Monaten gehen. Die Zahnung war stark verzögert, die unteren Schneidezähne erschienen erst mit $1^1/_2$ Jahren, es lernte mit $2^1/_2$ Jahren sprechen. Bis zum dritten Jahr soll es normal an Größe zugenommen haben, von da an aber im Wachstum zurückgeblieben sein. Es bekam einen watschelnden Gang, der aber nach einigem Gehen besser wird. Vor zwei Jahren war es wegen Wirbelsäulenverkrümmung mehrere Monate lang in chirurgisch-orthopädischer Behandlung, ohne daß anscheinend die wahre Natur der Krankheit erkannt wurde.

Wir sehen ein im Wachstum deutlich zurückgebliebenes Mädchen mit einer Körperlänge von nur 108 cm statt normal 114 cm. Der Minderwuchs ist auffallend dysproportioniert. Der Kopf ist ungewöhnlich groß und die Extremitäten im Verhältnis zu dem kurzen Rumpf erscheinen zu lang. Der große Kopf könnte an eine Chondrodystrophie erinnern. Kurzer Rumpf und lange Extremitäten erscheinen dagegen gerade umgekehrt wie bei der Chondrodystrophie.

Der Kopf zeigt einen großen, auffallend breiten und trotzdem dolichocephalen Hirnschädel. Das Hinterhaupt zeigt eine deutliche rundliche Vorwölbung. Die Pfeilnaht im Bereich der Stirn ist stark eingesenkt. Ihre beiden Ränder erheben sich wie Wülste daneben. Die Tubera frontalia und parietalia sind stark prominent. Die große Fontanelle ist immer noch offen.

Die Nasenwurzel ist außerordentlich breit und flach. Die Pupillendistanz beträgt 51 mm. Man nennt diese Erscheinung *Hypertelorismus*, wie er zuerst von GRIEG 1924 beschrieben wurde. Er kann auch als solcher isoliert vorkommen, unabhängig von dieser Krankheit. Er ist häufig mit Epikanthus, Syndactylie, Kryptorchismus und vor allem mit mehr oder weniger ausgesprochenem Schwachsinn kombiniert.

Unser Kind hat deutlich blau gefärbte Scleren, ähnlich wie bei Osteopsathyrose. Das schwarze Retinapigment schimmert durch die bindegewebsschwache Sclera bläulich hindurch.

Gegenüber dem großen Hirnschädel ist der Gesichtsschädel klein, der Unterkiefer ist prognath. Die Zähne des Unterkiefers stehen vor denen des Oberkiefers. Die unteren mittleren Schneidezähne befinden sich in Torsionsstellung, die oberen Schneidezähne sind auffallend klein (Mikrodontie). Die übrigen Zähne sind teilweise cariös. Deutlicher Spitzbogengaumen.

Die stark abfallenden Schultern hängen etwas nach vorn. Der laterale Teil der beiden Clavikeln fehlt. Das mediale Stück ist als Fragment erhalten. Zwischen ihm und dem Akromion ist eine deutliche Lücke tastbar. Infolge des Fehlens der Clavikeln lassen sich die beiden Schultern nach vorn vollkommen zusammenklappen.

Die Wirbelsäule steht in starker Lordose mit linksgerichteter Skoliose der Lendengegend. Die Extremitäten sind auffallend lang. Der Kleinfinger beiderseits ist sehr kurz. Ihre Endphalangen reichen nur bis zur Mitte der zweiten Phalanx der vierten Finger. An den Zehen sind nur die Nägel der Großzehen gut ausgebildet, an den übrigen Zehen sind sie zu winzigen Rudimenten verkümmert. Ellenbogengelenke,

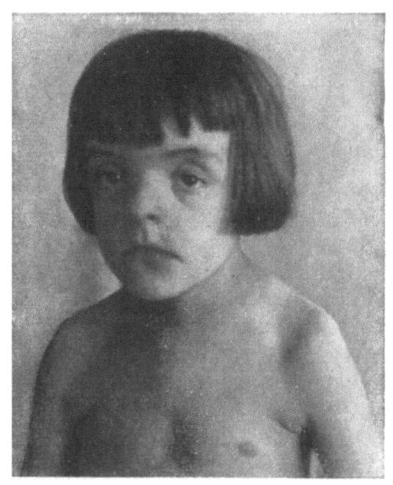

Abb. 158. Hypertelorismus bei Dysostosis cleidocranialis.

Handgelenke und Grundphalangengelenke der Finger lassen sich leicht überstrecken.

Die Intelligenzprüfung nach BINET-BOBERTAG hat ergeben, daß das Intelligenzalter dem Lebensalter vollkommen entspricht.

Blutchemismus: Blutkalkspiegel 12,8 mg%, Phosphor 6,2 mg%. Beide Werte liegen somit etwas über der Norm.

Röntgen: Schädel: Es fällt vor allem die Verlängerung der Schädelbasis auf, mit starker Vorwölbung und Aussackung des os occipitale nach hinten und unten. An Stelle der großen Fontanelle sieht man noch eine deutliche Spalte. Die Schädelkalotte ist auffallend dünn im Bereich der oberen Stirnbeine. Eine Kyphose des Basilarteils des os occipitale ist nicht vorhanden. Die Sella turcica ist 10 mm breit, 6 mm hoch, ist somit etwas erweitert und etwas abgeflacht. Der Sellaeingang ist weit offen.

Thorax: Es fällt auf, daß die lateralen Teile der Schlüsselbeine vollkommen fehlen. Die Thoraxwirbelsäule zeigt eine nach links convexe Skoliose.

Becken: Die Schambeinfugen sind unvollständig geschlossen. Beiderseits besteht eine Verkürzung des Schenkelhalses in Coxa vara-Stellung.

Handwurzelknochen: Rückstand der Knochenkerne. Der Entwicklungszustand entspricht einem $4\frac{1}{2}$jährigen anstatt einem 7jährigen Kind, indem die Kerne der Multangula und des Naviculare noch ganz rudimentär angelegt sind. Die proximalen und distalen Enden der Epiphysen fast aller Metakarpalia und

Phalangen sind entweder noch nicht oder erst vor ganz kurzer Zeit mit den Epiphysen verwachsen. Ein ähnlicher Befund wurde von FRONTALI bei der sogenannten Arachnodactylie erhoben.

Wir stellen somit in unserem Fall die Diagnose auf eine Form von **Dysostosis cleidocranialis**, welche einige Eigentümlichkeiten zeigt. Sie ist kombiniert mit blauen Scleren, Hypertelorismus, Dolichocephalie, Vergrößerung der Sella turcica. Interessanterweise handelt es sich nicht nur um eine Schwäche des Mesenchyms, sondern auch das äußere Keimblatt ist mitbeteiligt. Wir sehen Mikrodontie und auffallend dystrophische Zehennägel.

Auch in unserem Fall handelt es sich um ein heredo-familiäres Leiden. Die Mutter des Kindes ist ebenfalls auffallend klein, und zeigt die gleiche Dysostosis

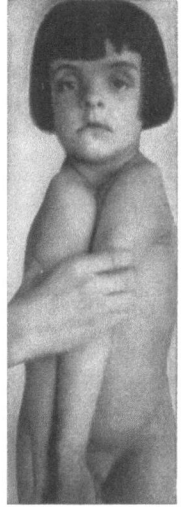

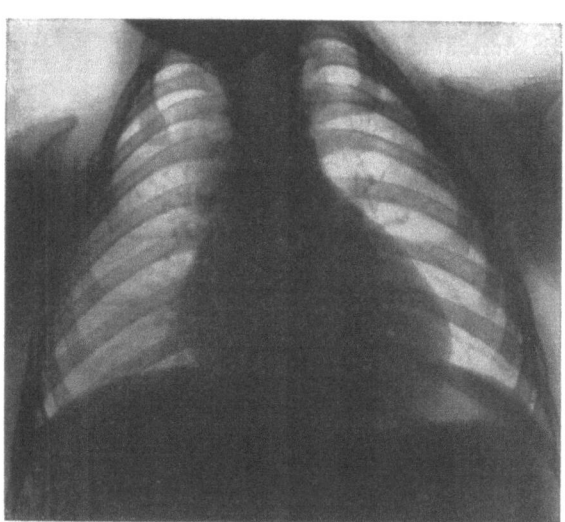

Abb. 159. Dysostosis cleidocranialis, zusammenklappende Schultern.

Abb. 160. Röntgen, Fehlen der Claviculae.

cleidocranialis. Eine Schwester unserer Patientin zeigt dieselbe Anomalie, während eine andere Schwester davon frei ist.

Die Dysostosis cleidocranialis wurde zuerst von PIERRE MARIE und SAINTON 1897 beschrieben. Es handelt sich um eine kongenitale heredo-familiäre Dystrophie der Knochen mit dominantem Erbgang, wobei meist die Hälfte der Geschwister von der Anomalie betroffen werden. Die Vererbung ist nicht geschlechtsgebunden. Die Dysostosis betrifft vor allem die sogenannten Bindegewebsknochen, totale oder partielle Aplasie der Schlüsselbeine, Verzögerung der Entwicklung der Stirnbeine mit verspätetem Schluß der großen Fontanelle und Verbreiterung des Querdurchmessers des Schädels, insbesondere der kleinen Keilbeinflügel mit der Folge des Hypertelorismus, wie er in unserem Fall so deutlich hervortritt. Bemerkenswert ist auch die verspätete Zahnentwicklung in Verbindung mit Mikrodontie und Stellungsanomalien.

Der Name Dysostosis cleidocranialis bezieht sich auf die wichtigsten miteinander kombinierten Anomalien, nämlich:

1. *Aplasie der Schlüsselbeine.* Sie ist gewöhnlich bilateral, total oder partiell. Die beiden sternalen und akromialen Fragmente werden durch eine bindegewebige Brücke miteinander verbunden. Man sieht, daß das Relief des Schlüsselbeines

fehlt. Die Schulterwölbung ist abgeflacht und die Schultern etwas nach vorn gesunken. Bei totaler und bilateraler Aplasie kann man die Schultern an der Vorderfläche des Thorax miteinander in Berührung bringen. Die willkürlichen Bewegungen sind nicht gestört, eine Last kann jedoch nicht getragen werden.

2. *Schädelveränderungen.* Der Kopf ist groß, besonders ist der Transversaldurchmesser verbreitert, die Stirnhöcker und Parietalhöcker springen stark vor. In der Mitte des Scheitels findet sich eine Furche. Der Scheitel ist abgeplattet. Die große Fontanelle ist weit und schließt sich spät erst in der zweiten Kindheit oder bleibt selbst beim Erwachsenen offen. Das Gesicht erscheint wenig entwickelt unter dem voluminösen Hirnschädel. Oberkiefer und Nase sind eher verkürzt. Der Unterkiefer ragt vor (Prognathismus). Das Gaumengewölbe ist spitz, die Zahnung unregelmäßig und verspätet. Im Röntgenbild bemerkt man im Gegensatz zu unserem Fall meistens Verkürzung und Kyphose der Schädelbasis. Das Hinterhauptloch geht schräg nach oben und vorn. Die Ossifikation ist oft unvollständig an der Schädelbasis sowohl wie am Schädelgewölbe. Es kommen manchmal viele Schaltknochen vor. Die Sinus sind wenig entwickelt. Der Schädelinhalt erscheint nicht verändert, die Intelligenz ist normal.

Klinische Formen: 1. *Formes frustes,* z. B. nur einseitiger Defekt eines Schlüsselbeines. 2. *Gekoppelte Formen:* Zu der Dysostosis cleidocranialis können sich wie in unserem Fall Entwicklungsstörungen der Beckenknochen hinzugesellen, besonders dem Schlüsselbein analoge Defekte des

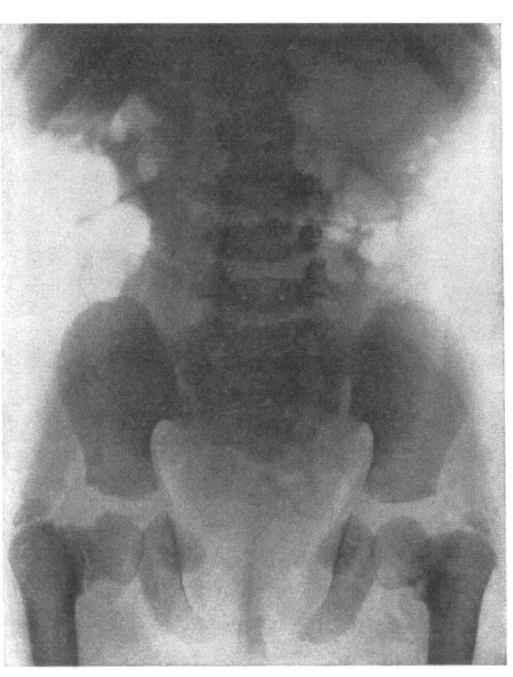

Abb. 161. Fehlen der Schambeine.

Schambeins und Coxa vara, oder es finden sich gleichzeitig Verkürzungen der Phalangen und Endphalangen der Finger und Zehen. In unserem Fall sind die Dystrophien der Zehennägel bemerkenswert.

Seltener finden sich andere Mißbildungen, wie Muskelaplasien an Hals, Oberarm und Brust, Halsrippen, Abflachung des Thorax, Genu valgum, Klumpfüße, Syringomyelie, Spina bifida usw.

Ätiologie: Es handelt sich um ein heredo-familiäres Leiden mit einfach dominantem Erbgang. In unserem Fall wurde die Abartung von der Mutter direkt auf zwei Töchterchen übertragen, in anderen Familien kann der Vater Träger der Erbanomalie sein. Die Vererbung ist nicht geschlechtsgebunden, sowohl auf Knaben als auch auf Mädchen ist sie übertragbar.

Es handelt sich im wesentlichen um eine Ossifikationsstörung von Knochen, die bindegewebig angelegt sind, wie die Schädelknochen und die Schlüsselbeine. Die enchondrale Ossifikation ist ungestört. Murk Jansen führt die Mißbildung auf Enge des Amnions zurück, und zwar beim Fötus in der achten Woche, zu einer Zeit, wo die Frontalknochen, die Clavikeln, Phalangen und Endphalangen noch weich, bindegewebig oder kartilaginös sind. Die anderen Teile des Skelets sind zu dieser Zeit schon weiter entwickelt. Die Affektion wäre demnach verwandt der Chondrodystrophie. Sie würde eine späte und partielle Form derselben darstellen. In unserem Fall fanden wir, ähnlich wie EVENSEN, einen leicht erhöhten Blutkalk mit 12,8 mg% und leicht erhöhten Phosphorgehalt mit 6,2 mg%. Für eine Störung der inneren Sekretion finden sich keine sicheren Anhaltspunkte, aber es wäre besonders in unserem Fall mit der Erweiterung der Hypophysenloge denkbar, daß parahypophysäre Zwischenhirnzentren, welche die Entwicklung sowohl des Schädels als auch besonders der Extremitäten beherr-

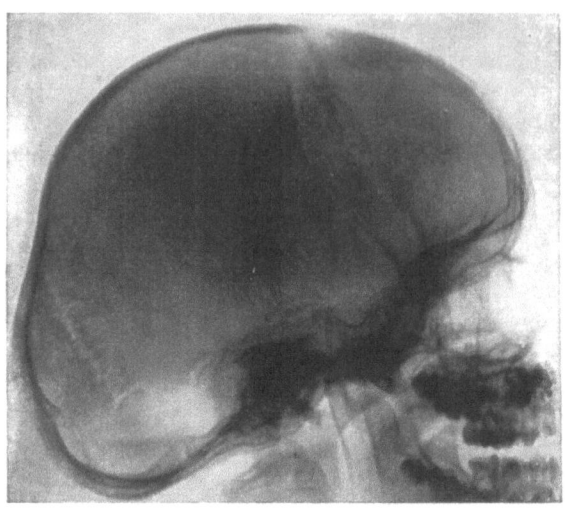

Abb. 162. Schädelröntgen bei Dysostosis cleidocranialis.

schen, auch bei der Dysostosis cleidocranialis mitwirken könnten, ähnlich wie das von VIALLEFONT für andere Anomalien, wie die Dysostosis craniofacialis (CROUZON), die Akrocephalosyndactylie usw., angenommen wurde.

119. Vorlesung.

Arachnodactylie und Brachydactylie.

Ich zeige zunächst ein elf Monate altes Mädchen mit einem auffallend grazilen, schmalen Körperbau. Es sieht aus, wie wenn es seitlich plattgedrückt worden wäre, wie ein im Herbarium eingelegtes Pflänzchen. Der Kopf ist schmal, ausgesprochen dolichocephal, der Hals kurz und schlank, der Thorax kielförmig, der sagittale Durchmesser ist größer als der Breitendurchmesser, so daß das Sternum und die knorpeligen Rippen stark vorspringen. Der ganze Brustkorb ist in die Länge gezogen und asymmetrisch. Die linke Thoraxseite ist bedeutend flacher und schmaler als die rechte. Die Wirbelsäule zeigt eine breite Ausladung in kyphotischer Haltung nach hinten, so daß der Rumpf die Form einer Tonne annimmt. Die Extremitäten sind sehr grazil. Die Finger erscheinen auffallend lang, verbreitern sich etwas in den Mittelphalangen und spitzen sich nach vorn wieder zu. Die Hände erinnern mit ihren langen, in der Grundphalanx gestreckten und gespreizten, in der Mittel- und Endphalanx gebeugt gehaltenen Fingern an Spinnenfinger (Arachnodactylie). Die Füße sind lang, ganz schmal, das Fußgewölbe fehlt, wir sehen Hackenfußstellung mit deutlicher Prominenz des Calcaneus, auch die Zehen erscheinen sehr grazil.

Die Muskulatur ist dürftig entwickelt, der Tonus ausgesprochen schlaff, die Weichteile sind schwammig, die Ligamente sind auffallend schlaff, besonders

Hand- und Fußgelenke sind stark überdehnbar. So gelingt die Handbeugung bis 180°.

Es handelt sich um ein aufgeregtes, schreckhaftes Kind mit starker Neigung zum Schwitzen und zu subfebrilen Temperaturen. Patellar- und andere Sehnenreflexe sind lebhaft. Babinski beiderseits negativ.

Wir haben hier einen Vertreter des sogenannten MARFANschen *Syndroms*, der *Dolichostenomelie*, vor uns. Diese Anomalie besteht in einem auffallenden Lang- und Schmalwuchs der Extremitätenknochen, am ausgesprochensten an den Fingern und Zehen, verbunden mit einer schwach entwickelten und hypotonischen Muskulatur, einem dünnen Fettpolster und einer auffallenden laxen Beschaffenheit der Gelenkbänder. Dazu gesellt sich meist ein Hochwuchs, so daß die Kinder mit Dolichostenomelie eine extreme Variante des leptosomen Formentypus darstellen.

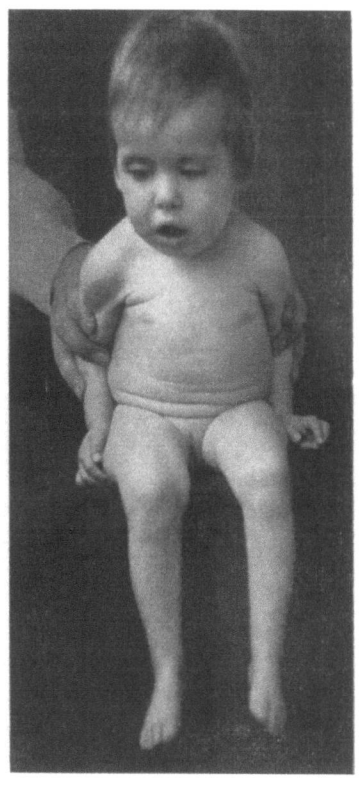

Der Ausdruck *Arachnodactylie* oder Spinnenhand wurde deshalb geprägt, weil durch eine gewisse Retraktion der Beugesehnen der langen Finger eine mehr oder weniger dauernd fixierte Stellung mit leichter Spreizung der Finger, Überstreckung der Grundphalanx und Beugung der Mittel- und Endphalanx zustande kommt.

Das Leiden kann familiär auftreten mit dominantem Erbgang und in den betreffenden Familien kommen neben den typischen Fällen auch fruste und atypische Formen vor.

Interessant ist die Koppelung mit anderen Anomalien, namentlich solchen des Auges, mit Ektopie und kongenitaler Subluxation der Linse. Ferner kommen vor Irisschlottern, Iridonesis und kongenitale Anomalien des Herzens. Verbildungen der Ohrmuscheln, Schwimmhautbildungen und Syndactylie an den Fingern, dysraphische Zustände, wie Wolfsrachen, doppeltes Halszäpfchen, Spina bifida.

Abb. 163. Arachnodactylie.

Es wurden ferner Kombinationen mit FRIEDREICHscher Ataxie beobachtet, gelegentlich mit Schwachsinn oder anderen psychischen Anomalien.

Ein Gegenstück zu dieser Beobachtung bietet gewissermaßen der folgende Fall, den ich ebenfalls Gelegenheit habe, heute vorzustellen.

Dieser 13³/₄ Jahre alte Knabe zeigt mit einem Wachstumsrückstand von 21 cm einen deutlichen Zwergwuchs. Vor allem fällt der große Kopf auf mit einem kastenförmigen, von unten nach oben ausladenden Hirnschädel. Die Stirnhöcker springen stark vor und das Hinterhaupt weicht stark nach hinten aus, so daß ebenfalls ein deutlich dolichocephaler Schädel vorliegt. Das ganze Gesicht ist etwas asymmetrisch, die linke Seite ist schwächer entwickelt als die rechte. Die Nase ist abgeplattet und leicht nach der linken Seite verschoben. Der Thorax ist breit, die Wirbelsäule zeigt deutlich lordotische Haltung. Das Abdomen steht vor. Die ganze rechte Seite bleibt stärker entwickelt, besonders das rechte Bein. Es ist diffus verdickt, der Fingerdruck hinterläßt eine geringe Delle (Trophödem Meige). Die Haut der Beine zeigt eine deutliche Marmorierung. Die Hände, besonders die Finger, sind sehr kurz. Die Fingergelenke sind verdickt und bieten das Bild einer Perlschnur. Der Daumen ist sehr kurz. Die Finger sind fast alle gleich lang. Die Haut an den Händen und Fingern zeigt eine starke Fältelung, ähnlich wie bei einem Greise. In analoger Weise zeigt der Knabe kleine Füße und kurze Zehen. Die rechte Kleinzehe steht deutlich abseits von den übrigen Zehen.

Das Röntgenbild des Schädels ergibt einen mächtigen Hydrocephalus, die Sella ist nur ganz seicht angedeutet und das Dorsum sellae ist fast ganz abgenutscht. Der ganze Gesichtsschädel erscheint von vorn nach hinten plattgedrückt. Der Sinus

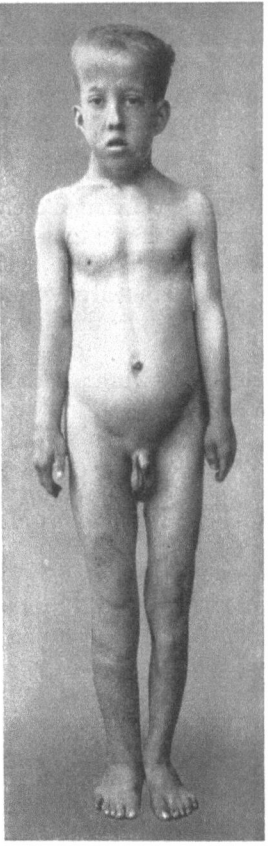

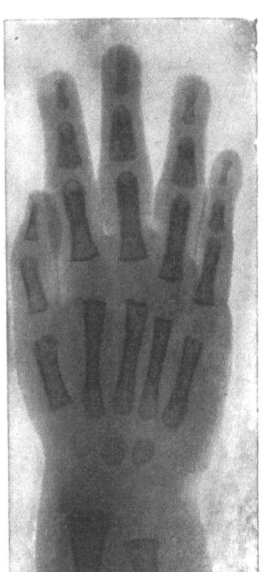 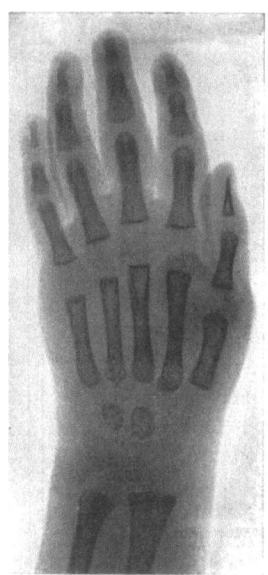

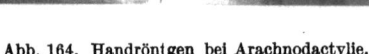

Abb. 164. Handröntgen bei Arachnodactylie.   Abb. 165. Zwergwuchs mit Brachydactylie.

frontalis ist auffallend groß, die Orbitae seicht, die Kiefer stark verkürzt.

Das Skelet der Hände ist wie flachgedrückt. Phalangen und Metakarpalknochen sind im Wachstum zurückgeblieben, zeigen dagegen vermehrtes Dickenwachstum.

Die auffälligsten Veränderungen finden sich an den Zehen. Die Endphalangen sind zwar gut erhalten, ziemlich breit, zeigen keine Rückbildungserscheinungen. Dagegen sind die Mittelphalangen auffallend kurz, und man sieht besonders an den zweiten Zehen Rückbildungserscheinungen in Form von Knochenlücken, ja sogar Zerfall in mehrere Segmente. Am rechten Fuß findet sich ein überzähliger Metatarsalknochen, der mit dem Köpfchen des fünften Metatarsus in Verbindung steht und schräg nach der Innenseite des Fußes verläuft. Er bedingt das eigentümliche Abseitsstehen der rechten kleinen Zehe.

Wir haben hier einen Fall von Akromikrie bzw. Brachydactylie, welcher mit anderen Anomalien gekoppelt ist, nämlich mit einem Hydrocephalus und einer

Mißbildung am rechten Fuße im Sinne eines überzähligen Strahles des rechten Metatarsus und einem sogenannten Trophödem am ganzen rechten Beine. Man versteht darunter eine Verdickung der Weichteile mit einem ziemlich festen

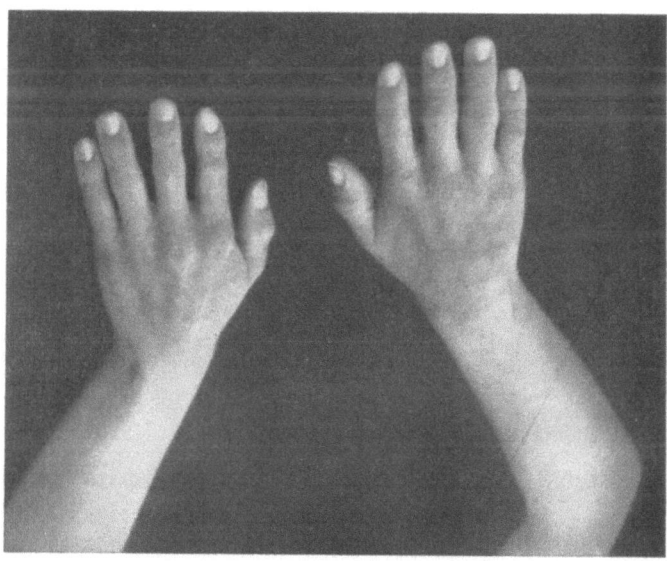

Abb. 166. Hände bei Brachydactylie.

Ödem, so daß Fingerdruck eine Delle, das Strumpfband eine Marke hinterläßt. Das Ödem nimmt bei aufrechter Haltung etwas zu, bei horizontaler Lage geht es zurück, ohne jedoch je vollständig zu verschwinden.

MARCHESANI hat in neuester Zeit auf eine Koppelung der Brachydactylie, die ebenfalls mit Kleinwuchs einherging, mit einer ausgesprochenen Mikro- und Sphärophakie hingewiesen. Die Linse war im ganzen verkleinert, der sagittale Durchmesser aber vergrößert, so daß die Linse mehr Kugelform annahm und sogar zu chronischem Glaukom führte. Hochgradige Myopie.

Man könnte versucht sein, in unserem Falle die Akromikrie auf eine endokrine Störung, nämlich eine Hypophysenerkrankung, zurückzuführen. Bei einem solchen Hydrocephalus mit derart flacher Sella kann

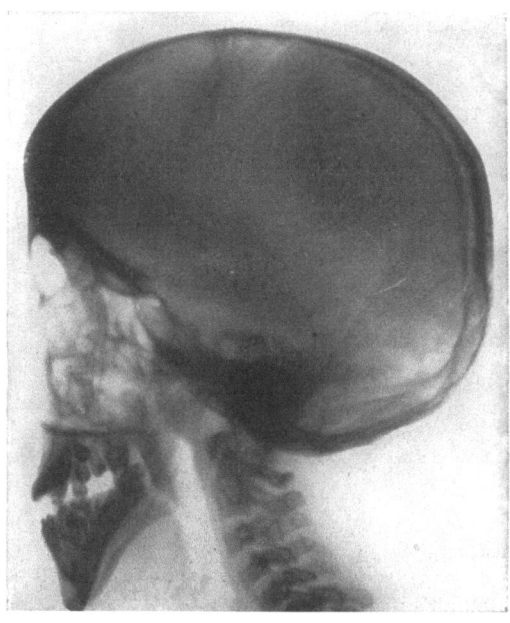

Abb. 167. Röntgenbild des Schädels mit Hydrocephalus und Sellaveränderung bei Brachydactylie.

die Hypophyse zu einer dünnen Scheibe ausgewalzt sein.   Gegen eine solche
Auffassung, d. h. gegen eine hormonale Bedingtheit spricht, daß solcher Zwergwuchs mit Akromikrie auch ohne Hypophysenerkrankung beobachtet wird. Über
den Rahmen einer rein endokrinen hypophysären Störung geht auch die Koppelung mit anderen Mißbildungen z. B.
einem rudimentären überzähligen Strahl
im rechten Metatarsus, und das ausgesprochene Trophödem am rechten
Bein hinaus.   Arachnodactylie und
Brachydactylie erwachsen beide auf
dem Boden einer allgemeinen heredo-
familiären Degeneration. Auch unser
zweiter Fall stammt aus einer Familie,
in welcher Kleinwuchs hereditär ist.
Es handelt sich um dysplastische
Typen, welche in einem Fall die
schmalwüchsige oder leptosome Kör-
perarchitektur, im anderen Falle die
breitwüchsige oder eurysome bis ins
Extrem verzerren.   Beim eigentlich
hypophysären Zwergwuchs ist von einer
Heredität nichts bekannt. Arachnodac-

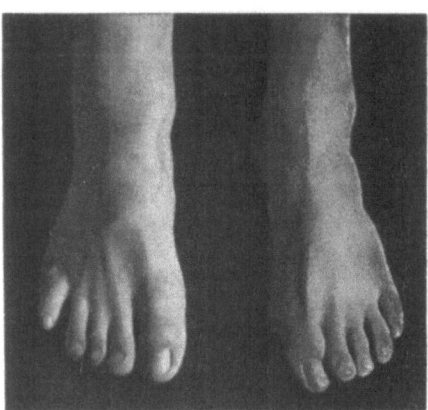

Abb. 168. Füße bei Brachydactylie.

tylie und Brachydactylie sind gemäß ihrem heredofamiliären Auftreten im wesentlichen chromosomal bedingt, d. h. durch krankhaft veränderte Gene ausgelöst.

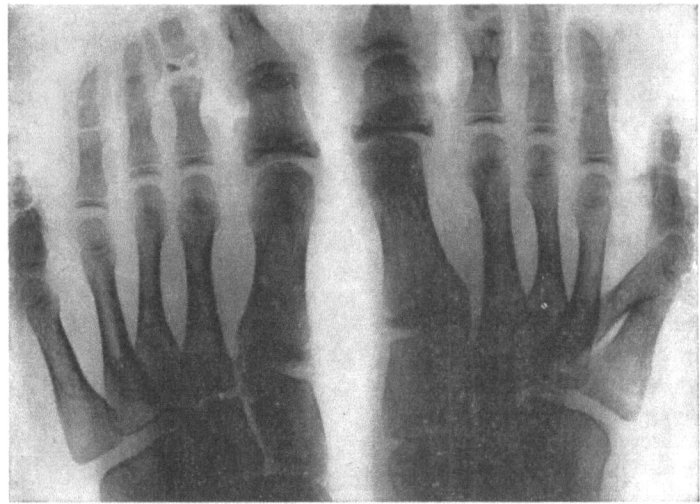

Abb. 169. Röntgenbild der Füße bei Brachydactylie mit überzähligem Strahl rechts,
Knochenlücken in den Mittelphalangen der Zehen.

Bei der Arachnodactylie überwiegt das Längenwachstum über das Dickenwachstum, bei der Brachydactylie das Dickenwachstum über das Längenwachstum. Arachnodactylie führt häufig zu Riesenwuchs, bei der Brachydactylie
steht ihr der Zwergwuchs gegenüber.
       Auch bei der Koppelung mit Augenleiden ergeben sich interessante Gegen-
überstellungen: bei der Arachnodactylie haben wir eine Ektopia lentis, welche

allerdings in unserem Falle fehlt, und ihr stellt MARCHESANI eine angeborene Kugellinse bei der Brachydactylie gegenüber. Bei der Arachnodactylie kommt es zu einer abnormen Spannung der Zonulafasern und sogar zu einem Einreißen derselben mit Linsenluxation. Bei der Brachydactylie wird durch eine sehr kräftige Entwicklung des Ciliarkörpers die Zonula entspannt im Sinne des in maximaler Akkommodation befindlichen Auges. Bei entspannter Zonula nimmt die Linse Kugelgestalt an und bleibt im Wachstum zurück.

Herzkrankheiten.

120. Vorlesung.

Herzkrankheiten, die angeborenen Herzfehler mit dauernder Cyanose.

Wir können die angeborenen Herzfehler in zwei große Gruppen einteilen, nämlich in solche *mit Cyanose* und solche *ohne Cyanose*. Die Cardiopathien mit Cyanose sind von schweren Funktionsstörungen begleitet. Die kongenitalen Herzfehler ohne Cyanose werden in der Regel viel besser vertragen.

Der Hauptrepräsentant der kongenitalen Herzfehler mit Cyanose ist der *Morbus coeruleus*, die *Maladie bleue* oder die *blaue Krankheit*.

Ich bespreche hier ein viereinhalb Jahre altes Mädchen mit einer hochgradigen allgemeinen Cyanose, zurzeit allerdings ohne schwere Beeinträchtigung des Befindens.

Die Cyanose ist besonders auch an den Finger- und Zehennägeln ausgesprochen. Diese sind zudem abnorm stark uhrglasförmig gewölbt und die distalen Phalangen der Finger und Zehen sind trommelschlegelförmig verdickt.

Die Herzdämpfung ist hochgradig verbreitert, nach rechts und nach links, man sieht sogar einen ausgesprochenen Herzbuckel medial links im 2. und 3. Intercostalraum entsprechend dem Conus pulmonalis. Der Spitzenstoß ist sicht- und fühlbar hebend. Man fühlt ein Schwirren in der Herzgegend.

Bei der Auskultation hört man eine beschleunigte Herzaktion (120 bis 130) von regelmäßigem Rhythmus, zeitweise Galopprhythmus. Töne an der Spitze und an der Herzbasis laut, kein Schwirren, kurzes, scharfes systolisches Geräusch an der Pulmonalis im 3. Intercostalraum links parasternal.

Das Röntgenbild zeigt nach unten abgerundete Herzspitze, welche freiliegt. Der Herz-Lungen-Quotient ist 1,8. Wir verstehen unter Herz-Lungen-Quotient den Transversaldurchmesser des Thorax, dividiert durch den Transversaldurchmesser des Herzens (normal 1,8 bis 2,2). Die Herztaille ist ausgefüllt durch eine Vorwölbung der Pulmonalis. In den Lungen findet sich vermehrte Strangzeichnung als Zeichen einer Stauung mit einem kleinen lateralen Erguß.

Das Elektrocardiogramm zeigt Sinustachycardie, auffallend tiefes S in allen Ableitungen, als Zeichen für ein Rechtsüberwiegen, ein negatives bis diphasisches T_3, die Überleitungszeit ist normal.

Der Blutbefund: 162% Hämoglobin. Rote 7,16 Millionen, Weiße 6500.

Das Kind ist im Wachstum ganz außerordentlich zurückgeblieben. Es hat nur eine Körperlänge von 88 cm statt 103 cm, entsprechend einem zweieinhalbjährigen Kind, und ein Körpergewicht von nur 9100 g statt 16700 g, entsprechend einem einjährigen Kind.

Wir müssen hier die Diagnose stellen auf eine kongenitale Pulmonalstenose, verbunden mit hochgradiger Wachstumsstörung.

Die wesentlichen Symptome der kongenitalen Pulmonalstenose sind somit:

1. *Hochgradige allgemeine Cyanose*, welche sich bei jeder Anstrengung verstärkt, Dyspnoe bei jeder Anstrengung (Asthma cardiale), kühle Extremitäten und Trommelschlegelfinger und -zehen mit uhrglasförmig gewölbten Nägeln. Dabei ein starkes Zurückbleiben im Längen- und noch mehr im Gewichtswachstum, ja selbst etwas in der geistigen Entwicklung.

2. Bei Ausschluß chronischer Lungenerkrankungen muß man beim Vorhandensein von *Trommelschlegelfingern* an eine Pulmonalstenose denken. Die Entwicklung von Trommelschlegelfingern kann bei angeborenen Herzfehlern allerdings jahrelang ausbleiben, um sich dann rasch zu entwickeln, wenn sich eine Endocarditis hinzugesellt.

3. *Herzbefund:* Hypertrophie des rechten Ventrikels bedingt nicht selten eine Vorbuchtung der Brustwand, eine sogenannte Voussure. Der Spitzenstoß ist verbreitert, hebend. Man hört ein lautes systolisches Geräusch im zweiten und dritten linken Intercostalraum, nicht selten auch im Rücken zwischen Wirbelsäule und linkem Schulterblatt auf der Höhe des vierten Brustwirbeldornes. Der zweite Pulmonalton ist meist wegen des geringen Druckes im kleinen Kreislauf leise, nur bei starker Hypertrophie des rechten Ventrikels kann der zweite Pulmonalton akzentuiert sein. Fühlbares Schwirren in der Herzgegend.

4. Im *Röntgenbild* sehen wir:

a) Starke Verbreiterung des Schattens des rechten Ventrikels und rechten Vorhofes.

b) Nur leichte Vergrößerung des linken Ventrikels im Anfang, später jedoch holzschuhförmige Abrundung des Schattens des linken Ventrikels, gelegentlich mit Abhebung der Herzspitze vom Zwerchfell.

c) Verstärkung des mittleren linken Herzbogens, des Pulmonalisbogens, besonders in seinem oberen Abschnitt.

5. *Das Elektrocardiogramm* zeigt entsprechend der Hypertrophie des rechten Herzens oft ein Rechtsüberwiegen mit tiefem S.

6. Der *Blutbefund* zeigt eine *Polyglobulie.* Die Zahl der Roten steigt auf sechs bis acht Millionen, gelegentlich noch höher. Je stärker die Polyglobulie ist, um so schwerer ist der Herzfehler. Aber nicht nur eine Polyglobulie läßt sich nachweisen, sondern auch eine Hyperglobulie, d. h. der mittlere Durchmesser der Roten übersteigt 7 μ.

In drei Vierteln aller Fälle findet sich neben der Pulmonalstenose eine Kombination mit anderen Herzmißbildungen, wie Ventrikelseptumdefekt, offenes Foramen ovale, Persistenz des Ductus Botalli und schließlich Transposition der großen Gefäße.

Der Grad der Cyanose allein ist nicht maßgebend für die Prognose, wichtiger ist die Dyspnoe schon in der Ruhe, ferner erhebliche Bradycardie infolge Mißbildung des Reizleitungssystems oder umgekehrt anfallsweise Tachycardie mit Schwindelgefühl, Ohnmachten und epileptiformen Anfällen. Der Tod erfolgt unter schwerster Cyanose, meist kein allgemeiner Hydrops. Die Zirkulation des großen Kreislaufes ist ja nicht gestört, nur der Lungenkreislauf leidet. Beim Versagen des rechten Ventrikels kommt es zu Leberschwellung.

Wie sollen wir uns die starke Cyanose beim Morbus coeruleus erklären? Die älteste Theorie faßt sie als eine Mischungscyanose auf. Das venöse Blut wird mit dem arteriellen vermischt. Dieses dunkle venöse Blut, das direkt in den großen Kreislauf gelangt, gibt dem Integument seine cyanotische Verfärbung.

Eine zweite Theorie führt dagegen die Cyanose auf venöse Stauung zurück. Diese Stauung ist die Folge der Drucksteigerung im rechten Ventrikel wegen der Pulmonalstenose. Die bläuliche Verfärbung käme in ähnlicher Weise zustande wie bei erworbenen Klappenfehlern.

Eine weitere Lehre nimmt als Ursache der Cyanose die mangelhafte Arterialisation des Blutes infolge der Pulmonalstenose an. Das Blut wird dadurch verhindert, sich in den Lungen genügend mit Sauerstoff zu beladen.

Man hat auch versucht, die Polyglobulie, die eine Kompensationserscheinung ist und ebenfalls auf die mangelhafte Sauerstoffversorgung hinweist, als solche für die Cyanose verantwortlich zu machen.

Zweifellos vermögen die venöse Stauung, die mangelhafte Arterialisation zur Cyanose beizutragen und sie zu vermehren. Aber es ist schwierig anzunehmen, daß sie allein daran schuld sind. Die Cyanose beim Morbus coeruleus ist eben viel hochgradiger als bei noch so schwer dekompensierten, gewöhnlichen Klappen-

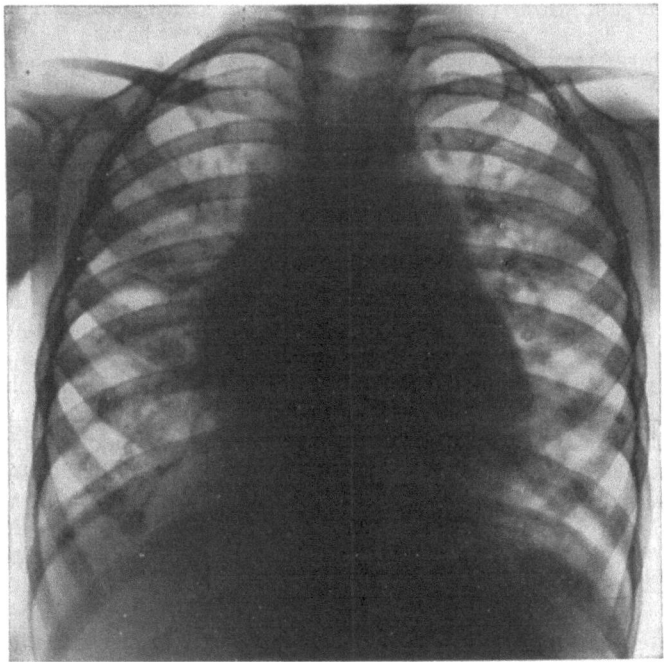

Abb. 170. Herz mit **Pulmonalstenose.**

fehlern. Auch die mangelhafte Arterialisation kann uns die dauernde schwere Cyanose nicht erklären. Denn es gibt Fälle von reiner Pulmonalstenose, bei denen der Morbus coeruleus nur leicht angedeutet ist.

Alle diese Momente sprechen dafür, daß beim ausgesprochenen Morbus coeruleus im wesentlichen eine sogenannte Mischungscyanose vorliegt.

Wie gelangt nun das dunkle, venöse Blut bei der Pulmonalstenose in das linke Herz und damit in den großen Kreislauf? Die Pulmonalstenose führt eben zu einem stärkeren Druck im rechten als im linken Ventrikel. Infolge dieses Überdruckes wird venöses Blut durch das meist offene Ventrikelseptum in das linke Herz hinübergeworfen und es kommt so zu einer Mischung von venösem und arteriellem Blut.

Die hochgradige Wachstumsstörung, die wir in dem besprochenen Fall beobachten, dürfte wohl mit der mangelhaften Sauerstoffversorgung zusammenhängen. In diesem Fall hat sich der Sauerstoffmangel in ähnlicher Weise ausgewirkt wie ein Mangel an Wachstumsvitaminen.

Das Gesetz von der Duplizität der Fälle führt es mit sich, daß ich noch einen zweiten außerordentlich interessanten Fall von Pulmonalstenose besprechen kann.

Der 19 Monate alte Knabe wurde wegen eigentümlicher Anfälle in die Klinik gebracht. Oft nach dem Essen, gelegentlich aber auch sonst, werde er plötzlich blau, finde den Atem nicht mehr, sei bewußtlos. Diese Anfälle dauern vier bis sechs Stunden, sie wiederholen sich zweimal im Tag.

Das Kind zeigt auch im Intervall leichte Cyanose, deutliche Blaufärbung der Hände, Finger und Fingernägel, ebenso an den Füßen. Uhrglasförmig gewölbte Finger- und Zehennägel.

Das Herz zeigt eine deutliche Verbreiterung nach rechts. Der rechte Herzrand liegt zwei Querfinger rechts vom rechten Sternalrand. Links reicht die Herzdämpfung bis zur Mammillarlinie. Man hört ein lautes, scharfes systolisches Geräusch an der Herzbasis mit Punctum maximum über der Pulmonalis. Es leitet sich nach der Clavicula und nach dem Rücken hin fort. Der zweite Pulmonalton ist nicht hörbar. Die Töne an der Herzspitze sind rein, die Herzaktion ist beschleunigt, 160 in der Minute, die Leber etwas groß.

Wir haben die in der Anamnese erwähnten eigentümlichen Anfälle von paroxystischer Cyanose auch in der Klinik beobachten können. Nach der Nahrungsaufnahme, bei Gelegenheit einer zornigen Erregung, einer Anstrengung, mitunter aber auch ohne jede äußere Ursache stößt das Kind einen Schrei aus oder eine Reihe von kleinen, erstickten Schreien, dann erscheint die Cyanose. Die Ohren, die Umgebung der Nasenflügel, die Lippen, die Finger- und Zehenenden werden violett, fast schwarz, die Haut des Körpers und der Glieder ist blaß, livide, mit einem bläulichen Reflex. Die Atmung ist geräuschvoll, stertorös, das Herz schlägt heftig in der Brust. Die Tachycardie steigert sich bis gegen 300, der Puls ist rasch, fast unzählbar und so klein, daß er kaum wahrgenommen werden kann. Die Augen sind erloschen, gläsern, starr, das Bewußtsein ist verloren, ein reichlicher kalter Schweiß bedeckt den Körper des Kindes, welches gelegentlich leichte Muskelzuckungen zeigt. Die Temperatur im Anfall sinkt auf 35° ab. Während der Krise verschwindet das systolische Geräusch. Diese schweren Anfälle von Cyanose dauerten, wie bereits in der Anamnese erwähnt, etwa vier Stunden.

Danach gewinnt das Kind sein Bewußtsein zurück, die Cyanose verschwindet wieder. Die Anfälle wiederholten sich in kleineren oder größeren Intervallen. In unserem Fall traten zweimal solche Anfälle an einem Tag auf, in anderen Fällen wiederholen sie sich alle Wochen oder Monate.

STOLTE meint, daß eine erhebliche Bradycardie, welche vielleicht als Herzblock infolge Mißbildung des Reizleitungssystems bei Fehlen der Scheidewand der Ventrikel zu deuten ist, schuld sei an der bei diesem Herzleiden häufiger beobachteten Neigung zu Schwindelgefühlen, Ohnmachten und epileptischen Anfällen, wenn man diese nicht gewissermaßen als Erstickungskrämpfe ansprechen wolle. Unsere Beobachtung zeigt jedoch, daß nicht eine Bradycardie vorlag, sondern eine paroxysmale Tachycardie.

Interessant ist das Verhalten des Elektrocardiogramms im Intervall und im Anfall. Im Intervall Tachycardie bis 160, Andeutung von Rechtsüberwiegen, auffallend hohe Terminalschwankung und spitze Vorhofszacke.

Im Anfall steigert sich die Tachycardie auf 280 bis 300. Terminal- und Vorhofschwankung fallen zusammen, so rasch folgen die Ventrikelkomplexe aufeinander (sogenannte Vorhofpfropfung). Auf jede Vorhofschwankung pfropft sich ein Ventrikelkomplex auf. Die hohe Frequenz bis zu 300 spricht für ein Vorhofflattern. Das Vorhofflattern bei einem schon durch die Pulmonalstenose im Kreislauf gestörten Kinde ist somit die Ursache der sehr eigenartigen Anfälle von schwerster paroxysmaler Cyanose mit Bewußtseinsverlust, epileptiformen Zuckungen usw.

Auf chronische Digitalisbehandlung dreimal drei Tropfen Digifolin bzw. Digalen sind diese Anfälle vollkommen ausgeblieben und das Kind hat sich sehr gut erholt.

Im Gegensatz zu dem vorher besprochenen Fall mit der hochgradigen Wachstumsstörung zeigt dieses Kind ein ziemlich regelrechtes Wachstum. Außerhalb der Krise scheint es fast normal zu sein. Man sieht eine leichte bläuliche Verfärbung im Gesicht, an den Lippen und an den Nägeln.

Zum Schluß der heutigen Vorlesung demonstriere ich noch einen Säugling, dessen Krankheitsbild zu den mehrfachen Herzmißbildungen, wahrscheinlich ins Gebiet der FALLOT*schen Tetralogie* gehört. Es handelt sich dabei um folgenden Symptomenkomplex:

1. *Transposition der großen Gefäße:* Die Aorta entspringt aus dem rechten Ventrikel, die Pulmonalis aus dem linken. Wir können diese Anomalie mit Sicherheit aus dem Röntgenbild an der Verschmälerung des Gefäßstieles des Herzens erkennen. Diese Verschmälerung kommt dadurch zustande, daß der Aortenbogen, der sogenannte Aortenkopf, links oben fehlt.

2. *Kammerseptumdefekt*, der das Leben überhaupt ermöglicht und erkennbar ist durch das systolische Geräusch mit dem Maximum am linken Sternalrand.

3. *Hypertrophie des rechten Ventrikels*, im Röntgenbild ebenfalls feststellbar.

4. *Pulmonalstenose.*

Die Kinder haben oft Untertemperaturen und kühle Extremitäten, sind zart und sehr empfindlich für Infektionen.

Die Cyanose ist hauptsächlich Folge der Pulmonalstenose, weil die Lunge zu wenig Blut erhält.

Der Blutkreislauf dürfte sich in folgender Art und Weise abspielen: Bei der Systole gelangt das Blut aus dem rechten Ventrikel in die Aorta und gleichzeitig wegen starken Überdruckes durch das Ventrikelseptum in den linken Ventrikel und von da in die Arteria pulmonalis und in den Lungenkreislauf. Das arterialisierte Blut kehrt zurück in den linken Vorhof und in den linken Ventrikel und vermischt sich mit dem venösen Blut, das bei der Systole in den linken Ventrikel hineingepreßt wird. Anderseits kann infolge der Pulmonalstenose der Druck im linken Ventrikel im Beginn der Diastole noch so hoch sein, daß arterielles Blut durch das offene Ventrikalseptum in den rechten Ventrikel zurückkehrt und dann in den großen Kreislauf gelangt.

Wir fanden in einem ähnlichen Fall bei der Autopsie die Diagnose der Transposition der großen Gefäße bestätigt, aber an Stelle des angenommenen Ventrikelseptumdefektes fand sich ein offenes Foramen ovale, ein offener Ductus Botalli, während eine Pulmonalstenose nicht nachweisbar war. Das offene Foramen ovale kann klinisch symptomlos verlaufen, manchmal hört man aber ein systolisches Geräusch über dem Sternum in Höhe des dritten Rippenknorpels, das sich bei Lagewechsel verändert. Es ist verständlich, daß die Abgrenzung gegenüber dem Ventrikelseptumdefekt sehr große Schwierigkeiten machen kann.

BLALOCK und TAUSSIG haben als Erste in Fällen von FALLOTscher Tetrade einen kühnen Eingriff chirurgischer Operation erfolgreich gewagt. Sie machten einen künstlichen Ductus Botalli, um die Pulmonalstenose zu umgehen und damit eine bessere Blutversorgung zu erzielen. Sie erreichten das durch die Herstellung einer Anastomose der Arteria subclavia mit dem linken bzw. dem rechten Ast der Arteria pulmonalis. Nach dem Eingriff erholten sich die Kinder prächtig, die Cyanose und Dyspnoe gingen zurück, die körperliche Leistungsfähigkeit stieg.

Der EISENMENGER*komplex* wird of als eine Variante der Tetralogie von FALLOT angesehen. Auch hier ist wie bei der Tetralogie von FALLOT die Aorta nach rechts verlagert und es besteht ein hoher Ventrikelseptumdefekt, auf dem die Aorta reitet. Aber er unterscheidet sich von der Tetralogie von FALLOT durch das Fehlen einer Pulmonalstenose und einer Hypertrophie des rechten Ventrikels. Cyanose ist nicht obligat.

121. Vorlesung.

Die angeborenen Herzfehler ohne Cyanose.

Maladie de Roger.

Ich bespreche hier einen zehnjährigen Jungen. Die Geburt war normal, aber der Knabe war das kleinere und schwächere Zwillingskind. Seit einiger Zeit Appetitlosigkeit. Er bekommt bei körperlicher Anstrengung leicht bläuliche Lippen. Er hat nie geschwollene Füße. Ein einjähriger Bruder hat genau den gleichen angeborenen Herzfehler. Eltern und übrige Geschwister gesund.

Im Vergleich zu einem normalen Kind gleichen Alters sehen wir, daß der Knabe im Wachstum stark zurückgeblieben ist. Er hat eine Körperlänge von bloß 120 cm, statt normal 130 cm und ein Körpergewicht von bloß 21 kg statt 30 kg. Die Haut ist in der Kälte etwas bläulich marmoriert. Die Wangen sind rot, die Ohren rot, die Lippen stark rot, nicht cyanotisch. Keine kühlen und cyanotischen Extremitäten, keine Trommelschlegelfinger.

Der Thorax zeigt über der Herzgegend eine leichte Vorwölbung, die Herzdämpfung ist besonders nach links verbreitert. Spitzenstoß im 6. Intercostalraum zirka 2 cm außerhalb der Mammillarlinie. Breite der Herzdämpfung 13 cm, 4 cm rechts, 9 cm links von der Mitte des Sternums, größter Durchmesser 14 cm.

Sehr lautes, rauhblasendes bis zur Diastole dauerndes systolisches Geräusch mit Maximum auf einer schrägen, zirka 4 cm messenden, von oben im 3. Intercostalraum unmittelbar am linken Sternalrand nach unten außen zum 4. Interkostalraum verlaufenden Linie. Stark klappender, lauter zweiter Pulmonalton. Die Geräusche und die Herztöne sind im Rücken gut zu hören. Palpatorisch ist über der Linie des stärksten Geräusches sehr deutliches Katzenschnurren zu fühlen.

Röntgenaufnahme: Das Herz zeigt Straußeneiform, es ist 12,7 cm lang und 11,5 cm breit. Herz-Lungen-Quotient 1,7, normal 1,8 bis 2,2. Zudem besteht eine isolierte Vorwölbung der Pulmonalis.

Blutbefund: Hämoglobin 82% Sahli, Rote 4,56 Millionen.

Urin klar, gelb, kein Eiweiß, kein Zucker, kein Sediment.

Diagnose: Ventrikelseptumdefekt (Maladie de Roger), eventuell kombiniert mit offenem Ductus Botalli wegen des verbreiterten Pulmonalisbogens und des verstärkten 2. Pulmonaltones.

In der Mehrzahl der Fälle verrät sich das offene Ventrikelseptum durch keinerlei Störungen der Zirkulation und der Respiration. So lange das Kind nicht gehen kann, besteht keine Dyspnoe, keine Palpitation. Der Puls ist normal. In unkomplizierten Fällen findet man keine Cyanose. So kann die Maladie de Roger vollkommen latent verlaufen und nur zufällig bei der Auskultation entdeckt werden.

Man findet dabei ein systolisches Geräusch, das während der ganzen Dauer der Systole anhält (holosystolisch). Das Geräusch ist laut, rauh, diffus. Es ist in großer Ausdehnung in der Präkordialgegend hörbar. Das Maximum liegt am linken Sternalrand im 3. bis 4. Intercostalraum. Es breitet sich vor allem auf die rechte und untere Hälfte des Sternums aus. Auch im Rücken hört man es

gut, besonders an der Spitze des linken Schulterblattes. Manchmal ist das Geräusch so stark, daß man es bei bloßer Annäherung des Ohres hören kann.

Bei der Palpation fühlt man ein systolisches Schwirren, hauptsächlich im
3. Intercostalraum in der Umgebung des Sternums. Es breitet sich oft nach
links und nach rechts aus.

Im Röntgen findet man einen nach beiden Seiten deutlich erweiterten Herzschatten. Das Herz sieht aus wie ein Straußenei. Seine Spitze ist abgerundet

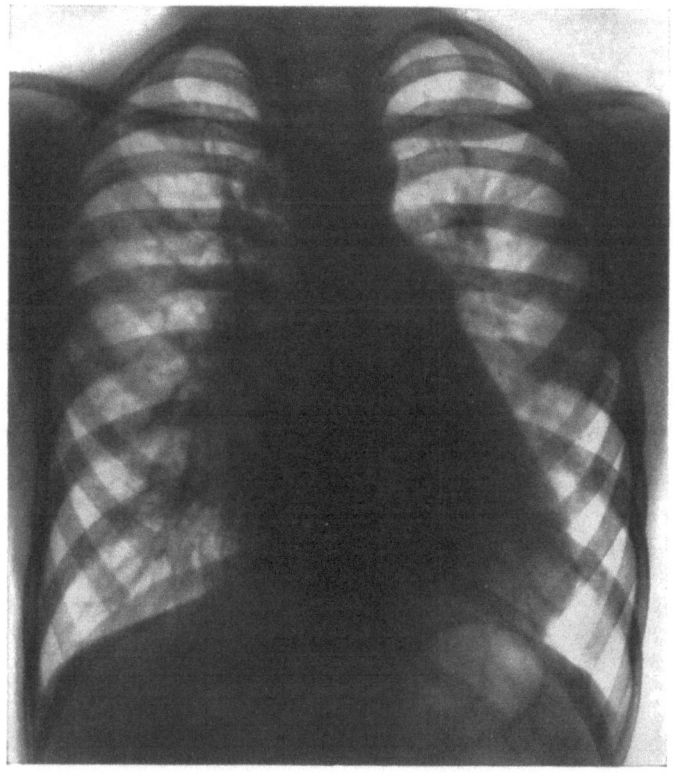

Abb. 171. Herz mit Maladie de Roger, eventuell kombiniert mit offenem Ductus Botalli wegen des
verbreiterten Pulmonalisbogens.

und überragt deutlich das Zwerchfell. Beim unkomplizierten Roger ist der
Pulmonalisbogen ganz normal.

Welches ist nun die pathologische Physiologie des offenen Ventrikelseptums?
— Findet sich eine isolierte Kommunikation des Ventrikels, so ist die mechanische
Funktion des Herzens nicht oder nur wenig gestört. Der Druck im linken Ventrikel
ist größer als im rechten, wie es der Norm entspricht. Es steht dies im Gegensatz
zu den Verhältnissen im fötalen Leben und bei der Pulmonalstenose, bei der,
wie wir gesehen haben, der Druck im rechten Ventrikel überwiegt. Wegen des
Überdruckes im linken Ventrikel fließt bei jeder Systole hellrotes, arterielles
Blut in den rechten Ventrikel und vermischt sich dort mit dem dunklen, venösen
Blute. Beim Passieren des Blutstromes durch die enge Ventrikelöffnung entsteht das Geräusch. Der Übergang vom arteriellen Blut in das venöse verändert
die Blut- und Hautfarbe nicht, im Gegensatz zu denjenigen Herzmißbildungen,

bei welchen umgekehrt venöses Blut sich mit dem arteriellen vermischt und in den großen Kreislauf gelangt.

Es ist ziemlich schwer zu erklären, warum beide Ventrikel bei der Maladie de Roger hypertrophieren. Man versteht, daß der rechte Ventrikel Dilatation und Hypertrophie zeigt, denn bei einer jeden Systole erhält er Blut aus dem linken Ventrikel, was den Druck in seiner Höhle erhöht. Aber man kann sich ziemlich schlecht die übliche Hypertrophie des linken Ventrikels erklären. Man hat angenommen, daß, da ein Teil des Blutes aus dem linken Ventrikel in den rechten überfließt, nicht genügend Blut in die Aorta geworfen würde, wenn der linke Ventrikel sich nicht erweitern und später hypertrophieren würde.

Es gibt ungewöhnliche Formen von Ventrikelseptumdefekt. Mitunter findet man bei der Autopsie ein offenes Ventrikelseptum, welches sich während des Lebens durch keinerlei Geräusch verraten hat. Entweder ist dann der Septumdefekt zu groß oder zu klein. Ist die Öffnung zu klein, so kann sie sich während der Systole verschließen, so daß kein Blut vom einen in den anderen Ventrikel übergeht. Ist die Öffnung zu groß, so kann eben beim Durchpressen des Blutes kein Stenosegeräusch entstehen. Mitunter ist das Geräusch so gering, daß man zögert, die Diagnose zu stellen. Es kann zu einer intermittierenden Cyanose kommen, besonders dann, wenn der Druck im rechten Ventrikel zunimmt und nun umgekehrt venöses Blut sich in den linken Ventrikel ergießt.

Wie entsteht nun diese Mißbildung? Man hat zwei Theorien aufgestellt. Die eine nimmt eine Hemmungs- oder Abweichungsmißbildung, die andere eine fötale Endocarditis an. Für die Hemmungsmißbildung spricht die häufige Kombination mit anderen Mißbildungen, Klumpfuß, Spina bifida, Idiotie, Aurikularanhänge usw. Die Theorie der fötalen Endocarditis nimmt an, daß während der Schwangerschaft die Mutter eine Infektion erleidet; die Keime dieser Infektion gehen durch die Nabelvene auf den Fötus über und lokalisieren sich am Endocard des rechten Herzens. Sie erzeugen hier eine Endocarditis am Trichter der Arteria pulmonalis und eine Endarteriitis am Stamm dieser Arterie. Es entsteht so eine Schrumpfung des Trichters und des Stammes der Pulmonalarterie, welcher den interventrikulären Verschluß verhindert, indem sie den Druck im rechten Herzen vermehrt und das Blut in das linke Herz hinüberdrängt. Die Theorie der fötalen Endocarditis dürfte vor allem für diejenigen Fälle in Betracht zu ziehen sein, bei denen es zu einer Pulmonalstenose kommt. Gegen diese letztere Lehre spricht, daß dann die fötale Endocarditis schon sehr früh, nämlich in der siebenten bis achten Woche des intrauterinen Lebens, auftreten müßte, da schon zu dieser Zeit das Ventrikelseptum ausgebildet wird. Es ist deshalb wohl umgekehrt die Hemmungsmißbildung das Primäre, welche jedoch durch eine fötale Endocarditis verschlimmert wird. Interessanterweise berechtigt das Vorhandensein multipler Mißbildungen nach unserer Erfahrung nicht ohne weiteres auch eine Hemmungsmißbildung des Herzens anzunehmen, es kann gleichwohl eine fötale Endocarditis dem angeborenen Herzfehler zugrunde liegen.

Die Kinder mit Maladie de Roger werden häufig zu früh geboren und finden sich fast immer in einem Zustand kongenitaler Lebensschwäche. Gar nicht selten sieht man außer den oben erwähnten Mißbildungen eine Kombination mit mongoloider Idiotie. Die Kinder sind im allgemeinen blaß und zart, sie bleiben häufig in der Entwicklung zurück, namentlich werden sie durch Infektionen oft schwer geschädigt. Sie sterben häufig an Bronchopneumonie und Sepsis. So haben wir einen Fall beobachtet, der nach postpneumonischem Empyem an einer Pneumokokkenmeningitis zugrunde ging. Kommt es nicht zu solchen üblen Zufällen, so können die Kinder mit Maladie de Roger unter Umständen alt werden. Bei den Überlebenden sieht man oft spät noch eine Cyanose auftreten, und zwar hauptsächlich bei Steigerung des Druckes im Lungenkreislauf.

Die Prognose ist deshalb mit Vorsicht zu stellen. Auch in unserem Fall hat die Krankheit zu ganz erheblichem Wachstumsstillstand geführt. Die Frage, ob das Ventrikelseptum sich schließen und so die Krankheit ausheilen, sich „verwachsen" könne, kann heute noch nicht mit Sicherheit beantwortet werden. Man hat allerdings die typischen auskultatorischen Erscheinungen gelegentlich verschwinden sehen, aber es ist dies noch kein vollgültiger Beweis, da man sich in einem solchen Falle fragen muß, ob es sich nicht bei den ersten Befunden um sogenannte extracardiale Geräusche gehandelt hat.

Zu den nicht so seltenen angeborenen Herzfehlern gehört die Persistenz eines **offenen Ductus Botalli.** Das Offenbleiben des Ductus wird durch Asphyxie nach der Geburt begünstigt. Bei der fötalen Zirkulation wird das Blut aus der Arteria pulmonalis nach Abgang der Seitenäste für die Lungen in die Aorta weitergeleitet. Nach der Geburt werden nun die sich entfaltenden Lungen stark mit Blut versorgt und der Ductus Botalli obliteriert. Bleibt der Ductus offen, so wird nun wegen Überdruckes im linken Ventrikel die Zirkulation im Ductus umgekehrt und das Blut wird von der Aorta durch den offenen Ductus Botalli in die Arteria pulmonalis gespritzt.

Klinisch ergibt die Perkussion eine streifenförmige, der Herzdämpfung links kaminartig aufsitzende Dämpfung im ersten und zweiten Intercostalraum, links vom Sternum. Auch im Röntgenbild sieht man den pulsierenden, parasternalen Schatten links, am besten im zweiten Intercostalraum. Er ist bedingt durch die Erweiterung der Arteria pulmonalis. Mitunter kann man im zweiten Intercostalraum links schon bei der Inspektion eine eigentümliche Pulsation wahrnehmen und ein intensives Schwirren an dieser Stelle tasten. Bei der Auskultation hört man ein systolisches Geräusch an der Pulmonalis, das sich besonders in die Carotiden auf der linken Seite fortpflanzt. Der zweite Pulmonalton ist verstärkt. Mitunter findet man auch in diesen Fällen eine Asymmetrie der Radialispulse.

Die Anomalie macht klinisch fast keine Symptome, insbesondere keine Cyanose.

Gerade die Diagnose des offenen Ductus Botalli hat an Bedeutung gewonnen, seitdem Gross u. a. amerikanische Chirurgen eine operative Therapie desselben in kühnen Angriff genommen haben. Gross betont, daß der offene Ductus Botalli in manchen Fällen keine harmlose Affektion darstelle. Die Leistungsfähigkeit dieser Kinder scheine doch gelegentlich behindert, ebenso ihre Entwicklung, und die Gesamtlebensdauer könne auf die Hälfte der Norm herabgesetzt werden. In der Gegend des offenen Ductus Botalli können sich die ersten Läsionen einer meist tödlich verlaufenden Endocarditis lenta entwickeln. Gross ist deshalb bei geeigneten Patienten dazu übergegangen, in unkomplizierten Fällen den Ductus zu unterbinden. Von 13 operierten Fällen starb ein einziges Kind infolge Wundinfektion, alle übrigen konnten zumeist schon in wenigen Tagen das Bett verlassen. Die Geräusche verschwanden sofort, der diastolische Blutdruck stieg an und die Herztätigkeit wurde ruhiger. Das günstigste Lebensalter für die Operation liegt zwischen sieben und zehn Jahren. Der jüngste operierte Fall hatte ein Alter von elf Monaten, der älteste ein solches von 30 Jahren.

Sogenannte idiopathische Dilatation und Hypertrophie des Herzens bei Säuglingen und Kleinkindern.

Schon bei ganz jungen Säuglingen in den ersten Lebensmonaten wird dieses merkwürdige Krankheitsbild beobachtet, und zwar sowohl bei Mädchen wie bei Knaben. Irgendeine Rassendisposition besteht nicht.

Die frühesten Symptome der Krankheit sind wenig bekannt. Unglücklicherweise treten die meisten Patienten ins Spital ein, um hier nach wenigen Tagen

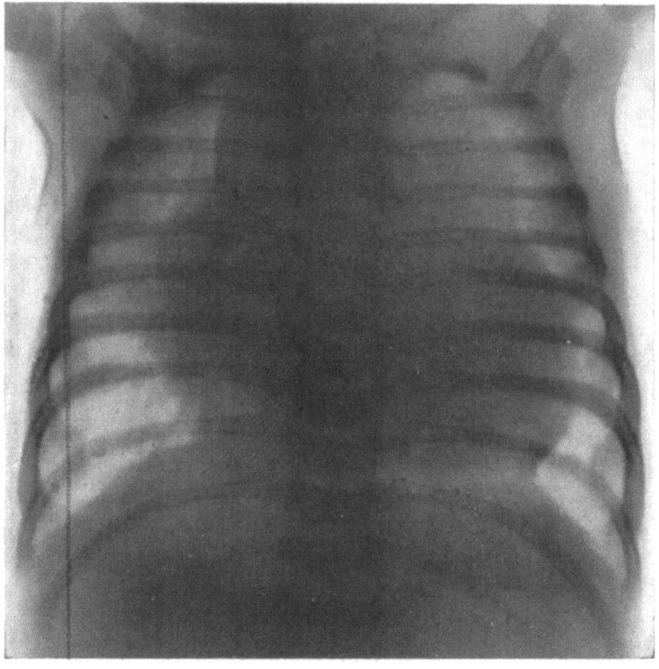

Abb. 172. Idiopathische Dilatation und Hypertrophie des Herzens bei einem 3 Monate alten Säugling.

plötzlich zu sterben. Der Beginn ist schleichend. Die Kinder werden ängstlich, schreien viel, erbrechen oder verweigern die Nahrung. Zuerst kann einem die wahre Natur der Krankheit entgehen und man kann durch den plötzlichen Tod völlig überrascht werden. Ein Frühsymptom ist eine zunächst unerklärliche Dyspnoe bei völlig negativem Lungenbefund. Diese Dyspnoe zeigt sich besonders gern bei und nach der Nahrungsaufnahme. Dabei kommt es nicht selten zu sogenannten Schwäche- ja Ohnmachtsanfällen, verbunden mit einer leichten Cyanose, welche sich zunächst nur an den Lippen und an den Fingernägeln zeigt. Später können stärkere Anfälle von Cyanose auftreten, so daß das ganze Kind blau wird. Diese Anfälle von Dyspnoe und Cyanose können bei anscheinend ganz gesunden Kindern ganz plötzlich auftreten. Fieber fehlt gewöhnlich.

Bei der Untersuchung fällt zunächst eine auffallend rasche Herzaktion auf, 140 bis 160 Pulse in der Minute. Die Herztöne zeigen oft embryonalen Rhythmus. Geräusche fehlen in der Regel. Gelegentlich kann man allerdings ein schwach blasendes systolisches Geräusch an der Spitze hören. Durch die Perkussion kann man schon eine deutliche Vergrößerung der Herzdämpfung besonders nach links, aber auch nach rechts nachweisen. Ist der Spitzenstoß fühlbar, so liegt er außerhalb der Mammillarlinie. Die physikalische Untersuchung kann jedoch besonders bei jüngeren Säuglingen im Stiche lassen, und es gilt deshalb als Regel, bei allen Kindern, die ein solch unerklärliches Syndrom von Dyspnoe, Schwächeanfällen mit leichter Cyanose und Tachycardie zeigen, ein Röntgenbild aufzunehmen.

Röntgen: Er zeigt ein sehr auffallendes Bild. Eine enorme Vergrößerung des Herzens nach allen Richtungen, also sowohl nach links wie nach rechts, wie in vertikaler Richtung. Am meisten vergrößert ist gewöhnlich die linke Seite. Sie kann so erheblich sein, daß das Herz den linken Brustraum fast vollständig ausfüllt. Der linke Vorhof ist meist nicht erweitert.

Elektrocardiogramm: Es wurde bisher nur selten aufgenommen. Die Exkursionen des Elektrocardiogramms sind auffallend flach, insbesondere ist die T-Zacke auffallend niedrig. Auch das PR-Intervall kann verlängert sein. Mit-

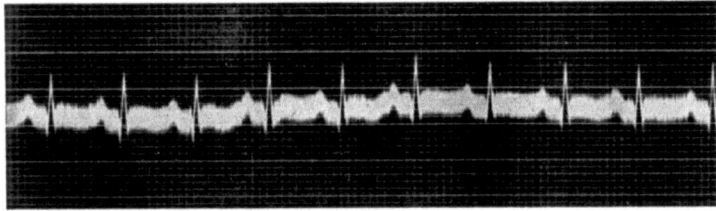

Abb. 173. Elektrokardiogramm eines Falles bei idiopathischer Herzhypertrophie.

unter zeigt das Elektrocardiogramm lediglich Tachycardie an, in einzelnen Fällen wurde sogar ein normales Elektrocardiogramm gefunden.

Diagnose: Das Röntgenbild allein erlaubt natürlich noch nicht für sich die Diagnose der idiopathischen Herzhypertrophie, da angeborene Herzfehler häufig ganz ähnliche Herzschatten machen. Charakteristisch für unser Krankheitsbild ist jedoch, daß im Gegensatz zu den angeborenen Herzfehlern deutliche, persistierende Geräusche fehlen. Wir finden somit keine richtige Erklärung für diese enorme Herzvergrößerung. Wir haben keine Anhaltspunkte für einen kongenitalen Herzfehler, für eine rheumatische Infektion, für Pertussis, Diphtherie oder andere Infektionskrankheiten.

Differentialdiagnose: Patienten mit kongenitalem Herzfehler, der so schwer ist, daß er bald zum Tode führt, sind gewöhnlich viel stärker cyanotisch und zeigen nicht selten Trommelschlegelfinger.

Verlauf: Er kann schon bald, nachdem sich die ersten Symptome gezeigt haben, zum Tode führen. In anderen Fällen ist der Verlauf protrahierter, es zeigen sich Stauungserscheinungen in den Lungen mit Rasselgeräuschen, zeitweise kommt es zu Lungenödem, vor allem aber kann man eine deutliche Leberschwellung feststellen. Sind im Herzen Thromben entstanden, so kann es auch zu Embolien kommen.

Prognose: Die Prognose ist somit sehr ernst. Die Kinder können schon im Säuglingsalter plötzlich sterben. Nicht selten tritt der Exitus im zweiten Lebensjahr auf, wenn die Kinder versuchen, gehen zu lernen. Diese vermehrte Arbeit vermag das hypertrophische dilatierte Herz nicht mehr zu leisten und es versagt plötzlich. In vereinzelten Fällen wurde jedoch eine Lebensdauer bis zu sechs bis sieben Jahren beobachtet.

Autoptische Befunde: Das Herz ist stark erweitert und sein Gewicht ist viel größer als in der Norm. Man findet besonders eine Erweiterung und Hypertrophie des linken und manchmal auch des rechten Ventrikels. Die Klappen zeigen keine sichtbaren Veränderungen, kongenitale Defekte fehlen, insbesondere besteht kein Septumdefekt wie bei der Maladie de Roger. Das Endocard im linken Vorhof und linken Ventrikel erscheint oft weiß und verdickt. Blande Thromben können zwischen dem Ventrikelendocard und den Trabekeln liegen. Die Coronararterien zeigen normalen Ursprung und normale Verteilung. Auf der Schnittfläche zeigt jedoch das Myocard oft schon makroskopisch gräuliche Streifen. Bei der mikroskopischen Untersuchung sieht man dann an diesen Stellen Atrophie der Muskelfasern mit Fettinfiltration, Degeneration der Muskelfasern und Ersatz durch Bindegewebe. Gelegentlich findet man einige wenige Lymphocyten. Es finden sich keine Herde von Leukocyten oder anderen Zellen. Die anderen Organe zeigen nichts Besonderes, abgesehen von Stauungserscheinungen.

Ätiologie und Pathogenese: Man kann die Fälle in zwei Gruppen einteilen:

1. Sogenannte angeborene idiopathische Herzhypertrophie (wahre Form). Hier konnte man kein ätiologisches Agens entdecken, und eine gründliche mikroskopische Untersuchung ergab eine reine Hypertrophie des Myocards ohne nachweisbare pathologische Läsion. Je gründlicher die Untersuchungen vorgenommen werden, um so kleiner wird wahrscheinlich diese Gruppe werden. Hier ist offenbar die Herzhypertrophie als eine sogenannte isolierte Splanchnomegalie aufzufassen, wie sie bei innersekretorischen Störungen, z. B. von seiten der Hypophyse oder auch der Schilddrüse beobachtet wird.

2. Pseudo-idiopathische Gruppe (sekundäre Form der Hypertrophie). Bei der mikroskopischen Untersuchung findet man hier Myocardveränderungen im Sinne einer Degeneration, Fibrose, Rundzelleninfiltration. Man findet ferner gewisse Ursachen, die zu Herzveränderungen erfahrungsgemäß führen, wie Anämien, kongenitale Anomalien im Abgang der Coronararterien, z. B. von der Pulmonalarterie statt von der Aorta, Nierenveränderungen im Sinne einer Nephritis, Lungenveränderungen, z. B. syphilitischen Ursprungs, weiße Pneumonie, Infektionen oder Eiterung im Herzen (bakterielle Endocarditis) oder rheumatische Infektion, kongenitale Mediasklerose der Coronararterie. Angaben über Hypertension, über Avitaminosen und Infektionen, Pertussis, Diphtherie usw. in der Krankengeschichte. Herzhypertrophie kann auch auf Glykogenspeicherung beruhen.

Bei der wahren idiopathischen Herzhypertrophie ist die Ätiologie noch sehr dunkel. Es wurde an eine kongenitale Schwäche des Keimplasmas gedacht, welche zu einer isolierten Organminderwertigkeit des Herzens führte. Für diese Anschauung konnte sprechen, daß auch familiäre Fälle von angeborener Herzhypertrophie beobachtet worden sind, so daß mehrere Kinder einer Familie frühzeitig an dem gleichen Leiden zugrunde gehen.

Man hat vielfach den sogenannten Status thymolymphaticus angeschuldigt. Aber diese Angabe beruht meist auf einer optischen Täuschung. Da diese Kinder oft aus voller Gesundheit heraus sterben, ist es nicht verwunderlich, daß eben Thymus und Lymphdrüsen in voller Blüte sind, es entspricht das eben der normalen Größe der Organe, welche auf dem Leichentisch gewöhnlich nur deshalb sehr viel kleiner erscheinen, weil die Kinder nach kürzerer oder längerer Krankheit gestorben sind. Schon eine Krankheit von nur zwei Tagen kann unter Umständen zu raschem Schwund der Thymus führen.

CEELEN, RIESENFELD, FEER dachten an einen Zusammenhang mit dem Status lymphaticus, weil man in einzelnen Fällen eine starke Rundzelleninfiltration im Myocard fand. Es hat sich jedoch gezeigt, daß kein rechter Parallelismus besteht zwischen dem Status thymolymphaticus und dieser Rundzelleninfiltration. Die Sache erscheint somit zweifelhaft.

Interessant sind die Angaben in der neueren Literatur, daß man bald bei der Mutter, bald mehr beim Vater derartiger Kinder eine sogenannte essentielle Hypertension hat feststellen können. Es könnten also während der Schwangerschaft blutdrucksteigernde Stoffe im Kreislauf des Fötus zirkulieren und zur Dilatation und Hypertrophie des Herzens Anlaß geben. In unserem Fall verlief die Schwangerschaft ganz ohne Störungen, die junge Mutter scheint allerdings, wenigstens zeitweise, Hypertensionen zu haben. Bei der ersten Untersuchung fand ich einen maximalen Blutdruck von 170, einen diastolischen von 120, einige Zeit darnach, nachdem sich die Mutter beruhigt hatte, sank jedoch der Druck auf normale Werte.

Besonders in den Fällen, in denen Rundzelleninfiltrationen, ferner stärkere Myocardveränderungen gefunden werden, ist auch an einen infektiösen Ursprung zu denken. So sind derartige Befunde besonders bei der rheumatischen Infektion (ASCHOFFsche Knötchen), dann bei der Pertussis, bei Diphtherie, mitunter auch nach Grippe bekannt. RIEDER fand in seinen Fällen Lymphocyten, polynucleäre Leukocyten und eosinophile Zellen in den perivasculären Herden und führt dieselben auf frühere Infektionen zurück.

Therapie: Sie kommt leider meistens zu spät. Kann man die Kinder früher in Behandlung bekommen, so sind bereits von vereinzelten Autoren, wie GAUTHIER, FINKELSTEIN, LEREBOULLET und CHATBRUN, durch Digitalisbehandlung deutliche Besserung, ja anscheinend Heilung beobachtet worden. Ob es sich allerdings um angeborene, sichere Herzhypertrophie gehandelt hat, erscheint mir noch fraglich. Bei bereits herumgehenden Kindern erfordert die Entdeckung einer solchen Dilatation und Hypertrophie des Herzens absolute Bettruhe. Wir geben unserem Fall Coramin dreimal fünf bis zehn Tropfen und Digitalis bzw. Digibaine ein- bis dreimal einen Tropfen. Digalen anfangs dreimal täglich drei bis sechs Tropfen, nach Eintritt der Wirkung Reduktion der Dose auf die Hälfte bis ein Drittel. Es ist möglich, daß bei zunehmender Erkenntnis des Leidens und frühzeitiger Diagnosenstellung die Prognose erheblich besser werden kann.

Nierenkrankheiten.

123. Vorlesung.

Nierenkrankheiten im Kindesalter.

Funktionsprüfungen.

Albuminurie ist wohl ein wichtiges Symptom auch bei den Nierenkrankheiten im Kindesalter, aber an und für sich ist sie nicht beweisend für eine wirkliche Erkrankung der Nieren. Albuminurie kommt bei Kindern, namentlich Mädchen, gegen die Pubertätszeit hin sehr häufig vor. LAUENER fand bei seinen Untersuchungen an 5000 Schulkindern im Alter von sechs bis sieben Jahren bei 6,7%, im Alter von sechs bis elf Jahren bei 27%, im Alter von 15 bis 16 Jahren sogar bis 38% Albuminurie. Er beobachtete ferner, daß die hochaufgeschossenen Kinder wohlhabender Eltern häufiger Albuminurie zeigten als die Kinder der Armen. DUBLIN hat das Schicksal von 5000 Jugendlichen, welche im Alter von 15 bis

24 Jahren wegen Albuminurie oder Albuminurie mit Zylindern von der Lebens-
versicherung ausgeschlossen waren, weiter verfolgt, und es hat sich dabei gezeigt,
daß Albuminurie und Sedimentbefund wieder vollständig verschwinden können.
Eine derartig vorübergehende Albuminurie bedeutet keinerlei besondere Disposition für Nephritis oder Nephrose, keinerlei ernstere Prognose, an solchen
Nierenleiden zu sterben.

Für die Gutartigkeit der Albuminurie spricht meist der cyclische oder orthostatische Charakter derselben. Die Albuminurie findet sich nur bei aufrechter
Körperhaltung, wobei die betreffenden, etwas schwächlichen Kinder meist eine
mehr oder weniger starke Lordose zeigen. Infolge dieser Lordose kommt es zu
einer lokalen Stauung in den Nierenvenen, zu größerer Azidität des Urins und
zu Eiweißausscheidung, welche bei horizontaler Lage des Körpers wieder
verschwindet.

Nahe verwandt sind die funktionellen Albuminurien nach starken körperlichen
Anstrengungen, z. B. nach Märschen. Auch nach geistiger Überanstrengung
wurde Albuminurie gefunden. Schwächliche, untrainierte Individuen neigen mehr
zu dieser Erscheinung. Die Albuminurie bessert sich oder verschwindet, wenn
sich der Organismus kräftigt.

Es gibt eine nutritive Albuminurie nach überreichlichem Genuß von Eiweiß,
z. B. von rohem Hühnereiweiß.

Auch der Durst kann mit der Herabsetzung der Wasserausscheidung zu
Albuminurie, Cylindrurie und sogar zu Pyurie führen. Einen solchen Befund kann
man gar nicht selten bei Säuglingen mit schweren Brechdurchfällen erheben,
wenn sie sowohl durch den Darm, wie durch die Lungen sehr viel Wasser verlieren.

Wie es einen Hungerdiabetes gibt, so kommt auch Albuminurie infolge von
Unterernährung vor.

Phosphaturie bzw. Calcariurie mit stark alkalischem Urin kann gelegentlich
auch von Albuminurie begleitet sein.

Es wären hier ferner noch zu erwähnen Albuminurien nach prolongierten,
kalten Bädern. Es kommt dabei zu einer vasomotorischen Ischaemie der Nierengefäße.

Alle diese gutartigen Albuminurien zeigen keine Beziehungen zu akuten Infektionen. Sie treten intermittierend auf, z. B. nur bei aufrechter Körperhaltung.
Die gutartige Albuminurie ist meist nur gering, und es ist für sie charakteristisch,
daß ein Teil des Eiweißes im verdünnten Urin durch bloßen Zusatz von Essigsäure schon in der Kälte ausgefällt wird. Es beruht dies darauf, daß das Eiweiß
in Verbindung mit Chondroitinsäure, einer normalen aus Knorpel und Bindegewebe stammenden Substanz ausgeschieden wird. Diese Chondroitinsäure-
eiweißverbindungen werden durch Essigsäure in der Kälte gefällt.

Von diesen funktionellen, intermittierenden, orthostatischen und prognostisch
durchaus gutartigen Albuminurien sind abzutrennen: 1. Urinbefunde mit geringer
Albuminurie, Cylindrurie, rezidivierender Erythrocyturia minima bei langsam ab-
heilender, akuter Nephritis. 2. Ganz ähnliche Befunde als Dauerzustände von akuten Nephritiden und Nephrosen, die nur mit Defekt heilen und in ein chronisches
Stadium übergehen. 3. Folgezustände von akuter oder chronischer sogenannter
Herdnephritis und 4. primär chronische, unspezifische Nephritiden. Diese zweite
Gruppe von Albuminurien ist natürlich prognostisch sehr viel vorsichtiger einzuschätzen als die Formen der funktionellen Albuminurie. Immerhin können wir
mit Sicherheit sagen, daß der Ausgang einer akuten Nephritis in eine sogenannte
sekundäre Schrumpfniere im Kindesalter glücklicherweise ein recht seltenes Ereignis ist, aber es kann vorkommen, daß chronische Nephritiden im Kindesalter
erst sehr viel später im Erwachsenenalter zur Urämie führen.

Es ist für den praktischen Arzt immer eine schwierige Aufgabe, bei diesen Fällen eine richtige Prognose zu stellen, einerseits die besorgten Eltern über die Harmlosigkeit der Affektion zu beruhigen, andererseits die prognostisch wirklich bösartigen Formen beizeiten zu erfassen. Nähere Funktionsprüfungen der Nieren können ihm hier sehr gute Dienste leisten.

Es kommt hier für den Praktiker der Verdünnungs- und Konzentrations- versuch in Betracht.

Diese Versuche sollen nicht vorgenommen werden im akuten Stadium einer Nephritis, da sie sonst ein ganz falsches Resultat ergeben, wenn die Kranken noch manifeste oder latente Ödeme haben. Die Gewebe haben dann eine große Neigung im Überschuß zugeführtes Wasser einfach zu retinieren, eventuell geben sie im Durstversuch dann wieder Gewebswasser ab, so daß das Resultat der Probe gefälscht wird.

Es hat keinen Zweck, einen Konzentrationsversuch z. B. bei einer Nephrose vorzunehmen, bei der sowieso schon ein Urin mit hohem, spezifischem Gewicht (1030 und darüber) entleert wird.

Ein Verdünnungsversuch kann gefährlich werden bei Kindern mit einer starken Hypertension. Die plötzlich zugeführte Wassermenge könnte eine so- genannte Hypertensionsattacke auslösen.

Bedenklich ist auch die plötzliche Wasserbelastung bei herzkranken Kindern im Zustand der Dekompensation.

Verdünnungs- und Konzentrationsversuch können nur dann zu verwertbaren Resultaten führen, wenn nicht gröbere Störungen des Wasserstoffwechsels vor- liegen. So muß der Verdünnungsversuch falsche Resultate geben, wenn der Organismus wie im Fieber Neigung hat, Wasser zu retinieren oder wenn er durch Diarrhöen oder starke Schweiße anderweitige Wasserverluste erleidet. Ungünstig wirkt auch die Neigung zu Wasserretention, z. B. beim Myxödem und bei den Anämien. Schließt sich der Konzentrationsversuch unmittelbar an den Verdünnungsversuch an, so besteht eine gewisse Gefahr, daß die Wasserretention erst beim Konzentrationsversuch aufhört, daß nun mehr Wasser ausgeschieden wird, welches die Erreichung des erwünschten hohen spezifischen Gewichtes verhindert.

Versuchstechnik: Man braucht einen Meßzylinder, verschiedene Spitzgläser für das Auffangen der einzelnen Harnproben und ein graduiertes Instrument von 1000 bis 1040 zur Messung des spezifischen Gewichtes in kleinen Urinmengen, z. B. von 10 ccm.

Eine besondere Kost vor dem Verdünnungs- und Konzentrationsversuch ist nicht notwendig. Eine genaue Gewichtskontrolle zur Berücksichtigung der extra- renalen Ausscheidung, die bei Nierenkranken bisweilen die Höhe der renalen erreichen kann, wäre wünschenswert.

Bei dem Verdünnungsversuch läßt man das Kind morgens $7^{1}/_{2}$ Uhr die Blase völlig entleeren und gibt ihm dann auf nüchternem Magen in der Zeit von $7^{1}/_{2}$ bis 8 Uhr etwa 100 ccm Wasser mit etwas Fruchtsaft oder ganz leichten Tee, leicht ge- zuckert, in der gleichen Dose berechnet auf 5 kg Körpergewicht. So erhält ein Kind von 30 kg 600 ccm Flüssigkeit. Von 8 Uhr an wird es jede halbe Stunde bis 12 Uhr zum Harnlassen angehalten. Man gewinnt so acht halbstündliche Proben.

Wir verlegen Verdünnungs- und Konzentrationsversuch in der Regel auf ver- schiedene Tage, damit sich die beiden Versuche nicht stören. Beim Konzentrations- versuch geben wir nichts als Buttersemmeln zum Morgenessen, eventuell ein Täßchen Kakao, vormittags eine Banane mit Zwieback oder einen Apfel, mittags Fleisch mit Gemüse oder Pudding, um 4 Uhr wieder eine Buttersemmel und zum Nachtessen ein Rührei.

Normalausfall des Verdünnungs- und Konzentrationsversuches. Man muß folgende drei Punkte bestimmen:

1. Die Menge des in vier Stunden ausgeschiedenen Wassers. Nach vier Stunden soll die gesamte zugeführte Wassermenge ausgeschieden sein, ja es wird namentlich bei Kindern oft mehr ausgeschieden als zugeführt worden war, weil die starke Überbelastung mit Wasser eine diuretische Wirkung hat. Es kommt also zu einer überschießenden Wasserausscheidung. Der größte Teil des Wassers wird von gesunden Nieren oft schon in den ersten zwei Stunden ausgeschieden.

2. Die Wasserportion in den einzelnen halbstündlichen Proben zeigen eine große Variation in der Ausscheidungsmenge, wenigstens in einer Portion sollen auf einmal etwa 150 bis 200 ccm ausgeschieden werden. Eine gute Nierenfunktion äußert sich in einer sehr raschen Ausscheidung und großen Variationen in der Größe der einzelnen Urinportionen.

3. Bestimmung des spezifischen Gewichtes. Beim Verdünnungsversuch soll das spezifische Gewicht im Verlaufe der ersten vier Stunden bis auf 1001 bzw. 1002 sinken.

Beim Konzentrationsversuch soll das spezifische Gewicht mindestens in einer Probe 1030 erreichen.

Jede Niere, welche unter den obgenannten Bedingungen nicht unter 1004 verdünnen und nicht bis zu 1025 konzentrieren kann, zeigt eine funktionelle Insuffizienz. Selbstverständlich läßt ein momentan normales Ergebnis des Verdünnungs- und Konzentrationsversuches auch nicht den Schluß zu, daß wir es mit einer normalen Niere zu tun haben. Wir können nur sagen, die Nierenfunktion ist einstweilen nicht gestört.

Ergebnisse der Funktionsprüfung.

1. Wird das ganze zugeführte Wasser innerhalb vier Stunden ausgeschieden, zeigen die ausgeschiedenen Mengen eine große Variabilität und sinkt das spezi-Gewicht unter 1004 im Verdünnungsversuch, steigt es bis 1030 oder darüber beim Konzentrationsversuch, können wir sagen, es läßt sich keine Funktionsstörung der Niere nachweisen.

2. Die Verdünnung erfolgt in normaler Weise, das spezifische Gewicht sinkt unter 1004, aber die Niere vermag nicht höher als 1025 zu konzentrieren. Dieses Ergebnis weist auf eine leichte Funktionsstörung hin, wenn es wiederholt festgestellt werden kann.

3. Die Urinverdünnung ist normal, das spezifische Gewicht sinkt unter 1004, aber die Niere vermag nicht höher als bis auf 1020 zu konzentrieren. Läßt sich nach mehreren Monaten der Beobachtung kein besseres Resultat feststellen, so wird die Lebensprognose auf wenige Jahre zu stellen sein.

4. Die Nierenfunktion zeigt eine deutliche Starre im Verdünnungsversuch, sinkt das spezifische Gewicht nicht oder nur wenig unter 1010, beim Konzentrationsversuch steigt es auch nicht höher als 1010, so deutet dies auf schwere präurämische Funktionsstörungen hin. Die Lebensprognose zählt nur noch nach wenigen Monaten (genuine Schrumpfniere).

5. Verdünnung über 1004, Konzentration bei 1030 und darüber. Das Wasser wird durch einen extrarenalen Mechanismus zurückgehalten, die Niere braucht dabei nicht wesentlich krank zu sein. Dieser Befund kann für eine Nephrose sprechen.

Vermag die Niere in normaler Weise zu verdünnen und zu konzentrieren, so sprechen wir von Normosthenurie. Ist das Verdünnungs- und Konzentrationsvermögen herabgesetzt, so bezeichnen wir das als Hyposthenurie.

Vermag die Niere sich den veränderten Bedingungen in keiner Weise mehr anzupassen und scheidet sie immer einen Urin von einem spezifischen Gewicht von 1010 aus, so nennen wir das Isosthenurie. Wie erwähnt, ist dies der schwerste Grad der Funktionsstörung, der sich oft schon frühzeitig bei Schrumpfnieren findet.

Eine weitere sehr wichtige, aber in der Praxis gerade bei Kindern oft vernachlässigte Methode ist die Blutdruckmessung. Man kann die Methoden der Blutdruckablesung bei Kindern in drei Gruppen einteilen: 1. In die palpatorische Methode, bei der die Pulsation der Arterie am Radialpuls getastet wird (SAHLI). 2. Die auskultatorische Methode (KOROTKOW), bei der die Pulsation der Arteria brachialis durch ein Stethoskop abgehört wird, und 3. die visuelle oder oszillatorische Methode, bei der die Oszillation des Manometers vom Beobachter abgelesen oder auf neueren Apparaten sogar graphisch registriert wird.

Die palpatorische, SAHLIsche Methode ist im Kindesalter kaum zu gebrauchen. Am besten sind die auskultatorische und visuell-oszillatorische Methode. Man muß bei Kindern eine kleinere Manschette von 4 bis 5,5 cm Breite verwenden. Wir gebrauchen auf der Klinik den Apparat von BOULITTE mit entsprechender Manschette. Man legt dem liegenden Kind die Manschette um den Oberarm. Auf die Arteria brachialis kommt ein Brasselett mit einer Auskultationsmembranvorrichtung, welches unmittelbar unter der Ellenbeuge angebracht wird. Man nimmt das Gebläse, nachdem man das Ventil fest geschlossen hat, so in die Hand, daß die Ventilschraube zwischen Daumen und Zeigefinger zu liegen kommt. Man pumpt nun Luft in die Manschette, bis das Manometer 200 bis 220 anzeigt. Dann steckt man das Stethoskop in die Auskultationsvorrichtung, öffnet und schließt sukzessive die Schraube, welche die Luft aus der Manschette gleiten läßt, bis man ein erstes schwaches Geräusch oder einen schwachen Ton hört. Man liest den Druck am Manometer ab und erhält so den sogenannten Totalmaximumdruck. Öffnet man etwas weiter, so hört man den ersten kräftigen Ton und der Stand der Manometernadel ergibt uns den Maximaldruck oder den systolischen Druck. Wenn die starken klopfenden Töne bei weiterem Öffnen der Schraube plötzlich in leisere Töne oder dumpfe Geräusche übergehen, so lesen wir den minimalen oder diastolischen Druck ab. Das Totalminimum liegt bei demjenigen Druck vor, bei dem alle auskultatorischen Erscheinungen überhaupt verschwinden. Wir können bei dieser Methode nicht nur auskultatorisch, sondern auch oszillometrisch durch die Betrachtung der Schwankungen der Manometernadel die Blutdruckmessung kontrollieren.

Säuglinge haben bei der Geburt einen niedrigen systolischen Druck von etwa 55 mm Quecksilber und Werte des diastolischen Druckes von 40 mm Quecksilber. Während der ersten zehn Lebenstage steigt der Blutdruck stetig an, mit einem Jahr ist der systolische Druck 80 mm, der diastolische Druck 60 mm Hg. Den normalen Blutdruck der verschiedenen Lebensalter kann man bequem nach der KATZENBERGERschen Formel berechnen, wonach der Druck $80 + 2x$ beträgt. 80 ist der Wert für das Säuglingsalter und x bedeutet die Zahl der Lebensjahre, so daß daraus z. B. für das Alter von zehn Jahren ein Druck von $80 + 2x(10) = 100$ als normal anzunehmen ist.

Auch abgesehen von Nierenleiden kommen schon bei Kindern Hypertensionen vor. Interessant ist der brüske Blutdruckanstieg in der Pubertätszeit, der wohl mit der Umstellung der inneren Sekretion zusammenhängt. So kann der Blutdruck bei gesunden Jugendlichen bis auf 150/180 mm Quecksilber ansteigen. Man fühlt dabei eine gewisse Rigidität der Arterien. Diese Druckwerte fallen dann meist ohne Behandlung und, ohne die zukünftige Gesundheit zu beeinflussen nach Abschluß der Pubertät wieder zur Norm ab. Umgekehrt sieht man namentlich bei Frauen bei Erlöschen der Ovarialfunktion in der Menopause nicht selten eine starke Hypertension, häufig auch vorübergehender Art.

Die Bestimmung des Reststickstoffes kann der Praktiker nicht selber ausführen, er muß sie dem Laboratorium überlassen. Normalerweise beträgt der
Reststickstoff im enteiweißten Blutserum 25 bis 40 mg%. Dagegen kann die
Indikanbestimmung im Serum leicht auch vom Praktiker vorgenommen werden
und die Intensität der Farbreaktion gibt einen Anhaltspunkt für den Reststick-
stoffgehalt.

Das Indikan des Serums wird mittels des JOLLESschen Reagens nach ROSEN-
BERG bestimmt. Das Serum wird mit der gleichen Menge 20%iger Trichloressigsäure
enteiweißt. Man gibt dann 1 ccm 5%igen Thymolalkohol und nach dem Mischen
5 ccm OBERMAYERS Reagens (5 g Ferrichlorid in 1 l rauchender Salzsäure) zu. Man
läßt dann die Mischung zur Bildung des JOLLESschen Indoligninfarbstoffes 20 Minuten stehen und schüttelt hierauf alle Röhrchen gut mit 1 ccm Chloroform aus. Ein
Röhrchen, welches eben auf weißem Hintergrund noch die rotviolette Färbung des
Chloroforms erkennen läßt, enthält 0,0032 mg Indikan. In ein erstes Reagensgläschen
bringt man 5 ccm des Filtrats nach Enteiweißung mit der gleichen Menge Trichloressigsäure, entsprechend 2,5 ccm Serum, in das folgende 4 ccm Filtrat, entsprechend
2 ccm Serum usw. absteigend, indem man in allen Gläschen das Volumen mit Wasser
auf 5 ccm ergänzt. In jedes Gläschen kommt, wie oben beschrieben, 1 ccm 5%iger
Thymolalkohol und 5 ccm OBERMAYERS Reagens. Unter Berücksichtigung der Verdünnung des Serums in den einzelnen Röhrchen kann man dann selbst den Indikangehalt des Serums schätzend berechnen. Normalwerte 0,02 bis 0,08 mg Indikan
pro 100 ccm Serum, Werte über 1,6 mg% sind stets ein Zeichen der Niereninsuffizienz.

SNAPPER begnügt sich mit einer Grenzmethode, indem er die JOLLESsche Reaktion
nur mit der Verdünnung des Serums von 2,5 ccm + 7,5 ccm Wasser anstellt. Schwache
Rosafärbung des Chloroformextrakts entspricht einer beginnenden Niereninsuffizienz.
Aus einer intensiveren Färbung lernt man leicht den Grad der Ausscheidungsstörung
schätzend beurteilen.

Fallen alle diese Funktionsprüfungen günstig aus, so können wir, wenigstens
für absehbare Zeit, eine günstige Prognose stellen.

124. Vorlesung.

Einteilung der Nierenkrankheiten im Kindesalter.

1. Nephritiden.
   a) Diffuse Formen.
      Akute Glomerulonephritis.
      Subchronische glomerulotubuläre Mischform.
      (Große, weiße, bunte Nieren.)
      Akute interstitielle Nephritis.
   b) Herdförmige Nephritiden.

2. Nephrosen.
   Leichte Form, febrile Albuminurien.
   Toxische Form, Diphtherieniere.
   Genuine Lipoidnephrose.
   Amyloidnephrose.

3. Nephrosklerosen.
   Sekundäre Schrumpfniere.
   Arteriolosklerotische Form (primäre Nephrosklerose).

4. Sogenannte Paedonephritis nach HEUBNER (rezidivierende Herdnephritis).

Akute Glomerulonephritis.

Sie ist weitaus die häufigste Form der Nierenerkrankung im Kindesalter. Ihr Prototyp ist die Scharlachnephritis, welche gewöhnlich in der dritten Woche in 10 bis 20% der Scharlachfälle auftrat. In den Scharlachepidemien der letzten Jahre ist sie allerdings bedeutend seltener geworden. Das Kind kann bereits auf sein, herumgehen, ja wenn es nicht in ärztlicher Behandlung war, sogar wieder in die Schule gehen, aber dann zeigt sich eine Dunsung der Augenlider, besonders am Morgen, oder man bemerkt zuerst eine Hämaturie. Bei der Spitalbeobachtung kann man ein auffälliges Ansteigen des Körpergewichtes als Zeichen eines latenten Hydrops sowie ein allmähliches Hinaufklettern des Blutdruckes feststellen. Eine mehr oder weniger allgemeine Konstriktion der Arteriolen, welche sich in einer auffallenden Blässe äußert, geht den Nierenerscheinungen voraus. Im Harn kann man mitunter hämolytische Streptokokken nachweisen. Die Glomerulonephritis, bei der nach VOLHARD sich auch ein Krampf der Arteriolen in den Glomerulumschlingen abspielt, ist nur der Ausdruck einer durch die Scharlachtoxine ausgelösten Allgemeinerkrankung. Das Ödem zeigt bei der akuten Glomerulonephritis nicht den imponierenden Charakter desjenigen der tubulären Nephrosen. Obschon mitunter bis zu 4 bis 5 l Wasser retiniert werden, wie aus dem Verhalten des Körpergewichtes hervorgeht, so findet sich dieses Wasser mehr als intracelluläre Flüssigkeit, denn als intercelluläre Wassermasse im subcutanen Gewebe oder in den Körperhöhlen. Wir haben also hier mehr den Typus des festen intracellulären Präödems in den verschiedenen Organen. Die Nieren bekommen zu wenig Wasser zur Ausscheidung. Hat diese Wasserretention ihren höchsten Grad erreicht, dann setzt auch vielleicht infolge der besonderen Konzentration der Toxine in der Niere und einer allmählich erworbenen Überempfindlichkeit der Glomerulumendothelien die akute Nephritis ein. Wenn das im Körper retinierte Wasser wieder losgelassen wird, dann bedeutet das auch die Einleitung für die Besserung der Nierenfunktion.

Im Gegensatz zu Scharlach tritt nach gewöhnlicher Angina die hämorrhagische Nephritis früher auf, meist schon im Anfang der zweiten Woche.

Auch im Anschluß an viele andere Infektionskrankheiten kann die Glomerulonephritis auftreten, z. B. nach Masern, nach Varicellen, nach Drüsenfieber, nach Parotitis, nach Stomatitis aphthosa, bei Grippe, bei Typhus, nach Colitis, bei anaphylaktoider Purpura, bei Barlow usw. Eine wichtige Ursache sind ferner impetiginöse, pustulöse Hauterkrankungen. Man kann mitunter im Anschluß an verbreitete Impetigoinfektionen bei Kindern auch eine Häufung dieser hämorrhagischen Nephritisfälle beobachten. Viele impetigokranke Kinder überstehen eine hämorrhagische Nephritis, ohne daß dies beachtet wird. Bei systematischer Prüfung kann man bei impetigokranken Kindern häufig Albuminurie, makroskopische und mikroskopische Blutbeimengungen bei Fehlen subjektiver Störungen feststellen. Therapeutisch müssen alle eiternden Hautpartien freigelegt, alle Krusten und Borken entfernt werden, damit das Sekret nach außen abfließen kann.

Diagnostisch sind für die akute Glomerulonephritis bedeutsam die Hämaturie und Oligurie, die oft bis zur Anurie geht, mehr oder weniger zahlreiche granulierte Zylinder, mäßige Eiweißmengen (3 bis 4⁰/₀₀), Blutdrucksteigerung und Erhöhung des Reststickstoffes.

Interessant ist, daß z. B. gerade bei der Scharlachnephritis oft eine familiäre Disposition nachzuweisen ist. Ich bespreche hier zwei Geschwister, einen sechsjährigen Knaben und ein neunjähriges Mädchen, welche beide mit Glomerulonephritis ins Spital aufgenommen wurden. Bei beiden war der Scharlach verkannt worden. Zuerst kam der Knabe zur Aufnahme mit der Anamnese, daß er vor zirka 14 Tagen an Halsdrüsenschwellungen erkrankt war und deshalb eine Torticollis hatte. Vier Tage vor der Spitalaufnahme fiel den Eltern eine leichte Dunsung im Gesicht und eine Anschwellung der Füße auf. Das Kind löste auffallend wenig Urin und beim Spitaleintritt wurde Durchfall festgestellt. Wir fanden einen sehr trüben Urin von 1022 spezifischem Gewicht, 8⁰/₀₀ Albumen, im Sediment zahlreiche granulierte Zylinder, Leukocyten und vereinzelte Erythrocyten. Bakteriologisch Streptococcus viridans. Blutdruck 145:100, Reststickstoff 148 mg%. Nun fiel mir auf, daß der Knabe im oberen Drittel der Nägel eine kleine Furche zeigte, die sogenannte FEERsche Nagellinie, wie sie besonders nach Scharlach beobachtet wird. An beiden Händen lassen sich in der Tat auch noch Schuppen feststellen. Gewissermaßen zur Bestätigung der retrospektiven Scharlachdiagnose kam dann zwei Tage später seine neunjährige Schwester zur Aufnahme. Sie war gleichzeitig mit dem Bruder mit Fieber, einem offenbar verkannten Scharlachexanthem und Drüsenschwellungen erkrankt. Auch bei ihr kam es ganz ähnlich wie beim Bruder fast auf den gleichen Tag zu einer Nephritis. Am Herzen finden wir stark abklappende zweite Aorten- und Pulmonaltöne, keine Ödeme. Im Urin 5⁰/₀₀ Albumen, im Sediment viele granulierte Zylinder, Erythrocyten und Leukocyten. Blutdruck 135/100, Reststickstoff 110 mg%, Oligurie ist bei beiden hochgradig, der Knabe scheidet nur 180, das Mädchen sogar nur 50 ccm Urin aus. Die Hämaturie ist bei beiden Kindern offenbar infolge Ischaemie der Glomerulumkapillaren gering. Später, nach Lösung des Gefäßkrampfes kann es dann auch zu deutlich blutigem Urin kommen.

Behandlung: In jedem Fall von akuter Glomerulonephritis ist strenge Bettruhe notwendig. Diese hat sich in schwereren Fällen auf viele Wochen zu erstrecken. Es ist nicht selten zu beobachten, daß Kinder, deren Zustand nach längerer Zeit der Bettruhe sich bedeutend gebessert hatte, deren Hämaturie fast völlig verschwunden war, nach irgendeiner körperlichen Anstrengung (Aufstehen, Herumgehen) eine starke Hämaturie bekommen.

Neben der Bettruhe ist die Diät das wichtigste, doch muß gleich betont werden, daß die früher geübte, ursprünglich von KARELL eingeführte strenge Milchdiät in keinem Fall von Nephritis notwendig, ja geradezu schädlich ist. Gewöhnlich leiten wir die Behandlung mit sogenannten Zuckertagen ein, die sich allgemein sehr bewährt haben. Wir halten den von VOLHARD empfohlenen Durst bei Kindern mit akuter Glomerulonephritis für gefährlich, da eine eklamptische oder auch echte Urämie ausgelöst werden könnte. Wir lassen deshalb die Kinder ihren Durst nach Belieben stillen. Wir geben in der verabreichten Flüssigkeit so viel Zucker, daß der Kalorienbedarf des Kindes einigermaßen gedeckt ist. Dazu sind ungefähr 10 g Zucker pro Kilogramm Körpergewicht erforderlich. Ein zwei- bis vierjähriges Kind braucht 125 bis 175, ein fünf- bis sieben Jahre altes 190 bis 225, ein 8 bis 14 Jahre altes 250 bis 325 g Zucker im Tag. Als Zucker verwenden wir das sogenannte Dextropur (Dextrose aus Mais), welches weniger stark süßt, in verschiedenen Formen abwechselnd als reines Zuckerwasser, als Tee, als Zitronenwasser, Orangensirup, Limonade usw. Nach ein bis zwei Zuckertagen bessert sich das Allgemeinbefinden rasch, die Kopfschmerzen schwinden und auch der Urinbefund wird auffallend besser, namentlich geht der Blut- und Eiweißgehalt rasch zurück.

Warum sind wir bei der Behandlung der akuten Glomerulonephritis im Kindesalter von der reinen Milchdiät abgekommen? Einmal deshalb, weil die Milch verhältnismäßig viel Eiweiß enthält, das nicht so harmlos ist. Sodann ist auch der Kochsalzgehalt der Milch (160 mg%) nicht zu vernachlässigen. Bei der früher geübten Milchdiät nahmen die Kinder an Gewicht ab, sie verloren den Appetit, wurden kraftlos und sahen schlecht und blaß aus.

Der Milchdiät weit überlegen haben sich uns auch Rohobstkuren erwiesen. Wir geben nach dem Zuckertag zunächst nur rohes Obst, z. B. Äpfel, Trauben, Birnen, Zwetschgen, Orangen usw. Bei starken Ödemen muß man berücksichtigen, daß die Bananen verhältnismäßig kochsalzreich sind (bis 200 mg%). Dagegen sind Äpfel und Birnen ganz kochsalzfrei, sie enthalten nur 0,3% pflanzliches Eiweiß. Apfelsinen besitzen nur einen Eiweißgehalt von 1% und nur Spuren von Kochsalz. Zwetschgen sind chlorfrei. Heidelbeeren zeigen zirka 8, Weintrauben 25 mg% Kochsalz. Die Überlegenheit der Rohobstkuren beruht somit auf dem sehr geringen Eiweiß- und noch geringeren Kochsalzgehalt. Wegen ihres Wasserreichtums wird der Flüssigkeitsbedarf der Kinder durch das rohe Obst gestillt. Sie nehmen diese Diät sehr gerne, empfinden den Kochsalzmangel in keiner Weise und fühlen sich gesättigt. Interessant ist die Tatsache, daß gekochtes Obst in diuretischer Beziehung weit hinter dem Erfolg der Rohobstkur zurückbleibt. Es beruht dies vielleicht auf einem Basenverlust infolge des Kochens, besonders wenn das Kochwasser weggegossen wird. Der Überschuß an Kali wirkt diuretisch. Offenbar spielt bei der akuten Nephritis auch die Acidose der Gewebe für die Wasserretention eine sehr große Rolle. Das rohe Obst mit seinem starken Basenüberschuß wirkt dieser Acidose außerordentlich kräftig entgegen und das Wasser flutet aus dem kranken Organismus ab. Ich bespreche hier zwei Kurven von den beiden Scharlachnephritiden, bei welchen wir unter dem Einfluß der Rohobstkur ein erstaunlich rasches Ansteigen der Diurese in übereinstimmender Weise bei beiden Kindern von der Anurie oder Oligurie bis über 1 l im Tag nach zirka sechs Tagen feststellen können. Allmählich erweitern wir die Kost, indem wir zu dem rohen Obst Reisbrei, nur mit Wasser gekocht, geben. Ferner Kartoffeln mit Butter, Mehlspeisen aus feinen Mehlen. Um den Kaloriengehalt zu erhöhen, setzen wir nach den ersten Tagen, wenn die Brechneigung verschwunden ist, mit Vorteil den Früchten Rahm zu. Wir geben ferner Gemüse und Salate, mit Essig angemacht. Essig ist hier zweckmäßiger als Zitronensaft, da die Essigsäure vollständig verbrennt, während die Zitronensäure als solche durch die Nieren ausgeschieden wird.

Diese Diät, die kein oder sehr wenig Kochsalz enthält und kaum Stickstoffschlacken macht, schwemmt die Ödeme aus, vermindert den erhöhten Reststickstoff und schont die Nieren. Bei der reichlichen Früchtediät haben die Kinder gar kein Bedürfnis nach dem Salzen der Speisen und können lange Zeit ohne Zusatz von Kochsalz oder Salzersatzmitteln ernährt werden. In der späteren Rekonvaleszenz kann man vorsichtig durch Zusatz von Fisch-, Vogel- oder Kalbfleisch und auch mit Eigelb das Menü bereichern.

Bei der ausgezeichneten diuretischen Wirkung der Rohkost sind eigentliche medikamentöse Diuretica meist entbehrlich. Es ist zweckmäßig, auch in leichten Fällen, besonders zur Anregung der Nierendurchblutung, kleine Dosen Digitalis, z. B. dreimal 5 Tropfen Digalen oder Digifolin, zu verabreichen, evtl. auch heiße Umschläge auf die Nierengegend.

Dauert die Hämaturie durch längere Zeit in erheblichem Ausmaße an, so verordnen wir gern als Stypticum z. B. dreimal 0,5 bis 1,0 Calcium lacticum oder dreimal einen Teelöffel Calcium gluconat-Sirup Sandoz. Schon nach den ersten Dosen von Calcium verschwindet oft die Hämaturie und auch die Eiweißausscheidung wird häufig deutlich herabgesetzt.

Mit Rücksicht auf die allergische Natur der Glomerulonephritis, wäre auch Antistin $\frac{1}{2}$ bis 1 Ampulle täglich oder zweimal täglich 1 Tablette zu versuchen.

Die Hämaturie und abnorme Capillarpermeabilität wird gelegentlich durch Citrininjektionen günstig beeinflußt.

Persistierende Infektionsherde, welche die Glomerulonephritis unterhalten können mit Sulfonamiden und Antibiotica (z. B. Achromycin) saniert werden. Bei der Scharlach-Glomerulonephritis haben wir mit einer Ampulle Prontosil rubrum, in neuester Zeit auch mit Penicillin, während einiger Tage recht günstige Resultate erzielt.

Eklamptische Urämie.

Ich bespreche hier ein achtjähriges Mädchen. Es machte zehn Tage vor der Spitalaufnahme in den Ferien eine Angina durch, war jedoch nur zwei Tage im Bett. Vor drei Tagen kehrte es zurück, klagte beim Gehen über Schmerzen in der Herzgegend. Das Gesicht war auffallend blaß und leicht gedunsen. Appetit schlecht, unruhiger Schlaf, Übelkeit, übler Geruch aus dem Mund, Erbrechen hellgrüner, bitterer Massen. Bauchschmerzen, Stuhl normal. Am Tag der Spitalaufnahme ansteigendes Fieber, morgens 37,8, mittags 38,9 und nachmittags 40°. Gegen Mittag Augenverdrehen, dann rasch aufeinanderfolgende fünf eklamptische Anfälle mit Zuckungen am ganzen Körper, in den Armen und Fingern, dabei wird das Kind blau. Zwischen den Anfällen bleibt das Kind bewußtlos. Das Kind ist immer noch stark benommen, gibt keine klare Antwort, phantasiert von Zeit zu Zeit, schimpft dabei grob. Haut blaß, grauweiß, Gesicht, besonders die Augenlider, gedunsen. Am Stamm ein grobfleckiges, blaßrotes Exanthem, das stark wechselt. Über dem rechten Beckenkamm eine zirka Zwei-Frankenstück große blutunterlaufene Stelle, an der rechten Wange ein blauer Fleck, offenbar vom Anschlagen infolge der starken motorischen Unruhe. Leichte Cyanose, Temperatur 40°, Puls 140 bis 160, Pupillen weit, reagieren nur träge auf Licht, starke Nackensteifigkeit, Bauchdeckenreflexe vorhanden, Patellarreflexe gesteigert, Fußsohlenreflexe: Sehr lebhafter Fluchtreflex, starke allgemeine motorische Unruhe, wälzt sich beständig hin und her. Von Zeit zu Zeit hat das Mädchen am ganzen Körper, bald links, bald rechts, bald beidseitig, sehr starke klonische Krämpfe. Lippen und Zunge etwas trocken. Zunge stark belegt. Herz nach links, bis in die vordere Axillarlinie, erweitert. Spitzenstoß im fünften Intercostalraum, starke epigastrische Pulsation. Aktion regelmäßig, beschleunigt bis 160. Zweiter Aortenton deutlich akzentuiert. Im eklamptischen Anfall außerordentlich rasches Emporklettern des Blutdruckes bis 200. Durch den Katheter werden 5 ccm eines trüben, dunkelbraunroten Urins gewonnen. Eiweiß stark positiv, Zucker negativ, Aceton vermehrt, im Sediment massenhaft Erythrocyten, Leukocyten, granulierte und hyaline Zylinder. Bakteriologisch steril. Reststickstoff im Blut 52 mg%. Blutbild (zwei Stunden nach Aderlaß) Hämoglobin SAHLI 53%, Rote 3,7 Millionen, Färbeindex 1, Leukocyten 22500, Metamyelocyten 3%, Stabkernige 31%, Segmentkernige 58%, Lymphocyten 7%, Monocyten 1%, somit sehr starke Linksverschiebung. Neutrophile mit toxischer Granulation, Lymphopenie.

Therapie: Chloralhydrat 1 g per Klysma. Aderlaß 220 ccm Blut, Lumbalpunktion Druck stark erhöht, 50 ccm Liquor abgelassen, Eiweiß 66 mg%, Pandy positiv, Nonne positiv, Zucker 56 mg%, Chloride 745 mg% (erhöht), Zellen 4/3 Rundkernige, 2/3 Polynukleäre, 4/3 Rote. Diät: Zuckertage.

Wir haben hier einen klassischen Fall von sogenannter eklamptischer Urämie bei akuter Glomerulonephritis. Schon frühzeitig wie hier, d. h. schon in den ersten Tagen der Glomerulonephritis, mitunter erst später, nach etwa zwei bis vier Wochen, häufig zu einem Zeitpunkt, an dem die Ödeme schon in starkem Rückgang begriffen sind, kann es zu einem alarmierenden Symptomenkomplex kommen. Er kündigt sich an durch Erbrechen, Kopfschmerzen, Sehstörungen usw. Als erstes Warnungssymptom beobachten wir ein ständiges Steigen des Blutdruckes, von 140 bis 200. Größte Gefahr bedeutet vor allem das rasche Ansteigen des Blutdruckes, denn es kündigt dies das Auftreten von Konvulsionen und Koma an. Das Kind wird plötzlich blaß, sein Blick starr, es verliert das

Bewußtsein, es zeigt sich allgemeine Muskelsteifigkeit, das ist die tonische Phase. Sie dauert nur sehr kurz, fast gleichzeitig erscheinen Konvulsionen, welche die klonische Phase kennzeichnen. Die Muskeln kontrahieren sich und erschlaffen abwechselnd, Schlag auf Schlag, so daß die Glieder, der Rumpf, der Hals, das Gesicht von unregelmäßigen Zuckungen erschüttert werden. Die Konvulsionen sind fast immer generalisiert, ab und zu befallen sie nur eine Körperseite oder eine Extremität, selten nur das Gesicht. Die Konvulsionen können lokal beginnen und sich dann auf den ganzen Körper ausdehnen.

In einem solchen eklamptischen Anfall ist das Gesicht kongestioniert, die Respiration beschleunigt, geräuschvoll, stertorös, es besteht Tachycardie. Die Pupillen sind stark erweitert, seltener stark verengt. Nach wenigen Minuten hören die Konvulsionen auf. Der Kranke verbleibt noch einige Zeit komatös oder somnolent, nur ausnahmsweise bleibt es bei einem einzigen solchen Anfall. Gewöhnlich wiederholen sich die Anfälle entweder kurz nacheinander oder erst nach ein, zwei oder drei Stunden, oft noch später. Folgen sie rasch aufeinander, so verharrt das Kind wie dieses hier gewöhnlich im Koma. Sind die Anfälle weiter auseinander, so wird zwischendurch das Bewußtsein wieder klar, aber eine neue Erscheinung erschreckt die besorgten Eltern, das Kind ist blind und kann kaum hell und dunkel unterscheiden. Im Dämmerzustand äußern sonst artige Kinder oft unflätige, grobe Schimpf- und Fluchwörter.

Einmal sah ich eine akute Glomerulonephritis zu allererst mit solchen eklamptischen Anfällen einsetzen, und es ist deshalb bei jedem eklamptischen Anfall der Urin auf Nephritiszeichen zu untersuchen.

In unserem Fall fanden wir bloß einen Reststickstoff von 52 mg%. Dies deutet darauf hin, daß diese Form der Urämie mit eklamptischen Anfällen nicht auf einer Stickstoffretention beruhen kann. Es handelt sich also nicht um eine echte, sondern um eine sogenannte Pseudourämie (eklamptische Urämie). Bemerkenswert ist ferner der außerordentlich steile Anstieg des Blutdruckes bis 200 im eklamptischen Anfall, trotz der sehr geringen Reststickstoffvermehrung. Man kann diese Blutdrucksteigerung unmöglich als eine Kompensationserscheinung auffassen, um, wie man früher glaubte, die Gefäßwiderstände in den Nieren zu überwinden. Denn gerade bei der maximalen Blutdrucksteigerung haben wir die stärkste Oligurie, ja fast Anurie und im Gegenteil, beim raschen Absinken des Blutdruckes unter dem Einfluß des Zuckertages und der Rohobstdiät werden wir sehen, wie die Diurese sehr stark zunimmt, unter raschem Absinken des Körpergewichtes. Der hohe Blutdruck ist in diesen Fällen ein Alarmzeichen, er ist in jeder Beziehung schädlich, einmal verantwortlich für die Auslösung der cerebralen Komplikationen der eklamptischen Anfälle, sodann auch hinderlich für die Nierendurchblutung selber.

Bei der Blutdrucksteigerung kommt es auch zu einem Krampf der Gehirnarteriolen. Infolge Chlorretention entsteht starkes Hirnödem. Das Hirngewicht kann um 20 bis 30% ansteigen, das Hirnvolumen nimmt offenbar sehr rasch zu, die Hirnwindungen werden abgeflacht und dieses Hirnödem ist neben den arteriellen Krämpfen die wichtigste Ursache der eklamptischen Anfälle. Man findet deshalb in derartigen Fällen, wie es auch diese Beobachtung wieder beweist, eine deutliche Steigerung des Hirndruckes, Vermehrung des Eiweiß und der Chloride im Liquor (Pandy und Nonne positiv).

Die alarmierenden cerebralen Komplikationen geben uns besondere Indikationen für die Behandlung. Die erste Indikation ist die Beruhigung des von heftigen Krämpfen erschütterten Körpers. Wir geben dazu Chloralhydrat 1 g mit 10 ccm Mucilago Salep in entsprechender Klystierspritze als Einlauf, wenn möglich körperwarm. Nach dem Einlauf muß die Afterfalte ein bis zwei Minuten zugehalten werden.

In neuerer Zeit hat man gelernt, das Chloralhydrat in Suppositorienform zu verabreichen. Das Chloralhydrat wird in seinem eigenen Kristallwasser geschmolzen und in einer ebenfalls geschmolzenen Wachsmischung aufgelöst. Zugesetzt wird zweckmäßig noch 1 % Oleylsapaminbase. Wichtig ist das bestimmte Verhältnis der Wachszusätze nach folgender Formel (KAISER):

> Rp.
> Chloralhydrat 1,0
> Cerae alb.
> Cetacei
> Ol. cacao ana......... 0,3
> f. Suppos.

Wenn die Suppositorien in Stanniol eingewickelt an einem kühlen Ort aufbewahrt werden, sind sie ziemlich lange haltbar.

Statt des Chloralhydrats kann man auch intramuskuläre Injektionen einer 25 %igen Lösung von Magnesiumsulfat 0,2 bis höchstens 0,4 ccm pro Kilogramm Körpergewicht vornehmen. Die Wirkung zeigt sich in einem Abfall des Blutdruckes und einem Nachlassen der Konvulsionen gewöhnlich nach 15 bis 30 Minuten. Ist der Erfolg der ersten Injektion kein prompter, so kann sie nach zwei bis drei Stunden wiederholt werden. In einigen Fällen muß man die intramuskulären Injektionen mehrere Male repetieren, bis der Blutdruck sinkt und die cerebralen Erscheinungen verschwinden. Bei ansteigendem Blutdruck kann man auch nach BLACKFAN und MCKHANN 30 bis 60 ccm einer 50 %igen Lösung von Magnesiumsulfat per os oder per rectum alle vier Stunden verabreichen, bis der gewünschte Effekt da ist. Das Magnesiumsulfat wirkt wasserentziehend und damit vor allem günstig auf das Hirnödem.

Zwei Maßnahmen, wie wir sie auch bei unserem Fall angewendet haben, sind bei diesen Fällen ganz besonders indiziert:

1. *Der Aderlaß.* Er ist so wichtig, daß man bei kleinen Kindern nicht davor zurückschrecken soll, die Kubitalvene direkt freizulegen. Je nach dem Alter läßt man 100 bis 200 bis 300 ccm Blut ab. Kann man die Phlebotomie nicht ausführen, so appliziert man Blutegel in der Lendengegend oder an den Warzenfortsätzen.

2. *Die Lumbalpunktion.* Sie ist oft von zauberhafter Wirkung, ein Zeichen, daß die eklamptischen Anfälle hauptsächlich durch einen gesteigerten, intrakraniellen Druck ausgelöst werden.

Alle diese Maßnahmen lassen sich oft nicht gut im Privatbaus im Beisein der ängstlichen Eltern vornehmen und es ist deshalb die Spitalaufnahme angezeigt.

Noch ein Wort über die Prognose der akuten Glomerulonephritis im Kindesalter. Sie ist im großen ganzen eine gute. Der Ausgang in eine sekundäre Schrumpfniere scheint jedenfalls recht selten zu sein und in der Anamnese der malignen chronischen Nephrosklerosen finden wir sozusagen nie ein akutes Stadium im Anschluß an einen Infekt. Lebensgefährlich kann allerdings die eklamptische Urämie werden, sei es, daß der Tod im Anfall eintritt, sei es, daß, wie nicht so selten beim Scharlach, eine fatale Pneumonie sich hinzugesellt.

125. Vorlesung.

Die subchronische glomerulotubuläre Mischform.

Ich bespreche hier einen neunjährigen Tessiner Knaben. Vor zwei Monaten bemerkten die Eltern, daß er etwas geschwollene Augen hatte. Die Mutter führte das zunächst auf eine Augenentzündung, verursacht durch kalte Winde, zurück. Der Knabe ging noch in die Schule. 14 Tage später bemerkte die Mutter auch eine Anschwellung der Beine. Sie ließ einen Arzt kommen, der eine Nierenentzündung feststellte. Auf Bettruhe und Diät, Darreichung von Harnstoff gingen die Ödeme etwas zurück, kehrten jedoch bald wieder. Der Knabe bekam ein stark geschwollenes Gesicht, zeigte eine Schwellung der Beine, sah blaß aus, vor allem aber nahm der Bauch unheimlich an Umfang zu. Ein zugezogener Konsiliarius glaubte offenbar, es handle sich um eine sogenannte genuine Lipoidnephrose, und verordnete dem Kinde Fleisch. Der Urinbefund wurde jedoch darauf auffallend verschlechtert, das Eiweiß ging in die Höhe und die Ausscheidung roter Blutkörperchen nahm zu. Da keine Besserung eintreten wollte, wurde der Knabe ins Spital aufgenommen.

Man sieht noch geringe Ödeme in der Umgebung der Augen, an der Bauch- und Rückenhaut. Das Abdomen ist sehr stark aufgetrieben. Der Bauchumfang in der Höhe des Nabels beträgt 69 bis 70 cm, überall, ausgenommen in der Magengegend, Dämpfung, die sich bei Lagewechsel verändert. Sehr deutliche Undulation (Ascites), keine Druckempfindlichkeit, keine Resistenzen. Tuberkulinproben negativ.

Diurese sehr gering, 200 bis 300 ccm Urin im Tag. Die Niere konzentriert jedoch gut, denn das spezifische Gewicht ist 1036. Urin trübe, dunkel, Eiweiß wechselnd, 9, 11, 14 bis 20⁰/₀₀. Das Sediment enthält mäßig viel Epithelien und Leukocyten, ziemlich reichlich Erythrocyten, mäßig viel granulierte Zylinder, vereinzelt hyaline Zylinder.

Die morphologische Blutuntersuchung ergibt keine Anämie, 72% Hämoglobin, 4,8 Millionen Rote, 8500 Weiße, dabei sozusagen keine Linksverschiebung, also keinerlei Zeichen mehr für eine akute Infektion. Das Blutserum ist ganz milchig getrübt. Cholesteringehalt des Serums statt 140 bis 170 mg% 780 mg%. Eiweißgehalt des Serums 9%, also verhältnismäßig hoch, aber das Verhältnis des Serumalbumins zu dem Serumglobulin ist direkt umgekehrt wie normal, nämlich 40% Albumin, 60% Serumglobulin.

Entsprechend der starken Globulinvermehrung wurde eine enorme Senkungsbeschleunigung, nämlich auf 131 mm in einer Stunde, gefunden.

Wir haben somit hier in der Tat Symptome, wie wir sie bei der Lipoidnephrose antreffen, Ödeme, hochgradigen Ascites, starke Albuminurie, milchige Trübung des Serums, starke Abnahme des Albumins im Serum, Vermehrung der Globuline und des Cholesterins, Beschleunigung der Senkungsgeschwindigkeit. Handelt es sich hier wirklich um eine Lipoidnephrose? Dagegen spricht, daß der Urin sehr zahlreiche Erythrocyten enthält, ferner sind im Polarisationsmikroskop doppelbrechende Lipoide viel spärlicher als bei der echten Lipoidnephrose nachweisbar. Von ganz besonderer Bedeutung ist jedoch der Nachweis einer deutlichen Blutdrucksteigerung (145/100), während die Nephrosen keine Blutdrucksteigerung, eher sogar eine Blutdruckerniedrigung zeigen.

Wir müssen deshalb in diesem Falle die Diagnose auf eine sogenannte Mischform stellen, d. h. eine Glomerulonephritis mit einem starken nephrotischen Einschlag. Das anatomische Substrat derartiger Fälle ist die sogenannte große, weiße Niere, oft in Verbindung mit lipoider Entartung des Parenchyms (sogenannte Butterniere). Es sind nicht nur die Glomeruli betroffen, sondern es ist vor allem auch in den Tubuli contorti eine ausgedehnte lipoide Degeneration anzunehmen.

Der sehr starke und hartnäckige Ascites gibt uns in diesem Falle die Indikation für eine Bauchpunktion. Zu diesem Zwecke muß der Knabe vorher die Blase ent-

leeren. Die Punktion nehmen wir am halbaufgerichteten Kranken auf dem Operations-
tisch vor. Man überzeugt sich durch die Perkussion, daß da, wo der Einstich vorgenommen werden soll, Dämpfung besteht. Als Einstichstelle wählt man einen Punkt,
der auf der äußeren Hälfte der sogenannten MONROE-RICHTERschen Linie liegt,
es ist die Verbindungslinie zwischen Nabel und linker Spina ilei superior. Desinfektion
der Haut mit Jodtinktur, Chloräthylspray und führt die Punktion mit einem Troikart,
d. h. einem in einer Hülse steckenden Stilett, aus. Nach dem Einstich wird das Stilett
herausgezogen und man läßt nunmehr die Flüssigkeit herauslaufen, so viel nur abfließen will. Wir sehen, daß die auslaufende Flüssigkeit dünn und ganz milchig getrübt ist.

Bei dem starken Hervortreten des Ascites in unserem Fall müssen wir uns fragen,
ob er nicht durch einen entzündlichen Vorgang im Peritoneum, z. B. durch eine
komplizierende tuberkulöse Peritonitis unterhalten werde. Wir machen deshalb
die sogenannte Probe von RIVALTA, d. h. wir füllen ein Spitzglas mit etwa 200 ccm
Wasser, setzen zwei Tropfen Eisessig zu und lassen in diese schwachsaure Lösung
einen Tropfen des Punktates fallen. Handelt es sich um ein entzündliches Exsudat,
so zieht der untersinkende Tropfen eine deutliche Wolke nach sich, ein Zeichen,
daß der Eiweißgehalt des Ascites hoch ist. In unserem Fall fehlt dieses Phänomen,
der Eiweißgehalt der Ascitesflüssigkeit ist zu gering, die RIVALTA-Probe ist negativ.
Es handelt sich somit nicht um ein entzündliches Exsudat, sondern um ein Transsudat.

Nachdem wir durch die Bauchpunktion zirka 2 l milchig getrübter Flüssigkeit
vom spezifischen Gewicht 1012 und mit negativer RIVALTA-Probe abgelassen haben,
ziehen wir die Hülse heraus, die Punktionswunde wird nochmals mit Jodtinktur
betupft, dann mit Vioformgaze bedeckt, über die man einen Gazestreifen anbringt,
der durch ätherische Kollodiumlösung befestigt wird.

Die Zeit nach der Entleerung des Ascites, der zu einer Entlastung der Nieren
führt, benutzen wir zu einem sogenannten Wasserstoß, d. h. wir geben etwa
800 bis 1000 ccm destilliertes Wasser mit etwas Traubenzucker, um die Diurese
besser in Gang zu bringen. Die Affinität der serösen Höhlen und des Unterhaut-
gewebes für das Wasser ist jedoch zunächst noch so groß, daß immer noch viel
Wasser retiniert wird, und daß sich der Ascites oft rasch wieder anfüllt, es kann
dabei auch zu starken Scrotalödemen kommen.

Ich empfehle, auch diese glomerulotubulären Mischformen ähnlich zu be-
handeln wie die Lipoidnephrosen. Wir haben gehört, wie empfindlich gerade
dieser Knabe auf Fleisch reagierte. Er hatte auch einen hohen Reststickstoff im
Serum, nämlich 158 mg%. Gerade für diese Fälle eignet sich die sehr eiweißarme
Rohkost. Später werden wir wie bei der Lipoidnephrose die Therapie mit Eigelb
fortsetzen. Das Eigelb ist sehr reich an Vitamin A und führt oft auch beim
Kind, ähnlich wie in den Tierversuchen, zu einem Anstieg der Blutplättchen.
Wir erstreben durch die lipoidreiche Kost eine Erhöhung der Resistenz gegen
Infektionen, welche auch bei diesen glomerulotubulären Mischformen gerne wieder
zu einer Verschlimmerung führen.

126. Vorlesung.

Lipoidnephrose.

Ich bespreche hier einen dreijährigen Knaben, welcher mit einem lange erfolglos behandelten enormen Hydrops in das Spital aufgenommen wurde. Der starke
Ascites war bereits zweimal punktiert worden.

Der Beginn der Krankheit war, wie meistens, schleichend. Immerhin entdeckt man gelegentlich in der Anamnese eine vorausgehende Angina, oder eine
andere akute Krankheit, wie eine Pneumonie, Pertussis usw. Nach Ablauf dieser
Krankheiten zeigt sich die Nephrose.

Das hervorstechendste klinische Zeichen ist das generalisierte Ödem, das die höchsten Grade erreichen kann. Das Kind bietet ein charakteristisches Aussehen mit seiner enormen Dunsung, seiner matten Blässe des Gesichtes, den zugeschwollenen Augenlidern, den herabhängenden Wangen. Man bekommt den Eindruck eines riesigen Myxödems. Der Bauch ist mächtig vergrößert, der Nabel verstrichen,

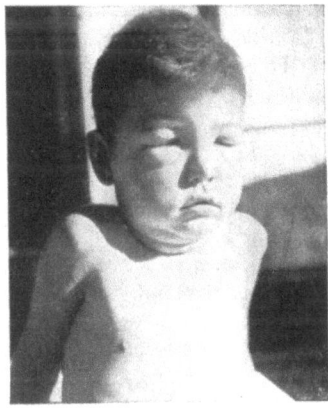

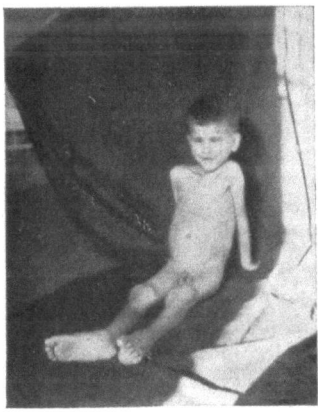

Abb. 174. Nephritis-Nephrose mit Ödemen.   Abb. 175. Dasselbe Kind nach Entwässerung.

man findet Dämpfung in den abhängigen Partien, die sich bei Lagewechsel verschiebt. Man kann lebhafte Undulation feststellen. Es liegt also ein Ascites vor. Nicht selten kann man auch Hydrothorax, gelegentlich Hydropericard, feststellen.

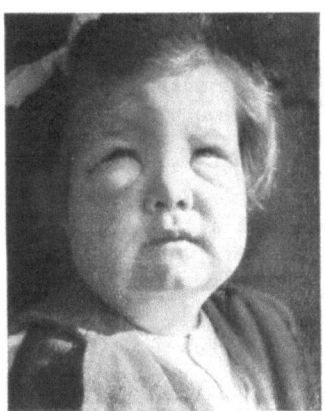

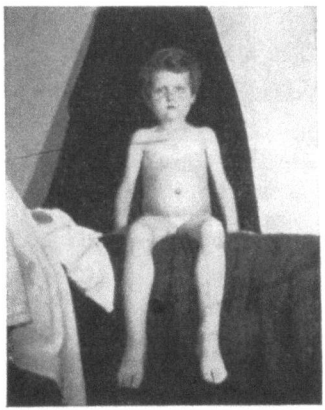

Abb. 176. Lipoidnephrose.   Abb. 177. Dasselbe Kind nach Entwässerung.

Werden diese Ergüsse in den serösen Höhlen punktiert, so erhält man eine milchig getrübte Flüssigkeit.

Im Urin finden wir in unserem Fall eine starke Albuminurie, 16⁰/₀₀ Albumen. Charakteristisch für die Lipoidnephrose ist die Größe und Hartnäckigkeit der Eiweißausscheidung. Statt mit Promille-Eiweiß kann man mit Eiweißprozenten rechnen. Diese Albuminurie kann von Tag zu Tag ohne nachweisbare Ursache wechseln. Das Eiweiß besteht hauptsächlich aus Serumalbumin.

Im Sediment findet man gewöhnlich keine granulierten Zylinder. Unser Fall macht hier allerdings eine Ausnahme. Keine roten Blutkörperchen. Gelegentlich werden aber nach unseren Erfahrungen auch bei der Lipoidnephrose vereinzelte Erythrocyten gefunden.

Sehr wichtig ist der Nachweis doppelbrechender Lipoide im Urin. Man sieht im Polarisationsmikroskop bei starker Vergrößerung einen ganzen Sternenhimmel glänzender Tröpfchen mit einem zentralen Kreuz der Polarisation aufleuchten. Es handelt sich um Cholesterinkristalle. Die Ausscheidung dieser Lipoide ist intermittierend. Stellt man aber immer wieder ihre Abwesenheit fest, so muß man an der Diagnose der Lipoidnephrose zweifeln. Das spezifische Gewicht des Urins ist hoch.

Chemische Blutveränderungen: Läßt man das Blut gerinnen, so sieht man, daß das Serum opalesziert, oder mehr oder weniger milchig getrübt ist. Diese milchige Trübung rührt davon her, daß die Lipoide im Blut sehr stark vermehrt sind. Wir fanden in diesem Falle 600 mg% Cholesterin. Dies stimmt mit Befunden in anderen Fällen von Lipoidnephrose überein, statt 140 bis 170 mg% Cholesterin findet man 400 bis 1500 mg%. An Stelle von 500 bis 800 mg% totaler Lipoide 1500 bis 3000 mg%.

Die Gesamtlipoide bestehen aus Cholesterol, aus anderen unverseifbaren Substanzen, aus Lecithin, Fettsäuren usw.

Das zweite wesentliche Zeichen ist die Verminderung des totalen Serumeiweißgehaltes, ganz besonders außerordentlich starke Senkung des Serumalbumins.

An Stelle eines normalen Serumeiweißgehaltes von etwa 6,8% fanden wir in diesem Fall einen Refraktometerwert des Serums von 5,684%, in einem anderen Falle bloß 3,1%. Meist bewegen sich die Werte zwischen 3,9 bis 3,5%.

Das Serumalbumin, das normalerweise 4 bis 4,5% ausmacht, kann außerordentlich stark absinken, bis auf 0,8, 0,6 bis etwa 0,3%.

Das Serumglobulin bleibt dagegen auf normalen Werten, 2 bis 3%, ja es vermehrt sich mitunter leicht.

Auf diese Weise vermindert sich der Quotient $\frac{\text{Serumalbumin}}{\text{Serumglobulin}}$ ganz erheblich. Normalerweise beträgt er 1,6. Die Formel kann sich umkehren, weil mehr Globuline als Serumalbumin vorhanden sind. Es findet sich ferner eine Vermehrung des Fibrinogens.

Die Änderung der Blut-Eiweiß-Formel verrät sich auch in einer starken Beschleunigung der Senkungsgeschwindigkeit der roten Blutkörperchen.

Entsprechend der Eiweißverminderung liegt eine Hydrämie und nicht selten auch eine echte Anämie vor. Der Chlorgehalt des Serums ist normal oder unternormal.

Der Basalstoffwechsel ist oft herabgesetzt.

Klinisch zeigt das Herz normale Größe. Es fehlt eine Blutdrucksteigerung. Der Blutdruck zeigt eher eine Neigung zur Erniedrigung, es fehlen Netzhauterscheinungen und niemals kommt es zu einer echten Urämie.

Die klinischen Hauptzeichen sind somit:

1. Generalisiertes, oft sehr ausgesprochenes Ödem mit Höhlenhydrops.

2. Massive Albuminurie mit Ausscheidung von Lipoiden.

Diesem klinischen Syndrom entspricht ein blutchemisches Syndrom mit zwei wesentlichen Zeichen:

1. Verminderung des Bluteiweiß mit Umkehr der Blutformel $\frac{\text{Serumalbumin}}{\text{Serumglobulin}}$ $\left(\text{normal } \frac{60}{40}\right)$.

2. Oft enorme Vermehrung der Lipoide im Blut, besonders des Cholesterins.
Es gibt verschiedene klinische Formen der Lipoidnephrose:

1. *Die gewöhnliche Form mit dem enormen Hydrops.*

2. *Die trockene Form,* bei der eine *massive Albuminurie* und die *chemischen Blutveränderungen* bestehen, wobei aber das *Ödem* kaum angedeutet ist oder ganz fehlt.

3. *Die glykosurische Form.* Mitunter ist die Niere bei der Nephrose auch für Zucker durchlässig geworden. Die Zuckerausscheidung ist meist nur eine mäßige und bleibt eine mäßige, höchstens 5 bis 6 g pro Liter werden ausgeschieden. Es handelt sich um einen renalen Diabetes, sei es, daß die Nieren für Zucker abnorm durchlässig, sei es, daß der von den Glomeruli sezernierte Zucker infolge Erkrankung des Tubulusapparats nicht mehr zurückresorbiert werden kann. Sehr selten findet sich eine Kombination von Lipoidnephrose mit echtem Diabetes.

4. *Mischformen.* Ganz reine Lipoidnephrosen sind selten, Mischformen bedeutend häufiger. Es zeigt sich eine Mischung von Nephrose und Glomerulonephritis, oder auch, wie wir noch zeigen werden, mit interstitieller Nephritis. Die reine Nephrose zeigt keine Vermehrung des Reststickstoffes, keine Blutdrucksteigerung, keine granulierten Zylinder, keine roten Blutkörperchen im Urin. Nach Wochen oder Monaten kommt es nun doch zu Hämaturie, granulierten Zylindern, Blutdrucksteigerung und Reststickstoffvermehrung. Aber auch das umgekehrte kommt vor, daß sich zu einer ursprünglichen Glomerulonephritis oder interstitiellen Nephritis allmählich eine Lipoidnephrose hinzugesellt. Wir werden in einer anderen Vorlesung noch besonders auf diese Formen eingehen.

Der Verlauf der Lipoidnephrose ist ein auffallend schwankender. Der Organismus wird bis zum Platzen mit Wasser gefüllt, dann fließen eines Tages die Ödeme ab und lassen ein auffallend mageres Kind zurück. Gelegentlich entleeren sich die Ödeme nicht durch die Nieren, sondern durch den Darm. Es kommt zu so abundanten Durchfällen und Gewichtsstürzen, daß das Kind nach wiederholten solchen Attacken einem Kollaps erliegen kann. Sehr merkwürdig ist, daß gewisse Krankheiten eine solche Umstimmung des Organismus mit sich bringen können, daß es zur Heilung der Lipoidnephrose kommt. Solches wurde z. B. beobachtet im Verlauf von Masern. Es scheint, daß namentlich das Fieber imstande ist, das gestörte Lipoideiweißgleichgewicht wieder in Ordnung zu bringen. Man hat deshalb für die Behandlung der Lipoidnephrose eine Fiebertherapie versucht.

Nur ausnahmsweise bringen jedoch Infekte eine solche günstige Umstimmung zustande. Viel häufiger treffen wir das Gegenteil, einmal eine große Neigung zu Infektionen, und ganz ähnlich wie bei einem Diabetes im Anschluß an einen ganz leichten Infekt, an einen Schnupfen, an eine leichte Bronchitis auffallende Verschlimmerung, neues Einsetzen von Hydrops usw. Namentlich gegen Pneumokokkeninfektionen sind diese Kinder sehr empfindlich und gehen merkwürdigerweise häufig an einer eitrigen Pneumokokkenperitonitis, oder, wie ich das erlebt habe, an einem Empyem zugrunde.

Bei der Pneumokokkenperitonitis der Nephrosen handelt es sich vielfach um einen sekundär mit Pneumokokken infizierten Aszites.

Die meisten Infektionen bei Nephrosen reagieren gut auf eine energische Sulfonamidtherapie mit Diazil oder Elkosin, welche, wie auch Prontosil rubrum, am wenigsten die Nieren belasten, und auf große Penicillindosen.

Ätiologie und Pathogenese der Lipoidnephrose sind noch sehr dunkel. Sicher ist, daß die Lues das Krankheitsbild der Lipoidnephrose erzeugen kann. Dies gibt uns einen Fingerzeig für die Ätiologie dieses merkwürdigen Leidens. Wie bei der Lues müssen wir annehmen, daß das Primäre ein verstärkter, toxisch

bedingter Zellzerfall ist, wobei eben Cholesterin und andere Lipoide aus dem Zell-
verband gelöst werden, das Blut überschwemmen, die Nieren infiltrieren und nur
zum Teil wieder ausgeschwemmt werden können, während anderseits die Nieren
reichlich aus den Organen stammendes, blutfremd gewordenes Eiweiß, hauptsächlich Albumin, ausscheiden. Man konnte z. B. nachweisen, daß das von den
Nieren ausgeschiedene Albumin durch Leberpräzipitine gefällt wurde, also wohl
aus dem Lebereiweiß stammte. Das Wesentliche bei der Lipoidnephrose wäre
somit eine Erkrankung des Gesamtorganismus und nicht so sehr ein primäres
Nierenleiden. Die Niere spielt nur insofern eine wichtige Rolle, als sie für das
blutfremd gewordene Serumeiweiß abnorm durchlässig ist. EPSTEIN, der die
Lipoidnephrose zuerst klar als ein besonderes Leiden erkannt hat, hat mit Recht
von einem dem renalen Diabetes mit Glykosurie verwandten Eiweißdiabetes
gesprochen. Die enorme Eiweißausscheidung entspricht der Glykosurie beim
Diabetes, weil ja hier auch der Organismus deshalb Zucker ausscheidet, weil er
ihn nicht normalerweise verwerten kann. Nur verhält sich der Eiweißdiabetes
bei der Lipoidnephrose nicht wie der echte Diabetes, d. h. er geht nicht wie dieser
mit einer Hyperglykämie, mit einer Steigerung des Bluteiweißgehaltes, sondern
im Gegenteil mit einer starken Eiweißverminderung einher. Letztere ist für die
Pathogenese außerordentlich wichtig. Normalerweise erfüllt das Serumalbumin,
das sehr leicht quillt, hydrophil ist, eine wichtige Transportfunktion für das Wasser
von den Geweben nach den Nieren aus. Bei der Lipoidnephrose kann das stark
verminderte Serumalbumin diese Funktion nicht mehr erfüllen, es kann aus
den Geweben nicht genügend Wasser anziehen und abtransportieren, dazu
kommt nun noch der Umstand, daß die geschädigten Gewebe umgekehrt Wasser
statt Eiweiß sehr energisch festhalten. Eine weitere Folge der Umkehrung der
Eiweißformel im Blut mit relativer Vermehrung der grob-dispersen hydro-
phoben Kolloide ist dann die, daß die Lipoide nicht mehr genügend in Lösung
gehalten werden können und gewissermaßen auskristallisieren. Sie können in
diesem Zustand auch viel weniger leicht ausgeschieden werden und sammeln
sich im Blut an. Auch sie sind zum Teil hydrophob und verhindern deshalb ebenfalls den Wassertransport.

Früher war die Prognose der Lipoidnephrose eine ganz schlechte. Früher oder
später erlagen diese Kinder meist einer interkurrenten Infektion. Heutzutage
können wir aber doch eine ganze Reihe von Fällen einer vollständigen Heilung
zuführen dank einer neuartigen Form der Therapie.

Früher hatte man diese Kinder einer salzarmen, reinen Milchdiät unterworfen,
jedoch meist ohne jede Besserung. Wurden dann die Kinder von den Eltern aus
dem Spital heimgenommen und mit der gewöhnlichen Hausmannskost ernährt,
so sah man mitunter zum allgemeinen Erstaunen, daß solche Fälle ausheilen
konnten.

Als wirksamstes Mittel zur Beseitigung des nephrotischen Ödems wird heutzutage die Ernährung mit strengster, pflanzlicher Rohkost durchgeführt. Die
Kinder bekommen zunächst nur frisches Obst, Tomaten, rohe Mohrrüben, Gurken
usw., bereits nach wenigen Tagen setzt die Diurese ein und mit zunehmender
Urinausscheidung verschwindet allmählich das Ödem. Ist die Diurese bereits gut
in Gang gekommen, so geben wir nach der Vorschrift von SCHIFF zunächst zwei
bis drei und später fünf Eigelb mit Zucker und Apfelsinensaft täglich. Bei weiterer
Besserung bekommen die Kinder eine Lebermahlzeit, dazu salzfrei gekochtes
Gemüse und Kartoffeln. Nach einigen Wochen zwei bis drei salzfreie Brötchen
mit salzfreier Butter. Diese Diät wird wochen- und monatelang weitergeführt.
SCHIFF hat Eigelb deshalb empfohlen, weil er sich mit Recht gesagt hat, daß der
Organismus trotz der Anhäufung der Lipoide im Blutserum außerordentliche

Lipoidverluste erleidet, indem eben diese Lipoide für die Zellen verloren sind. Um diese Lipoidverluste zu decken, muß man eben eine lipoidreiche Nahrung, wie sie in idealer, und von den Kindern gern genommenen Form im Eigelb vorhanden ist, verabreichen, um dadurch die Reparatur der geschädigten Gewebe in die Wege zu leiten und dem Organismus eine möglichst hohe Resistenz zu verleihen. Die Gesamtheit der Gewebe, welche Wasser in das Blut abgeben, damit dieses später von den Nieren ausgeschieden werde, bezeichnet man als „Vorniere". Bei der Lipoidnephrose würde es sich vor allem um eine Erkrankung dieser Vorniere handeln. Die Nierenfunktion, insbesondere die Diurese und die Albuminurie, bessern sich fast automatisch in dem Maße, als die Reparation der Vorniere und ihrer Ödembereitschaft fortschreitet.

Ferner ist wichtig, nach der ersten Zeit der Rohkost auf eine eiweißreichere Kost überzugehen. Man kann verschiedene Eiweißarten verwenden: vegetabilisches Eiweiß in Form von Bohnen, Erbsen, Linsen; tierisches Eiweiß in Form von Fischeiweiß, Poulet, Kalbsleber, Kalbfleisch.

Schon beim Säugling kommt Lipoidnephrose vor. Hier verwendet man mit Vorteil Buttermilch und Kalkcasein, Eiweißmilch, ferner eiweißreiche Mehle, wie z. B. Sojamehl, mit oder ohne Malzextrakt, Fleischsaft oder Leberpüree.

Die Diät muß möglichst salzarm sein. Wir haben in unserem Falle z. B. eine kochsalzfreie Milch von GUIGOZ (Pennac 80 ccm bis 200 verdünnt mit gezuckertem Kaffee) oder auch Milch mit 1 bis 2% Aminosäuregemisch (HOFFMANN-LA ROCHE oder NESTLÉ). verwendet. Wichtig ist auch eine reichliche Vitaminzufuhr durch Früchte, Zitronen- und Orangensaft, Malzpräparate, Lebertran, Vitamin A und D.

Mit fortschreitender Heilung geht man dann allmählich auf eine gemischte Kost über, indem man auch wieder Fett und Salz zuführt.

Die Rohkost kann man in allen Fällen verwenden. Bei der eiweißreichen Kost erleben wir oft, daß sie scheitert, weil es sich sehr häufig um Mischformen handelt, wobei dann die nephritische Komponente, z. B. auf Zufuhr von Fleisch, mit einer deutlichen Verschlimmerung reagiert.

In neuester Zeit wird die Nephrose mit einigem Erfolg auch mit ACTH, 100 mg pro Tag, oder Ultracorten (Prednison) in Dosen von 20 bis 50 mg täglich angegangen.

Zur Unterstützung der Behandlung werden ferner Schilddrüsenpräparate verwendet. Man beginnt mit kleinen Dosen, etwa mit einer Tablette pro Tag, und steigt dann allmählich bis zu neun Tabletten Elityran. Oft wird die diätetische Therapie durch die Schilddrüsenzufuhr bemerkenswert gut unterstützt. Als Synergist anderseits als Schutzstoff gegen Überdosierung von Schilddrüsentabletten hat sich uns die Pantothensäure bewährt (Bepanthen 1 bis 2 Tabletten).

Wir sehen bei der Lipoidnephrose besonders deutlich, daß es sich um eine Erkrankung des Gesamtorganismus handelt, wir müssen deshalb versuchen, die gesamte gestörte Stoffwechsellage durch eine angepaßte vollwertige Ernährung umzustimmen. Gelingt uns die Reparatur der kranken Gewebe im Organismus, so führt das fast automatisch auch zur Heilung des Nierenleidens.

127. Vorlesung.

Schrumpfniere (Sekundäre Nephrosklerose).

Ich bespreche hier ein elfjähriges Mädchen. Trotz normaler rechtzeitiger Geburt hatte es angeblich ein Geburtsgewicht von kaum 2000 g. Masern mit zwei Jahren, Pertussis mit drei Jahren. Im Alter von fünf Jahren war das Kind drei Wochen lang fieberhaft erkrankt infolge eines tuberkulösen Primärkomplexes. Bald

darnach zeigte sich eine skrofulöse Ophthalmie. Das Kind wurde von der Augenklinik behandelt, wurde auch mit der Quarzlampe bestrahlt. Die tuberkulöse Infektion heilte mit der Zeit gut aus. Vor etwa einem halben Jahr zeigte sich oft hohes
Fieber, Wasserbrennen, Kopfschmerzen und der Arzt fand eine Nieren- und Nieren-
beckenentzündung. Nie Ödeme, Pyurie. Bakteriologisch wurde nie etwas anderes
gefunden als Colibazillen. Nach vorübergehender Heilung traten wieder Kopfschmerzen, Urinbeschwerden, ab und zu Fieber auf. Dann kamen wieder relativ beschwerde-
freie Perioden, so daß das Kind sogar zur Schule ging. Da begann vor vier Tagen
das Kind darüber zu klagen, daß es mit dem rechten Auge fast nichts mehr sehe.
Es wurde deshalb in der Augenpoliklinik untersucht und man fand am rechten
Auge eine schwere Retinitis albuminurica, am linken Auge eine beginnende Retinitis.

Das Kind zeigt folgende Symptome:

1. Rechtes Auge: Papille nasal und oben verwaschen, Grenze nach unten unscharf,
im ganzen ödematös, die Retina zeigt relativ wenig Blutungen, dagegen zahlreiche
weiße Flecken verschiedener Größe, die um die reflexlose Macula eine deutliche
Sternfigur bilden. Linkes Auge: Veränderungen viel geringer, Papille oben nasal,
etwas unscharf, wenig ödematös. Retina: Einzelne weiße Flecken in der Maculagegend,
keine Blutungen. Macula: Reflex vorhanden, keine deutliche Sternfigur (Retinitis
albuminurica).

2. Urin trüb, Albumen schwach positiv, massenhaft Colibazillen, mäßig viel
Leukocyten, einzelne Epithelien, keine Erythrocyten, keine Zylinder. Urinmengen
500 bis maximal 1300. Somit keine Polyurie.

3. Spezifisches Gewicht ziemlich stationär um 1010. Die Funktionsprüfung der
Nieren ergibt eine noch gute Verdünnung bis zu einem spezifischen Gewicht von
1001 und eine immerhin ziemlich verzögerte Ausscheidung. Dagegen vermochten
die Nieren dieses Kindes bei Trockenkost nie mehr als bis auf 1014, 1015 zu konzentrieren. Es besteht somit eine deutliche Isosthenurie.

4. Der Reststickstoff im Blut beträgt nur 29 mg%. Dagegen ist interessanterweise der Indikangehalt im Blutserum, der ein noch feineres Reagens auf Niereninsuffizienz darstellt, doch deutlich erhöht, 0,16 mg% statt 0,02 bis 0,08 mg% in
der Norm.

5. Hypertension: Wir finden bei diesem elfjährigen Kind eine enorme Blutdrucksteigerung von 220/160. Trotzdem fehlten lange Zeit subjektive Beschwerden völlig.

6. Herzdämpfung nicht wesentlich vergrößert, Spitzenstoß im fünften Intercostalraum verbreitert, hebend und gut sichtbar. Töne rein. Zweiter Aortenton stark
abklappend und verstärkt.

7. Röntgenbild: Herz nicht vergrößert, immerhin Spitzenkrümmung etwas verstärkt (hypertrophischer linker Ventrikel ohne röntgenologisch nachweisbare Dilatation). Das kindliche Zirkulationssystem ist so leistungsfähig, daß es sich lange
Zeit ohne Schwierigkeit der enormen Blutdrucksteigerung anpassen kann. Auf der
Röntgenplatte sieht man ferner rechts einen sehr schönen verkalkten Primärkomplex.

8. Im Gegensatz zu Erwachsenen zurzeit noch keine Anämie. Hämoglobin 75,
Rote 4,42 Millionen, Weiße 5400, weißes Blutbild normal. Blutsenkung verlangsamt.
Erste Stunde 3 mm, zweite Stunde 6 mm, 24. Stunde 27 mm. Wassermann negativ
und PIRQUET stark positiv.

Wir haben hier ein klassisches Beispiel für eine Nephrosklerose im Kindesalter. Sie ist glücklicherweise relativ selten, immerhin konnte MITCHEL in neuester
Zeit aus der Literatur etwa 200 Fälle zusammenstellen. Eine besondere Geschlechtsdisposition scheint bei Kindern keine Rolle zu spielen. Dagegen sind
manche Fälle hereditär belastet, indem sie aus Hypertonikerfamilien stammen.
Die Krankheitserscheinungen beginnen durchschnittlich im Alter von sieben
Jahren. Aber viele Patienten zeigen von früher Kindheit an Symptome.

Zu den frühesten Zeichen gehören Kopfschmerzen, manchmal verbunden mit
Schwindel und Erbrechen, so daß man an eine Migräne denkt. Häufig findet
man auch Anorexie, nur ausnahmsweise Heißhunger. Manchmal klagen die Kinder

über Schmerzen im Abdomen, gelegentlich verbunden mit wiederholten Diarrhöen. Ein Frühsymptom kann auch eine Polydipsie sein, dann verbunden mit Polyurie. Diese Polyurie erreicht bei Kindern meist nicht exzessive Grade, doch sind Ausnahmefälle beschrieben worden, bei denen die Kinder zwei, drei, vier bis sechs Liter Urin ausschieden. Polydipsie und Polyurie fehlen in unserem Fall. Das spezifische Gewicht des Urins ist oft niedrig. Gewöhnlich findet man nur eine leichte Albuminurie, die jedoch zeitweise fehlen kann. Ferner hyaline Zylinder, mehr oder weniger zahlreiche Leukocyten und nur mikroskopische, selten massive Hämaturie. Charakteristisch für die Störung der Nierenfunktion ist die Isosthenurie, d. h. die Unfähigkeit der Niere, zu verdünnen und zu konzentrieren. Frühzeitig kann, wie in unserem Falle, vermehrtes Indikan im Blutserum nachgewiesen werden. Vermehrung des Reststickstoffes oft in extremen Graden bis zu 300 und 400 mg% kann besonders terminal beobachtet werden. Es kommt also zu einer echten Urämie. Charakteristisch ist die starke Blutdrucksteigerung, welche sowohl den systolischen wie den diastolischen Druck betrifft. Diese Drucksteigerung erreicht auch schon bei Kindern 200 mm Quecksilber und darüber für den systolischen, 130 bis 160 und darüber für den diastolischen Druck. Die oberflächlichen Arterien fühlen sich gespannt und rigide an, die Gesichtsfarbe zeigt meist eine graue Blässe. Infolge der Hypertension kann es zu Zirkulationsstörungen im Gehirn und zu kleineren oder stärkeren Hirnblutungen kommen. Auch sonst wird eine hämorrhagische Diathese infolge des hohen Blutdruckes beobachtet, hauptsächlich starkes Nasenbluten, mitunter auch blutiger Auswurf, diskrete Hautpurpura, gelegentlich auch Hautekchymosen. Interessant ist auch das Auftreten massiger Hämaturien. Eine sehr wichtige Folgeerscheinung der Hypertension ist die Retinitis albuminurica, die wir in unserem Fall frühzeitig feststellen können. Sonst wird die Hypertension von Kindern oft merkwürdig gut und symptomlos vertragen, so daß das Herz längere Zeit normal erscheinen kann. Erst spät kommt es zu Herzhypertrophie und Dilatation, mit anorganischen Geräuschen infolge relativer Insuffizienz der Mitralklappe. Der Tod erfolgt weniger häufig durch Versagen des Herzens als durch Urämie. Terminal können stärkere Knöchelödeme auftreten. In späteren Stadien kommt es fast immer zu einer mehr oder weniger schweren Anämie. Konvulsionen können schon als Frühsymptom auftreten infolge der Hypertension, meist finden sie sich jedoch erst terminal, ausgelöst durch die Urämie.

Unser Fall ist von Interesse, einmal wegen der Tuberkuloseinfektion. Es scheint, daß Tuberkulotoxine mit schuld sein können an der späteren Entwicklung einer Schrumpfniere. Anderseits zeigt unser Fall, daß eine chronische Infektion der Harnwege, also eine anscheinend banale Colipyelocystitis, zu Schrumpfniere führen kann. Diese Genese ist im Kindesalter viel mehr zu fürchten als die Entwicklung einer sekundären Schrumpfniere nach primärer Glomerulonephritis. In unserem Falle spricht der Umstand für die ätiologische Rolle einer aszendierenden pyelonephritischen Nierenerkrankung, daß wir nie Zylinder im Harnsediment fanden. Das primäre Befallensein der Ausführungsgänge hat eben die Ausscheidung der Zylinder und wohl auch das Zustandekommen der Polyurie in unserem Falle verhindert.

Die Prognose der Schrumpfniere ist eine sehr schlechte, letale, falls sie bilateral ist. Für die Behandlung leistet manchmal Rohkost Günstiges. Zu versuchen sind Rhodan-Calcium-Diuretin dreimal eine halbe Tablette, Natriumrhodanat, Lacarnol in Tropfenform usw. Trotz wiederholter Aderlässe bleibt gewöhnlich der Blutdruck fixiert um 200 herum, oder läßt sich nur ganz vorübergehend senken. Kurzwellentherapie der Nierengegend ist zu empfehlen, wirkt aber leider nur für einige Zeit günstig. Zur Prophylaxe muß besonders bei den Pyelitiden der Blutdruck überwacht werden. Bei einseitigen Prozessen gibt die Nephrektomie günstige Resultate (H. KÄSER).

Wir dürfen die Nierenkrankheiten im Kindesalter meist nicht als rein lokale Affektionen auffassen. Bei der Glomerulonephritis und der subchronischen Mischform bedarf die Erkrankung der sogenannten Vorniere ebensogroßer Aufmerksamkeit wie bei der Lipoidnephrose. Die Umstimmung der gesamten Stoffwechsellage durch Rohkost und später angepaßte vollwertige Ernährung ist imstande, durch die Reparatur der Vorniere auch zur Heilung des Nierenleidens zu führen. Umgekehrt sehen wir, wie das ursprünglich lokale pyelonephritische Organleiden dadurch, daß beim fortschreitenden Zerfall des Nierengewebes Substanzen in die Blutbahn gelangen, welche dauernd den Blutdruck steigern, zu den schwersten Störungen des Gesamtorganismus und zu seiner schließlichen Vernichtung führen kann. Leider sind wir noch nicht so weit, fortschreitenden Untergang des Nierenparenchyms aufzuhalten.

128. Vorlesung.

Pyurie im Kindesalter.

Das klinische Bild vieler Erkrankungen im Säuglings- und Kindesalter unterscheidet sich ganz wesentlich von jenem der Erwachsenen und erfordert deshalb eine ganz andere Beurteilung, damit Fehldiagnosen möglichst vermieden werden. Beim Erwachsenen wird der Arzt meist durch bestimmte Angaben des Patienten auf eine lokale Erkrankung hingewiesen. Beim Kind, das noch nicht sprechen kann, ist der Arzt allein auf den klinischen Eindruck angewiesen und das Kind reagiert um so mehr als Ganzes, je jünger es ist. Die Allgemeinerscheinungen stehen durchaus im Vordergrund und maskieren oder überlagern völlig die lokalen Symptome, welche auf eine bestimmte Organerkrankung hindeuten. Deshalb muß sich der Arzt stets vor Augen halten, was differentialdiagnostisch in Betracht kommt, und muß vor allem auch bei Säuglingen und Kindern mit fieberhaften Erkrankungen ohne lokalen Befund stets daran denken, daß die Untersuchung nicht vollständig ist, wenn der Urin des Kindes nicht untersucht ist. Die Gewinnung des Urins bei Säuglingen macht in der Praxis etwelche Schwierigkeiten, die jedoch überwunden werden müssen. Bei Knaben wird mittels eines Heftpflasterstreifens ein Reagensgläschen am Penis befestigt, bei Mädchen wird ein Plättchen oder ein anderes passendes Auffanggefäß untergelegt. Man kann bei weiblichen Säuglingen den Urin auch leicht und zuverlässig mittels eines dünnen Katheters gewinnen. Mit einem Schlage wird durch einen positiven Urinbefund ein vorher ganz unerklärliches hochfieberhaftes Krankheitsbild geklärt.

Es empfiehlt sich dringend, bei jeder fieberhaften Erkrankung des Säuglings- und Kindesalters den Urin sofort nicht nur chemisch, sondern auch mikroskopisch zu untersuchen. Wer gewöhnt ist, diesen Grundsatz strikte durchzuführen, wird beobachten können, wie ungemein häufig die kindliche Pyurie ist und wie oft er durch rechtzeitige Urinuntersuchung auf den richtigen diagnostischen und therapeutischen Weg gewiesen wird. Die unbedingte Notwendigkeit zur chemisch-mikroskopischen Urinuntersuchung ist besonders dann gegeben, wenn schon einige Tage mehr oder minder hohes Fieber besteht, das sich aus den sonstigen Befunden nicht recht erklären läßt. Man sei deshalb mit der Diagnose ,,Grippe" vorsichtig. Bei hochfiebernden Säuglingen kann der Rachen infolge der Austrocknung rot sein, ohne daß das auf einen akuten Racheninfekt zu beziehen ist.

Der Urin enthält mehr oder weniger Eiweiß, dies kann das allererste Symptom sein, bevor eine eigentliche, eitrige Trübung nachweisbar ist. Bald zeigen sich jedoch massenhaft Leukocyten, so daß das ganze Gesichtsfeld unter dem Mikroskop davon übersät ist. Die Leukocyten sind zum Teil zu Haufen zusammengeballt. Daneben finden sich geschwänzte und vor allem runde Epithelien, gelegentlich auch reichlicher Erythrocyten und hyaline oder gar granulierte Zylinder. Sowohl im Beginn als auch im weiteren Verlauf kann selbst bei hochfiebernden Pyurien das Sediment auffallend wenige oder gar keine Leukocyten haben. Das kann darauf beruhen, daß Spasmen der entzündlich gereizten Ureteren oder die entzündliche ödematöse Durchtränkung des Nierenbeckengewebes um den Sitz des Herdes den Abtransport der Leukocyten hindern. Daher genügt die einmalige Urinuntersuchung beim fiebernden Kinde nicht, wenn sich zunächst ein negativer Befund ergeben hat. Der Urin muß wiederholt untersucht werden. Neben den Leukocyten findet man meist lebhaft bewegliche Colistäbchen, die im mit Carbolfuchsin gefärbten Präparat oft so kurz sind, daß sie mit Kokken verwechselt werden können.

Bei den chronisch rezidivierenden Pyurien kann mitunter die Eiweißreaktion fehlen, trotzdem der Harn Leukocyten enthält.

Zur raschen Orientierung, ob der Urin Leukocyten enthält, können wir Wasserstoffsuperoxyd benutzen. Setzt man dieses Reagens dem Harn zu, so treten sofort oder nach kurzer Zeit infolge Katalasewirkung zahlreiche Gasbläschen auf, wenn der Urin Eiter enthält.

Eine weitere bequeme Reaktion ist der Nachweis von Nitriten im Harn. Nitrite kommen bei gewissen bakteriellen Zersetzungen im Harn vor und ihr Nachweis kann daher im positiven Fall als ein Mittel zur Diagnose auf Infektion der Harnwege gebraucht werden.

Zum Nachweis dient die GRIESsche Farbenreaktion. Das Reagens besteht aus zwei Lösungen:

$$\text{Lösung 1} = \begin{array}{l} \text{Sulfanilsäure . } \quad 0,5 \\ \text{Acid. acet.... } 30,0\% \text{ ad } 150,0 \end{array}$$

$$\text{Lösung 2} = \left. \begin{array}{l} \text{Naphthylamin } \quad 0,2 \\ \text{Aqua dest. ad } 20,0 \end{array} \right\} \text{erhitzt} \\ \qquad\qquad \text{Acid. acet.... } 30,0\% \text{ ad } 150,0$$

Lösung 1 und 2 werden zu gleichen Teilen zusammengegossen und stellen das gebrauchsfertige Reagens dar, das in einer braunen Flasche mit Glasstöpsel aufbewahrt wird. Die Lösung hält sich im Dunkeln.

Man setzt von der gebrauchsfertigen Lösung dem Harn einige Tropfen zu: Rotfärbung, die entweder sofort oder nach einiger Zeit auftritt, zeigt Nitrite und damit bakterielle Zersetzung des Harnes an.

Die klinischen Erscheinungen bei der kindlichen Pyurie bestehen einerseits in der Veränderung des Aussehens und des Wesens der Kinder, anderseits in Reizsymptomen, schließlich in mehr oder minder deutlichen subjektiven Beschwerden, die aber mitunter auch vollständig fehlen können, so daß nichts im klinischen Bilde auf eine Infektion der Harnwege hindeutet.

Das Aussehen ist in allen akuten und subakuten Fällen so typisch, daß hierin schon ein deutlicher Hinweis gegeben sein kann. Die Gesichtsfarbe ist auffallend blaßgelb, der Gesichtsausdruck mißlaunisch und weinerlich. Kinder, die sonst munter und gut gelaunt sind, werden mißgestimmt, sind ungemein reizbar, lehnen jede Annäherung ab, brechen aus den geringfügigsten Ursachen in lautes Weinen und Schreien aus. Der Appetit liegt oft sehr stark darnieder. Kinder, die sonst regelmäßig zum Urinlösen auf den Topf gesetzt werden, sträuben sich nun auf einmal unter starkem Schreien dagegen und entleeren nur unter Widerstreben wenige Tropfen Urin. In den Windeln hinterläßt der Urin ungewohnte Flecken. Der Urin riecht nach Ammoniak.

Ein häufiges Reizsymptom ist das Erbrechen, das ähnlich wie bei Meningitis sogar auf nüchternen Magen erfolgen kann.

Nicht selten zeigen die Kinder bei der akuten Pyurie auch sonst meningitische Reizsymptome. Sie nehmen oft eine auffallende Opisthotonusstellung ein, um die geschwollenen Nieren zu entlasten und können auch eine gewisse Nackenstarre vortäuschen.

Gar nicht selten sind, besonders bei größeren Kindern, Leibschmerzen. Diese können sich zu heftigen Koliken steigern und können, besonders wenn sie in der rechten Unterbauchgegend lokalisiert sind, eine Appendicitis vortäuschen. Ja es kann sogar am MacBurneyschen Punkt zu sehr deutlichem Druckschmerz und zu ausgesprochener Défense musculaire kommen. Es ist dies zweifellos auf den entzündlich gereizten Ureter zurückzuführen.

Gelegentlich, namentlich bei Säuglingen und Kleinkindern, wird die Aufmerksamkeit durch mehr oder weniger schwere Durchfälle, mitunter mit blutigschleimigen Stühlen, von den Harnorganen abgelenkt.

Wir können die kindlichen Pyurien in folgende klinische Formen einteilen:

1. *Anscheinend primäre, septisch meningeale, akute Pyurien.* Sie beginnen plötzlich mit hohem Fieber ohne irgendeinen anderen sicheren Organbefund, außer der Pyurie. Häufig gehen sie mit Störungen des Sensoriums und mit Fieberkrämpfen einher. Das Fieber kann entweder kontinuierlich verlaufen oder stark remittierend sein. Ich habe Fälle beobachtet, bei denen jeder steile Fieberanstieg von eklamptischen Anfällen begleitet war. Allmählich sinkt dann das Fieber ab, aber es können auf subfebrile Temperaturen immer wieder Nachschübe von hohem Fieber auftreten.

2. *Begleitpyurien.* Sie sind vergleichbar den sogenannten parenteralen Ernährungsstörungen. Wir haben zunächst einen deutlich nachweisbaren Infekt, meist grippaler Natur, in Form einer Pharyngitis, seltener einer Angina, einer Otitis media purulenta, aber trotz der Besserung des primären Infekts will das Fieber nicht absinken und die Urinuntersuchung deckt als Ursache eine Folge- oder Begleitpyurie auf.

3. *Chronisch rezidivierende Pyurie.* Sie tritt besonders im Schulalter auf. Zuerst eine fieberhafte Periode, dann ist das Kind fieberfrei. Nach einiger Zeit kommt ein erneuter Schub usw.

Die pathogenen Keime der primär toxischen Pyurien sind meist Colibakterien. Daneben kommen wesentlich seltener Gonokokken in Frage.

Bei den Begleitpyurien findet man Pneumo-, Strepto-, Staphylokokken und Bacillus proteus mit oder ohne begleitende Coli.

Das Wichtigste bei der Entstehung der Pyurie ist der Verlust der natürlichen bakteriziden Schutzkräfte der Schleimhäute der abführenden Harnwege, übrigens ganz ähnlich wie bei der Entwicklung einer Dyspepsie im Darm. Normalerweise wird durch die bakteriziden Schutzkräfte nahezu der ganze Dünndarm steril erhalten. Versagen sie, so kommt es zu einer Aszension der Darmbakterien in die vorher sterilen Regionen, wo sie die Verdauung erheblich stören. So können sonst harmlose saprophytische Colibazillen pathogen werden.

Wir können hauptsächlich zwei Infektionswege unterscheiden:

1. *Einen aszendierenden:* Die Keime wandern von der Urethra in die Blase, in die Ureteren bis in das Nierenbecken hinauf. Dieser Infektionsweg findet sich besonders bei Mädchen.

2. *Einen deszendierenden Typus:* Er findet sich hauptsächlich bei den Begleit- und Folgepyurien. Die Infektion verbreitet sich auf dem Blut- und Lymphwege und betrifft in erster Linie die Nieren. Man hat auch Lymphgefäßverbindungen zwischen dem Dickdarm und den Nieren feststellen können. Es handelt sich also nicht so

sehr um eine reine Pyelitis, als um eine Pyelonephritis, deshalb sehen wir nicht selten in diesen Fällen Albuminurie, eventuell Hämaturie der Pyurie vorausgehen.

Wird die Pyelitis nicht rechtzeitig erkannt und zweckmäßig behandelt, so kann sie unter septischen Erscheinungen, besonders bei Säuglingen, zum Tode führen. Häufig gesellt sich dann noch ein Ikterus infolge gleichzeitiger Infektion der Gallenwege hinzu. Meist ist jedoch der Verlauf bei rechtzeitiger Erkennung und zweckmäßiger Behandlung ein günstiger. Das Fieber klingt nach ein bis zwei Wochen ab, aber die Pyurie kann noch wochen- und monatelang andauern, bis sie schließlich verschwindet. Häufig besteht noch länger als die Pyurie eine Bakteriurie.

Bei der Behandlung der Pyurie haben sich ganz ähnlich wie bei der Nephritis Zuckertage sehr bewährt. Man gibt im Anfang zwei bis drei Tage lang nichts als Zuckerwasser in verschiedenen Formen. Als Zucker kann man verwenden bei Säuglingen 10% Nährzucker oder Nutromalt oder Dextropur oder auch gewöhnlichen Kochzucker. Dieser hat den Nachteil, daß er zu stark süßt und oft auch zu Darmgärungen führt. Von Dextropur, das diese Nachteile nicht hat, können größere Mengen gegeben werden. Wir geben 10 g Dextropur pro Kilogramm Körpergewicht in 15%iger Lösung. Als Verdünnungsflüssigkeit kann man statt Wasser verwenden Schwarztee, Bärentraubentee, Malzkaffee, Orangensaft, Zitronensaft, ganz dünnen Reisschleim, ferner Wildunger Wasser. Die gesamte Flüssigkeitszufuhr beträgt bei älteren Säuglingen etwa 1 l, bei älteren Kindern zirka 1 1/2 l. Es soll also bei hochfieberhaften Zuständen eine gewisse Durchspülung der Nieren stattfinden. Sobald aber das Fieber nachläßt, ist daran zu denken, auch hier den Grundsatz anzuwenden, das erkrankte Organ nicht zu sehr zu beanspruchen, sondern durch mäßige Flüssigkeitszufuhr ruhigzustellen.

Die Zuckerdiät wird einerseits der Tatsache gerecht, daß besonders bei der deszendierenden Form gewöhnlich gleichzeitig eine Pyelonephritis oder Colinephritis besteht, anderseits liegt ihre Bedeutung darin, daß durch kein Mittel die Albuminurie so rasch herabgesetzt werden kann als durch diese schonende Zuckertherapie. Wir können uns vorstellen, daß ganz ähnlich wie im Darm bei der sogenannten alimentären Intoxikation auch in den Harnwegen das Eiweiß für die Bakterien einen ausgezeichneten Nährboden darstellt. Die Bakterienzahl kann sich in einer eiweißreichen Flüssigkeit sehr viel stärker vermehren als in einer eiweißarmen. Es ist auch denkbar, daß durch bakterielle Zersetzung des Eiweiß toxische Stoffe in den Harnwegen entstehen und zur Resorption gelangen.

Nach der Zuckerdiät schleicht man sich bei Säuglingen z. B. mit Buttermilch ein, indem man sukzessive die Zuckerwassermenge verringert und sie durch Buttermilch ersetzt. Als Buttermilchersatz kann man die Trockenbuttermilch Eledon verwenden. Man gibt 10% Eledon bei jüngeren Säuglingen in Reisschleim, bei älteren Säuglingen in Reis-Mehlsuppen unter Zusatz von 5 bis 10% Nutromalt. Später ersetzt man Schoppen für Schoppen durch die gewöhnlichen Kuhmilch-, Schleim- oder Mehlmischungen mit 5 bis 8% Nährzucker.

Die Veränderungen, die sich nach den ersten Tagen der Zuckerdiät im Wesen des Kindes darbieten, sind verblüffende. Kinder, die vorher schwerkrank darniederlagen, alle möglichen Reizsymptome aufwiesen, werden wieder munterer, zeigen Interesse an der Umgebung, das fahlgelbe Aussehen weicht sehr bald einem rosigen Kolorit, der Appetit bessert sich. Das Fieber geht meist prompt zurück, oft kritisch, manchmal lytisch. Der Eiweißgehalt und der Sedimentbefund zeigen ebenfalls rasche Besserung.

Als ein Hauptprinzip der Behandlung der durch Colibazillen hervorgerufenen Pyurien muß gelten, diese Bazillen unter schlechte Entwicklungsbedingungen zu versetzen. Die Colibazillen bevorzugen und gedeihen am besten bei einer schwach sauren Reaktion des Urins mit einem p_H von 6,4 bis 7,1. Man erreicht das obenerwähnte Ziel der Entwicklungshemmung der Coli dadurch, daß man das Milieu des Urins stärker alkalisch oder aber stärker sauer macht. Besser noch ist es, mit der Alkalisierung und der Säuerung abwechselnd zu behandeln.

Früher hat man hauptsächlich durch Verabreichung von alkalischen Salzen, z. B. von Natrium citricum 1 bis 3 g, je nach dem Alter, versucht, den Urin zu alkalisieren. Ja man hat noch weit größere Dosen gegeben. Die Darreichung so großer Salzmengen ist jedoch bedenklich, weil sie leicht zu Dyspepsien, mitunter sogar zu Tetanie Anlaß geben können.

Zur Alkalisierung des Urins hat MADER das Sojamehl in die Pyurietherapie eingeführt. Dieses Sojamehl wird aus Sojabohnen hergestellt. Im Gegensatz zu den Getreidemehlen hat dieses Sojamehl einen bedeutenden Basenüberschuß, nämlich 37,89 mg Äquivalente mehr Basen wie Säuren.

Man kann als Sojanahrung das Lactopriv (M. Töpfers Trockenmilchwerke, Böhlen b. Leipzig) verwenden. Es besteht aus Sojamehl, Olivenöl, Reismehl, Kalkphosphat und Kochsalz, und kommt in Dosen von 200 g in den Handel. Es enthält 20,8% Fett, 35,1% Eiweiß, 31,8% Kohlehydrate. Auf 100 g Wasser nimmt man 15 g Lactopriv (zwei gestrichene Eßlöffel voll), die zunächst kalt angerührt, dann unter ständigem Rühren aufgekocht werden unter Zusatz von 5 bis 7% Zucker oder Nutromalt. Kaloriengehalt zirka 700 pro Liter.

Ein gutes Präparat ist auch das Sojabasan (in Dosen zu 200 g), je 13 g = zwei gestrichene Eßlöffel Sojabasan werden in je 100 g Wasser kalt verrührt und dann nach Hinzufügung von 7 g Zucker oder Nutromalt unter dauerndem Umrühren aufgekocht. Der trinkfertigen, abgekühlten Nahrung kann noch ein halber Teelöffel frischen Zitronensaftes zugeführt werden. Zur Zubereitung eines Breies nimmt man zirka 50 g Sojabasan auf 200 Wasser.

Man kann auf diese Weise allein durch die Nahrung eine Alkaleszenz des Harns von $p_H = 8,4$ bis 8,6 erreichen. Eine solche Alkalität läßt sich sonst selbst durch 15 bis 20 g Natrium nitricum oder Natrium bicarbonicum nicht übertreffen.

Bei Kindern jenseits des Säuglingsalters empfiehlt sich nach den Zuckertagen Einführung einer Diät mit rohem Obst, Salaten, Gemüsen, Kartoffeln. Auch auf diese Weise läßt sich der Urin deutlich alkalisieren.

Nach fünf bis zehn Tagen alkalischer Kost setzt man auf eine ebenso lange Periode saurer Diät um. Diese saure Diät stellt gewissermaßen das Gegenstück der alkalischen Kost dar.

Man beschränkt die Flüssigkeitsmenge, das Kind soll nur gerade soviel trinken, um den Durst zu löschen oder noch etwas weniger, der Urin wird dadurch konzentrierter und saurer!

Man gibt vorwiegend Getreidenahrung, also Schleim- und Mehlabkochungen mit wenig Milch. Bei älteren Kindern etwas milden Käse und Fleisch.

Um den Urin noch etwas mehr anzusäuern, hat man große Dosen von Ammoniumchlorid, ähnlich wie bei Spasmophilie, verwendet, z. B.:

Rp.
Ammonii chlorati 10,0
Succus Liquiritiae........ 5,0
Aquae dest. ad 100,0
Saccharin q. satis
MDS. 4 bis 8 × 1 Teelöffel täglich,
d. h. 2 bis 4 g pro Tag.

Für die Säuerung des Urins versuchte man zuerst eine ketogene Diät anzuwenden und fand dabei in der Betahydrooxybuttersäure eine Substanz mit starker bakterizider Wirkung. ROSENHEIM suchte nun nach einem Stoff, welcher erstens, per os genommen, nicht toxisch war, zweitens unverändert im Urin aus-

geschieden. wurde und drittens ähnlich bakterizid wirkte wie die Betahydrooxybuttersäure. Mandelsäure bzw. ihr Natrium-, Ammonium- oder Calciumsalz
(Mandelat Asta) erfüllte diese Forderungen.

HELMHOLZ berichtet über Erfolge bei Behandlung mit Natriummandelat in
Dosen von 1,25 g und Ammoniumchlorid in Dosen von 0,5 g viermal täglich
per os.

Bei Verwendung von Ammoniummandelat erübrigt sich die Zugabe von
Ammoniumchlorid, da das mandelsaure Ammonium den Harn allein schon sauer
genug macht. Man gibt bei Kindern zirka 4 bis 6 g Ammoniummandelat pro Tag
in Fruchtsaft gelöst. Das p_H des Urins kann dabei unter 5,5 sinken, der Urin,
wird nach drei bis zehn Tagen steril. Etwelche Vorsicht ist jedoch geboten, da
gelegentlich Nierenreizungen beobachtet wurden.

Neben der diätetischen ist jedoch die medikamentöse Therapie nicht unentbehrlich. Als Harnantiseptikum verordnet man gern das Urotropin oder Hexa-
methylentetramin, welches um so wirksamer ist, je saurer und konzentrierter der
Urin ist. Man setzt deshalb zweckmäßig der Urotropinmixtur etwas Salzsäure
zu. Nur bei saurer Reaktion wird aus dem Urotropin das desinfizierend wirkende
Formaldehyd abgespalten. Zu starke Dosen von Urotropin können Hämaturie
erzeugen. Bei hohem Fieber wirkt eine milde Antipyrese, z. B. mit Pyramidon,
günstig auf den Allgemeinzustand. Wir verordnen z. B.:

Rp.

Acid. muriat. diluti........	1,0
Urotropin	5,0
Pyramidon	1,0
Aquae dest.............	80,0
Sirup. Rubi Idaei ad......	100,0

MDS. 4 × 5 g.

Von den Urotropinabkömmlingen hat sich uns am besten bewährt das
camphersaure Urotropin oder Amphotropin, bei Säuglingen zwei- bis dreimal
eine halbe Tablette zu 0,5, bei älteren Kindern mehr.

Es ist gut, mit den Präparaten zu wechseln, da sie oft nach einiger Zeit nicht
mehr wirken. Man kann dann z. B. das borsaure Urotropin verwenden, das
Borovertin, zwei- bis dreimal eine halbe Tablette bei Säuglingen, bei älteren
Kindern dreimal eine halbe bis eine Tablette. Weitere Urotropinabkömmlinge
sind das Cystopurin (Tabletten zu 1 g) und das Hippol.

In einigen Fällen wirkt besser als Urotropin und seine Derivate das Salol, bei
Säuglingen vier- bis fünfmal täglich 0,05 bis 0,1, bei größeren Kindern 0,2 bis 0,3.

Eine Kombination von Urotropin und Sulfosalicylsäure stellt das Hexal dar,
Neohexal schmeckt angenehmer mit Zuckerwasser wie Zitronenlimonade. Dosen:
drei- bis viermal eine halbe Tablette.

Intravenös oder intramuskulär kann man verwenden das Cylotropin, eine
wäßrige Lösung von 40% Urotropin, 16% Natrium salicylicum, 4% Coffein-
Natriosalicylicum. Es kommt in Form von Ampullen zu 5 ccm in den Handel.
Man gibt 1 bis 3 ccm intramuskulär täglich oder jeden zweiten Tag.

Ein gutes Harndesinfiziens ist das Pyridium (salzsaures Salz des Phenyl-
azo-Diamino-Pyridin). Man gibt bei Säuglingen dreimal eine viertel bis eine
halbe Tablette, bei Kleinkindern dreimal eine halbe Tablette, bei größeren
Kindern zwei- bis dreimal eine ganze Tablette. Der Urin wird gelbrot gefärbt
und nimmt auf Säurezusatz eine rote Farbe an. Deshalb kann auf Zusatz von
EHRLICHs Reagens (Paradimethylaminobenzaldehyd in salzsaurer Lösung) eine
positive Urobilinogenreaktion vorgetäuscht werden.

In neuester Zeit hat sich in besonders hartnäckigen Fällen, welche auf die anderen Medikamente nicht reagieren, besonders bewährt das Prontosil oder Rubiazol (4-Sulfonamid-2,4-diaminoazobenzol. Tabletten 0,3 oder in Ampullen zu 5 ccm zu 2,5%iger Lösung). In schweren, hochfieberhaften Fällen injiziert man bei Säuglingen 2 bis 5 ccm mit 7 bis 8 ccm 8%iger Traubenzuckerlösung intravenös oder intramuskulär.

Jüngeren Säuglingen gibt man drei- bis viermal eine viertel Tablette, älteren Säuglingen zwei- bis dreimal eine halbe Tablette, größeren Kindern zwei- bis dreimal eine ganze Tablette zu 0,3 Prontosil.

Das Prontosil bildet ein braunrotes wasserlösliches Pulver und färbt den Urin gelbrot. Will man die unangenehme Farbwirkung auf die Wäsche vermeiden, so kann man das Prontosilalbum (p-Aminobenzolsulfonamid) verwenden. Es ist interessant, daß diese eine Komponente des Prontosils sich im Tierversuch, z. B. bei experimenteller Streptokokkeninfektion, ebenso wirksam erwiesen hat wie das Prontosil selbst, dabei ist es aber weniger toxisch. (Siehe Sulfanilamidtherapie.)

Bei Kokkeninfektionen sind am meisten zu empfehlen Diazil und Elkosin bei reichlicher Flüssigkeitszufuhr. Bei gramnegativen Keimen wie Coli u. a. ist auch an Streptomycin zu denken (20 mg pro Kilogramm Körpergewicht). Doch scheitert leider die Streptomycinbehandlung oft nach kurzer Zeit daran, daß die gramnegativen Erreger der Pyurie rasch auf Streptomycin resistent werden.

Für den Wirkungsbereich, besonders im Urogenitaltrakt (Coli, Proteus, Pyocyaneus), sind zwei Präparate neu in Anwendung gekommen:

1. Das *Gantrisin (Roche)* 3,4-Dimethyl-5-sulfanilamido-isoxazol. Man gibt Kindern $^1/_4$ Tablette bzw. $^1/_4$ Kaffeelöffel als 10%igen Sirup pro Kilogramm Körpergewicht pro die, d. h. je nach dem Alter sechsmal $^1/_4$ Tablette bei Säuglingen, $^1/_2$ Tablette bei Kleinkindern, 1 Tablette bei größeren Kindern. Gantrisinsirup dreimal $^1/_2$ bis 1 Kaffeelöffel.

2. *Urolucosil (Lundbeck)* Tabletten à 0,1 g Lucosil (2-Sulfanilamido-5-methyl-1,3,4-thiodiazol).

Dosierung für Kinder: 1 Tablette Urolucosil fünfmal täglich.

Indikationen: Kinderpyurie durch Coli, chronische Coli-Pyelonephritis und Pyelitis, akute Colicystitis.

Der Harn wird im Verlauf von 5 bis 6 Tagen steril.

Bei hartnäckigen Restzuständen empfehlen sich Blasenspülungen, und zwar mit körperwarmer Borwasserlösung 3%ig. Dann läßt man fünf bis zehn Minuten eine Silberlösung 0,2 bis 0,5⁰/₀₀ einfließen, entleert sie und spült mit physiologischer Kochsalzlösung nach. Für Blasenspülung bewährt sich ferner das Choleval. Es besteht aus kolloidalem Silber mit gallensaurem Natrium als Schutzkolloid. Verwendet man Choleval (0,1 bis 0,2%ig), so braucht man keine Nachspülung mit Kochsalzlösung zu machen. In hartnäckigen Fällen haben sich uns auch bewährt Instillationen von 2 bis 5 bis 10 ccm 1%iger Protargollösung, welche man bis zur nächsten Urinentleerung in der Blase beläßt.

Wir sehen den Erfolg der Behandlung:

1. An der Temperaturkurve, auf welcher das Fieber absinkt. Jeder Temperaturanstieg, welcher erfolgt, trotzdem der Urin sich aufhellt, ist auf eine Eiterretention oder auf eine andere Komplikation verdächtig.

2. An der allmählichen Verminderung des Urinsediments. Man bringt etwa 50 bis 100 ccm des gut umgeschüttelten Urins in einen graduierten Meßzylinder und fügt etwa zehn Tropfen Essigsäure zu, um die Phosphate und Carbonate aufzulösen. Dann läßt man den Urin etwa drei Stunden sedimentieren und liest dann ab.

a) Die Höhe des dicken Sediments (des dicken und zusammengeballten Eiters).

b) Die Höhe des flockigen Depots des durch Schleim in Suspension erhaltenen Eiters. Gewöhnlich verschwindet zuerst der dicke Eiter, der flockige Eiter nimmt zunächst zu, später ebenfalls langsam ab. Eine Heilung ist dann eingetreten, wenn das Sediment verschwunden, der Urin eiweißfrei und vollkommen klar geworden ist.

Wenn eine Pyurie nicht ausheilen will oder immer wieder rezidiviert, so sind nicht selten anatomische Hindernisse vorhanden, welche zu einer chronischen Harnstauung führen. Ein solches mechanisches Abflußhindernis bildet z. B. eine Striktur des Ureters, eine Klappenbildung, eine kongenitale Stenose am Blasenende des Ureters oder am Nierenbeckenhals, ein Nierenbecken- oder Ureterstein, ein Blasendivertikel, eine Phimose usw. Alle diese Abflußhindernisse können zu einer Hydronephrose führen. Die Harnstauung begünstigt außerordentlich die Infektion. Die Beseitigung der Abflußhindernisse ist deshalb von so großer Bedeutung, weil die Pyelonephritis mit der Zeit zu einer Vernichtung der Nierenfunktion, zu dem Krankheitsbilde einer pyelonephritischen Schrumpfniere mit ganz schlechter Prognose führen kann. Es wären hier ferner noch zu erwähnen Mißbildungen, wie Doppelnieren mit Doppelureteren, Hufeisennieren usw.

Für die Diagnose derartiger Zustände ist die *Pyelographie* unerläßlich. Die Kinder müssen durch gründliche Entgasung vorbereitet werden. Dies geschieht durch gründliche Darmentleerung und die Verabreichung von Tierkohle am Vortag und am Morgen des Tages der Pyelographie. Eine halbe Stunde vor der Pyelographie macht man einen hohen Einlauf mit einem Teelöffel Tierkohle in 300 bis 500 Wasser. In manchen Fällen genügt es nun, zuerst eine sogenannte Leeraufnahme zu machen, auf welcher man z. B. zuerst Nierensteine erkennen kann. Man wird dann zur Pyelographie schreiten und eine intravenöse Injektion von 3 ccm Perabrodil machen. Bei Kindern vom zweiten bis zum sechsten Lebensjahr gebraucht man 3 bis 4 ccm, bei älteren Kindern 5 bis 8 ccm. Das Perabrodil ist ein Jodpyridinderivat. Bei ungestörter Ausscheidungsfähigkeit der Nieren liegen die günstigsten Aufnahmezeiten zwischen der 8. und 15. Minute. Die Kontrastintensität ist sehr gut, und der Hauptvorteil des Perabrodils liegt darin, daß es keine Nebenerscheinungen macht. Andere bewährte Präparate sind das Urografin und Uroselektan.

Noch schönere Bilder gibt die retrograde Pyelographie nach Ureteren-Katheterismus.

Grippale Infekte, Erkrankungen der Bronchien und Lungen.

129. Vorlesung.

Das Verhalten des kindlichen Organismus gegenüber Infektionen.

Eine erste Infektion des neugeborenen Kindes ist unvermeidlich, nämlich die bakterielle Besiedelung des Verdauungsschlauches, denn dieser steht mit der keimhaltigen äußeren Luft in Verbindung, und durch den Mund und den After als Eingangspforten treten die ersten Keime in den Organismus ein. Bereits das zweite oder dritte Kindspech (etwa einen halben Tag nach der Geburt entleert) erlaubt gewöhnlich den Nachweis von Bakterien. Ganz frühzeitig finden sich schon Enterokokken, bald auch Bacterium coli, etwas später der Bacillus perfringens usw. Uffenheimer vermutet, daß das sogenannte transitorische Fieber der Neugeborenen, das vielfach als reines Durstfieber betrachtet wird, mit dieser ersten Bakterieninvasion des Darmes zusammenhängen könnte. Das Mekonium stellt jedoch einen solch schlechten Nährboden für diese Keime dar, daß der Organismus vor dem Eindringen unberufener Gäste bewahrt wird. Es können sich nur wenige deutlich charakterisierte Gruppen von Bakterien im Mekonium erhalten, welche als Stammeltern der nachkommenden Bakteriengenerationen betrachtet werden müssen.

Nach dem dritten Tag beginnt die Umwandlung der Mekonflora in die bleibende Frauenmilchflora. Der Bacillus bifidus tritt auf und beherrscht das Stuhlbild. Da die Bifidusstäbchen Gram-positiv sind, so sieht das gefärbte Stuhlpräparat bei natürlicher Ernährung blau aus. Der Organismus des Neugeborenen setzt sich bereits mit diesen Keimen auseinander. Er vermag ihnen bestimmte Bezirke des Magen-Darmkanals anzuweisen und duldet sie hier als harmlose Symbionten, während der Dünndarm durch bakterizide Kräfte der Darmschleimhaut nahezu keimfrei gehalten wird. Es ist nicht ganz gleichgültig, welche Keime bei der ersten Bakterienbesiedlung des Darmes aufgenommen werden. Die Bifidusflora erscheint nach den neuesten Untersuchungen der Bessauschen Schule besonders wichtig, weil ihr wahrscheinlich die Fähigkeit zugeschrieben werden kann, Vitamin B_1 zu synthetisieren, so daß der Organismus sogar aus seinen Symbionten einen gewissen Nutzen ziehen kann.

In neuester Zeit hat Bessau die Bedingungen für die Erzeugung einer Bifidusflora auch bei künstlicher Ernährung näher studiert und eine Nahrung angegeben, bei der dies regelmäßig gelingen soll. Dies geschieht durch Erhöhung des Milchzuckerzusatzes auf etwa 10% unter leichter Karamelisierung, Zusatz von Caseinpepton, Leberextrakt und Cystin sowie von Vitamin C. Er berichtet über gute Erfolge.

Sonst tritt bei Ernährung mit Tiermilch an Stelle der Bifidusflora eine solche von überwiegend Bakterien der Koligruppe und das Gram-Präparat zeigt bei roter Nachfärbung wesentlich rot gefärbte Bakterien.

Dieses Verhalten der Darmflora, abhängig von der Natur der Nahrung, ist namentlich wichtig für die Ernährung des Neugeborenen, denn es ist natürlich nicht gleichgültig, ob eine für den Säuglingsdarm physiologische Flora sich entwickelt oder eine fremdartige, auf die die Darmwand sich besonders einstellen muß. So sehen wir denn gar nicht selten bei der Entwöhnung eine sogenannte

Ablactationsdyspepsie auftreten, welche auf die Schwierigkeiten zurückzuführen ist, die der Darm findet, um mit der Coliflora bei künstlicher Ernährung in richtige Symbiose zu treten.

Das Resultat der ersten Infektion durch Besiedlung des Darmkanals durch verschiedene Keime ist somit die Ausbildung eines Gleichgewichtszustandes zwischen Wirt und Keim und endet mit einer gegenseitigen Anpassung zum Zwecke einer Symbiose. Der Formenreichtum der Keimflora ist in dem bakteriell besiedelten Verdauungskanal normalerweise nur gering.

Es kann nun besonders beim Säugling sehr leicht zu Störungen der Symbiose kommen und gewissermaßen zu Autoinfektionen dadurch, daß die regulierenden Kräfte des Organismus infolge irgendwelcher Schädigungen, z. B. Erkältung, Wärmestauung, alimentäre Noxen, parenterale Infekte, leiden. Dann kann sich die normale Dickdarmflora ausbreiten, in den Dünndarm hinaufsteigen und nun hier durch Infektion des Chymus zu dyspeptischen Erscheinungen führen.

Die Symbiose kann auch dadurch eine Störung erleiden, daß neue pathogene Keime, z. B. Dyspepsiecoli, von außen her in den Magen-Darmkanal eindringen. Auch spezifische Darminfektionen, z. B. Typhus, Paratyphus, Ruhrinfektionen, können zu Störungen der Darmsymbiose Anlaß geben. Das führende Symptom aller Störungen der Darmsymbiose ist der Durchfall. Je nach der Lokalisation der Störung kann man unterscheiden zwischen Dünndarmdiarrhöen mit mehr oder weniger flüssigen, hellgelben oder grünen Stühlen, und den Dickdarmdiarrhöen mit schleimig-eitrig-blutigen Entleerungen.

Der junge Organismus ist sehr viel weniger geeignet zu einer Abwehr parasitärer Schädigungen als der des Erwachsenen, das lehren Erfahrung und Experiment. Letzteres zeigt, daß die Immunisierung sehr junger Tiere sehr viel schwieriger ist als diejenige älterer Tiere, daß die Bildung der Antikörper dem jungen Organismus in viel geringerem Maße gelingt als dem älteren und daß er dadurch viel mehr angestrengt wird und unter der Arbeit, die stets mit der Bildung von Antikörpern verbunden ist, viel schwerer leidet als der erwachsene Organismus. So kommt es, daß besonders der Säugling gewissermaßen atavistisch reagiert, indem bei ihm oft die für die Menschen typischen entzündlichen Reaktionen ganz oder teilweise fehlen.

Das frühe Säuglingsalter ist besonders dadurch charakterisiert, daß infolge der mangelnden Abwehrkräfte selbst bei anscheinend leichten lokalen Infektionen der Organismus seine Führung im Abwehrkampfe verliert, so daß diese auf die Keime übergeht. Bei den verschiedensten lokalen Infektionen, z. B. Nabelinfektionen, Rhinopharyngitis, Otitis media, Hautinfektionen, Furunkulose, Erysipel usw., ist die Neigung groß, daß von irgendeinem lokalen Entzündungsherde aus die Keime in das Blut eindringen und sich dort vermehren und zu meist tödlicher Sepsis Anlaß geben. Das Ziel, die Krankheitskeime an der Infektionspforte festzuhalten oder sie zu vernichten, oder mit ihnen zu einer normalen Symbiose zu gelangen, kann bei der Sepsis niemals erreicht werden.

Aber auch von der Sepsis abgesehen, fehlt dem jungen Säugling oft die Fähigkeit, den Infekt auf bestimmte Organe zu lokalisieren. Ein einfacher Schnupfen, der für den Erwachsenen eine leichte, meist kaum beachtete Krankheit ist, bedeutet für den Säugling oft schon ein schweres Leiden, das sein Leben bedroht. Durch den Hochstand des Larynx in diesem Alter, durch die Enge der Luftwege breitet sich die Rhinopharyngitis oft rasch auf die Trachea und die Bronchien aus, die Enge des Luftrohres in diesem Alter, die geringe Lüftung einzelner Lungenteile begünstigt diese deszendierende Infektion, so daß leichte Bronchialkatarrhe bei jungen Kindern bald in lebensgefährlichen Bronchopneumonien enden. Eine lokale Begünstigung liegt auch bei den so häufigen Mittelohrentzündungen der Säuglinge vor und ist namentlich in der Kürze und Weite der Tube zu suchen.

Auch bei den Bronchopneumonien vermag der Säugling die Infektion kaum je auf einen einzelnen Lappen zu lokalisieren, die Bronchopneumonien haben Neigung, sich hemmungslos auszudehnen.

Interessant ist ferner, daß beim Lungenabszeß der Säugling im Gegensatz zum älteren Kind nicht imstande ist, eine scharf begrenzte Abszeßmembran auszubilden.

Die Lungentuberkulose verhält sich beim Säugling ähnlich wie die Bronchopneumonie. Auch hier die Neigung der Herde, sich hemmungslos über die Lungen auszustreuen, unter Bildung von oft supramiliaren Tuberkeln. Dagegen kommen die meist auf einer guten Allergielage beruhenden, gutartigen epituberkulösen Lungeninfiltrate, die sich wieder vollkommen zurückbilden können, beim Säugling kaum vor.

Für die Infektionsabwehr stehen dem Säugling auch offenbar dazu weniger geeignete Lymphocyten im Blut zur Verfügung. Der Anstieg der Granulocyten bei der Leukocytose ist oft nur kurz und erlahmt rasch.

Charakteristisch, besonders für das frühe Säuglingsalter, ist die Verwischung, ja Uniformierung der Krankheitsbilder. Der Organismus hat noch nicht gelernt, selbstschöpferisch Krankheitsbilder zu gestalten. Deshalb sind auch die diagnostischen Schwierigkeiten sehr groß. Namentlich kommt auch den Ernährungsstörungen ein großer Einfluß auf die Morphe des Krankheitsbildes zu. Bei ernährungsgestörten Kindern können selbst schwerste Infekte ohne jedes Fieber verlaufen. Schwere Pneumonien können fast gar keine lokalen Symptome machen. Dagegen reagiert der Säuglingsorganismus als Ganzes häufig unter dem Bild hartnäckigen Erbrechens oder schwerer Durchfälle mit toxischen Zügen und raschem Verfall, gleichgültig wo die veranlassende Infektion sitzt, sei es nun z. B. eine Otitis media oder eine schwere Bronchopneumonie. Anderseits können selbst leichte und schließlich überwundene Infektionen die Ernährung des Kindes stark beeinflussen. Eine einfache Rhinopharyngitis kann einen tiefen Einschnitt in der Entwicklungskurve machen. Eine Otitis media kann zu wochenlangem Gewichtsstillstand Anlaß geben, das Kind magert auch nach dem Schwinden der klinischen Symptome der Infektion ab und ist für längere Zeit nicht mehr in der Lage, der Aufbauarbeit durch die Ernährung nachzukommen. So kann sich nach dem Überstehen einer schweren Infektionskrankheit beim Säugling und jungen Kind eine Atrophie anschließen mit einer Ansatzstörung, die außerordentlich hartnäckig ist.

Die physiologischen Funktionen des Wachstums beanspruchen besonders bei künstlicher Ernährung schon die Zellen maximal, so daß sie die biologische Mehrarbeit kaum aufbringen können, die bei der Abwehr einer Infektion von ihnen gefordert wird. Anderseits leiden die physiologischen Funktionen der Ernährung und des Ansatzes, sobald die Zellen zum Abwehrkampf gegen eine Infektion gezwungen werden (SALGE).

SALGE macht dieses Verhalten an dem folgenden Beispiel klar: Eine nur wenig belastete Maschine wird ihre Arbeit auch noch fortsetzen können, wenn z. B. der Reibungswiderstand ihrer Teile eine Steigerung erfährt; eine Maschine aber, die beinahe maximal belastet ist, wird sofort bei der kleinsten Unordnung in ihrem Getriebe versagen. Die physiologisch bedingte starke Arbeitsbelastung des kindlichen Organismus für das Wachstum macht diesen empfindlicher und mehr disponiert für alimentäre sowohl als auch für infektiöse Schädigungen.

Die obenerwähnte Abschwächung des Bildes der Infektionskrankheit kann ausnahmsweise noch ihren Grund haben in den Resten einer angeborenen Immunität. Dies trifft z. B. bei den Masern zu, für die der Säugling erst nach dem fünften bis sechsten Lebensmonat empfänglich wird, wobei die dann auftretenden Masern häufig noch durch einen Rest von Immunität deutlich mitigiert erscheinen.

Wir haben gesehen, wie der junge Säugling wegen des Mangels an Abwehrkräften rasch die Führung im Abwehrkampf an die Keime verliert. Erst allmählich im Verlaufe der Entwicklung kommt er dazu, nun selber die Führung in die Hand zu nehmen und das Bild der eigentlichen Infektionskrankheit selber zu gestalten. Das Mittel dazu ist der Erwerb einer Umstimmung oder Allergie.

Sehr schön können wir diesen Entwicklungsgang verfolgen bei den Lungeninfektionen. An Stelle der diffusen Bronchopneumonien tritt eine akute, sogenannte cyclische Infektionskrankheit mit vorwiegendem Organmanifestationsstadium vom Typ der Lobärpneumonie.

Die Inkubation ist allerdings noch ähnlich wie bei den Lokalinfektionen in ihrer Dauer wechselnd und nicht streng normiert.

Neu tritt nun auf ein allerdings nur ganz kurzes Stadium der Generalisation, indem der Organismus nur vorübergehend von Keimen überschwemmt wird. Dieses Stadium wird beim Erwachsenen oft durch Schüttelfrost gekennzeichnet, beim Kind ist das Äquivalent des Schüttelfrostes meist das Erbrechen. Die Allergie des Organismus ist bereits so gewachsen, daß die Bakteriämie nach dem Infektionsstadium nur kurz dauert und die Erreger in der Lunge in einem Lappen streng lokalisiert fixiert werden. Wir haben also folgende Stadien: 1. Inkubation, 2. kurz dauerndes Stadium der Generalisation, 3. Stadium der Organmanifestation in einem Lungenlappen mit hyperergischer Reaktion, 4. Überwindung des Infektes in einer Krise, 5. Rekonvaleszenz noch mit Ausbildung einer mangelhaften Immunität.

Einen ähnlichen Verlaufstyp können wir auch bei der epidemischen Meningitis cerebrospinalis (Meningokokken) wahrnehmen. Noch keine fest normierte Inkubationszeit. Plötzliches Einsetzen der Allgemeininfektion mit Erbrechen und bei Kindern besonders häufig mit Überempfindlichkeitserscheinungen von seiten der Haut, in Form einer anaphylaktoiden Purpura, als Zeichen der Allergie, dann Lokalinfektion der Meningen, mit entsprechender Organmanifestation.

Das Erysipel der Neugeborenen war vor den Sulfonamiden eine fast ausnahmslos durch Sepsis tödlich verlaufende Krankheit, aber schon beim wenig älteren Säugling ist die Prognose sehr viel besser, indem sich offenbar schon eine gewisse Allergie entwickelt hat, welche gestattet, vorübergehende Bakteriämien zu überwinden und den Infekt auf die Haut zu lokalisieren. Pathogenetisch bestehen zweifellos Beziehungen zur croupösen Pneumonie und damit zu den cyclischen Allgemeininfektionen, z. B. bei den hoch fieberhaft verlaufenden Fällen (HÖRING).

Es ist besonders reizvoll zu sehen, wie der Organismus des Kindes allmählich diese veränderte Reaktionsfähigkeit erwirbt. Wir werden noch erfahren, wie nach den diffusen Bronchopneumonien gelegentlich schon beim Säugling pseudolobäre Übergangsformen auftreten, die schon ähnlich wie die croupöse Pneumonie mit einer Krise überwunden werden können.

Ist bei den bisher geschilderten Infektionskrankheiten das Stadium der Allgemeininfektion oder Generalisationsstadium, in welchem das Blut mit Keimen überschwemmt wird, nur kurz und mitunter kaum angedeutet, so wiegt bei anderen akuten cyclischen Infektionskrankheiten das Generalisationsstadium vor und ist viel ausgedehnter, wird aber schließlich gesetzmäßig ebenfalls durch eine Abdrängung der Keime aus dem Blute beendet. In diese Gruppe gehören besonders Infektionskrankheiten vom Typus des Typhus, Paratyphus und der BANGschen Krankheit.

Die Eintrittspforte des *Typhus abdominalis* ist der Darmkanal, vielleicht auch der lymphatische Rachenring.

Die Inkubation ist zwar nicht streng normiert, aber noch besser abgrenzbar als bei Pneumonie oder Meningitis cerebrospinalis.

Es kommt dann zu dem hoch fieberhaften Generalisationsstadium, in welchem Typhusbazillen mit Leichtigkeit aus dem Blute gezüchtet werden können. Erst nach längerer Generalisation werden die Keime nach dem Darm abgedrängt und lösen dort die Erscheinungen am Lymphapparat aus (markige Schwellung, Typhusgeschwüre). Beim Kind ist der Verlauf des Typhus abdominalis im großen ganzen ein milderer als beim Erwachsenen. Das Generalisationsstadium steht im Vordergrund, die Organmanifestationen im Darm, insbesondere die Geschwürsbildung, ist viel geringer als beim Erwachsenen.

Als Ausdruck der Überempfindlichkeit und der Abdrängung der Keime nach der Haut sehen wir die Roseolen an verschiedensten Stellen aufblühen.

Auf Metastasen der Typhusbazillen in verschiedenen Organen reagiert der Organismus mit Granulombildung in Form des sogenannten Typhusknötchens, das verwandt ist mit analogen Bildungen bei der rheumatischen Infektion oder bei der Tuberkulose. Infolge der Überempfindlichkeit tritt an Stelle der eitrigen Entzündung die Granulombildung.

Die *BANGsche Krankheit* kommt in neuester Zeit in zunehmender Häufigkeit auch bei Kindern vor. Sie wird übertragen durch rohe Milch, Butter usw. Die Inkubation wird mit 6 bis 20 Tagen angegeben.

Das Generalisationsstadium dauert noch viel länger als beim Typhus. Die Erreger können im Blute kreisen, solange Fieber besteht. Das Fieber ist teils typhös, teils undulierend und kann viele Wochen lang dauern. Charakteristisch ist auch bei Kindern, daß selbst sehr hohes Fieber bei der BANGschen Krankheit fast ohne Störung des subjektiven Wohlbefindens ertragen wird. Wichtig für die Diagnose ist der Nachweis eines Milztumors, ferner Leukopenie im Blut mit gewöhnlich starker Lymphocytose, und ich habe bei der BANGschen Krankheit auch bei Kindern ähnlich wie beim Typhus eine auffallend starke Diazoreaktion nachweisen können.

Eine regelmäßige Organmanifestation fehlt. Doch habe ich schon Mitbeteiligung der Gelenke, Sehnen und Muskeln beobachtet, Orchitis scheint erst bei Erwachsenen vorzukommen. Ob es eine echte Immunität gibt, ist unsicher, jedenfalls ist die Neigung zu Rückfällen groß.

Agglutinine lassen sich bei der BANGschen Krankheit oft noch lange nach Überstehen derselben im Serum nachweisen (sogenanntes „BANG"-Vidal). Ferner lassen sich Intrakutanproben mit Brucellenextrakten anstellen, da die Haut überempfindlich wird.

Auch bei der BANGschen Krankheit kommt es zu spezifischen Granulomknötchen in Milz und Lymphdrüsen, schon stärker als beim Typhus und oft sehr an Tuberkel erinnernd, aber offenbar meist rückbildungsfähig.

Am schärfsten tritt die Gestaltungskraft des Organismus für die besonderen Bilder von Infektionskrankheiten hervor bei den sogenannten Virusinfektionen. Hier ist die Inkubation streng normiert, es kommt zu einem Generalisationsstadium mit heftiger Reaktion, Abdrängung der Krankheitskeime aus dem Blut, besonders in die Haut (akute Exantheme), Abtötung der Infektionserreger und Erwerb einer dauernden, lebenslänglichen Immunität.

Erkrankungen der Atmungsorgane.

130. Vorlesung.

Die banale Grippe des Säuglings und Kleinkindes.

Die Sterblichkeit der Säuglinge und Kleinkinder an Ernährungsstörungen ist in den letzten Jahrzehnten dank der Fortschritte der Pädiatrie ganz bedeutend zurückgegangen. Während früher etwa jedes fünfte Kind einer Ernährungsstörung im ersten Lebensjahr erlag, stirbt heute höchstens etwa jedes 30. Kind. Der Sommergipfel der Säuglingssterblichkeit wurde selbst in sehr heißen Sommern fast ganz zum Verschwinden gebracht, dagegen beobachten wir immer noch einen Winter- oder Frühjahrsgipfel der Säuglingssterblichkeit, und dieser ist ganz wesentlich bedingt durch Erkrankungen der Respirationsorgane, d. h. vor allem durch grippale Lungenentzündungen, Bronchopneumonien.

Während neuerdings bei der pandemischen Influenza der sichere Nachweis erbracht werden konnte durch englische Autoren, wie Smith, Andrewes und Laidlaw, durch intranasale Verimpfung von Filtraten aus Nasensekret und Lungensaft auf Frettchen, den Iltissen verwandte Tiere, daß bei der richtigen Influenza ätiologisch ein filtrierbares Virus zunächst die wichtigste Rolle spielt, konnte ein solcher Beweis für die sporadischen Influenzaerkrankungen oder banalen Grippen bisher noch nicht erbracht werden. Doch ist es sehr wahrscheinlich, daß auch bei diesen katarrhalischen, banalen Grippen Vertreter invisibler Virusarten eine wichtige Rolle spielen. Auch Bessau setzt sich neuerdings dafür ein, daß invisible Virusarten in erster Linie, ja vielleicht ausschließlich, für die Entstehung der infektiösen Katarrhe verantwortlich zu machen sind. Die außerordentlich große Kontagiosität auch der banalen, grippalen Katarrhe spricht durchaus in diesem Sinne, d. h. es ist wohl auch hier ein sogenanntes volatiles Virus anzunehmen. Welche Beziehungen dieses Virus zu dem der echten pandemischen Influenza hat, ist noch nicht klar, doch ist es nicht unwahrscheinlich, daß dieses Virus durch Abschwächung oder Mutation zu einem Symbionten im Nasen-Rachenraum vieler Menschen geworden ist. Durch besondere klimatische Einflüsse, namentlich im Winter und Frühjahr, wird die erworbene Immunität durchbrochen und es kommt zu katarrhalischen Erkrankungen. Der Säugling kommt notwendigerweise früher oder später mit solchen virulent gewordenen Virus von den Schleimhäuten älterer Kinder oder Erwachsener in Berührung. Er ist noch gar nicht immunisiert, nicht imstande, dieses Virus als harmlosen Symbionten zu dulden. Er erkrankt deshalb, sobald er der Infektion durch einen mit Schnupfen behafteten Erwachsenen ausgesetzt ist, an Katarrh. Diese banalen, grippeartigen Katarrhe wiederholen sich in den ersten Lebensjahren sehr häufig, und erst im späteren Kindesalter erwirbt das Kind allmählich eine relative Immunität, die sich besonders auch darin äußert, daß nun die manifesten klinischen Erscheinungen bei erfolgter Infektion mehr und mehr abgeschwächt werden und fieberlos verlaufen können. Ganz anders beim Säugling. Hier kann der banale Schnupfen des ambulanten Erwachsenen, der sich weiter gar nicht krank fühlt, zu einer schwersten, ja tödlichen Infektion Anlaß geben. Denn die Katarrhe zeigen in dem nichtimmunisierten, jungfräulichen Organismus des Säuglings eine ganz besondere Tendenz zur Generalisation. Der durch das invisible Virus ausgelöste Schleimhautkatarrh ist der Schrittmacher für die sekundäre Infektion mit den spärlichen, sonst harmlosen Symbionten, die nun zu wuchern beginnen, wie Pneumokokken, Streptokokken, Staphylokokken, Influenzabazillen, Micrococcus catarrhalis usw.

Die allerhäufigste grippale Erkrankung des Säuglings und Kleinkindes, ja des Menschen überhaupt, ist die **akute Rhinopharyngitis.** Es ist viel zu wenig bekannt, daß diese Krankheit besonders bei Säuglingen und Kleinkindern mit sehr hohem Fieber von 39 bis über 40° einsetzen kann, wobei dieses Fieber in gar keinem Verhältnis zu der Intensität und Ausdehnung des lokalen Prozesses steht. Möglicherweise ist dieses' Verhalten darauf zurückzuführen, daß zuerst das invisible Virus im Organismus kreist und nur Fieber und Allgemeinerscheinungen macht und dann erst sekundär auf den Schleimhäuten zur Ausscheidung gelangt, wobei katarrhalische Erscheinungen auftreten. Dies bewirkt, daß sowohl Eltern wie viele praktische Ärzte zunächst bei diesen Fällen vor einem Rätsel stehen. Gerade diese Erkrankungsform ist schuld daran, daß das Ammenmärchen vom Zahnfieber nicht aussterben will. Auch wenn geringfügige objektive Befunde, die wir noch kennenlernen werden, vorhanden sind, so meinen noch viele praktische Ärzte, diese könnten das hohe Fieber nicht erklären, und sie denken auch an einen Zusammenhang mit der Dentition. Gewöhnlich ist das Verhältnis so, daß während des Zahnens die Schleimhäute des Nasen-Rachenraumes besonders empfindlich sind, so daß es jeweilen gerade zur Zeit des Zahndurchbruches gern zu fieberhaften Nasenrachenkatarrhen kommt. Die richtige Diagnose wird auch deshalb häufig nicht gestellt, weil die akute Rhinopharyngitis sich hinter den verschiedensten Masken verbergen und z. B. Erkrankungen des Magen-Darmkanals vortäuschen kann. Dazu kommt noch, daß sich besonders am ersten und zweiten Tag der Krankheitsprozeß hinter dem Vorhang des Gaumensegels abspielt, so daß erst nach zwei bis drei Tagen vom Munde aus Krankheitserscheinungen im Nasen-Rachenraum wahrgenommen werden können, welche dann die Diagnose post festum bestätigen.

Die häufigste Form in der täglichen Praxis ist das eintägige hohe Fieber. Bei längerer Zeit auf den Kliniken beobachteten Kindern sieht man bei der Musterung der Fieberkurve so alle zwei bis vier Wochen eine Fieberzacke bis 39° und darüber, ohne daß man etwas anderes nachweisen kann, als eine mehr oder weniger heftige Rhinopharyngitis. In anderen Fällen sehen wir zwei bis dreitägiges kontinuierliches oder remittierendes Fieber, gelegentlich auch Fieber von diphasischem Typus, vorübergehender Abfall am dritten Tag und wiederum vorübergehender Fieberanstieg am vierten bis fünften Tag. Ich habe jedoch auch Fälle beobachtet, bei denen während zwei bis drei Wochen 39 bis 40° Fieber bestand, welches dann allmählich lytisch endete, ohne daß je etwas anderes nachzuweisen gewesen wäre als eine akute Rhinopharyngitis.

Dieses länger dauernde hohe Fieber kann Eltern und Ärzte oft sehr beunruhigen, besonders wenn es noch septisch-pyämischen Typus mit starken Remissionen und hohen Fieberzacken annimmt. Was uns jedoch trösten kann, ist, abgesehen von den normalen Organbefunden, das relativ gute Allgemeinbefinden des Kindes, das z. B. trotz des hohen Fiebers gleichwohl zu spielen verlangt. In anderen Fällen wieder kann sich ein Kind, auch wenn das Fieber nicht sehr hoch ist, sehr elend fühlen.

Die Rhinopharyngitis führt häufig, besonders bei nervösen Säuglingen und Kleinkindern, zu auffallender Unruhe. Tagsüber sind die Kinder oft schläfrig, nachts aber können sie gar keine Ruhe finden und schreien die ganze Zeit. Dieses Schreien kann bestehen, auch wenn wir keinerlei Erkrankung der Ohren, welche sonst die häufigste Ursache des heftigen Schreiens der Säuglinge darstellt und bei einer akuten Rhinopharyngitis auch in der Tat häufig vorkommt, nachweisen können. Schuld an der Unruhe sind wohl einerseits Kopf- und Gliederschmerzen, dann aber werden die Säuglinge besonders unleidlich, wenn sie wegen der Nasenverstopfung gar nicht recht atmen können. Sie verstehen es noch nicht, in diesem Falle von der Mundatmung ausgiebigeren Gebrauch zu machen.

Ab und zu findet man sogar eine gespannte große Fontanelle, und infolge der Giftwirkung vom Nasen-Rachenraum aus kann es zu Zuständen von Meningitis serosa kommen. Besonders bei spasmophilen Kindern löst der steile Fieberanstieg bei der Rhinopharyngitis oft eklamptische Krämpfe aus. So können die Schnupfenepidemien im Frühjahr, Februar bis April zu gehäuften Krämpfen Anlaß geben. In der Regel wird gegenüber der Schwere des Krankheitsbildes der allgemeinen Konvulsionen die auslösende Ursache, d. h. die Rhinopharyngitis, übersehen. Die Eigenschaft fieberhafter Nasen-Rachenerkrankungen, Krämpfe bei derart disponierten Kindern, aber auch sonst auszulösen, bleibt noch im zweiten bis dritten Lebensjahr bestehen. Hier werden sie in der Regel als Initialkrämpfe bezeichnet. Die Vermutung liegt nahe, daß sich unter diesem Symptomenbilde auch leichte, rasch vorübergehende Meningo-Encephalitiden verbergen können, haben doch beinahe alle pathogenen Virusarten die Eigentümlichkeit einer großen Neurotropie.

Sehr häufig führt die Rhinopharyngitis zu Appetitlosigkeit. Auf der Höhe des Fiebers können die Kinder infolge des starken Durstes noch ordentlich trinken, und die Appetitlosigkeit zeigt sich erst später; sie tritt um so stärker hervor, je nervöser ein Kind ist. Ganz besonders schwerwiegend ist dieser Umstand bei Brustkindern. Durch die Verstopfung der Nase kann plötzlich dem Kinde das Saugen unmöglich gemacht werden. Infolge des schlechten Trinkens wird die Mutterbrust unvollständig entleert, es kommt zu Milchstauung, und wenn die Krankheit vorbei, ist die Brust ganz oder teilweise versiegt. Bei nervöser Konstitution des Kindes kann noch nach der Erkrankung die Brust verweigert werden. Das Kind setzt sich, wie man sagt, von selbst ab, und nun beginnt oft eine schwere Leidenszeit. Die akute und chronische Rhinopharyngitis ist eine der häufigsten Ursachen des Mißlingens der Brusternährung und führt meist zu der falschen Diagnose, daß die Mutter nicht genug Milch oder die Milch plötzlich verloren habe.

Der Durst ist für den Säugling oft noch viel schlimmer als der Hunger. Der Wassermangel infolge der schlechten Nahrungsaufnahme führt leicht zu bedrohlichen Erscheinungen. Die Säuglinge sehen verfallen aus, wie eine welke Blume, dabei besteht ein sogenanntes Durstfieber. Läßt man dem Kind eine reichliche Portion Tee geben, so erfolgt ein schneller Umschlag des Befindens. Mitunter muß man aber zur Sonde greifen, um dem Kinde 200 g Flüssigkeit zuzuführen.

Die Appetitlosigkeit infolge der Rhinopharyngitis führt zu geringerer Nahrungsaufnahme und dadurch zu mehr oder weniger lange dauernden Gewichtsstillständen.

Recht häufig löst die akute Rhinopharyngitis Störungen von seiten der Verdauungsorgane aus. Akute Verdauungsstörungen bei Säuglingen werden verhältnismäßig selten durch grobe Diätfehler bedingt, viel häufiger durch eine oft unscheinbare Rhinopharyngitis. Infolge des aus dem Nasen-Rachenraum herabsteigenden Schleimes werden die Säuglinge zum Brechen gereizt. Ist die Rachenschleimhaut überempfindlich, so kann ein fast unstillbares Erbrechen die Folge sein, man spricht deshalb von einer Brechgrippe. Wie auch andere irgendwie im Organismus lokalisierte Infektionen, so führt eben auch die Rhinopharyngitis beim Säugling wegen der besonderen Tendenz zur Generalisation häufig zu Dyspepsien mit Durchfällen parenteralen Ursprungs. Aber auch eine direkte Infektion durch den eitrigen Schleim aus dem Nasen-Rachenraum ist möglich. Dieser infektiöse Schleim wird verschluckt, gelangt in den Magen, erzeugt dort eine Gastritis und im weiteren Gefolge auch Darmkatarrhe, die oft recht hartnäckig sein können.

Bei älteren Kindern geht die akute Rhinopharyngitis oft mit initialen Leibschmerzen einher, die mit ihrer vorwiegenden Lokalisation in der Appendixgegend den Verdacht auf Appendicitis erwecken. Immer wieder werden Fälle als akute Appendicitis in die Kinderkliniken eingewiesen, bei denen die abdominalen Erscheinungen rasch zurückgehen und nur die Pharyngitis nachweisbar bleibt. Es kann nun allerdings auch gelegentlich vorkommen, daß sich aus einer solchen Appendixreizung eine richtige Appendicitis entwickelt.

Gar nicht selten schließt sich bei den dazu disponierten Kindern an die akute Pharyngitis, selbst bei jedem Rezidiv, eine *Nierenreizung* an mit Albuminurie, gelegentlich sogar mit Zylindern und Epithelien im Sediment, manchmal auch mit stärkerer Pyurie, aber unbedeutender Beimischung von roten Blutkörperchen. Diese Form äußert sich manchmal kaum durch Allgemeinerscheinungen und schwindet wahrscheinlich auch spontan. Jedenfalls ist sie jeder Therapie aufs schnellste zugänglich. Anders die relativ seltenere, schwerere, hämorrhagische Nephritis, die bei meist sehr guter Prognose doch einer wochenlangen Therapie bedarf.

Wir wollen uns noch mit der Diagnose der akuten Rhinopharyngitis näher befassen. Die wichtigsten Erscheinungen sind die Folgen einer Verlegung der Nasenatmung. Klinisch manifestiert sich der Schnupfen durch ein mehr oder weniger starkes Schniefen. Beim gewöhnlichen Schnupfen merkt man die behinderte Nasenatmung oft nur an dem leicht schnarchenden Ton beim ersten Atemzug während des Schreiens. Oft zeigt der leicht geöffnete Mund Schwellung der Luftwege an. Die Nasenmuschel erscheint bei der Inspektion gerötet, manchmal kann infolge der Verlegung der Luftwege die Zunge aspiriert werden, wodurch es zu Erstickungsanfällen kommen kann. Diese Erstickungsanfälle können mitunter zum Tode führen. Bei starker Nasenverstopfung schlucken die Säuglinge auch häufig viel Luft. Es kommt dann infolge Aerophagie zu einem erheblichen Meteorismus, und unter Umständen muß man durch Einführung der Schlundsonde den lebensbedrohlichen Zustand, der durch das starke Empordrängen des Zwerchfells bedingt wird, beseitigen.

Einzelne von Schnupfen befallene Säuglinge atmen außerordentlich frequent und oberflächlich, ja es kann sogar mitunter zu leichtem Nasenflügelatmen kommen, aber es fehlt das exspiratorische Stöhnen, wie es für die Bronchopneumonien der Kinder charakteristisch ist.

Nur in relativ seltenen Fällen ist das Sekret so dünnflüssig, daß wir schon von außen eine feuchte Nase bemerken. Dem liegenden Säugling fließt eben das Sekret nach hinten. Die untere Nasenmuschel ist dunkelrot geschwollen und auch das Septum ist stärker gerötet. Am zweiten bis dritten Tag findet man die Nase mehr oder weniger mit Sekret gefüllt. Meistens stehen jedoch die Schwellungszustände der vorderen Nase in keinem Verhältnis zu den klinischen Erscheinungen, namentlich dem Atemhindernis, so daß wir den hinteren Teil der Nase, insbesondere den schmalen Kanal der Choanen und den Nasen-Rachenraum, als den Ort der Haupterkrankungen betrachten müssen. Den Nasen-Rachenraum können wir selbst direkt nicht sehen, wohl aber die Pars oralis. Meist sieht man, daß ein Schleimpfropf hinter dem Zäpfchen herabsinkt. Dann bemerkt man auch eine Rötung der hinteren Rachenwand und der hinteren Gaumensegel. Nach dem vierten Lebensmonat beobachtet man oft eine leicht körnige Beschaffenheit der geröteten Rachenschleimhaut infolge der Schwellung der Follikel im Sinne einer Pharyngitis granulosa, die oft recht schmerzhaft ist. Neben den hinteren Gaumensegeln, medial von ihnen gelagert, sieht man ihnen parallel verlaufende, mehr oder weniger geschwollene Streifen, die sogenannten Seitenstränge, in denen der Levator pharyngis eingebettet ist. Als Ausdruck einer Lymphangitis sieht man beiderseits, 1 bis 2 mm vom scharfen Rande des vorderen Gaumensegels entfernt, rote Streifen parallel zu demselben verlaufen. Beim Würgen kommt oft die gerötete Hinterfläche des Zäpfchens zum Vorschein. Auf den Mandeln kann man mitunter kleine Stippchen wahrnehmen.

Eine regelmäßige Begleiterscheinung der Rhinopharyngitis ist die Schwellung der regionären Lymphdrüsen, ganz besonders der Occipital- und hinteren Cervicaldrüsen.

Die akute Pharyngitis führt nicht selten zu einem außerordentlich unangenehmen und hartnäckigen Reizhusten, der besonders dann auftritt, wenn die Kinder schlafen wollen und horizontale Stellung einnehmen. Das herunterfließende Sekret kitzelt beständig die Husten auslösenden Zonen des Rachens und des Aditus laryngis.

Auf dem Wege über die Tuba Eustachii kommt es recht häufig zu ein- oder doppelseitiger akuter Otitis media. Auch eine Sinusitis kann sich anschließen, namentlich eine Sinusitis ethmoidalis, welche zu seröser oder eitriger Orbitalphlegmone mit mächtiger Schwellung des Oberlides ein- oder doppelseitig Anlaß geben kann, so daß das Auge nicht mehr geöffnet werden kann. Der Verlauf ist meist gutartig bei konservativer Behandlung. Hauptgefahr ist die Meningitis. Operativer Eingriff mit Eröffnung des Ethmoids ist gelegentlich notwendig.

Die akute Rhinopharyngitis ist aber auch recht häufig der Ausgangspunkt für die Erkrankung tieferer Luftwege, im Sinne einer Bronchitis oder Bronchopneumonie. Als Warnungszeichen bemerkt man mitunter bei sehr jungen Säuglingen eine auffällige Blässe im Beginn des Schnupfens, starke Erregung, Auftreibung des Leibes, dann tritt oft innerhalb 24 Stunden eine kapillare Bronchitis auf mit Nasenflügelatmen, äußerst starker Dyspnoe, Einziehungen im Jugulum und Epigastrium, zunächst mit sehr spärlichen, giemenden Geräuschen auf der Lunge. Nicht selten sieht man auch im Gefolge der akuten Rhinitis eine spastische Bronchitis: Infolge nervösen Reflexes kommt es zu spastischen Erscheinungen von seiten der Bronchien und zu starker Lungenblähung.

Die Rhinopharyngitis beginnt wohl akut mit einem steilen Fieberanstieg und einem eben so steilen Wiederabfall, aber wenn man die Kinder genauer beobachtet, so sieht man nicht selten, daß sie einige Mühe haben, diesen scheinbar so leichten und banalen Infekt zu überwinden. Die Krankheitserscheinungen, die allerdings oft nur minimale sind, können außerordentlich lange andauern, es können sich länger dauernde Hustenperioden anschließen. Die Kinder sehen noch lange Zeit blaß aus, sind reizbar und häufig appetitlos. Oft macht sich ein unangenehmer Mundgeruch bemerkbar, der fälschlicherweise auf den Magen bezogen wird, in Wirklichkeit aber aus dem Pharynx stammt. Auch die Zunge ist häufig belegt. Es sind namentlich Kinder mit exsudativ-lymphatischer Diathese, bei denen die Rhinopharyngitis gerne chronisch wird und dann drei- bis viermal im Jahr, manchmal alle Monate oder gar alle 14 Tage, zu einem fieberhaften Rezidiv führt. Bei einer jeden akuten Rhinopharyngitis kommt es zu einer Schwellung der Tonsilla tertia und der Gaumentonsillen, also des gesamten lymphatischen Schlundringes. Je häufiger die Entzündung sich wiederholt, um so eher führt sie zu einer dauernden Vergrößerung durch Hyperplasie der Tonsillen, ja es entstehen sogar neue, ähnlich gebaute lymphatische Gebilde an der hinteren Rachenwand und an den Seitensträngen. Die Gaumen- und Rachentonsillen können so hypertrophisch werden, daß sie ein mechanisches Atemhindernis darstellen. In den Krypten kann es zu chronischen Eiterherden kommen. Die chronische Tonsillitis verrät sich besonders auch durch Verwachsungen am oberen Pol der Gaumenmandeln mit den Gaumenbögen.

Die Hyperplasie des lymphatischen Schlundringes wird durch jede Ernährung begünstigt, die zu einer Mast führt, sei es nun eine Überernährung mit Fett bzw. Milch, Eiern oder Kohlehydraten. Anderseits kann aber auch chronische Unterernährung und Fehlernährung durch Herabsetzung der Widerstandskraft zu immer wiederholten Infektionen des Nasen-Rachenraumes Anlaß geben und damit zu Hypertrophie des lymphatischen Schlundringes.

Manchmal ist die besondere Anfälligkeit des Nasen-Rachenraumes auch nur ein Symptom einer stattgehabten Tuberkuloseinfektion, z. B. einer Bronchialdrüsentuberkulose. Die Tuberkuloseinfektion schafft eine Allergie nicht nur gegen das spezifische tuberkulöse Gift, sondern auch eine sogenannte Parallergie gegenüber verschiedensten anderen Infektionserregern. Bei latenter Tuberkulose ist dann die Entzündung der Schleimhäute der Nase besonders hartnäckig, mit starker Schwellung und Sekretion verbunden. Charakteristisch ist dabei, daß infolge der Hyperergie selbst die äußeren Weichteile der Nase und Lippen unförmig anschwellen. So kann ein zierliches, schmales Kindergesicht zu einer gedunsenen Fratze, die man mit Recht dem Ausdruck eines Schweines verglichen hat, entstellt werden (Skrofulose).

Sehr hartnäckig ist die Rhinopharyngitis ferner bei gewissen debilen oder gar idiotischen Kindern. Ich habe deshalb etwas scherzhafterweise oft von einer Idiotie der Infektabwehr gesprochen.

Eine große Rolle für die Auslösung der rezidivierenden Rhinopharyngitiden spielt auch die Ruß-, Staub- und Giftatmosphäre unserer Städte, z. B. in der Nähe von Eisenbahnen, von Fabriken, bei lebhaftem Autoverkehr usw. Es gibt Kinder, die gegen diese Giftatmosphäre überempfindlich werden, von einer Rhinopharyngitis und Bronchitis in die andere fallen und eigentlich immer mehr oder weniger kränkeln. Daß diese Giftatmosphäre der Städte eine wichtige Rolle spielt, geht daraus hervor, daß diese Kinder sofort gesund werden und aufblühen, wenn man sie an einen anderen Ort mit reiner Waldluft oder aber ins Gebirge versetzt.

Die immer wieder rezidivierenden Erkrankungen des Nasen-Rachenraumes mit ihrer behinderten Nasenatmung, dem ätzenden Sekret, der Appetitlosigkeit, den Stichen in den Ohren usw. erzeugen bei dem Kinde eine schlechte Stimmung und verdrießliche Laune und züchtet förmlich eine Neuropathie mit stark gesteigerter Reizbarkeit heran.

Das fiebernde Kind mit einem akuten Anfall von Rhinopharyngitis gehört ins Bett und darf erst aufstehen, wenn es am vorhergehenden Abend fieberfrei gewesen ist. Zu Grippezeiten wird man zwei bis vier fieberfreie Abende verlangen müssen, weil hier ganz besonders die Möglichkeit fieberhafter Relapse besonders am vierten bis fünften Tag gegeben ist.

Für die Behandlung der akuten und chronischen Rhinopharyngitis sind Nasentropfen empfehlenswert, besonders Argyrophedrin, Argoton, Protédrine c. Irgamid infantile, Kemeol und Dextrofedrin (Parke-Davis). Mentholhaltige Nasentropfen sind bei Säuglingen zu vermeiden, da sie einen Schock auslösen können.

In die Nase wird zur Vermeidung des Wundseins eine 3 bis 5%ige weiße Präzipitatsalbe oder noch besser eine 3%ige Ephetonin- oder Promucin- (Ephedrin-) Salbe eingestrichen. Zur Reinigung der Nase verwendet man statt des Taschentuches Leinwandläppchen oder Watte, die nach einmaligem Gebrauch verbrannt werden. Man kann nach GÖPPERT auch ein Dampfzelt errichten, das vorn offen ist. Man bringt auf eine recht große Schüssel kochendes Wasser ein paar Kristalle

Menthol und Thymol oder auch einige Tropfen Terpentin oder Eucalyptusöl. Die Konzentration der Dämpfe soll nur so stark sein, daß man selbst das Gefühl der erleichterten Atmung hat.

Kühles Ausspülen des Mundes mit Salbeitee unter Zusatz von einem Teelöffel Glycerin. Nur bei Belag auf den Tonsillen oder starkem Foetor ex ore Wasserstoffsuperoxyd (3%ig), einen Teelöffel auf ein Glas Wasser. Im großen ganzen sollen die kranken Organe ruhiggestellt und nicht durch zu häufiges Gurgeln gereizt werden. Das Gurgeln ist auf zwei bis dreimal täglich zu beschränken. Milder als das Gurgeln wirkt das reichliche Trinkenlassen von frischen Fruchtsäften, z. B. Orangen- und Zitronensaft.

Um den Hals macht man einen Umschlag mit warmem Wasser unter Zusatz von einigen Tropfen Eau de Cologne oder mit einer Mischung von Spiritus und Glycerin zu gleichen Teilen. Alkoholumschläge lindern die oft starken Schluckbeschwerden.

Als Fiebermittel kommen in Betracht Alcacyl (Dr. Wander) in Dosen von 0,25 bis 0,5, drei- bis viermal täglich. Bei länger dauerndem Fieber Pyrenol, z. B. in der folgenden Mixtur.

Rp.
Pyrenoli   5,0
Aquae calcis   60,0
Aquae menthae   10,0
Sirup
Althaeae ad   100,0
MDS. Fünfmal einen Teelöffel.

Als zweckmäßiges Chemotherpeuticum wird heutzutage viel das Diazil, Elkosin usw. verordnet, vier- bis sechsmal $^1/_2$ Tablette, für Säuglinge sechsmal $^1/_4$ Tablette.

Oder
Rp.
Acid. muriat. diluti   1,0
Pyramidon   1,0
Aquae dest.   80,0
Sirup. Rubi Idaei ad. 100,0
MDS. 4 × 5 bis 10 ccm.

Bei den wochenlang dauernden Fieberzuständen Chinin in Form von Suppositorien, z. B.:

Rp.
Chinin muriat. oder hydrobromic. . . . 0,1
Pyramidon 0,05
Butyr. Cacao 1,0
MDS. F. tal. Suppos. Nr. X.
Zwei- bis dreimal täglich ein Stuhlzäpfchen.

Mit Erfolg verwendet werden auch Irgapyrin- (ein- bis dreimal täglich $^1/_2$ Supp.), Meliobal- (Geigy) und Campho-Pneumine-Suppositorien (Toraude).

Ferner per os: Aristochin 0,1 pro Lebensjahr, höchstens aber 0,6 bis 1,0 zweimal täglich.

Die Antipyretica haben bei dieser Krankheitsgruppe eine entschieden günstige Wirkung auf das Fieber, das Wohlbefinden und den Verlauf.

Bei akuter Mittelohrentzündung Einträufeln von warmem 5%igem Carbolglycerin. Bei Vorwölbung des Trommelfells zweistündlich den Gehörgang füllen mit Otalgan, Ciloprin, eventuell Paracentese bei weiter bestehendem Fieber.

Letztere läßt sich jedoch heute, dank Anwendung von Chemotherapeutica und Antibiotica (Penicillin) meist vermeiden.

Der quälende Reizhusten erfordert oft hustenlindernde Mittel, wie z. B. Cardiazol-Dicodid dreimal soviel Tropfen als das Kind Lebensjahre hat (Cave Überdosierung!), oder Gardénal drei- bis fünfmal 0,01. Noch besser als Narkotica wirken Mittel, welche das zähe, spärliche Sekret verflüssigen, z. B. Elixir pectorale in Dosen von drei- bis fünfmal 10 Tropfen. Bewährt haben sich auch Hicóseen, Resyl, Taoryl, Romilar und bei größeren Kindern Sedulon. Andauernden Pharynxhusten kann man durch Pinselung mit der Solutio Mandl bekämpfen.

Rp.

Kalii jodati	1,0
Jodi puri	0,3
Glycerin	20,0
Ol. Menthae pip. gtt.	II

MDS. Suo nomine zum Pinseln.

GÖPPERT empfiehlt auch Behandlung mit Schwefelwässern, wie Weilbacher oder Nenndorfer Brunnen, stubenwarm, höchstens ein halbes bis ein Weinglas voll bei nüchternem Magen morgens und abends zu trinken. Auch Gurnigelwasser kommt in Frage.

Für die Lebensweise zu Hause sollen nicht zu hohe Zimmertemperaturen im Winter eingehalten werden (nicht mehr als 17 bis 18°), mehrmals täglich Aufenthalt im Freien, zuerst nur bei schöner Witterung, allmählich bei jeder Witterung, dabei nicht Spazierengehen an der Hand des Erwachsenen, sondern herumtummeln. Die beste Abhärtung ist der möglichst ausgedehnte Aufenthalt in freier Luft. Dabei soll sich das Kind durch entsprechende Bewegung seine Wärme selbst verschaffen. Wir machen immer wieder die Erfahrung, auch im Spital, daß diejenigen Kinder am wenigsten an banalen, grippalen Infekten erkranken, welche wir z. B. bei der Tuberkulose möglichst viel an der freien Luft auf den Terrassen halten.

Zur Abhärtung und zur Hebung der Reaktionsfähigkeit der Haut, Abreibung derselben morgens mit trockenem Flanell oder mit halb Spiritus und Glycerin. Abends läßt man das Kind in einem angewärmten Zimmer nackt herumlaufen, und lehrt es durch kräftige Bewegung, seine Wärme zu erhalten. Kräftiges Frottieren der Haut mit einem trockenen Flanelltuch. Schädigung durch zu warme Kleidung, Schwitzen mit nachfolgender Abkühlung ist durch möglichst zweckmäßige Kleidung zu vermeiden.

Zur besten Form der Abhärtung gehört auch die Ernährung. Einfache mannigfaltige Kost. Zu vermeiden sind viel Milch, Ei, Süßigkeiten, süße Speisen usw., kurz jede Mast (siehe Vorlesung: Die Ernährung des überempfindlichen Kindes).

Die Kinder müssen dazu erzogen werden, die mit der rezidivierenden Pharyngitis verbundenen leichteren Beschwerden in guter Stimmung zu ertragen und sich nicht allzusehr dadurch ihre gute Laune verderben und sich allzusehr verweichlichen zu lassen.

Weitaus am besten wirken klimatische Kuren in einer waldreichen, staubfreien Gegend, im Hochgebirge oder am Meer. Im Gebirge kürzere Spaziergänge, ein bis zwei Stunden täglich, Liegekur in Bett oder Hängematte. Sechs Wochen sind oft für eine Kur nicht genügend. In schwereren Fällen sind ein Vierteljahr und meist noch längere Zeit erforderlich, bis die Kinder ihre Überempfindlichkeit der Schleimhäute verlieren.

Bei fetten, pastösen Kindern wirken oft Solbadekuren ausgezeichnet.

131. Vorlesung.

Capillärbronchitis.

Nach einer banalen Grippe, nach Abblassen des Masernexanthems, beim Keuchhusten usw. setzen oft die klinischen Erscheinungen der Erkrankung der feinsten Bronchien, der Bronchiolitis oder Capillärbronchitis, schlagartig ein. Plötzlich tritt hohes Fieber auf, eine starke Dyspnoe, ominöse Blässe, bald untermischt mit Cyanose, die Atmung wird stark beschleunigt und angestrengt, das Kind zeigt Nasenflügelatmen und eine Anspannung aller Hilfsmuskeln der Atmung. Dabei deutliche Einziehungen im Jugulum und in den Flanken als Zeichen für eine Stenose, die hier in den Bronchiolen weitverbreitet ist. Da die Luft wohl mit Schwierigkeiten in die Alveolen hinein kann, infolge Ventilverschlusses wohl aber kaum mehr entweichen kann, so kommt es zu einer sehr starken Lungenblähung. Der Thorax steht in Inspirationsstellung und ist deutlich vorgewölbt. Die Atemnot erzeugt einen qualvollen Zustand, angstvoll und aufgeregt wirft sich das Kind auf dem Lager hin und her, das Gesicht ist verzerrt, die Augen irren unruhevoll und hilfeflehend umher. Die Cyanose wird immer stärker, erlahmt die Atmung, so wird sie schließlich schnappend, gegen das Ende zu stellen sich vielfach noch Krämpfe ein und geben dem schauerlichen Bild noch ein letztes Grauen.

Der auskultatorische Befund steht zunächst in den ersten zwei bis drei Tagen in gar keinem Verhältnis zu dem schweren klinischen Bild. Trotz der enormen Atemnot hört man zunächst überhaupt nichts, oder nur da und dort ein feinstes Crepitieren oder Zischen (Rhonchi sibilantes). Die Atemnot ist so stark, daß man eine schwerste Pneumonie vermuten könnte. Die alten Ärzte haben deshalb in diesen Fällen von einer Pneumonia notha, d. h. einer unechten Pneumonie, gesprochen. Erst im weiteren Verlauf treten dann, am stärksten in den hinteren unteren Teilen der Lunge weitverbreitete Rasselgeräusche auf. Nirgends ist eine Dämpfung nachzuweisen, im Gegenteil, überall hypersonorer Klopfschall. Die Herzdämpfung kann ganz von der emphysematösen Lunge überlagert sein.

Gelingt es nicht, die Bronchiolitis in ihren Anfängen zu kupieren, so geht sie gerne in Bronchopneumonien mit überall in der Lunge verbreiteten Herden über, so daß die Kinder an dieser Folgeerkrankung hauptsächlich aus Mangel an Respirationsfläche zugrunde gehen.

Aber auch abgesehen von dieser Komplikation ist die Prognose der Capillärbronchitis, die besonders bei jungen Kindern auftritt, sehr ernst. Der Tod kann in der ersten schweren Attacke eintreten, etwas leichtere Formen sind jedoch dankbare Objekte der Therapie, und können überwunden werden.

Die Capillärbronchitis gibt eine dringende Indikation für stärkste hautableitende Maßnahmen, gewissermaßen für einen Aderlaß in die Haut, um die strotzend mit Blut gefüllten Schleimhäute der Bronchioli respiratorii zu entlasten. Am besten wirkt in diesem Sinne die alte HEUBNERsche Senfpackung.

In einem Liter lauwarmem Wasser werden zwei Handvoll Senfmehl so lang eingerührt, bis das sich entwickelnde Senföl die Schleimhäute von Nase und Augen zu reizen anfängt, die Augen also zu tränen anfangen. Dann Eintauchen eines Wickels, der so groß sein muß, daß das Kind bis zum Hals vollständig darin eingehüllt werden kann. Nach dem Auswringen wird er auf ein etwas größeres Flanelltuch ausgebreitet. Das nackte Kind wird zunächst in den Senfwickel ganz mit Armen und Beinen bis zum Hals eingehüllt, dann wird über diesen das Flanelltuch geschlagen und überall gut geschlossen. Das Kind bleibt in der Senfpackung während 10 bis 20 Minuten, d. h. so lange, bis die Haut stark gerötet ist.

Darnach wird das anhaftende Senfmehl mit warmem Wasser abgewaschen oder in einem lauen Bade von 35° abgespült.

Die Senfpackung stellt eine sehr eingreifende Maßnahme dar. Sie hat ein noch gutes Herz und Abwesenheit manifest spasmophiler Symptome zur Voraussetzung. Das Kind muß ständig beobachtet werden, zeigt es Blässe oder Cyanose, so soll es sofort herausgenommen werden. Fehlende oder ungenügende Rötung der Haut nach der Senfpackung ist ein schlechtes Zeichen.

Statt der Ganzpackung kann auch als mildere Maßnahme nur ein Senfbrustwickel gemacht werden. Noch milder wirkt das bloße Auflegen von Senfteigen.

Bei der Capillärbronchitis wirken auch heiße Bäder von 37°, allmählich ansteigend bis 39 bis 40°, günstig, eventuell mit etwas kühlerer Übergießung.

Die Luft muß durch einen Bronchitiskessel feucht erhalten werden.

Die Herztätigkeit erfordert eine Stimulation durch Injektionen von Coramin oder Cardiazol 0,5 bis 1 ccm, Asthmolysin 0,3 bis 0,5 ccm, wirkt auch bei der Capillärbronchitis oft auffallend günstig. Auch Lobelin 0,005 bis 0,01 subcutan oder intramuskulär ist zu versuchen, wenn die Erregbarkeit des Atemzentrums nachläßt. Ferner ist nicht zu vergessen, Sauerstoff zu verabfolgen.

Heutzutage stehen uns zur Bekämpfung der Infektion Sulfonamide, wie Diazil, Elkosin u. a. zur Verfügung, in Dosen von 0,1 bis 0,5 pro Kilogramm Körpergewicht. Ratsam ist die Kombination mit hohen Penicillindosen, z. B. achtmal 50000 bis 100000, oder anderen Antibiotica, je nach Ausfall der Resistenzprüfung.

132. Vorlesung.

Das akute Lungenödem.

Das neunjährige Mädchen, das ich heute vorstelle, wurde uns zugesandt wegen unklarer Bauchbeschwerden. Die Untersuchung ergab eine Pyelonephritis mit nur leicht erhöhtem Blutdruck 110/60, außerdem zeigt das Kind ein systolisches Geräusch an der Herzspitze. Der zweite Pulmonalton ist akzentuiert. Pulsfrequenz 116. Die Blutsenkung ist enorm beschleunigt, nach $1/_2$ Stunde 70 mm, nach 1 Stunde 116 mm, 2 Stunden 128 mm, 24 Stunden 135 mm. Das Röntgenbild zeigte ein mitralisiertes Herz mit beidseitigen ganz kleinen pleuralen Ergüssen, außerdem das Bild deutlicher Lungenstauung mit anscheinenden infiltrativen Verschattungen. Auf Behandlung mit Pyramidon und Prontosil war eine deutliche Besserung eingetreten, so daß gestern die kleine Kranke noch im Bett spielte und sang. Gegen Abend jedoch trat ein kurzer, trockener Reizhusten auf. Temperatur abends 37,5°. Die Nacht verlief ohne besondere Erscheinungen, aber heute, seit den frühen Morgenstunden, wird der kurze Husten immer häufiger und das Kind expektoriert spärlichen, rosaroten Schaum. Es zeigt sich eine immer wachsende Dyspnoe. Jetzt sehen wir das Kind in seinem Bette sitzen und sich mit beiden Händen hinten aufstützen. Das Gesicht ist blaß, die Züge sind angstverzerrt, fast unaufhörlicher kurzer Reizhusten, starke Dyspnoe. Die Atmung ist sehr rasch und oberflächlich, 50 bis 60 Atemzüge pro Minute. Keine deutliche Cyanose, Temperatur 37,6°, Puls 120, regelmäßig und gut gefüllt, der Blutdruck ist erhöht auf 145/95, der Herzspitzenstoß findet sich 1 cm außerhalb der Mammillarlinie und ist verbreitert. Lautes systolisches Geräusch an der Spitze, kein pericarditisches Reiben. Über den Lungen leichte Dämpfung mit Verminderung des Atemgeräusches und des Stimmfremitus, besonders über dem rechten Unterlappen. Über beiden Unterlappen der Lunge, besonders gegen vorne zu, hört man neben kleinblasigen Rasselgeräuschen sehr zahlreiche ganz feine, leicht krepitierende Geräusche, welche in den letzten Stunden progressiv die Lungenfelder befallen, von der Basis bis zur Spitze.

Nach diesem Befund stellen wir die Diagnose eines **akuten Lungenödems,** bei einem offenbar chronisch kranken Kinde mit Pyelonephritis und einer Endocarditis, vielleicht rheumatischer Natur. Das Kind zeigt die Hauptsymptome des akuten Lungenödems, nämlich:

1. *Husten:* Es ist ein kurzer, quälender und immer häufiger werdender Stickhusten.

2. *Auswurf:* Er ist bezeichnend für das akute Lungenödem, er ist schaumig, ganz von Luftbläschen durchsetzt. Dieser reichliche Schaum schwimmt über einer leicht getrübten serösen Flüssigkeit von hohem Eiweißgehalt (zirka 3%). Die Farbe des Schaumes ist weiß oder blaßrosarot, an Salm erinnernd. Bei Kindern und auch bei unserem Fall sehen wir weniger eine massige Expektoration als einen rosafarbenen Schaum, der an den Lippen erscheint und sich immer wieder bildet, kaum hat man ihn weggewischt.

3. *Dyspnoe:* Sie ist stark und nimmt beständig zu. Die Haltung dieses Kindes ist charakteristisch. Es stützt sich mit beiden Armen hinten auf, um besser atmen zu können. Es zeigt sich Nasenflügelatmen, Einziehungen im Jugulum, unter dem Rippenbogen. Die Zahl der Atemzüge schwankt zwischen 40 und 60.

4. *Lungenbefund:* Bei der Perkussion findet man oft eher tympanitischen Schall, bedingt durch akutes Lungenemphysem, welches das Lungenödem kompliziert. Bei der Auskultation ist das Vesikuläratmen abgeschwächt, und man hört sehr zahlreiche krepitierende oder ganz feinblasige Rasselgeräusche zunächst an der Lungenbasis und an den vorderen Lungenrändern, welche progressiv von unten nach oben wie eine steigende Flut die Lungen erfüllen. Es gibt jedoch auch Fälle, bei denen man bei der Auskultation keinen besonderen Befund erheben kann, trotzdem bei der Autopsie die Lungen von Ödem erfüllt sind.

Der Puls ist immer stark beschleunigt, 140 bis 160 pro Minute, manchmal etwas unregelmäßig. Bei Hypertension erscheint er kräftig, bei rheumatischer Cardiopathie ist der Blutdruck erniedrigt, der Puls weich, fadenförmig und wird bald kaum mehr fühlbar. Die Temperatur ist sehr verschieden, je nach der Natur des akuten Lungenödems. Spielen, wie bei Kindern so häufig, infektiöse Prozesse eine auslösende Rolle, so kann hohes Fieber, bis 40° und darüber, bestehen.

Der Verlauf des akuten Lungenödems kann in wenigen Stunden nach qualvollster Atemnot und unter schwerer Cyanose oder durch plötzlichen Herztod zum Exitus führen. Bei länger dauerndem Verlauf kann sich eine Bronchopneumonie entwickeln.

Der Anfall von akutem Lungenödem kann aber auch abklingen, aber wenn z. B. rheumatische Herzleiden oder ein Nierenleiden vorliegt, nach längerer oder kürzerer Zeit sich wiederholen.

Das akute Lungenödem bei einem sonst gesunden Kind kann aber auch in Heilung übergehen.

Differentialdiagnostisch kommt vor allem die **Kapillarbronchitis** in Betracht. Ja, CZERNY dachte sogar, daß dem klinischen Bilde der Kapillarbronchitis, wie es z. B. bei den Masern auftritt, immer ein akutes, infektiöses Lungenödem zugrunde liege, doch fehlt bei der Kapillarbronchitis der schaumige rosafarbene Auswurf, der die Lippen bedeckt. Bei der Auskultation hört man sehr feine zischende, charakteristische Rasselgeräusche. Dyspnoe, Tachypnoe, Orthopnoe, Nasenflügelatmen, Blässe, Cyanose, Tachycardie sind bei beiden Krankheitszuständen die gleichen.

Beim kindlichen **Asthma** haben wir auch eine ähnliche starke Dyspnoe manchmal verbunden mit leichter Cyanose, ein ängstliches Gesicht, aber die Dyspnoe hat ausgesprochen exspiratorischen Charakter. Schon auf Distanz kann man oft pfeifende exspiratorische Geräusche wahrnehmen. Die Respiration des Asthmatikers ist namentlich in der Exspirationsphase verlangsamt, während sie beim akuten Lungenödem stark beschleunigt ist. Die asthmatischen Kinder verschlucken meist ihr visköses, fadenziehendes Sputum, wenn sie überhaupt solches haben. Der rosafarbene Schaum des akuten Lungenödems fehlt. Über den Lungen tympanitischer Schall und bei der Auskultation pfeifende und giemende Geräusche, welche die verlängerte Exspiration begleiten.

Es kommt ferner in Betracht die **pulmonale Form der Miliartuberkulose.** Sie beginnt jedoch selten so brüsk wie das Lungenödem. Der Auswurf fehlt überhaupt und der perkussorische und auskultatorische Lungenbefund kann vollkommen negativ sein. Nur das Röntgenbild ergibt die für die Miliartuberkulose der Lungen charakteristische Marmorierung der Lungenfelder.

Man könnte auch an eine **Lungenembolie** denken, doch sieht der Auswurf ganz anders aus. Es wird dunkelrotes, unter Umständen geronnenes Blut aus Lungeninfarkten hochgebracht.

Auf dem Gesicht unseres Kindes steht Todesangst. Die Lippen sind bereits leicht cyanotisch und die Extremitäten fühlen sich kühl an. Prognosis pessima.

Therapeutisch werden wir versuchen, sofort einen Aderlaß von 100 bis 150 ccm Blut zu machen, ferner geben wir intravenös Strophantin 0,1 mg, wiederholte Injektionen von Coramin. Zur Linderung des qualvollen Zustandes der Atemnot wiederholte Injektionen von 1 bis 5 mg Morphin. Nicht zu vergessen ist das Sauerstoffzelt.

Ätiologisch kommen für die Auslösung des akuten Lungenödems verschiedene Infektionen in Betracht. Ganz bekannt ist das akute Lungenödem, das am zweiten Tage der Eruption des Masernexanthems erscheint. Ferner hat man Anfälle von Lungenödem bei Keuchhusten beobachtet und bei Grippe. Im Beginn einer Bronchopneumonie kann infektiöses Lungenödem auftreten.

Nahe verwandt dem infektiösen Lungenödem ist das allergische Ödem bei Überempfindlichkeitszuständen, namentlich auch gegen respiratorische Noxen. So haben wir wiederholt das Kind eines Coiffeurs mit schwerem akutem Lungenödem in die Klinik aufgenommen, welches offenbar auf die Respiration gewisser ätherischer Öle aus Parfümartikeln mit Lungenödem reagierte.

Ich erinnere hier an das toxische Lungenödem nach Phosgengasvergiftung, ferner nach hohen Dosen von Adrenalin.

In diesem Zusammenhang ist interessant, daß wir erstmals ein Kind mit FEERscher *Krankheit* an einem akuten entzündlichen Lungenödem zugrunde gehen sahen. Die Hyperadrenalinämie, die wir bei der Akrodynie anzunehmen berechtigt sind, hat wohl bei diesem traurigen Ausgang mitgewirkt. Dieser Fall, wie auch die heute vorgestellte Patientin ist in der Dissertation von Frl. YVONNE ROBERT bearbeitet worden.

Ähnlich wie beim Erwachsenen spielt auch bei Kindern die Hypertension eine wichtige Rolle bei der Auslösung von Lungenödem, namentlich bei *chronischen Nephritiden* vom Charakter der *Schrumpfniere.* Diese Nephrosklerose als Ursache des Lungenödems ist bei Kindern selten. Sie erscheint dann, wenn der linke Ventrikel, nachdem er mehr oder weniger lang die Hypertension zu überwinden vermochte, nachläßt und die Stauung vom linken Vorhof sich auf den Lungenkreislauf ausdehnt. Häufiger wird akutes Lungenödem beobachtet bei akuten Nephritiden, insbesondere der Scharlachnephritis der Kinder. Hier spielt außer der Hypertension wohl die akute Kapillarschädigung in den Lungen eine Rolle.

Bei der rheumatischen Infektion, bei der allergische Vorgänge eine wichtige Rolle spielen, könnte man daran denken, daß akutes Lungenödem auf dieser Basis entstehen könnte. Dies trifft jedoch nicht zu. Akutes Lungenödem bei der rheumatischen Infektion zeigt sich nur im Anschluß an die Pancarditis rheumatica. Wichtiger als die Endocarditis ist die Myocarditis. Sie führt zu einem Nachlassen des Tonus im linken Ventrikel und besonders im linken Vorhof und schafft dadurch die Grundlage für eine Stauung im Lungenkreislauf. Auch in unserem Falle spielt dieser Mechanismus wohl die Hauptrolle für die Auslösung des akuten Lungenödems. Dieses ist als ganz akutes Ereignis wohl zu unterscheiden von dem terminalen Lungenödem bei dekompensierten Cardiopathien oder anderen chronischen Leiden, bei denen es in der Symptomatologie des Grundleidens vollkommen untergeht und nicht so klar zum Vorschein kommt wie bei dem vorgestellten Fall.

Nachtrag. Das vorgestellte Mädchen kam am gleichen Tag nachmittags 5 Uhr ad exitum. Die Autopsie bestätigte die Diagnose eines akuten Lungenödems. Das Lungengewebe war auf dem Schnitt imbibiert von einer serösen, schaumigen, rosaroten Flüssigkeit, welche auch in die Bronchien und in die Trachea eingedrungen war. Kein hepatisierter Herd. Als Ursache ergab sich eine Dilatation des linken Ventrikels und Vorhofs und des rechten Ventrikels infolge einer chronischen Myocarditis. Die Klappen zeigten keine Veränderungen, so daß das systolische Geräusch nur durch eine muskuläre Insuffizienz des Herzens bedingt war. Dagegen bestanden Reste einer Pericarditis in Form adhärenter fibrinöser Zotten an der Vorderfläche des linken Ventrikels. Bei der histologischen Untersuchung fanden sich zahlreiche lymphocytäre Infiltrate mit einigen Plasmazellen und neutrophilen und eosinophilen Polynukleären. Das adventitielle Bindegewebe war stellenweise leicht vermehrt, dagegen fehlten gut charakterisierte ASCHOFFsche Knötchen. Die Nieren zeigten den Befund einer chronischen Pyelonephritis mit interstitiellen Infiltraten von Lymphocyten, Plasmazellen und zahlreichen neutrophilen Polynucleären. Das Bindegewebe des Nierenbeckens zeigte den gleichen Befund. Prof. WALTHARD war geneigt, als pathologischer Anatom die Myocarditis auf die chronische Pyelonephritis zurückzuführen.

133. Vorlesung.

Blähungsbronchitis und asthmatische Reaktion im Kindesalter. Asthmabronchitis.

Es gibt schon bald nach der Geburt Säuglinge, die nach einem banalen Schnupfen, nach einer Rhinopharyngitis oder Laryngitis an einer hartnäckigen Bronchitis erkranken. Diese bleibt oft viele Wochen lang bestehen und ist charakterisiert durch eine röchelnde Atmung mit Nasenflügelatmen, Einziehungen im Jugulum und Epigastrium, Atemnot und in schweren Fällen Cyanose.

Das beständige Röcheln hat den Charakter eines exspiratorischen Stridors, der durch Verengung der Bronchien entstanden ist.

In schweren Fällen äußert das Gesicht Atemangst und Unruhe, der Kopf ist nach hinten gebeugt, der Rücken durchgebogen, der Thorax ist starr, in tiefster Inspirationsstellung, zeigt besonders in den oberen Partien eine starke Wölbung, die Atemhilfsmuskulatur ist angespannt. Bei der Perkussion hört man einen sonoren bzw. hypersonoren Klopfschall. Die Lungengrenzen stehen vorn und hinten tief, die vordere am Rippenbogen, die hintere in der Höhe der elften und zwölften Rippe. Die Herzdämpfung ist meist nicht mehr perkutierbar, da das Herz von der emphysematösen Lunge überlagert ist.

Bei der Auskultation hört man bronchitische Geräusche in Form von Giemen, Brummen, nur gelegentlich feuchten, meist trockenen, nichtklingenden Rasselgeräuschen.

Im Röntgenbild sieht man meist auffallend helle Lungenfelder mit tiefstehendem Zwerchfell.

Es ist in diesen Fällen zu der banalen Bronchitis offenbar aus konstitutionellen Gründen eine sogenannte asthmatische Reaktion hinzugetreten.

Diese asthmatische Reaktion ist durch folgende vier Momente charakterisiert:

1. Ein ungewöhnlich reichliches und zähes Sekret, das die Bronchiallichtung verlegt.

2. Heftige Kongestion der Blutgefäße, die offenbar sehr vasolabil sind.

3. Mächtige ödematöse Schleimhautschwellung auf den entzündlichen Reiz.

4. Kontraktion der glatten Ringmuskulatur der Bronchien.

Diese vier Momente haben zur Folge, daß eine tiefsitzende Stenose der Bronchien zustande kommt. Diese ermöglicht zwar noch die Inspiration, erschwert jedoch infolge einer Art Ventilwirkung außerordentlich die Exspiration. Es kommt deshalb zu einem sehr verlängerten Exspirium und zu Lungenblähung, weil die Luft bei der Exspiration nur ungenügend entweichen kann.

Auch im späteren Kindesalter können gewöhnlich rezidivierende Bronchitisattacken bei gewissen dazu disponierten Kindern diese asthmatische Reaktion auslösen, so daß fast jede banale Bronchitis den besonderen Charakter der Bronchitis asthmatica annimmt. Es besteht Dyspnoe, die meist plötzlich einsetzt mit erschwerter keuchender Exspiration. Der Thorax steht starr in Inspirationsstellung und zeigt starke inspiratorische Einziehungen. Über den geblähten, das Herz überlagernden Lungen hört man diffuse, pfeifende und giemende Rhonchi. Im Sputum findet man häufig eosinophile Zellen, aber bei Kindern selten Asthmakristalle und Spiralen. Im Blut häufig Eosinophilie.

Eigentümliche Veränderungen finden sich am Herzen beim Asthma. Man hat behauptet, daß Asthmatiker auffallend kleine Herzen haben. Dies stimmt jedoch in der Regel nicht, man findet vielmehr normale, leicht vergrößerte oder deutlich vergrößerte Herzen. Interessant ist jedoch, daß beim Asthma im Gegensatz zur Norm inspiratorisch das Herz größer und exspiratorisch kleiner wird. Es hängt das mit den veränderten Druckverhältnissen im Thorax zusammen.

Charakteristisch für die asthmatische Reaktion ist, daß sie sehr plötzlich einsetzen und ebenso rasch wieder verschwinden kann. Wenn man an einem Tag noch überall Giemen und Pfeifen gehört hat, so kann am nächsten Tag dieser ausgedehnte Auskultationsbefund wie weggewischt sein.

Ätiologisch spielen bei den Kindern dieselben Ursachen, welche banale Bronchitiden erzeugen, die wichtigste Rolle, also banale Infekte, Erkältungen, schroffer Witterungswechsel, Nebel usw. Das reine Asthma nervosum ist bei Kindern selten, auch das Asthma als Überempfindlichkeitsreaktion z. B. gegen Eier, Fische, Fleisch, Hülsenfrüchte, Tierhaare (Katzen), Federn, Staub und Mikroallergene, spielt eine verhältnismäßig geringe Rolle.

Hat einmal ein Kind die Neigung zu asthmatischer Reaktion gezeigt, so wird es bei jeder rezidivierenden Bronchitisattacke fast immer wieder an Asthma erkranken. Es handelt sich um eine oft ererbte konstitutionelle Eigentümlichkeit, auf bronchitische Reize eine asthmatische Reaktion zu zeigen. Oft sind es Ekzemkinder oder Kinder mit exsudativer Diathese, welche besonders zu Asthma disponiert sind.

Dieses Asthma der Kinder hat die Eigentümlichkeit, daß es, nachdem es zu immer wiederholten Attacken geführt hat, schließlich in der Pubertät verschwindet.

Bei der Behandlung müssen wir unterscheiden die Fälle im akuten Stadium und im Intervall.

Im akuten Stadium verwenden wir bei bedrohlichen Fällen, oft schon bei der Blähungsbronchitis und beim Asthma der Säuglinge und Kleinkinder, mit fast nie versagendem, prompt eintretendem und das akute allergische Geschehen coupierendem Erfolg das Nikotinsäureamid Vi-Nicotyl (Wander) 0,5 bis 1 ccm à 0,1 g oder Benicot (Roche) 1 ccm zu 0,1 g. Nikotinsäureamid hat den großen Vorteil, daß es als Vitaminpräparat frei ist von toxischen Nebenwirkungen.

Jenseits des Säuglingsalters und bei älteren Kindern verwenden wir mit Vorteil Injektionen von Asthmolysin (Adrenalin 0,008 + 0,04 Hypophysin). Je nach dem Alter 0,3 bis 0,5 bis 1 ccm. An Stelle des Adrenalins wird heute das synthetische Präparat Ephetonin viel verwendet, ein- bis zwei- bis dreimal eine halbe bis eine Tablette oder eine drittel bis eine halbe Ampulle subcutan. Ferner Ephetonin 0,2, Dionin 0,08, Sirup. Thymi. comp. ad 100, dreimal täglich einen halben bis einen Teelöffel.

Ephedralin (Merck) enthält in einer Ampulle 0,03 Ephetonin und 0,0003 Paranephrin. Man gibt eine halbe bis drei viertel Ampullen subcutan.

Efrodal (Siegfried) ist Phenyl-methyl-amino-propanolphenyl-allyl-barbituricum. Tabletten zu 0,05, ein- bis dreimal täglich eine halbe bis eine Tablette. Die Wirkung ist tiefer und protrahierter als beim Ephedrin (Phenyl-methyl-amino-propanol-chlorhydrat).

Seltener sind stärkere Narkotica notwendig, wie z. B. Chloralhydrat 0,25 bis 0,5 im Klysma, oder selbst Morphium 1 bis 5 mg in subcutaner Injektion.

Für sehr häufige Anfälle bei älteren Kindern empfehlen sich auch Inhalationen von Adrenalin, das z. B. mit einem Glassepticapparat zerstäubt wird. Man gibt zu einer Adrenalinlösung von 18 Tropfen zwei Tropfen einer Atropinlösung 1:1000 hinzu. In neuer Zeit hat sich noch besser bewährt das Nor-Adrenalin (Isolevin) in Form eines Aerosols.

Gleich im Anfangsstadium beginne man mit Jodkali, eventuell kombiniert mit Bellafolin.

Rp. Kalii jodati 1,0 bis 3,0, Bellafolin pulv. cum sacch. (1,5% Alkaloidgehalt) 0,1, Aquae menthae 20,0, Aq. dest. ad 100,0 MDS. 4 bis 6mal 5 ccm oder Kalii jodati 1,0 bis 3,0, Ephetonin 0,2, Phenobarbitali solubilis (Luminal-Natrium) 0,2, Bellafolin pulv. c. Saccharo 0,1, Elixir. pectoralis 5,0, Aquae dest. ad 100,0 MDS. 4- bis 6mal 5 ccm.

Bei der Behandlung im intermediären Stadium zwischen den Anfällen ist bei starrem Thorax und Lungenblähung jenseits des Säuglingsalters nach Abklingen der akuten Erscheinungen längere Zeit durchgeführte exspiratorische Atemgymnastik von Nutzen. Da hauptsächlich die Exspiration erschwert ist, fordert man die Kinder zu möglichst lang dauernder, ausgiebiger Ausatmung auf, welche zweckmäßigerweise mit einem leise summenden Geräusch verbunden wird. Wirksam ist auch bei älteren Kindern die SÄNGERsche Methode: Lautes Zählenlassen, jede Zahl dauert etwa eine Sekunde, nach jeweilen vier Zahlen erfolgt nach der nichtgesprochenen fünften Zahl eine kurze Inspiration.

Es kommt ferner die passive Kompression des Thorax in Betracht. Man übt bei dem Kind in Rückenlage täglich mehrmals, etwa während drei bis fünf Minuten, durch flaches Anlegen der Hände an die seitlichen Thoraxpartien einen kräftigen Druck auf die Rippenbogen aus.

Man gibt im Intervall gerne Kalkpräparate, und zwar in verhältnismäßig großen Dosen, z. B. Calcium lacticum, Calcium Sandoz, Calmed (malonsaurer Kalk) dreimal 0,5 bis 1 g pro die.

Wichtig ist vor allem, die Überempfindlichkeit der Schleimhäute gegen Erkältung herabzusetzen. Zu dem Zweck gibt man z. B. dreimal einen Teelöffel einer 10%igen Lösung von Acid. lactic. in einem Glas Himbeersirup nach CZERNY. Überfütterung mit Milch, Eiern, Käse, gesalzenem Fleisch, Hülsenfrüchten ist zu vermeiden, statt dessen vorwiegend salzarme vegetarische Kost. Wichtig ist Ausschaltung chronischer Bakterienherde im Körper, z. B. in Tonsillen und im Nasenrachenraum. Möglichst viel Aufenthalt in freier und reiner Luft, erst nur bei schönem Wetter, allmählich bei jeder Witterung. Liegen sogenannte Allergene als auslösende Ursachen vor, so sind sie auszuschalten. Als solche Allergene können wirken Berührung mit Tieren, Pferden, Katzen, Hunden usw. Es empfiehlt sich Wechsel des Schlafzimmers, Entfernung aller alter Tapeten, Vorhänge oder Teppiche. Keine Benutzung von Tierhaaren und Vogelfedern zur Füllung von Matratzen und Kissen, statt dessen Kapok usw. Mit Erfolg werden heute auch Autovaccinen hergestellt und zur Desensibilisierung verwendet.

Auch Antihistaminica wie Antistin (Antistinetten und Phenergansirup sind zu versuchen.

Viel mehr als in Deutschland wird in Frankreich die Strahlentherapie zur Bekämpfung des Asthmas verwendet.

Für die Wirkung der Strahlentherapie kommen folgende Gesichtspunkte in Betracht:

1. Einfluß der Strahlen auf immunisatorische Prozesse im Körper und auf den Ablauf allergischer Vorgänge.

2. Einfluß der infolge der Strahlen auftretenden Abbauprodukte des Zellprotoplasmas und seiner Eiweißkörper im Sinne einer unspezifischen Desensibilisierung nach Art der Proteinkörpertherapie.

3. Einwirkung auf das vegetative Nervensystem, wobei sowohl Erhöhung des Vagustonus als auch des Sympathicustonus möglich ist.

Es empfiehlt sich bei Kindern sehr die Quarzlampenbestrahlung unter gleichzeitiger Anwendung der Solluxlampe, um Erkältungen zu vermeiden. Man muß jedoch vorsichtig sein und mit nur kurzen Bestrahlungszeiten aus größeren Entfernungen beginnen. Wir erlebten kürzlich in unmittelbarem Anschluß an eine solche Bestrahlung ein erneutes Aufflackern einer bereits vollkommen erloschenen Asthmabronchitis. Es sind demnach Bestrahlungsprodukte imstande, eine asthmatische Reaktion auszulösen (Bestrahlungsbronchitis), anderseits bei unterschwelliger Dosierung desensibilisierend zu wirken.

Nur in sehr schweren Fällen von Asthma mit familiärer Belastung, neurogenem Ekzem, mit starker Beteiligung des Nervensystems, bei denen die Gefahr besteht, daß das Asthma nicht in der Pubertät erlischt, sondern in das Erwachsenenalter übergeht, kommt auch Röntgenbestrahlung des Thorax bzw. der Lungenwurzel mit gleichzeitiger Milzbestrahlung in Betracht. Man hat auch schon von alleiniger Milzbestrahlung Erfolge gesehen.

Sehr wichtig ist ferner die klimatische Behandlung. Im Höhenklima kann das Asthma von einem Tag zum anderen verschwinden. Der Aufenthalt im Höhenklima soll nicht unter drei Monaten, besser ein halbes oder ein ganzes Jahr dauern. Oft genügt jeder Klimawechsel, sogar schon der Wechsel der Umgebung. Mitunter erlebt man jedoch die Enttäuschung, daß nach der Rückkehr aus der reinen Höhenluft in die Stadt prompt ein Rezidiv auftritt.

134. Vorlesung.
Die grippale Bronchopneumonie.

Wir haben in der vorhergehenden Vorlesung die häufigste Erkrankung an banaler Grippe, die Rhinopharyngitis, geschildert und dabei betont, daß wahrscheinlich ein invisibles Virus zunächst einen Katarrh setzt. Durch diesen Katarrh leidet die Resistenz der Schleimhaut, leidet ihre Bakterizidie gegenüber banalen Kokken, die die Schleimhäute in normalem Zustande nur spärlich als harmlose Symbionten oder Saprophyten besiedeln. Auf der katarrhalischen Schleimhaut gewinnen nun alle diese Keime einen viel besseren Nährboden, sie vermehren sich und der seröse Katarrh wird infolge beginnender Abwehrleistungen des Körpers zu einem eitrigen Katarrh. Die Keime, welche hier eine Rolle spielen, sind besonders Pneumokokken und Streptokokken. Enterokokken und andere Erreger spielen dagegen eine geringere Rolle. Da die gleichen Keime im Nasen-Rachenraum gesunder Kinder vorkommen, liegt wahrscheinlich eine Art Autoinfektion vor, hervorgerufen durch die Schwächung der natürlichen Schutzvorrichtungen der Gewebe, durch die vorausgehende Virusinfektion, die meist von Erwachsenen auf die Säuglinge und Kleinkinder übertragen wird. Die Amerikaner haben versucht, vier verschiedene Typen von Pneumokokken zu unterscheiden. Bei den Pneumonien Erwachsener fanden sie meist die Typen I und II. Der Typus I scheint auch bei den Bronchopneumonien des Säuglings vorzuherrschen und könnte zusammen mit dem invisiblen Virus vom Erwachsenen auf das Kind übertragen worden sein. Der Typus III befindet sich gewöhnlich im Rachen Gesunder, ist also ein Saprophyt. Merkwürdigerweise nehmen jene Bronchopneumonien bei Säuglingen den bösartigsten Verlauf, die durch diesen Typus III verursacht werden. Es weist dies eben auf eine schwere Störung des normalen Symbioseverhältnisses und auf eine hochgradige Resistenzschwäche hin.

Am häufigsten ist der schleichende Beginn der Bronchopneumonie. Zunächst haben wir ein anscheinend leichtes, grippales Vorstadium, mit Rhinopharyngitis, Otitis, Bronchitis, bis wir eines Tages mit einem Male gleichzeitig mit einem stärkeren Fieberanstieg eine auffallende Verschlechterung des Allgemeinbefindens, Nasenflügelatmen, Dyspnoe, schmerzhaftes Hüsteln und feines Knisterrasseln auf den Lungen wahrnehmen.

Die alten Ärzte nahmen an, daß die Bronchitis eben auf dem Wege des Bronchialbaumes bis in die kleinsten Verzweigungen fortschreitet und so durch Vermittlung einer Bronchiolitis schließlich die Alveolitis entsteht. Anfangs behängt sich nur der eine oder andere Endzweig der Bronchialverästelung mit einer Beere infiltrierten Lungengewebes, die man dann bei der Sektion als einen stecknadelkopfgroßen Herd finden kann (HEUBNER). Im späteren Verlauf treten dann an den Bronchialendzweigen immer mehr gleiche Herde auf, deren Grenzen aneinanderrücken und so zur Entstehung größerer Herde führen. Wir hätten also folgende Entstehungsweise durch fortschreitende Erkrankung des gesamten Luftrohres: Rhinopharyngitis, Bronchitis, Bronchiolitis, Alveolitis, bronchopneumonische Herde. Nicht selten findet man in der Tat, daß eine physikalisch nachweisbare Bronchitis bzw. Bronchiolitis der Entstehung der Bronchopneumonie vorausgeht.

In neuerer Zeit hat man jedoch durch regelmäßige Röntgenaufnahmen erkannt, daß zwischen dem grippalen Krankheitsbeginn und der Bronchopneumonie häufig eine wichtige Etappe eingeschaltet ist, nämlich die Schwellung der tracheobronchialen Lymphdrüsen. Es spricht dies für eine Infektion auf dem Lymphwege. Man hat nun im Röntgenbild gesehen, daß die allerersten Infiltrationen sich gerade in der Umgebung dieser geschwollenen Lymphdrüsen einstellen. Die Bronchopneumonie beginnt periglandulär. Damit erklärt sich auch eine klinische Tatsache, nämlich, daß der linke Oberlappen extrem selten Sitz einer Lungenentzündung wird. Der linke Oberlappen wird deshalb so auffällig verschont, weil seine regionären Lymphknoten außerhalb des Lungengewebes an den großen Gefäßen liegen. Ganz anders verhalten sich die Lymphknoten der rechten Lunge, sie sind in das Hilusbindegewebe eingebettet, so daß sie sich in unmittelbarer Nachbarschaft des Lungengewebes befinden. Deshalb lokalisieren sich auch Pneumonien ganz vorwiegend im rechten Oberlappen.

Außer dem bronchogenen und dem lymphogenen Infektionsweg müssen wir noch die hämatogene Infektionsbahn unterscheiden. Im Gegensatz zu den beiden vorhergehenden Formen beginnt hier die Krankheit plötzlich, blitzartig, wie aus heiterem Himmel, mitten aus der Gesundheit. Die Pneumonie beginnt als allgemeine Erkrankung septischer Art und kann infolge der hämatogenen Aussaat der Erreger in die Lungen zur Bildung von kleinen Abszessen führen. Häufig endet sie in erschreckend foudroyantem Verlauf nach schwerstem Kranksein schon nach ein bis zwei Tagen tödlich.

Bei der Diagnose der Säuglingsbronchopneumonien gibt der Anblick des Kranken oft schon die allerwichtigsten Anhaltspunkte. Zuerst beobachtet man, wie das Kind atmet, das ist die wichtigste Untersuchung. Das markanteste Zeichen einer Bronchopneumonie ist das sogenannte Nasenflügelatmen. Die Nasenflügel heben sich bei einer jeden Inspiration und senken sich bei der Exspiration. Die Respiration ist beschleunigt und ihr Rhythmus ist umgekehrt. Die Exspiration ist ganz kurz, mühsam, und charakteristischerweise ist jede Exspiration von einem schwächeren bis stärkeren Seufzen oder Stöhnen begleitet. Auf sie folgt eine längere Inspiration mit einer kleinen Pause. Im normalen Zustand folgt die Pause der Exspiration, welche länger dauert als die Inspiration.

Im Augenblick der Inspiration wird bei der Bronchopneumonie das Zwerchfell stark kontrahiert und der Bauch springt stark vor. Gleichzeitig werden das Epigastrium eingezogen, sehr häufig auch die Thoraxflanken. Einziehungen in der Gegend des Jugulums kommen auch vor, sind jedoch meist weniger ausgesprochen. Sieht man ein Kind mit Nasenflügelatmen, mit eigentümlicher Dyspnoe, verkürzter, stöhnender Exspiration, mit Einziehungen im Epigastrium, Vorwölbung des Bauches bei jeder Einatmung, dann ist schon die Blickdiagnose einer Bronchopneumonie so gut wie sicher. Es kommen dazu noch ein ängstliches Gesicht, etwas leidende Züge und leicht eingesunkene Augen.

Nicht nur die Diagnose, sondern sehr häufig schon die Prognose steht im Gesicht geschrieben. Erschrecken muß man, wenn sich eine Totenblässe im Gesicht zeigt, die Lippen und Fingerspitzen leicht bläulich sind, wenn das Kind ruhig und apathisch daliegt. Diese Totenblässe sieht man bei den prognostisch schweren Formen, bei denen die allgemeine Vergiftung vorherrscht. Ruhiger können wir sein, wenn das Gesicht hochrot gefärbt ist. Manchmal findet sich diese Wangenröte nur auf einer Seite, und zwar auf derjenigen, welche der Pneumonie entspricht. Selbst ein Stich der auffallenden Wangenröte ins Bläuliche macht die Prognose nicht so bedenklich wie bei der blassen Pneumonie. Sie weist mehr auf eine mechanische Behinderung der Atmung und damit auf eine prognostisch günstigere, rein pulmonale Verlaufsform hin. Das Kind reagiert und bewegt sich, wenn man sich ihm nähert.

Die an Bronchopneumonie kranken Kinder husten mehr oder weniger häufig, ganz besonders bei jeder Bewegung und Lageänderung, doch erscheint der Husten oft schmerzhaft, kurz, unterbrochen.

Ein Blick auf die Temperaturkurve zeigt im allgemeinen ein hohes, wenig regelmäßiges Fieber, welches mehr oder weniger große Schwankungen zeigt. Das Fieber macht in seinem Verlauf die verschiedensten Variationen durch.

Die Blickdiagnose der Bronchopneumonie ist deshalb so besonders wichtig, weil die physikalische Untersuchung besonders beim Säugling zuerst fast vollkommen im Stich lassen kann.

Auch bei den Bronchopneumonien reagiert der Säugling in auffälliger Weise als Ganzes. Die Allgemeinerscheinungen treten ganz in den Vordergrund.

Wir können nach L. F. MEYER und NASSAU folgende klinische Formen der Bronchopneumonien unterscheiden:

1. *Toxische oder septische Form der Pneumonie*, schwerstes Kranksein aus voller Gesundheit heraus, überstürzter foudroyanter Verlauf mit größter Dyspnoe, schmerzhafter Exspiration mit beständigem Stöhnen, Bewußtseinstrübung und unabwendbarer Tod nach ein- bis zweimal 24 Stunden. Anatomisch meist abszedierende Pneumonie mit weit verbreiteten Herden über beiden Lungen.

2. *Meningeale und eklamptische Form der Bronchopneumonie*, charakterisiert durch toxische Reizerscheinungen des Zentralnervensystems: Nackensteifigkeit, Vorwölbung der großen Fontanelle, Bewußtlosigkeit, allgemeine Konvulsionen beherrschen zunächst das klinische Bild. Man denkt an eine Meningitis oder Encephalitis, bis dann erst nach einigen Tagen nach Abklingen der cerebralen Symptome die pneumonischen Herde bei der physikalischen Untersuchung deutlich werden.

3. *Intestinale Form* der Bronchopneumonie. Sie wird maskiert durch das Bild einer alimentären Toxikose, d. h. durch Erbrechen, dünnflüssige Stühle, Gewichtsstürze, allgemeine Exsiccose und toxische Bewußtseinstrübung.

4. *Atonische Form.* Das Hauptsymptom ist eine hochgradige Erschlaffung der Bauchmuskulatur mit enormem Meteorismus, Hochdrängen des Zwerchfells, mehr oder weniger vollständige Darmlähmung, das Krankheitsbild ist von einer Peritonitis oft schwer zu unterscheiden, doch ist die Druckempfindlichkeit des Abdomens nicht so deutlich wie bei einer Peritonitis. Der enorme Meteorismus behindert die Tätigkeit des Zwerchfells und des Herzens, der Organismus verblutet sich gewissermaßen in das Abdomen, das Kind zeigt fahle Blässe, meist ohne Cyanose.

5. *Cardiale Formen.* Hier werden Herz und Kreislauf früher oder später stark gefährdet, starke Cyanose wechselt mit großer Blässe. Der Blutdruck ist niedrig, man findet Leberschwellung, Meteorismus, hochgradige Dyspnoe.

6. Noch stärker erscheint die Cyanose bei der *subakuten, asphyktischen Form*, ausschließlich bei *Frühgeburten*, neugeborenen und ganz jungen Säuglingen. Im Vordergrund des Krankheitsbildes stehen neben der Cyanose asphyktische Anfälle, bei denen das Kind plötzlich aufhört zu atmen. Diese Anfälle sind weder rein pulmonal noch rein cardial bedingt, sondern entstehen im wesentlichen durch eine Unterempfindlichkeit des unreifen oder durch kleine Blutungen geschädigten Atemzentrums gegenüber dem Kohlensäurereiz.

7. *Die asthenische, sogenannte paravertebrale, hypostatische Pneumonie.* Sie war früher sehr viel häufiger als sekundäre Erkrankung, als Schlußakt schwerer akuter oder chronischer Ernährungsstörungen. Dank den Fortschritten der Ernährungstherapie ist diese Form heute sehr viel seltener geworden.

8. *Pulmonale Form.* Sie ist die weitaus häufigste Form und hat glücklicherweise die geringste Letalität. Die Erkrankung beschränkt sich im wesentlichen auf den lokalen Prozeß, der auch ausgedehnt sein kann, ohne jedoch den Kreislauf ernstlich zu gefährden oder schwere Allgemeinsymptome auszulösen. Bronchopneumonische Herde können beide Lungen durchsetzen, trotzdem kommt es oft nicht einmal zu stärkerer Dyspnoe, das Herz hält sich tadellos.

Die Unterscheidung von Bronchitis und Bronchopneumonie ist bei Säuglingen oft recht schwer, da die physikalischen Symptome fast völlig im Stich lassen können. Man kann dann die Diagnose aus der Schwere des Allgemeinzustandes stellen. Bei kleinen und zerstreuten Herden fehlt anfangs jegliche Dämpfung, und das einzige, was auf eine Bronchopneumonie hinweist, sind feuchte, knisternde oder klingende Rasseln in gewissen Bezirken. Erst wenn die lobulären Herde größere Ausdehnung gewonnen haben, zeigt sich eine leichte Dämpfung mit tympanitischem Beiklang. Beim Schreien kann man Bronchophonie wahrnehmen. Über den gedämpften Stellen kann man auch leises Bronchialatmen und subkrepitierendes feines Rasseln hören. Daneben hört man Giemen und grobe bronchitische Geräusche, welche eben Ausdruck einer diffusen Bronchitis sind. Die Herdsymptome wechseln von einem Tag zum andern, verschwinden an einem Punkt, um an einem anderen wieder zu erscheinen. Mitunter sind die physikalischen Symptome außerordentlich gering, die Lungenblähung, das Emphysem, maskiert die Dämpfung der bronchopneumonischen Knötchen, welche zwar multipel sind, aber eine sehr geringe Ausdehnung besitzen. Deshalb kann häufig auch das Bronchialatmen fehlen. Es kann mitunter eine ausgedehnte leichte Dämpfung mit Bronchialatmen auftreten, oft ganz plötzlich, so daß man an eine massive Hepatisation denkt, die jedoch nicht existiert. Denn nach 24 bis 48 Stunden ist sie vollständig verschwunden. Es handelt sich hier um die sogenannte „congestion pulmonaire" der Franzosen, welche sich häufig im Verlauf der verschiedensten Infektionen der Atmungsorgane bei Kindern, z. B. auch beim Keuchhusten, zeigt.

Die Infiltrierungsbezirke betreffen besonders gern die unteren abhängigen Partien, z. B. bei Säuglingen zu beiden Seiten der Wirbelsäule, doch sind auch entzündliche Herde in den mittleren und oberen Partien nicht selten. Von Wichtigkeit ist der Nachweis multipler kleiner Herde, z. B. im Oberlappen der rechten Lunge und in der Basis der anderen Lunge.

Von der bisher beschriebenen disseminierten Form unterscheidet sich die pseudolobäre Bronchopneumonie dadurch, daß die physikalischen Zeichen viel stärker fixiert sind, man findet eine ausgedehnte Dämpfung, Bronchialatmen, feines Knisterrasseln, Bronchophonie beim Husten und Schreien. Man hat diesen physikalischen Befund am häufigsten über einem Unterlappen während der ganzen Dauer der Krankheit. Man könnte nach dem physikalischen Befund diese pseudolobäre Bronchopneumonie leicht mit einer croupösen Pneumonie verwechseln, doch trifft man fast immer gleichzeitig eine mehr oder weniger intensive, diffuse Bronchitis. Die Fieberkurve zeigt nicht eine so regelmäßige Continua continens wie bei der croupösen Pneumonie. Auch ist die Dyspnoe bei der Bronchopneumonie anders als bei der croupösen, sie ist, wie wir gesehen haben, charakterisiert durch das kurze, leise oder lautere exspiratorische Stöhnen.

Auch im Fieberverlauf unterscheiden sich disseminierte und pseudolobäre Bronchopneumonie. Bei der disseminierten Form haben wir nach einer Fieberperiode von sieben bis acht Tagen in günstigen Fällen eine allmähliche lytische Entfieberung und die Rekonvaleszenz beginnt, oder nach einem vorübergehenden Temperaturabfall steigt das Fieber wieder an und gleichzeitig flammen neue Herde auf. Die Krankheit kann sich so zwei bis drei Wochen und noch länger hinziehen. Ist der Verlauf günstig, so lassen Dyspnoe und Cyanose nach, im gegenteiligen Fall nehmen sie mehr und mehr zu und das Fieber bleibt hoch. Ein schlechtes Zeichen ist die zunehmende Leberschwellung und das Dumpfwerden der Herztöne. Es kann zu plötzlichem Herzkollaps und Exitus kommen. Bleibt das Fieber über den achten und neunten Tag bestehen, oder steigt es nach vorübergehendem Abfall wieder an, dann liegt der Verdacht auf eine Komplikation durch Empyem oder Lungenabszeß nahe.

Anders ist der Verlauf bei der pseudolobären Bronchopneumonie. Sie kann häufig günstiger verlaufen und weniger lange dauern als die Bronchopneumonie mit disseminierten Herden. Oft endet sie auch schon, wie die croupöse Pneumonie, mit einem kritischen Temperaturabfall. Doch kann man nicht immer mit Sicherheit darauf rechnen. Auch diese pseudolobäre Bronchopneumonie kann einen schlimmen Ausgang nehmen, besonders wenn sich noch ein rasch wachsendes Empyem hinzugesellt. Es kommen die verschiedensten Mischformen zwischen der disseminierten und der pseudolobären Form vor. Die pseudolobäre Form geht öfters aus der disseminierten hervor, indem einzelne Herde eine größere Ausdehnung gewinnen.

WISKOTT hat auf Grund dieses Verhaltens der disseminierten und pseudolobären Formen eine neue Einteilung versucht nach dem Abwehrvermögen des Kindes gegenüber dem Lungeninfekt in verschiedenen Altersstufen. Er unterscheidet ein primitives, unreifes Abwehrverhalten von einer vollreifen Abwehrfunktion, wie wir sie bei der croupösen Pneumonie sehen. Im frühen Säuglingsalter ist die Abwehrfähigkeit unvollkommen, es fehlt die Möglichkeit, den Infekt zu lokalisieren und die Erreger unschädlich zu machen. Der ganze Organismus des Kindes wird, wie wir gesehen haben, in Mitleidenschaft gezogen. Insbesondere mangelt auch das Vermögen, durch Bildung abgestimmter Immunkörper die Krankheit plötzlich in einer Krise zu überwinden, wie wir das bei der reifen Abwehrart, bei der croupösen Pneumonie sehen. WISKOTT unterscheidet demnach:

1. *Pneumonien primitiven Abwehrverhaltens.*

a) *Sogenannte pseudofokale Pneumonie.* Sie findet sich bei ganz jungen Säuglingen, und der pseudofokale Charakter ist bedingt durch ausgedehnte Atelektasen, welche die pneumonischen Herde begleiten.

b) *Die hilifugale, perivasobronchiale Pneumonie.* Es liegen hier fächerförmig vom Hilus ausstrahlende, sich an den Verlauf der Bronchien und Gefäße haltende Verdichtungen mit mehr oder weniger ausgesprochener Neigung zu Konfluenz vor. Klinisch Bronchophonie, klingende Rasselgeräusche paravertebral und über dem Unterlappen. Daneben Bronchitis und Bronchiolitis. Komplikationen: Empyem, sekundäre Abszedierung, Bronchiektasen.

c) *Miliare Pneumonie.* Häufiger bei älteren Säuglingen und Kleinkindern, z. B. besonders auch nach Masern. Auskultatorisch kein Infiltrationsbefund, oft nur spärliche Rasselgeräusche, Kinder dabei auffallend cyanotisch und kurzatmig. Im Röntgen ähnlicher Befund wie bei Miliartuberkulose. Anatomisch disseminierte, kleine und kleinste bronchopneumonische Herde.

d) *Primär abszedierende Pneumonie.* Bei jungen Säuglingen schweres pneumonisches Krankheitsbild mit intensivster, septisch-toxischer Allgemeinstörung, unstillbarem Erbrechen usw. Charakteristisch fast unmittelbar mit der Pneumonie einsetzendes Empyem mit dünnflüssigem, oft bräunlich gefärbtem Eiter. Mitunter bricht ein subpleural gelegener Abszeß spontan oder nach Punktion durch. Es entsteht ein Spannungspneumothorax. Diese Komplikation oder auch eitrige Pericarditis führt in wenigen Tagen zum Tode.

2. *Pneumonien reiferen Abwehrverhaltens*, Übergangsformen.

a) *Fokale Bronchopneumonien* oder *pseudolobäre Pneumonien*, wie wir sie oben geschildert haben.

b) *Eigentliche Übergangsformen:* Mehr plötzliches Einsetzen, kräftige, regelmäßige Fieberreaktion, oft stark intermittierend, nicht selten Krise. Homogene, dichte Verschattung, meist im rechten Oberlappen oder linken Unterlappen im

Röntgenbild. Bei peripherem Sitz oft Wanderung des Herdes oder typische Wanderpneumonie.

3. *Pneumonien vollreifen Abwehrverhaltens: Croupöse Pneumonie.*

Sie wird vom zweiten Lebensjahr an häufiger. Schon im dritten und vierten Lebensjahr bildet sie mehr als die Hälfte der idiopathischen Pneumonien. Ihre Prognose ist gut. Die Pneumonie wird auf einen ganzen Lappen konzentriert und lokalisiert. Der Verlauf der Temperaturkurve ist cyclisch und endet mit einer Krise.

Prognostisch ist es gut, die rote bzw. blaurote und die blaßweiße Pneumonie auseinanderzuhalten. Ein pneumoniekrankes Kind soll eine hochrote, mitunter leicht blaurote Gesichtsfärbung zeigen. Oft findet sich diese Röte sogar entsprechend der kranken Seite. Bei der roten, selbst noch der blauroten Pneumonie ist die Prognose meistens günstig, denn es handelt sich um lokalisierte, pulmonale Verlaufsformen. Bedenklich wird dagegen die Prognose bei den blassen Pneumonien. Je stärker der Kreislauf gestört ist, je mehr sich das Kind in die Lungen hinein verblutet, um so blasser sieht das Kind aus. Leber und Milz schwellen an und der Blutdruck sinkt. Blutüberfüllung der Lunge zeigt sich an durch zunehmende Cyanose und stärkere Dyspnoe.

Einen prognostisch wichtigen Anhaltspunkt gerade bei der blassen Pneumonie gibt auch die Untersuchung des Harns. Man findet im Urin eine mehr oder weniger starke Albuminurie, im Sediment häufig Pneumokokken.

Es handelt sich eben um septisch-toxische, oft foudroyant verlaufende Formen. Ziehen sie sich mehr in die Länge, so führen sie meist zu Komplikationen, wie Empyem, eitriger Pericarditis, Peritonitis, Nephritis, Meningitis usw.

An ein Empyem muß man vor allem denken, wenn nach vorübergehendem Temperaturabfall erneutes Fieber und eine massive Dämpfung über einem Lungenbezirk auftritt. Diese starke Dämpfung ist das wesentliche physikalische Zeichen. Trotz eines eitrigen Ergusses kann man bei Säuglingen und Kleinkindern oft noch lautes Bronchialatmen und klingende Rasseln hören. Man darf sich dadurch nicht täuschen lassen. Ein Röntgenbild bekräftigt die Diagnose. Die Probepunktion ergibt, wenn sie an der Stelle der stärksten Dämpfung ausgeführt wird, gleichgültig, wo dieselbe sitzt, z. B. gelegentlich auch unterhalb der Clavicula bei Oberlappenempyemen, ein eitriges Exsudat. Sitzt die Dämpfung über dem Unterlappen, so ist die Gegend etwas unterhalb der Spitze der Scapula am besten zu wählen für die Probepunktion.

135. Vorlesung.

Die Behandlung der Bronchopneumonien.

Wir haben gesehen, wie bei der Bronchopneumonie der Säuglinge der Organismus als Ganzes in Mitleidenschaft gezogen wird. Deshalb soll auch die Therapie in erster Linie eine Allgemeinbehandlung sein.

Am besten wird das Herz geschont durch möglichste Ruhe. Daraus erklärt sich der große Nutzen der Freiluftbehandlung. Pneumoniekranke Kinder werden bei warmem Wetter fast den ganzen Tag auf sonnigen, windgeschützten Veranden in der freien Luft gehalten. Aber auch während der kühlen Jahreszeit können die Kinder mehrmals am Tage für kürzere oder längere Zeit, mit entsprechender Kleidung und Wärmeflasche versehen, an die freie Luft gebracht werden. Die freie Luft wirkt außerordentlich beruhigend, fast wie ein Narkoticum, auf die erregte Atmungs- und Herztätigkeit. Nur selten ist man genötigt, noch durch

Hypnotica, wie Adalin (0,1 bis 0,2) oder Allonal ($^1/_2$ Tablette), für eine ruhige Nacht zu sorgen.

Die Ernährung muß sorgfältig geregelt werden. Man gibt die Nahrung in kleinen, häufigen Mahlzeiten. Es bewährt sich namentlich die Darreichung von zuckerreichen, frischen Fruchtsäften, wie Orangen- und Zitronensaft. Die Nahrungszufuhr wird sowieso meist durch die Appetitlosigkeit der Kinder etwas eingeschränkt. Bei Säuglingen gibt man die gewöhnliche Kost weiter, soll sie aber nicht zur Nahrungsaufnahme zwingen und belästigen. Am besten werden noch Fruchtsäfte genommen. Vorübergehende Unterernährung mit Fett und Eiweiß schadet nicht, übt eher eine entgiftende und temperaturherabsetzende Wirkung aus. Bei älteren Kindern ist meistens eine kohlehydratreichere, eiweiß- und fettarme Kost der Normalnahrung vorzuziehen. Die Milch ist auf eine Mahlzeit zu beschränken, wird gezuckert und mit Malzkaffee verdünnt gegeben. Mittags Gemüsesuppe oder Fleischbrühe mit Einlagen, Breie, Kartoffelpüree, leichte Gemüse. Um vier Uhr Orangensaft. Abends Mehlsuppe.

Kommt es bei Säuglingen infolge einer Pneumonie zu einer Toxikose mit Gewichtsverlust, toxischem Aussehen, Durchfall und Erbrechen, so ist die Verordnung von Zuckertagen angezeigt. Zucker wirkt nur in Verbindung mit anderen Nährstoffen, Fett und Eiweiß, ungünstig auf die akute Ernährungsstörung. Man gibt Säuglingen am ersten und zweiten Tag 400 bis 500 g 12%ige Nährzuckerlösung, am zweiten bis dritten Tag werden 100 bis 200 g durch die gleiche Menge Buttermilch ersetzt und erst am vierten bis fünften Tag werden die übrigen Mahlzeiten auch in Form von Buttermilch mit Mehl und Zuckerzusätzen gegeben, und schließlich die Buttermilch noch mit Einbrenne angereichert.

Nahrungsentziehung und Verordnung einer Heilnahrung, wie Buttermilch oder Eiweißmilch, ist auch ohne Durchfälle angezeigt bei ständigem und stetem Abfall der Gewichtskurve.

Von der Nützlichkeit eines Vitamin C-Stoßes durch Überschwemmung des Organismus mit Ascorbinsäure (Injektionen von Redoxon 300 mg und mehr pro die) haben wir uns bei den Bronchopneunomien nicht überzeugen können.

Dagegen schien uns die Vitamin D-Stoßtherapie nach dem Vorgang von CZERNY oft günstig zu wirken, namentlich bei gleichzeitig bestehender Rachitis, aber auch sonst, da ja bekanntlich die Bronchopneumonien zu einer Hypophosphatämie führen können.

Wichtig ist es, für eine zweckmäßige Lagerung des Kindes zu sorgen, indem man dem Kind eine Rolle unter den Nacken schiebt, so daß es bei leicht erhöhtem Oberkörper den Kopf nach hinten geneigt halten kann. Die Arbeit der Hilfsmuskeln wird dadurch sehr erleichtert. Auch bei älteren Kindern sorgen wir für eine Hochlagerung des Oberkörpers.

Besonders im Anfang der Bronchopneumonie empfehlen sich kräftige Hautreize zur Ableitung des Blutes auf die äußere Haut. Wir gebrauchen dazu trockene Schröpfköpfe und Senfkataplasmen.

Senfmehl und Flachssamen werden zusammen mit heißem Wasser zu einem Brei gekocht, dieser in ein Gazetuch eingeschlagen. Das Kataplasma wird so warm wie möglich aufgelegt. Man muß sich jedoch vor Verbrennungen hüten und die Erträglichkeit immer vorher prüfen. Zu große Wärme ist gar nicht notwendig, da schon der Senf an und für sich hyperämisierend wirkt. Man legt z. B. am Vormittag das Kataplasma auf die Brust, am Nachmittag auf den Rücken, etwa 20 Minuten, bis die Haut darunter krebsrot geworden ist. Diese Methode ist weniger angreifend als die früher geübten Senfwickel.

In den Zwischenzeiten macht man mit zimmergestandenem oder leicht temperiertem Wasser bei sehr hohem Fieber Brustwickel, die etwa alle ein bis zwei Stunden gewechselt werden. Man nimmt ein leinenes, nicht zu dünnes Tuch, z. B. ein Handtuch, so breit, daß es von der Achselhöhle bis zum Becken reicht, und so lang, daß es dem anderthalbfachen Brustumfang entspricht. Man taucht es in Wasser von 15 bis 20° für abkühlende Wickel, bei Säuglingen bis 24°, für erwärmende Wickel braucht man Wasser von 40 bis 50°. Das Tuch wird ausgewrungen und auf ein etwas größeres Flanelltuch ausgebreitet, dann wird das Kind auf diesen so ausgebreiteten Wickel gelegt. Zuerst werden die Enden des nassen, darauf die des wollenen Tuches übereinandergelegt und letztere mit einer Sicherheitsnadel befestigt. Das nasse Tuch darf nirgends zum Vorschein kommen. Zur Vermeidung des Abrutschens kann man den Wickel durch zwei, an seinem oberen Rande befestigte, hosenträgerartig über die Schultern verlaufenden Flanellstreifen fixieren. Die Wickel dürfen jedoch nicht so angelegt werden, daß sie die Respiration behindern, sonst ist es besser, die Säuglinge häufig mit lauwarmem Wasser unter Zusatz von Eau de Cologne abzuwaschen.

Statt der Wickel wenden wir mit Vorliebe besonders in der Nacht Antiphlogistin an. Die Töpfe mit der lehmartigen Masse werden in warmem Wasser angewärmt und dann das Antiphlogistin in der Dicke von zirka $1/2$ cm auf die Rückenhaut aufgetragen und mit einem Flanelltuch leicht befestigt.

Sehr gut wirken bei Säuglingen und schwächlichen Kindern bei noch guter Herzaktion heiße Bäder (FEER). Man beginnt mit einem Bad von 37° und gießt sukzessive warmes Wasser zu, bis das Bad eine Temperatur von 40 bis 41° erreicht hat. Man kann einen Zusatz von Kamillen machen. Das heiße Bad soll nie länger als fünf bis zehn Minuten dauern. Hohes Fieber bildet keine Kontraindikation gegen die heißen Bäder, da nach dem heißen Bad infolge der Hyperämie der Haut gelegentlich auch durch Schweißausbrüche die Wärmeabgabe gefördert wird. Bei oberflächlicher Atmung und Sekretstauungen wirken auch Übergießungen mit etwas kühlem Wasser im heißen Bade günstig. Dem Badewasser kann man mit Vorteil auch 10 bis 15 ccm reines Terpentinöl zusetzen.

Ein beliebtes und brauchbares Volksmittel sind nasse kalte Wadenwickel unter starkem Wollstrumpf. Nach der Erwärmung wirken sie beruhigend und schlafbringend.

Zwei Fehler sind bei der hydrotherapeutischen Behandlung zu vermeiden. Einmal zu starke Wärmeentziehung durch kühle Umschläge, Bäder usw. Die Kältewirkung kann hier leicht zu Kollapsen führen, da der Säugling die Wärme noch nicht so gut regulieren kann wie das ältere Kind. Blässe, bläuliche Verfärbung, Verkühlung der Extremitäten deuten auf diese Gefahr hin.

Der andere noch häufig begangene Fehler beruht auf der Überhitzung durch Wärmestauung bei dem sonst schon hochfiebernden Kind, durch zu warme und zu lange liegenbleibende Wickel. Dadurch kann die Temperatur auf hyperpyretische Grade emporgetrieben werden und die Gefahr von Krämpfen liegt nahe. Man soll also bei hohem Fieber die Wickel häufiger, etwa alle halbe bis eine Stunde erneuern. Man soll bei ihnen wegen der Gefahr der Überhitzung kein Impermeabel gebrauchen.

Die Chinintherapie der Bronchopneumonien, die uns im großen ganzen mehr Enttäuschungen als Erfolge gebracht hat, konnten wir glücklicherweise verlassen, nachdem uns in den Sulfonamiden und besonders im Penicillin wirklich aetiotrop auf Kokkeninfektion (Pneumokokken, Staphylokokken, Streptokokken u. a.) einwirkende Antibiotica zur Verfügung stehen. Schon die Sulfonamide, wie Diazil und Elkosin u. a. brachten schöne Erfolge, Entfieberung meist schon am zweiten Tage. Aber es gibt Formen von Bronchopneumonien, die sulfonamidresistent sind. Hier ist dann Penicillin in hohen Dosen angezeigt. Sechs- bis achtmal 100000 OE. Penicillinresistente Fälle reagieren manchmal prompt auf Streptomycin (20 bis 40 mg pro Kilogramm Körpergewicht). Näheres über Dosierung und Indikation siehe Sulfanilamidtherapie 153. Vorlesung und Penicillin in der Kinderheilkunde 154. Vorlesung. Am sichersten wirkt die Kombination von Sulfonamiden mit hohen Penicillindosen, welche zum vornherein gegeben werden.

Rp.
Ammon. chlorat. . . . . 1,0—4,0
Pyrenol. 6,0
Coffein. natrio-benz. 0,5
Aquae dest. 90,0
Succ. liquir. ad 100,0
MDS. 4 × 5 ccm.

Ebenso günstig wirken kleine Pyramidongaben, viermal täglich ein Kaffeelöffel, einer 1%igen Pyramidonlösung, z. B.

Rp.
Acid. muriatic. dilut. 1,0
Pyramidon 1,0
Coffein. natrio-benz. 0,5
Aquae dest. 80,0
Sirup. Rubi Idaei ad 100,0

Als Expectorantien ferner zu empfehlen sind Tussipect, das Ammoniumsalz des Primulasaponins zur Anregung und Verflüssigung des Bronchialsekrets, in Tropfenform dreimal täglich 5 bis 10 bis 15 Tropfen oder als Sirup einen Teelöffel mehrmals täglich. Ferner in der Rekonvaleszenz zur Beschränkung der Sekretion Resyl (Glycerinester des Guajacols) 3 × 5 bis 15 Tropfen, oder Resylsirup dreimal täglich einen Teelöffel. Das Präparat hat den Vorteil, daß es eher appetitanregend wirkt.

Bei schwerer Dyspnoe und Cyanose, besonders bei der asphyktophilen Pneumonie der Frühgeburten und Säuglinge in den ersten drei Monaten, empfiehlt sich Sauerstoffzufuhr aus Stahlbomben, wobei mit Hilfe eines Trichters der Sauerstoffstrom über das Gesicht geleitet wird. Bei schwersten Anfällen mit längerem Atemstillstand kann Lobelin lebensrettend wirken. Man gibt 1 ccm der Dosis 0,003 intramuskulär, nie intravenös. Bei Frühgeburten 0,5 ccm. Die Wirkung ist flüchtig und man kann deshalb die Dose nach 10 bis 15 Minuten wiederholen.

Jede prognostisch ernste Form von Pneumonie erfordert die Behandlung von Herz-und Kreislaufstörungen. Bei Kollapsen kurz dauerndes, heißes Bad 35 bis 40° oder Senfkataplasmen zur Unterstützung der medikamentösen Behandlung. Die pharmakologischen Mittel, welche besonders bei den blassen Pneumonien angezeigt sind, sind Adrenalin, Ephetonin, eventuell Strychnin, dann Campher und seine wasserlöslichen Präparate, dazu kommen Traubenzucker und Kalk.

Wir haben in erster Linie die Aufgabe, das Blut aus Blutabfangorganen auszutreiben, darauf wieder normale Kreislaufverhältnisse herzustellen, vor allem das Leerlaufen des Herzens zu verhüten und durch Erhöhung der Anfangsspannung die Arbeitsfähigkeit desselben günstig zu beeinflussen. Zu dieser reinen Gefäßwirkung tritt außerdem noch die anregende Wirkung auf das Herz hinzu.

Adrenalin als subkutane Injektion geben wir nur im akuten Kollaps bei Säuglingen 0,2 bis 0,3 ccm, bei älteren Kindern 0,3 bis 0,5 der Lösung 1 : 1000. Sonst ziehen wir das Ephetonin vor. Dieses geben wir intern zwei- bis dreimal täglich $1/_4$ Tablette zu 0,05 bei Säuglingen, $1/_2$ Tablette bei größeren Kindern. Bei Klein- und Schulkindern injizieren wir $1/_3$ bis $1/_2$ Ampulle Ephetonin (in 1 ccm 0,05). Das Ephetonin ist durch seine protrahierte Wirkung dem Adrenalin überlegen. Am meisten gebräuchlich ist das Sympatol: 5 bis 10 Tropfen per os oder 0,1 bis 0,2 ccm subkutan oder intramuskulär für Säuglinge, 10 bis 15 Tropfen per os oder 0,2 bis 0,3 ccm für Kleinkinder, 15 bis 20 Tropfen per os oder 0,3 bis 1,0 ccm für Schulkinder, drei- bis viermal täglich.

Ähnlich ist die Wirkung des Strychnins. Man injiziert bei Säuglingen $^1/_{10}$ bis $^2/_{10}$ mg, bei Kleinkindern $^3/_{10}$ bis $^7/_{10}$ mg, bei Schulkindern 1 mg, zwei- bis dreimal täglich.

Rp.

Strychn. nitric. . . . . 0,001—0,01
Aquae destil. et ster.   10,0

MDS. Ein bis zwei Teilstriche für Säuglinge von der geringeren Konzentration, drei bis sieben Teilstriche für Kleinkinder von der stärkeren Konzentration.

Coffein und Campher haben eine zu stark erregende Wirkung, statt dessen verwenden wir lieber Coramin. Bei Säuglingen ein bis mehrmals täglich fünf bis zehn Tropfen innerlich, bei älteren Kindern 15 bis 20 Tropfen oder bei Säuglingen 0,5 ccm subcutan, bei älteren Kindern 1 bis 2 ccm. Ähnliche campherartige Wirkung hat das Cardiazol. Wir verwenden Cardiazol liquid und geben Säuglingen zehn Tropfen, Kleinkindern 15 Tropfen, größeren Kindern 20 Tropfen mehrmals täglich oder subcutan oder intramuskulär bei Säuglingen eine halbe, bei größeren Kindern eine ganze Ampulle. Größere Dosen können bei Säuglingen zu Krämpfen führen.

Ein weiteres campherähnliches Präparat ist das Hexeton. Man gibt von der 10%igen Lösung 0,2 bis 0,4 ccm ein bis mehrmals täglich intramuskulär bei Säuglingen 0,5 bis 1,0 bei Kleinkindern und 1,0 bis 1,5 bei älteren Kindern.

Von der früher üblichen Digitalisierung ist man bei den Kinderpneumonien abgekommen.

Eine sehr günstige Beeinflussung der Herzmuskulatur erreicht man durch Behandlung mit Traubenzuckerinjektionen. Es wird dem Herzen auf diese Art die wichtigste Nährstoffzufuhr gewährleistet. Dazu kommt die Tonusvermehrung auf die Skeletmuskulatur und vielleicht auch eine wasserentziehende Wirkung auf die pneumonischen Herde durch die hypertonische Lösung. Man gibt bei Kindern 20 bis 40 ccm einer 20%igen Lösung von Traubenzucker tief intramuskulär intraglutäal oder auf der Außenseite des Oberschenkels täglich bis zur deutlichen Besserung. Die Indikationen geben Fälle von cardiovasculären Symptomen, blasse Pneumonien und Kollapszustände (dann zweimal täglich injizieren). Ferner atonische Pneumonien mit Atonie der Skeletmuskulatur (Meteorismus), schließlich dichte und schwer sich lösende Infiltrate. Kontraindiziert ist die Zuckertherapie bei Hypertonie, Erregung und Krämpfen.

Ein weiteres Mittel mit vielseitiger Wirkung besitzen wir im Kalk. Wir verwenden das gluconsaure Calcium von SANDOZ (Ampullen zu 5 ccm einer 10%igen Lösung). Intramuskulär 2 bis 5 ccm jeden oder jeden zweiten Tag. Das Calcium wirkt ähnlich wie Digitalis, der Tonus des Herzens wird gesteigert, die Systole wird energischer, dazu kommt noch die starke Entzündungshemmung und die Fähigkeit, asthmaartige Zustände wie auch allgemeine tetanische Krämpfe zu kupieren. Die Calciumtherapie ist indiziert bei schweren Kreislaufstörungen, bei Krampfzuständen, Hypertonie und Unruhe, bei verzögerter Resolution der Lungeninfiltrate, bei asthmatischen Zuständen, die nicht so selten Pneumonien begleiten, bei Bronchiolitis, bei starken katarrhalischen Erscheinungen.

Bei verzögerter Lösung pneumonischer Infiltrate bewähren sich alternierende Injektionen von Traubenzucker- und Calciumlösungen.

Bei sehr lange dauerndem hohem Fieber und schlechtem Allgemeinbefinden sieht man gelegentlich eine umstimmende Wirkung von Omnadin. Es ist dies ein Gemisch von Stoffwechselprodukten verschiedener apathogener Bakterien,

Lipoiden der Galle und Neutralfettstoffen. Man gibt 1 bis 2 ccm intramuskulär, eventuell an den folgenden Tagen wiederholt. Schädliche Nebenwirkungen habe ich keine gesehen, entweder erlebt man einen oft deutlichen Temperaturabfall und auffallende Besserung des Allgemeinbefindens, oder dann überhaupt keine Wirkung, namentlich in schweren und anderweitig komplizierten Fällen.

Bei der sogenannten Sägefieberpneumonie, Bronchopneumonien mit auffallend starken und unregelmäßigen Temperaturschwankungen, aber auch sonst bewähren sich oft intramuskuläre Injektionen von Menschenblut.

Bei schweren Pneumokokkeninfektionen wird von den Franzosen besonders auch noch der sogenannte Fixationsabsceß empfohlen. Man injiziert subcutan 1 bis 2 ccm Terpentinöl. Es bildet sich ein Absceß und im Eiter desselben kann man dann reichlich Pneumokokken oder auch andere Keime nachweisen. Die besten Resultate hat man bei Grippepneumonien gesehen.

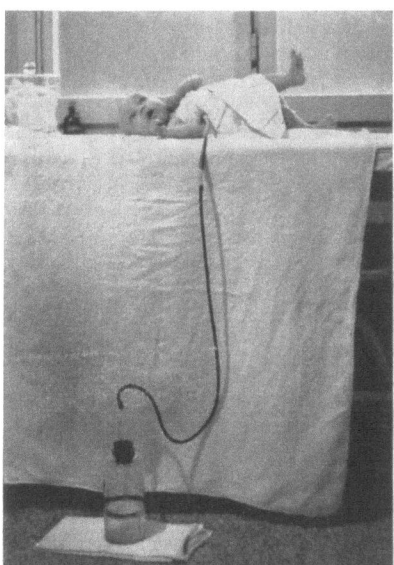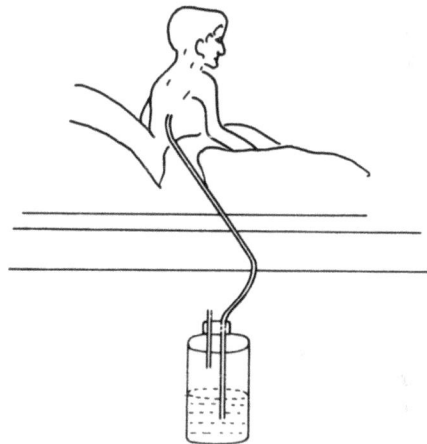

Abb. 178.

Beim *Lungenabsceß* führt meist die konservative Behandlung zum Ziel.

Schwierig und umstritten ist dagegen die Behandlung des *Empyems*. Vor zu frühzeitiger Thorakotomie mit Rippenresektion wird mehr und mehr gewarnt, und zwar aus zwei Gründen: 1. Wegen der Möglichkeit des Mediastinalflatterns, 2. vertragen namentlich Säuglinge wegen des ungeheuren Säfteverlustes nach der Operation die Thorakotomie schlecht, wenn sie im Stadium noch starker Exsudation vorgenommen wird. Sie laufen dann gewissermaßen aus und vertrocknen wie eine angestochene, frische Frucht. Man muß deshalb versuchen, das Empyem mit wiederholten Punktionen zu behandeln, eventuell verbunden mit Spülungen, unter Hinterlassung eines je nach dem Ausfall der Resistenzprüfung ausgewählten Antibioticadepots. Früher wurde 5 bis 10%ige Natrium-Taurocholatlösung zur Verflüssigung des Fibrins empfohlen. Besser bewährt haben sich aber fibrinolytische Fermente, wie Streptokinase nnd Streptodornase. In verschleppten Fällen versagen die Punktionen und man muß dann doch die Thorakotomie anschließen. Diese soll nicht zu früh und nicht zu spät vorgenommen werden. Das Empyem muß zuerst reifen. Anderseits darf das Kind nicht zu kachektisch werden.

Leider ist die Prognose des Empyems eine zweifelhafte und man kann viele Enttäuschungen erleben. (Siehe Sulfanilamidtherapie, 153. Vorlesung, Penicillin, 154. Vorlesung.)

Namentlich für junge Säuglinge eignet sich als schonendes Verfahren die Dauerdrainage des Empyems, die sogenannte *Bülausche Heberdrainage*.

Unter Lokalanästhesie wird je nach der Lage der intensivsten Dämpfung in der vorderen oder hinteren Axillarlinie im achten oder neunten Interkostalraum die Haut mit dem Messer durchtrennt. Dann wird durch einen Troikart auch die Muskulatur durchstoßen und die Pleura eröffnet. Das Stilet wird herausgezogen und in die Kanüle ein genau passender Gummischlauch in die Pleurahöhle eingeführt. Die Kanüle wird dann entfernt und der Schlauch mit Heftpflaster gut befestigt. Das kurze proximale Schlauchstück wird durch ein Glasrohr mit einem längeren (zirka 1 m) Schlauch verbunden. Das untere Ende des Schlauchstückes wird über ein Glasrohr gezogen, welches unter dem Spiegel einer aseptischen Flüssigkeit mündet, die das Auffanggefäß zu etwa einem Drittel füllt. Wird die obere Schlauchklemme entfernt, so fließt das eitrige Exsudat durch den Schlauch und das terminale Glasrohr in das Auffanggefäß, verdrängt ein entsprechendes Quantum Luft, welche durch ein seitlich angebrachtes, ebenfalls senkrecht verlaufendes kurzes Glasrohr nach außen entweichen kann. Sobald der Eiter die Luft aus dem Schlauch und dem zentralen Glasrohr verdrängt hat und der Eiter im Auffanggefäß Platz gefunden hat, stellt sich eine Heberwirkung her, die nun dauernd durch das Entweichen von Luftblasen unterhalten wird. Durch Anbringen von Klemmen am Gummischlauch läßt sich der Ablauf des Eiters unterbrechen und dadurch die Heberwirkung regulieren, was auch durch Heben und Senken des Auffangsgefäßes unterstützt werden kann (Abb. 178)

136. Vorlesung.

Die croupöse Pneumonie.

Die Bronchopneumonie ist meist sehr schwer, die croupöse Pneumonie fast immer gutartig. Die croupöse Pneumonie wird immer durch den Pneumococcus ausgelöst, bei der Bronchopneumonie finden sich häufiger neben den Pneumokokken auch andere Keime. Aber der Unterschied liegt mehr in der Art der Reaktion des Organismus als in der Natur der Keime. Die croupöse Pneumonie ist von Anfang an alveolär, die Bronchopneumonie geht dagegen meist aus einer Bronchitis hervor. Die croupöse Pneumonie befällt mit einem Male einen ganzen Lappen, ist somit lobär, die Bronchopneumonie dagegen ist lobulär oder zeigt sich zum mindesten in Form von multiplen Herden. Bei der Bronchopneumonie trifft man in der Tat sehr häufig ein- oder beidseitig zerstreute Herde von ungleicher Ausdehnung. Es sind pathologisch-anatomisch feste, etwas vorspringende Knötchen, die einen rot, andere bläulich, wieder andere gelb. Letztere können zur Bildung kleinerer Abszesse führen. Sowohl an der Oberfläche der Lunge wie auf der Schnittfläche kommen diese kleinen Herde deutlich zur Darstellung. Preßt man die Schnittfläche zwischen den Fingern, so tritt aus den kleinen Bronchien als Zeichen der bronchialen Infektion Eiter heraus. Histologisch sieht man außer der Kongestion eine Leukocyteninfiltration der kleinen Bronchien, welche von einer Zone von Alveolitis mit Fibrin und Leukocyten umgeben sind. Es ist dies das peribronchiale Knötchen, das einer lobulären Infektion entspricht. Daneben gibt es allerdings auch noch Bronchiolitis und Alveolitis, bei der ein direkter Zusammenhang mit einem Bronchus nicht nachzuweisen ist.

Bei der sogenannten pseudolobären Form der Bronchopneumonie sieht man, daß dieselbe nicht homogen ist, und man bemerkt, daß sie sich aus lauter festen

Knötchen zusammensetzt. Auf Druck läßt sich immer aus den kleinen Bronchien Eiter herauspressen. Es sind also beschränkte, aber konglomerierte Herde. Der Name der pseudolobären Bronchopneumonie ist deshalb vollkommen gerechtfertigt, denn es handelt sich ursprünglich um verschiedene isolierte Herde, die erst später zusammengeflossen sind und nicht um Befallensein eines ganzen Lappens zum vornherein. Ganz anders bei der croupösen Pneumonie. Der kranke Lappen ist von Anfang an als Ganzes im gleichen Grade befallen. Er ist rot, fest, homogen, bietet überall den gleichen Anblick und die gleiche Konsistenz. Die Schnittfläche erscheint regelmäßig rot wie ein Schnitt durch eine Leber. Man spricht deshalb von einer massiven Hepatisation. Auf Druck kommt kein Eiter aus den kleinen Bronchien hervor. Bei der histologischen Untersuchung sind die Bronchiolen wenig befallen. Dagegen zeigen die Alveolen eine Anschoppung mit roten und weißen Blutkörperchen und reichlich Fibrin. Man kann keine einzelnen disseminierten Herde feststellen, keine peribronchialen Knötchen, es handelt sich um eine fibrinöse Alveolitis des ganzen Lappens.

Die croupöse Pneumonie beim Erwachsenen beginnt plötzlich mit einem Schüttelfrost, Stechen auf der Brust, Atemnot, rostbraunem Sputum und einem Fieber, das auf einmal 40° erreicht. Beim Kind verhält sich der Beginn in der Regel etwas anders. Die croupöse Pneumonie setzt allerdings auch ziemlich plötzlich ein, aber ab und zu sieht man doch Prodrome. Einige Tage etwas Unwohlsein, Schnupfen oder eine ganz leichte Bronchitis. An Stelle des Schüttelfrostes sieht man bei den Kindern oft nur ein leichtes Frösteln. Bei jüngeren Kindern fehlt dieses Symptom überhaupt und an seiner Stelle treffen wir wiederholtes Erbrechen, seltener eine einzige Brechattacke. Beim wiederholten Erbrechen wird schließlich reine Galle erbrochen. Dieses Erbrechen ist gewöhnlich von einer starken Acetonausscheidung im Urin begleitet. Ein plötzlicher Temperaturanstieg und solch wiederholtes Erbrechen bedeutet sehr häufig beim Kinde den Beginn einer croupösen Pneumonie.

Die Dyspnoe ist im Gegensatz zur Bronchopneumonie der Säuglinge und Kleinkinder in der Regel gar nicht sehr ausgesprochen. Nasenflügelatmen und Cyanose können fehlen. Das Kind kann anscheinend ruhig atmen, aber etwas rascher wie normal. Man zählt etwa 50 bis 60 Atemzüge pro Minute, dabei besteht in der Regel keine solche stöhnende exspiratorische Dyspnoe wie bei der Bronchopneumonie. Ist das kranke Kind ganz ruhig, so kann eine Dyspnoe fast vollkommen fehlen. Die Steigerung der Atemfrequenz findet sich auch sonst bei fieberhaften Zuständen und kann nicht ohne weiteres für die Diagnose einer Pneumonie verwendet werden. Auch der Husten kann häufig fehlen, sogar während des ganzen Verlaufes der Krankheit. Ein rostbraunes Sputum wie bei Erwachsenen bekommt man bei Kindern nicht zu Gesicht, da sie kein Sputum herausgeben.

Über Stiche auf der Brust klagen gewöhnlich nur etwas ältere Kinder, manchmal auf der Seite der Pneumonie, manchmal auf der entgegengesetzten Seite. Ein recht häufiges Vorkommnis ist, daß der Schmerz zuerst im Abdomen lokalisiert wird, und zwar ganz besonders auf der rechten Seite. Dadurch kann man leicht zu einer Fehldiagnose einer Appendicitis verführt werden. Man spricht direkt von der Pseudo-Appendicitis pneumonica. Diese Fehldiagnose wird nur um so mehr nahegelegt, weil man sogar lokalisierten Schmerz in der Appendixgegend und défense musculaire nachweisen kann. Das Erbrechen, mitunter auch Durchfälle, scheinen für eine primäre Lokalisation der Krankheit im Abdomen zu sprechen. Meistens klingen alle diese Erscheinungen bei abwartender Behandlung ab. Aber ich habe es auch schon erlebt, daß neben einer beginnenden Pneumonie wirklich eine schwere, akute Appendicitis vorlag. Die Differentialdiagnose kann recht schwierig sein und sie ist auch sehr verantwortungsvoll und man sollte nicht ohne dringende Not ein pneumoniekrankes Kind operieren. Denn die Operation kann den Verlauf der Pneumonie sehr ungünstig beeinflussen. Differentialdiagnostisch wichtig sind folgende Momente: Im Gegensatz zur Appendicitis ist bei der Pneumonie das Fieber das erste Symptom, bei der Appendicitis der Schmerz. Auskultiert man bei der Pneumonie das Abdomen in der Appendixgegend, so sind die Darmgeräusche in der Regel erhalten. Bei jeder schweren Appendicitis herrscht dagegen im Abdomen Totenstille. Bei der Pneumonie gehen die Schmerzen im Abdomen gewöhnlich rasch zurück, ebenso die Défense, während bei der Appendicitis die Kolikschmerzen sich immer wiederholen und immer stärker werden, ebenso die Défense musculaire.

Die Diagnose der Pneumonie ist auch deshalb so schwierig, weil man in den ersten Tagen auch bei der genauesten physikalischen Untersuchung oft nichts Sicheres finden kann. Nur die Röntgenuntersuchung ist imstande, die Natur des Fiebers aufzuklären. Man findet dann einen dreieckförmigen Schatten, dessen Spitze in der Hilusgegend und dessen Basis subpleural gelegen ist. In den meisten Fällen kann man jedoch, etwa vom zweiten, dritten Tag an, doch auch mittels der Auskultation und Perkussion die Pneumonie nachweisen. Hier ist es vor allem wichtig zu wissen, wo man die Pneumonie suchen muß. Es ist nun eine merkwürdige Tatsache, der wir schon bei der Bronchopneumonie begegnet sind, daß auch die croupöse Pneumonie nie den linken Oberlappen befällt. Je jünger das Kind ist, um so größer ist die Wahrscheinlichkeit, daß, wenn man eine Pneumonie zunächst nicht findet, ihr Sitz im rechten Oberlappen gelegen ist. Man muß also ganz besonders in der Gegend der rechten Lungenspitze vorne und hinten auskultieren, und wenn man sie auch da nicht findet, muß man sie in der Gegend der Axilla suchen. Bei Kindern nach dem vierten und fünften Jahr findet man die croupöse Pneumonie meist in den oberen Partien bald des rechten, bald des linken Unterlappens. Seltener ist ausschließlich der rechte Mittellappen befallen, den man von der dritten Rippe vorne an bis zur Leber abwärts untersuchen muß. Im Gegensatz zum Erwachsenen empfehle ich bei den Kindern immer zuerst die Auskultation vorzunehmen, am besten mit Schlauchsthetoskop. Erst wenn sich das Kind an die Untersuchung gewöhnt hat, geht man zur Perkussion über. Fängt man umgekehrt gleich mit der Perkussion an, so mißdeuten das die kleinen Kinder und beginnen zu schreien, die Untersuchung wird dadurch erschwert. Es kann infolge des Schreiens eine Dämpfung vorgetäuscht werden.

Bei der Auskultation hört man ein oft nur leises Bronchialatmen, z. B. in der Spitze der Achsel oder am oberen Rande des rechten oder linken Unterlappens ganz nahe der Lappenspalte. Seltener stößt man gleich auf lautes Bronchialatmen. Recht häufig kann man nur Bronchophonie beim Husten oder Schreien nachweisen, manchmal auch ein ganz feines krepitierendes Rasseln. Hat man einen solchen Befund, so ist die Diagnose der Pneumonie gesichert. Bei leiser Perkussion nimmt man über dem Bezirk, der die Auskultationserscheinungen dargeboten hat, eine leichte Dämpfung wahr.

Bei der croupösen Pneumonie der Erwachsenen gilt als charakteristisch, daß ein ganzer Lappen befallen wird, bei der kindlichen croupösen Pneumonie trifft dies offenbar nicht in gleichem Maße zu, sondern es wird oft nur ein Bezirk des Lappens streifenförmig hepatisiert und so hört man denn in solchen Fällen Bronchialatmen eigentlich nur in einem schmalen Streifen neben der Wirbelsäule über dem oberen Teil der Unterlappen, der Hilusgegend entsprechend, ganz besonders in der Gegend der Lappenspalten.

Es gibt Fälle von croupöser Pneumonie, bei welchen die physikalische Untersuchung, auch wenn sie noch so genau durchgeführt wird, im Stiche läßt. Die

Symptome lassen sich dann meist erst kurz vor oder sogar erst nach der Krise objektiv nachweisen.

Das Fieber beginnt meist plötzlich und erreicht hohe Grade, 39 bis 40°, und hält sich während des ganzen Verlaufes ungefähr auf derselben Höhe. Oft zeigen gewisse Kinder Unregelmäßigkeiten der Temperatur mit sogenannten Pseudokrisen. Auf Pseudokrise ist verdächtig, wenn der Temperaturabfall nicht mit entsprechender Pulsverlangsamung einhergeht. Eine frühe Krise kann bei älteren Kindern gelegentlich schon am dritten oder vierten Tag beobachtet werden. Häufiger erscheint die Krise am siebenten bis neunten Tag. Bei kleinen Kindern dauert die croupöse Pneumonie oft länger, die Krise erscheint selten vor dem zehnten Tag und der Temperaturabfall ist oft weniger steil.

Tritt bei einem Kinde am fünften oder sechsten Tag eine Pseudokrise auf, welcher ein erneuter scharfer Anstieg der Temperatur folgt, der ein oder mehrere Tage dauert, so ist das meist dadurch bedingt, daß die croupöse Pneumonie nun auf einen anderen Lungenlappen übergesprungen ist.

Der Puls ist immer beschleunigt, 120 bis 160. Diese Pulsbeschleunigung hat aber bei Kindern nicht dieselbe üble prognostische Bedeutung wie bei den Erwachsenen.

Fast immer besteht etwas Husten, der einen unterdrückten Charakter annimmt, selten fehlt der Husten vollständig.

Nicht selten geht die croupöse Pneumonie auch bei Kindern, besonders die Oberlappenpneumonie, mit nervösen Erscheinungen einher. Im Beginn können Konvulsionen auftreten, ferner eine Meningitis serosa mit Nackensteifigkeit; nachts kommt es nicht selten zu Delirien, besonders gegen die Krise hin. Tagsüber sind die Kinder häufig etwas schläfrig und leiden nachts in gewissen Fällen an Schlaflosigkeit. Die tiefen Reflexe sind gewöhnlich herabgesetzt.

Der Urin ist dunkel gefärbt, spärlich, sehr reich an Uraten. Im Beginn findet man nicht selten Ketonurie. Die Chloride sind deutlich vermindert. Eine febrile Albuminurie wird häufig beobachtet.

Das Blut zeigt eine Hyperleukocytose (15000 bis 30000) mit Vorherrschen der Polynucleären, welche deutliche Linksverschiebung, toxische Granula, basophile Schlieren usw. zeigen.

Die croupöse Pneumonie ist der Typus einer sogenannten akuten cyclischen Infektionskrankheit. Charakteristisch ist der schlagartige Anfang unter dem Zeichen einer Allgemeininfektion mit Schüttelfrost oder Erbrechen, was für eine vorübergehende Generalisation der Keime im Blut spricht. Diese ist jedoch kurz und klinisch oft nicht deutlich. Dann folgt sehr rasch das Stadium der Organmanifestation. Die Keime werden in einem Lungenlappen lokalisiert. Es kommt zu einer hyperergischen Entzündung eines ganzen Lappens oder bei Kindern häufiger nur eines Lappenabschnittes. Charakteristisch ist der kritische Abfall des Fiebers, unter Umständen nach vorausgegangenen Pseudokrisen.

Der cyclische Verlauf der Krankheit ist unabhängig von der Ausdehnung des Lungenprozesses. Auch ganz kleine Herde können den entsprechenden Fieberverlauf bedingen. Nach der Krise kann gelegentlich der lokale Prozeß trotz der Fieberlosigkeit und der Entgiftung noch etwas weiterschreiten.

Die Infektion der Lungen geht mit großer Wahrscheinlichkeit von den Lymphknoten aus. Die regionären Lymphknoten der gesamten rechten Lunge und des linken Unterlappens sind so in das Hilusbindegewebe eingebettet, daß sie sich in unmittelbarer Nachbarschaft des Lungengewebes befinden. Diejenigen Lymphknoten aber, welche regionär zum linken Oberlappen sind, liegen gänzlich außerhalb des Hilus an den großen Gefäßen, das erklärt wohl die eigentümliche Tatsache, daß der linke Oberlappen extrem selten Sitz croupöser Pneumonie ist.

Offenbar führt der Weg der Infektion, wo auch immer die Eintrittspforte sei, über die Lymphknoten. Gelegentlich beobachtet man auch, daß von einer peripheren Lymphadenitis aus auf metastatischem Wege eine Erkrankung der Hilusdrüsen mit croupöser Pneumonie sich anschließt.

Es wären hier noch einige besondere klinische Formen des Verlaufes der croupösen Pneumonie bei Kindern zu erwähnen:

1. Abortiver Verlauf. Hier enden die schweren Symptome plötzlich schon am zweiten oder dritten Tag und die lokalen Veränderungen sind unbedeutend.

2. Wir haben bereits darauf hingewiesen, daß es croupöse Pneumonien gibt, die zunächst vorwiegend abdominale Symptome machen.

3. Cerebral-toxische Pneumonien. Sie täuschen eine Meningitis vor mit Nacken- und Rückensteifigkeit, positivem Kernig und Brudzinski. Bei der Lumbalpunktion kann man einen erhöhten Druck bei sonst normalem Liquor feststellen. Es gibt Fälle, welche während fast des ganzen Verlaufes somnolent oder komatös sind. Auch heftige Delirien und Stupor kommen in solchen Fällen vor.

4. Die Wanderpneumonie. Die Pneumonie wandert allmählich von einem Lappen zum anderen, bis alle Lappen an die Reihe gekommen sind. Glücklicherweise löst sich die Pneumonie häufig, bevor die anderen Lappen hepatisiert werden. Solche Fälle dauern oft zwei bis drei Wochen und zeigen ein dauernd hohes Fieber mit verschiedenen Pseudokrisen. Ich habe selbst Fälle von Wanderpneumonie beobachtet, welche bis zu sechs Wochen dauerten und dann doch noch glücklich endeten.

5. Doppelseitige croupöse Pneumonie, welche z. B. in beiden Unterlappen fast gleichzeitig einsetzt und zu einer massiven Hepatisation führt. Es zeigt sich frühzeitig schwerste Agitation und Herzschwäche. Die Prognose ist sehr ernst.

6. Pleuropneumonien. In diesen Fällen treten deutliche Pleurasymptome auf, wie heftiges Seitenstechen, pleuritisches Reiben und später Zeichen eines Pleuraexsudats.

Als Komplikation kann sich gelegentlich auch an eine croupöse Pneumonie ein Empyem anschließen. Auch Lungenabscesse können im pneumonischen Herd auftreten. Eine der häufigsten Komplikationen ist die Otitis media purulenta. Ohne die geringsten vorausgehenden Schmerzen tritt ein- oder doppelseitig oft im Anschluß an die Krise oder einige Zeit nachher eitriger Ohrenfluß auf. Seltenere Komplikationen sind Pneumokokkenmeningitis, Pneumokokkenperitonitis, Pneumokokkenarthritis.

Abgesehen von diesen komplizierten Fällen und der zum vornherein doppelseitig einsetzenden croupösen Pneumonie ist die Prognose im Kindesalter auffallend günstig. Prognostisch ungünstige Zeichen sind große Blässe mit frequentem, schwachem Puls, starker Meteorismus, anhaltendes Erbrechen und zunehmende Cyanose.

Die Behandlung soll mit Rücksicht auf die günstige Prognose keine zu eingreifende sein. Vom Pneumokokkenserum ist abzuraten. Trockene Schröpfköpfe im Beginn wirken oft auffallend günstig. Das Fieber und auch der Lungenprozeß werden durch feuchte Wickel mit zimmergestandenem Wasser unter Zusatz von etwas Eau de Cologne günstig beeinflußt. Doch soll das Kind möglichst ruhig gehalten werden. Freiluftbehandlung trägt viel zur Beruhigung und zur Schonung der Herzkraft bei. Nur bei hyperpyretischen Temperaturen sind Antipyretica, wie Pyramidon, Alcacyl usw., angezeigt.

Bei heftigem, trockenem Husten bringt oft der Bronchitiskessel Erleichterung, Sauerstoffinhalationen sind bei Cyanose angezeigt.

Herzstimulantien sind selten notwendig. Man gibt Campher, Coffein, Coramin oder Cardiazol. Von der Digitalisierung bei croupösen Pneumonien der Kinder ist man abgekommen (siehe Sulfanilamidtherapie, Vorlesung 153, und Penicillin in der Kinderheilkunde, Vorlesung 154). Beide Behandlungen, einzeln oder kombiniert, führen meist zu rascher Entfieberung am zweiten Behandlungstage. Um Rückfälle zu vermeiden, müssen jedoch die Dosen der Antibiotica ganz allmählich abgebaut werden.

137. Vorlesung.

Lungenabscesse im Kindesalter.

Man kann drei Stadien unterscheiden:

1. *Das Stadium der initialen Lungenerkrankungen.* Es beginnt fast immer plötzlich mit sehr hohem Fieber, Seitenstechen unter dem klinischen Bilde einer Pneumonie. Doch ist diese Pneumonie atypisch, das Fieber ist unregelmäßig, die auskultatorischen Erscheinungen sind nicht vollständig, man stellt die Diagnose auf eine Lungenkongestion oder eine Bronchopneumonie. Eine serofibrinöse, hämorrhagische oder aseptisch eitrige Pleuritis kann den Herd verdecken. Die klinische Diagnose ist in diesem Stadium nicht möglich, denn man hat nur eine entzündliche Reaktion um den initialen Herd herum. Selbst röntgenologisch kann die Diagnose oft nicht sicher gestellt werden.

2. *Das Stadium der Absceßbildung.* Es tritt verhältnismäßig frühzeitig auf, zwischen dem 10. und 15. Tag, eine Lungenblutung kann unmittelbar vorausgehen. Gewöhnlich bekommt das Kind einen heftigen Hustenanfall mit Auswurf von ziemlich dickem, grünlichem oder bräunlichem Eiter ohne fauligen Geruch. Die Menge beträgt einige Kubikzentimeter oder ein halbes Glas voll. Der Auswurf ändert mit der Zeit den Charakter, er wird mehr schleimig-eitrig und bildet im Glas drei ähnliche Schichten wie bei den Bronchiektasien. Die obere Schicht ist schaumig, schleimig-eitrig, die mittlere Schicht grüngelblich serös, die untere Schicht grüngelblich gleichmäßig eitrig. Doch ist diese Dreischichtung gerade beim Kinde seltener als beim Erwachsenen. Expektoration kann sich unter Erbrechen verbergen.

3. *Stadium des manifesten Lungenabscesses.* Sitzt der Absceß oberflächlich, so verrät er sich durch physikalische Zeichen. An Stelle der banalen Verdichtung stellen sich Kavernensymptome ein, großblasiges, feuchtes Rasseln, bronchiales und amphorisches Atmen, Bronchophonie. Liegt der Absceß tief, so findet man nur geringe und uncharakteristische physikalische Symptome. Das Aushusten des Eiters wirkt in der Regel ziemlich rasch günstig auf die Allgemeinsymptome. Das Fieber sinkt, wenn der Absceß genügend drainiert wird. Jeder Temperaturanstieg weist auf eine Eiterretention, einen neuen Lungenherd oder eine Pleurakomplikation hin.

Die Röntgenuntersuchung ist von größter Wichtigkeit. Das Initialstadium wird nur selten beobachtet, man findet dann einen rundlichen Herd in der Lunge, ohne starke Reaktion in der Peripherie. Hat sich der Absceß gebildet und eine Kommunikation mit einem Bronchus gefunden, wird also im zweiten Stadium eitriger Auswurf entleert, so findet man im Röntgenbild eine gewöhnlich ovale Aufhellung. Die größte Achse steht vertikal. Die Aufhellung steht nicht in Beziehung mit den Thoraxwänden und ist von einem doppelt konturierten Schatten umgeben, der an der oberen Peripherie am deutlichsten ist. Der untere Abschnitt des Abscesses ist verdunkelt und der Eiter kann hier einen horizontal verlaufenden Flüssigkeitsspiegel bilden. Oberhalb desselben findet sich die helle lufthaltige Zone. Im Röntgenbild kann man das Wachstum des Abscesses verfolgen. Hauptsächlich an der Unterfläche sieht man eine starke Verdichtung,

welche schließlich einen ganzen Lungenlappen erfüllen kann. Ist der Absceß
vollkommen entleert, so verschwindet der Flüssigkeitsspiegel und man sieht
die helle Absceßhöhle rings von einem doppelt konturierten Schattenstreifen,
der Absceßwand, umgeben. Aus dem Absceß ist eine sogenannte Pneumatocele
geworden. Mit Röntgenkontrastmitteln, wie Joduron, kann man einen Lungenabszeß von den Bronchien aus niemals nachweisen.

Trotz des schweren klinischen Bildes ist die Heilung sozusagen die Regel.
Man muß aber ein bis zwei Monate warten. Wenn sich die Heilung anbahnt,

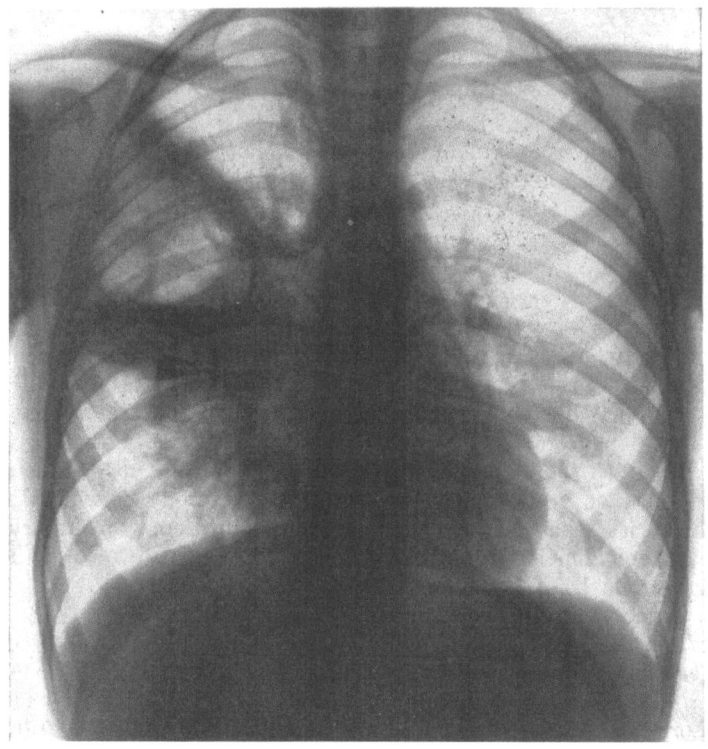

Abb. 179 a. Rechts Lungenabsceß mit horizontalem Flüssigkeitsspiegel, im linken Mittelfeld initiale Lungenerkrankung.

gehen das Fieber, der Auswurf, die klinischen und radiologischen Zeichen zurück.
Tritt der Tod ein, so ist dieser weniger auf den Absceß zurückzuführen, als auf
den septischen Zustand selber, der die Absceßbildung veranlaßt hat.

Komplikationen von Seiten der Pleura können frühzeitig auftreten, indem
sich die Entzündung in der Peripherie des Lungenabscesses auf die Pleura ausdehnt. Es kann zu einer serofibrinösen, hämorrhagischen oder aseptisch eitrigen
Pleuritis kommen. Sitzt der Absceß ganz am Rande der Lunge, so kann er zu
frühzeitigem Empyem führen, wobei im Eiter die gleichen Erreger gefunden
werden wie im Lungenabsceß. Bricht der Absceß direkt in den Pleuraraum durch,
so entsteht ein Pyopneumothorax. Die Lungenabscesse können auch in das
Mediastinum durchbrechen und dann sehr gefährlich werden.

Die Erreger der Lungenabscesse können einmal Pneumokokken sein. Diese
Pneumokokkenabscesse können ausheilen. Noch häufiger als Pneumokokken

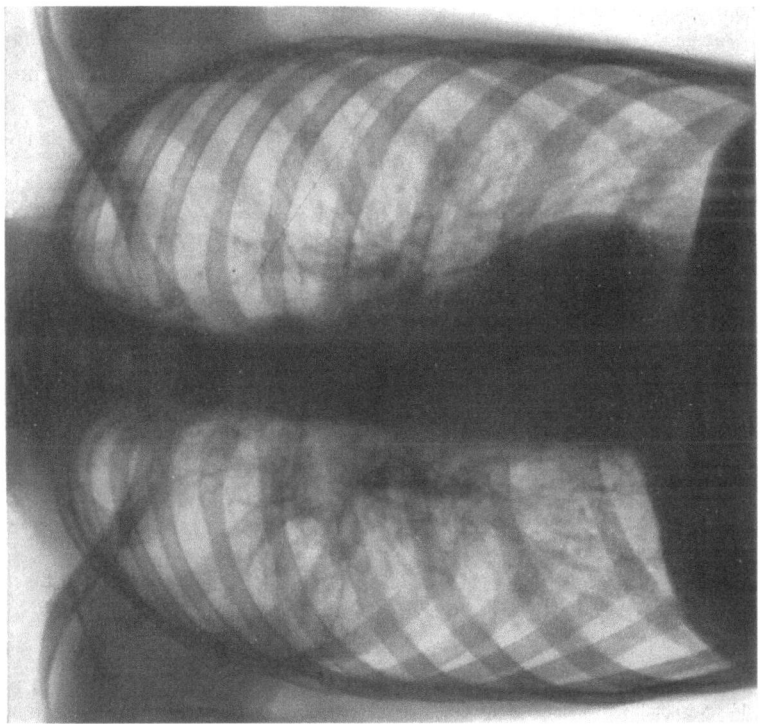

Abb. 179 c. Derselbe Fall, Spätstadium. An Stelle der rechten Absceßhöhle Pneumatocele, linkes Cavum verschwunden.

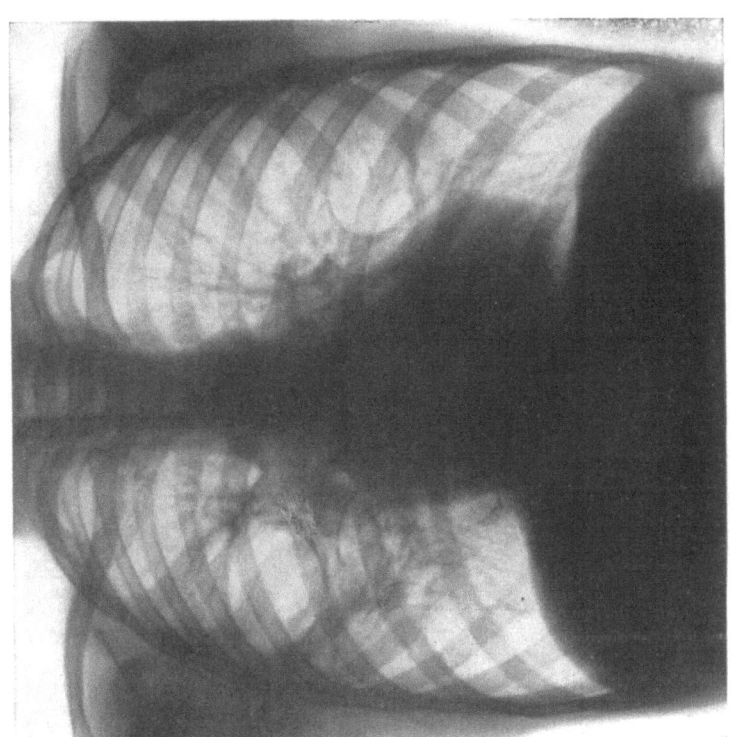

Abb. 179 b. Derselbe Fall, rechte Absceßhöhle hat sich gereinigt, links ist eine zweite Absceßhöhle aufgetreten.

sind Staphylokokken im Eiter der Lungenabscesse gefunden worden, gelegentlich auch Enterokokken.

An unserer Klinik haben wir wiederholt bei Säuglingen und Kleinkindern

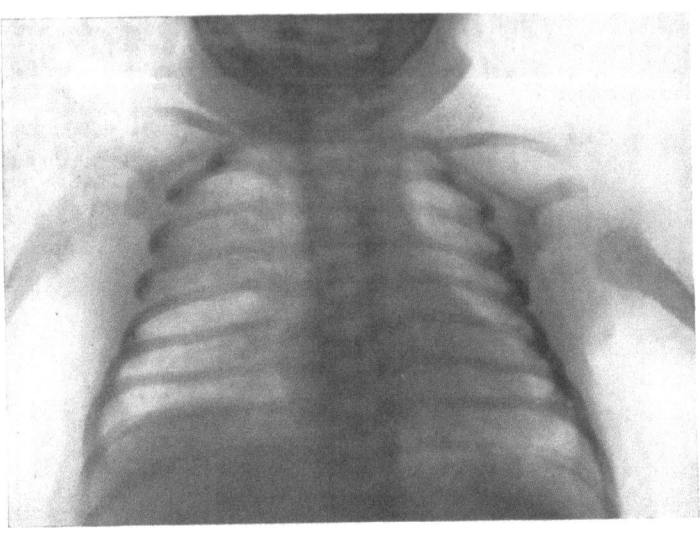

Abb. 180 a. 8. 2. 56.

Fall 1: P. R. 14 tg. männlicher Säugling. 8 Tage nach dem Auftreten einer Pyodermie: Beginn der
„Pneumopathie bulleuse" mit einer ziemlich homogenen, diffusen Verschleierung im re MF (auf der seitlichen Aufnahme dorsal), die nach unten zu durch eine Interlobärlinie abgeschlossen wird. Im UF re
paracardial ist ebenfalls eine Verschleierung erkennbar.

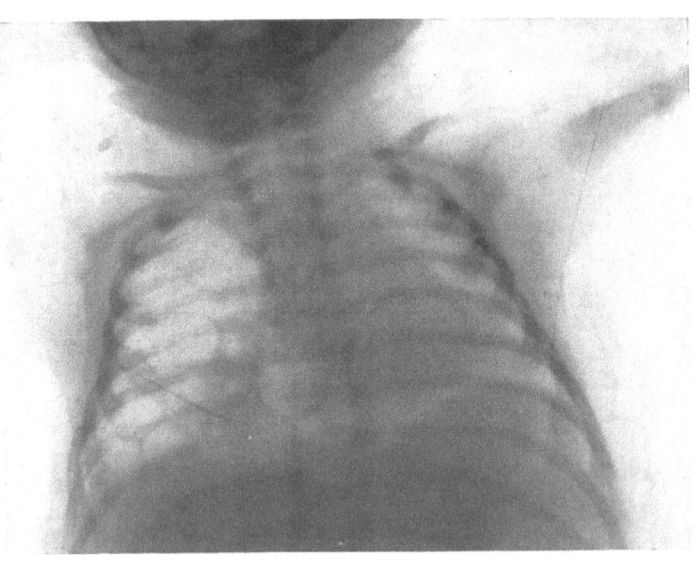

Abb. 180 b. 23. 2. 56.

Fall 1: P. R. 14 Tage nach Spitaleintritt: Umwandlung der pneumonischen Infiltrate in eine grobwabige
Lungenstruktur. Die Blasen erscheinen gebläht, wodurch eine leichte Verlagerung des Mediastinums resultiert
(trotz der leicht asymmetrischen Aufnahme).

das Krankheitsbild der Pneumopathie bulleuse extensive von DEBRÉ gefunden. Statt der Abscesse bilden sich gutartige Blasen die sich nach kürzerer oder längerer Zeit spontan wieder zurückbilden können (Abb. 180 a—d). Es handelt

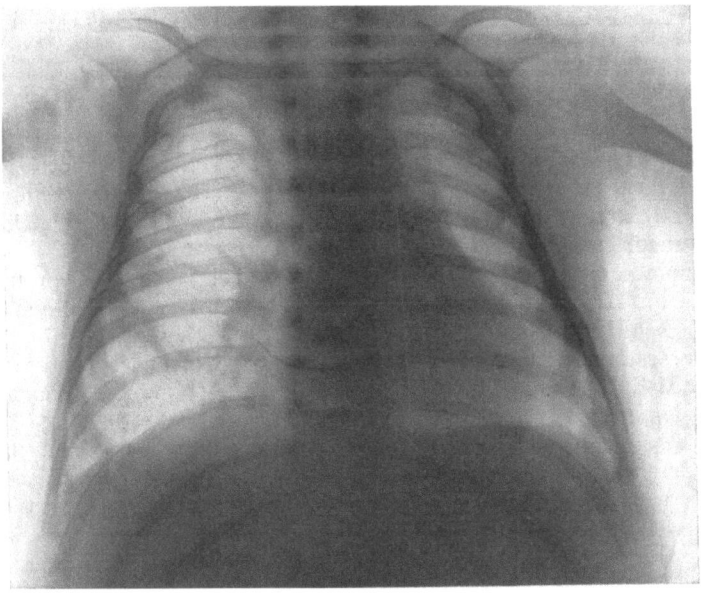

Abb. 180 c. 22. 3. 56.

Fall 1: P. R. 6 Wochen nach Spitaleintritt. Während die infektiösen Symptome abgeklungen sind, dehnen sich die Blasen aus.

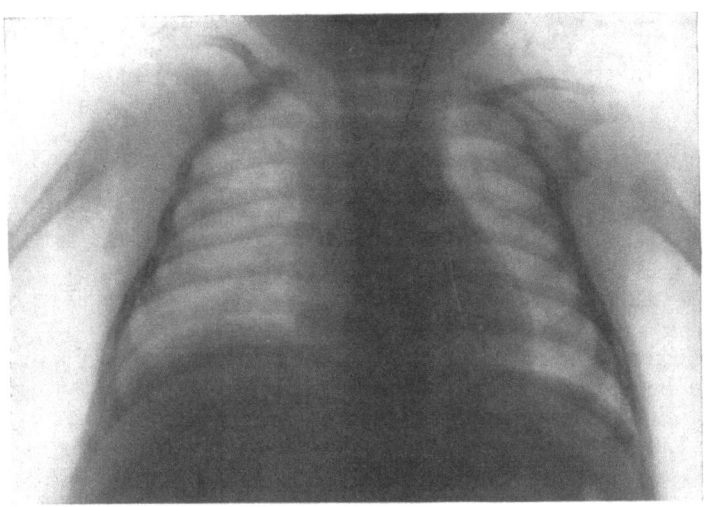

Abb. 180 d. 30. 4. 56.

Fall 1: P. R. Bei Spitalaustritt, nach 3 Monaten: deutliche Rückbildung der blasigen Struktur bis auf einige Residuen im rechten Mittelfeld.

sich offenbar um eine Mutation der Staphylococcen, wobei es sich nicht immer um penicillinresistente Stämme zu handeln braucht (C. ITEN).

Ferner ist bekannt, daß im Gefolge von Amöbendysenterie von Amöben verursachte Lungenabscesse vorkommen können. Finden sich im Eiter fakultativ anaerobische Keime, mitunter auch Spirochäten, so handelt es sich um subakute putride Abscesse. Bei diesen Abscessen sieht man schubweise Besserungen und wieder Verschlimmerungen. Die Prognose ist ungünstiger als bei den oben erwähnten nichtputriden Abscessen. Der Auswurf hat einen faulig stinkenden Geruch. Solche putride Abscesse werden am häufigsten bei endobronchialen Fremdkörpern, die aspiriert worden sind, beobachtet. Die durch den Fremdkörper bedingte Atelektase begünstigt die Verbreitung der Infektion sehr. Die putriden Fremdkörperabscesse sind besonders deshalb gefürchtet, weil sie zu Lungengangrän, Empyem und allgemeiner Sepsis führen können.

Lungenabscesse finden sich ganz besonders bei Neugeborenen und Säuglingen, die an Bronchopneumonie erkrankt sind, wobei aus kleinen bronchopneumonischen Herden in größerer Zahl kleine Abscesse, seltener größere Absceßhöhlen hervorgehen können. Charakteristisch für diese Lungenabscesse in diesem Lebensalter ist, daß es noch nicht zu einer Ausbildung einer eigentlichen Absceßmembran kommt.

Lungenabscesse hat man auch metastatisch entstehen sehen, z. B. von einem anderen Eiterherd aus, nach einer Osteomyelitis, nach Drüsenabsceß, Mastoiditis usw. Die Metastase erfolgt auf dem Blut- oder Lymphwege.

Häufiger entwickeln sich Abscesse auf deszendierendem Wege durch Aspiration, nach Affektionen der oberen Luftwege, Eiterung im Nasenrachenraum, Mandelabsceß, Anginen usw.

Bei Lungenabsceß muß man stets auch an Fremdkörper denken, Fremdkörperaspiration kann bei Kindern vollkommen unbemerkt erfolgen. Es muß deshalb die Radiographie und eventuell die Bronchoskopie zur Diagnose herangezogen werden.

Auch nach Operationen im Nasenrachenraum, selbst nach Zahnextraktionen kann es zur Aspiration von infektiösem Material in die Bronchien kommen und im Anschluß daran zu Lungenabscessen. Diese Abscesse erscheinen dann etwa zwei bis drei Wochen nach dem Eingriff. Mitunter können auch diese Abscesse auf dem Wege der Embolie oder auf dem Lymphwege erfolgen. Auch nach Appendicitisoperationen, nach Operationen des eingeklemmten Bruches wurden schon Lungenabscesse beobachtet, welche auf embolischem Wege entstanden waren.

Differentialdiagnostisch kommen in Betracht eine abgesackte Pleuritis oder interlobäre Pleuritis. Die klinischen Zeichen können die Diagnose nicht immer sicher entscheiden. Bei der interlobären Pleuritis ist die Verschattung in der Regel eine noch größere, die Konturen sind weniger scharf begrenzt, der Schatten dehnt sich mehr der Breite nach aus, während die Absceßhöhle im vertikalen Durchmesser am größten ist.

Bronchiektasien lassen sich leicht von einem Lungenabsceß unterscheiden, wenn man die dreieckförmigen parahilären Schatten beachtet. Man kann ferner die Bronchiektasien mit einem Kontrastmittel ohne weiteres darstellen, während dies beim Lungenabsceß nicht gelingt. Mitunter können sich aber gleichzeitig Bronchiektasien und Lungenabscesse vorfinden.

Im ersten Stadium wenden wir die übliche Behandlung der Lungenentzündungen an.

Hat sich der Lungenabsceß gebildet und ist die Eröffnung in die Bronchien erfolgt, so muß man für Aspiration des Eiters durch die Bronchien nach außen besorgt sein und wird auch durch gewisse Lagerungen des Patienten die Eiter-entleerung fördern. Bewährt haben sich uns Injektionen von Qlobinthin. 10%ige Terpentinölmischung jeden dritten Tag 1 bis 2 ccm intramuskulär. Intern Resyl, dreimal täglich einen Teelöffel vor den Mahlzeiten. Ernährung mit vorwiegender Trockenkost, Stillung des Durstes durch Früchte.

Zeigt der Absceß nach zwei Monaten noch keine Heilungstendenz, so muß man chirurgisch behandeln, sonst wird der Absceß chronisch. Es kommt zu Lungen-schrumpfung und zu Erweiterung der Bronchien. Die Operation wurde bisher nur selten beim Kinde ausgeführt. Man macht sie zweizeitig, zuerst führt man eine Rippenresektion über dem Absceß aus und erzeugt durch Bepinseln mit Jodtinktur eine Verklebung der Pleurablätter. Drei bis vier Tage später wird der Absceß mit dem Thermokauter eröffnet. Die Erholung erfolgt gewöhnlich rasch, der kind-liche Thorax ist so plastisch, daß erhebliche Deformierungen nicht zurückbleiben.

Viel schwieriger zu behandeln sind die mit Empyem komplizierten Abscesse. Vermutet man hinter einem eitrigen Erguß einen Lungenabsceß, so wird man zunächst periodisch punktieren, bis sich feste Pleuraadhäsionen ausgebildet haben. Später kann man dann die Pleurotomie vornehmen und unter Umständen hat man das Glück, den kausalen Lungenabsceß ebenfalls zu drainieren, der, subpleural gelegen, sich bereits in die Pleura eröffnet hat.

Bei Fremdkörperabscessen muß man so früh wie möglich durch Broncho-skopie den Fremdkörper entfernen und den Eiter durch die Bronchien absaugen.

Ganz ausgezeichnete Resultate ergibt auch bei Lungenabscessen die kom-binierte Sulfonamid-Antibiotica-Behandlung. (Siehe Vorlesung 153/154.)

138. Vorlesung.

Spontanpneumothorax im Kindesalter.

Die häufigsten Ursachen des Spontanpneumothorax beim Kinde sind, wenn wir von den eigentümlichen Fällen bei Neugeborenen absehen, Bronchopneu-monien, gelegentlich im Anschluß an Masern, häufiger nach Pertussis, seltener nach Diphtherie, lobäre Pneumonien, Lungenabsceß, Lungengangrän, Empyem, Tuberkulose und Trauma. Beim Lungenemphysem kann ein geblähter Alveolus einreißen. Sitzt dieser Riß im Interlobärspalt, so wird bei der Exspiration das Ventil durch den darüberliegenden Lungenlappen geschlossen.

Es besteht eine ausgesprochene Altersdisposition. Die meisten Fälle betreffen Säuglinge oder Kleinkinder.

In der Mehrzahl aller Fälle entsteht der Spontanpneumothorax so, daß ent-zündliche Veränderungen im Lungengewebe selbst zu einer Einschmelzung und dadurch zu einer Kommunikation zwischen Bronchialbaum und Pleuraraum führen. Ist die hierbei entstandene Öffnung groß und nicht besonders ungünstig gelegen, so wird ein Stillstand im Einströmen von Luft in den Pleuraraum dann eintreten, wenn der Druck in der Pleura dem im Bronchialbaum gleich ist. Dies dürfte im allgemeinen bei einem mittleren Kollaps erreicht sein, und ein solcher Pneumothorax braucht klinisch keine ernsteren Erscheinungen zu machen, ins-besondere keinerlei Dyspnoe oder Cyanose, wie wir ja von dem Pneumothorax her wissen, den wir z. B. bei der Tuberkulosenbehandlung setzen. Ganz anders beim Ventilpneumothorax. Anamnestisch ist meist eine Erkrankung der Lunge, bzw. der Pleura zu verzeichnen, also z. B. ein Empyem. Recht häufig kann die Lungen- oder Pleuraerkrankung schon längere Zeit zurückliegen, ja wie wir dies in einem Falle beobachtet haben, bereits abgeheilt sein. Es gibt Fälle, bei denen

von einer vorausgegangenen Lungen- oder Pleuraerkrankung überhaupt nichts
bekannt ist. Die geschädigte und vielleicht zirkumskript geblähte Lungenober-
fläche reißt ohne oder mit erkennbarer Ursache, z. B. Überdruck durch Schreien
oder Pressen, plötzlich ein. Der Riß sitzt infolge von Pleuraverwachsungen so
unglücklich, daß bei der Inspiration zwar ein Einströmen von Luft möglich ist,
aber bei der Exspiration legt sich ähnlich wie bei einem Fahrradventil die Pleura
bzw. die Lunge vor die Öffnung, so daß ein Entweichen der eingeströmten Luft
unmöglich wird. Ist ein bestimmter Überdruck erreicht, so strömt auch bei der

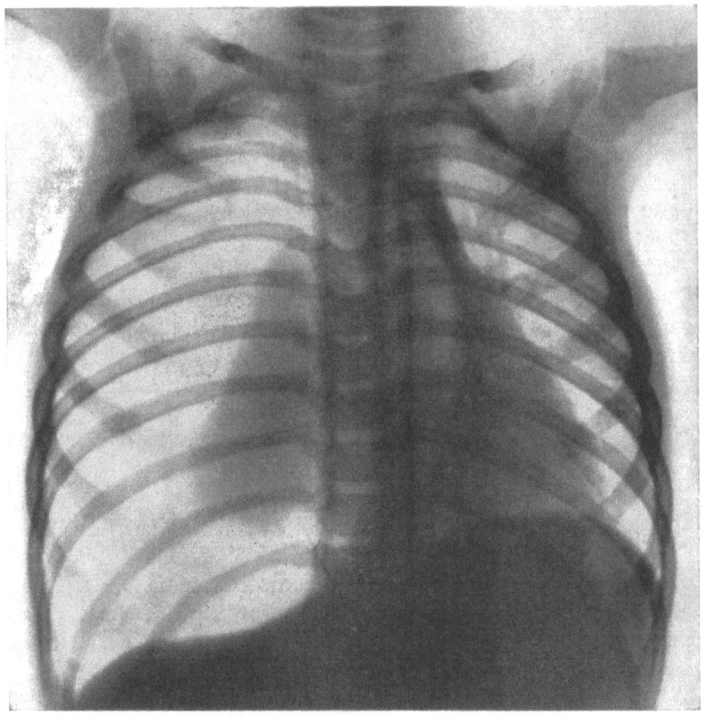

Abb. 181 a. Spontanventilpneumothorax rechts nach Bronchopneumonie. Lunge retrahiert, Mediastinum
nach links gedrängt (Mißbildung an der dritten rechten Rippe).

Inspiration keine Luft mehr in den Pleuraraum ein, wohl deshalb, weil die Lunge
völlig atelektatisch geworden ist. Es kann demnach auch beim Ventilpneumothorax unter gewissen Umständen ein Gleichgewichtszustand auftreten, der aber
nur so lange anhält, bis durch Resorption der Luft die Lunge sich so weit ausgedehnt hat, daß Luft erneut durch das Ventil durchtreten kann. Der endgültige
Verschluß des Ventils wird dadurch verzögert, daß durch die Bewegung der
Lunge und den Luftdurchtritt das Ventil immer wieder geöffnet wird, sofern
nicht akute Entzündungserscheinungen der Pleura schließlich zu einer Verklebung des Ventils führen.

Ich kann einen solchen Fall bei einem eineinhalbjährigen Kind besprechen.
Es hatte eine Bronchopneumonie durchgemacht, welche jedoch völlig abgeheilt
war, so daß das Kind seit einer Reihe von Tagen völlig fieberfrei und in voller
Rekonvaleszenz begriffen war. Wie ein Blitz aus heiterem Himmel trat nun bei
diesem Kind eine schreckliche Änderung des vorher so friedlichen klinischen Bildes

ein. Urplötzlicher Kollaps, stärkste Dyspnoe und Tachycardie mit hochgradiger Cyanose. Dieser Symptomenkomplex, verbunden mit einem außerordentlich ängstlichen Gesichtsausdruck, wie wir ihn auch bei anderen Formen der Erstickungsgefahr regelmäßig wahrnehmen, ist so charakteristisch, daß wir schon daraus die richtige Diagnose stellen können, wenn wir daran denken. Es ist begreiflich, daß das Auftreten eines solchen Ventilpneumothorax zu den unangenehmsten, glücklicherweise recht seltenen Überraschungen gehört, die dem Arzt in der Praxis entgegentreten können.

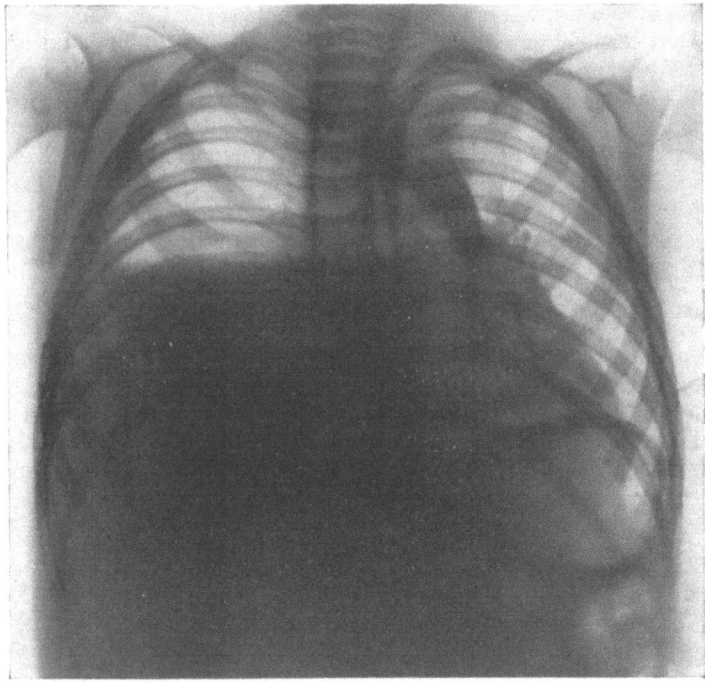

Abb. 181 b. Derselbe Fall, späteres Stadium, Pyopneumothorax.

Bei der näheren Untersuchung beobachten wir, daß der kleine Patient, der sich von dem ersten Kollaps erholt hat, peinlich jede Anstrengung meidet, um nicht hierdurch den Sauerstoffbedarf zu vermehren. Die befallene Lungenseite erscheint gebläht und macht bei der Atmung nur geringe Exkursionen. Über der ganzen befallenen Seite finden wir hypersonoren Klopfschall, bei linksseitigem Ventilpneumothorax kann die Herzdämpfung überhaupt nicht mehr an der gewohnten Stelle herausperkutiert werden, da das Herz völlig nach der gesunden Seite hin verdrängt ist. Einen solchen Befund können wir bei diesem Kind erheben. Bei der Auskultation ist das Atemgeräusch entweder aufgehoben oder es hat, wie in diesem Falle, einen deutlich amphorischen Charakter, d. h. wir nehmen ein Geräusch wahr, ähnlich demjenigen, welches entsteht, wenn wir über einen großen Krug hinwegblasen. Es entsteht ja auch hier dadurch, daß bei der Inspiration der Luftraum in der Pleurahöhle angeblasen wird.

Entsprechend dem physikalischen Befund ergibt die Röntgenuntersuchung bei diesem Kind auf der Seite des Pneumothorax rechts eine Aufhellung des ganzen Lungenfeldes unter Verschwinden der Lungenzeichnung. Man sieht den scharfen Rand der kollabierten Lunge und die mächtige Verdrängung des Mediastinums und des Herzens nach der linken Seite.

Der Pneumothorax braucht nicht immer eine so große Ausdehnung zu nehmen, es kommt auch manchmal zum partiellen Pneumothorax, so daß sich nur ein Luftmantel um die Lunge herum bildet.

Die Prognose des Überdruckpneumothorax hängt von den ätiologischen Faktoren ab und kann in solchen Fällen gut sein, bei denen keine Komplikation eintritt, namentlich im Sinne eines sekundären Empyems (Pyopneumothorax), dann kann sich die Luft allmählich wieder resorbieren. Gelegentlich kann aber der Spontanpneumothorax, wie ich einen solchen Fall bei der kritischen Entfieberung einer heftigen Bronchopneumonie bei einem 15 Monate alten Kind erlebte, im akuten Kollaps zum Exitus führen. Entwickelt sich ein Pyopneumothorax, so ist nach meinen Erfahrungen die Prognose in der Regel sehr ernst.

Bei der Therapie ist vor allen Dingen für Beruhigung zu sorgen durch Injektion von Morphium 1 bis 3 mg. Man kann versuchen, das Mediastinum zu entlasten, indem man durch Punktionen die unter Überdruck stehende Luft aus der Pleura entfernt. Doch ist dieser Eingriff meist illusorisch, weil durch das Ventil sofort immer wieder Luft nachströmt. Man hat deshalb besonders in neuerer Zeit vorgeschlagen, den Ventilpneumothorax dadurch zu beseitigen, daß man den Pneumothorax öffnet, so daß jeweilen beim Überdruck die Luft nach außen entweichen kann. Es müßte sich dabei aber nur um eine allerfeinste Öffnung handeln,[1] da sonst wieder schwere Gefahren entstehen infolge der sogenannten Pendelluft, d. h. die gesunde Lunge bläst bei der Exspiration einfach die kranke Lunge auf, so daß die Luft zwischen den beiden Lungen hin und her pendelt, indem bei der Inspiration die gleiche Luft von der gesunden Lunge wieder angesogen wird. Dies ist deshalb möglich, weil beim offenen Pneumothorax die Lunge unter keinem positiven Exspirationsdruck steht. Beim geschlossenen Pneumothorax kann das nicht eintreten, weil auch auf der kranken Seite der Druck während der Exspiration vermehrt wird, so daß ein Widerstand gegen die Pendelbewegung der Luft besteht und diese deshalb durch die Trachea entweicht. Wir wollen uns in diesem Falle darauf beschränken, wiederholt kleine Mengen Luft abzulassen. Glücklicherweise kann das Kind, wenn es sich einmal daran gewöhnt hat, einen recht großen Überdruck anscheinend ohne Schaden ertragen. Der Gradmesser für das Eingreifen ist die Dyspnoe, eventuell die Cyanose und die Stauung durch Kreislaufstörung. Wird der Pneumothorax chronisch, so kann man versuchen, die Lungenfistel durch Erzeugung einer Entzündung zum Verschwinden zu bringen. Man hat zu diesem Zweck z. B. 30%ige Traubenzuckerlösung in den Pleuraraum injiziert oder auch einen Oleothorax angelegt, indem man Olivenöl oder Paraffinöl mit 2 bis 4% Gomenol eingebracht hat.

Die Prognose hat sich sehr gebessert durch die intrathorakale Anwendung von Antibiotica nach entsprechender Eiteraspiration, ein- bis zweimal täglich.

139. Vorlesung.

Fremdkörper in den Luftwegen bei Kindern.

Ich habe Gelegenheit, ein bald zweijähriges Mädchen mit einer recht charakteristischen Anamnese zu besprechen. Das Kind bekam beim Nüsseessen im Anschluß an ein Verschlucken einen heftigsten Hustenreiz und wurde kurze

---

[1] Wir führen einen feinen Gummikatheter ein und leiten die ausströmende Luft durch Schläuche in ein mit Wasser gefülltes Gefäß ab. Die Luftblasen im Wasser erlauben eine Kontrolle, ob das Ableitungssystem funktioniert.

Zeit ganz cyanotisch. Seither soll es dauernd heftig, oft anfallsweise gehustet haben. Die Atmung wurde anschließend etwas stridorös. Nach drei Tagen wurden über der rechten Lunge, diffus verteilt, namentlich im rechten Unterlappen, feuchtes Rasseln nachgewiesen. Gleichzeitig trat Fieber auf von septisch inter-mittierendem Charakter mit Temperatursteigerungen bis 40° am Abend. Dämpfung über dem rechten Unterlappen konnte nicht nachgewiesen werden, aber das Atemgeräusch war deutlich abgeschwächt. Im rechten Hilusgebiet vesico-bron-chiales Atmen.

Wir sehen ein zartes Mädchen mit ängstlichem Gesichtsausdruck, es ist etwas unruhig. Von Zeit zu Zeit anfallsweise heftiger Reizhusten ohne Auswurf. Zeit-weise zeigt das Kind auch ein Würggefühl.

Heute finden wir über den Lungen rechts hinten unten eine handbreite relative Dämpfung und in diesem Bezirk stark abgeschwächtes, aber reines Vesiculäratmen. Kein pleuritisches Reiben. Die Atmung ist regelmäßig, etwas angestrengt. Frequenz 48, geringes Mitbewegen der Nasenflügel.

Thoraxröntgenbild: Kein Fremdkörper sichtbar, im rechten Unterfeld zeigt sich eine zum Teil scharf begrenzte, zum Teil fleckige und streifenförmige Ver-schattung. Auch ist die untere Partie des rechten Hilus auffallend groß und dicht.

Soeben bekommt das Kind wieder einen starken Hustenanfall und hustet nun ein fast 1 cm großes Stück Baumnuß aus. Das Kind hat offenbar beim Nüsseessen bei einer krampfhaften Inspiration diesen Baumnußkern in den rechten Bronchus aspiriert.

Charakteristisch an der Anamnese bei der Fremdkörperaspiration ist der plötzliche Beginn mit stürmischem Hustenanfall, Erstickungsgefühl und Cyanose. Dieser Anfall geht jedoch bald wieder vorbei und es folgt nun unmittelbar dem schweren initialen Erstickungsanfall das Stadium einer relativen falschen Ruhe, welches bei manchen Fällen symptomloser sein kann als bei dem hier besprochenen Kind, bei dem dauernd anfallsweise Husten, aber ohne Cyanose und Erstickungs-gefühl und etwas stridoröse Atmung zurückblieb. Die falsche Ruhe kann so trügerisch sein, daß die Eltern sogar den initialen Erstickungsanfall vergessen. Dieses Stadium der falschen Ruhe ist deshalb so gefährlich, weil infolge des Nachlassens oder Schwindens der subjektiven Beschwerden der günstigste Zeit-punkt für die Entfernung des Fremdkörpers aus den Luftwegen, bevor noch sekundäre Lungenkomplikationen aufgetreten sind, versäumt wird (PRIESEL).

Wir haben vor einigen Jahren ein ebenfalls zirka zweijähriges Kind mit der Diagnose Croup in die Klinik eingewiesen bekommen. Es war auch hier ohne Fieber plötzlich heftiger Husten, Kehlkopfstenose, Heiserkeit aufgetreten, mit einem weithin hörbaren Stridor. Es war bei diesem Kind offenbar zur plötzlichen Einengung des Lumens des Kehlkopfes sowie zu einem reflektorisch ausgelösten Glottiskrampf gekommen. Dieser Spasmus löste sich aber nach kurzer Zeit wieder und es trat die obenerwähnte ominöse Beruhigung ein. Doch blieb eine gewisse Heiserkeit und ein zeitweiser Stridor zurück. Von Zeit zu Zeit wiederholten sich, besonders nach Lagewechsel, wieder heftigste Husten- und Erstickungsanfälle. Der Fall war auf einen aspirierten Fremdkörper im Larynx sehr verdächtig und in der Tat gelang es dem Laryngologen, ein Metallplättchen von einer Kinder-trompete aus dem Larynx zu extrahieren. Je nach der Lage dieses Plättchens war offenbar das Lumen des Larynx bald relativ frei, bald mehr oder weniger stark obstruiert.

Unsere beiden Fälle zeigen neben den initialen und rezidivierenden Husten- und Erstickungsanfällen ein weiteres Symptom, das bei Fremdkörpern in den

Luftwegen gelegentlich, aber nach PRIESEL nicht allzuoft angetroffen wird, das ist ein Stridor, der gewöhnlich exspiratorisch ist.

Hat sich bei unserem ersten Fall der Fremdkörper in einem Hauptbronchus festgesetzt, so entwickeln sich allmählich Symptome von seiten der Lunge. Es entsteht zunächst eine mehr oder weniger starke Atelektase, je nachdem der Bronchusverschluß komplett oder inkomplett ist. Die betreffende Thoraxseite erscheint dann gegenüber der gesunden etwas verschmälert, sie hinkt bei der Atmung nach. Der Perkussionsschall wird mehr oder weniger gedämpft mit tympanitischem Beiklang. Das Atemgeräusch wird daselbst stark abgeschwächt, ja kann gelegentlich ganz verschwinden. Sind Bronchien zweiter oder dritter Ordnung verstopft, so sind nur entsprechend kleinere Lungenbezirke von der Atmung ausgeschaltet.

Ein anderes Bild macht der Fremdkörper, wenn er als Ventil wirkt, d. h. wenn bei der Inspiration die Luft noch hineingelangen kann, bei der Exspiration jedoch der betreffende Bronchus mehr oder weniger vollständig verstopft wird. Dann zeigt sich, weil die eingeatmete Luft nicht mehr heraus kann, ein lokalisiertes Lungenemphysem, erkenntlich an der Erweiterung der betreffenden Thoraxhälfte und an der Verdrängung des Herzens und des Mediastinums nach der gesunden Seite. Der Perkussionsschall wird tympanitisch, die Atmung im Bereich der geblähten Lunge ist nur leicht abgeschwächt.

Im weiteren Verlauf treten dann fieberhafte Bronchitiden und Bronchopneumonien auf. Der Geruch der Exspirationsluft wird fötide. Es entwickeln sich chronische Pneumonien, die häufig zu Lungenabsceß und zu Gangrän führen können. Perforiert ein solcher Absceß in die Pleura, so kommt es zu akutem Pyopneumothorax mit schwersten Kollapserscheinungen und gelegentlichem plötzlichem Tod. Bei einem neun Monat alten Säugling haben wir einen solchen Verlauf beobachtet. Bei der Autopsie fand sich als Fremdkörper eine Kornähre in der Pleurahöhle. Auch wenn kein Pneumothorax sich ausbildet, kann sich an den Fremdkörperabsceß ein Empyem anschließen.

Außerordentlich wichtig ist bei jedem Verdacht auf Fremdkörperaspiration die Röntgenuntersuchung der Lungen. Sie kann mit einem Schlage das Krankheitsbild klären, namentlich dann, wenn der Fremdkörper in den Luftwegen direkt nachgewiesen werden kann, z. B. nach Aspiration von Nadeln, Nägeln, Bleistifthülsen, kleinen Münzen, Knochen, Zähnen, Steinen usw. Doch geben 40 bis 50% aller aspirierten Fremdkörper keinen direkten Röntgenschatten, z. B. Kaffeebohnen, Erbsen, Bohnen, Nußkerne usw.

Man muß solche Kinder, um den Fremdkörper zu finden, mitunter in verschiedenen Strahlenrichtungen durchleuchten, namentlich dann, wenn der Fremdkörper, z. B. ein Knochen oder Kieselstein, bei frontalem Strahlengang keinen deutlichen Schatten gibt.

Im Röntgenbild können wir zwei verschiedene Verhaltensweisen unterscheiden, je nachdem es sich um eine einfache Bronchostenose oder um eine Ventilstenose durch den Fremdkörper handelt.

Bei der gewöhnlichen Bronchostenose finden wir nach PRIESEL folgende charakteristischen Symptome:

1. Geringerer Luftgehalt auf der Seite der Bronchostenose.
2. Hochstand der entsprechenden Zwerchfellhälfte.
3. Verlagerung des Mediastinums nach dieser Seite.

Alle diese Symptome sind am deutlichsten ausgeprägt während der Inspiration, ja oft nur während der Inspiration wahrnehmbar.

Gerade entgegengesetzt ist das Bild bei der Ventilstenose, bei der der entsprechende Luftweg durch den Fremdkörper nur während der Exspiration mehr oder weniger vollständig obstruiert wird. Hier haben wir:

1. Größeren Luftgehalt auf der Seite des Fremdkörpers. Das betreffende Lungenfeld erscheint im Vergleich zur Gegenseite abnorm hell.

2. Tiefstand der entsprechenden Zwerchfellhälfte.

3. Verlagerung des Mediastinums und des Herzens nach der entgegengesetzten Seite.

Alle diese Symptome werden besonders deutlich bei der Exspiration.

Entwickeln sich Bronchopneumonien, so treten entsprechende intensivere Schattenherde auf. Bei Abszeßbildung kommt es gewöhnlich zu unregelmäßigen Aufhellungen, die aber durch den intensiven Schatten eines Begleitempyems verdeckt werden können. Beim Pyopneumothorax, der nicht mit dem Lungenemphysem verwechselt werden darf, sehen wir eine starke Aufhellung entsprechend dem Luftgehalt im Pleuraraum, ohne Lungenzeichnung. Der Rand der zurückgesunkenen Lunge ist meist deutlich sichtbar. Bei begleitendem Empyem sehen wir einen horizontalen Flüssigkeitsspiegel.

Es ist sehr wichtig, daß der Arzt, besonders bei verdächtiger Anamnese, stets an die Möglichkeit einer Fremdkörperaspiration denkt, und sich bemüht, die richtige Diagnose rechtzeitig zu stellen.

Differentialdiagnostisch kommen zunächst beim initialen Husten- und Erstickungsanfall Pseudocroup (Laryngitis subglottica) und echter Croup in Frage.

Beim Pseudocroup fiebert meist das Kind hoch und bekommt ganz plötzlich, häufig in der Nacht aus dem ersten Schlaf heraus, bellenden Husten und starke Atemnot. Dieser Pseudocroup entwickelt sich am häufigsten auf der Basis einer grippalen Infektion, kommt aber nicht selten auch im Prodromalstadium der Masern vor. Gelegentlich beginnt auch ein Keuchhusten mit einem solchen Anfall von Pseudocroup. Verdacht auf Fremdkörperaspiration muß der Arzt schöpfen, wenn der Husten und Erstickungsanfall aus voller Gesundheit heraus ohne jedes Fieber erfolgt ist.

Beim echten diphtherischen Croup entwickelt sich die Respirationsstenose nicht plötzlich, sondern allmählich. Die Heiserkeit nimmt immer mehr zu, die Stimme wird im Gegensatz zum Pseudocroup mehr und mehr aphonisch. Der inspiratorische Stridor, Atemnot, schwerkrankes blasses Aussehen, leichte Cyanose, unterbrochen von heftigen Erstickungsanfällen zeigen progressiven Verlauf, im Gegensatz zur ominösen Ruhe bei Fremdkörperaspiration. Beläge im Rachen können vorhanden sein, nicht selten aber auch vollkommen fehlen. Manchmal besteht jedoch gleichzeitig eine Nasendiphtherie mit leicht blutigserösem Ausfluß, welcher die Nasenöffnungen anätzt, wobei im Nasensekret Diphtheriebazillen nachgewiesen werden können. Ein descendierender Croup kann über den Lungen ähnliche Perkussions und Auskultationserscheinungen hervorrufen wie ein Bronchialfremdkörper.

Die Fälle mit exspiratorischer Stenose und Lungenblähung können eine Asthmabronchitis nachahmen. Doch ist der streng einseitige Befund verdächtig auf eine Fremdkörperaspiration.

Gelegentlich können verkäste tuberkulöse Bronchialdrüsen in die Luftwege durchbrechen und dann natürlich ganz ähnliche Symptome machen wie ein von außen eingedrungener Fremdkörper.

Von der rechtzeitigen Diagnose hängt sehr häufig das Leben des Kindes ab. Der Kinderarzt wird diese Fälle, selbst wenn auch nur ein Verdacht besteht, am besten dem Laryngologen überweisen, dem die frühzeitige Extraktion des Fremdkörpers obliegt, sobald die Diagnose gestellt ist.

Bronchiektasien im Kindesalter.

Ich bespreche im folgenden ein siebenjähriges Mädchen. Es hat mit einem Jahr Masern durchgemacht. Seit einiger Zeit soll es immer husten, jedoch ohne Fieber. Einige Male habe es erbrochen. Der Arzt schickte das Kind mit dem Verdacht auf Tuberkulose.

Die klinische Beobachtung ergab folgendes: Das Kind hat einen starken gelösten Husten, der es besonders am Morgen peinigt und mit der Expektoration von ziemlich reichlichem, schleimig-eitrigem Auswurf endet. Schon dies ist ein auffälliges Zeichen. Gewöhnlich verschlucken die Kinder ihr Sputum und geben nichts heraus, außer bei Keuchhusten. In der Anamnese wurde ferner Erbrechen erwähnt. Es handelt sich um die Herausgabe verschluckten Sputums. Auch dies ist ein bei dieser Krankheit öfters vorkommendes Symptom.

Das Mädchen sieht verhältnismäßig gut aus, ist gut entwickelt, doch spricht dies nicht unbedingt gegen eine Tuberkulose, denn manche Kinder können trotz eines glänzenden Aussehens schwere tuberkulöse Lungenveränderungen haben.

Auffällig ist eine leichte Dunsung des Gesichtes. Ferner finden wir eine Andeutung von Trommelschlegelfingern, d. h. die Nägel an Händen und Füßen sind leicht uhrglasförmig gewölbt. Die kolbigen Verdickungen der Endphalangen entstehen durch periostale Wucherungen. P. MARIE hat die Erscheinung als Ostéoarthropathie hypertrophiante pneumique bezeichnet. Es handelt sich wahrscheinlich entweder um eine Folge von Zirkulationsstörungen oder um einen Reiz resorbierter Toxine aus Eiter.

Beim physikalischen Lungenbefund ist auffallend der Kontrast zwischen den fehlenden oder nur geringen Veränderungen des Perkussionsschalles und dem konstanten Auskultationsergebnis. Man hört mehr oder weniger reichlich grobe, laute Schnurren und besonders hinten unten beiderseits grobblasige, nicht-klingende Rasselgeräusche.

Es besteht ein Entleerungsrhythmus des Sputums. Auswurffreie Intervalle wechseln ab mit maulvoller Expektoration. Bei unserem Falle schwimmt das Sputum an der Oberfläche des Wassers, es ist schaumig und schleimig-eitrig. Drei Schichten, wie man sie bei Erwachsenen häufig findet, eine obere schaumig-eitrige Schicht, eine mittlere grüngelblich seröse und eine untere gleichmäßig eitrig-grüngelbliche Schicht fehlt hier, wie das ja auch bei Kindern im allgemeinen seltener vorkommt. Die mikroskopische Untersuchung ergab mäßig viel Leukocyten und Kokken, keine Tuberkelbazillen. In der Kultur wuchsen Streptokokken, vereinzelte Kolonien von Staphylokokken. Der negative Befund von Tuberkelbazillen spricht somit ebenfalls gegen eine Tuberkulose.

Es bestehen unregelmäßige subfebrile Temperaturen.

Das Blut zeigt keine Anämie, Hämoglobin 75%, Rote 4,45 Millionen, Färbeindex 1, Leukocyten 12500, Stabkernige 6%, Segmentkernige 42%, Eosinophile 3%, Lymphocyten 43%, Monocyten 6%. Eine Leukocytose über 12000 spricht einigermaßen gegen Tuberkulose. Bemerkenswert ist auch das Fehlen der Linksverschiebung.

Wichtig ist ferner die Blutsenkung; sie ist hier normal, nämlich nach der ersten Stunde 5 mm, nach der zweiten Stunde 22 mm, nach 24 Stunden 76 mm. Wenige Tage später waren die entsprechenden Zahlen 2, 6, 48 mm. Diese eher verlangsamte Senkung spricht ebenfalls gegen eine Tuberkulose.

Die Tuberkulinreaktionen fielen vollkommen negativ aus. Im Röntgenbild sieht man Verdichtungen in beiden Unterfeldern am Rande des Herzens, die vor dem Schirm nicht als Infiltrate identifiziert werden konnten. Immerhin ist der rechte Hilus etwas groß. Bei genauerer Betrachtung sieht man an den Bronchial- strängen sowohl rechts als auch links unten sackartige oder zylindrische Erweite- rungen der Bronchien. Für Tuberkulose ergeben sich keine Anhaltspunkte. In krassem Widerspruch zu dem lange bestehenden ausgesprochenen Auskultations- befund besteht nur vermehrte Zeichnung bei sonst hellen Lungenfeldern.

In anderen Fällen findet man oft eine wabenartige Zeichnung. Die Waben entstehen durch den Luftgehalt der erweiterten Bronchien.

Eine ausgezeichnete Methode für die Darstellung der Bronchiektasien ist die Kontrastmittelfüllung der Bronchien. Man geht dabei so vor, daß man dem Kind zum vornherein ein Narkoticum gibt, z. B. Dicodid, je nach dem Alter dosiert. Dann wird der Kehlkopf mit einer 10%igen Cocainlösung, der man einen Tropfen einer Suprareninlösung 1 : 1000 beifügt, durch Bepinseln anästhesiert unter Leitung des Kehlkopfspiegels. Insbesondere werden bei tiefer Inspiration auch Wattestäbchen zwischen den geöffneten Stimmbändern in den Kehlkopf eingeführt. Dabei läuft auch etwas Cocain in die Trachea und anästhesiert die- selbe. Darauf führt man einen Larynxkatheter, der im Innern einen Silber- draht enthält, bei tiefer Inspiration zwischen den Stimmbändern hindurch durch den vollständig unempfindlichen Kehlkopf in die Trachea, bis man auf den Widerstand der Bifurkation stößt. Dann lagert man den Patienten auf die entsprechende Seite, je nachdem man den rechten oder linken Bronchialbaum füllen will. Vor dem Röntgenschirm sieht man die Lage des Katheters deut- lich. Meist gleitet der Katheter zuerst in den rechten Bronchus. Nun wird das Kontrastmittel langsam in den Katheter eingespritzt und man beobachtet die zunehmende Füllung des Bronchialbaumes. Eine Röntgenaufnahme ist nun schleunigst anzuschließen, da sonst durch Husten die Lösung diffus in alle Bron- chialverzweigungen verstreut werden und deshalb kein eindeutiges Bild mehr liefern kann. Nur das Jodöl vermag Bronchiektasien mit Sicherheit und in ihrer ganzen Ausdehnung und Entwicklung darzustellen oder auszuschließen. Vor allem für die wissenschaftliche Erforschung ist diese Methode von unersetzlichem Wert. Eine andere Frage ist, ob die Kontrastmittelfüllung für die Praxis un- erläßlich ist. Für die meisten Fälle genügt schon das einfache Röntgenbild, das eben durch einen negativen Befund eine Tuberkulose ausschließen läßt. Führt das einfache Röntgenbild nicht zur Klarheit, so ist natürlich die Broncho- graphie aus diagnostischen Gründen angezeigt. Leider ist sie eine für den Patienten keineswegs angenehme und ideale Maßnahme. Selbst bei guter tech- nischer Übung erlebt man bei kleineren Kindern nicht selten glatten Mißerfolg, so daß die Füllung überhaupt nicht gelingt. Auch wurden sogar Schädigungen in Form von Cocainvergiftungen oder auch Jodismus beobachtet. Deshalb sollte man vorher durch Darreichung von Jodkali eine Überempfindlichkeit gegen Jod feststellen. Bei sorgfältiger Beobachtung des gesamten klinischen Bildes ist die Gruppe von Kindern, welche bei schärfster Kritik unbedingt aus Gründen der Diagnostik oder Therapie der Bronchographie unterzogen werden müssen, verhältnismäßig klein. Auf keinen Fall darf das schöne demonstrative Röntgen- bild allein eine Indikation zur Kontrastdarstellung geben, das wäre ein „Bronchial- baumfrevel". In unserem Falle gibt ja schon das gewöhnliche Röntgenbild genügend Auskunft über die dem Herzschatten naheliegenden, im Herzzwerch- fellwinkel besonders häufig lokalisierten Bronchiektasien.

Nach Kontrastmittelfüllung sieht man entweder zylindrische Erweiterungen der größeren und mittleren Bronchien, oder kleine dunkle, zu Haufen geballte Flecken in den Unterfeldern, oder rundliche, regelrecht begrenzte, haufenförmig geballte Flecken in den basalen Lungenabschnitten. Sieht man ein traubenförmiges Bild, bestehend aus kleinen Kavernchen, oft mit einem horizontalen Spiegel, so handelt es sich um sackförmige Bronchiektasien.

Die Differentialdiagnose zwischen Tuberkulose und Bronchiektasien ist im Kindesalter oft recht schwierig und besonders verantwortungsvoll. Selbst dem gewiegten Diagnostiker wird es bei einer einmaligen Untersuchung ohne genaue Anamnese oft nicht gelingen, weiter als bis zum Verdacht einer Bronchiektasie zu gelangen. Meistens segeln diese Kinder unter der Diagnose einer Tuberkulose und werden einer Lungenheilstätte zugeschickt. Es ist jedoch dem kranken Kind ein schlechter Dienst erwiesen, wenn es unter der Annahme einer Lungentuberkulose auf eine Tuberkulosestation gebracht wird, wo es sich zu den Bronchiektasien in der tuberkulösen Umgebung auch noch eine Tuberkulose holen kann. Weniger schlimm, doch schlimm genug ist es, wenn ein Kind ohne Not das Stigma des Tuberkulösen an sich trägt und deshalb jahrelang vom Schulbesuch ferngehalten wird. Die soziale und therapeutische Wichtigkeit der richtigen Diagnose erhellt zur Genüge aus diesen Vorkommnissen. Das Bild der leichten und mittelschweren Bronchiektasie, das die klassische Form weit an Häufigkeit übertrifft, ist eben trotz seiner charakteristischen Züge bei den Ärzten noch viel zu wenig bekannt.

Fassen wir nochmals die differentialdiagnostischen Momente zusammen: Negative Tuberkulinreaktionen, keine Tuberkelbazillen im Sputum. Leukocytose in der Regel über 12000, häufig ganz normale Blutsenkung, ein im großen ganzen negativer Röntgenbefund, trotz sehr ausgesprochener auskultatorischer Erscheinungen, alles dies spricht gegen Tuberkulose und für Bronchiektasie.

Maßgebend für die Diagnose Bronchiektasie sind folgende Anhaltspunkte: Im Gegensatz zu der üblichen Gepflogenheit des Kindes entleeren diese Patienten schon in recht jungem Alter Sputum. Die Menge des Sputums ist für eine rein chronische Bronchitis außergewöhnlich groß. Für die Diagnose ist ferner wichtig der konstante Befund von Rasselgeräuschen immer an denselben Stellen, bei fehlender Dämpfung. Unerläßlich für die Diagnose ist das Röntgenbild; bei der gewöhnlichen Technik spricht ein mehr oder weniger negativer Befund bei einem länger bestehenden Lungenprozeß für Bronchiektasien. Fehlen bei einem tuberkulösen Lungenherd Schattenbildungen, so handelt es sich regelmäßig um einen frischen Prozeß. Diagnostisch wertvoll sind mehr oder weniger deutlich ausgeprägte, wabenartige Aufhellungen besonders in Hilusnähe, als Ausdruck bronchiektatischer Hohlräume. Als letztes und häufig entbehrliches Mittel zur Diagnose kommt dann noch die Bronchographie.

Welches sind nun die Ursachen der Bronchiektasienbildung? Man unterscheidet angeborene Bronchiektasien, im Sinne einer Mißbildung der Bronchien unter Bildung einer sogenannten Wabenlunge, und erworbene Bronchiektasien. Die wichtigsten Ursachen der letzteren sind die bronchopulmonalen Komplikationen bestimmter Infektionskrankheiten, in erster Linie Masern und Keuchhusten, dann aber auch Grippe. Vor allem bei Kindern, die an Masern und Keuchhusten sterben, findet man bei der Sektion nicht selten ganz frische, also akute Bronchiektasien in Verbindung mit Bronchopneumonien. Wir dürfen annehmen, daß bei manchen Kindern diese akuten Bronchiektasien bei Masern, Keuchhusten, Grippe sich spontan wieder zurückbilden. Nur bei einem Teil bleiben sie länger oder dauernd bestehen. Histologisch beobachtet man bei Masern, Keuchhusten, Grippe, daß die Bronchitis catarrhalis superficialis gern auf die Bronchialwandungen übergreift. Es kommt histologisch zu einer leukocytären Infiltration, zu Hyperämie und Ödem der Bronchialwand. Besonders frühzeitig geht das Flimmerepithel in mehr oder weniger großer Ausdehnung zugrunde. An Stelle der

Leukocyten tritt eine starke Infiltration mit Lymphocyten und Plasmazellen, welche die Bronchialwandelemente auseinanderdrängt. Das Muskellager wird dadurch ganz oder teilweise zerstört, die Elastica auseinandergezerrt und überdehnt. Es kommt dadurch zu einem Elastizitätsverlust der Bronchien. Dazu gesellen sich dann noch Narbenbildungen, sei es von seiten des Lungengewebes, sei es von seiten der Pleura. Diese Narben üben bei der Schrumpfung einen Zug auf die Bronchialwandungen aus, die wegen ihres Elastizitätsverlustes leicht nachgeben. Eine normale Expektoration wird durch den Verlust der Flimmerepithelien, der Zerstörung der Elastica und der Muskelelemente außerordentlich erschwert, es kommt zu einer Sekretabsackung, und das in abnormen Mengen angesammelte Sekret übt weiter einen intrabronchialen Druck aus, der zur Erweiterung der Bronchien mächtig beiträgt. Weitere seltenere Ursachen der Bronchiektasienbildung sind die Syphilis, dann ferner Fremdkörper, seltener Nebenhöhlenerkrankungen mit Aspiration von Eiter. Es können sich ferner Bronchiektasien auch im Anschluß an eine schwere Lungentuberkulose entwickeln.

LÖFFLER u. a. vertreten neuerdings die Auffassung, daß die Bronchiektasien kongenitale Bildungsanomalien sind mit den Prädilektionsstellen im linken Unterlappen, dem rechten Oberlappen und dem paracardialen Abschnitt des rechten Unterlappens. Außer diesen typischen Lokalisationen werden für diese Auffassung angeführt familiäres Vorkommen, Kombination mit anderen Mißbildungen, z. B. kongenitalen Herzfehlern und Situs inversus.

Wichtig ist die Prophylaxe. Namentlich sollen die Bronchopneumonien bei Masern und Keuchhusten auf das sorgfältigste behandelt werden. Es kommt bei diesen Krankheiten hauptsächlich ein häufiger Lagewechsel in Frage, damit sich das Sekret in den hinteren unteren Lungenabschnitten nicht absacken kann. Die Expektoration muß durch passende Expektorantien, Bronchitiskessel usw. möglichst gefördert werden. Der Prophylaxe der Masern durch Rekonvalenzentenserum oder durch 20 bis 40 ccm Elternblut ist alle Aufmerksamkeit zu widmen. Beim Keuchhusten darf, sobald sich Lungenkomplikationen einstellen, der Husten nicht mehr unterdrückt werden. Man muß also die Narkotica möglichst vermeiden. Ferner wird man restlose Ausheilung der akut entzündlichen Erkrankungen in Lungen, Bronchien und Pleura, z. B. auch durch klimatische Kuren, anstreben. Atemübungen sind oft sehr nützlich.

Haben sich bereits Bronchiektasien entwickelt, dann empfiehlt sich auch Freiluftbehandlung, z. B. in Mittelgebirgslagen von 400 bis 700 m. Das Hochgebirge wirkt ausgesprochen schädlich. Vor der Kur soll eine etwa bestehende Sinusitis maxillaris saniert werden.

Wichtig ist vor allem die Förderung der Expektoration. Man kann diese auf mechanischem Weg erleichtern, z. B. durch die QUINCKEsche Hängelage. Man kann die Expektoration unterstützen durch Jod in irgendeiner Form oder durch Kreosotpräparate, wie z. B. Resyl, dreimal einen Teelöffel, oder dreimal 10 bis 15 Tropfen.

Wichtig ist vor allem die Beschränkung der Sekretbildung. Dies suchen wir durch eine Trockenkost zu erreichen. Wir entziehen dem Kinde tagsüber möglichst die Flüssigkeit bei kochsalzarmer Nahrung. Wir stillen den Durst dieser Kinder nur durch Obst, z. B. Apfelsinenscheiben, Trauben usw. Auch Glühlichtbäder kann man vorübergehend verwenden.

Medikamentös läßt man zur Sekretionsbeschränkung vor allem das Terpentin inhalieren. Man benutzt dazu die sogenannte Terpentinpfeife. Man verwendet z. B. zur Inhalation Oleum terebinthinae 10,0, Oleum Bergamott zehn Tropfen, Oleum Eucalypti 5,0.

Man kann die ätherischen Öle auch intramuskulär injizieren, denn man beobachtet, daß sofort nach der Injektion die Atemluft des Patienten schon stark nach den Bestandteilen der eingespritzten Ölmischung riecht. Man kann zu solchen Injektionen verwenden das Transpulmin. 1 ccm enthält in ätherischen Ölen 0,03 g Chinin basic. und 0,025 Campher. Man gibt Kindern bis zu zwei Jahren 0,5 ccm, älteren 1 bis 2 ccm täglich.

Ein anderes Präparat ist das Supersan. Es enthält 50,0 Oleum dericinatum, 5,0 Menthol, 10,0 Eucalyptol unter Zusatz von Antifebrin und Antipyrin. Je nach dem Alter gibt man 0,2 bis 1 ccm täglich, oder jeden dritten Tag 1 bis 3 ccm.

Olobinthin (Riedel) 10%ige ölige Lösung verschiedener sorgfältigst rektifizierter Terpentinöle. Man gibt intramuskular ½ bis 1 ccm in zwei- bis viertägigen Intervallen, steigend bis 3 bis 5 ccm. Man macht eine Serie von neun bis zwölf Injektionen.

Finden sich ausgesprochene kleine Kavernen, so kommt unter Umständen auch ein Pneumothorax oder eine Zwerchfellähmung durch Phrenicusexhairese in Betracht.

Günstige Erfolge erzielten wir mit der Kurzwellentherapie und mit Antibioticaspray).

Zur Hebung der Resistenz sind Injektionen von Arovit (Vit. A) zwei- bis dreimal wöchentlich 1 Ampulle zu empfehlen.

Prognose: Die schwerkranken Fälle heilen wohl nie mehr aus. Die häufigsten Komplikationen sind: Sekundäre Pleuritiden, häufig mit Ausgang in Empyem, sekundäre Bildung von Lungenabscessen und Lungengangrän. Metastatische Hirnabscesse wurden bei Kindern bisher nicht beobachtet. Eine nicht so seltene Komplikation sind schwere Blutungen aus den bronchiektatischen Kavernen.

Bei leichteren Fällen, d. h. solchen, die nicht mehr als 50 bis 70 ccm Sputum im Tag entleeren, sieht man doch nicht so selten eine praktisch an Heilung grenzende Besserung. Die Kinder befinden sich dann in einem tadellosen Allgemeinzustand, haben überhaupt keinen Auswurf mehr oder husten nur frühmorgens ein einziges Mal etwas Sputum aus. Wir dürfen somit bei den leichteren und mittelschweren Fällen von kindlicher Bronchiektasie mit einer weitgehenden Besserung im Laufe der Zeit rechnen. Es geht nicht an, einem solchen Kinde zugleich mit der Diagnose das Zeichen der Unheilbarkeit und des lebenslang arbeitsschwachen Kranken anzuheften.

Toxinkrankheiten.

141. Vorlesung.

Toxinkrankheiten (Tetanus, Diphtherie und Scharlach).

Beim **Tetanus** handelt es sich um eine lokale Infektion. Bei Kindern finden sich oft Besonderheiten der Infektionspforten, z. B. die Nabelwunde beim Tetanus neonatorum. Auch von der Mundhöhle, sogar von cariösen Zähnen aus kann eine Infektion erfolgen, wenn die Kinder z. B. Erde gegessen haben oder mit beschmutzten Händen Nahrungsmittel mit Tetanusbazillen infiziert haben. Eine solche Infektionspforte kann daher leicht der Beobachtung entgehen, und man hatte deshalb früher häufig einen Tetanus rheumaticus im Anschluß an Erkältungen, einen Tetanus toxicus durch Darmgifte oder auch einen Tetanus idiopathicus angenommen. Doch hat es sich mehr und mehr gezeigt, daß es sich auch in diesen Fällen um einen Wundstarrkrampf, nur mit verborgenen Eintrittspforten, handelt.

Die Anwendung des Begriffes einer Inkubation auf den Tetanus ist nach HÖRING unrichtig, die Dauer von der Infektion bis zum Beginn der klinischen Erscheinungen ist nur eine Frage des Gifttransports.

Der Tetanusbacillus bleibt an der Infektionsstelle liegen und beschränkt sich gewissermaßen auf eine chemische Kriegführung, d. h. er bildet ein echtes Ektotoxin. Dieses von den Bazillen abgesonderte Gift besitzt eine strenge Neurotropie, d. h. es wird von den Nervenfasern aufgenommen und wandert im peripheren Nerven nach dem Zentralnervensystem und vergiftet hier ganz besonders die motorischen Vorderhornganglienzellen. Die Schwere der Krankheit geht der Menge des ausgeschütteten Toxins parallel. Die tetanischen Erscheinungen äußern sich in zwei Gruppen von Symptomen: 1. in einer Muskelstarre, z. B. Trismus, Risus sardonicus, Opisthotonus usw.; 2. tetanische Anfälle mit schmerzhaften Kontrakturen ausgedehnter Muskelgebiete.

Durch Behandlung von Pferden mit Tetanustoxin hat man ein antitoxisches Tetanusserum gewinnen können. Zur Behandlung injiziert man es intravenös oder intramuskulär. Früher gab man 100 Antitoxineinheiten. Die neue Dosierung des Serums wird nach internationalen Einheiten vorgenommen, eine alte Antitoxineinheit entspricht 125 neuen. Man injiziert beim Säugling 12 500, beim älteren Kind 25 000 bis 50 000 Antitoxineinheiten. Nur sehr große Dosen sind imstande, bereits gebundenes Toxin von den Nervenzellen loszureißen.

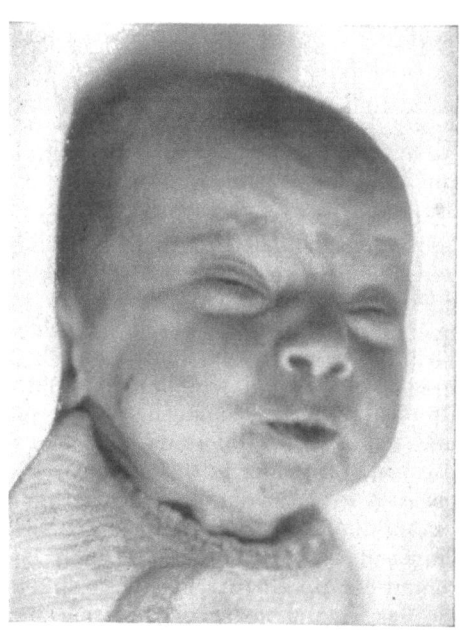

Abb. 182. Tetanus neonatorum.

Wenn möglich ist in erster Linie die Ausschneidung einer infizierten Wunde vorzunehmen zur Ausschaltung der Toxinquelle.

Im übrigen ist die symptomatische Therapie wirksam, z. B. mit Chloralhydrat 1 g im Klysma, 25%ige Lösung von Magnesium sulfur. 0,2 pro Kilogramm Körpergewicht, z. B. bei 20 kg 4 g = 16 ccm der 25%igen Lösung.

Sehr wirksam ist besonders auch das Cloettal (Digalen 0,056, Ephedr. HCL. 0,0025, Allylisopropylbarbitursäure 0,041, Chloralhydrat 0,1148, Amylenhydrat 0,1593, Paraldehyd 0,4270, Alkohol abs. 0,1664 pro ml).

Ferner Luminal zwei- bis dreimal täglich 0,1 (auch injizierbar als Luminalnatrium in Ampullen zu 20%), nur bei älteren Kindern kann man auch Morphium geben, 5 bis 10 mg.

Trinkenlassen von alkalischen Wässern oder intravenös 20 bis 50 ccm 10%ige Natriumbicarbonatlösung zur Absättigung der Milchsäure, die sich infolge der Muskelkontraktion bildet.

Absolute Ruhe, Verdunkelung, Fernhaltung äußerer Reize, flüssige Kost, Löffelfütterung. Falls notwendig Hibernation mit Largactil, in schweren Fällen Curarisieren und künstliche Beatmung nach Tracheotomie.

Zur Prophylaxe bei allen verdächtigen Wunden, namentlich wenn sie mit Erde verunreinigt sind, nach der früheren Dosierung 20 Antitoxineinheiten, nach der neuen Dosierung 2500 Antitoxineinheiten Tetanusserum (500fach). Bei serumüberempfindlichen Patienten gereinigtes, eiweißarmes Serum, eventuell auch Tetanusschutzserum von Rindern. Ein Teil des Serums wird in der Nähe der Wunde injiziert. Die Seruminjektion ist bei stark eiternden Wunden nach etwa acht bis zehn Tagen zu wiederholen.

Aktive Schutzimpfung mit durch Formol hergestelltem Tetanusanatoxin in Abständen von vier bis sechs Tagen subkutan 0,2, 0,4, 0,8 bis 1 ccm.

Eine echte Toxinkrankheit ist auch die **Diphtherie**, indem die Diphtheriebazillen ein echtes Ektotoxin absondern.

Die Inkubation verhält sich bei der Diphtherie sehr wechselnd, wenige Stunden bis zu fünf und mehr Tagen. Es fehlt also bei dieser lokalen Infektion eine normierte Inkubationszeit.

Neuerdings versucht man zu bestreiten, daß es sich bei der Diphtherie nur um eine lokale Infektion handelt. Es wird vielmehr angenommen (Gins, Paschlau), daß es auch bei der Diphtherie zu einem echten Stadium der Allgemeininfektion mit Diphtheriebazillen komme, welche mit hohem Fieber einhergeht. Es würden sich hier schon enge Beziehungen der Diphtherie zu den cyclischen Infektionskrankheiten ergeben. Erst sekundär würden die Diphtheriebazillen nach dieser Auffassung auf den Tonsillen zur Ausscheidung gelangen und dabei die diphtherischen Membranen durch Toxinwirkung erzeugen. Für diese Auffassung wird angeführt, daß man Diphtheriebazillen bei der ersten Untersuchung oft nicht findet, sie können oft erst nach wiederholten Untersuchungen nachgewiesen werden. Anderseits scheint es doch häufiger vorzukommen, daß in den Organen, besonders in den Lungen, Diphtheriebazillen bei der Autopsie nachgewiesen werden konnten, die dorthin auf hämatogenem Wege gelangt waren.

Auf die Ektotoxinwirkung sind örtlich die Rachen-Kehlkopf- (Croup) und die Trachealbeläge zu beziehen. Durch Fernwirkung des resorbierten Ektotoxins kommt die diphtheritische Myocarditis und die Nephrose zustande. Ganz ähnlich wie das Tetanustoxin zeichnet sich auch das Diphtherietoxin durch eine ausgesprochene Neurotropie aus, es wird von den Nervenendigungen aufgesogen und von den Nerven bis ins Zentralnervensystem transportiert und ist die Ursache der postdiphtherischen Lähmungen.

Der Genius epidemicus der Diphtherie unterliegt großen, plötzlichen Schwankungen, z. B. in den Neunzigerjahren wurde der Verlauf der Diphtherie plötzlich viel leichter, und in neuerer Zeit sehen wir wieder einen Umschlag im Sinne besonderer Bösartigkeit (maligne Diphtherie).

Welches sind nun die Kennzeichen der malignen Diphtherie? Man kann drei Formen unterscheiden:

1. Maligne, diphtherische Angina.

2. Sekundäres, malignes Syndrom nach anscheinender Abheilung der diphtherischen Angina.

3. Spätform der malignen Diphtherie mit Lähmungen.

1. *Die maligne diphtherische Angina* beginnt gewöhnlich mit Erbrechen. Es ist dies immer das Zeichen einer schweren Intoxikation. Die Angina kann als solche direkt bösartig einsetzen und in wenigen Tagen zum Tode führen. In manchen Fällen hat die Diphtherie zunächst keinen besonderen Charakter. Aber vom dritten bis vierten Tag an verändert sich das Krankheitsbild und wird

sekundär maligne, besonders wenn die Serumbehandlung ungenügend war oder zu spät einsetzte. Die Serumtherapie ist eine Notfallbehandlung, welche sofort beim geringsten Verdacht angewandt werden muß. Die maligne Diphtherie kann sich schleichend entwickeln oder gleich mit höherem Fieber beginnen. Doch ist das Fieber kein Maß für die Schwere der Affektion. Viel eher sprechen dafür Erbrechen, abdominale Schmerzen, charakteristische Totenblässe, mächtige ödematöse Schwellung der Halsdrüsen und der Anblick des Rachens. Der Rachen wird förmlich von Pseudomembranen austapeziert. Diese breiten sich außerordentlich rasch aus, bedecken nicht nur die Mandeln, sondern greifen weit auf den weichen Gaumen über, auf das Halszäpfchen, auf die hinteren Gaumensegel, auf den Rachen und bilden schließlich einen einzigen grauen Vorhang im Hals. Dabei haben diese Pseudomembranen nicht das glänzende Weiß der gewöhnlichen Rachendiphtherie, sondern sie sind grünlich oder schmutziggrau. Besonders verdächtig auf maligne Diphtherie sind schwärzlichgraue Membranen. Die schwärzliche Verfärbung rührt von Blutaustritten in dieselben her. Die Membranen haften an der Schleimhaut fest, welche leicht blutet, und die Membran läßt sich nur unter Substanzverlust abziehen. Der Atem der Diphtheriekranken, besonders bei maligner Diphtherie, hat einen charakteristischen faden, stinkenden Geruch, der oft das ganze Krankenzimmer verpestet. Zäpfchen und Rachen sind meist stark ödematös. Die von Pseudomembranen umgebene Uvula hängt wie eine graue Kugel bis zur Zunge herab. Ein starkes Ödem kann mitunter der Bildung der Beläge vorausgehen.

Ein weiteres Zeichen ist die enorme Halsdrüsenschwellung, namentlich ist charakteristisch eine sehr starke ödematöse Periadenitis, welche die Abtastung der einzelnen Drüsen nicht mehr gestattet, der Hals wird dadurch unförmig verunstaltet, besonders in seinen seitlichen Teilen.

Aus der Nase fließt häufig blutig-seröses Sekret, welches die Nasenöffnungen wund macht. Auch dies ist ein schlechtes Zeichen und trägt dazu bei, das charakteristische Gesicht zu bilden mit seiner Blässe, den fahlen Lippen und Konjunktiven.

Die Stimme ist näselnd, die Atmung oft behindert, die Kinder können nur durch den Mund atmen, weil auch die Nase mit diphtherischen Membranen verstopft ist.

Das Herz schlägt schnell, die Töne sind abgeschwächt, in anderen Fällen findet man statt der Tachycardie eine Bradycardie. Der Blutdruck beginnt früh zu sinken, die Leber schwillt an und überragt den Rippenbogen um zwei bis drei Querfinger, sie ist schmerzhaft.

Der Urin ist spärlich, stets eiweißhaltig. Ist der Eiweißgehalt sehr hoch, 2 bis $10^0/_{00}$, so ist das ein schlechtes Zeichen.

Nach vier bis acht Tagen stirbt das Kind sehr häufig plötzlich, z. B. bei einer brüsken Bewegung oder bei einer Brechanstrengung. Seltener gehen Delirien, Agitation und Krämpfe voraus.

Sehr häufig findet man bei der malignen Diphtherie, abgesehen von dem blutigen Charakter der Membranen, von dem blutig-serösen Ausfluß aus der Nase, auch sonst Zeichen einer hämorrhagischen Diathese. Es kommt dann zu wiederholtem Nasenbluten und zu Hautpurpura. Geringste Traumen sind imstande, mehr oder weniger große Ekchymosen auszulösen, insbesondere zeigen sich an der Stelle der Seruminjektion oder anderer Einspritzungen ausgedehnte Blutunterlaufungen (toxische Thrombopenie). Auch dies ist ein prognostisch ernstes Zeichen.

Zu den toxischen Erscheinungen gesellen sich oft noch mechanische Störungen, besonders wenn sich die Membranen rapid auf den Larynx, die Trachea und die

Bronchien ausdehnen. Es entstehen dann Erstickungsanfälle und Kollaps. Man sieht sich gezwungen, die Tracheotomie vorzunehmen. Im Gegensatz zur gewöhnlichen Larynxdiphtherie bringt sie jedoch keine Erleichterung, einmal weil die Membranen sich schon bis zu den Bronchiolen ausgebreitet haben, und dann, weil jede maligne Diphtherie außerordentlich toxisch ist.

Mitunter kann die maligne Diphtherie im Beginn auch ein- oder doppelseitige Tonsillarabszesse vortäuschen, aber im Gegensatz zur gewöhnlichen Peritonsillitis fehlt der Trismus, bald zeigen sich die Pseudomembranen. Hat man einen solchen Befund von peritonsillärer Phlegmone ohne Trismus, so soll man stets an maligne Diphtherie denken und Serum injizieren.

Das *sekundäre maligne Syndrom* zeigt folgendes Krankheitsbild: Die diphtherische Angina, welche einen etwas schwereren Charakter gezeigt hatte, ist zurückgegangen, die Pseudomembranen haben sich abgestoßen und das Kind scheint in voller Rekonvaleszenz begriffen zu sein. Da erscheinen plötzlich nach acht bis zehn Tagen oder noch später toxische Symptome, welche gewöhnlich zum Tode führen.

Vorboten sind: Trotz der Besserung des Halsbefundes bleiben die Kinder blaß, ängstlich, apathisch oder im Gegenteil aufgeregt. Der Puls bleibt schwach, ist gewöhnlich beschleunigt, der Blutdruck niedrig. Häufig ist die Stimme näselnd, schlecht artikuliert, die Kinder verschlucken sich durch die Nase, es liegen also Zeichen einer frühzeitigen Gaumensegellähmung vor. Eine solche „Frühlähmung" kann ein Vorbote eines sekundären malignen Syndroms sein.

Plötzlich kann sich der Allgemeinzustand verschlimmern, z. B. im Anschluß an irgendeine Anstrengung bekommt das Kind plötzlich starke Palpitationen und verfällt in eine Ohnmacht.

Das Kind wird totenblaß, auch die Schleimhäute sind entfärbt, der Puls ist klein und rasch, der Blutdruck niedrig, die Herztöne sind leise. Häufig findet man Galopprhythmus und ein eigentümliches Wogen der Herzkontraktionen. Man hört dann oft embryonalen Rhythmus mit Tachycardie, d. h. beide Herztöne sind gleich, beide Diastolen sind gleich, es ist dies fast immer ein fatales Zeichen des nahenden Endes.

Die Leber wird groß und schmerzhaft, im Urin zeigt sich wieder starke Albuminurie, meist über $2^0/_{00}$, oft 8 bis $10^0/_{00}$.

Es tritt wiederholtes Erbrechen auf. Das Erbrechen erschöpft das Kind noch mehr, es zeigt sich Tachycardie mit schwachem Puls, allgemeines Unwohlsein, man muß den nahenden Tod befürchten. Dieser erscheint fast immer in einer plötzlichen Ohnmacht. In zwei bis fünf Tagen rollt dieses Drama ab.

Charakteristisch für dieses sekundäre maligne Syndrom sind somit wiederholtes Erbrechen, Tachycardie, mitunter durch Vagusreizung Bradycardie, nur 40 bis 48 Pulse in der Minute, Sinken des Blutdruckes, schmerzhafte Leberschwellung und massive Albuminurie. Dieser Zustand ist fast hoffnungslos, nur selten scheint noch eine Heilung möglich.

Nebenniereninsuffizienz infolge der Toxinvergiftung scheint bei diesem Syndrom nach französischen Autoren eine wichtige Rolle zu spielen. Wie auch sonst bei Nebenniereninsuffizienz, findet man folgende Blutveränderungen: 1. Eine Vermehrung des Reststickstoffes, eine solche von 100 mg% soll fast stets tödlich sein. 2. Eine Hypoglykämie. Bedenklich ist, wenn der Blutzucker unter 80 mg% sinkt. Bei Zuckerbelastung findet man umgekehrt eine Hyperglykämie, ähnlich wie bei Diabetes, weil eben das Diphtherietoxin den Inselapparat des Pankreas geschädigt hat. Das dritte Zeichen ist eine Verminderung des Cholesteringehaltes des Blutes. Das Cholesterin kann von 140 bis 170 normal bis auf 80 mg sinken. Auch dies bedeutet eine fast tödliche Prognose.

Das markanteste Symptom der Spätform der malignen Diphtherie sind generalisierte Lähmungen.

Die postdiphtherischen Lähmungen sind auf die Diphtherie selbst zurückzuführen und nicht, wie etwa das große Publikum glaubt, auf die Seruminjektionen. In Wirklichkeit ist es so, daß dank der frühzeitigen Serumtherapie die Kinder nicht im akuten Stadium zugrunde gehen und deshalb häufiger als früher, trotz der Serumtherapie, Lähmungen bekommen.

Die Diphtherie ist, wie wir gesehen haben, eine lokale Erkrankung, die Bazillen sind an der Oberfläche der Schleimhaut, sie sondern ein Ektotoxin ab, das sich im ganzen Körper verbreitet. Es ist nun außerordentlich interessant, daß die Lähmung immer da beginnt, wo die Nervenenden zuerst und am intensivsten mit dem Toxin in Berührung kamen. So zeigt sich, daß z. B. bei Nabeldiphtherie zuerst die Bauchmuskeln gelähmt werden. Ist die Entwicklung der Pseudomembranen im Halse eine asymmetrische, so wird die stärker befallene Seite des Gaumensegels zuerst und intensiver gelähmt.

Das Toxin imprägniert ähnlich wie die Toxine der Tollwut und des Tetanus von den Nervenenden aus die Nerven immer mehr, es breitet sich entlang den Achsenzylindern aus in Form einer aszendierenden Neuritis bis hinauf ins Zentralnervensystem, also zuerst bis ins Gehirn und von da breitet es sich aus ins verlängerte Mark und ins Rückenmark, wobei besonders die graue Substanz der Vorderhörner sehr giftempfindlich ist. Ähnliches gilt vielleicht auch von den Vaguskernen.

Es gibt keine postdiphtherische Lähmung nach der Angina diphtherica, welche entsprechend dem obigen Lokalisationsgesetz und der Ausbreitung des Toxins auf dem Nervenwege nicht zuerst eine Gaumensegellähmung, dann aber auch eine Lähmung des Pharynx, des Larynxeinganges oder sogar der Stimmbänder zeigen würde.

Man unterscheidet Frühlähmungen, die sich schon vor dem achten Tag, gelegentlich schon am dritten Tag, einstellen, sie sind dann stets Anzeichen einer schwer toxischen oder malignen Diphtherie. Die Spätlähmungen treten erst nach dem 15. Tag auf, in Form einer gewöhnlich lokalisierten und gutartigen Gaumensegellähmung mit Verschlucken von Flüssigkeiten durch die Nase und Änderung der Stimme im Sinne eines ausgesprochenen Näselns. Die Gaumensegellähmung ist häufig nur einseitig, oder wenigstens einseitig stärker ausgesprochen entsprechend der stärkeren Entwicklung der Diphtheriemembran auf der betreffenden Seite.

An den Augen kommt es zu Lähmungen der Akkommodationsmuskeln (M. ciliaris). Sehr häufig ist diese Akkommodationslähmung das einzige Zeichen der Generalisation, d. h. es treten neben derselben keine weiteren Lähmungen mehr auf. Doch ist gerade die Akkommodationslähmung nicht konstant. Das kranke Kind kann Gegenstände aus der Nähe nicht mehr genau sehen, es ist nicht mehr imstande, eine Nadel einzufädeln, wenn es lesen will, muß es das Buch weit weg halten. Das Auge verhält sich wie das eines Presbyopen. Der Pupillenreflex ist intakt, gelegentlich kommt es auch zu Abducenslähmung mit Doppelsehen und Strabismus, seltener zu Facialislähmung ein- oder doppelseitig, Lähmung der Zunge, des Ösophagus und der Sphinkteren.

Die Lähmungen der Glieder sind schlaff, diffus, unvollständig; die Sehnenreflexe sind zuerst herabgesetzt, dann erloschen, zuerst werden immer die Beine betroffen. Es gibt eine latente Lähmung, die sich nur durch ein Erlöschen der Patellar- und Achillessehnenreflexe ohne jedes andere objektive Zeichen verraten.

Die diphtherische Extremitätenlähmung kann einen tabesähnlichen Charakter tragen, d. h. die Ataxie steht im Vordergrund, während die grobe Muskelkraft erhalten bleibt.

Bei den paraplegischen Formen finden wir ausgesprochene Lähmungen der Beine ohne eigentliche Muskelatrophie und ohne Entartungsreaktion.

Seltener sind die Lähmungen an den Armen, oft fehlen sie überhaupt. Treten sie auf, so erscheinen sie acht bis zehn Tage später als die Lähmungen an den Beinen.

Gelegentlich kommt es auch zu Lähmungen der Nacken-, Rücken- und Bauchmuskulatur mit Erlöschen der Bauchdeckenreflexe. In schweren Fällen tritt Zwerchfellähmung auf, kenntlich an den oberflächlichen, ausschließlich kostalen Atmung. Bei jeder Inspiration sinkt das Epigastrium ein, das Kind verschluckt gewissermaßen seinen Bauch, statt ihn bei der Inspiration vorzuwölben. Diese Zwerchfellähmung kann mitunter plötzlich zum Tode führen, oder es zeigen sich Störungen von seiten des Atemzentrums, unregelmäßige Atmung, Cyanose, oder es entwickelt sich eine tödliche Schluckpneumonie.

Lähmung der Kehlkopfmuskulatur führt zu völliger Aphonie, kraftlosem Husten.

Hemiplegie und Aphasie bei Diphtherie sind meist embolischen Ursprungs infolge der Thrombenbildung im Herzen beim sekundären malignen Syndrom.

Die Spätformen der malignen Diphtherie sind von neuen Intoxikations-erscheinungen begleitet. Sie können zwischen dem 35. und 45. Tag ihr Maximum erreichen. Es zeigt sich vor allem eine sehr große Schwäche und Erschöpfbarkeit. Totenblässe erscheint wieder auf dem Gesicht. Es treten Temperaturen um 38° auf. Das Herz wird wieder schwach, es zeigt sich wieder Arhythmie, Galopp-rhythmus, unter Umständen Extrasystolen. Der Puls ist klein und rasch, oft sinkt der Blutdruck wieder, der Urin wird häufig wieder eiweißhaltig. Es tritt auch wieder Erbrechen auf, das sich öfters wiederholt, starke Atemnot, äußerste Cyanose und Angst. Manchmal sind die Kinder beständig unruhig, heben die Beine über die Bettdecke oder wechseln sonst immer ihre Lage. Das Herz kann embryonalen Rhythmus annehmen, der Tod droht. Eine stärkere Blässe, ein Anflug von Cyanose, einige Zuckungen, eine kurze seufzende Inspiration, das Herz steht still und alles ist vorbei. Oder es erfolgt ohne irgendein anderes Symptom ganz plötzlich der Zusammenbruch. Dabei spielt die Nervenlähmung (Vaguslähmung) eine Hauptrolle, aber auch die Schädigung des Herzens, des ganzen Organismus, ist zu berücksichtigen.

Es gibt auch eine Form diphtherischer Lähmung, welche nach Art einer LANDRYschen Paralyse verläuft. Zuerst zeigt sich, wie immer bei der Diphtherie, eine Gaumensegellähmung, dann Lähmung der Beine, welche rasch von unten nach oben fortschreitet, die Sphinkteren mitbeteiligt, die Bauchmuskeln, das Zwerchfell und die Rücken- und Intercostalmuskeln befällt. Steigt die Lähmung in dieser Weise schnell nach oben, so kann man einen raschen Tod infolge Atem-lähmung voraussagen.

GRENET hat darauf hingewiesen, daß, wenn einmal das diphtheriekranke Kind über den 50. Krankheitstag am Leben erhalten werden kann, es dann zu den größten Hoffnungen berechtigt. Es zeigt sich eine förmliche Umwandlung, die Gesichtsfarbe wird weniger blaß, der Puls schlägt besser. Die Lähmungen können noch andauern, der Gang erst etwa nach einem Monat wieder möglich werden, das macht nichts; ist einmal dieses Datum des 50. Tages vorbei, so er-scheint die Heilung gesichert. In allen Fällen schreitet diese nur langsam vorwärts, aber sie wird vollständig und ohne Folgen sein.

Pathogenese und Heilung der Diphtherie, insbesondere der malignen Di-phtherie, bieten noch viele Rätsel, auf die wir hier nicht näher eingehen können. Betrübend ist die Tatsache, daß selbst frühzeitige Injektionen des antitoxinhaltigen Serums oft nicht imstande sind, den tödlichen Verlauf der malignen Diphtherie aufzuhalten. Doch ist es viel zu weit gegangen, daraus gleich auf eine Wirkungslosigkeit des antitoxischen Serums überhaupt zu schließen. Denn diese scheint mir über jeden Zweifel sichergestellt zu sein, wie vor allem aus der Verhütung der Larynxdiphtherie nach Rachendiphtherie einwandfrei hervorgeht.

Wir geben bei der gewöhnlichen Rachendiphtherie 5000 bis 6000 Antitoxineinheiten, eventuell am nächsten Tage wiederholt, bei Nasendiphtherie 3000 bis 4000, bei beginnender Larynxdiphtherie 10000 und bei der malignen Diphtherie 20000 bis 30000 Antitoxineinheiten. Mit den riesigen Dosen von Diphtherieserum lassen sich im wesentlichen auch nicht bessere Resultate erreichen. Bei der malignen Diphtherie wird noch die Kombination der Behandlung mit Nebennierenrindenhormon und Ascorbinsäure empfohlen (BAMBERGER und WENDT).

Auch Penicillin in den üblichen Dosen wird einstweilen vorsichtigerweise mit der Serumbehandlung kombiniert gegen Diphtheriebazillen empfohlen (GAUTIER). Es hat den Vorteil, eine gleichzeitige Mischinfektion, z. B. mit Streptokokken, zu bekämpfen. Es eignet sich auch zur Behandlung der Bazillenträger, z. B. zur lokalen Anwendung als Spray von einer Lösung von 1000 O. E. Penicillin pro Kubikzentimeter. 3mal 1 ccm in den Hals und $^1/_2$ ccm in jedes Nasenloch.

Da die Serumwirkung nur etwa drei bis vier Wochen anhält, habe ich empfohlen, beim Verdacht, daß sich ein Spätstadium mit Lähmungen infolge maligner Diphtherie entwickeln könnte, die Seruminjektionen um den 30. Tag herum zu wiederholen. Anaphylaktische Erscheinungen sind, wenn man den intravenösen Weg vermeidet, im allgemeinen nicht zu fürchten, da sie meist nur milde verlaufen.

Bei Reinjektionen wenden wir folgende Vorsichtsmaßnahme zur Verhütung von anaphylaktischen Zuständen nach STOLTE an: Beginn mit 0,5 ccm Serum, dann in halbstündigen Intervallen 1, dann 2, dann 5 bis 10 ccm usw. Bei 1 bis 5 ccm Serum Zusatz von 0,1, bei 5 bis 10 ccm Serum 0,2 und darüber hinaus 0,3 ccm der Adrenalinlösung 1 : 1000 in derselben Spritze.

142. Vorlesung.

Toxinkrankheiten.

Vergleich von Diphtherie und Scharlach.

Wir haben in der vorhergehenden Vorlesung gehört, daß man die Diphtherie allerdings mit einigen Reserven als eine lokale Erkrankung der Tonsillen auffassen darf, wobei die Diptheriebazillen ein Ektotoxin absondern, welches sowohl zu den lokalen Erscheinungen im Rachen als auch zu schweren Vergiftungen von Herz, Nieren und Nervensystem führt. Zufuhr von antitoxischem Serum, wenn diese möglichst frühzeitig geschieht, bringt Heilung, wenn die Fälle nicht allzu maligne und zu weit vorgeschritten sind.

Man hat nun das Diphtherietoxin dazu benutzt, um diejenigen Kinder herauszufinden, welche im Blut zu wenig Antitoxin spontanerweise enthalten ($^1/_{30}$ A. E. in 1 ccm Serum) und deshalb für die Diphtherie empfänglich sind. Doch wird durch diese Reaktion eigentlich mehr der Antitoxingehalt der Haut gemessen und es kann deshalb die SCHICK-Reaktion auch bei antitoxinfreiem Blut negativ sein.

Der SCHICK-Test wird folgendermaßen angestellt: Man injiziert intracutan an der Volarseite des Vorderarms ein Fünfzigstel einer für Meerschweinchen tödlichen Diphtheriegiftdosis. Ein Teil der Kinder verträgt diese Injektion reaktionslos, bei anderen ist die Injektionsstelle nach 48 Stunden gerötet, nicht selten auch deutlich infiltriert. Noch längere Zeit ist die Reaktion (bis zu drei Wochen und noch länger) deutlich zu erkennen an ihrer bräunlichen Verfärbung und leichten Schuppung. Die SCHICK-Reaktion ist positiv, wenn der Reaktionshof mindestens 1 cm im Durchmesser beträgt. Sie ist wirklich auf das Diphtherietoxin zurückzuführen, wenn durch Kochen der Giftlösung und durch Neutralisation mit Antitoxin die Reaktion negativ wird.

Von der echten SCHICK-Reaktion ist die Pseudoreaktion zu trennen, welche namentlich bei tuberkulösen Kindern infolge einer sogenannten Parallergie beobachtet wird. Sie kommt sowohl bei Schickpositiven wie Schicknegativen Kindern vor und verläuft viel rascher als die echte SCHICK-Probe, sie erreicht ihren Höhepunkt schon nach 24 Stunden und klingt nach 48 Stunden bereits ab. Auch gekochte Giftlösung, die kein echtes Toxin mehr enthält, kann diese Überempfindlichkeitsreaktion auslösen.

TH. REH hat neuerdings eine Hautreaktion auf das Diphtherietoxin an Stelle des SCHICK-Testes angegeben, welche der PIRQUETschen Tuberkulinprobe nachgebildet ist. An zwei Stellen an der Volarseite des Vorderarmes werden mit dem Impfbohrer zwei Skarifikationen angebracht, auf die untere kommt ein Tropfen von hyperaktivem RAMONschem Diphtherietoxin mit 30 bis 35 Antigeneinheiten. Die Reaktion wird am zweiten Tage abgelesen, sie ist noch deutlicher am dritten Tag.

Diese Hautreaktion ist der Intradermoreaktion von SCHICK überlegen, weil sie leichter auszuführen ist, weil sie mit unverdünntem Toxin arbeitet, während Toxinverdünnungen sich nicht lange halten, weil unspezifische Pseudoreaktionen auf die Albumine des Impfstoffes fehlen, so daß die Kontrolle mit erhitztem Toxin wegfällt; die Hyperämie mit einem Durchmesser von 3 bis 15 mm läßt sich schon am zweiten Tage nachweisen. Die Probe gibt mit dem SCHICK-Test übereinstimmende Resultate.

Bei Neugeborenen und Säuglingen in den ersten sechs Lebensmonaten ist die SCHICK-Reaktion fast immer negativ. Wahrscheinlich sind diese Kinder noch durch mütterliches Antitoxin geschützt. Gegen Ende des ersten Lebensjahres reagieren bis zu 91% Schick-positiv und dann nimmt die Zahl der Schick-Positiven langsam ab, bis zu zirka 30% im zehnten Lebensjahr. Von da nimmt die Zahl der Schick-Positiven noch weiter ab bis 12,2% im 20. Lebensjahr. Dieses allmähliche Negativwerden wird auf eine stillschweigende Immunisierung, die sogenannte stille Feiung gegen Diphtheriebazillen, zurückgeführt.

Die negative SCHICK-Reaktion ist der Ausdruck eines genügenden Antitoxingehaltes des Blutes und damit einer Diphtherieimmunität, die jedoch nicht absolut ist und durch eine schwere Infektion durchbrochen werden kann. Anderseits sind auch nicht alle Schick-Positiven besonders zu Diphtherie disponiert. Die Diphtherieimmunität hängt nicht ausschließlich vom Antitoxingehalt des Blutes ab, da in sehr vielen Fällen trotz abgeheilter Diphtherie die SCHICK-Probe positiv bleiben kann. Die natürliche Resistenz spielt somit eine große Rolle.

Man kann nun die SCHICK-Reaktion dazu benutzen, um diejenigen Kinder auszulesen, welche Schick-positiv sind und eine aktive Schutzimpfung gegen die Diphtherie notwendig haben. Doch ist es nicht unbedingt notwendig, die SCHICK-Prüfung vorzunehmen, da wir ja wissen, daß jüngere Kinder in ihrer großen Mehrzahl Schick-positiv sind.

Die aktive Schutzimpfung wird heutzutage vorwiegend mit dem Anatoxin Ramon vorgenommen. Das Diphtherietoxin wird durch Formol in der Wärme entgiftet, behält jedoch seine immunisierenden Eigenschaften (Diphtherie-Formoltoxoid).

Der Impfstoff mit Ramon-Anatoxin wird subcutan am Oberarm injiziert, nach drei Wochen wird eine zweite Injektion vorgenommen und nach weiteren zwei Wochen eine dritte (Impfstoff DiAnatoxin Berna drei Ampullen für Kinder zu 0,5, 1,0, 1,0 ccm). Das mit Alaun geflockte Formoltoxoid Anatoxal (DiAnatoxal

Berna) hat den Vorteil, daß man nur zwei Injektionen im Intervall von 3 bis 4 Wochen zu machen braucht.

Der Erfolg der Impfung zeigt sich in einem Negativwerden des SCHICK-Testes, etwa drei Monate nach der letzten Impfung.

Bei jüngeren Kindern wurden von mir bei der aktiven Diphtherieschutz-impfung nach RAMON niemals lokale oder allgemeine Reaktionen beobachtet. Bei älteren Kindern können eine lokale Rötung und Schwellung und Schmerz-haftigkeit, gelegentlich auch regionäre Drüsenschwellungen und Fieber, beob-achtet werden.

Die aktive Schutzimpfung braucht eine Zeit von zirka drei Monaten, bis sie einen Impfschutz gewährleisten kann. Bei aktueller Gefahr muß deshalb die passive Schutzimpfung bei den Geschwistern Diphtheriekranker und in Spitälern durchgeführt werden, in denen Diphtheriefälle vorgekommen sind. Man injiziert 500 bis 1000 AE. Diphtherieserum. Dieser passive Schutz durch Zufuhr von Antitoxin im Serum dauert jedoch nur etwa drei Wochen.

Auch beim **Scharlach** haben wir zunächst eine lokale Infektion der Tonsillen, nur diesmal nicht mit Diphtheriebazillen, sondern mit Streptokokken. Von einer gewöhnlichen Streptokokkenangina unterscheidet sich die Scharlachangina dadurch, daß infolge einer Ektotoxinwirkung, also auch durch eine chemische Kriegführung zu dem lokalen Rachenprozeß noch ein Enanthem der Rachen-schleimhaut und ein charakteristisches Scharlachexanthem auf der Haut hinzu-kommt. Die Erreger des Scharlachs, die Scharlachstreptokokken, sind somit dadurch ausgezeichnet, daß sie ähnlich wie die Tetanusbazillen und die Diphtherie-bazillen ein Ektotoxin absondern, das Scharlachtoxin.

Dem SCHICK-Test bei der Diphtherie ist nun der *DICK-Test* beim Scharlachtoxin an die Seite zu stellen. Man injiziert an der Beugefläche des Vorderarmes 0,1 ccm einer Scharlachtoxinverdünnung 1:1000 intracutan oder subepidermal, so daß eine kleine weiße Quaddel entsteht. Am anderen Vorderarm macht man eine Kontroll-probe mit einem erhitzten Toxin.

Im Gegensatz zum SCHICK-Test entwickelt sich die DICK-Reaktion schnell. Sie macht sich bereits nach sechs bis acht Stunden bemerkbar und hat schon nach 24 Stunden eine Ausdehnung und Intensität erreicht, für die ein positiver SCHICK-Test vier Tage brauchen würde. Während der positive SCHICK-Test drei Wochen und länger sichtbar bleibt, blaßt die positive DICK-Reaktion schon nach 48 Stunden ganz beträchtlich ab.

Bei der Ablesung des DICK-Testes sind vier Möglichkeiten zu unterscheiden:

1. DICK-Test und Kontrollprobe lassen nur den Nadelstich, höchstens eine minimale Rötung als traumatische Reaktion erkennen. Diese Kinder sind Dick-negativ. Sie haben meist bereits Scharlach gehabt und sind vollständig immun.

2. Der DICK-Test ist positiv, d. h. er zeigt eine Rötung und leichte Infiltration von mindestens 1,5 bis 2 cm Durchmesser. Die Kontrolle zeigt nur eine traumati-sche Reaktion.

3. DICK-Test und Kontrolle zeigen Hautrötung von genau gleichem Charakter und gleichem Umfang. Es handelt sich in diesem Fall um eine Pseudoreaktion. Der DICK-Test ist als negativ zu bezeichnen.

4. Wir beobachten beim DICK-Test und bei der Kontrolle Hautrötung und Infiltration, aber der DICK-Test ist deutlich stärker ausgefallen als die Kontrolle. Diese sogenannte „combined reaction", welche wohl dem häufigsten Typus ent-spricht, bezeichnen wir ebenfalls als „DICK"-positiv.

Die Haut des Neugeborenen ist selbst gegen hohe Dosen von Scharlachtoxin unempfindlich, selbst wenn das Blut kein Antitoxin enthält. Die Empfindlichkeit nimmt während der zweiten Hälfte des ersten Lebensjahres ziemlich rasch zu, sie bleibt hoch vom zweiten bis sechsten Lebensjahr und fällt dann während des Schulalters ab.

Während des Scharlachs wird der anfänglich positive DICK-Test negativ. Nicht so selten kann er aber wieder aufflammen.

Der DICK-Test verhält sich in seinem ganzen Verlauf viel ähnlicher wie eine Überempfindlichkeitsreaktion, er verschwindet auch während der Masern, ähnlich wie die Tuberkulinreaktion. Das Scharlachtoxin ist kein echtes Toxin wie das Diphtherietoxin, sondern ein Toxallergen, ähnlich dem Tuberkulin. Infolge Parallergie geben tuberkulöse Kinder meist auch einen positiven DICK-Test.

Im Serum der Scharlachkranken fehlen zunächst Stoffe, welche das Scharlachexanthem auszulöschen vermögen. Erst in der späteren Rekonvaleszenz, meist nach der dritten Woche, treten solche Stoffe auf. Das Serum von normalen Erwachsenen enthält sehr häufig Substanzen, welche imstande sind, das sogenannte Auslöschphänomen zu geben. Man injiziert $1/_2$ bis 1 ccm steriles menschliches Normalserum intracutan, nach Art einer SCHLEICHschen Quaddel und sieht dann nach 6 bis 8 bis 24 Stunden in der Umgebung der Injektionsstelle ein blaßweißes Auslöschphänomen. Diese Stelle bleibt in der Folge meist auch von Schuppen frei. Durch Immunisierung von Pferden mit Scharlachtoxin hat man ein Serum gewinnen können, welches ebenfalls die Fähigkeit hat, das Exanthem auszulöschen. Ob es sich um ein echtes Antitoxin handelt, wie die Amerikaner DICK u. a. angenommen haben, ist noch ungewiß.

In schweren toxischen Scharlachfällen hat man durch Injektion dieses „antitoxischen" Scharlachserums in Dosen von 25 bis 50 bis 75 ccm intramuskulär gute Erfolge erzielen können (Temperaturabfall, Abblassen des Exanthems, Rückgang der toxischen Erscheinungen).

Die Therapiemethode der Wahl ist allerdings heute das Penicillin.

Die Schutzimpfung mit Scharlachtoxin ist gegenwärtig für unsere mitteleuropäischen Gegenden noch nicht spruchreif, da der Scharlach in den letzten Jahrzehnten bei uns immer leichter geworden ist.

143. Vorlesung.

Diagnose und Differentialdiagnose der Diphtherie.

Die Diphtheriebazillen, die sich besonders auf der Nasenrachen- aber auch Kehlkopfschleimhaut, seltener auf Hautwunden ansiedeln, bedingen eine lokale Infektion. Sie sondern aber ein sehr gefährliches Toxin ab, welches lokal durch Exsudation von Fibrin die Bildung einer Pseudomembran verursacht. Das Toxin, das sich besonders bei malignen Fällen durch eine ganz außerordentliche Diffussibilität auszeichnet, bedingt durch Verankerungen in verschiedenen Organen, wie besonders im Myocard, in den Nieren und Nebennieren, im Nervensystem schwere Schäden, welche, auch wenn die lokalen Affektionen im Rachen abgeklungen sind, noch zum Exitus letalis führen können. Die Serumtherapie ist gegen diese einmal gesetzten Schäden machtlos, da es nicht möglich ist, das einmal verankerte Toxin durch das Antitoxin wieder loszureißen und unschädlich zu machen. Das Serum verhält sich nicht anders wie das Wasser bei einer Feuersbrunst. Das Wasser vermag das Feuer zu löschen, aber die Schäden, die es gesetzt hat, vermag es naturgemäß nicht zu reparieren. Es kommt daher alles darauf an, den Brand in seinen Anfängen zu ersticken. Dies ist nur möglich, wenn die Diagnose der Diphtherie möglichst frühzeitig gestellt und eine energische Serumtherapie eingeleitet wird.

Wir beobachteten jüngst folgenden Fall. Ein vierjähriges Mädchen erkrankte
an einer Angina mit Belägen und weichen Drüsenschwellungen, welche beim behandelnden Arzt sofort den Verdacht einer Diphtherie erweckten. Er machte einen
Rachenabstrich zur Sicherung der Diagnose und injizierte vorläufig nur 2000 Einheiten Diphtherieserum, da er zuerst den Bericht des bakteriologischen Instituts
abwarten wollte. Bis er diesen erhielt, verliefen zwei Tage, somit wertvollste Zeit.
Die bakteriologische Diagnose war positiv und der Arzt machte daraufhin eine Injektion von 6000 Einheiten Diphtherieserum und wies das Kind in die Klinik ein.
Wir gaben dem Kind nochmals 7000 Einheiten. Das Allgemeinbefinden besserte sich,
das Fieber sank, die Beläge, die nicht nur beide Tonsillen bedeckt hatten, sondern auch
auf die Gaumensegel und die Uvula übergriffen, sowie die weiche ödematöse Drüsenschwellung am Halse beiderseits bildeten sich zurück, aber schon am fünften Tag
der Erkrankung zeigten sich Arrhythmien am Herzen und das Ekg. ergab einen
schwersten Myocardschaden, ein förmliches Delirium cordis, das schon am nächsten
Tag zu ganz plötzlichem Exitus führte. Der maligne Charakter dieser Diphtherie
verriet sich durch die große Ausdehnung der Pseudomembranen, durch die starke
ödematöse Adenopathie und durch eine ziemlich massive Albuminurie von Anfang an.
Hier wäre auf Grund der klinischen Diagnose allein, ohne den bakteriologischen Befund
abzuwarten, eine energische Serumtherapie mit 15 000 bis 20 000 Einheiten angezeigt
gewesen und hätte vielleicht den üblen Ausgang verhüten können.

Für die Diagnose der Diphtherie ist in allererster Linie und allein zunächst
die Klinik zuständig, der bakteriologische Befund soll lediglich zur Stütze und
Bestätigung der Diagnose herangezogen werden.

Charakteristisch für die Diphtherie des Rachens ist eine Angina mit Pseudomembranen und einer eigentümlichen Adenopathie.

Im Anfang können die Kieferwinkeldrüsen nur leicht geschwollen und kaum
druckempfindlich sein und sich nur wenig unterscheiden von Adenopathien bei
banalen Anginen. Bald aber macht sich der diphtherische Charakter geltend
durch eine bilaterale Drüsenschwellung, wobei die Drüsen kaum mehr einzeln
zu tasten sind, so sehr sind sie infolge einer Periadenitis in ein entzündliches Ödem
der ganzen Gegend eingelagert. Die Franzosen sprechen bei einer solchen sub-
mentalen und laterocervicalen ödematösen Drüsenschwellung von einem Pro-
konsulen-Hals, weil dieser an den feisten Hals eines gemästeten römischen Pro-
konsuls erinnert. Je maligner die Diphtherie ist, um so ausgesprochener ist infolge
der Toxinwirkung die ödematöse Periadenitis.

Schon auf Distanz verrät sich die Diphtherie oft durch einen faden, leimig-
süßlichen, unangenehmen Geruch.

Am wichtigsten ist die Inspektion des Rachens, denn sie erlaubt das Vorhandensein von Pseudomembranen auf den Tonsillen oder am Gaumensegel festzustellen. Ganz im Anfang können diese Pseudomembranen von glänzendweißer
oder gelblicher Farbe noch vereinzelte Plaques bilden von ovalärer Form und
etwas an eine lakunäre Angina erinnern. Sehr bald aber erscheinen meist beide
Tonsillen von einer Pseudomembran bedeckt, und diese hat die Tendenz, sich
nicht auf die Tonsillen zu beschränken, sondern auf das Gaumensegel und auf
das Zäpfchen überzugreifen, in Form eines dicken, weißen oder gelblichen Belages,
besonders an den Rändern leicht aufgewulstet und ruhend auf einer etwas stärker
als normal geröteten Schleimhaut. Schließlich kann der ganze Rachen von solchen
Pseudomembranen austapeziert werden. Bei malignen Diphtherien nimmt der
Belag infolge von frühzeitig auftretenden Blutungen rasch einen mehr gräulichen
oder bräunlichen Charakter an. Kommt dazu noch der eigentümliche fötide
Geruch, so kann die Diagnose der Diphtherie nicht mehr zweifelhaft sein.

Daß es sich wirklich um eine Pseudomembran handelt, welche für Diphtherie
charakteristisch ist, können wir daran erkennen, daß diese Membran auf der

Unterlage sehr fest haftet und sich nur unter Substanzverlust abstreifen läßt, ferner hängt diese Membran in sich fest zusammen und läßt sich nur schwer auseinanderreißen.

Im Beginn der Diphtherie, bevor einzelne Plaques zu einer größeren Pseudomembran zusammengeflossen sind, kommt differentialdiagnostisch vor allem eine **Angina lacunaris**, weniger eine Angina follicularis in Frage. Bei der Angina lacunaris finden sich ähnliche Plaques in den Lakunen der Tonsillen, aber diese lassen sich mit Leichtigkeit abstreifen und bilden keine zusammenhängende Pseudomembran.

Bei der **Angina follicularis** schwellen die Lymphfollikel auf den Tonsillen stark an und zeigen sich als graue, später gelbliche, runde, über die Oberfläche hervorragende Punkte. Sie sind somit kleiner als die lakunären Beläge. Sie können auch eitrig zerfallen und auf diese Weise kleine oberflächliche Geschwürchen bilden.

Angina follicularis und Angina lacunaris gehen häufig mit hohem Fieber, mit stark gestörtem Allgemeinbefinden einher, während bei der Diphtherie gewöhnlich die Temperatursteigerung nur mäßig ist. Immerhin gibt es auch Rachendiphtherien, welche mit 39 und 40° Fieber beginnen. Der Halsschmerz kann öfters fehlen, die Schluckschmerzen können gering sein.

Mit einer Diphtherie verwechselt werden kann die **phlegmonöse Angina**, die Angina mit Tonsillarabsceß, besonders wenn sie sich mit einer Pseudomembran auf den Tonsillen oder am Gaumensegel überzieht. Doch läßt sich dieser Belag leicht abstreifen. Die mächtige ödematöse Schwellung, welche auch frühzeitig zu einem Ödem des Halszäpfchens führen kann, der meist einseitige Sitz, die starken Schluckschmerzen, die Kiefersperre erlauben die Differentialdiagnose. Es ist jedoch zu bemerken, daß es allerdings bei Kindern selten auch eine pseudophlegmonöse diphtherische Angina gibt, bei der aber der Trismus fehlt. Es handelt sich bei dieser pseudophlegmonösen Form mit ausgedehntem Ödem der Rachenorgane in der Regel um maligne Fälle von Diphtherie.

Beläge auf den Tonsillen finden sich recht häufig auch bei der **Scharlachangina**. Aber sie greifen nicht auf die Gaumensegel über. Am weichen Gaumen und am Zäpfchen beobachten wir die flammende Röte des Scharlachenanthems und das bald erscheinende Exanthem klärt die Diagnose auf. Der Belag läßt sich leicht abstreifen und man findet in ihm keine Diphtheriebazillen, sondern hämolytische Streptokokken. Kann man eine eigentliche Pseudomembran von den Tonsillen abstreifen, so ist daran zu denken, daß eine Kombination von Scharlach mit Diphtherie vorliegt.

Große Ähnlichkeit mit der diphtherischen Angina kann die diphtheroide Form der **Angina Plaut-Vincent** darbieten. Auf einer, selten auf beiden geröteten und geschwollenen Tonsillen finden wir diphtherieähnliche, schmierig-grauweiße zähe Pseudomembranen, die aber nicht so fest sitzen wie bei der Diphtherie und nur wenig Fibrin enthalten. Die Schluckbeschwerden sind gering, das Allgemeinbefinden wenig gestört, das Fieber niedrig, selten über 38°. Die Drüsen am Hals sind nicht oder nur wenig geschwollen. Im Abstrich von den Tonsillen findet man Spirochäten und fusiforme Stäbchen.

Bei der **Stomatitis aphthosa** können die Effloreszenzen in Gestalt vereinzelter Plaques auch auf den Tonsillen auftreten und schließlich zu grauen Belägen zusammenfließen, so daß sie manchmal den Verdacht auf Diphtherie erwecken. Der Nachweis der Aphthen auf der übrigen Mundschleimhaut, die für die Diphtherie ungewöhnliche Entzündung des Zahnfleisches ermöglichen die Differentialdiagnose. Immerhin kann gelegentlich ein Rachenabstrich den Beweis für eine Sekundärinfektion mit Diphtheriebazillen erbringen.

Leichter von der Diphtherie zu unterscheiden ist die **Angina herpetica**, wo sich kleine Bläschen oder Pusteln auf den Mandeln bilden. Die Blasendecke wird eröffnet und es entstehen rundliche, kleine Ulcerationen, welche konfluieren können. Sie sind dann zum Teil von einer kleinen, stark haftenden Plaque bedeckt, welche sich nur schwer ablösen läßt. Aber ihr plötzliches Erscheinen auf beiden Seiten, die größere Zahl der Effloreszenzen, ihre Form, die starke Dysphagie und das hohe Fieber ermöglichen die Differentialdiagnose.

Das **Erythema exsudativum multiforme** kann auch bei Kindern zu diphtherie-ähnlichen Pseudomembranen auf den Tonsillen und auf der Mundschleimhaut Anlaß geben. Es kann das förmliche Bild einer Pseudodiphtherie entstehen mit ausgedehnten Belägen im Rachen, bei denen jedoch Diphtheriebazillen nicht nachgewiesen werden können. Die Differentialdiagnose wird erleichtert, wenn gleichzeitig das typische Hautexanthem des Erythema exsudativum multiforme, besonders an den Streckseiten der Extremitäten, mit den Kokarden- und Girlandenfiguren, unter Umständen verbunden mit Blasenbildung, nachzuweisen ist. Aber es gibt Formen, bei denen die Hauteffloreszenzen gegenüber den mächtigen Schleimhautveränderungen ganz in den Hintergrund treten (Ectodermose érosive pluri-orificielle). Anaphylaktische Vorgänge, Überempfindlichkeit gegen Bienenhonig (FANCONI) oder andere noch unbekannte Substanzen können eine Rolle spielen.

Der **syphilitische Schanker** infolge erworbener Syphilis kommt bei Kindern nur ganz ausnahmsweise vor. Er ist einseitig und bedeckt sich mit einem dicken Belag, welcher nicht membranös ist. Die darunterliegende Ulceration ist induriert, die zugehörigen Drüsen sind gut voneinander abgrenzbar und zeigen nicht das mächtige periadenitische Ödem der Diphtherie.

In meiner Monographie über das **lymphaemoide Drüsenfieber** habe ich darauf hingewiesen, daß nicht nur bei jugendlichen Erwachsenen, sondern auch bei Kindern so diphtherieähnliche Anginen vorkommen, daß diese Kinder unter der Diagnose Diphtherie in die Infektionsspitäler eingewiesen werden. Zuerst treten meist einige weißliche lakunäre Beläge mit glatter Oberfläche auf, später können diese lakunären Beläge zu einer zusammenhängenden Membran zusammenfließen, die an den Rändern etwas aufgewulstet erscheint, wie bei Diphtherie. Dieser Prozeß kann sich auf einer oder beiden Tonsillen abspielen. Das Zäpfchen ist häufig ödematös und kann auch Beläge zeigen, die sich nur schwer ablösen lassen. Der fötide Geruch kann ganz an Diphtherie erinnern. Auffällig ist die Drüsenschwellung, die sogar der Angina vorausgehen kann. Die Kieferwinkeldrüsen können ein- oder beiderseitig große Pakete bilden, indem sie miteinander verbacken, wobei man aber noch die einzelnen Drüsen tasten kann. Im Unterschied zu Diphtherie ist die Drüsenschwellung eine generalisierte. So finden wir Lymphknoten über den Warzenfortsätzen, am Hinterhaupt, hinter dem Sternocleido bis in die Supraclaviculargruben. Axillar- und Inguinaldrüsen sind oft bis zur Sichtbarkeit angeschwollen, die Leber ist vergrößert und die Milz läßt sich häufig als großer Tumor tasten. Das klinische Bild kann an eine Leukämie erinnern, dagegen spricht das gute Allgemeinbefinden, der normale Hämoglobingehalt, das Fehlen hämorrhagischer Diathese. Das Blutbild mit einer erheblichen Lymphomonocytose scheint den Verdacht auf eine leukämische Erkrankung auf den ersten Blick zu bestätigen, aber der außerordentlich bunte Charakter der Blutzellen spricht gegen diese Diagnose. Es finden sich charakteristische Drüsenfieberzellen. Diese sind größer als die gewöhnlichen Lymphocyten. Der Kern liegt oft etwas exzentrisch und ist nierenförmig eingebuchtet. Das Protoplasma zeigt eine verschieden stark ausgesprochene plasmazellige Verfärbung. Daneben kommen eigentliche Plasmazellen vor, ferner sogenannte Monocytoide,

d. h. Monoblasten, die an große Monocyten erinnern, aber keine Azurgranula in ihrem ebenfalls mehr oder weniger basophilen Protoplasma enthalten.

Bei der **akuten Leukämie** kommen bei Kindern nicht selten diphtherieähnliche Anginen vor. Verdacht erwecken die schwere Anämie, die hämorrhagische Diathese, das auffallend schlechte Allgemeinbefinden, die generalisierten Drüsenschwellungen; die tastbare Milz, der Blutbefund meist im Sinne einer Myeloblastenleukämie mit Hiatus leucaemicus klären die Diagnose auf.

Die **reine Agranulocytose vom Typus Schultz** ist bei Kindern sehr selten. In einer eigenen Beobachtung bei einem dreijährigen Mädchen entwickelten sich im Rachen riesige Ulcerationen, welche das Gaumensegel zerstörten. Die Ulcerationen sind weißlich-bröcklig belegt und zeigen geröteten Hof. Meist keine erheblichen Drüsenschwellungen. Der Blutbefund ergibt eine extreme Leukopenie, wobei besonders die Granulocyten bis auf wenige Prozente oder sogar ganz aus dem peripheren Blut verschwinden.

Häufiger als die Agranulocytose ist bei Kindern die **Panhämocytophthise** mit einem Schwund der roten und weißen Blutzellen und der Blutplättchen. Im Gegensatz zur Agranulocytose sind bei dieser Form Ulcerationen im Rachen auffallend selten. Immerhin sah ich die Panhämocytophthise bei einem $3^1/_2$jährigen Knaben mit einer so diphtherieähnlichen Angina beginnen, daß der behandelnde Arzt sich veranlaßt sah, eine Seruminjektion zu machen.

Nicht mit Diphtherie zu verwechseln sind die weißlichen Beläge, die sich regelmäßig auf den Wunden nach *Tonsillektomie* oder *Tonsillotomie* entwickeln. Diese Beläge lassen sich leicht abstreifen, sie haben keine Neigung sich auszubreiten und gehen ohne Störung des Allgemeinbefindens einher.

Namentlich französische Autoren haben darauf hingewiesen, daß es auch vollkommen **okkulte Diphtherien** gibt, bei denen die Diphtheriebazillen nicht imstande sind, Pseudomembranen zu erzeugen. Diese okkulte Diphtherie findet sich namentlich bei Säuglingen und kann sich nur in auffälliger Dystrophie und Toxikose äußern. Wir haben jüngst einen solchen Fall beobachtet bei einem dystrophischen ekzematösen Säugling. Es fiel lediglich die tonlose Stimme des Kindes auf ohne Zeichen einer Respirationsstenose im Kehlkopf. Im Rachen keinerlei typische Beläge, nur terminal auf einer Tonsille ein kleiner weißer Fleck. Der Rachenabstrich ergab jedoch reichlich direkt und in der Kultur Diphtheriebazillen, und das Kind erlag trotz Serumtherapie einer unheimlich schweren Diphtherietoxikose mit Störungen von seiten des Herzens und des Zentralnervensystems.

Für die Diagnose der **Larynxdiphtherie** ist die schleichend zunehmende Respirationsstenose mit tonlos werdendem Husten und aphonischer Stimme charakteristisch, während der Pseudocroup meist ganz akut in der Nacht einsetzt mit bellendem Husten, Respirationsstenose, wobei jedoch die Stimme trotz einer gewissen Heiserkeit immer noch klangvoll bleibt.

Wichtig ist ferner die Erkennung der **Coryza diphtherica** namentlich bei Säuglingen. Sie kann in zwei Formen auftreten: 1. Seltener mit Pseudomembranen auf der Nasenschleimhaut, meist ohne solche nachweisbare Membranen. 2. Häufiger ist der einfache Schnupfen mit schleimig-eitrigem Ausfluß, meist einseitig, besonders verdächtig ist er, wenn er serös-blutig ist, und die Umgebung der Nasenlöcher anätzt. Der Abstrich ergibt dann fast regelmäßig Diphtheriebazillen.

Auch im Ohreiter kann man gelegentlich Diphtheriebazillen nachweisen.

Auf der Haut können mitunter Diphtheriebazillen nachgewiesen werden in der Gegend des Nabels, ferner auf Ekzemen, auf Impetigo, auf Brandwunden usw.

Für die bakteriologische Diagnose macht man einen Abstrich von dem Belag mit einem Watteträger oder einer Platinöse oder einem Platinlöffel. Oft erwischt man die Diphtheriebazillen nur, wenn man die tieferen Schichten der Pseudomembran abstreifen kann.

Beim direkten Ausstrich färbt man am besten nach GRAM, da die Diphtheriebazillen Gram-positiv sind. Charakteristisch ist die palisadenförmige Anordnung, ferner Verzweigungen oder auch fingerförmige Anordnung.

Der Rachenabstrich wird zur Kultur auf Nährböden von erstarrtem Rinderserum ausgestrichen. Hier wachsen die Diphtheriebazillen rascher als die anderen Keime und die Bazillen lassen sich oft schon nach 12 bis 24 Stunden in Form von kleinen transparenten Kolonien nachweisen. Man macht dann von den Kolonien einen Abstrich und macht die Färbung nach GRAM oder färbt auch die NEISSERschen Polkörperchen, welche für die Diphtheriebazillen sehr charakteristisch sind.

144. Vorlesung.

Diagnose des Scharlachs.

Bei vollausgeprägtem Krankheitsbild ist die Diagnose des Scharlachs im allgemeinen leicht. Plötzlicher Beginn mit Erbrechen, hohes Fieber, Angina mit Enanthem, nach 24 bis 36 Stunden typisches Scharlachexanthem, dann Himbeerzunge und nachfolgende Hautdesquamation charakterisieren das Krankheitsbild mit voller Klarheit. Schwierigkeiten zeigen sich jedoch dann, wenn nur einzelne Symptome vorhanden sind, wie z. B. nur eine verdächtige Angina ohne Exanthem, oder wenn das Exanthem nur rudimentär oder atypisch entwickelt ist. Da gilt es dann vielfach „ex ungue leonem" zu erkennen, oder man findet sich in der Lage eines Archäologen, der die Aufgabe hat, aus einzelnen Buchstaben die ganze Inschrift zu entziffern.

Im Invasionsstadium ist es kaum möglich, bereits eine sichere Diagnose zu stellen, aber man kann wenigstens einen Scharlach vermuten. Dafür spricht der plötzliche Beginn mit Erbrechen, das sich mehrmals wiederholen kann und oft unstillbar scheint. Das Fieber ist hoch, 39 bis 40°, der Puls beschleunigt, und zwar stärker als der Temperatur entspricht. Mitunter klagen die Kinder auch über Schmerzen im Abdomen. Ganz ähnlich kann unter Umständen eine Pneumonie oder eine akute Appendicitis beginnen, so daß derartige Fehldiagnosen vorkommen können. Vor ihnen schützt die genaue Inspektion des Rachens. Man sieht eine flammende Röte im Rachen und hinter dem Gaumensegel steigt schleimig-eitriges Sekret herab. Äußerst verdächtig für Scharlach ist das Enanthem, welches meist um einige Stunden der Hauteruption vorangeht. Man sieht auf dem Gaumensegel, auf den vorderen Gaumenbögen und besonders am Halszäpfchen eine diffuse, auffallend dunkle Rötung, welche am Halszäpfchen ziemlich scharf nach oben begrenzt ist. Bei genauerem Zusehen bemerkt man, namentlich am oberen Gaumensegel, daß diese diffuse Röte aus der Konfluenz von zahlreichen kleinen roten Flecken hervorgegangen ist. Dieser Anblick des Rachens ist in höchstem Grade scharlachverdächtig, selbst wenn es in der Folge nicht zu einem eigentlichen Scharlachexanthem kommen sollte.

Die Tonsillen selber können nur Rötung und Schwellung zeigen, gar nicht selten kommt es aber zu einer lakunären oder follikulären Angina. In den Lakunen der Tonsillen beobachtet man weißlich-gelbliche Exsudate, und diese können schließlich zu Pseudomembranen zusammenfließen und dadurch das Vorliegen einer Diphtherie vortäuschen. Die Untersuchung des Rachenabstriches ergibt jedoch meist nur Streptokokken in Reinkultur, gelegentlich kann aber auch der Befund von Diphtheriebazillen zeigen, daß eine Komplikation mit echter Diphtherie vorliegt. Anderseits beweist dann eben das Erscheinen des klassischen Scharlachexanthems nach 24 bis 36 Stunden das Vorliegen eines Scharlachs neben der Diphtherie. Echte diphtherische Membranen sehen auffallend weiß und glänzend aus, sind schwerer abziehbar als die mehr schmierigen Beläge bei der reinen Scharlachangina.

Wenn das Exanthem erschienen ist, so sprechen folgende Momente für Scharlach: Das Exanthem beginnt am Rumpf, vorn auf der Brust, breitet sich sehr rasch über den ganzen Körper aus, macht allerdings am Halse halt, und die Wangen zeigen lediglich Fieberröte. Charakteristisch ist eine circumorale Blässe. Von weitem gesehen sieht das Kind so aus, wie wenn sein Körper mit Himbeersaft übergossen worden wäre. Bei näherer Betrachtung sieht man jedoch, daß sich die Scharlachröte aus zahlreichen kleinen roten und ganz leicht erhabenen Tüpfelchen zusammensetzt, welche außerordentlich nahe beieinander stehen. Die Haut fühlt sich deshalb etwas rauh an, wie Chagrinleder. Auf den Tüpfelchen können gelegentlich ganz kleine Bläschen aufschießen (Scarlatina miliaris). Die Haut fühlt sich trocken und heiß an. Streicht man mit dem Nagel über das Exanthem, so zeigt sich ein ziemlich breiter weißer Streifen, die sogenannte Raye blanche. In der Mitte derselben erscheint zuerst ein dünner roter Strich, bevor die Rötung sich in dem weißen Streifen wieder einstellt. Besonders bei der Scarlatina miliaris werden durch das Bestreichen der Haut zahlreiche Schüppchen losgelöst und an der Haut kleben bleibend, können sie noch längere Zeit die Stelle markieren, an der die Raye blanche ausgelöst worden war. In den Achsel- und Inguinalfalten, in den Ellenbeugen ist das Exanthem meist besonders stark und man sieht hier auch nicht selten feinste Petechien (PASTIAS Zeichen). Legt man am Oberarm eine Stauungsbinde an, so schießen in der Ellenbeuge zahlreiche Petechien auf (RUMPEL-LEEDEsches Zeichen).

Bei einem scharlachverdächtigen Exanthem unterlasse man nie die Inspektion des Rachens. Eine Angina in der obenerwähnten verschiedenen Ausprägung, vor allem kombiniert mit dem charakteristischen Enanthem, bestätigt die Diagnose.

Frühzeitige, oft erhebliche, ziemlich harte Schwellung der Halslymphdrüsen, welche bei gewöhnlichen Anginen nicht in dem Maße wie bei Scharlach ausgebildet ist und besonders die Kieferwinkeldrüsen betrifft, stützen die Diagnose. Namentlich bei jüngeren Kindern kommt es bei Scharlach oft zu einer geradezu generalisierten leichten Drüsenschwellung.

Die Zunge zeigt zuerst weißen Belag auf rotem Grunde, der sich nur an der Spitze und an den Rändern bemerkbar macht. Aber vom dritten bis vierten Krankheitstag an beginnt bereits an der Zunge eine Desquamation, zuerst an der Spitze und an den Rändern, und ergreift schließlich die ganze Oberfläche. Es erscheint so die charakteristische Himbeerzunge, sie ist lebhaft rot und die Zungenpapillen springen stark vor, ähnlich wie die runden roten Höckerchen einer Himbeere. Die rote Zunge glänzt wie gefirnist und erst nach etwa 14 Tagen wird sie wieder normal.

Die Untersuchung des Urins ergibt beim Scharlach in den meisten Fällen auf Zusatz von einigen Tropfen Paradimethylaminobenzaldehyd (EHRLICHS Reagens) eine deutliche Rotfärbung in der Kälte. Die Reaktion wird häufig erst am dritten Scharlachtage positiv und erreicht ihre größte Intensität am fünften Krankheitstag. Charakteristisch für Scharlach ist auch das frühzeitige Auftreten von Aceton im Urin (LANGEsche Probe). Beim Scharlach bleibt die Reaktion oft fünf bis sechs Tage positiv, selbst bei reichlicher Kohlehydratzufuhr. Urobilinogenurie und Ketonurie weisen auf eine leichte Leberschädigung hin, welche sich auch in einem gelblichen Hautkolorit äußert, das zum Vorschein kommt, wenn man an einer Hautstelle die Scharlachröte durch Druck zum Verschwinden bringt.

Auch das Blutbild kann zur Stützung der Scharlachdiagnose mit Vorteil herangezogen werden. Es ergibt das Vorliegen einer deutlichen Leukocytose mit Neutrophilie und ausgesprochener Lymphopenie. Besonders charakteristisch für Scharlach im Unterschied zu den meisten anderen Infektionskrankheiten ist, daß trotz hochgradiger Neutrophilie, verbunden mit mehr oder minder starker Linksverschiebung, die Eosinophilen nicht fehlen. Bei fortlaufender Untersuchung finden wir eine Eosinophilie, die gewöhnlich schon am fünften Tag ihren Höhepunkt erreicht. Bei Färbung der mit Methylalkohol fixierten Blutausstriche mit Boraxmethylenblau während 3 Minuten erscheinen in den polynucleären Leukocyten blau gefärbte, rundliche, bikonvexe oder birnförmige Einschlüsse, die sogenannten DÖHLE-Körperchen. Finden sie sich in großer Zahl in den meisten polynucleären Leukocyten, so vermögen sie die Scharlachdiagnose wohl zu stützen. Sie kommen zwar auch bei anderen Infektionskrankheiten vor, aber nicht so zahlreich und regelmäßig wie beim Scharlach.

Bei der Differentialdiagnose des Exanthems kommen in erster Linie die sogenannten scarlatiniformen Exantheme in Betracht.

Sogenannte scarlatiniforme Rashs treffen wir z. B. vor der Eruption des Varicellen- oder Pockenexanthems (hier besonders im Schenkeldreieck und in den Axillen). Diese Erytheme zeigen eine diffuse Röte der glatten Haut. Das spätere Aufschießen der Varicellenbläschen oder der Variolablattern klärt dann die Diagnose. Diese Rashs sind in der Regel sehr flüchtig, es zeigt sich weder Desquamation der Zunge noch charakteristische Hautabschuppung. Man muß jedoch daran denken, daß gelegentlich auch Kombinationen von echtem Scharlach und Varicellen vorkommen können. So habe ich bei einem kleinen Mädchen zuerst auch an einen Rash bei beginnender Varicelleneruption gedacht. Die Inspektion des Rachens mit einer ausgesprochenen Angina und typischem Enanthem sprach jedoch für das Vorliegen eines echten Scharlachs; und in der Tat erkrankte nach acht Tagen die ältere Schwester dieses Kindes ebenfalls an einem echten Scharlach und bekam nach 14 Tagen in der Scharlachrekonvaleszenz auch noch das Varicellenexanthem. Weit häufiger kommt es vor, daß die Varicellenbläschen dem Scharlach eine Eintrittspforte eröffnen, so daß sich an das Varicellenexanthem ein Scharlach anschließt.

Scarlatiniforme Exantheme finden sich oft auch bei Typhus, Meningitis cerebrospinalis, Poliomyelitis und selbst im Prodromalstadium der Masern (WIELAND). Ganz besonders ist noch auf das Grippescarlatinoid hinzuweisen. Diese Rashs haben mehr den Charakter diffuser Erytheme, sind mehr rosarot im Gegensatz zu dem tiefen, leuchtenden Rot des Scharlachs, können nur stellenweise auftreten und sind morphologisch variabler als das Scharlachexanthem. Sie können morbilliformen Charakter annehmen oder mehr urticariell werden, können Sudamina vortäuschen oder mit Petechien vermischt sein. Septische und toxische Erytheme, z. B. bei Streptokokkenallgemeininfektionen, sind nicht immer deutlich von Scharlach zu unterscheiden.

Sehr schwierig wird mitunter die Differentialdiagnose gegenüber einem scarlatiniformen Serumexanthem. Gegen Scharlach spricht das Fehlen einer deutlichen Angina, sodann die negative Urobilinogenreaktion im Harn und der Blutbefund: Leukopenie mit relativer Lymphocytose und Eosinophilie. Interessanterweise kann das Auslöschphänomen gelegentlich auch beim Serumexanthem positiv sein (BESSAU). Tatsache der vorangegangenen Seruminjektion läßt ein solches Exanthem nicht ohne weiteres als ein Serumexanthem auffassen, da ja durch die Seruminjektion als solche dem Scharlach eine Eintrittspforte geschaffen werden konnte (Wundscharlach).

Häufig sind in der Praxis Verwechslungen des Scharlachs mit Arzneiexanthemen. So habe ich bei Überempfindlichkeit gegen Chinin Exantheme mit hohem Fieber auftreten gesehen, die von einem Scharlach nicht zu unterscheiden waren und später auch groblamellöse Schuppung zeigten. Im Blutbild dagegen bestand Leukopenie mit relativer Lymphocytose und Eosinophilie. Nirvanol macht in der Regel morbilliforme Ausschläge, seltener ein Scarlatinoid. Dagegen sieht man beim Luminal bei überempfindlichen Kindern, wenn auch sehr viel seltener als beim Nirvanol, ein Scarlatinoid. Scarlatinoide wurden auch beschrieben bei Überempfindlichkeit gegen Quecksilber, Pyramidon, Atophan, Atropin, Jodoform, Chrysarobin, seltener gegen Aspirin usw.

Von den übrigen exanthematischen Krankheiten führt das Erythema scarlatiniforme desquamativum recidivans zu Verwechslungen. Auf diese Diagnose werden wir jedoch gelenkt, wenn uns erklärt wird, der Patient mit Fieber und stark juckendem, scharlachähnlichem Exanthem habe diese Krankheit schon öfters gehabt. Angina und Himbeerzunge fehlen, dagegen hinterläßt das Exanthem eine ungewöhnlich starke Schuppung. Wahrscheinlich handelt es sich um eine idiosynkrasische Reaktion gegen Arznei- und Nahrungsmittel (Quecksilberpräparate, Austern und Hummer). Auch beim Scharlachexanthem kommt Juckreiz vor, er ist jedoch unkonstant und, wenn vorhanden, sehr wechselnd in seiner Intensität.

Licht- und Sonnenerytheme können zu Verwechslungen mit Scharlach Anlaß geben, zumal sie mitunter mit hohem Fieber einhergehen können. Doch fehlt der kleinsprüßlige Charakter des Exanthems und die Angina. Die bedeckten Körperstellen, z. B. am Schenkeldreieck, bleiben frei.

Verwechslungen von Scharlach und Röteln kommen nicht so selten vor, und ich habe heute Gelegenheit, einen solchen Fall vorzuweisen, der als Scharlach in die Klinik geschickt wurde. Stellenweise, besonders am Rumpf, ist das Exanthem mit seiner diffusen Röte ganz scharlachähnlich, aber an den Extremitäten sehen wir zwischen den manchmal leicht papulösen, roten Flecken doch zahlreichere weiße, ausgesparte Stellen. Der weiche Gaumen und das Zäpfchen zeigen jedoch nicht die düstere Scharlachröte. Bei dieser sogenannten **Rubeola scarlatinosa** kann sogar, wie auch in diesem Fall, eine Himbeerzunge vorkommen. Die generalisierten Drüsenschwellungen, die sonst für Röteln charakteristisch sind (THEODORsches Zeichen), sieht man, namentlich bei Kleinkindern, gelegentlich auch beim Scharlach. Großer Wert kommt wiederum dem morphologischen Blutbefund zu. Auch dieser Fall von Rubeola scarlatinosa zeigt ein typisches Rötelnblutbild mit einer Leukopenie von 4500, eine relative Lymphocytose von 60% mit vielen pathologischen Lymphocyten und Plasmazellen. Eosinophilie 4,5%. Ich habe einmal einen Fall von Rubeola scarlatinosa beobachtet, der am fünften Krankheitstag 25% Plasmazellen im Blutbild hatte. Diese Blutbefunde sprechen dafür, daß es sich wirklich um Rubeolen handelt und nicht etwa um die sogenannte Vierte Krankheit von DUKES-FILATOW. Die Existenz dieser Krankheit ist überhaupt noch nicht bewiesen, es handelt sich teils um dieses Krankheitsbild der Rubeola scarlatinosa, teils um leichte Scharlachfälle.

Masern führen nur dann zu Verwechslung mit Scharlach, wenn das Exanthem stark konfluiert ist. Die Vorgeschichte, die deutlichen Prodrome, Katarrh mit Niesen, Husten, Conjunctivitis, das Befallensein des circumoralen Dreiecks sprechen für Masern. Wichtig ist der Nachweis von KOPLIKschen Flecken. Das Blutbild zeigt bei Masern Leukopenie und meist Aneosinophilie. Es kann auch vorkommen, daß ein Scharlachexanthem für Masern gehalten wird, besonders wenn die einzelnen Flecken etwas größer und stärker papulös sind, im Sinne einer sogenannten **Scarlatina variegata.** Plötzlicher Beginn mit Fieber, Erbrechen, Angina, ein Blutbild mit neutrophiler Leukocytose und Eosinophilie lassen jedoch Masern ausschließen.

Das Erythema infectiosum, die Ringelröteln zeigen wirklich keine Ähnlichkeit mit Scharlach, da sie gewöhnlich im Gesicht beginnen und die Glieder befallen, während der Rumpf meist verschont bleibt. Der Verlauf ist in der Regel fieberlos und die Effloreszenzen zeigen an den Extremitäten die charakteristischen landkartenähnlichen Figuren.

Von sämtlichen akuten Exanthemen kann eigentlich nur die Rubeola scarlatinosa wirklich leicht mit einem Scharlach verwechselt werden.

Bakteriologische und biologische Scharlachdiagnose. Man untersucht den Rachenabstrich auf hämolytische Streptokokken, und der Nachweis von Streptokokken in Reinkultur mit den glasklaren hämolytischen Höfen auf der Blutagarplatte ist geeignet, die Scharlachdiagnose zu stützen. Auch beim Scharlach nach Verbrennungen und bei Wunden kann man im Wundsekret hämolytische Streptokokken nachweisen.

Für die biologische Scharlachdiagnose verwendet man das *direkte Auslöschphänomen* (SCHULTZ-CHARLTON). Man wird heutzutage das DICKsche antitoxische Scharlachserum dazu verwenden, indem man 0,1 bis 0,5 ccm an einer Stelle mit besonders intensivem Exanthem intracutan einspritzt und beobachtet, ob dieses Serum imstande ist, das Exanthem in der Umgebung nach einigen Stunden auszulöschen. In etwa 91% der Fälle von richtigem Scharlach ist das Auslöschphänomen positiv. Schwierigkeiten ergeben sich meist dann, wenn das Exanthem abnorm rasch abblaßt oder nirgends in genügender Stärke entwickelt ist. Statt des antitoxischen Pferdeserums kann man auch Scharlachrekonvaleszentenserum oder Serum eines Erwachsenen mit negativem DICK-Test verwenden.

Beim *indirekten Auslöschphänomen* nimmt man Serum vom Scharlachkranken selber vor dem siebenten Tag und injiziert es einem Patienten mit einem sicheren Scharlachexanthem. Löscht es dieses Exanthem nicht aus, so spricht das dafür, daß es von einem Scharlachkranken stammt. Dieser Schluß ist jedoch nur bedingt richtig, weil ein negatives indirektes Auslöschphänomen auch vom Serum vieler dickpositiver Individuen herrühren kann. Ist es positiv, so spricht das dafür, daß es sich bei dem Kind, welches das Serum lieferte, wohl nicht um Scharlach handeln kann.

Der *DICK-Test* hat nur einen beschränkten diagnostischen Wert, wenn er im Beginn des Scharlachs positiv ist und im Verlauf von mehreren Tagen, namentlich nach Abklingen des Exanthems, negativ wird. Dann spricht dies retrospektiv für Scharlach, doch kommen zahlreiche Ausnahmen vor, negativer DICK schon im Beginn des Scharlachs und Wiederaufflammen in der Scharlachrekonvaleszenz. Manche Kleinkinder behalten trotz des überstandenen Scharlachs eine positive Dickreaktion.

Diagnose des Scharlachs im Intervall. Oft setzt schon frühzeitig beim Abblassen des Exanthems, besonders im Gesicht, am Hals und an der Brust, eine kleienförmige Hautschuppung ein. Charakteristischer für den Scharlach ist jedoch die etwa nach 15 Tagen auftretende groblamellöse Schuppung, bei der sich die oberen Epidermisschichten in größeren Fetzen loslösen. Diese groblamellöse Schuppung findet sich an den Schenkeln, am Gesäß und am Rücken, ganz besonders aber an den Händen und Fußsohlen. An den Fingern können förmliche Handschuhe abgezogen werden. Ebenso kann sich fast die ganze Fußsohle loslösen. Diese Schuppung kann sich oft sehr in die Länge ziehen und vier bis sechs Wochen dauern, bis sie ganz vollendet ist. In leichten Fällen zeigt sich die Schuppung oft nur an Händen und Füßen; sozusagen nie fehlt sie an den Ohrmuscheln. Gelegentlich kann aber auch bei einem echten Scharlach eine deutliche Schuppung ausbleiben.

Die diagnostische Bedeutung der Abschuppung ist sehr groß, namentlich gestattet sie uns oft noch die retrospektive Diagnose bei einem vorher verkannten, vielleicht frühesten Scharlachexanthem.

Differentialdiagnostisch kommt die Desquamation bei der FEERschen Krankheit (Akrodynie) in Frage. Sie kann sehr an Scharlachschuppung erinnern, so daß die Kinder ganze Lamellen von den Händen und Fußsohlen abziehen können. Für FEERsche Krankheit spricht der feuchtkalte Charakter, die rotcyanotische Verfärbung der Hände und Füße. Zuerst finden sich, z. B. zwischen den Fingern, an Dyshidrosis erinnernde feine Bläschen, die sich stellenweise zu größeren Blasen abheben, die Blasendecke wird rasch eingerissen und es kommt so zur lamellösen Desquamation. Beim Scharlach sehen wir dagegen weder Bläschen noch Blasenbildung.

Diagnose des zweiten Krankseins. Heutzutage verlaufen sehr viele Scharlachfälle ohne zweites Krankseins.

Die häufigste Erscheinung des zweiten Krankseins beim Scharlach ist die Lymphadenitis der Kieferwinkeldrüsen, entweder ein- oder häufiger doppelseitig. Diese Drüsenschwellungen entwickeln sich unabhängig von einer erneut auftretenden Angina. Die Drüsen fühlen sich auffallend hart an und sind schmerzhaft. Es kann unter Umständen zu eitriger Einschmelzung kommen. Diese Lymphadenitis tritt mit erneutem Fieberschub frühestens am elften Krankheitstag auf. Im Anschluß an die Lymphadenitis kann es auch zu einer sogenannten sekundären oder Ausscheidungsangina, ja gelegentlich zu einem neuen Enanthem und Exanthem kommen.

Mit oder ohne voraufgehende Lymphadenitis kann eine hämorrhagische Glomerulonephritis die Haupterscheinung des zweiten Krankseins darstellen. Jede diffuse hämorrhagische Glomerulonephritis, für die wir keine sonstige Ätiologie feststellen können, muß als scharlachverdächtig betrachtet werden, und wir müssen nach Hautabschuppung suchen, können dann nicht selten noch retrospektiv einen vorher verkannten Scharlach erschließen. Frühsymptome, welche auf eine beginnende Scharlachnephritis hindeuten, sind Ansteigen des Körpergewichts infolge Präödems mit leichter Dunsung in der Umgebung der Augen und Hinaufklettern des Blutdruckes. Mitunter kann eine eklamptische Urämie (Pseudourämie) sogar das erste Alarmsignal für eine eintretende hämorrhagische Nephritis sein. Die Nephritis verrät sich schon makroskopisch durch die Hämaturie. Charakteristisch für Scharlach ist das Auftreten der Nephritis in der dritten Woche, 19. Tag.

Weitere Erscheinungen des zweiten Krankseins sind die Spätrheumatoide und das Scharlachherz. Wir sprechen von Spätrheumatoiden im Gegensatz zu den Frührheumatoiden, die meist gegen Ende der ersten oder Anfang der zweiten Woche in Form von Gelenkschmerzen, besonders in den Handgelenken, seltener in Finger-, Fuß- und Zehengelenken, auftreten. Die Spätrheumatoide treten in der dritten bis vierten Woche, seltener noch in der fünften bis sechsten Woche auf. Sie unterscheiden sich von Gelenkrheumatismus dadurch, daß sie regelmäßiger verlaufen, gewöhnlich keine Exacerbationen und Schübe zeigen, ungefähr eine Woche, selten länger dauern, gutartig sind, insbesondere keine Endocarditis der Klappen nach sich ziehen.

Die auch beim Spätrheumatoid häufig nachweisbaren Erscheinungen des Scharlachherzens dürfen nicht mit einer echten Endocarditis verwechselt werden.

Das Scharlachherz zeigt nicht selten systolische Geräusche, die meist einen leisen, weichen, oft hauchenden Charakter haben, gewöhnlich verbunden mit einer Akzentuation des zweiten Pulmonaltones. Diese Geräusche sind außerordentlich variabel, können an einem Morgen da sein, abends wieder verschwinden und umgekehrt. Der Puls zeigt eine große Labilität mit raschem Wechsel von Bradycardie zu Tachycardie, namentlich bei geringer körperlicher Anstrengung. Im großen ganzen ist das Scharlachherz gutartig, plötzliche Todesfälle wie beim Diphtherieherz sind namentlich bei Kindern sehr selten.

Es kann aber auch vorkommen, daß der Scharlach einer richtigen rheumatischen Infektion eine Eintrittspforte eröffnet, und dann kann es zu Komplikationen mit echtem Gelenkrheumatismus und oft schwerer, sogar tödlich verlaufender akuter Endocarditis kommen, während die Erscheinungen des Scharlachherzens ohne Dauerschaden in wenigen Wochen verschwinden.

Diagnose abnormer Scharlachformen. a) Scarlatina fulminans oder der **blaue Scharlach.** Der maligne Scharlach kann so rasch verlaufen, daß er das Kind schon vor Erscheinen des Exanthems tötet. Man kann ihn dann nur vermuten aus epidemiologischen Gründen, wenn das Opfer von einem Scharlachkranken hat angesteckt werden können.

Wie vom Blitz getroffen, mitten aus anscheinender blühender Gesundheit, werden diese Kinder unter dem Zeichen schwerster cerebraler Vergiftung auf das Krankenlager geworfen. Das Fieber steigt unheimlich rasch und erreicht höchste Grade. Es wurden Temperaturen von 41 bis 42°, in einem Fall sogar 44° beobachtet. Ohne jeden Lungenbefund zeigt sich eine starke Dyspnoe mit beschleunigter und unregelmäßiger Atmung, die auch CHEYNE-STOKESschen Charakter annehmen kann. Das Kind liegt meist delirös oder soporös röchelnd da, zeigt Fluchtversuche und Flockenlesen, Sehnenhüpfen, es wirft sich unruhig hin und her; mehrfaches unstillbares Erbrechen, gefolgt von stinkenden grünen Diarrhöen, stellt sich ein. Der Urin ist spärlich, enthält viel Eiweiß und manchmal Blut. Das Herz schlägt wild, zeigt 150 bis über 180 Pulse, der Blutdruck sinkt rasch. Purpura, Epistaxis, Melaena können sich einstellen und mit oder ohne voraufgehende Krämpfe (allgemeine Konvulsionen) stirbt das Kind im Koma, schon nach 24 bis 48 Stunden.

Kommt es überhaupt zur Entwicklung eines Exanthems, so nimmt dasselbe einen düsteren bis tiefblauen Farbenton an. In Finnland bezeichnet das Volk derartige Fälle treffend als den blauen Scharlach (VON BORMANN).

Charakteristisch für diese Fälle ist die Geringfügigkeit der objektiven Befunde beim Lebenden, eine leichte Schwellung der Tonsillen, meist ohne Beläge, nur selten ganz oberflächliche Nekrose, fehlendes oder nur geringes Anschwellen der tonsillären Lymphknoten. Die Zunge ist trocken und stark belegt.

Gelegentlich ist der Verlauf weniger rasch, der Beginn entspricht einem mittelschweren Scharlach, aber am vierten Tag zeigt sich die schlimme Wendung zum foudroyant tödlichen Verlauf.

b) Der septische Scharlach. Bei der Scarlatina fulminans hat man keine Streptokokken aus dem Blut züchten können, die Kinder erliegen vielmehr einer reinen, aber stärksten Initialtoxikose.

Es gibt nun aber auch Fälle, bei denen die Streptokokken nicht nur durch ihre Toxine den Organismus vernichten, sondern selber in die Blutbahn eindringen, so daß es zu einer echten Scharlachsepsis kommt.

Diese verrät sich dadurch, daß die Temperatur nach dem dritten Tag weder kritisch noch lytisch zu sinken beginnt, sondern im Gegenteil fiebert der Kranke fortdauernd weiter, oft in einer hohen Continua. Auf das Scharlachexanthem können sich noch septische makulopapulöse Effloreszenzen, mitunter verbunden mit Petechien, aufpfropfen.

Aus der Nase rinnt wässerig-seröses, leicht blutiges oder giftiggelbes, schleimig-eitriges Sekret, welches die Haut wund macht. Es kommt zu Conjunctivitis, Dakryocystitis, selten Panophthalmie, zu Erkrankungen der Nebenhöhlen, besonders Ethmoiditis mit Erscheinungen der Orbitalphlegmone, Exophthalmus mit starker Schwellung des Oberlides, Otitis media nekroticans scarlatinosa mit rasch fortschreitender Nekrose des Mastoids.

Im Rachen zeigt sich eine Angina nekroticans mit Belägen, die rasch auf die Umgebung übergreifen und als Scharlachdiphtheroid bezeichnet werden. Es kann auch zu Peritonsillar- und Retropharyngealabscessen kommen. Nekrosen mit sekundärer Geschwürsbildung können auftreten auf den Tonsillen, am weichen Gaumen mit Perforation des Gaumensegels und an der Zunge (Stomat-itis ulcero-nekroticans). Gelegentlich kommt es auch zu schwärzlicher Verfärbung der Mandeln, zu einer Tonsillitis gangraenosa.

Durch die Streptokokkeninvasion in die Drüsen kommt es zu eitriger Lymph-adenitis; besonders gefürchtet ist die nekrotisierende Form, wobei sich in der Umgebung der nekrotischen Halsdrüsen eine Phlegmone entwickelt, die den Hals mit einem würgenden Kragen umschnürt. Die pestähnliche Form des Scharlachs wird auch **Angina Ludovici** genannt. Die nekrotisierende Phlegmone führt zu Einschmelzung der Haut und des gesamten Unterhautzellgewebes, so daß Muskeln und Gefäße bloßgelegt werden.

Die Streptokokken können auch den Darm infizieren, es entwickelt sich ein sogenanntes Scharlachtyphoid mit unstillbaren Diarrhöen und hohem Fieber, gelegentlich kommt es auch zu akuter Appendicitis und zu Vereiterung der Mesen-terialdrüsen.

Weitere Komplikationen des septischen Scharlachs sind bösartige Strepto-kokkenempyeme, ferner eitrige Pericarditis, eitrige Peritonitis, eitrige Meningitis. Die Septicopyämie kann sich auch durch Abscesse im Unterhautzellgewebe und durch eitrige Arthritiden verraten.

Glücklicherweise sind die septischen Scharlachformen selten, man rechnet etwa 1%.

Diagnose der Scarlatina sine exanthemate und des apyretischen Scharlachs. In einzelnen Familienepidemien kann man beobachten, daß nur ein bis zwei Kinder an Scharlach mit den typischen, leicht erkennbaren Erscheinungen und wohlausgebildetem Exanthem erkranken. Geschwister zeigen gleichzeitig Angina mit oder ohne Beläge und oft mächtige Drüsenschwellungen, aber trotz peinlicher Beobachtung kommt ein Exanthem niemals zum Vorschein. Gleichwohl kann sich bei einer solchen Scarlatina sine exanthemate der Scharlachcharakter durch eine nachträgliche Schuppung oder durch eine tardive Albuminurie in der dritten bis vierten Woche verraten. Auf Scharlachangina verdächtig sind die Fälle, bei denen sich eine intensive, nach oben scharf begrenzte Rötung des Zäpfchens zeigt, ferner wenn am Gaumensegel mehr oder weniger zahlreiche rötliche Flecken auftreten. Auch ohne Exanthem kann sich im weiteren Verlauf einer solchen Angina eine Himbeerzunge zeigen.

Diagnose der Scarlatinella. Es gibt auch abnorm leichte Scharlachfälle, die sogar fieberlos verlaufen können. Andere zeigen nur Eintagsfieber mit kritischem Temperaturabfall. Die Angina ist häufig kaum angedeutet, sogar das Enanthem kann fehlen. Das gleiche gilt von den Drüsenschwellungen. Das Exanthem erinnert oft mehr an ein Erythem, ist flüchtig, zart- oder hellrosa, wenig dicht. Manchmal beschränkt es sich auf einige Sprüsselchen in den Hautfalten der Achsel, an der Innenseite der Oberarme, am Unterbauch und im Schenkeldreieck, während große Bezirke der übrigen Haut überhaupt kein Exanthem zeigen. Trotz eines solchen leichten initialen Verlaufes konnte namentlich früher ein dazu in keinem Verhältnis stehendes, schweres zweites Kranksein mit hämorrhagischer Nephritis beobachtet werden. Auch diese Fälle von Scarlatinella sind zu isolieren, da ein besonders empfängliches Kind von ihnen auch mit einem schweren Scharlach angesteckt werden kann.

Kokkenerkrankungen und Gram-negative Bacillosen.

145. Vorlesung.

Meningitis cerebrospinalis im Säuglings- und Kindesalter.

Genickstarre beim Säugling.

Wir standen 1940 mitten in einer Epidemie von Meningitis cerebrospinalis, welche als erste der Kriegsseuchen auch unser Vaterland, die Schweiz, in einem Ausmaß heimgesucht hat, wie wir es bisher niemals gekannt haben, wurden doch in der Zeit vom 1. Januar bis zum 20. April 1940 insgesamt 407 Fälle von Genickstarre zur Anzeige gebracht. Dabei handelte es sich nicht so sehr um das Auftreten eigentlicher Epidemieherde, sondern um eine außerordentliche Zunahme und ganz beträchtliche Streuung der sporadischen Fälle. Wir erhielten den Eindruck, daß daran die Verhältnisse der Mobilisationszeit eine entscheidende Rolle spielten. Unser erster schwerer Fall ereignete sich Anfang September 1939, als in dem betreffenden Dorf viele Truppen zur Mobilisation eingerückt waren. Unter diesen Truppen finden sich zunächst nur vereinzelte Keimträger, aber bei dem nahen Kontakt in den Kantonnementen übertragen diese leicht ihre Meningokokken auf Kameraden und machen auch diese zu Keimträgern, ohne daß sie manifest erkranken. In der Anamnese der genickstarrekranken Kinder ergab sich fast mit Regelmäßigkeit, daß der Vater kurze Zeit vorher, ab und zu mit einem leichten Schnupfen behaftet, auf Urlaub heimgekehrt war, und bei dieser Gelegenheit sein Kind geküßt hat. Es ist dies unter Umständen ein sehr tragischer, ja geradezu ein Todeskuß. Ähnlich wie bei der epidemischen Kinderlähmung spielen die Keimträger weitaus die wichtigste Rolle bei der Übertragung der epidemischen Genickstarre, während die Kranken selber kaum mehr kontagiös sind. So haben wir, wie bei der Poliomyelitis, auch bei der Genickstarre niemals eine Spitalinfektion erlebt. Ein sehr empfindliches Reagens auf einen solchen aus dem Militärdienst in die Familie zurückkehrenden Keimträger ist besonders der Säugling und das Kleinkind. Nach unseren Erfahrungen ist der Säugling schon in den ersten Lebenswochen für Genickstarre empfänglich.

Ich kann heute verschiedene klinische Bilder demonstrieren, unter denen diese Krankheit im Säuglingsalter auftritt.

Zunächst einen klassischen Fall:

Dieser sieben Monate alte Säugling, ein Knabe, erkrankt eines Tages mit 39,7° Fieber, schreckt hie und da zusammen mit Umklammerungsreflex infolge gesteigerter Erregbarkeit. Das Kind leert die Flasche schlechter, einmal etwas Erbrechen. Bei der Spitalaufnahme macht der Säugling einen ziemlich benommenen Eindruck, die

Augen werden halb geschlossen gehalten und nur zeitweise geöffnet. Das Kind bohrt den Nacken in das Kissen. Die Nickbewegung des Kopfes bei passiver sternaler Annäherung ist stark erschwert, bei relativ guter Rotationsfähigkeit. Die große Fontanelle ist deutlich vorgewölbt und stark gespannt. Das Abdomen ist nicht eingesunken. Die Reflexe an den unteren und oberen Extremitäten sind deutlich gesteigert. Die Beugung des Beines im Hüftgelenk bei gestrecktem Knie löst heftige Schmerzensschreie aus. Die Lumbalpunktion hat bei deutlich gesteigertem Druck einen trüben Liquor ergeben. Pandy $++$, Zellen 14 000/3, weit überwiegend Polynucleäre, spärlich Gram-negative semmelförmige Kokken in Diploform, intra- und extracellulär gelagert (Meningokokken).

Charakteristisch für das klassische Syndrom sind plötzlicher Beginn mit hohem Fieber, Erbrechen, leichterer oder stärkerer Benommenheit. Der Kopf wird hintenübergebeugt in das Kissen gebohrt gehalten, er läßt sich nur schwer nach vorne bringen oder auf die Seite drehen, es besteht eine deutliche Nackenstarre. Die große Fontanelle ist sichtlich vorgewölbt, bombiert oder wenigstens bei der Palpation stark gespannt. Der Muskeltonus ist erhöht, die Reflexe an den unteren und oberen Extremitäten sind deutlich gesteigert, es besteht eine allgemeine Hyperästhesie, welche schon der Mutter auffällt. Der Säugling hält die Beinchen immer gegen den Rumpf gezogen, und beim Versuch, diese beim Wickeln oder Anziehen der Strümpfe zu strecken oder zu spreizen, schreit das Kind stark auf. Das KERNIGsche Phänomen ist positiv ganz besonders ausgesprochen das LASÈGUEsche Zeichen, das Erheben des gestreckten Beines löst einen Schmerzensschrei aus, ebenso das nachträgliche Strecken des Unterschenkels bei gebeugtem Hüftgelenk (BRAGARDsches Zeichen). Die Rückenstrecker zeigen eine erhöhte reflektorische Erregbarkeit. Die Wirbelsäule steht deshalb in Opisthotonusstellung, sie ist auf Druck schmerzhaft. Nicht selten kommt es von Zeit zu Zeit zu kurzen tonischen Krämpfen in den Ärmchen und Beinchen, gelegentlich auch zu allgemeinen Konvulsionen.

Die Diagnose einer Meningitis sollte bekanntlich beim Säugling eher leichter sein als beim größeren Kind, da ein einziger Griff an die große Fontanelle uns eine rasche Orientierung erlaubt, ob gesteigerter Hirndruck besteht, der sich in ihrer Bombierung und vermehrten Spannung verrät. Erfahrungsgemäß sind jedoch, wie wir noch sehen werden, die diagnostischen Schwierigkeiten bei der Meningitis cerebrospinalis beim Säugling deshalb besonders große, weil die klassischen Symptome völlig im Stich lassen können. Die Möglichkeit einer weit wirksameren Therapie durch die Sulfanilamide und Antibiotica legt dem Arzte heutzutage eine viel größere Verantwortung für eine rechtzeitige Diagnose auf, als früher noch die Serumtherapie. Gelingt es doch selbst beim Säugling, die schweren Folgen verschleppter Diagnose, die oft noch schlimmer sind als der Tod, wie Hydrocephalus, Idiotie, Erblindung, Taubheit usw. durch frühzeitige und richtig geleitete Chemotherapie weitgehend zu verhüten.

Die diagnostischen Schwierigkeiten will ich an den folgenden klinischen Bildern zeigen:

Dieses nahezu fünf Monate alte Mädchen erkrankte fünf Tage vor Spitaleintritt mit hohem Fieber. Am zweiten Tage hat es einen Schüttelfrost, zeigte einmal starkes Einziehen und wurde dabei leicht bläulich. Der einweisende Kinderarzt konnte zuerst nur eine leichte Rötung des Rachens und der Gaumenbogen finden, welche in keinem rechten Verhältnis stand zu dem hohen und vor allem über fünf Tage persistierenden Fieber. Er wies deshalb das Kind zur Beobachtung ein. Wir fanden keinerlei Nackenstarre, Fontanelle mittelweit, nicht bombiert, kaum merklich gespannt, es fiel lediglich ein etwas starrer Blick und monotones Schreien auf. Aus diagnostischen Gründen entschlossen wir uns zur Lumbalpunktion, und siehe da: Druck erhöht, Liquor stark trüb, etwas schleimig, Pandy und Nonne $++$, Haine negativ, sehr reichlich polymorphkernige Leukocyten, spärlich intracelluläre und extracelluläre Gram-negative semmelförmige Diplokokken (Meningokokken).

Wir haben hier eine *latente Form* vor uns, bei der alle klassischen Zeichen, wie Nackenstarre, Bombierung und vermehrte Spannung der großen Fontanelle, aber auch sonst die so charakteristische Hyperästhesie fehlten. Einzig unerklärliches hohes Fieber veranlaßte eine Lumbalpunktion und klärte damit mit einem Schlage die Diagnose ab. Zu Epidemiezeiten ist bei ungeklärtem Fieber eine Lumbalpunktion indiziert, auch wenn jedes Verdachtssymptom sonst fehlt.

Die Diagnose der Genickstarre beim Säugling wird oft deshalb nicht gestellt, weil *katarrhalische Erscheinungen* im Vordergrunde des klinischen Bildes stehen. Es kommt deshalb leicht zu den Fehldiagnosen Grippe, Kopfgrippe usw., da, was man nicht recht definieren kann, von vielen Ärzten gern in diesen Sammeltopf geworfen wird. Gerade bei Säuglingen kann in der Tat ein solches grippales Stadium vorausgehen, das ein bis drei Wochen dauert, und erst als Zweiterkrankung erscheint dann die eigentliche Meningitis epidemica.

Ich zeige hier einen fünf Wochen alten Säugling, der wegen Fieber bis 38 bis 39° in ein Bezirksspital gebracht wurde, wo man starken Schnupfen und Katarrh feststellte, jedoch das Kind nach zwei Tagen wieder nach Hause entließ, da man offenbar nichts Auffälliges fand. Verdächtig war aber Erbrechen, häufiges Aufschreien und schließlich bemerkte die Mutter, daß das Kind den Kopf in den Nacken gebeugt hielt. Auch jetzt noch zeigt dieser Säugling nach der Aufnahme in die Klinik Rhinitis, Conjunctivitis mit leichter Verklebung der Lider und etwas Eiter in den Augenwinkeln. Das Kind liegt mit rückwärtsgeneigtem Kopf im Bettchen, die Beine stark hypertonisch, meist gegen den Bauch angezogen. Bei der geringsten Berührung schreit das Kind laut auf, so daß Kernig und Lasègue nicht gut beurteilbar sind, deutliche Nackenstarre. Die große Fontanelle ist fingerkuppengroß und erscheint nur leicht gespannt. Bei der Lumbalpunktion konnte heute nur ein einziger Tropfen dickeitrigen Liquors abgelassen werden. Es war also schon nach acht Tagen zu einem Hydrocephalus occlusivus gekommen und es mußte deshalb die Ventrikelpunktion gemacht werden. Hier konnte bei etwas erhöhtem Druck nur leichtgetrübter Liquor gewonnen werden. Pandy positiv, Nonne negativ. Zellen 180/3, meist polynucleäre, massenhaft Gram-negative, zum Teil intracelluläre semmelförmige Diplokokken (Meningokokken).

Die Prognose erscheint bei dem nur acht Tage verschleppten Fall bereits recht schlecht.

Bei dem neun Monate alten Säugling, den ich nun vorweise, ging ein länger dauerndes grippales Vorstadium mit Bronchitis und in Form von pneumonischen Herden voraus, bis eines Tages, nachdem das Kind bereits entfiebert war, mit einem erneuten Temperaturanstieg die epidemische Meningitis einsetzte. Rechtzeitige Behandlung mit Sulfonamiden führte zu rascher und folgenloser Heilung.

Bei dem fünf Monate alten Mädchen, das ich jetzt zeige, lenkte der Befund einer *Arthritis* im rechten Fußgelenk mit Verdacht auf Osteomyelitis von der richtigen Diagnose ab. Auch dieses Kind hatte ein grippales Vorstadium von zirka drei Wochen durchgemacht. Nach einem fieberfreien Intervall entwickelte sich allmählich eine sichtbare Schwellung im linken Fußgelenk und über dem unteren Ende der rechten Fibula. Gestern, am zweiten Tag des Spitalaufenthaltes, fiel uns Nackenstarre auf, bei einer eher eingefallenen großen Fontanelle. Wir machten eine Lumbalpunktion. Der Druck war stark erhöht. Der Liquor trübe, die Zellen unzählbar, sehr zahlreiche Meningokokken.

Die Diagnose der epidemischen Meningitis beim Säugling kann auch deshalb schwierig sein, weil sie, ähnlich wie viele andere Infektionen in diesem frühen Lebensalter, unter dem uniformen Bilde einer *akuten Gastro-Enteritis* bzw. einer

Toxikose verlaufen kann. Dieser fünf Wochen alte Säugling wurde uns wegen Verdacht auf Invagination in die Klinik gebracht. Er war ziemlich plötzlich erkrankt mit häufigen dünnen Stühlen mit Schleimpartikelchen und kleinen Blutflatschen. Häufiges Wimmern, leichtes Fieber. Abdomen überall weich, leicht aufgetrieben. Einzelne Darmschlingen sichtbar. Augenlider nur halb geschlossen, starrer Blick, Arme stets in gleicher Beugestellung gehalten, oft leichte Zuckungen. Manchmal Zusammenzucken mit plötzlichem Umklammerungsreflex und nachfolgendes Wimmern. Unregelmäßige, bald starke, bald schwache schnelle Atmung, welche zeitweise an die große und pausenlose Atmung bei Toxikose erinnern konnte. Die große Fontanelle nicht gespannt, eher eingesunken, keinerlei Nackenstarre. Stühle sehr dünn, schmierig, schleimig, grün, mit großem serösem Hof in den Windeln. Trotz einer 48stündigen Teepause trat keine Entgiftung ein. Die Temperatur stieg im Gegenteil wieder an, trotzdem der Durchfall ausgesetzt hatte, das Aussehen besser war. Dieses Verhalten sprach gegen eine alimentäre Toxikose. Da erweckten einige punktförmige Blutungen, welche an einzelnen Stellen, am Stamm und an den Extremitäten aufgetreten waren, den Verdacht auf eine Meningokokkeninfektion und veranlaßten eine Lumbalpunktion. Der Druck war nicht erhöht, langsam flossen wenige Tropfen dickgelblichtrüben Liquors ab mit reichlich polymorphkernigen Leukocyten und intra- und extracellulären zahlreichen Meningokokken.

Eine wieder andere Form zeigt dieses sechs Wochen alte Mädchen. Die Erkrankung begann drei Wochen vor Spitaleintritt mit Aufschreien nachts im Schlafe und Fieber bis 38°. Das Kind war tagsüber äußerst aufgeregt, wimmerte viel und hielt die Beine stets gegen den Leib gezogen. Ein Versuch, sie zu strecken, löste Schmerzensschreie aus. Der zugezogene Arzt wies das Kind ein mit der Diagnose „schmerzhafte Parese der unteren Extremitäten mit Verdacht auf spinale Kinderlähmung". Auch in der Klinik konnten wir diese auffällige *Hyperästhesie* und außerordentliche Nervosität feststellen. Der Nacken war gut beweglich. Bewegungsversuche lösten jedoch Wimmern aus. Große Fontanelle nicht bombiert, war immerhin etwas gespannt. Auch hier ergab die Lumbalpunktion trüben Liquor mit 4800/3 Zellen, wobei jedoch Meningokokken im Liquor nicht mehr nachgewiesen werden konnten.

Einen neuen Typus beobachten wir bei diesem drei Monate alten Säugling, bei dem die Arme in tonischer Starre ausgestreckt gehalten werden. Die Beine sind wiederum in maximaler Beugestellung an den Leib gezogen, die Extremitätenmuskulatur zeigt fortdauernd kleine Zuckungen. Es besteht sehr ausgesprochene Nackenstarre, Opisthotonus und stark erhöhter Muskeltonus. Der nach hinten gebeugte Kopf, die stark nach vorne verbogene Wirbelsäule, das erhöhte Gesäß, mit den wieder nach vorne gebogenen Oberschenkeln erinnern an eine Gewehrhahnstellung. Die Franzosen sprechen deshalb von einer „position en chien de fusil". Auch hier gewannen wir einen milchigtrüben Liquor. Es bildete sich rasch ein Eitersediment. Vereinzelt Gram-negative intra- und extracellulär gelagerte Meningokokken. Bei diesem *Krampftypus* kommt es nicht selten auch zu allgemeinen klonischen Konvulsionen nach Art eklamptischer Anfälle. Dabei sind Spasmophilie (Tetanie) häufige Fehldiagnosen.

Ein unheimliches Krankheitsbild sehen wir hier vor uns. Dieser elf Monate alte Knabe liegt immer völlig reglos und apathisch da, reagiert nicht auf die Umgebung. Der Blick ist immer starr ins Leere gerichtet, nur auf Geräusche blinzelt das Kind etwas. Die Pupillen sind weit und vollkommen regungslos. Lumbal- und selbst Ventrikelpunktion konnten vorgenommen werden, ohne daß das Kind irgendwie reagierte. Es ist beständig wie in tiefer Narkose. Dieser *Schlafsuchtstypus* erinnert an die Encephalitis lethargica. Er kommt bei der

Meningitis cerebrospinalis sehr viel seltener vor als bei der tuberkulösen Meningitis.

Bei der Lumbalpunktion war der Druck nicht wesentlich gesteigert, Liquor trübe, 960/3 Zellen, reichlich Meningokokken. Trotz der Lumbalpunktion blieb die Fontanelle unverändert leicht vorgewölbt und gespannt. Die Bulbi zeigten bereits leichten hydrocephalen Blick. Es wurde deshalb eine Ventrikelpunktion vorgenommen, die klaren Liquor ergab mit 18/3 Zellen. Im Anschluß an die verkannte Meningitis ist es offenbar rasch durch arachnitische Verklebung zu einem Hydrocephalus occlusus oder obstructivus gekommen, mit starker Erweiterung der Hirnventrikel. Es blieb bei der vorwiegenden Meningitis spinalis mit stark eitrigem Liquor, während die Ventrikelflüssigkeit nicht eitrig war, aber unter hohem Druck stand. Wahrscheinlich hat die Drucksteigerung besonders auch die Wandungen des dritten Ventrikels in Mitleidenschaft gezogen und die

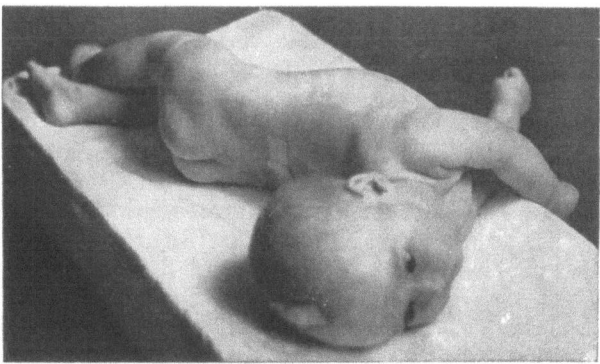

Abb. 183. Position en chien de fusil bei Meningitis cerebrospinalis des Säuglings.

Reizung der sogenannten Schlafzentren zu dem Encephalitis lethargica-ähnlichen Bilde Anlaß gegeben.

Am Boden des dritten Ventrikels finden sich aber auch die sogenannten trophischen Zentren, und im Gefolge einer prolongierten Meningitis cerebrospinalis mit Hydro- oder Pyocephalus kann es zu Schädigungen derselben kommen. Die Folgen sehen wir bei dem hier vorliegenden Krankheitsbild eines schweren Marasmus.

Dieses zehn Monate alte Mädchen erkrankte mit Fieber bis 39,8°. Der Hausarzt vermutete eine Pneumonie. Es stellten sich dann aber im weiteren Verlauf Bewußtlosigkeit und tonisch-klonische Krämpfe ein, welche zunächst unklaren Hirnsymptome erst acht Tage nach Krankheitsbeginn zur Einweisung in unsere Klinik führten. Die Lumbalpunktion ergab erhöhten Druck, dicktrüben Liquor mit reichlich Meningokokken; wiederholtes Erbrechen.

Das Kind zeigt „position en chien de fusil" mit extremster Starre, eine tiefe Schwäche, eine wirkliche Kachexie. Fettgewebe und Muskulatur wurden sehr rasch eingeschmolzen, die Glieder wurden dünn. Der Bauch ist kahnförmig eingezogen, die Haut des Bauches und der Oberschenkel zeigt zahlreiche Runzeln wie bei schwerster Atrophie. Stellenweise sieht man erythematöse Flecken auf der Haut. Sie ist trocken, schuppend, hat ihre normale Elastizität verloren, ebenso wie ihren Turgor.

Psychisch finden wir einen gewissen Torpor, aber das Bewußtsein ist anscheinend erhalten.

Diese prolongierte kachektisierende Form kann sehr lange dauern, sich selbst über Monate hinziehen. Der Tod erfolgt in progressivem Marasmus, nachdem vorher noch unter Hyperthermie terminale Krämpfe aufgetreten sind. Aber auch allmähliche Heilung wird beobachtet, besonders wenn es gelingt, das cerebrale Erbrechen zu überwinden. Der Appetit kann dann bis zum Heißhunger gesteigert werden und der Fettansatz rasch wieder zunehmen.

Bei diesen prolongierten Formen findet man gelegentlich gelbe Verfärbung des Liquors, Zunahme des Eiweißgehaltes, Gerinnselbildung, seltener massive Koagulation (Syndrom de Froin) infolge von spinalem Block. Der Liquor bei der Lumbalpunktion kann klar oder nur noch leicht getrübt sein, keine Meningokokken mehr enthalten, trotzdem kann bei der Ventrikelpunktion noch ein stark trüber, meningokokkenhaltiger Liquor gewonnen werden.

In den Ferien beobachteten wir noch zwei weitere interessante Formen von Meningitis cerebrospinalis mit foudroyantem Verlauf und Purpura.

Ein einjähriger Knabe erkrankte plötzlich mit einem heftigen Schrei äußerster Unruhe. Am folgenden frühen Morgen ausgedehnte Aussaat von Purpuraflecken über den ganzen Körper. Trotz eingesunkener großer Fontanelle entleert sich unter hohem Druck trüber Liquor mit reichlich Meningokokken, foudroyanter Verlauf, Exitus schon am Abend des zweiten Krankheitstages.

Die Ursache für den rapid tödlichen Verlauf ist gelegentlich in einer *doppelseitigen Nebennierenapoplexie* bei der Autopsie zu finden. Ein solches Krankheitsbild, das dem *Syndrom von* WATERHOUSE-FRIDERICHSEN entsprach, sahen wir ebenfalls in den Ferien bei einem nicht ganz drei Monate alten Säugling. Plötzliche Erkrankung am Morgen mit Wimmern und Blässe des Gesichts, starrem Blick, leichten Zuckungen der rechten Gesichtshälfte, des rechten Armes und des rechten Beines. Große Fontanelle eingesunken, ohne Spannung. An den Beinen zahlreiche scharf begrenzte, stecknadelkopfgroße, bis 3 mm messende Hautblutungen. Eine Stunde nach Spitaleintritt die charakteristischen cyanotischen, sogenannten intravitalen Totenflecken, Totenblumen auf der Haut des Lebenden. Lumbalpunktion ergibt gesteigerten Druck, Liquor leicht getrübt, geringe Pleocytose, aber zahlreiche Gram-negative, plumpe, kaffeebohnenartige Diplokokken, meist extra-, selten intracellulär. Exitus nach 24 Stunden. Bei der Autopsie ganz ähnlich wie in dem Fall von KAMBER aus unserer Klinik, neben beginnender Meningokokkenmeningitis das Bild der Hirnpurpura mit ringförmigen Blutungen namentlich in der Substanz der Großhirnhemisphären. Ganz ausgedehnte Blutungen im „abdominalen Gehirn", im Mark beider Nebennieren, sogenannte Nebennierenapoplexie.

Nun kann ich noch ein 14 Monate altes Mädchen zum Abschluß der heutigen Vorlesung vorweisen, welches ein ganz ähnliches Bild darbot mit plötzlichem hohem Fieber, Schüttelfrösten, Zuckungen und Krämpfen, starrem Blick, Erbrechen und heftigen Durchfällen. Am Stamm und an den Extremitäten zahlreiche stecknadelkopfgroße Petechien und daneben in der Lendengegend, an der Streckseite der Beine und am Hinterkopf die ominösen intravitalen Totenflecken. Liquordruck fast unternormal, Farbe klar, Pandy Spur positiv, Zellen 16/3. Blutbild für Waterhouse-Friderichsen charakteristisch 36,5% neutrophile Stabkerne, 32% Segmentkernige, 29% Lymphocyten, 0,5% große Monocyten. In den Neutrophilen außerordentlich zahlreiche Vacuolen, so daß die Zellen oft wie zerfressen aussehen, Vacuolen auch in Lymphocyten, vereinzelt Lymphocyten mit Doppelkernen und mit plasmazelliger Verfärbung, auch große Monocyten mit basophilem, zum Teil vacuolärem Protoplasma. Trotz des schweren Zustandes 1% Eosinophile. Meningokokken konnten weder im Blutbild noch im Liquor nachgewiesen werden. Blutdruck niedrig, 70/45. Puls 196, Atmung 50. Der

Fall sah verzweifelt aus und doch führte folgende Therapie zur Heilung: Meningokokkenserum 20 ccm intramuskulär, Cibazol zweimal täglich 1 Ampulle (1,0 g Sulfathiazol in 5 ccm). Redoxon forte zweimal täglich 1 Ampulle und Percorten (Nebennierenrindenhormon) täglich 1 Ampulle.

Wir hatten in dieser Vorlesung Gelegenheit, die folgenden verschiedenen Formen der Meningitis cerebrospinalis beim Säugling kennenzulernen:

1. Das klassische Syndrom (der eigentlich seltene Lehrbuchtypus).
2. Die latente Form.
3. Die katarrhalischen Formen.
4. Arthritistypus.
5. Gastrointestinale Form (Toxikose).
6. Die hyperästhetische Form.
7. Krampftypus.
8. Den Schlafsuchttypus (Encephalitis).
9. Die prolongierte kachektisierende Form.
10. Die foudroyante Form.
11. Das Syndrom von WATERHOUSE-FRIDERICHSEN.

146. Vorlesung.

Meningitis cerebrospinalis beim Kleinkind und Schulkind.

Dieser 1¹/₂jährige Knabe ist völlig bewußtlos und zeigt am Stamm, am Hals, an den Armen und Beinen eine große Zahl von punktförmigen bis linsengroßen, rotvioletten Hautblutungen, von denen die einen flach, die größeren leicht erhaben sind. Nackenstarre und Kernig sind vorhanden, ebenso hochgradige Hyperästhesie. Bei der Reflexprüfung zuckt der Knabe am ganzen Leib zusammen und weint. Die Lumbalpunktion hat stark erhöhten Druck ergeben. Zellen 806/3, Pandy Spur positiv, Nonne negativ, spärlich Gram-negative intra- und extracellulärgelagerte semmelförmige Diplokokken. In den Kulturen wuchsen Meningokokken.

Während bei den Säuglingen die Purpura häufig sorgfältig gesucht werden muß, weil nur einzelne weitverstreute Petechien von verschiedener Größe vorhanden sind, kommt es besonders bei Kleinkindern und auch noch im Schulkindesalter zu viel imposanteren Hautblutungen. Die diagnostische Bedeutung derselben ist bei den symptomlosen Formen außerordentlich groß. Meningitis fulminans wird wegen des hämorrhagischen Exanthems in der englischen volkstümlichen Benennung als „black death" bezeichnet. Neben den Petechien können sich auch größere Ekchymosen zeigen und in einem Fall beobachteten wir im Anschluß an eine solche Ekchymose eine Nekrose des Unterhautzellgewebes. In den Purpuraflecken hat man gelegentlich Meningokokken nachweisen können. Es handelt sich offenbar um Kokkenembolien, in anderen Fällen werden die Kokken vermißt und die Purpura ist auf die gleiche Stufe zu stellen mit anderen Exanthemen wie wir sie bei der Meningokokkenmeningitis im Kindesalter ab und zu sehen in Form von blaßroten kleineren oder größeren Flecken, die an Masern oder Röteln erinnern. Die Purpura erscheint ähnlich wie diese Exantheme als ein anaphylaktoides oder Überempfindlichkeitsphänomen gegenüber der Meningokokkeninfektion. Wenn auch die Fälle von Meningitis cerebrospinalis mit Purpura im allgemeinen schwere sind und zu foudroyantem Verlauf neigen, so bedingt doch die Purpura an und für sich noch keine absolut schlechte Prognose.

In der gegenwärtigen Epidemie beobachteten wir in gut einem Drittel der Fälle eine solche petechiale oder exanthematische Purpura.

Die Blutplättchen zeigen bei der Meningitis cerebrospinalis mit Purpura öfters eine leichte Verminderung bis etwa zur Hälfte der Norm. Die Blutungszeit ist meist etwas verlängert, gelegentlich verkürzt, die Gerinnungszeit normal. Die Retraktilität haben wir gelegentlich sehr gering oder mangelhaft angetroffen, wohl infolge einer toxischen Schädigung der Blutplättchen.

Bereits im Kleinkindesalter wird die Diagnose im allgemeinen leichter, weil die symptomenarmen, septischen Fälle zurücktreten und meist bald das lokale Hirnleiden in den Vordergrund rückt.

Differentialdiagnostische Schwierigkeiten kann ein außerordentlich heftiges, fast unstillbares Erbrechen bereiten, besonders, wenn zunächst, wie bei den zwei Geschwistern, die ich jetzt vorweise, die meningealen Symptome nicht deutlich hervortreten.

Dieses dreijährige Mädchen erkrankte vor zwei Tagen mit Appetitlosigkeit, abends Fieber bis 39,5°. Gestern Erbrechen von gelblichem Schleim, erbrach den ganzen Tag, selbst Tee, und in der Nacht kaffeesatzartige Massen. Heute morgen wieder galliges Erbrechen. Das Kind ist eigenartig verschlossen, apathisch blickt etwas starr und teilnahmslos vor sich hin. Nackenstarre und Kernig-Lasègue nur ganz leicht angedeutet, Aceton im Urin stark positiv. Ganz ähnlich war die Anamnese des vierjährigen Bruders. Plötzlich hohes Fieber und unstillbares Erbrechen mit starker Acetonurie. Bei beiden Fällen ergab die Lumbalpunktion einen trüben eitrigen Liquor mit massenhaft extracellulären und intercellulären Meningokokken.

Solche Fälle können um so eher an das Krankheitsbild des sogenannten *acetonämischen Erbrechens* erinnern, als es auch hier nach dem unstillbaren Erbrechen zu Somnolenz, Apathie, ja sogar zu meningoencephalitischen Erscheinungen kommen kann. Nur die Lumbalpunktion bringt dann die Entscheidung, daß in Wirklichkeit eine Meningitis epidemica vorliegt. Die Acetonurie und auch der Acetongeruch aus dem Mund sind allerdings beim acetonämischen Erbrechen meist stärker ausgesprochen. Sie treten frühzeitig auf, meist schon vor dem Erbrechen, während bei der Meningitis epidemica die Ketonurie erst im Anschluß an das heftige Erbrechen erscheint. Beim acetonämischen Erbrechen findet man alle Grade zwischen leichter Mattigkeit bis zu schwerer Prostration und einem wirklichen lethargischen Zustand. Aber diese Symptome gehen auf zweckmäßige Behandlung (Zucker!) meist von heute auf morgen zurück, während der meningitische Prozeß fortschreitet.

Ich zeige nun ein 4½jähriges Mädchen, das mit 40° Fieber und Halsschmerzen erkrankte, nachts sehr unruhig wurde, ebenfalls Erbrechen hatte und über Kopfweh klagte. Heute mittags verfiel es in Bewußtlosigkeit und zeigte bei der Aufnahme allgemeine Konvulsionen. Das Kind ist außerordentlich unruhig, völlig bewußtlos, die Augen sind offen, starr, geradeaus gerichtet, die Pupillen leicht erweitert. Hochgradige Nackenstarre, Hypertonie der gesamten Muskulatur. Die Haut ist mit zahlreichen Petechien übersät, die Lumbalpunktion ergibt den Befund einer Meningokokkenmeningitis.

Allgemeine *Krämpfe, Konvulsionen mit Hypertonie* der gesamten Muskulatur im Intervall kommen bei der Genickstarre des Kleinkindes nicht selten vor. Bei dem vorliegenden Fall mit der ausgedehnten Hautpurpura sind wir geneigt, die Konvulsionen auf eine Hirnpurpura zurückzuführen.

Bei dem nächsten Fall beobachten wir bei dem dreijährigen Kinde eine Abducenslähmung links, welche schon im Frühstadium einer Meningitis cerebrospinalis aufgetreten ist. Beim Blick nach links bleibt das linke Auge in Geradeausstellung stecken. Diese Abducenslähmung ist wohl auf das basale Exsudat zurückzuführen.

Wir können beim Krankheitsbild der Meningitis cerebrospinalis mehr oder weniger deutlich zwei Stadien unterscheiden:

1. Das Generalisationsstadium mit Allgemeinerscheinungen, Fieber, Schüttelfrost, Purpura und anderen Exanthemen.

2. Organmanifestationen von seiten des Zentralnervensystems im Sinne einer lokalen Infektion mit gewöhnlich eitriger Entzündung, Meningitis purulenta cerebrospinalis.

Die Generalisation, d. h. die voraufgehende Meningokokkensepsis, muß wohl als gesetzmäßig angenommen werden, da die Ansiedlung im Lumbalkanal kaum auf anderem Wege stattfinden kann als durch Infektion auf dem Blutwege. Der Beweis, daß die Infektion stets durch die Plexus chorioidei erfolge (LEWKOWITSCH), erscheint mir nicht vollkommen sicher erbracht, denn der Lumballiquor kann stark eitrig sein, während der Ventrikelliquor noch fast unverändert ist! Eine

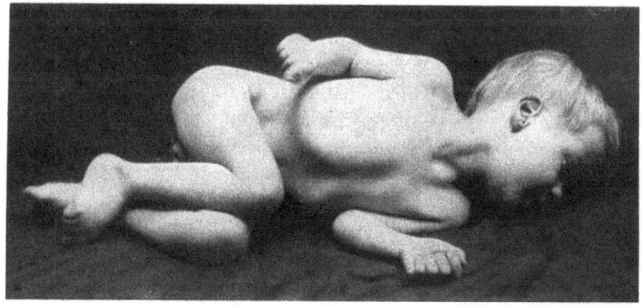

Abb. 184. Meningitis cerebrospinalis mit Kahnbauch.

lymphogene Infektion von Nasen-Rachenraum vielleicht auf dem Wege des Ductus craniopharyngeus oder über die Keilbeinhöhle in die Sella turcica kann wohl gelegentlich vorkommen.

Bei der Säuglingsmeningitis ist das lange Generalisationsstadium charakteristisch. Beim Kleinkind wird das Generalisationsstadium meist schon stark verkürzt, indem es sehr rasch durch Lokalisation der Kokken in den Meningen zur manifesten lokalen Organerkrankung führt.

Die *Meningitis cerebrospinalis beim Kleinkind* beginnt meist plötzlich mit Fieber, Kopfschmerzen, Erbrechen, das sich häufig wiederholt, zunächst Schlafsucht, dann Übergang in Bewußtseinstrübung bis zu vollkommenem Bewußtseinsverlust, mitunter verbunden mit ausgesprochener Cyanose und allgemeinen Konvulsionen. Es gibt aber auch Fälle, wo die Benommenheit nur ganz leicht ist, und die Kinder nur etwas desorientiert erscheinen, gelegentlich kann aber auch selbst die leichteste Bewußtseinstrübung fehlen. Gleichzeitig mit dem Auftreten der cerebralen Erscheinungen finden wir in allen Fällen Nackenstarre, im einzelnen in verschiedener Ausprägung, von der leichtesten Andeutung bis zur schwersten Genickstarre mit Hineinbohren des stark hintenüber gebeugten Kopfes in die Kissen und Opisthotonusstellung der Rückenmuskulatur; häufig gesellt sich auch eine ausgesprochene Hypertonie der Extremitätenmuskulatur hinzu. Kernig und Lasègue sind positiv. Die cerebralen Erscheinungen, insbesondere die Nackenstarre, Bewußtseinstrübung usw., sind bei den Kleinkindern meist viel ausgeprägter als bei den Säuglingen, so daß die Diagnose im allgemeinen keine großen Schwierigkeiten macht.

Die Symptomatologie der epidemischen Meningitis bei *Schulkindern* nähert sich schon weitgehend derjenigen bei Erwachsenen. Der Beginn ist plötzlich oder schnell, fast gleichzeitig mit den Zeichen einer Infektion treten auch schon die meningealen Symptome auf. Eine Rhinopharyngitis kann vorausgehen oder auch fehlen, das Kind bekommt Fieber. Die Temperatur steigt rasch auf 39 bis 40°, Erbrechen, gewöhnlich zuerst Nahrungsreste, dann schleimig-gallig auf nüchternem Magen ohne Nausea, wie es für die cerebrale Form üblich ist. Das Erbrechen wiederholt sich gewöhnlich öfters. Obstipation tritt bei der Meningitis epidemica nicht so häufig auf wie bei anderen Meningitiden. Bald schreit und stöhnt das Kind vor Schmerzen im Kopf, im Nacken, im Rücken, gelegentlich auch in den Gliedern, oder es ist im Gegenteil auffallend müde, matt, niedergeschlagen, hat ein abnormes Schlafbedürfnis, das Bewußtsein trübt sich; von der leichtesten Desorientierung bis zum schwersten Koma finden sich alle Übergänge. Anderseits gibt es bei Schulkindern Fälle von Genickstarre, bei denen das Bewußtsein kaum oder gar nicht getrübt ist. So haben wir ein 13jähriges Mädchen beobachtet, das sich noch aufgerafft hatte, trotz der beginnenden Meningitis cerebrospinalis drei Tage lang die Schule zu besuchen. Ein neunjähriger Knabe erwachte morgens mit Kopfschmerzen, ging aber gleichwohl noch zur Schule, mußte aber dort erbrechen und wurde von der Lehrerin nach Hause geschickt. Auf dem Heimweg von der Schule konnte er schon nicht mehr gehen und mußte heimgetragen werden, aber das Bewußtsein war vollständig erhalten *(Bewußtseinstypus)*. Der Kopf wird nach hinten gehalten, die Wirbelsäule steht in Opisthotonusstellung, die Beine sind oft im Hüftgelenk gebeugt und an den Leib gezogen, es kommt zu „position en chien de fusil", selbst bei Schulkindern, ähnlich wie wir das schon bei den Säuglingen kennengelernt haben.

Ich habe nun Gelegenheit, heute zwei Fälle einer mehr encephalitischen Form vorzuweisen. Diese Fälle zeigen beständige motorische Unruhe, Delirien und mehr oder weniger tiefe Bewußtseinsstörungen.

Dieses siebenjährige Mädchen hält den Kopf stark nach hinten in die Kissen gebohrt, zeigt Opisthotonus, Kernig, Lasègue. Das Kind ist sehr unruhig, schlägt mit den Armen um sich, ist dauernd verwirrt, redet unverständliche Worte, die Augen sind weit offen, liegen tief in den Höhlen, die von blauen Schatten umrandet sind, der Blick ist starr, die Gesichtszüge eingefallen. Stecknadelkopfgroße, scharf begrenzte, blutigrote Petechien von runder oder etwas eckiger Form, disseminiert am Hals und am Thorax und an den Extremitäten. Bei der Lumbalpunktion völlig trüber Liquor, spärlich Gram-negative Diplokokken intracellulär. Im Ausstrich eines Purpurafleckens konnten intracelluläre und extracelluläre Diplokokken nachgewiesen werden.

Ähnlich der andere Fall. Dieses neunjährige Mädchen kehrte nachmittags von der Schule zurück und fühlte sich müde. In der Nacht hohes Fieber, gegen Mittag des folgenden Tages Bewußtseinsverlust und Kollaps. Ich wurde von dem behandelnden Arzt zu dem schwerkranken Kinde gerufen. Es war stark benommen, mit fieberhaft gerötetem Kopf, beständiger motorischer Unruhe, sprach unzusammenhängende Sachen, beschäftigte sich in seinem Delirium mit seinem Kätzchen und verbreitete starken Acetongeruch um sich. Über den ganzen Körper ausgesät fand ich punktförmige bis stecknadelkopfgroße, braunrote, nichterhabene Petechien. Im inneren Winkel des linken Auges eine flächenhafte, fast zum Cornealrand reichende Blutung. Auf Grund dieses petechialen Exanthems vermutete ich sofort eine Meningitis cerebrospinalis und machte die Lumbalpunktion, welche unter stark erhöhtem Druck eitriggetrübten Liquor mit Meningokokken ergab. Auf kombinierte Sulfonamid-Antibioticabehandlung ist jetzt das Kind entfiebert. Bewußtlosigkeit und Delirien sind verschwunden, und es ist ein rascher Umschwung des Allgemeinbefindens eingetreten.

In einem anderen Fall mit ähnlichen Erscheinungen beobachteten wir zwar auch prompten Temperaturabfall, aber die schwere Bewußtlosigkeit blieb bestehen und das Kind starb unter schwerer Cyanose im unbeeinflußbaren Koma. Es gibt offenbar Fälle von Meningitis cerebrospinalis, bei denen besonders auch die Hirnrinde vergiftet erscheint, ohne daß man, wie in dem erwähnten Fall, Veränderungen an den Ganglienzellen oder Infiltrate in der Hirnrinde nachweisen konnte.

Ich demonstriere ferner ein zehnjähriges Mädchen mit **Herpes** im Anschluß an Meningitis cerebrospinalis. Charakteristisch ist bei diesem Fall die außerordentlich große Ausdehnung des Herpes, ausgehend von der Nase im Bereich der Oberlippe, an den Nasenflügeln und am ganzen Kinn, sogar noch etwas auf die Wangen übergreifend. Herpes wird bei der Meningitis cerebrospinalis im Säuglingsalter nicht beobachtet. Bei Kleinkindern kommt er schon etwas

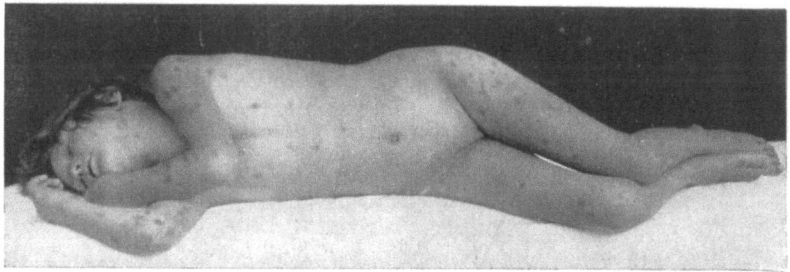

Abb. 185. Meningitis cerebrospinalis mit Purpura beim Kleinkind.

häufiger vor, war aber bei unserer Epidemie keineswegs so oft anzutreffen, wie man nach der Literatur hätte erwarten können. Gelegentlich sieht man auch Herpesbläschen an weit entfernten Stellen, z. B. am Rumpf oder sogar an den Oberschenkeln.

Betrachten wir in unseren Fällen die Temperaturkurven, so sehen wir, daß es unter der Behandlung mit Sulfonamiden (Diazil) in der Regel zu einer kritischen Entfieberung schon am zweiten, dritten Krankheitstag kommt. Diese Entfieberung ist jedoch nicht immer eine definitive. Nicht selten kommt es nach einer kurzen fieberfreien Periode zu einem nochmaligen eintägigen Fieberanstieg, der sogenannten Nachzacke. Auf diese merkwürdige Eigenart der Meningitis epidemica hat in jüngster Zeit auch HOESCH hingewiesen.

Schon beim Säugling kann, wie die vorgelegte Fieberkurve zeigt, ein völliger Stellungskrieg sich entwickeln mit wiederholten Fieberschüben nach kürzerem oder längerem fieberfreiem Intervall. Und selbst nach längerer fieberfreier Periode kann noch plötzlich ein tödliches Rezidiv auftreten.

Ein Rezidiv bei einem dreijährigen Kind habe ich in Konsultation in einer auswärtigen Stadt beobachtet. Das Kind hatte sehr gut auf die Sulfonamidbehandlung angesprochen, der Liquor war vollkommen klar geworden und das Kind bereits einige Tage fieberfrei. Dann aber war plötzlich wieder Fieber aufgetreten. Das Kind zeigte erneut starke Nackenstarre, Opisthotonus, Hyperästhesie und die Lumbalpunktion ergab wiederum eitrigen Liquor mit Meningokokken. In diesem Fall war das Rezidiv ohne weiteres aus dem klinischen Bild zu diagnostizieren. In einem anderen Fall erinnerte dagegen nichts im klinischen Bilde bei einem achtjährigen Mädchen an ein Rezidiv. Das Kind war seit einigen Wochen nach einer schweren Meningitis cerebrospinalis mit Purpura durch Sulfonamide geheilt, fieberfrei, Liquor klar. Da trat plötzlich hohes Fieber auf, ohne jede Nackenstarre, ein Fieber, für das man auch bei gründlichster Untersuchung keine Erklärung finden konnte. Die Lumbalpunktion ergab jedoch wiederum eitrigen Liquor mit Meningokokken. Auch dieses Rezidiv reagierte prompt, und diesmal nachhaltig, auf einen erneuten Sulfonamidstoß.

Es gibt Fälle von Genickstarre, die völlig dem gewohnten klinischen Bild entsprechen, bei der Lumbalpunktion einen trüben eitrigen Liquor ergeben, aber weder im direkten Ausstrich noch in den Kulturen können jemals Meningokokken nachgewiesen werden. Hier ist der Liquor offenbar so arm an Meningokokken, daß sie dem Nachweis entgehen.

Noch interessanter sind Fälle, bei denen statt des erwarteten trüben eitrigen Liquors eine wasserklare Lumbalflüssigkeit gefunden wird. Wir haben im Verlauf der Epidemie zur gleichen Jahreszeit und in der Umgebung von typischen Genickstarrefällen acht derartige Fälle gesehen. Sie boten somit das Bild einer **Meningitis serosa.** Gegen eine Virusmeningitis, z. B. Heine-Medin-Meningitis, sprach außer dem Vorkommen in den Winter- und Frühlingsmonaten und den epidemiologischen Verhältnissen die nachgewiesene hohe Leukocytose mit Kernverschiebung nach links und die beschleunigte Blutsenkungsreaktion, z. B. 56/76 mm. Es handelt sich offenbar um Abortivformen der Meningitis cerebrospinalis. Sämtliche acht Fälle sind auf Chemotherapie prompt entfiebert und geheilt, während die Virusmeningitiden nicht auf Sulfanilamide reagieren.

Einer der schlimmsten Dauerschäden bei den früheren Beobachtungen von Genickstarre war die vollständige und dauernde Ertaubung durch Übergreifen der Meningitis cerebrospinalis auf das Labyrinth. Unter dem Einfluß der neuen Sulfonamidtherapie sahen wir in einem Fall eine solche Ertaubung, aber zu unserer Freude kehrte das Gehör nach einigen Tagen wieder zurück. Bei einem sechsjährigen Knaben, einem sehr schweren Fall mit ausgedehnter Purpura, Benommenheit, starker Cyanose, gelang es nur durch eine Bluttransfusion das Leben zu retten. In der Folge zeigte sich eine hochgradige Untererregbarkeit des Akusticus und Vestibularis, die nur geringe Verschiedenheiten in bezug auf die einzelnen Seiten zeigte. Aber wenigstens auf der rechten Seite konnten in der Folge noch erhebliche Hörreste gerettet werden. Es ist dies einer der schönsten Triumphe der modernen Sulfonamidtherapie, denn die frühere vollständige Ertaubung nach Meningitis cerebrospinalis führte bei den Kindern sehr rasch zu Sprachverlust und Taubstummheit.

Ein Wort noch über die *Therapie*. Die frühere Serumtherapie mit Meningokokkenserum hat nicht befriedigt. Wir sind deshalb von den Seruminjektionen abgekommen.

In der Epidemie von 1940 behandelten wir noch mit Sulfapyridin oder Dagénan, bei Säuglingen alle 4 Stunden $^1/_4$ Tablette, bei Kleinkindern alle 4 Stunden $^1/_2$ Tablette und bei Schulkindern alle 4 Stunden 1 bis 2 Tabletten. Diese Dosen können in den ersten Tagen ruhig überschritten werden, sie müssen aber nach dem Fieberabfall und der Klärung des Liquors allmählich abgebaut werden. Leider beobachteten wir beim Dagenan eine Reihe von Nebenwirkungen, wie Exantheme, Nierenreizungen mit Hämaturie, in einem Fall kam es zu schweren Ureterenkoliken und Anurie, die durch Trinken großer Mengen destillierten Wassers erfolgreich behandelt wurden. Andere Nebenwirkungen sind schwere Anämie, die wir bei einem Säugling beobachtet haben, und tödliche Agranulocytose bei einem Kleinkind.

Wir haben später das Dagénan (Sulfapyridin) verlassen und sind zu den Sulfapyrimidinen, wie Diazil, Elkosin u. a., übergegangen, die noch besser wirken und eine größere Verträglichkeit zeigen, so daß weder Erbrechen noch sonstige Nebenwirkungen zu beobachten waren, obschon solche nach Berichten aus der Literatur gelegentlich auch vorkommen können. Die Dosierung beträgt 100 bis 300 mg/kg Körpergewicht/Tag, wobei vorerst vielleicht intramuskuläre Injektionen gegeben werden müssen, später aber perorale Verabreichung erfolgen kann.

Heute jedoch betrachten wir die Behandlung mit Penicillin als Methode der Wahl. Wir geben intramuskulär oder intravenös 1 bis 6 Millionen Einheiten täglich, eventuell unterstützt durch intrathekale Injektionen, wobei jedoch nicht mehr als 10 000 E. gegeben werden sollen. Diese Therapie kann mit Vorteil durch Kombination mit Sulfonamiden unterstützt werden.

Durch diese moderne Behandlung hat sich die früher so infauste Prognose der Meningitis cerebrospinalis ganz erheblich gebessert, so daß wir von einem Triumph der Chemotherapie sprechen können. Während von 30 Fällen in den Jahren 1921 bis 1938 bei bester Serumtherapie nur 12 geheilt werden konnten, starben in der Epidemie 1939 bis 1941 von 68 nur 15, davon waren 7 foudroyante oder verschleppte Fälle, namentlich bei Säuglingen, die innert 24 Stunden, 3 Fälle, die innert 48 Stunden nach der Spitalsaufnahme zugrunde gingen. Nur 5 Fälle starben trotz längerer Behandlung, meist wegen verschleppter Diagnose zu spät in die Klinik eingewiesen. Heute, mit der Sulfonamid-Penicillinbehandlung, ist die Prognose noch einmal wesentlich besser geworden.

Über die Sulfonamidtherapie in der Kinderheilkunde werde ich einmal in einer besonderen Vorlesung zusammenfassend sprechen.

147. Vorlesung.

Eitrige Pneumokokkenmeningitis.

Die eitrigen Meningitiden im Säuglings- und Kindesalter gehörten bis vor kurzem zu den trostlosesten Kapiteln der Pädiatrie. Die Sulfonamide brachten erstmals eine völlige Umgestaltung der Prognose, wie wir in den vorhergehenden Vorlesungen bei der Meningokokkenmeningitis gesehen haben. Dagegen war es bei der eitrigen Pneumokokken- und Influenzabazillenmeningitis der Chemotherapie mit Sulfonamiden nur möglich, eine ganz bescheidene Bresche in die fast 100%ige Letalität zu schlagen. Auch dies ist heute anders geworden, nachdem uns im Penicillin, Streptomycin und Chloramphenicol weitere, sehr wirksame Waffen geschenkt wurden. Während die intralumbale Anwendung von Sulfonamiden sich wegen schwerer Schockerscheinungen, eventuell Lähmungen, verbietet, haben das Penicillin und Streptomycin den großen Vorteil, daß sie ohne Schaden und mit erstaunlichem Erfolg intralumbal angewendet werden können. Während die Sulfonamide nach DOWLING and allied bei 72 Patienten bei Pneumokokkenmeningitis allein appliziert an der Letalität von 96% nichts änderten und HODES et allied bei Erwachsenen und älteren Kindern die Letalität auf 58% senken konnten, wurde nur eine geringe Besserung der Heilungsaussichten bei Säuglingen und Kleinkindern durch Sulfonamide allein erzielt. Tierversuche haben gezeigt, daß zwischen den Sulfonamiden und dem Penicillin ein Synergismus besteht, und es empfiehlt sich deshalb, bei einer so schweren Krankheit, wie der eitrigen Pneumokokkenmeningitis, eine kombinierte Behandlung von Sulfonamiden mit Penicillin.

Den eitrigen Meningitiden und auch der Pneumokokkenmeningitis geht meist eine septische Allgemeininfektion voraus. Die Infektion der Meningen erfolgt

meist auf dem Blutwege. Der Liquor ist für die Bakterien lediglich ein zusätz-
licher Brutraum, und es ist deshalb nicht richtig, nur eine lokale Sterilisierung
des Liquors durch die Chemotherapie, also durch intralumbale Injektionen erreichen zu wollen. Nur eine vom Blut aus auf den Gesamtorganismus systematisch wirkende Therapie kann vollen Erfolg haben.

Die Pneumokokkenmeningitis kann anscheinend primär auftreten. Ich habe
sie schon bei einem 14 Tage alten Neugeborenen beobachtet, nach einer ganz
leichten Rhinopharyngitis. Häufiger sieht man sie als Finale einer Bronchopneumonie oder auch im Anschluß an eine Otitis media purulenta.

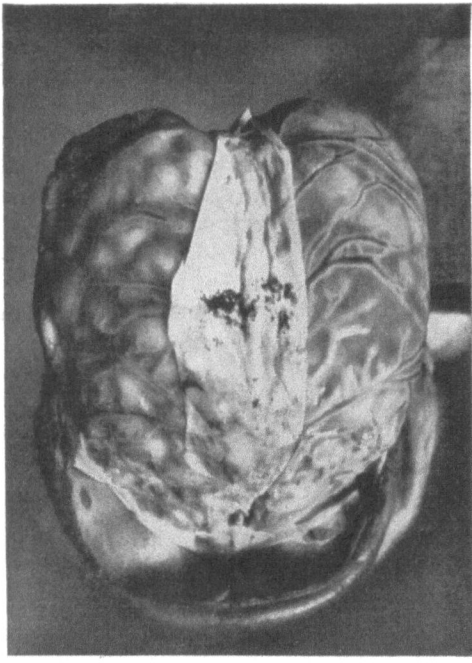

Abb. 186. Gehirn bei eitriger Pneumokokkenmeningitis
mit Blutungen in der Dura und Eiterstraßen entlang
den pialen Venen.

Man kann vier verschiedene
Verlaufsformen von Pneumokokkenmeningitis unterscheiden:

1. Eine apoplektiforme Form,
welche recht stürmisch unter
eklamptischen Konvulsionen verläuft und in wenigen Stunden
zum Tode führen kann. Die Trübung des Liquors wird fast nur
durch massenhaft Pneumokokken
hervorgerufen, während die celluläre Abwehr gänzlich darniederliegt.

2. Akute Form.

3. Subakute, rezidivierende
Form.

4. Eine schleichende Form.

Abgesehen von den ganz apoplektiformen Typen, wo jede
Therapie zu spät kommen kann,
sind heute die meisten Pneumokokkenmeningitiden durchaus der
Heilung durch die kombinierte
Penicillin- und Sulfonamidtherapie
zugänglich.

Die Frühdiagnose wird da-
durch für den Arzt ganz besonders
verantwortungsvoll. Der Arzt
muß bei ungeklärtem Fieber stets
an die Möglichkeit einer eitrigen
Pneumokokkenmeningitis denken und durch sorgfältige Untersuchung zu einer
exakten Diagnose zu gelangen trachten. Bewußtseinstrübung, vorübergehende
Delirien, allgemeine Hyperästhesie, gesteigerte Reflexe, Widerstand und Schmerzäußerung beim Versuch, den Nacken zu beugen, sind wichtige Zeichen. Nach
24 bis 48 Stunden geht die Bewußtseinstrübung in Stupor über. Nicht nur der
Nacken, sondern auch der Rücken zeigen zunehmenden Opisthotonus, die Beine
werden in Beugestellung an das Abdomen angezogen. Als Zeichen gesteigerten
intrakraniellen Druckes tritt oft unstillbares Erbrechen auf und es können sich
Lähmungen von Gehirnnerven oder Hemiplegien einstellen.

Wichtig für die Diagnose der eitrigen Meningitiden ist ferner die Prüfung
folgender Phänomene:

1. Das KERNIGsche Symptom wird am besten geprüft im Liegen, durch Erheben des im Knie gestreckten Beines. Das Symptom ist positiv, wenn dabei

die Beugung im Hüftgelenk bis zum rechten Winkel nicht gelingt oder Schwierigkeiten macht, die sich nicht zeigen, wenn die Bewegung mit gebeugtem Knie
ausgeführt wird. Beim Säugling ist in der Norm schon ein gewisser Widerstand
vorhanden, der auf Hypertonie beruht, die bis ins zweite Jahr hinein dauern
kann. Beim Kleinkind und Schulkind äußert sich das KERNIGsche Phänomen
auch darin, daß der Patient im Bett nicht mit gestreckten Beinen zu sitzen vermag.

2. Eine Abart des KERNIGschen Zeichens ist das BRAGARDsche Zeichen. Es
besteht darin, daß es nicht möglich ist, bei rechtwinklig gebeugtem Oberschenkel
den Unterschenkel in die entsprechende Streckstellung zu bringen.

3. Das LASÈGUEsche Zeichen, der Versuch, das gestreckte Bein hoch zu heben,
löst lebhafte Schmerzäußerungen aus.

4. Das BRUDZINSKI-Nackenphänomen. Hebt man bei flach liegendem Körper
den Kopf durch die untergeschobene Hand hoch, so werden die Knie angezogen,
meist auch die Ellenbogen gebeugt und die Arme etwas gehoben. Im ersten und
zweiten Jahr ist dieser Reflex noch physiologisch und sehr verbreitet, später
findet er sich bei Meningitis und anderen cerebralen Störungen, gelegentlich auch
bei Rachitis.

Besonders schwierig kann die Diagnose der eitrigen Meningitis im Säuglingsalter sein, weil die klassischen Symptome im Stich lassen, so daß der Arzt gar
keinen Verdacht hat, es könnte eine Meningitis vorliegen.

Sehr wichtig ist die Betastung der mehr oder weniger weit offenen großen
Fontanelle. Der kundige Beobachter kann hier schon eine vermehrte Spannung
oder leichte Vorwölbung (Bombierung) tasten, noch bevor Nackensteifheit oder
KERNIG- oder andere Zeichen nachweisbar sind. Ist die große Fontanelle bereits
stark verkleinert oder geschlossen, so muß eine Bewußtseinstrübung abwechselnd
mit hochgradiger Reizbarkeit, zeitweise heftiges Aufschreien, ein in die Ferne
verlorener Blick stets den Verdacht einer Meningitis erwecken. Das Kind ist
dann einem Kinderspital zuzuweisen, in welchem sofort schon beim Eintritt eine
Lumbalpunktion vorgenommen wird, welche mit einem Male die Diagnose klärt,
indem ein trüber Liquor meist unter erhöhtem Druck vorgefunden wird. Die Trübung kann sich bei der bakteriologischen Untersuchung aus lauter grampositiven
Pneumokokken zusammensetzen, oder der Liquor kann neben den Pneumokokken zahlreiche polynukleäre Leukocyten enthalten. Der Zuckergehalt ist
normal oder herabgesetzt, der Eiweißgehalt mäßig erhöht. Stets ist die Kultur
der Pneumokokken in einem bakteriologischen Institut vorzunehmen, wo auch
mit Hilfe von bestimmten Antiseren die Pneumokokkentypen spezifiziert werden
können.

Ich kann Ihnen heute folgenden Fall vorweisen: Es handelt sich um einen
gut genährten, $3^1/_2$ Monate alten männlichen Säugling, welcher an einem Vormittag plötzlich mit 39 Grad Fieber erkrankte. Ferner fiel der Mutter auf, daß
der Säugling beim Besorgen wimmerte. Dieses Wimmern trat auch auf, wenn
das Köpflein nach vorn gebeugt wurde. Kein Erbrechen, keine Krämpfe, keine
Rhinitis, kein Husten.

Wir fanden zunächst eine leichte Nackenstarre. LASÈGUE- und KERNIG-
Phänomen waren positiv. Es konnte eine deutliche Rötung des Gaumenbogens
und des Rachens festgestellt werden. Merkwürdigerweise war nun bei der ersten
Lumbalpunktion der Liquorbefund normal, der Liquor war klar und enthielt
nur 12/3 Zellen. Weil aber der Fieberzustand und besonders die meningealen
Zeichen andauerten, wurde die Lumbalpunktion am dritten Tage wiederholt und
ergab nun einen deutlich getrübten Liquor mit 1536/3 Zellen, stark positivem
PANDY und vermindertem Zuckergehalt. Es wurden ferner vereinzelte Gram-
positive Kokken in Diploform, lanzettförmig mit Kapsel gefunden, die sich in
der Kultur als Pneumokokken der Gruppe X erwiesen.

Das Kind erhielt sechsmal 50000 E. Penicillin intramuskulär, 10000 E. Penicillin intralumbal und sechsmal ¹/₄ Tablette Cibazol, da das vorhergehende Fieber auf Diazil allein nicht reagiert hatte. Es erfolgte sofortiger Temperaturabfall, Klärung und Sterilisierung des Liquors. Der weitere Verlauf war dadurch charakterisiert, daß jedesmal nach etwa zehn Tagen ein Rückfall mit hohem Fieber, mit trüberem Liquor, mit vermehrter Zellzahl im Liquor sich einstellte. Im ganzen konnten vier solche Rezidive beobachtet werden, die dann immer wieder auf Erhöhung der Penicillindosis und den Wechsel des Sulfanilamid-präparats zurückgingen. In den letzten drei Wochen ist nun das Kind immer afebril. Bei der letzten Lumbalpunktion war der Liquor ganz klar, die Zellzahl war auf 44/3 gesunken.

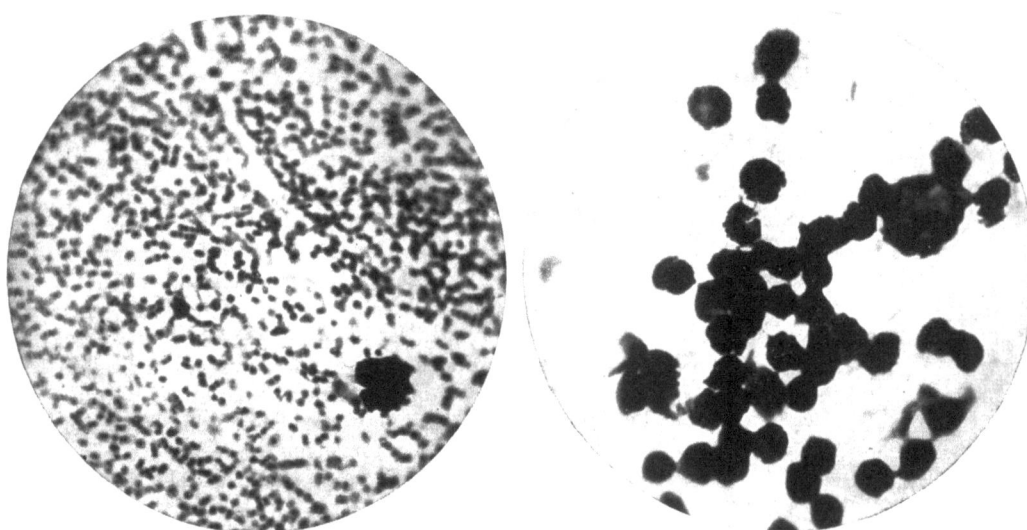

Abb. 187. Trübung des Liquors durch ausschließlich Pneumokokken.

Abb. 188. Pneumokokken durch einmalige intralumbale Penicillininjektion weggefegt, dafür Leukocytenreaktion.

Bemerkenswert ist bei diesem Säugling die Tatsache, daß der erste Liquor zunächst wasserklar und steril war, ähnlich wie bei einer Meningitis serosa. Erst später wurde er eitrig getrübt und es konnten in ihm Pneumokokken nachgewiesen werden.

Auffallend ist ferner der chronisch rezidivierende Verlauf. Bei jedem Rezidiv wird der vorher bereits klare, sterile Liquor wieder trübeitrig und bakterienhaltig. Wir haben vor kurzem einen zweiten solchen ganz ähnlichen Fall von rezidivierender Pneumokokkenmeningitis beobachtet. Bei jedem Versuch, die hohen Penicillindosen abzubauen, trat ein Rezidiv auf. Schließlich gelang es aber doch, nach längerer Zeit fortgesetzter kombinierter Penicillin-Sulfonamid-Behandlung, die Krankheit zu heilen.

Es geht daraus hervor, daß Penicillin und Sulfonamide vorwiegend bakteriostatisch wirken. Läßt diese bakteriostatische Wirkung nach, so können persistierende Pneumokokken wieder ein Rezidiv auslösen, das aber meist wieder durch eine Erhöhung der Penicillindosen, eventuell durch den Wechsel des Sulfonamidpräparats beherrschtl werden kann.

Wir haben jedoch auch bei zwei Säuglingen Pneumokokkenmeningitiden beobachtet, bei denen die Trübung des Liquors fast ausschließlich durch massenhaft

Pneumokokken bedingt war. Außerordentlich eindrucksvoll war dabei, wie durch eine einzige intralumbale Penicillininjektion von 10 000 E. sämtliche Pneumokokken schon nach 18 Stunden weggefegt waren. Dafür trat dann eine celluläre Reaktion mit zahlreichen polynukleären Leukocyten auf. Gleichwohl muß, um Rezidive zu verhüten, die Behandlung noch einige Tage, ja selbst Wochen fortgesetzt werden. Nicht alle Fälle von Pneumokokkenmeningitis neigen zu Rezidiven. Wir haben auch glatte Heilungen beobachtet.

Ähnlich wie bei der Meningokokkenmeningitis kann es auch bei der Pneumokokkenmeningitis zu einer Schädigung des inneren Ohres mit unvollständiger oder vollständiger Taubheit kommen. Ob diese durch Erhöhung der Penicillindosen vermeidbar ist, müssen weitere Erfahrungen lehren.

Die beiliegende Abbildung ergibt ein charakteristisches Bild der pathologischen Anatomie der Pneumokokkenmeningitis. Es finden sich Blutungen in der Dura mater, die weichen Hirnhäute sind von trübem, gelblich-grünlichem, eitrigem Exsudat durchtränkt. Eine einheitliche Eiterhaube bedeckt den vorderen Abschnitt der Konvexität. Förmliche Eiterstraßen laufen als Streifen den pialen Venen entlang. Histologisch findet man massenhaft Pneumokokken in den Lymphscheiden der Gefäße.

Die Therapie der Wahl der Pneumokokkenmeningitis ist die kombinierte Penicillin-Sulfonamid-Anwendung. Das Penicillin soll hoch dosiert werden, schon bei Säuglingen 2 000 000 bis 6 000 000 E. i. m. oder i. v., am besten als Dauertropfinfusion und eventuell 10 000 E. intralumbal. Höhere intralumbale Dosen können unangenehme Reizwirkungen ausüben. Als Sulfonamide verwenden wir besonders Diazil und Elkosin, welche sich durch gute Verträglichkeit auszeichnen. Zuerst geben wir die beiden ersten Male doppelte Stoßdosen, hernach bei Säuglingen sechsmal $\frac{1}{4}$, bei Kleinkindern sechsmal $\frac{1}{2}$, bei Schulkindern sechsmal 1 bis $1\frac{1}{2}$ Tabletten. Bei bewußtlosen Kindern müssen die Sulfonamide intramuskulär injiziert werden. In schweren Fällen sollen auch höhere Dosen bis zu 0,3 gr pro Kilogramm Körpergewicht und mehr verwendet werden. Wegen der Rezidivgefahr dürfen die Dosen selbst nach der Entfieberung nur sehr langsam und vorsichtig abgebaut werden. Bei okklusiver Meningitis muß Penicillin intraventrikulär gegeben werden.

148. Vorlesung.

Influenzabazillenmeningitis.

Wir haben den Eindruck gewonnen, daß die Meningitis, die durch den Bacillus haemophilus influenzae (PFEIFFER) erzeugt wird, in den letzten Jahren, namentlich bei Säuglingen und Kleinkindern, häufiger auftritt als früher. Beim Erwachsenen ist die Influenzabazillenmeningitis sehr selten. Merkwürdig ist, daß sie sich häufiger außerhalb der Epidemiezeiten zeigt, ohne daß in der Umgebung irgendwelche Grippe nachweisbar gewesen wäre.

Die Influenzabazillenmeningitis bietet das Bild einer cerebrospinalen Meningitis mit Nackenstarre, Vorwölbung der großen Fontanelle, Steifheit in den Beinen, aber geringer, als man erwarten würde.

Das Sensorium bleibt länger klar als bei anderen eitrigen Meningiten, mit Ausnahme der Genickstarre, bei der es sich ähnlich verhält.

Der Liquor ist leicht getrübt oder eitrig mit vorherrschend Polynukleären, die weniger degeneriert sind als bei der Meningokokkenmeningitis.

Der Zuckergehalt des Liquors nimmt ab, der Eiweißgehalt dagegen ist gesteigert. Als besonders charakteristisch habe ich eine Vermehrung des Fibringehaltes gefunden. Der Liquor zeigt häufig das FROINsche Syndrom, d. h. Xanthochromie und Coagulation massive. Der große Fibrinreichtum des Liquors führt sehr rasch zu Verklebungen und zur Ausbildung eines Pyocephalus, wobei die Ventrikel mit einem dicken, pistachegrünen Eiter ausgefüllt werden.

Die bakteriologische Untersuchung ergibt keine Meningo-, Pneumo- oder Streptokokken, dafür aber PFEIFFERsche Influenzabazillen, die entweder direkt durch Färbung mit zehnfach verdünnter Carbol-Fuchsin-Lösung oder mit Methylenblau nachweisbar sind. Sie bilden kurze Stäbchen mit abgerundeten Enden, die nur zweimal so lang wie breit sind. Die PFEIFFER-Bazillen sind gramnegativ. Sie können oft eine große Polymorphie zeigen, indem sie mehr die Gestalt von schlanken Fäden annehmen oder kokkoide Gebilde, zum Teil in Diploform, darstellen. Sie liegen extracellulär.

Nicht so selten erscheint der Liquor zunächst steril und die Bazillen lassen sich nur in der Kultur nachweisen. Die Erreger sind ausgesprochen hämoglobinophil, d. h. sie gedeihen nur auf Nährböden, die Blut enthalten. Auf mit Tauben- oder Menschenblut bestrichenen Agarplatten wachsen sie in Form von wasserhellen, tautropfenähnlichen Kolonien, und zwar anaerob. In der Umgebung von Streptokokken und Pneumokokkenkolonien bilden die Influenzabazillen oft Riesen-

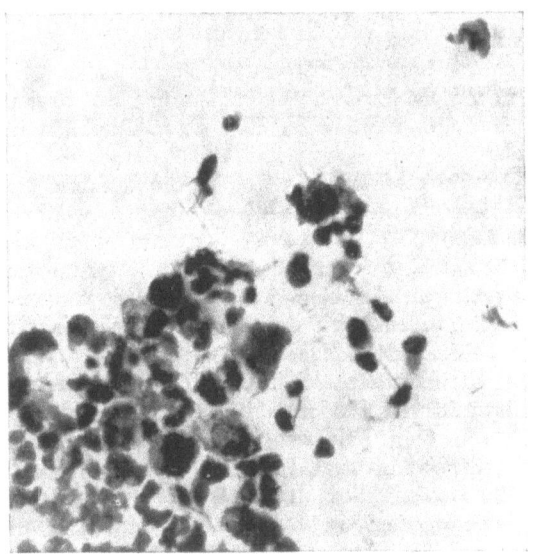

Abb. 189. Atypische fadenförmige Influenzabazillen im Liquor.

kolonien, so daß man erstere Keime als Ammenbakterien bezeichnet hat.

Auffällig ist die Prädisposition des frühen Kindesalters. 80% der Fälle betreffen Kinder unter zwei Jahren. Die Influenzabazillenmeningitis ist wohl unter den eitrigen Formen die seltenste (zirka 5%).

Die Prognose war vor der Sulfonamid- und Antibioticaära eine sehr schlechte. Man mußte bei Säuglingen mit einer Letalität von 97%, bei Kleinkindern mit einer solchen von 92% rechnen. Alle früheren Behandlungsversuche versagten.

Ähnlich wie bei der Pneumokokkenmeningitis können wir folgende Verlaufsformen unterscheiden:

1. Eine *foudroyante* Form, welche in weniger als 24 Stunden zum Exitus führen kann. Dabei können Purpura und Nebennierenblutungen auftreten, somit das sogenannte WATERHOUSE-FRIDERICHSENsche Syndrom, welches gewöhnlich nach BAMATTER u. a. auf einer Meningokokkeninfektion beruht.

2. Eine *akute* Form.

3. Eine *subakute prolongierte* Form.

4. Eine *encephalitische* Form.

Ich kann heute zwei verschiedene Fälle von Influenzameningitis demonstrieren:

Dieses 12½ Monate alte Mädchen kam leider erst 2½ Wochen nach unklarer Erkrankung ins Spital, als es schon sehr apathisch war und meist schlief. Das Kind zeigt mäßige Nackensteifheit und auffällige Hyperästhesie. Interessant ist der Liquorbefund. Der Druck ist nicht gesteigert, der Liquor deutlich gelb gefärbt, zeigt beim Stehen Fibringerinnsel und später massive Gerinnung. Zellen 900/3. Vorwiegend rundkernige, mäßig viel Polynukleäre; reichlich Gramnegative, zum Teil längere fadenförmige Stäbchen, zum Teil etwas plumpe Gebilde. In der Kultur hämoglobinophile Stäbchen aus der Gruppe der Influenzabazillen. Auf Sulfonamidtherapie besserte sich zunächst das Befinden und die Influenzabazillen verschwanden vorübergehend aus dem Liquor. Der Liquorblock dauerte leider an, das Syndrom DE FROIN (Xanthochromie und Coagulation massive) ließ sich durch Lufteinblasungen nicht zum Verschwinden bringen. Das Mädchen erbricht fast alles, es zeigt sich jetzt nach drei Wochen ein erneuter Fieberanstieg, der das Schlimmste befürchten läßt.

Wir haben hier den Eindruck, daß durch die Sulfonamidtherapie wenigstens das Leben des Kindes verlängert wurde. Vielleicht hätte man bei rechtzeitiger Diagnose und entsprechender Behandlung eine Heilung bei dem verhältnismäßig langsamen Verlauf erzielen können.

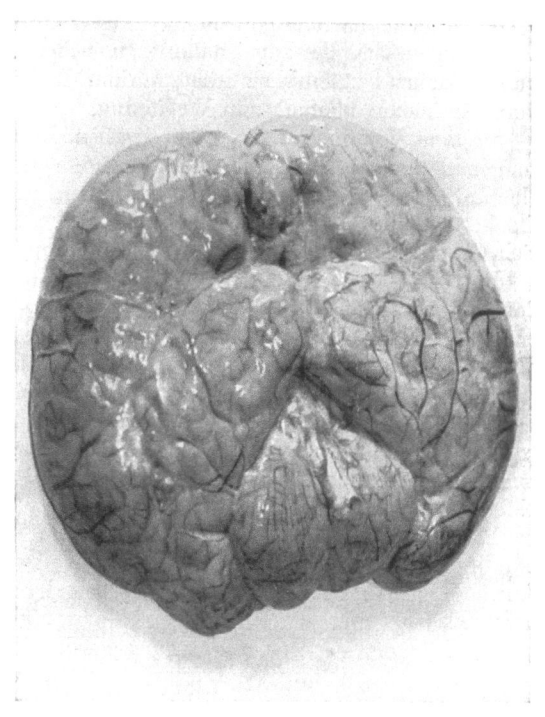

Abb. 190. Enorme basale Eiterung bei Influenzameningitis (Eiterhaube über den Frontallappen).

Als zweiten Fall stelle ich einen sechsjährigen Knaben vor, der durch Sulfonamide geheilt wurde. Der Knabe erhielt zunächst 6 g Cibazol täglich. Das Fieber fiel jedoch nicht so prompt ab, wie bei der Meningokokkenmeningitis, sondern es hielt sich kontinuierlich hoch, aber der Liquor wurde nach drei bis vier Tagen klar und steril. Das Bewußtsein hellte sich bei dem vorher somnolenten Knaben auf. Wir unterstützten den Heilungsvorgang noch durch Anlage eines Terpentinabscesses (0,5 Terpentinöl intramuskulär), denn wir hatten bei einem früheren Fall beobachtet, daß sich die schwere Influenzameningitis besserte, als eine eitrige metastatische Influenzabazillengonitis auftrat, welche die Entzündung von den Meningen ableitete. Ganz allmählich trat Entfieberung ein, so daß ich heute den kleinen Patienten als geheilt verweisen kann.

Von der encephalitischen Form, die beide in Heilung übergingen, hat mein Schüler KONRAD MEIER zwei Beispiele beschrieben. Bei einem 13 Monate alten Knaben entwickelten sich nach einer Rhinopharyngitis zunächst septische Fieberschübe, bis eines Tages ein cerebrales Krankheitsbild mit akutem cerebralem Tremor als erstes Zeichen auftrat. Im Liquor ließen sich Influenzabazillen nachweisen. Dieser Fall konnte durch Cibazol in toto 42 g geheilt werden (0,3 g pro Kilogramm Körpergewicht). Bei einem zweiten Fall, einem $3^1/_2$jährigen Knaben mit getrübtem Sensorium, ausgesprochener Nackensteifheit, positivem Head drop, deutlich starrer Mimik, entwickelte sich das Bild einer akuten cerebralen Ataxie. Dieser Fall konnte durch die bakteriologische Untersuchung ebenfalls als Influenzabazillenmeningoencephalitis erkannt und durch Sulfadimethylpyrimidin, Diazil und Bluttransfusionen zur Heilung gebracht werden.

In Amerika wurde seit 1938 ein typenspezifisches Immunserum von Kaninchen gegen Influenzabazillen gewonnen. Dieses Immunserum ist imstande, die Kapsel von Influenzabazillen zur Quellung zu bringen. Es kann somit zur Typisierung von Influenzabazillen verwendet werden. In Europa stand uns dieses Antiserum von Kaninchen niemals zur Verfügung.

In den Vereinigten Staaten ergaben Laboratoriumsuntersuchungen überzeugende Beweise, daß eine Kombination von diesem typenspezifischen Kaninchenantiserum mit Sulfonamiden sowohl in vitro als auch in infizierten Mäusen die beste bakteriostatische Wirkung zeigte. Als wirksamstes Sulfonamid erwies sich dabei das Sulfadiazine (2-Sulfanilamidopyrimidin).

Bei uns waren, da wir kein Antiserum zur Verfügung hatten, die Resultate der Sulfonamidtherapie enttäuschend, besonders auch, da wir oft die Fälle in einem späten, verschleppten Stadium zur Behandlung bekamen. Es hat sich aber gezeigt, daß sich die Resultate verbessern lassen, wenn man Diazil (Sulfamethazine) oder Elkosin, zwei isomere Sulfadimethylpyrimidine in massiven Dosen verwendet, d. h. an Stelle von 0,1 bis 0,2 der üblichen Dosierung, 0,5 g pro Kilogramm Körpergewicht (GASSER). Die Verwendung von so hohen Sulfonamiddosen ist gerade beim Diazil und Elkosin gefahrlos, weil sie sozusagen keine Nebenwirkungen haben.

Einen weiteren Fortschritt bedeutete die Einführung der kombinierten Behandlung von Sulfonamid mit Penicillin, das den großen Vorteil der intralumbalen Anwendungsmöglichkeit bot. Zwar geben die Amerikaner an, daß der Bacillus haemophilus influenzae nicht penicillinempfindlich sei. Wir konnten jedoch mehrfach beobachten, daß es uns gelang, durch intralumbale Injektion von 5000 bis 10000 E. Penicillin den Liquor von Influenzabazillen zu befreien, unter Anwendung von intramuskulären hohen Dosen Penicillin, neben der intralumbalen Therapie.

Vor einiger Zeit beobachteten wir aber einen 17 Monate alten Knaben, dessen Influenzabazillenmeningitis weder auf Penicillin intramuskulär und intralumbal noch auf die üblichen Diazildosen ansprach. Erst die kombinierte Behandlung mit fünfmal 250 mg Streptomycin intramuskulär und 50 mg intralumbal und hohen Diazildosen, sechsmal $1^1/_2$ Tabletten, führten zu einer ziemlich raschen und folgenlosen Heilung. Die totale Streptomycindose betrug intramuskulär 4 g, intralumbal 650 mg in 15 Tagen. Von Interesse ist, daß hier die Influenzabazillen penicillinresistent, dagegen gegenüber Streptomycin empfindlich waren. Heute steht uns eine noch wesentlich bessere Behandlungsmöglichkeit mit Hilfe von Chloramphenicol, 100 bis 200 mg/kg/Tag, verteilt auf 4 Dosen, oder Achromycin, in schweren Fällen kombiniert mit Sulfonamiden zur Verfügung.

Es ist hocherfreulich zu erleben, wie wir in letzter Zeit gelernt haben, einen früher sozusagen unabwendbaren Tod durch Influenzabazillenmeningitis mit Hilfe der Chemotherapie zu besiegen.

149. Vorlesung.

Keuchhusten.

Der Keuchhusten wird fast nur durch Anhusten, d. h. durch Tröpfchen-infektion, übertragen. Es erscheint jedoch möglich, daß die bloße Exspirations-luft ebenfalls den Keim vermitteln kann. Übertragung durch Drittpersonen kann erfolgen, wenn die Kleidungsstücke frisch mit Sputum befleckt wurden.

Die Übertragung erfolgt am leichtesten im Stadium katarrhale, zu einer Zeit, wo die Diagnose noch recht unsicher ist. Dann nimmt die Kontagiosität mehr und mehr ab, die Ansteckung ist jedoch so lange möglich, als die Kinder husten.

Schon das Neugeborene ist für Keuchhusten empfänglich und erkrankt in oft sehr schwerer Form. Der Keuchhusten ist aber nächst dem Scharlach die häufigste Kinderkrankheit, welche noch beim Erwachsenen auftreten kann. Ich habe selbst 70jährige Großväter sich noch an ihren keuchhustenkranken Enkelkindern in-fizieren sehen. Beim Erwachsenen unterscheidet SCHLACK drei Formen von Keuchhusten: 1. Typische heftige Anfälle, mit dem Gefühl starker Bedrängung und Erstickung verbunden; 2. starker Reizhusten ohne Reprise und Erbrechen; 3. uncharakteristischer heftiger Husten. Es ist klar, welch große Rolle der nicht-erkannte Keuchhusten des Erwachsenen bei der Übertragung dieser Krankheit auf Kinder spielen kann.

Der Keuchhusten tritt epidemienweise auf. In größeren Städten bleibt er endemisch. Die Keuchhustenepidemien schließen sich gern an Masern- und Grippeepidemien an.

Das Überstehen des Keuchhustens hinterläßt eine lang dauernde Immunität. Bis der Keuchhusten ganz erloschen ist, kann er jedoch längere Zeit Rezidive machen. Solche Rezidive treten besonders gern im Anschluß an interkurrente Krankheiten, wie Grippe, Masern usw., wieder auf. Es ist nicht ganz sicher, daß es sich um echte Rezidive handelt, häufig ist es bloß so, daß, weil die Husten-bahnen durch den Keuchhusten so stark eingeschliffen sind, ein Husten aus anderer Ätiologie wieder keuchhustenähnlichen Charakter annimmt. So ist es wohl zu verstehen, was POSPISCHILL gesagt hat, der Wiener Keuchhusten dauere sieben Jahre.

Die Inkubation des Keuchhustens beträgt meist 7 bis 14 Tage, in anderen Fällen wieder, namentlich bei Säuglingen, dauert sie länger, bis zu drei bis fünf Wochen.

Wir unterscheiden beim Verlauf des Keuchhustens drei Stadien:
1. Das Prodromalstadium oder Stadium katarrhale.
2. Das konvulsive oder spastische Stadium.
3. Das Stadium der Rekonvaleszenz oder Stadium decrementi.

Das *Prodromalstadium* dauert ein bis zwei Wochen. Es beginnt wie eine gewöhnliche Rhinopharyngitis, Bronchitis; gelegentlich habe ich auch einen deutlichen Pseudocroup (Laryngitis acuta) im Beginn gesehen. Trotz des starken Hustens ist der Lungenbefund meist negativ. Gelegentlich kann man aber in diesem Stadium eine diffuse Bronchitis nachweisen. Der Husten unterscheidet sich zunächst gar nicht von einem gewöhnlichen Reizhusten. Verdacht auf Keuchhusten erregt in diesem Stadium häufig das Mißverhältnis zwischen dem starken Husten und dem sehr geringen oder fehlenden objektiven Befund. Der Verdacht wird noch mehr bestärkt, wenn der Husten besonders nachts auftritt und allen gewöhnlichen Mitteln trotzt, im Gegenteil zunehmend stärker wird. Es zeigt sich dann bald eine gewisse Dunsung der Stirn und der Gegend um die

Augenlider, mitunter verbunden mit Conjunctivitis oder gar Conjunctival-
blutungen.

Die frühzeitige Diagnose des Keuchhustens wäre sehr wichtig, namentlich
um andere Kinder vor der Infektion schützen zu können. Anerkanntermaßen
ist sie jedoch im katarrhalischen Stadium sehr schwierig. Am häufigsten wird
der Beginn des Keuchhustens verwechselt mit einer banalen Rhinopharyngitis
oder einer leichten Grippe und der Arzt beruhigt die Mutter, aber nach einigen
Tagen wird er wieder gerufen, weil ein typischer Keuchhustenanfall aufgetreten
ist. Anderseits wird besonders zu Epidemiezeiten schon bei jedem spastischen
Husten die Diagnose Keuchhusten gestellt und die Fehldiagnose geht daraus
hervor, daß der Husten in wenigen Tagen abheilt. In beiden Fällen, wenn er
die Entwicklung des Keuchhustens übersieht, oder wenn er zu Unrecht die
Diagnose Keuchhusten stellt, ist der Kinderarzt blamiert.

Für die Frühdiagnose kann man den direkten Nachweis des Keuchhustenerregers
benutzen, den BORDET-GENGOUschen Bacillus (B. Haemophilus pertussis). Man
findet im Sputum kleinste ovoide Stäbchen von der Gestalt einer Null, deren Pole
stärker gefärbt erscheinen. Sie sind häufig gruppenartig angeordnet, extracellulär
oder auch intracellulär in den Leukocyten, Gram-negativ und unbeweglich. Ähnlich
wie die Influenzabazillen wächst der BORDET-GENGOU-Bacillus nur auf Nährböden,
welche bis zu 50% Blut enthalten. Für die Frühdiagnose kann man solche bluthaltige
Hustenplatten verwenden. Man läßt die Kinder am besten während eines provozierten
Anfalles in 10 cm Distanz vom Munde gegen eine solche Platte husten; ungefähr drei
bis vier Hustenstöße gegen eine erste, sechs gegen eine zweite und zehn gegen eine
dritte Platte.

Die Kulturplatten werden im Brutschrank bebrütet, es zeigen sich nach dem
zweiten bis dritten Tag unter anderen Kolonien diejenigen von Keuchhustenbazillen.
Man erkennt sie an folgenden Merkmalen: Sie sind halbkugelig, von 1 mm Durchmesser
mit regelmäßigen Rändern, glänzend wie Quecksilbertröpfchen. Sie können weiter
identifiziert werden durch mikroskopische Untersuchung, durch Überimpfung auf
Blutgelatine und später auf Ascitesgelatine und durch die Agglutination durch ein
Immunserum. Nach der Agglutination kann man zwei verschiedene Typen A und B
unterscheiden. Der Keuchhustenbazillus enthält Endotoxine, welche bei der Zer-
trümmerung der Bazillenleiber frei werden. Die Toxinbildung in Bouillon durch
lebende Bazillen erscheint nach den bisherigen Forschungen nur schwach und wenig
gesichert zu sein.

Durch dieses bakteriologische Verfahren konnten einzelne Autoren bis zu 99%
die Keuchhustendiagnose stellen, andere brachten es nur auf 50%, und zwar auch
in Fällen, die formes frustes bleiben. Nach drei Wochen gelingt der Nachweis
nur noch in 45% der Fälle und noch später kaum in einem Zehntel der Fälle
von der fünften Woche ab.

Für die Frühdiagnose kann ferner das Blutbild verwertet werden. Es besteht
nämlich beim Keuchhusten von allem Anfang an eine absolute Lymphocytose
(meist über 10000 Lymphocyten, relativ über 70%). In schweren Fällen der
Pertussis kann selbst ein leukämieähnliches Blutbild entstehen mit Leukocytenzahlen bis 100000. Komplikationen bewirken öfters neutrophile Leukocytose.

Im Gegensatz zu anderen katarrhalischen Erkrankungen findet man beim
Keuchhusten meist eine normale oder sogar verlangsamte Blutsenkung, aber
es gibt nicht so seltene Ausnahmen.

Unmerklich geht das Stadium katarrhale in das *konvulsive* Stadium über.
Das Hauptsymptom in diesem Stadium ist der sich immer wiederholende Keuchhustenanfall. Der Keuchhusten nimmt mehr und mehr den Charakter eines
cerebralen Hustens an. Es handelt sich nicht mehr um einen einfachen Husten-
reflex, sondern um einen Husten mit cerebralen Zutaten, die ihn zu einem charak-

teristischen Anfall werden lassen. Dem Anfall geht häufig eine deutliche Aura voraus, vergleichbar der Aura beim epileptischen Anfall. Sie äußert sich in Unruhe, Angst, allgemeinem unbehaglichem Gefühl, Kitzeln in der Kehle, unter dem Brustbein und oft hörbarem Rasseln in der Trachea. Nun kommen ein paar kurze Hustenstöße, unterbrochen von einer kleinen Pause, eine tiefere, schon etwas tönende Inspiration und dann bricht das Maschinengewehrfeuer der rasch hintereinanderfolgenden kurzen Hustenstöße los. Während bei einem gewöhnlichen Husten beim Kind durch das Emporhusten und Verschlucken von Sputum der Reiz nachläßt, ist der keuchhustenkranke Patient nicht imstande, auch durch dieses Maschinengewehrfeuer von Husten das Keuchhustensputum hochzubringen. Er muß die Kraft noch mehr verstärken, indem er bei nur halb geöffneter Glottis tief einatmet. Bei nur schwach geöffneter Glottis entsteht so eine laute, ziehende oder krähende Inspiration, die sogenannte Reprise. Es kommt nun nach dieser ersten Reprise eine zweite Hustenstoßreihe, nach der zweiten die dritte, und so kann vier-, fünfmal hintereinander eine nach wiederholter Reprise sich steigernde Anstrengung verbraucht werden, um das an der Bifurkation oder an der Rima glottidis posterior festsitzende Sekret nach oben zu befördern. Schließlich wird das zähe, glasighelle Sputum durch die wiederholten Anstrengungen hochgebracht und kommt in Form von langen Schleimfäden neben reichlich abgesondertem Speichel aus dem Mund zum Vorschein. Oft gelingt das Hochbringen des Keuchhustensputums nur durch Würgen und schließliches Brechen, wobei sich die Glottis weit öffnet und das zähe Sekret herausbefördert wird. Bei den heftigen und erschöpfenden Anstrengungen wird das Blut infolge des erhöhten intrathorakalen Druckes gestaut, die oberflächlichen Halsvenen schwellen gewaltig an, das Gesicht wird rot, dann blau, Stirn und Lippen verdicken sich, die Augen tränen, Schweiß bricht an der Stirn und im Gesicht aus. Das Herz schlägt wild, der Puls rast und wird oft etwas unregelmäßig. Namentlich bei Säuglingen blitzen auch einige Zuckungen im Gesicht und in den Gliedern in das Ungewitter des Keuchhustenanfalles hinein und verstärken dadurch den gewaltigen Eindruck des cerebralen Hustens.

Nach der großen Hustenanstrengung ist wohl das Kind in den ersten Momenten etwas erschöpft, aber nicht sehr lange, es erholt sich ziemlich rasch und kehrt, als ob nichts passiert wäre, wieder zu seinem Spiel zurück.

Die Zahl der Anfälle ist in den einzelnen Fällen sehr verschieden. Es gibt Kinder, die im Tag nur zwei, vier bis sechs Anfälle haben, andere wieder zeigen 30, 40 und mehr Anfälle. Der Keuchhusten ist um so leichter, je weniger Anfälle auftreten. Aufregungen führen beim Keuchhusten sehr leicht zu einem Anfall. So kann man oft schon früh bei der Inspektion der Mundhöhle, beim Herunterdrücken der Zunge mit einem Spatel einen Anfall auslösen. Charakteristisch ist ferner, daß die Anfälle besonders gern in der Nacht auftreten. Zwischen den Anfällen befinden sich die Kinder, sofern nicht Komplikationen vorliegen, meist wieder ganz wohl.

Das konvulsive Stadium steigt an, bis eine gewisse Akme erreicht ist, bleibt dann einige Wochen auf dieser Höhe, um schließlich in das Stadium decrementi überzugehen. Die Anfälle lassen an Intensität nach. Es kommt weniger zu Einziehen, die Anfälle werden weniger typisch und es kommt häufig zu katarrhalischen Erscheinungen. Bei Witterungswechsel, bei Erkältungen usw. kann es allerdings wieder zu einem neuen Aufflackern typischen Krampfhustens kommen.

Ein Keuchhusten mittleren Grades dauert sechs bis acht Wochen. Von dieser Zeit fallen ein bis zwei Wochen auf das Stadium prodromorum, zwei bis sechs auf das Stadium convulsivum und zwei bis vier Wochen auf das Stadium decrementi.

Neben diesem typisch verlaufenden Keuchhusten gibt es während einer Epidemie auch viele atypische Fälle. Gar nicht selten sind sogenannte *Abortiv-formen*, sogenannte *Coqueluchette*. Es kommt dabei gar nicht oder nur ganz vereinzelt zu typischen Keuchhustenanfällen. Die ganze Zeit besteht nur ein anscheinend gewöhnlicher, aber hartnäckiger Husten, dann sehr häufig verbunden mit einer lange Zeit stationär bleibenden trockenen Bronchitis. An solchen atypischen Fällen können sich jedoch andere Kinder einen typischen Keuchhusten holen.

Ganz besonders beim Säugling findet man an Stelle der typischen Reprise nur ein eigentümliches, oft etwas schmerzliches Krächzen. Säuglinge und Kleinkinder können sich bei schweren Anfällen auch leicht verkeuchen, so daß es nach einigen schnappenden Atemzügen zu Apnoe kommt. Das Kind wird cyanotisch, die Augen zeigen einen merkwürdig stieren Ausdruck, die Zunge wird vorgestreckt, die Venen am Halse sind mächtig gestaut und erst nach einigen bangen Augenblicken setzt wieder eine langgezogene krähende Inspiration ein. Bei spasmophilen Säuglingen kann es auch zu sehr gefährlichen Glottiskrämpfen im Anschluß an die Keuchhustenanfälle kommen.

Der Keuchhustenanfall kann auch durch krampfhaftes Niesen eingeleitet werden, oder es können an Stelle der Keuchhustenanfälle vikariierend Nies- oder unter Umständen auch Brechattacken auftreten, indem die Erregung vom Husten- auf das Nies- bzw. Brechzentrum überspringt.

Im späteren Verlauf der Pertussis werden mit der Zeit die Hustenbahnen so eingeschliffen, daß die Anfälle mehr und mehr einen neuropsychischen Tic-Charakter annehmen (Tic-Coqueluchoid). Äußere Reize, rasches Treppensteigen, Luftwechsel, Affekte lösen dann Anfälle aus. Oft ahmen die Kinder, wenn sie ein anderes Kind husten hören, den Keuchhusten nach. In diesem Stadium ist der Keuchhusten einer psychischen suggestiven Behandlung besonders zugänglich.

Von objektiven Zeichen des Keuchhustens haben wir bereits erwähnt die Dunsung der Stirn, der Augenlider, der Oberlippen, die subconjunctivalen Blutungen, und es bleibt uns noch hinzuweisen auf das sublinguale Geschwürchen, das dadurch zustande kommt, daß das Zungenbändchen bei dem Vorstrecken der Zunge an den unteren mittleren Schneidezähnen eingerissen wird.

Die wichtigsten *Komplikationen* der Pertussis betreffen folgende Gebiete:

1. *Pertussislunge.* Der Lungenbefund kann während des ganzen Keuchhustens, abgesehen von einer gewissen Lungenblähung, die man am hypersonoren Schall, Tiefstand der Lungengrenze und Überlagerung der Herzdämpfung erkennen kann, auskultatorisch gänzlich negativ bleiben. Nicht selten hört man aber mehr oder weniger ausgebreitete Rhonchi oder einzelne Rasselgeräusche, besonders an der Basis. Eine Prädilektionsstelle findet man in Bestätigung von POSPISCHILL in der Gegend des linken unteren Schulterblattwinkels. Man hört hier halb klingende, mittel- bis feinblasige Rasselgeräusche besonders häufig. Die Komplikation mit der Pertussislunge gibt sich am ehesten durch die Veränderung des Keuchhustensputums zu erkennen. Das vorher glasige, hellgelbliche Sputum wird trübe und eitrig, gelblich oder grünlich. Ich habe auch pertussiskranke Kinder gesehen, welche wochenlang blutiges Sputum zutage förderten. Eitriges oder blutiges Sputum kann auch nur Ausdruck einer Tracheitis sein, bei negativem Lungenbefund. Der Prozeß deszendiert jedoch gerne und es kommt zu Bronchitis, welche beim Keuchhusten sehr bald von einer Peribronchitis und auch kleinknotigen peribronchialen Herdpneumonie begleitet wird. Es kommt zu Fieber. Die Hustenanfälle nehmen plötzlich an Intensität ab, ändern ihren Charakter, aber die Kinder zeigen Dyspnoe, Nasenflügelatmen, Cyanose, Pulsbeschleunigung, diffuses oder circumscriptes kleinblasiges Rasseln.

Plötzlich einsetzende sehr starke Atemnot bei geringen oder ausgebreiteten giemenden oder zischenden Rhonchi deutet auf eine Capillärbronchitis hin. Interessant sind plötzlich auftretende akute Lungenkongestionen beim Keuchhusten. Es kommt zu einem unerwarteten hohen Fieberanstieg und man findet über einem Lungenlappen eine plötzlich aufgetrete leichte Dämpfung, leises Bronchialatmen. Nach ein bis drei Tagen ist dieser Befund wieder spurlos verschwunden.

Der Keuchhusten ist mit seiner deformierenden Peribronchitis eine der häufigsten Ursachen erworbener Bronchiektasenbildung bei Kindern mit oder ohne Indurativpneumonie.

Im Röntgenbild sieht man häufig, aber nicht immer, symmetrische Vergrößerung der Hilusschatten mit dreieckförmiger Vermehrung und Verstärkung der basalen Lungenzeichnung durch verdickte basale Bronchialäste (Peribronchitis) und kleine streifige Infiltrate um die Bronchialverzweigungen herum, medial nahe dem Herz-Zwerchfellwinkel und dorsal hinter dem Herzen. Kleinere basale Anschoppungsherde von Pertussispneumonie werden recht häufig beobachtet. Sie sind sehr hartnäckig und bilden sich meist erst im Verlauf von Monaten zurück, oft mit Bronchiektasenbildung. Klinisch äußern sie sich durch konstantes, halb konsonierendes, kleinblasiges Rasseln an bestimmten Stellen mit Neigung zu häufigem Aufflackern der Herde.

Pertussis kann gelegentlich aktivierend wirken auf eine Bronchialdrüsentuberkulose, und ich habe schon beobachtet, wie sich auf der Höhe des Keuchhustens eine Miliartuberkulose oder eine tuberkulöse Meningitis entwickelt hat. In anderen Fällen wieder erscheint die Tuberkulose von der Pertussis gänzlich unbeeinflußt.

2. *Pertussisgehirn.* Es handelt sich im wesentlichen um eine Schädigung der Hirngefäße durch ein pertussisspezifisches Endotoxin mit oder ohne Angiospasmen, welche krampfauslösend wirken können. Die geschädigten Gefäße werden durchlässig, es kommt zu Ödem, die Gefäßwand wird zerreißlich, so daß an verschiedenen Stellen Blutungen auftreten können, z. B. subconjunctivale Blutungen, Petechien im Gebiet der oberen Hohlvene, Hirnblutungen. Drucksteigerungen durch die Hustenanfälle wirken nur auslösend. Die Blutungen treten manchmal sehr früh auf, bevor die Hustenanfälle ihren Höhepunkt erreicht haben, und anderseits zeigen sich die cerebralen Komplikationen sogar meistens erst dann, wenn die Hustenanfälle schon im Abflauen begriffen und bereits nur ganz schwach sind. Ödem und Hyperämie des Gehirns infolge der Endotoxinvergiftung bilden mit Angiospasmen die Grundlage für die cerebralen Erscheinungen. Schon der gewöhnliche Keuchhustenanfall ist, wie wir gesehen haben, ein cerebrales Ereignis mit Aura, Krampfhusten, endend in Apnoe oder Glottiskrampf oder cerebralem Erbrechen. Am häufigsten äußert sich das Pertussisgehirn in allgemeinen Krämpfen, denen nur eine Meningitis simplex sive serosa zugrunde liegt bei normalem Liquor. Gelegentlich treten aber Herdsymptome auf im Sinne einer Encephalitis mit Augenmuskellähmungen, Ptosis, Abducenslähmung, Mydriasis, Anisokorie, Amaurose, bulbäre und cerebellare Erscheinungen, Monoplegie und Hemiplegie. Wir werden in einer späteren Vorlesung auf die nervösen Komplikationen der Pertussis eingehen.

Andere Gefäßschädigungen zeigen sich in Sinusthrombosen und Thrombose der Hirnvenen.

3. *Pyämie.* Es treten im Anschluß an Keuchhusten verschiedene eitrige Metastasen auf, z. B. in den Gelenken, Hautphlegmonen, in den Meningen usw.

4. *Herz und Kreislauf.* Das Pertussisgift schädigt Herz und Kreislauf im allgemeinen nicht nennenswert. Die schweren Hustenanfälle bedingen eine starke Stauung im Lungenkreislauf und können den ganzen Kreislauf mehr oder

weniger stark in Mitleidenschaft ziehen. Im Verein mit toxischer Schädigung kann es zu exzentrischer Hypertrophie des linken Ventrikels, aber auch Dilatation der linken Herzkammer, Erschlaffung und Degeneration des Herzmuskels kommen, mit gelegentlichem plötzlichem Herztod. In einem Fall habe ich bei Keuchhusten auch eine exsudative Pericarditis beobachtet.

5. *Abdominalorgane.* Die Keuchhustenkinder klagen häufig über Bauchschmerzen. Diese sind meist muskulär bedingt, eine Folge der heftigen Muskelanstrengung beim Husten und Erbrechen, aber auch Vergiftung der Muskulatur erscheint mir nicht ausgeschlossen. Bei einem fünf Monate alten pertussiskranken Säugling habe ich eine Invagination beobachtet. Weitere Komplikationen sind Mastdarmvorfall, Nabel- und Inguinalhernien. Wiederholt habe ich bei Keuchhustenkindern Incarceration von Hernien gesehen.

Auf Grund der Kenntnis des Keuchhustenerregers hat man besonders im letzten Jahrzehnt versucht, neuere wirksame Verfahren der Prophylaxe und Therapie spezifischer Natur aufzubauen. Man hat Kulturaufschwemmungen hergestellt, die Keuchhustenbazillen abgetötet und die so erhaltenen Präparate als Vaccine für Prophylaxe und Therapie verwendet. Es wird über bessere Erfolge berichtet, nachdem man hochkonzentrierte Vaccinen gebraucht.

Prophylaxe. Man kann einmal unterscheiden die Impfung in gesunden Tagen zum Schutz gegen eventuelle spätere Keuchhusteninfektionen zu epidemiefreien Zeiten. Man injiziert alle zwei Tage eine Ampulle der unten erwähnten Vaccinen, im ganzen drei Ampullen. Der Impfschutz soll nach E. Thomas nicht vor drei bis vier Monaten eintreten und dürfte sich auf einige Jahre erstrecken.

Von dieser Art der Prophylaxe zu unterscheiden ist die prophylaktische Impfung von Kindern oder anderen Personen in der unmittelbaren Umgebung von Keuchhustenkranken. Hier kann mit einem verläßlichen Schutz natürlich nicht gerechnet werden und die prophylaktische Impfung wächst sich mehr zu einer Abortivbehandlung des Keuchhustens aus, der dann häufig einen deutlich gemilderten Verlauf zeigt. Die Injektionen müssen fortgesetzt werden, wenn die Kinder wirklich an Keuchhusten erkranken. Die Prophylaxe geht so unmittelbar in die Therapie über.

Vaccinetherapie: Häufiger werden diese Vaccinen heutzutage zur Therapie des Keuchhustens herangezogen. Die Vaccinebehandlung soll besonders im Inkubations- und katarrhalischen Stadium, spätestens sofort nach dem ersten Keuchhustenanfall einsetzen. Die intramuskulären Injektionen werden jeden dritten Tag vorgenommen. Bei günstigem Verlauf lassen schon nach der dritten Einspritzung Zahl und Stärke der Anfälle auffallend nach. Öfters müssen aber die Vaccineinjektionen für die Behandlung noch längere Zeit fortgesetzt werden, bis die Kraft des Keuchhustens gebrochen erscheint. Nach den Injektionen kommt es öfters zu leichten Temperatursteigerungen und schmerzhaften Lokalreaktionen an der Injektionsstelle, die jedoch schnell und ohne nachteilige Folgen abklingen. Empfehlenswerte Präparate sind:

1. *Petein* (Schering) aus 60 einzelnen Bordet-Gengou-Stämmen der letzten Jahre zu 5, 10, 15, 20 Milliarden Keimen. In Abständen von zwei Tagen werden vier Injektionen intramuskulär (intraglutäal) verabfolgt, erste Dose 0,25, zweite Dose 0,5, dritte Dose 0,75, vierte Dose 1 ccm.

2. *Phytossan* (Behring) in Packungen mit vier Ampullen zu 1 ccm mit 4, 6 und je 8 Milliarden Keimen, jeden dritten Tag 1 Ampulle intramuskulär. Bei ungenügendem Erfolg nach vier Injektionen soll die Vakzinebehandlung noch weiter fortgesetzt werden. Die gleiche Dose kann für Erwachsene, Kinder und Säuglinge verwendet werden.

3. *Neo-Dmètys.* Ein französischer Vaccin polyvalent zu 500 Millionen Bordet-Bazillen in physiologischer Kochsalzlösung unter Zusatz von Fluor natrium und

Phenol. Der Impfstoff ist praktisch frei von Nebenwirkungen. Er kommt in Schachteln mit sechs Ampullen zu je 500 Millionen BORDET-Bazillen im Kubikzentimeter verschiedener Stämme in den Handel. Drei Ampullen mit roter, drei mit blauer Etikette. Man injiziert abwechselnd alle zwei Tage eine Ampulle mit blauem und eine mit rotem Schild. In der Mehrzahl der Fälle läßt sich eine sehr deutliche Herabsetzung der Zahl der Anfälle nach fünf bis zehn Injektionen, also nach 10 bis 20 Behandlungstagen, erzielen. Die Resultate sind um so günstiger, je früher die Kinder zur Behandlung kommen. Da nimmt der Keuchhusten dann schon nach drei bis vier Einspritzungen einen sehr gutartigen Verlauf. Bei hartnäckigen Fällen ist man genötigt, die Durchschnittszahl von sechs bis zehn Injektionen bis zum Erfolg zu überschreiten.

Es wird auch angegeben, daß man durch intradermale Injektion von 0,1 ccm Neo-Dmètys in die Deltoidesgegend eine spezifische Lokalreaktion im katarrhalischen Stadium der Pertussis erhalten kann, welche bei keuchhustenfreien Kindern stets negativ ist.

4. *Original Pertussis-Vaccine Berna* des Schweizerischen Serum- und Impfinstitutes in Bern. Die Vaccine ist aus folgenden Bakterienarten zusammengesetzt:

Bac. BORDET-GENGOU (Pertussis Bacillus) Microc. catarrhalis
Staph. aureus haemolyticus Bac. influenzae
Strept. haemol. und viridans Pneumococcus I, II

Zur Prophylaxe gelangt Serie III zur Verwendung, bestehend aus 3 Ampullen, Ampulle 1 1 ccm Vaccine mit 1000, Ampulle 2 mit 1750, Ampulle 3 mit 2500 Millionen Keimen von obiger Zusammensetzung.

Es wird ferner auch eine reine BORDET-GENGOU-Pertussis-Vaccine geliefert als Serie IV, bestehend ausschließlich aus Bacillus BORDET-GENGOU. Eine Schachtel enthält 3 Ampullen zu je 1 ccm mit 4000, 6000 und 8000 Millionen Keimen. Indikationen: Keuchhustenprophylaxe in der Umgebung der Kranken, Keuchhustentherapie des ersten Stadiums.

Zur Therapie werden die Mischvaccinen von Serie I und Serie II empfohlen.

Serie I: 6 Ampullen mit steigender Keimzahl, beginnend mit 1000, 1750, 2500, 3250, 4000 und 5000 Millionen Keimen. Oft wird schon nach drei bis vier Injektionen ein genügender Erfolg erzielt.

Serie II: 4 Ampullen mit je 5000 Millionen Keimen im Kubikzentimeter. Sie machen häufig geringe Temperatursteigerungen bis 38°, meist kommt man mit drei Injektionen aus. Die Injektionen werden intramuskulär jeden dritten Tag vorgenommen. Kommt es zu einer Reaktion, so muß ihr völliges Abklingen abgewartet werden, was in der Regel innert 24 Stunden der Fall ist. Hierauf Injektion der nächsthöheren Dosis. Die Dosierung ist unabhängig vom Lebensalter.

Vitaminbehandlung des Keuchhustens.

a) *Vitamin C*. Der Japaner OTANI fand, daß Vitamin-C-Zusatz zu verschiedenen pathogenen Bakterien in soliden Nährböden bei einem p_H von 7,0 nur die Keuchhustenbazillen in der Entwicklung hemmt, während die anderen Bakterien fast unbeeinflußt bleiben. Ferner fand OTANI, daß das Keuchhustenendotoxin durch Vitamin C entgiftet wird.

Wir haben in schweren Fällen, namentlich auch bei Pertussislunge und Pertussisgehirn, von täglichen Injektionen von großen Stoßdosen von Redoxon forte (ROCHE) 500 mg Ascorbinsäure intramuskulär ausgezeichnete Erfolge gesehen. Schon nach der zweiten bis dritten Stoßdosis ganz auffällige Besserung des Allgemeinbefindens und erstaunliche Abnahme der Hustenanfälle nach Zahl und Intensität, rascher Rückgang des Fiebers und der Komplikationen. In sehr schweren Fällen muß man zweimal täglich Redoxon forte (1000 mg) injizieren (intramuskulär in der Mitte des Oberschenkels vorne). Im allgemeinen genügen sechs bis acht Redoxonstöße. In etwa 20% der Fälle versagt die Redoxontherapie aus unbekannten Gründen.

Nach den Redoxonstößen geht man auf die ausschließliche Bé-Dul-Cé-Therapie per os über, welche bei leichteren Fällen auch ohne Redoxonstöße genügt (Bé-Dul-Cé-Roche-Tabletten mit Fruchtgeschmack, enthaltend 0,5 mg Vitamin B_1 + 35 mg Vitamin C). Diese Tabletten werden von Säuglingen und Kleinkindern lieber genommen und seltener erbrochen als die sauren Redoxontabletten.

Behandlungsschema: Bis zum Nachlassen der schweren Anfälle

$$\begin{array}{rl}
& \text{5mal 2 Tabletten Bé-Dul-Cé,} \\
\text{dann} & \text{4mal 2 \qquad ,,} \\
& \text{3mal 2 \qquad ,,} \\
& \text{5mal 1 Tablette} \\
& \text{4mal 1 \qquad ,,} \\
& \text{3mal 1 \qquad ,,}
\end{array}$$

damit weiterfahren bis zum völligen Nachlassen des Hustens. Bei Rekrudeszenz der Hustenanfälle muß auf die höhere Dosierung zurückgegangen werden.

Über sehr gute Erfolge mit Vitamin C bei 90 Kindern mit Keuchhusten hat auch J. C. DE WIT, der holländische Kinderarzt in Scheveningen, berichtet.

b) *Vitamin-D-Therapie.* Schon lange wurden beim Keuchhusten Quarzlampenbestrahlungen verwendet, die nicht nur Rachitis und Spasmophilie der Keuchhustenkinder günstig beeinflussen, sondern vielleicht auch auf die geschwollenen Bronchialdrüsen einwirken und allgemein roborieren.

Mittelschwere und schwere Rachitis mit Pertussis und Pneumonie geben die Indikation zu einem Vitamin-D_1-Stoß. Verwendet wird ein konzentriertes Vigantol, oder Vi-De Dr. Wander, welches in 1 ccm 15 mg des reinen kristallisierten Vitamins D_3 enthält (600000 E.). Man gibt dem Kind zunächst die Hälfte der Mahlzeit, dann werden 10 bis 20 Tropfen in einem Teelöffel Milch gegeben und die zweite Hälfte der Milchmahlzeit nachgefüttert. CZERNY hat zuerst an der Düsseldorfer Klinik über die sehr günstigen Resultate der Vitamin-D-Behandlung der Keuchhustenpneumonie bei Rachitikern berichtet.

Antibioticabehandlung.

Im Vordergrund des Interesses steht heute die Behandlung der Pertussis mit Antibioticis, welche einen wahren Siegeszug angetreten hat.

Streptomycin. Wir wandten schon seit 1947 an unserer Klinik die Streptomycinbehandlung beim Keuchhusten namentlich sehr junger Säuglinge, bei Pertussislunge und selbst bei Pertussisencephalitis mit ausgezeichnetem Erfolge an. Die zum Erfolg notwendigen Dosen sind verhältnismäßig hoch, 40 bis 50 mg je Kilogramm Körpergewicht, und dürfen bei schweren Fällen unbedenklich überschritten werden, bis die wirksame Dosis erreicht ist.

Wir begannen mit fünf intramuskulären Injektionen, auf welche die Tagesdosis gleichmäßig verteilt wurde und gingen, so wie es die Besserung erlaubte, auf 4 bis 2 Injektionen im Tag zurück. Die wirksame Dosis ist individuell verschieden. Die Schwere der Anfälle und auch ihre Zahl gehen rasch zurück, so daß oft schon nach 10 Tagen manche Säuglinge fast überhaupt nicht mehr husten. Die Pertussislunge zeigt eine auffallend rasche Besserung, prompten Rückgang des Fiebers, der Dyspnoe usw. Bei schweren Zuständen von Apnoe bei Säuglingen und Kleinkindern sahen wir wiederholt lebensrettende Wirkungen von hohen Redoxondosen, 500 bis 1000 mg intramuskulär. HUSLER sah nach intramuskulärer Streptomycininjektion eine schlagartige und entscheidende Milderung der Hustenanfälle, die an Häufigkeit abnahmen, bei Frühgeburten wiederholt Lebensrettung. Die intramuskuläre Injektion mit ihrer raschen Wirkung ist hier eher ein Vorteil.

Chloromycetin (Chloramphenicol). Der Nachteil der intramuskulären Injektion kann vermieden werden durch das per oral sehr gut wirksame und angenehm schmeckende Chloromycetin-Palmitat, welches in der Kinderpraxis sehr beliebt ist. Man gibt Säuglingen und Kleinkindern bis zu $1^1/_2$ Jahren viermal 1 Kaffeelöffel pro die, bei Kindern bis zu 4 Jahren sechs- bis achtmal 1 Kaffeelöffel. Auch Pertussisencephalosen reagieren auf Chloromycetin manchmal überraschend gut.

Aureomycin. Für die Kinderpraxis sehr beliebt sind die Spersoide, d. h. Aureomycinpulver mit Schokoladegeschmack. Ein gestrichener Teelöffel zu 3 g enthält 50 mg Aureomycin. Jede Dose kann leicht mit Wasser oder Milch gemischt werden, so daß diese Mischung von den Kindern gern genommen wird.

Dosierung: 25 mg pro Kilogramm Körpergewicht für 24 Stunden, verteilt auf vier gleiche Dosen. Ein Kind von 25 kg Körpergewicht braucht eine Tagesdose von 25×25 mg = 625 mg, rund 600 mg. Die Einzeldose beträgt 600 : 4 = = 150 mg oder drei gestrichene Teelöffel alle 3 Stunden. Die Behandlung wird 5 bis 10 Tage bis zum Nachlassen der Keuchhustenanfälle durchgeführt. Hernach kann die Dosis vermindert werden. Beliebt ist auch der Aureomycin-Calcium-Sirup zu 120 ccm, mit 125 mg per Teelöffel (4 ccm). Es gibt auch Aureomycin-Calcium Oral drops mit 100 mg pro Kubikzentimeter, zirka 25 Tropfen. Dosierung vier- bis sechsmal 25 Tropfen täglich.

Terramycin: Für das Kindesalter bestehen folgende Dosierungsvorschriften:

Alter	Gewicht in kg	Tagesdosis	Einzelgabe alle 6 Stunden	
Neugeborene	3,5	100—160 mg	25—40 mg	5—8 Tropfen
Säuglinge	5	150—250 ,,	35—60 ,,	7—12 ,,
Einjährige	10	300—500 ,,	75—125 ,,	15—25 ,,
Fünfjährige	20	600—1000 ,,	150—250 ,,	30—50 ,,

30 bis 50 Tropfen Terramycin entsprechen $^1/_2$ bis 1 Teelöffel der oralen Suspension. Diese Dosen werden während zirka 5 Tagen verabreicht und dann, wenn möglich, auf die Hälfte reduziert.

Mit der hier gewählten Dosierung kamen fast alle Patienten ungewöhnlich rasch aus dem sehr schweren, einige aus lebensbedrohlichem Stadium in eine günstige Phase leichterer Anfälle. Einige genasen unerwartet schnell (H. MAI). Durch Behandlung mit Terramycin werden Lungenkomplikationen vermieden und falls sie bereits aufgetreten sind, kommt es unter der Wirkung des Antibioticums in der Regel zu schlagartiger Entfieberung und Lösung der Pneumonie.

Keuchhustenlunge. Auch nach unseren Erfahrungen spricht die Keuchhustenpneumonie im allgemeinen günstig auf die Cibazol- (Sulfathiazol-, Eleudrin-, Behandlung an. Die Resultate sind meist besser als mit Sulfapyridin (Dagénan) Eubasin). Auch hier sind aber neuerdings Diazil und Elkosin zu bevorzugen. Über die spezifische Wirkung des Streptomycins auf die Gram-negativen Keuchhustenbazillen siehe oben.

Wichtig ist die Freiluftbehandlung, namentlich bei Pertussislunge. Die frische Luft wirkt wie ein Narcoticum. Bei notwendigem Zimmeraufenthalt lasse man wenigstens die Fenster tagsüber und möglichst auch nachts offen bei entsprechend wärmerer Kleidung, sofern es die klimatischen Bedingungen gestatten. Es ist daran zu denken, daß das keuchhustenkranke Kind schonungsbedürftig ist, ähnlich wie ein grippekrankes und bei schlechtem Wetter nicht ausgehen soll.

Die Höhenflugbehandlung ist vermutlich nur suggestiv wirksam, zudem bei Kreislaufstörungen, Ohrenleiden usw. nicht ganz ungefährlich. Unterdruck und Klimakammern, Unterbringung der Kinder in der Nähe von Gasanstalten haben kaum einen Wert. Von Vaporindämpfen haben wir keine deutliche Einwirkung gesehen.

Günstig wirken oft am Abend warme oder heiße Bäder mit Zusatz von Fichtennadelextrakt.

Hypertussis Cutter enthält in 2,5 ccm eine äquivalente Antikörperdosis von 25 ccm menschlichem Hyperimmunserum, d. h. in Form von gereinigtem Gammaglobulin. Gesunde Erwachsene, welche in der Kindheit Keuchhusten durchgemacht haben, bekommen eine Serie von zwölf wöchentlichen Injektionen von Haemophilus-Pertussis-Vakzine zu 40 Millionen Keimen. Statt des ganzen Serums werden nur die Gammaglobuline verwendet, wodurch das Volumen auf 2,5 ccm reduziert werden kann. Hypertussis kann bei schwerem Keuchhusten lebensrettend wirken, besonders bei Pertussispneumonie, Encephalose usw. Namentlich gerühmt wird die Kombination von Hypertussis mit Streptomycin.

Narcotica sollen tagsüber in der Regel nicht gegeben werden. Wir gebrauchen, um dem Kinde etwas Nachtruhe zu verschaffen, Cardiazol-dicodid. Wir geben bei Säuglingen 3 bis 6 Tropfen in 3 Teelöffel Zuckerwasser und reichen dieselben am Abend, in der Nacht und gegen Morgen (1 bis 2 Tropfen pro dosi). Größere Kinder bekommen dreimal so viele Tropfen Cardiazol-dicodid am Abend und in der Nacht als sie Jahre zählen. Bei größeren Kindern mit häufigen nächtlichen Anfällen verordnen wir am Abend mit Vorteil 0,03 bis 0,05 Luminal (Phenobarbital) oder Gardénal, oder ein Rectoquintylsuppositorium für Kinder.

Bei häufigem Erbrechen empfiehlt sich Darreichung der Nahrung in Breiform schon bei Säuglingen, da diese weniger zum Husten reizt. Es können ferner zur Bekämpfung des Brechreizes Nautisan-Baby-Suppositorien versucht werden. Sie enthalten 0,05 Chloreton und 0,015 Coffein. natriobenzoicum. Bei Säuglingen und auch bei älteren Kindern in der Rekonvaleszenz empfiehlt sich Extr. Malti cum Brom. Ammon (Dr. Wander) zwei- bis dreimal täglich 1 bis 2 Teelöffel.

Zur Abkürzung der Rekonvaleszenz empfiehlt sich ein Klimawechsel, doch ist in der Regel ein mildes Schonklima am See oder in waldiger Gegend zu empfehlen, während im Hochgebirge die Kinder oft gerne wieder stärker zu husten beginnen.

Eine wirksame Prophylaxe und Therapie ist um so wünschenswerter, als viele Ärzte und Laien nicht wissen, daß der Keuchhusten unter den kindlichen Infektionskrankheiten bezüglich der Kindersterblichkeit immer noch an erster Stelle steht. Nach einer amerikanischen Statistik starben in den USA. 2595 Kinder an Scharlach, 7690 an Masern, 8150 an Diphtherie und 9000 an Keuchhusten. 1928 starben in den Vereinigten Staaten 6000 Kinder unter fünf Jahren an Keuchhusten. Im Jahre 1940 starben in der Schweiz 28 Kinder an Scharlach, 81 an Masern, 41 an Diphtherie, aber 136 an Keuchhusten.

150. Vorlesung.

Typhus abdominalis und typhusartige Erkrankungen.

Manche ältere Kliniker pflegten gewöhnlich ihre Vorlesungen mit der Besprechung des Typhus abdominalis als einer Infektionskrankheit katexochen zu eröffnen. Heute können das die Kliniker meist nicht mehr, da der Typhus abdominalis zu selten geworden ist. Auch die Praktiker haben es ganz verlernt, den Typhus in ihre diagnostischen Erwägungen bei einer fieberhaften Krankheit und gar beim Kinde einzubeziehen. Wenn nicht daran gedacht wird, wird dann eben auch meist die richtige Diagnose zum Schaden des Kranken und der Umgebung versäumt. Heute habe ich zufällig die Möglichkeit, die selten gewordene Gelegenheit, einen Kindertyphus vorzustellen.

Wir hatten bei diesem zwölfjährigen Knaben zunächst ein hochfebriles Krankheitsbild. Es gelang nicht ohne weiteres festzustellen, woher dieses hohe Fieber kam. Was kommen hier für differentialdiagnostische Überlegungen in Betracht? Klassisch war früher der alte Diagnosekonflikt *Typhus, Sepsis, Miliartuberkulose.* Heutzutage haben sich noch weitere Krankheiten angeschlossen. Sehr häufig kommt eine Verwechslung vor mit der *Influenza oder Grippe.* Sie ist ein Schmerzenskind der Diagnostik, und alles, was man nicht recht definieren kann, wird in diesen großen Sammeltopf geworfen. Unkritische Ärzte sprechen dann noch von einer Kopfgrippe, von einer Drüsengrippe, von einer Brust- und Bauchgrippe usw. Zu Epidemiezeiten mag ja diese Diagnose Grippe oder Influenza am nächsten liegen, aber gelegentlich kann sich doch darunter eine typhöse Erkrankung verbergen. Ganz besonders außerhalb der Epidemiezeiten bereitet jedoch diese Diagnose Unbehagen, insbesondere bei längerer Dauer des Fiebers ohne deutliche Symptome der Hyperämie und Entzündung der Luftwege. Eine Verwechslung von Influenza mit Typhus könnte auch das Blutbild herbeiführen. Bei beiden Krankheiten treffen wir Leukopenie mit relativer Lymphocytose und ein Fehlen der Eosinophilen.

Auch das sogenannte **lymphämoide Drüsenfieber** kann mit Typhus verwechselt werden. Fehlt im Anfang die Angina und tritt die Milzschwellung mehr hervor als die generalisierten Drüsenschwellungen, so kann man tatsächlich anfangs einen Typhus in Betracht ziehen. Doch besteht beim Drüsenfieber oft nur im Anfang eine Leukopenie, welche gewöhnlich in eine ausgesprochene Leukocytose mit außerordentlich zahlreichen pathologischen plasmazelligen Lymphocyten und Monocytoiden übergeht.

Ferner ist zu denken an eine **Banginfektion,** ganz besonders beim Kindertyphus, bei dem das Allgemeinbefinden trotz hohen Fiebers oft ähnlich wenig gestört ist wie beim Bang. Der Beginn mit Unbehagen, Kopfweh, dazu Milztumor oft erheblichen Grades, positive Diazoreaktion im Urin, Leukopenie mit Lymphocytose können sehr ähnlich sein wie beim Typhus. Es fehlen jedoch die Roseolen und die Entscheidung bringt die Vidalreaktion des Serums auf Bangbazillen, während sie auf Typhus und Paratyphus negativ ausfällt. Das Fieber ist bei der Banginfektion remittierend und undulierend im Gegensatz zur Continua continens des Typhus.

Differentialdiagnostisch kommen ferner drei Blutkrankheiten in Betracht, das **Lymphogranulom,** die **akute Leukämie** und die **Agranulocytose.** Ich habe selber einen Fall von Lymphogranulom bei einem Knaben beobachtet, bei dem ich wegen des hohen Fiebers, des Milztumors und der Leukopenie bei fehlenden Drüsenschwellungen zuerst an einen Typhus dachte. Beim Lymphogranulom haben wir ein sogenanntes rezidivierendes Rückfallfieber (PEL-EPSTEIN) und im Blutbild zeigt sich eine fortschreitende Lymphopenie, beim Typhus zunehmende Lymphocytose. Während beim Typhus die Eosinophilen verschwinden, treffen wir bei der Lymphogranulomatose nicht so selten starke Eosinophilie.

Bei der **akuten Leukämie** haben wir hohes Fieber, schnellen Kräfteverfall, Neigung zu nekrotisierenden Anginen und anderen Geschwürsbildungen, hämorrhagische Diathese mit Nasen-, Zahnfleisch-Hautblutungen. Entscheidend ist das Blutbild mit überwiegend unreifen Zellen (Myeloblasten, Paramyeloblasten) und Hiatus leukaemicus.

Bei der sogenannten **Agranulocytose** SCHULTZ haben wir eine viel stärkere Leukopenie als beim Typhus, meist sogar unter 1000, und keine oder fast gar keine polynucleären Elemente mehr trotz hohen Fiebers.

Die Diagnose der **Miliartuberkulose** ist heute bedeutend leichter als früher. Wir können bald die miliaren Tuberkel im Röntgenbild der Lungen erkennen. Bei der Miliartuberkulose zeigt das Blutbild entweder leichte Leukocytose oder normale Leukocytenzahlen, seltener Leukopenie, im Gegensatz zu Typhus überwiegen die Granulocyten, ja es besteht nicht so selten eine gewisse Lymphopenie. Die schwerste Form der Tuberkelbazillensepsis ist die sogenannte *Typhobacillose* von LANDOUZY. Die Krankheit verläuft wie ein schwerer Typhus, das Blut wird massenhaft mit Tuberkelbazillen überschwemmt, es kommt in allen Organen zur Ausbildung kleiner Nekroseherde, ohne daß der Organismus noch die Kraft aufbrächte, Tuberkel zu bilden. Auch die sogenannten epituberkulösen Infiltrate, ferner die Frühinfiltrate entwickeln sich bisweilen so akut unter hohem Fieber ohne irgendwelche physikalischen Erscheinungen, daß nur die Röntgenaufnahme die Entscheidung bringen kann.

Sepsis, z. B. Colisepsis, kann ein ähnliches Bild bieten, nur zeigt die Fieberkurve meist starke Remission, das Sensorium ist selten benommen und der Puls beschleunigt. Im Blut findet man gewöhnlich eine polynucleäre Leukocytose mit starker Linksverschiebung.

Unser Knabe zeigte eine für Typhus charakteristische *Fieberkurve*, d. h. eine Continua continens, im Anfang um 40° herum, später mit geringen Schwankungen zwischen 39 und 40°. Dieses Fieber dauerte zirka drei Wochen. Ein Umstand zeichnet die Fieberkurven des Kindertyphus aus, das ist die Neigung, auf verhältnismäßig geringe Einwirkungen, z. B. auf eine Dosis Pyramidon oder Chinin, fast zur Norm abzufallen. Dieser Abfall, den wir auch bei unserem Fall nachweisen konnten, kann mitunter 24 bis 36 Stunden dauern.

Der *Puls* pflegt auch bei Kindern gewöhnlich nicht ganz entsprechend der Temperatur zu steigen. Bei unserem Fall beobachteten wir bei 40° 130 Puls. Die beim Typhus der Erwachsenen so charakteristische Bradycardie ist bei Kindertyphus wenigstens im Anfang oft nicht so ausgesprochen. Dagegen beobachten wir auch bei Kindern etwa von der zweiten Woche an den schnellenden Charakter des Pulses mit Dikrotie, d. h. man fühlt einen doppelten Anschlag. Es beruht dies auf einer gewissen Schwäche der Vasomotoren, auf einer Entspannung der Gefäßwand. Dikrotie fehlt bei unserem Fall. Auf eine leichte Lähmung der Gefäßnerven deutet auch die düstere, umschriebene Röte der Gesichtshaut hin. Das Herz wird nicht so rasch und stark in Mitleidenschaft gezogen wie beim Erwachsenen. In unserem Fall hörten wir allerdings ein deutlich hauchendes, systolisches Geräusch über der Mitralis, das wahrscheinlich auf die im Laufe des Typhus entstandene Anämie zurückzuführen war.

Unser Fall hatte im Anfang eine ausgesprochene **Angina catarrhalis** mit Rötung und Schwellung im Rachen. Mitunter kann ein Typhus bei Kindern auch mit einer richtigen lakunären Tonsillitis einsetzen. Der Knabe zeigte auch eine charakteristische Zunge, rot an der Spitze und an den Rändern zweistreifig belegt. Auf der Höhe der Krankheit wurde sie trocken, dick, borkig belegt, rissig, ebenso wie die Lippen.

Der *Leib* war leicht aufgetrieben. Über Leibschmerzen wurde im Anfang geklagt, besonders in der Ileocökalgegend. In der ersten Woche war der Stuhl eher angehalten, erst in der zweiten Woche traten diarrhöische, flüssige, erbsenbrühenartige Stühle mit doppelter Schichtung im Glase auf. Die Zahl der Stühle 3 bis 6 entsprach ungefähr dem üblichen Verhalten. Zuweilen können aber auch 10 bis 20 Stühle im Tag abgesetzt werden. Der Typhus kann auch gleich mit Diarrhöen beginnen.

Wir sahen auf der Haut des Abdomens mehrere typische linsengroße, kreisrunde, blaßrote *Roseolaflecken*. Diese Roseolen finden sich etwa in der Hälfte der Fälle, besonders am Unterleib, aber auch im Rücken, im Epigastrium und den unteren Thoraxpartien.

Wir fanden eine perkussorisch deutlich vergrößerte *Milz*, die jedoch nicht sicher zu tasten war. Gerade bei schweren Typhusfällen mit stärkerem Meteorismus gelingt die Palpation der Milz oft nicht. In anderen Fällen ist der Milztumor von der zweiten Woche an, selten schon früher palpabel.

Das *Nervensystem* war bei unserem Fall nicht schwer betroffen. Das Sensorium war ziemlich frei, nur zeitweise zeigte sich eine leichte Somnolenz. Für typhuskranke Kinder ist charakteristisch, daß sie sich trotz des hohen Fiebers eher apathisch oder doch ruhig verhalten. Oft war die Stimmung ausgesprochen weinerlich. In anderen Fällen ist der Status typhosus sehr viel deutlicher, indem sich etwa vom vierten bis fünften Tag an heftige und lebhafte Delirien, Halluzinationen, selbst maniakalische Erregungszustände zeigen, besonders in der Nacht, während tagsüber Apathie und Somnolenz vorherrschen. In schweren Fällen kann es auch zu Nackenstarre, Steifigkeit der gesamten Rückenmuskulatur kommen, so daß fälschlicherweise z. B. eine Heine-Medin-Meningitis angenommen wird. Die Lumbalpunktion ergibt bei erhöhtem Druck meist vollkommen normalen Liquor. Mitunter können die Kinder bei einem Typhus vorübergehend die Sprache verlieren, auch Amaurose wurde beobachtet, große Muskelschwäche bleibt oft bis weit in die Rekonvaleszenz hinein bestehen.

Über den *Lungen* hörten wir in unserem Fall besonders in der Hilusgegend vereinzeltes Knacken und grobblasiges Rasseln. Eine solche Beteiligung der Respirationsorgane findet sich regelmäßig bei allen schwereren Fällen.

Auf eine Erkrankung mit Sitz im Abdomen führten folgende Symptome hin: Meteorismus, leichte Druckempfindlichkeit in der Ileocökalgegend ohne Entspannungsschmerz und dünne, stinkende Stühle, etwa fünf bis sechs im Tag, von erbsenbreiartigem Charakter. Bei manchen Kindertyphen kann während der ganzen Erkrankung eher Obstipation bestehen.

Im *Urin* fanden wir 0,4⁰/₀₀ Albumen, im Sediment vereinzelte Erythrocyten und Leukocyten. Es ging also dieser Befund etwas über die gewöhnlich vorliegenden febrilen Veränderungen heraus und stellte einen Übergang dar zu den Fällen von Typhus mit ausgesprochener Nephritis (sogenannter Nephro-Typhus). Unser Fall zeigte im Urin auch eine deutliche Diazoreaktion mit Rotfärbung des Schüttelschaumes, wie sie für Typhus charakteristisch ist. In leichteren Fällen kann sie allerdings undeutlich sein. An Stelle der Diazoreaktion wird für die Praxis auch die sogenannte Urochromogenreaktion nach WEISS empfohlen. Der dreifach mit Wasser verdünnte Harn wird mit 2 Tropfen 1%iger Kaliumpermanganatlösung versetzt, Gelbfärbung zeigt Urochromogen an. Die Reaktion kann auch bei Sepsis positiv sein.

Für die *Frühdiagnose* des Typhus spielt die Blutuntersuchung eine große Rolle. Schon in den ersten Tagen läßt sich aus dem Blut, das man in Bouillon oder Galle aufgefangen hat, der Typhusbacillus züchten. Etwa in der zweiten Woche wird dann auch die WIDALsche Reaktion positiv, aber es gibt sichere Typhusfälle, bei denen das Serum keine Agglutination der Typhusbazillen zeigt. Wichtig sind ferner die morphologischen Blutbefunde, und zwar darf man an der Diagnose zweifeln, wenn das typische Blutbild vermißt wird. Man findet eine Leukopenie, völliges Fehlen der Eosinophilen, relative und absolute Lymphocytose, wobei die Lymphocytenkurve die Neutrophilenkurve kreuzt. Die Neutrophilen zeigen nur geringe Linksverschiebung, keine ausgesprochene toxische Degeneration von Protoplasma und Granulationen. Stark nimmt das Hämoglobin ab, weniger sinken die Erythrocyten, so daß sich eine chlorotische Anämie zeigt. Es kommt ferner öfters zu Thrombopenie. Der Plättchenmangel kann so hohe Grade erreichen, daß ein Werlhof-artiges Krankheitsbild zustande kommt. FRANK hat angenommen, daß beim Typhus eine schwere Knochenmarkssperre eine toxische Hemmung der Knochenmarkstätigkeit durch den typhösen Milztumor und die Infektion der Mesenterialdrüsen zustande komme. Nach der Anschauung SCHOTT-MÜLLERS soll dagegen dieses eigentümliche Verhalten darauf beruhen, daß die Typhusbazillen auf die Polynucleären negativ chemotaktisch einwirken. Trotz des Typhus kann das Knochenmark auf die Infektion mit Eitererregern mit Polynucleose und Eiterung reagieren, wobei allerdings die pyogenen Kokken auch nicht immer imstande sind, die toxische Knochenmarkssperre beim Typhus zu sprengen.

Es gibt bei Kindern, namentlich auch bei Säuglingen, außerordentlich leichte Typhen, die gewissermaßen nur als ein gastrisches Fieber verlaufen, und nur im Zusammenhang mit einer Epidemie und nach den Seroreaktionen erkannt werden können. Eine zweite Form weicht von dem vom Erwachsenen her geläufigen Bilde nur wenig ab.

Im großen ganzen bietet die Krankheit in den ersten Jahren das Bild einer gutartigen fieberhaften Allgemeininfektion. Auch bei hohem Fieber ist das Befinden oft wenig gestört. Gewöhnlich sind die Stühle diarrhöisch, selbst schon vom Krankheitsbeginn an, doch sind Durchfälle bei Kindern etwas so Häufiges, daß man deswegen nicht gleich den Verdacht auf einen Typhus schöpfen wird. Stutzig müssen wir werden, wenn das Fieber kontinuierlich andauert, sich Anfang der zweiten Woche Roseolen, Milzschwellung und positive Diazoreaktion zeigen. Dann müssen wir die Seroreaktion vornehmen lassen. Die Bazillenkultur aus dem Blut gelingt häufig schon in den ersten Fiebertagen, während die Stuhluntersuchung öfters im Stich läßt. Bei jedem Fieber, das ohne weitere Ursache mehr als drei bis fünf Tage dauert, muß man auch den Typhus neben Pyelitis, Grippe, Otitis, zentraler Pneumonie, Bronchialdrüsen- oder Miliartuberkulose, Sepsis usw. in Erwägung ziehen.

Die *Infektion* mit Typhusbazillen kann erfolgen durch verunreinigtes Wasser oder durch Früchte, Gemüse, usw., hauptsächlich in Haushaltungen, bei denen es an der notwendigen Reinlichkeit mangelt. Es gibt auch gesunde Bazillenträger, Erwachsene, welche früher einen Typhus durchgemacht hatten, dann Typhusbazillen noch in der Gallenblase beherbergen und mit dem Stuhl ausscheiden. In unserem Fall haben wir vernommen, daß die Mutter des Knaben vor einigen Jahren in Spanien einen Typhus durchgemacht hat und seither offenbar Bazillenträgerin geblieben ist.

Bei den Infektionen mit Typhusbazillen gelangen diese mitunter von den Tonsillen, weit häufiger aber vom Magen-Darmkanal aus in die Lymphwege des Mesenteriums und in die Mesenterialdrüsen. In diesen entwickelt sich ein eigentlicher Sepsisherd, von dem aus auf dem Weg über den Ductus thoracicus immer wieder Bazillen in das Blut eingeschwemmt werden. Solange das Fieber andauert, haben wir es mit einer solchen Typhusbazillensepsis zu tun. Wir können deshalb bei der Autopsie in den verschiedensten Organen, in der Milz, Leber und Gallenblase, in den Lungen, dem Knochenmark und selbst im Gehirn, Typhusbazillen nachweisen. In all den genannten Organen kann es zu umschriebenen Lymphomen kommen. Die Roseolen entstehen durch Verschleppung der Typhusbazillen auf dem Lymphwege in die Haut. Aus den Roseolen lassen sich deshalb Typhusbazillen züchten. Die für den Typhus als charakteristisch angesehenen Darmveränderungen mit markiger Schwellung, Nekrose und Geschwürsbildung sind im allgemeinen bei Kindern weniger schwer und tiefgreifend als beim Erwachsenen. Es kommt deshalb bei Kindern seltener zu Darmblutungen und Perforationen. Doch habe ich auch schon eine Perforationsperitonitis bei einem Kindertyphus erlebt. Die Infektion des lymphatischen Apparats des Darmes erfolgt von den Mesenterialdrüsen aus, indem sich die Bazillen entgegen dem Lymphstrom in den PEYERschen Plaques im Ileum ansiedeln. Die Infektion kann auch auf dem Blutwege zustande kommen, indem die Bazillen in den Darm ausgeschieden werden. Die Auffassung des Typhus als einer Sepsis macht es verständlich, daß gelegentlich die sonst so charakteristischen Darmveränderungen gerade auch bei Kindern fehlen können.

Für die *Behandlung* ist die *Ernährung* sehr wichtig. Während des Fieberstadiums nur flüssige Kost, am besten häufig, etwa alle 2 Stunden, in kleinen Mengen Schleim- und Mehlsuppen, Gemüsesuppen mit Zusatz von Eigelb. Am besten bewährt hat sich uns das Apfelpulver Aplona in 8%iger Lösung, ferner gaben wir Kephir an Stelle der gewöhnlichen Milch, den wir uns selber bereiteten. Wir brachten zunächst rohe Milch in eine gut verschließbare Bierflasche, welche kühl und horizontal gelagert wird. Die Milch enthält immer Keime, welche den Milchzucker vergären, Milchsäure und unter anaëroben Bedingungen auch reichlich Kohlensäure bilden. Interessanterweise fanden wir in dieser Kephirmilch, welche ein moussierendes und erfrischendes Getränk darstellt, keine Hefezellen, keine langen Milchsäurestäbchen, sondern nur Diplokokken aus der Gruppe der Milchsäurekokken. Hat man einmal Kephir gewonnen, so braucht man nur einen kleinen Rest in der Flasche zu lassen, um auch aus gekochter Milch Kephir gewinnen zu können.

Mit der Besserung der Darmerscheinungen gingen wir über zu breiiger Kost, Breie von Mehl, Grieß, Maizena, gerapste rohe Äpfel, Kartoffelpüree, Fleischgelee, Fleischsaft und Fruchtsäfte. In der Rekonvaleszenz gaben wir auch feingewiegtes Fleisch, Gemüsebreie aus Spinat und Karotten. Erst zwei bis drei Wochen nach der Entfieberung allmählicher Übergang zur Normalkost. Unser Junge hat in der Rekonvaleszenz einen mächtigen Appetit entwickelt und sein Körpergewicht ist im Verlauf von 20 Tagen von 26,5 kg auf 29,4 kg angestiegen.

Die Hydrotherapie dient in erster Linie der Hautpflege und der Anregung des Sensoriums, weniger der Herabsetzung der Körpertemperatur. Man gibt zwei- bis dreimal täglich laue Bäder von 34 bis 35° C während 5 bis 10 Minuten Dauer. Bei starker Benommenheit oder Delirien wendet man mit Vorteil auch kühle Übergießungen mit Wasser von 28° an. Vor dem Bad gibt man etwas starken Kaffee oder 1 Kaffeelöffel Rotwein.

Medikamentös wirken hohe Pyramidondosen refracta dosi sehr günstig, z. B. vier- bis achtmal 0,15 Pyramidon. Andere wieder verwenden Chinin hydrochloricum 0,3 bis 0,6 pro Tag. In unserem Fall haben wir das von SAHLI für die Typhusbehandlung empfohlene Jod-Chininwismut Quimby versucht, eine komplexe Verbindung, welche in jeder Ampulle zirka 0,09 Wismut, 0,15 Jod und bloß 0,05 Chinin enthält. Das Präparat ist eine zinoberrote ölige Emulsion (0,3 g Substanz in 3 ccm Emulsion). Wir gaben eine Zeitlang jeden zweiten Tag den dritten Teil einer Erwachsenendose, nämlich 1 ccm intramuskulär. Das Präparat wurde gut vertragen. Nach der dritten Injektion begann das Fieber deutlich zu sinken, und nach der vierten sahen wir kritische Entfieberung.

Heute sehen wir die besten Erfolge mit Chloromycetin, 50 bis 100 mg/kg/Tag während 5 Tagen verabreicht, was unsere Behandlungsmethode der Wahl darstellt.

Die Herztätigkeit ist dauernd zu überwachen. Bei Anzeichen von Herzschwäche Coffein, Coramin oder Cardiazol, bei Herzinsuffizienz Digitalispräparate.

Aufstehen ist erst zwei bis drei Wochen nach der Entfieberung zu gestatten, anfangs nur stundenweise.

Zur Prophylaxe soll man in Typhuszeiten kein ungekochtes Wasser, keine rohe Milch, keine Ice Cream, kein ungeschältes oder ungewaschenes rohes Obst und keinen Salat zu sich nehmen. Die Kranken werden isoliert, die Stühle durch Zusatz der gleichen Menge Kalkmilch desinfiziert. Die Kalkmilch wird bereitet, indem zu je 1 l Kalkpulver allmählich unter stetem Rühren 3 l Wasser zugezogen werden. Die Kalkmilch ist vor dem Gebrauch umzuschütteln oder umzurühren. Bei der Chlorkalkmilch, die stets frisch zubreitet werden soll, wird 1 l Chlorkalk allmählich unter stetem Rühren mit 5 l Wasser versetzt. Die Wäsche wird in 5%ige Lysol- oder 2%ige Sublimatlösung eingelegt und dann ausgekocht. Sorgfältiges Händewaschen nach jeder Berührung des Kranken. In der Rekonvaleszenz müssen Stuhl und Urin dreimal in Intervallen von zwei bis drei Tagen auf Typhusbazillen geprüft werden. Erst bei negativem Ausfall darf die Isolierung aufgehoben werden. Bazillenträger dürfen nicht in Küchenbetrieben, in der Kinderpflege usw. beschäftigt werden.

151. Vorlesung.

Paratyphus B im Kindesalter.

In einer Familie erkrankte dieser einjährige Knabe, den ich heute vorweise, ziemlich plötzlich mit hohem Fieber, welches während der ersten Woche eine etwas unregelmäßige Kontinua zwischen 39 und 40° innehielt. Während der ganzen Zeit bestanden erbsbrühenartige Durchfälle. In der zweiten Woche zeigte sich ein fast über den ganzen Körper ausgedehnte Eruption von kleinen roten Flecken, so daß die Eltern glaubten, das Kind würde Windpocken bekommen. Es entwickelten sich aber auf den roten Flecken keine Bläschen. Das Fieber fiel in dieser zweiten Woche ganz allmählich lytisch ab.

Nach etwa 14 Tagen erkrankte die siebenjährige Schwester dieses Knaben ebenfalls plötzlich mit hohem Fieber, das während der ganzen ersten Woche mehr oder weniger kontinuierlich anhielt und zeitweise sogar bis über 41° anstieg. Als sich dann Kopfschmerzen, Bewußtseinstrübung und Nackenstarre einstellten, wurde das Kind in unsere Klinik eingewiesen. Die Lumbalpunktion ergab deutlich erhöhten Druck, bei sonst vollkommen normalem Liquor. Am Abdomen entdeckte ich diskrete Roseolen und ein Griff nach der Milz ergab einen tastbaren, etwas derben Tumor. Damit war schon fast die Diagnose einer typhusartigen Erkrankung gesichert. Im gleichen Sinne sprach eine Leukopenie und Aneosinophilie im Blut und eine positive Diazoreaktion im Urin. In der Tat ließen sich nun aus dem Blute dieses Mädchens Paratyphus-B-Bazillen züchten, ebenso aus dem Stuhl beider Geschwister. Das Serum beider Kinder agglutinierte Paratyphus-B-Bazillen noch in einer Verdünnung von 1 : 1600. Die Diagnose Paratyphus B (SCHOTTMÜLLER) ist somit lückenlos gesichert. Wir haben vernommen, daß in den letzten Tagen nun auch die Mutter von dieser Familienepidemie ergriffen und in die medizinische Klinik eingeliefert wurde.

Der Paratyphus abdominalis B verläuft im allgemeinen wie ein leichter bis mittelschwerer Typhus, doch ergeben sich im einzelnen genügend Unterscheidungsmerkmale, die schon eine klinische Abgrenzung gegen den echten Typhus abdominalis gestatten. Die Inkubationszeit ist meist wesentlich kürzer, beträgt etwa fünf Tage. Der Beginn ist viel plötzlicher als beim Typhus, meist mit Erbrechen, Schüttelfrost und raschem Anstieg der Temperatur. Bei Kindern sind Fieberkrämpfe durchaus nicht selten. Ein Herpes labialis wurde bei unseren Kranken vermißt, soll aber sonst beim Paratyphus häufiger vorkommen als beim echten Typhus. Meist besteht frühzeitig starker Durchfall von üblem, fauligem Geruch, oft mit reichlicher Beimengung von Schleim, so daß an Ruhr gedacht wird. Ziemlich frühzeitig tritt, allerdings nicht in allen Fällen, eine oft recht derbe Milz-schwellung auf. Die Temperaturkurve ist im allgemeinen ähnlich der des Typhus, aber mit steilerem Anstieg und oft plötzlichem Abfall, meist auch kürzer und unregelmäßiger. Roseolen erscheinen meist schon gegen Ende der ersten Woche, oft ungewöhnlich reichlich, exanthemartig, klein und flohstichähnlich, wie bei unserem kleinen Knaben, oder in geringerer Zahl und dann mitunter auf-fallend groß. Nervöse Störungen pflegen geringer entwickelt zu sein als beim Typhus. Daß sie jedoch nicht fehlen, beweist die Meningitis serosa bei unserem siebenjährigen Mädchen. Leukopenie und Aneosinophilie, positive Diazoreaktion finden wir ähnlich wie beim Typhus. Die Prognose des Paratyphus abdominalis B ist im allgemeinen günstig zu bezeichnen. Nur ausnahmsweise gibt es auch im Kindesalter schwere, selbst letale Fälle.

In seltenen Fällen bewirkt der Bacillus Paratyphus B das Krankheitsbild einer Gastroenteritis acuta paratyphosa, für deren stürmische Verlaufsformen auch der nicht sehr glücklich gewählte Name *Cholera nostras* gebraucht wird. Möglicher-weise handelt es sich hier nicht um Kontaktinfektionen wie beim gewöhnlichen Paratyphus abdominalis B, sondern um Infektion durch Lebensmittel, in welchen durch Entwicklung der Paratyphus-B-Bazillen bereits Toxine gebildet wurden, so daß durch ein spezifisches Gift das Bild der Lebensmittelvergiftung ausgelöst wird: heftige Durchfälle, Erbrechen Singultus, Austrocknung des Körpers, Wadenkrämpfe, Vergiftung des Zentralnervensystems. An dieses erste stürmische gastroenteritische Stadium kann sich einige Tage später unter neuem Fieber-anstieg ein echter Paratyphus B anschließen.

Bei dem Kinder-Paratyphus können wir folgende vier Typen unterscheiden:

1. *Typhöse Formen* mit mehr oder weniger starker Beteiligung de Nerven-systems, eklamptische Anfälle, Delirien, Meningismus bis zu Meningitis, wie in dem einen vorgestellten Fall. Milztumor, oft reichlich Roseolen, Diarrhöen. Das Fieber beginnt oft ganz plötzlich, oft treten schon nach wenigen Tagen starke Remissionen auf.

2. *Gastroenteritische Form:* Fieberhafte Gastroenteritis, Erbrechen, Durch-fälle, Bauchschmerzen, reichlich Roseolen.

3. *Dysenterische Form*, hauptsächlich Erkrankung des Dickdarms, schleimig-blutig-eitrige Entleerungen mit Tenesmen, gelegentlich auffallend schneller Ver-fall.

4. *Paratyphussepsis der Neugeborenen* durch diaplacentare Infektion.

Bei allen diesen Krankheitsbildern muß man an Paratyphus denken und die bakteriologischen Untersuchungen veranlassen, welche allein die richtige Diagnose zu stellen erlauben.

Die Diagnose hat vor allem Typhus auszuschließen, dann ferner Paratyphus A. Infektionen mit Paratyphus A sind bei uns außerordentlich selten, sie sind stärker verbreitet in südlichen Ländern. Paratyphus A zeigt eine Inkubation von zwei bis drei Wochen, raschen Fieberanstieg im Unterschied zum Typhus, geringere nervöse Symptome, dichtere kleinfleckige, rein makulöse Roseola. Milztumor, Diazoreaktion, Blutbefund, Komplikationen sind ganz ähnlich wie beim Typhus. Der Verlauf dauert kürzer, zirka zwei Wochen. Die Differenzierung erfolgt durch die Agglutination und durch den Nachweis der Paratyphusbazillen aus dem Blut oder Stuhl auf den Nährböden. Aus dem Stuhl lassen sich Paratyphusbazillen meist ohne Schwierigkeiten züchten, während dies aus dem Blut nicht immer gelingt. Die Agglutination ergibt meist erst in der zweiten Woche ein positives Resultat. Die Ausscheidung der Paratyphusbazillen im Stuhl erfolgt oft noch lange in der Rekonvaleszenz. Man rechnet etwa 4% Dauerausscheider. Para-typhus A und B müssen ferner abgegrenzt werden gegenüber Lebensmittelvergiftungen (Fleisch-, Fisch- und Wurstvergiftungen) unter dem Bilde einer Gastroenteritis. Diese werden sehr viel häufiger als durch Bacillus Paratyphus B durch Bakterien aus der Gruppe der Enteritisbazillen (Gärtner, Breslau, Suipestifer usw.), gelegentlich auch durch Proteus und Koli hervorgerufen. Die Diagnose wird durch den kulturellen Nachweis und entsprechende Agglutinine im Serum gesichert. Fast alle diese Keime werden vom kranken Tier auf den Menschen übertragen, vor allem bei Gelegenheit von Notschlachtungen, aber auch durch die Milch kranker Kühe oder durch postmortale Infektionen an sich gesunden Fleisches.

Therapie: Flüssig-breiige Diät, Kephir usw. ähnlich wie bei Typhus. Auch bei Paratyphus haben sich uns hohe Pyramidondosen, z. B. drei- bis fünfmal 0,3 Pyramidon, als sehr wirksam erwiesen. Bei unserem Mädchen mit Paratyphus B trat auf die Pyramidontherapie kritische Entfieberung ein.

152. Vorlesung.

Die E-Ruhr.

Die E-Ruhr ist eine besondere Form der oligotoxischen oder giftarmen Ruhr. Man teilt die Ruhrkeime ein in:

a) einen giftigen Typus, repräsentiert durch den Shiga-Kruse-Bacillus; er bildet, ähnlich wie der Diphtheriebacillus, ein vom Bakterienleib leicht abtrennbares thermolabiles Ektotoxin, mit besonderer Affinität zum Nervensystem; es kann ähnlich wie das Diphtherietoxin Paresen bewirken;

b) giftarme Typen. Die wichtigsten sind:

1. Flexner-Y-Typen (Schmitz, Hess, Strong).

2. Der Kruse-Sonne-Bacillus. Er heißt auch, weil die verschiedenen Gruppen nach den Buchstaben des Alphabets von A bis J bezeichnet werden, Bacillus E. Die verschiedenen Stämme werden unterschieden nach ihrem Verhalten gegenüber diversen Zuckerarten in den Nährböden. Die E-Ruhrrasse ist dadurch gekennzeichnet, daß sie den Milchzucker zu vergären vermag.

Die giftarmen Ruhrbazillen enthalten lediglich das Endotoxin, welches vom Bakterienleib schwer abtrennbar und thermostabil ist.

Nach den geltenden Anschauungen soll das Endotoxin die Darmerscheinungen verursachen, dagegen bewirkt das Ektotoxin die allgemeine Vergiftung des Organismus, insbesondere die nervösen Komplikationen. Wir werden jedoch sehen, daß diese bakteriologische Denkart gerade auch bei der giftarmen E-Ruhr nur bedingt richtig sein kann. Die Reaktionsart selbst auf die giftarmen Bazillen entscheidet die besondere Empfindlichkeit des Organismus. Es erscheint zweckmäßig, im Anschluß an die Besprechung der Ruhr das Problem des Bakteriophagen kurz zu streifen. D'Herelle und vor ihm Twort fanden im Darm gesunder Menschen und Tiere Stoffe, die das Wachstum der Ruhrbazillen oder auch anderer Keime hemmen bzw. diese auflösen. Diese Stoffe bezeichnet man als Phagen. Den verschiedenen Arten der Erreger entsprechend, unterscheidet man besondere Phagen. Über die Natur dieser Stoffe besteht noch keine Gewißheit. Man hat an ein Virus gedacht, das die Ruhrerreger befallen, sie krank machen und schließlich auflösen könne. Nicht in allen Ruhrfällen finden sich Phagen. Sie nehmen in den späteren Krankheitswochen und besonders in der Rekonvaleszenz zu und können noch längere Zeit nach überwundener Krankheit nachgewiesen werden.

Die E-Ruhrbazillen ließen sich in einem sehr großen Prozentsatz unserer Fälle bakteriologisch nachweisen, viel häufiger als die anderen Arten. Die Kruse-

SONNE-Keime, die Erreger der E-Ruhr, sind nämlich widerstandsfähiger als andere Arten von Ruhrbazillen, die sehr empfindlich sind, oft auf dem Transport schon rasch zugrunde gehen und sich dadurch dem Nachweis entziehen. Aber auch bei der E-Ruhr soll der Stuhl möglichst frisch untersucht werden.

Agglutination: Für die E-Ruhr wird die Agglutination als positiv angesehen, wenn sie noch bei einer Serumverdünnung von 1 : 20 erfolgt. In den meisten

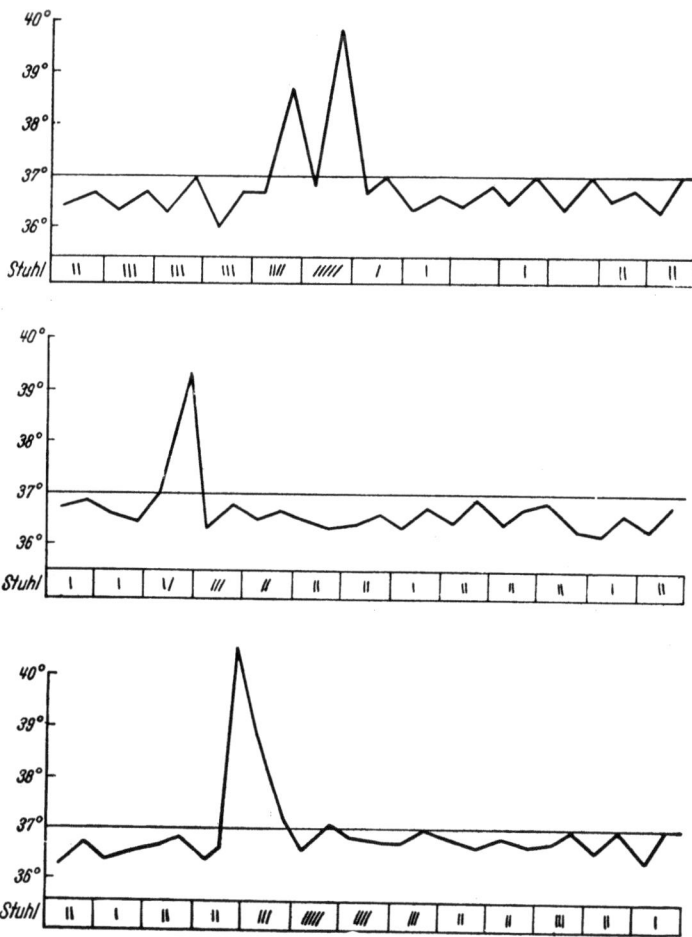

Abb. 191, 192 u. 193. Fieberverläufe bei E-Ruhr.

unserer Fälle fanden wir eine positive Agglutination. Sie wird leider meist erst in der zweiten Woche positiv und kann in ihrer Stärke in der weiteren Rekonvaleszenz rasch abnehmen.

Die *Übertragung* erfolgt in erster Linie durch unmittelbaren Kontakt. Es handelt sich um eine orale Kotinfektion, die von Kranken, Dauerausscheidern oder Bazillenträgern ausgehen kann. Die Kontagiosität ist meist sehr groß. Auch durch infizierte Gegenstände, Wäsche, Geschirr usw. kann die Übertragung erfolgen. In neuerer Zeit mißt man namentlich Fliegen eine Hauptschuld am Zustandekommen der Infektion zu. Soweit eine Übertragung durch Nahrungsmittel vorkommt, z. B. durch rohes Obst, Salat usw., werden diese in den meisten

Fällen ihrerseits wieder von Fliegen infiziert worden sein. Infektion des Wassers spielt eine untergeordnete Rolle.

Epidemiologie: Die Ruhr ist die zweite Kriegsseuche, die sich in unserem Schweizerlande nach der Meningitis cerebrospinalis stark ausgebreitet hat. Schon seit längerer Zeit ist die E-Ruhr in Deutschland in epidemischer Form aufgetreten, und nun auch bei uns. Es wurden zahlreiche Familienepidemien beobachtet, bei denen Eltern und Geschwister gleichzeitig oder kurz nacheinander erkrankt sind.

Bekannt ist der ausgesprochen jahreszeitliche Charakter der Ruhr, Sommer und Herbst, was namentlich mit der Fliegenplage und dem Genuß von infiziertem Obst zusammenhängen dürfte. Der Höhepunkt der Erkrankung liegt gewöhnlich im August und September. Die E-Ruhr war sowohl in der Stadt wie auf dem Lande weitverbreitet, und es wurden zahlreiche Fälle sporadisch und in Familien beobachtet.

Symptomatologie: Gewöhnlich setzt die Krankheit mit plötzlichem hohen Fieber ein, das 39 bis 40 Grad und darüber erreicht, oft nur einen Tag dauert, manchmal auch zwei, selten mehrere Tage. Dabei häufig Erbrechen. Der Stuhl kann am ersten und zweiten Tag noch angehalten sein oder es kann noch ein normaler fäkulenter Stuhl entleert werden, so daß man zunächst einem ganz ungeklärten Fieber gegenübersteht. Mit dem initialen Stadium sind sehr häufig nervöse Erscheinungen verbunden: Kopfschmerzen, sogar leichte Nackenstarre, Hyperästhesie, Hyperalgesie, sogar Reflexveränderungen, so daß die Fehldiagnose einer beginnenden Poliomyelitis gestellt werden kann. Leibschmerzen weisen zuerst auf eine abdominale Affektion hin. Bald folgt nun von Koliken und auch Tenesmen begleitet die häufige Entleerung von schleimigen Massen, welche entweder keine oder nur spärliche blutige Beimengungen enthalten. Solche Fälle bilden die Regel. In schwereren Fällen werden unzählige, lediglich aus Schleim, Blut und Eiter oder fast aus ganz reinem Blute bestehende Stühle abgesetzt. Der Schließmuskel des Afters kann erlahmen und die Afteröffnung weit klaffen. Bemerkenswert ist der intensive, fade, spermaähnliche Geruch der Entleerungen.

Es gibt besondere klinische *Verlaufsformen*, z. B. *abortive* Fälle, die schleichend, fast ohne Temperatursteigerung beginnen, nur einige dünne schleimige Stühle entleeren und sich von einer banalen Diarrhoe nicht unterscheiden. Zu Ruhrzeiten ist jeder Druchfall auf Ruhr verdächtig und sollte bakteriologisch geklärt werden. Die schleichende Form kann aber auch gefährlich werden. Wir erlebten das bei einem schwächlichen Kind, das seit über einem Jahr wegen einer chronischen Lipoidnephrose auf der Klinik lag. Es hatte früher schon immer wieder Durchfälle gehabt, da das Wasser statt durch die Nieren durch den Darm abging. Wahrscheinlich angesteckt durch eine Krankenschwester, die eine ambulante, leichte Form der Ruhr hatte, erkrankte das Kind wieder an stärkeren schleimigen Durchfällen und Erbrechen, und die bakteriologische Untersuchung führte diesmal zum Nachweis von E-Ruhrbazillen. Ohne jedes Fieber entwickelte sich als Komplikation eine Bronchopneumonie, welche zum Tode führte. Die Autopsie ergab im Dickdarm den Befund einer akuten Ruhrinfektion, eine Bronchopneumonie im linken Unterlappen und sehr große weiße Nieren (histologisch typische Lipoidnephrose). Selbst die giftarmen E-Ruhrbazillen können somit schwächlichen und chronisch kranken Kindern gefährlich werden.

Wir haben auch eine andere Abweichung vom gewöhnlichen Verlauf erlebt, nämlich die toxische Form. Sie ist charakterisiert durch das Auftreten cerebraler Erscheinungen, die sich manchmal schon vor dem Einsetzen der Durchfälle, jedenfalls aber sehr bald darnach einstellen. Apathie, Schlafsucht, Benommenheit bis zur tiefen Bewußtlosigkeit, anhaltendes Erbrechen, sehr häufig auch Konvulsionen sind die alarmierenden Erscheinungen, unter denen die Erkrankung schon innerhalb 24 Stunden trotz unserer Gegenmaßnahmen, wie Lumbalpunktion, Bluttransfusion, Luminalinjektionen usw. zum Tode führen kann. Autoptisch findet man eine starke Hyperämie und Schwellung des Gehirns, namentlich der Hirnrinde. Begleitet sind diese Symptome der Hirnvergiftung von einem Versagen des Zirkulationsapparats, gekennzeichnet durch Blässe, cyanotische Lippen, kühle Extremitäten, leise, frequente dumpfe Herztöne, stark beschleunigten kleinen Puls. Bei den Konvulsionen handelt es sich nicht einfach um Fieberkrämpfe, die sonst prognostisch gutartig sind, sondern um eine eigentliche Ruhrtoxikose. Es können nicht die Toxine der giftarmen Ruhrbazillen sein, welche diese cerebralen Erscheinungen auslösen, sondern wahrscheinlich körpereigene Gifte, die in der entzündlich veränderten Darmschleimhaut entstehen. Diese führen zu Meningismus, Meningitis serosa und zur toxischen Hirnschwellung im Sinne einer Encephalose. Diese Encephalose braucht nicht immer tödlich zu verlaufen. Es können sich Ausfallserscheinungen in Form von Rigor im extrapyramidalen System entwickeln, die aber nach kürzerer oder längerer Zeit wieder ausheilen können.

Außer der oben erwähnten tödlichen Bronchopneumonie wurden bei der E-Ruhrepidemie bei unseren Kindern bis jetzt kaum Komplikationen beobachtet. Am häufigsten ist bei den Erwachsenen der sogenannte Ruhrrheumatismus in der Rekonvaleszenz. Diesen haben wir bei Kindern bisher nie gesehen. Er ist offenbar bei ihnen recht selten. Als Komplikationen werden sonst noch angegeben: Otitis media, Pyurie, Vulvovaginitis durch Dysenteriebazillen, Hautabscesse, ferner Darmprolaps.

Die *Diagnose* muß vor allem klinisch gestellt werden. Das Hauptsymptom sind die schleimigen Stühle, mit oder ohne Blutbeimengung. Bei der E-Ruhr gelingt die bakteriologische Diagnose durch Einschicken einer Stuhlprobe in ein bakteriologisches Institut meist ohne weiteres. Die Agglutinationsprobe wird gewöhnlich erst nach 10 bis 14 Tagen positiv, kommt somit für die Frühdiagnose zu spät.

Für die *Differentialdiagnose* kommt die banale Grippe in Betracht, welche gelegentlich auch mit dysenteriformen Stühlen einhergehen kann, ferner die Invagination, die MÖLLER-BARLOWsche Krankheit, die Colitis ulcerosa, die sogenannte Colica mucosa, bei der meist ohne Fieber unter heftigen Koliken mehr oder weniger große Massen von reinem Darmschleim entleert werden. Die Bildung tuberkulöser Geschwüre im Darm erfolgt meist so schonend, daß es kaum je zu Blutungen oder sonstigen starken Reizerscheinungen kommt. Es kann auch eine Appendicitis differentialdiagnostische Schwierigkeiten bereiten. Es wird öfters bei Ruhr eine Appendicitis angenommen, welche nicht vorliegt und anderseits kann eine Appendicitis im kleinen Becken für Ruhr gehalten werden. Ich beobachtete einen Fall von Ruhr, bei dem die Diagnose E-Ruhr bakteriologisch gesichert werden konnte. In der Folge entwickelte sich ein riesiger Absceß im Leib, der sich dann aber bei konservativer Behandlung wieder zurückbildete. Ob es sekundär zu einer Perforationsappendicitis gekommen ist oder ob die Keime durch die Darmwand durchgewandert sind, blieb ungewiß.

Im Beginn der Erkrankung bei den meningealen Reizerscheinungen liegt die Möglichkeit einer Verwechslung mit Poliomyelitis, Meningitis und Encephalitis vor. Das Auftreten der Ruhrstühle klärt dann meist die Diagnose rasch. Die Ruhrencephalose muß ätiologisch von anderen Encephalitiden abgetrennt werden.

Pathologisch anatomisch lassen sich drei Stadien unterscheiden: 1. Das katarrhalische, 2. das diphtherische und 3. das ulceröse Stadium. Das erste Stadium zeichnet sich durch stärkste Hyperämie und erhebliches Ödem der Mucosa des

Dickdarmes aus, die leichte blutig-schleimige Auflagerungen zeigt. Im zweiten Stadium kommt es zur Bildung mehr oder minder ausgedehnter diphtherischer Beläge auf der entzündeten Mucosa. Im dritten Stadium greift der nekrotisierende Prozeß auf die tieferen Darmschichten, meist allerdings nur bis zur Muscularis mucosae über. Durch Abstoßen der nekrotischen Massen entstehen dann Geschwüre, die teilweise flächenhaft konfluieren. Bei der kindlichen E-Ruhr bleibt die Entwicklung meist im ersten und zweiten Stadium stehen und es kommt nicht zu eigentlicher Geschwürsbildung.

Die *Prognose* der E-Ruhr ist im allgemeinen eine gute, der Verlauf war in den meisten unserer Fälle rasch und komplikationslos, das Fieber kurzdauernd, die Stühle selten stärker bluthaltig, doch kann die E-Ruhr ernährungsgestörten Säuglingen oder durch andere schwere Krankheiten, z. B. durch Nephrose oder auch Tuberkulose geschädigten Kindern, sehr gefährlich werden. Auch primär toxische Fälle können rasch zum Exitus führen, wie ich an einem Beispiel zeigen konnte.

Für die *Behandlung* der E-Ruhr halten wir an der absoluten Teediät für ein bis zwei Tage, eventuell noch länger fest. Tee stets mit Saccharin gesüßt, da Zucker auf die Ruhr ausgesprochen verschlimmernd wirkt. Dann Übergang zu Arobonabkochungen, 5% im ersten Lebensjahr, 5 bis 10% bei Kleinkindern und größeren Kindern, ebenfalls gesüßt mit Saccharin. Nach Erscheinen der typisch geformten, dunklen Stühle, statt vier Mahlzeiten noch zwei Mahlzeiten Arobon, mittags und abends Brei aus geschlagenen Bananen und geriebenen Äpfeln, Beginn mit einer Zulage von 5% Alipogal, Eledon oder Trockeneiweißmilch, steigend bis 10%, dann Beigabe von 3 bis 5% Dextrimaltose oder Nutromalt. Allmählicher Übergang zur früheren Kost.

Die E-Ruhr spricht, wie andere Ruhrformen, sehr gut auf Sulfonamide an, z. B. Guanizil und in üblicher Dosis von sechsmal $^1/_4$ Tablette im Säuglingsalter, sechsmal $^1/_2$ Tablette im Kleinkindesalter, sechsmal 1 bis $1^1/_2$ Tabletten im Schulalter. Diese Sulfonamiddosen werden im Verlaufe der klinischen Besserung allmählich abgebaut, indem jeden Tag eine Dose weniger gegeben wird. Sehr gut wirken auch Chloromycetin und Tetracyclin in der üblichen Dosierung.

In schweren Fällen Bluttransfusionen, ferner intravenöse Dauertropfinfusion von Ringer- und Traubenzuckerlösung. Bei Hirnschwellung und toxischem Erbrechen intravenöse Injektion von 30 ccm hypertonischer Traubenzuckerlösung, 25 bis 40%. Bei allgemeinen Konvulsionen intramuskuläre Injektionen von 0,3 bis 1 ccm einer 20%igen Lösung von Luminal-Natrium. Zur Stützung des Kreislaufes Strophanthin intravenös, Veriazol, Coffein und Sympatol. Zur Milderung der Koliken und Tenesmen Stuhlzäpfchen mit Extract. Opii und Extract. Belladonnae ana 0,01 bis 0,03 mit Butyr. Cacao 1,0. Stärkemehlklistiere lindern oft den Tenesmus. Darmspülung mit 0,3%iger Rivanollösung. Bei langwierigem Verlauf Dermatolklysmen: Dermatol 4,0 in 200 Mucilago gummi arabici in zwei bis vier Portionen. Zur Linderung der Bauchschmerzen warme, feuchte Kamillenumschläge auf den Leib.

Bei hartnäckigem, besonders auch sulfonamidresistentem Fieber empfiehlt sich der Übergang auf Chininum tannicum drei- bis fünfmal 0,1 in Schokoladepulver. Bei langdauernden, blutig-schleimigen Stühlen zweimal 0,5 Tannalbin oder Tannismuth.

Zur *Prophylaxe* sollen zu Epidemiezeiten alle Kinder mit Durchfallsstörungen sofort isoliert werden. Peinliche Sauberkeit. Regelmäßiges Waschen der Hände nach Berührung des Kranken oder seiner Wäsche. Desinfektion der Darmentleerungen mit Kalkmilch. Einlegen der Wäsche in Lysolwasser. Die Isolierung kann aufgehoben werden, wenn drei in Abständen von drei Tagen bis zu einer

Woche vorgenommene Untersuchungen des Stuhls die Abwesenheit von Ruhrbazillen ergeben haben.

Wichtig ist ferner die Bekämpfung der Fliegenplage. Waschen des Obstes, Waschen der Hände vor jeder Mahlzeit.

Es sollen auch Darmstörungen durch Genuß von unreifem Obst und gleichzeitigem Wassertrinken, Speiseeis, verdorbenen Nahrungsmitteln vermieden werden, da sie die Ruhrinfektion begünstigen können. Die Milch soll nur gekocht genossen werden. Auch Salate sollen vor dem Genuß gewaschen werden. Verwahrung der Lebensmittel in gegen Fliegen gesicherten Behältern, Fliegenschutz in Aborten, gründliche Händereinigung nach jeder Defäkation. Der Senkgrubeninhalt darf nicht zur Düngung von Gemüsen und Salaten verwendet werden. Größte persönliche Reinlichkeit ist zu empfehlen. Schließlich kann auch die völlig unschädliche und anscheinend oft wirksame Bakteriophagenprophylaxe und -therapie angewendet werden. Die Phagen werden meist per os, in einigen Fällen auch rectal gegeben. Bei der oralen Darreichung ist von großer Wichtigkeit, daß neben den Phagen eine halbe Stunde vor ihrer Darreichung Magnesia usta und Natriumbicarbonat zur Abstumpfung der Magensalzsäure dargereicht wird. Die Phagendosen betragen 8 ccm beim Säugling, 12 ccm bei Klein- und Schulkindern. Diese Dosis wird auf drei Gaben im Tag verteilt (SEIDLMAYER).

Moderne Chemotherapie und Antibiotica.

153. Vorlesung.
Die Sulfonamidtherapie in der Pädiatrie.

Es war ein alter Wunsch der Menschheit, Heilmittel zu finden, die schwere tödliche Krankheiten mit einem Schlage heilen, die zauberhafte Wirkungen besitzen. Als der erste wirklich geniale Chemotherapeut ist wohl PARACELSUS zu nennen. Er versuchte besonders in den Metallen spezifische Mittel, Arkana, gegen bestimmte Krankheiten zu finden, welche die Krankheit in ihrem Wesen treffen sollten. Er schon sagte von diesen Mitteln: Die Dosis macht es. Erst zu Beginn dieses Jahrhunderts erfuhr die Chemotherapie einen neuen großen Aufschwung. Hier leuchtet uns das Genie von PAUL EHRLICH entgegen. EHRLICH suchte zunächst durch besondere Färbungen in die Geheimnisse der Lebensvorgänge der Zellen einzudringen. Die Technik stellte ihm verschiedene brauchbare Anilinfarbstoffe zur Verfügung, wobei die einzelnen Bestandteile der Zellen eine verschiedene Affinität zu diesen Farbstoffen zeigen. Die einen Farbstoffe färben die Kerne, andere Zellkörnchen, Fasern, Bakterien oder rote Blutkörperchen. Diese farbenanalytischen Studien von PAUL EHRLICH machten ihn bekanntlich zum Vater der modernen Hämatologie. Aber auch Krankheitserreger zeigten ausgesprochene Affinitäten zu gewissen Farbstoffen, und sollte es nicht auch möglich sein, sie im lebenden Organismus in der Beize des Farbstoffs zu vernichten? In der Tat gelang dies erstmals im Jahre 1904, wo Trypanosomen in der Blutbahn von Mäusen durch Injektion von Trypanrot abgetötet wurden. Es ist nun ganz interessant, daß schon im Jahre 1908 GELMO Paraaminobenzolsulfonamid synthetisierte. Im folgenden Jahr stellten HÖRLEIN und Mitarbeiter in der I. G. Farbenindustrie Azofarbstoffe (mit der Molekülgruppe — N = N —) mit Sulfonamiden und substituierten Sulfonamidgruppen her. Sie hatten die Absicht, Farbstoffe für die Textilindustrie zu finden, und sie machten die Beobachtung, daß diese Azosulfonamidverbindungen sich inniger mit dem Protein der Woll-zellen verbanden, so daß sie viel fester hafteten und sich nicht mehr auswaschen ließen. Der EHRLICHsche Gedanke, auch solche Farbstoffe als Bakterienbeizen auf ihre bakteriziden Wirkungen zu prüfen, wurde leider damals noch nicht mit dem nötigen Nachdruck verfolgt. Einige Jahre später wurde festgestellt, daß der Farbstoff Chrysoidin (2:4 Diaminoazobenzol) in vitro bakterizid wirkte (EISENBERG). Gemäß dieser Beobachtung wurde dann das Pyridium (Phenyl-Azo 2,6 Diaminopyridin) als Harndesinfiziens in die Therapie eingeführt. Der Urin wird gelb gefärbt und nimmt auf Säurezusatz eine rote Farbe an. Es war dieses Pyridium somit ein Vorläufer des Prontosils. Auch das Prontosil, welches von KLARER und MIETZSCH synthetisiert wurde, war ein solcher gelbroter Azo-farbstoff, der jedoch an klinischer Wirksamkeit das Pyridium bald in den Schatten stellte. DOMAGK hatte dann das große Verdienst, diese Verbindungen tier-experimentell systematisch bei bakteriellen Infektionen mit Streptokokken, Staphylokokken, Pneumokokken, Meningokokken, Gonokokken zu untersuchen und entdeckte dabei, daß diese Stoffe, welche im Reagensglas nicht bakterizid wirkten, dennoch im infizierten Organismus außerordentliche Heilwirkungen gegen solche Kokkeninfektionen entfalteten. Wie sich EHRLICH nicht auf die Farbstoffnatur der chemotherapeutischen Mittel versteifte und in unentwegter Arbeit zur Entdeckung des Salvarsans, des spezifischen chemotherapeutischen Mittels gegen die Spirochätenkrankheiten oder Spirillosen kam, so zeigte es sich auch bald, daß die Azofarbstoffnatur des Prontosils oder Sulfamidochrysoidins für die chemotherapeutische Wirkung gegen die Kokkeninfektionen unwesentlich war. Es stellte sich vielmehr bald heraus, daß die Azoverbindung offenbar im Organismus gespalten wurde und die eigentlich wirksame Molekülgruppe das sogenannte Sulfanilamid war, eine Verbindung von Benzol mit der Aminogruppe NH_2 und SO_2, wobei die Parastellung dieser beiden Gruppen am Benzolring ent-scheidend für die Wirkung in der Therapie ist. Es wurde dann in der Folge ver-sucht, durch Substitution in das Sulfonamid verschiedene andere Molekül-gruppen einzuführen, und man gelangte dadurch zu Präparaten, die in ihrer Wirkung noch stärker waren als das reine Sulfanilamid.

Ich gebe zunächst eine Übersicht über die bekanntesten solcher Sulfonamid-verbindungen.

Das älteste Präparat ist, wie erwähnt, das rote Prontosil (Prontosil rubrum), das Diaminoazobenzolsulfonamid.

Durch Spaltung der Doppelbindung in der Azogruppe wird die wirksame Substanz frei. Es ist das Paraaminobenzolsulfonamid = Sulfanilamid = Sulfon-amid = Prontalbin, das sogenannte farblose oder weiße Prontosil. Es leitet sich ab von der Sulfanilsäure, durch Substitution einer OH-Gruppe durch eine NH_2-Gruppe.

Sulfanilsäure.   Sulfonamid.

Das schwerlösliche p-Aminobenzolsulfonamid kann durch Anfügen einer besonderen Gruppe in Azoverbindung löslich gemacht werden, es ist das Prontosil solubile, welches bekanntlich wegen seiner Azoverbindung wie das Prontosil rot ist. Die Sulfanilamidgruppe wird in Lösung gehalten durch ein Doppel-Natriumsalz einer Oxyacetylaminonaphthalindisulfosäure.

$$CH_3CO \cdot HN \underset{\underset{NaO}{\overset{\|}{\underset{O}{S}}}{\overset{O}{\overset{\|}{O}}}}{\overset{OH}{\bigcirc\bigcirc}}\overset{\underset{O}{\overset{\|}{\underset{ONa}{S}}}{\overset{O}{\overset{\|}{O}}}}{} N=N \bigcirc \overset{\overset{O}{\|}}{\underset{\overset{\|}{O}}{S}} NH_2.$$

Das rote Prontosil wird auch als Sulfamidochrysoidin bezeichnet oder auch als Rubiazol, und das Prontosil solubile als Prontosil S oder Neoprontosil.

Das Paraaminobenzolsulfonamid oder weiße Prontosil (Prontalbin, Septoplix) bildete nun den Ausgangspunkt für verschiedene Substitutionsprodukte. Die Substitution erwies sich am erfolgreichsten nicht in der Paraaminogruppe, welche beim Septacin versucht wurde, durch Einführung eines methylierten Benzols, sondern in der Sulfonamidgruppe. Die einfachste derartige Verbindung war das Albucid, gewonnen durch die Einführung eines Essigsäureradikals an Stelle eines Wasserstoffatoms der Sulfonamidgruppe (4-Aminobenzolsulfonacetamid).

$$CH_3 \cdot CO\text{---}HN \bigcirc \overset{\overset{O}{\|}}{\underset{\overset{\|}{O}}{S}} NH_2, \qquad H_2N \bigcirc \overset{\overset{O}{\|}}{\underset{\overset{\|}{O}}{S}} NH\text{---}CO \cdot CH_3.$$

Wird dagegen die Acetylverbindung in der Paraaminogruppe substituiert, so wird das Präparat unwirksam. Es stellt die natürliche Ausscheidungsform der Sulfonamide im Organismus dar, welche durch diese Acetylierung von ihm entgiftet werden.

Wird in der Sulfonamidgruppe ein Wasserstoffatom durch eine zweite Sulfonamidgruppe ersetzt, welche ein doppelt oder einfach methyliertes Sulfonamid darstellt, so entstehen Uliron und Neouliron (Diseptal A mit zwei Methylgruppen und Diseptal B mit einer Methylgruppe).

$$H_2N \bigcirc \overset{\overset{O}{\|}}{\underset{\overset{\|}{O}}{S}} NH \bigcirc \overset{\overset{O}{\|}}{\underset{\overset{\|}{O}}{S}} N \overset{CH_3}{\underset{CH_3}{}}$$

$$H_2N \bigcirc \overset{\overset{O}{\|}}{\underset{\overset{\|}{O}}{S}} NH \bigcirc \overset{\overset{O}{\|}}{\underset{\overset{\|}{O}}{S}} N \overset{H}{\underset{CH_3}{}}$$

Am bedeutsamsten wurden nun die folgenden beiden Substitutionen:

1. Einführung eines Pyridinkernes im Sulfapyridin, 693 MB, oder Eubasin, dem α-Paraaminobenzolsulfamidopyridin (Dagénan).

$$R_1\text{---}N \bigcirc \overset{\overset{O}{\|}}{\underset{\overset{\|}{O}}{S}} NH\text{---}R_2, \qquad H_2N \bigcirc \overset{\overset{O}{\|}}{\underset{\overset{\|}{O}}{S}} NH\text{---}\bigcirc_{N}$$

2. Die Einführung eines Thiazolringes in die Sulfonamidgruppe. Es entstand so das Paraaminobenzolsulfamidothiazol, oder kurz Sulfathiazol genannt, das Präparat 3714 der Ciba oder Cibazol (in Deutschland auch Eleudron genannt).

Der Thiazolring bildet bekanntlich das zweite Ringsystem im Aneurin. Aber auch das erste Ringsystem, das Pyrimidin, wurde namentlich in Amerika in die Sulfonamidgruppe substituiert, und es wurde so das Sulfadiazine (Diazil, Elkosin als Dimethylpyrimidine) gewonnen. Das Sulfathiazol hat die Formel:

$$\text{H}_2\text{N}-\!\!\left\langle\right\rangle\!\!-\!\overset{\overset{\displaystyle O}{\|}}{\underset{\underset{\displaystyle O}{\|}}{S}}-\text{NH}-\overset{N}{\underset{S}{C}}\!\!\overbrace{}^{C}_{C}$$

Das neueste Präparat ist das Irgamid, so genannt nach der Firma I. R. Geigy Basel (G 290). Es wird gewonnen durch die Substitution eines Wasserstoff-atoms, durch das Radikal der dimethylierten Akrylsäure $(\text{CH}_2 = \text{CHCOOH})$ bzw. $(\text{CH}_3)_2\text{C} = \text{CHCOOH}$.

$$\text{H}_2\text{N}\!\!\left\langle\right\rangle\!\!\text{SO}_2\text{NHCO} \cdot \text{CH}\!=\!\text{C}\!\underset{\text{CH}_3}{\overset{\text{CH}_3}{}}$$

Leicht löslich ist das Irgamid Natrium. In der Kinderpraxis haben wir das Irgamid-Calcium besser verträglich gefunden als das reine Irgamid.

Wirkungsbereich der Sulfanilamide. Die Sulfanilamide haben sich als ausge-zeichnete chemotherapeutische Mittel erwiesen, sowohl beim Tier als auch beim Menschen gegen Infektionen mit Streptokokken, Staphylokokken, Pneumo-kokken, Gonokokken und Meningokokken. Ferner erwiesen sie sich erfolgreich gegen Colibazillen, besonders bei Infektionen der Harnwege.

Nach unseren Erfahrungen ist die Wirkung auf Influenzabazilleninfektion höchst zweifelhaft. Ferner werden keine Erfolge gesehen beim Scharlach, viel-leicht abgesehen von der Lymphadenitis und bei der rheumatischen Infektion. Das tuberkulöse Fieber reagiert in der Regel nicht auf Sulfonamide. Vollkommen wirkungslos haben wir die Sulfonamide auch bei der Poliomyelitis und anderen Virusinfektionen gefunden.

Wirkungsweise: Die Sulfanilamide wirken auf die Kokken und Colibazillen in vitro und in vivo nicht bakterizid, sondern nur entwicklungshemmend, bakterio-statisch. Das Verständnis für diesen Wirkungsmodus wurde erst in neuester Zeit gewonnen, da man entdeckte, daß die Sulfonamide in den Stoffwechsel und in das Wachstum der Bakterien in dem Sinne eingreifen, daß sie gewissermaßen als Antivitamine wirken, d. h. gewisse Stoffe mit Beschlag belegen, welche die Bakterien für ihren Stoffwechsel und für ihre Vermehrung dringend gebrauchen. Als eine solche Substanz wurde in neuester Zeit das sogenannte Vitamin H_1,[1] die Paraaminobenzoesäure $\text{NH}_2\!\!\left\langle\right\rangle\!\!\text{COOH}$ erkannt. Sulfanilamide und Para-aminobenzoesäure sind Antagonisten. Unter der Wirkung der Sulfanilamide werden von den Kokken und Bazillen Wuchsstoffe ferngehalten, die sie für ihren Stoffwechsel und ihre Vermehrung dringend gebrauchen. Da diese Mikro-organismen offenbar sehr geringe Vitaminreserven haben, kommt es sehr rasch gewissermaßen zu einer akuten Avitaminose dieser Keime, welche ihr Wachstum und ihre Vermehrung einstellen, d. h. zur bakteriostatischen Wirkung. Da die Keime nicht abgetötet werden, so bleibt dem Organismus immerhin noch die

---

[1] Vitamin H = Biotin (S-haltiger Wuchsstoff) Antagonist Avidin besonders im Eiklar.

große Aufgabe, dieses Werk zu vollenden und die Keime endgültig zu vernichten. Ist der Organismus dazu nicht imstande, wie es leider bei Säuglingen nicht so selten vorkommt, so ist auch von den Sulfanilamiden keine endgültige Heilung zu erwarten. Die Keime werden durch die Sulfanilamide gewissermaßen nur eingekesselt, in Schranken gehalten, aber es besteht die Gefahr, daß sie von solchen Igelstellungen aus früher oder später wieder eine Gegenoffensive ergreifen und schließlich den Organismus vernichten. So haben wir einen Säugling behandelt, bei dem es gelang, durch Sulfanilamide eine Pneumokokkenperitonitis anscheinend zu heilen. Nach einiger Zeit ging jedoch das Kind an einer Pneumokokkenmeningitis zugrunde. In einem anderen Fall gelang es, eine Streptokokkensepsis bei einem Säugling zu heilen, aber nach einiger Zeit erfolgte von alten Absceßherden aus eine Überfallsinfektion, der das Kind erlag.

Dosierungsschema
für Sulfapyridin, Sulfathiazol, Irgamid usw.

Tag	Alter	Gewicht	Tagesdosis		Tabletten insgesamt	Alle 4 Stunden
			pro Kilogramm	in Gramm		
1. u. 2.	0—12 Mt.	3—10 kg	0,15—0,2	0,6—2	$1^1/_2$—4	$6 \times ^1/_4$—$^1/_2$ Tabl.
3. u. 4.				0,6—1,25	$^5/_4$—$2^1/_2$	$5 \times ^1/_4$—$^1/_2$,,
5.				0,5—1	1—2	$4 \times ^1/_4$—$^1/_2$,,
6.				0,4—0,5	$^3/_4$—$1^1/_2$	$3 \times ^1/_4$—$^1/_2$,,
7.				0,25—0,5	$^1/_2$—1	$2 \times ^1/_4$—$^1/_2$,,
1. u. 2.	2—5 J.	10—20 kg	0,15—0,1	1,5—3	3—6	$6 \times ^1/_2$—1 ,,
3. u. 4.				1,25—2,5	$2^1/_2$—5	$5 \times ^1/_2$—1 ,,
5.				1—2	2—4	$4 \times ^1/_2$—1 ,,
6.				0,75—1,5	$1^1/_2$—3	$3 \times ^1/_2$—1 ,,
7.				0,5—1	1—2	$2 \times ^1/_2$—1 ,,
1. u. 2.	6—12 J.	20—40 kg	0,1	3—4,5	6—9	6×1—$1^1/_2$,,
3. u. 4.				2,5—3,75	5—7,5	5×1—$1^1/_2$,,
5.				2—3	4—6	4×1—$1^1/_2$,,
6.				1,5—2,25	3—4,5	3×1—$1^1/_2$,,
7.				1—1,5	2—3	2×1—$1^1/_2$,,

Dosierung: Die Chemotherapie mit Sulfanilamiden muß nach Art eines Blitzkrieges geführt werden, gilt es doch, möglichst rasch und durch große Dosen die Keime an ihrer Vermehrung zu verhindern, gewissermaßen einzukesseln, damit dann der Organismus sekundär das Vernichtungswerk übernehmen kann. Trotz der geringen Wasserlöslichkeit werden diese Präparate rasch resorbiert, gelangen ins Blut und in die Körperflüssigkeiten, wie besonders auch in den Liquor cerebrospinalis und es ist notwendig, besonders im Blut möglichst rasch einen genügend hohen Spiegel von 5 bis 7 mg% für die Vollwirkung zu erreichen und für einige Zeit dauernd zu erhalten. Deshalb im Beginn hohe, sogenannte Stoßdosen und Darreichung der Medikamente in vierstündigen Intervallen tags und nachts. Dabei ist zu beachten, daß zur Erreichung der genügenden Blutkonzentration bei Säuglingen verhältnismäßig mehr als bei Kindern gegeben werden muß, 0,2 bis 0,3 g pro Kilogramm gegenüber der üblichen Dosis von 0,2 bis 0,1 g pro Kilogramm bei Kleinkindern und größeren Kindern. Übrigens muß je nach der Schwere des Falles individuell verschieden dosiert werden, und man darf sich nicht scheuen, die übliche Dosierung zu überschreiten, wenn es die Not erfordert. Manche anscheinende Mißerfolge, welche ich in der Praxis

beobachtet habe, konnten durch entsprechende Steigerung der Dosen noch nachträglich korrigiert werden. Die großen Anfangsdosen müssen nach Eintritt der
Wirkung, die sich meist in einem Fieberabfall und einem Umschwung des Allgemeinbefindens am zweiten Tag äußert, ganz allmählich abgebaut werden,
da sonst die Gefahr eines erneuten Aufflackerns der Infektion droht.

Der große Vorteil der Sulfanilamidtherapie ist die Möglichkeit der peroralen
Applikation dieser Medikamente, welche am wirksamsten und harmlosesten bei
weitem vorzuziehen ist.

Bei bewußtlosen oder brechenden Kindern ist man genötigt, intramuskuläre
Injektionen zu machen. Gut verträglich ist dabei das Prontosil solubile, dagegen
erlebten wir sowohl beim Dagénan wie beim Cibazol lästige Nekrosen an der
Injektionsstelle. Ganz zu widerraten ist die intralumbale Injektion, sie kann
sogar zu Schocktod führen. Leider ist die Verabreichung der Sulfanilamide in
Form von Suppositorien nicht ganz zuverlässig, da man nie weiß, wieviel zur
Resorption kommt.

Bei allen Sulfanilamiden, ganz besonders aber beim Sulfapyridin, ist auf
reichliche Flüssigkeitszufuhr zu achten, um die Ausscheidung zu fördern.

Werfen wir nun noch einen kurzen Überblick auf die einzelnen Präparate
und ihre besonderen klinischen Indikationen.

a) *Prontosil.* Dieses erste Präparat der Sulfonamidgruppe hat immer noch
für gewisse Indikationen seinen besonderen Platz zu behaupten vermocht. Die
wichtigsten sind:

1. *Erysipel.* Das Prontosil zeichnet sich durch eine besondere Hautaffinität
aus und wir verwenden deshalb besonders das rote Prontosil in den ersten Tagen
intramuskulär ein- bis zweimal täglich 2,5 ccm = $1/_2$ Ampulle der 2,5%igen
Lösung von Prontosil solubile. Schon gleichzeitig kombinieren wir die parenterale
Therapie mit der peroralen, dreimal täglich $1/_3$ bis $1/_2$ Tablette. Auf eine Tablette
Prontosil gibt man namentlich bei Säuglingen mit Vorteil etwa 5 Tropfen verdünnter Salzsäure in etwas Wasser nach. Das Fieber sinkt meist am zweiten bis
dritten Tag kritisch ab, das Erysipel breitet sich nicht weiter aus und blaßt ab.
Die schlechte Prognose des Erysipels der Neugeborenen und jungen Säuglinge
hat sich dank der Prontosiltherapie ganz erheblich gebessert. Doch erlebten wir
einmal trotz dieser Therapie bei einem ausgedehnten Erysipel schwere Nekrosen
des Unterhautbindegewebes in großer Ausdehnung am Rumpf, so daß schließlich Rippen und Muskeln wie bei einem anatomischen Präparat freigelegt
wurden.

Namentlich bei der intramuskulären Prontosiltherapie beobachtet man öfters
eine leichte Cyanose der Lippen und eine rosaviolette Verfärbung der Haut, die
später ins Gelbliche übergeht. Der Urin wird sofort orangerot.

Als Nebenerscheinungen werden gelegentlich flüchtige Exantheme beobachtet,
unangenehmer ist das Erbrechen, seltener haben wir nach Prontosil Durchfall
beobachtet.

2. *Pyurien.* Wir haben es immer wieder erlebt, daß Pyurien durch Bacterium
coli und Mischinfektionen, die auf die früher übliche Therapie nicht ansprachen,
auf Prontosil rubrum in intramuskulären Injektionen oder peroral überraschend
schnell abheilten. Eine stärkere Albuminurie und Cylindrurie bildet keine Kontraindikation für die Prontosiltherapie, im Gegenteil, wir sahen auch diese nephriti-
schen Befunde rasch abklingen. Ein großer Vorteil des Prontosils wie der anderen
Sulfonamide liegt darin, daß sie sowohl bei alkalischer als auch bei saurer Harn-
reaktion wirksam sind.

3. *Anginen.* Wir sahen öfters Anginen nach Darreichung von ein- bis zweimal
Prontosiltabletten rubrum oder zwei- bis dreimal album (Prontalbin) rasch ab-

klingen. Letzteres reine Paraaminophenylsulfonamid wird von Kindern oft besser vertragen und ist bei gelegentlichem Erbrechen auch angenehmer, weil es farblos ist.

4. *Akute und chronische Lymphadenitiden* sprechen auf Prontosil häufig überraschend gut an. Große Drüsenpakete können sich ohne eitrige Einschmelzung rasch wieder zurückbilden. Dies gilt auch von der Scharlachlymphadenitis.

b) *Das Albucid oder Paraaminobenzolsulfonacetylamid* wurde mit Erfolg gegen Meningokokken und Gonokokkeninfektionen verwendet, doch ist es heute schon durch weit besser wirksame Präparate verdrängt.

c) *Das Uliron bzw. Neouliron* (Diseptal A und B) haben sich aus dem gleichen Grunde in der Pädiatrie nicht recht einbürgern können, dazu trug noch der Umstand bei, daß namentlich neuritische Lähmungen nach Uliron beobachtet worden sind. Das Hauptindikationsgebiet bildete beim Erwachsenen die frische Gonorrhöe, bei der Vulvovaginitis infantum hat sich jedoch das Präparat lange nicht so bewährt wie bei der Gonorrhöe der Erwachsenen.

d) *Sulfapyridin, Dagénan oder Eubasin* hat sich namentlich als wirksam erwiesen gegen Pneumokokkeninfektionen. Sowohl lobäre als auch Bronchopneumonien, auch komplizierende Pneumonien bei Masern und namentlich Keuchhusten.

Wir haben ausgedehnte Erfahrungen mit diesem Präparat bei einer Genickstarreepidemie in den Jahren 1940/41 in Bern gewinnen können. Die Erfolge waren im allgemeinen so gut, daß sich die früher trotz der Serumbehandlung so schlechte Prognose der Meningokokken-Meningitis selbst bei jungen Säuglingen vollkommen gewandelt hat. Selbst verschleppte Fälle gelang es uns noch zu heilen. Anderseits erlebten wir aber auch Mißerfolge bei den foudroyanten Formen und bei Fällen, bei denen es infolge verschleppter Diagnose bereits zu einem Pyocephalus occlusus gekommen war. Ursprünglich kombinierten wir die Sulfapyridintherapie mit der intralumbalen Serumtherapie, haben dann aber letztere Behandlung aufgegeben und uns nur noch auf wenige intramuskuläre Seruminjektionen im Beginn beschränkt.

Leider lernten wir gerade beim Sulfapyridin eine Reihe von unangenehmen Nebenwirkungen der Sulfonamidtherapie kennen. Am harmlosesten ist eine allgemeine Cyanose, welche wir ohne Beeinträchtigung des Allgemeinbefindens bei Kindern im großen ganzen seltener beobachtet haben, als sie bei Erwachsenen beschrieben worden ist. Nach den Untersuchungen von SIXTEN KALLNER ist diese Cyanose auf eine Farbstoffbildung der Sulfonamide mit Kohlensäurehämoglobin zurückzuführen, welche das Sauerstoffbindungsvermögen der roten Blutkörperchen nicht beeinträchtigt und deshalb klinisch bedeutungslos ist. Methhämoglobinämie ist offenbar bei Kindern selten, ebenso der bedenklichere Abbau des Blutfarbstoffes zu Sulfhämoglobin bzw. zu Verdohämochromogen mit Porphyrinurie. Hämolytische Anämien nach Sulfapyridin haben wir vereinzelt bei jungen Säuglingen beobachtet. In einem sehr schweren rezidivierenden Fall von Genickstarre, welcher eine längere Behandlung erforderte, erlebten wir eine Agranulocytose mit Lippen- und Mundgeschwüren und sekundärer Staphylokokkensepsis und Exitus. In einem anderen Fall, bei einem Pneumokokkenempyem heilte die Agranulocytose nach Absetzen des Medikaments wieder aus. In einer ganzen Reihe von Fällen erlebten wir Hämaturien mit oder ohne nephritischem Harnbefund. In einem Fall kam es zu einer Anurie infolge Konkrementbildung in den Ureteren mit heftigen Ureterenkoliken. Reichliches Trinken von destilliertem Wasser führte zu rascher Heilung. Bei Sulfapyridin sahen wir ferner sogenannte Drug-fever, d. h. Fieberzustände, die nach Abklingen der ursächlichen Infektion auftraten und mit einem Schlage verschwanden, wenn das Medikament ausgesetzt wurde. Dieses Fieber war nicht selten von urticaria-, masern- oder sogar scharlachähnlichen Ausschlägen begleitet.

e) *Sulfathiazol, Ciba 3714, Cibazol*, in Deutschland *Eleudron*. Alle die genannten unangenehmen Nebenwirkungen des Sulfapyridins sind beim Sulfathiazol außerordentlich viel seltener und trotz dieser weit besseren Verträglichkeit ist dieses Präparat sogar noch erheblich wirksamer als das Sulfapyridin. Wir haben damit in der Klinik auch, wie andere Autoren, außerordentlich günstige Erfahrungen gemacht. Die wichtigsten Indikationen sind:

1. *Pneumokokkeninfektionen.* Bei Lobärpneumonien kommt es meist schon am zweiten Tag zu einer kritischen Entfieberung mit einem völligen Umschwung des Allgemeinbefindens. Weniger eindeutig sind die Erfolge bei Bronchopneumonien, besonders grippaler Natur. Hier kann unter Umständen Cibazol trotz ausreichender Behandlung den Verlauf nicht immer zum Guten wenden. Abszeßbildung läßt sich nicht immer verhüten. Empyeme treten im großen ganzen nach Cibazolbehandlung seltener auf und sie lassen sich durch fortgesetzte Cibazoltherapie steril machen. Ausnahmslos Mißerfolge haben wir bei der Pneumokokkenmeningitis der Säuglinge und Kleinkinder erlebt. Pneumokokkenperitonitis ließ sich selbst bei Säuglingen und Kleinkindern durch Cibazolbehandlung ausheilen. In einem Fall von Perforationsperitonitis nach Appendicitis trat unter Cibazolbehandlung kein Tropfen Eiter nach der Appendektomie auf.

2. *Otitis media* ließ sich häufig durch frühzeitige Cibazolbehandlung kupieren, und der Ohrenfluß kam überraschend schnell zum Stillstand. Auch lokal wirkt Einstäuben von Cibazolpulver recht günstig.

3. *Meningokokkeninfektionen.* Die Erfolge mit Cibazol waren eindeutig besser als mit Sulfapyridin. Schon am zweiten Tag sank das Fieber kritisch ab, der eitrige Liquor klärte sich und wurde nach kurzer Zeit steril. Die Behandlung muß aber protrahiert durchgeführt werden, da sonst leicht Rezidive auftreten. Selbst nach Wochen wurden noch Rezidive beobachtet, die aber auf erneute Cibazolbehandlung wiederum ansprachen. Es gibt jedoch auch Versager, namentlich bei foudroyanten Formen, bei Meningitiden mit außerordentlich zahlreichen Meningokokken im Liquor.

4. *Staphylokokkeninfektionen*, Abscesse, Phlegmonen, septische Zustände, namentlich auch Osteomyelitis, wurden unter Cibazoltherapie günstig beeinflußt. Bei Impetigo bewährte sich die lokale Applikation einer 5%igen Cibazolsalbe.

5. *Gonokokkeninfektionen.* Gewisse Fälle von Vulvovaginitis gonorrhoica heilten unter Cibazoltherapie rasch.

6. *Pyurien.* Manche Pyurien, die auf Prontosil nicht ansprachen, konnten durch Cibazol geheilt werden.

7. *Ruhrbazillen.* Auch bei der Bazillenruhr, besonders der E-Ruhr, sahen wir Erfolge mit Cibazol.

Die Erfolge der Sulfanilamidbehandlung sollen nicht zu einer kritiklosen Anwendung dieser Präparate verführen bei Krankheitsfällen, wie z. B. banalen, leicht grippalen Infekten, welche auch bei der früheren Behandlung rasch heilen, sonst besteht die Gefahr, daß ein Patient dann auf die Sulfanilamidtherapie nicht mehr anspricht, wenn er sie dringend gebraucht.

Zur Vermeidung toxischer Schäden des Blutes im Sinne einer hämolytischen Anämie oder besonders einer Agranulocytose ist eine Blutkontrolle erforderlich und die Präparate sind auszusetzen, sobald sich z. B. eine stärkere Anämie oder eine Leukopenie einstellt. Eine zu Beginn einer Infektion bestehende Leukopenie bildet jedoch keine Kontraindikation für die Anwendung von Sulfanilamiden, wenn solche indiziert ist. Da sehen wir dann nicht selten, daß als Zeichen besserer Abwehr die Leukopenie in eine Leukocytose übergeht.

Zur Verhütung, und Heilung toxischer Schäden können Vitamine verwendet werden, welche als Antisulfanilamide wirken, z. B. Aneurin- gegen Ulironschäden oder Redoxon, oder Nikotinsäureamid gegen Sulfapyridin. Über die antagonistische Wirkung der Aminobenzoesäure, die im Experiment festgestellt werden konnte, ist klinisch bisher noch wenig bekannt. Bei der Vitaminprophylaxe von Schäden muß jedoch erwogen werden, ob dadurch nicht auch die Wirksamkeit der Sulfanilamide gegen die zu bekämpfende Infektion leidet.

In neuerer Zeit ist nun noch das Irgamid auf den Plan getreten, mit dem wir ähnlich gute Erfolge erzielten wie mit dem Cibazol. Besser als das reine Irgamid wirkt in der Kinderpraxis das Calcium-Irgamid, welches auch besser toleriert wird und weniger zu Erbrechen reizt. Das Irgamid-Natrium ist leicht wasserlöslich und kann auch in Mixturen verschrieben werden, z. B. Irgamid-Natrium 5,0, Aq. dest. 90 und Succus liquiritiae ad 100 sechsmal 5 ccm (z. B. Dosis für ein ein- bis zweijähriges Kind). Die Indikationen sind dieselben wie beim Cibazol. Die Dosierung ist die gleiche wie bei Eubasin oder Eleudron.

In der Schweiz wurden zwei Dimethylpyrimidine, welche Isomere darstellen, geschaffen: das Diazil (Sulfamethazine) (Cilag) und das Elkosin (Ciba).

Das *Diazil* ist 2-Sulfanilamido-4,6-dimethyl-pyrimidin von der Formel

$$H_2N-\langle\;\rangle-SO_2-HN-\text{(Pyrimidinring)}-CH_3,\quad CH_3$$

Das *Elkosin* ist 6-Sulfanilamido-2,4-dimethyl-pyrimidin

$$H_2N-\langle\;\rangle-SO_2-HN-\text{(Pyrimidinring)}-CH_3,\quad CH_3$$

Beides sind optimale Sulfanilamidpräparate, sozusagen frei von Nebenwirkungen, von großer therapeutischer Breite und daher für die Kinderpraxis ganz besonders geeignet. Über unsere ausgedehnten Erfahrungen mit Diazil hat mein Assistent KONRAD MEIER ausführlich berichtet.

Über neuere Sulfanilamidpräparate mit besonderem Wirkungsbereich im Urogenitaltrakt, Gantrisin und Urolucosil siehe Seite 612.

Es ist kein Zweifel, daß die Sulfanilamidbehandlung bakterieller Infektionen, welche ihren Siegeslauf durch die ganze Welt genommen hat, eine der schönsten Errungenschaften der Chemotherapie darstellt, wenn auch nach dem ersten Enthusiasmus sich gelegentlich immer etwa wieder Versager zeigen, die unsere Erwartungen herabstimmen, aber dazu anspornen sollen, weiterzuforschen.

154. Vorlesung.

Penicillin in der Kinderheilkunde.

Schon im Jahre 1877 beobachteten PASTEUR und JOUBERT, daß gewisse Organismen, die zufälligerweise aus der Luft in Bakterienkulturen eingeschleppt wurden, das Wachstum von Milzbrandbazillen hemmten, und sie ahnten schon damals, daß dieses Phänomen von Antibiose eines Tages für die Bekämpfung gewisser Infektionen von Wert sein könnte. Der Engländer ALEXANDER FLEMING machte bereits 1928 die Entdeckung, daß, wenn beim Öffnen von Agarplatten Schimmelpilze aus der Luft sich darauf ansiedelten, Staphylokokkenkolonien in der Umgebung dieser Schimmelpilze transparent wurden und einer Auflösung entgegengingen. Mancher hätte dieses Phänomen als eine lästige Verunreinigung betrachtet und weiter nicht beachtet. Anders FLEMING. Er zog den richtigen Schluß, daß von diesen Schimmelpilzkolonien aus eine in Lösung gehende Substanz eine solche antibiotische Wirkung auf die Staphylokokken ausüben müsse. Der verunreinigende Pilz wurde als Penicillium notatum identifiziert und der antibiotische Stoff war nichts anderes als Penicillin. Dieses übte, wie sich bei weiteren Prüfungen zeigte, eine selektive wachstumshemmende bakteriostatische Wirkung auch auf andere grampositive Bakterien aus, während die gramnegativen Bazillen unbehelligt blieben. Schon FLEMING konnte feststellen, daß das Penicillin keine toxische Wirkung auf andere Zellen, z. B. menschliche Leukocyten ausübte. Die Oxforder Forscher machten sich dann daran, das Penicillin aus den Kulturen in möglichst reinem Zustand zu gewinnen. Das Penicillin erwies sich chemisch als eine Säure, und es gelang FLOREY und CHAIN, das Natrium- und Calciumsalz dieser Säure darzustellen. Die Ausbeute an Penicillin war aber nur gering, und erst als FLOREY die amerikanische Industrie für sein Penicillin zu interessieren begann, konnte man Penicillin in größerem Maßstabe gewinnen und damit zunächst ausgedehnte Tierversuche und dann auch klinisch therapeutische Prüfungen mit dieser wunderbaren antibiotischen Substanz vornehmen. In der vorhergehenden Vorlesung habe ich vom Siegeszug der Sulfonamide gesprochen; ihre Anwendung scheiterte gelegentlich an der Sulfonamidresistenz der Krankheitserreger und an toxischen Nebenwirkungen. Durch die Einführung des Penicillins wurde ein neues Kapitel der Chemotherapie eingeleitet, welches nicht nur für Erwachsene, sondern auch für kranke Kinder bereits von unermeßlicher Bedeutung geworden ist. Die Ursache von vielen schlimmen, oft zum Tode führenden Infektionen im Säuglings- und Kindesalter sind auf Kokkenarten zurückzuführen, auf welche das Penicillin eine besonders starke antibiotische Wirkung ausübt. In glücklicher Weise wirkt das Penicillin gerade auch noch dort, wo die Sulfonamide versagen. Es ist vor allem selbst in großen Dosen frei von irgendwelchen bedenklichen, schädlichen Nebenwirkungen. Das große Ziel der Chemotherapie, das schon EHRLICH vorschwebte, die Sterilisatio magna durch selektive Vernichtung der Krankheitserreger ohne Schädigung des tierischen und menschlichen Organismus, wurde durch das Penicillin endlich weitgehend erreicht.

Wir lernen aus der Geschichte der Penicillinforschung, wie wichtig eine höchst einfache Beobachtung sein kann, wenn sie beachtet und richtig interpretiert wird. Bewunderung verdient aber auch die energische Tatkraft jener angelsächsischen Forscher, die nicht nachließen, bis sie das Penicillin in reiner Form und ausreichenden Mengen den kranken Menschen zur Verfügung stellen konnten.

1. Dosierung.

1. *Tagesdosis:* Während wir bei anderen Medikamenten die Überschreitung einer Maximaldosis fürchten, so trifft dies beim Penicillin in keiner Weise zu, da es auch in großen und größten Dosen vollkommen unschädlich ist. Als Hauptfehler ist deshalb die Unterdosierung zu vermeiden. Die Dosierung muß sich nach der Schwere des Gesamteindruckes richten. Bei Säuglingen, die durch Überfallsinfektionen bei geringer Abwehrkraft ganz besonders gefährdet sind, muß wohl am höchsten dosiert werden. Eine Dosierung pro Kilogramm Körpergewicht ist im Gegensatz zu den Sulfonamiden nicht zweckmäßig. So haben wir mit gutem Erfolg Säuglingen 500000 bis 2000000 O.E. als Tagesdosis ge-

geben, wenn es die schwere Krankheitsnot erforderte. Bei anscheinend penicillinresistenten Staphylokokken wird Natrium-Penicillin-G in großen Dosen zweimal
täglich 2 bis 5 Millionen Einheiten (Novo) empfohlen. Bei Penicillinresistenz
haben wir mit Erfolg Erythromycin (Ilotycin) und ganz besonders Achromycin
verwendet. Die mittleren Dosen bewegen sich zwischen 300000 und 600000 O. E.
und werden am meisten gebraucht.

2. *Einzeldosen:* Bei schwer gefährdeten Säuglingen werden 50000 bis 100000
O. E. Tag und Nacht alle zwei Stunden intramuskulär injiziert. Am meisten
gebräuchlich sind Einzeldosen von 50000 bis 100000 O. E. in dreistündlichem
Rhythmus, also achtmal in 24 Stunden, da schon nach 3 bis 4 Stunden Penicillin
aus dem Organismus durch den Urin ausgeschieden wird, so daß der Blutspiegel
rasch absinkt. In leichteren Fällen kommt man mit einem vierstündlichen
Rhythmus aus, somit 6 Injektionen in 24 Stunden Tag und Nacht. Die Einzeldosen von 50000 bis 100000 E. dürfen im Notfall ruhig um das Doppelte und
mehr überschritten werden.

Diese häufigen Injektionen stellen große Anforderungen an das Personal und
bilden auch für das kranke Kind bei längerer Behandlungsdauer eine ziemlich
starke Belastung.

Man hat deshalb versucht, durch Suspension des Penicillins in Arachisöl und
Bienenwachs nach der Vorschrift von ROMANSKY eine protrahiertere Wirkung
zu erzielen. Nach einmaliger intramuskulärer Injektion bleibt der therapeutisch
wirksame Blutspiegel während 24 Stunden erhalten (zirka sechsmal länger als
nach Injektion von wässriger Lösung). Im Urin ist Penicillin noch nach 32
Stunden nach der Injektion nachweisbar, bei wässriger Lösung nur 6 bis 8 Stunden.
Je nach der Schwere des Falles ist eine Einzeldosis von 300000 bis 600000 O. E.
genügend für 24 Stunden. Bei sehr schweren Fällen soll die Dosis nach 12 Stunden
wiederholt werden. Heute ist das ölige Penicillin weitgehend verdrängt durch
Procain-Penicilline, die langsam resorbiert werden, 12 bis 24 Stunden wirken, oder
die noch protrahierter, bis 8 Tage oder länger wirkenden Benzathin-Penicilline.

3. *Abbau der Dosen:* Die initialen Dosen werden so lange beibehalten, bis
Entfieberung und deutliche klinische Besserung eingetreten sind. Dann werden
nur die Einzeldosen allmählich abgebaut. Die Zahl der Injektionen soll gleich-
bleiben, damit der Penicillinspiegel andauernd hoch bleibt.

4. *Die Kombination mit Sulfonamiden* ist gelegentlich zweckmäßig, nicht
jedoch bei Verwendung von Procain-Penicillin.

2. Darreichungsmethoden zur Allgemeinbehandlung.

1. *Orale und rectale Anwendung* wie bei den Sulfonamiden ist leider beim
Penicillin nicht ohne weiteres möglich, weil es durch die Salzsäure des Magens
und anderseits durch bakterielle Enzyme in den Fäces zerstört wird.

Durch passende Puffer hat man versucht, einen Schutz des Penicillins gegen
die Magensäure zu erreichen. Ein solches Präparat ist das Penioral, Penicillin
gepuffert mit Natriumcitrat (WYETH). Die Tabletten sollen mindestens eine
halbe Stunde vor und $1^1/_2$ bis 2 Stunden nach den Mahlzeiten gegeben werden.
Jede Tablette enthält 25000 O. E. Penicillin mit genügend Trinatriumcitrat, um
den durchschnittlichen Mageninhalt zu puffern. Andere und bessere Präparate
enthalten heute Benzathin-Penicilline, z. B. das Penadur V und Permapen oder
Dibenzyläthylendiamin-Penicillin, z. B. Tardocillin (Leo) und sie können als
Suspension oder Tabletten gegeben werden.

2. Am meisten gebräuchlich und zu empfehlen ist die systematische *intramuskuläre Injektion*, in der Regel alle drei Stunden, ausnahmsweise alle vier

Stunden bei gewöhnlichem Penicillin, bei länger wirkenden seltener. Bei Kindern kommt man, abgesehen von den schwersten Fällen, in der Regel mit achtmal 50 000 bis 100 000 E. aus. In 1 ccm sollen in der Regel 10 000 O. E. vorhanden sein.

3. *Intramuskuläre oder intravenöse Dauertropfinfusion:* Zu diesem Zweck wird die totale Tagesdosis Penicillin aufgelöst in 500 bis 1000 ccm physiologischer Kochsalzlösung und die Tropfenzahl wird so geregelt, daß der gesamte Betrag in 24 Stunden verabreicht wird.

4. *Knochenmarksinfusionen:* In gewissen Fällen, in welchen Venen nicht zugänglich sind, oder bei ausgedehnten Verbrennungen oder Hauteruptionen, bei denen passende Stellen für die intramuskuläre Injektion nicht mehr vorliegen, kann man versuchen, intrasternal oder in die Tibia das Penicillin zu verabreichen.

3. Lokale Anwendungen.

1. Zu Spülungen und Kompressen von Hautwunden, Omphalitis werden Lösungen von 250 bis 1500 O. E. pro Kubikzentimeter empfohlen.

Auch Anwendung von Penicillinsalben bei solitären Furunkeln, Abscessen, Impetigo usw. mit 400 bis 500 O. E. pro Gramm ist oft erfolgreich, z. B. Penicillinsalbe Ciba. Sulfocillinsalbe (GeWo) enthält eine Kombination von Sulfonamid mit Penicillin. Penicillin kann auch als Nasensalbe verwendet werden.

Auf Wunden usw. kann ein Streupulver, enthaltend z. B. 5000 O. E. Penicillin-Calcium auf 1 g fein pulverisiertes Cibazol, angewandt werden.

2. *Penicillinspray:* Es wurde z. B. für die Behandlung von Diphtheriebazillenträgern ein Spray von einer Lösung von 1000 O. E. Penicillin pro Kubikzentimeter empfohlen, dreimal 1 ccm in den Hals und $\frac{1}{2}$ ccm in jedes Nasenloch.

Lokale und allgemeine Penicillinwirkung kann erreicht werden durch Inhalation von vernebeltem Penicillin bei Bronchitis, Bronchiektasien und Pneumonien, wobei Lösungen von Penicillin mit 2500 bis 5000 O. E. vernebelt werden. Es können so 75 000 bis 80 000 O. E. inhaliert werden (STAUB).

In einem Fall von Bronchiektasie ließen wir unter Bronchoskopie den Eiter aspirieren und eine Penicillinlösung endobronchial mit ausgezeichnetem Erfolg instillieren.

3. *Intrathorakale Anwendung z. B. bei Empyem:* Neben den systematischen intramuskulären Injektionen kann Penicillin intrapleural oder in Absceßhöhlen in Dosen von 150 000 bis 300 000 O. E. nach entsprechender Eiteraspiration ein- bis zweimal täglich injiziert werden. Das Empyem wird rasch sterilisiert und kann dann durch chirurgische Behandlung durch BÜLAU-Drainage mit oder ohne Rippenresektion mit gutem Erfolg zugeführt werden. Wir konnten selbst einen sehr schweren Fall mit doppelseitigem Empyem, der früher sicher gestorben wäre, zur Heilung bringen. Gelegentlich kann lokale intrapleurale Penicillininjektion einen chirurgischen Eingriff entbehrlich machen.

4. *Intraartikuläre Einspritzung:* Bei eitrigen Gelenksentzündungen führt intraartikuläre Einspritzung von Penicillin zu rascher Sterilisierung des Eiters, z. B. bei Gonitis, die durch Influenzabazilleninfektion erzeugt wurde (EXCHAQUET). Man gibt 100 000 bis 200 000 O. E. Penicillin aufgelöst in isotonischer Salzlösung, nachdem man ein entsprechendes Quantum Eiter durch Aspiration entfernt hat. Man macht täglich nur eine intraartikuläre Injektion, daneben führt man die systematische intramuskuläre Behandlung durch.

5. *Intralumbale Injektionen:* Das Penicillin dringt im allgemeinen nicht gut durch die Blutliquorschranke hindurch. Bei Fällen von eitriger Meningitis ist es deshalb notwendig, an Stelle einer der acht intramuskulären Injektionen eine

Dosis von 10000 O. E. direkt intralumbal oder intraventrikulär zu geben. Während intralumbale Injektionen von Sulfonamiden schwerste Schock-erscheinungen auslösen können und sich deshalb verbieten, wird das Penicillin intralumbal recht gut vertragen und führt zu einer überraschend schnellen Sterilisierung des Liquors. Wegen Schädigungsmöglichkeit sind höhere Dosen als 10000 O. E. intralumbal oder intraventrikulär zu vermeiden.

4. Penicillinempfindliche und -nichtempfindliche Mikroorganismen.

Penicillinempfindlich sind in der Regel die grampositiven Kokken und Bak-terien, unempfindlich die gramnegativen Erreger mit Ausnahme von Meningo-kokken und Gonokokken. Die folgende Tabelle soll eine Übersicht geben.

Antibakterielle Wirkung von Penicillin in vitro und in vivo.

Penicillinempfindlich:	*Penicillinunempfindlich:*
Pneumococcus	Typhusbazillen
Staphylococcus aureus	Paratyphusbazillen
Staphylococcus albus	Dysenteriebazillen
Streptococcus pyogenes	Proteusbazillen
Gonokokken	Colibazillen
Meningokokken	Influenzabazillen
Diphtheriebazillen	Pertussisbazillen
Tetanusbazillen	Brucella melitensis
Bacillus botulinus	Toxoplasma
Milzbrandbazillen	Influenzavirus
Luesspirochäten	Cholerabazillen
Leptospiren	

Neuartig im Gegensatz zu den Sulfonamiden ist die Wirkung des Penicillins auf Diphtheriebazillen, Luesspirochäten und Leptospiren, ferner Tetanusbazillen und Aktinomycespilze.

Umstritten ist die Empfindlichkeit von Influenza- und Pertussisbazillen gegenüber dem Penicillin.

Krankheiten wie Rheumatismus und besonders Tuberkulose werden durch Penicillin leider nicht beeinflußt. Gleiches gilt auch von den Viruskrankheiten.

5. Indikationsgebiete.

1. *Sepsis und sepsisähnliche Zustände:* Die wichtigsten Erreger der Sepsis sind Staphylokokken und Streptokokken. Ganz besonders bösartig ist die Staphylo-kokkensepsis mit ihrer Neigung zu multiplen Lungenabscessen, Pyopneumo-thorax, Empyem, eitriger Pericarditis, multiplen osteomyelitischen Herden usw. Sie bedarf daher der höchsten Penicillindosierung, unter Umständen anfänglich zweistündlich bis 100000 O. E. selbst beim Säugling. Aber selbst damit gelingt es nicht, alle Fälle von Staphylokokkensepsis zu retten. Es gibt offenbar Bakterien-stämme von Staphylokokken und Streptokokken, die ausnahmsweise penicillin-resistent sind. Auch die Sulfonamide haben bekanntlich in solchen Fällen öfters versagt. Es könnte auch sein, daß die Behandlung an der Resistenzlosigkeit des Organismus scheitert.

Von sepsisähnlichen Zuständen, wie der rheumatischen Infektion, der STILL-schen Krankheit, der Dermatomyositis usw., wird im allgemeinen behauptet, daß sie durch Penicillin nicht oder wenigstens nicht durchgreifend zu beeinflussen sind. Wiederholt gewannen wir jedoch den Eindruck, daß einzelne Schübe bei STILLscher Krankheit durch Penicillin geheilt wurden, z. B. Lungenkompli-kationen. In einem Frühfall von STILLscher Krankheit erlebten wir eine glatte

Heilung. Das pyramidonresistente Fieber bei Dermatomyositis sprach in einer eigenen Beobachtung auf Penicillin ähnlich wie auf Sulfonamide an.

2. *Pancarditis rheumatica und subakute bakterielle Endocarditis* (Streptococcus viridans). Wir erlebten in einem Fall, der zunächst auf hohe Pyramidondosen nicht angesprochen hatte, bei protrahierter Penicillinbehandlung eine Ausheilung einer Pancarditis rheumatica mit einem Rückgang der Senkung von 112 nach $1/2$, 132 nach 1, 134 nach 2 Stunden auf Werte von 2, 3, 4, des Pulses von 120 auf 100. Verkleinerung des Herzens (Lungen-Herz-Quotient 1,33 ging auf 1,95 über), Verschwinden der Herzinsuffizienz usw.

Bei kongenitalen Herzfehlern entwickeln sich nicht selten sekundäre Endocarditiden, die einer Penicillinbehandlung zugänglich sind, ebenso wie interkurrente Pneumonien, die sich gerne in den Stauungslungen entwickeln.

Die Penicillinerfolge bei subakuter bakterieller Endocarditis vom Lenta-Typus (Streptococcus viridans) war ursprünglich stark umstritten. FANCONI hat jedoch einen Fall von Endocarditis lenta durch Dauerbehandlung über drei Monate mit Penicillin heilen können. Auch wir haben eine solche Heilung erlebt.

KATZ und ELEK haben, um die Bildung eines Fibrinwalles um das infizierte Gebiet der Herzklappen zu verhüten, die gleichzeitige Anwendung von Heparin empfohlen, um die Blutgerinnung und damit den Fibrinniederschlag zu verhindern. Der Nutzen dieser Heparinbehandlung wird in neuester Zeit allerdings wieder bestritten.

3. *Eitrige Meningitiden:*

a) *Pneumokokkenmeningitis.* Zu den erstaunlichsten Erfolgen gehören diejenigen bei der eitrigen Pneumokokkenmeningitis, auch bei jungen Säuglingen, welche selbst bei der Sulfonamidtherapie eine sozusagen absolut letale Prognose hatten. Bei der ersten Lumbalpunktion kann der Liquor nur so wimmeln von Pneumokokken, so daß die Trübung des Liquors im wesentlichen durch die Mikroben bedingt ist, während die Abwehrreaktion durch die Leukocyten fehlt oder ganz unbedeutend ist. Durch eine einzige intralumbale Penicillininjektion von 10000 O. E. kann der Liquor mit einem Schlage innerhalb von 24 Stunden von Pneumokokken reingefegt werden und eine kräftige leukozytäre Abwehrreaktion eintreten. Vorsichtshalber muß die intralumbale Penicillininjektion in den nächsten Tagen wiederholt werden. Da die eitrige Meningitis nur die Lokalisation einer septischen Allgemeininfektion der Meningen ist, muß daneben noch die systematische intramuskuläre Penicillintherapie durchgeführt werden. Die intralumbale Dosis von 10000 E. soll nicht überschritten werden, da sonst Reizerscheinungen auftreten können.

b) *Staphylokokkenmeningitis.* Auch hier sind anfangs tägliche intralumbale Penicillininjektionen günstig. Dazu machen wir intramuskuläre Injektionen von 1 bis 3 Millionen O. E. Penicillin pro 24 Stunden.

c) *Streptokokkenmeningitis.* Jüngst erlebten wir eine glatte Heilung einer eitrigen Streptokokkenmeningitis nach Masern durch intramuskuläre und intralumbale Injektionen von Penicillin.

d) *Meningokokkenmeningitis (Genickstarre).* Die Meningitis cerebrospinalis epidemica reagiert meist schon ausgezeichnet auf Sulfonamide allein, z. B. Diazil oder Elkosin. Die Kombination mit Penicillinbehandlung verleiht jedoch noch größere Sicherheit, indem die Möglichkeit der intralumbalen Penicillinapplikation den Erfolg beschleunigt.

e) *Influenzabazillenmeningitis.* Die gramnegativen Influenzabazillen gelten als nicht empfindlich gegenüber Penicillin. Wir erlebten aber in einem Fall durch intralumbale Penicillinbehandlung kombiniert mit hohen Sulfonamiddosen, Diazil 0,25 pro Kilogramm Körpergewicht eine glatte Heilung. Ähnlich wie bei der Pneumokokkenmeningitis verschwanden die Erreger nach einer einzigen intralumbalen Penicillininjektion aus dem Liquor. Bei einer immer wieder rezidivierenden, außerordentlich schweren Meningoencephalitis durch Influenzabazillen konnte auch die kombinierte Behandlung mit Penicillin und hohen Diazildosen leider nur vorübergehende Besserungen erzielen und den Verlauf der Krankheit in die Länge ziehen, so daß das Kind erst nach $2^1/_2$ Monaten der außerordentlich schweren und hartnäckigen Infektion erlag. In zwei Fällen von Influenzameningitis war der Verlauf derart foudroyant, daß trotz der Penicillin-Diazil-Therapie der Exitus schon nach wenigen Stunden eintrat. Solche Fälle können auch unter dem Bilde des WATERHOUSE-FRIDERICHSEN-Syndrom verlaufen, ähnlich der foudroyanten Form der Meningokokkenmeningitis. FANCONI und GASSER befürworten nach wie vor in erster Linie hohe Sulfonamiddosen bei der Influenzameningitis. Die besten Erfolge brachten uns neuerdings hohe Sulfonamiddosen und Chloramphenicol gegen die Gram-negativen Influenzabazillen.

4. *Pneumonien und Komplikationen:* Die Kinderheilkunde gewann unermeßlich viel durch die Entdeckung des Penicillins, da als Ursache von Säuglings- und Kinderkrankheiten gerade diejenigen Kokkusarten eine wichtige Rolle spielen, auf welche das Penicillin eine besonders intensive Wirkung ausübt (P. VON KISS). Der bis jetzt immer noch bestehende Gipfel der Säuglings- und Kindersterblichkeit in den Herbst-, Winter- und Frühlingsmonaten wird bestritten von den entzündlichen Erkrankungen der Luftwege, bei denen Kokkeninfektionen, namentlich Pneumo-, Strepto- und Staphylokokken, eine sehr wichtige Rolle spielen.

a) *Pneumonien* reagieren im allgemeinen gut auf Sulfonamide, aber es gibt nicht so selten Fälle, die sulfonamidresistent sind und dann sehr gut auf Penicillin ansprechen.

Bekanntlich hatten die bei jungen Säuglingen nicht so selten auftretenden Staphylokokkenpneumonien mit Lungenabscessen ohne oder mit Pyopneumothorax selbst in der Sulfonamidära eine fast konstant fatale Prognose. Das Penicillin hat hier das Bild gebessert, sofern man frühzeitig die Behandlung beginnen kann und hohe Dosen gibt.

Die gefürchteten, meist durch Streptokokken bedingten Masernpneumonien sprechen meist gut auf kombinierte Behandlung mit Diazil und hohen Penicillindosen an.

Auffallend gut reagieren die schweren Pertussispneumonien, die sich oft nur wenig sulfonamidempfindlich erweisen, während Penicillin zu rascher Entfieberung führt. Noch spezifischer wirkt, selbst auf die Hustenanfälle, das Streptomycin und besonders die Tetracycline.

In einem verzweifelten Fall, wo bei einem pertussiskranken Kind interkurrente Masern zu entzündlichem Lungenödem und zu ausgedehnter Bronchopneumonie führte, erzielten wir mit hohen Penicillindosen einen glänzenden Erfolg, eine direkt lebensrettende Wirkung.

b) *Lungenabscesse* solitär oder multipel sahen wir unter Penicillin nach längerer Behandlung ausheilen. Ein Lungenabsceß nach Masern, der längere Zeit unklares Fieber gemacht hatte, heilte unter Penicillinbehandlung auffallend rasch ab.

c) *Empyem.* Neben den systematischen Penicillininjektionen sind, wie schon früher erwähnt, gelegentlich ein- oder zweimal täglich Injektionen in die Pleurahöhle notwendig. Es gelingt so rasch, den Empyemeiter zu sterilisieren.

5. *Gonokokkeninfektionen:* Sie reagieren ganz besonders günstig, selbst auf kleine Penicillindosen. Schon nach 8 bis 24 Stunden kann der Gonokokkeneiter steril werden. Man hat auch versucht, das Penicillin zur lokalen Prophylaxe,

z. B. der Augenblenorrhoe, zu verwenden. Sulfonamidresistente Vulvovaginitis gonorrhoica kann durch Penicillin mehr oder weniger rasch zur Abheilung gebracht werden.

6. *Syphilis:* Die Behandlung der akuten Form der kongenitalen Syphilis ist einer der neuesten Fortschritte, der für den Pädiater von großem Interesse ist. Auch hier verschwinden die Luesspirochäten bei der Untersuchung im Ultramikroskop schon nach wenigen Stunden. Die Hautexantheme, die Drüsen, der Milztumor, die Knochenveränderungen bilden sich unter Penicillin in wenigen Wochen zurück. Die serologischen Reaktionen werden anscheinend nur durch große Penicillindosen dauernd negativ. Eventuell ist eine Kombination mit Arsen-Wismut-Präparaten noch sicherer für den Erfolg. Das letzte Wort über die Penicillintherapie der Lues ist noch nicht gesprochen, es müssen weitere Erfahrungen abgewartet werden.

7. *Toxinkrankheiten:*

a) *Tetanus.* Der Tetanus scheint ebenfalls günstig beeinflußt zu werden, aber man muß gleichzeitig antitoxisches Serum und Sulfonamide verwenden, zusammen mit der symptomatischen Therapie.

b) *Diphtherie- und Diphtheriebazillenträger.* Die diphtherische Angina kann mit Erfolg mit Penicillin behandelt werden. Man gibt so früh als möglich während den ersten 48 Stunden 600000 bis 1200000 O. E. Später kann man die Dosen auf 400000 bis 800000 O. E. pro Tag reduzieren. Man gibt die intramuskulären Injektionen alle 3 Stunden. Es ist vorsichtiger, gleichzeitig antitoxisches Diphtherieserum zu geben, wenn auch leichtere und mittelschwere Fälle von Diphtherie durch Penicillin allein geheilt werden können. Die Vorteile des Penicillins ohne Serumbehandlung liegen darin, daß die Serumkrankheit vermieden werden kann. Ferner wirkt das Penicillin ebensogut auf die Diphtheriebazillen wie auf die begleitende Kokkeninfektion, während die Kokken nur durch die Sulfonamide beeinflußt werden und das Serum nur das Toxin entgiftet (P. GAUTIER). Wir haben auch versucht, die Diphtheriebazillenträger durch Spray mit einer Penicillinlösung von 1000 O. E. pro Kubikzentimeter zu entkeimen, aber wir haben neben einigen Erfolgen manche Mißerfolge gesehen. Der Spray wird dreimal täglich angewandt, 1 ccm in den Hals und $^1/_2$ ccm in jedes Nasenloch.

8. *Leukämien und Panmyelopathien:* Diese Krankheiten werden durch Penicillin nicht beeinflußt. Aber es gelingt durch das Penicillin, die septische Infektion zu beherrschen, die sich oft infolge der symptomatischen Agranulocytose einstellt. Dies gilt auch von der reinen Agranulocytose selber.

9. *Erkrankungen der Harnorgane:* Bei akuter Nephritis kann das Penicillin dazu dienen, um den Primärherd zu sterilisieren. Dann haben die Nieren eine bessere Gelegenheit, sich zu erholen und von Rezidiven frei zu bleiben. Eine progressive Degeneration könnte dadurch möglicherweise verhindert werden. Penicillin hat vor den Sulfonamiden den Vorteil, daß toxische Wirkungen auf die Nieren fehlen (S. SEN).

Bemerkenswert ist, daß Nephrosen durch Eliminierung solcher Primärherde oft recht gut auf Penicillin ansprechen, insbesondere bei Infektionen des Ascites, durch Pneumokokken, aber auch sonst.

Pyurien sprechen meist nicht auf Penicillin an, da die Kolibazillen penicillinresistent sind.

10. *Lokale Infektionen:*

a) *Sinusitis ethmoidalis, Otitis purulenta, Mastoiditis.* In Fällen, wo die sonst gut wirksame Sulfonamidtherapie nicht zum Ziele führt, bei Neigung zu septischen Verlaufsformen ist Penicillin angezeigt und gibt sehr gute Resultate.

b) *Anginen und Lymphadeniten.* Bei schweren Streptokokkenanginen, z. B. mit Tonsillarabsceß mit oder ohne eitriger Lymphadenitis, kann Penicillin lebensrettend wirken (GASSER).

c) *Appendicitis perforativa und Peritonitis.* Hier sind vor allem Sulfonamide am Platz, da die Erreger, meist gramnegative Koli, penicillinunempfindlich sind. Da aber auch mit sulfonamidresistenten Erregern gerechnet werden muß, empfiehlt sich die Kombination mit Penicillin oder Streptomycin. Die Pneumokokkenperitonitis, auch die Streptokokkenperitonitis sprechen sehr gut auf kombinierte Sulfonamid- und Penicillinbehandlung an. Das Penicillin kann bei der Operation, ähnlich wie beim Empyem der Pleura, auch direkt in die Bauchhöhle gebracht werden.

d) *Hautinfektionen.* Besonders schöne Erfolge mit Penicillin lassen sich erzielen bei Säuglingen im ersten Trimenon, bei Mastitis purulenta, Phlegmonen, Omphalitis, Furunkulosen, Pemphigoid usw. (GASSER, HOTZ, WILLI).

6. Wirkungsweise des Penicillins.

Das Penicillin wirkt in erster Linie wie in vitro so auch in vivo als antibiotische Substanz bakteriostatisch, ähnlich wie die Sulfonamide. Dazu kommt dann noch eine gewisse bakterizide Wirkung. Das Penicillin hat die Fähigkeit, gewisse Enzymsysteme der Mikroorganismen zu blockieren oder die Verwendung bestimmter lebenswichtiger Nahrungsstoffe für das Wachstum und die Vermehrung der Bakterien hintanzuhalten.

7. Dauer der Behandlung.

Die vorwiegend bloß bakteriostatische Wirkung des Penicillins birgt, wie bei den Sulfonamiden, gewisse Gefahren in sich. Nach den glänzenden Anfangserfolgen, der Entfieberung, dem Umschwung des Allgemeinbefindens, darf man sich nicht allzusehr in Sicherheit wiegen, denn es kann nach dem Erlöschen der Penicillinwirkung eine neue, außerordentlich heftige Gegenoffensive der bloß bakteriostatisch gehemmten Erreger einsetzen, und besonders im Säuglingsalter kann dann dieses explosionsartige zweite Aufflackern der Infektion innerhalb von Stunden zum Tode führen (v. KISS). Die Patienten bedürfen daher, auch wenn Entfieberung und Besserung des Allgemeinbefindens und Rückgang der lokalen Krankheitszeichen eingetreten sind, eines ganz allmählichen Abbaues der Penicillindosen, wobei nur die Einzeldosis reduziert wird, die Zahl der Injektionen aber noch beibehalten wird. Es muß also das Penicillin in allen schwereren und verschleppten Fällen auch nach der klinischen Besserung oder gar Heilung noch einige Tage, mitunter selbst wochenlang weitergegeben werden. Bei einem Rückfall nach Aussetzen der Penicillinbehandlung muß sofort die Penicillinbehandlung mit hohen Dosen wieder einsetzen.

8. Nebenwirkungen.

Im Gegensatz zu den Sulfonamiden werden irgendwie schwerere Nebenwirkungen kaum je beobachtet. Selten kommen Urticaria, Bläscheneruptionen, Dermatitis bullosa vor. Anaphylaktische Reaktionen waren in der ersten Zeit wahrscheinlich auf Verunreinigung des Penicillins zurückzuführen. Die para- und postinfektiöse Anämie wird durch Penicillin nicht verhütet. Zustände von Agranulocytose sind bis jetzt nach Penicillin nicht bekanntgeworden. Dieses Fehlen von toxischen Wirkungen, selbst bei großen Dosen, mit ihren glänzenden Heileffekten sind das außerordentlich Erfreuliche an der Penicillintherapie.

Streptomycin und Tyrothricin.

Wir haben gesehen, daß das Penicillin namentlich die Gruppe von Gram-
negativen Krankheitserregern unbeeinflußt läßt. Dies ließ der Forschung keine
Ruhe und es gelang 1944 Waksman und Mitarbeitern, aus einem Boden-Akti-
nomyceten, dem Aktinomyces griseus, das Streptomycin aus den Kulturen dieses
Pilzes zu gewinnen, welches nun in vitro ganz besonders auf Gram-negative
Bazillen und auch auf den Kochschen Tuberkelbacillus bakteriostatisch ein-
wirkte. Es hat sich allerdings ergeben, daß zwischen der bakteriostatischen
Wirkung in vitro und derjenigen in vivo nicht immer volle Übereinstimmung
herrscht.

Ähnlich wie man das Penicillin nach Oxford-Einheiten dosiert, so hat man
als Streptomycineinheit (S. E.) diejenige minimale Menge von Streptomycin
bezeichnet, welche die Entwicklung von Colibazillen in einem Kubikzentimeter
Kulturmilieu zu hemmen vermag. Es hat sich nun herausgestellt, daß diese S. E.
ungefähr 1 γ von reinem Streptomycin entspricht. 1000 S. E. sind somit 1000 $\gamma =$
$= 1$ mg, 50 000 S. E. $= 50$ mg, 1 g Streptomycin oder 1 Million S. E. $= 1$ Million γ.

Wie das Penicillin, so wird auch das Streptomycin intramuskulär gespritzt
in Lösungen, die 100 bis 200 mg pro Kubikzentimeter enthalten. Man beschränkt
sich in der Regel auf sechs Injektionen pro Tag bei akuten Infekten, bei Tuberkulose auf vier bis zwei Injektionen.

Im Kindesalter rechnet man zirka 20 bis 50 mg pro Kilogramm Körpergewicht als Tagesdosis.

Bei Meningitiden ist neben den intramuskulären Injektionen eine intra-
lumbale Behandlung meist notwendig. Man gibt bei Säuglingen 15 mg, bei
Kindern von 2 bis 4 Jahren 20 bis 30 mg, bei ältern Kindern 20 bis 40 mg,
Adolescenten und Erwachsenen 50 mg, zunächst täglich einmal intralumbal.

Die Indikationsgebiete für das Streptomycin betreffen vor allem die *Kindertuberkulose*. Streptomycin wirkt sehr gut bei Miliartuberkulose, Peritonealtuberkulose und bei Meningitis tuberculosa. Es gelingt in den meisten Fällen
nicht nur das Leben deutlich zu verlängern, sondern sogar meist Dauerheilungen
zu erzielen. Im Gegensatz zu den miliaren tuberkulösen Lungenherden wird der
interstitielle Lungenboeck durch Streptomycin nicht beeinflußt. Primärtuberkulose reagiert günstig, wenn sich auch bei glänzendem Allgemeinbefinden
die Entwicklung von epituberkulösen Infiltraten nicht immer vermeiden läßt.
Gelenktuberkulosen reagieren gut. Dagegen erreicht man bei tuberkulösen
Lymphomen mit Streptomycin nicht viel, da dieses als Base im sauren tuberkulösen Käse neutralisiert wird.

Die wichtigsten Indikationen bei nicht tuberkulösen Affektionen sind:

1. *Infektionen der Harnwege.*

2. *Typhus-* und *Paratyphusinfektionen*. Hier kann das Streptomycin auch
peroral gegeben werden in Dosen von 25 bis 100 mg. in dreistündigen Intervallen.

3. *Peritonitis diffusa*. Streptomycin kann bei der Operation in die Peritonealhöhle instilliert werden, daneben aber intramuskuläre Injektionen von 500 bis
1000 mg pro Tag. Wir sahen in drei Fällen lebensrettende Wirkung.

4. Bei Säuglingen in *Praetoxikose* mit *paralytischem Ileus* mit stark aufge-
triebenem Leib kann man Erfolge erzielen durch perorale Behandlung fünfmal
10 bis 50 mg. Dem sehr gefährlichen Krankheitsprozeß mit einer Letalität von
70 bis 80% dürfte doch nach unseren Erfahrungen meist eine sero-fibrinöse
Peritonitis zugrunde liegen.

5. *Eitrige Influenzabazillenmeningitis.* Durch steigende intralumbale Streptomycindosen von 12,5, 25, maximal aber 50 mg und sechsmal 50 bis 100 mg und darüber intramuskulär gelingt es meist, die eitrige Influenzabazillenmeningitis zu heilen. Es ist jedoch notwendig, Streptomycin mit hohen Dosen Diazil (sechsmal 1 bis $1^1/_2$ Tabletten beim Säugling) oder Elkosin zu kombinieren (0,5 pro Kilogramm).

6. *Pyocyaneusmeningitis* der jungen Säuglinge. Hier läßt der Erfolg zu wünschen übrig; trotzdem die Pyocyaneusbazillen gramnegativ sind, gelang es durch Streptomycin höchstens das Leben zu verlängern. Der Tod konnte jedoch nicht vermieden werden, da sich sehr rasch infolge starken Fibrinreichtums durch meningeale Verwachsungen ein Liquorstop entwickelte. Auch intraventrikuläre Streptomycininjektionen führten nicht zum Erfolg.

7. *Keuchhusten.* Der Bazillus haemophilus pertussis ist ebenfalls gramnegativ und sehr streptomycinempfindlich. In Frage kommt die Streptomycintherapie einstweilen nur bei schwerem Verlauf und Komplikationen (Pertussislunge, Pertussisgehirn). Wir fanden in Übereinstimmung mit Mouriquand, Lust u. a. nicht nur eine frappante Besserung der bronchopneumonischen Erscheinungen mit rascher Entfieberung, sondern auch einen erstaunlich raschen Rückgang der Hustenanfälle nach Schwere und Frequenz. Bei einem einjährigen Mädchen mit außerordentlich heftigen Anfällen mit Erbrechen, Einziehen, Blauwerden und Apnoe bis zu 5 Minuten Dauer traten allgemeine Konvulsionen mit verlorenem Blick, Spastizität in den Beinen, Liquordruckzunahme mit einem Zuckergehalt von 83 mg% auf. Fünfmal 120 mg Streptomycin führten zu einem raschen Rückgang der sehr bedrohlichen Hustenanfälle, nach zehn Tagen hustete das Kind sozusagen überhaupt nicht mehr.

Tyrothricin.

Man weiß schon lange, daß alles organische Material, wenn es in den Erdboden versenkt wird, einem Verwesungsprozeß unterliegt. Dies gilt auch von Krankheitserregern, die durch gewisse Bodenbakterien zerstört werden. Ein solches Bodenbakterium ist der sogenannte Bacillus brevis. Man hat aus ihm bakterizide Extrakte gewinnen können, welche ganz besonders imstande sind, gramnegative Bazillen aufzulösen. Es konnten zwei Fraktionen getrennt werden, das Gramicidin und das Tyrothricin (Dubos und Mitarbeiter). Das Gramicidin erwies sich als recht toxisch, es löste auch Blutzellen auf. Für den klinischen Gebrauch kam nur das Tyrothricin in Frage, und zwar nur für lokale Anwendungen, z. B. in der Ohrenheilkunde bei Otitis, Mastoiditis, während und nach Operationen. Auch auf Hautwunden, bei Osteomyelitis und Empyem, Augeninfektionen. Man bereitet eine alkoholische Lösung, welche 20 mg pro Kubikzentimeter enthält. Diese Lösung wird mit Wasser gemischt, um Suspensionen von 5, 10, 20 oder 30 mg pro 100 ccm zu erhalten.[1] Das Tyrothricin wird von den Oberflächen nicht resorbiert und erzeugt weder lokale noch allgemeine toxische Erscheinungen.

Pädiatrische Erfahrungen scheinen bisher noch zu fehlen.

---

[1] Schema der üblichen Lösungen:

2% alkohol. L. Tyrothricin	Aquae destillatae	Konzentration der Lösung	Indikation
1 Ampulle	400 ccm	5 mg%	Conjunctivitis
1 Ampulle	200 ccm	10 mg%	Augenleiden
1 Ampulle	100 ccm	20 mg%	Augen
1 Ampulle	60 ccm	33 mg%	Hautkrankheiten, Rhinoph.
1 Ampulle	45 ccm	50 mg%	Mund- und Zahnleiden, Angina, Diphtherie, Wunden

Neuere Antibiotica.

1. Chloromycetin (Chloramphenicol).

Chloromycetin wurde ursprünglich von EHRLICH und Mitarbeitern aus Streptomyces venezuelae gewonnen und ist heute das erste Antibioticum, dessen Synthese gelang. Es bildet farblose Nadeln und ist wenig toxisch.

Resorption und Ausscheidung. Chloromycetin wird auf oralem Wege verabreicht. Zwei Stunden nach einer oralen Gabe wird schon der höchste Blutspiegel erreicht. Chloramphenicol wird größtenteils schon nach 2 bis 4 Stunden durch den Urin ausgeschieden.

Dosierung und Anwendung bei Kindern und Säuglingen. Da das Chloromycetin einen äußerst bitteren Geschmack hat, stellte man einen nicht bitteren Ester für die Kinderpraxis her: das Chloromycetin-Palmitat-Elixir, welches eine geschmacklich angenehme Suspension darstellt.

Ein Kaffeelöffel (= 4 ccm) des Elixirs entspricht 125 mg Chloromycetin und 2 Kaffeelöffel sind daher gleichzusetzen mit dem Inhalt einer Chloromycetinkapsel = 250 mg. Wir geben 25 bis 100 mg/kg/Tag.

Für Säuglinge bis zu einem Jahr ein Kaffeelöffel alle 4 bis 6 Stunden, d. h. sechsmal 125 mg bzw. viermal 125 mg.

Für Kinder über einem Jahr 1 bis 2 Kaffeelöffel ebenfalls alle 4 bis 6 Stunden.

Nach Überwindung der Anfangsstadien der betreffenden Krankheit können diese Dosen etwas herabgesetzt werden, z. B. auf dreimal ein Kaffeelöffel. Die Therapie soll ohne Nachtpause durchgeführt werden.

Klinische Indikationen.

Infantile unspezifische Gastroenteritis, insbesondere auch akute Gastroenteritis der Säuglinge, die durch Sulfonamide, Penicillin, Streptomycin wenig oder nicht beeinflußt werden, reagieren oft gut auf Chloromycetin.

Ebenso *Nahrungsmittelvergiftungen (Salmonellosen) (Paratyphus)*.

Typhus abdominalis reagiert sehr gut auf Chloromycetintherapie, nur sollte man zu hohe Anfangsdosen vermeiden, da durch die intensive Bakteriolyse hohes Fieber, starke Giftwirkungen ausgelöst werden können.

Weitere Indikationen für die Chloromycetinbehandlung geben die *Bazillenruhr, Dysenterie*, die *Colitis ulcerosa, Amoebenruhr* usw. und besonders gut sprechen auch die *Brucellosen* an.

Bakterielle Pneumonien. a) Gram-positive Erreger, Pneumokokken, Streptokokken, Staphylokokken, Diphtheriebazillen.

b) Gram-negative Erreger (Bazillen), H. Influenzae = PFEIFFERS Bazillen, H. Pertussis, FRIEDLÄNDER-Bazillen.

Für den Kinderarzt besonders bemerkenswert ist die gute Beeinflussung des *Keuchhustens* durch Chloromycetin. Die Zahl der täglichen Hustenanfälle wird rasch gesenkt und der Verlauf des Keuchhustens stark abgekürzt. Namentlich auch bei der Säuglingspertussis hat sich das Chloromycetin sehr wirksam erwiesen.

Dazu kämen noch die *Rickettsien* von *Q-Fieber* und *Rocky Mountains Fieber*.

Ferner die *Virusarten* mit der Viruspneumonie, Psittacosis, Lymphogranuloma venereum.

Fast alle durch diese Erreger verursachten Pneumonien reagieren gut auf Chloromycetin.

Subakute bakterielle Endocarditis kann gelegentlich auf Chloromycetin gut reagieren, wenn Penicillin versagt hat (Streptococcus viridans).

Infektionen der Harnwege durch Bazillen und Kokken werden von Chloromycetin oft günstig beeinflußt, ebenso die nichtspezifische Urethritis.

Meningitis. Chloromycetin geht sehr leicht in den Liquor über. Es werden besonders Fälle von Influenza-Meningitis mit Erfolg durch Chloromycetin behandelt. Auch Encephalitisfälle, z. B. nach Pockenschutzimpfung oder nach Typhus, konnten durch Chloromycetin geheilt werden.

Für die Pädiatrie sind weiter von Interesse Heilerfolge des Chloromycetin bei *Masern* und ihren *Sekundärinfektionen*, ferner bei Varicellen und beim Mumps (Parotitis epidemica).

Von Interesse sind gelegentliche Erfolge bei Osteomyelitis, z. B. bei Mäusetyphus.

Chloromycetincrème 1%ig bewährt sich bei verschiedenen pyogenen Hautinfektionen, z. B. Impetigo.

2. Das Aureomycin (Chlortetracyclin).

Es wurde 1948 von DUGGAR aus einem Stamm von Streptomyces aureofaciens isoliert, und zwar als salzsaures Salz.

Resorption und Ausscheidung. Aureomycin wird gewöhnlich per os verabreicht. Es wird sehr leicht resorbiert. Die Ausscheidung durch die Galle ist noch umstritten, dagegen wird es durch den Urin ausgeschieden. Es gelangt kaum auf oralem Wege in die Meningen.

Die parenterale Anwendung ist schmerzhaft, und soll nicht vorgenommen werden.

Rectale Applikation in Form von Suppositorien ist nicht empfehlenswert.

Die intralumbale Injektion reizt sehr stark und ist zu verwerfen.

Augentropfen. Man braucht gegenwärtig eine Lösung von Aureomycin zu 5 mg, Natriumborat 5 mg, Kochsalz 12 mg pro Kubikzentimeter destilliertes Wasser.

Dosierung: 12,5 bis 50 mg pro Kilogramm Körpergewicht auf 4 bis 6 Dosen verteilt. Kapseln zu 50 mg.

Angenehm für die Kinderpraxis sind: die *Spersoids* (Schokoladepulver). 50 mg Aureomycin pro Portion (12 und 25 Portionen). 1 gestrichener Teelöffel à 3 g = 50 mg.

Ferner *Aureomycin-Calcium-Sirup* (120 ccm). 1 Teelöffel zu 4 ccm enthält 125 mg Aureomycin. Man gibt viermal 1 Teelöffel täglich, alle 6 Stunden.

Klinische Indikationen.

Das Aureomycin hat ein breites Wirkungsspektrum.

Gram-positive Infektionen, z. B. der oberen Luftwege, wie auch Pneumonien durch Pneumokokken, Staphylokokken und Streptokokken reagieren rasch auf die orale Therapie, namentlich auch bei penicillinresistenten Formen, so besonders auch bei subakuter bakterieller Endocarditis.

Scharlach und Streptokokkeninfektionen reagieren nur teilweise auf Aureomycin.

Akute und subakute Pertussis bietet eine gute Indikation für Aureomycin, welches den klinischen Verlauf der akuten Pertussis stark verkürzt.

Gram-negative Infektionen, z. B. Coliinfektionen der Harnwege und des Peritoneums, Pneumonien durch Friedländerbacillus reagieren rasch auf orale Aureomycintherapie. Besonders gerühmt wird auch die Wirkung auf Bangbazillen (akute Brucellosis).

Virusinfektionen, z. B. Masern, Parotitis.

Rickettsien-Erkrankungen, z. B. Rocky-Montain-Fleckfieber, Q-Fieber, Fleck-typhus, Rickettsia-Pocken, Psittacosis (Papageienkrankheit), primäre atypische Viruspneumonie sprechen gut an auf Aureomycin.

Intoleranzerscheinungen. Aureomycin ist relativ ungiftig. Intoleranzerscheinungen bestehen fast ausschließlich in Nausea, Erbrechen, Neigung zu Magenbeschwerden und zu Durchfall.

3. Achromycin (Tetracyclin).

Es wirkt ähnlich wie Aureomycin in gleicher Dosis, hat aber auffallend geringe Nebenwirkungen, insbesondere gastrointestinale Erscheinungen.

Das Achromycin oder Tetracyclin unterscheidet sich vom Aureomycin durch Abspaltung des Chlors im ersten 6-Ring und vom Oxytetracyclin durch das Fehlen einer OH-Gruppe am dritten 6-Ring (siehe Formeln).

Achromycin (Tetracyclin).

Aureomycin (Chlortetracyclin).   Terramycin (Oxytetracyclin).

Indikationen.

Bakterielle und Viruspneumonien, Lungenabsceß, Bronchitis, Bronchopneumonie, Komplikationen bei Anginen, Scharlach, Enteritis, Ruhr (bakterielle und Amöben), Cholangitis, Urethritis, Pyelitis, Cystitis, Endocarditis (penicillinresistente Fälle), Psittakose, Q-Fieber und andere Rickettsiosen, Brucellose usw.

Dosierung: Orale Verabreichung für Kinder, je nach Art und Schwere der zu behandelnden Infektionskrankheit beträgt die Tagesdosis 20 bis 50 mg pro Kilogramm Körpergewicht.

Die Tagesdosen sind in Teildosen alle 6 bis 8 Stunden zu verabreichen (vier-
bis dreimal täglich).

Anwendungsformen: Kapseln und Tabletten zu 50, 100 und 250 mg.

Achromycin-Kindertropfen, Flasche mit 10 ccm zu 1 g Tetracyclin und
Geschmackskorrigentien, je 1 Tropfen = 5 mg. Tagesdosis viermal 5 Tropfen =
= 20 mg, oder viermal 10 Tropfen = 40 mg. Achromycin Orale Suspension:
Flasche mit 30 ccm zu 1,5 g Tetracyclin und Geschmackskorrigentien. Dosierung:
vom vierten Lebensjahr an zweimal $^1/_2$ Teelöffel, vom fünften bis siebenten Jahr
dreimal $^1/_2$ Teelöffel (siehe Tabelle). Achromycin-Spersoids (Pulver mit Schokoladegeschmack), 12 und 25 Portionen zu 50 mg, viermal 1 Teelöffel.

Für intramuskuläre und intravenöse Anwendung von Achromycin stehen
Ampullen zu 100 mg zur Verfügung.

Wir haben auch an unserer Klinik mit Achromycin (LEDERLE) sehr gute
Erfahrungen gemacht. Die Verträglichkeit ist ausgezeichnet durch Wegfall der
Reizung der Magen-Darmschleimhaut und weitgehende Erhaltung der physiologi-
schen Darmflora. Infolge der vollständigen Resorption des gelösten Antibioticums
steigt der Blutspiegel höher an und erhält sich länger auf der erreichten Höhe.
Wichtig ist auch die rasche Diffusion, z. B. in den Liquor cerebrospinalis oder auch
in Pleuraflüssigkeit. Das Präparat wird in hoher Konzentration und aktiver
Form im Urin ausgeschieden.

Zum Schluß wollen wir noch eine Dosierungstabelle bringen, die namentlich
auch die Kinderpraxis berücksichtigt.

Dosierung: 12,5 bis 20 mg/kg Körpergewicht täglich.

Alter	Körpergewicht in kg zirka	Dragées oder Kapseln zu 50 mg	Tagesdosis in mg		Oral Suspension Teelöffel
			Spersoids	Tropfen	
1—2 Monate...	4			3×4	
3—6 „ ...	6			3×6	
1 Jahr	10	3×1	3×1	3×10	
2—3 Jahre	12,5	4×1	4×1	4×10	
4 „	15	5×1	5×1	4×12	$2 \times {}^1/_2$
5—6 „	20	3×2	3×2	4×15	$3 \times {}^1/_2$
7—8 „	25	4×2	4×2	4×20	$3 \times {}^1/_2$
11 „	30	3×3	3×3	4×25	$4 \times {}^1/_2$
13—14 „	40	4×3	4×3	4×30	$5 \times {}^1/_2$

Bei Resistenz gegen Achromycin bringt meist das Umsetzen auf Erythromycin oder Ilotycin Erfolg, ähnlich wie bei Infektionen mit hämolytischen
Streptokokken, Pneumokokken, Staphylokokken usw., welche Penicillin resistent
geworden sind.

4. Das Terramycin (Oxytetracyclin).

Es wurde 1950 von FINLAY aus einem Bodenaktinomyces, dem Streptomyces
rhamosus, extrahiert.

Resorption und Ausscheidung: Terramycin wird bei oraler oder parenteraler
Verabreichung leicht und rasch resorbiert. Die Ausscheidung erfolgt dagegen
relativ langsam, so daß man noch nach 24 Stunden einen wirksamen bakteriostatischen Titer finden kann.

Das Terramycin wird größtenteils durch den Urin ausgeschieden, schon nach
weniger als einer halben Stunde nach der Injektion. Auch durch die Galle wird
das Terramycin in den Darm secerniert.

Verabreichungsweise und Dosierung.

1. *Oral.* a) Tropfenform für Säuglinge und Kinder. Ein Tropfen entspricht 5 mg. Man gibt einem Säugling z. B. von 4 kg eine totale Dose von 80 bis 160 mg im Tag, verteilt auf vier Dosen zu 4 bis 8 Tropfen.

b) Orale Suspension. Ein Kaffeelöffel enthält 250 mg. Man gibt $^1/_2$ bis 1 Kaffeelöffel alle 8 Stunden (dreimal täglich 125 bis 250 mg).

c) Kapseln oder Dragees zu 50, 100 bis 250 mg. Alle 8 bis 6 Stunden eine Kapsel.

2. *Parenteral.* Intramuskuläre und intravenöse Verabreichung kommt nur bei Erwachsenen in Betracht, ausnahmsweise bei Kindern 10 bis 20 mg pro Kilogramm Körpergewicht.

Klinische Indikationen.

Das Terramycin hat ein sehr breites Wirkungsspektrum. Es ist das polyvalenteste aller Antibiotica. Seine antibiotische Wirkung erstreckt sich auf Bakterien, Pilze, Rickettsien, gewisse Virusarten und Protozoen.

Mund-, Nase-, Rachenaffektionen, obere Luftwege scheiden das Terramycin aus. Es entfaltet dabei seine antibiotische Wirkung auf den Schleimhäuten.

Lungenkrankheiten. In den meisten Fällen von Pneumonie, sowohl bei bakterieller als bei Virusätiologie, ist Terramycin wirksam. Bei lobärer Pneumonie kann schon nach 24 bis 48 Stunden die Krise eintreten. Ebenso rasch können Viruspneumonien auf Terramycin entfiebern. Ähnliches gilt auch von mischinfizierten Pneumonien, z. B. Pneumokokken und Staphylokokken, Pneumokokken und Influenzabazillen, Mikrococcus catarrhalis usw.

Infektionen der Harnwege. Colibazillen, Staphylococcus aureus, Enterococcus usw.

Andere Kokkeninfektionen, z. B. Pneumokokkenperitonitis, generalisierte oder lokalisierte Streptokokkeninfektionen (haemolyticus oder viridans). Staphylokokkeninfektionen sind häufig aber nicht immer empfindlich gegen Terramycin.

Infektionen mit Bang (Brucella) sind meist ähnlich empfindlich auf Terramycin wie auf Aureomycin und Chloramphenicol.

Hämophilus influenza, Haemophilus pertussis sind empfindlich auf Terramycin. Die Terramycinbehandlung des Keuchhustens ist jeder nicht antibiotischen Therapie überlegen.

Gonokokkeninfektionen reagieren auf Terramycin. Es genügt in 100% der Kranken zwei Dosen von 1 g im Intervall von 6 Stunden zu verabreichen, um Heilung zu erzielen.

Syphilis reagiert auf Terramycin, wenn auch weniger sicher als auf Penicillin.

Rickettsieninfektionen sprechen, ähnlich wie auf Aureomycin und auf Chloramphenicol, auch auf Terramycin an.

Terramycin in der Chirurgie. Lymphangitiden, Abscesse, Phlegmonen resorbieren sich unter dem Einfluß von Terramycin oft spontan. Peritonitis mit einer Mischflora nach Appendicitis perforata z. B. spricht gut an auf Terramycin. Die pathogene intestinale Flora läßt sich bei Anlaß von Darmoperationen durch Verabreichung von Terramycin per os im Zaume halten.

Siehe Dosierungsschema bei den verschiedenen Altersstufen bei der Behandlung des Keuchhustens (Seite 719).

5. Das Erythromycin oder Ilotycin.

Es wurde von McGuire u. Mitarb. aus dem Streptomyces erythreus isoliert.
Verabreichungsweise und Dosierung: Das Erythromycin wird per os gegeben, alle 4 bis 6 Stunden. Dosen 25 bis 35 mg pro Kilogramm Körpergewicht. Es muß in magensaftresistenten Dragées gegeben werden.
Indikationen: Erythromycin wirkt oft vorzüglich auf Infektionen mit hämolytischen Streptokokken, Pneumokokken und Staphylokokken, welche Penicillin und Achromycin resistent geworden sind. Ilotycin wirkt bakterizid auf die meisten Erreger.

6. Sekundäre Antibiotica.

Nach den großen primären Antibiotica, wie Penicillin, Streptomycin, Chloromycetin, Aureomycin und Terramycin, gibt es noch eine Reihe von Antibiotica, welche eine mehr sekundäre Rolle spielen.

a) Das Magnamycin.

Das Magnamycin wurde isoliert von Tanner u. Mitarb. aus Streptomyces halstedii. Sein Wirkungsspektrum ist ähnlich demjenigen des Erythromycins.
Verabreichungsweise und Dosierung: Es wird ebenfalls peroral in Form von Dragées 20 bis 40 mg pro Kilogramm Körpergewicht pro die verabreicht.
Indikationen: Magnamycin, auch Carbomycin genannt (Pfizer), ist wirksam bei Infektionskrankheiten, die durch grampositive Erreger, vornehmlich Streptokokken, Pneumokokken, Staphylokokken, Enterokokken, Meningokokken und Gonokokken, verursacht werden. Es ist wirksam ganz besonders bei Resistenz gegen Penicillin oder andere Antibiotica, z. B. bei Staphylokokkensuperinfektionen.

b) Polymyxin oder Aérosporine.

Es ist ein Polypeptid, das aus Kulturen von Bacillus aerosporus bzw. polymyxa extrahiert wurde. Klinisch verwendbar ist nur das Polymyxin B.
Verabreichungsweise und Dosierung: Intramuskulär 2,5 mg pro Kilogramm Körpergewicht und Tag alle 6 Stunden zu injizieren.
Indikationen: Speziell gegen Pseudomonas aeruginosa (Bacillus pyocyaneus), vor allem Sepsis, Meningitis, Harnwegsinfektionen, Wunden und Augeninfekte durch Bacillus pyocyaneus.

c) Neomycin und Viomycin.

Das *Neomycin* wurde von Waksman u. Mitarb. isoliert. Es ist gegen Tuberkelbazillen wirksamer als Streptomycin in vitro und im Tierversuch. Seine klinische Anwendung beim Menschen ist nicht gestattet, wegen toxischer Wirkung auf die Nieren und auf den Acusticus.
Das *Viomycin* ist ein neues Antibioticum mit beschränkter therapeutischer antituberkulöser Wirkung. Es reicht jedoch an die Streptomycinwirkung nicht heran.

d) Das Gramicidin.

Es wurde von Kuzmenko zur Behandlung von Hirnabscessen verwendet.

e) Das Subtilin.

JANSEN und HIRSCHMANN gewannen es aus Kulturen von Bacillus subtilis
(1944).

RAMON rühmt die antitoxische Wirkung gegen Staphylokokken, Diphtheriebazillen und das Pockenvirus.

f) Das Bacitracin.

Es ist ein Antibioticum, welches von einem grampositiven sporenbildenden
Bacillus gewonnen wird, der dem Bacillus subtilis nahesteht. Es ist ein Polypeptid, welches mit Erfolg verwendet wurde bei pyogenen chirurgischen Infektionen. Man verwendet intramuskuläre Injektionen von 10000 bis 200000 Einheiten in Lösungen von Cocain-Kochsalz-Serum, alle 2 Stunden. Von Vorteil
ist, daß das Bacitracin keine allergischen Reaktionen und keine gegen Penicillin
und Sulfonamide resistente Keime schafft. Besonders günstige Resultate wurden
bei Impetigo gesehen.

Viruskrankheiten.

157. Vorlesung.

Viruskrankheiten im Kindesalter.

Die Erreger der im Kindesalter zahlreichen und wichtigen Viruskrankheiten
zeigen folgende drei Eigentümlichkeiten.

1. Es handelt sich um außerordentlich kleine Infektionskeime. Sie finden sich
an der Grenze der Sichtbarkeit, wie z. B. die PASCHENschen Körperchen der
Variolavaccine, mit einem Durchmesser von zirka 150 mμ, das Herpesvirus mit
125 mμ, das Virus der Stomatitis aphthosa mit 85 mμ, bis zum außerordentlich
geringen Durchmesser des Poliomyelitisvirus von 10 mμ; von ähnlicher Größen-
ordnung ist auch das Maul- und Klauenseuchevirus. Diese Kleinheit geht herab
bis nahe an die Molekulargröße. So zeigen z. B. Moleküle von Edestin einen
Durchmesser von 8, Serumglobulin von 6,5, Serumalbumin und Oxyhämoglobin 5,
Eiereiweiß 4 mμ. Man muß sich deshalb geradezu fragen, ist bei diesen außerordentlich kleinen Virusformen von der Größe eines einzelnen Moleküls überhaupt
noch ein lebender Organismus möglich, oder handelt es sich nicht um im Grunde
leblose, fermentähnlich wirkende Ansteckungsstoffe, wobei durch die Ferment-
wirkung selbst immer wieder die Bildung neuer Fermentstoffe angeregt wird,
ähnlich wie bei der durch Thrombin oder Gerinnungsferment ausgelöste Blutgerinnung immer wieder neues Fibrinferment entsteht. Wegen der Kleinheit vieler
Virusformen sind sie auch bei den stärksten gewöhnlichen mikroskopischen
Methoden nicht sichtbar und werden deshalb ultramikroskopisch oder ultra-
visibel bezeichnet.

2. Das infektiöse Agens der Viruskrankheiten geht durch Filter hindurch,
deren Poren genügend klein sind, um alle gewöhnlichen pathogenen Bakterien
zurückzuhalten. Man nennt deshalb diese Virusarten filtrable. Aus der Poren-
größe der Filtermembranen hat man eben Anhaltspunkte für die obenerwähnten
Durchmesser der einzelnen Virusarten gewinnen können.

3. Die Virusarten lassen sich nicht unabhängig von lebenden Zellen kultivieren.
Im Innern der Zellen lebender Organismen, z. B. neuerdings in der Chorion-

Allantois des sich entwickelnden Hühnchens, also im Innern bebrüteter Eier, oder auch in Gewebskulturen vermehren sich die Virusarten mit erstaunlicher Schnelligkeit. Sind sie aber von den lebenden Zellen isoliert, so konnte niemals an ihnen bisher ein Stoffwechsel entdeckt werden. Der Parasitismus ist also bei diesen Virusarten auf die Spitze getrieben: Außerhalb der Zellen vermögen diese Virusarten eben wegen ihrer Kleinheit und der Unmöglichkeit eines eigenen Stoffwechsels nicht zu existieren.

Von den größeren Virusarten, die noch eben sichtbar sind und die in ihrer Form noch an bakterielle Elemente erinnern können, bis zu den kleinsten Virusformen von Molekulargröße gibt es alle Übergänge. Zum Vergleich will ich noch anführen den Durchmesser des Chromobakterium prodigiosum mit 750 mμ. Eine kleine Spirochäte 350 mμ, die Spirochäte pallida mit 200 mμ, daran schließt sich an das Virus der Papageienkrankheit oder Psittacose mit 200 mμ, das also ungefähr in der Mitte zwischen Spirillum parvum und der Spirochaeta pallida steht. Das Herpesvirus hat einen Durchmesser von 125, das Virus der Menschen- und Schweineinfluenza 100 mμ.

HÖRING teilt nach der Körperfremdheit des Infektionsstoffes die Viruskrankheiten in folgende drei Gruppen ein:

1. Solche, deren Virus nur in Symbiose mit dem Menschen lebt, die also nur von Mensch zu Mensch übertragen werden; z. B. Masern, Pocken, Varicellen, Röteln usw., Poliomyelitis.

2. Solche, die vom warmblütigen Tier, gelegentlich auf den Menschen übergehen, wo ihre Infektkette dann abreißt: Maul- und Klauenseuche, Lyssa, ferner Psittakose.

3. Solche, die einen obligaten Wirtswechsel von Insekt zu Mensch durchmachen: Gelbfiebergruppe.

Durch Infektionen des Organismus mit den verschiedenen Virusarten entstehen die spezifischen Viruskrankheiten, die zahlreiche Züge miteinander gemeinsam haben. Die Pädiatrie hat an ihnen ein ganz besonderes Interesse, weil die Empfänglichkeit für diese Viruskrankheiten schon vom frühen Kindesalter an vorhanden ist. So können z. B. schon Säuglinge in den ersten Monaten an Varicellen erkranken, während sie bei Masern, infolge einer von der Mutter übertragenen Immunität bis zum Alter von fünf bis sechs Monaten verschont bleiben. Nachher ist aber die Empfänglichkeit für Masern eine außerordentlich große und allgemein verbreitete, übrigens ähnlich auch bei den Varicellen, so daß bis zu 95% der einer Infektion ausgesetzten Kinder früher oder später diese Viruskrankheiten durchmachen müssen. Diese Viruskrankheiten werden geradezu als Kinderkrankheiten bezeichnet, weil sie eben bei der allgemeinen Empfänglichkeit schon in frühen kindlichen Altersstufen, oder dann nach dem Schulbeginn erworben werden, wobei sie zu einer lebenslang dauernden, zuverlässigen Immunität führen. Die Erwachsenen erscheinen deshalb durch diese erworbene Immunität gegen die Kinderkrankheiten geschützt. Haben sie nicht Gelegenheit gehabt, sich in der Jugend zu immunisieren, so können sie auch noch als Erwachsene erkranken, wobei der Verlauf häufig noch schwerer und atypischer ist als in der Kindheit.

Als Eingangspforte für die Viruskrankheiten dienen die Schleimhäute, besonders der oberen Luftwege. Die Virusarten haben gerade wegen ihrer außerordentlichen Kleinheit häufig die Eigenschaft, daß sie im Gegensatz zu den Bakterien, die sich bald einmal der Schwere folgend zu Boden setzen, in der Luft schweben bleiben. Sie sind also volatil und können leicht durch die Luft übertragen werden. Anderseits kommt Ansteckung vor durch Stich (z. B. Insektenstiche beim Gelbfieber) oder Biß (Hundebiß bei Lyssa).

Die meisten Viruskrankheiten haben eine *streng normierte Inkubation*. Sie ist jedenfalls viel konstanter als bei den bakteriellen Infektionskrankheiten. Sie beträgt z. B. bei den Masern bis zum Ausbruch der Prodrome genau zehn Tage, bei den Pocken 12 bis 13 Tage, bei den Varicellen mit großer Regelmäßigkeit 14 Tage, bei den Röteln ist sie etwas schwankender, 17 bis 23 Tage usw.

Unter Inkubation verstehen wir die Zeit, welche vom Moment der Infektion oder Ansteckung bis zum Ausbruch der betreffenden Krankheiten verstreicht. Diese Inkubationszeit ist nicht etwa eine Ruhezeit, sondern eine Periode der Vorbereitung des Organismus für alle die Vorgänge, welche sich dann im Krankheitsgeschehen später äußern. Der Organismus muß sich in dieser Zeit die spezifische Reaktionsfähigkeit erwerben, welche die Voraussetzung für die eigentliche Reaktionskrankheit nach MORO abgibt. Für die Klinik der Infektionskrankheiten und für die Epidemiologie muß nach JÜRGENS die Inkubation als ein Teil der Krankheit aufgefaßt werden. Der Infekt hat in diesem Sinne keine Inkubation; der Keimübertragung folgt die Auswirkung unmittelbar, d. h. der Organismus wird von den übertragenen und sich rasch vermehrenden Keimen in einer Art und Weise während dieser Zeit durchseucht, über die man sich gewöhnlich nicht richtig Rechenschaft abgibt. Gerade die Virusarten zeichnen sich offenbar wegen ihrer Kleinheit und wegen ihrer Eigenschaft als Zellschmarotzer durch eine außerordentlich starke Penetrationsfähigkeit aus. Dabei werden die Erreger hauptsächlich in den Mesenchymzellen, vielleicht auch in anderen Zellen zunächst festgebunden und lösen hier allmählich die Reaktionsfähigkeit des Organismus als Gegenmaßnahme aus. Wegen der Bindung der Keime im Organismus sind die Kinder in der Inkubationszeit dieser später besonders im Prodromalstadium außerordentlich ansteckenden Kinderkrankheiten noch nicht contagiös.

Die Tatsache, daß schon die Inkubation zum Krankheitsgeschehen gehört, geht daraus hervor, daß manchmal schon zu dieser Zeit gewisse Zeichen an die Oberfläche treten. So können z. B. bei den Masern während der ganzen Dauer des Inkubationsstadiums leichtere, allgemeine krankhafte Erscheinungen auftreten, z. B. eine gewisse Mattigkeit, Kopfschmerzen, Schläfrigkeit, Unwohlsein, das Gefühl innerer Unruhe oder Unausgeglichenheit der Stimmung, Appetitlosigkeit, schlechtes, blasses Aussehen, vorübergehend etwas Husten, selten Durchfall oder Verstopfung, abends leichte Temperatursteigerung und erhöhte Pulsfrequenz. Bekannt ist auch das Auftreten einer leichten Angina, ganz im Beginn oder im Verlauf der Inkubation mit stippchenförmigen Belägen (HECKER). Sowohl bei Masern als auch bei anderen Exanthemkrankheiten, z. B. besonders auch Varicellen, kommen als Vorläufer gelegentlich schon in der Inkubation flüchtige, scarlatiniforme Rashs vor.

Schon in der Inkubation läßt sich bei manchen Virusarten eine Speicherung in den Zellen, besonders des reticuloendothelialen Systems, nachweisen. Da sie Zellschmarotzer sind, gelingt ihnen hier sogar eine Vermehrung. Die phagocytierende, mit Abtötung verbundene Fähigkeit, die das Mesenchym gegenüber Bakterien hat, scheint also hier aufgehoben zu sein. Als Zellschmarotzer erzeugen wahrscheinlich als Abwehrerscheinungen manche Virusarten eigentümliche Zelleinschlüsse, wie die Guarnierikörperchen bei Pocken, Negri-Körperchen bei Lyssa. Verimpft man auf die lebende Kornea eines Kaninchenauges durch Skarifikation ein Teilchen Variolalymphe oder Vaccinelymphe, so entsteht nach zirka 30 Stunden, also unmittelbar im Anschluß an die Infektion eine Epithelverdickung, die sich nach drei Tagen in ein Geschwür verwandelt. Die mikroskopische Untersuchung dieser Stelle an Schnittpräparaten ergibt, daß die Epithelzellen in der Umgebung der Verletzung stark gefärbte Körperchen enthalten, die in der Nähe des Kernes liegen und meist durch Kernfarben gefärbt werden und von einem hellen Hof umgeben sind.

Sehr interessant sind andersartige Zellveränderungen, die als Reaktion auf das Masernvirus aufgefaßt werden, und von WARTHIN und FINKELDEY in den Tonsillen entdeckt wurden. Es handelt sich um Riesenzellen, deren Bildung wohl schon in die Inkubationszeit der Masern fällt. Jedenfalls wurden sie schon im Prodromalstadium nachgewiesen. Sie enthalten oft über 100 dicht im Zelleibe gelagerte Kerne und finden sich vor allem in den Keimzentren der Lymphfollikel. Von den genannten Autoren und neuerdings auch von WEGELIN wurden die Riesenzellen auch in der Appendix und in den mesenterialen Lymphknoten gefunden. Im Stadium der Rekonvaleszenz verschwinden sie wieder. Diese Riesenzellen sind offenbar für Masern spezifisch und können diagnostische Bedeutung im Inkubations- und Prodromalstadium, in welches ihre Blütezeit fällt, erlangen.

Die Inkubation wird bei den Viruskrankheiten meist beendet durch das Auftreten einer Allgemeininfektion, d. h. die vorher im Organismus gebundenen Krankheitserreger werden nun von den Zellen abgeschüttelt, gelangen in das Blut, es kommt zu einem echten Generalisationsstadium und die in ihrer Ruhe aufgescheuchten Infektionserreger gelangen nun auch auf den Schleimhäuten der oberen Luftwege oder auch mit anderen Körpersekreten zur Ausscheidung. In diesem Moment wird das von der betreffenden Viruskrankheit befallene Kind congatiös, d. h. die den Organismus verlassenden Erreger können andere Kinder anstecken. Die Übertragung der Viruskrankheiten erfolgt ganz besonders in diesem sogenannten Initial- oder Prodromalstadium, indem der zur Abwehr gerüstete Organismus die Infektionserreger abzuschütteln beginnt.

Sehr ausgesprochen ist dieses Initialstadium bei den Pocken. Es kommt zu meist dreitägigem Fieber mit Schüttelfrost oder wiederholtem Frösteln als Zeichen der Generalisation mit Temperaturen von 39,5 bis 40°. Am zweiten Tag steigt es noch höher und am dritten Tag werden oft schon 40,5 bis 41, ja sogar 42° erreicht. Charakteristisch, auch für andere Viruskrankheiten, ist, daß die Höhe des Fiebers im Initialstadium in keiner Beziehung steht zur Schwere der Krankheit.

Zu den interessantesten Erscheinungen dieses Generalisationsstadiums gehören nun die sogenannten Initialexantheme, masernähnliche Rashs, gelegentlich auch petechiale oder scharlachähnliche Initialexantheme.

Mit dem Abend des dritten Tages ist in der Regel das Initialstadium beendet, das Fieber sinkt kritisch auf subfebrile Werte ab, und erst jetzt beginnt dann die Eruption des eigentlichen Blatternexanthems.

Ganz ähnlich wie die Pocken verhalten sich die Masern. Auch hier kommt es im Initialstadium zu einem steilen Fieberanstieg mit Schleimhauterscheinungen, Enanthemen, Kopliks, und gar nicht selten zeigen sich ähnlich wie bei den Pocken, zur Zeit dieser Masernprodrome morbilliforme Vorexantheme, die oft bei Quarzlampenbestrahlung schon deutlich wahrgenommen werden können, falls sie nicht schon bei gewöhnlichem Licht erkannt werden können. Nach dem Prodromalstadium kommt es sehr häufig, ganz ähnlich wie bei den Pocken, zu einem vorübergehenden Temperaturabfall. Zur Zeit der Prodrome ist auch das masernkranke Kind ganz besonders contagiös.

Bei den Masern zeigt also die Temperaturkurve häufig einen zweigipfeligen Charakter, indem Prodromal- und Eruptionsstadium durch eine deutliche Caesur voneinander getrennt sind. Wir begegnen nun der gleichen und meist noch viel ausgesprocheneren Erscheinung bei einer anderen Viruskrankheit, nämlich der Poliomyelitis. Ihre Inkubation beträgt selten weniger als 6 und mehr als 18 Tage.

Dann folgt ein deutliches Prodromalstadium mit Erbrechen, Bauchschmerzen, Anginen mit Schluckbeschwerden, Rötung und Schwellung der Tonsillen, gelegentlich leichte Beläge im Hals, influenzaartige Zustände, Kopfschmerzen, Gliederschmerzen, Schmerzen in der Appendixgegend, Fieber. Nach ein bis drei Tagen Fieberabfall, und es folgt nun eine Latenzzeit von einem bis zu sechs Tagen und dann ein erneuter Fieberanstieg, wobei nun die Erscheinungen von seiten des Nervensystems hervortreten. Diesen Typus des Verlaufes hat man nach DRAPER als Dromedartypus bezeichnet wegen der beiden Fieberhöcker, wobei man den schlanken Hals des Dromedars mit dem ersten Fieberanstieg und -abfall vergleicht, den Höcker mit dem erneuten Temperaturanstieg.

Nach dem Stadium der Generalisation zeigt sich nun als führendes Symptom vieler Viruskrankheiten eine Abdrängung der Erreger in die äußere Haut, und es kommt nun hier zum Endkampf zwischen den Erregern und dem überempfindlich gewordenen Organismus, die mit der schließlichen Vernichtung der Infektionskeime endet. Zeugen der Verlegung des Schlachtfeldes auf die äußere Haut sind nun die verschiedenen akuten Exantheme, das Variola-, das Masern-, Röteln-, Varicellen- usw. Exanthem. Die Exantheme sind je nach den Krankheitserregern verschieden. Variola und Varicellen führen zu Bläschenexanthemen; besonders die Varicellen zeigen eine Verwandtschaft auch zum Herpes zoster. Es scheint, daß das Varicellenvirus imstande ist, bei Erwachsenen Herpes zoster auszulösen und es sind auch zahlreiche sichere Fälle bekannt, bei denen Kinder von einem Herpes zoster der Erwachsenen mit Varicellen infiziert wurden. Die Bläschenkrankheiten Variola, Vaccine, Varicellen, Herpes zoster, Herpes zeigen als Viruskrankheiten unter sich eine engere Verwandtschaft.

Wir haben in der Einleitung betont, wie sehr es gerade bei diesen Virusarten zu einer Durchseuchung des ganzen Organismus im Inkubationsstadium kommen kann und es zeigt sich, daß die verschiedenen Virusarten eine besondere Vorliebe haben, sich auch im Zentralnervensystem anzusiedeln. Sie zeigen eine ausgesprochene Neurotropie. Ist es nun dem Organismus nicht gelungen, die Erreger im Generalisationsstadium abzuschütteln nach außen, oder aber sie in das Hautorgan zu verdrängen, so kommt es nun noch oft erst nachträglich bei neuen Antikörperschüben zu Organmanifestationen, besonders auch im Zentralnervensystem. Wir finden deshalb meningo-encephalitische Erscheinungen bei der Variola, bei den Varicellen, bei der Vaccine. Sie zeigen hier eine ganz bestimmte Inkubationszeit von 5 bis 15 Tagen nach Ausbruch des betreffenden Exanthems, bzw. nach der Impfung. Sie kommen offenbar dadurch zustande, daß durch die Antikörpernachschübe eine entzündliche Reaktion mit dem organgebundenen Virus stattfindet. Aber auch bei anderen Viruskrankheiten finden wir die gleiche Affinität zum Zentralnervensystem, so kennen wir nervöse Komplikationen bei den Masern, meist nach Abblassen des Exanthems, selbst bei den so gutartigen Röteln, dann ferner beim Mumps, beim Drüsenfieber und auch bei der Grippe.

Das Mumpsvirus hat außer zum Nervensystem eine besondere Affinität zu drüsigen Organen, wie den Speicheldrüsen, Pankreas, Keimdrüsen. Das noch unbekannte Virus des Drüsenfiebers ist außerordentlich lymphotrop, befällt Lymphdrüsen und Milz und adenoide Gewebe, Pneumotropie finden wir besonders beim Grippe- und Psittakosevirus. Die Gelbfiebergruppe dagegen zeigt eine Pantropie.

Es scheint fast, als ob ein starkes Exanthem, eine starke Drüsenaffektion, eine gewisse ableitende Schutzwirkung auf das Nervensystem habe. Nun gibt es noch Viruskrankheiten ohne Dermatotropie mit ausschließlicher Neurotropie. Gelingt es nicht, die Infektionserreger im Generalisationsstadium, z. B. bei der Poliomyelitis, zu vernichten, so kommt es nun zur Organmanifestation im Zentralnervensystem, wobei das Schicksal des Kranken von der mehr oder weniger glücklichen oder unglücklichen Lokalisation des Virus in den Nervenzellen schon im Inkubationsstadium festgelegt worden ist. Sitzt das Virus in den lebenswichtigen Zentren der Medulla oblongata und kommt es infolge der Antigenreaktion zu einem Absterben dieser Nervenzellen, dann wird das Kind an Herz- oder Atemlähmung zugrunde gehen. Einstweilen kennen wir keine Therapie, um diesen unerbittlichen Verlauf aufzuhalten. Das Tragische dabei ist, daß die Natur gewissermaßen blind ist. Die Heilungsmaßnahme, mit dem Ziel, die Infektionserreger zu vernichten, führt wegen der Lokalisation des Virus in lebenswichtigen Ganglienzellen auch zu Vernichtung des befallenen Organismus. Wird das Virus dagegen in den Meningen festgehalten, so daß sich die Antigen-Antikörperreaktion im wesentlichen an den Meningen abspielt, dann ist die Prognose günstig und besonders in den letzten Epidemien heilten diese meningitischen Formen, die oft wochenlang dauern konnten und deshalb unmöglich als abortive Poliomyelitis bezeichnet werden können, vollständig ohne jede Lähmung aus. In früheren Zeiten schlossen sich doch häufiger an die meningitischen Erscheinungen mehr oder weniger schwere Lähmungen an.

Mit dem Beginn der Organmanifestation im Zentralnervensystem (Heine-Medin-Meningitis, Encephalitis, Myelitis) verschwindet die Kontagiosität sehr rasch. Deshalb werden Spitalinfektionen kaum je beobachtet. Die Ansteckungsfähigkeit beschränkt sich offenbar auf das kurze Generalisationsstadium, bei dem noch niemand feststellen kann, daß es sich um eine beginnende Poliomyelitis handelt.

Interessant ist bei der Poliomyelitis die spezifische Neurotropie des Virus für die Vorderhornzellen des Rückenmarks. Mit dem Eintritt der Antigen-Antikörperreaktion, die zum Absterben der Ganglienzellen und damit zu Dauerlähmungen führt, kommt es auch zu einer dauernden Vernichtung des Virus und dadurch zu einer Autosterilisation des Zentralnervensystems.

Auch im Blutbild zeigen die meisten Viruskrankheiten wichtige gemeinsame Besonderheiten gegenüber den bakteriellen Infektionen. Sie lassen das Granulocytensystem mehr oder weniger intakt, es kann sogar infolge relativer Verminderung der Granulocyten zu Leukopenien kommen, z. B. bei Masern, Röteln usw. Bei den Pocken findet sich eine Hyperleukocytose, bei schweren Fällen eine Leukopenie, Neutropenie in allen Fällen, Linksverschiebung und atypische Mononucleose. Ähnlich ist auch das Blutbild bei Varicellen, bei denen man nicht selten eine Vermehrung der Monocyten feststellen kann. Die Infektionsabwehr wird bei den Viruskrankheiten vielfach dem lymphatischen System und den Monocyten übertragen. Sowohl bei Masern, ganz besonders aber bei Röteln, noch mehr bei dem lymphämoiden Drüsenfieber kommt es zu einem sogenannten bunten Blutbild mit vielen pathologischen plasmazelligen Lymphocyten, richtigen Plasmazellen und Lymphoblasten. Auch bei der Parotitis epidemica können verwandte Blutbilder auftreten. Bei der Poliomyelitis tritt diese lymphocytäre Reaktion in den Hintergrund, aber selbst bei einer Leukocytose sind die Granulocyten merkwürdig wenig verändert.

Ich will hier noch eine eigenartige Krankheit erwähnen, die offenbar auch auf eine Virusinfektion zurückzuführen ist, nämlich das Exanthema subitum, oder, wie ich es genannt habe, Dreitagefieberexanthem der kleinen Kinder. Nach einer Inkubationszeit von drei bis sieben Tagen kommt es hier zu einem Generalisationsstadium, welches außer dem hohen Fieber während drei Tagen meist fast symptomlos ist. Auch hier endet dieses Generalisationsstadium mit kritischem Temperaturabfall, welcher definitiv ist. Eine zweite Fieberzacke, wie sie bei den Masern, bei den Pocken, bei der Poliomyelitis und auch bei der Grippe so häufig ist, zeigt sich nicht. Dagegen erscheint mit dem Fieberabfall oder gelegentlich auch nach einer Pause von ein bis zwei Tagen ein morbilliformes, fieberlos verlaufendes Exanthem am Rumpf, an den Extremitäten, an Stirn, Schläfen und behaartem Kopf, während das Gesicht im Gegensatz zu den Masern verschont bleibt. Das Exanthem dauert nur ein bis zwei Tage, um dann rasch zu verschwinden. Die Krankheit zeigt auch ein ganz besonderes Blutbild, Leukopenie bis zu 3000 bis 4000 zur Zeit des Exanthems, mit einer Neutropenie von 20 bis 2%, einer entsprechenden relativen Lymphocytose von 80 bis 98%.

Offenbar gelingt es hier dem Organismus, das Virus im Generalisationsstadium so stark abzuschwächen, daß es als Organmanifestation außer dem Exanthem kein Fieber und keine sonstigen Störungen mehr zu erzeugen vermag. Auch hier werden die geschwächten Erreger nach der Haut abgedrängt, um die endgültige Vernichtung zu finden.

Die Versuche, dieses eigenartige Krankheitsbild in den großen Sammeltopf der grippalen Infekte zu werfen, müssen endgültig abgelehnt werden. Epidemiologisch ist keine Koinzidenz mit den Grippeepidemien nachweisbar, es fehlt vollkommen die Pneumotropie des Grippevirus. Der Verlauf ist absolut gutartig, selbst in ursprünglich als schwer imponierenden Fällen. Ich kenne keine Influenza oder Grippe, dazu noch im zartesten Säuglings- und Kleinkindesalter, von der man das behaupten könnte. Zudem ist das Blutbild in seiner Eigenart der hochgradigen Granulocytopenie mit relativer Lymphocytose von 80 bis 98% ganz gesetzmäßig und spezifisch für das Dreitagefieberexanthem.

Nach der Inkubationszeit beginnt der Organismus mit heftigen Erscheinungen im Generalisationsstadium zu reagieren, weil er gegen die Virusinfektion überempfindlich geworden ist. Bei der Organmanifestation, die dem Prodromalstadium nach einer kurzen Pause oder unmittelbar nachfolgt, zeigen sich Überempfindlichkeitserscheinungen namentlich in den hyperergischen Reaktionen des Hautorganes in den verschiedenen Exanthemen, aber auch glücklicherweise seltener in mehr oder weniger heftigen, nichteitrigen, entzündlichen Erkrankungen von seiten des Nervensystems. Die hyperergischen entzündlichen Reaktionen führen zu einer meist raschen und endgültigen Vernichtung der Krankheitserreger.

Die Allergie bei den Viruskrankheiten ist nur das Durchgangsstadium, um durch die hyperergische Entzündung eine zuverlässige lebenslängliche Krankheitsimmunität zu erwerben. Wir müssen uns dabei vorstellen, daß bereits die Allergie einer teilweisen Immunität entspricht, bei der eine Lyse der Virusarten nur unter Krankheitserscheinungen möglich ist. Bei der vollständigen Immunität erfolgt diese gleiche Lyse offenbar so rasch und vollkommen, daß keine giftigen Zwischenprodukte mehr entstehen; außerdem spielt wahrscheinlich die celluläre Immunität eine noch größere Rolle als die humorale. Das Virus wird offenbar von den Zellen gar nicht mehr aufgenommen. Allen Viruskrankheiten mit nur wenigen Ausnahmen kommt somit die Eigenschaft zu, zuverlässige lebenslängliche Krankheitsimmunität zu hinterlassen.

158. Vorlesung.

Die Immunbiologie der Masern.

Das Masernvirus gelangt bei der natürlichen Maserninfektion in feinsten Tröpfchen auf die Schleimhäute des Gesunden, dringt wie der Erreger der Pocken oder Varicellen in die Schleimhäute ein, und wird anscheinend besonders im lymphatischen Gewebe fixiert. Es löst, wie wir heute wissen, z. B. in den Tonsillen, aber auch in der Appendix, den Mesenteriallymphknoten und anderen

Lymphdrüsen die Bildung von Riesenzellen mit sehr vielen Zellkernen aus. Dies setzt voraus, daß das Virus zunächst auf der Blutbahn in die verschiedensten Bezirke lymphatischer Organe transportiert wird, aber nicht nur das, es kann auch das Zentralnervensystem schon frühzeitig infizieren. Bis zum zehnten Tag erträgt der Organismus diese Infektion meist symptomlos, er ist allerdings in dieser Zeit nicht untätig, sondern bereitet sich zum Kampfe mit den Eindringlingen vor. Nach Abschluß der Inkubation löst sich die Bindung der Masernerreger an gewisse Körperzellen, das Blut wird von ihnen überschwemmt. Es wird den Masernerregern ungemütlich und sie suchen den Masernkranken zu verlassen, indem sie auf die Schleimhäute ausgeschieden werden. Diese sind aber in der Inkubationszeit zuerst sensibilisiert worden und reagieren nunmehr mit Überempfindlichkeitserscheinungen. Ein Teil der Keime wird agglutiniert und aufgelöst, wobei giftige Abbauprodukte entstehen, es kommt zu Conjunctivitis, Coryza, Kopliks, Enanthem, Pharyngitis usw. Oft sinkt, wie wir das gesehen haben, nach der Generalisation, nach der Überschwemmung des Blutes mit den Masernerregern, das Fieber vorübergehend ab, um dann aber mit der Verlegung des Kriegsschauplatzes auf die äußere Haut am 14. Tag nach der Infektion wieder stark anzusteigen. Die Antikörperbildung in der Haut ist nun so weit fortgeschritten, daß auch hier die Masernerreger in den Hautkapillaren agglutiniert und der Wirkung der Lysine unterworfen werden. Bei dieser Auflösung der Masernerreger werden Gifte frei, welche die Fähigkeit haben, an all den Stellen, wo diese Gifte entstehen, wegen der hyperergischen Reaktionslage fleckenweise die Haut zu röten. Das Exanthem beginnt im Gesicht und am Hals, weil offenbar diese Gebiete früher als die anderen Hautregionen mit den Masernerregern in Berührung kamen und früher sessile Antikörper bildeten. Die Ausbreitung des Exanthems kommt zum Stillstand, wenn alle sessilen Antikörper besetzt sind, dann können ruhig noch weiter Masernkeime im Blute zirkulieren. Es kommt zu keiner Reaktion mehr. Das Exanthem selbst blaßt nach einer Dauer von drei bis sechs Tagen ab, wobei es meist zu einer kritischen Entgiftung des Organismus kommt.

Diese Entgiftung wird nach der gegenwärtig herrschenden Lehre von PIRQUET, MORO und PFAUNDLER dadurch bewerkstelligt, daß die schon im Prodromalstadium bei der Lyse der Masernerreger freiwerdenden Toxine im Organismus nun ihrerseits die Bildung von Gegengiften oder Antitoxinen auslösen, welche die Toxine in zunehmendem Maße binden.

In den ersten drei Tagen nach der Krise, also vom 18. bis zum 20. Tage nach der Infektion, ist das Masernrekonvaleszentenserum noch unreif, d. h. es enthält noch keine freien oder noch zu wenig Lysine und vor allem kein freies Antitoxin. Diese Tatsache ist sehr interessant, sie zeigt uns, daß die kritische Entgiftung des Organismus nicht auf das Erscheinen von Antitoxinen bei der Maserninfektion zurückgeführt werden kann, sie ist vielmehr, wie wir das oben dargestellt haben, die Folge einer Erschöpfung der Giftbildung, weil zunächst die Antikörper im Kampfe verbraucht worden sind.

Injiziert man, wie das PFAUNDLER gezeigt hat, ein solch unreifes Serum, das nur Lysin, aber kein Antitoxin enthält, einem Kinde, das sich in vorgeschrittener Maserninkubation befindet, so kann man dadurch das vorzeitige Erscheinen eines Exanthems auslösen.

Schon vom dritten Tag nach der Entfieberung an treten nun im Blute zunehmend freie Antikörper auf, die die Franzosen (DEBRÉ und JOANNON), um nichts zu präjudizieren, einfach als Immunisine bezeichnen. Aber erst um den siebenten bis zehnten Tag nach der Krise, also am 23. bis 24. Tage nach der Ansteckung mit Masern, wird das Masernrekonvaleszentenserum reif, d. h. es erhält die Fähigkeit, wenn es bei einem mit Masern angesteckten Kind in der ersten Hälfte der Inkubation injiziert wird, die Maserninfektion im Keime zu ersticken oder abzudrosseln. Dabei werden die Masernerreger zwar durch die freien Lysine des Serums aufgelöst. Die dabei entstehenden Toxine werden jedoch durch die freien Antitoxine des reifen Masernserums sofort gebunden und unschädlich gemacht, so daß keine klinischen Erscheinungen sich zeigen können. Der sichtbare Ausdruck dieser antitoxischen Wirkung des reifen Rekonvaleszentenserums ist das Aussparphänomen: An der Injektionsstelle des Serums kann ein später ausbrechendes Masernexanthem wegen der antitoxischen Wirkung nicht zum Vorschein kommen.

Zu Bedenken gibt jedoch die völlige therapeutische Wirkungslosigkeit auch des reifen Masernrekonvaleszentenserums bei schon bestehendem Exanthem Anlaß. Das Masernrekonvaleszentenserum ist im Gegensatz zum Scharlachrekonvaleszentenserum nicht imstande, das Masernexanthem auszulöschen. Eine weitere Schwierigkeit besteht darin, daß es keine Antiendotoxine gibt, wie man sie hier postulieren müßte.

Für die Erklärung der Wirkung könnte es genügen, nur Lysine anzunehmen. Zur Zeit des unreifen Serums sind eben die Lysine noch gebunden, zum größeren Teil noch zellständig und die bereits freien Lysine sind nicht stark genug, um die Masernerreger so vollständig abzubauen, daß keine giftigen und exanthemauslösenden Zwischenprodukte entstehen. Beim reifen Masernserum haben dagegen die Endothelzellen, die zuerst zellständigen Lysine in reichem Maße an das Blut abgegeben, so daß diese in der ersten Hälfte der Maserninkubation die dann noch nicht so zahlreichen Erreger vollständig abzutöten und aufzulösen vermögen, ohne daß giftige Abbauprodukte überhaupt entstehen können.

Wir sehen somit, daß diese Antikörper (Lysine) im Blut nur der Indikator der überstandenen Maserninfektion sind. Die Reifung des Serums ist somit für die Überwindung der eigenen Maserninfektion nicht notwendig.

Schon nach 14 Tagen nach der Reifung nimmt der Gehalt an Immunisinen merklich ab, nach 30 Tagen ist die Verminderung sehr stark, und es bleiben im Serum der Durchmaserten späterhin nur noch etwa ein Drittel oder ein Viertel derjenigen Immunisine zurück, welche der Körper sieben bis zehn Tage nach der Deferveszenz oder etwa um den 25. Tag nach der Masernansteckung in seinem Blute enthielt. Gleichwohl ist die Immunität eine dauernde, sie ist wahrscheinlich nicht nur eine humorale, sondern auch eine celluläre.

NICOLLE und CONSEIL und unabhängig von ihnen DEGKWITZ haben nun die Entdeckung gemacht, daß es gelingt, mittels des reifen, zwischen dem siebenten und zehnten Tag nach der Krise gewonnenen Masernrekonvaleszentenserum eine Schutzimpfung gegen Masern durchzuführen. Der passiv übertragene Schutz dauert jedoch ähnlich wie beim Diphtherieserum nur zwei bis drei bis höchstens vier Wochen.

Um eine vollständige Abdrosselung der Masern zu erzielen, ist es notwendig, das Serum in der ersten Hälfte der Inkubation zu injizieren, Es ist deshalb möglichst genau festzustellen, in welchem Stadium der Inkubation das der Ansteckung ausgesetzte Kind sich befindet. Beim kurz dauernden Kontakt kann man dies ja auf den Tag genau angeben. Praktisch genügt es, wenn man als Ansteckungstermin den zweiten bis dritten Tag vor dem Erscheinen des Masernexanthems bei dem infizierenden Kind als Infektionstermin annimmt, da ja die Kontagiosität zur Zeit der Prodrome weitaus am größten ist und zur Zeit der Eruption des Exanthems rasch abnimmt.

Es dürfen nie weniger als 3 ccm Serum selbst bei Kindern von ein bis drei Jahren verwendet werden. Für jedes folgende Lebensjahr nimmt man 1 ccm

Serum mehr, wird also bei einem vierjährigen Kind 4 ccm usw. geben. Höher als 15 bis 20 ccm braucht man nicht zu steigen. Dies stellt die normale Dosierung dar, welche nicht unterschritten werden soll, aber zur Erreichung größerer Sicherheit ruhig überschritten werden darf. Das Serum wird intramuskulär injiziert.

Vor allem sind schutzbedürftig der Maserngefahr ausgesetzte Neugeborene masernkranker oder bisher noch nicht gemaserter Mütter. Kleinkinder im Alter von sechs Monaten bis zu drei bis fünf Jahren. Eine besondere Indikation zur vollständigen Abdrosselung der Masern liegt natürlich bei sonst irgendwie kranken und schwächlichen Kindern vor (Spitalepidemien).

Kann die Seruminjektion erst in der zweiten Hälfte der Inkubation, also am sechsten, siebenten oder achten Tag vorgenommen werden, so können die Masern nicht mehr vollständig unterdrückt werden. Sie werden aber in ihrem klinischen Verlauf bedeutend gemildert, was nicht als ein Mißerfolg zu buchen ist, sogar meistens wünschenswerter erscheint, da diese milden Masern eine dauernde Immunität hinterlassen.

Bei den serummitigierten Masern erscheint die Inkubationszeit oft verlängert auf 12, 18 bis 24 Tage. In gleichem Maße wie die Inkubationszeit verlängert wird, wird auch das klinische Bild milder und milder. Meistens fehlen katarrhalische Erscheinungen oder es tritt nur ein leichter Schnupfen, eine leichte Tracheobronchitis auf. Conjunctivitis fehlt fast ganz, Kopliks können fehlen oder kaum angedeutet sein. Die Temperatur erreicht höchstens 38° im Prodromalstadium. In vielen Fällen fehlen Prodrome ganz und das Morbilloid beginnt gleich mit dem Exanthem. Dieses besteht häufig nur aus einzelnen, sehr weit auseinanderstehenden, zartroten Flecken am Rumpf und gelegentlich an den Armen. Das Fieber erreicht nur ein bis zwei Tage 37,8 bis 38° oder es steigt am Abend eines einzigen Eruptionstages auf 39°, um nachher rasch wieder abzufallen. Das Allgemeinbefinden der Kinder ist fast gar nicht gestört. Komplikationen fehlen vollständig bei diesen mitigierten Masern. Das Morbilloid ist sehr wenig ansteckend. Diese Masern „en miniature" (DEBRÉ) hinterlassen trotz der leichten und flüchtigen Erscheinungen eine starke, dauernde Immunität. Wird das Serum erst am neunten bis zehnten Tag der Inkubation oder zur Zeit der ersten Prodrome injiziert, dann hat das Rekonvaleszentenserum gar keine Wirkung mehr.

Versager aus unbekannter Ursache kommen in etwa zwei bis 6% vor, in anderen Fällen sind sie zurückzuführen auf schlechtes unreifes Serum von noch nicht vollständig genesenen Rekonvaleszenten, ungenügende Dosierung und zu späte Injektion.

Da man nicht immer Masernrekonvaleszentenserum zur Hand hat, so ist es wichtig zu wissen, daß man auch mit Erwachsenenblut eine gute Prophylaxe der Masern erreichen kann. Für einjährige Kinder genügen etwa 20 ccm Erwachsenenblut, das man z. B. den Eltern mit der Spritze entnimmt, zur Verhütung der Gerinnung unter Zusatz von einem Zehntel 5%iger Natriumcitricumlösung und frisch intramuskulär injiziert. Kleinkinder und größere Kinder bedürfen zum Schutz etwa 20 bis 40 ccm Erwachsenenblut. In der ersten Hälfte der Inkubation kann man auch damit die Masern vollkommen abdrosseln, häufiger kommt es zu einer bloßen Mitigierung. Diese Mitigierung kann so stark sein, daß die Kinder mit dem Masernexanthem sogar herumspazieren und sich gar nicht krank fühlen, ein ganz ungewohnter Anblick.

Mit dem neuerdings aus Placenten gewonnenen Masernschutzimpfstoff haben wir dagegen schlechte Erfahrungen gemacht. Recht zuverlässig wirken die aus dem Blutplasma der Erwachsenen isolierten Gammaglobuline, an welche die

Masernantikörper gebunden sind. (0,15 bis 0,2 ccm pro kg Körpergewicht genügen.)

Eine milde aktive Schutzimpfung wäre bei der allgemeinen Empfänglichkeit der Kinder und dem oft schweren Verlauf der Masern im frühen Kindesalter erwünscht.

159. Vorlesung.

Röteln, Rubeolen.

Ich habe Gelegenheit, heute einen 14jährigen Jungen vorzustellen, bei dem ohne Prodrome, ohne jedes Fieber und Krankheitsgefühl seit gestern ein akutes Exanthem aufgetreten ist. Zuerst zeigte sich eine flammende Gesichtsröte, dann erschienen zartrote Flecken hinter den Ohren, auf der Stirn und auf den Wangen, und schon in einem halben Tag breitete sich der Ausschlag über den Rumpf und die Extremitäten aus. Er erinnert an leichte Masern, und setzt sich zusammen aus rundlichen oder ovalen rosenroten Flecken, die mehr oder weniger reichlich unveränderte Haut zwischen sich lassen.

Beim Betasten fühlt man leicht schmerzhafte, derbe Drüsen über der Hinterhauptschuppe auf beiden Seiten, ferner über den Warzenfortsätzen und hinter dem Sternocleido sind einzelne Drüsen sogar so stark geschwollen, daß sie schon bei der Betrachtung sichtbar sind. Ganze Pakete von Drüsen, die sich gut voneinander verschieben lassen, finden sich in den Axillen und in der Inguinalgegend. Sogar die Kubitaldrüsen sind beiderseits tastbar im Sulcus bicipitalis.

Ein Blick in die Mundhöhle zeigt, daß KOPLIKsche Flecken fehlen, dagegen sieht man auf dem weichen Gaumen ein Enanthem, das sich ebenfalls aus kleinen rundlichen Flecken zusammensetzt.

Das Blutbild zeigt eine leichte Leukopenie von 4900 mit einer Lymphocytose von 55%, leichte Eosinophilie (6%) und 5% Plasmazellen.

Bei oberflächlicher Betrachtung des Exanthems könnte man an leichte Masern denken. Dagegen spricht das Auftreten ohne Prodrome, ohne Kopliks, ohne Fieber und ohne entzündliche Erscheinungen von seiten der Schleimhäute. Bei den Masern sind die Flecken makulopapulös, konfluieren häufig und sind stärker dunkelrot. Der Masernausschlag braucht oft mehrere Tage, bis er die gleiche Ausbreitung erreicht hat wie das Rötelnexanthem.

Das ganze Krankheitsbild, Exanthem, Drüsenschwellungen und Blutveränderungen, läßt uns mit Sicherheit die Diagnose Rubeolen stellen.

Drüsenschwellungen kommen zwar bei Masern auch vor, sie sind jedoch meist weicher und bescheidener und betreffen nicht in so ausgesprochenem Maße die Nackendrüsen. Auch das Blutbild kann differentialdiagnostische Schwierigkeiten bereiten. Wohl haben wir in der Regel bei den Masern Leukopenie mit Neutrophilie, bei den Röteln Leukopenie mit ausgesprochener pathologischer Lymphocytose und vielen Plasmazellen, aber in seltenen Fällen können die Plasmazellen bei den Röteln fehlen oder unbedeutend sein, und anderseits habe ich auch in der Rekonvaleszenz von sicheren Masern Lymphocytose und Vermehrung der Plasmazellen gefunden.

In dem vorliegenden Fall wurde unsere Rötelndiagnose noch dadurch bestätigt, daß wir nachträglich erfahren haben, in der Schulklasse des Knaben seien vor drei Wochen typische Röteln bei einigen Mitschülern aufgetreten. Im Gegensatz zu der streng normierten Inkubationszeit von 10 Tagen bei den Masern haben wir bei den Röteln längere, dreiwöchige Inkubationszeiten (17 bis 23 Tage).

Nicht immer treten die Röteln ganz ohne Prodrome und ohne Fieber auf. Das Fieber kann sogar am ersten Tag 39, seltener 40° erreichen, um dann rasch abzufallen, anderseits gibt es Fälle, die mit 38° beginnen, mitunter bis 39° und mehr steigen, um dann fast kritisch abzufallen. Die meisten Fälle zeigen nur geringes Fieber, 38 bis 38,5°. Länger dauernde hohe Fieber sind ungewöhnlich.

Die Prodrome können sich in katarrhalischen Erscheinungen von seiten der Schleimhäute und leichter Conjunctivitis mit Lichtscheu, Niesen, zuweilen Nasenbluten, Schlingbeschwerden und Halsschmerzen und manchmal auch stärkerem Kopfweh äußern und an die Vorläufererscheinungen der Masern erinnern, aber im Gegensatz zu dem drei-, gelegentlich sogar achttägigen Prodromalstadium der Masern folgt bei den Röteln die Eruption sehr rasch, schon am ersten bis zweiten Tag.

Nicht so selten gibt es Fälle mit rudimentärem Exanthem. Der Ausschlag kann im Gesicht beginnen wie in den typischen Fällen, auf den Hals und die Brust herabsteigen, dann aber plötzlich haltmachen in einer halbmondförmig begrenzten, kragenartigen Linie. Ganz selten tritt der Ausschlag nur im Gesicht auf. Diese Fälle mit rudimentärem Exanthem bilden einen Übergang zu den Rubeolen sine exanthemate. Drüsenschwellungen und Blutbefund sind gleichwohl ganz typisch.

Im Gegensatz zu den rudimentär entwickelten Rötelnexanthemen steht der scarlatinöse Typus der Röteln, auf den wir schon beim Scharlach hingewiesen haben. Hier kommt es zu einer so dichten Eruption der Rötelnflecken, daß ein Scharlachexanthem vorgetäuscht wird. Vor Verwechslung schützen die generalisierten Drüsenschwellungen und das typische Blutbild.

Der Rötelausschlag ist manchmal von Brennen und Jucken begleitet. Die Dauer der Eruption beträgt kaum zwei bis drei Tage, selten länger. Doch sind Fälle mit Nachschüben beschrieben worden. Manchmal hinterlassen die Roseolen bräunliche Flecken und sehr geringe staubförmige Abschilferung.

Die Röteln sind eine Viruskrankheit. Japanischen Autoren, HIRO und TASAKA, ist es gelungen, mit Rachenschleim, der im exanthematischen Stadium abgenommen, mit physiologischer Kochsalzlösung verdünnt, mit Berkefeldfilter W filtriert wurde, die Krankheit auf andere Kinder durch subcutane Einspritzung zu übertragen.

Die Rubeolen zeigen eine nahe Verwandtschaft zum lymphämoiden Drüsenfieber. Es handelt sich bei beiden Affektionen um eine Viruskrankheit, welche besonders den lymphatischen Apparat befällt. Auch bei den Röteln kommt es häufig zu perkutorischer Vergrößerung der Milz, seltener zu tastbaren Milztumoren. Anderseits beobachtet man beim lymphämoiden Drüsenfieber gelegentlich rötelnähnliche Exantheme. Selbst die sogenannte lymphatische Reaktion im Blutbild kann ähnlich sein, nur treten in den typischen Fällen von Röteln Radkernplasmazellen häufiger auf, 5 bis 20%, in einem Fall meiner Beobachtung sogar 40%. Ihre Zahl ist gewöhnlich am größten am vierten bis fünften Tag der Erkrankung. Am ersten Krankheitstag können sie noch fehlen. Die Drüsenfieberzellen entwickeln sich meist nicht bis zu den typischen Radkernplasmazellen mit den zahlreichen Vacuolen in tiefblauem Plasma, sondern zeigen alle Übergangsformen zwischen großen Lymphocyten, Lymphoblasten und Plasmazellen, indem nur die Ränder eine stärkere basophile blaue Verfärbung zeigen.

Der Verlauf der Röteln ist meist gutartig und ohne Komplikationen, nur gelegentlich kann es zu Angina mit lakunären Belägen, ferner ab und zu zu Otitis media kommen. Bronchitis ist viel seltener als bei Masern, Bronchopneumonie nach Röteln sah ich bei einem zweijährigen Kinde. Rötelnrheumatismus fand ich fast nur bei Erwachsenen. Es scheint, daß auch nach Rubeolen in seltenen Fällen eine latente Bronchialdrüsentuberkulose aktiviert werden kann. Wie bei anderen Viruskrankheiten, sind vereinzelt auch Erscheinungen von Meningoencephalitis nach Röteln beschrieben worden.

Isolierung ist angezeigt in Schulen, Heimen und Krippen. Die Kinder sollen etwa acht Tage der Schule fernbleiben. Mädchen sollten allerdings womöglich Rubeolen vor dem Heiratsalter durchmachen, um eine dauernde Immunität zu erwerben und damit die Gefahren einer *Rubeolenembryopathie* zu vermeiden.

Wenn nämlich eine Frau innerhalb der ersten zwei Monate der Schwangerschaft Rubeolen bekommt, so ist die Gefahr groß, daß der Fötus eine Rubeolenembryopathie erwirbt und später als ein kongenital defektes Kind geboren wird.

Die drei Hauptsymptome der Rubeolenembryopathie sind nach WERTHEMANN Katarakt, Taubheit und Herzfehler.

1. *Katarakt:* Er ist ein- oder doppelseitig, zentral gelegen, häufig verbunden mit Mikrophthalmie. Die gegenüber dem Rubeolenvirus kritische Entwicklungsphase der Linse liegt in der Zeit der Differenzierung der primären Linsenfasern, die etwa in der vierten Woche den Kern der Linse bilden, und den sekundären Linsenfasern, die von der siebenten Woche an erscheinen und sich bis zur achten bis neunten Woche um den Linsenkern herumlegen. Auch Pigmentepithelveränderungen der Netzhaut kommen vor.

2. *Taubheit.* Die Ohranlage in Form des Ohrbläschens erscheint in der dritten bis vierten Woche schon beim Embryo bei einer Länge von 4 mm. Die kritische Phase für das CORTIsche Organ ist die siebente bis zehnte Woche. Infolge der Schädigung durch das Rubeolenvirus kommt es zu einem Fehlen der Differenzierung der primitiven Zellen des CORTIschen Organs sowie zu einem Ausfall der REISSNERschen Membran.

3. *Kongenitale Herzfehler,* z. B. Offenbleiben des Ductus Botalli, meist verbunden mit einem offenen Foramen ovale, seltener mit einem Ventrikelseptumdefekt.

Weitere Befunde sind gelegentlich Mikrocephalie und Hypoplasie der Zähne, Hypospadie, Kryptorchismus, Hernien, Wolfsrachen, Pylorushypertrophie, Nierenanomalien, Pes valgus et varus, Fragilitas ossium (BOURQUIN), gelegentlich sogar Mongolismus.

160. Vorlesung.

Erythema infectiosum.

Bei diesen beiden Schwestern, die fast gleichzeitig nach ganz kurzen Prodromen mit Unbehagen, Mattigkeit, Kopfschmerzen und leichtem Fieber erkrankt sind, beobachten wir ein eigentümliches Exanthem im Gesicht, welches schmetterlingsflügelartig sich über die Wangen verbreitet. Bei oberflächlicher Betrachtung könnte es an ein Erysipel erinnern. Die Lippen und die knorpelige Nase sind frei. Wir beobachten wie beim Scharlach ein sogenanntes blasses Dreieck, dessen Basis am Kinn und dessen Spitze auf dem Nasenrücken liegt. Das Exanthem schneidet eben scharf, fast wallartig an der Nasolabialfalte ab. Gegen das Ohr und den Hals zu zeigt das Exanthem einige zackige Ausläufer. Welsche Familien in Bern nannten diese Krankheit wegen der charakteristischen Schmetterlingsfigur im Gesicht „le papillon" (STOOSS). Beim Betasten fühlt sich die gerötete Haut auffallend heiß, prall gespannt, von vermehrter Konsistenz und gegenüber der übrigen Haut leicht erhaben an.

Bei dem einen Mädchen ist der Stamm frei und das Exanthem lokalisiert sich vor allem an den Extremitäten. Besonders sind die Streckseiten des Oberarms und Vorderarms befallen. Einzelne Ausläufer des Ausschlags gehen jedoch auch auf die Beugeseite über. Auch die Handrücken zeigen noch einige rote Flecken, während an den Grundphalangen der Finger der Ausschlag kaum mehr wahrnehmbar ist. An den Handgelenken zeigt der Ausschlag ein glänzendes Rot.

Die Grundeffloreszenz ist ein kleiner, leicht papulöser, stecknadelkopf- bis linsengroßer Erythemherd. Diese Herde dehnen sich sehr rasch aus und haben große Neigung zu Konfluenz. Das Zentrum blaßt ab und nimmt eine blaßlivide, manchmal etwas gelbliche Verfärbung an. Die Ränder der Flecken dagegen sind leuchtend rot gefärbt und in beständiger Veränderung begriffen. Es entstehen auf diese Weise eigentümliche landkartenähnliche Gebilde. Die roten, oft etwas wallartigen Zonen des Exanthems erinnern an eine durch vorgeschobene Landzungen und Inseln vielgestaltige Küste, während die freigebliebenen hellen Hautflächen dem Meer entsprechen würden.

Besonders schön ist bei beiden Geschwistern diese landkartenartige Gestaltung des Exanthems an der Außenseite der Oberschenkel wahrzunehmen, mit einzelnen Ausläufern nach der Adduktorengegend. Die Kniegelenke sind mehr oder weniger verschont und die Unterschenkel sind nur gering befallen. Handteller und Fußsohlen sind frei.

Bei beiden Schwestern sehen wir auch die Glutäalgegend betroffen. Sie ist intensiv rot und gefleckt und diese fleckige Röte erstreckt sich von da langsam abnehmend auf die Beugeseite der Oberschenkel.

Bei der jüngeren Schwester sieht man auch am Rumpf ziemlich weit auseinanderstehende, zart rosarote, masernähnliche Flecken, ohne daß es hier zur Konfluenz und zu den eigentümlichen Rückbildungsfiguren wie an den Extremitäten gekommen wäre. Bei der anderen Schwester ist der Stamm vollkommen frei von Exanthem.

Wir haben hier das charakteristische Krankheitsbild des **Erythema infectiosum.** Es wurde ursprünglich als eine Abart von Röteln aufgefaßt und wegen der ringförmigen Gestaltung der Effloreszenzen auch als Ringelröteln bezeichnet. Andere Namen sind Kinderrotlauf, Megalerythema epidemicum, Fünfte Krankheit.

Die Geschwisterfälle wie hier weisen darauf hin, daß die Krankheit kontagiös ist. Die Kontagiosität ist jedoch viel geringer als bei den Röteln oder gar bei den Masern.

Die Krankheit wird meist in kleinen Epidemien bei Geschwistern, in Schulen, Kindergärten usw. beobachtet, nur selten werden ganze Familien befallen. Diese Epidemien treten besonders gern im Frühjahr bei sonnigem, warmem Wetter auf, aber interessanterweise oft nur in jahrzehntelangen Intervallen, z. B. in der Schweiz 1903 bis 1905 (FEER, STOOSS), 1918 sah ich eine größere Epidemie in Bern, und dann wieder im Frühjahr 1925 ein stärkeres Auftreten. Dann kann es wieder jahrelang gehen, bis man erneut epidemisches Auftreten erleben kann.

Die Inkubation dauert im allgemeinen 6 bis 14 Tage, aber auch 17 als höchste Zeitspanne wurde ähnlich wie bei den Röteln beobachtet.

Häufig fehlen Prodromalsymptome ganz und die flammende Gesichtsröte ist das erste Krankheitszeichen. Manchmal klagen oft größere Kinder und auch Erwachsene über leichtes Unwohlsein, Mattigkeit, Appetitlosigkeit, leichte Magen-Darmstörungen, Lichtscheu, Schnupfen, Stiche in den Ohren und leichte Gelenkschmerzen.

Die Temperatur ist meist gar nicht oder nur ein bis zwei Tage lang leicht erhöht, bis gegen 38°. In zwei Fällen sah ich Eintagsfieber bis 39 und 40°

Eine leichte Conjunctivitis, etwas Schnupfen, selten Bronchitis treten mitunter im Verlauf des Erythema infectiosum auf.

Der charakteristische Ausschlag, bei dem das Jucken fehlt oder nur gering ist, dauert 3 bis 21 Tage, im Durchschnitt etwa 11 Tage. Zeitweise verblaßt er, flackert aber spontan oder auf kleine Hautreize wieder auf, und zeigt von neuem sein reizvolles Figuren- und Farbenspiel.

Ein charakteristisches Blutbild besteht nicht. Mitunter Eosinophilie von 5 bis 15%, relative oder absolute mäßige Lymphocytose mit nur vereinzelten Plasmazellen. Meist besteht keine Leukocytose.

Die Prognose ist günstig.

Die größte Ähnlichkeit hat die Krankheit mit dem Erythema exsudativum multiforme, welches wir in einer der nächsten Vorlesungen näher kennenlernen werden. Bei diesem sind die Flecken viel stärker papulös, neigen mitunter zu Bläschen- und Blasenbildung und heilen unter Pigmentierung ab. Das Erythema exsudativum verläuft ab und zu unter schwereren Krankheitserscheinungen mit hohem Fieber, starkem Juckreiz und Komplikationen von seiten der Schleimhäute (Pseudodiphtherie). Es tritt nicht epidemisch auf.

Außerordentlich Erythema infectiosum-ähnlich können gewisse Arzneiexantheme, z. B. nach Quecksilber (Calomel in Wurmschokolade), aussehen (JENNY).

Eine eigentliche Behandlung bedarf die Krankheit nicht. Es wird sich jedoch empfehlen, einige Tage Bettruhe anzuordnen, eine milde abführende Behandlung und leichte Diät sind wohl angebracht. Für die Therapie des Exanthems empfehlen sich Essigabwaschungen und nachfolgendes Einpudern.

161. Vorlesung.

Das Dreitagefieberexanthem der kleinen Kinder.
Exanthema subitum.

Dieser neun Monate alte, gut entwickelte und bisher stets gesunde Knabe wurde wegen eines eklamptischen Anfalles unter hohem Fieber bis über 40° in die Klinik eingeliefert. Kein klinischer Befund konnte dieses hohe Fieber erklären. Kein Schnupfen, keine Rachenröte, kein besonderer Lungenbefund, kein Husten, Stuhl normal, Urin o. B. Das Kind war etwas matt, äußerst verdrießlich, schlaflos, wimmerte zeitweise, wie wenn es Schmerzen hätte, aber die Otoskopie ergab keinen besonderen Befund. Das Allgemeinbefinden war, abgesehen von einer gewissen Appetitlosigkeit, sonst nicht schlecht und der Eindruck nicht besorgniserregend. Da ich dieses Krankheitsbild aus hundertfacher klinischer Erfahrung gut kannte, sagte ich voraus, daß nach dem dritten Tag das Fieber kritisch absinken werde und mit dem Fieberabfall ein Exanthem zum Vorschein komme.

Dieses Exanthem sehen wir heute. Es hat einen masernähnlichen Charakter. Der Ausschlag erschien zuerst am Stamm und wie gewöhnlich am Rücken in Form von 2 mm bis zu $\frac{1}{2}$ cm großen zartrosa Flecken. Er hat sich jetzt auch auf Brust, Bauch und die Extremitäten ausgedehnt, ferner auf den Nacken, die behaarte Kopfhaut, die Stirn und die Schläfen, während das Gesicht nahezu frei ist. Nur zu beiden Seiten der Nasenflügel bemerken wir einen kleinen roten Fleck. Das Exanthem sieht zum Verwechseln masernähnlich aus, nur sind die Flecken heller rot als bei den Masern und weniger papulös. Die Flecken sind häufig von einer blaßweißen Areola umgeben.

Zur Stütze der Diagnose haben wir auch gleich ein Blutbild auszählen lassen. Es findet sich eine Leukopenie von 4500 und folgende Leukocytenformel: Neutrophile Stabkernige 0,5%, Segmentkernige 6,5%, Lymphocyten 88%, Plasmazellen

3%, Monocyten 2%. Unter den Lymphocyten finden sich auch vereinzelte Lymphoblasten und andere jugendliche Lymphocyten mit etwas dunkelblauerem Protoplasma. Das Blutbild ist höchst auffällig und erinnert mit einer Mononucleose von 93% an eine Agranulocytose, machen doch die Granulocyten nur noch 7%, absolut nur noch 315, pro Kubikmillimeter aus. Aber das Kind ist fieberfrei (36,6°) und das Allgemeinbefinden so gut, wie wenn nichts geschehen wäre.

Es handelt sich hier um einen typischen Fall von Dreitagefieberexanthem bei einem neun Monate alten Säugling.

Es ist dies ein Krankheitsbild, mit dem die Spitalärzte wenig vertraut sind, da die Fälle nicht in die Kliniken eingewiesen werden. Der Praktiker hat weit mehr Gelegenheit, solche Fälle zu sehen, und ich habe auch dieses Krankheitsbild in Europa zuerst bewußt gesehen, als ich noch in der Praxis stand. Die Praktiker müssen hier ein gewichtigeres Wort sprechen als gewisse Kliniker, welche, wie wir noch sehen werden, falsche Lehren verbreiten. ZISCHINSKY ist wenigstens so ehrlich, zu gestehen, daß er das Krankheitsbild nicht gesehen hat.

Unser Fall wurde nur deshalb in die Klinik eingewiesen, weil er im Beginn des hohen Fiebers eklamptische Anfälle hatte.

Charakteristisch ist der Fieberverlauf, ein dreitägiges hohes Fieber mit einem kritischen Abfall, ohne nachfolgende erneute Temperatursteigerung. Nur selten ist die Fieberdauer kürzer oder länger.

In unserem Fall konnten wir gar keinen objektiven Befund für die Erklärung des hohen Fiebers erheben. In anderen Fällen finden sich leichte katarrhalische Erscheinungen, geringe Rachenröte, selten eine ganz leichte Angina, selbst mit Stippchenbelägen, etwas Schnupfen, Räuspern und gelegentlich pharyngealer Stridor. Husten ist auffallend selten (nur etwa 4 bis 8% der Fälle). Ein bronchitischer Befund ist ganz ungewöhnlich, und Bronchopneumonien wurden bisher nie beobachtet.

Namentlich bei Säuglingen treten gelegentlich auch etwas dünnere Stühle auf.

Die Fälle sind wenig kontagiös. Immerhin habe ich Häufung sporadischer Fälle, namentlich im Sommer und Herbst (September und Oktober) beobachtet zu Zeiten, wo von Grippeepidemien unter Erwachsenen auch nicht das geringste bekannt war. Geschwistererkrankungen habe ich ebenfalls gesehen. Sie sind deshalb so selten, weil sich nicht oft gerade zwei Kinder im gleichen empfänglichen Alter von ein bis zwei Jahren in der gleichen Familie vorfinden. Wo dies der Fall ist, wie in gewissen Säuglings- und Kinderheimen, wurde, namentlich in Amerika, auch richtiges epidemisches Auftreten beschrieben.

Die Krankheit hinterläßt eine dauernde Immunität. Zweiterkrankungen kommen fast gar nicht vor. Es scheint, daß die empfänglichen Kinder sich eben in den beiden ersten Lebensjahren immunisieren und dann jenseits dieses Alters nicht mehr erkranken.

Es wurde versucht, dieses klare Krankheitsbild zu verwässern und in einen Topf mit der Grippe oder Influenza zu werfen. Es kommen ja zweifellos bei Grippe und Influenza ähnliche Krankheitsbilder mit dreitägigem Fieber und nachfolgendem Exanthem vor. Dieses ist aber häufiger scarlatiniform als morbilliform. Aus den Beschreibungen von RIETSCHEL und ABB kann man ohne weiteres entnehmen, daß es sich um wirkliche Grippeexantheme, aber nicht um Exanthema subitum gehandelt hat, z. B. kommt die zweigipfelige Fieberkurve, wie sie für die Grippe charakteristisch ist, beim Exanthema subitum nicht vor. Schlechtes Allgemeinbefinden zur Zeit des Exanthemausbruchs spricht gegen Dreitagefieberexanthem, ebenso bronchitische (OPITZ) oder gar bronchopneumonische Befunde. Nur selten erreicht bei der Grippe die Leukopenie und insbesondere die Neutropenie und die entsprechende Lymphocytose so hohe Grade wie beim Dreitagefieberexanthem. Lymphocytosen unter 80% sprechen daher ohne weiteres gegen die Diagnose Exanthema subitum. Für dieses ist charakteristisch und geradezu gesetzmäßig eine Lymphocytose von 80 bis über 90%. Ich habe selbst einen Fall mit bis 98% mononucleären Zellen beschrieben. Dieses an Agranulocytose erinnernde Blutbild ist höchst auffällig. Ich pflege meine Assistenten, ohne etwas über den klinischen Befund zu sagen, Blutausstriche von solchen Fällen auszählen zu lassen und jedesmal zeigen sie sich erstaunt über den eigentümlichen Blutbefund, den sie bei den banalen, so häufigen grippalen Infekten eben nicht feststellen können.

In neuerer Zeit haben BARENBERG und GREENSPAN der Differentialdiagnose von Exanthema subitum und Grippe besondere Aufmerksamkeit geschenkt. Sie machten 58 Differentialzählungen bei 21 Kindern mit Exanthema subitum. Sie fanden am vierten Krankheitstag, also an dem Tag, an welchem das Exanthem zu erscheinen pflegt, in 100% jene hohe Lymphocytose und Leukopenie in 64%. Die Lymphocytose dauerte in einigen Fällen bis zum elften Tag. Diese Blutbefunde, verbunden mit dem klinischen Verlauf, wurden als charakteristisch für die Krankheit angesehen. 16 Kinder, welche während der Epidemie von Exanthema subitum an einer grippalen Infektion litten, dienten als Kontrollen. Der klinische Verlauf unterschied sich völlig von dem des Exanthema subitum, indem die Temperatur während sechs bis neun Tagen hoch blieb. Ein Kind, welches ein Exanthema subitum hatte mit dem typischen Blutbefund, bekam etwas später eine Grippe. Das Blut zeigte zu dieser Zeit keine Lymphocytose und Leukopenie. Bei den 16 Kontrollfällen mit Grippe wurde keine so hochgradige Lymphocytose gefunden wie beim Exanthema subitum, nur drei Fälle machten eine Ausnahme, und es liegt hier die Vermutung nahe, daß es sich bei diesen Fällen, ähnlich wie bei WILLI, um Exanthema subitum sine exanthemate gehandelt hat.

ROSENBUSCH und ZIEGLER, zwei Schweizer praktische Kinderärzte, haben in ihrer Praxis an Hunderten von Fällen meine Lehre bestätigen können, daß es sich beim Exanthema subitum nicht um eine grippale Infektion, sondern um eine besondere autonome, neue exanthematische Kinderkrankheit handelt.

Erst in neuester Zeit bricht sich diese Anschauung unter der Führung von A. WINDORFER auch in Deutschland Bahn. Auf Grund von eigenen Erfahrungen bei 117 Fällen hält auch WINDORFER das Dreitagefieberexanthem der kleinen Kinder für ein selbständiges Krankheitsbild. WINDORFER bestätigt auch an eigenen Beobachtungen das Vorkommen von meningoencephalitischen Vorgängen mit spastischen Hemiparesen, wie sie schon vorher von GLANZMANN und ROSENBLUM nach Exanthema subitum beschrieben wurden.

Im Gegensatz zu der in diesem zarten Alter wegen ihres langwierigen und meist komplikationsreichen Verlaufes gefürchteten grippalen Infektion, hat das Exanthema subitum eine absolut günstige Prognose, abgesehen von rasch vorübergehender Otitis in einzelnen Fällen, ist die Entfieberung eine definitive. Weitere Komplikationen sind nicht zu befürchten, und es ist eine Wohltat für den Kinderarzt, wenn er trotz des stürmischen Beginnes, wie in unserem Fall mit Konvulsionen, die Eltern mit Sicherheit beruhigen kann.

Der Ausdruck Exanthema subitum wird zwei Eigentümlichkeiten des Krankheitsbildes gerecht: 1. Dem plötzlichen, unerwarteten Erscheinen des Exanthems, im Gegensatz zu Masern nach der Entfieberung; 2. seinem raschen Verschwinden schon nach 48 Stunden.

162. Vorlesung.

Eigenartige Encephalomyelitis als Protozooenkrankheit. Toxoplasmose im Säuglings- und Kindesalter.

Ätiologie: Der Erreger der Toxoplasmose ist ein Protozoon von noch ungewisser Klassifikation. Diese Parasiten besitzen ein deutliches halbmond- bis birnenförmiges, ovales oder rundes Cytoplasma von 4 bis 6 Mikrons in der Länge, 2 bis 3 Mikrons in der Breite. Die Enden des Cytoplasmas sind gewöhnlich zugespitzt, ein Ende kann allerdings auch abgerundet sein. Jeder Parasit enthält im Zentrum oder näher dem stumpferen Ende eine rundliche Chromatinmasse. Neben den einzelstehenden Parasiten finden sich rundliche Aggregatmassen, von nahe aneinanderliegenden Toxoplasmen, so daß cystenartige Formen vorgetäuscht werden, ohne daß eine eigentliche Cystenwand nachzuweisen wäre. Parasiten vermehren sich nur in lebenden Zellen, wie z. B. in Monocyten, Endothelien, aber auch Parenchymzellen, z. B. des Gehirns, der Nebennieren, der Lungen und der Leber.

Dieses Protozoon Toxoplasma wurde bereits 1908 von Nicolle und Manceaux bei einem nordafrikanischen Nagetier, dem Gondi, entdeckt. Der Parasit kommt außerdem in Meerschweinchen, Mäusen, Ratten, Eichhörnchen, Hunden, Affen, und anderen Säugern, Tauben, Hühnern und anderen Vögeln vor.

Ein besonderes Interesse erhielt diese offenbar weit verbreitete

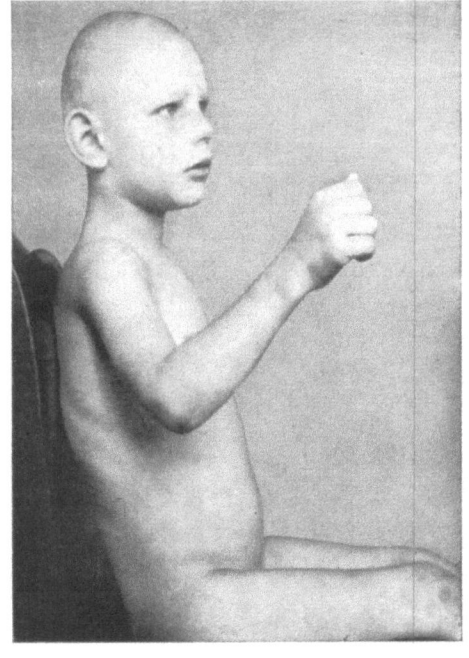

Abb. 194. 4¹/₂jähriger Knabe, Mikrocephalie, erethische Debilität, Muskelspasmen.

Protozoonkrankheit der Haustiere dadurch, daß eine Übertragung vom Tier auf den Menschen stattfinden kann. Es handelt sich also um eine Anthropo-Zoonose.

Die Infektion mit dem Toxoplasma kann sowohl bei Tieren wie beim Menschen inapparent verlaufen. Es gibt offenbar auch beim Menschen anscheinend vollkommen gesunde Toxoplasmaträger, namentlich unter den Frauen.

Pathologie: Solche Frauen können nun für den Fötus gefährlich werden, indem in der Schwangerschaft die Erreger wahrscheinlich auf dem Weg über die Placenta den Fötus infizieren können. Das Toxoplasma zeigt dabei eine ganz besondere Affinität zum fötalen Nervensystem, indem es eine ausgedehnte Encephalomyelitis und oft eine fötale Chorioretinitis, meist an beiden Augen, erzeugt. Bei dieser Toxoplasma-Encephalomyelitis treten im Gehirn und in den Plexus chorioidei weit verbreitet Granulomknötchen auf, welche eine zentrale Nekrose zeigen, die durch eine starke Affinität zu Kalksalzen ausgezeichnet ist, so daß sich diese kleinen Nekroseherde röntgenologisch nachweisen lassen. Recht charakteristisch ist das oft gleichzeitige Befallensein der Augen mit einer meist bilateralen Chorioretinitis, die später als Makulakolobome imponieren. Das Granulationsgewebe kann auch in den Glaskörper einwachsen und die Entwicklung des Auges so schwer stören, daß es zu einem ein- oder doppelseitigen Mikrophthalmus kommt.

Klinik: Sabin hat die klinischen Aspekte der menschlichen Toxoplasmose eingehend beschrieben, welche sich unter sechs verschiedenen Formen zeigen können.

1. **Fötale Encephalomyelitis** mit intrauteriner Entwicklung eines *Hydrocephalus*.

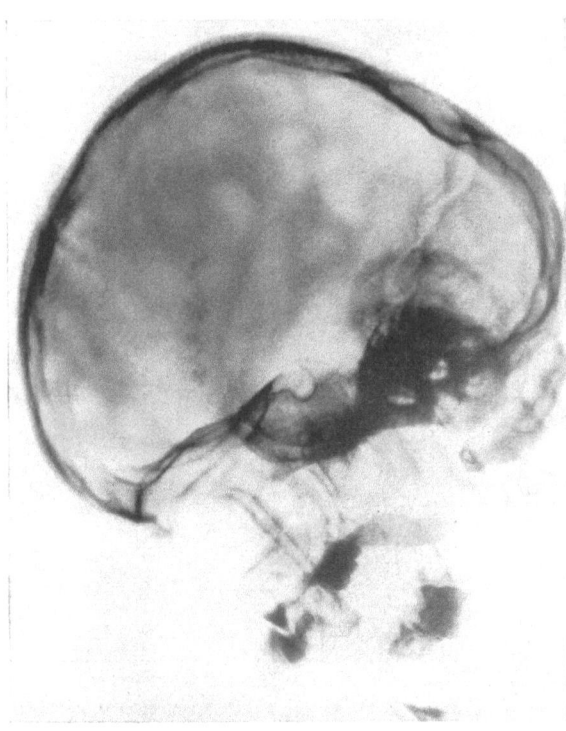

Abb. 195. Röntgenaufnahme des Schädels desselben Kindes. Impressiones digitatae, Verkalkungen im Plexus und im Stirnhirn.

2. **Encephalomyelitis des Neugeborenen,** welche schon im Uterus begann und den Tod des Kindes in den ersten Tagen oder ersten Wochen nach sich zieht.

3. **Congenitale Encephalomyelitis,** die in der Form eines **Hydrocephalus** oder **Mikrocephalus** sich zeigt mit cerebralen Verkalkungen, namentlich im Plexusgebiet, meist vergesellschaftet mit Chorioretinitis und mit nervösen Störungen: allgemeinen Konvulsionen, epileptiformen Anfällen, spastischen Zuständen oder Imbecillität. Diese Form zeigt sich beim Säugling und im Verlauf der ersten Kindheit.

4. **Atypische Encephalitis,** begleitet von Zukkungen von isolierten Muskelgruppen, Desorientierung, mäßiger Temperatursteigerung und Pleocytose, welche jedoch ohne meningeale Zeichen, wie Nackenstarre, Kernig usw., verläuft und ohne Mitbeteiligung der Hirnnerven.

5. Als **akute exanthematische Krankheit,** fieberhaft, oft verbunden mit einer atypischen Pneumonie.

6. **Leichter oder inapparenter infektiöser Zustand,** welcher erkannt werden kann durch das Auftreten komplementbindender und neutralisierender Antikörper gegen Toxoplasma. Diese latente Form ist besonders zu fürchten bei der Frau, denn das Toxoplasma durchbricht gerne die Barriere der Placenta und kann eine schwere Infektion des fötalen Nervensystems nach sich ziehen.

Ich demonstriere einen 4$^{1}/_{2}$jährigen Knaben, welcher uns wegen Rückstand der physischen und intellektuellen Entwicklung mit erethischem Schwachsinn in die Klinik gebracht wurde. Die Mutter vermerkte mehr Kindsbewegungen während der Schwangerschaft als bei früheren Kindern. Während dieser Schwangerschaft wohnte sie im Gebirge in einem Chalet. Als Haustiere waren vorhanden eine Katze, einige Kaninchen, zwei Ziegen und eine Kuh. Es ist nicht ausgeschlossen, daß diese Toxoplasmainfektion von dem einen oder anderen dieser Tiere auf die Mutter übertragen wurde. Vor dieser Schwangerschaft und nach der Geburt wohnte die Mutter und ihre Familie im Dorf, wo sie keine Haustiere hielten.

Im Alter von $4^1/_2$ Jahren spricht der Knabe kein Wort, er gibt nur inartikulierte Laute von sich und er freut sich, andere Kinder durch sein Schreien zu erschrecken. Er läßt noch Stuhl und Urin unter sich. Das Kind ist aufgeregt, immer in Bewegung, seine Aufmerksamkeit läßt sich nicht fesseln, er erfordert fast eine beständige Überwachung.

Der Gang ist zögernd, spastisch. Die Füße sind nach innen gedreht und die Knie verharren in halber Beugestellung.

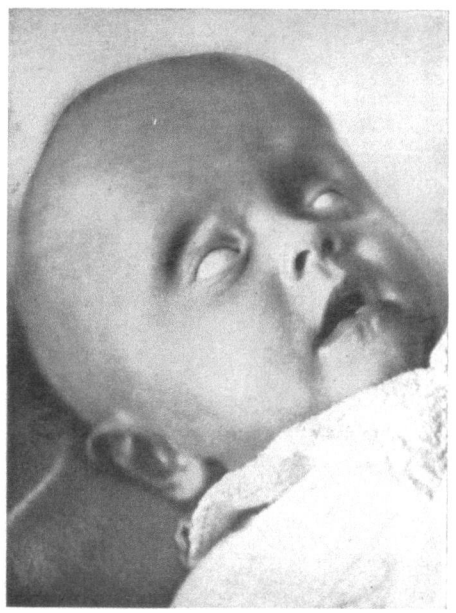

Kopfumfang 40 cm, statt 49,5 cm bei einem normalen Kind. Es besteht somit eine Mikrocephalie mit steil abfallendem Hinterhaupt.

Röntgenaufnahme des Schädels. Der Gesichtsschädel ist im Verhältnis zum Hirnschädel zu groß. Es findet sich ein Prognathismus des Oberkiefers. Die Impressiones digitatae sind verstärkt. Der Türkensattel ist kleiner als normal, abgeflacht. Man sieht Verkalkungen im Bereich der Plexus chorioidei, ferner einen Kalkherd im Stirnhirn.

Ophthalmoskopische Untersuchung: Periodischer divergierender, concomitierender Strabismus. Alte congenitale Chorioretinitis mit leichter Atrophie der Papillen.

Abb. 196. Unkoordinierte Bewegungen der Augen bei Maculacolobomen und Hydrocephalus. zeitweise sieht man nur das Augenweiß.

Wassermann, Pirquet und Moro negativ.

Die Diagnose der Toxoplasmose stützt sich auf folgende drei Symptomenreihen:

1. Mikrocephalie mit Schwachsinn und motorischer Instabilität.

2. Intrakranielle Verkalkungen, besonders in der Plexusgegend.

3. Alte congenitale Chorioretinitis mit kleinen disseminierten Herden und leichte Atrophie der Papillen.

Während dieser erste Fall eine Mikrocephalie hatte, so zeigt der zweite Fall einen leichten *Hydrocephalus* im Alter von $4^1/_2$ Monaten. Hier standen Augensymptome im Vordergrund. Die Augen zeigen beständig unkoordinierte Bewegungen und einen Nystagmus nach allen Richtungen. In kurzen Ruhezuständen zeigen die Augen das Bild der untergehenden Sonne. Meistens sieht man nur das Augenweiß. Die Pupillen sind gleich groß und reagieren nicht auf Licht.

Auf beiden Seiten fand Prof. GOLDMANN Maculacolobome und auf der rechten Seite außerdem noch einen großen Herd von Chorioiditis, weiß gefärbt, mit einem pigmentierten Rand.

In diesem Falle bestanden die Augenveränderungen zusammen mit einem

Hydrocephalus. Der Kopfumfang betrug 48 cm an Stelle einer Norm von 42 cm. Die große Fontanelle war zu 4,5 : 4,5 cm erweitert.

Röntgenbild des Schädels: Die Schädelcalotte ist stark verdünnt. Es finden sich hier keine intrakraniellen Verkalkungen. Eingang in den Türkensattel erweitert. Die Ventriculographie ergibt stark erweiterte Ventrikel. Der Reichtum des Liquors an Eiweiß bewirkt eine starke Blasenbildung durch die eingeblasene Luft in den Seitenventrikeln und über der Convexität des Gehirns.

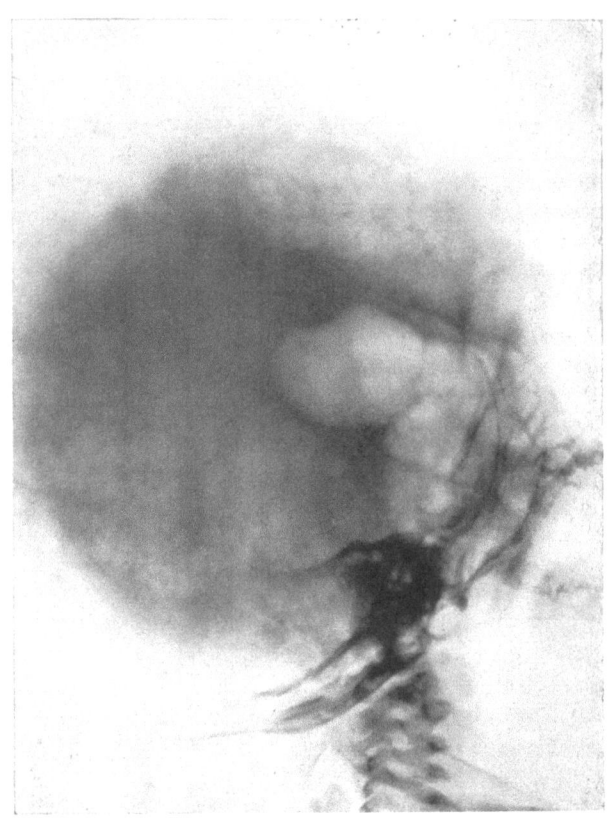

Abb. 197. Röntgenbild des Schädels von Fall 2. Ventrikulographie. Stark erweiterte Ventrikel mit Blasenbildung nach Lufteinblasungen infolge abnorm eiweißreichen Liquors.

Bei der Lumbalpunktion besteht ein Liquorblock. Lumbal flossen nur vier Tropfen wasserklaren Liquors ab, unter abnorm niedrigem Druck. Pandy stark positiv. Der eiweißreiche Ventrikelliquor ist xanthochrom (BAMATTER und FREUDENBERG). Die Zellelemente sind spärlich.

Die Augensymptome traten in unserem Fall früh nach der Geburt auf, während sich der Hydrocephalus erst einige Wochen später entwickelte.

Bei einem dritten Fall, einem sieben Jahre und fünf Monate alten Mädchen, beobachteten wir einen ausgesprochenen *Zwergwuchs* mit einer Körperlänge von 76 cm statt 115 cm, Längendefizit —39 cm und einem Gewicht von bloß 6,790 kg, entsprechend einem fünf bis sechs Monate alten Säugling, statt 21,800 kg in der Norm.

Im Gesicht sind die Stirnhöcker stark entwickelt. Unter der vorspringenden Stirn und den starken Augenbogen liegen tief in die Orbitae zurückgesunkene, auffallend kleine Augen (Mikrophthalmie).

Das Kind kann sitzen, aber nur mit Unterstützung stehen, in vornübergebeugter Haltung. Spitzfußstellung. Es findet sich ein erheblicher Intelligenzrückstand auf der Stufe des dritten Lebensmonats.

Sehr interessant sind die Ergebnisse der Röntgenuntersuchungen in diesem Fall. Für das Alter des Kindes ist der Schädel sehr klein. Es besteht eine sehr starke *Osteosklerose*, welche an Marmorknochenkrankheit von ALBERS-SCHÖNBERG erinnert. Die Nähte sind vollständig synostiert. Die Sella ist schüsselförmig ausgewalzt. Es finden sich auch hier unregelmäßige Verkalkungen der Plexus chorioidei.

Auch das übrige Skelet zeigt eigentümliche Veränderungen. Die Rippen sind sehr grazil, etwas unregelmäßig, mit flauen Rändern und trotzdem sklerotisch. An den sternalen Enden zeigen sie eigentümliche Becherformen. An den Humeri sind die Schäfte der Diaphysen sehr grazil. Die Kortikalis ist verbreitert, sklerotisch, der Markraum eingeengt: nach oben zu verbreitert sich der Schaft becherförmig ohne rachitische Metaphyse. Die Epiphyse bildet dagegen ein voluminöses blumenkohlartiges Gebilde (Abb. 199). Der Radius zeigt ebenfalls Osteosklerose der Kortikalis mit starker Verengerung des Markraumes. Becherförmige Erweiterung der distalen Metaphyse ohne Rachitis. Handwurzelknochen vollzählig, dem Alter entsprechend. Im Gegensatz zu der Osteosklerose des Schädels, der Rippen, der Diaphysen der Extremitäten zeigen die Karpalia,

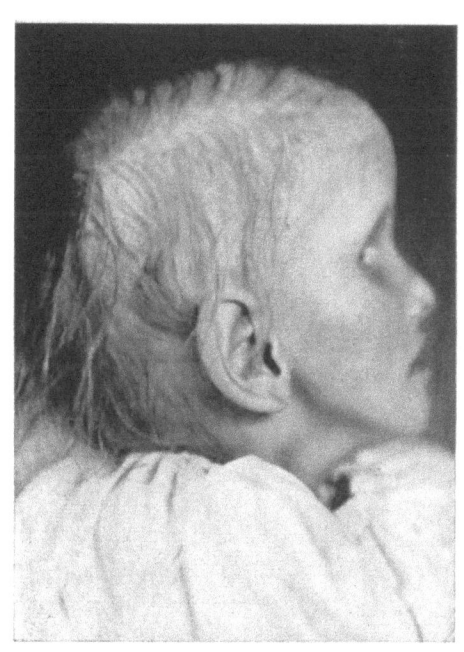

Abb. 198. Fall 3. Enophthalmus, Hyperostose des Schädels, seitliche Aufnahme.

Metakarpalia und Fingerknochen ebenso wie die Knochen der Fußwurzel eine auffallende Osteoporose. Besonders an den Hand- und Fußwurzelknochen sieht man jedoch ein Fehlen von Bälkchenstruktur, so daß die Knochen zum Teil von einem dünnen sklerotischen „Trauerrand" umgeben erscheinen. An den distalen Epiphysen der Metakarpen fehlt noch jede enchondrale Ossifikation (Abb. 200).

Blut: Hämoglobin 68%, Rote 3,85 Mill., Färbeindex 0,89, Weiße 18'500, Neutrophile Stabkerne 30, Segmentkerne 55, Eos. 2, Basophile 1,5, Lymphocyten 6,5, gr. Mono 5%, Plättchen 367'340, Retikulocyten 38'300. Wassermann negativ.

Calcium 9,75 mg%, Phosphor 3,57 mg%, Phosphatase 6,93 E., somit, abgesehen von der leichten Senkung des Phosphatspiegels und der geringen Erhöhung der Phosphatasewerte, ähnlich wie bei der Marmorkrankheit selber, keine wesentlichen Abweichungen von der Norm.

Lumbalpunktion: Liquordruck eher herabgesetzt, Liquor klar, Pandy $++$, Nonne $+$, Haine normal, Zellen 15/3 (Lymphocyten).

Augenbefunde: Beiderseits leicht secernierende Konjunctivitis mit Krusten, Trichiasis und Entropion, vor allem aber beidseitiger Mikrophthalmus. Lagophthalmus infolge Enophthalmus bei Schwund des orbitalen Fettgewebes. Der Lagophthalmus hatte zu Erosionen und Trübungen der Kornea in den Lidspalten geführt. Seichteste Vorderkammern und lichtstarre Pupillen. Ein Einblick in den Fundus war unmöglich (Prof. GOLDMANN, Universitäts-Augenklinik, Bern).

Epikrise: Wir haben hier wiederum das pathognomonische Syndrom der Toxoplasmose bei einem 7jährigen Mädchen in Form von Mikrocephalie mit intra-

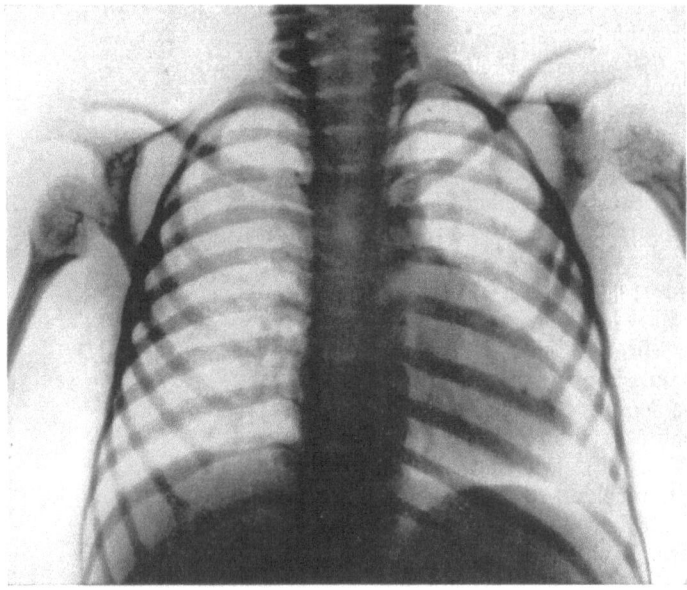

Abb. 199. Thoraxaufnahme, zarte Rippen, blumenkohlartige Epiphysen der Humeri. Fall 3.

kraniellen Verkalkungen im Plexus und einem doppelseitigen Mikrophthalmus. Interessant sind hier die erstmals beschriebenen merkwürdigen Skeletveränderungen: Zwergwuchs mit einem fast völligen Ausfall der enchondralen Ossifikation, welche zu blumenkohlartigen Veränderungen an den oberen Humerusepiphysen und an verschiedenen Knochen, z. B. auch an den Rippen, zu nichtrachitischen Becherformen führt. Enchondrale Ossifikation fehlt auch an den Hand- und Fußwurzelknochen. Infolge des Ausfalls der enchondralen Ossifikation fehlt die Spongiosabildung; die Markräume sind äußerst eng. Wahrscheinlich ist der Zwergwuchs mit Störung der enchondralen Knochenbildung auf den Ausfall gewisser Hormone der Hypophyse („Chondrotropes" Hormon nach UEHLINGER?) zurückzuführen, welche durch den Hydrocephalus internus ausgewalzt war. Gewissermaßen zur Kompensation zeigt sich eine übermäßig periostale Knochenapposition, welche zu einer marmorknochenartigen Osteosklerose des Schädels, der Rippen, der Extremitätendiaphysen geführt hat.

Mein Assistent, Dr. H. KÄSER, hat an meiner Klinik weitere fünf Fälle von Toxoplasmose bearbeitet: Ein 5 Monate altes Mädchen mit Hydrocephalus, chorioretinitischen Herden im Augenhintergrund. Der Serofarbtest nach SABIN-

FELDMAN auf Toxoplasmose war 1 : 512 positiv, Komplementbindungsreaktion 1 : 5 positiv. Ein 10 Monate alter Knabe hatte eine doppelseitige Chorioretinitis und Papillenatrophie. Der Serofarbtest war 1 : 2000, die Komplementbindungs-

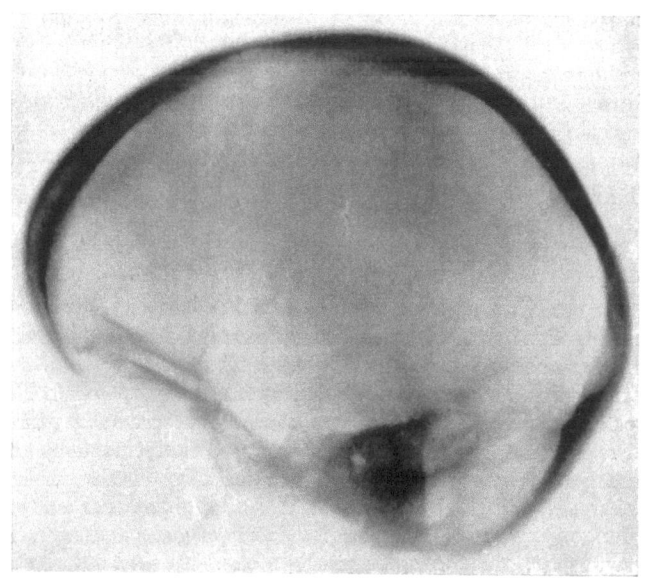

Abb. 200. Osteosklerose des Schädeldaches, feine Plexusverkalkungen. Fall 3.

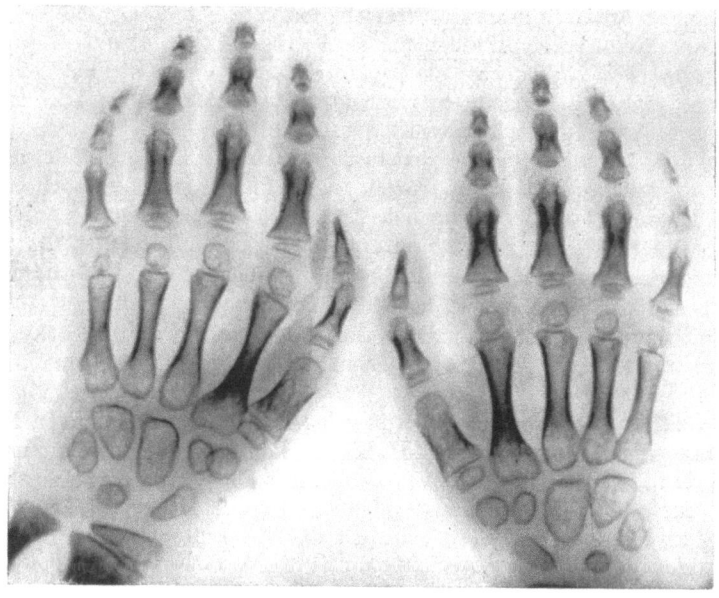

Abb. 201. Osteoporose der Handwurzelknochen mit „Trauerrändern", der Hände mit periostaler Reaktion. Fall 3.

reaktion 1 : 20 positiv. Bei einem 8 Jahre alten Knaben mit sehr heftigen, schubweise auftretenden Kopfschmerzen fand er eine elektroencephalographische
Störung mit deutlicher Amplitudenasymmetrie. Serofarbtest auf Toxoplasmose
1 : 8000, Komplementbindungsreaktion 1 : 5 positiv. Ein 2jähriger Knabe zeigte
plötzliche Unruhe mit Grimassieren und unmotiviertem Aufschreien, choreiforme
und athetoide Bewegungen. Serofarbtest auf Toxoplasmose 1 : 8000, Komplementbindungsreaktion 1 : 5 positiv. Bei dem fünften Fall handelte es sich um ein
$3^1/_2$jähriges Mädchen mit epileptiformen Anfällen. Das Elektroencephalogramm
zeigte eine diffuse kortikale Schädigung ohne klassische Epilepsiepotentiale. Die
Toxoplasmosereaktionen waren positiv, Serumfarbtest 1 : 1024. Komplementbindungsreaktion 1 : 5 positiv. Alle Erscheinungen, auch Tremor und Ataxie,
verloren sich nach spezifischer Behandlung.

Zur Diagnose der Toxoplasmose.

1. *Isolierung des Toxoplasma.* Als Quellen kommen in Betracht: das Blut,
Knochenmark, Material von Milzpunktion, Liquor cerebrospinalis, möglicherweise
auch Sputum. Im subakuten Stadium wurden Toxoplasmaorganismen gefunden
durch Aspiration von Hirnventrikelflüssigkeit und vom zentralen Nervensystem
bei der Autopsie. Im chronischen Stadium können Toxoplasmen gefunden werden
im Zentralnervensystem, im Auge, in den Lungen, Skeletmuskeln und Myokard.
Am leichtesten gelingt noch die Darstellung der Organismen in der Ventrikelflüssigkeit, während der Nachweis aus anderen Quellen nur selten erfolgreich
ist. Tierimpfungen zum Studium biologischer Eigenschaften von Stämmen
wären sehr erwünscht, gelingen aber häufig nicht. Es sind also beide Methoden
außerordentlich mühsam und zeitraubend.

2. *Hautproben mit Toxoplasmose-Antigenen* sind dagegen einfacher und sind
den Tuberkulinreaktionen ähnlich, die eine Allergie gegenüber dem Erreger-
eiweiß nachweisen lassen. Intradermale Injektionen von passenden Verdünnungen solcher Antigenpräparate erzeugen bei gewissen Patienten Reaktionen,
die der Tuberkulinüberempfindlichkeit ähnlich sind.

3. *Der Dye-Test oder Farbentest* (SABIN-FELDMAN). Es handelt sich um ein
völlig neues Prinzip. Lebende ovoide, intra- und extracelluläre Toxoplasmen
färben sich in Kern und Plasma mit Vitalfarbstoffen, z. B. Methylenblau, an,
sofern sie mit normalem Serum inkubiert werden. Inkubiert man die Keime
hingegen mit antikörperhaltigem Serum, dann färben sich nur noch die intracellulären Erreger in der beschriebenen Weise, die extracellulären werden jedoch
sichelförmig, zeigen noch gefärbten Kern, aber ganz ungefärbtes Protoplasma.
Verdünnung des zugesetzten Serums erlaubt dabei eine Titerbestimmung. Je
höher der Antikörpergehalt ist, bei um so stärkeren Verdünnungen wird die
Färbbarkeit der freien Toxoplasmen verhindert. Man gewinnt die erforderlichen
Toxoplasmen aus dem peritonealen Exsudat von mit Toxoplasma infizierten
Mäusen.

Die Spezifität des Dye-Testes wurde gelegentlich etwa bezweifelt. Nach den
Untersuchungen meines Assistenten, H. KÄSER, kommt ihm jedoch im Zusammenhang mit den klinischen Befunden unzweifelhaft eine große Beweiskraft zu. Er
fand bei unseren Fällen einen weitgehenden Parallelismus zwischen klinischer
Besserung und sinkenden Titern während der Behandlung.

4. *Complementfixationstest.* Es gelingt mit dieser Reaktion, die ihrem Wesen
nach der WASSERMANNschen Reaktion entspricht, complementablenkende Antikörper im Serum nachzuweisen. Complementablenkungsreaktionen finden sich
auch namentlich bei Müttern von Kindern mit Toxoplasmose. Die Comple-

mentbindungsreaktion kann beim Kinde negativ sein, während sie bei der Mutter positiv ausfallen kann (H. Käser).

Der Erfolg der Behandlung der Toxoplasmosefälle läßt sich sowohl durch das Absinken des Serumfarbtestes als durch das Verschwinden der Complementablenkungsreaktion kontrollieren.

Therapie der Toxoplasmose.

Mein Assistent, Dr. H. Käser, schreibt nach eigenen therapeutischen Versuchen an meiner Klinik: Aus den zahlreichen, meist entmutigenden und sich vielfach widersprechenden Angaben über die Wirkung moderner Chemotherapeutica und Antibiotica scheinen sich heute, besonders nach Ergebnissen ausgedehnter Tierversuche, zwei Gruppen von Medikamenten auszuzeichnen, die auch beim Menschen mindestens bei gewissen Formen dieser Protozoonose eine Wirkung versprechen. Es handelt sich um die Sulfonamide und eine verwandte Stoffgruppe: die 2:4-Diamino-Pyrimidine. Im Experiment erwiesen sich dabei als beste Sulfonamide nebst dem Sulfapyrazin die Sulfapyrimidine, wobei unter den letzteren speziell das Sulfadiazin, Sulfamerazin und Sulfamethazin wirksam zu sein scheinen. Als aktivstes 2:4-Diamino-Pyrimidinderivat erwies sich das Pyrimethamin bzw. *Daraprim* (Burroughs und Wellcome). Besonders interessant ist zudem die Tatsache, daß eine Kombinationsbehandlung mit Stoffen beider Gruppen offenbar infolge synergistisch potenzierter Wirkung zu noch besseren Resultaten führt, und zwar bereits bei Dosierungen, die auch in der Humanmedizin gefahrlos angewendet werden können.

Seit 1954 haben wir angefangen, unsere Toxoplasmosepatienten mit Diazil (Sulfamethazin) und Daraprim (Pyrimethamin) zu behandeln, z. B. 150 mg Diazil pro Kilogramm Körpergewicht und Tag und $1/_4$ bis 1 Tablette Daraprim zu 25 mg jeden oder jeden zweiten Tag, je nach der Schwere des Falles. Bei einem 5 Monate alten Mädchen wurde der Titer des Serumfarbtestes unter regelmäßigem Absinken nach $4^1/_2$ Monaten völlig negativ unter kombinierter Behandlung mit Diazil und Daraprim.

163. Vorlesung.

Das Erythema exsudativum multiforme
und Ectodermose érosive pluriorificielle im Kindesalter,
Dermatostomatitis.

Das siebenjährige Mädchen, das ich heute vorstelle, hatte vor drei Wochen eine leichte Angina. Gestern erkrankte es wieder mit roten Flecken an den Handrücken und Vorderarmen mit etwas Juckreiz. Es zeigten sich ferner Flecken auf der Streckseite der Unterschenkel und es traten nun an den befallenen Körperpartien, besonders an den dem Licht ausgesetzten, zahlreiche kleinere und vor allem auch große Blasen auf, so auch im Gesicht, am Hals, an Handrücken und Vorderarmen.

Das Kind hat kein Jod bekommen; es hatte am linken Daumen ein Panaritium subcutaneum, das mit Silbernitratsalbe behandelt worden war.

Das Mädchen in relativ gutem Allgemein- und Ernährungszustand sieht akut krank, fieberhaft aus. Es hat 38,3° Fieber. Gesicht, Hals, Schultern, Streckseiten der Vorderarme, Dorsum der Hände, Streck- und Beugeseite der Unterschenkel sind von einem maculopapulo-bullösen Exanthem befallen. Die

Grundeffloreszenzen bestehen aus hellroten, ganz leicht erhabenen, rundlichen Papeln von Linsen- bis Fünffrankenstückgröße. Diese Papeln confluieren in größerer Ausdehnung miteinander, so daß unregelmäßige polyzyklische Figuren mit leuchtend zinnoberroten Rändern entstehen. Auf einzelnen dieser roten Flecken sitzen eine bis mehrere mit klarer, seröser Flüssigkeit gefüllte Blasen von sehr variabler Größe, welche zwischen der einer Erbse und einer Kastanie schwankt.

Lokalisation des Exanthems. Im Gesicht sind befallen: die Stirn, Wangen, Kinn und die Umgebung der Nase. Es finden sich hier vereinzelte linsen- bis zehnrappenstückgroße rote Flecken isoliert, zum Teil confluierend, von zahlreichen erbsengroßen Bläschen besetzt. An Hals und Schultern wenige isolierte, zweifrankenstückgroße Flecken. Nur vereinzelt Blasenbildung.

Streckseiten der Vorderarme, Handrücken klein- bis großfleckiges, größtenteils confluierendes Exanthem mit gyrierten Rändern und mit zahlreichen braunen Blasen sehr verschiedener Größe und Form bedeckt.

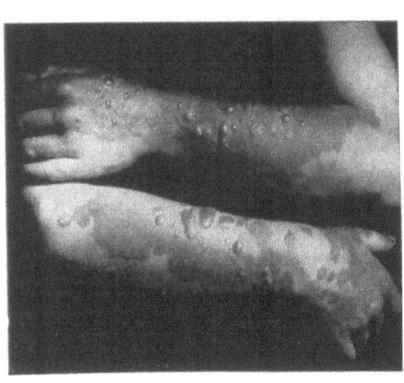

Rumpf und Abdomen: Rücken frei. Am Abdomen zwei isolierte, große Flecken, keine Blasen.

Oberschenkel: Vereinzelte ein- bis zweifrankenstückgroße rote Flecken ohne Blasen.

Unterschenkel: An Streck- sowie Beugeseiten größere Zahl ziemlich großer (Ein- bis Fünffrankenstück) roter Flecken, keine Blasen. Das Zentrum der Flecken ist weißlich, der Rand rot.

Die Füße sind frei.

Auffallend ist die symmetrische Lokalisation und die Bevorzugung der dem Licht ausgesetzten Körperteile.

Abb. 202. Erythema exsudativum multiforme mit ungewöhnlich starker Blasenbildung.

Keine Gelenk- und Muskelschmerzen, abgesehen von Fieber relativ gutes Allgemeinbefinden. Die Schleimhäute sind frei.

Das Blutbild zeigt 13400 Weiße, 4% neutrophile Stabkernige, 56% Segmentkernige, 5% Eosinophile, 33% Lymphocyten, 2% große Monocyten.

Das Krankheitsbild erinnert an eine akute Infektionskrankheit und das Verhalten der Effloreszenzen läßt die Diagnose eines **Erythema exsudativum multiforme** stellen.

Dafür spricht die Morphe der Grundeffloreszenz, welche eine scharfbegrenzte, wenig erhabene, flache, ziemlich stark infiltrierte Papel von $1/2$ cm Durchmesser von meist hellroter oder auch bräunlicher Farbe darstellt. Charakteristisch ist auch die erste Lokalisation an den Handrücken und an den Vorderarmen. Die Weiterentwicklung der Grundeffloreszenz entspricht ebenfalls einem Erythema exsudativum multiforme, indem sich die Flecken vergrößern, unter Abblassen im Zentrum zu einem bläulichgrauen Farbenton, während die Ränder leicht erhaben sind und eine hellzinnoberrote Farbe bewahren. In diesem Stadium der Kreisbildung mit bereits mattem Zentrum und geröteten Rändern spricht man von einem Erythema circinatum. Wo die Effloreszenzen dichter stehen, besonders an Handrücken und Vorderarmen, confluieren die Kreise und löschen ihre Tangenten aus und es bleiben nur die polyzyklischen, leuchtend roten Ränder bestehen. Man spricht dann von einem Erythema gyratum oder marginatum, wie man es bei diesem Fall in schöner Ausbildung an den Vorderarmen wahrnehmen kann. Ein sogenanntes Erythema Iris fehlt hier. Es entsteht dadurch, daß im Zentrum, das bereits abgeblaßt ist, eine neue Effloreszenz zum Vorschein kommt. Die Ränder der alten und der neuen Effloreszenz bilden konzentrische Kreise, welche an die Iris des Auges erinnern.

Dagegen ist in diesem Fall im Kindesalter ganz ungewöhnlich, daß so zahlreiche, kleinere und vor allem auch größere Blasen im Zentrum der Effloreszenzen aufgetreten sind. Meist kommt es sonst bei Kindern nur zu einem zentralen Ödem mit leichtester Abhebung der Epidermis durch die Exsudation, aber nicht zu solcher ausgedehnter Blasenbildung.

Wir müssen uns deshalb fragen, handelt es sich hier nicht um eine **Dermatitis herpetiformis** (DUHRING*sche Krankheit*), welche als sogenannte Hydroa puerorum auch schon bei Kindern vorkommt? Sie ist charakterisiert durch das akute Auftreten von Flecken, Quaddeln, Papeln, Bläschen, Blasen, Pusteln und Krusten. Im Vordergrund steht aber gerade die Blasenbildung. Der Verlauf ist aber mehr chronisch, mit lang dauernden Remissionen und Exazerbationen, und oft stark schmerzhaft. Die symmetrische Lokalisation an den Extremitäten kommt auch bei der Dermatitis herpetiformis vor. Aber bei dieser Krankheit fehlt meist das Fieber.

In den Effloreszenzen bei der Dermatitis herpetiformis findet man im Blaseninhalt ganz überwiegend eosinophile Zellen. Auch im Blut sind diese oft außerordentlich zahlreich. In unserem Fall fanden sich fast ausschließlich Lymphocyten, nur sehr vereinzelte Neutrophile und erst nach längerem Suchen zwei Eosinophile und keine Mikroorganismen im Blaseninhalt.

Für die Dermatitis herpetiformis ist charakteristisch eine auffallende Überempfindlichkeit der Kranken gegen Jodpräparate und in etwas geringerem Grade gegen Brom. Hautproben mit Jod und Bromkaliumvaseline (10 bis 50% sehr sorgfältig zu verreiben) geben bei den meisten Patienten eine erythematöse und besonders auch vesiculöse und bullöse Reizung. Auch bei interner Darreichung von Jod- oder Brompräparaten kommt diese Sensibilisierung zum Vorschein.

Wir haben bei unserem Mädchen Hautproben angestellt mit Jodkalisalbe 5%, Bromkalisalbe 5%, weißer Präzipitatsalbe 5% (Quecksilber). Trotz sorgfältiger Einreibung in die Haut ließ sich damit nicht die geringste Reaktion auslösen.

Dieser negative Befund spricht gegen die Diagnose Dermatitis herpetiformis, und wir müssen deshalb ein Erythema exsudativum multiforme mit einer für das Kindesalter ganz ungewöhnlichen Blasenbildung annehmen.

Ganz auffallend ist in unserem Fall die Bevorzugung der Lokalisation an den dem Licht ausgesetzten Körperteilen, namentlich was die Blasenbildung anbelangt: Gesicht und besonders Handrücken und freigetragene Vorderarme. Wir haben deshalb nach einem Sensibilisator gesucht, und in der Tat erstmals bei diesem Leiden im Urin eine Ausscheidung von Porphyrinen nachweisen können.

Herpesvirus ließ sich weder durch Verimpfung des Materials auf die Kaninchenkornea noch durch intracerebrale Injektion bei Kaninchen nachweisen.

Versuche mit der Quarzlampe am Unterarm nach 5 Minuten Bestrahlung bei 1 m Lampendistanz ergaben lediglich ein Erythem, aber keine Blasenbildung.

Tuberkulinreaktionen selbst nach MANTOUX negativ. Blutkörperchensenkung $1/2$ Stunde 2 mm, 1 Stunde 6 mm, 2 Stunden 20 mm normal. Dieser Befund spricht, wie auch die Abwesenheit von Gelenkschmerzen und Herzkomplikationen, gegen einen Zusammenhang mit einer rheumatischen Infektion.

Das Erythema exsudativum multiforme, wie es hier vorliegt, muß abgegrenzt werden von einer zweiten großen Gruppe von symptomatischen Exanthemen von exsudativ multiformem Charakter, Reaktionen auf Infekte und Intoxikationen verschiedener Art (z. B. Arzneiexantheme nach Quecksilber, Antipyrin, Arsen, Serumexantheme, anaphylaktoide Purpura, Sepsis, Diphtherie, Grippe, postvaccinale Exantheme usw.). Für eine solche Ätiologie liegt bei unserem Fall nicht der geringste Anhaltspunkt vor.

Während bei dem zuerst vorgestellten Mädchen jegliche Schleimhautlokalisation fehlte, kann ich von einem anderen Fall berichten, bei dem schließlich die Lokalisation auf der Schleimhaut des Rachens und des Kehlkopfes ein pseudodiphtherieartiges Krankheitsbild bedingte.

Ein zweijähriges Mädchen erkrankte an einem Ausschlag von rötlicher Farbe in Fleckenform angeblich nach Einnahme eines Wurmmittels, das vielleicht Calomel enthielt. Der Ausschlag dehnte sich dann auf den ganzen Körper aus und nach etwa 14 Tagen waren die Augenlider etwas gedunsen und auch Hände und Füße auf der Dorsalseite stark angeschwollen. Hände und Füße nahmen eine blaurote Farbe an. Starker Juckreiz. In späterer Folge allgemeine Schuppung ähnlich wie bei einem Ekzem.

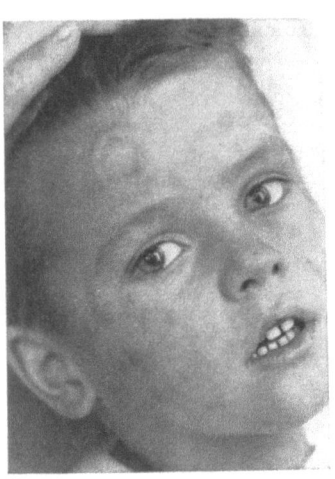

Abb. 203. Erythema Iris an der Stirn rechts.

Im weiteren Verlauf trat dann unter hohem Fieber von 39,5° eine ulceröse Stomatitis auf, verbunden mit Angina. Die Tonsillen waren mit weißen Belägen bedeckt, so daß an Diphtherie gedacht und 1000 Einheiten Diphtherieserum prophylaktisch in einem auswärtigen Spital gegeben wurden. Der Rachenabstrich ließ jedoch keine Diphtheriebazillen erkennen, die Kultur war negativ. Die Stimme wurde vollständig tonlos, ähnlich wie bei einem Croup.

Das Kind kam dann in unsere Klinik mit folgendem Befund: Auf der Haut ließen sich noch einzelne Erythemflecken mit leichter Schuppen- und Krustenbildung nachweisen.

Die Schleimhaut der Mundhöhle zeigte an der Innenseite der Unterlippe und am Frenulum der Oberlippe einige oberflächliche Geschwürchen. Zunge feucht, mit hellweißlichem Belag. Rachenschleimhaut stark diffus gerötet, mit einem Belag auf den Tonsillen, den Gaumenbögen und am Halszäpfchen, der sich nicht abwischen ließ, und durchaus an Diphtherie erinnerte. Der Rachen sah aus, wie wenn er von Lauge verätzt worden sei. Es bestehen Zeichen von einer Respirationsstenose im Kehlkopf mit hörbarem In- und Exspirium und tonloser Stimme. Offenbar ist auch die Kehlkopfschleimhaut von der Belagbildung in Mitleidenschaft gezogen worden.

Blutbild: Weiße 12900, neutrophile Stabkernige 2%, Segmentkernige 49,5%, Eosinophile 0,5%, Basophile 0,5%, Lymphocyten 38%, große Monocyten 9%, Plasmazellen 0,5%.

Wir haben hier bei diesem zweijährigen Kinde mit einem etwas atypischen Erythema exsudativum multiforme eine hartnäckige, sekundäre pseudodiphtherieartige Erkrankung vor uns mit Lokalisationen auf der Mundschleimhaut, auf Tonsillen, Rachen und Kehlkopf. Es bilden sich zuerst rundliche, umschriebene Herde, leicht erhaben, mit hellem, rotem Hof. Das Epithel, anfangs gequollen und trüb, wird später durch Maceration abgescheuert, und stärkere entzündliche Exsudation führt zur Bildung von grauen oder gelblichen, in unserem Fall mehr weißlichen, festhaftenden und nur unter Blutung loszulösenden Belägen, die durchaus an eine Diphtherie erinnern. Die Lokalisation im Kehlkopf in unserem Fall mit Erscheinungen von Larynxstenose, Stridor und Aphonie macht das Krankheitsbild noch diphtherieähnlicher. Aber Diphtheriebazillen konnten niemals nachgewiesen werden. Das Allgemeinbefinden war verhältnismäßig gut bei mehr chronischem Verlauf und ohne spezifische Zeichen einer Diphtherieerkrankung, wie Nephrose, Myocardschaden oder Lähmungen. In anderen Fällen kann es auch zu einer hämorrhagisch pseudomembranösen Conjunctivitis oder auch einer Balanitis pseudomembranacea kommen. FANCONI berichtet über einen Fall mit solchen Symptomen, der einen riesigen zusammenhängenden pseudomembranösen Trachealabguß aushustete. Er denkt mit Recht an anaphylaktische Vorgänge und konnte bei dem Knaben nachweisen, daß er eine Idiosynkrasie gegen Bienenhonig hatte und auf Darreichung von Honig Mundblasen bekam. Bei Einreibung von unverändertem Bienenhonig in die Haut trat sofort eine starke Rötung mit urticarieller Schwellung auf, nach 12 Stunden ein akutes Ekzem, das nach zehn Tagen noch sichtbar war. Cutanprobe mit 10%iger weißer Präzipitatsalbe und dem zur Zahnfüllung benutzten Silberamalgam fielen negativ aus. Trotzdem glaubt FANCONI, daß die Zahnplombierung nach der klinischen Beobachtung irgendwie auslösend gewirkt hat.

Wir möchten wie FANCONI auch unseren zweiten Fall zur großen Gruppe des Erythema exsudativum multiforme rechnen, weniger zu der idiopathischen als zu der mehr symptomatischen Form als Toxikodermie, und zwar zu den Ectodermoses érosives pluriorificielles FIESSINGERS. Wir haben in unserem Fall einen Mischtypus zuerst mit Haut-, dann besonders hartnäckigen diphtheroiden Schleimhautlokalisationen. Große Schwierigkeiten können diejenigen Fälle machen, bei denen jegliche Hautmanifestation fehlt und nur die Schleimhäute befallen sind. Dann imponiert das Krankheitsbild als schwer deutbare reine Pseudodiphtherie.

In unserem zweiten Fall ließ sich keine Überempfindlichkeit gegen Bienenhonig nachweisen. Wahrscheinlicher ist eine Überempfindlichkeitsreaktion auf das vielleicht calomelhaltige Wurmmittel, das dem Kinde gegeben worden war.

Zusammenfassend möchte ich hier noch das vereinfachte differentialdiagnostische Schema von MACH, BABEL und NAVILLE anführen (Helvetica Medica Acta 1941, S. 557), welches auch FANCONI zitiert.

Erythema exsudativum multiforme.

	Klassischer Typus	Ectodermose érosive pluriorificielle	
		Typus I	Typus II
Haut..................	+++	+	—
Schleimhäute..........	(±)	++	+++
Augen................	(±)	+	++
Fieber................	wenig	hoch	hoch
Dauer................	2 bis 5 Wochen	2 bis 5 Wochen	2 bis 5 Wochen
Rezidive..............	häufig	selten	selten

Therapie: Unseren ersten Fall haben wir behandelt mit dreimal 0,1 Pyramidon, Umschläge mit essigsaurer Tonerde (10%) später Einpudern mit Menthol 0,1, Zinkoxyd Talc ana 50,0. An infizierten Stellen Trockenpinselung mit Rivanol 0,4, Zinkoxydat-Talk, Glycerin, Aqua dest. ana 10,0.

Bei dem Fall von Pseudodiphtherie haben wir eine Eiskrawatte gegeben und Bronchitiskessel verordnet, gegen die Schluckbeschwerden dreimal $1/_2$ Tablette Targophagin vor den Mahlzeiten, Injektionen von Redoxon forte, kombiniert mit Nicotinsäureamid zur Hebung der allgemeinen Resistenz und zur Bekämpfung des allergischen Zustandes. Pinselung der Läsionen abwechselnd mit Boraxglycerin und Methylenblau.

164. Vorlesung.

Spitze Blattern, Windpocken, Varicellen.

Ich zeige hier einen vierjährigen Knaben mit einem über den ganzen Körper ausgebreiteten Exanthem. Befallen ist das Gesicht und besonders auch der behaarte Kopf, dann der Rumpf und etwas weniger die Extremitäten; namentlich nach der Peripherie zu nimmt die Dichte der Eruption ab.

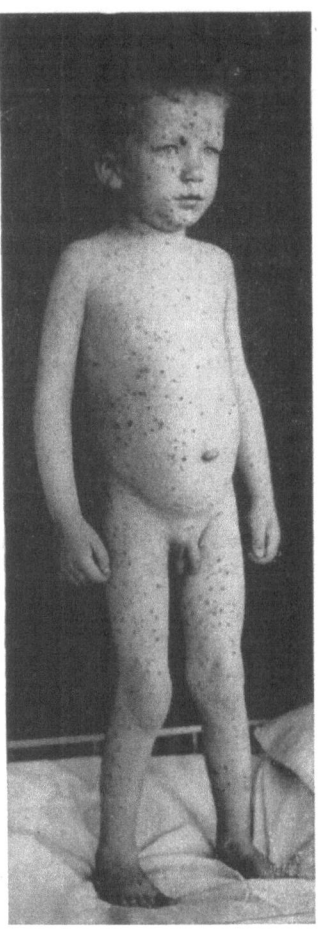

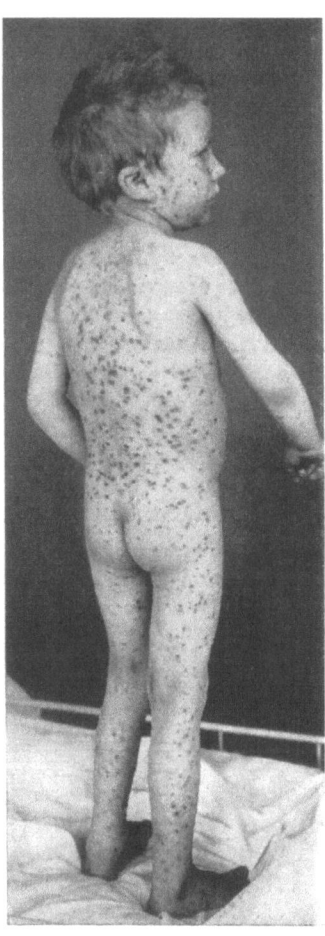

Abb. 204. Varicellen.   Abb. 205. Varicellen.

Die Effloreszenzen zeigen eine regellose Anordnung und sehr verschiedene Größe, so daß besonders am Rumpf das Bild einer Sternkarte nach HEUBNER wahrzunehmen ist mit Sternen erster, zweiter, dritter Größe. Die jüngsten Effloreszenzen sind stecknadelkopf- bis höchstens linsengroße rote Flecken und Knötchen, teils rund, teils oval oder elliptisch, wobei der größere Durchmesser jeweilen in die Spaltrichtung der Haut zu liegen kommt. Die nächste Entwicklungsstufe sehen wir darin, daß sich im Zentrum der Flecken und Knötchen Bläschen entwickeln mit einer dünnen Decke und wasserklarem Inhalt. Nicht

alle Effloreszenzen machen die Entwicklung zur Bläschenbildung durch. Einzelne bleiben im Stadium der Roseolen- oder Knötchenbildung stehen, und ich habe schon Epidemien beobachtet, bei welchen eine solche Entwicklungshemmung des Exanthems fast zur Regel gehörte. Nur an einzelnen Stellen haben die Bläschen größere Dimensionen angenommen und können dann auch eine zentrale Delle zeigen, welche an einen sogenannten Pockennabel erinnert. Das Volk meint dann häufig, daß es sich wohl um Windpocken oder Spitze Blattern handle, daß aber unter den Blattern sich auch einzelne echte, d. h. Variolaeffloreszenzen befinden, die bei der Abheilung eine Narbenbildung hinterlassen. Diese Anschauung ist natürlich unbe-
gründet. An einzelnen Stellen ist der Bläscheninhalt bereits trübe und eitrig geworden, so daß Pusteln entstanden sind mit einem stärker infiltrierten und geröteten Hof. Diese Pusteln platzen und bilden bräunlichgelbliche, an Impetigo erinnernde derbere Krusten, während die nicht vereiterten Varicellenbläschen nur mit kleinen bräunlichen Borken eintrocknen. Für das Exanthem ist charakteristisch, daß wir neben alt eingetrockneten bräunlichen oder impetiginisierten Krusten sehr häufig frische Effloreszenzen sehen, welche in wiederholten Nachschüben erscheinen. Die Zahl der Effloreszenzen ist in dem vorgestellten Fall eine sehr große, wir zählten bis über 600, in anderen Fällen können nur einzelne, bis etwa zehn Effloreszenzen auftreten. Wenn nur ganz wenige Effloreszenzen vorhanden sind, so kann die Krankheit leicht der Diagnose entgehen.

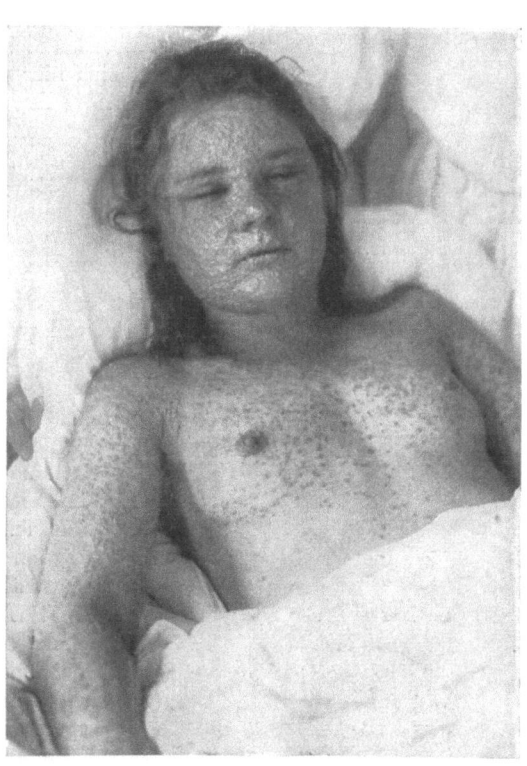

Abb. 206. Pocken, Variola.

Betrachten wir den Rachen des Patienten, so sehen wir am weichen Gaumen zwei kleine Bläschen und daneben noch eine Effloreszenz, bei der das Bläschen offenbar rasch maceriert wurde und in eine ganz oberflächliche Erosion übergegangen ist.

Bei dem Knaben hat die Krankheit ohne deutliche Prodrome sofort mit Fieber bis 38° begonnen ohne schwerere Allgemeinerscheinungen und fast gleichzeitig ist das Exanthem erschienen.

Wir stellen die Diagnose auf **Windpocken** oder **Varicellen**.

Am häufigsten werden die Varicellen mit dem **Strophulus infantum** (Lichen urticatus) verwechselt. Beim Strophulus bleibt vor allem die behaarte Kopfhaut frei, welche bei Varicellen regelmäßig befallen ist. Im Gesicht tritt Strophulus fast niemals auf. Er zeigt sich hauptsächlich am Rumpf und an der Außenseite der Extremitäten und verursacht starken Juckreiz. Nicht so selten kann der Strophulus große, prallgefüllte Blasen, z. B. an den Zehen und Füßen, erzeugen, welche mit den Varicellenbläschen keine Ähnlichkeit haben.

Die Roseolen und Knötchen im ersten Stadium der Varicelleneruption können unter Umständen mit *Typhus*- oder *Paratyphusroseolen* verwechselt werden, das umgekehrte ist häufiger, daß die Exantheme bei Typhus oder Paratyphus für beginnende Varicellen angesehen werden. Auch kleinpapulöse Tuberkulide, die

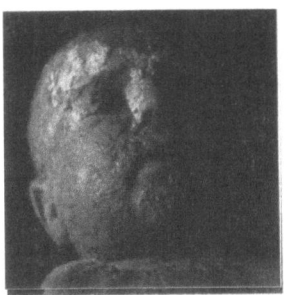

Abb. 207. Pustulosis varioliformis bei Säuglingsekzem.

aber einen weniger frischroten, sondern mehr lividen Farbenton zeigen, kommen gelegentlich in Frage.

Bei dem folgenden Fall, einem dreijährigen Mädchen, sehen wir eine diffuse Rötung zwischen den Varicellenflecken, Knötchen und Bläschen. Es handelt sich hier um einen sogenannten Rash, d. h. ein flüchtiges Erythem, welches nicht so selten der Varicelleneruption vorangeht oder sie begleitet. Dieser Rash wird häufig mit Scharlach verwechselt. Solche Kinder werden sogar auf Scharlachabteilungen eingeliefert und schleppen dann dort Varicellen ein. Gegen Scharlach spricht der diffuse, glatte Charakter des Erythems, das sich nicht wie der Scharlach aus lauter kleinen Tüpfelchen zu-

sammensetzt; es fehlt das Enanthem am weichen Gaumen sowie die Angina.

Praktisch am wichtigsten und mitunter am schwierigsten ist die Differentialdiagnose zwischen Varicellen und Variola. Während der Schweizer Epidemien

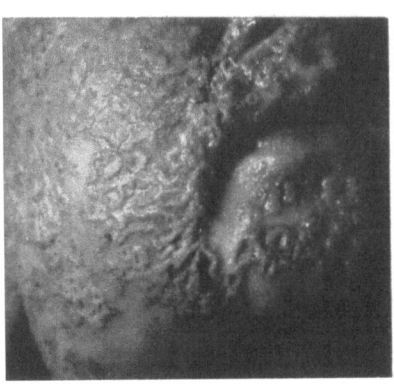

Abb. 208. Pustulosis varioliformis bei Säuglingsekzem (Pockennabel).

1922 bis 1925 waren die beiden Exantheme besonders bei den milderen Pockenformen (Alastrim) einander so ähnlich, daß manchmal selbst für den Geübten eine sichere Unterscheidung nicht immer möglich war. Folgende Punkte müssen hauptsächlich berücksichtigt werden:

1. Handelt es sich um einen Erwachsenen, so spricht die vorliegende Krankheit eher für Variola bzw. Variolois (Variola bei Geimpften), da Varicellen bei Erwachsenen selten sind. Man ergreife deshalb lieber alle Vorsichtsmaßregeln, welche bei Variola geboten sind.

2. Bei Variola gehen der Eruption des Ausschlages mehrere (meist drei) Tage schwerer allgemeiner Symptome mit hohem Fieber und Kreuzschmerzen voraus, dann sinkt das Fieber kritisch ab und erst nach dem Fieberabfall und in den Schweizer Epidemien manchmal erst nach mehreren (sogar bis acht) Tagen nachher erfolgt die Eruption. Bei den Varicellen fehlt ein derart ausgesprochenes fieberhaftes mehrtägiges Prodromalstadium und die Eruption selber ist meist mit geringerem oder höherem Fieber begleitet, das während derselben ansteigt.

3. Die Anordnung der Effloreszenzen ist bei den Varicellen eine mehr zentripetale, d. h. es werden Kopf und Rumpf stärker befallen als die Extremitäten. Bei Variola eine mehr zentrifugale, indem besonders stark auch die Extremitäten, z. B. Hand- und Fußrücken, von Blattern besetzt werden.

4. Die Dauer der Entwicklung der Papeln zu Bläschen beträgt bei der Variola ein paar Tage, bei den Varicellen in der Regel nur ein paar Stunden.

5. Die Epidermisdecke der Varicellenbläschen ist dünner als diejenige der Variolablattern. Letztere haben ein sehr viel solideres Aussehen, so daß sie oft einen perlmutterartigen Glanz zeigen und nicht so durchsichtig sind wie die Varicellenbläschen, die ihren gelblichen Inhalt klar durchschimmern lassen.

6. Bei der Variola erfolgen nicht in dem Maße Nachschübe des Exanthems wie bei den Varicellen, so daß an einer Körperregion alle Bläschen gleichaltrig sind und deshalb fast genau gleich aussehen, während wir bei den Varicellen die verschiedensten Entwicklungsstadien nebeneinander beobachten, so daß das Bild der Sternkarte zustande kommt mit Roseolen, Papelchen, Vesikeln, Pusteln, Krusten.

7. Bei der Variola vera ist die Eruption besonders im Gesicht und an den Extremitäten eine sehr viel dichtere als bei den Varicellen, so daß nur wenig unveränderte Haut zwischen den Bläschen bestehen bleibt. Doch gibt es auch Ausnahmen. So habe ich einen Fall von Alastrim beobachtet, der trotz eines typischen dreitägigen hoch fieberhaften Prodromalstadiums nur zwei Pockenpusteln nach dem Fieberabfall hervorbrachte.

8. Man forsche in der Anamnese nach, ob bei dem Erkrankten in den letzten Jahren eine erfolgreiche Pockenimpfung vorgenommen worden war, auch ob derselbe schon Varicellen gehabt hat; handelt es sich um ein vor wenigen Jahren

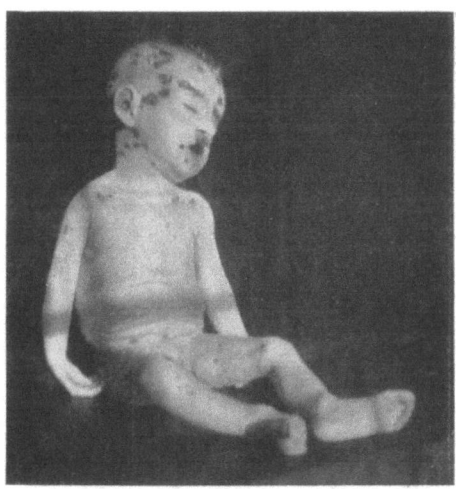

Abb. 209. Varicellen mit Ekthyma.

mit Erfolg geimpftes Kind, das Varicellen noch nicht gehabt hat, so spricht dies von vornherein für Varicellen. Man kann auch bei bestehendem Exanthem zur Differentialdiagnose die Vaccination versuchen. Haftet die Vaccine, so spricht dies für Varizellen, haftet sie nicht trotz wiederholter Impfung, so kann dies unter Umständen für Variola sprechen. Gerade bei den Schweizer Epidemien hat jedoch diese Unterscheidung sehr häufig im Stich gelassen, indem die Varicellenfälle vielfach eine Anergie gegen die Pockenimpfung zeigten, während sie trotz eines Variolaexanthems angehen konnte.

9. Es ist zweckmäßig, im Zweifelsfall den PAULschen Versuch anzustellen, indem man den verdächtigen Bläscheninhalt auf die Hornhaut von Kaninchenaugen überimpfen läßt und dann histologisch nach den GUARNIERIschen Körperchen in den Hornhautepithelien sucht. Ihr Vorhandensein spricht für Pocken.

10. Ausstriche von jungen Varicellenbläschen enthalten meist sehr zahlreiche Riesenzellen. In der echten Pocke sind die PASCHENschen Körperchen, welche jetzt als Erreger der Variola angesehen werden, zu finden.

Differentialdiagnostisch kommt auch die sogenannte *Pustulosis vacciniformis* in Frage, eine Eruption von dichtstehenden Bläschen, oft mit einer an Pockennabel erinnernden Delle auf Ekzemflächen im Gesicht bei Säuglingen. Es tritt dabei sehr hohes Fieber auf und das Gesicht eines solchen Kindes kann aussehen wie das eines von schwarzen Blattern Befallenen. Hier ist zu bemerken, daß die

Varicellenbläschen keine Vorliebe für Ekzemflächen haben, im Gegenteil die ekzematöse Haut eher meiden. Wir haben in unserem Fall den PAULschen Versuch angestellt. Er fiel makroskopisch positiv aus, aber die histologische Untersuchung ergab keine Guarnierikörperchen. Die Ätiologie der Pustulosis varioliformis oder vacciniformis ist somit noch nicht geklärt.

Nächst den Masern gehören die Varicellen zu den *ansteckendsten Krankheiten*, die es gibt. Die Übertragung kann sogar durch größere Entfernung durch die Luft erfolgen. Die Varicellen sind deshalb selbst in den modernsten Kinderspitälern gefürchtet, weil sich Übertragungen nur sehr schwer vermeiden lassen.

Die *Disposition* ist eine fast allgemeine, und während bei den Masern die Säuglinge im ersten Halbjahr noch eine angeborene Immunität genießen, trifft

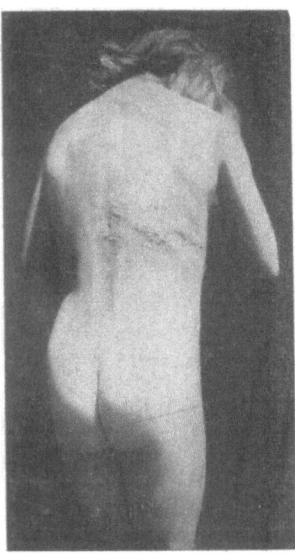 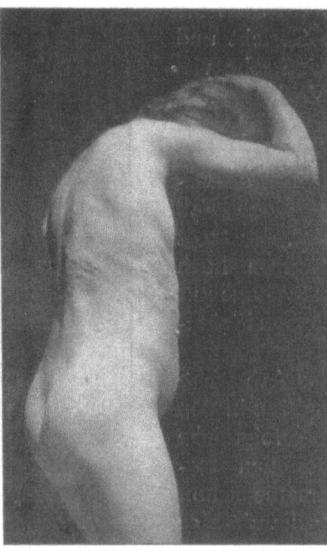 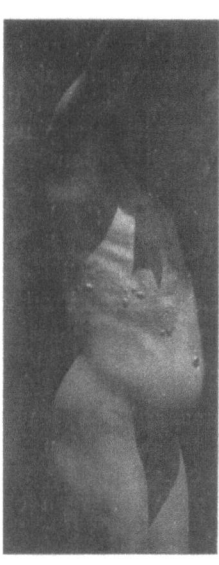

Abb. 210a. Herpes zoster   Abb. 210b. Herpes zoster.   Abb. 210c.

dies bei den Varicellen nicht zu. Ich habe schon öfters Säuglinge in den ersten Lebensmonaten erkranken sehen.

Die *Komplikationen* der Varicellen schließen sich meist an Sekundärinfektionen der Bläschen an. Es kann von den Varicellenbläschen aus zu Abscessen, Furunkeln, Phlegmonen, Erysipel und sogar zu allgemeiner Septicopyämie kommen. Bei einem drei Monate alten Säugling schloß sich an eine solche Phlegmone eine Osteomyelitis an, welche durch septische Lungeninfektion zum Exitus führte. Bekannt sind auch die *Varicellae gangraenosae*. Wir haben einen solchen Fall bei einem durch Keuchhusten heruntergekommenen Kind erlebt. Der Blasengrund wurde in größerem Umfang gangränös, und es entstanden besonders am Kopf multiple, wie mit dem Locheisen ausgestanzte ekthymaartige Geschwüre. Das Kind ging an Sepsis zugrunde.

Ich will hier nur ganz kurz hinweisen auf die relativ seltenen *nervösen Komplikationen*, die nach einer bestimmten Reaktionszeit von 5 bis 15 Tagen auftreten. Es zeigen sich verschiedene Formen, wie Meningitis varicellosa, Großhirnencephalitis mit Hemiplegie, Ophthalmoplegia externa, akuter cerebraler Tremor, cerebellare Ataxie, Neuritis optica, Myelitis usw.

Im Gegensatz zu Zischinsky habe ich wie v. Bokay wiederholt feststellen können, daß Erwachsene mit einem typischen *Herpes zoster* die Kinder in ihrer Umgebung mit Varicellen infizieren können.

Die *Inkubationszeit* der Varicellen beträgt mit großer Regelmäßigkeit 14 Tage, doch ist es wichtig zu wissen, daß man vor Ablauf des 21. Tages nicht sicher sein kann, daß es noch zu einer Varicelleneruption kommt. So lange müssen die Kinder aus der Umgebung von Varicellenkranken isoliert werden, bevor sie in eine allgemeine Kinderabteilung aufgenommen werden können.

Therapie: Bettruhe bis zur Beendigung der Eruption. Die Haut wird dreimal täglich mit Essigwasser ganz leicht abgewaschen und, wenn sie noch feucht ist, ausgiebig mit folgendem Puder bestreut:

> Menthol . . . . 0,05 bis 0,1
> Zinc. Oxyd.
> Talc ana 25,0

Das Menthol lindert den Juckreiz, wirkt leicht desinfizierend und hemmt deutlich die Bläschenbildung. Schon vorhandene Bläschen trocknen rasch ein.

Die Bläschen müssen sorgfältig überwacht werden. Zur Verhütung von Sekundärinfektionen empfiehlt sich Bepinselung mit Leukolid, Desogentinktur, 1% Kalium permanganat. Bei impetiginisierten Varicellenbläschen Betupfen mit Rivanolschüttelmixtur (Rivanol 0,4 bis 0,8, Zinc. oxyd., Talc, Glycerin, Aqua dest. ana 10,0).

Zur Mundpflege häufiges Spülen mit Salbeitee mit Zusatz von einem Teelöffel Glycerin auf ein Glas. Bei stärkeren schmerzhaften Erosionen auf der Mundschleimhaut Pinselung mit 2% Anesonlösung oder Bestreuen mit Anästhesin, Sacch. albi ana 10,0, eine Messerspitze jeweilen vor der Nahrungsaufnahme.

Bei vereiterten Bläschen mit starkem Ödem an den Augenlidern Kompressen mit 3%iger Borsäurelösung. Für die Nacht werden Läppchen mit Borsalbe aufgelegt.

Bei Erosionen an der Innenseite der Labien Umschläge mit Kamillen oder Alsol (Al. acetico-tartaricum 1,0 bis 3,0 auf 100 Wasser). Für die Nacht Salbenverband mit Eulenin, Bor- oder 5%ige Dermatolsalbe.

165. Vorlesung.

Parotitis epidemica.

Bei dem sechsjährigen Jungen, den ich vorstelle, ist vor einigen Tagen fast ohne Beeinträchtigung des Allgemeinbefindens und ohne Fieber eine Schwellung vor und unter dem linken Ohr aufgetreten und nach zwei Tagen eine ebensolche Schwellung auf der rechten Seite. Das Gesicht hat deshalb ein etwas komisches Aussehen bekommen, welches dazu Anlaß gegeben hat, daß auch die Krankheit verschiedene niedliche Bezeichnungen erhalten hat; wie z. B. Mumps, Ohrenmüggeli, Bauerntölpel, Ziegenpeter, russisch Swinka, d. h. Schweinchen, weil das Kind einen Kopf bekommt wie ein Schweinchen. Es handelt sich um eine entzündliche Schwellung der Ohrspeicheldrüsen, welche auf Druck leicht schmerzhaft ist, und auch beim Kauen empfindet das Kind Schmerzen, die in den Gehörgang ausstrahlen. Bei der Inspektion der Mundhöhle sehen wir eine belegte Zunge, die ganze Mundschleimhaut zeigt eine leichte Stomatitis. Betrachten wir die seitliche Wangengegend, so sehen wir an der Stelle der Einmündung des Ductus stenonianus, des Ausführungsganges der Ohrspeicheldrüse gegenüber den oberen

Backenzähnen einen roten Punkt mit leichter entzündlicher Schwellung in der Umgebung.

Nicht in allen Fällen haben wir einen solch fast fieberlosen Verlauf wie hier. Meistens beginnt die Krankheit mit Übelkeit, Fieber bis 38, sogar 39°, welches schon nach zwei Tagen abfällt, oder bei der Beteiligung der zweiten Parotis wieder ansteigt. Selten kann eine ziemlich lange Continua bestehen. Gelegentlich treffen wir eine Schwellung der submaxillaren Speicheldrüsen, ein- oder doppelseitig, seltener der sublingualen Speicheldrüsen mit gleichzeitiger Parotitis. Es kann aber auch vorkommen, daß sich die Krankheit nur in den Submaxillar- und den Sublingualdrüsen lokalisiert. Die einseitige Erkrankung klingt in etwa sechs Tagen ab, die doppelseitige nach 8 bis 14 Tagen. Es gibt abnorm leichte und abnorm schwere Fälle, welch letztere mit hohem Fieber, Benommenheit, Durchfällen, Leibschmerzen einhergehen und selbst den Verdacht auf eine typhöse Erkrankung erwecken können. Nicht selten sind auch die Lymphdrüsen am Halse, namentlich die hinteren Cervicaldrüsen, leicht angeschwollen.

Im Unterschied zu entzündlichen Lymphknotenschwellungen, welche meist am Unterkieferwinkel sitzen, findet sich die Schwellung bei der Parotitis sicht- und fühlbar vor und unter dem Ohr, so daß das Ohrläppchen in charakteristischer Weise abgehoben wird. Wie wichtig diese Unterscheidung ist, geht daraus hervor, daß ZISCHINSKY angibt, er habe sterbende Diphtherien zu Gesicht bekommen, die als Mumps mit Angina behandelt worden waren. Anlaß zu dieser Verwechslung gab die ödematöse Periadenitis, welche die Drüsenschwellungen am Halse bei der malignen Diphtherie begleitet. Ähnliche Bilder kann man auch beim lymphämoiden Drüsenfieber zu Gesicht bekommen, bei dem es allerdings gelegentlich auch zu wirklicher Parotisschwellung kommen kann. Doch führen die generalisierten Drüsenschwellungen, z. B. in den Axillen, in der Inguinalgegend, der Milztumor, der häufiger ist als bei der Parotitis, sowie das charakteristische Blutbild mit den zahlreichen „Drüsenfieberzellen" zur richtigen Diagnose. Die Parulis oder die von meist cariösen Zähnen ausgehende Periostitis alveolaris kann nur dann leicht mit Parotitis verwechselt werden, wenn sie mit einer ausgedehnteren ödematösen Schwellung einhergeht. Man findet jedoch in der Tiefe die derbe, stark schmerzhafte Schwellung am Kiefer, welche auch von der Mundhöhle aus sicht- und tastbar ist.

Die Parotitis epidemica ist nicht zu verwechseln mit sekundärer metastatischer Parotitis bei Typhus, Scharlach, Sepsis, Fleckfieber usw. Ferner mit der toxischen Parotitis durch Jod, Quecksilber, Blei. Bei der akuten Leukämie habe ich wiederholt beidseitige, unzweifelhafte Parotisschwellungen gesehen, offenbar bedingt durch leukämische Infiltrate. Parotisschwellung als Teilerscheinung des MIKULICZschen Syndroms traf ich gelegentlich beim malignen Lymphogranulom, aber auch bei der benignen Granulomatose von BESNIER-BOECK-SCHAUMANN (HEERFORDscher Symptomenkomplex, Mitbeteiligung der Regenbogenhaut des Auges, Febris uveo-parotidea). Chronische Parotisschwellungen können beruhen auf Tuberkulose, Lues, Aktinomykose, Neubildungen.

Der Erreger der Parotitis epidemica ist ein filtrierbares, spezifisches Virus, das im Blut und im Nervensystem nachgewiesen werden konnte und durch die Speicheldrüsen im Speichel ausgeschieden wird. Das Virus konnte auf Katzen und Affen übertragen werden.

Klinisch finden wir gewisse Züge, welche die Parotitis mit anderen Viruskrankheiten gemeinsam hat, eine lange Inkubationszeit, ähnlich wie bei Rubeolen, im allgemeinen genau 18 Tage, im Blutbild eine Leukopenie mit relativer Lymphocytose und Monocytose und eine meist nur wenig beschleunigte Senkungsgeschwindigkeit, ähnlich wie bei Poliomyelitis.

Die Ansteckung erfolgt meist durch Tröpfcheninfektion, nur selten indirekt durch Gegenstände. Am empfänglichsten sind Kinder von 8 bis 15 Jahren. Es kann zu Schulepidemien kommen, welche in der kalten Jahreszeit häufiger auftreten als im Sommer.

Als weitere Lokalisation des Mumpsvirus außer in den Mundspeicheldrüsen kommen in Betracht solche in der Bauchspeicheldrüse, in den Hoden und im Nervensystem.

Die akute Pankreatitis durch Mumpsvirus macht Schmerzen im Epigastrium, Erbrechen, Durchfälle, ganz selten Glykosurie. Ich habe schon Diabetes im Anschluß an Mumps auftreten sehen.

Die Orchitis nach Parotitis tritt nicht bei Kindern, sondern fast ausschließlich bei jungen Leuten nach der Pubertät auf. Sie erscheint meist am achten bis zehnten Tag mit neuem Temperaturanstieg, oft verbunden mit Erbrechen, Kopfschmerzen und Delirien. Die Hoden sind stark geschwollen und druckempfindlich. Bei 20 bis 25% der erwachsenen Mumpskranken kommt es zu Orchitis. Etwa in der Hälfte der Fälle endet sie in Atrophie. Oophoritis wird nur selten beobachtet.

Von besonderem Interesse sind die Metastasen des Mumpsvirus im Nervensystem.

Es gibt eine autonome Form von Mumps-Meningo-Encephalitis im Verlauf von Mumpsepidemien, wobei diese Erkrankung die einzige Lokalisation des Mumpsvirus darstellt.

Bei der prodromalen Meningo-Encephalitis bildet die Erkrankung des Nervensystems die Vorläufererscheinung, welche zur Fehldiagnose einer tuberkulösen Meningitis führen kann, bis dann das Auftreten der typischen Parotisschwellungen die Sachlage klärt und die Prognose von Grund aus ändert.

Bei der parainfektiösen Form kann man oft nur durch Liquoruntersuchungen eine sonst inapparente Mitbeteiligung des Nervensystems nachweisen, in anderen Fällen besteht deutliche Nackenstarre, Opisthotonus, Reflexsteigerung usw.

Am häufigsten ist die postinfektiöse Form. Nach Rückgang der Speicheldrüsenschwellungen meist um den achten bis zehnten Tag zeigen sich Zeichen einer Meningitis mit Fieber, Nackenstarre, Opisthotonus usw. Der Liquor ist klar, der Zellgehalt vermehrt. Die Zellen bestehen fast ausschließlich aus Lymphocyten. Etwas seltener ist die Meningo-Encephalitis mit Augenmuskellähmungen, Neuritis optica, Hemiplegie usw.

Eine sehr gefürchtete Komplikation ist die Entzündung des Labyrinths mit Schwindel und nachfolgender Taubheit.

Sehr selten sind die Myelitis und die Neuritiden nach Mumps.

In der Rekonvaleszenz von Mumps, meist um den achten bis zehnten Tag, können auch Überempfindlichkeitserscheinungen auftreten, gewissermaßen als zweites Kranksein mit multiformen Erythemen, Gelenkschmerzen, anaphylaktoider Purpura und hämorrhagischer Glomerulonephritis, welche meist gutartig ist.

Die Prognose der Parotitis epidemica ist meist günstig. Todesfälle erfolgen bei Kindern am ehesten noch nach Meningo-Encephalitis. Autoptisch findet man, besonders in der weißen Substanz, Hyperämie mit perivasculären Blutungen, Lymphocyten- und Plasmazelleninfiltraten und Markscheidenausfälle (WEGELIN, DONOHUE). Bei Erwachsenen kann die Orchitis gefährlich werden.

Für die Prophylaxe empfiehlt sich die Isolierung der Kranken. Bei schweren Erkrankungen Schutzimpfung mit Rekonvaleszentenserum, das am 25. oder 30. Tag nach der Entfieberung von mehreren Rekonvaleszenten entnommen, gemischt, auf Sterilität und Wassermann geprüft und in einer Menge von etwa

10 bis 20 ccm intramuskulär injiziert wird. Wenn auch der Mumps nicht ganz vermieden werden kann, so soll doch die Häufigkeit der Komplikationen außerordentlich vermindert werden.

Für die Behandlung empfehlen wir Mundspülungen mit Salbeitee und einem Teelöffel reinen Glycerins. Silargetten, Einreibungen der geschwollenen Drüsen mit Salenal, Einpacken mit warmer Watte oder Schafwolle, leichte Diät, Pyramidon. Bei meningealen Komplikationen Lumbalpunktion. Bei schweren Epidemien Rekonvaleszentenserum.

Abakterielle Erkrankungen des Nervensystems.

166. Vorlesung.

Einteilung der Encephalitis im Kindesalter.

Encephalitis-lethargica und Postencephalitis.

Nach ätiologischen Gesichtspunkten können wir die Encephalitiden im Kindesalter in folgende Formen einteilen:

I. **Ultravirus-Encephalitiden.**
  1. *Primäre oder selbständige Formen.*
      a) Encephalitis lethargica epidemica et sporadica (Encephalitis A).
         Akute Form.
         Postencephalitis.
      b) Epidemische und sporadische Meningo-Encephalitis disseminata (Encephalitis B, E. japonica, E. St. Louis, Meningomyelo-Encephalitis disseminata).
      c) Die encephalitische Form der Heine-Medinschen Krankheit.
  2. Sekundäre Formen der Meningo-encephalomyelitis disseminata.
      a) Nach Vaccination.
      b) Nach Variola.
      c) Nach Varicellen.
      d) Nach Masern.
      e) Nach Röteln und anderen Virusinfektionen (Mumps).

II. **Encephalitiden bei bakteriellen Infektionen.**
  1. Encephalitis concomitans bei:
      a) Meningitis cerebrospinalis epidemica.
      b) Bei Meningitis tuberculosa.
      c) Bei Meningitis luica.
  2. Metastatische Herdencephalitis.
  3. Toxische Encephalitis bei akuten bakteriellen Infektionen (Encephalosen).
      a) Pneumonie.
      b) Pertussis.
      c) Grippe.
      d) Typhus.
      e) Andere Infektionen (bei Ruhr, auch E-Ruhr).

III. **Toxische Encephalitis bei Vergiftungen.**
  1. Vergiftungen durch Arsen (Spirocid, Blei usw.).
  2. Nahrungsmittelvergiftungen (Fleisch- und Wurstvergiftungen usw.).

IV. Physikalisch bedingte Encephalitiden.

1. Encephalitis nach Schädeltrauma.
2. Insolationsencephalitis.

Wir wollen heute kurz besprechen die **Encephalitis epidemica oder lethargica,** wie sie zuerst besonders von Economo in den Jahren 1917 bis 1918 in Wien beobachtet und beschrieben wurde. Man muß unterscheiden zwischen der akuten Encephalitis lethargica und der sogenannten Postencephalitis. Man hat im akuten Stadium folgende verschiedene Formen beobachten können:

1. *Klassische, oculolethargische Formen.* Die Hauptsymptome sind Fieber, Lethargie (Schlafsucht) und Augenstörungen. Das Fieber bewegt sich um 39° und ist verbunden mit allgemeinem Unwohlsein. Die Schlafsucht ist oft unterbrochen von leichten Delirien. Das Kind läßt sich ziemlich leicht wecken und ist fast vollkommen klar, verfällt aber sehr bald wieder in Schlaf, der unüberwindbar ist und den ganzen Tag andauert. In der Nacht zeigen dagegen die Kinder häufig Unruhe und Schlaflosigkeit (sogenannte Schlafumkehr). Myoklonische Muskelzuckungen und einige choreatische Bewegungen werden häufig beobachtet. Die Augensymptome äußern sich in Ptosis, Strabismus, Doppelsehen und beruhen mehr auf Paresen der Augenmuskeln als auf richtigen Lähmungen. Der Pupillenreflex ist häufig träge. Diese klassische Form der Encephalitis lethargica dauert 10 bis 20 Tage mit allmählichem Temperaturabfall, Rückgang der Schlafsucht und der Augenstörungen. Gewöhnlich tritt anscheinend vollständige Heilung ein, aber die Krankheit ist sehr heimtückisch, nach freiem Intervall kann sich nicht selten eine sogenannte Postencephalitis entwickeln.

2. *Schwere, rasch tödlich verlaufende Formen.*

3. *Formes frustes.* Anscheinend leichte fieberhafte Grippe, aber später doch Postencephalitis.

4. *Meningeale Form.* Kopfschmerz, Nackenstarre, Kernig usw. Liquor zeigt leichte Eiweißvermehrung, mäßige Lymphocytose (80 bis 100 Lymphocyten), welche rasch zurückgeht. Der Zucker ist bald normal, bald hoch (75 bis 100 mg%) (Hyperglykorhachie).

5. *Choreatische Form.* Mehr oder weniger schwere Chorea, nie Herzkomplikationen, außer Tachycardie und Arrhythmie.

6. *Formen mit Hemiplegie, mit Epilepsie, mit schlaffer und atrophischer Lähmung der Beine.* Lähmung vereinzelter Hirnnerven, z. B. Facialis. Mentale Formen mit Geistesstörungen von Anfang an.

Postencephalitis.

Die wichtigsten klinischen Folgezustände der verschiedenen Formen der Encephalitis lethargica sind:

1. *Parkinson.* Er kann sich zeigen seit der Phase der akuten Encephalitis oder im Verlauf derselben, oder erst lange Zeit nach anscheinender Heilung. Die Encephalitis kann sehr deutlich gewesen sein oder im Gegenteil so unscheinbar, daß das initiale Stadium nicht selten übersehen wird.

Klinisch unterscheidet sich der Parkinson beim Kind kaum von demjenigen des Erwachsenen. Die Kardinalsymptome sind: Akinesie; Akinesie + Hypertonie; Akinesie, Hypertonie und Tremor.

Das Gesicht zeigt keine oder herabgesetzte Mimik (Maskengesicht). Kopf und Oberkörper sind vornübergebeugt, die Arme in halber Flexion und unbeweglich. Gang mit kleinen Schritten, wobei die Mitbewegungen der Arme beim Gehen fehlen. Die Sprache ist langsam, monoton; Zittern zeigt sich in Händen und Fingern. Psychische Veränderungen äußern sich besonders in einer gewissen Antriebsschwäche.

2. *Torsionsspasmus.* Er kann sich erstrecken auf einzelne Extremitäten, welche merkwürdige Verdrehungen zeigen, oder auf den ganzen Körper, so daß solche Kinder unter Umständen genötigt sind, sich beständig im Sinne des Uhrzeigers um ihre eigene Achse zu drehen.

3. *Trophische Störungen,* postencephalitische Fettsucht vom Typus adiposogenitalis, seltener gewisse Pubertas praecox mit Hypergenitalismus, Salbengesicht usw.

4. *Psychische Veränderungen.* Schlaflosigkeit und Hypomanie, nächtliche Erregungszustände, die zu ganz bestimmter Stunde beginnen, z. B. um 19 Uhr oder 20 Uhr. Konstante Erregung tagsüber mit Charakterveränderungen im Sinne eines ungehemmten Bewegungs- und Beschäftigungsdranges. Die Stimmung ist entweder leicht gehoben, unbekümmert, mit lebhaftem Bewegungs- und Rededrang, oder es besteht häufiger eine Neigung zu depressiven Affekten, wie Weinausbrüchen, gewisser Gereiztheit und zornmütigen Erregungen. Die Kinder verlieren die Scheu, die sie sonst im Verkehr mit unbekannten Erwachsenen zeigen, sie werden vorlaut, dreist, frech, ungeniert, sehr aufdringlich und behandeln die Erwachsenen als ihresgleichen. Häufig sind diese postencephalitischen Kinder mürrisch, verdrossen, nörglerisch, äußerst unverträglich, manchmal explosiv zornmütig. Es kann zu sinnlosen Gewalttätigkeiten kommen. Die Kinder spucken anderen ins Gesicht oder schlagen andere Kinder. Neigung zu sinnloser Lärmproduktion, gegenstandsloses, monotones Schwatzen (Logorrhoe), Pfeifen, Singen, Schreien. Triebhaftes Lügen und Stehlen, ungehemmte sexuelle Betätigung vervollständigen das Bild einer gewissen erworbenen „Moral Insanity".

Mit der Zeit, oft erst nach zwei bis drei Jahren, tritt eine gewisse Besserung ein. Das dranghafte Geschehen tritt etwas zurück, so daß an Stelle der ständigen krankhaften Erregung nur noch deutlich abgesetzte Perioden vermehrter Unruhe oder kurz dauernde Attacken treten, die an Häufigkeit und Heftigkeit allmählich abnehmen.

Die psychische Enthemmung ist die Folge einer Störung der Verbindung übergeordneter kortikaler und subkortikaler Zentren, also der stammesgeschichtlich jüngeren Anteile der Hirnrinde und des Neostriatums zu den älteren Anteilen im Paläostriatum und im Hirnstamm überhaupt. Die Triebe werden nicht mehr gehemmt, und es kommt zu einer allgemeinen Steigerung der Triebhaftigkeit aller Gebiete und ihrer affektiven Grundlagen, nicht nur zu einer gesteigerten Motorik. Zugrunde liegt eine Schädigung des thalamischen Gebietes. Diese Enthemmung wird bei Kindern und Jugendlichen besonders begünstigt, weil das Gehirn noch unreif ist, weil die Hemmungen sich erst vor kurzem angebahnt haben und noch nicht so eingeschliffen sind wie beim Erwachsenen.

Pathologische Anatomie. Die hauptsächlichsten Veränderungen bei der Encephalitis lethargica betreffen die graue Substanz in der Wand des dritten Ventrikels, des Aquaeductus Sylvii und der zentralen grauen Kerne, besonders Thalamus und Hypothalamus, und in der Substantia nigra.

Therapie: Urotropin per os oder intravenös 0,5 in 2 ccm Aqua dest. im akuten Stadium. Intravenöse Injektionen hypertonischer Traubenzuckerlösung zur Entquellung des ödematösen Gehirns. Nach Prüfung auf Jodempfindlichkeit große Joddosen, ein- bis zweimal täglich 5 bis 10 ccm einer Lösung von Kalii jodati 10 auf 100 Aqua dest. Intramuskuläre Injektionen von Pharmetan. Nach dem akuten Stadium, besonders bei großer Unruhe, Fiebertherapie, am besten durch Milchinjektionen, intramuskulär, oder auch Pyrifer intravenös. Wir empfehlen mit Narkoticis zurückzuhalten. Am ehesten zu empfehlen ist das Luminal 0,05 bis 0,1 intramuskulär oder Chloralhydrat im Klysma zu 1 g.

Für die Behandlung der Postencephalitis eignen sich ebenfalls Milchinjektionen, zwei- bis dreimal wöchentlich, Pyrifer intravenös zur Fiebertherapie, ferner Belladonna-Wurzelpräparate, wie Bulgakur, in vorsichtig ansteigenden Tropfendosen. Ferner heilpädagogische Erziehungsmaßnahmen in geschlossenen Anstalten.

Ätiologie. Das Virus der Encephalitis epidemica gehört zu den ausgesprochen neurotropen Virusarten, wie das der Poliomyelitis, der Lyssa und der BORNAschen Krankheit der Pferde. Namentlich DOERR und seine Mitarbeiter haben auf die Beziehungen von Herpes und Encephalitis in experimentellen Arbeiten hingewiesen.

1. Der Herpes Corneae des Menschen läßt sich mit dem Sekret der Hornhautgeschwüre auf das Kaninchenauge übertragen und von Kaninchen zu Kaninchen in längeren Passagereihen verimpfen (GRÜTTER 1912).

2. Das gleiche Virus läßt sich von Herpesbläschen auf der Haut und Schleimhaut des Menschen gewinnen, sowohl vom idiopathischen als auch vom symptomatischen und auch vom provozierten Herpes.

3. Nach Ablauf der experimentellen Keratitis ist die Hornhaut gegenüber Impfungen mit Herpesmaterial beliebiger Herkunft refraktär.

4. Mit Herpesvirus cornealinfizierte Kaninchen zeigen gelegentlich Erscheinungen einer typischen, rasch tödlich verlaufenden Encephalitis mit Speichelfluß, Manègebewegungen, tonisch-klonische Krämpfe, Paresen, Paraplegien (DOERR, LEVADITI).

Die aus menschlichem encephalitischem Material isolierten Virusstämme zeigen alle Eigenschaften des aus herpetischen Erscheinungen von Haut und Cornea des Menschen isolierten Virus. Zwischen den Stämmen herpetischer nnd denen encephalitischer Provenienz besteht ausgesprochen gekreuzte Immunität.

Die Auffassung der Encephalitis epidemica als einer herpetischen Infektion trägt trotz dieser überzeugenden Tatsachen der experimentellen Forschung noch hypothetischen Charakter.

167. Vorlesung.

Sporadische Meningo-Encephalomyelitis disseminata und die encephalitische Form der Heine-Medinschen Krankheit (Encephalitis B).

Der siebenjährige Knabe mit LITTLEscher Krankheit, den ich heute vorweise, machte im Juli 1938 einen Tetanus in unserer Klinik durch. Am 26. März 1939 wurde der Knabe vom Arzt in die Klinik gebracht, weil er unter hohem Fieber (bis 40,2°) Krämpfe bekommen und das Bewußtsein verloren habe.

Der Knabe ist, wie man sieht, bewußtlos, reagiert nicht auf Anruf, er zeigt andauernd kurze Zuckungen, vor allem im rechten Arm und rechten Bein. Das Gesicht ist stark gerötet, die Augen sind nur halb geöffnet, die Pupillen reagieren prompt auf Lichteinfall. Der Mund steht halb offen, der Unterkiefer läßt sich schwer bewegen. Bei jeder Zuckung seufzendes Geräusch. Der Kopf des Knaben ist nach der rechten Seite gedreht, keine Nackenstarre, Brudzinski negativ, Rücken leicht opisthotonisch. Kernig negativ. Die Augen schauen dauernd nach rechts, durch Licht sind sie nicht nach links ablenkbar. Die Pupillen sind im Anfall weit, reagieren aber auf Licht gut. Die Reflexe sind alle stark gesteigert, kein deutlicher Babinski. Die Bauchdeckenreflexe fehlen, starker, lang dauernder Dermographismus, keine Hyperästhesie. Leichte Rötung im Rachen.

Lumbalpunktion: Pandy negativ, Nonne negativ, Haine (Liquorzucker) positiv, Tryptophan negativ, Zellen 4/3. Druck nicht erhöht, keine Häutchenbildung beim Stehen.

Die Fieberkurve zeigt einen stark wechselnden Fieberverlauf. Während zweier Tage 38,7 bis 39°, dann wieder Abfall bis 37,8, 37,0°, hernach wiederum Anstieg bis 39,2°. Am zehnten Krankheitstag Anstieg bis 40,1° und dann kritische Entfieberung.

Während der ganzen Zeit ist der Knabe ohne Bewußtsein in einem schlafähnlichen Zustand. Er konnte im Anfang kaum ernährt werden, hernach ließ er sich immer wieder soweit wecken, daß er Flüssigkeit zu sich nehmen konnte. Dauernd Anfälle mit Zuckungen der Glieder, oft plötzliches Aufsitzen und in die Hände Klatschen. Von Zeit zu Zeit wildes tierisches Aufschreien (Cri encéphalique).

Zusammenfassend haben wir hier einen plötzlichen Beginn mit hohem Fieber, seit mehreren Tagen andauernder Bewußtlosigkeit, andauernd schmerzhafte Muskelzuckungen mit cri encéphalique, dabei fehlen klinisch alle meningitischen Zeichen und auch der Liquor ergibt, abgesehen von leichter Zuckersteigerung (84 mg%), normalen Befund. Irgendeine andere Krankheit ist nicht vorausgegangen.

Wir haben hier das Krankheitsbild einer reinen sporadischen Encephalitis vor uns, welches noch einigermaßen an die Encephalitis lethargica erinnert, und da der Fall vollkommen isoliert auftrat, eine sporadische Form derselben darstellen könnte. Der weitere Verlauf kann die Diagnose erst entscheiden, es wird besonders darauf ankommen, ob sich im direkten Anschluß oder nach freiem Intervall eine Postencephalitis anschließt. Irgendeine vorausgehende Infektionskrankheit ist bei diesem Fall nicht nachzuweisen.

Als Gegenstück zu dieser reinen Encephalitis kann ich ein ähnliches Krankheitsbild zeigen, bei dem, und dies ist für die sogenannte Encephalitis B im Gegensatz zur Encephalitis A (von Economo) in vielen Fällen charakteristisch, meningitische Zeichen eine wichtige Rolle im Krankheitsbilde spielen.

Dieses 4¹/₂jährige Mädchen, das vorher vollkommen gesund war, erkrankte mit Kopfschmerzen, starker Müdigkeit, Schläfrigkeit und fühlte sich warm an. Wiederholtes Erbrechen, selbst auf nüchternen Magen, von wenig gelbgrüner Flüssigkeit. Stuhl angehalten. Die Schläfrigkeit ging allmählich in Bewußtlosigkeit über. Es treten eines Mittags plötzlich Krämpfe auf, besonders im rechten Arm und im rechten Bein, Schaum vor dem Mund und Cyanose. Die Krämpfe dauern etwa drei Stunden an, bis zur Spitaleinlieferung. In der Umgebung sind keine ähnlichen Krankheitsfälle bekannt.

Wir sehen ein 4¹/₂jähriges Mädchen in gutem Ernährungszustand. Es hat in den Extremitäten, besonders im rechten Arm und Bein, kurz dauernde, häufige Zuckungen und ist dabei bewußtlos. Das Kind hat die Augen geschlossen und läßt nur von Zeit zu Zeit ein leises Wimmern hören. Die Wangen sind hochrot, mit leichtbläulichem Beiton. Der Blick ist ziemlich andauernd nach links gerichtet. Pupillenreaktion auf Licht im Anfall sehr gering, außerhalb der Krampfanfälle gut.

Kopf leicht beweglich, fällt beim Hochheben unter den Armen hintenüber. Keine Nackenstarre, kein Brudzinski, kein Kernig, kein Kahnbauch. Alle Reflexe mit Einschluß der Bauchdeckenreflexe erloschen.

Lumbalpunktion: Druck deutlich gesteigert 310 mm Wasser, Pandy positiv, Nonne negativ, Haine ++, nach Hagedorn Jensen 285 mg%, Zellen 176/3, Liquor wasserhell, durchsichtig.

Im Gegensatz zu dem vorhergehenden Fall, bei dem wir jede meningeale Reaktion im Liquor vermißten, finden wir hier trotz Fehlen der Nackenstarre deutliche Eiweiß- und Zellvermehrung im Liquor, verbunden mit Steigerung des Liquorzuckers (Hyperglykorhachie), wie sie für Encephalitis charakteristisch ist.

Die Halbseitenkrämpfe sind hier wohl als die Vorläufer einer dauernden Hemiplegie anzusehen.

Wir haben vor zwei Jahren einen ganz ähnlichen Fall beobachtet bei einem fünfjährigen Mädchen, bei dem sich dann im Anschluß an solche krampfhafte Zuckungen eine linksseitige Facialisparese und Hemiplegie entwickelte, welche einen Dauerschaden hinterließ und spastisch wurde.

Wir haben hier zwei typische Fälle von sporadischer Meningo-Encephalitis mit Ausgang in cerebrale Kinderlähmung in Form einer Hemiplegie.

Im Beginn bemerken wir infektiöse Allgemeinerscheinungen, die mit mehr oder weniger hohem Fieber einhergehen.

Am häufigsten ist der akute Beginn mit mäßigem Fieber von 38 bis 39°. Die Fieberkurve ist unregelmäßig. Das Kind zeigt die Symptome einer anscheinenden Magenstörung, Appetitlosigkeit, belegte Zunge, Erbrechen, gelegentlich etwas Durchfall, roten Hals, oder Katarrh der oberen Luftwege. Der Beginn kann auch hyperakut sein, mit ganz plötzlichem hohem Fieber bis 40° und darüber, Kopfschmerz, Erbrechen und Krämpfen. In wieder anderen

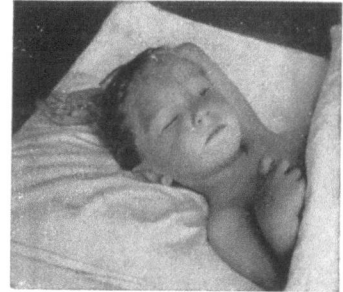

Abb. 211. Sporadische Meningo-Encephalitis.

Fällen beginnt die Krankheit schleichend, das Fieber fehlt zunächst oder ist nur leicht, das Kind ist müde, appetitlos und traurig verstimmt. Mitten in diesem infektiösen Zustand erscheinen nun die nervösen Symptome.

Die Kardinalsymptome der Encephalitis B sind: 1. der infektiös febrile Zustand, 2. die Schlafsucht bis zum Koma (Hypersomnie), 3. Krämpfe, 4. Lähmungen.

Die Somnolenz, die Schlafsucht, ist ein sehr charakteristisches Symptom nicht nur bei der Encephalitis lethargica epidemica von Economo, sondern auch in manchen Fällen von sporadischer Encephalitis B. Diese Schlafsucht stellt sich mehr oder weniger rasch ein. Das Kind schläft ein, sobald man es nicht mehr weckt. Nach wenigen Tagen wird die Somnolenz dauernd, aber der Schlaf ist nicht sehr tief. Wenn man es weckt, so kann es wieder klar antworten, sofort aber verfällt das Kind wieder in Schlaf. Bei unseren Fällen von Encephalitis B ist die Lethargie bereits in ein Koma übergegangen. Lethargie bedeutet eigentlich Scheintod. Mit diesem Wort bezeichnen wir einen tiefen und kontinuierlichen Schlaf. Der Kranke spricht, wenn man ihn aus seiner Betäubung herausreißen kann, er kommt nur für einen Augenblick wieder zu sich, verfällt dann aber sofort wieder in seinen lethargischen Zustand. Beim Koma ist der Schlaf so tief, daß man das Kind daraus nicht mehr erwecken kann. Die Sensibilität, die willkürliche Motilität und selbst, wie wir bei unserem Kinde sehen, alle Reflexe sind erloschen. Es ist ein von den gewöhnlichen Schlafzuständen verschiedener Zustand, den man am ehesten mit einer tiefen Narkose vergleichen kann.

Im Gegensatz zur Encephalitis lethargica bilden Krämpfe bei der sporadischen Encephalitis B, wie wir bei unseren Fällen gesehen haben, ein sehr wichtiges Symptom. Es handelt sich um epileptiforme Anfälle mit Zuckungen im Gesicht, in den Extremitäten, oft nur auf einer Seite lokalisiert, oft verbunden mit Déviation conjuguée, wobei das Kind nach dem mutmaßlichen Hirnherd hinsieht, also bei rechtsseitigen Krämpfen sind die Augen nach links abgelenkt. Diese Krämpfe treten entweder in kurzen Anfällen auf, oder es wird der Körper, wie bei den hier vorgestellten Fällen, fast beständig von Zuckungen erschüttert.

Bei der Großhirnencephalitis kommt es nach häufig halbseitigen Krampfanfällen zu Hemiplegien; bei rechtsseitiger Hemiplegie meist verbunden mit motorischer Aphasie und zu einer später spastisch werdenden cerebralen Kinderlähmung, wie ich es bei dem dritten Fall erwähnt habe. Es kann aber auch das extrapyramidale System beteiligt werden. Es zeigen sich dann Chorea, Athetose, Ataxie usw.

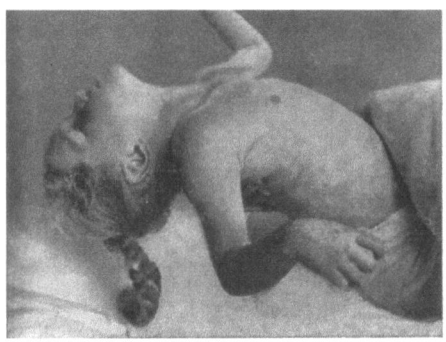

Abb. 212. Head-drop bei sporadischer Meningo-Encephalitis.

Bei der sporadischen Encephalitis B kann es auch zu mehr oder weniger schweren, aber glücklicherweise meist rascher vorübergehenden psychischen Störungen kommen, im Sinne einer Hemmungslosigkeit, motorischer Instabilität, läppischem Wesen, Ausstoßen von obszönen Wörtern (Kakolalie) usw.

Diese Fälle von akuter Meningo-Encephalitis haben klinisch und anatomisch eine ziemliche Ähnlichkeit mit den Erkrankungen, die in epidemischer Form in Japan (Encephalitis B japonica) und in Amerika (St. Louis) beobachtet worden sind. Sie lassen sich weitgehend von der Economo-Encephalitis A unterscheiden. Ein wichtiges Unterscheidungsmerkmal ist das häufige Vorkommen meningitischer Erscheinungen, die das Krankheitsbild beherrschen können. Die Symptome der Encephalitis B bestehen in Somnolenz bis zum Koma, in Krämpfen und Zuckungen und Lähmungen. Dagegen fehlen die für die Encephalitis A so charakteristischen Augenmuskellähmungen. Der Ausgang ist die cerebrale Kinderlähmung mit spastischen Zuständen ohne oder mit Ergriffensein des extrapyramidalen Systems. Dagegen kommt es nicht, wie bei der Economo-Encephalitis, zur Postencephalitis, z. B. zum Parkinsonismus.

Die anatomischen Kennzeichen sind: Diffuse Veränderungen im Gehirn, sowohl in der grauen als auch in der weißen Substanz, mit Gliaknötchen, unter Umständen Erweichung, Infiltratbildung der Meningen, daher auch die Bezeichnung **Panencephalitis**. Im Gegensatz zur Encephalitis A bleiben Substantia nigra, Pallidum, Höhlengrau weitgehend verschont. Charakteristisch ist die perivasculäre Anordnung, insbesondere die diffuse, perivenöse Herdencephalitis oder Porencephalitis, mit stellenweisem Verlust der Markscheidenfärbung.

Ätiologisch handelt es sich um Infektionen durch besondere neurotrope Viren, welche sowohl von dem Virus der Encephalitis epidemica als auch dem der Poliomyelitis abzutrennen sind. Wie oben erwähnt, wurden in Japan mehrfach epidemische Encephalitiden beschrieben. Besonders bekannt wurde eine größere Encephalitisepidemie in St. Louis in Amerika (1933), welche gleichzeitig mit Choriomeningitis auftrat. Bei einer japanischen Sommerencephalitis als auch bei der Encephalitis St. Louis wurde das auf Mäuse übertragbare Virus der Choriomeningitis gefunden, während bei unseren sporadischen Fällen ein solches, auf kleine Laboratoriumtiere übertragbares Virus bisher nicht nachgewiesen werden konnte.

Bekanntlich hat STRÜMPELL die Encephalitis, welche zu dem charakteristischen Bilde der cerebralen Kinderlähmung führt, auf eine Infektion mit Poliomyelitiserregern zurückführen wollen, und hat deshalb in Analogie zur Poliomyelitis von einer **Polioencephalitis** gesprochen. Die neueren Erfahrungen haben jedoch gezeigt, daß diese Anschauung nicht zutrifft, so daß diese Fälle von spastischer cerebraler Kinderlähmung von der HEINE-MEDINschen Krankheit abgetrennt werden müssen. Die Encephalitis B ist epidemiologisch in keinem Zusammenhang mit der Poliomyelitis und zur Zeit von Poliomyelitisepidemien wird sie nur höchst selten beobachtet.

Entgegen PETTE und in Übereinstimmung mit PETERS ist jedoch nicht daran zu zweifeln, daß es eine *encephalitische Form von* HEINE-MEDIN*scher Krankheit* gibt. Namentlich zur Zeit der modernen Verdichtungswellen der HEINE-MEDINschen Krankheit erreicht das Virus eine solche Virulenz, daß es nicht nur das besonders disponierte Rückenmark befällt, sondern eine Kopfwanderung zeigt und Gehirnabschnitte befällt, welche sonst gegen die Poliomyelitisinfektion resistent sind.

Wir beobachteten 1935 einen fünfjährigen Knaben, der mit hohem Fieber und vorübergehender leichter Benommenheit erkrankte. Als das Bewußtsein wiederkehrte, war seine Sprache ganz unverständlich und schließlich zeigte sich eine fast völlige motorische Aphasie. Keine Facialislähmung, aber schlaffe Parese im rechten Arm und rechten Bein, ohne Steigerung der Sehnenreflexe, Babinski jedoch rechts positiv, Hautreflexe normal. Lumbalpunktion: Druck etwas erhöht, Liquor klar, Pandy positiv, Nonne negativ, Zellen 368/3. Somit Veränderungen, wie sie bei der Poliomyelitis üblich sind. Eine Schwester des Patienten war kurz vorher an Poliomyelitis gestorben. Die Aphasie und schlaffe Hemiplegie heilten restlos aus. Es bestand somit kein Übergang in eine cerebrale spastische Kinderlähmung wie bei der Encephalitis B.

Dieser Fall ist außerordentlich interessant. Wir haben es hier mit einer kortikalen Form der HEINE-MEDINschen Krankheit zu tun, bei der das Poliomyelitisvirus in elektiver Weise die motorischen Hirnregionen der linken Seite, also besonders das Gebiet des Gyrus centralis anterior und das motorische Sprachzentrum befallen hat. Für die Poliomyelitisinfektion spricht das epidemiologische Moment der sogar tödlichen Geschwisterinfektion, ferner stimmten dazu die allgemeinen klinischen Symptome, wie Fieber, Nacken- und Rückensteifigkeit, kurze Bewußtseinstrübung, die Liquor- und Blutveränderungen usw. Neurologisch ist dieses Krankheitsbild ganz besonders im Sinne der Arbeit von KISS und FÉNYES charakterisiert durch ein ausschließliches Befallensein motorischer Regionen der Großhirnrinde. Trotzdem es sich um eine cerebrale Hemiplegie handelte, fehlte eine Reflexsteigerung auf der befallenen Seite und der Babinski war nur vorübergehend positiv. Es weist dies darauf hin, daß offenbar in elektiver Weise nur die sogenannte Lamina ganglionaris, die bewegungswirkende Ursprungsstelle der Pyramidenbahn betroffen war, welche nur eine schlaffe Hemiparese bewirkte. Nur wenn die Schicht drei der Ganglienzellen der Rinde miterkrankt ist, kommt es zu der spastischen Hemiplegie mit Steigerung der Reflexe und Erhöhung des Tonus (KISS und FÉNYES). Unser Fall ist besonders bemerkenswert durch die Kombination von kortikaler Hemiparese mit motorischer Aphasie, welche KISS und FÉNYES bei ihren Fällen nicht beobachtet haben. Im Gegensatz zu den spinalen Lokalisationen des Poliomyelitisvirus zeichnen sich diese kortikalen Lähmungen durch ihre Gutartigkeit und ihre Tendenz zu völliger Ausheilung aus. Die Pyramidenschädigung, die sich auch durch den positiven rechtsseitigen Babinski verriet, führte hier offenbar wegen des kortikalen Ursprungs in der Lamina ganglionaris zu einer schlaffen Lähmung, welche nicht mit den schlaffen spinalen Lähmungen verwechselt werden darf. Wir haben vor einiger Zeit in unserer Klinik auch eine Hemiplegie mit vorwiegender Armbeteiligung beobachtet. Das Kind starb an einer tuberkulösen Meningitis und die Autopsie brachte die Erklärung dafür, weshalb auch diese Hemiplegie einen schlaffen Charakter hatte. Es fand sich ein Solitärtuberkel in der Rinde des entsprechenden Gyrus centralis anterior.

In Übereinstimmung mit KISS und FÉNYES zeigte auch unser Fall von kortikaler encephalitischer Form des Heine-Medin, daß diese Fälle deutlich zu unterscheiden sind von der Hemiplegia spastica infantilis, der sogenannten Polioencephalitis acuta von STRÜMPELL und MARIE, deren Zugehörigkeit zur Poliomyelitis nicht bewiesen ist. Es handelt sich hier bei dieser cerebralen Kinderlähmung um eine ätiologisch ganz anders geartete Encephalitis, bei der vor allem die perivasculäre Infiltration und die starke Mitbeteiligung der weißen Substanz eine bedeutsame Rolle spielt.

Entweder heilt, wie bei dem genannten Beispiel, die encephalitische Form der HEINE-MEDINschen Krankheit restlos aus, so daß es nicht zu spastischer Hemiplegie kommt, oder aber sie verläuft wegen ihrer Schwere in kurzer Zeit tödlich.

Die encephalitische Form des Heine-Medin kann als solche einsetzen, mit zunehmender Bewußtseinstrübung bis zum Koma, in welchem schließlich der Exitus erfolgt, noch bevor sich Extremitätenlähmungen zeigen, die übrigens bei dem tiefkomatösen Zustand schwer festzustellen sind. Auch Krämpfe haben wir beobachtet. In einem Fall wurden die Fäuste ganz plötzlich fest geschlossen und waren nur gewaltsam zu öffnen. Dabei fand sich das rechte Bein gleichzeitig in tonischer Streckstellung. Auch Trismus wurde beobachtet, Sprechen bei ganz unbewegten Lippen und geschlossenem Mund. Maskengesicht und vorübergehende Parkinson-ähnliche Erscheinungen können im Verein mit Hirnnervenlähmungen (Facialis, Hypoglossus, Glossopharyngeus) auch bei der encephalitischen Form der HEINE-MEDINschen Krankheit zur Beobachtung kommen.

Bei einem zwölfjährigen Knaben mit Spondylitis tuberculosa stellten sich zur Zeit einer Kinderlähmungsepidemie Kopfschmerzen und leichte meningeale Symptome ein. Im Verlauf weniger Tage kommt es zu schlaffer Lähmung beider Arme und Beine, die sich in der Folge wieder etwas zurückbildet. Am 25. Tag nach Beginn der Erkrankung kommt es zu foudroyanter Encephalitis: ohne Prodrome wird der Knabe benommen, ist kurz darauf bewußtlos. Er zeigt Déviation conjuguée nach rechts, starke tonisch-klonische Zuckungen in der rechten Gesichtshälfte, im rechten Arm und Bein. Nach einer Stunde treten starke Cyanose, Dyspnoe und Kreislaufinsuffizienz ein und in weiteren zwei Stunden kommt das Kind ad exitum.

Bei der Autopsie fand Prof. WALTHARD im Lumbal-, Thorakal- und Cervicalmark die für Poliomyelitis typischen Veränderungen: Hyperämie, perivasculäre Infiltrate, Schwellung und Zerstörung von Ganglienzellen, Neuronophagie. In Medulla oblongata, Kleinhirn, Thalamus und Vierhügelregion sind dieselben Erscheinungen in geringerem Ausmaß ebenfalls vorhanden, im Bereich der Stammganglien und im Großhirn starke Hyperämie. In Übereinstimmung mit PETERS und anderen war die Substantia nigra im Vergleich zu den krankhaften Veränderungen im übrigen Gehirn nur wenig befallen.

Wir haben hier somit ein Beispiel für ein sekundäres Auftreten einer encephalitischen Lokalisation des Poliomyelitisvirus, nachdem das Rückenmark in großer Ausdehnung erkrankt war.

Für die Behandlung der Meningo-Encephalitis B und der encephalitischen Form des Heine-Medin empfehlen sich wiederholte Lumbalpunktionen und hohe Pyramidondosen, ferner intravenös hypertonische Traubenzuckerinfusionen, Magnesiumsulfat 25% in Dauertropfeinlauf oder als Klysma. Zur Behandlung der Krämpfe Injektionen von Luminal natrium drei bis fünf Teilstriche der 20%igen Ampulle, Chloralhydrat als Klysma, bei Heine-Medin-Encephalitis Rekonvaleszenten- oder Kontaktserum, γ-Globulin und, wenn kein solches zur Verfügung steht, Petit-Serum intramuskulär.

Bei einem recht hartnäckigen Fall von primärer Meningo-Encephalomyelitis disseminata erlebte ich einen schönen Erfolg mit Largactil (Specia) dreimal $^1/_2$ Tablette, allmählich steigend bis dreimal eine ganze Tablette.

	Morgens	Mittags	Abends
1. Tag	$^1/_2$ Tablette oder 12 Tropfen	$^1/_2$ Tablette oder 12 Tropfen	$^1/_2$ Tablette oder 12 Tropfen
2. Tag	$^1/_2$ Tablette oder 12 Tropfen	$^1/_2$ Tablette oder 12 Tropfen	1 Tablette oder 25 Tropfen
3. Tag	$^1/_2$ Tablette oder 12 Tropfen	1 Tablette oder 25 Tropfen	1 Tablette oder 25 Tropfen
4. Tag	1 Tablette	1 Tablette	1 Tablette
5. Tag	1 Tablette	1 Tablette	$1^1/_2$ Tabletten

Höher braucht man mit der Dosis bei Kindern kaum zu gehen.

Bei Abschluß der Behandlung schleicht man sich allmählich durch Übergang auf niedrigere Dosen heraus.

168. Vorlesung.

Primäre Meningo-Encephalomyelitis disseminata.
Transversale Myelitis.

Der neunjährige Knabe ist akut erkrankt mit lanzinierenden Schmerzen am linken Mittelfinger. Am folgenden Morgen Übelkeit, Brechreiz, Temperatur 37,8°. An den folgenden Tagen ansteigendes Fieber, Erbrechen, Appetitlosigkeit, Stechen in den Füßen, Rückenschmerzen entlang der Wirbelsäule, in die Arme ausstrahlend, niemals Bewußtseinstrübung, Stuhl- und Urinverhaltung.

Wir sehen den schlanken, gut gebauten Knaben in schwerem Allgemeinzustand. Er klagt über Schmerzen im Rücken, im Nacken und im Kopf, welche schußweise in die Schultern und die Arme ausstrahlen. Sehr starke Nackenstarre und Steifigkeit sowie Schmerzhaftigkeit der Wirbelsäule; Brudzinski, Kernig und Lasègue stark positiv; Patellar- und Achillessehnenreflexe gesteigert, Babinski negativ, Bauchdecken- und Kremasterreflexe erloschen. Die rohe Kraft der Beine und des rechten Armes ist stark herabgesetzt, die Beine können nicht mehr von der Unterlage gehoben werden.

Sensibilitätsstörungen: Die Schmerzempfindung ist von einer horizontal an der oberen Brusthälfte verlaufenden Linie ab stark herabgesetzt. Die Temperaturempfindung im Bereich des Abdomens und der Beine gestört, Berührungsempfindlichkeit normal.

Der Knabe klagt über Schmerzen in der Blasengegend und kann keinen Urin lassen. Die Blase ist als prall gespannter Tumor palpierbar. Es muß zur Blasenentleerung ein Dauerkatheter eingelegt werden, da aus der prall gespannten Blase sich nur tropfenweise etwas Urin entleert.

Lumbalpunktion: Druck erhöht, Liquor ganz klar, Pandy positiv, Nonne Spur, Liquorzucker 61 mg% (Hagedorn-Jensen), Zellen 175/3. Lymphocyten 86%, Neutrophile 14%, mikroskopisch und in der Kultur keine Keime.

Urin: Spur Albumen, Spur Zucker, Aceton stark positiv, Urobilinogen negativ, Chloride normal, Nitritreaktion negativ. Sediment o. B.

Blutbild: Hämoglobin 99/80, Rote 5,45, Leukocyten 12 700, Metamyelocyten 1%, Stabkernige 7%, Segmentkernige 76%, Eosinophile 0%, Lymphocyten 10,5%, Monocyten 5,5%, intensiv toxische Granulation der Neutrophilen.

Wir haben hier das Krankheitsbild einer *disseminierten Meningo-Encephalomyelitis* vor uns, welche die klinischen Erscheinungen einer akuten transversalen Myelitis macht. Die Krankheit ist hier primär aufgetreten, d. h. irgendeine andere Infektionskrankheit ist nicht vorausgegangen.

Bei dieser primären Myelitis bestehen meist ausgeprägte *Prodromalerscheinungen,* wie sie auch hier festgestellt wurden, wie Mattigkeit, mäßiges Fieber, Schmerzen im Kreuz, im Rücken, in den Gliedern, zwischen den Schultern, Parästhesien usw. Die Intensität dieser Symptome ist aber für die Prognose des weiteren Verlaufes ohne besondere Bedeutung. Das Fieber hält sich zunächst unter 39°, gelegentlich kann jede Temperatursteigerung fehlen. In einzelnen Fällen werden Prodrome überhaupt vermißt.

Meningitische Zeichen: Kopfschmerzen, Nackenstarre, Erbrechen, Obstipation.

Lähmungen: Sie setzen meist ziemlich akut ein, erreichen aber erst in mehreren Tagen ihre volle Intensität. Selten vergehen Wochen, bis sie im ganzen Umfang ausgeprägt sind.

Die Lähmungen hangen im einzelnen von der Lokalisation des Prozesses im Rückenmark ab. Meist ergibt sich dabei das Bild einer mehr oder weniger vollständigen Querschnittsläsion. Man muß sich dabei jedoch im klaren sein, daß gleichwohl die Sektion dieser Fälle fast stets das Vorhandensein diffuser oder disseminierter Prozesse nachweist. Die transversale Myelitis ist also nur ein rein klinisch bestimmter Sonderfall der Meningo-Encephalomyelitis disseminata.

Die Lähmungen sind in der Regel beidseitig. Im Beginn wird BROWN-SEQUARDsche Halbseitenläsion meist nur vorübergehend beobachtet, gewöhnlich schließt sich auch eine Lähmung der anderen Seite an. Im Anfang sinkt der Muskeltonus auch bei der Unterbrechung der kortikospinalen Leitungsbahn. Erst später entwickeln sich Hypertonie und Spasmen bei Schädigung der Pyramidenbahn.

Sensibilitätsstörungen: Zu den motorischen Lähmungen gesellen sich nun auch mehr oder weniger sensible Ausfallserscheinungen. Am häufigsten ist das Lagegefühl, die Temperatur- und Schmerzempfindung geschädigt. Man kann wie in dem vorgestellten Fall eine scharf horizontal verlaufende Grenze der Empfindungsstörungen feststellen. Diese Grenze der Anästhesie ist für die einzelnen Empfindungsqualitäten häufig etwas verschieden, die Störung der Temperaturempfindung z. B. reicht in der Regel weiter hinauf als die der Berührungsempfindung. An der oberen Grenze der Empfindungslähmung findet man häufig eine hyperästhetische Zone. In dieser wird gelegentlich auch spontan ein schmerzhaftes Gürtelgefühl angegeben.

Reflexe: Die Sehnenreflexe sind, wie bei dem vorgestellten Fall, gesteigert. Es gelingt oft, Fuß- oder Patellarklonus hervorzurufen. Babinski, Oppenheim sind in unserem Fall negativ, in anderen Fällen positiv, ebenso wie Mendel-Bechterew, Rossolimo.

Störungen der Blasen- und Mastdarmfunktionen: Sie finden sich bei jeder Lokalisation der Entzündungsherde und äußern sich zunächst in Urinretention bzw. Obstipation. Später stellt sich bei der Blase und beim Mastdarm Inkontinenz ein, z. B. Harnträufeln bei prall gefüllter Blase. Automatische Entleerungen sind erst etwa von der vierten Krankheitswoche an zu erwarten.

Trophische Störungen: Störungen der Vasomotoren äußern sich in erhöhtem Dermographismus, den wir auch bei unserem Kranken feststellen können. In anderen Fällen treffen wir Veränderungen der Schweißsekretion, Hyperhidrosis oder Anhidrosis, Ödeme, Urticaria usw. Es besteht Gefahr des Dekubitus. Die Muskulatur wird nur dort atrophisch, wo die zugehörigen Vorderhornzellen im Gebiete der Entzündungsherde liegen.

Bei kompletter Querschnittsläsion verschwinden die Sehnenreflexe auch in den unterhalb der Entzündungsherde liegenden Segmenten. Es kommt dann zu einer schlaffen Lähmung mit Areflexie.

Je nach der Lokalisation der Querschnittsläsion kann man unterscheiden eine obere und untere cervikale, eine dorsale und eine lumbosakrale Form. Die dorsale Form ist die häufigste.

Bei der Lokalisation in den dorsalen Segmenten zeigt sich eine spastische Paraplegie der Beine und eine schlaffe atrophische Lähmung der in ihren Kerngebieten geschädigten Muskulatur. Die Bauchreflexe sind bei Erkrankungen der Segmente D 8 bis 12, wie in unserem Fall, einseitig oder doppelseitig aufgehoben. Die obere Grenze der sensiblen Störungen richtet sich nach dem Sitz der Herde. Wenn z. B. die entzündlichen Herde D 2 erreichen, so schneiden sie mit der Hals-Rumpf-Grenze ab. Häufig ist bei sonst allgemein ausgebreiteter Anästhesie ein Gebiet in den unteren Sakralsegmenten ausgespart, in denen die Empfindung erhalten bleibt. In unserem Fall fällt auch eine gewisse Hyperästhesie der Fußsohlen auf.

Bei hoher Lokalisation kommt zuweilen spontan oder durch Reize beim Katheterismus Priapismus zustande.

Sitzt die Läsion in den unteren Cervikalsegmenten, so kommt es zu atrophischen Lähmungen der Arm- und Schultermuskulatur. Die Sensibilitätsstörung greift auch auf die Arme über. Spastische Paraparese der Beine. Bei Läsionen von C 8 und D 1 kommt es zu oculopupillären Symptomen (Enophthalmus mit Pupillenverengerung, Miosis, Horner). Auch Anhidrosis und Hyperhidrosis im Gesicht werden beobachtet. Sind die oberen Cervikalsegmente betroffen, so finden wir Lähmung des Zwerchfells (Phrenicus), der Hals- und Nackenmuskulatur, teils des Cucullaris. Die Sensibilitätsstörung kann dann den ganzen Körper mit Ausnahme des Kopfes ergreifen, zuerst schlaffe, später spastische Tetraplegie. Die Entzündung kann auch auf den Bulbus übergreifen.

Bei lumbosakraler Myelitis finden wir atrophische Lähmung der Beine. Die Atrophien sind verschieden, je nach der Größe der Herde: sind die Herde klein, so können die Patellarreflexe erhalten oder selbst gesteigert sein, während nur die Achillessehnenreflexe fehlen, oder umgekehrt. Bei Erkrankung des ersten oder zweiten Sakralsegments ist der Fußsohlenreflex nicht auszulösen. Eine isolierte Erkrankung der untersten Sakralsegmente ist bisher nicht beobachtet worden.

Die Lumbalpunktion ergibt, wie in unserem Fall, meist erhöhten Druck, in einigen Fällen vermehrten Eiweißgehalt und erhöhten Zellgehalt, entweder Lympho- oder Leukocytose.

Mitunter kann die Krankheit apoplektiform beginnen und foudroyant tödlich verlaufen. In anderen Fällen tritt das Leiden schubweise auf. Zwischen den Schüben finden sich Remissionen. Es gibt auch eine Myelitis migrans, welche im Lumbosakralmark beginnt, weiter in die Höhe steigt, während die zuerst befallenen Gebiete abheilen.

Die Prognose der akuten transversalen Myelitis ist zweifelhaft. Namentlich bei Kindern, und wir wollen hoffen auch bei unserem Fall, kann es zu vollständiger Heilung kommen. Prognostisch ungünstig sind hohe cervikale Lokalisation, ebenso Herde im Lumbosakralmark mit starken Blasen- und Mastdarmstörungen, akutes Einsetzen scheint eher für einen leichteren Verlauf zu sprechen.

Differentialdiagnostisch kommen in Betracht Rückenmarkstumoren, Spondylitis, Wirbelmalacie. Rückenmarkstumoren machen das Kompressionssyndrom nach FROIN: Xanthochromie des Liquors mit massiver Coagulation. Das Röntgenbild läßt extra- und intramedulläre Tumoren feststellen, eventuell mit Hilfe Lipojodolstops.

Es ist hier noch die Frage zu erörtern, ob eine disseminierte Encephalomyelitis in eine multiple Sklerose übergehen kann. Schon LEYDEN hat diese Ansicht vertreten. Die Narbenbildung nach Ablauf der Encephalomyelitis kann völlig der Herdbildung bei multipler Sklerose entsprechen. Die Differentialdiagnose kann sehr schwierig sein, wenn es sich um den ersten Schub einer multiplen Sklerose handelt. Fieberhafter Verlauf und Auftreten im Anschluß an eine Infektionskrankheit spricht mehr für eine Myelitis. Die Bauchreflexe können bei beiden Erkrankungen fehlen. Nystagmus, bitemporale Abblassung des Sehnerven, zentrale Skotome finden sich nicht bei der hier besprochenen Form der Myelitis. Gegen multiple Sklerose sprechen Sensibilitätsstörungen und Muskelatrophien.

Bei der Polyneuritis treffen wir ausgesprochene Druckschmerzhaftigkeit der Muskeln und Nerven und ferner periphere Verteilung der Lähmungen und der sensiblen Störungen. Blasen- und Mastdarmstörungen werden bei Polyneuritis vermißt.

Gegen Poliomyelitis spricht die symmetrische Lokalisation der Lähmungen, ferner sind Sensibilitätsstörungen dieses Charakters bei Poliomyelitis kaum je zu sehen, auch Blasen- und Mastdarmlähmungen sind bei Poliomyelitis ungewöhnlich.

Therapie: Vermeidung des Dekubitus durch Lagerung auf einem Luftring. Dauerkatheter, Urotropin, Amphotropin, Salol zur Bekämpfung der Infektion der Harnwege, aber auch zur Allgemeinbehandlung. Gegen die Schmerzen Antineuralgica. Um die Glieder warme Wickel, gute Lagerung zur Vermeidung von Kontrakturen, frühzeitige Massage und Übungstherapie. Injektionen von Benerva täglich (Aneurin, Vitamin B_1) oder noch besser Vitamin B_6 (Benadon).

Nachtrag: Dieser Fall konnte nach sieben Wochen praktisch geheilt entlassen werden.

Die sekundären Formen
der Meningo-Encephalomyelitis disseminata.
(Vaccine-Meningo-Encephalomyelitis.)

Es ist eine auffallende Tatsache, daß seit den Zwanzigerjahren dieses Jahrhunderts mehr oder weniger gutartige Meningo-Encephalomyelitiden von zahlreichen Beobachtern viel häufiger festgestellt und mitgeteilt wurden als früher. Es scheint, wie wenn sich ein neues ultravisibles, neurotropes Virus weit verbreitet hätte.

Diese Meningo-Encephalomyelitis disseminata kann, wie wir in der vorhergehenden Vorlesung gesehen haben, ohne jede andere begleitende oder vorausgehende Krankheit primär auftreten, oder aber sekundär para- oder meistens postinfektiös im Anschluß an andere Viruskrankheiten, wie die Vaccination oder Pockenimpfung, an Varicellen, an Masern, Rubeolen, Mumps usw. Viele Autoren nehmen nun an, daß es sich um das gleiche neurotrope Virus handle, welches auch die primäre Meningo-Encephalomyelitis erzeuge. Dieses Virus existiere unter gewöhnlichen Verhältnissen nur saprophytisch im Organismus, mache keinerlei Symptome, es werde jedoch im Anschluß an die genannten Krankheiten virulent und erzeuge dann eine sekundäre Form der Meningo-Encephalomyelitis disseminata.

Wir wollen heute diese sekundäre Form der Meningo-Encephalomyelitis an Hand von drei Beispielen von Vaccine-Encephalitis, die wir in unserer Klinik beobachtet haben, studieren.

Ein zehnjähriger Knabe wurde am zehnten Tage nach der Pockenimpfung in bewußtlosem Zustande in unsere Klinik eingeliefert. Er zeigte starke Zuckungen und wilde Bewegungen der Arme und Beine, die von Zeit zu Zeit an Stärke abnehmen, um hernach wieder zuzunehmen. Die Beine werden meist maximal angezogen, die Arme sind gestreckt, der Kopf nach rückwärts gebeugt. Es ist nur eine leichte Andeutung von Nackenstarre festzustellen. Die Pupillen sind weit offen, reagieren kaum auf Lichteinfall. Lasègue und Kernig positiv, Reflexe schwer auszulösen, dann aber eher lebhaft, keine pathologischen Reflexe, kein deutlicher Kahnbauch.

Lumbalpunktion: Druck nicht erhöht. Liquor leicht blutig, Pandy positiv, Nonne negativ, Haine stark positiv, Zellen 74/3.

Auf wiederholte Injektionen von Pharmetan 10 ccm intravenös, später 5 ccm intramuskulär allmählicher Rückgang der Erscheinungen und Heilung.

Wir haben hier eine *encephalitisch-soporöse Form der Vaccine-Encephalitis* vor uns. Führendes Symptom ist die Schlafsucht, Somnolenz bis zum tiefen Koma, verbunden mit allgemeinen Konvulsionen. Geringe meningeale Reaktion auch im Liquor.

Der zweite Fall betraf einen achtjährigen Knaben, welcher laut Impfschein am 23. September 1940 geimpft wurde. Am 17. Oktober 1940 trat leichtes Fieber, Halsweh und ein tetanusähnlicher Anfall ohne Bewußtseinsverlust auf. In den darauffolgenden Nächten wiederholten sich diese tetanusartigen Anfälle, und namentlich seit vier Tagen verschlimmerte sich der Zustand, indem eine allgemeine Starre auftrat, so daß der Knabe nicht mehr stehen und gehen konnte und über Kopf- und Bauchschmerzen klagte. Am zehnten Tag der Pockenimpfung hatte er eine starke Lokalreaktion und Fieber bis 38° gezeigt. Die neurologischen Symptome sind am 24. Tage nach der Pockenimpfung aufgetreten.

Der Gesichtsausdruck des Knaben erinnert an einen Tetanus mit Risus sardonicus. Die Stirn ist gerunzelt, die Lider sind zugekniffen, der Lidschlag ist selten, die Mimik ist steif, der Mund ist fest geschlossen und kann kaum geöffnet werden (Trismus). Die Muskulatur des ganzen Körpers zeigt zeitweise eine sehr hochgradige Starre. Nackenstarre läßt sich nicht nachweisen, ebensowenig Kernig und Lasegue. Die Reflexe sind bis auf Patellar- und Fußklonus beiderseits normal.

Die Bauchmuskulatur ist zeitweise bretthart gespannt, mit deutlicher Muskelzeichnung.

Lumbalpunktion: Druck normal, sehr rasch absinkend, Farbe klar, Pandy negativ, Nonne negativ, Haine positiv, Zellen 2/3. Nach der Punktion sehr starke Kopfschmerzen.

LUCKSCH hat zuerst eine solche tetanusartige Form der Vaccine-Encephalitis beschrieben, bei der namentlich der Trismus und der Rigor der Extremitäten oft mit Steigerung der Reflexe die bedeutendsten Merkmale darstellen. Trismus findet sich nicht selten bei sehr schweren Formen.

Einen andersartigen Typus der Vaccine-Encephalomyelitis zeigt der folgende Fall, den ich heute vorstellen kann.

Der 14jährige Knabe wurde am 20. Mai 1940 gegen Pocken geimpft. Am 27. Mai klagte er über anfallsweise Schmerzen im Kreuz und in den Oberschenkeln. Es stellte sich eine allmählich zunehmende Schwäche in den Beinen ein, so daß Stehen und Gehen unmöglich wurden. Die Temperatur war nur mäßig erhöht, aber die lokale Impfreaktion war ziemlich stark, mit Anschwellung und Schmerzhaftigkeit der axillaren Drüsen.

Wir sehen einen 14jährigen, großen Knaben von starkem Körperbau und gut entwickelter Muskulatur vor uns. Er kann weder aufsitzen, geschweige denn stehen oder gehen. Die Arme können frei in allen Richtungen bewegt werden, aber die rohe Kraft ist deutlich herabgesetzt. Dynamometer rechts 10, links 15. Die kleinen Handmuskeln sind beiderseits etwas atrophisch. Eine Opposition des Daumens und des Kleinfingers gelingt nicht völlig, ebenso können die Finger nicht ganz gestreckt werden. Die Beine können fast nicht bewegt werden. Eine Hebung der Beine von der Unterlage ist ausgeschlossen. Das einzige, was der Knabe kann, ist ein In-die-Höhe-ziehen der Ferse bis zu einem Kniebeugewinkel rechts von 40, links von 60°. Eher etwas Hypotonus. Rohe Kraft stark herabgesetzt, rechts stärker als links, jedoch ist der Unterschied unbedeutend. Bis jetzt keinerlei Atrophie feststellbar. Der Kopf kann ohne Schwierigkeit nach der Seite gedreht werden. Beugung nach vorn ruft Kreuzschmerzen hervor, ebenso bei Auslösung von Lasègue oder Kernig.

Reflexe: Biceps rechts und links positiv, Triceps beiderseits schwach, Radialisreflex fehlt beiderseits, Patellarreflexe vorhanden, Achillessehnenreflexe beiderseits erloschen. Babinski, Gordon, Oppenheim beiderseits negativ. Fußsohlenreflexe abgeschwächt. Kremaster- und Bauchdeckenreflexe vorhanden. Sensibilität völlig intakt.

Bei elektrischer Prüfung ist eine Entartungsreaktion nicht vorhanden, aber die elektrische Erregbarkeit ist herabgesetzt.

Innere Organe o. B.

Lumbalpunktion: Druck normal, Liquor klar, Pandy positiv, Nonne Spur, Haine positiv, Zellen 89/3.

Wir haben hier eine myelitisch-paretische Form vor uns mit schlaffen Lähmungen der Beine und Schwäche in den Armen, besonders in den kleinen Fingermuskeln. Auch in den Beinen handelt es sich mehr um eine dynamische Schwäche als um eine eigentliche Lähmung. Die Patellarreflexe sind hier noch erhalten, dagegen sind die Achillessehnenreflexe erloschen. In anderen Fällen fehlen anfänglich die Patellarreflexe, treten aber bald wieder auf. Das völlige Ausbleiben sensibler Störungen spricht nicht gegen Vaccinemyelitis, denn solche sind nicht immer nachweisbar. Ähnliches gilt auch von den Blasenlähmungen, die sonst sehr verdächtig auf Vaccinemyelitis sind. Eine reine Myelitis ist selten, meist handelt es sich um eine Meningo-Encephalomyelitis disseminata. Auf eine

Beteiligung der Meningen weist der Liquorbefund mit leichter Eiweißvermehrung und Pleocytose hin.

Differentialdiagnostisch käme hier noch eine Poliomyelitis in Frage, welche vielleicht durch die Pockenimpfung nur ausgelöst wurde. Dagegen spricht die nahezu völlig symmetrische Lokalisation der mehr diffusen und dynamischen Muskelschwächen ohne lokalisierte atrophische, schlaffe Lähmungen einzelner Muskeln, wenn wir von den Verhältnissen an den Daumenballenmuskeln absehen. Die Vaccinemyelitis braucht durchaus nicht immer die Form einer Querschnittsmyelitis anzunehmen, wie wir sie in der vorhergehenden Vorlesung an Hand eines Falles von primärer Encephalomyelitis disseminata geschildert haben.

Es gibt bei der Vaccine-Meningo-Encephalitis noch zwei andere Formen, nämlich bulbäre und meningitische Typen.

Von den bulbären Formen sind nur wenige Fälle bekannt. Es kommt zu Schluckbeschwerden, Sprachstörungen, erschwertem Aushusten, schließlich Atemlähmung, manchmal findet man ebenfalls Trismus.

Meningitische Formen habe ich öfters beobachtet. Sie verlaufen unter dem Bilde der Meningitis serosa mit Kopfschmerz, Erbrechen, Fieber, Nackensteifigkeit, Kernig, Brudzinski, Schmerzen bei Bewegung des Kopfes und der Wirbelsäule, eingezogenem Bauch, Steifheit der Beine und Reflexsteigerung, erhöhtem Liquordruck und oft Zellvermehrung. Eine Verwechslung mit tuberkulöser Meningitis liegt oft sehr nahe.

Die Vaccine-Meningo-Encephalitis hat eine normierte Inkubationszeit von 5 bis 15 Tagen. Die längsten beobachteten Inkubationszeiten sind 18 bis 24 Tage. Durchschnittlich beträgt dieselbe 10,8 Tage vom Impftermin an gerechnet. In der Tat häufen sich die Fälle meist um den zehnten bis elften Tag.

Steht die Schwere der Krankheit mit der Dauer der Inkubationszeit in Beziehung? Das läßt sich nicht behaupten, obschon man im allgemeinen den Eindruck hat, daß bei kürzerer Inkubation mehr Todesfälle auftreten.

In unseren hier erwähnten Fällen beobachteten wir Inkubationszeiten von 10, 24 und 7 Tagen, was somit der allgemeinen Regel entspricht, mit Ausnahme der ungewöhnlich langen Inkubation des zweiten Falles.

Eine Beziehung zur Vaccine generalisata ließ sich nicht feststellen. In der Tat treffen wir nicht selten bei virulenten Vaccinen Vaccinebläschen an verschiedenen Körperstellen, ohne daß sich eine Metastase im Zentralnervensystem entwickelt.

Initialsymptome sind Erbrechen, meist einige Male wiederholt, Appetitlosigkeit, Nahrungsverweigerung, häufig Obstipation, selten Durchfälle, mitunter Bauchschmerzen, sogar mit Appendicitisverdacht. Der Bauch ist oft eingesunken. Zuweilen Schluckbeschwerden als Ausdruck einer bulbären Störung oder auch einer sogenannten Ausscheidungsangina, welche sich auf der Höhe oder kurz nach der lokalen Impfreaktion einstellt, und bei der es auch uns gelang, im Tonsillenexsudat Vaccinevirus nachzuweisen. Selten Singultus, zuweilen Nasenbluten.

Der *Kopfschmerz* ist besonders bei meningealen Formen heftig, quälend, und fehlt nur bei spinalen und bulbären Typen. Auch sonst werden häufig Schmerzen im Rücken, besonders im Kreuz und in Beinen und Armen geklagt. Manchmal findet man Hauthyperästhesie mit Druckempfindlichkeit der Nervenstämme, ferner Dermographismus.

Besonders bei der meningealen Form kann man Nackensteifigkeit, positiven Brudzinski, positiven Kernig feststellen.

Im Vordergrund steht meist die Störung des Bewußtseins mit *Schlafsucht, Sopor, Koma.* Die Schlafsucht kann als erstes Symptom auftreten. In tiefem

Schlaf darniederliegende Fälle erinnern an Encephalitis lethargica, doch fehlen die charakteristischen Augenmuskelstörungen. Der Schlafzustand dauert meist kürzer, nur wenige Tage. Es kann zu tiefem Koma kommen mit völligem Erlöschen der Reaktionsfähigkeit, aus dem die Kranken nicht mehr erwachen. Delirien und Unruhe. Bisweilen leitet ein Ohnmachtsanfall das Fieber und die Krankheit ein. Ein sehr eindrucksvolles Frühsymptom nicht nur bei Kleinkindern, sondern auch bei Schulkindern, sind allgemeine Konvulsionen mit nicht ohne weiteres ungünstiger Prognose.

Myoklonische Zuckungen, auch fibrilläre Zuckungen in der ganzen Körpermuskulatur oder nur in einzelnen Muskelgruppen, finden sich ähnlich wie bei der Encephalitis epidemica.

Es kann zu *Lähmungen* der Extremitäten kommen, namentlich zu einer mehr diffusen, schlaffen Parese der Beine ohne lokalisierte Lähmungen und Atrophien einzelner Muskeln. Die Reflexe sind in den betroffenen Bezirken erloschen, z. B. Patellar- oder Achillessehnenreflexe oder beide, aber nicht so konstant und vollständig wie bei der Poliomyelitis. Die Befunde schwanken stärker. Reflexe in den Armen verhalten sich ebenfalls unregelmäßig. Sie können bei allgemeinen Spasmen gesteigert sein. Die Bauchdeckenreflexe sind oft erloschen. Babinski ist recht häufig positiv und kann oft lange bestehen bleiben, selbst bei schlaffen Lähmungen.

Spastische Lähmungen trifft man häufiger bei meningealen Fällen. Hemiplegien sind selten und können wieder völlig zurückgehen.

An den Armen sind ausgesprochene Lähmungen weniger häufig, sie können selbst bei deutlichen Beinlähmungen verschont bleiben. Vereinzelt kommen Lähmungen peripheren Charakters, z. B. symmetrische Radialislähmung mit Fallhand oder Lähmung der kleinen Handmuskeln, wie in einem unserer Fälle, vor.

Hirnnervenlähmungen sind seltener als bei anderen Encephalitiden. Vereinzelt kommen Augenmuskellähmungen, wie besonders Abducensparese mit Doppelbildern, Facialislähmungen, bulbäre Störungen, Schluckbeschwerden, Sprachschwierigkeiten, Aphonie usw., vor. Atemlähmung kann bald zum Tode führen.

Als ein ernstes Symptom muß oft der *Trismus* angesehen werden, der schon in den ersten Beobachtungen von LUCKSCH aufgefallen ist. Er ist ein Begleitsymptom schwerer cerebraler Erkrankungsformen und kann auch gleichzeitig mit anderen bulbären Symptomen vergesellschaftet sein. Mit Tetanus hat dieser Trismus nichts zu tun. In Amerika wurden allerdings wirkliche Tetanusfälle infolge zufälliger Tetanusinfektion der Impfstriche beobachtet.

Blasenstörungen mit Retentio urinae, welche das Einlegen eines Dauerkatheters erforderlich machen und leicht zu sekundärer Cystitis Anlaß geben, sind häufig, aber nicht obligat.

Liquorbefunde: Der Liquor ist wasserklar, manchmal stäubchenartig getrübt. Pandy und Nonne positiv. Zuckergehalt meist normal, selten etwas vermindert. Leukocyten meist gering, nur zuweilen stark vermehrt, vorwiegend Lymphocyten. Liquordruck meist nur schwach gesteigert, gelegentlich Spinngewebsgerinnsel, ähnlich wie bei tuberkulöser Meningitis (KAISER und ZAPPERT).

Meistens besteht *Fieber*, aber es gibt auch fieberlose Fälle, oder nur subfebrile Temperaturen. Zuweilen schubweises Fieber mit freien Intervallen. Das Fieber dauert oft nur kurz, zwei bis drei Tage. Fieber bis 39 und 40°, sogar Hyperpyrexien bis 41°. Im Beginn nicht selten Schüttelfröste, hier und da Herpesbläschen. Art und Verlauf des Fiebers erlauben keine prognostischen Schlüsse.

Das *Blutbild* ist nicht charakteristisch. Sowohl Leukocytose und Leukopenie kommen vor. Bald Vermehrung der Neutrophilen, wie in zwei unserer Fälle,

z. B. 13800 mit 79,5% Neutrophilen, 7900 mit 77,5% Neutrophilen. In anderen Fällen können die Lymphocyten vermehrt sein.

Der Allgemeineindruck ist bei soporösen Formen sehr schwer, recht beunruhigend. Glücklicherweise ändert sich das schwere Krankheitsbild oft unter kritischer Entfieberung sehr rasch, wie wir dies gelegentlich auch bei primärer Encephalitis gesehen haben, und ein noch vor kurzem in tiefer Bewußtlosigkeit darniederliegendes Kind zeigt ganz vergnügtes gesundes Aussehen und wünscht wieder zu spielen, wie wenn nichts geschehen wäre.

Die Vaccine-Encephalitis dauert in der Regel sieben bis zwölf Tage. Die Letalität ist leider erschreckend hoch, 30, sogar bis 70%.

Glücklicherweise bleiben nur sehr selten ernste Folgen zurück, wie dauernde spastische cerebrale Kinderlähmung, die ich ebenfalls nach der Vaccination in einem Falle von STOOSS beobachtet habe. Meistens erfolgt, wie in unseren Fällen, restlose Heilung. Eine Postencephalitis im Sinne eines Parkinsonismus wird im Gegensatz zur Encephalitis lethargica nicht gesehen.

Pathologische Anatomie: Gliöse Zellwucherungen, hauptsächlich perivenös, umsäumen oft mantelförmig die kleinen Gefäße. Lymphocyten und Leukocyten treten in diesen Infiltraten zurück. Recht charakteristisch ist ein herdweiser Markscheidenzerfall (Demyelinisation). Blutgefäße stark gefüllt. Eine Neuronophagie im Rückenmark wie bei Heine-Medin fehlt, da es zu keiner starken Zerstörung großer Ganglienzellen kommt. Die Infiltrate finden sich disseminiert in der weißen und grauen Substanz, hauptsächlich in der weißen. Stammganglien und Kleinhirn sind weniger befallen.

Prophylaxe: Da die Vaccine-Encephalitis hauptsächlich bei Kleinkindern und älteren Erstimpflingen vorkommt, empfiehlt sich die Impfung womöglich im ersten Lebensjahr.

Therapie: Injektionen von Blut frisch geimpfter Erwachsener oder von Serum geimpfter Tiere, außerdem Bluttransfusionen von geimpften Personen. Es können ferner versucht werden Urotropin, Cylotropin, Tryptoflavin, Tetrophan, Omnadin, Herzmittel, wiederholte Lumbalpunktionen usw. Bei den Lähmungsfällen warme Umschläge, frühzeitige Massage, Übungs- und Bädertherapie.

Ähnlich wie nach der Pockenimpfung wurden auch nach *Varicellen* mit einer normierten Inkubationszeit von 5 bis 15 Tagen, mit einem Maximum um den zehnten Tag, verschiedene Formen von nervösen Komplikationen beobachtet, wie Meningitis, Großhirnencephalitis, cerebellare Ataxie usw. Für die Variola selber scheint die gleiche Gesetzmäßigkeit zu gelten.

Während viele Autoren der Ansicht sind, daß diese Meningo-Encephalomyelitiden nach der Pockenimpfung, nach Varicellen, Masern, Rubeolen usw. durch die Aktivierung des noch unbekannten, aber offenbar weit verbreiteten Encephalitis-Virus B entstehen, vertreten andere die Anschauung, daß auch die sekundären Encephalitiden durch das Virus der betreffenden Infektionskrankheiten selber hervorgerufen werden. Dabei haben sich folgende Tatsachen ergeben, welche für diese zweite Anschauung sprechen:

1. Jede dieser sekundären Encephalitiden hat eine besondere Inkubationszeit, je nach dem Charakter der vorausgehenden Krankheit. Besonders gut ist diese normiert bei Vaccine und Varicellen mit 5 bis 15 Tagen mit einem Maximum um den zehnten Tag. Bei den Masern tritt die Encephalitis meist im Anschluß an das Abblassen des Exanthems auf.

2. Jede dieser sekundären Encephalitiden hat je nach der vorausgehenden Krankheit eine verschiedene Prognose. Sie ist besonders schlimm bei der Vaccine, wie wir gesehen haben, mit einer Letalität von 30 bis 70%, bei den nervösen

Komplikationen der Masern rechnen wir mit einer Letalität von nur etwa 10% und noch geringer ist sie beim Mumps und bei den Varicellen.

3. Die sekundären Encephalitiden zeigen sich besonders in der zweiten Kindheit, während die Säuglinge meist verschont bleiben.

4. Die nervösen Komplikationen nach akuten Exanthemen treten besonders dann auf, wenn das Exanthem oft nur schwach entwickelt war. Es bestehen offenbar Wechselbeziehungen zwischen Haut und Nervensystem, den beiden Abkömmlingen des Ektoderms. Reagiert die Haut nur schwach, erzeugt sie nur eine ungenügende Immunität, so ist es möglich, daß auch das Nervensystem zur Antikörperbildung herangezogen wird und nun in einem zweiten Kranksein selber erkrankt, indem zurückgebliebene Reste des Virusantigens mit dem Antikörperschub im Nervensystem reagieren.

5. Die mangelhafte Antikörperbildung in der Haut ist nicht selten eine familiäre Eigentümlichkeit und so hat man beobachtet, daß sowohl das gleiche Individuum nach verschiedenen Exanthemen immer wieder nervöse Komplikationen zeigte als auch Geschwistererkrankungen vorkamen.

6. Wiederholt wurde ferner gesehen, daß tuberkulinpositive Kinder mit ihrer besonders starken Allergie für solche postinfektiöse Meningitiden und Encephalitiden disponiert sind. So habe ich eine solche sekundäre Meningitis nach Rubeolen beobachtet bei einem Kind, das eine sehr starke positive Tuberkulinreaktion hatte. Es würde sich dabei um eine Art Parallergie handeln, d. h. die Allergie ist nicht nur streng spezifisch gegenüber dem Tuberkelbacillus und seinen Giften, sondern der betreffende Organismus ist auch geneigt, auf andere Reize allergisch zu reagieren.

Ich habe deshalb an Beispielen der nervösen Komplikationen der Varicellen, Variola und Vaccine die Lehre entwickelt, daß diese postinfektiösen Meningo-Encephalitiden als anaphylaktische Vorgänge zu betrachten sind, welche sich im Nervensystem abspielen. Die primäre Krankheit heilt wohl ab, aber sie hat das Virus nicht vollständig zu vernichten vermocht, und auch keine völlige Immunität hinterlassen, besonders was das Zentralnervensystem betrifft. Setzt nun in diesem eine kräftige Antikörperproduktion ein und treffen diese Antikörper mit dem noch vorhandenen Virus zusammen, so kommt es zu den postinfektiösen nervösen Komplikationen.

Diese Auffassung erklärt vor allem die normierte Inkubationszeit, welche wir besonders deutlich bei den nervösen Komplikationen der Vaccine und der Varicellen beobachtet haben. Diese Inkubationszeit entspricht eben dem Termin, bis zu welchem genügend Antikörper gebildet sind, damit die Reaktion im Nervensystem sich abspielen kann.

DOERR hat gegen diese Lehre eingewendet, daß diese Situation sich nicht selten vorfinden könnte, aber im Widerspruch stehe zu der Seltenheit und lokalen Verschiedenheit, mit der diese nervösen Komplikationen zum Ausbruch gelangen. Dem können wir entgegenhalten, daß solche Reaktionen wohl häufiger sind, sich aber nur in unbedeutenden klinischen Symptomen, wie vorübergehenden Kopfschmerzen, Nackensteife usw., zu äußern brauchen, oder überhaupt unter der Schwelle der klinischen Wahrnehmbarkeit verlaufen, vielleicht nur in vorübergehenden Liquorveränderungen zu fassen sind. Sehr lehrreiche Beispiele in dieser Hinsicht liefern die nervösen Komplikationen beim Mumps (Parotitis epidemica).

Gerade die nervösen Komplikationen bei Parotitis epidemica sprechen, wie ich zuerst dargetan habe, dafür, daß sie durch das Mumpsvirus selber und nicht durch irgendein anderes Encephalitisvirus bedingt sind. Denn die nervösen Komplikationen beim Mumps können autonom auftreten ohne Speicheldrüsenschwellungen, sie können der Parotitis vorausgehen, sie begleiten, oder erst postinfektiös, meist ebenfalls mit einer Inkubation von zehn Tagen, auftreten.

Für meine Lehre spricht ferner der Umstand, daß der pathologisch-anatomische Befund bei der Encephalitis nach der Vaccination, nach Varicellen, Masern, nach Mumps in allen Fällen ziemlich der gleiche ist. Es zeigt sich eine rundzellige Infiltration, z. B. in den Meningen, ganz besonders aber in der weißen Substanz um die kleinen Venen herum, mit Entmarkungsherden, während im Gegensatz zur Encephalitis lethargica epidemica das Höhlengrau im dritten Ventrikel verschont bleibt.

Entweder führen diese postinfektiösen Encephalitiden im akuten Stadium zum Tode oder sie heilen rasch und folgenlos oder mit nur geringen Residuen aus. Eine Postencephalitis mit charakteristischen Schlafstörungen, sekundärem Parkinsonismus zeigt sich nicht.

170. Vorlesung.

Encephalitiden bei bakteriellen Infektionen.
(Akute cerebrale Ataxie nach Pneumonie.)

Ich erwähne hier zunächst nur kurz *encephalitische Syndrome bei der Meningokokkenmeningitis*, auf welche in neuester Zeit Hoesch bei Erwachsenen hingewiesen hat, welche aber, wie aus den Vorlesungen über Meningitis cerebrospinalis, auf die ich hier verweise, hervorgeht, auch schon bei Kindern vorkommen. Sie treten bei Kindern hauptsächlich in zwei Formen auf:

1. *Akute delirant hyperkinetische Zustandsbilder* mit beständiger motorischer Unruhe, Tremor, anhaltendem Brüllen und meist zunehmender schwerer Bewußtlosigkeit. Die Kinder gehen im Koma zugrunde, selbst wenn, nach den Liquorveränderungen zu urteilen, die Meningitis cerebrospinalis als solche durch Sulfonamidpräparate oder Antibiotica günstig beeinflußt wurde und die Temperatur absank.

2. *Schlafsuchtstypus*, wie wir ihn beim Säugling beschrieben haben, erinnert an das Bild der echten epidemischen Encephalitis mit geringer Mimik, Hypokinese, Schweißausbruch, Cyanose, Unregelmäßigkeit der Atmung usw.

In diesen Fällen kommt es zu einer schweren Vergiftung der Hirnrinde mit dem anatomischen Substrat der Hirnschwellung und Schädigung von Ganglienzellen, oder auch ohne solches.

Bei der *Meningo-Encephalitis tuberculosa* finden wir neben den tuberkulösen Veränderungen an den Meningen infiltrative Prozesse im perivasculären Lymphraum der arteriellen Gefäße der Großhirnrinde, aber auch des Markes und der Stammganglien. An der Konvexität der Großhirnrinde sieht man Epitheloidzelltuberkel mit Riesenzellen und zentraler Verkäsung. Das klinische Bild ist dementsprechend bald mehr das einer tuberkulösen Meningitis, bald mehr das einer Encephalitis (W. Keller).

Metastatische Herdencephalitis kann im Verlauf zahlreicher bakterieller Allgemeininfektionen auftreten, z. B. bei Strepto- und Staphylokokken-, Pneumokokken-, Typhus- und Coli-Sepsis. Bekannt sind die metastatischen Abscesse (Encephalitis purulenta) nach Lungenabsceß, Lungengangrän, Bronchiektasen und Empyemen.

Heute kann ich einen Fall von *toxischer Encephalitis nach Pneumonie* vorstellen.

Es ist viel zu wenig bekannt, daß auch nach Pneumonien und Bronchopneumonien nicht nur eitrige Pneumokokkenmeningitis, sondern auch seröse heilbare Meningitiden und auch Encephalitiden vorkommen können. Diese Encephalitiden können im Verlauf von Pneumonien und Bronchopneumonien zu außerordentlich verschiedenen Zeiten auftreten, oft schon ganz im Beginn, so daß sie vollständig das klinische Bild beherrschen und bei nicht gründlicher Untersuchung der zugrunde liegende pneumonische Prozeß übersehen werden kann, häufiger erst nach der Deferveszenz. Befallen werden Kinder im Alter von zwei Monaten bis zu zwölf Jahren.

Die Formen der Encephalitis nach Pneumonie sind sehr verschieden. Sie beginnen am häufigsten mit Konvulsionen. So haben wir ein Kind mit einer Pneumonie im rechten Unterlappen beobachtet, welches Konvulsionen, Agitation und Delirien zeigte. Am sechsten Tag Fieberabfall, hernach erneut Konvulsionen, Temperaturanstieg mit Ausbildung eines neuen Lungenherdes auf der anderen Seite. Nach den Konvulsionen kam es zu vorübergehender Amaurose, vollständiger Aphasie, Inkontinenz ohne jedes meningeale Zeichen. Dieses Kind wurde geheilt. Die Sprache kehrte nach der Deferveszenz des zweiten Herdes acht Tage später wieder zurück.

Konvulsionen und Koma können das klinische Bild vollkommen beherrschen und entweder rasch zum Tode führen oder allmählich in Heilung übergehen.

Wie bei anderen Encephalitiden, habe ich auch schon bei Bronchopneumonien rasch vorübergehende oder bleibende Hemiplegien auftreten sehen.

In anderen Fällen erscheint mehr das extrapyramidale System befallen, es kommt zu Athetose und extrapyramidaler Starre.

Auch psychische Folgezustände, Stupor bis Amentia, können nach der Krise einer Pneumonie auftreten.

In dem Fall eines dreijährigen Mädchens, das ich heute vorweisen kann, traten schon im Beginn der Pneumonie schwere Konvulsionen auf. Ferner Nystagmus und unkoordinierte Bewegungen. Nach der Deferveszenz zeigt das Kind jetzt vor allem eine Störung der statischen Funktionen. Das Kind kann sich nicht im Gleichgewicht halten, kann weder aufrecht sitzen noch stehen noch gehen. Wir stellen ROMBERGsches Schwanken, Retro- und Lateropulsion fest. Versucht das Kind mit Unterstützung zu gehen, so zeigt der Gang deutliche Ataxie. Alle willkürlichen Bewegungen sind möglich, aber sie sind, über das Ziel hinausschießend, oft unkoordiniert, es findet sich Adiadochokinese und Asynergie, ferner Intentionszittern.

Wir können ferner eine auffällige allgemeine Muskelhypotonie feststellen. Beim Hochheben unter den Armen ist das Kind nicht imstande, die Schultern zu versteifen, der Kopf baumelt nur so herab. Es zeigen sich ferner Augenstörungen in Form von Nystagmus.

Die Reflexe sind intakt, ebenso die tiefe und oberflächliche Sensibilität. Wir können keinerlei Lähmungen feststellen. Die Sphinkteren funktionieren, keine trophischen Störungen. Das Gehör ist vorhanden, es bestehen keinerlei Zeichen einer Läsion des Vestibularapparats. Sehschärfe und Augenhintergrund sind normal.

Die Lumbalpunktion ergab vollkommen normalen Liquor cerebrospinalis.

Es handelt sich hier um das Krankheitsbild der sogenannten *akuten cerebralen Ataxie*, bei einem Kleinkind nach Pneumonie. Dieses erinnert sehr an den sogenannten FOERSTERschen Typus der cerebralen Kinderlähmung, der sich wohl auch erworben, d. h. nicht kongenital auf dem Boden einer Encephalitis entwickeln kann.

In den einzelnen Fällen können die verschiedenen Symptome sehr unterschiedlich ausgeprägt sein. Zu den cerebellaren Zeichen können sich gelegentlich

Steigerung der Sehnenreflexe und ein positiver Babinski hinzugesellen. Auch die Sprache kann betroffen sein. Im Anfang kann sich eine motorische Aphasie einstellen, später ist die Sprache langsam, undeutlich, skandiert, zögernd, monoton. Bei größeren Kindern ist die Schrift in ähnlicher Weise gestört. Das Denken ist oft auffällig verlangsamt. Es besteht oft noch länger leichte Benommenheit oder Negativismus. Gelegentlich findet man Drucksteigerung des Liquor cerebrospinalis mit vermehrtem Zuckergehalt.

171. Vorlesung.

Toxische Meningo-Encephalomyelitis bei Keuchhusten.

Die nervösen Komplikationen beim Keuchhusten nehmen besonders in neuerer Zeit einen immer größeren Platz ein in der Klinik der Pertussis. Die älteren Kliniker sahen die Encephalitis besonders in solchen Fällen von Pertussis auftreten, bei denen sehr starke und sehr häufige Hustenanfälle vorhanden waren. Sie nahmen deshalb eine Beziehung an zwischen der Heftigkeit des Hustens und dem Erscheinen der nervösen Phänomene, insbesondere dachten sie, daß die heftigen Hustenanfälle zu Blutungen im Gehirn führen, welche eine genügende Erklärung für die Konvulsionen und andere nervöse Komplikationen abgeben. Aber in neuerer Zeit hat man, besonders auf Grund eingehender pathologisch-anatomischer Untersuchungen die Rolle der Blutungen mehr und mehr einschränken müssen. Nur ausnahmsweise trifft man beim Keuchhusten Hirnblutungen als Ursache der Konvulsionen, eine viel größere Rolle spielt die Encephalitis.

Betrifft der Keuchhusten ein Kind mit latenter Tetanie, so kann dieser Zustand für die Keuchhustenkrämpfe gelegentlich verantwortlich gemacht werden. Es kann in derartigen Fällen auch sehr schwerer Laryngospasmus auftreten. Beruhen die Keuchhustenkrämpfe auf Tetanie, so sind sie einer Behandlung der letzteren mit Kalkpräparaten, Salmiak und bestrahltem Ergosterin sehr wohl zugänglich.

Die Konvulsionen bei der Pertussis werden begünstigt durch die Hyperämie, die Rindenschwellung infolge der starken Hustenanfälle. Dem widerspricht jedoch die Beobachtung, daß sich die nervösen Komplikationen der Pertussis gewöhnlich erst zu einer Zeit zeigen, wo die Stärke der Hustenanfälle bereits ihren Höhepunkt überschritten hat, also etwa in der fünften bis sechsten Woche.

Am häufigsten und am schwersten betroffen werden die jüngsten Kinder, oft schon Säuglinge von zwei Monaten bis zu Kindern von etwa sechs Jahren. Da in dieser ersten Lebenszeit das Gehirn eine besondere Krampfneigung hat, so erklärt sich leicht das häufige Auftreten von Konvulsionen.

Gewöhnlich haben die Kinder mit „Pertussisgehirn" auch eine „Pertussislunge" (POSPISCHILL), d. h. meist Keuchhustenbronchopneumonien, und man kann leicht verstehen, daß unter diesen Umständen die Keuchhustenencephalitis eine besonders schwere Komplikation bedeutet. Die Verbindung einer Lungenkomplikation mit einem schweren krampfhaften, nervösen Syndrom bei Kindern, die durch eine akute Infektionskrankheit mit sehr häufigen schweren Keuchhustenanfällen mit Erbrechen und Schwierigkeiten der Ernährung geschwächt sind, bedingt oft eine sehr düstere Prognose.

Die Keuchhustenkonvulsionen entsprechen mehr oder weniger vollkommen sogenannten eklamptischen Anfällen. Nicht selten sehen wir, namentlich bei Säuglingen, eine heftige Hustenattacke von blitzartig auftretenden Konvulsionen im Gesicht und den Extremitäten begleitet. Die Konvulsionen sind meistens generalisiert, selten auf die eine oder die andere Extremität lokalisiert. Sie werden oft von mächtigem Fieberanstieg begleitet, und gehen gewöhnlich in ein Koma über. Nicht selten zeigen sich auch Augensymptome, Pupillenstarre, Ungleichheit der Pupillen auf beiden Seiten, besonders charakteristisch ist die konjugierte Ablenkung des Kopfes und der Augen nach einer Seite.

Diese Keuchhustenkonvulsionen können sehr rasch in ein bis zwei Tagen, mitunter auch schon in wenigen Stunden, zum Tode führen.

Vor kurzem haben wir ein sechs Monate altes, blaß aussehendes, gut genährtes Mädchen beobachtet, das in der dritten Keuchhustenwoche Konvulsionen bekam. Der Verlauf des Keuchhustens war schwer und die Konvulsionen traten zu einer Zeit auf, als die Keuchhustenanfälle besonders heftig wurden und von einem Laryngospasmus begleitet waren. Rechts basal bestand ein kleiner bronchopneumonischer Herd. Die Krämpfe waren von einem mächtigen Temperaturanstieg begleitet. Bei der Aufnahme in die Klinik war das Sensorium bemerkenswerterweise nicht getrübt, doch bestand große Müdigkeit. 1¹/₂ Stunden nach einem besonders schweren Keuchhustenanfall starb das Kind unter tonischen Krämpfen infolge Versagen des Kreislaufes. Der Tod erfolgte in diesem Falle schon 24 Stunden nach dem Auftreten der ersten Konvulsion. Das hohe Fieber und die Bronchopneumonie mögen zu dem ungünstigen Ausgang beigetragen haben.

Glücklicherweise nehmen nicht alle Keuchhustenkrämpfe einen so schweren Verlauf. Sie können oft auch nur durch eine *Meningitis serosa* ausgelöst sein. Die Lumbalpunktion ergibt einen stark gesteigerten Druck und führt zu schlagartigem Schwinden der Krämpfe und meningealen Erscheinungen.

Mit oder ohne vorausgehende Konvulsionen hat man beim Keuchhusten verschiedene *Lähmungszustände* beobachtet, so sahen wir vor kurzem bei einem zweijährigen Kind eine rasch vorübergehende Hemiplegie. In anderen Fällen bleibt die Hemiplegie als cerebrale Kinderlähmung bestehen. Diese Hemiplegien treten entweder langsam oder ganz plötzlich auf. Bei einem vierjährigen Mädchen sah ich einmal eine schlaffe Paraplegie nach Keuchhusten, welche vollständig ausgeheilt ist. Häufiger sind die Paraplegien spastischer Art und hinterlassen oft bleibende Kontrakturen. Die Keuchhustenencephalitis kann vollständig abheilen, es werden jedoch auch mehr oder weniger schwere Folgezustände beobachtet, wie epileptiforme Anfälle, bleibende Lähmungen, psychische Veränderungen (Debilität bis zur Idiotie) usw. Seltener sieht man nach Pertussis choreiforme und athetotische Bewegungen. Es wurden ferner beobachtet vorübergehende oder bleibende Amaurose, Taubheit, isolierte Aphasie. Auch die akute cerebrale Ataxie wurde gesehen, sie ist jedoch selten.

Ich kann für die cerebralen Komplikationen der Pertussis über die folgenden drei Beispiele aus unserer Klinik berichten.

Ein zehn Monate altes Mädchen erkrankte im Alter von sieben Monaten an einem schweren Keuchhusten. Erst drei Monate nach Beginn des Keuchhustens bekam das Kind Krämpfe. Es hustete zu dieser Zeit nur noch wenig, so daß sich ein Abhängigkeitsverhältnis zwischen dem Auftreten der Hustenanfälle und dem Ausbruch der Krämpfe nicht nachweisen läßt. Die Krämpfe dauerten mit Intermissionen gut 14 Tage. Sie wechselten dauernd. Klonische Krämpfe lösten tonische ab, und umgekehrt. Bald war mehr die rechte, bald mehr die linke Körperhälfte von den Krämpfen betroffen. Am hartnäckigsten war ein Streckkrampf des rechten Armes, welcher über zwei Wochen ununterbrochen anhielt. Eine Beziehung zu Temperatursteigerung ließ sich nicht feststellen. Das Bewußtsein war während der Dauer der Krämpfe mehr oder weniger getrübt. Wegen dieser Bewußtseinstrübung war die Entscheidung schwierig, ob das Kind eine Seh- oder Hörstörung hatte. Erst als das Kind wieder bei vollem Bewußtsein war, konnte eine Amaurose bei normalem Hörvermögen festgestellt werden. Während der ganzen Dauer der Erkrankung zeigten die Augen in unverminderter Stärke eine Deviation conjuguee nach links. Das Kind lag meist regungslos in seinem Bett und führte erst in den letzten Tagen seines klinischen Auf- enthaltes mit dem linken Arm stereotype Bewegungen aus. Es bestand ein mening- itischer Symptomenkomplex, Nackensteife, Opisthotonus, positiver Kernig, Dermo- graphismus nur während der ersten Zeit. Dagegen war eine gewisse Starre des Körpers fast dauernd festzustellen. Das Kind kam mit dem Leben davon, hatte jedoch eine rechtsseitige spastische Hemiplegie. Besonders die rechte Hand war davon betroffen und ließ sich wegen der Spasmen nur schwer öffnen.

Bemerkenswert ist in diesem Falle wiederum das Auftreten der cerebralen Komplikationen, zu einer Zeit, da die Hustenanfälle schon stark zurückgegangen waren, die lange Dauer der Krämpfe, die vorübergehende Amaurose und der Ausgang in die hemiplegische Form der cerebralen Kinderlähmung.

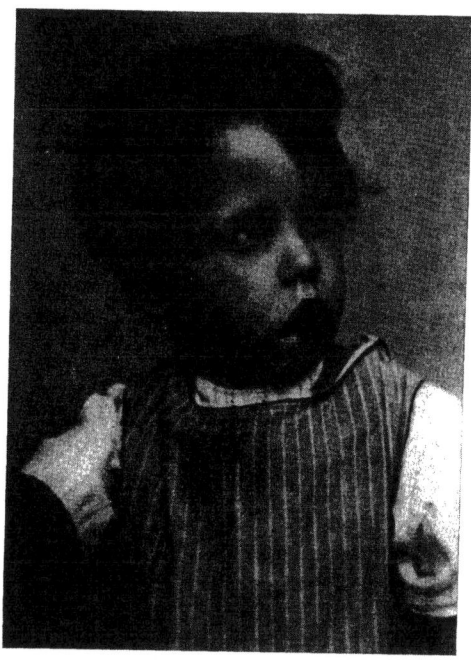

Eine *bulbäre Form der Keuchhusten- encephalitis* bot ein 3¹/₂ Jahre alter Knabe. Er war vor elf Monaten an Keuchhusten erkrankt und vor acht Monaten war der Keuchhusten von neuem aufgeflackert. An dieses Rezi- div schlossen sich unmittelbar nervöse Störungen an. Am auffälligsten war eine rechtsseitige Facialislähmung aller Äste, eine Abducensparese rechts und· eine Déviation conjuguée nach links. Dazu kam eine schwere Ataxie, welche Arm und Bein, besonders der linken Seite, betraf und sich beim Stehen in einer Falltendenz nach links äußerte. Ferner spastisch-ataktischer Gang und Intentionstremor. Weiter war eine Schluck-, Kau- und Sprachstörung nachzuweisen.

Die Psyche des Kindes war wäh- rend der gesamten klinischen Beob- achtungszeit verändert. Der Knabe war teilnahmslos, depressiv gestimmt, später traten Wutanfälle auf, es be- stand ein geringer Grad von geistiger Debilität.

Abb. 213. Bulbäre Form der Keuchhustenencephalitis.

Sämtliche Symptome dieser Keuchhustenencephalitis können durch ziemlich eng beieinander liegende Herde im unteren Ende des Pons und oberen Ende der Medulla oblongata erklärt werden. Die Läsion im Abducens- und Facialis- kern auf der rechten Seite führte zu der Lähmung der rechten Gesichts- muskulatur und des Rectus lateralis. Durch Schädigung des mit dem rechten Abducenskern durch das hintere Längsbündel eng verbundenen, rechten pontinen Blickzentrum kam es zu einer Déviation conjuguee nach links; entsprechend dieser Lokalisation sah eben das Kind von dem Krankheits- herd weg. Kau-, Schluck- und Sprachstörung finden ihre Erklärung in einer Läsion der entsprechenden Hirnnervenkerne, besonders des Glosso- pharyngeus und Trigeminus. Die ihrem Charakter nach cerebellare Ataxie können wir gleichfalls in die Medulla oblongata lokalisieren. Läsion der Trakti spino- cerebellares besonders links. Der Intentionstremor paßt auch in diesen Rahmen. Die Spasmen der Extremitätenmuskulatur links sind die Folgen einer Schädigung der Pyramidenbahn noch vor der Kreuzung. Die gekreuzte Lähmung der Hirnnerven auf der einen Seite, der Extremitäten auf der anderen Seite ist gerade für pontine Herde charakteristisch.

Bei dem folgenden Fall, einem $3^1/_2$ jährigen Mädchen, trat nach der vierten Woche des Keuchhustens ein schweres cerebrales Krankheitsbild auf. Ich sah das Kind damals konsultativ und beobachtete mit Sicherheit eine Amaurose, die dann aber wieder zurückging. Das Kind wurde apathisch, schrie Tag und Nacht, erbrach häufig. Keine Krämpfe oder Lähmungserscheinungen, aber vollständiger Verlust der statischen Funktionen. Während sechs Wochen konnte das Kind seine Eltern nicht mehr erkennen.

Bei der Beobachtung in der Klinik nach Ablauf der akuten Erscheinungen und der Amaurose zeigte das Kind eine hochgradige Ataxie mit Störungen der höheren Koordination. Das Kind schwankte beim Sitzen, verlor bei freiem Stehen sofort das Körpergleichgewicht und war nicht in der Lage, ohne Unterstützung auch nur einen Schritt zu gehen.

Wir haben somit hier nach einer schweren Keuchhustenencephalitis das Bild einer *akuten cerebralen Ataxie* mit Verlust der statischen Funktionen, ausfahrenden Bewegungen, das an den FOERSTERschen Typ der cerebralen Kinderlähmung erinnert und auf eine Erkrankung des extrapyramidalen Systems zurückzuführen ist. Durch Übungsbehandlung konnte etwelche Besserung erreicht werden.

Pathologisch-anatomisch findet man nicht selten eine gewisse meningeale Reaktion mit Leukocyteninfiltration, eine Kongestion der Gefäße mit perivasculärer Infiltration mit Polynucleären, ferner gelegentlich Hämorrhagien und Hirnödem. HUSLER und SPATZ gelang es bei Keuchhustenencephalitis allerschwerste nekrobiotische Veränderungen der Ganglienzellen (Homogenisierung) nachzuweisen (SPIELMEYER). Besonders betroffen waren die Stirnhirnrinde und die Inselrinde, weitaus am meisten gelitten hatte die Rinde des Ammonshorns. Auch die Stammganglien und zum Teil auch die Purkinje-Zellen des Kleinhirns und der Nucleus dentatus konnten Schädigungen zeigen.

Ätiologie und Pathogenese: Belgische Autoren, wie DUBOIS, LEY, FONTEYNE, DAGNÉLIE, haben experimentelle Untersuchungen angestellt. Kulturen mit Hirn von Kindern, die an Keuchhustenencephalitis gestorben waren, enthielten nie irgendwelche nachweisbare Krankheitserreger. In das Gehirn von Meerschweinchen injizierte Keuchhustenbazillen blieben 24 bis 48 Stunden am Leben, ohne sich zu vermehren. Aber diese Injektionen töten die Meerschweinchen in 15 bis 30 Stunden unter Lähmungserscheinungen und heftigen Konvulsionen. In gleicher Weise wirken Injektionen von Keuchhustenendotoxinen. Kontrollinjektionen mit der gleichen Technik, aber mit einem erhitzten Toxin lösten bei den Versuchstieren keinerlei Erscheinungen aus. Das Erscheinen der Keuchhustenencephalitis ist somit nicht auf eine Infektion des Gehirns mit Keuchhustenbazillen zurückzuführen, sondern auf die Diffusion des Endotoxins. In neuester Zeit ist man wieder mehr geneigt, einer Vergiftung des Gefäßsystems im Gehirn durch das Endotoxin das Primat zuzuerkennen und die Veränderungen der Ganglienzellen, die Blutungen usw. auf solche toxische Ernährungsstörungen zurückzuführen (SINGER, SPIELMEYER), besonders auch auf Gefäßspasmen.

172. Vorlesung.

Die idiopathische mononucleäre abakterielle Meningitis.

Dieses 13 Monate alte Mädchen erkrankte vor zwei Tagen aus voller Gesundheit heraus mit Brechen und Fieber bis 38,2°, abends 39,2°. Krampfanfall ohne Zuckungen mit starrem Blick, Dauer zirka 10 Minuten. Nach dem Anfall Müdigkeit. Nachts unruhig bei hohen Temperaturen. Heute wieder 39,8° Fieber, häufige Stuhlentleerungen, leichtes Schwitzen, Temperatur abends 40,2°, wieder Verdrehen der Augen und Zuckungen der Augenmuskeln nach oben. Heute kein Erbrechen mehr. Das Mädchen ist das einzige Kind aus gesunder Familie, in der Umgebung sind keine Infektionskrankheiten bekannt.

Das Kind macht bei der Aufnahme keinen sehr kranken Eindruck. Es zeigte deutliche Nackenstarre. Nahm man es bei den Schultern auf, so sank der Kopf nicht nach hinten. Spine und Amoss sign nicht prüfbar, Kernig und Laségue beiderseits deutlich positiv, leichter Dermographismus. Reflexe alle normal auslösbar, mit Ausnahme der Bauchdeckenreflexe lebhaft, keine pathologischen Reflexe, große Fontanelle noch fingerkuppengroß, nicht bombiert, aber doch deutlich gespannt. An den übrigen Organen kein besonderer Befund.

Blut: Weiße 24600, neutrophile Stabkernige 1,5, Segmentkernige 40,5, Eosinophile 0,5, Lymphocyten 54, große Monocyten 3, Plasmazellen 0,5.

Lumbalpunktion: Druck mäßig gesteigert, Liquor wenig getrübt, Pandy negativ, Nonne negativ, Zellen 3200/3. Reichlich Lymphocyten. Keine Mikroorganismen. Kultur nach 48 Stunden steril.

Am dritten Tag ist die Temperatur abgesunken, das Kind zeigt keinerlei Schwächen oder Lähmungen, blickt munter umher und gedeiht, die meningitischen Zeichen sind geringer.

Lumbalpunktion: Druck leicht erhöht, Liquor leicht getrübt, Pandy positiv, Nonne negativ, Haine normal. Zellen 3900/3, weit überwiegend Lymphocyten. Keine Mikroorganismen. Wassermann im Liquor negativ.

In wenigen Tagen klinische Heilung der Meningitis. Eine erneute Lumbalpunktion ergibt normalen Druck, Liquor klar, Pandy positiv, Nonne negativ, Haine normal, Zellen 75/3, fast ausschließlich Lymphocyten.

Dieser Fall ist ein Schulbeispiel für die sogenannte aseptisch-eitrige Meningitis, oder, wie sie IBRAHIM neuerdings nennt, die idiopathische abakterielle mononucleäre Meningitis. WALLGREN, der erste Beschreiber dieser anscheinend neuen Krankheit, hat das Krankheitsbild folgendermaßen begrenzt:

1. Akuter Beginn mit deutlichen meningitischen Symptomen, wie er hier vorlag.

2. Meningitische Veränderungen des Liquors. Schwanken zwischen nur unbedeutender Vermehrung der einkernigen Zellelemente bei klar bleibendem Liquor (Meningitis serosa) bis zur deutlichen eitrigen Trübung (sogenannte aseptisch eitrige Meningitis). In unserem Fall ist die Lymphocytose des Liquors sehr deutlich.

3. Steriler Liquor sowohl bei direkter Untersuchung als auch bei Kultivierung (aseptische oder besser abakterielle Meningitis). Auch dieses Kriterium trifft in unserem Falle zu.

4. Relativ kurzer Verlauf, gutartig, ohne sekundäre Komplikationen.

5. Fehlen einer nachweisbaren Ätiologie, sowohl in Form von lokalen Affektionen (Otitis, Sinusitis, Trauma usw.) als auch in Form einer Allgemeinerkrankung (akute oder chronische Infektionskrankheiten).

6. Fehlen von epidemiologischen Beziehungen zu einer Meningitis erzeugenden Infektionskrankheit.

In unserem Fall ist bemerkenswert, daß nicht nur der Liquor, sondern auch das Blut bei hoher Leukocytose ohne Kernverschiebung der Neutrophilen eine auffallend lymphocytäre Reaktion gezeigt hat.

Das Auftreten der Krankheit ist an keine besondere Jahreszeit gebunden.

Die Krankheit steht mit der Lymphocytose des Liquors der sogenannten **Chorio-Meningitis** von Armstrong sehr nahe. Aber während bei der Chorio-Meningitis es ohne weiteres gelang, ein Virus im Mäuseversuch nachzuweisen, haben sowohl wir als auch andere Autoren dies bisher vergeblich versucht.

Die Chorio-Meningitis scheint engere Beziehungen zu haben zu der sogenannten Encephalitis von St. Louis, wenigstens trat sie zur Zeit der Encephalitisepidemie ebenfalls gehäuft auf.

Vorübergehende flüchtige Lähmungen, namentlich der Augenmuskeln, des Facialis, selten der Extremitäten, welche wir auch bei früheren Fällen beobachtet haben, dürften auf Beziehungen zu encephalitischen Prozessen hinweisen (Meningo-Encephalitis).

Meines Erachtens geht es nicht an, die idiopathische abakterielle mononucleäre Meningitis ohne weiteres in einen Topf zu werfen mit der Heine-Medin-Meningitis, obschon naturgemäß Verwechslungen vorkommen können. Die Gründe sind folgende:

1. Die idiopathische abakterielle mononucleäre Meningitis ist an keine besondere Jahreszeit gebunden. Fanconi hat allerdings die Hypothese aufgestellt, daß der Erreger der Heine-Medinschen Krankheit im Winter und Frühjahr fast nur inapparente, gelegentlich einige meningitische und nur ganz selten paralytische Formen erzeuge. Diese Erklärung stimmt jedoch nicht mit unseren klinischen Erfahrungen überein, haben wir doch in den letzten Jahren selbst mitten im Winter und im Frühjahr ganz klassische Fälle von Heine-Medin beobachtet.

2. Die idiopathische abakterielle Meningitis kommt schon bei Säuglingen und Kleinkindern vor, bei denen die meningitische Form des Heine-Medin eher selten ist, und die klassischen paralytischen Formen weit überwiegen.

3. Das Auftreten von Konvulsionen wie in unserem Fall ist bei der gegenwärtigen Heine-Medin-Meningitis zum mindesten ungewöhnlich. Zu Zeiten Heines scheint es allerdings anders gewesen zu sein.

4. Der rasche günstige Verlauf steht im Gegensatz zu der oft recht langwierigen Heine-Medin-Meningitis. Sehr merkwürdig ist das völlige Ausbleiben oder der sehr flüchtige Charakter von Lähmungen. Dies springt ganz besonders in die Augen, wenn die Krankheit epidemisch auftritt und alle Patienten bei akutem Beginn innerhalb weniger Tage zur Heilung gelangen. Eine Heine-Medin-Epidemie ist doch viel polymorpher und neben den nicht seltenen meningitischen Formen treffen wir doch heute immer wieder noch klassische paralytische Fälle, die an der Diagnose der Heine-Medin-Meningitis keinen Zweifel lassen.

5. Der Liquor ist häufiger trübe als bei der Heine-Medin-Meningitis, entsprechend einer beträchtlicheren Zellvermehrung von lymphocytärem Charakter. Leider ist auch bei der idiopathischen abakteriellen Meningitis dieses Kriterium nicht absolut eindeutig, so wenig wie die Blutlymphocytose, indem namentlich im Beginn ausnahmsweise auch eine Polynucleose im Liquor und Blut festgestellt werden kann. Wir fanden im Gegensatz zu anderen eitrigen bakteriellen Meningitiden den Liquorzucker normal. Bei eitrigem Liquor ist die Tryptophanreaktion zur Unterscheidung von der tuberkulösen Meningitis leider nicht zu verwerten.

6. Die Krankheit tritt ganz unabhängig von Heine-Medin-Epidemien auf.

Aus allen diesen Gründen halten wir es für berechtigt, an der Existenz dieses besonderen Krankheitsbildes der idiopathischen abakteriellen mononucleären

Meningitis (WALLGREN, IBRAHIM), welche vermutlich durch ein besonderes neurotropes Virus ausgelöst wird, festzuhalten. Ihr Charakterbild schwankt allerdings noch etwas und die differentialdiagnostische Abgrenzung gegen die vielen verschiedenen Formen von abakteriellen Meningitiden kann, wie FANCONI gezeigt hat, schwierig sein. Insbesondere möchte ich noch darauf hinweisen, daß es zur Zeit von Epidemien von Meningitis cerebrospinalis Fälle mit eitrigem, aber gelegentlich auch mit klarem Liquor gibt, welche sowohl direkt als auch in der Kultur keinen Nachweis von Meningokokken erbringen lassen. Das epidemiologische Moment kann in diesen Fällen bei einer Genickstarreepidemie vor der Verwechslung mit der idiopathischen mononucleären Meningitis schützen.

173. Vorlesung.

Diagnose und Differentialdiagnose der Heine-Medinschen Krankheit.

Epidemische Kinderlähmung (Poliomyelitis acuta anterior).

Ich bespreche hier ein zwölfjähriges Mädchen, das in der Nacht vom 30. September auf 1. Oktober mit Kopfschmerzen erkrankt ist. Auch auf Aspirin trat keine Besserung der Kopfschmerzen ein. Am 1. Oktober abends klagte das Kind auch über Schmerzen im Nacken, konnte den Kopf nicht mehr recht beugen. Fieber zuerst 38 bis 39°. Am 2. Oktober afebril. Am 3. Oktober hatte es wieder 39°, beim Aufstehen schwankte es und fiel um, es hatte eine gewisse Schwäche im Rücken. Im Dorf sollen mehrere Kinder sein, welche alle drei bis vier Tage Fieber hatten, Kopfweh und Schmerzen im Nacken. Nach dem Fieberabfall waren sie wieder ganz munter. Wir haben auch aus dem gleichen Dorf einen sicheren Fall von Kinderlähmung mit Parese des linken Beines bei einem neunjährigen Knaben in die Klinik aufgenommen.

Wir sehen ein kräftig und gesund aussehendes Mädchen. Es zeigt eine Nackensteifigkeit mittleren Grades, wenn man es auffordert, den Kopf nach vorn zu beugen.

Heißt man es sich aufzusetzen, so kann es das nicht ohne weiteres tun, sondern es legt sich zuerst auf die Seite und richtet sich dann mühsam mit Hilfe der Arme auf. Es kann jedoch nicht sitzen, ohne sich mit beiden Armen zu stützen. Fordert man es auf, die Arme über der Brust zu verschränken, so kann es nicht mehr aufrecht sitzen, sondern muß auf dem Rücken liegen. Es ist dies ein wichtiges Zeichen bei Poliomyelitis, das sogenannte Amoss sign oder Dreifußzeichen, weil der Rumpf und die beiden Arme, die zur Stütze gebraucht werden, gewissermaßen einen Dreifuß bilden. Das Kind muß sich also zur Entlastung der Wirbelsäule, ähnlich wie ein buckeliger Rachitiker, mit beiden Armen stützen.

Ich heiße das Mädchen sein eigenes Knie küssen, d. h. den Rumpf gegen seine Knie zu beugen. Ich verspreche ihm eine Belohnung, wenn es mit dem Mund selbst seine gebeugten Knie erreichen könne, aber ich kann dem Kinde versprechen was ich will, es ist einfach nicht imstande, meinen Wunsch auszuführen, weil es bei jeder Beugung des Rumpfes sehr heftige Schmerzen im Rücken verspürt. Dieses Zeichen bezeichnen wir als das Spine sign.

Ein viertes, sehr wichtiges Sympton ist das LASÈGUEsche Zeichen. Suche ich das gestreckte Bein im Hüftgelenk über 45° zu beugen, so äußert das Kind heftige Schmerzen in der Kniekehle und im ganzen Ischiadicusgebiet.

Die oberen Bauchdeckenreflexe sind vorhanden, die unteren sind erloschen, die Patellarsehnenreflexe sind beiderseits erloschen, die Achillessehnenreflexe sind vorhanden, sehr schwach, kein Babinski.

Es sind keinerlei Lähmungen vorhanden, abgesehen von einer deutlichen Schwäche der Rückenmuskulatur. Arme und Beine werden frei bewegt. Nur beim Anziehen der Beine gegen Widerstand kann man eine leichte Herabsetzung der groben motorischen Kraft feststellen.

Das oben erwähnte Syndrom berechtigte uns zur Lumbalpunktion. Der Druck war mäßig erhöht, es wurden etwas über 20 ccm klaren, farblosen Liquors abgelassen. Im Liquor Pandy stark positiv, die Zuckerreaktion positiv, Nonne negativ, Zellzahl 412/3, zirka zur Hälfte Neutrophile.

Wir haben also bei diesem zwölfjährigen Mädchen eine Erkrankung, welche sofort mit Fieber und Erscheinungen des Nervensystems unter dem Bild einer Meningitis einsetzt. Der Fall stammt aus einer Epidemie von Kinderlähmung und er erlaubt uns ebenfalls die Diagnose einer akuten meningitischen Form der Poliomyelitis zu stellen.

Ich habe Gelegenheit, einen Parallelfall zu besprechen, bei dem jedoch ein anderes Symptomenbild vorliegt. Zwar erkrankte auch dieser Knabe am 7. Oktober mit Kopfweh, etwas rotem Hals, Temperatur 37,6°, bis am 9. Oktober stieg das Fieber auf 39,5°. Am 10. Oktober sank das Fieber auf 37,6°. Der Knabe fühlte sich wieder fast völlig wohl, fast kein Kopfschmerz mehr. Abends bemerkte man, daß das Kind mit dem linken Bein etwas einsank, wenn es zu stehen versuchte.

Die Untersuchung ergibt ein Erlöschen der Patellarreflexe beiderseits, ebenso der Achillessehnenreflexe beiderseits. Deutliche Parese des linken Beines mit bedeutender Herabsetzung der Stoßkraft. Das linke Bein kann auf der Unterlage noch etwas gebeugt, jedoch nicht gestreckt werden. Es kann auch nicht von der Unterlage abgehoben werden.

Der Knabe hat keine Nackensteifigkeit, er kann mühelos aufsitzen und auch mit verschränkten Armen sitzen, er kann sein Knie küssen und auch das KERNIG-LASÈGUEsche Zeichen ist negativ. Es fehlen somit in diesem Falle zunächst alle meningitischen Zeichen, die Krankheit setzt gleich mit Lähmungen ein.

Die Frühdiagnose der Poliomyelitis ist bei der großen Vielgestaltigkeit des Krankheitsbildes eine anerkannt schwierige. Es gibt Fälle, bei denen die Kinder ohne jedwedes Vorzeichen plötzlich gelähmt werden. Die sogenannte „paralysis in the morning", bei der ein Kind am Abend gesund ins Bett gelegt wird und am Morgen mit einer Lähmung aufgenommen wird, ist zwar selten, kommt aber gelegentlich auch heute noch vor. Anderseits sahen wir besonders in den letzten Epidemien Kinder, die schon wochenlang vorher kränkelten und bei denen sich erst nach längerer Zeit ganz langsam Lähmungen zeigten. So haben wir einen Knaben beobachtet, bei dem dieses fieberhafte Vorstadium, das mit einer deutlichen Rhinopharyngitis einherging, gut 14 Tage lang dauerte. Noch drei Tage vor Eintritt der ersten Lähmungen war es nicht möglich, eine sichere Diagnose auf Poliomyelitis zu stellen, da jegliche neurologischen Symptome, insbesondere alle meningitischen Zeichen, fehlten. Beim Fieberabfall wurde man deshalb völlig überrascht durch das Auftreten einer Lähmung im rechten Oberarm

Bei unserem ersten Fall, dem zwölfjährigen Mädchen, konnte ich alle Symptome, die cardinalen Erscheinungen des präparalytischen Stadiums der HEINE-MEDINschen Krankheit, demonstrieren. Diese Symptome sind:

1. *Nackensteifigkeit* mit Head drop, vgl. Seite 827, 1. Alinea.

2. Das *Amoss sign*: Schwierigkeiten beim Aufsitzen, Sitzen mit verschränkten Armen unmöglich, das Kind muß sich mit den Armen stützen. Dreifußstellung.

3. Das *Spine sign*: Das Kind ist wegen Schmerzen und Steifigkeit in der Lendenwirbelsäule nicht imstande, sein eigenes Knie zu küssen, selbst wenn die Knie sich in Beugehaltung befinden.

4. Das *Lasègueschе Zeichen*: Schmerz beim Aufheben des gestreckten Beines im Ischiadicusgebiet.

Neben der Nackensteifigkeit ist am wichtigsten und zuverlässigsten das Spine sign, doch kann das Vorhandensein desselben vorgetäuscht werden, wenn die Kinder infolge Trotzneurose sich weigern, auf die Aufforderung des Arztes einzugehen. So charakteristisch auch das obengenannte Syndrom für die Diagnose der Poliomyelitis in den meisten Fällen ist, so nützt es in atypischen Fällen nichts, sich an diesen Symptomenkomplex zu klammern und bei dessen Fehlen beruhigt den Verdacht einer Poliomyelitis fallen zu lassen, wenn man schon Stunden oder wenige Tage später seinen Irrtum eingestehen muß, weil Lähmungen zum Vorschein kommen. Unser zweiter Fall zeigt eben, daß lange nicht alle Poliomyelitisfälle ein meningitisches, präparalytisches Vorstadium zeigen müssen, es können vielmehr nach unbestimmten Prodromen gleich Lähmungen sich zeigen und es können gelegentlich die meningitischen Zeichen sich erst an die Lähmungen anschließen, während umgekehrt gerade bei den meningitischen Formen Lähmungen vollkommen ausbleiben können (sogenannte Kinderlähmung ohne Lähmung).

Man darf also nur sagen, wenn man wegen Poliomyelitisverdacht konsultiert wird und keine sicheren Zeichen des präparalytischen Stadiums konstatieren kann, daß man zur Zeit diesen Verdacht nicht bestätigen könne, man aber das Kind unter sorgfältiger Beobachtung halten müsse, um in definitiver Weise eine Poliomyelitis ausschließen zu können. Zu Epidemiezeiten muß jeder Schnupfen, jeder rote Hals, jede Angina, kurz jede Infektion der oberen Luftwege und jede Gastroenteritis mit Verdacht betrachtet werden. Die Diagnose ist in diesem unspezifischen Vorstadium nur bei besonderen epidemiologischen Umständen, beim Vorkommen von sicherer Poliomyelitis in einer Familie oder bei bestimmten, oft unscheinbaren neurologischen Zeichen möglich. Hier ist vor allem selbst auf feine Reflexveränderungen zu achten, welche z. B. den meningealen Symptomen gelegentlich vorausgehen können. So sah ich einmal als einziges objektives Zeichen einer Poliomyelitisinfektion ein Verschwinden der Kremasterreflexe. Bei einem anderen Fall mit Schnupfen und nur ganz leichten subfebrilen Temperaturen ein Erlöschen des Patellarreflexes und ein positives Oppenheimsches Phänomen am linken Bein, zunächst ohne deutliche meningeale Symptome. Das Spine sign trat erst am folgenden Tag auf.

Charakteristisch ist in manchen Fällen die sogenannte „Facies poliomyelitica". Stirn- und Augenpartien zeigen einen ängstlichen Ausdruck. Die Augen sind manchmal etwas starr, gläsern. Die Wangen sind hochgerötet, dagegen findet sich eine auffallende Blässe um den Mund herum. Die Gesichtszüge, besonders in der Wangengegend, sind oft schlaff („bulbär"), obschon keinerlei Facialislähmung nachzuweisen ist.

Heftiges Erbrechen und Bauchschmerzen im Beginn, zusammen mit auffallender Hyperästhesie der Bauchhaut haben schon oft den Verdacht einer Erkrankung des Nervensystems abgelenkt und wiederholt zur Fehldiagnose Appendicitis Anlaß gegeben. Solche Fälle sind schon operiert worden und hernach an Lähmungen erkrankt, sogar an rasch aufsteigender Landryscher Paralyse zugrunde gegangen. Ich zeige Ihnen hier ein zehnjähriges Mädchen, welches wegen heftigen Erbrechens und Bauchschmerzen in die Kinderklinik kam mit der Vermutungsdiagnose einer akuten Appendicitis. Wir fanden jedoch Nackenstarre, Spine sign, LASÈGUEsches Zeichen und die Lumbalpunktion ergab einen deutlich getrübten, aber sterilen Liquor mit 2240/3 Zellen. Nach Behandlung und wiederholter Lumbalpunktion rascher Rückgang aller Erscheinungen ohne Lähmungen („Kinderlähmung ohne Lähmung"). Aber auch das umgekehrte habe ich erst jüngst erlebt, daß eine wirkliche perforative Appendicitis den Verdacht einer Poliomyelitis erregte. Das Kind klagte über Schmerzen im rechten Bein, der Patellarreflex war rechts deutlich abgeschwächt, Nackenstarre war jedoch nicht nachzuweisen. Beim Prüfen des Spine sign klagte das Kind nicht über Rücken-, sondern über Bauchschmerzen. Die retrocoekale perforative Appendicitis, welche bei der Operation festgestellt wurde, hatte die ausstrahlenden Schmerzen im rechten Bein und die Abschwächung des Patellarreflexes infolge Schmerzhemmung verschuldet. Für die Differentialdiagnose Appendicitis-Poliomyelitis ist die rectale Untersuchung wichtig, Leukocytose mit deutlicher Linksverschiebung spricht für Appendicitis bzw. Perityphlitis, während die Poliomyelitis das weiße Blutbild, besonders in morphologischer Hinsicht, kaum verändert.

Noch häufiger als mit einer Appendicitis wird die präparalytische Poliomyelitis mit rheumatischen Affektionen verwechselt, besonders mit der Torticollis rheumatica, der Lumbago und dem Rheumatismus cervico-femoralis bzw. sciaticus, wie er von NOBÉCOURT beschrieben worden ist. Beginn mit Fieber, Kopfschmerz, Erbrechen, lebhaften Nacken-, Rücken- und Gliederschmerzen. Lasègue positiv. Die Lumbalpunktion ergibt aber meist vollkommen normale Liquorverhältnisse. Infolge Schmerzhemmung kann eine lähmungsartige Schwäche der Extremitäten vorgetäuscht werden, die Reflexe sind jedoch unverändert und die Affektion verschwindet rasch auf antirheumatische Therapie. In einem Fall dachte ich auch zuerst an eine solche rheumatische Affektion der Hals- und oberen Brustwirbelsäule, sie reagierte jedoch nicht auf antirheumatische Therapie (Wärme, Salicyl, Pyramidon). Ich machte deshalb am nächsten Tag eine Injektion von Rekonvaleszentenserum, worauf nach 24 Stunden die Nacken- und Rückenschmerzen verschwanden, aber feine Reflexveränderungen (z. B. Erlöschen der Kremasterreflexe) zurückblieben, welche die Diagnose einer abortiven Form von Poliomyelitis erlaubten.

Rheumatoide Schmerzen in den kleinen Wirbelgelenken, die ein Spine sign vortäuschten, verbunden mit Gliederschmerzen, haben nach unserer Erfahrung wiederholt zur Diagnose Poliomyelitis geführt, wobei sich dann aber bald bei klinischer Beobachtung eine schwere septische Infektion als Ursache herausstellte. Anderseits gibt es Fälle von Heine-Medin, die ganz unter dem Bilde einer septischen Infektion verlaufen, mit Fieber, Apathie, Asthenie, Cyanose und Dyspnoe. Diese Fälle können in ein bis zwei Tagen zugrunde gehen. Die wahre Natur kommt mitunter noch zum Vorschein durch terminale, in wenigen Stunden rasch aufsteigende Lähmungen im Sinne einer LANDRYschen Paralyse.

Stehen, wie so häufig bei der HEINE-MEDINschen Krankheit, zunächst meningitische Zeichen im Vordergrund, so muß man daran denken, daß bei Kindern, ganz besonders bei Pneumonien, solche meningitische Reizungen vorkommen können. Die Art der Atmung ist zu beachten und die Lungen sind sorgfältig zu untersuchen. Aber auch bei einer einfachen Rhinopharyngitis kann namentlich bei Säuglingen eine leichte Nackenstarre beobachtet werden. Drüsenschwellungen können zu Nackensteifigkeit führen. Meningismus wird nicht selten auch beobachtet bei Pyelocystitis von Säuglingen und Kleinkindern. Wenig bekannt ist, daß bei akuten Colitiden bei Kindern nicht selten meningeale Reizerscheinungen

vorkommen können. Wir haben auch schon erlebt, daß die meningitische Form
der Poliomyelitis durch eine Typhusinfektion vorgetäuscht wurde. Der vollkommen normale Liquorbefund führte zu Ablehnung der Poliomyelitisdiagnose
und zu Typhusverdacht, welcher sich bestätigte. Auch bei Masern, Varicellen,
Parotitis kann Meningitis serosa beobachtet werden. Ebenso im späteren Verlauf
der Pertussis. Auf meningeale Reaktionen beim Drüsenfieber habe ich erstmals
hingewiesen.

FANCONI macht auf ein Symptom aufmerksam, das die meningitische Reizung
bei Poliomyelitis gegenüber derjenigen einer eigentlichen Meningitis auszeichnet.
Wenn man das flach auf dem Rücken liegende Kind mit beiden Händen an den
Schultern von der Unterlage hebt, dann nimmt das gesunde Kind reflektorisch
den Kopf nach vorn, bei einer Meningitis bleibt er starr in der schon im Liegen
fixierten Stellung, während bei der Poliomyelitis trotz meningealer Reizung beim
Hochheben der Kopf schlaff nach hinten hängt.

Die meningitische Form des Heine-Medin kann unter Umständen Anlaß
geben zu Verwechslung mit tuberkulöser Meningitis. Bei beiden Krankheitszuständen können Bewußtseinstrübungen vorkommen. Nur ist der Stupor bei
tuberkulöser Meningitis gewöhnlich schwerer und zunehmend, bei Poliomyelitis
hellt sich das Bewußtsein nach kurzer Zeit wieder auf, meist bleibt es vollkommen
erhalten. Der Beginn ist bei der Poliomyelitis plötzlich, bei der tuberkulösen
Meningitis in der Regel mehr schleichend. Cerebrales Erbrechen kommt bei
beiden Zuständen vor, ist jedoch bei der tuberkulösen Meningitis sehr viel heftiger
und länger dauernd. Frühzeitiger Reflexverlust spricht für Poliomyelitis. Wir
hatten aber vor kurzem eine tuberkulöse Meningitis auf der Klinik, bei der ein
frühzeitiges Erlöschen der Patellarreflexe zunächst an eine Poliomyelitis denken
ließ, sogar das Spine sign erschien positiv, so daß nicht ganz ausgeschlossen ist,
daß eine Kombination von HEINE-MEDIN- mit der tuberkulösen Meningitis
vorlag. Es sind ja auch Kombinationen von tuberkulöser Meningitis mit Meningokokkeninfektionen bekannt. Der Zuckergehalt ist bei der Poliomyelitis im Liquor
hoch oder normal, bei der tuberkulösen Meningitis sinkt der Liquorzucker fortschreitend ab. Die Tryptophanprobe im Liquor fanden wir bei Poliomyelitis bis
jetzt stets negativ, bei tuberkulöser Meningitis fast immer positiv. Die Diagnose
wird entschieden durch den Nachweis von miliaren Tuberkeln im Augenhintergrund, oder einer Miliartuberkulose der Lungen im Röntgenbild, oder durch den
Nachweis von Tuberkelbazillen im Liquor.

Es wurden besonders früher Epidemien von Heine-Medin mit Genickstarre
verwechselt. Die Genickstarre tritt aber häufiger im Winter und Frühjahr auf,
die Poliomyelitis ist dagegen eine Krankheit der warmen Jahreszeit. Bei der
Meningokokkenmeningitis ist die Nackenstarre stärker, der Opisthotonus ausgesprochener, dagegen kann das Spine sign im Gegensatz zur Poliomyelitis fehlen.
Herpes labialis spricht eher für Genickstarre. Der Liquor ist bei Genickstarre
trübe, eitrig, bei der Poliomyelitis meist klar oder leicht opaleszierend. Bei
Genickstarre enthält er mehrere tausend Leukocyten mit vorwiegend intracellulären, Gram-negativen Diplokokken.

Ähnliches gilt von der Pneumokokken-, Streptokokken-, Staphylokokken-,
Influenza-, Coli-, neuerdings auch der Brucellameningitis, die durch den Nachweis
der Keime im eitrigen Liquor diagnostiziert werden.

Die syphilitische Meningitis führt zu wechselnder Zellvermehrung, zur Zunahme des Albumin- und Globulingehaltes; entscheidend ist der positive Wassermann im Liquor. Die kolloidalen Goldkurven sind bei Lues mehr nach links verschoben, bei Poliomyelitis nach unseren Erfahrungen mehr mittelständig oder
nach rechts verschoben.

Die aseptische, seröse und eitrige Meningitis ist im Gegensatz zu GSELL von der HEINE-MEDIN-Meningitis abzutrennen, da diese Fälle häufiger im Frühjahr auftreten und von Poliomyelitisepidemien unabhängig sind. Der Verlauf mit dem plötzlichen Einsetzen meningealer Erscheinungen und der oft außerordentlich raschen Besserung nach der Lumbalpunktion, wobei nur ganz flüchtige, leichteste Paresen der Augenmuskeln oder im Facialisgebiet auftreten, sind charakteristisch und unterscheiden sich von der HEINE-MEDIN-Meningitis, welche trotz frühzeitiger Lumbalpunktion in der Regel viel hartnäckiger ist und häufiger von Paresen oder Lähmungen der Extremitäten gefolgt wird. Im Gegensatz zu dem raschen und harmlosen Verlauf steht der oft stark eitrige Liquorbefund mit 2000/3 Zellen und darüber, hauptsächlich Lymphocyten. Von dieser aseptischen Meningitis konnte eine besondere Form isoliert werden, die sogenannte Choriomeningitis, charakterisiert durch eine Lymphocyteninfiltration in den Meningen und den Plexus chorioidei, daher der Name, mit fast ausschließlich Lymphocyten im Liquor, während bei der Poliomyelitis im Anfang gewöhnlich die Polynucleären vorherrschen, die dann allerdings rasch einer Lymphocytose Platz machen. Im Liquor dieser Choriomeningitis konnte ein Virus nachgewiesen werden, das sich im Gegensatz zum Poliomyelitisvirus auf die kleinen Laboratoriumstiere, wie weiße Mäuse, Ratten, Meerschweinchen, übertragen läßt (ARMSTRONG). In unseren Fällen von aseptisch-eitriger Meningitis gelang leider eine solche Überimpfung auf kleine Laboratoriumstiere bisher nicht (HALLAUER).

Bei jugendlichen Erwachsenen kommt differentialdiagnostisch noch die sogenannte Schweinehüterkrankheit, oder „maladie des jeunes porchers" in Frage. Im Gegensatz zur Poliomyelitis mit dem oft flüchtigen und leichten Stadium der Allgemeininfektion ist hier das erste Stadium das schwerere, länger dauernde mit einer hohen Continua von drei bis fünf Tagen. Dann folgt ein kleines Intervall von wenigen Tagen, dann ein erneuter mäßiger Temperaturanstieg mit den meningealen Erscheinungen. Die Liquorbefunde sind ähnlich wie bei der Poliomyelitis und bei der aseptischen Meningitis. Charakteristisch für die Schweinehüterkrankheit sind Conjunctivitis, Herpes labialis, Bradycardie, hellrote, oft hämorrhagische Flecken am weichen und harten Gaumen. Abschwächungen der Patellarreflexe kommen vor. Diese Schweinehüterkrankheit ist durch Leptospiren verursacht. Der Verlauf der Krankheit ist fast ausnahmslos günstig.

Encephalitische Formen des Heine-Medin wurden nicht selten verwechselt mit Encephalitis lethargica oder anderen Encephalitisformen. Bei der Encephalitis lethargica ist jedoch der Sopor tiefer und vor allem viel länger dauernd. Ferner treten frühzeitig Augenlähmungen, besonders Ptose auf, welche bei Poliomyelitis ungewöhnlich ist. Der Liquor zeigt bei reiner Encephalitis keine Eiweiß- und Zellvermehrung, dagegen meist einen hohen Zuckergehalt. Es gibt sicher cerebrale meningitische Formen des Heine-Medin. Diese sind entweder so schwer, daß sie im akuten Stadium zugrunde gehen. Ist dies nicht der Fall, so heilen sie meist restlos aus, offenbar weil das Poliomyelitisvirus nur eine sehr geringe Affinität zu den Ganglienzellen der Rinde hat. Es kommt zu vorübergehenden Hemiplegien, gelegentlich verbunden mit motorischer Aphasie. Dagegen gehört die sogenannte Polioencephalitis von STRÜMPELL mit der dauernden spastischen Hemiplegie, von der ich hier ein Beispiel zeigen kann, entgegen der ursprünglichen Annahme wohl nicht zum Heine-Medin, sondern zu der Encephalitisgruppe, mit noch unbekanntem Erreger, welcher von der Encephalitis lethargica abzutrennen ist, da bei ihr vor allem Gefäßveränderungen in der weißen Substanz gefunden werden, ähnlich wie bei den sogenannten postinfektiösen Encephalitiden.

Ich bespreche hier im Gegensatz dazu eine vollkommen spinale, schlaffe Hemiplegie und eine spinale Paraplegie der Arme, ferner einen sehr schweren Fall von ursprünglicher Tetraplegie mit Zwerchfellähmung, der uns viel Sorge machte. Alle Lähmungserscheinungen, bis auf die Lähmung des rechten Armes und auch der kleinen Handmuskeln (Interossei, Krallenhand, infolge kombinierter Medianus- und Ulnarislähmung) sind zurückgegangen. Ich darf diese Poliomyelitisfälle demonstrieren, weil sie alle eine Quarantäne von mindestens vier bis sechs Wochen bereits durchgemacht haben und nicht mehr contagiös sind.

Nicht zu verwechseln mit Heine-Medin sind auch Fälle von Insolationsencephalitis, wie wir sie in der Kinderklinik schon wiederholt zu beobachten Gelegenheit hatten. Nach starker Sonnenbestrahlung zeigen die Kinder hohes Fieber, starke Unruhe, Erbrechen, Koma, allgemeine Konvulsionen bei vollkommen normalem Liquor. Die Bewußtseinsstörung kann stunden-, ja gelegentlich tagelang andauern. Zu Lähmungen kommt es nicht. Eklamptische Anfälle mit tonisch-klonischen Zuckungen sind heutzutage, im Gegensatz zu den ersten Beobachtungen HEINES, sehr selten bei Poliomyelitis, haben somit meist eine andere Ursache.

Je nach dem Stadium der Poliomyelitis kommen differentialdiagnostisch verschiedene Zustände in Frage, andere im Stadium der Allgemeininfektion, wie im Stadium der präparalytischen Poliomyelitis mit sicheren neurologischen Zeichen, und wieder andere im Lähmungsstadium. In letzterem haben wir merkwürdige Verwechslungen erlebt. So wollte ein kleines Kind nicht mehr gehen und hinkte, weil

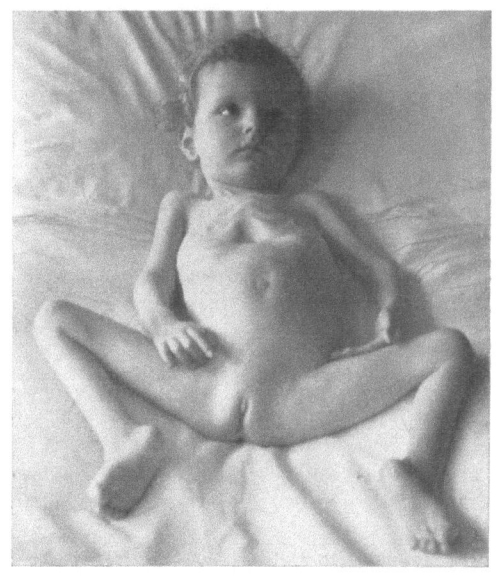

Abb. 214. Atmungslähmung bei Heine-Medin (LANDRYsche Paralyse).

der Fuß von einem Schuh gedrückt wurde. Barfuß konnte das Kind sofort springen. Wir haben ferner ein Kind mit einem rachitischen Genu valgum gesehen, mit statischen Beschwerden, das deshalb plötzlich nicht mehr auf die Beine stehen wollte. Nach Bettruhe schwand die scheinbare Lähmung nach kurzer Zeit. Wir haben es auch schon erlebt, daß Schonung des Beines oder Armes infolge eines Furunkels, Weichteilabszesses oder gar eine Osteomyelitis eine Lähmung vortäuschte, gelegentlich auch eine Knochenfissur oder sonstige Verletzung. Die sogenannte Paralysie douloureuse mit Subluxation des Radiusköpfchens kann eine Armlähmung vortäuschen. Sie entsteht, wenn ein Kind am Arme gezerrt wird, und verschwindet rasch nach der Reposition in Supinationsstellung. Die Differentialdiagnose gegenüber Osteomyelitis, Frakturen usw. wird ermöglicht durch die einfache Feststellung einer Zunahme des Gliedumfanges.

Bei Erwachsenen und älteren Kindern kann man gelegentlich, besonders zu Epidemiezeiten, hysterische Lähmungen beobachten, wenn die betreffenden Patienten Gelegenheit hatten, einen Fall von Poliomyelitis zu sehen. Bei hysterischen Lähmungen finden sich meist sehr viel ausgesprochenere Sensibilitätsstörungen, und die Reflexe bleiben, abgesehen von Corneal- und Pharynxreflex, erhalten. Keine Lähmung isolierter Muskeln wie bei Poliomyelitis.

Bei Erwachsenen kommen in Frage Polyneuritiden bei chronischem Alkoholismus, Blei-, Arsen-, Quecksilbervergiftung usw. Bei Kindern stellt sich die Differentialdiagnose hauptsächlich gegenüber postdiphtherischer Lähmung. Diese entwickelt sich schleichend mit Reflexverlust und ist in ihrem Charakter meist völlig symmetrisch, während bei den poliomyelitischen Paraplegien die Beine gewöhnlich ungleich stark betroffen sind. Ferner haben wir bei postdiphtherischen Lähmungen häufig starke Ataxie. Das erste Zeichen der postdiphtherischen Lähmung ist immer eine Gaumensegellähmung. Letztere haben wir bei dieser

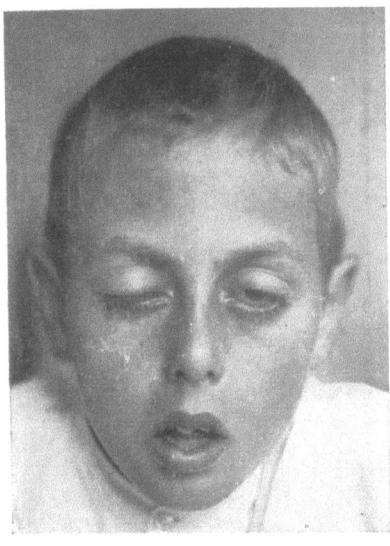 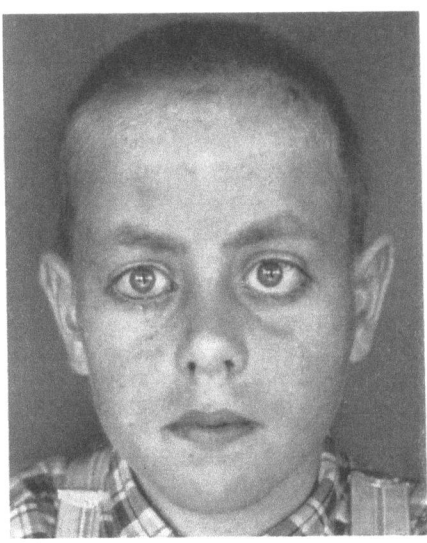

Abb. 215a. Postdiphtherische Bulbärparalyse unter dem Bilde einer Myasthenia gravis.

Abb. 215 b. Derselbe Fall bei vorgeschrittener Heilung.

Epidemie von Poliomyelitis auch gesehen. Sie ist im Gegensatz zur Diphtherie meist streng einseitig.

Ich bespreche hier eine in Heilung begriffene postdiphtherische Lähmung der Beine mit Reflexverlust und noch leichter Ataxie bei einem zweijährigen Mädchen mit Nasendiphtherie. Ferner einen außerordentlich interessanten und seltenen Fall von Bulbärparalyse mit doppelseitiger Abducenslähmung, Lähmung des Orbicularis oculi, doppelseitiger Facialislähmung, völliger Gaumensegel- und Schlundlähmung, so daß längere Zeit Sondenfütterung notwendig war. Erlöschen beider Patellarreflexe. Der Beginn mit doppelseitiger, schwerer Gaumensegellähmung, die völlige Symmetrie der Bulbärparalyse wiesen auf eine postdiphtherische Erkrankung hin und sprachen gegen eine Poliomyelitis. Der Knabe hat drei Wochen vor der Bulbärparalyse eine wahrscheinlich unerkannte und nicht ärztlich behandelte diphtherische Angina durchgemacht. Die Schlucklähmung ist heute abgeheilt, und auch die übrigen Lähmungen der Gehirnnerven sind in starkem Rückgang begriffen.

Von der Poliomyelitis abzugrenzen sind die Bilder der Encephalomyelitis disseminata, häufig mit Querschnittsmyelitis, von der wir immer noch nicht sicher wissen, ob sie nicht einen ersten akuten Schub von multipler Sklerose bedeuten. In zwei Fällen sahen wir Verwechslung mit Poliomyelitis wegen symmetrischer, zunächst schlaffer Lähmung der Beine infolge einer Querschnittsmyelitis, die durch einen Rückenmarkstumor bedingt war. Die Differentialdiagnose konnte gestellt werden durch den Nachweis ausgedehntester Sensibilitätsstörungen, die sich nach oben in einer geraden Linie etwa in Brusthöhe scharf abgrenzen ließen. Sensibilitätsstörungen in derartiger Ausdehnung kommen bei Poliomyelitis nicht vor, sie fehlen meistens überhaupt. Verdacht müssen ferner dauernde Lähmungen der Blase und des Rektums mit Ischuria paradoxa erwecken. Blasenlähmungen bei Poliomyelitis sind selten und vorübergehend. In unseren beiden Fällen führte die Röntgenaufnahme der Wirbelsäule zur Entdeckung eines Tumors infolge der Knochenveränderung. In einem Fall handelte es sich um ein Riesenzellensarkom der Wirbelsäule (Zerstörung des zehnten Thorakalwirbels), im anderen Fall um ein kleinzelliges Sarkom in der Höhe des sechsten Thorakalwirbels, welche das Rückenmark komprimierten und eines Tages plötzlich zu Paraplegie der Beine führten.

Stämme des Poliomyelitisvirus.

Typus 1: Virus Brunhilde, so genannt nach dem Namen des Schimpansen, der zur Charakterisierung des Stammes verwendet worden war. Offenbar ist dieser Stamm besonders affenpathogen. 85% der Virusstämme der menschlichen Poliomyelitis gehören zu diesem Typus.

Typus 2: Virus Lansing (in Lansing Michigan 1938 isoliert). 12% der Stämme gehören dem Typ Lansing an.

Typus 3: Virus Leon (in Los Angeles, Kalifornien, 1937 isoliert). Zu diesem Typ gehören nur 3% der Stämme.

Die Coxsackievirusarten.

Sie wurden entdeckt und so genannt nach Coxsackie, einem Städtchen im Staate New York.

Das Virus konnte aus der Nase, aus dem Blut, aus dem Stuhl von Kranken und aus Kloakenwasser oder aus Fliegen isoliert werden (DALLDORF u. Mitarb., 1948). Sie sind pathogen für ganz junge säugende Mäuse. Die Krankheitserscheinungen zeigen sich in einer Form von Myositis, Paralysen und cystische Encephalopathie (MASSINI und BAUR). Das Krankheitsbild des Menschen kann ähnlich sein einer unkomplizierten Influenza, einer paralytischen oder einer nichtparalytischen Poliomyelitis mit abakterieller Meningitis. Es ergeben sich auch verwandtschaftliche Beziehungen zur sogenannten Bornholmer Krankheit, der Myalgia epidemica oder auch der Pleurodynie (HUEBNER u. Mitarb., 1950). Das Coxsackievirus wird vielfach auch einfach als Virus C bezeichnet. Es können wahrscheinlich Epidemiewellen von Coxsackievirusinfektionen zeitweise auftreten. Wegen der Ähnlichkeit der Krankheitsbilder spricht man gelegentlich auch von Parapoliomyelitis. Es gibt auch Fälle, die sich mit Myocarditis oder mit Herpes ähnlicher Angina komplizieren.

Myalgia acuta epidemica
(= Pleurodynie, sogenannte Bornholmsche Krankheit).

Diese Krankheit ist seit der Mitte des vorigen Jahrhunderts bekannt geworden durch gelegentlich epidemisches Auftreten in Island, auf der Insel Bornholm, in der Schweiz, Amerika usw. Der Verlauf zeigt manche Ähnlichkeit mit der Poliomyelitis. Auch sie tritt gerne in den Sommer- und Herbstmonaten auf. Die Inkubationszeit ist anscheinend kurz, zwei bis vier Tage. Leichte Prodrome, wie Kopfschmerzen, Augenschmerzen, können vorausgehen. Dann beginnt die Krankheit plötzlich mit mäßigem Fieber, Muskelschmerzen, besonders im Bereich der Bauchdecken und des Thorax. Wegen dieser Empfindlichkeit des Thorax sprechen die Engländer von einer Pleurodynie. Namentlich Husten und Niesen können heftige Stiche auslösen. Man hat deshalb von einem Teufelsgriff gesprochen. Diese Schmerzen verschwinden nach Abklingen des Fiebers in wenigen Tagen, es können aber leicht Rezidive auftreten.

Im Liquor läßt sich eine Pleocytose, zunächst neutrophil, dann lymphocytär, nachweisen. Dieser Befund ist oft der Ausdruck einer begleitenden gutartigen abakteriellen Meningitis. Auch echte pleuritische und peritonitische Reizungen, manchmal verbunden mit Diarrhöen, können vorkommen. Gelegentlich Orchitis.

Oft ist die Diagnose gegenüber Pleuritis oder Appendicitis schwierig.

Für die Therapie sind Antineuralgica, wie Salitin-B, Pyramidon, Irgapyrin usw. zu empfehlen.

174. Vorlesung.

Lebensbedrohliche Störungen der Atmung bei Poliomyelitis.

1. Spinale Formen.

Allgemeinsymptome sind Polypnoe, die oft fälschlicherweise nur dem Fieber zugeschrieben wird. Der Husten ist oft abgeschwächt, tonlos, ebenso wie die Stimme. Der Patient kann nur ganz kurze Zeit bei der Ausatmung zählen.

Der Atmungsrhythmus dagegen ist unverändert und der Patient kann seine Atmungsgeschwindigkeit willkürlich wechseln. Von der Lähmung betroffen sein können:

a) **die Intercostalmuskeln.** Physiologischerweise erweitern die Intercostalmuskeln den Brustkorb und heben den oberen Teil des Thorax. Sie dienen damit der Inspiration.

Die sogenannten akzessorischen Einatmungsmuskeln treten in Tätigkeit. Die Sternocleidomastoidei ziehen das Sternum inspiratorisch empor, die Scaleni werden angespannt, gelegentlich auch die Pectoral- und Thoraxmuskeln.

b) **Zwerchfell-Lähmung.** Normalerweise steigt bei der Inspiration das Zwerchfell herab und wölbt das Epigastrium vor. Bei der Zwerchfell-Lähmung fehlt diese Vorwölbung, ja das Epigastrium wird im Gegenteil eingezogen.

c) **Lähmung der Bauchmuskeln.** Die Recti abdominis werden beim Aufsitzen untersucht, die Obliqui bei der Hustenanstrengung. Die Lähmungen der Abdominalmuskulatur können gefährlich werden, wenn sie das Syndrom der permanenten Obstruktion der Basalbronchien zur Folge haben (THIEFFRY).

Therapie: Die spinalen Lähmungen der Atemmuskulatur geben eine Indikation für die Eiserne Lunge. Man soll damit nicht zu lange zuwarten. Wiederholt haben wir erlebt, daß in der Eisernen Lunge die Lähmungen rasch zurückgehen. Anderseits gibt es Fälle von schweren Lähmungen, die manchmal viele Monate lang der Eisernen Lunge bedürfen. Nur ganz allmählich lernen die Kinder wieder ohne Hilfe der Eisernen Lunge atmen.

Die Eiserne Lunge besteht aus einem Tank, in welchen das Kind gebracht wird, so daß nur der Kopf, durch einen Kragen festgehalten, herausragt. Durch eine beständig arbeitende Pumpe wird die Luft im Tank so verdünnt, so daß die Atemluft passiv in die erweiterten Lungen einströmt. Ein Nachteil der Eisernen Lunge liegt darin, daß man oft lange Zeit keine Massage, gymnastische Übungen usw. vornehmen kann. Man muß so oft viel Zeit verlieren.

2. Bulbospinale und bulbäre Lähmungen.

Ein Kind mit bulbärer Poliomyelitis hat oft eine Lähmung der Nackenmuskeln, besonders der Sternomastoidei, so daß es den Kopf nicht vom Kissen erheben kann, oder den Kopf gehörig drehen kann.

Sind die vitalen Zentren in der Medulla oblongata ergriffen, so verrät sich dies:

a) durch unregelmäßige Atemzüge, sowohl in der Tiefe als auch in der Zahl. Sie können tiefe Seufzer darstellen oder auf einen gelegentlichen Seufzer folgt eine lange Pause, welche mehrere Sekunden dauern kann;

b) unregelmäßiger Puls nach Zahl und nach Volumen;

c) unregelmäßige Schwankungen des Blutdrucks;

d) plötzlicher Kollaps mit kalten, blauen Extremitäten.

e) Erbrechen findet sich besonders häufig bei der bulbären Poliomyelitis. Der Zustand ist äußerst lebensgefährlich.

Behandlung: Die Eiserne Lunge ist hier kontraindiziert, da der Organismus sich in keiner Weise mehr dem Atmungsrhythmus anpassen kann. Es kommt nur noch eine Überdruckatmung nach Tracheotomie in Frage.

3. Polioencephalitis.

Die meisten Patienten mit bulbärer Poliomyelitis haben gleichzeitig Zeichen einer mehr oder weniger ausgedehnten Polioencephalitis. Diese äußert sich:

a) in Störungen des Bewußtseins, Verwirrung, Ruhelosigkeit, Schläfrigkeit bis zum Koma.

b) Die Gesichtsmuskeln zeigen zwickernde Bewegungen, welche auch in anderen Muskelregionen auftreten können.

c) Recht häufig besteht eine Facialislähmung, ein- oder doppelseitig, so daß die Augen nicht mehr geschlossen werden können.

d) Lähmungen der Kaumuskulatur.

e) Schielen und Doppelsehen und nystagmusartige Zuckungen der Augäpfel.

Behandlung: Ähnlich wie bei anderen Encephalitiden wirken oft dreimal täglich Injektionen von Benadon günstig.

4. Schlucklähmungen bei Poliomyelitis und ihre Folgen für die Respiration.

Sehr wichtig ist die Frühdiagnose. MOLLARET weist auf folgende drei funktionelle Merkmale hin:

a) Das Kind nimmt dabei eine spezielle Haltung ein. Es biegt den Kopf nach rückwärts, so daß der Kehlkopf vorspringt.

Man läßt einen einzigen Schluck Wasser trinken, achtet auf das geringste Würgen und Ausfließen aus der Nase.

Sollte die Ein-Schluck-Probe negativ verlaufen, so lasse man das Kind dicht hintereinander mehrmals schlucken und achte dabei auf die oben genannten Störungen.

Man fahnde nach objektiven Zeichen einer Gaumensegellähmung sowie des oberen Pharynxkonstriktors.

b) Unvollständige, aber andauernde Verstopfung der Glottis durch Ansammlung von Speichel und sehr zähe Schleimsekretionen hervorgerufen. Diese Obstruktion führt zu Stauung in den tiefer gelegenen Geweben und Gefäßen sowie zu Ödem und Begleitinfektionen, zu Sauerstoffmangel und Hyperkapnie. Klinisch äußern sich diese durch Kopfschmerzen, Cyanose, verschiedene dyspnoische Zustände, später Unruhe, Stupor bis zum Koma. Das ganze Bild ändert sich zum Guten, wenigstens vorübergehend, nach Absaugung der Sekrete, eventuell Tracheotomie.

c) Zustände von plötzlicher tracheo-bronchialer Überschwemmung, welche Hustenkrämpfe auslöst, bis zu angstvollen, heftigen Erstickungsanfällen. Der zähe Schleim kann nicht expektoriert werden, oder nur mit größter Mühe. Der durch die Erstickungsanfälle erschreckte Patient lehnt jede Nahrungsaufnahme ab.

Therapie:

a) Aufhebung jeder Ernährung auf oralem Wege. Verabreichung von Nährklystieren, später Ernährung mit der Dauerschlundsonde. Zu empfehlen sind Protein-Hydrolysate, zum Teil auch intravenös, z. B. Amigen, Aminosol usw.

b) Pharyngeale Absaugung.

c) Tieflagerung des Kopfes zur Selbstdrainage.

d) Verflüssigung der sehr zähen Sekrete durch Einträufelung von Leucocillase solubile (Penicillin, Streptomycin und Trypsin). In einem schweren Fall konnte die Tracheotomie durch die Leukocillase vermieden werden (Leukocillase wird hergestellt von der Penicillin Ges. Dauelsberg & Co. Göttingen).

e) Bronchialaspiration.

f) Sauerstofftherapie: Die direkte Zufuhr von Sauerstoff durch Nasal- oder Trachealsonde ergibt einen wahren Nutzen.

g) Tracheotomie ist angezeigt, sobald die bulbären Symptome zunehmen, ein Kreislaufdefizit einsetzt oder Unruhe oder Gleichgültigkeit nicht beherrscht werden können.

Die Kanüle soll eine Manschette tragen, welche durch Aufblasen regulierbar ist, so daß dadurch jede Verbindung mit dem Pharynx verhindert werden kann. (Lassen). Sauerstoffzufuhr und Bronchialabsaugung werden durch diese Vorrichtung ungemein erleichtert.

Sobald der Patient nicht mehr in der Lage ist, wegen Schluckstörungen usw. die Luftwege von Sekreten freizuhalten („nasse" Formen nach Neukirch), ist die intratracheale Überdruckbeatmung am besten mit Hilfe des EngströmRespirators unbedingt angezeigt. Die gewöhnliche eiserne Lunge würde hier zu verhängnisvoller Aspiration in die Lungen des Patienten führen. Dank der Vervollkommnung der Technik in der Behandlung der „nassen" Formen der Bulbärparalyse ging z. B. in Kopenhagen die Letalität von 87% auf 11% zurück.

Die Tracheotomie hat den Vorteil, daß die Luftwege jederzeit durch Absaugen von Sekret freigehalten werden können. Dies ist nicht nur bei vollständiger Atemlähmung, sondern auch bei Atemstörungen infolge Bewußtseinstrübungen wegen der Aspirationsgefahr von großer Bedeutung (Buhlmann und Luchsinger).

Die Freihaltung der Luftwege gestattet die unbehinderte Ernährung mit der Schlundsonde. Man darf dabei den Mut nicht verlieren. Wir sahen nach sechs Wochen langer Sondenfütterung die Schlucklähmung abheilen, so daß die normale perorale Ernährung wieder aufgenommen werden konnte. Neukirch hat eine Patientin beobachtet, die $4^1/_2$ Monate lang eine komplette Schlucklähmung hatte, die sich nachher innert 14 Tagen völlig normalisierte. Sie hatte keine anderen Paresen. Fünf Monate lang hatte sie eine Cuff-Kanüle in der Trachea und wurde während der ganzen Zeit mit der Magensonde ernährt. Neukirch hat, wie ich bestätigen kann, nie eine permanente Schluckparese gesehen, im Gegensatz zu den Facialislähmungen, welche nicht so selten zu dauernden Paralysen führen.

175. Vorlesung.

Zur Frage der Schutzimpfung gegen Poliomyelitis nach Salk.

1. Historisches.

Schon vor 20 Jahren wurde nicht nur bei Affen, sondern auch bei Menschen aktive Immunisierung gegen die Poliomyelitis versucht. Zu diesem Zweck suchte man das Virus, das nur in lebendem Zustande zur Immunisierung verwendet werden konnte, abzuschwächen durch Erhitzen, durch Zusatz von Antiserum, durch Chemikalien, wie *Formalin*, Methylenblau u. a. Mehr oder weniger erfolgreichen Versuchen bei Affen stand die Tatsache gegenüber, daß beim Menschen nicht selten heftige lokale und zum Teil bedenkliche allgemeine Reaktionen beobachtet wurden. Immerhin waren in Amerika viele Tausende von Kindern speziell mit der KOLMERschen Vaccine prophylaktisch behandelt worden. LEAKE mußte aber leider über Impfpoliomyelitis in zwölf Fällen, meist sogar mit tödlichem Ausgang, berichten. Die Schutzimpfung beim Menschen mußte daher bis auf weiteres abgelehnt werden. Verwendet wurde damals über Kali causticum bei 22° C getrocknete Rückenmarkssubstanz poliomyelitischer Affen (LEVADITI und LANDSTEINER). Das Verfahren war der PASTEURschen Hundswut-Schutzimpfung nachgebildet.

2. Die neue Vakzine nach Salk.

FRANCIS und SALK ließen sich durch diesen Fehlschlag nicht entmutigen. Sie suchten vielmehr nach einer neuen Methode der Darstellung eines gefahrlosen Impfstoffes. Sie züchteten das Poliomyelitisvirus nicht mehr im Gehirn und Rückenmark lebender Affen, sondern in sogenannten Gewebskulturen nach der Technik von ENDERS und ROBBINS, die dafür 1954 mit dem Nobelpreis ausgezeichnet wurden. Als Nährboden für das Virus eignen sich zu diesem Zweck Affennieren. Die Nieren werden getöteten Affen entnommen, fein zerschnitten zu einer Aufschwemmung verarbeitet und in Flaschen gebracht, welche eine kompliziert zusammengesetzte synthetische Nährlösung enthalten, das sogenannte Medium 199. In diesen Flaschen bleiben die winzigen Gewebsstücke der Affennieren während mehrerer Tage am Leben, wachsen aus, und in ihnen kann sich das in kleiner Menge hinzugegebene Poliomyelitisvirus vermehren. Nach einigen Tagen wird die an Virus reiche Flüssigkeit den Flaschen entnommen und während einer gewissen Zeit einer bestimmten Konzentration von Formalin ausgesetzt. Dadurch soll das Virus gehörig inaktiviert werden (LÖFFLER).

Die Flüssigkeit muß noch verschiedene Zusätze zur Neutralisierung des Formalins und zur Erhöhung der antikörperbildenden Fähigkeit erhalten. Schließlich muß sie nach verschiedener Hinsicht peinlich kontrolliert werden, namentlich ob das Virus genügend inaktiviert worden ist.

Die Vaccine von SALK besteht aus einem Gemisch der drei bekannten Typen des Poliomyelitisvirus: 1. Brunhilde, so genannt nach der Äffin, aus welcher er zuerst isoliert wurde; 2. Lansing; 3. Leon.

3. Impfmodus.

Die fertige Vaccine wird in Ampullenflaschen zu 9 ccm abgefüllt. Die Einspritzungen werden jeweilen subcutan oder in die Muskulatur des linken Oberarmes vorgenommen. Zwischen der ersten und zweiten Injektion wird ein

Intervall von 4 bis 6 Wochen eingeschaltet, zwischen der zweiten und dritten Injektion eine Pause von 7 Monaten. Die dritte Injektion soll so den Charakter einer sogenannten „Booster"-Verstärkung oder „Injection de rappel" erhalten.

4. Resultate der Salkschen Impfung.

In bewundernswerter Großzügigkeit gingen SALK u. Mitarb. an die Durchführung von Massenimpfungen mit genügenden Kontrollen, welche zwar ebenfalls drei Einspritzungen, aber mit einem sogenannten „Placebo", d. h. einem Stoff, der kein Virus enthielt, sonst aber gleich wie der richtige Impfstoff zusammengesetzt war, bekamen. Insgesamt standen sich gegenüber 435 000 Geimpfte, 210 000 Placebofälle und 1 385 000 überhaupt Nichtgeimpfte.

Von den geimpften 435 000 starb einer, erkrankten mit Lähmungen $71 = 0,16^0/_{00}$ und erkrankten total $113 = 0,26^0/_{00}$. Von den Nichtgeimpften 1 385 000 starben 15, erkrankten mit Lähmungen $445 = 0,32^0/_{00}$ und erkrankten total $750 = 0,54^0/_{00}$.

Nach LÖFFLER verhalten sich auf die gleiche Anzahl Beobachtungen umgerechnet Todesfälle wie 3 : 15 bzw. 2 : 10.

Anders verhält es sich mit den Zahlen der Erkrankten; wenn man die Promillewerte der Geimpften und Nichtgeimpften gegenüberstellt: $0,16^0/_{00}$ zu $0,32 ^0/_{00}$ bzw. $0,26 : 0,54^0/_{00}$, so kommt dies ziemlich genau auf einen Impfschutz von 50% heraus. Mit andern Worten, von den geimpften Kindern erkranken halb so viel an Poliomyelitis als von den nichtgeimpften Kindern (LÖFFLER).

Dieses Resultat muß auf den ersten Blick enttäuschen, da wir bei wirklich guten Impfungen bei Viruskrankheiten, z. B. jenen gegen die Pocken, nahezu 100% erwarten dürften. Immerhin ist die Tatsache, daß bei einer so schweren Krankheit wie der Kinderlähmung 50% geschützt erscheinen, sehr beachtenswert und die Freude über den Erfolg der neuen Schutzimpfung gegen die Kinderlähmung berechtigt. Auch sollen wirklich schwere Fälle, wie Schluck- und Atemlähmungen, bei den Geimpften kaum vorkommen.

5. Nebenwirkungen.

Lokaler Schmerz, kurz dauerndes Fieber waren nach der SALK-Impfung so selten und so gering, daß sie keine wesentliche Rolle spielten.

Aber eine andere Gefahr ist viel mehr zu beachten: eine zu schwache Inaktivierung des Virus durch das Formol. Es könnte dies, wie beim KOLMER-Virus vor 20 Jahren, verhängnisvoll werden und zu vermehrten Todesfällen führen. Ob solche Zufälle sich in letzter Zeit aus dieser Ursache ereignet haben, wird noch untersucht und steht zur Diskussion.

6. Dauer des Impfschutzes
und die Frage der Wiederholung der Impfung.

Ein dunkler Punkt ist die Dauer des Impfschutzes. Diese Frage ist nicht gelöst, und man muß mit einer unverhältnismäßig kurzen Dauer des Schutzes rechnen, so daß möglicherweise Booster-Impfungen in jährlichen Intervallen wiederholt werden müssen. Es ist zu befürchten, daß schon die erste Booster-Impfung, geschweige denn die nachfolgenden, den Eltern zu viel werden.

7. Wer soll geimpft werden?

Die letzte Epidemie von 1954 hat uns wieder gezeigt, daß schon Säuglinge empfänglich sind. Das ganze Kindesalter, aber auch Erwachsene bedürfen des Impfschutzes. Da aber in Wirklichkeit von den infizierten Menschen nur ganz wenige tatsächlich krank werden, sicher unter $1^0/_{00}$, so ist es eine Zukunftsaufgabe der medizinischen Wissenschaften, die wirklich Empfänglichen herauszufinden. Geeignet wäre z. B. ein Cutantest. Ferner Prüfung des Serums in ansteigenden Verdünnungen auf spezifische Antikörper, welche den zytopathogenen Effekt in der Gewebskultur des Poliomyelitisvirus festzustellen vermag. Es müßten Kontrollen mit bekannten Seren und ohne Sera vorgenommen werden.

Werden solche Untersuchungen nicht vorgenommen, so werden Kinder und Erwachsene mitgeimpft, welche sich einer guten natürlichen Immunität erfreuen und niemals in ihrem Leben an einer Poliomyelitis erkranken.

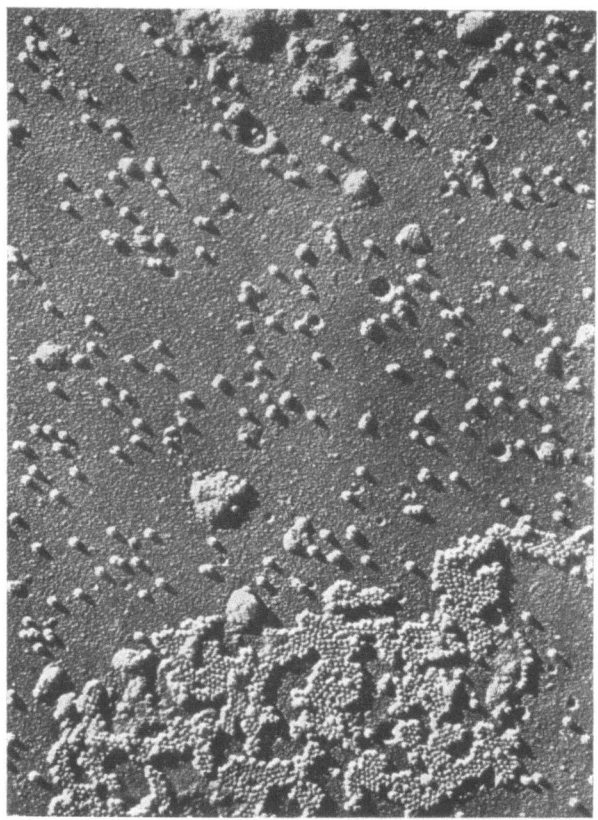

Abb. 216. Elektronenmikroskopische Aufnahme einer Kultur Poliomyelitis-Virus. Der Durchmesser des einzelnen Virus beträgt 15 bis 20 Millionstelmillimeter (PARKE-DAVIS).

8. Ist die allgemeine Durchimpfung unserer Bevölkerung im jetzigen Zeitpunkt spruchreif?

Diese Fragen müssen wir im gegenwärtigen Zeitpunkt noch mit einiger Vorsicht beantworten, da einige Probleme der Impfung nach SALK noch der Lösung harren. Zwar scheint die Unschädlichkeit des Impfstoffes heute bewiesen zu sein, doch besteht in Bezug auf Dauer des Impfschutzes, Wiederholung der Impfung usw. noch einige Unsicherheit. Auch ist die Frage der eventuellen Auswahl der Impflinge, welche einer Impfung wirklich bedürfen, noch nicht gelöst. Unter diesen Umständen können wir eine obligatorische Durchimpfung unserer Bevölkerung bis auf weiteres nicht befürworten.

176. Vorlesung.

Kinderlähmungen.

Cerebrale Kinderlähmung.

1. Hemiplegische Formen.

Sie sind meist Residuen einer akuten Encephalitis, welche entweder selbständig aufgetreten ist oder sich als nervöse Komplikation an eine akute Infektionskrankheit, wie Masern, Rubeolen, Scharlach, Parotitis und Pertussis usw., angeschlossen hat. Beginn während der ersten Lebensjahre akut, fieberhaft mit Kopfschmerzen, oft auch Erbrechen, Benommenheit, Konvulsionen. Zuerst tritt eine schlaffe Halbseitenlähmung mit Einbeziehung des Facialis auf. Später wird die Lähmung spastisch.

STRÜMPEL hat ursprünglich angenommen, daß diese Polioencephalitis ein cerebrales Äquivalent einer Poliomyelitis sei. Zweifellos kommen bei Poliomyelitisepidemien cerebrale Formen vor, selbst mit Aphasie, aber sie sind in der Regel sehr flüchtig und hinterlassen keine dauernden Lähmungen. Das hängt wohl damit zusammen, daß die Affinität des Poliomyelitisvirus zu den Ganglienzellen des Gehirns eine sehr viel geringere ist als diejenige zu den motorischen Ganglienzellen des Rückenmarkes.

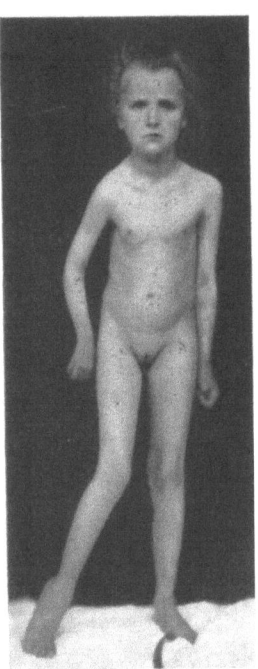

Abb. 217. Cerebrale Kinderlähmung, hemiplegische Form.

Bei der typischen Hemiplegie sind Gesicht, Arm und Bein einer Seite ergriffen, doch gibt es Fälle, bei denen der Facialis fast gar nicht, die Beine nur wenig beteiligt sind, so daß man den Eindruck einer Monoplegie eines Armes haben kann. Reine Monoplegien kommen aber fast gar nicht vor. Immerhin kann ich einen Fall besprechen, bei dem bei einem jungen Kind eine Monoplegie des rechten Armes als Folgezustand einer Keuchhustenencephalitis zurückgeblieben ist. Die Haltung des Armes ist charakteristisch, der Oberarm ist an den Körper gepreßt, das Ellenbogengelenk ist gebeugt, der Vorderarm befindet sich in halber Pronationsstellung, die Hand ist stark palmar flektiert, ausnahmsweise im Gegenteil dorsal flektiert. Oft sind die Finger über dem eingeschlagenen Daumen stark gebeugt, meist ist am stärksten die Hand betroffen, im Gegensatz zur Poliomyelitis, bei der die Schulter am meisten geschädigt erscheint. Die Parese zeigt sich am deutlichsten an der Hand und an den Fingern. Es sind namentlich die feineren Fingerbewegungen, wie das Spielen mit kleinen Gegenständen, Schreiben, Zeichnen, Handarbeiten, oft gar nicht oder nur schwer durchführbar und schlecht erlernbar. Ich habe eine Masernencephalitis beobachtet, bei der es zu einer kaum merkbaren Hemiplegie kam. Die Störungen wurden erst deutlich, als der Knabe in der Schule wegen seiner schlechten manuellen Leistungen mit der rechten Hand getadelt wurde.

An den Beinen überwiegen die Strecker über die Beugemuskeln, es kommt deshalb nicht zu starken Beugekontrakturen. Im Kniegelenk zeigt sich nur eine leichte Beugestellung, im Sprunggelenk gerne eine spastische Spitzfußstellung. Meist besteht auch eine deutliche Adduktion der Oberschenkel, allerdings nicht so stark wie bei der LITTLESCHEN Krankheit. Die Spitzfußstellung ist oft so stark fixiert, daß sie nur auf operativem Wege gelöst werden kann.

Der Gang ist recht charakteristisch, das Bein wird nur wenig gehoben, nach außen rotiert (Circumduktion) und mit den Zehenspitzen aufgesetzt. Die Intensität der Beteiligung des Beines kann eine sehr verschiedene sein, entweder sehr ausgeprägt, oder in anderen Fällen kann sie sich nur durch Steigerung der Reflexe und Ungeschicklichkeit bei feineren Bewegungen verraten.

Charakteristisch ist die spastische Parese. Die Spasmen treten stärker hervor als die Paresen. Insbesondere steigern sie sich bei Erregung und beim Versuch aktiver Bewegungen. Bei intendierten Bewegungen kommt es leicht zu Ataxie und Tremor, gar nicht selten auch zu Athetose und choreatischen Bewegungen. Es beruht dies darauf, daß infolge der engen nachbarschaftlichen Beziehungen der inneren Kapsel zu den Basalganglien meist neben den Pyramidenbahnen auch das sogenannte extrapyramidale System mitbeteiligt ist. Auch im Schlaf lassen die Spasmen nicht vollständig nach, die Muskeln befinden sich in einem erhöhten Tonus, sie fühlen sich hart an und sind für den elektrischen Strom leicht erregbar. Die Gelenke sind steif, setzen aktiven und passiven Bewegungen einen Widerstand entgegen. Es können sich weder aktiv noch passiv überwindbare Kontrakturen ausbilden. Die Muskelspasmen hemmen Umfang und Kraft jeder Bewegung und nur beim Nachlassen der Spasmen kann man die Schwäche, z. B. beim Heben und Strecken des Beines oder bei feineren Fingerbewegungen, nachweisen.

Die Reflexe sind immer erhöht. Am Arm sehen wir das am Tricepsreflex, beim Bicepsreflex und beim Radiusreflex (kurze Beugung des Vorderarmes in Supinationsstellung bei Schlag auf das Radiusköpfchen unterhalb des Ellenbogengelenks). Am Bein sind Patellar- und Achillessehnenreflexe gesteigert, nicht selten besteht Fußklonus. Das OPPENHEIMsche Phänomen besteht darin, daß bei starkem Streichen der Vorderfläche der Tibia normalerweise eine Plantarflexion der Zehen erfolgt, bei spastischen Zuständen dagegen eine Dorsalflexion. Beim ROSSOLIMOschen Versuch erfolgt eine Plantarflexion der Zehen und Abduktion der großen Zehe bei Beklopfen der Plantarflächen der Zehen. Beim BECHTEREWschen Reflex löst Beklopfen am oberen Anteil des Fußrückens Dorsalflexion und Spreizung der Zehen aus, wenn Spasmen bestehen. Beim BABINSKIschen Reflex findet man eine Dorsalflexion der großen Zehe beim Bestreichen der Fußsohle. Der Babinski ist erst pathologisch, wenn die Kinder bereits Gehen gelernt haben. Vorher ist der Babinski physiologisch, weil die Pyramidenbahnen noch zu wenig entwickelt sind. Bei Spasmen sieht man oft Dauerbabinski.

Die Bauchreflexe sind auf der Seite der Hemiplegie erloschen oder deutlich abgeschwächt. Ich habe jedoch mehrfach eine lang dauernde Steigerung auf der gesunden Seite gefunden, sie war so stark, daß der Nabel stark auf die gesunde Seite gezogen wurde. Man nimmt bekanntlich an, daß die Reflexbogen der Hautreflexe bis ins Gehirn hinaufreichen, und dies kann wohl erklären, weshalb die Bauchreflexe auf der gelähmten Seite infolge Unterbrechung dieser höheren Reflexbögen erlöschen oder abgeschwächt werden. Die interessante Steigerung des Bauchreflexes auf der nichtparetischen Seite dürfte deshalb wohl auf einen krankhaften Reizzustand der anderen Hemisphäre zurückzuführen sein.

Recht häufig sieht man Mitbewegungen der kranken, bei gewollten Bewegungen der gesunden Seite. Handgriffe der gesunden Seite werden unbeabsichtigt auf der kranken nachgeahmt. Auch Mitbewegungen der gesunden Seite bei Aktionen der gelähmten sind zu beobachten.

Oft ist der Kopf nach der kranken Seite gebeugt und das Gesicht nach der gesunden gedreht.

Ist der Facialis mitbeteiligt, so betrifft die cerebrale Facialislähmung nur den mittleren und unteren Ast. Sie ist nicht sehr stark, kommt nur bei der Mimik zum Vorschein. In älteren Fällen von cerebraler Kinderlähmung kann die Facialislähmung schon wieder verschwunden sein.

Es besteht keinerlei Atrophie der Muskulatur, im Gegenteil, infolge der dauernden Spasmen kann sich eine gewisse Hypertrophie entwickeln. Interessant sind Wachstumshemmungen, z. B. auch verspätetes Erscheinen der Knochenkerne im gelähmten Arm. Die Hand kann auf der Seite der Lähmung viel kleiner sein. Wir haben auch einen Fall von Mikrocephalie beobachtet, bei dem bei leichtester Hemiparese das Wachstum des befallenen Beines deutlich verkürzt war. Sensibilitätsstörungen gehören nicht zum Bilde der cerebralen Kinderlähmung, ebenso fehlen trophische Störungen der Haut.

Aphasien kommen bei rechtsseitigen Hemiplegien auch bei Kindern vor. Sie sind jedoch nicht so häufig wie etwa bei Hemiplegien Erwachsener. Oft findet sich nur eine gewisse Mühe beim Erlernen der Sprache, Schwerfälligkeit der Artikulation, Stottern und Stammeln. Selten ist bei cerebraler Kinderlähmung einseitige Lähmung des Hypoglossus oder des motorischen Trigeminus (ZAPPERT).

2. Diplegische Formen.

Es ist namentlich FREUDS Verdienst, gezeigt zu haben, daß es neben den cerebralen Hemiplegien auch Diplegien gibt. Es können also die charakteristischen Zeichen der cerebralen Kinderlähmung beiderseits auftreten und man spricht deshalb auch von bilateraler Hemiplegie. Die beiden Seiten sind häufig nicht gleichmäßig betroffen, die eine Seite stärker als die andere. Manchmal können sich die Veränderungen auf der einen Seite auf eine Reflexsteigerung, eine leicht erhöhte Rigidität, eine Ungeschicklichkeit der feineren Bewegungen beschränken. Oft sind die Arme wenig beteiligt, dafür zeigen dann die Beine eine starke spastische Paraplegie oder auch umgekehrt. Ich bespreche hier einen Fall, bei dem beide Seiten, und zwar sowohl Arme wie Beine, ziemlich gleichmäßig betroffen sind, so daß wir es mit einer richtigen Diplegie zu tun haben. Das Aufsetzen, Aufstehen und Gehen erscheint stark verzögert und es wird diese verspätete motorische Entwicklung sehr häufig fälschlicherweise auf eine Rachitis zurückgeführt. Ganz charakteristisch ist die Anamnese. Es wurden verschiedene Lebertran-, Vigantol-, Bestrahlungs-, in unserem Falle sogar Chiropraktikkuren durchgeführt, ohne jeden Erfolg, und erst allmählich dämmert die Erkenntnis auf, daß bei den Kindern eine Störung des Nervensystems vorliege (ZAPPERT).

Bei der cerebralen Diplegie kann es zu einer allgemeinen Starre kommen. Der ganze Körper ist durch die Spasmen steif wie ein Besenstiel, Arme und Beine sind starr, die Kinder können sich nicht aufrichten und keine zweckmäßigen Bewegungen ausführen. Erlernen sie mühsam das Aufsitzen, so krümmen sie den Rücken stark und nehmen eine nach vorn geneigte Haltung ein. Die Reflexe sind beiderseits stark gesteigert, oft allerdings infolge der Spasmen schwer auslösbar.

Man findet oft noch eigentümliche Reflexe; so den OPPENHEIMschen Freßreflex, wie er sonst nur im Säuglingsalter vorkommt. Bei Berührung der Lippe, Zunge, Mundschleimhaut mit einem Stäbchen werden Saug- und Kaubewegungen ausgeführt. Ein anderer primitiver Reflex, der sonst auch dem Säuglingsalter zugehört, ist der motorische Umklammerungsreflex. Bei plötzlichem Lagewechsel oder bei brüskem Druck auf die Oberschenkel fahren die Kinder zusammen und strecken die Arme nach vorn, wie wenn sie jemanden umklammern wollten. Oft findet man auch einen einfachen Schreckreflex, ein Zusammenzucken bei unvermittelten Geräuschen.

Meist sind ganz besonders die Beine betroffen, so daß es zu einer sogenannten paraplegischen Starre kommt. Beim Versuch zu gehen zeigt sich ein interessantes Phänomen: Infolge der Adduktorenspasmen werden die Beine überkreuzt, es gelingt höchstens ein mühseliges Trippeln mit überkreuzten Beinen und in Spitzfußstellung. Sowie man passive Bewegungen auszuüben versucht, bemerkt man, daß die Beine stark hypertonisch, die Füße in Spitzfußstellung fixiert sind. Die Muskeln sind gut ausgebildet, manchmal geradezu hypertrophisch. Sofern die Spasmen die Auslösung der Reflexe gestatten, so sind sie gesteigert, man findet oft einen Dauerbabinski und sehr häufig Fußklonus. Nicht selten sieht man bei diesen Fällen auch einen Strabismus convergens. Die Intelligenz kann normal sein, anderseits liegen leider recht häufig auch mehr oder weniger schwere Oligophrenien vor.

Die paraplegische Starre bietet das charakteristische Bild der sogenannten LITTLEschen Krankheit, der LITTLEschen Gliederstarre.

Die drei LITTLEschen Momente, welche zu diesem Krankheitsbilde führen, sind: 1. Frühgeburt, 2. schwere Geburt und 3. Asphyxie. Es handelt sich also im wesentlichen um geburtstraumatische Schädigungen, meist infolge von Blutungen, symmetrisch aus der sogenannten Vena terminalis, den Anfangsästen der Vena magna Galeni.

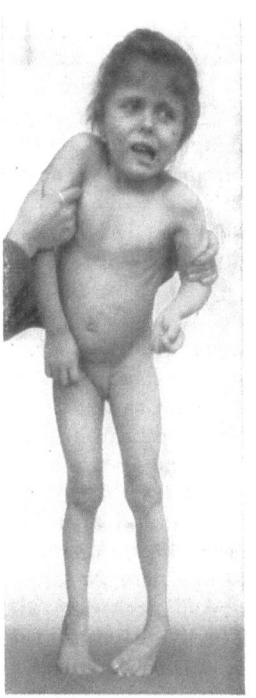

Abb. 218. Cerebrale Kinderlähmung, diplegische Form LITTLE.

3. Fälle mit vorwiegender Beteiligung des extrapyramidalen Systems.

Die wesentlichen Merkmale sind Tonusänderungen der Muskulatur sowie unwillkürliche Bewegungsstörungen und Haltungsanomalien.

1. Die Tonusveränderungen äußern sich in einer Rigidität der Muskeln mit einem wächsernen Widerstand im Gegensatz zum federnden Widerstand bei Spasmen, wenn man passive Bewegungen auszuführen versucht. Verharren in eingenommenen Stellungen, schweres Lösenkönnen eines Händedruckes.

2. Störungen der Bewegungen. Man unterscheidet Hypokinesen, d. h. Bewegungsarmut, z. B. Fehlen der Mimik, Fehlen der Mitbewegungen, z. B. des Armschleuderns beim Gehen, und Hyperkinesen Athetose, Chorea, Myoklonien, Torsionen, Ticformen usw.

Ich bespreche hier ein achtjähriges Mädchen. Beginn der Krankheit angeblich im Alter von eineinhalb Jahren mit encephalitischen Erscheinungen. Jeder Versuch einer willkürlichen Bewegung löst ein groteskes Spiel ungewollter ausfahrender, verzerrter Bewegungen aus. Die Finger befinden sich in dauernder Unruhe, werden gespreizt, gestreckt, eingeschlagen, so daß das Ergreifen und Festhalten eines Gegenstandes nur schwer möglich ist. Auch die Zehen zeigen oft ständige Bewegungen. Sitzen, Stehen und Gehen sind unmöglich. Das Erlernen des Sprechens macht große Schwierigkeiten, obschon dieses Kind sehr intelligent ist. Die

Muskeln zeigen einen eigentümlichen wächsernen Widerstand bei passiven Bewegungen. Man kann einen Wechsel zwischen Rigor und Hypotonie feststellen, einen sogenannten Spasmus mobilis. Die Sehnenreflexe sind normal oder leicht gesteigert, der Babinski ist negativ. Es fehlen somit Zeichen einer Pyramidenschädigung.

Es handelt sich hier um das ausgeprägteste Beispiel einer Erkrankung des extrapyramidalen Systems, nämlich um die sogenannte Athétose double (bilaterale Athetose) oder die maladie de Madame Cécile Vogt. Das Symptombild der Krankheit ist das Folgende: Die Finger befinden sich in dauernder Unruhe, werden gespreizt, gestreckt, eingeschlagen, so daß das Ergreifen und Festhalten eines Gegenstandes nur schwer möglich ist. Auch die Zehen zeigen ständige Bewegungen. In schweren Fällen ist der ganze Körper von Unruhe ergriffen, das Gehen kaum oder gar nicht möglich, auch die Erlernung des Sprechens ist sehr schwierig, da die Kranken die hierzu nötigen Muskeln nicht in ihrer Gewalt haben. Jede Erregung und jeder Versuch einer motorischen Leistung führt zur Steigerung der Muskelunruhe, oft auch zu bizarrem Gesichterschneiden. Die Kinder kämpfen beständig gegen ihre störenden und unzweckmäßigen Bewegungsimpulse. Geistig sind sie, wie dieses Kind hier, oft ganz normal.

Neben der bilateralen Athetose kann es mitunter auch zu bilateraler Chorea kommen. Die Bewegungen ganzer Extremitäten sind dann fahrig unkoordiniert, über das Ziel hinausschießend.

Die bilaterale Athetose ist in der Regel ein angeborener Zustand, doch wird sie zunächst meist verkannt. Man verwechselt die frühzeitig auftretende Bewegungsunruhe mit Säuglingszappeln. Haben sich die Bewegungen eingestellt, so sind kaum Besserungen zu erwarten.

Im Gegensatz zu den pyramidalen Störungen, z. B. beim Little, sind die Sehnenreflexe in der Regel nicht gesteigert und der Babinski ist negativ.

Es handelt sich um Ausfallserscheinungen infolge Erkrankung des sogenannten extrapyramidalen Systems, das normalerweise im Interesse der Koordination der willkürlichen Muskelbewegungen alle diese Bewegungsimpulse oder Mitbewegungen unterdrückt. Dieses extrapyramidale motorische System besteht 1. aus dem Neostriatum, umfassend Nucleus caudatus und Putamen, welche sowohl nach dem histologischen Bau, als nach der chemischen Beschaffenheit (positive Eisenreaktion) zusammengehören, 2. dem Palaeostriatum oder Pallidum, 3. dem Corpus subthalamicum, dem LUYSschen Körper, der Substantia nigra und dem Nucleus ruber tegmenti.

Es ist in den einzelnen Fällen bis jetzt noch nicht möglich zu sagen, in welchem Abschnitt des extrapyramidalen Systems die hauptsächlichsten Veränderungen zu erwarten sind, am ehesten gelingt eine solche Lokalisation gerade bei der Athétose double von C. VOGT. Hier hat man einen sogenannten Etat marbré, einen Status marmoratus in beiden Striaten gefunden. Es handelt sich im wesentlichen um einen fleckweisen Ausfall von Nervengewebe mit Wucherung von Glia und mit Neubildung markhaltiger Nervenfasern. Wir haben es hier also tatsächlich mit einem klinisch und anatomisch wohl charakterisierten striären Syndrom zu tun. Bei der bilateralen Chorea finden sich ähnliche Veränderungen im Neostriatum.

Gar nicht selten haben wir, wie ich schon beim ersten Fall aufmerksam machte, bei einer cerebralen Kinderlähmung eine Kombination von pyramidalen und extrapyramidalen Bewegungsstörungen, also ausgesprochene Hemiplegien, verbunden mit athetotisch-choreatischen Bewegungen. Es sind vorwiegend die Arme, ferner auch die Beine, der Rumpf und die Nackenmuskulatur betroffen. Im Gesicht kommt es oft zu halbseitigen Zuckungen. Auch in den Extremitäten sieht man eine ständige, durch Erregung gesteigerte Unruhe, Spasmen, Krampfhaltungen. Trotz der Paresen findet man eine hypertrophische Muskulatur. Man spricht bei diesen Zuständen z. B. von einer posthemiplegischen Unruhe. Zuerst treten bei einer Läsion in der Gegend der inneren Kapsel, bei einer Schädigung der Pyramidenbahnen die hemiplegischen Erscheinungen in den Vordergrund. Leicht greift jedoch die Erkrankung von der inneren Kapsel auf die unmittelbare Nachbarschaft der extrapyramidalen Zentren über, doch besteht hier meist eine längere Latenzzeit, bis sich die Ausfallserscheinungen des extrapyramidalen Systems geltend machen. So können die paretischen Zeichen bereits im Rückgange sein, während die posthemiplegische, motorische Unruhe erst recht zum Vorschein kommt.[1]

Eine eigentümliche Erscheinung bei der sogenannten *Torsionsdystonie* und besonders auch bei der *sogenannten WILSONschen Krankheit (hepatolentikuläre Degeneration)* sind die Torsionsspasmen. In einem selbstbeobachteten Fall war dieser Torsionsspasmus so stark, daß sich der Patient, wenn er stehen wollte, stets im Sinne des Uhrzeigers um seine eigene Achse drehen mußte. Der Kopf wurde so stark nach hintenüber gezogen, daß der Knabe dies durch Einhaken mit den Fingern hinter den unteren Zahnreihen zu verhindern suchen mußte. Solche eigentümliche Torsionen fanden sich auch an den Armen, besonders an den Handgelenken und an den Füßen.

Am wichtigsten für die Behandlung der cerebralen Kinderlähmung ist die Bewegungs- und Übungstherapie. Passive Bewegungen zur Vermeidung und Besserung von Kontrakturen und zur Vergrößerung des Bewegungsausmaßes sollen frühzeitig begonnen und möglichst lange durchgeführt werden. Manchmal müssen Schienenapparate dafür sorgen, daß die Kontrakturen nicht überhandnehmen. Auch warme Bäder wirken oft günstig.

Die elektrische Behandlung ist hier weniger angezeigt als bei den spinalen Formen. Am ehesten findet sie noch in Form des galvanischen Anodenstromes fünf bis zehn Milliampère Verwendung, dem eine beruhigende, entspannende Wirkung zugeschrieben wird. Man setzt die Anodenplatte an der Peripherie der zu behandelnden Extremität, die Kathode an den Stamm und leitet einen mäßig starken, ununterbrochenen Strom durch.

Bei der Behandlung der LITTLEschen Krankheit bewähren sich am besten warme und heiße Bäder mit Zusatz von Fichtennadelextrakt, z. B. Lacpinin: Ein Strich der Originalflasche pro Bad. Man beginnt mit Bädern von 37°, von 10 bis 15 Minuten Dauer und steigt allmählich bis zu 40 und 41° unter Verlängerung der Badezeit, eventuell noch Nachschwitzen. Während des Bades lassen sich auch aktive und passive Bewegungen leichter ausführen. Man vermeidet das längere Liegen in abnormen Stellungen durch Schienen, Holzklötze, Spreusäcke, zur Vermeidung des Spitzfußes gibt man einen Bettbogen.

Oft lindern Benadoninjektionen ein- bis viermal täglich 1 Ampulle, später zwei- bis viermal täglich 1 Tablette die Muskelspasmen bei der LITTLEschen Krankheit.

Von operativen Eingriffen kommen in Betracht Tenotomien, z. B. an den spastischen Achillessehnen, zur Korrektur des Spitzfußes oder Muskeldurchtrennung der stark gespannten Adduktoren der Oberschenkel. Nachher werden die Extremitäten in überkompensierter Stellung eingegipst. Es ist eine sehr fachkundige, lange Zeit durchgeführte Nachbehandlung notwendig, welche oft viele Monate in Anspruch nimmt.

---

[1] Eine Sonderform ist der atonisch-astatische Typus nach FOERSTER. Der Kopf fällt nach allen Seiten, die statischen Funktionen entwickeln sich nicht (atonische Astasie und Abasie). Häufig Hypertonie der Beine unter dem Einfluß eines sog. „Standing-Reflexes", meist Debilität.

Bei der STOFFELschen Operation wird ein Teil der motorischen Nerven reseziert, um den Tonus der von ihnen versorgten Muskeln herabzusetzen. Auch Nervendurchschneidungen werden durchgeführt, da unter Umständen ein gelähmter Muskel weniger störend wirkt als ein spastischer, gelenkversteifender. Die Erfolge sind jedoch recht schwankende, es gibt Versager und spätere Verschlechterungen anfänglich günstiger Resultate.

Ein originelles, geistvolles Verfahren ist die FÖRSTERsche Operation. FÖRSTER ging von der Idee aus, daß die Muskelspasmen durch periphere Reize immer wieder neu angeregt wurden, und daß es durch Ausschaltung solcher Reize gelingen müßte, die Spasmen zu verringern. Zu diesem Zweck werden im Spinalkanal einige der für den entsprechenden Körperteil in Betracht kommenden, hinteren Rückenmarkswurzeln durchschnitten, z. B. für das Bein Durchschneidung der

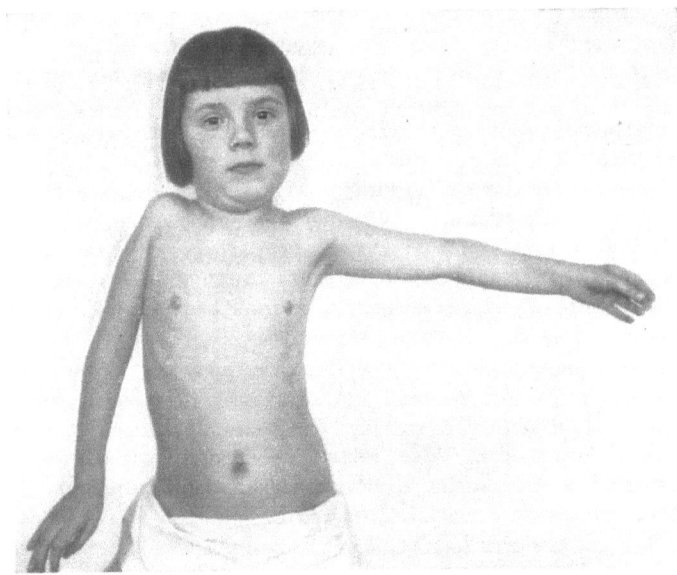

Abb. 219. Spinale Kinderlähmung, Atrophie des rechten Deltoides.

hinteren Wurzeln des 2., 3., 5. Lumbal- und des 2. Sakralnerven. Der Eingriff ist kein leichter und kein unbedenklicher. Die Erfolge sind manchmal sehr gut, manchmal nur vorübergehend. Geistig stark defekte Kinder sollen von der Operation ausgeschlossen werden.

Gegen die Tonussteigerung, gegen Athetose, Chorea, Torsionsdystonie wird neuerdings das Scopolamin empfohlen. Man gibt z. B. je nach dem Alter von einer Scopolaminlösung 1:1000 drei mal zwei bis sechs Tropfen oder ein- bis zweimal täglich Injektionen von 0,5 ccm einer Lösung von Scopolamin 0,004:10,0 oder auch zwei- bis dreimal 0,05 Luminal oder Gardenal. Benadon (Vitamin B_6) siehe Seite 791.

Spinale Kinderlähmung.

Es handelt sich hier wohl am häufigsten nur um eine besondere Form der Poliomyelitis oder HEINE-MEDINschen Krankheit, welche außer der spinalen Form noch eine große Reihe verschiedener Krankheitsbilder darbieten kann.

Die spinale Lähmung ist im Gegensatz zur cerebralen Kinderlähmung nicht spastisch, sondern schlaff. Es kommt oft erstaunlich schnell zu einer Atrophie der Muskulatur. Es finden sich die verschiedensten Grade der spinalen Lähmungen vor. Wir können sie in der folgenden Weise klassifizieren:

Leichteste Lähmung: Der Muskel ist imstande, die Schwerkraft und etwas passiven Widerstand zu überwinden.

Leichte Lähmung: Der Muskel kann die Schwerkraft etwas überwinden, nicht jedoch passiven Widerstand.

Mittelschwere Lähmung: Der Muskel vermag alle oder einen Teil seiner Bewegungen auszuführen, ist jedoch nicht imstande, die Schwerkraft zu überwinden.

Schwere Lähmung: Es ist keine Bewegung möglich, aber man fühlt eine Anspannung der Sehne beim Kontraktionsversuch.

Vollständige Lähmung: Beim Bewegungsversuch kann man überhaupt keine Anspannung im Muskel oder in der Sehne fühlen.

Während wir bei der cerebralen Kinderlähmung in der Regel eine Reflexsteigerung haben, führt die spinale Kinderlähmung zu Reflexverlust in den befallenen Extremitäten. Verlust der Patellarreflexe kann eines der frühesten Symptome der Poliomyelitis darstellen, auch wenn die Muskulatur der Beine noch nicht gelähmt ist, oder überhaupt nicht gelähmt wird. Ähnliches gilt von den Achillessehnenreflexen, welche bei Lähmung der Wadenmuskeln verschwinden. In den Armen erlischt der Tricepsreflex bei Streckerlähmung des Oberarmes. Nicht selten findet man bei der Poliomyelitis beim Erloschensein des Patellarreflexes eine Steigerung des Achillessehnenreflexes auf der gleichen Seite oder eine Steigerung des Patellarreflexes auf der anderen Seite. Es handelt sich nicht etwa um eine Kombination von spinalen und cerebralen Lähmungen, sondern um eine Schädigung der im Rückenmark verlaufenden Pyramidenbahnen, indem die entzündlichen Erscheinungen von der grauen Substanz auch auf die weiße Substanz übergegriffen haben.

Die Hautreflexe sind nicht konstant beteiligt. Sie fehlen gewöhnlich bei Lähmung der entsprechenden Muskeln, doch gibt es auch Ausnahmen, namentlich bei den Bauchdeckenreflexen.

Infolge der Schädigung der Pyramidenbahnen im Rückenmark kann es gelegentlich auch bei einer Poliomyelitis zu einem positiven Babinski kommen.

Die elektrische Erregbarkeit ist sowohl gegen den galvanischen als auch den faradischen Strom herabgesetzt. Selbst auf starke galvanische Ströme kann es nur zu trägen Zuckungen kommen. Bei der sogenannten Entartungsreaktion überwiegen die Anodenströme, also besonders die Öffnungszuckungen. Muskeln, die auf die Elektrizität überhaupt reagieren, geben eine günstigere Prognose als völlig unerregbare.

Spinale Lähmungen gehen gewöhnlich mit Störungen der Blasen- und Mastdarmfunktion einher, nur macht gerade die Poliomyelitis hier eine Ausnahme, bei der es nur selten zu meist rasch vorübergehenden Sphinkterlähmungen der Blase und des Mastdarms kommt.

Die Haut über spinalen Lähmungen fühlt sich häufig kühler an, ist blaurot verfärbt und neigt zu Frostbeulen. Das ganze gelähmte Glied kann im Wachstum zurückbleiben, insbesondere können auch die Knochen auffallend dünn erscheinen.

Zur Dekongestion des Rückenmarks werden hypertonische Traubenzuckerlösungen, auch hypertonische Kochsalzlösungen zur intravenösen Injektion empfohlen. Die intralumbale Einspritzung von Adrenalin, 0,1 bis 0,2 einer Lösung 1:1000, ist leider meist erfolglos. Bei beginnender Atemlähmung Tetrophan 1 ccm intralumbal, nach ein bis zwei Tagen 1,5 ccm. Ferner werden empfohlen Urotropin 1 bis 2 g täglich, Salol 1 bis 1,5 g täglich, Pyramidon dreimal 0,1 bis 0,3 usw.

Bei fortdauernden meningealen Erscheinungen hat sich uns eine Wiederholung der Lumbalpunktion bewährt.

Von großer Bedeutung ist die gleich im Beginn der Krankheit einsetzende richtige Lagerung der gelähmten Gliedmaßen, insbesondere Vermeidung der Spitzfußstellung durch entsprechende Schienen oder Anstemmen an einen Holzklotz. Der Druck der schweren Bettdecken auf die gelähmten Glieder soll durch einen Bettbogen vermieden werden.

Am wertvollsten für die Behandlung der spinalen Kinderlähmung sind die physikalischen Heilmethoden:

Kenny-Behandlung: Die betroffenen Glieder werden in Flanellpackungen eingehüllt, die in heißes Wasser getaucht und stark ausgewrungen wurden, darüber Impermeable und trockenes Flanelltuch. Erneuerung alle zwei Stunden, eventuell noch öfters.

Weitaus am wichtigsten ist die Massage. Man beginnt damit, sobald Allgemeinbefinden und Schmerzhaftigkeit es erlauben, also etwa Mitte der zweiten Woche. Die Reizerscheinungen müssen abgeklungen sein. Es handelt sich um eine Streich- und Knetmassage mit passiven Bewegungen in den zur Kontraktur neigenden Gelenken. Am schwierigsten ist die Massage des Deltoides, weil hier sehr stark und rasch Atrophie eintritt, welche den Muskel für die Massage nicht faßbar macht. Die hervortretenden Knochenteile sind auf Drücken und Kneten empfindlich. Die Massage soll ein- bis zweimal täglich durch viele Monate, ja Jahre durchgeführt werden.

Sehr zu empfehlen ist auch die Behandlung in Schwimmbädern; weil hier die Wirkung der Schwerkraft wegfällt, können die Kinder ihre gelähmten Glieder im Schwimmbad in der Bewegung üben.

Bei der elektrischen Behandlung soll man den galvanischen Strom verwenden. Mit der knopfförmigen Unterbrechungskathode sucht man die geschädigten Muskeln zum Zucken zu bringen. Oft muß man aber so starke Ströme verwenden, daß sich die Kinder dagegen wehren und sogar mit einer Angstneurose darauf reagieren. Hier ist es besser, von der elektrischen Behandlung abzusehen.

Von BORDIER wurde Röntgenbestrahlung des Rückens empfohlen, ferner Diathermie, doch sind die Erfolge nicht überzeugend. Hyperämiebehandlung der erkrankten Muskeln kann auch durch warme Bäder erreicht werden.

Wichtig ist im Spätstadium die orthopädische Behandlung mit Stützapparaten, damit die Kinder bald wieder zum Gehen kommen. Chirurgische Operationen, wie Tenotomien, Arthrodesen usw., sind gelegentlich angezeigt.

Zum Glück bleibt die Intelligenz dieser gelähmten Kinder vollkommen intakt, und man kann durch geduldige, nie erlahmende Nachbehandlung selbst bei atrophischen Muskeln noch erstaunlich gute funktionelle Heilungsresultate bei Kindern erreichen.

177. Vorlesung.

Das Guillain-Barré-Syndrom (Polyradikulitis).

Heute weise ich Ihnen ein vierjähriges Mädchen vor, welches vor etwa drei Wochen über Kopfschmerzen zu klagen begann. Nach wenigen Tagen bemerkten die Eltern, daß das Kind zu hinken anfing. Dieser hinkende Gang verstärkte sich so, daß das Kind die Füße nach vorn schleuderte und die ganze Fußsohle aufsetzen mußte. Dabei klagte die Kleine über Schmerzen in beiden Waden. Beim Gehen knickte sie häufig mit den Knien ein, so daß sie schließlich nur noch kriechen konnte. Das Mädchen war nicht mehr imstande, Treppen zu steigen und konnte sich aus liegender Stellung nicht mehr selbständig aufrichten. Dabei war das Kind fieberfrei. Kein Erbrechen, keine Obstipation, Appetit unverändert gut.

Bei der näheren Untersuchung zeigt das Mädchen eine deutliche Nackenstarre, wenn auch leichter Art. Hebt man das Kind unter den Schultern hoch, so fällt der Kopf passiv nach hinten (Head drop). Fordert man das Kind auf, sich vornüberzubeugen und sein eigenes Knie zu küssen, so ist es wegen Schmerzen im Rückgrat nicht imstande, das zu tun (Spine sign positiv). Die kleine Patientin kann nicht frei mit verschränkten Armen sitzen, sondern muß sich mit beiden Armen stützen (sogenanntes Dreifußzeichen oder Amoss sign). Das Kind kann nicht mit gestreckten Beinen aufsitzen, es muß sie in Beugestellung bringen (KERNIGsches Zeichen positiv). Das gestreckte Bein geht beim Hochheben ebenfalls in leichte Beugestellung, Streckung verursacht Schmerzen (LASÈGUEsches Zeichen). Beim Versuch, durch Hochheben des Kopfes die Nackenstarre zu überwinden, werden Arme und Beine angezogen.

Beide Füße liegen schlaff in Spitzfußstellung und werden kaum spontan bewegt. Die Peronei und der Musculus tibialis anterior beiderseits sowie die Extensoren sind stark paretisch. Gastrocnemius und soleus sind intakt.

Reflexe: An den Armen ist der Bicepsreflex, der Radiusperiostreflex beiderseits positiv, ebenso reagieren alle Bauchdeckenreflexe. Patellarreflexe und Achillessehnenreflexe beiderseits erloschen, Babinski negativ.

Lumbalpunktion: Druck normal bis leicht erhöht, Farbe des Liquors wasserklar. Pandy $++$. Gesamteiweiß 72 mg%. Haine normal (Liquorzucker). Zellen 10/3 alles Lymphocyten.

Auf den ersten Blick könnte man mit Rücksicht auf das Vorhandensein einer leichten Nackenstarre, von Head drop, Spine sign, Amoss sign, Kernig, Lasègue an eine etwas atypische fieberlose HEINE-MEDINsche Krankheit denken. Gegen eine solche Diagnose spricht jedoch das Auftreten der Krankheit Anfang März, zu einer Zeit, wo selten Poliomyelitisfälle nachzuweisen sind, das gänzliche Fehlen von Fieber, der ganz periphere Beginn der Lähmung in den Unterschenkeln mit Hyperästhesien in den Waden, die vollkommen symmetrische Lokalisation der peripheren Lähmungen und der Areflexie der Achillessehnen und der Patellarsehnen. Die poliomyelitischen Lähmungen lokalisieren sich dagegen mit Vorliebe proximal und zeigen eine Neigung zu asymmetrischer Lokalisation.

Entscheidend für die Diagnose ist der Liquorbefund im Sinne einer sogenannten *dissociation albumino-cytologique*, welche als eine Conditio sine qua non für die Diagnose des GUILLAIN-BARRÉschen *Syndroms* angesehen wird. In unserem Fall verhalten sich die Liquorzellen ganz normal, während das Gesamteiweiß auf 72 mg% statt 35 mg% vermehrt ist (Pandy $++$).

Diese Eiweißvermehrung des Liquors wird darauf zurückgeführt, daß die Wurzeln, die den Lumbalkanal verlassen, im Niveau der Wurzelaustritte so angeschwollen sind, daß der Liquor mit den austretenden Nerven den Lumbalkanal nicht verlassen kann. Die Polyradikulitis ist schuld an einer Blockade der Wurzelkanäle und führt zu einer gewissen Liquorstauung und zu einer vermehrten Absonderung von Albuminen. Eine wichtige Rolle dürfte dabei nach LEWEY eine Arachnitis spielen. Die Eiweißvermehrung im Lumbalkanal wäre in Analogie zu setzen zu ähnlichen Phänomenen bei Rückenmarkskompressionen, z. B. durch Geschwülste. Gegen die reine Stauungstheorie spricht beim GUILLAIN-BARRÉ-Syndrom das Fehlen von Xanthochromie, von Spinngewebsgerinnsel und massiver Koagulation des Liquors wie beim FROINschen Syndrom.

Wir finden beim GUILLAIN-BARRÉ-Syndrom nicht nur eine *Hyperalbuminorachie*, sondern auch nicht selten eine Erhöhung des Liquorzuckers *(Hyperglykorachie)*, welche ebenfalls auf eine vermehrte Durchlässigkeit der Meningen hinweist und in ähnlicher Weise auch bei Viruskrankheiten, wie der Poliomyelitis und der Encephalitis, vorkommt.

Wir haben in unserem Fall ein GUILLAIN-BARRÉ-*Syndrom* vor uns, das anscheinend als selbständige Krankheit aufgetreten ist und gelegentlich auch in epidemischer Form beobachtet wird. Eine Vorkrankheit unbekannter Natur war nur durch flüchtige Kopfschmerzen drei Wochen vor dem Eintritt der Lähmungen angedeutet. Bemerkenswert ist auch, daß die langsam zunehmenden Lähmungen nicht über den Grad einer Adynamie hinausgehen. Lasègue, Kernig, Brudzinski, Amoss sign, Spine sign, Head drop, Nackenstarre weisen darauf hin, daß die Polyradikulitis, die Erkrankung der hinteren Wurzeln trotz des ganz peripheren Beginns der Lähmung in den Füßen, eine große Ausdehnung nach oben genommen hat.

Es gibt nun schwere, sogar tödlich verlaufende Fälle, bei denen die völlig symmetrischen Lähmungen rasch von den Beinen aufsteigen, die Rücken- und Nackenmuskulatur ergreifen, zu Lähmungen des Schultergürtels, der Interkostalmuskeln und des Zwerchfells führen. Nach eigenen Beobachtungen kann die Krankheit in diesem Stadium zum Stehen kommen, die Lähmungen können sich ziemlich rasch zurückbilden, so daß die Kinder mit dem Leben davonkommen. Als Beweis, daß es sich wirklich um ein GUILLAIN-BARRÉ-Syndrom gehandelt hat, wird angeführt der nahezu fieberlose Verlauf und die Dissoziation albuminocytologique. Es gibt aber tödlich verlaufende Fälle von GUILLAIN-BARRÉ, und die Wahrscheinlichkeit ist groß, daß solche zuerst von LANDRY 1859 beschriebenen Fälle einem GUILLAIN-BARRÉ-*Syndrom* entsprachen, welche durch Atemlähmung zum Tode führten. Später wurde der Ausdruck LANDRYsche Paralyse bekanntlich auf die rasch aszendierenden Formen der Poliomyelitis übertragen, welche aber eine viel schlechtere Prognose haben und selbst bei Anwendung der eisernen Lunge nur verhältnismäßig selten am Leben erhalten werden können.

Die klinische Abgrenzung von GUILLAIN-BARRÉ-Syndrom von der Poliomyelitis kann mitunter größte Schwierigkeiten bereiten, so daß Irrtümer nicht ausgeschlossen sind. So wurden in einem Falle von Stechele, der wie eine Polyradikulitis verlief, autoptisch-histologisch doch eine Poliomyelitis gefunden.

Wir beobachteten an unserer Klinik auch Fälle von FEERscher *Krankheit (Akrodynie)* mit GUILLAIN-BARRÉ-*Syndrom*. Ferner sahen wir anscheinende *Mangelformen* von GUILLAIN-BARRÉ-Syndrom nach *Gastroenteritis* und bei *Megasigma*, welche klinisch einem *Beriberi-Syndrom* sehr ähnlich sahen und auch auf Aneurininjektionen auffallend günstig ansprachen.

In anderen Fällen, namentlich nach deutlichen Vorkrankheiten, hatten wir den Eindruck *neuroallergischer Reaktionen* und konnten mit Antistin günstige Erfolge erzielen. Auch Benadon ist gelegentlich zu versuchen. In neuer Zeit stehen uns das Cortison und Prednison (Ultracorten) zur Verfügung, von welchen wir gelegentlich gute Resultate sahen.

Für die *Behandlung* empfehlen sich heiße Beinwickel nach SISTER KENNY, Schienen für die Nacht für beide Unterschenkel, um die Spitzfußstellung zu verhindern.

Abgesehen von den schwersten Fällen vom Typus der LANDRYschen Paralyse, erscheint die *Prognose* günstig. Die Lähmungen bilden sich ohne Dauerschaden wieder zurück.

Die Krämpfe im Kindesalter.

Im frühen Kindesalter, namentlich in der zweiten Hälfte des ersten Lebensjahres, kommen Krampfzustände verschiedener Art vor in einer Häufigkeit und in einer Form, wie sie beim Erwachsenen und älteren Kind gar nicht oder doch nur selten angetroffen werden. Das rasch wachsende kindliche Gehirn, das schon physiologisch in einem gewissen Zustand der Hirnschwellung sich befindet, zeigt eben eine besondere Neigung, auf die verschiedensten Schädlichkeiten mit Krampfentladungen zu reagieren. Die besondere Disposition des genannten Lebensalters liegt auch darin, daß Stoffwechselstörungen infolge gewisser Nährschäden, die bei der Entstehung dieser Krämpfe von großer Bedeutung sind, in diesem Alter ganz besonders häufig sich geltend machen.

Krampfzustände im Kindesalter in der Form von Konvulsionen mit plötzlich einsetzender Bewußtlosigkeit, Verdrehung der Augen, Zuckungen im Gesicht und in den Gliedmaßen haben begreiflicherweise für die Eltern etwas sehr Beängstigendes und schon der Name Fraisen, auf Althochdeutsch Fraisa,[1] so viel wie Gefahr oder Schreck (HAMBURGER), stellt uns dies in überzeugender Weise vor Augen. Der Arzt wird am Telephon dringend verlangt, er möchte so schnell wie möglich kommen, denn das Kind sei am Sterben. Der Arzt wird auch schon am Telephon die Eltern beruhigen und empfehlen, dem Kind einstweilen einen Einlauf zu machen zur Darmentleerung und wird ein warmes Kamillenbad verordnen. Diese ersten Maßnahmen dienen vor allem zur Beruhigung der aufgeregten Umgebung. Kommt dann der Arzt auch sehr rasch zu dem Kinde, so ist der Anfall gewöhnlich schon vorüber. Er hat nun die Aufgabe, eine exakte Diagnose zu stellen.

Am häufigsten wohl handelt es sich bei diesen Gelegenheiten um sogenannte *Fieberkrämpfe.* Der Arzt kann das feststellen, wenn er die Temperatur mißt und meist Fieber von 39 bis 40° und darüber findet und dabei vernimmt, daß dieser Fieberanstieg sehr rasch erfolgt ist. Es gibt Kinder, die im Beginn jeder fieberhaften Erkrankung, namentlich bei jedem raschen Fieberanstieg, mit Konvulsionen reagieren. Es kann sich um eine Angina handeln, um einen beginnenden Scharlach, nicht selten um Masern, gelegentlich um Varicellen, um Exanthema subitum, um eine beginnende Pneumonie. Seltener finden sich solche Konvulsionen bei der Diphtherie, auch beim Impffieber können sie vorkommen. Bei Grippe sieht man gelegentlich im Beginn Konvulsionen auftreten bei Fällen, die dann später einen auffallend leichten Verlauf nehmen. Diese Fieberkrämpfe können sich in einzelnen Fällen mehrmals wiederholen, z. B. im Beginn eines sonst leicht verlaufenden Scharlachs. In einem Fall von Pyelitis mit hohen Temperaturzacken gegen Abend, bei niedrigen Temperaturen am Morgen traten jedesmal Konvulsionen auf, sobald die Temperatur am Abend 39° überstieg. Bei akuten Magen-Darmerkrankungen, sei es nun eine Toxikose oder eine akute Colitis, treten nicht so selten solche allgemeine Konvulsionen, meist von hohem Fieber begleitet, auf. Diese Fieberkrämpfe haben keinerlei ernste prognostische Bedeutung. Vermutlich werden sie ausgelöst durch eine Hyperventilation infolge der rasch ansteigenden Temperatur. Diese Hyperventilation führt zu einer raschen Abdunstung der Kohlensäure des Blutes und damit zu einer Alkalose. Die Alkalose hat eine Senkung des ionisierten Blutkalkes zur Folge und schafft

---

[1] Der entsprechende schweizerdeutsche Ausdruck Gichter, Giecht oder Giechtene, z. B. auch Darmgichter, stammt aus dem mittelhochdeutschen Giht, was Zuckungen, Krämpfe bedeutet.

dadurch die Basis für die Krampfneigung. Eine gewisse Disposition muß jedoch vorliegen, da es immer nur bestimmte Kinder sind, welche unter diesen Umständen mit Konvulsionen reagieren.

Sehr viel ernster einzuschätzen sind *Konvulsionen beim Keuchhusten*. Gelegentlich kann ein einzelner Keuchhustenanfall durch Konvulsionen eingeleitet werden. Meist sind die Konvulsionen der Ausdruck einer toxischen Encephalitis, des „Pertussisgehirnes". Charakteristisch für diese Konvulsionen ist, daß sie nicht im Beginn des Keuchhustens, sondern erst später, etwa von der vierten bis sechsten Woche an auftreten. Konvulsionen beim Abblassen des Masernexanthems, im weiteren Verlauf einer Parotitis, im Anschluß an das Impffieber sind nicht selten das erste Zeichen einer beginnenden Encephalitis.

Überhaupt muß man sich nicht ohne weiteres mit der Diagnose der harmlosen Fieberkrämpfe zufriedengeben, sondern vor allem auch an *organische Erkrankungen des Nervensystems*, besonders im Sinne einer *Meningitis* oder *Meningo-Encephalitis*, denken. Beim Säugling haben wir ein einfaches Mittel, um möglichst rasch die Diagnose einer Meningitis stellen zu können. Ist die Fontanelle vorgewölbt oder gespannt, so ist das auf Meningitis sehr verdächtig. Ein einziger Griff nach der großen Fontanelle kann sozusagen die Diagnose Meningitis gestatten, freilich muß man dabei sehr kritisch sein und muß sich vor Täuschungen, z. B. erhöhte Fontanellenspannung infolge Schreien des Kindes, zu bewahren suchen. Vorwölbung und vermehrte Spannung der Fontanelle habe ich gelegentlich auch bei Exanthema subitum gesehen, ohne daß eine Meningitis vorlag. Man wird also auch noch nach Nackenstarre, Kernig usw. fahnden und beim geringsten Verdacht eine Lumbalpunktion vornehmen, welche dann definitiv gestattet, zu entscheiden, ob es sich überhaupt um eine Meningitis handelt und um welche Form der Meningitis sich die Krankheit dreht. Diese Differentialdiagnose ist besonders wichtig im Hinblick auf Meningokokkenmeningitis oder die epidemische Genickstarre, weil hier der Nutzen der Therapie von der Möglichkeit ihrer frühzeitigsten Anwendung abhängig ist. Die bakteriologische Untersuchung wird im Fall der eitrigen Meningitis weiter festzustellen gestatten, ob andere Keime, wie Pneumokokken, Streptokokken, Staphylokokken, Influenzabazillen usw., ätiologisch in Frage kommen. Eine otogene Meningitis kann unter Umständen mit Konvulsionen beginnen, und es ist deshalb immer an einen solchen Zusammenhang zu denken und zu fragen, ob eine Otitis vorausgegangen ist. Selbst nach praktisch abgeheilter Otitis und auch nach rasch vorübergehenden, geringfügigen Otitiden, habe ich tödliche otogene Meningitiden auftreten sehen. Auf otogene Meningitis verdächtig sind die Liquorbefunde einer aus verschiedenen Keimen gemischten Flora. Selten, am ehesten noch bei Säuglingen, kann eine tuberkulöse Meningitis mit allgemeinen Konvulsionen einsetzen, doch habe ich das auch einmal bei einem neunjährigen Knaben erlebt. Viel häufiger sind Krämpfe in der zweiten bis dritten Woche einer tuberkulösen Meningitis.

Krämpfe finden sich gewöhnlich bei gewissen Fällen von bösartiger Meningitis serosa, welche rasch zum Tode führen können. Viel seltener bei der sogenannten gutartigen, aseptisch eitrigen Meningitis.

Im Gegensatz zu den Angaben von HEINE treten allgemeine Konvulsionen im präparalytischen Stadium der Poliomyelitis trotz starker meningealer Reizerscheinungen sozusagen niemals auf.

Beobachten wir *Konvulsionen in den ersten Lebenstagen*, so sind sie meist mit Sicherheit auf *Hirnblutungen* zurückzuführen. Namentlich bei frühgeborenen Kindern kann schon wegen der unfertigen Entwicklung des Schädelskelets und der Dünne und Zerreißlichkeit der Blutgefäße die normale Geburt ein solches

Trauma bedeuten, daß es zu Hirnblutungen kommt, welche schwere Folge-
erscheinungen, meistens im Sinne einer LITTLEschen Krankheit, haben können.
Doch brauchen diese Folgeerscheinungen nicht immer sich einzustellen. Geburts-
traumatisch bedingte Konvulsionen können auch erst einige Monate nach der
Geburt auftreten. Auf ganz geringe Blutungen im Gehirn im Anschluß an die
Geburt werden die sogenannten Stäupchen zurückgeführt. Es handelt sich um
Anfälle mit kurzem Verdrehen der Augen und leichten Zuckungen im Gesicht.
In schwereren Fällen verraten sich Hirnblutungen, besonders in der Gegend des
verlängerten Markes, durch Asphyxie, d. h. Atemstörungen zentralen Ursprungs.
Die Kinder zeigen dann sogenannte Sterbeanfälle, d. h. sie vergessen plötzlich
zu atmen, werden blau, und erst nach einigen bangen Augenblicken setzt die
Atmung wieder ein.

Auch bei *Hirnpurpura*, bei einem Fall von WATERHOUSE-FRIDERICHSschem
Syndrom *(Nebennierenapoplexie)* habe ich allgemeine Krämpfe als erstes Zeichen
auftreten sehen. Bei der Autopsie fanden sich ausgedehnte subdurale Blutungen
und das Bild der Hirnpurpura.

Allgemeine Konvulsionen können auch gelegentlich fast ganz im Beginn
einer *hämorrhagischen Nephritis* auftreten. Man muß deshalb in allen Fällen von
Krämpfen den Urin untersuchen und wird dabei ab und zu eine Pyurie oder aber
eine hämorrhagische Nephritis als Ursache der Konvulsionen feststellen können.
Häufiger sind allerdings diese pseudourämischen Krämpfe im weiteren Verlauf
einer Glomerulonephritis, manchmal erst in späteren Stadien. Sie sind dann
der Ausdruck eines Hirnödems. Häufig werden sie ausgelöst durch rasch ansteigenden Blutdruck, was als prämonitorisches Symptom zu werten ist, z. B. bei
der Scharlachnephritis. Auch andere Zustände, welche zu Hypertensionsattacken
führen, z. B. bei der FEERschen Krankheit, können krampfauslösend wirken.

Bekannt sind ferner Krämpfe im Anschluß an Wärmestauungen, Kohlen-
säurevergiftungen, Vergiftungen mit Alkohol, Santonin, Oleum chenopodii,
Strychnin usw. Die Anamnese wird hier meist Aufklärung geben.

Bei den Konvulsionen der Säuglinge und Kleinkinder müssen wir immer die
Frage stellen, ob es sich nicht um Krämpfe infolge einer abnormen Erregbarkeit
des Nervensystems, also um eine *Spasmophilie* oder *Tetanie*, demnach um eine
sogenannte Eklampsie im engeren Sinne handelt. Die Spasmophilie gehört zu den
häufigsten Ursachen der Krämpfe in den ersten Lebensjahren. Geklärt wird die
Diagnose, wenn wie früher häufiger als heutzutage, Stimmritzenkrämpfe
(Spasmus glottidis) vorausgegangen sind. Seltener werden schon vorher Carpopedalspasmen beobachtet. Die objektive Untersuchung ergibt beim Vorhandensein von Spasmophilie ein CHWOSTEKsches Phänomen, blitzartige Zuckung beim
Beklopfen des Facialis, oder das LUSTsche Phänomen, Zuckungen des Fußes nach
außen beim Beklopfen des Peroneus. Auch das TROUSSEAUsche Phänomen läßt
sich nachweisen (Tetaniestellung der Hand nach Anlegen einer Staubinde am
Oberarm). Nur ist zu bemerken, daß nach einem eklamptischen Anfall gelegentlich
diese Zeichen der mechanischen Übererregbarkeit fehlen können. Die elektrische
Erregbarkeit ist erhöht (Kathodenöffnungszuckung unter 5 mA). Auch die
spasmophilen Krämpfe werden häufig durch fieberhafte Infekte ausgelöst.
Wichtig ist ferner der Nachweis einer gleichzeitig bestehenden Rachitis und
Hypocalcämie. Gerade bei der Eklampsie der Säuglinge findet man nicht selten
ausgedehnteste Kraniotabes am Hinterhaupt. Tetanie ohne manifeste Rachitis
kommt zwar vor, ist aber selten.

Symptomatologisch läßt sich der eklamptische Anfall bei Spasmophilie von
einem *epileptischen Anfall* kaum unterscheiden. Für Epilepsie spricht das Auftreten von Konvulsionen schon in den ersten drei Monaten, wenn Zeichen der

Rachitis noch fehlen. Das dauernde Ausbleiben der Zeichen der latenten Tetanie, das regellose Auftreten ohne jede äußere Veranlassung, z. B. ohne jedes Fieber. Die Epilepsie ist im Kindesalter keineswegs selten, sie ist eigentlich immer symptomatisch für irgendwelche Hirnprozesse, geburtstraumatische oder encephalitische Schäden, oder noch unbekannte Hirnveränderungen.

Bekanntlich kann auch die *Hypoglykämie* zu epileptiformen Anfällen führen. Solche Anfälle wurden auch bei Spontanhypoglykämie beobachtet. Auf Hypoglykämie verdächtig sind die Anfälle, welche immer nur bei nüchternem Magen auftreten, und nicht selten mit acetonämischem Erbrechen kombiniert sind (acetonämische Krämpfe, Fanconi). Es kann ein absoluter oder relativer Hyperinsulinismus zugrunde liegen (Inseladenom oder Überwiegen des Inselapparats infolge hypophysärer Insuffizienz).

Meiner Ansicht nach in enger verwandtschaftlicher Beziehung zur Epilepsie steht die *Pyknolepsie*, bei der sich gewöhnlich ganz leichte, kurze Abszenzen im Tag außerordentlich häufen. Die Verwandtschaft mit der Epilepsie geht daraus hervor, daß nach längerem Bestehen der Pyknolepsie diese in echte epileptische Anfälle übergehen kann.

Nick- oder Gruß- oder Salaamkrämpfe gelten im allgemeinen als seltene Krampfformen. Wir unterscheiden folgende Arten:

1. *Blitzkrämpfe*, Secousses. Blitzartig rasche Zuckungen gehen durch den Körper. Blitzartiges Zusammenfahren gleich einem Erschrecken (Umklammerungsreflex).

2. *Nickkrämpfe*. Ruckartige Bewegungen etwas langsamer und intensiver.

3. *Grußkrämpfe*. Der orientalische Gruß wird nachgeahmt, daher der Name Salaamkrämpfe. Beim Sitzen klappt der Körper des Kindes plötzlich wie ein Taschenmesser zusammen. Kopf und Oberkörper werden in langsamem tonischem Krampf tief nach vorne gebeugt, die Arme im Ellenbogengelenk leicht gebeugt, nach oben und nach der Seite geworfen. Die Beine werden angezogen. Im Krampf schreit das Kind oft ängstlich auf, so daß man den Eindruck gewinnt, es leide dabei Schmerz.

Diese Grußkrämpfe treten oft schon vom vierten bis sechsten Lebensmonat an auf, wiederholen sich öfters an einem Tag, sie sind sehr bösartig, weil sie zu rascher Verblödung führen. Es handelt sich wohl um eine Sonderform der Epilepsie, bei der die Anfälle von dem sehr alten primitiven Reflexapparat des Pallidum ausgelöst werden. Derartige Fälle werden deshalb auch als Pallidumepilepsie bezeichnet. Gerade vom Pallidum gehen solche Massenimpulse aus, welche zur Bewegung des ganzen Körpers ohne nähere Differenzierung in Form der Nick- und Grußbewegungen führen.

In einzelnen Fällen fand ich Mikrocephalie mit Hydrocephalus internus occultus und Drucksteigerung des Liquors. In je einem Fall von Moro, Finkelstein und einer eigenen Beobachtung war der Blut- und Liquorwassermann positiv und in unserem Falle blieben auf antiluische Behandlung die Grußkrämpfe aus.

Als Fraisen werden besonders von Laien auch häufig Zustände angesehen, welche nicht wirkliche Konvulsionen, d. h. tonisch-klonische Zuckungen darstellen, sondern eigentümliche *Wut- und Zornanfälle*. Ausgelöst werden die Anfälle ausnahmslos durch eine plötzliche Erregung des Kindes, wenn es sich stößt, fällt oder sonst verletzt, oder wenn es aus anderen Gründen ärgerlich und wütend wird. Da also immer unangenehme Affekte vorausgehen, so spricht man von *respiratorischen Affektkrämpfen*. Beim Versuch zu schreien, kommt das Kind nicht über das Inspirieren hinaus. Die Inspirationsmuskeln bleiben vielmehr krampfhaft angespannt, so daß die Atmung stillessteht. Die Farbe des Gesichtes wird nun blaß, das Kind blickt hilflos um sich und stürzt bewußtlos hin, meist nach hinten, selten vornüber, verdreht die Augen, wird ganz steif am Körper und blau im Gesicht. Nach einigen ängstlichen Sekunden löst sich der Krampf, das Kind macht sich schreiend Luft und ist dann wieder bei voller Besinnung.

Nahe verwandt mit diesen respiratorischen Affektkrämpfen, welche namentlich bei Kleinkindern vorkommen, sind die *Ohnmachtsanfälle* bei älteren Kindern, welche in belastenden Situationen produziert werden.

Hysterische Krämpfe kommen auch schon bei Kindern vor. Ich sah sie in Form von Pyknolepsie, als eine Art Abwendungsreaktion, dann auch Anfälle mit komplizierten koordinierten Bewegungen, z. B. Velofahren, bei einem Jungen mit traumatischer Hysterie, welcher einen Velounfall erlitten hatte, und im Anfall die Schreckenssituation reproduzierte.

Die dringliche Therapie der Krämpfe bezweckt die Beseitigung des Krampfzustandes. Man gibt 1 g Chloralhydrat im Klysma. Man verschreibt das Chloralhydrat in folgender Form:

Chloralhydrat 4,0
Mucilag. Salep. ad 40,0
D. S.   10 ccm in entsprechender
Spritze im Klystier.

Die Mutter soll bei habitueller Neigung zu Fieberkrämpfen stets Chloralhydrat zur Verfügung haben.

Oder der Arzt injiziert von einer 20%igen Luminal-Natrium-Lösung je nach dem Alter des Kindes ein bis fünf Teilstriche der Ampulle, d. h. 0,02 bis 0,1.

Es entspricht einer alten ärztlichen Gepflogenheit, besonders bei Säuglingskrämpfen, sofort die Milch wegzulassen, da der Milch tetanigene Eigenschaften innewohnen. Man gibt den Säuglingen also zunächst nur abgekochtes Wasser oder ganz leichten Tee und ernährt sie auch in den nächsten Tagen milchfrei (Schleim- und Mehlabkochungen mit Hühnerei, wie bei Tetanie angegeben).

Bei Fieberkrämpfen kommt es vor allem darauf an, die hohen Temperaturen herabzusetzen durch hydrotherapeutische Maßnahmen, häufig gewechselte kühle Wickel, Abwaschungen mit zimmergestandenem Wasser und Eau de Cologne, oder auch kurzes heißes Bad, welches zu Schweißausbruch führt, Vermeidung von Wärmestauung usw. Frühzeitige Anwendung von medikamentöser Antipyrese, z. B. mit Alcacyl, Pyramidon usw., sobald das Kind zu fiebern beginnt.

Bei Verdacht auf Encephalitis oder Meningitis sofortige Lumbalpunktion.

Recht hartnäckig sind manchmal die Krämpfe im Anschluß an Geburtstrauma. Hier kann man Chloralosantabletten verwenden, 0,15 mehrmals täglich, eventuell kombiniert mit Luminal oder Gardenal 0,015 bzw. 0,01 (Acid. phenylaethyl-barbituricum [Phenobarbital]).

Bei der eklamptischen Urämie, Hypertensionsattacken, Aderlaß und Lumbalpunktion.

Die Behandlung der Tetanie haben wir bereits in einer früheren Vorlesung besprochen.

Bei den epileptiformen Anfällen bewährt sich die kombinierte Brom-Luminal-Behandlung, z. B. mit Sedobrol, ein- bis zweimal täglich einen Würfel in der kochsalzfreien Suppe (1,1 g Bromnatrium und 0,1 Kochsalz mit Pflanzenextrakten). Ähnlich gut wirkt das Brosedan, welches noch Hefeextrakt enthält, ein- bis zweimal einen Teelöffel in der Suppe. Als Barbitursäurederivate verwenden wir das Luminal oder Phenobarbital (Äthyl-Phenyl-Barbitursäure). Als Pulver zu 0,01 bis 0,1 oder in Form von Luminaletten zu 0,015. Das analoge französische Präparat heißt Gardénal (Tabletten zu 0,01 bis 0,1). Man gibt zwei- bis fünfmal täglich 0,015 Luminal oder 0,01 Gardénal. Die Kinder vertragen im allgemeinen Luminal und Gardénal ausgezeichnet. Wir verschreiben gerne folgende Kombinationsmixtur:

Calcii bromati . . . .   10—20,0
Phenobarbitali solubilis   0,4
(Luminal Natrium)
Aquae dest. ad.   200,0

MDS. viermal 5 ccm in Zuckerwasser.

Neue bewährte Mittel sind auch das Antisacer, das Antisacer compositum, das Mysoline, Hydantal und Tridion.

Bei der Pyknolepsie werden mit Vorteil Borsalze verwendet, z. B. Tartarus boraxatus 20/200 dreimal 10 ccm oder Borosodine von Lumière in Lösung, teelöffelweise. Den Borsalzen kommt keinerlei narkotische Wirkung zu. Sie wirken entquellend auf die Gewebskolloide und deshalb diuretisch. Man kann sie auch mit Brom oder Luminal kombinieren, z. B. Calciumbromat 20/200 drei- bis viermal einen Teelöffel in Zuckerwasser.

Bei den Salaamkrämpfen wirken die am Hirnstamm angreifenden Barbitursäurepräparate ebenfalls günstig. Man gibt in diesen Fällen ferner gerne Coffein, welches die Hirngefäße erweitert, z. B. Coffein natr. benz. 4,0/20 dreimal fünf bis zehn Tropfen. Auch Weckamine wie Aktedron (Chinoin) oder Orthedrin wären zu versuchen (morgens nüchtern $^1/_2$ bis 1 Tablette). Ferner wirkt in diesen Fällen oft die Lumbalpunktion günstig. Bei zugrunde liegender Lues antiluische Therapie, am besten mit Penicillin.

Bei den respiratorischen Affektkrämpfen psychische Behandlung und möglichst wenig beachten.

Auch bei den Ohnmachtsanfällen bewährt sich Coffein; im Intervall, Behandlung des übererregbaren Nervensystems mit Bellergal (Dragées zu $^1/_{10}$ mg Bellafolin, $^3/_{10}$ mg Gynergen und 20 mg Luminal).

Bei hysterischen Krämpfen Psychotherapie.

179. Vorlesung.

Feersche Krankheit.
(Infantile Akrodynie.)

Bei dem sechs Monate alten Säugling, den ich heute vorweise, macht sich seit zwei Monaten eine zunehmende Appetitlosigkeit geltend, welche sich selbst bis zur bedrohlichen Nahrungsverweigerung steigerte. Das Kind lächelt nicht mehr, schreie ganze Nächte hindurch und könne gar keinen Schlaf finden. Am Tag schlummere es dagegen viel. Es sei fast immer in Schweiß gebadet. Die Hände und Füße seien bläulichrot verfärbt und fühlen sich auffallend kühl an. In den letzten zehn Tagen sei Fieber bis 38 bis 39° aufgetreten.

Der sechs Monate alte Knabe zeigt einen etwas starren Blick mit leicht erweiterter Pupille. Er liegt jetzt ziemlich ruhig da, hat aber einen verdrießlichen, manchmal etwas ängstlichen Gesichtsausdruck. Die Augen zeigen Andeutung von leichtem Exophthalmus, die Lidspalte ist etwas erweitert und der Lidschlag selten (Glanzauge). Das Kind ist förmlich in Schweiß gebadet, Hände und Füße sind bläulichrot verfärbt, fühlen sich kühl an und zeigen eine feine Abschuppung. Der Turgor der Haut ist stark herabgesetzt, der Panniculus ist gering. Bei einer Körperlänge von 64 cm hat das Kind ein Gewicht von 5350 g, nimmt in der letzten Zeit absolut nicht an Gewicht zu. Am Hals bemerken wir eine ziemlich große Struma. Motilität und Sensibilität sind, soweit prüfbar, intakt. Die Patellarreflexe sind auffallend abgeschwächt, die Achillessehnenreflexe beiderseits positiv, lebhaft. Am Herzen findet man normale

Dämpfung. Töne über allen Ostien rein, Aktion regulär, Frequenz 160 (Tachycardie). Blutdruck 135/85 (Hypertension), normales Vergleichskind 85/65. Lungen o. B. Leber und Milz nicht vergrößert. Im Urin eine Spur Eiweiß, eine Spur Urobilinogen, im Sediment Leukocyten und Epithelien.

Blut: Hämoglobin 95%, Rote 4,75 Millionen, Weiße 9050, neutrophile Stabkernige 0, Segmentkernige 37, Eosinophile 0, Basophile 1, Lymphocyten 58, große Monocyten 4. Nüchternblutzucker 88 mg%. Kochsalzausscheidung 45 mg%.

Wir haben hier bei dem sechs Monate alten Säugling ein merkwürdiges, an einen Basedow erinnerndes Krankheitsbild mit der weit aufgerissenen Lidspalte, dem leichten Exophthalmus mit Glanzauge, dem seltenen Lidschlag und starrem Blick. Dazu stimmt der Nachweis einer sicht- und fühlbaren Struma, weiter finden wir eine auffällige Hyperhidrose, leicht bläulichrot verfärbte Hände und Füße, die sich kühl anfühlen, und eine feine Ab-schuppung zeigen, weiter bemerken wir psychische Verstimmung, hochgradige Schlaflosigkeit in der Nacht, Schlummersucht tagsüber (Schlafumkehr), Abschwächung der Pa-tellarreflexe. Objektiv können wir ferner fest-stellen eine erhebliche Tachycardie und eine für einen Säugling ganz un-gewöhnliche Blutdruck-steigerung, während ein weiteres Kardinalsym-ptom, die Hyperglykämie, bei diesem Kinde zu-fälligerweise fehlt. Ur-

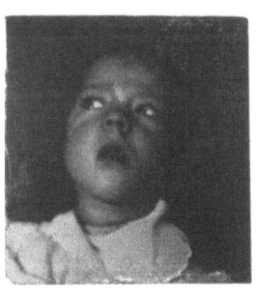

Abb. 220. Exophthalmus bei Säuglings-Akrodynie.

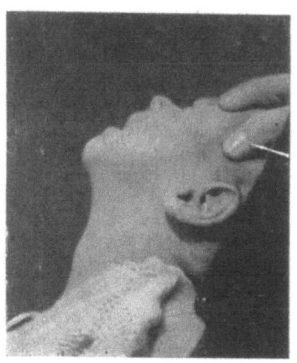

Abb. 221. Struma bei demselben Fall.

sache des Fiebers in diesem Fall ist wahrscheinlich der Durst infolge der hochgradigen Anorexie des Kindes, welche auch zu einer Dehydratationspyurie geführt hat. Auffällig hoch sind der Hämoglobingehalt, weniger die Zahl der Roten. Die Weißen sind nicht wesentlich vermehrt und lassen jegliche Kern-verschiebung vermissen.

Es handelt sich hier um einen etwas atypischen Fall von FEERscher Krankheit oder infantiler Akrodynie bei einem jungen Säugling.

Wir beobachteten hier einen schleichenden Beginn. In anderen Fällen, namentlich bei Kleinkindern, treffen wir ein deutliches akutes erstes Kranksein mit zwei- bis fünftägigem Fieber und katarrhalischen Erscheinungen, Rhino-pharyngitis und Tracheitis, manchmal verbunden mit deutlichen Drüsenschwel-lungen. Auch Durchfälle kommen vor. In anderen Fällen schließt sich die Krank-heit an Masern, Keuchhusten und vereinzelt auch an die Pockenimpfung an. Initiale Gelenkerscheinungen werden mitunter angegeben. Gegen Ende des Frühstadiums tritt dann ein akuter Schub von Miliaria alba und rubra auf, besonders am Rumpf, verbunden mit den ersten starken Schweißen. Diese Miliaria ist das der Akrodynie zugehörige charakteristische Exanthem, vergleichbar dem Erythema nodosum bei der Primärtuberkulose. Manchmal werden auch poly-morphe Eritheme beobachtet.

Von dem ersten Kranksein, so unbedeutend dasselbe zuerst erscheinen mochte, können sich die Kinder gar nicht mehr recht erholen, sie werden müde und matt, apathisch, spielen nicht mehr. Die Laune ist schlecht, weinerlich, unleidlich, verdrießlich, mürrisch, reizbar, das Kind verliert seine natürliche

Fröhlichkeit, es lacht nicht mehr, es verstummt. Der vorgestellte Säugling wimmert und schreit ganze Nächte hindurch. Kleinkinder und größere Kinder sind tiefunglücklich, aber gelegentlich geraten sie in heftige Wut.

Die psychische Verstimmung spiegelt sich in dem ganz unkindlich traurigen lebensmüden Gesichtsausdruck wider; andere zeigen einen mehr kniffligen Ausdruck, kneifen insbesondere die Lider zusammen wegen Lichtscheu, so daß eine gewisse Ähnlichkeit mit der Facies scrofulosa entsteht. Andere wieder zeigen mit hochgezogenen Augenbrauen einen zornigen Ausdruck, namentlich wenn sie von starkem Jucken, Schmerzen oder Parästhesien geplagt werden.

Die Kinder können Charakterveränderungen zeigen, vermehrtes Anschmiegungsbedürfnis haben. Früher ganz liebe Kinder werden böse, aggressiv, beißen und schlagen um sich und können durch ihre nächtliche Unruhe ein ganzes Haus

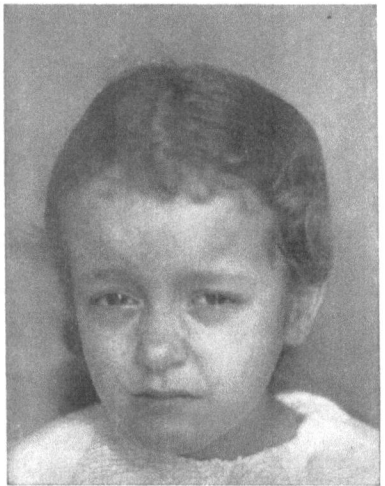

Abb. 222. Trauriger Gesichtsausdruck bei FEERscher Krankheit.

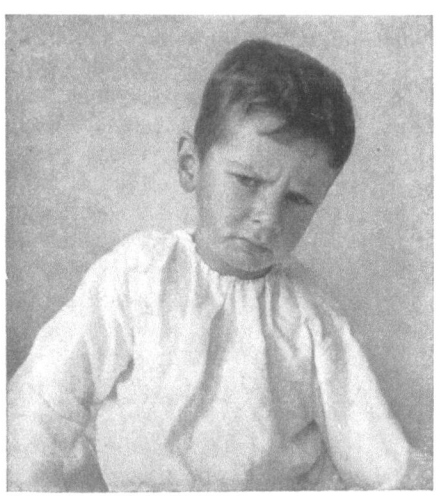

Abb. 223. Mürrischer Gesichtsausdruck bei FEERscher Krankheit.

außer Rand und Band bringen. Die Kinder können sich die Haare ausraufen, so daß stellenweise eine Glatze entsteht. Die Affektlabilität ist groß.

Bei unserem Säugling ist ein Symptom sehr ausgesprochen, welches wir häufig bei diesem Leiden antreffen: eine hochgradige Anorexie, welche bis zu bedrohlicher Nahrungsverweigerung gehen kann. Mit oder ohne solche schwere Appetitlosigkeit kann es zu starken Gewichtsstürzen kommen. Wir haben Kleinkinder beobachtet, welche in wenigen Tagen 1 bis 2 kg Gewicht verloren haben, so daß infolge des Turgorverlustes die Haut ganz welk wurde.

Charakteristisch ist in unserem Fall ferner die Schlafumkehr, äußerste nächtliche Unruhe, Schlummersucht tagsüber. Diese Schlafumkehr erinnert an ein ähnliches Verhalten vieler Kinder nach der Encephalitis lethargica.

Die Schlaflosigkeit wird zum Teil bedingt durch Parästhesien und Schmerzen, namentlich in den Händen und Füßen, daher auch der Name Akrodynie, d. h. $\delta\delta\acute{v}\nu\eta$ = Schmerz in den Akren, d. h. Schmerz in den gipfelnden Teilen. Diese Parästhesien äußern sich in Ameisenlaufen oder Fremdkörpergefühl. Unsere welschen Kinder klagten oft frühzeitig ça pique, ça pique, d. h. sie hatten das Gefühl von Nadel- oder Mückenstichen, besonders in den Fingern, aber auch in den Fußsohlen. Sie behaupten, sie haben Sand in den Schuhen und verlangen beständig, die Schuhe auszuziehen, oder sie wollen sich wegen dieser Sensation überhaupt nicht mehr auf die Füße stellen. Trotzdem sich Hände und Füße feucht, kühl anfühlen, haben die Kinder subjektiv die Sensation eines höllischen Feuers. Sie suchen eine kühle Stelle im Bett oder wünschen, daß man ihre Finger stark anblase. Oft finden sie nur in Eiswasser Erleichterung. Ein heftiger Juckreiz veranlaßt die Kinder beständig, Hände und Füße zu reiben. Aber auch am ganzen Körper kann Juckreiz Kratzeffekte auslösen.

In einer Reihe von Fällen gaben die Kinder paroxysmale lanzinierende Schmerzen in den Extremitäten, ganz besonders aber im Bauch an. Das Kind schreit plötzlich auf, weint, verschränkt die Arme über dem Bauch und neigt den Oberkörper nach vorne. Seltener werden Kopfschmerzen geklagt.

Die Körpermuskulatur zeigt eine auffällige Hypotonie und Adynamie. Faßt man die Kinder unter den Schultern an und will sie hochheben, so geben die Schultern

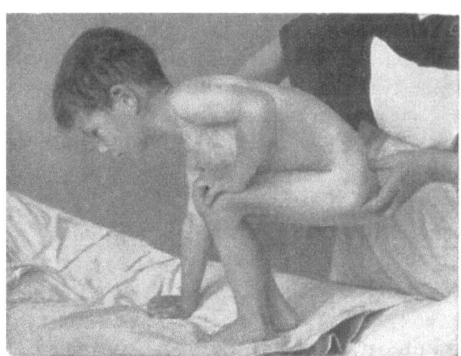

Abb. 224. Muskeladynamie bei FEERscher
Krankheit.

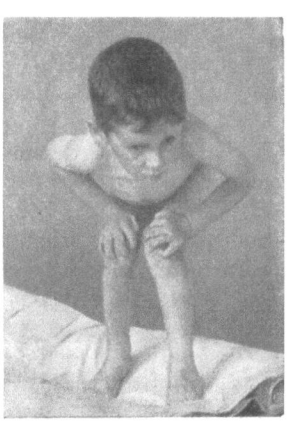

Abb. 225. Muskeladynamie bei
FEERscher Krankheit.

nach, ähnlich wie bei Chorea minor. Die Reflexe werden, wie bei dem vorgestellten Fall, häufig abgeschwächt oder können auch ganz erlöschen.

Die Kinder nehmen infolge der Adynamie ganz eigentümliche Körperhaltungen ein. Sie legen sich flach auf den Bauch und strecken alle viere von sich. Andere liegen wie ein Taschenmesser zusammengeklappt da, den Rumpf vornübergebeugt, den Kopf zwischen den Füßen. Ein Mädchen unserer Beobachtung nahm eine eigentümliche Hockerstellung ein mit gebeugten Knien und stützte sich mit beiden Armen auf die Knie (Känguruhstellung nach WILLI und STERN).

Typisch sind in dem vorgestellten Fall die starken Schweiße am ganzen Körper, wobei der Schweiß häufig einen mäuseartigen Geruch verbreitet.

Die Akren, die Nasenspitze, Hände und Füße nehmen eine rosarote oder hochrote Färbung an, oft mit einem deutlichen cyanotischen Einschlag. Diese Verfärbungen sind kein Frühsymptom, sondern treten erst nach zwei bis drei Wochen und noch später auf. Die Epidermis wird in Form von kleinen Bläschen abgehoben, und es kommt schließlich zu einer mehr oder weniger ausgesprochenen Desquamation. Bei einem siebenjährigen Knaben war Schuppung an Händen und Füßen so stark, daß man förmlich Handschuhe und eine ganze Fußsohle abziehen konnte, ähnlich wie bei Scharlach. Der Praktikant in der Klinik stellte die nicht üble Diagnose Pellagra, bei der es ja auch zu solchen Symptomen an den Akren kommt, aber ausgelöst durch die Belichtung, was bei der Akrodynie keine Rolle spielt. Die starken Schweiße bedingen häufig Sudamina, Kratz-effekte, Pyodermien.

Kapillarmikroskopisch fanden wir in unseren Fällen einen spastisch-atonischen Zustand der Kapillaren mit starker Schlängelung.

Mitunter findet man auch eine starke Sekretion von seiten der Schleimhäute, Tränenfluß, serösen Nasenfluß, Speichelfluß, der infolge der Erschlaffung offene Mund, der auch bei unserem Säugling auffällt, begünstigt den Speichelfluß nach außen.

Trophische Störungen wurden beobachtet an der Cornea; nekrotische Ge-schwüre der Zungenschleimhaut und der Wangenschleimhaut haben wir wieder-holt gesehen, Ausfall gesunder Zähne wurde beschrieben, Verlust einzelner Finger- oder Zehennägel, Geschwüre auf der Haut, Gangrän eines oder mehrerer Finger usw. Dystrophisch können auch die Haare werden, glanzlos, struppig, brüchig mit der Folge von mehr oder weniger ausgedehnter Alopecie auf dem behaarten Kopf (Glatzenbildung).

Selten sind Atemstörungen, die an das Atmen eines gehetzten Hundes erinnern, mit eigentümlicher Erschwerung der Respiration.

Wir kommen nun zu den Symptomen, welche ich als charakteristisches, durch die nähere Untersuchung festzustellendes Kernsyndrom der Akrodynie bezeichnet habe. Viele der anderen Symptome, insbesondere die Rotfärbung der Hände und Füße, können fehlen oder kaum angedeutet sein. Das Kern-syndrom ist immer vorhanden und überdauert häufig alle anderen Krankheits-erscheinungen.

Das Kernsyndrom besteht aus Tachycardie, Blutdrucksteigerung und Hyper-glykämie.

1. *Tachycardie* finden wir auch bei unserem vorgestellten Säugling. Er hat 160 Pulse. Herzdämpfung und Röntgenbild sind meist normal, nur selten findet man eine leichte Verbreiterung. Der Puls ist in der Ruhe selten unter 120, die meisten Fälle haben 130 bis 160 Pulse. Das Elektrocardiogramm ergab meist normale Verhältnisse. Gelegentlich sympathicotonischen Typus (FEER).

2. *Blutdrucksteigerung, Hypertension.* Man findet meist eine Blutdruck-steigerung zwischen 120 bis 140. Selbst unser junger Säugling zeigt einen Blut-druck von 135. Selten sind excessive Blutdrucksteigerungen, 180 bis 195 (FEER).

3. *Hyperglykämie.* Die Nüchternblutzuckerwerte sind meist erhöht, 120 bis 150 mg%. Unser Säugling zeigt eher etwas niedrigeren Blutzucker (88 mg%). Hypoglykämie findet sich seltener und ist wohl Ausdruck einer gewissen Glyko-labilität, da sie rasch in Hyperglykämie übergehen kann.

Urinbefunde: Gelegentlich leichte Glykosurie. Relativ häufig findet man bei der FEERschen Krankheit, wie in unserem Fall, eine Pyurie oder Bakteriurie. Die Harninfektion kann, wie bei unserem Säugling, die einzige Ursache des Fiebers darstellen, während die Krankheit sonst in der Regel vollkommen fieber-frei verläuft.

Blutbefunde: Die Hämoglobinwerte sind, wie auch bei unserem Säugling, auffällig hoch. Meist besteht auch eine Hyperglobulie. Die Roten schwan-ken zwischen 5 bis 7 Millionen. Die Leukocyten zeigen in unkomplizierten Fällen keine entsprechende Erhöhung. Die Blutsenkung ist oft eher verlangsamt. Be-merkenswert ist, und wird auch in unserem Falle wieder bestätigt, daß das weiße Blutbild keine Kernverschiebung nach links zeigt.

Ein Milztumor wurde bei der Akrodynie nie gefunden.

Liquorbefunde: Nur in vereinzelten Fällen, besonders bei Krampfanfällen, gesteigerter Druck. Gelegentlich Pandy positiv, nur selten leichte Pleocytose. Gelegentlich abnorm hoher Zuckergehalt.

Verlauf: Meist fieberfrei, aber gelegentliche Zacken infolge grippaler Infekte, Pyurie, Pyodermien usw. Temperaturkurve zeigt oft eine merkwürdige Starre mit äußerst geringen Tagesschwankungen.

Leichte Fälle verlaufen in zwei bis drei Monaten. Schwerere Fälle dauern oft vier bis acht bis zwölf Monate und darüber. Es gibt Remissionen und dann wieder Verschlimmerungen.

Prognose: Die meisten Fälle verlaufen günstig. 5 bis 10% können zum Exitus führen, meist durch sekundäre Komplikationen, Sepsis, ausgehend von Pyodermien, Bronchopneumonie, aber auch plötzlicher Herztod wurde beobachtet. Ein zweijähriges Mädchen mit langwieriger Feerscher Krankheit sahen wir in einer Attacke von akutem Lungenödem verscheiden.

Rezidive: Wir haben wie andere Autoren auch Rezidive oft nach jahrelangen Intervallen in einzelnen Fällen beobachtet.

Pathologische Anatomie: In den meisten Fällen haben die pathologisch-anatomischen Untersuchungen zu keinen eindeutigen Befunden geführt, namentlich die Befunde am Nervensystem, so daß es sich im wesentlichen um funktionelle Störungen handelt. Stolz und von Albertini fanden eine Hyperplasie des chromaffinen Systems der Nebennieren.

Ätiologie und Pathogenese: Die Ätiologie ist immer noch in Dunkel gehüllt. Die Auslösung müssen wir wohl in die vegetativen Zwischenhirnzentren verlegen, welche infolge ihrer Erregung zu einer vermehrten Adrenalinausschüttung auf dem Wege über das Nebennierenmark führen. Das Nebennierenmark wirkt ähnlich wie die Schilddrüse beim

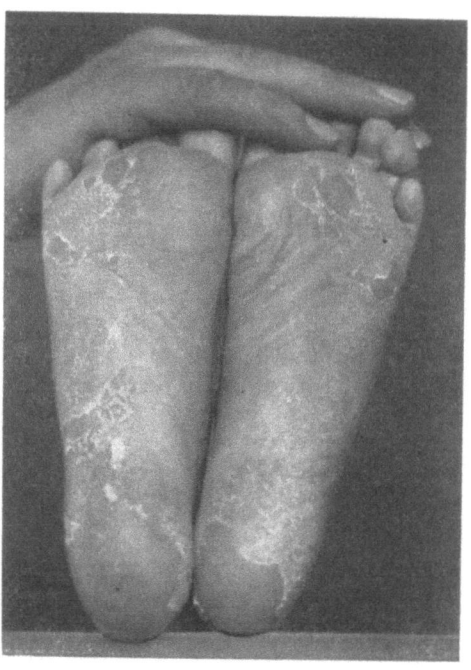

Abb. 226. Desquamation der Fußsohlen bei Feerscher Krankheit.

Basedow als Multiplikator des durch die Emotionen mächtig erregten sympathischen Systems. In der Tat gelang es uns, gemeinsam mit Gordonoff, im Serum von Akrodyniepatienten auf das Froschauge mydriatisch wirkende und vasopressorische Stoffe nachzuweisen.

Das Kernsyndrom der Akrodynie ist geradezu charakteristisch für eine solche vermehrte Nebennierenwirkung durch Adrenalinausschüttung. Diese bewirkt eben Tachycardie, Blutdrucksteigerung und Hyperglykämie. Denn das Adrenalin ist der Gegenspieler des Insulins, und so treffen wir bei Zuckerbelastung einen diabetesähnlichen Verlauf der Blutzuckerkurve und ein Fehlen des sogenannten StZaubeffekts, d. h. jede neue Zuckerbelastung ruft wegen des Darniederliegens der Insulinsekretion einen erneuten Blutzuckeranstieg aus, während beim Normalen das Insulin jede sekundäre Hyperglykämie wegfegt. Die Hyperglobulie läßt sich erklären durch den Umstand, daß die adrenalinempfindliche Milzkapsel die roten Blutkörperchen aus der Milz auspreßt, und so verstehen wir auch, daß bei der Akrodynie niemals ein Milztumor gefunden wurde.

Der Organismus des Akrodyniekranken befindet sich gewissermaßen patho-
logischerweise in dem Zustand einer lang dauernden Notfallreaktion, welche
sonst beim Normalen nur wirklich im Notfall eingreift, in einer Lage, wo man den
Kampf mit einem Gegner aufnehmen soll, oder in der Angst vor einem über-
legenen Feind die rasche Flucht ergreifen muß. Infolge der Adrenalinausschüttung
schlägt dann das Herz rascher und kräftiger. In großen Gebieten kontrahieren
sich die peripheren Arteriolen, damit der Blutdruck steigt und die tätigen Organe
besser mit Blut versorgt werden können. Die Glykogenreserven werden mobilisiert, der Blutzucker steigt, durch die Kontraktion der glatten Muskeln der Milzkapsel werden die gespeicherten Blutreserven in den Kreislauf geworfen, um
auch so die tätigen Organe besser mit Blut zu versorgen. Die Übererregung im
Sympathicusgebiet ruft nach einer Gegenregulation im Parasympathicus, denn die
vermehrte Wärmebildung durch die Anregung des Stoffwechsels, die fieberhafte
Tätigkeit des Herzens und anderer Organe müßten zu einer Erhöhung der Körpertemperatur führen, wenn nicht die Wärmeregulation durch die ausgiebigen
Schweiße in Funktion träte. Erhöhte Tätigkeit des Parasympathicus kann sich
auch in Tränen- und Speichelfluß äußern.

Die Adynamie der Muskulatur ist wahrscheinlich auf eine Unterfunktion der
Nebennierenrinde zu beziehen, während das Mark übermäßig funktioniert.

Nach neueren Anschauungen führt eine neuroallergische Reaktion gegen
Quecksilber, z. B. nach Wurmkuren (Calomel), recht häufig zum Bilde der
FEERschen Krankheit.

Therapie: Dieser Einblick in die pathologische Physiologie der FEERschen
Krankheit gibt uns nun auch einige Fingerzeige für eine rationelle Therapie.

Am besten bewährt hat sich uns wie MAYERHOFER das Kombinationsmittel
Bellergal, welches fast ein Spezificum gegen die Akrodynie darstellt, wenn man
es in genügend hohen Dosen verwendet. Das Bellergal enthält in einer Dragée
$1/_{10}$ mg Bellafolin, $3/_{10}$ mg Gynergen und 20 mg Luminal. Es kombiniert sich
zweckmäßigerweise die vagushemmende Wirkung des Bellafolins mit dem
Antagonisten des Adrenalins, des Ergotamins oder Gynergens, welches den erregten Sympathicus dämpft. Das Luminal seinerseits wirkt beruhigend auf die
vegetativen Zentren im Zwischenhirn. Wir beginnen bei Säuglingen und Kleinkindern mit dreimal $1/_2$ Dragée und steigern dann bis drei- bis fünfmal 1 Dragée,
bei guter Verträglichkeit gehen wir unter Umständen noch höher.

Ein Antagonist zum Adrenalin ist auch das Cholin, welches vaguserregend
wirkt. Es ist ein physiologisches Kreislaufshormon, das Arterien und Arteriolen
erweitert und dadurch den Blutdruck herabsetzt und auch der Tachycardie
entgegenzuwirken vermag. Nur kann seine Wirkung durch hohe Atropindosen
(somit auch Bellergal) gehemmt werden. Wir geben intramuskuläre Injektionen
von 0,1 bis 0,3 ccm, namentlich bei schmerzhaften Gefäßspasmen.

Neuerdings geben wir auch mit recht gutem Erfolge Largactil oder Serpasil.

Aber auch auf hormonalem Wege können wir eingreifen. Durch Hormone,
welche Gegenspieler des Adrenalins sind. Hier ist vor allem an das Insulin zu
denken. Wir werden dieses bei unserem heute vorgestellten Fall verwenden,
etwa 2 bis höchstens 5 Einheiten zweimal täglich vor den Mahlzeiten, vor allem
auch, um der hochgradigen Appetitlosigkeit entgegenzuwirken.

Gegenspieler zum ergotropen Adrenalin und Thyroxin mit ausgesprochen
trophotroper Wirkung sind außer dem Insulin Hypophysenvorderlappenpräparate, wie Präphyson und Nebennierenrindenhormon, das wir als Pankortex,
Cortidyn, Cortin, Iliren oder als synthetisches Desoxykortikosteron entweder
in Tablettenform per os oder durch intramuskuläre Injektionen zuführen können.

Wir sahen von Rindenhormonpräparaten in manchen, aber nicht allen Fällen, einen günstigen Einfluß auf die Hypotonie der Muskulatur.

Die unangenehmen Sensationen in den feuchtkalten Händen versuchen wir durch Einreibungen von Histaminsalbe (Roche) zu bekämpfen. Sehr angenehm wirken Kohlensäurebäder von zehn Minuten Dauer bei 36°, möglichst viel Aufenthalt im Freien. Auch Ultraviolettbestrahlungen mit der Quarzlampe werden empfohlen.

Symptomatisch sehr günstig wirkt auf die feuchtkalten Hände und Füße nach unseren bereits mehrjährigen Erfahrungen am stärksten das Natriumsalz der Nikotinsäure (Wander) dreimal 50 mg = $^1/_2$ Tablette, etwas schwächer, aber gleichwohl ausreichend Nikotinsäureamid (Vi-Nicotyl Wander, drei- bis viermal $^1/_2$ bis 1 Tablette zu 50 bzw. 100 mg, oder Benicot Roche, oder Nicobion Merck in gleicher Dosierung). Bei gleichzeitig bestehenden Durchfällen müssen diese Präparate in parenteralen Injektionen gegeben werden. Andere Autoren sahen Erfolge von Aneurin (Benerva-Injektionen). In letzter Zeit haben wir auch Vitamin B_6 (Adermin, Pyridoxin) mit Erfolg angewendet. Wir gebrauchten große Dosen, in schweren Fällen viermal 1 Ampulle Benadon Roche. Wir konnten uns aber bis jetzt noch nicht überzeugen, daß die FEERsche Krankheit als eine eigentliche B_6-Avitaminose aufzufassen sei, wie es FRONTALI haben will.

Gegen das Schwitzen ist sehr häufiger Wechsel der Wäsche wichtig, dabei Einpudern mit Menthol 0,1 bis 0,5, Zinkoxyd-Talc. ana 50,0. FEER empfiehlt Betupfen mit Calmitol, Aufstreuen von Campher und Acid boric. ana 10,0, Zinkoxyd-Talc. ana 40,0.

Die Behandlung ist in der Regel zu Hause so schwierig, daß ein Aufenthalt in der Klinik nicht zu umgehen ist. Die Milieuänderung wirkt sich in diesen Fällen schon allein oft sehr günstig aus.

Die bedrohliche Nahrungsverweigerung in unserem Fall zwingt uns zu besonderen Maßnahmen. Zunächst werden wir ein bis zwei Obsttage einschalten mit gerapsten Äpfeln und fein zu Schaum geschlagenen Bananen, die wir mit dem Löffel zuführen, da das Kind gegen den Schoppen einen ausgesprochenen Widerwillen hat. Nur im Notfall werden wir zur Sondenfütterung greifen. Das Kind hat eine Vorliebe für Brotkrümchen und Schokolade, und wir werden das für die Ernährung ausnutzen. Flüssigkeitszufuhr, die für den Säugling sehr wichtig ist, durch Dauertropfinfusionen.

Die Diagnose der FEERschen Krankheit ist für denjenigen leicht, der einen Fall gesehen hat. Da die Praktiker, die nicht Gelegenheit hatten, in ihrer Studienzeit solche Fälle vorgestellt zu bekommen, die Diagnose meistens nicht stellen können, so ist es besonders wichtig, auf dieses merkwürdige Krankheitsbild mit seiner so reichhaltigen Symptomatologie hinzuweisen. Namentlich in den letzten Jahren wurde mehr und mehr erkannt, daß es neben den klassischen Formen der FEERschen Krankheit mit der Hyperhidrosis, den blauroten Händen und Füßen, auch Formes frustes gibt, bei denen vielleicht nur einzelne Finger eine leichte Rosafärbung zeigen, oder das Symptom kann auch vollkommen fehlen. Gleichwohl ist das Kernsyndrom nachzuweisen.

Es gibt ferner psychische Formen, bei denen die Charakterveränderung und die Nervosität im Vordergrund stehen, während die Hautsymptome vermißt werden.

Die Muskelschwäche und Adynamie kann sich in schweren Fällen bis zu förmlichen Lähmungszuständen steigern.

Selten sind Krampfformen, bei denen der Blutdruck auf exzessive Werte bis 180 und darüber hinaufklettert, so daß cerebrale Konvulsionen ausgelöst werden.

Am schlimmsten sind die gangränösen und verstümmelnden Formen, bei denen es zur Gangrän und Abstoßung einer oder mehrerer Phalangen kommt. Ja, eine ganze Hand kann gangränös werden und den Exitus an sekundärer Sepsis herbeiführen.

180. Vorlesung.

Der Wilson-Pseudosklerose-Komplex.

Ich habe Gelegenheit, heute einen seltenen Fall mit außerordentlich reicher bizarrer Symptomatologie zu demonstrieren. Die Kenntnis dieses Symptomenkomplexes ist für den Kinderarzt wichtig, weil diese Krankheit im Kindesalter beginnt und sehr häufig zu den mannigfachsten Fehldiagnosen geführt hat. So wurde in diesem Fall z. B. die Diagnose einer Chorea gestellt.

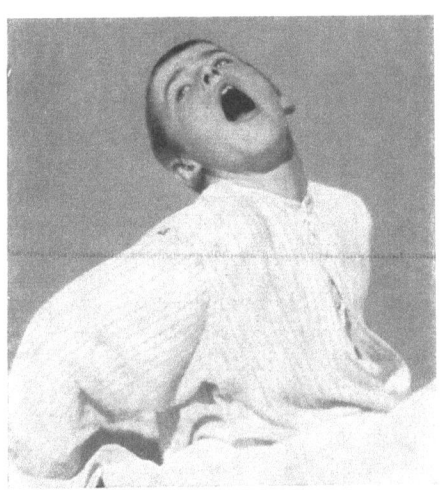

Der 13jährige Junge ist das zweitälteste von sieben Kindern. Die Familie lebt in ärmlichen Verhältnissen. Der Vater ist Trinker. Die sechs Geschwister sind alle geistig zurückgeblieben, aber doch schulbildungsfähig. In der entfernteren Verwandtschaft fanden sich mehrere Fälle von anscheinend erblichen Nervenleiden anderer Art, als sie der Patient darbot (Ataxie, spastische Zustände). Patient begann mit sechs Jahren die Schule zu besuchen. Damals fing er an, hie und da nachts zu schreien und gelegentlich das Gesicht zu verzerren. Es traten aber mehr und mehr Bewegungsstörungen, Grimassieren auf, so daß er zum Gespött der Mitschüler wurde, und aus der Schule entfernt werden mußte.

Abb. 227. Facies bei Wilson-Pseudosklerose-Komplex.

Der Junge zeigt eine eigentümliche Facies mit ständig weit offen gehaltenem Mund. Der Gesichtsausdruck ist starr mit immer etwas schmerzlich gefurchter Stirn. Im Bett kauert der Patient mit angezogenen Knien und nimmt häufig ganz eigentümliche verdrehte Haltungen an.

Besonders auffallend sind stets wieder auftretende Spasmen, welche den Kopf nach rechts und nach hinten ziehen, so daß das Hinterhaupt den Nacken berührt. Der Blick wird dabei fast andauernd nach rechts gerichtet. Bei willkürlichen Bewegungen treten die Spasmen auf, z. B. beim Versuch zu sprechen. Es kommt dann zu Zwangslachen oder Grimassieren. Es zeigen sich Kontrakturen um den Mund herum, welche sich auf die Muskulatur des Halses und der Hände ausdehnen. Die Hände zeigen eigentümliche Verdrehungen. Der Spasmus ergreift auch die Wirbelsäule. Es kommt zu Fallneigung nach hinten rechts. Der ganze Körper wird von einem Torsionsspasmus ergriffen. Er muß sich, wenn er stehen will, stets im Sinne des Uhrzeigers um seine eigene Achse drehen, und kann das nur verhüten, wenn er mit seinen Händen hinter den unteren Zähnen durch Einhaken den Kopf festhält. Solche Torsionen zeigen sich auch in den Armen, besonders in den Handgelenken und Füßen. Diese Torsionsspasmen lösen oft lautes Stöhnen und Weinen aus.

Beständig sehen wir Zuckungen im Gesicht. Unterkiefer und Zunge sind stets in Bewegung, der Kopf wackelt beständig, besonders im rechten Arm bemerken wir einen grobschlägigen Tremor, der an Chorea erinnert und das Schreiben erschwert. Der Knabe kann mit der rechten Hand nicht schreiben. Er schreibt mit der linken Hand in Spiegelschrift. Auch in der Schrift zeigen sich die ausfahrenden Bewegungen und die Unsicherheit.

Selbst die Sprache zeigt ähnliche Störungen wie bei Chorea oder multipler Sklerose, eine Dysarthrie, oft mitten im Wort tritt eine Zäsur auf.

Die beständigen Zuckungen und das Wackeln des Kopfes führen zu einer Dysphagie, zu einer Schwäche beim Schlingen. Die Bewegungsunruhe verstärkt

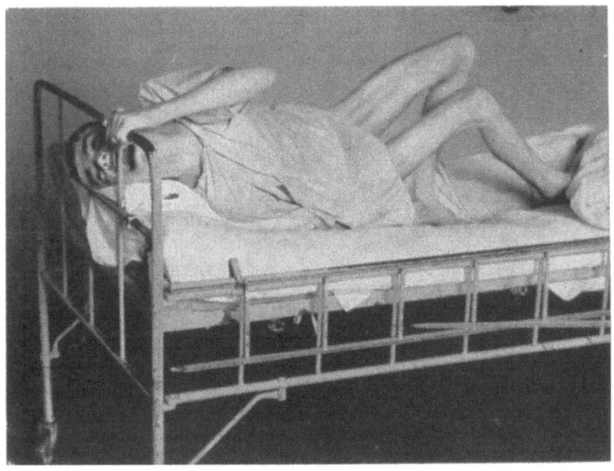

Abb. 228. Torsionsdystonie bei Wilson-Pseudosklerose-Komplex.

sich bei Erregung, bei willkürlicher Anstrengung und bei Ermüdung. Sie hört während des Schlafes auf.

Die Muskulatur ist deutlich hypertonisch. Die versteifte Muskulatur zeigt einen mehr wächsernen Widerstand im Gegensatz zum federnden Widerstand bei pyramidalen Störungen. Der Tonus wechselt bei passiven Bewegungen im Sinne eines sogenannten Spasmus mobilis. Die Bauchdecken sind straff gespannt. Bauch- und Kremasterreflexe sind nicht auszulösen. Die Sehnenreflexe sind lebhaft, der Babinski ist negativ. Infolge der Hypertonie kommt es zu eigenartigen Kontrakturen, z. B. an den Händen und an den Füßen. Die Arme werden stets gebeugt gehalten, die Finger sind einwärtsgeschlagen.

Im ganzen ist die Muskulatur sehr schwach. Die Skeletmuskulatur hat diffus an Umfang abgenommen, ohne daß es zu einer wirklichen Muskelatrophie gekommen ist.

Unser Junge ist wie seine Geschwister in der intellektuellen Entwicklung ziemlich stark zurückgeblieben. Zu Beginn bestanden sehr starke affektive Störungen, beständiges Weinen und Klagen. Im weiteren Verlauf des Klinikaufenthaltes ist der Knabe eher euphorisch geworden.

Wir müssen in diesem Falle die Diagnose auf eine schwere Störung im *extra-pyramidalmotorischen System* stellen, bei der der *Torsionsspasmus* oder die *Torsionsdystonie* dem Krankheitsbild eine ganz besonders eindrucksvolle Note gibt.

Das Krankheitsbild zeigt eine gewisse Ähnlichkeit mit der multiplen Sklerose. Daran erinnern der grobschlägige Tremor, die Veränderungen der Sprache, das Erlöschen der Bauchdecken- und Kremasterreflexe, die spastischen Symptome in den Beinen usw. WESTPHAL und STRÜMPELL fanden jedoch in solchen Fällen autoptisch keine Veränderungen wie bei multipler Sklerose. Sie sprachen deshalb von einer Pseudosklerose. Es handelt sich um eine Erkrankung des jugendlichen Alters auf he-redo-degenerativer Basis, wie sie auch in unserem Falle vorliegt. Die Erkrankung beginnt mit einem grobschlägigen, langsam verlaufenden Wackeltremor, der auch Kopf und Rumpf befällt, Muskelstarre, skandierende Spra-che, Artikulationsstörungen, später auch Schluckstörungen. Psychische Störungen pflegen frühzeitig die Erkrankung zu begleiten, Erregbarkeit, Bös-artigkeit, Stupor u. dgl. Eine weitere Eigentümlichkeit der Er-krankung ist der sogenannte KAISER-FLEISCHERsche Corneal-

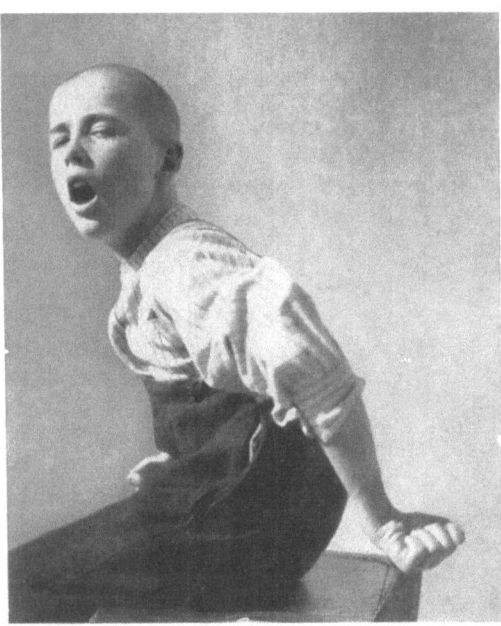

Abb. 229. Torsionsdystonie in den Armen bei Wilson-Pseudosklerose.

ring, d. h. eine ringförmige bräun-liche Pigmentierung am Rande der Cornea. Dieses letzte Symptom hat die Pseudosklerose mit dem Morbus Wilson gemeinsam und man ist deshalb in neuerer Zeit mehr und mehr geneigt, in der sogenannten Pseudosklerose und dem Morbus Wilson außerordentlich nahe verwandte, wenn nicht identische Krankheitsbilder zu sehen.

Bei der **Wilsonschen Krankheit** kennen wir drei Hauptsymptome:

1. Zunehmender Rigor der Muskeln.
2. Wackeltremor.
3. Lebercirrhose.

Das männliche Geschlecht wird vorwiegend befallen. Die frühesten Fälle betrafen Kinder im Alter von zwei bis vier Jahren. Am häufigsten tritt die WILSONsche Krankheit im späteren Kindesalter zwischen dem 10. und 20. Lebens-jahr auf. Es gibt familiäre Fälle.

Unter unbestimmten Prodromen, unter denen Darmstörungen besonders erwähnt zu werden verdienen, treten allmählich Zittern, Unbeholfenheit aller Bewegungen, Sprach- und Schlingstörungen auf, bis das ganze Symptomenbild ausgebildet ist.

1. Das erste Hauptsymptom ist die *Hypertonie* oder Rigidität der Muskulatur, die den Kranken völlig hilflos machen kann. Die Patienten haben einen masken-artigen Gesichtsausdruck, der Mund steht offen, die Körperhaltung ist im Gegen-

satz zu unserem Fall meist vornübergeneigt, ähnlich wie bei Paralysis agitans (PARKINSON). Torsionsspasmen kommen auch bei der WILSONschen Krankheit vor. Ferner ist spastische Bulbärparalyse beobachtet worden, mit Störungen der Schluck- und Sprechmuskulatur.

Die Hypertonie der Muskulatur führt häufig zu schweren Kontrakturzuständen, zu Pes equino-varus und Spitzfußgang. Dabei fehlen Zeichen einer Pyramidenerkrankung. Der Babinski ist meist negativ, nur ausnahmsweise positiv. Gelegentlich Fußklonus. Es fehlen Blasen- und Mastdarmstörungen, ebenso Sensibilitätsstörungen. Die Augenbewegungen sind frei. Augenhintergrund normal. Oft verlangsamter Lidschlag. Unfähigkeit, ein Auge allein zu schließen.

2. *Hyperkinese.* Es besteht ein rhythmischer Tremor schon in der Ruhe, vier bis sechs bis acht regelmäßige Zuckungen in der Sekunde. Durch willkürliche Bewegungen und psychische Momente wird das Wackeln, das sich auch an Kopf und Rücken zeigen kann, vermehrt. Neben den Zuckungen trifft man auch choreiforme und athetotische Bewegungen und leichte tonische und klonische Krämpfe.

3. *Lebercirrhose.* Sie äußert sich durch eine Verkleinerung der Leber. Als Zeichen einer gestörten Leberfunktion trifft man Glykosurie und alimentäre Laevulosurie.

Eine gewisse Veränderung der Psyche tritt auf, jedoch meist nicht in der Richtung einer Verblödung wie bei der Pseudosklerose. Es zeigt sich nur eine gewisse Abstumpfung und Teilnahmslosigkeit für die Umgebung. Manchmal beobachtet man Erregungszustände, erhöhte Reizbarkeit und Weinerlichkeit, manchmal im Gegenteil auffallende Euphorie. Die Affekte sind, ähnlich wie in unserem Fall, außerordentlich labil.

Pathologisch-anatomisch ist der Gehirnbefund charakteristisch. Man findet nämlich eine Degeneration mit Cystenbildung im Linsenkern, besonders im Putamen, auf beiden Seiten symmetrisch. Das Parenchym des Linsenkernes wird schließlich völlig eingeschmolzen.

Die Pathogenese ist noch unklar. Insbesondere weiß man noch nicht, welche Rolle die Lebercirrhose für die Auslösung der Gehirnveränderungen spielt. Man hat daran gedacht, daß es infolge der Lebererkrankung zu einer Intoxikation des Striatum komme. Leberschädigungen können im Experiment in der Tat Veränderungen im Gehirn erzeugen. Allerdings wurde dabei keine so ausgesprochene Bevorzugung des Corpus striatum beobachtet. Es scheint sich im wesentlichen um ein heredo-degeneratives Leiden zu handeln. Es gibt auch Geschwisterfälle mit nur abdominalem Wilson, d. h. nur mit Lebercirrhose, ohne Mitbeteiligung des Gehirns.

Auf das Symptom des KAISER-FLEISCHERschen Cornealringes, die schmale braun-grünliche Pigmentierung an der äußeren Randzone der Cornea haben wir bereits hingewiesen. In unserem Fall wurde von Prof. GOLDMANN folgender Befund erhoben: Es besteht am rechten Auge in der DESZEMETschen Membran temporal knapp neben dem Limbus eine nur mit der Spaltlampe wahrnehmbare, braungelbe Verfärbung, welcher als beginnender KAISER-FLEISCHERscher Cornealring gedeutet wurde.

Eine Lebercirrhose konnte klinisch nicht mit Sicherheit nachgewiesen werden. Urobilinogenurie und Urobilinurie konnten nicht gefunden werden. Die Leberfunktionsprüfungen ergaben sehr wechselnde Resultate. Laevulosebelastung (50 g) erzeugte keine Laevulosurie, 40 g Galaktosebelastung führte nur zu ganz unbedeutender Zuckerausscheidung.

Es läßt sich somit das Krankheitsbild weder bei der Pseudosklerose noch bei der WILSONschen Krankheit trotz der sehr eindrucksvollen, weitgehend übereinstimmenden Symptomatologie mit Sicherheit unterbringen, letzteres besonders, weil der Nachweis einer Lebercirrhose in diesem Fall klinisch nicht zu erbringen ist. Differentialdiagnostisch kommt im Kindesalter wesentlich nur noch die Encephalitis lethargica in Frage. Aber auch hier ergeben sich Widersprüche. Pseudosklerose und Wilson beginnen langsam und schleichend wie unser Fall, die Encephalitis lethargica plötzlich wie eine akute Infektion.

Therapie: Therapeutisch haben sich uns besonders bewährt zweimal tägliche Injektionen von 0,5 ccm einer Lösung von Skopolamin 0,004/10,0.

Nachtrag. Als Nebenbefund hatten wir noch eine Rippentuberkulose und eine Pleuritis tuberculosa festgestellt. Der Knabe mußte, weil er das Kindesalter überschritten hatte und im Kinderspital nicht mehr gut zu pflegen war, in die psychiatrische Klinik (Prof. KLAESI) überwiesen werden und ist dort im 18. Lebensjahr an einer tuberkulösen Bauchfellentzündung gestorben. GRÜNTHAL und STÄHLI haben das Verdienst, den Fall genau histologisch untersucht zu haben. Es fand sich als auffallendster Befund im Gehirn ein beidseitiger Ausfall der schwarzen Zone der Substantia nigra nebst Lichtung der Hilusfasern des Nucleus dentatus. Diese Ausfälle sehen sie als Spätfolgen einer Encephalitis epidemica an. Ein Überblick über die bisher geklärten Fälle von Torsionsdystonie ergibt, daß dabei stets mehrere Zentren des extrapyramidal-motorischen Systems geschädigt sind, am häufigsten Striatum, Pallidum, dann Substantia nigra, Dentatum und Nucleus ruber. Unser Fall ist besonders interessant, weil er zeigt, daß dieses imposante klinische Syndrom von Pseudosklerose-Wilson nicht ohne weiteres die histologische Diagnose einer Striatose zu stellen erlaubt. Erkrankung der Substantia nigra und des Nucleus dentatus genügen, um das Syndrom auszulösen. Bemerkenswert ist ferner, daß die zugrunde liegende Encephalitis epidemica, für die der Nigraausfall spricht, klinisch latent oder unbeachtet geblieben ist.

Die Kenntnis des Pseudosklerose-Wilson-Komplexes ist von Bedeutung für den Kinderarzt für die Stellung einer richtigen Diagnose, worauf in neuester Zeit besonders auch CORNELIA DE LANGE hingewiesen hat. Fehldiagnosen, wie Chorea, Hysterie, Schizophrenie, sind zu vermeiden, ferner ist bei Lebercirrhose an diese Komplikation von seiten des Nervensystems zu denken und nach dem KAISER-FLEISCHERschen Ring zu fahnden.

181. Vorlesung.

Das wolhynische Fieber oder Fünftagefieber bei einem Berner Kind.

Ein sechsjähriger Knabe erkrankt in der Nacht vom 9. auf den 10. Oktober 1941 mit Fieber, heftigen Bauchschmerzen, Durchfall. Am 10. Oktober wiederum Schmerzen im Abdomen, aber auch im Rücken, welche sich besonders unangenehm geltend machen, wenn sich das Kind bei den wässerigen gelben, dünnen Stühlen, die keinen Schleim oder Blut enthalten, immer wieder auf den Topf setzen muß. Am 11. Oktober Kopfschmerzen, kein Erbrechen, wieder Bauchschmerzen und Rückenschmerzen, Durchfall etwas geringer in Menge, aber nicht in der Häufigkeit der Stuhlentleerung.

Status vom 11. Oktober 1941: Sechsjähriger Knabe von kräftigem Körperbau. Er kann gehen ohne zu hinken, stehen ohne zu schwanken. Das Aufsitzen aus liegender Stellung ist dagegen sehr mühsam, er muß sich zuerst auf die Seite drehen, und erst aus der Seitenlage kann er sich zur Sitzstellung aufrichten. Beim Sitzen fällt die kerzengerade, etwas steif gestreckte Haltung der Lendenwirbelsäule auf. Er zeigt deutliche Nackenstarre. Beim passiven Aufheben aus liegender Stellung fällt der Kopf nach hinten. Amoss sign negativ. Das Kind kann mit verschränkten Armen sitzen, Spine sign beiderseits positiv, Kernig und Lasegue beiderseits mäßig stark positiv. Motilität völlig in Ordnung. Reflexe alle normal auslösbar, lebhaft. Patellarreflexe eher leicht gesteigert, aber kein Klonus, keine pathologischen Reflexe. Temperatur 38°. Um den Mund einige impetiginöse Effloreszenzen. Lymphdrüsen an allen Stationen etwas vergrößert, indolent. Augen, Nase, Ohren o. B. Zunge feucht, leicht weißlich belegt, Tonsillen groß, stark zerklüftet ohne Pfröpfe, Rachen völlig blaß. Herz normal. Frequenz 144, Lungen o. B. Abdomen weich. Leber und Milz nicht vergrößert, Nierenlager frei, keine pathologischen Resistenzen, keine Druckempfindlichkeit. Genitale o. B. Urin o. B. Benzidin im Stuhl negativ. Ascarideneier positiv.

Lumbalpunktion: Druck stark gesteigert, Liquor klar, Pandy negativ, Nonne negativ, Haine stark positiv, Zellen 2/3.

Wegen Poliomyelitisverdacht 20 ccm Rekonvaleszentenserum intramuskulär, intern Pyramidon, Urotropin, Teediät.

13. Oktober. Stuhl weniger häufig, kein Erbrechen, immer noch Fieber und meningitische Zeichen.

14. Oktober. Stuhl normal, Temperatur abgesunken, immer noch etwas Nackenstarre und positiver Kernig, Übergangsdiät. Gegen Abend wieder starke kolikartige Bauchschmerzen, kein appendicitischer Befund. Leukocyten 14550. Bakteriologische Stuhluntersuchung auf Typhus, Parathyphus, Gärtner, Ruhr negativ. Im Liquor direkt vereinzelte Lymphocyten, keine Mikroorganismen. Kultur nach 48 Stunden steril.

20. Oktober. Bauchschmerzen abgeklungen, meningitische Zeichen viel geringer, keinerlei Lähmungen oder Abnahme der rohen Kraft.

21. und 22. Oktober. Wieder leichte Temperatursteigerung bis 38 bzw. 37,8° abends. Moro, Pirquet, Mantoux 1 : 100000 negativ, 1 : 10000 schwach positiv.

Blutbefund: Hämoglobin 68%, Rote 3,7 Millionen, Färbeindex 0,92, Weiße 19400, neutrophile Stabkerne 1%, Segment 75,5, Eosinophile 2%, Basophile 0, Lymphocyten 17,5, große Monocyten 4.

23. und 24. Oktober fieberfrei.

25. und 26. Oktober wiederum zwei leichte Temperaturzacken, 38,2 und 37,9°.

27. Oktober fieberfrei. Auf Wurmkur mit Oleum chenopodii sind drei Ascariden abgegangen. Nachherige Stuhlkontrolle ergab keine Eier mehr.

28. Oktober fieberfrei. Senkung 1/2 Stunde 15, 1 Stunde 48, 2 Stunden 82, 24 Stunden 134.

30. und 31. Oktober. Neuerdings starke Fieberattacke wie ganz im Beginn 39,2° bzw. 38,4° abends, mit heftigen Koliken im Leib ohne appendicitischen Befund. Darm etwas gebläht, Stuhl eher angehalten. Leukocyten 17950.

1. November. Fieberabfall gegen Abend. Im Stuhl keine Wurmeier. Urin: Urobilinogen schwach positiv, ganz vereinzelt Leukocyten und Epithelien.

2. und 3. November fieberfrei. Leukocyten 10450.

4. November. Eintagsfieber bis 37,8°.

5., 6. und 7. November fieberfrei.

8., 9. und 10. November dreigipfelige leichte Fieberzacke bis 37,6°, 37,7°, hernach definitive Entfieberung.

Bei den letzten Fieberattacken klagte der Knabe wieder über Schmerzen in der Wirbelsäule, ganz besonders in der Thorakolumbalgegend und leichte Kopfschmerzen.

Wassermann negativ. Agglutinationsproben auf Bang, Paratyphus, Thyphus Gärtner negativ. Bei der Durchleuchtung: Lungenfelder frei.

Mehrfache Untersuchung auf Rickettsien im dicken Blutstropfen, leider erst in der letzten Zeit vorgenommen, negativ.

Am 15. November konnte der Knabe geheilt entlassen werden.

Dieser Fall machte uns zuerst nicht geringes diagnostisches Kopfzerbrechen. Begreiflicherweise dachten wir zunächst an eine Heine-Medin-Meningitis. Nackenstarre, Spine sign, Head drop, Kernig-Lasègue schienen für diese Diagnose zu sprechen. Der Liquordruck war stark gesteigert, aber der Liquor sonst vollkommen normal. Wenn solcher Liquorbefund auch nicht unbedingt gegen eine

Heine-Medin-Meningitis spricht, so mußte er doch als eine Ausnahme bezeichnet werden und in der Diagnose zur Vorsicht mahnen.

Im Vordergrund des Krankheitsbildes standen zunächst die heftigen kolik-artigen Bauchschmerzen, verbunden mit dünnen Stuhlentleerungen. Dazu ge-sellten sich noch heftige Rücken- und Kreuzschmerzen, welche eine ganz gestreckte Haltung der Wirbelsäule bedingten. Außerdem wurde über Kopfschmerzen geklagt.

Eine Appendicitis, typhöse Erkrankungen, Bang, eine Tuberkulose konnten ausgeschlossen werden.

Auf die richtige Diagnose führte erst die Beobachtung des eigentümlich periodischen Fiebertypus. Wir sehen auf der Temperaturkurve sechs solche Fieberparoxysmen mit plötzlichem Fieberanstieg und einer Dauer von meistens 48 Stunden, nur einmal ein Eintagsfieber. Zwischen den Paroxysmen fieber-freie Intervalle. Am 6. und 7. November sogar mit subnormalen Temperaturen. Das Zwischenstadium mit sechs Tagen ist am längsten nach der ersten Attacke. Zwischen den anderen Paroxysmen sind zwei bis drei fieberfreie Tage einge-

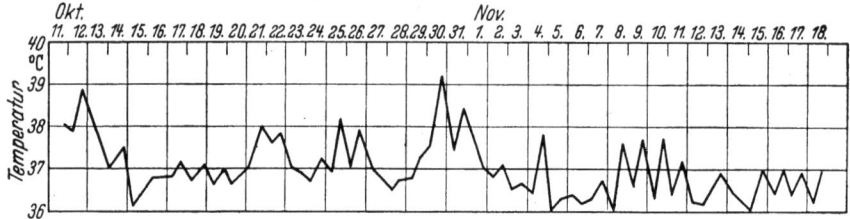

Abb. 230. Wolhynisches Fieber oder Fünftagefieber.

schaltet. Die einzelnen Fieberanfälle sind von durchaus wechselnder Höhe, und die Gipfelpunkte sind in unserem Fall meist gezackt. Die Höhe der Fieber-anfälle nimmt nach dem ersten Paroxysmus ab. Der vierte Paroxysmus ist dagegen sogar heftiger als alle vorhergehenden, hernach aber sind die Fieber-anfälle nur noch rudimentär, am Schluß der Kurve beobachtet man vor der definitiven Entfieberung eine dreifache Zacke.

Zur Zeit der Fieberschübe verschlimmerten sich wieder die im Intervall fast latent gewordenen Beschwerden, Kopfschmerzen, Rücken- und vor allem Bauch-schmerzen, traten in neuer Heftigkeit auf.

Eine solche periodische Fieberkurve ist entscheidend für die Diagnose eines *wolhynischen Fiebers* oder sogenannten *Fünftagefiebers*.

Das neuralgisch-rheumatische Syndrom, welches der Krankheit auch den Namen *Febris neuralgica* eingetragen hat, stimmt in unserem Falle auch zu dem Krankheitsbild des wolhynischen Fiebers. Die heftigen Rücken- und Kreuz-schmerzen, das positive Lasèguesche Zeichen erklären sich daraus. Auffällig ist, daß bei diesem Kinde die sonst bei Erwachsenen angegebenen so charakteristi-schen Schienbeinschmerzen und Schmerzen in der Wadenmuskulatur gefehlt haben.

Durchfälle, die gelegentlich ebenso wie die übrigen Erscheinungen periodisch bei jedem Anfall auftreten und wie sie bei unserem Knaben bei der ersten und zweiten Attacke vorhanden waren, sind beim Fünftagefieber bekannt. Ebenso die heftigen Schmerzanfälle im Abdomen, welche gelegentlich auf die Ileocökal-gegend lokalisiert sind und eine akute Appendicitis vortäuschen können. Diese kolikartigen Bauchschmerzen waren bei unserem Kinde sehr quälend und für uns zuerst unerklärlich. JUNGMANN hat beim wolhynischen Fieber über zwei ähnliche Fälle berichtet, wurde operiert, so fand sich die Appendix unversehrt. Es handelt sich eben um Neuralgien im Plexus solaris.

Ikterus kommt beim Fünftagefieber nur selten vor. Er fehlte in unserem Fall, ebenso ein Milztumor, der sonst bei Erwachsenen nicht selten ist, wobei Milzstiche oft nur im Fieberanfall vorkommen.

Im Urin hatten wir, abgesehen von ganz vereinzelten Leukocyten und Epithelien, keinen besonderen Befund. Keine positive Diazoreaktion, kein Urobilin oder Urobilinogen. Beim Erwachsenen scheinen Albuminurie und Cylindrurie, gelegentlich auch Blasenstörungen nervöser Art vorzukommen.

Das Blut zeigte in Übereinstimmung mit dem Befunde beim Fünftagefieber eine starke neutrophile Leukocytose, aber merkwürdigerweise ohne Kernverschiebung und ohne Vermehrung der großen Mononucleären. Leichte anämische Veränderungen im Anschluß an die Fieberanfälle. Lymphocytose und Eosinophilie, wie sie sonst angegeben werden, haben wir in unserem Falle vermißt.

Der Verlauf des Fünftagefiebers ist wechselnd. Manche haben nur wenige Anfälle, andere sind wochenlang krank. Unser Knabe hatte sechs Anfälle und ist seither verschont geblieben.

Die Prognose ist stets günstig. Eine Immunität ist nicht sicher, aber wahrscheinlich.

Von ganz besonderem Interesse in unserem Fall ist die Differentialdiagnose gegenüber einer Heine-Medin-Meningitis, wie wir sie bereits besprochen haben. Es kommt also gelegentlich selbst bei uns das wolhynische Fieber auf die große Liste der abakteriellen Meningitiden von FANCONI. Auffallend war in unserem Kinderfall das starke Vorherrschen der abdominalen Beschwerden mit Durchfällen und Rückenschmerzen.

Ätiologie: Der Erreger dieser merkwürdigen Krankheit ist eine Rickettsia, welche durch Kleiderläuse übertragen wird. Der Vater unseres Berner Kindes war zwar lange in Polen gewesen, aber schon seit zehn Jahren nach Bern zurückgekehrt. Er hatte einen Kiosk in der Nähe des Inselspitals, bei dem auch polnische Internierte aus dem Weltkrieg verkehrten, und so ist es wahrscheinlich, daß der Junge durch Läuse von solchen Internierten infiziert wurde. Beobachtungen von Prof. W. FREY aus der jüngsten Zeit bei Erwachsenen haben den Nachweis erbracht, daß Fünftagefieber und damit auch Rickettsien auch bei der einheimischen Schweizer Bevölkerung vorkommen können.

Der Nachweis der Rickettsien geschieht im sogenannten dicken Tropfen Blut auf dem Objektträger. Das Hämoglobin wird mit frisch destilliertem gekühltem Wasser ausgewaschen, Fixation 10 Minuten Methylalkohol, Färbung nach GIEMSA. Es finden sich Doppelkügelchen, die sich rötlichviolett färben und durch eine schmälere, schwächer färbbare Brücke miteinander verbunden sind. Es entsteht so eine Hantelform; die Rickettsien zeigen lebhafte Molekularbewegung.

Die Rickettsien sind unbeweglich, nicht filtrierbar und auf künstlichem Nährboden nicht züchtbar, bakterienähnliche Erreger. Sie vermehren sich vorwiegend in den Darmzellen von Läusen, Flöhen und Zecken. Ähnlich wie die filtrierbaren Virusarten sind die Rickettsien auf den Parasitismus im lebenden Gewebe angewiesen und können nur in vitro in Gewebskulturen gezüchtet werden. Der Mikroorganismus ist sehr wenig widerstandsfähig, denn er stirbt bei 55° in 10 Minuten und durch Austrocknung in einem Tag ab. Einfrieren hält er dagegen tagelang aus.

Rickettsien sind auch die Erreger der Fleckfieberkrankheiten. Dazu gehören der Typhus exanthematicus oder Hungertyphus, Erreger Rickettsia Prowazeki, übertragen durch Läuse. Das Rockey Mountain spotted fever oder Felsengebirgsfieber im Westen der Vereinigten Staaten: wilde Kaninchen als Wirtstier und Zecken als Überträger. Das Q-fever, das auch bei uns gelegentlich beobachtet wird, und am Mittelmeer fièvre boutonneuse (Zeckenfieber).

Ein spezifisches Mittel gegen die Rickettsien gibt es bis jetzt noch nicht. Die anscheinend besten Mittel scheinen heute Chloromycetin und Aureomycin zu sein.

Entlausung, gründliche Reinigung mit Schmierseife, warmes Brause- oder Vollbad. Einreiben mit grauer Salbe, Sublimatspiritus, Petroleum usw. Leib- und Bettwäsche zwei Stunden lang in Cresolseifenlösung einlegen oder 15 Minuten lang auskochen. In den Wohnungen Vergasung der Räume mit Blausäure, Abwaschen der Wände mit 5%iger Lösung von Cresolseifenlösung. Bleibt die Wohnung etwa sechs Wochen leer stehen, dann wird sie läusefrei, weil die Läuse verhungern.

Chronische Infektionskrankheiten: Tuberkulose, Rheuma, Syphilis.

182. Vorlesung.

Die Notwendigkeit regelmäßiger Tuberkulinprüfung zur Erkennung der Kindertuberkulose.

Die Tuberkulinreaktion fällt bei Erwachsenen wegen der fortschreitenden Durchseuchung mit Tuberkelbazillen so häufig positiv aus, daß sie jeden diagnostischen Wert verloren hat und bei Tuberkuloseverdacht gleich eine Röntgenaufnahme veranlaßt wird. Es ist nun aber ein prinzipieller Fehler, wenn diese für die Erwachsenen gültigen Verhältnisse auf das Kindesalter übertragen werden und bei Kindern auf die Tuberkulinprüfung verzichtet wird. Denn bei den Kindern hat die Tuberkulinreaktion noch einen außerordentlich großen diagnostischen und differentialdiagnostischen Wert. Es muß deshalb prinzipiell gefordert werden, daß bei allen unklaren Krankheitsfällen das Kind gründlich mit Tuberkulinproben durchuntersucht wird. Ebenso wichtig wie die positive Reaktion für die Erkennung der Kindertuberkulose ist die Möglichkeit, aus einer wiederholt angestellten, stets negativ bleibenden Reaktion eine Tuberkulose ausschließen zu können. Trotz einer bestehenden Tuberkulose wissen wir, daß die Tuberkulinreaktionen negativ ausfallen können: in den letzten Stadien einer schweren Tuberkulose mit Kachexie, bei Miliartuberkulose, bei Meningitis tuberculosa und nicht so selten auch bei der Peritonealtuberkulose, bei gewissen Tuberkuliden der Haut usw. Hier ist der Organismus so überschwemmt mit Tuberkuloseallergenen, daß die Hinzufügung von Tuberkulin keine Reaktion mehr auszulösen vermag. Wir wissen auch, daß die Tuberkulinreaktion vorübergehend negativ werden kann oder wenigstens abgeschwächt wird, besonders bei den Masern, aber gelegentlich auch bei Grippe und anderen fieberhaften Krankheiten. Werden keine solchen Tuberkulinreaktionen angestellt, so ist den bedenklichsten Fehlschlüssen Tür und Tor geöffnet und selbst die Röntgenbilder können hier gänzlich in die Irre führen. Immer wieder kommt es vor, daß Kinder in Lungenheilstätten geschickt werden, welche sich bei gründlicher Untersuchung, gerade auch mit Hilfe der Tuberkulinreaktionen, vollkommen als tuberkulosefrei erweisen.

Seit fast 50 Jahren, nämlich seit PIRQUET die einfache Cutanprobe mit Alttuberkulin angab, wird dieselbe in den Kinderkliniken ausgiebig verwendet, in der allgemeinen Praxis wird dagegen zum großen Nachteil für die frühzeitige und richtige Erfassung der Kindertuberkulose viel zu wenig davon Gebrauch gemacht. In neuerer Zeit haben wir nun den Vorteil, durch die Anwendung percutaner Tuberkulinreaktionen eine äußerst einfache und schmerzlose Methode zu haben, welche mit Leichtigkeit von jedem Arzt und bei jedem Kind ausgeführt werden kann. Man kann für diese Einreibung die diagnostische Tuberkulinsalbe von Moro oder das Percutantuberkulin von Hamburger verwenden. Dieses letztere kommt in zwei Formen in den Handel, mite und forte (in Tuben zu 1 g). Unangenehme Nebenwirkungen wurden aber mit diesen Tuberkulinsalben nicht beobachtet, so daß wir immer das Präparat forte verwenden können. Die Einreibung wird am besten auf der Brust vorgenommen, die Haut wird mit Äther oder Benzin vorher entfettet.

Die percutane Tuberkulinprobe nach Moro dient denselben Zwecken wie die Pirquetsche Reaktion und ist in gleicher Weise zu bewerten. Sie steht ihr an Empfindlichkeit im allgemeinen nicht nach, besonders wenn man die Haut durch gründliches Abreiben mit Äther oder Schmirgelpapier (Feer) vorher etwas präpariert. Auch hat sie den Vorzug der bequemeren und die Kinder weniger belästigenden Applikation.

Technik: Nach kräftigem Abreiben der Haut mit Äther, werden zirka 2 mm des aus der Tube gewonnenen Salbenzylinders von der diagnostischen Tuberkulinsalbe von Moro oder des Percutantuberkulins forte von Hamburger, oder auch eines Tropfens unverdünnten Alttuberkulins eine Minute lang kräftig in die Haut über dem Sternum oder dem Epigastrium in zirka fünfmarkstückgroßer Ausdehnung eingerieben. Bei positivem Ausfall erscheint nach ein- bis zweimal 24 Stunden ein aus kleinen roten, lichenartigen Knötchen zusammengesetztes Exanthem. Gewöhnlicher Ablesetermin nach 24 bis 48 Stunden, doch kommen auch gelegentlich noch ein bis zwei Tage später sogenannte Spätreaktionen vor.

Die alte Pirquetsche Probe wird nach folgender *Technik* vorgenommen: Man träufelt an zwei Stellen, meist an der Volarfläche eines Vorderarmes, je einen Tropfen Alttuberkulin Koch auf und skarifiziert die Haut zunächst in der Mitte zwischen den beiden Tropfen, mittels eines besonderen Bohrers als Kontrollstelle und dann durch die beiden Tuberkulintropfen hindurch. Darauf wird an diesen beiden Stellen ein kleiner Wattebausch aufgelegt und mittels eines Heftpflasterstreifens angeklebt. Ist die Reaktion positiv, so zeigt sich nach 24 bis 48 Stunden an den mit Tuberkulin behandelten Stellen eine rote Papel, bei sehr starker Reaktion mit zentraler Blasenbildung, bei skrofulöser Reaktion mit Nebenpapeln. Bei der sogenannten lymphangitischen Reaktion findet sich eine strichförmige Rötung eines Lymphgefäßes, das von der Papel ausgeht. Die lymphangitische Form weist darauf hin, daß selbst die Lymphgefäße überempfindlich geworden sind auf Tuberkulin.

Gelegentlich kommt es vor, daß die Percutanreaktion nichts anzeigt, daß aber die Pirquetsche Probe besonders auch bei wiederholter Prüfung positiv ausfällt.

Noch empfindlicher wie die Pirquetsche Reaktion ist die *Intracutanreaktion nach Mantoux.*

Technik: Man injiziert $^1/_{10}$ mg Alttuberkulin (= 0,1 ccm) einer Lösung 1 : 1000 mit sehr feiner Kanüle intracutan, d. h. so flach in die Haut, am besten am Unterarm, so daß sich ein kleines Ödemknötchen bildet, das bald wieder verschwindet. Bei positivem Ausfall entsteht bereits nach zirka sechs Stunden eine entzündliche Infiltration, später eine phlegmoneartige Rötung der Haut, die nach 48 Stunden ihren Höhepunkt erreicht. Bei negativem Ausfall eventuelle Wiederholung mit 1 mg Tuberkulin. Die Methode kann auch bei fiebernden Kindern angewandt werden. Bei besonderer Tuberkulinempfindlichkeit geben

oft schon Verdünnungen von 1 : 100000 oder 1 : 1000000 ein positives
Resultat.

Bei der *subcutanen Stichreaktion* (nach ESCHERICH, SCHICK, HAMBURGER)
wendet man folgende *Technik* an: Man injiziert subcutan $1/_{10}$ mg Alttuberkulin
KOCH, d. h. 0,1 ccm einer frisch bereiteten Lösung 1 : 1000. Es bildet sich bei
positivem Ausfall nach ein- bis zweimal 24 Stunden ein gerötetes, schmerzhaftes,
zirka drei Tage stehenbleibendes Infiltrat von zirka 10 mm und mehr Durchmesser.
Bei negativem Ausfall ist sie mit 1 mg (0,1 ccm einer Lösung 1 : 100) zu wiederholen. Die Lösungen zu der MANTOUXschen und zu der Stichreaktion bereitet
man sich am besten selbst frisch vor dem Gebrauch mittels einer Pravazspritze,
indem man 0,1 ccm Tuberkulin aufzieht, darauf 0,9 ccm physiologischer Kochsalzlösung nachzieht und beides durch Schütteln der Spritze gründlich mischt,
darauf Fortspritzen von 0,9 ccm und erneutes Aufsaugen von 0,9 ccm Kochsalzlösung. Die Lösung ist dann 1%ig. Die Wiederholung dieser Prozedur gibt eine
Lösung von $1^0/_{00}$ usw.

Wer glaubt, dem Kinde die Tuberkulose nach seinem Ernährungszustand,
seiner Gesichtsfarbe oder seinem Habitus ansehen zu können, der wird viele
Irrtümer erleben. Bei allen unklaren Fieberzuständen sollte niemals die Untersuchung als abgeschlossen gelten, bevor nicht die Tuberkulinreaktion angestellt
worden ist.

183. Vorlesung.

Tuberkulose im Kindesalter.

Der Primärkomplex.

Die Infektion der Kinder mit Tuberkelbazillen erfolgt meistens auf dem
Wege der Inhalation. Mit der Atemluft gelangen die Bazillen in irgendeinen
Alveolus. Dort vermehren sie sich rasch und erzeugen eine Reizung des Alveolar-
epithels. Die erste Läsion ist wie bei irgendwelchen anderen Keimen nicht etwa
eine Tuberkelbildung, sondern ein akuter, umschriebener, entzündlich pneumoni-
scher Prozeß. Wurden nur wenige Bazillen eingeatmet, so werden nur einzelne
Alveolen von der Pneumonie ergriffen. Bei massiverer Infektion kann ein ganzer
Lappen erkranken. Histologisch zeigt diese Pneumonie keinen irgendwie für
Tuberkulose charakteristischen Befund. Sie kann nur erkannt werden durch
die Gegenwart von Tuberkelbazillen. Diese umschriebene tuberkulöse Pneumonie
wird bezeichnet als tuberkulöser Primäraffekt. Er bedeutet die erste anatomische
Läsion, mit der der Organismus auf das Eindringen von Tuberkelbazillen antwortet.

Im Anfang finden die Tuberkelbazillen in dem jungfräulichen Gewebe nur
wenig Widerstandskraft vor, aber mehr und mehr organisiert der Organismus
seine Abwehrkräfte gegenüber dem Tuberkelbacillus. Er wirft einmal einen
Wall von Lymphocyten um die Bazillen auf. Dieser Wall umschließt den Primärherd, während sich im Zentrum eine käsige Nekrose entwickelt. Der Primäraffekt ist meist so klein, daß er klinisch nicht nachweisbar ist und selbst anatomisch nur nach gründlichster Durchsuchung der Lungen gefunden werden
kann. In dieser ersten Zeit macht somit der Primärherd keine klinischen
Symptome. Das Kind hat kein Fieber, es fühlt sich nicht krank und sieht ganz
gut aus. Keinerlei objektive Zeichen verraten die Infektion. Weder physikalisch
noch mit der Röntgenuntersuchung, noch mittels der Tuberkulinreaktion kann
man feststellen, was sich in den Lungen abspielt. Eine einzige Nachweismethode
besteht schon, und das ist der Nachweis von Tuberkelbazillen im Sputum.
Der tuberkulöse Primärherd kommuniziert mit den Bronchien und es können

deshalb im Sputum unter Umständen schon in diesem frühesten Stadium Tuberkelbazillen nachgewiesen werden. Nun geben aber die Kinder ihr Sputum nicht heraus, sondern verschlucken dasselbe und wir müssen deshalb zum Nachweis der Tuberkelbazillen das Magenspülwasser untersuchen. Wir haben jedoch selten Veranlassung, schon in diesem frühen Stadium bei Kindern nach Tuberkelbazillen zu fahnden.

Bald nach der Lungeninfektion breiten sich die Tuberkelbazillen entlang den Lymphgefäßen zu den regionären Drüsen im Hilus aus. Auf diesem Weg

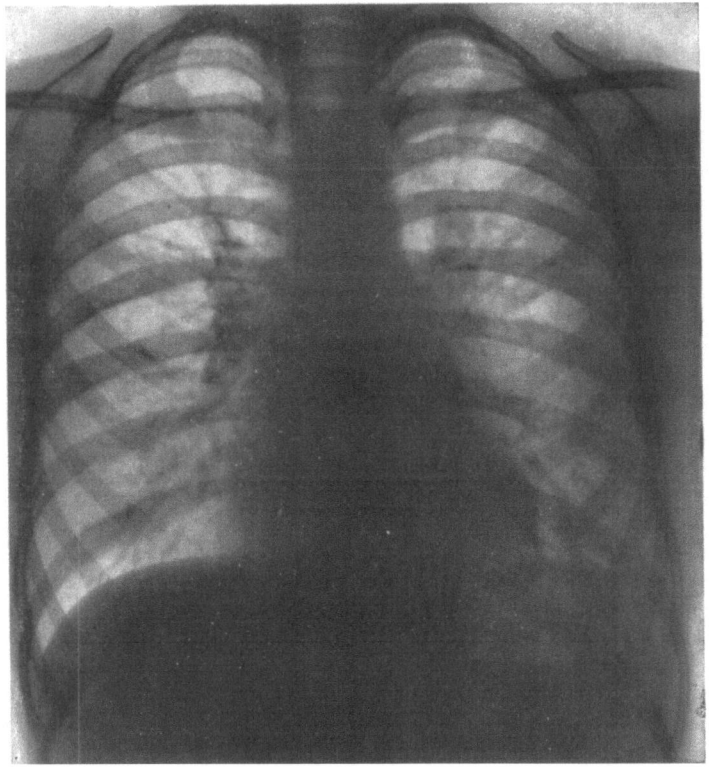

Abb. 231. Charakteristische Schmetterlingsfigur bei Hilustuberkulose, sogenannter Hilitus.

nach dem Hilus zu den Drüsen erzeugen sie ähnliche Veränderungen wie in den Lungen. Der Primärherd, die tuberkulöse Lymphangitis und die zugehörigen Drüsenschwellungen bilden den sogenannten *tuberkulösen Primärkomplex.*

Woche für Woche vergeht, ohne daß das Kind Krankheitserscheinungen zeigt, welche klinisch irgendwie nachweisbar wären. Die tuberkulöse Krankheit befindet sich eben noch in dem meist noch vollständig latenten Inkubationsstadium. Wir verstehen darunter die Zeit, welche vergeht vom Zeitpunkt der Infektion bis zum Erscheinen der Überempfindlichkeit gegenüber dem Tuberkelbacillus und seinen Giften. Diese Überempfindlichkeit oder Allergie äußert sich zunächst anatomisch am Herde selber. Es tritt eine plötzliche entzündliche Reaktion in mehr oder weniger weitem Umfang in der Umgebung des Herdes auf. Es handelt sich dabei nicht um einen typischen tuberkulösen Prozeß, sondern um eine sogenannte perifokale, primäre Infiltrierung des Lungengewebes, verbunden mit Hyperämie, Desquamation von Alveolarepithelien, Lymphocyten-infiltration und Ödemen. An einzelnen Stellen treten allerdings kleine nekrotische Herde mit Riesenzellen auf, welche auf die ursächliche Tuberkulose hinweisen. Bei diesem Stadium der Tuberkulose findet man oft eine ausgedehnte Lungen-infiltrierung, die einen größeren Teil eines Lungenlappens oder einen ganzen Lungenlappen einnehmen kann, im Zentrum derselben liegt gewöhnlich ein ganz kleiner käsiger Herd.

Auch an den Lymphdrüsen zeigt sich nun die Überempfindlichkeit darin, daß diese Drüsen rasch und mächtig anschwellen. Im Hilus findet man gewöhn-lich auf der erkrankten Seite eine Reihe von erheblich geschwollenen, hyper-ämischen Lymphdrüsen, oft umgeben von mächtigem periglandulärem Ödem. In den Drüsen sieht man verschieden große tuberkulöse Herde. Aus der Tuber-kuloseinfektion ist nun infolge des Erwachens der Allergie eine Tuberkulose-krankheit geworden.

Wir können diesen Zeitpunkt ganz genau feststellen, wenn wir bei einem Kinde, das einer Tuberkuloseinfektion ausgesetzt war, Woche für Woche eine Tuberkulinreaktion machen. Ist die Inkubationszeit beendigt, so wird nun mit einem Schlage die vorher stets negative Tuberkulinreaktion gewöhnlich stark positiv. Die Inkubationszeit der Tuberkulose beträgt drei bis sieben Wochen.

Das Positivwerden einer vorher negativen Tuberkulinreaktion kann das erste und einzige Zeichen der Tuberkuloseinfektion darstellen. Unter diesen Umständen hat die Tuberkuloseinfektion keinen solchen Grad erreicht, daß sie zu einer klinisch nachweisbaren Krankheit geworden wäre. In solchen Fällen ist gewöhnlich der Primärherd sehr klein und die Drüsenschwellung oft sehr unbedeutend.

Meist kommt es mit dem Erwachen der Tuberkulinüberempfindlichkeit oder unmittelbar vorher zu einem Temperaturanstieg oft sehr hohen Grades, bis 40°, in anderen Fällen wird nur mäßiges Fieber beobachtet. Man hat an-scheinend eine grippale Infektion bei diesem plötzlich beginnenden Fieber vor sich. Auch der Fieberverlauf ist in den einzelnen Fällen sehr verschieden. Die Fieberdauer ist verhältnismäßig kurz.

Man nennt dieses Fieber das Initial- oder Invasionsfieber. Die wahre Natur dieses Fiebers wird meistens verkannt. Man denkt an eine ganz banale Infektion und wird darin noch bestärkt, weil im Moment des Erwachens der spezifischen Tuberkulinallergie auch eine sogenannte Parallergie aufflammt, eine Über-empfindlichkeit gegenüber banalen Saprophyten auf den Schleimhäuten der oberen Luftwege. Es kommt so sehr häufig zu entzündlichen Erscheinungen im Nasen-Rachenraum, zu Angina, katarrhalischen Infektionen der oberen Luftwege usw. Die Tuberkulinallergie verhält sich hier nicht anders als die Allergie bei der Pockenimpfung: Mit dem Aufflammen der Area sehen wir nicht selten auch Anginen, sogenannte Begleitanginen, auftreten. Man sollte deshalb bei allen fiebernden Kindern, namentlich bei allen unklaren Fieberzuständen, aber auch bei anscheinend banalen Infektionen, wie Rhinopharyngitis, eine Tuberkulinreaktion anstellen und wird dann manche Tuberkulinreaktion nach-weisen können, welche sonst der Aufmerksamkeit entgangen wäre.

Nicht so selten gibt es jedoch auch Fälle von Tuberkuloseinfektion, welche beim ersten Positivwerden der Tuberkulinreaktion keinerlei Fieber zeigen.

Das Invasionsfieber läßt sich nur durch die Tuberkulinreaktion als tuber-kulöses Fieber erkennen.

Besonders WALLGREN hat darauf hingewiesen, daß nun gerade in diesem Stadium der Kindertuberkulose ein Erythema nodosum erscheint. Es zeigt sich in Form von oft bläulichroten, kontusionenähnlichen, kleineren und größeren

Knoten und infiltrierten Flecken, besonders an den Unterschenkeln, dann auch
an Oberschenkeln und auch an den Vorderarmen. Das *Erythema nodosum* wird
geradezu als das *Exanthem der Tuberkulose* betrachtet. Es stellt gewissermaßen
eine autogene Tuberkulinreaktion dar und entsteht gerade in dem Augenblick,
in welchem der Organismus gegen Tuberkulin überempfindlich wird. In Fällen,
bei denen man das Datum der tuberkulösen Infektion feststellen konnte, deckte
sich das Intervall zwischen diesem Datum und dem Beginn des Erythema nodosum
genau mit der Inkubationszeit der Tuberkulose, welche ungefähr drei bis sieben
Wochen beträgt. Jeder Arzt soll deshalb diese hohe diagnostische Bedeutung

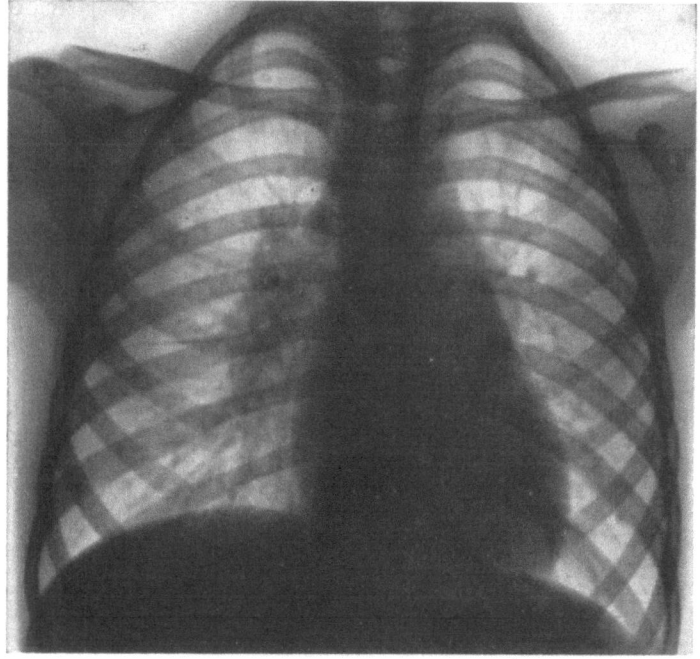

Abb. 232. Bronchialdrüsentuberkulose mit perifokaler Infiltration rechts und HOTZscher Haarlinie entsprechend
dem Interlobärspalt.

des Erythema nodosum im Kindesalter nicht verkennen und eine Tuberkulinreaktion anstellen.

Wir haben somit drei Möglichkeiten: 1. Das Ende der Inkubation, das Er-
wachen der Allergie wird nur aus dem Positivwerden der vorher negativen
Tuberkulinreaktion erkannt; 2. es tritt dabei neben der positiven Tuberkulin-
reaktion Initial- oder Invasionsfieber auf und endlich gibt es 3. Fälle, bei denen
ein positiver Pirquet, Fieber und Erythema nodosum gleichzeitig erscheinen.
Je stärker die Allergie ist, um so intensiver wird die Tuberkulinreaktion, das
Fieber und auch die Allergie der Haut in Form eines Erythema nodosum zum
Vorschein kommen.

Die physikalisch nachweisbaren klinischen Symptome des Primärkomplexes
sind gewöhnlich sehr gering. Der Primärkomplex liegt zu tief im Thorax drin,
als daß er der Perkussion zugänglich wäre. Er macht in der Regel auch keine
auskultatorischen Erscheinungen. Hat man aber eine starke perifokale, primäre
Infiltration um einen oberflächlich gelegenen Primärherd herum, so kann man

eine Dämpfung und Bronchialatmen, also einen pneumonischen Prozeß, auch klinisch nachweisen. Diese „Pneumonie" wird nicht selten mit banalen Bronchopneumonien und croupösen Pneumonien verwechselt. Ihre spezifische Natur kann durch die positive Tuberkulinreaktion erkannt werden.

In der Regel ergibt jedoch die physikalische Untersuchung selbst bei der minutiösesten Perkussion und Auskultation nur negative Befunde. Nur mit der Röntgenmethode gelingt es meist, einen Einblick in das Geschehen im Thoraxinnern zu gewinnen. Die perifokale, entzündliche Reaktion erscheint im Röntgenbild als ein mehr oder weniger deutlicher Schatten, der gegenüber dem umgebenden Lungengewebe etwas diffus abgegrenzt ist (erstes „Frühinfiltrat"). Dieses primäre Infiltrat hat anatomisch zum Kern den Primäraffekt. Die primäre Lungeninfiltrierung um den Primäraffekt herum ist nicht immer deutlich nachzuweisen. In den meisten Fällen findet man aber eine Verdichtung der Hilusschatten auf einer oder auf beiden Seiten. Im letzteren Fall erscheint die bekannte sogenannte Schmetterlingsfigur. Dieser Hilusschatten setzt sich zusammen aus der Schwellung der Bronchialdrüsen und der Infiltrierung des umgebenden Lungengewebes. Nicht selten sieht man die primäre Infiltrierung um den Primäraffekt in der Lunge herum im Anfang längere Zeit mit dem Hilusschatten mehr oder weniger breit konfluieren und erst später kommt die bipolare Entstehung durch schärfere Abgrenzung der Primärinfiltrierung von dem Hilusschatten zum Ausdruck. An und für sich sind diese Röntgenbilder nicht beweisend für eine Tuberkuloseinfektion, sie werden es meist erst mit dem Nachweis einer positiven Tuberkulinreaktion.

Im ganz akuten Stadium wird das Fieber begleitet von Mattigkeit, Kopfschmerz, gestörtem Schlaf usw. Man würde auch deutliche Erscheinungen von seiten der Respirationsorgane erwarten, man findet solche allerdings nur bei Kindern, bei denen eine akute katarrhalische Krankheit oder eine pneumonische Infiltration nachweisbar ist.

In gewissen Fällen, namentlich bei Säuglingen und Kleinkindern, kann man allerdings zwei klinische Zeichen feststellen, welche die Diagnose auf die Bronchialdrüsentuberkulose hinlenken:

1. *Exspiratorischer Stridor*, der oft schon in Entfernung zu hören ist und das Kind meist wenig quält. Der Stridor entsteht durch eine Kompression der Trachea und großen Bronchien durch die Drüsenschwellungen im Hilus. Diese Kompression kann so groß sein, daß Atelektase, nicht so selten aber auch starkes Lungenemphysem auftreten kann, das sogar zu Verdrängungserscheinungen der Mediastinalorgane führen kann. Je weicher die Bronchien noch sind, um so stärker kann sich die Kompression geltend machen.

2. *Das zweite Symptom ist der bitonale Husten.* Der gewöhnliche Husten hat nur einen Klang, der im Larynx entsteht. Bei Bronchialdrüsenschwellung haben wir zwei Töne, einen tieferen, der dem gewöhnlichen Hustenton entspricht, und einem höheren, der dadurch entsteht, daß während des Hustens die Luft durch einen verengerten Bronchus durchgepreßt wird. Auch dieser Husten ist somit das Symptom einer Bronchienkompression. Allerdings selten können auch andersartige Schwellungszustände der Bronchialdrüsen zu ähnlichen Symptomen führen.

Diagnostisch wichtig ist noch eine beschleunigte Blutsenkungsreaktion.

Der Verlauf des tuberkulösen Primärkomplexes ist gewöhnlich ein gutartiger und wir wollen einstweilen nur diesen Verlauf ins Auge fassen. Der Primäraffekt heilt in der Regel mit einer Verkalkung aus. Für diesen Heilungsverlauf ist gewöhnlich eine Periode von etwa drei Jahren erforderlich. Je jünger das Kind ist, um so langsamer ist der Heilungsverlauf, um so größer ist die Gefahr der ungünstigen Komplikationen. Auch die Größe des Primäraffektes, der Grad der zentralen, käsigen Nekrose spielen eine wichtige Rolle. Tritt im Primäraffekt eine rasche Verkäsung auf, so kann er sich selber rasch in eine Kaverne verwandeln und von da aus kann die Lungentuberkulose mehr oder weniger rasch fortschreiten. Gewöhnlich ist jedoch der Primäraffekt klein, es kommt zur Verkalkung desselben und zur Sklerose der primär infiltrierten Lungenfelder. Verkalkung als endgültiger Heilungsprozeß des tuberkulösen Gewebes ist bei den Kindern sehr viel häufiger als bei den Erwachsenen.

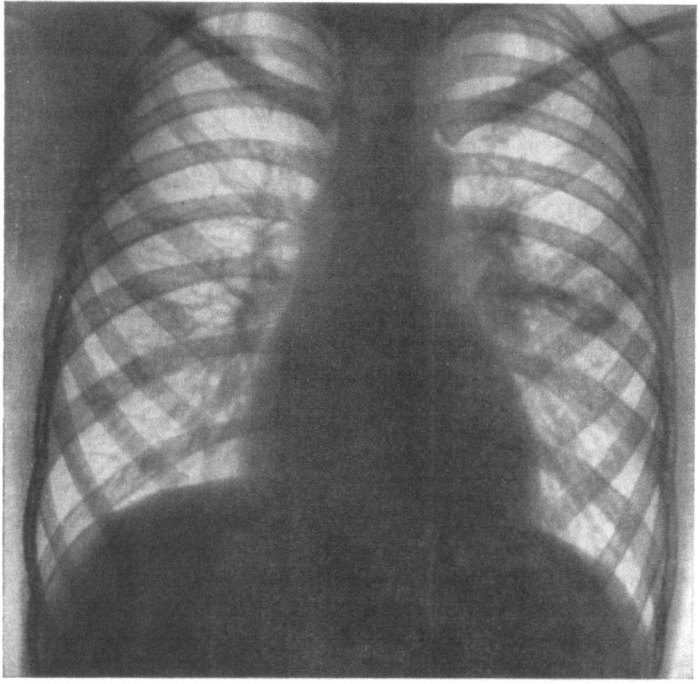

Abb. 233. Bronchialdrüsentuberkulose mit perifokaler Infiltration links. Dreieckform des Schattens, Basis im Hilus, Spitze lateral und oben.

Selbst ausgedehnte Primärinfiltrierungen tuberkulösen Ursprungs können sich meist folgenlos wieder zurückbilden, ohne daß eine Verkäsung oder Kavernenbildung eintritt. Immerhin kann gelegentlich bei der großen Infiltration ein maligner Verlauf größere Wahrscheinlichkeit erlangen als bei einem kleinen Primärherd. Langes und protrahiertes Fieber, eine starke Beschleunigung der Blutsenkungsreaktion deuten mitunter auf einen solchen schwereren Prozeß hin.

Im Zentrum des Lungenprimärherdes findet sich, wie gesagt, meist eine Nekrose mit mehr oder weniger ausgedehnter Verkäsung. In der Peripherie des Herdes zeigen sich nun produktive Veränderungen, es entsteht ein Wall von Granulationsgewebe, welches dem weiteren Fortschreiten der primären Tuberkulose Einhalt gebieten soll. Dieses Gewebe besteht aus Lymphoiden-, Epitheloiden- und Riesenzellen. Darum herum findet sich nun noch eine mehr oder weniger breite Zone perifokaler, unspezifischer Infiltration. Kollagene Fasern erscheinen im Granulationsgewebe, die Fibrillen ordnen sich konzentrisch um den Herd, ziehen sich zusam-

men und packen den Herd ein in eine Kapsel von hyalinem Bindegewebe. Die
käsige Nekrose wird somit vom Bindegewebe völlig umschlossen. Würde es
sich um eine gewöhnliche Nekrose handeln, so würde das Granulationsgewebe
in die toten Teile einwuchern, sie resorbieren und durch Narbengewebe ersetzen.
Aber die käsige Nekrose im Primärherd bleibt eben aktiv, weil wohl das Gewebe
abstirbt, die Tuberkelbazillen jedoch lebend bleiben. Diese lebenden Bazillen
verhindern es, daß die Nekrose bindegewebig vernarbt. Die Bazillen können
immerhin nicht verhindern, daß die Nekrose eine andere Metamorphose durch-
macht, nämlich die Verkalkung. Die tuberkulöse Nekrose mit Verkäsung hat
eine starke Affinität zu Calciumsalzen. Zunächst bleibt die Nekrose noch weich,
dann wird mehr und mehr Kalk eingelagert und schließlich wird sie steinhart.
Auf Röntgenaufnahmen erscheint dann der Primäraffekt als ein scharf begrenzter,
homogener, dichter Kalkschatten. Auch bei der Autopsie findet man bei Kindern,
die an interkurrenten Krankheiten gestorben sind, solche alte Primäraffekte
als Kalkherde in den Lungen.

Der Primärkomplex besteht jedoch nicht nur aus dem Primärherd, sondern
auch aus den peribronchialen und periarteriellen Lymphgefäßen und den tuberkulös erkrankten Bronchialdrüsen. Vernarbt der Primärherd, so tun dies auch
die Lymphgefäße, oft verkalken sie auch; bei vollständiger Heilung sieht man
dann oft nur eine Zunahme des peribronchialen Bindegewebes. Analoge Prozesse
spielen sich auch in den Lymphdrüsen ab. Es zeigen sich auch hier käsige Nekrosen, umgeben von Granulationsgewebe, auch hier neigen die Nekrosen zur
Verkalkung.

Im Röntgenbild sieht man bei dieser ausgeheilten Tuberkulose häufig einen
umschriebenen Kalkherd mitten im Lungengewebe oder mehrere solcher Herde,
ferner einen oder mehrere Kalkherde in den Hilusdrüsen auf der gleichen Seite.
Während ursprünglich Lungenherd und Drüsen durch eine breite Infiltrations-
zone miteinander verbunden waren, macht sich mehr und mehr eine bipolare
Scheidung von verkalkendem Primäraffekt und Hilusdrüsen geltend und an
Stelle der diffusen Infiltration treten Stränge und Linien als Ausdruck eines
sogenannten Indurationsfeldes.

Findet man bei einem Kind mit positiver Tuberkulinreaktion einen verkalkten Primärkomplex, so wird das Kind meist als geheilt betrachtet, und zwar
mit Recht. Diese Heilung ist jedoch nur eine solche im klinischen Sinne. Wegen
ihrer außerordentlich großen Widerstandskraft können die Tuberkelbazillen
selbst in Kalkherden viele Jahre lebend und virulent bleiben. Ich habe schon
einen Fall von tuberkulöser Meningitis beobachtet bei einem Kind, das eine
vollkommen verkalkte Bronchialdrüsentuberkulose hatte. Glücklicherweise
sind das seltene Ausnahmen und sehen wir Meningitis und Miliartuberkulose
in der Regel nur bei ziemlich frischer Tuberkuloseinfektion. Selbst in viele De-
kaden alten Primärherden, die ganz verkalkt waren, hat man noch für Meerschweinchen pathogene Tuberkelbazillen nachweisen können. Der Kalk ist
allerdings kein günstiges Feld für die Bazillen. Ihre Ernährung leidet infolge
Abschnürung der Blutzufuhr, schließlich können die Bazillen absterben und
erst dann, wenn auch die Bazillen abgestorben sind und demzufolge die Tuberkulinreaktion erloschen ist, kann man eigentlich von einer definitiven Heilung der
Tuberkulose sprechen. Zu einer solchen kommt es aber allerdings selten. Solche
Personen würden aber nicht nur die Überempfindlichkeit gegen Tuberkulin,
sondern auch ihre spezifische Immunität einbüßen und könnten dann mit Leichtigkeit wieder frisch infiziert werden. Die große Mehrzahl der Fälle behält jedoch
lebende Bazillen im Körper zurück und verfügt dauernd über die einmal erworbene
Tuberkulinallergie.

Kinder, bei denen man einen tuberkulösen Primärkomplex entdeckt, sollten so lange Bettruhe einhalten, bis das Fieber geschwunden ist und die Blutsenkung annähernd normal geworden ist. Schulkinder sollen aus der Schule entfernt werden, so lange, bis man nachweisen kann, daß sie aufstehen und herumgehen können, ohne daß dabei Fieber oder vermehrte Senkungsbeschleunigung besteht. Neben der Bettruhe ist notwendig Freiluftkur, salzarme, aber gute, vitaminreiche und fettreiche Ernährung. Medikamentös verordnet man Lebertran, Lebertranersatzpräparate, wie Jemalt, oder auch Sanasol. Die Wirkung des

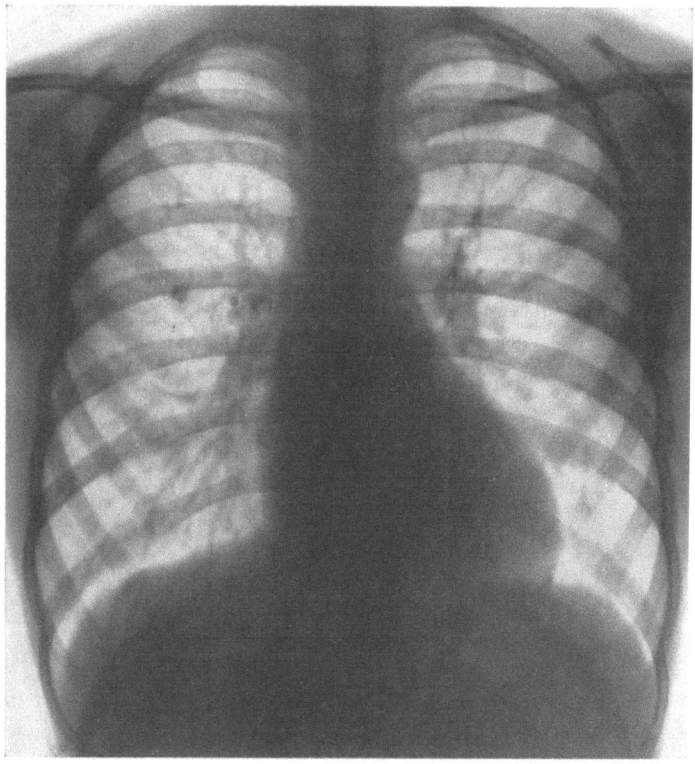

Abb. 234. Abgeheilter tuberkulöser Primärkomplex, rundlicher verkalkter Primäraffekt im rechten Mittelfeld und Verkalker in den Bronchialdrüsen.

Lebertrans kann durch Beigabe von Vigantol (dreimal fünf Tropfen) verstärkt werden. Sind die akuten Erscheinungen abgeklungen, ist die Senkungsgeschwindigkeit wieder annähernd normal geworden, so kommen Bestrahlungen entweder mit Sonnenlicht oder mit der künstlichen Höhensonne (Quarzlampe) in Frage. Anschließend werden dann Kuren im Hochgebirge oder auch am Meer empfohlen. Vor einer Pneumothoraxbehandlung der primären Lungeninfiltrierungen ist sehr zu warnen. Heute verfügen wir glücklicherweise über spezifisch wirkende Mittel wie PAS und Rimifon.

Die Therapie des tuberkulösen Primärkomplexes hat deshalb eine so große Ähnlichkeit mit derjenigen der Rachitis, weil ihr Ziel ein ähnliches ist, nämlich die Verkalkung der Tuberkuloseherde. als bestes einstweilen zu erreichendes Heilresultat.

Tuberkulose im Kindesalter.

Die hämatogene Streuung.

Die Möglichkeit der hämatogenen Streuung zeigt sich bei der Tuberkulose schon recht früh. Aus dem Primärherd setzt der lymphogene Abfluß ein, zunächst nach den Lymphknoten, diese stellen ein Staubecken dar, in dem sich die Bazillen ablagern. Die Bazillen können jedoch den Lymphknoten passieren und in die Venen gelangen. Dies wird um so eher eintreten, je stärker der Primäraffekt entwickelt ist, je mehr die Bazillen sich in den Lymphknoten vermehren und

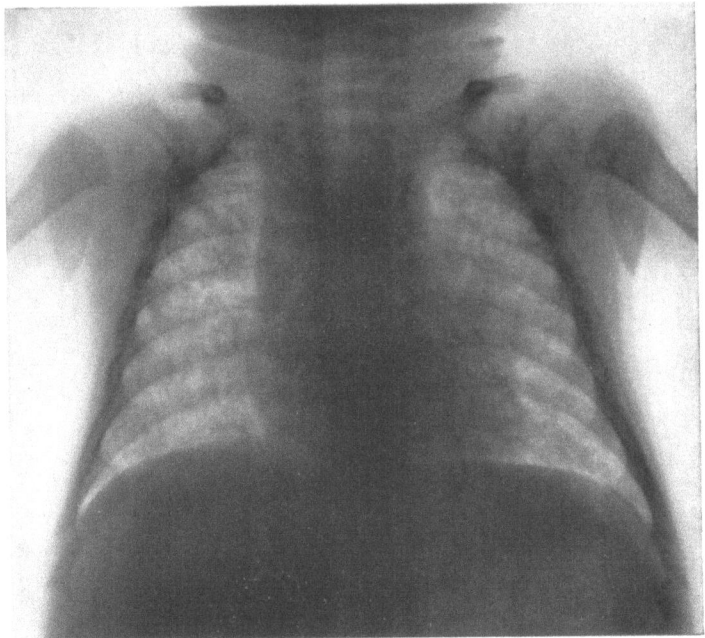

Abb. 235. Supramiliare Form der Säuglingstuberkulose.

je näher das Abflußgebiet in die Venen liegt. Es können sich auch Intimaherde in den Venen entwickeln, die dann zu dauernder Einschwemmung von Bazillen führen. Nach LOESCHKE spielt eine sehr wichtige Rolle die hämatogene Streuung aus verkästen Drüsentuberkulosen. Es handelt sich lediglich um die Aufnahme käsiger Herdsubstanzen in dem Herde selber; Lungenherde scheiden ihre Käsemassen über die Bronchien durch Husten aus, verkäste Lymphdrüsenherde können das nicht. Die Folge der hämatogenen Streuung hängt weitgehend von dem Immunitätszustande des Organismus ab.

Von *Frühstreuung* sprechen wir, wenn es schon während der aktiven Primärherdentwicklung zu hämatogener Ausstreuung kommt. Früher hat man diese Frühstreuung für fast absolut tödlich gehalten. Aber selbst beim Säugling braucht die Prognose nicht absolut schlecht zu sein. Besonders häufig kommt es aber zu einer Streuung im Stadium der aktiven Bronchialdrüsentuberkulose und es finden sich hier alle Übergänge von vereinzelten Streuherden bis zur tödlichen Miliartuberkulose. Eine sehr häufige Begleiterscheinung der hämatogenen Streuung ist die Mitbeteiligung der Pleura, oft sehr diskret in den interlobären

Spalten mit späterer Haarlinienbildung, trockener oder exsudativer Pleuritis costalis, Pleuritis mediastinalis und Peritonitis, vorübergehende meningeale Reaktionen bis zur tödlich verlaufenden tuberkulösen Meningitis. Streuherde können dann auch noch in den Knochen und den Gelenken, in der Milz, seltener in den Nieren auftreten.

Ganz besonders aber können die Lungen mehr oder weniger dicht von solchen Streuherden durchsetzt werden. Die Streuherde können verkalken, es entsteht dann ein sogenanntes Schrotkugelbild in der Lunge, oder es können sich um die Streuherde herum, wie wir noch sehen werden, heftige perifokale Entzündungen entwickeln. Diese Infiltrationen lassen dann ein narbiges Indurationsfeld zurück. Namentlich in der Spitze führen solche Streuflecken bei der Ausheilung zu mehr oder weniger ausgedehnten sogenannten SIMONschen Narbenherden. Auf ihre Bedeutung für Phthiseogenese bei Jugendlichen und Erwachsenen werden wir später zu sprechen kommen.

Beim Säugling nimmt die Frühgeneralisation besondere Formen an. Sehr charakteristisch, klinisch und pathologisch-anatomisch ist die sogenannte *supramiliare Form* der Säuglingstuberkulose.

Die Krankheit beginnt gewöhnlich mit Temperaturerhöhung, anfangs etwa um 38°, später bis 39 und 40°. Das Fieber verläuft manchmal in periodischen Wellen.

Das Allgemeinbefinden leidet, der Ernährungszustand verschlechtert sich, die Säuglinge werden blaß, schwitzen meist sehr stark, mitunter Erbrechen und Appetitlosigkeit, oft trockener schmerzhafter Husten, die PIRQUETsche Reaktion ist positiv.

Über den Lungen hören wir kleine bis mittelblasige, trockene und feuchte Rasselgeräusche, Vesiculäratmen, Atmung oberflächlich und frequent, oft rasch sich vergrößernde Dämpfung in der Hilusgegend. Mitunter sind die klinischen Lungenerscheinungen nur gering, die Störungen des Allgemeinbefindens stehen ganz im Vordergrund.

Im Röntgenbild sieht man diffus über beide Lungen verstreute kleinere und größere Fleckschatten, in den oberen Partien Konfluenz zu größeren Konglomeraten, oft direkt großknotige Formen. Zuerst finden sich nur hirsekorngroße Knötchen, die aber später supramiliar werden. Eine Vergrößerung der Milz fehlt nie. Die Milz ist bei der Palpation derb. Ausnahmsweise trifft man auch sehr große Milztumoren, welche bis ins Becken herabreichen können.

Im Blutbild findet man polynukleäre Leukocytose mit Linksverschiebung, gelegentlich aber auch Lymphocytose. Es gibt auch eine seltene anämische Form der supramiliaren Säuglingstuberkulose mit zunehmender schwerer Anämie, gelegentlich verbunden mit einer starken Erythroblastose, besonders wenn es zu einem sehr großen Milztumor gekommen ist.

Die Senkungsgeschwindigkeit ist in den ersten Stunden oft verlangsamt, aber nach 24 Stunden findet man eine starke Senkung.

Der Verlauf der supramiliaren Form ist chronischer als bei der Miliartuberkulose. Sie dauert sechs Wochen bis zu vier Monate, terminal kommt es gelegentlich zu Meningitis.

Bei der Autopsie findet man die Lungen durchsetzt von supramiliaren Tuberkeln. Solche finden sich sehr zahlreich auch in der vergrößerten Milz, aber auch in der Leber, in den Nieren und in anderen Organen.

Diese supramiliare Form mit den großen Tuberkelknoten ist einesteils zurückzuführen auf die besondere Immunitätslage des Säuglings, weil das jungfräuliche Gewebe mit heftigeren entzündlichen Erscheinungen reagiert in der Umgebung der Streuherde, als wenn schon durch die primäre Infektion eine gewisse Immunitätslage geschaffen worden ist, andernteils auf die vielfach längere Dauer der supramiliaren Form, welche die Entwicklung größerer Tuberkel gestattet.

Für diese Auffassung spricht, daß wir die supramiliare Form eben ganz besonders bei der Frühgeneralisation antreffen, wo also eine gewisse Immunisierung noch gar nicht möglich war. Bei der Spätgeneralisation treffen wir sowohl beim Säugling als auch bei etwas älteren Kindern mehr die üblichen Formen der Miliartuberkulose an. Wir unterscheiden:

1. Eine pulmonale Form.
2. Eine meningeale Form und
3. eine typhoide Form.

1. *Die pulmonale Form* beginnt meist schleichend, zuerst mit wenig Fieber, welches jedoch progressiv zunimmt. Nicht so selten bricht die Miliartuberkulose im Gefolge der Masern oder des Keuchhustens oder der Grippe aus, so daß man zuerst an eine banale Bronchopneumonie denkt. Das auffälligste Zeichen ist eine sehr starke Dyspnoe, ähnlich wie bei einer Kapillärbronchitis, obschon man auf den Lungen gar nichts oder äußerst wenig findet. Erst allmählich hört man leichtes Knisterrasseln, Knacken oder Giemen. Das Fieber schwankt zwischen 38 und 39,5°, ausnahmsweise gibt es auch fieberlos verlaufende Formen. Der Puls ist sehr beschleunigt, Leber und Milz können vergrößert sein. Im Urin findet man oft Eiweiß, selten kommt es zu einer serofibrinösen Pleuritis, blutiger Auswurf wird ebenfalls nur ausnahmsweise beobachtet. Die Dyspnoe nimmt immer mehr zu, es zeigt sich immer stärkere Cyanose, das Kind ist sehr unruhig, schließlich wird es somnolent und bald tritt der Tod ein.

Die sicherste Diagnose der pulmonalen Form der Miliartuberkulose gibt das Röntgenbild. Man sieht beide Lungen durchsät von einer Unmenge von kleinen schwarzen Punkten mit etwas undeutlichen und unregelmäßigen Konturen. Das Schattenbild der Lungen sieht ganz marmoriert oder granitähnlich aus.

2. *Meningeale Form.* Hier entwickelt sich fast von Anfang an das Bild einer tuberkulösen Meningitis. Die Zeichen der Meningitis stehen dann so im Vordergrund, daß die daneben bestehende Miliartuberkulose klinisch latent ist.

Auch bei der pulmonalen und typhoiden Form kann es terminal noch zu einer Meningitis kommen. Die terminale Meningitis kann mit ganz unscheinbaren Zeichen einsetzen. Sie kann schon Reizerscheinungen machen, wenn der Liquor noch vollständig negativ ist, und umgekehrt können wir unter Umständen schon Liquorveränderungen haben, wenn wir noch keinerlei meningitische Zeichen finden können. Eines der frühesten Zeichen der Meningitis ist der Dermographismus.

3. *Die typhoide Form* beginnt meist plötzlich. Das Fieber ist höher als bei den vorhergehenden Formen, steigt rasch auf 39 bis 40°. Das Allgemeinbefinden ist sehr schwer betroffen, das Gesicht ist blaß, die Augen sind umrändert, Lippen und Zunge sind trocken, die Lippen leicht blutend, oft mit fuliginösem Belag. Das Krankheitsbild erinnert an einen Typhus. Selbst Diazoreaktion kann positiv sein, es kann sogar Leukopenie bestehen, aber Typhusbazillen können weder im Blut noch im Stuhl, noch im Urin nachgewiesen werden. Die WIDALsche Reaktion bleibt dauernd negativ. Ähnlich wie bei Typhus kann es auch zu Milzschwellung kommen, da die Milz auch gerne Tuberkelbazillen abfängt. Die Albuminurie ist gewöhnlich stark ausgesprochen. Gelegentlich kommt es zu Purpura auf der Haut und miliaren Tuberkuliden. Schließlich gesellen sich noch häufig Konvulsionen, Nackenstarre, Erbrechen, Somnolenz hinzu. Der Verlauf der typhoiden Form ist meist relativ kurz, sie dauert ein bis zwei Wochen. Es gibt jedoch wahrhaft foudroyante Fälle und andere, welche sich mehr in die Länge ziehen. Die Prognose ist meist tödlich.

Erst in neuerer Zeit, in der man häufiger Röntgenaufnahmen macht, hat man merkwürdige Fälle, meist ganz zufällig entdeckt, welche im Röntgenbild das typische Bild einer Miliartuberkulose zeigen, aber im Gegensatz zu den akuten Formen auffallend chronisch verlaufen und nicht so selten sogar in Heilung übergehen können.

Man kann zwei Arten dieser chronischen Miliartuberkulose unterscheiden. Die erste Gruppe entspricht klinisch einer akuten Miliartuberkulose, und zwar einer typhoiden Form mit hohem unklarem Fieber, nur zieht sie sich sehr viel mehr in die Länge, viele Monate bis zu einem Jahr, um dann schließlich doch noch tödlich zu enden. Diese Form ist die seltenere.

Häufiger scheint die zweite Gruppe von Fällen zu sein, mit torpider Miliartuberkulose, welche meist nur zufällig entdeckt wird. Das Röntgenbild zeigt die charakteristische Marmorierung der Lungenfelder und die Verdichtung der Hili, oft entsprechend einem Primärkomplex. Charakteristisch sind zufällige Entdeckung, geringe objektive Erscheinungen, gutes Allgemeinbefinden, Fehlen von Krankheitsgefühl, nicht sicher feststellbarer Beginn, meist fieberloser Verlauf, höchstens subfebrile Temperaturen, gelegentlich kommt es aber zu Schüben von höherem Fieber. Bei günstigem Verlauf sieht man eine allmähliche Resorption der Lungenherde mit radiologisch erkennbaren Heilungsprodukten. Wir haben bei einem dreijährigen Mädchen eine solche günstig verlaufende chronische Miliartuberkulose beobachtet. Bei so jungen Kindern scheint allerdings ein so günstiger Verlauf enorm selten zu sein. Die meisten Fälle bekommen schließlich doch noch eine tuberkulöse Meningitis.

Differentialdiagnostisch kommen in Betracht miliare Pneumonie, diffuse Bronchitis, die einzelnen Flecken sind aber dabei meist unbestimmter Natur. Wichtig für die Diagnose der Tuberkulose ist die charakteristische Verdichtung der Hili.

Wie wir gesehen haben, kann selbst eine ausgedehnte hämatogene Streuung in den Lungen bei guter Immunitätslage eine günstige Prognose haben.

Solche und auch schwere Fälle von Miliartuberkulose reagieren auffallend günstig auf die moderne Streptomycinbehandlung, kombiniert mit Paraaminosalicylsäure. Wir geben als mittlere Streptomycindosis 20 bis 40 mg pro Kilogramm Körpergewicht zunächst in fünf, später nach eingetretener Entfieberung in zwei Injektionen. Dazu 4 bis 10 g Paraaminosalicylsäure:

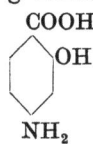

und evtl. Isoniacid 5 bis 10 mg/kg.

185. Vorlesung.

Die Frühdiagnose der tuberkulösen Meningitis und die Streptomycinbehandlung.

Die Streptomycinbehandlung läßt das alte Problem der Frühdiagnose der tuberkulösen Meningitis besonders aktuell werden, da die Erfolgsaussichten naturgemäß um so besser werden, je früher die Behandlung einsetzen kann. WISSLER fordert, daß man nach dem strategischen Rezept handeln müsse: frapper fort et frapper tôt.

Meist gehen der tuberkulösen Meningitis oft wochenlange Prodrome voraus, so daß sie sich ganz schleichend entwickelt. Die Gesichtsfarbe wird blaß, die Gesichtszüge verlängern sich, die Augen verlieren ihren Glanz. Der Appetit vermindert sich, wird unregelmäßig, das Kind magert etwas ab. Die Rippen, die Dornfortsätze, die Schulterblätter stechen stärker hervor. Es bestehen unbestimmte abdominale Schmerzen, bald Verstopfung, bald etwas Durchfall, häufig übler Mundgeruch.

Andere Symptome lenken die Aufmerksamkeit auf das Nervensystem. Früher lebhafte Kinder zeigen eine eigentümliche Charakterveränderung, sie werden traurig und apathisch, blicken oft ins Leere, verlangen viel zu schlafen. Sonst liebe und zutrauliche Kinder werden äußerst mürrisch, jähzornig und stets unter heftigem Geschrei abwehrend. Wieder andere bezeugen eine ungewohnte Zärtlichkeit und übertriebene Empfindlichkeit. Früher gute Schüler arbeiten weniger leicht und ermüden bald. Der Lehrer bemerkt, daß sie zerstreut und unaufmerksam geworden sind. Der Schlaf ist unruhig, oft von Nachtschreck unterbrochen. Häufig Zähneknirschen. In diesem Prodromalstadium bestehen meist noch keine Kopfschmerzen, sie erscheinen erst, wenn das eigentliche Initialstadium mit Erbrechen einsetzt.

Mitunter zeigen die Kinder als erstes Symptom einen ataktischen Gang, sie gehen wie Trunkene. In anderen Fällen bestehen von Anfang an Delirien mit schreckhaften Gehörs- und Gesichtshalluzinationen.

Seltener als der schleichende ist ein plötzlicher Beginn mit Fieber, welches ähnlich wie bei einem Typhus stufenweise höher ansteigt. Bei einem neunjährigen Knaben meiner Beobachtung begann die Krankheit ganz apoplektiform: Der Knabe befand sich auf einem Balkon an der Sonne. Wie vom Blitz getroffen, stürzte er mit schweren Konvulsionen, die eine rechtsseitige Hemiplegie zurückließen, zusammen. Der weitere Verlauf und die Autopsie zeigten, daß es sich um eine tuberkulöse Meningitis handelte. Sehr selten ist plötzlicher Tod bei vollkommen latenter tuberkulöser Meningitis, so daß man völlig überrascht ist, bei der Autopsie diesen Befund zu erheben. Namentlich bei Säuglingen und Kleinkindern kommt eine von Anfang an somnolente Form vor, so daß eine Verwechslung mit einer Encephalitis lethargica oder anderen Encephalitiden, z. B. Vaccineencephalitis, naheliegt.

Das *Initialstadium* der tuberkulösen Meningitis ist charakterisiert durch das Dreigestirn von Meningitissymptomen: den Kopfschmerz mit Nackenstarre, das Erbrechen und die Obstipation.

Der *Kopfschmerz* ist ein Frühsymptom. Er nimmt langsam zu und kann die höchsten Grade erreichen, so daß es zu dem sogenannten cri encéphalique kommt. Mitunter seufzen und jammern die Kinder beständig vor Schmerz. Der Kopfschmerz ist meist nur in der Stirn lokalisiert. Nach einer Woche läßt er gewöhnlich etwas nach.

Das zweite wichtige Symptom ist das *cerebrale Erbrechen*, das auch bei nüchternem Magen erfolgt und deshalb gallig ist. Oft ist das Erbrechen im Anfang unstillbar, geht mitunter mit Acetonurie einher und wird deshalb leicht mit dem sogenannten acetonämischen Erbrechen verwechselt.

Das dritte Symptom ist die *Verstopfung*; sie ist sehr hartnäckig, durch Klistiere und Abführmittel schwer beeinflußbar. Infolge der Kontraktur der Bauchmuskeln und der Behinderung der Nahrungsaufnahme durch das wiederholte Erbrechen erscheint der Bauch eingesunken. Man spricht von einem Kahnbauch.

Ein Frühsymptom ist auch eine auffällige *Photophobie*. Bald gesellen sich Ungleichheiten der Pupillen, Mydriase, Trägheit des Lichtreflexes hinzu. Der Blick ist meist in die Ferne verloren, da schon frühzeitig Apathie und Somnolenz auftritt.

In diesem Initialstadium kann die Diagnose bereits durch die Lumbalpunktion gesichert werden. Der Druck ist mehr oder weniger erhöht. Der Liquor ist klar oder zeigt häufiger eine Sonnenstäubchentrübung. Spinngewebsgerinnselbildung ist sehr häufig. Es findet sich eine Pleocytose mäßigen Grades, die aber sukzessive ansteigt. Die Zellen bestehen fast ausschließlich aus Lymphocyten. Der Zuckergehalt sinkt oft schon frühzeitig (normal 50 mg%), ähnlich verhalten sich auch die Chloride (normal 0,68 bis 0,72%). Eine Verminderung unter 0,6% spricht für eine tuberkulöse Meningitis.

Die Pandyreaktion ist positiv, Nonne-Apelt meist nur schwach positiv.

Die *Tryptophanreaktion* fällt bei der tuberkulösen Meningitis meist positiv aus. Sie kann in eitrigem, hämorrhagischem oder xanthochromem Liquor nicht ausgeführt werden, weil sie dann ein fälschlich positives Resultat ergibt. Tryptophan ist wesentlich für das Wachstum gewisser Bakterien, während andere es selber synthetisieren können, so z. B. die Tuberkelbazillen. Es könnte demnach die positive Tryptophanprobe von der Gegenwart von Tuberkelbazillen im Liquor abhängen.

Drei Reagenzien sind notwendig: 1. Konzentrierte Salzsäure. 2. Formaldehyd, wässerige Lösung täglich frisch bereitet in Verdünnung 1 : 20 aus der Grundlösung von 40% Formaldehyd. 3. Natriumnitrit 0,06%ige wässerige Lösung. Eine 0,6%ige Grundlösung von Natriumnitrit wird für die Untersuchung 1 : 10 verdünnt.

Reaktionen: 3 ccm Liquor werden mit 15 ccm konzentrierter Salzsäure versetzt und mit 2 bis 3 Tropfen 2%iger Formaldehydlösung versehen und geschüttelt. Dann läßt man 5 Minuten stehen. Langsam 2 ccm 0,06%iger Natriumnitritlösung zugießen und wieder stehen lassen. Die Reaktion ist positiv, wenn in 2 oder 3 Minuten ein zartvioletter Ring an der Grenze der überschichteten Natriumnitritlösung nach unten erscheint und 15 oder 30 Minuten oder länger bestehen bleibt. Die Reaktion ist negativ, wenn sich keine Veränderung zeigt, oder wenn der Ring gelbliche Farbe hat.

Die falsche positive Reaktion von eitrigem, hämorrhagischem oder xanthochromem Liquor erscheint tiefer in Farbe, ist dicker, leichter sichtbar und diffundiert in die Flüssigkeit nach oben und unten.

Der Levinsontest: Man gebraucht dazu eine 2%ige Lösung von Sublimat (Quecksilberbichlorid) und eine 5%ige Lösung von Sulfosalicylsäure. 1 ccm Liquor wird in je ein Reagenzgläschen pipettiert. In das eine Reagenzgläschen gibt man 1 ccm Sublimat, in das andere 1 ccm Sulfosalicylsäure. Die beiden Reagenzröhrchen werden geschüttelt und je 1 ccm des Inhalts von jedem Reagenzröhrchen werden in einem kleinen Agglutinationstubus mit einem inneren Durchmesser von 5 mm gebracht. Die Höhe des Präzipitats in diesen Röhrchen wird nach 24, 48 und 72 Stunden gemessen.

Der Liquor eines Patienten mit tuberkulöser Meningitis zeigt in der Regel ein großes Präzipitat von Sublimat und die Höhe des Präzipitats ist vier- bis sechsmal größer als diejenige des Sulfosalicylsäurepräzipitats.

Auch nach unseren Erfahrungen ist dieser Unterschied bei tuberkulöser Meningitis fast immer vorhanden. Leider ist er aber nicht ganz spezifisch, indem auch Meningitisfälle anderer Ätiologie gelegentlich ein ähnliches Resultat zeigen können.

Bakteriologische Diagnose. Der Tuberkelbazillennachweis ist in jedem Falle anzustreben im direkten Ausstrich, in der Kultur und durch Meerschweinchenimpfung. Naturgemäß ist nur der positive Befund von Tuberkelbazillen beweisend. Das Fehlschlagen des Nachweises darf eine sonst klinisch gesicherte Diagnose nicht in Frage stellen.

Die frühzeitige Diagnose der tuberkulösen Meningitis ist in der Praxis sehr wichtig, weil Fehldiagnosen im Beginn dem Arzt leicht übel genommen werden, und zwar sowohl, wenn er den Ernst der Situation verkennt und im Anfang nur beliebte banale Diagnosen, wie Magen-Darmkatarrh oder Würmer, stellt, als auch wenn er zu Unrecht eine tuberkulöse Meningitis annimmt und eine falsche Prognose in Aussicht nimmt, die sich später nicht bewahrheitet. Die Verantwortung wird besonders groß, sobald man über eine wirksame Behandlungsmöglichkeit wie heutzutage mit dem Streptomycin verfügt. Die traurige, ja beschämende Rolle des Kinderarztes am Krankenbett einer tuberkulösen Meningitis dürfte nun bald einmal ein Ende finden.

Der Verlauf der tuberkulösen Meningitis vor der Streptomycinbehandlung.

Lehrbuchmäßig kann man folgende Stadien unterscheiden:

a) *Prodromalstadium:* Schleichender Beginn, Stimmungs- und Charakterveränderungen, unlustiges, mürrisches Wesen, Unruhe, Aufschreien, Teilnahmslosigkeit bis zur Apathie, Schlummersucht, Hyperästhesie der Haut und Lichtscheu.

b) *Manifeste Meningitiszeichen:* Heftige Kopfschmerzen, cerebrales Erbrechen, Obstipation, Nackenstarre, Vorwölbung und Spannung der großen Fontanelle bei Säuglingen, Brudzinski, Kernig und Lasègue, Dermographismus, Reflexveränderungen, Hyperästhesie der Fußsohlen, zunehmende Trübung des Sensoriums, Puls verlangsamt, oft irregulär.

c) *Unweigerlicher Übergang in das terminale Stadium:* Markiert durch das Umschlagen der Pulsverlangsamung in Pulsbeschleunigung. Öfters Konvulsionen, Pupillendifferenz, Strabismus, Ptosis, Facialislähmung, Paresen der Extremitäten (Hemiplegie), tiefes Koma, meningitisches oder CHEYNE-STOKESsches Atmen, terminaler hoher Temperaturanstieg, Exitus meistens nach drei Wochen.

Der Verlauf der tuberkulösen Meningitis bei Streptomycinbehandlung.

Der Verlauf ist ein unterschiedlicher, je nach der Schwere des Falles und dem Stadium, in welchem die Behandlung einsetzen kann. Die Streptomycinbehandlung kann zunächst enttäuschen, indem die Symptome der tuberkulösen Meningitis noch verstärkt werden, so daß das Kind zeitweise exitusnahe erscheint. Besonders bei intracisternaler Injektion beobachtete WISSLER deutliche Verschlimmerungen, stärkere Bewußtseinstrübung, CHEYNE-STOKESsches Atmen, gelegentlich Extrasystolen, Fieberzacken und starken Anstieg der Lymphocyten im Liquor. Letzteres haben auch wir beobachten können.

In unserem schwersten Fall von encephalitischer Form der tuberkulösen Meningitis mit Miliartuberkulose trat dagegen schon wenige Tage nach der Streptomycinbehandlung eine solche Abschwächung des tiefen Komas auf, daß das Kind besser per os ernährt werden konnte und der Kahnbauch verschwand. Krämpfe und CHEYNE-STOKESsches Atmen blieben noch längere Zeit bestehen.

Im Verlauf der Streptomycinbehandlung der tuberkulösen Meningitis, unter Umständen auch nach längerem freiem Intervall, kann das Bild eines Reizhydrocephalus in zwei Formen auftreten, für die ich heute Beispiele demonstrieren kann:

1. *Reizhydrocephalus mit tonischer Starre.*

Dieses jetzt 22 Monate alte Mädchen war vor zwei Monaten beinahe moribund, in tiefem Koma, mit deutlichem head drop und CHEYNE-STOKESschem Atmen in die Klinik eingeliefert worden. Das Thoraxröntgenbild zeigte eine homogene Verschattung der rechten Spitze, entsprechend einem pneumonischen tuberkulösen Primäreffekt mit miliarer Aussaat über die ganze Lunge. Der Liquordruck war stark gesteigert, Farbe klar, Pandy positiv, Nonne negativ. Liquorzucker stark vermindert auf 7 mg%, Zellen 260/3, vorwiegend Lymphocyten.

Das Kind bekam eine Bluttransfusion von 120 ccm, Streptomycin 100 000 Einheiten intramuskulär und einmal 100 000 E. intralumbal. Im Hinblick auf den außerordentlich schweren Krankheitszustand wurde die Dosis von Streptomycin noch erhöht auf sechsmal 200 000 E. und zweimal 300 000 E. intralumbal. Das erste Zeichen der Besserung war nach wenigen Tagen, daß die Bewußtlosigkeit weniger tief war, so daß man das Kind besser ernähren konnte und der Kahnbauch verschwand. Die CHEYNE-STOKESschen Atempausen wurden weniger häufig und dauerten kürzere Zeit. Zeitweise traten tonisch-klonische Krämpfe auf. Es zeigte sich ferner eine ausgedehnte Eruption von Miliaria cristallina. Die Tryptophanprobe und der Levinsontest im Liquor waren positiv. Der Liquor war zeitweise xanthochrom, der Zellgehalt stieg mitunter auf 1592/3 bis 1796/3, ging dann aber allmählich auf 68/3 zurück.

Ungefähr neun Wochen nach Krankheitsbeginn und fortlaufender Streptomycinbehandlung zeigt jetzt das Kind das folgende Krankheitsbild:

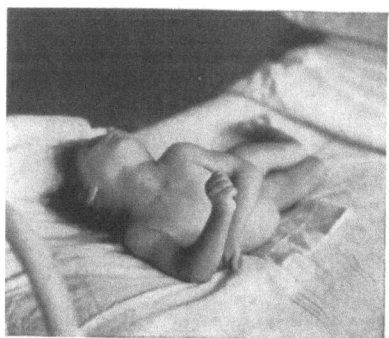 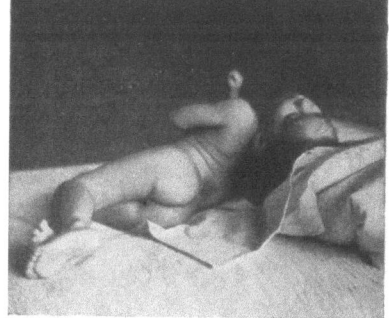

Abb. 236. Reizhydrocephalus nach Streptomycin.   Abb. 237. Reizhydrocephalus nach Streptomycin.

Das Mädchen liegt in rechter Seitenlage in einer eigenartigen, vollkommen steifen Stellung in übertriebener „Chien de fusil-Haltung" im Bett. Die ganze Wirbelsäule ist maximal lordosiert in Opisthotonusstellung, dazu noch im oberen Teil nach links torquiert. Der Kopf ist dabei so stark nach hinten umgebogen, daß das Gesicht nach oben gerichtet ist.

Die Augen sind weit geöffnet, zeigen aber normalen Lidschlag. Die Bulbi sind frei beweglich und führen fast immer eine gleichbleibende Bewegung aus. Langsamer, gleichgerichteter Blick nach rechts, um dann ruckweise wieder in schnellerem Tempo nach links zurückzukehren. Die Pupillen sind starr, isokor, mydriatisch, zeigen keine Reaktion auf Licht und Konvergenz. Das Sehvermögen ist jedenfalls stark herabgesetzt. Im Augenhintergrund findet man beiderseits eine deutliche Opticusatrophie. Die Cornealreflexe sind beiderseits vorhanden.

Das Hörvermögen ist dagegen erhaltengeblieben. Der aurikulopalpebrale Reflex läßt sich gut auslösen. Auf Händeklatschen tritt promptes Zwinkern der Augenlider ein.

Der Mund steht stets weit offen, erinnert an Karpfenmund, führt stereotype Bewegungen aus, die mäßig bewegte Zunge wird dabei vor- und zurückgeschoben.

Die Arme werden steif gehalten, rechts mehr als links. Rigide Hypertonie der Muskulatur, Beugung im Ellenbogengelenk. Die Hände sind fest zu Fäusten geballt, der Daumen beiderseits eingeschlagen. Mit dem rechten Arm werden unkoordinierte Bewegungen ausgeführt.

Das Abdomen wird weit vorgestreckt, die Bauchdecken sind etwas gespannt.

Die Beine sind in Hüft- und Kniegelenken gebeugt. Ausgesprochene Spitzfußstellung beider Füße. Das Kind schreit laut auf, wenn man versucht, die
Beine in den einzelnen Gelenken zu bewegen.

Das Sensorium scheint frei zu sein. Das Kind reagiert sofort beim Eintritt
ins Zimmer oder wenn man sich seinem Bette nähert. Es spricht kein Wort und
gibt nur selten ein deutliches Lallen von sich. Die Kleine läßt sich gut ernähren,
sie verschluckt sich niemals.

Die Arm- und Beinreflexe sind gesteigert. Babinski links hie und da positiv,
Lasègue und Kernig positiv.

Dieses Krankheitsbild erinnert an ähnliche Zustände höchster allgemeiner
Starre, wie man es früher in Spätstadien einer mit Serum behandelten Meningokokkenmeningitis beobachten konnte.

Wir werden jetzt die Streptomycinbehandlung möglichst rasch abbauen und
uns auf wiederholte Entlastungspunktionen beschränken.

2. *Reizhydrocephalus mit Gehirnnervenlähmung.*

Auf dieses Krankheitsbild hat zuerst der Florentiner Pädiater COCCHI hingewiesen. Er hat in einer beschränkten Zahl von Fällen um den 30. bis 50. Tag
der Krankheit, als sich schon eine deutliche Besserung eingestellt hatte, Zeichen
einer Mitbeteiligung der nervösen Zentren, ganz besonders aber Gehirnnerven-
lähmungen beobachtet (vorübergehende Hemiparese, Störungen der Atmung bis
zur Atemlähmung usw.). Wiederaufnahme der Streptomycinbehandlung in
solchen Fällen führte zu weiterer Verschlimmerung, wie wenn das Medikament
in dieser Periode der Rekonvaleszenz schlechter vertragen würde. Er beobachtete eine starke Liquordrucksteigerung bei dieser Krise und empfahl häufige
kleine Entlastungspunktionen ohne intralumbale Injektion von Streptomycin.

Bei dem 5½jährigen Knaben, den ich hier vorweise, war es gelungen, das
Fortschreiten der tuberkulösen Meningitis während 14 Wochen zu verhindern.
Auch bei ihm entwickelte sich zunächst das Bild der postmeningitischen Starre
der ganzen Körpermuskulatur, ähnlich wie bei dem Mädchen. Alle diese Er-
scheinungen schwanden nach Absetzen des Streptomycins und intramuskulären
Injektionen von Benadon. 14 Wochen nach Krankheitsbeginn betrachtete der
Knabe, der ohne jeden Defekt geheilt schien, mit Vergnügen sein Bilderbuch.

Nach diesem freien Intervall zeigt der Knabe heute das folgende Bild eines
schweren Reizhydrocephalus, das sich im Anschluß an eine unbedeutende Darm-
störung entwickelte.

Der Knabe hat hohes Fieber und zeigt ausgesprochene Attacken von CHEYNE-
STOKESschem Atmen. Zwischenhinein wieder eine Dyspnoe mit Nasenflügelatmen wie bei einer Pneumonie.

Am rechten Auge zeigt sich eine Parese des Abducens, und ferner treten
nystagmusartige Zuckungen an beiden Augen auf.

Der Facialis beiderseits zeigt eine deutliche Parese, welche die unteren Äste
betrifft.

Die Lumbalpunktion ergibt einen sehr stark gesteigerten Druck. Wir nehmen
die intramuskuläre Streptomycinbehandlung wieder auf, beschränken uns aber
auf zweimalige Lumbalpunktionen zur Entlastung und werden die intralumbalen
Streptomycininjektionen erst wieder aufnehmen, wenn die starke Drucksteigerung nachgelassen hat. So hoffen wir, auch dieses außerordentlich schweren
Rezidivs wieder Herr zu werden.

In leichteren Fällen und besonders bei frühzeitiger Behandlung ist der Verlauf
ein viel erfreulicherer.

Bei dem siebenjährigen Mädchen, das ich zum Schluß demonstriere, änderte
sich schon nach wenigen Injektionen von Streptomycin der Charakter der Krank-

heit völlig. Während es noch in der ersten Woche des Spitalaufenthaltes fast den ganzen Tag apathisch im Bette lag und zeitweise ein getrübtes Bewußtsein zeigte und fast alles erbrach, sistierte jetzt das Erbrechen, die Kopfschmerzen verschwanden, Wohlbefinden und Bewußtsein kehrten zurück, und der früher unvermeidliche Übergang in das terminale Stadium wurde endgültig aufgehalten. Das Kind lebt förmlich auf, will wieder spielen, sieht mit Vergnügen Bilderbücher an, lächelt und ist guter Laune. Sie sehen hier nicht eine lächelnde Mona Lisa, sondern ein ganz ungewohntes Bild, eine lächelnde tuberkulöse Meningitis vor sich.

Trotzdem müssen wir noch vorsichtig sein in der endgültigen Prognose, denn es persistieren Liquorveränderungen, wie Eiweißvermehrung, Xanthochromie, Pleocytose, so daß wir immer noch auf einen Rückfall gefaßt sein müssen.

Es empfiehlt sich deshalb, auch ohne Zeichen eines Rezidives abzuwarten, von Zeit zu Zeit, etwa alle zwei bis drei Wochen, eine acht- bis zehntägige Streptomycinkur in mäßigen Dosen zu wiederholen. Denn auch das Streptomycin tötet die Tuberkelbazillen nicht eigentlich ab, sondern wirkt auf sie nur antibiotisch,

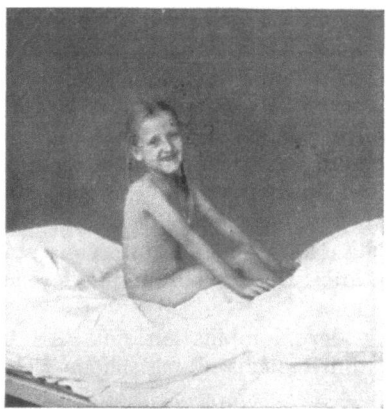

Abb. 238. Lächelnde tuberkulöse Meningitis nach Streptomycin.

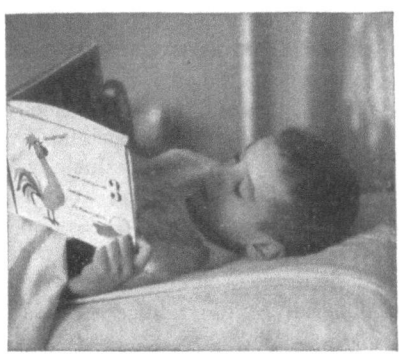

Abb. 239. Wohlbefinden einer tuberkulösen Meningitis nach erfolgreicher Streptomycinkur.

d. h. entwicklungshemmend und sogenannte Persisters können früher oder später ein mehr oder weniger schweres Rezidiv auslösen.

Solches Verhalten muß uns Richtlinien für die Therapie geben.

Bei der prolongierten Behandlung der tuberkulösen Meningitis mit Streptomycin besonders in hohen Dosen wurden schwere Streptomycinschäden beobachtet. Es kommt häufig zu Schwindel, mitunter verbunden mit Nausea und Erbrechen; auch grobschlägigen Nystagmus und Doppelsehen haben wir dabei beobachtet. Schwindel und Nystagmus sind als Vestibularisreizungen anzusehen und ebenso wie starkes Ohrensausen Warnungszeichen, die Streptomycindosen zu reduzieren oder die Behandlung auszusetzen, denn es wurde wiederholt Taubheit im Anschluß an prolongierte Streptomycinbehandlung beobachtet. Auch Amaurose ist beschrieben. HINSHAW glaubt diese Amaurose auf eine tuberkulöse Retrobulbärneuritis zurückführen zu können.

Auch Störungen der Kleinhirnfunktionen (Ataxie) und dysarthrische Sprachbeeinträchtigung wurden festgestellt. Hemmungen der geistigen Entwicklung von Debilität bis zu schwerer Demenz können zurückbleiben.

Es ist oft schwer zu entscheiden, was eine Folgeerscheinung der tuberkulösen Meningitis selber und was als Streptomycinschaden zu buchen ist.

Auch für die Streptomycintherapie muß das erste ärztliche Gebot heißen: Primum nil nocere. Man soll mit möglichst der kleinsten wirksamen Dosis auskommen, ohne sich sklavisch an ein Schema zu halten. Man beginnt tastend intralumbal bei Säuglingen mit 15 mg, bei Kindern von zwei bis vier Jahren 20 bis 30 mg, bei älteren Kindern 30 bis 40 mg, Adolescenten und Erwachsenen 50 mg je täglich einmal. Cocchi hatte ursprünglich empfohlen, das Streptomycin bei tuberkulöser Meningitis nur 10 bis 20 Tage lang intralumbal zu applizieren. Diese Empfehlung hat sich jedoch allgemein nicht bewährt, indem früher oder später schwere tödliche Rezidive auftraten. Es hat sich als notwendig herausgestellt, die intralumbale und intramuskuläre Streptomycinbehandlung ohne jede Unterbrechung oft monatelang fortzusetzen, noch einige Zeit über die völlige Normalisierung des Liquors hinaus. Zu den intralumbalen Dosen müssen sich stets intramuskuläre Injektionen gesellen. Man rechnet für Säuglinge und Kleinkinder 20 bis 40 mg pro Kilogramm Körpergewicht intramuskulär, in schweren Fällen gibt man 50 mg pro Kilogramm Körpergewicht. Cocchi empfiehlt vier Injektionen in 24 Stunden. In späteren Stadien haben wir mit gleichem Erfolg mit zwei täglichen intramuskulären Injektionen auskommen können. Die Behandlung muß mindestens 42 bis 56 Tage, in schweren Fällen 90 bis 120 Tage und darüber fortgesetzt werden. Nach dieser Zeit dürfen die intralumbalen Injektionen auf 3 bis 2 pro Woche reduziert werden, wenn es die deutliche Besserung der Liquorverhältnisse gestattet.

Neuerdings sind wir zur Kombination mit para-Amino-Salicylsäure übergegangen (PAS Cilag, oder Aminacyl Wander), die nach Lehmann eine ähnliche Wirkung entfaltet wie das Streptomycin und dessen Dosierung zu reduzieren erlaubt. Säuglinge erhalten 1,5 g, ältere Kinder 3 bis 10 g, Erwachsene 10 bis 14 g täglich in Form von Tabletten zu 0,3 g para-Amino-Salicylsäure. Die para-Amino-Salicylsäure haben wir als gut verträglich gefunden.

In neuester Zeit haben wir sogar dank der Kombination mit PAS und Rimifon bei lediglich intramuskulärer Streptomycinbehandlung schöne Erfolge erreicht.

Schon Cocchi hat darauf hingewiesen, daß reichliche zusätzliche Gaben von Vitaminen, namentlich A und D, die Verträglichkeit des Streptomycins erhöhen. Wir geben zweimal acht bis zehn Tropfen synthetisches Vitamin A (Hoffmann-La Roche), 1 ccm der Tropflösung enthält 150000 IE, und 1 ccm der Ampulle zu subkutaner Injektion 300000 IE. Neuerdings Arovit-Dragées ein- bis zweimal per die zu 50000 E. Gern genommen wird das amerikanische Präparat Vi-Daylin zweimal 5 ccm vor den Mahlzeiten. 5 ccm Vi-Daylin enthalten Vitamin A 3000 E, Vitamin D 800 E, Riboflavin 1,2 mg, Ascorbinsäure 40 mg, Niacinamid 10 mg und Thiamin 1,5 mg.

Bei Erbrechen und schwerer Kachexie empfehlen sich wiederholte Bluttransfusionen, Becozym- oder Luminalinjektionen und Zusatz von $^1/_2$ bis 1% Johannisbrotkernmehl (Nestargel) zur Nahrung.

Zur *intralumbalen Behandlung mit Streptomycin* schleicht man sich langsam ein und sucht die optimale Dosis zu erreichen, wobei eine Maximaldose von 50 mg (nach Cocchi) nicht überschritten wird (1 bis 3 mg pro Kilogramm Körpergewicht, d. h. Dosen ansteigend von 20 bis 50 mg pro die).

Eine Verminderung der intralumbalen Streptomycindosen geschieht erst nach deutlicher klinischer Besserung und teilweiser Normalisierung des Liquors. Die Zellzahlen sollen dauernd unter 200/3 liegen, der Liquorzucker soll mehr als 40 mg% betragen. Nach anfänglicher Reduktion der Lumbalpunktionen auf wöchentlich dreimal bleiben wir zunächst noch auf der gleichen einmaligen Streptomycindosis, um diese erst zu reduzieren, wenn die intermittierende Behandlung erfolgreich blieb. Wir gehen dann auf zwei und schließlich auf eine einzige intralumbale Injektion zurück und setzen diese erst dann ab, wenn nach fünf bis sechs Wochen die Liquorbefunde gut geblieben sind. Nach dem Absetzen der intralumbalen Streptomycinverabreichung führen wir noch wöchentliche Kontrollpunktionen durch.

Intramuskulär geben wir täglich zwei Injektionen zu 30 bis 40 bis 50 mg *Streptomycin* pro Kilogramm Körpergewicht und setzen diese Therapie auch nach Verlassen der intralumbalen Behandlung bis zur Heilung fort.

Die Behandlung mit niedrigen und unschädlichen Streptomycindosen wird ermöglicht durch die Kombination mit Paraaminosalicylsäure (PAS, Cilag bzw. Aminacyl Wander). Per oral wird PAS gegeben in Dosen von 0,2 bis 0,3 g pro Kilogramm, rectal 0,6 bis 0,8 g pro Kilogramm Körpergewicht, auf drei Dosen verteilt. An zwei Wochentagen, z. B. Samstag und Sonntag, wird eine *PAS-Pause* eingeschaltet, an welchen die Kinder *Calcium D-Redoxon* verordnet bekommen.

Ein neues ausgezeichnetes Mittel, welches sich sehr gut zur Kombinationstherapie eignet, ist das *Isonikotinsäurehydrazid* oder *Rimifon* (Roche). Man gibt per oral 5 bis 30 mg pro Kilogramm, in dringenden Fällen bis 50 mg pro Kilogramm Körpergewicht.

Ein interessantes Präparat ist das sogenannte *INHA-PAS*. Es handelt sich um ein mol : mol-Salz des Isonikotinsäurehydrazids der Paraaminosalicylsäure. Der rasche Abbau des so labilen PAS im Organismus wird verzögert und eine Resistenz auf Isonikotinsäurehydrazid mit weit sparsamerer PAS-Dosierung als bisher verhütet. Wir geben bei Kindern dreimal $^1/_2$ bis dreimal 1 Tablette nach den Mahlzeiten und haben namentlich bei Primotuberkulose damit sehr gute Erfolge erzielen können.

Die Paraaminosalicylsäure (PAS) entfaltet nach LEHMANN eine ähnliche Wirkung wie das Streptomycin und erlaubt dessen Dosierung zu reduzieren. Säuglinge erhalten 1,5 g, ältere Kinder 2 bis 10 g, Erwachsene 10 bis 15 g täglich in Form von Tabletten zu 0,3 g. Die Paraaminosalicylsäure haben wir als gut verträglich gefunden. Bei Schwierigkeiten in der peroralen Verabreichung geben wir rectal 0,6 bis 0,8 pro Kilogramm Körpergewicht, wobei es sich empfiehlt, dem Clysma einen Tropfen Tinct. opii beizufügen.

186. Vorlesung.

Tuberkulose im Kindesalter.

Sekundäre oder epituberkulöse Infiltration.

Wir haben bereits die Primärinfiltrierung kennengelernt. Sie findet sich vorwiegend in den ersten Lebensjahren und ist eben der Ausdruck dafür, daß auch der Tuberkelbacillus, wenn er zuerst in die Lunge kommt, nicht eine Tuberkelbildung veranlaßt, sondern wie jeder andere Keim eine pneumonisch-exsudative Läsion in Form einer Alveolitis. Namentlich bei massiver Infektion zeigt sich in großer Ausdehnung um den Primäraffekt herum eine Primärinfiltrierung. So kommt es, daß bei Säuglingen und Kleinkindern, wie schon LIEBERMEISTER beschrieben hat, die Tuberkuloseinfektion unter der Maske einer akuten Bronchitis oder Bronchopneumonie auftritt. Es ist deshalb vorsichtig nach der Rekonvaleszenz von Kindern mit Bronchopneumonien im Alter unter 7 Jahren eine Tuberkulinreaktion anzustellen und, wenn sie positiv ist, eine Röntgenaufnahme anzuschließen. In weitaus den meisten Fällen können wir klinisch keinen besonderen Befund erheben. Primäraffekt und die zugehörige Drüsenschwellung bleiben klinisch vollkommen latent, wir sehen nur, daß eine Tuberkulinreaktion, welche z. B. vor einem Jahr negativ war, inzwischen positiv geworden ist. Dagegen kann man mittels des Röntgenbildes selbst in solchen klinisch latenten Fällen ein charakteristisches Bild feststellen, einen Schatten, der den primären Herd und die regionären Drüsen einschließt. Bei der Rückbildung der

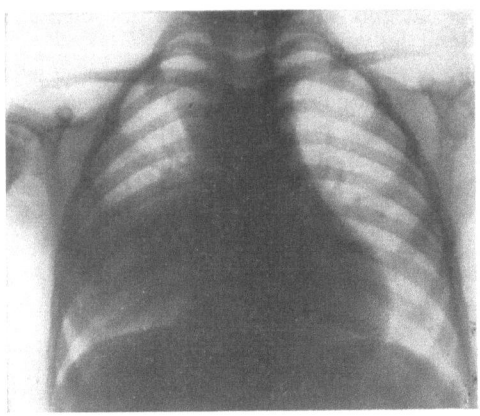

Primärinfiltrierung kommt nun das charakteristische Bild zum Vorschein, das REDECKER als das Stadium der Bipolarität bezeichnet, bei dem sich der Prozeß sowohl auf den Lungenherd, den eigentlichen Primäraffekt, als auch auf die Bronchialdrüsen so weit zurückgezogen hat, daß zwischen diesen beiden Schatten eine Einschnürung entsteht. Bei weiterer Rückbildung sehen wir dann auf der einen Seite den Primäraffekt zunächst weich, dann wird er immer härter und schließlich verkalkt er. Derselbe Rückbildungsprozeß spielt sich auch in den regionären Drüsen ab.

Abb. 240 a. Wahrscheinlich primäre Infiltrierung im rechten Mittellappen.

Wir müssen in den oft so ausgedehnten primären Infiltrierungen um den meist bescheidenen Kern eines tuberkulösen Primäraffekts herum den Ausdruck einer mächtigen allergischen Reaktion des Lungengewebes auf die Tuberkuloseinfektion sehen. Diese primären Infiltrierungen in der unmittelbaren Nachbarschaft des Primäraffekts weisen darauf hin, daß diese Allergie zunächst lokal entsteht und zu lokalen hyperergischen Reaktionen Anlaß gibt und erst allmählich sich auch auf die übrige Lunge und den gesamten Organismus ausdehnt.

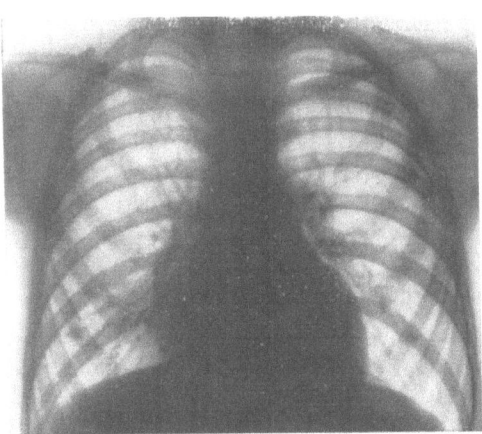

Weit häufiger als die Primärinfiltrierungen sehen wir die *sekundären Infiltrierungen* große Dimensionen annehmen, namentlich im Anschluß an eine aktive Bronchialdrüsentuberkulose. Die ausgedehntesten sekundären Infiltrationen sieht man vorwiegend im rechten Oberlappen. Die Ausdehnung der Infiltration, die im allgemeinen von der stürmischen Reaktionsweise des

Abb. 240 b. Derselbe Fall. Nach Rückgang der Infiltrierung kommt ein kleiner Primärherd zum Vorschein.

Organismus abhängt, bedingt die Temperaturen hinsichtlich Höhe und Dauer und die Beschleunigung der Senkungsgeschwindigkeit. Die Temperatur kann bis 39 bis 40° steigen. Mitunter findet man nur labile Temperaturen um 38°, die sich über Tage und Wochen erstrecken. Durchwegs treten nach Überwindung des akuten Stadiums mit beginnender Rückbildung der Infiltration völlig normale Temperaturen auf. Auch die anfangs beschleunigte Blutkörperchensenkung sinkt mit Rückbildung der perifokalen Entzündung zu normalen Werten ab.

Aber nicht nur im rechten Oberlappen, sondern auch an beliebigen anderen Stellen der Lungen können solche sekundäre Infiltrationen auftreten. Der klinische Befund der sekundären Infiltrierung ergibt Schallverkürzung bis zur massiven Dämpfung im Bereich des befallenen Lungenlappens. Das Atemgeräusch ist meist rein bronchial, entsprechend der Dichte der Infiltration, und dieses Bronchialatmen kann sich über bestimmten Lungenbezirken wochen- und monatelang konstant erhalten. Gelegentlich ist das Atemgeräusch nur verschärft oder gar abgeschwächt. Katarrhalische Geräusche in Form von klein-mittelblasigen Rasselgeräuschen können vollkommen fehlen oder sind meist nur spärlich vorhanden. Das Krankheitsbild erinnert im

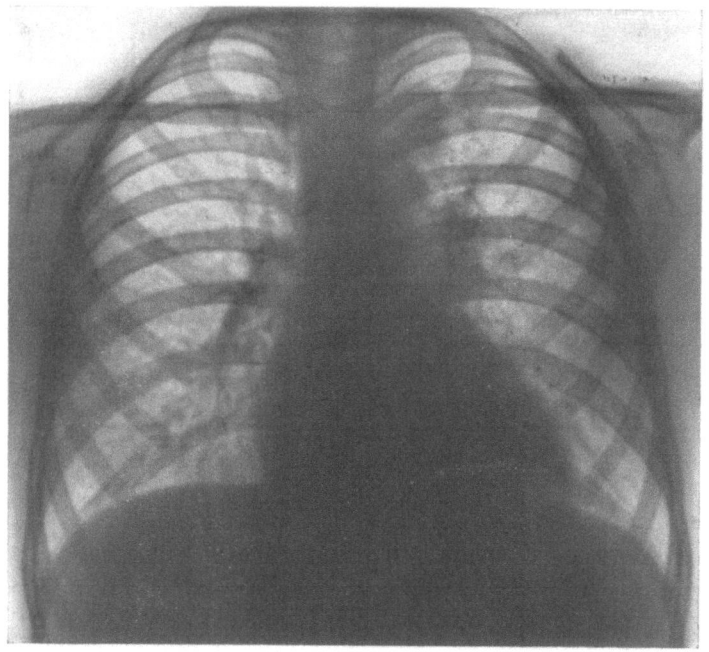

Abb. 241. Sogenanntes bipolares Bild. Infiltrierung im linken Oberlappen bildet sich zurück. Bronchialdrüsenschwellung mit perifokaler Infiltrierung.

Anfangsstadium besonders bei dem stürmischen Beginn an dasjenige einer croupösen Lappenpneumonie. Es kann auch von einer käsigen oder gelatinösen, tuberkulösen Pneumonie zunächst kaum unterschieden werden und die Diagnose wird erst durch den weiteren Verlauf gesichert.

Die sekundären Infiltrierungen (die sogenannte Epituberkulose von ELIASBERG und NEULAND von der CZERNYschen Klinik) gehen viel langsamer zurück als bei einer gewöhnlichen Pneumonie, die sich oft überraschend schnell wieder löst. Die sekundären Infiltrierungen dauern wochen- und monatelang. Aber im Gegensatz zu der fortschreitenden Verschlechterung bei der käsigen Pneumonie wird bei der epituberkulösen Infiltrierung das Allgemeinbefinden nach dem stürmischen Beginn mit dem Abklingen des Fiebers rasch immer besser, so daß solche Kinder ohne Fieber herumgehen können, guten Appetit haben, sich vollkommen wohl fühlen, und nur die objektive Untersuchung deckt überraschenderweise z. B. Dämpfung über dem rechten Oberlappen oder dem rechten Mittellappen oder an irgendeiner anderen Stelle auf, und hier hört man während Wochen und

Wochen unverändert lautes Bronchialatmen. Auch im Röntgenbild lassen sich diese epituberkulösen Infiltrierungen lange Zeit als mehr oder minder dichte homogene Verschattungen nachweisen. Es kann z. B. scheinen, als wenn der rechte Mittellappen von einem schwarzen Tuch verhüllt würde. Nur ganz allmählich, gewöhnlich nach monatelanger Dauer, hellen sich diese Schatten wieder auf, sie können spurlos verschwinden oder aber eine gewisse Induration der Lungenfelder gelegentlich mit Bronchiektasenbildungen zurücklassen.

Nach neueren Anschauungen handelt es sich bei den sogenannten Infiltraten mehr um Atelektasen, veranlaßt durch den Druck verkäster Bronchialdrüsen auf die Bronchien, oder gar durch Perforation von Käsemassen in die Bronchien.

Es ist sehr wichtig für den Arzt, daß er das Vorkommen dieser sekundären Infiltrierungen kennt und durch dieselben nicht veranlaßt wird, wie es bei einer Kindertuberkulose naheliegen würde, eine schlechte Prognose zu stellen, in der Annahme, es handle sich um eine käsige Pneumonie mit Ausgang in Erweichung, Kavernenbildung und fortschreitende Lungentuberkulose. Dies ist bei der epituberkulösen Infiltration niemals der Fall. Die Prognose dieser ausgedehnten sekundären Infiltrierungen ist in der Regel eine ganz günstige.

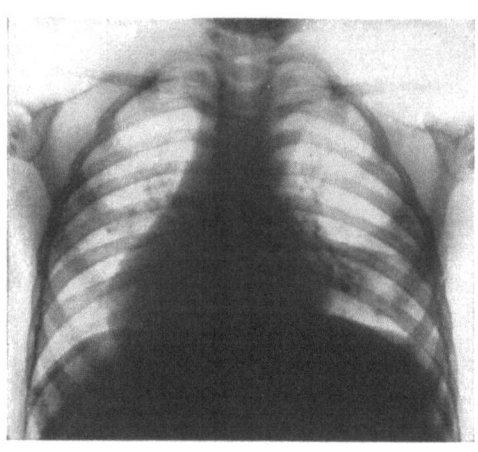

Abb. 242 a. Seltene sekundäre epituberkulöse Infiltrierung bei einem sechs Monate alten Säugling. Bronchialdrüsentuberkulose.

Abb. 242 b. Derselbe Fall. Infiltrierung im Rückgang (seitenverkehrt).

Der Ausgangspunkt der sekundären Infiltrierung kann dargestellt werden durch vereinzelte oder mehrere kleine Streuherde in den Lungen, um die herum sich diese mächtige Reaktion in großer Ausdehnung zeigt. Sehr häufig können aber tuberkulöse Bronchialdrüsen gerade solche großen Lappeninfiltrate z. B. im rechten Oberlappen auslösen. Im einen wie im anderen Falle müssen wir für die Entstehung solcher lobären Infiltrate einmal eine hohe Gewebsallergie der Lungen annehmen, ganz ähnlich wie bei der croupösen Pneumonie, bei der man ja auch neuerdings die Anschauung vertritt, daß sie von unspezifisch erkrankten Bronchialdrüsen ihren Ausgangspunkt nimmt, wobei ebenfalls allergische Prozesse mitspielen. Das Lungengewebe ist bei der Tuberkulose schließlich nicht nur in der unmittelbaren Nachbarschaft des Primärkomplexes, sondern auch in seiner

Gänze spezifisch sensibilisiert und reagiert nun auf Tuberkulotoxine mit einer ausgedehnten und heftigen Entzündung. Auch ein konstitutionelles Moment spricht hier mit. Man findet die höchsten Grade der Überempfindlichkeit ganz besonders bei exsudativ-lymphatischen Kindern, welche deshalb zu solchen ausgedehnten Lappeninfiltrierungen neigen.

Verwandt, aber nicht identisch mit diesen gutartigen Infiltrierungen ist das sogenannte Frühinfiltrat bei älteren Kindern und Jugendlichen. Es kann ebenso akut auftreten mit Fieber und wird häufig mit einer Grippe verwechselt. Im Gegensatz zur epituberkulösen Lappeninfiltration macht es sehr häufig keine durch Perkussion und Auskultation nachweisbare Erscheinungen. Es läßt sich nur röntgenologisch nachweisen als ein mitten im Lungengewebe gelegener Schatten besonders in der Infraklavikulargegend. Es handelt sich offenbar ebenfalls um eine perifokale Entzündung, um alte, kleine Streuherde in den Oberlappen (SIMONsche Narbenherde), deren Tuberkelbazillen wieder aktiv geworden sind. Es liegt also eigentlich ein recht spätes, sogenanntes Frühinfiltrat vor. Im Unterschied zu den obgenannten sekundären Infiltrierungen bei der Epituberkulose kommt es bei dem Frühinfiltrat häufiger zur Verkäsung im Zentrum, zur Erweichung, zur Bildung von Frühkavernen und zur Entwicklung einer eigentlichen Lungenphthise, indem sich die Tuberkulose intrakanalikulär, oder auf dem Lymphweg immer weiter ausbreitet. Man nimmt vielfach auch für die Entstehung dieser Frühinfiltrate eine Superinfektion an. Die Frühinfiltrate brauchen nicht immer an der charakteristischen Stelle zu sitzen, sondern können gelegentlich auch an irgendeinem beliebigen Ort der Lunge sich entwickeln. Der Verlauf braucht nicht immer zur Lungenphthise zu führen, sondern die Frühinfiltrate können sich wieder völlig zurückbilden.

Im Prinzip handelt es sich beim Frühinfiltrat eigentlich auch nur um eine perifokale Entzündung. Alle diese Erfahrungen zeigen nur, daß entzündliche Vorgänge bei der Tuberkulose neben den produktiven Veränderungen, die zur Tuberkelbildung führen, eine sehr·große und wichtige Rolle spielen. Eine scharfe Trennung der produktiven und entzündlichen Formen ist nicht möglich. Wir finden vielmehr als Kern der entzündlichen Veränderung entweder frische oder alte, aber wieder aktiv gewordene Tuberkuloseherde.

Wir wollen nun noch die Kindertuberkulose mit der Tuberkulose der Erwachsenen vergleichen. Die frühkindliche Tuberkulose zeigt drei Besonderheiten:

1. Das Vorhandensein eines fast immer in den Lungen sitzenden Primäraffekts, der meistens in der Nachbarschaft des Hilus gelegen ist, gelegentlich können aber Bazillen in den Organismus eindringen, ohne einen Primäraffekt zu machen.

2. Konstante und überwiegende Erkrankung der zugehörigen Lymphdrüsen, d. h. ganz besonders der tracheobronchialen Drüsen, meist mit starker Verkäsung.

3. Tendenz zur Ausbreitung und zur Streuung vom Primärkomplex aus.

Beim Erwachsenen ist das Bild ein ganz anderes. Die älteren Anschauungen, daß die Tuberkulose der Erwachsenen immer in der Spitze beginne und sich von oben nach unten ausbreite, hat durch die neueren Forschungen mit Hilfe der Röntgenstrahlen manche Korrektur erfahren. Die Erwachsenenlungentuberkulose wird meist auf ein Wiederaufleben alter Herde, welche noch von der Kindheit herrühren, zurückgeführt, seltener auf eine Reinfektion von außen. Auch die Lungentuberkulose der älteren Kinder oder der Erwachsenen kann mit einem akuten oder subakuten Schub von bazillärer Pneumonie einsetzen, mit mehr weniger hohem Fieber, mitunter Bluthusten, mit Zeichen einer Lungenkongestion im Sinne einer Pneumonie oder Bronchopneumonie. Es zeigt sich dann das obenerwähnte infraklavikulare, sogenannte Frühinfiltrat. Dieser Schub von tuberkulöser Pneumonie kann sich in verschiedener Weise entwickeln, z. B. im Sinne einer massiven Verkäsung (käsige Pneumonie). Dieser Ausgang ist selten. Sie kann vollständig zurückgehen, ohne eine Spur zu hinterlassen, das ist etwas weniger selten. Häufig ist die Rückbildung unvollständig und nach einer Periode trügerischen Schweigens kommt ein neuer Schub. Die häufigste Entwicklung ist die Umbildung der initialen tuberkulösen Pneumonie in gewöhnliche chronische Tuberkelknötchen, welche verkäsen und deren Zentrum häufig erweicht und sich mehr oder weniger rasch in einen Bronchus entleert. So bildet sich auch eine mehr oder weniger große Kaverne, umgeben von zum Teil verkästem Bindegewebe. Die Bindegewebsbildung kann über die Verkäsung vorherrschen und es kommt dann zu mehr fibrösen Veränderungen. Diese richtige Lungenphthise findet sich nicht bei Kindern vor dem sechsten Lebensjahr, sie ist sehr selten bei Schulkindern und tritt hauptsächlich bei Adoleszenten und Erwachsenen auf.

Während bei dem jungen Kinde und überhaupt bei der ersten Tuberkulose-infektion die rasch verkäsenden, mächtigen Drüsenschwellungen vorherrschen, sind beim Erwachsenen, aber auch bei Reinfektionen überhaupt, die Drüsen kaum mehr beteiligt. Die tracheobronchialen Lymphdrüsen z. B. bilden kleine sklerosierte Massen, schwarz von Anthrakose, sie enthalten manchmal einzelne Kalkkörner, aber die Käsemasse ist selten mehr sichtbar. Durch Verimpfung kann man allerdings in ihnen nicht selten Bazillen nachweisen.

Aber auch in der dritten Eigentümlichkeit der Kindertuberkulose besteht ein durchgreifender Unterschied. Während beim jungen Kind die Tuberkulose eine große Neigung zur Ausbreitung durch Streuung hat, bleibt sie beim Er-wachsenen lange Zeit in den Lungen lokalisiert. Die Metastasen erfolgen nicht durch Streuung, sondern kanalikulär und führen erst spät z. B. zur Infektion des Larynx oder des Darmes.

Zwei Theorien stehen sich gegenüber, um das verschiedene Verhalten der Tuberkuloseinfektion beim Kinde und beim Erwachsenen zu erklären. Die eine Theorie sagt, es kommt zur Erkrankung beim Erwachsenen infolge eines Verlustes der erworbenen Tuberkuloseimmunität, die andere dagegen lehrt den veränderten Verlauf der Tuberkuloseinfektion beim Erwachsenen auf eine Überempfindlichkeit zurückzuführen.

Verlust der Immunität würde demnach zu neuer Herdbildung Anlaß geben, Wiedererwerb derselben zur Beschränkung des Herdes. Das Fehlen der Drüsen-schwellungen bei der Erwachsenenphthise kann zurückgeführt werden auf eine gewisse lokale erworbene Immunität während der Kindheit im Verlaufe der Ent-wicklung der initialen Adenopathie.

Die Überempfindlichkeitstheorie nimmt eine endogene oder exogene Re-infektion an bei einem Individuum, welches durch eine erste Infektion sensibili-siert worden ist. Deshalb sei der Verlauf ein ganz anderer als bei der primären Infektion. Für diese Lehre spricht die Beobachtung, daß, wenn ein Erwachsener ohne vorhergehende Tuberkuloseinfektion in der Kindheit von Tuberkulose befallen wird, wie z. B. bei gewissen Naturvölkern, daß dann die Tuberkulose beim Erwachsenen einen ganz ähnlichen Verlauf nimmt, mit mächtiger, ver-käsender Bronchialdrüsenschwellung wie im Kindesalter.

Man hat dieses Verhalten mit dem sogenannten Kochschen Versuch ver-glichen. Injiziert man in die Bauchhaut eines gesunden Meerschweinchens eine ziemlich beträchtliche Menge von Tuberkelbazillen, so zeigt sich nach zehn bis zwölf Tagen an der Inokulationsstelle ein ziemlich hartes Knötchen, welches sich sehr bald öffnet und ein bis zum Tode bestehendes Geschwür bildet. Bis zum 15. Tage sind die Inguinaldrüsen auf der Seite des Knötchens angeschwollen, und am 20. Tag werden die Lumbaldrüsen der gleichen Seite ergriffen, dann breitet sich die Tuberkulose immer weiter aus und das Tier stirbt etwa sechs Wochen nach der Inokulation.

Macht man bei einem Meerschweinchen, welches schon drei bis vier Wochen infiziert war, eine neue subcutane Inokulation von Tuberkelbazillen, auf der anderen Seite der Bauchwand, so zeigt sich ein ganz verschiedener Verlauf. Schon nach zwei bis drei Tagen findet man eine Induration, das Knötchen wird nekrotisch, entleert sich rasch und hinterläßt eine oberflächliche Ulzeration, welche rasch abheilt. Der ganze Prozeß spielt sich ohne jede Mitbeteiligung der Drüsen ab.

Es handelt sich hier um eine allergische Reaktion. Diese zeigt 1. eine kürzere Inkubationszeit, 2. größere Intensität und 3. rascheren Verlauf.

Bei der Phthise der Erwachsenen sehen wir mehr weniger ausgedehnte Herde, welche lokal nekrotisieren, aber keine deutliche Neigung mehr zur Ausbreitung zeigen, ähnlich wie im Meerschweinchenversuch fehlt die Drüsenschwellung fast gänzlich.

Die Allergielehre muß jedoch mit Vorsicht interpretiert werden, denn es ist sehr merkwürdig, daß wir diese Vorgänge nur bei Erwachsenen beobachten und nicht bei Kindern bis zu etwa sechs Jahren, bei denen doch die Allergie sich geradezu auf dem Höhepunkt befindet. Dies erklärt sich nach MARFAN, wenn man nicht nur die Allergie, sondern auch den Faktor des Lebensalters in Rechnung stellt. Man kann auch die tuberkulösen Läsionen der Lungen beim Erwachsenen nicht streng mit dem KOCHschen Phänomen vergleichen. Beim KOCHschen Phänomen sehen wir rasche Heilung, bei der Phthise des Erwachsenen oft sehr geringe Heilungstendenz, überhaupt keine Heilung, vielmehr fortschreitende Ausdehnung der Krankheitsherde.

Zwischen Immunität und Allergie bestehen gewisse Beziehungen, indem die Allergie schließlich in Immunität übergehen kann. Es scheint, daß die Theorie von dem verschiedenen Grade der Immunität beim Kind und beim Erwachsenen das verschiedene Verhalten im Verlauf der Tuberkuloseinfektion besser erklären kann als der Begriff der Allergie.

Bei älteren Kindern und Adoleszenten sehen wir, wie Einzelknötchen alter hämatogener Streuherde aus der primären Infektion wiederum Anlaß geben können zu perifokalen Entzündungen in Form eines eigentlich recht spät einsetzenden sogenannten Frühinfiltrats. Die Art der Weiterverbreitung geht dann über den Weg des lokalen Nachschubes. Der Kreis wird so geschlossen, das Kind wurde von einem erwachsenen Phthisiker, z. B. mit Kavernenbildung, aus einem Frühinfiltrat infiziert, es machte eine kindliche Tuberkulose durch mit Primäraffekt und Bronchialdrüsentuberkulose. Dieser Primärkomplex setzte Streuherde in den Lungen, die sich z. B. in den Lungenspitzen zu SIMONschen Narbenherden zurückbildeten. In der Nachbarschaft solcher alter, z. B. infraklavikularer Streuherde, tritt nun nach vielen Jahren zur Zeit der Adoleszenz eine neue perifokale Entzündung auf, das eigentlich recht späte „Frühinfiltrat", das wiederum zur Kaverne einschmelzen kann. Der Ring von Erwachsenentuberkulose zur Kindertuberkulose und wiederum zur Erwachsenentuberkulose ist vollendet. Das Unheimliche und Perfide der Anfänge der Lungentuberkulose liegt darin, daß sie häufig entweder keine, oder wenn schon, dann uncharakteristische klinische Erscheinungen macht. Glücklicherweise ist die Immunität im späteren Kindesalter häufig noch groß genug, um die Weiterentwicklung einer Phthise aus einem eingeschmolzenen, späten Frühinfiltrat hintanzuhalten und Heilungsvorgänge zu ermöglichen.

Die Skrofulose.

Der Name Skrofulose leitet sich ab von Skrofa, d. h. Schwein, weil der pastöse Habitus dieser Kinder mit Verdickung der Nase und der Oberlippe an den Kopf eines Schweines erinnert. Es besteht ein chronischer Schnupfen. Nicht selten finden sich Ekzeme des Gesichts in der Umgebung von Mund, Nase und Augen. Die Augen zeigen Blepharitis, Conjunctivitis und Keratitis phlyktaenulosa, letztere gewöhnlich verbunden mit starkem Blepharospasmus und nachfolgenden Hornhauttrübungen. Man spricht von einer skrofulösen Ophthalmie (siehe Seite 1026). Skrofulöse Kinder leiden nicht selten auch an Otitis media chronica purulenta oder sicca. Drüsenschwellungen, besonders am Kieferwinkel und am Hals umrahmen das skrofulöse Gesicht und vervollständigen den Eindruck eines Schweines. Die Drüsen neigen zu Verkäsung und Erweichung.

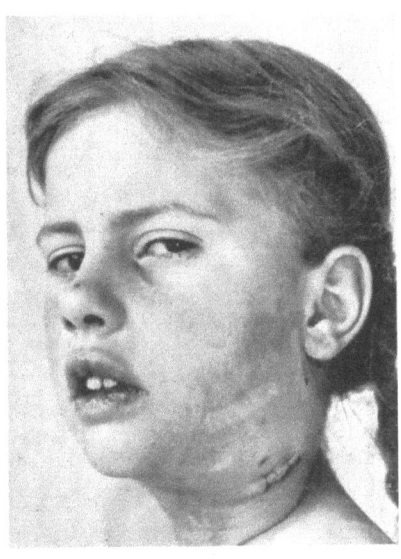

Abb. 243. Facies-scrofulosa. Verdickung der Nase, der Oberlippe, rüsselförmiger Mund, Verengerung der linken Lidspalte wegen skrofulöser Ophthalmie, Tuberkulose der Kieferwinkeldrüsen (operiert).

Die erhöhte Reizbarkeit der Haut zeigt sich auch durch die starke Reaktion auf die cutane Tuberkulinimpfung. Charakteristisch ist, daß neben der Hauptpapel noch mehrere kleine Nebenpapeln entstehen (skrofulöse PIRQUETsche Reaktion).

Nicht selten äußert sich die erhöhte Reizbarkeit auch in dem sogenannten *Lichen skrofulosorum*. Es finden sich kleine, sich meist als solche zurückbildende Knötchen, folliculär in Exanthemform von der Farbe normaler Haut oder blaßrot bis rötlich-bräunlich. Die Größe variiert von einer Nadelspitze bis zu einem Hirsekorn. Die Einzelefflorescenzen sind entweder disseminiert oder haben die ausgesprochene Neigung, in unregelmäßigen, kreisförmigen Gruppen zusammenzustehen.

Der Lichen skrofulosorum lokalisiert sich vorzugsweise am Rumpf, vom oberen Drittel der Brust bis zum oberen Drittel der Oberschenkel. Efflorescenzen kommen aber auch im Gesicht, besonders in der Nasengegend, sogar im behaarten Kopf in Form schuppender Flecken und auch an den Extremitäten vor.

Der Verlauf ist chronisch intermittierend, ohne subjektive Erscheinungen, aber mit leichtem Jucken. Häufig ist ein rezidivierender Verlauf, ähnlich wie bei den Phlyktänen, skrofulösem Ekzem usw.

Histologisch findet man perifolliculäre lymphocytäre Infiltrate mit epitheloiden und Riesenzellen, gewöhnlich ohne zentrale Verkäsung.

Der Lichen skrofulosorum wird bei Kindern und Jugendlichen angetroffen, die stark auf Tuberkulin reagieren und eine besondere Form der tuberkulösen Infektion der Haut, der Augen, der Lymphdrüsen, der Knochen usw. darbieten, eben das klinische Bild der Skrofulose. Auch postexanthematisch, z. B. nach Masern, kann Lichen skrofulosorum auftreten.

Die Prognose für die Haut ist absolut günstig.

Gelegentlich kann erst ein Lichen skrofulosorum die Aufmerksamkeit auf eine sonstige aktive, wenn auch sehr benigne Tuberkulose richten.

Obgleich auch heute die Ansichten über das *Wesen der Skrofulose* noch nicht allseitig völlig geklärt sind, so ist doch das eine sicher, daß bei ihr die *Tuberkulose* die Hauptrolle spielt. Es handelt sich allerdings um eine eigenartige und gutartige Sonderform der Tuberkulose, welche ihren Charakter auch dadurch erhält, daß die primäre Infektion mit Tuberkulose wahrscheinlich im Bereich des Kopfes erfolgt, z. B. Primäraffekte der Tonsillen, des Zahnfleisches, des Mittelohrs.

Nach der bisherigen klassischen trialistischen Lehre, die sich aufbaut auf die Arbeiten von ESCHERICH, MORO und CZERNY, erhält die Skrofulose ihren eigentümlichen Charakter durch die Kombination mit einer Konstitutionsanomalie, mit der zuerst von CZERNY genauer beschriebenen exsudativen Diathese, die eine erhöhte Vulnerabilität der Haut, der Schleimhäute und des lymphatischen Apparats zur Folge hat. Die Kombination von exsudativer Diathese und Tuberkulose bedarf jedoch noch eines dritten, sogenannten pauperistischen Moments, d. h. ungünstige Verhältnisse der Hygiene in einem armseligen Milieu mit Schmutz, schlechten Wohnungen, Unterernährung, damit sich eine Skrofulose entwickelt.

Gegen diese trialistische Lehre hat RIETSCHEL in neuester Zeit eingewendet, daß die Hilfshypothese der exsudativen Diathese nicht nur entbehrlich, sondern direkt falsch sei. Er stützt seine Auffassung auf folgende Gründe:

1. Eine Tuberkuloseinfektion in der Blütezeit der exsudativen Diathese beim Säugling ergibt nicht das Bild der Skrofulose.

2. Das chronische Ekzem, eine der wichtigsten Manifestationen der exsudativen Diathese ist speziell dem Säuglingsalter eigen, aber in diesem Alter fehlt gerade die Skrofulose.

3. Die Skrofulose ist eine Krankheit speziell der verwahrlosten, schmutzigen Kinder, sie fehlt in den Familien der Begüterten und Reichen, obwohl die Zahl der exsudativen Kinder daselbst recht groß ist.

RIETSCHEL hat aber nicht nur die alte Skrofulosetheorie bekämpft, sondern auch neue Anschauungen begründet. Er steht auf dem Boden der RANKEschen Lehre von den Stadien der Tuberkuloseinfektion. RANKE unterscheidet bei Verlauf der Tuberkulose drei Stadien:

1. Das *Stadium des Primärkomplexes:* Primäraffekt, meist in der Lunge sitzend, und Schwellung der zugehörenden Bronchialdrüsen.

2. *Das Stadium der Akme*, d. h. Gipfelpunkt der Infektion: Mitbeteiligung des gesamten Organismus und der allgemeinen Allergie.

3. *Das Stadium des Abklingens* der Krankheit und der relativen Immunität.

Zur Entstehung der Skrofulose ist nach RIETSCHEL die erste Voraussetzung die hohe Allergie im zweiten Stadium der Tuberkulose. Diese Hyperallergie bringt im allgemeinen der Säugling infolge einer zu schwachen Antikörperproduktion noch nicht auf, er bietet daher auch nicht das Bild der Skrofulose. Nur das wachsende Kind jenseits des Säuglingsalters kann somit an Skrofulose leiden. Die Entstehung der Skrofulose ist demnach an eine aktive Tuberkulose des zweiten Stadiums mit ihrer besonders hohen Überempfindlichkeit gegen kleinste Mengen von tuberkulotoxischen Substanzen gebunden. Kommt nun noch eine Schädigung der Haut durch Schmutz, Unreinlichkeit mit sekundärer Infektion dazu, so wird die celluläre Immunität noch mehr herabgesetzt und es kommt zur Entwicklung des klinischen Bildes der Skrofulose.

Therapie: Sie muß einerseits die Tuberkulose, anderseits die exsudative Diathese berücksichtigen. Man kommt hier oft zu einem richtigen Dilemma: Wegen der Tuberkulose sollte man fettreich ernähren, anderseits verschlimmert das Fett sehr häufig die exsudativen Erscheinungen. Für die Diät hält man sich deshalb in erster Linie an den Ernährungszustand des Kindes. Bei pastösen, fetten Kindern schränkt man die Gesamtnahrungszufuhr ein, gibt wenig Milch, wenig Eier oder Fette, statt dessen gibt man reichlich Gemüse, Obst, Suppen, letztere fast nicht gesalzen, etwas Fleisch, aber kein geräuchertes, und milden Käse. Bei unterernährten Kindern kommt man dagegen mit einem entgegengesetzten Regime zum Ziel. Man wird bei mäßigen Milchmengen mit Eigelb und Fetten auch Butter und Sahne den Gewebsansatz zu fördern suchen.

Wichtig ist die Verbringung in hygienisch einwandfreie saubere Pflege.

Beliebt sind schon seit alten Zeiten *Schmierseifenkuren*. Sapo kalinus viridis sive venalis wird mit gleichen Teilen Vaseline versetzt. Ein Kaffee- bis ein Eßlöffel Schmierseife wird zirka 10 Minuten lang mittels Flanellappens in die Haut eingerieben, täglich abwechselnd Rücken, Brust, Beine und Arme. Die Seife bleibt dann eine Viertel- bis eine halbe Stunde liegen, dann wird sie mit feuchtem Wattebausch oberflächlich entfernt und die Haut mit Frottiertuch trockengerieben. Nach je vier Tagen ein bis zwei Tage Pause.

Auch Quarzlampenbestrahlungen in vorsichtiger Dosierung sind zu empfehlen.

Bei normal gewordener Blutsenkungsgeschwindigkeit sind klimatische Kuren im Hochgebirge oder an der Nordsee empfehlenswert. Bei mageren Kindern Ostsee oder Mittelgebirge.

Heutzutage wird man die moderne Chemotherapie der Tuberkulose mit Streptomycin, Rimifon und PAS, eventuell in Form von INHA-PAS, anwenden.

Als Roborantien wirken günstig Sirup. ferri jodati 20,0, Sirup. simplicis 80,0, MDS. dreimal 1 Teelöffel täglich nach dem Essen. Auch Jodferratose, Lebertran, Jemalt (Wander), Arsen sind empfehlenswert. Uns hat das Polyvitaminpräparat Vi-Daylin zweimal 1 Teelöffel vor den Mahlzeiten gute Dienste geleistet.

188. Vorlesung.

Prophylaxe der Tuberkulose durch den Vaccin Calmette-Guérin (B. C. G.).

Calmette und Guérin haben einen bovinen Tuberkelbacillus während zwölf Jahren ununterbrochen auf Kartoffeln gezüchtet, die in Rindergalle gekocht und mit 5% Glycerin versetzt waren. Durch diese lange Züchtung der Tuberkelbazillen bei 38° und bei Galleüberschuß wurden sie in ihrer Virulenz außerordentlich abgeschwächt. Es gelang, jungen Tieren durch Injektion oder Verfütterung dieses Vaccins eine deutliche Allergie gegen Tuberkulin zu verleihen, welche mindestens zwei Jahre dauert.

Man hat diesen Vaccin auch zur Prophylaxe von gefährdeten Neugeborenen verwendet, man gibt z. B. am dritten, fünften oder siebenten Lebenstag eine vom Institut Pasteur in Paris in frischem Zustande gelieferte Ampulle, die nach Schütteln mit der Milch vermischt wird. Calmette nimmt an, daß der Schutz erst nach mindestens 40 Tagen wirksam wird. Während dieser Zeit muß der Säugling isoliert werden. Die Schutzwirkung soll mindestens vier Jahre dauern. Man wählt die Schutzimpfung beim Neugeborenen, weil der Darm in diesem Lebensalter noch für die Bazillen besonders durchlässig ist. Man kann den Impfschutz verlängern, wenn man nach ein bis zwei Jahren die Impfung wiederholt. Nur muß man dann $1/_{50}$ bis $1/_{100}$ mg des Impfstoffes subcutan in die Rückenhaut in der Nachbarschaft des Schulterblattes injizieren.

Ein Zeichen, daß die Impfung wirksam geworden ist, ist das Auftreten eines positiven Pirquet. Bleibt der Pirquet negativ, so ist das doch wohl ein Zeichen, daß der Impfstoff nicht gehaftet hat.

Außer dem Positivwerden der Tuberkulinreaktion hat man nach der Impfung nach B. C. G. (Bacille CALMETTE-GUÉRIN) gelegentlich Bronchialdrüsenschwellungen, Hilusveränderungen im Röntgenbild nachweisen können, ferner Lichen scrofulosorum.

Bereits über eine Million von Kindern wurde mit B. C. G. geimpft, anscheinend ohne irgendwelche schädliche Folgen. Das bekannte Unglück in Lübeck ist mit Sicherheit darauf zurückzuführen, daß wahrscheinlich infolge einer Verwechslung an Stelle des B. C. G. vollvirulente Tuberkelbazillen verwendet wurden. Anderseits ist die Sicherheit des Impfschutzes bis jetzt nicht über jeden Zweifel erhaben, jedenfalls ist so viel sicher, daß trotz der B. C. G.-Impfung Säuglinge an Tuberkulose erkrankt und gestorben sind.

Nach dem gegenwärtigen Stand der Forschung kann die Prophylaxe durch den Vaccin CALMETTE-GUÉRIN nur in solchen Fällen empfohlen werden, bei denen die Säuglinge durch Tuberkulosefälle in der Familie wirklich gefährdet sind, doch darf darüber die Infektionsprophylaxe keinesfalls vernachlässigt werden. Nichtgefährdete Säuglinge sollen im allgemeinen kein B. C. G. erhalten, da einerseits der Impfschutz gegen die Tuberkulose nicht sichergestellt ist und anderseits eine absolute Unschädlichkeit des Verfahrens nicht über jeden Zweifel erhaben ist.

Die unzuverlässige Technik der peroralen B. C. G.-Impfung wurde besonders in Schweden seit zwanzig Jahren verlassen zugunsten kutaner Methoden.

Auch wurde ein kräftigerer Impfstoff von einer elf Tage alten B. C. G.-Kultur an Stelle einer 20 bis 25 Tage alten nach der ursprünglichen Vorschrift von CALMETTE verwendet.

Nur bei Neugebornen kann die Impfung ohne vorhergehende Prüfung mit Tuberkulin vorgenommen werden. Bei Säuglingen jenseits der Neugebornenzeit und allen übrigen Kindern bis zu den jugendlichen Erwachsenen muß zuerst eine Tuberkulinprüfung perkutan nach MORO, nach PIRQUET, nach MANTOUX bis zu einer Konzentration von 1 mg vorgenommen werden. Alle Individuen mit einer positiven Tuberkulinreaktion sind von der Impfung auszuschließen, denn sie haben durch eine natürliche Infektion bereits eine Allergie gegen die Tuberkulose erworben, welche man durch die künstliche Impfung in einem von Tuberkulose verschonten Organismus erzeugen will.

Infolge der Expositionsprophylaxe und einer Hebung der allgemeinen Resistenz im Säuglings- und Kindesalter hat sich in den letzten Jahrzehnten die Erstinfektion vielfach vom Kindesalter auf die Adolescenten und die jungen Erwachsenen verschoben, die pirquetnegativ geblieben sind. Werden solche Individuen nun in diesem Alter, das sich durch eine herabgesetzte Resistenz gegen die Tuberkulose kennzeichnet, infiziert, so bekommen sie noch in den zwanziger Jahren in ihrem gegenüber der Tuberkulose jungfräulich gebliebenem Organismus gewissermaßen erst die gefährliche Säuglingstuberkulose.

Um dies zu verhüten und um den betreffenden Individuen eine Tuberkuloseallergie zu verschaffen, über welche die natürlich Infizierten verfügen, dazu dient die Tuberkuloseschutzimpfung nach CALMETTE-GUÉRIN.

Technik der Schutzimpfung: Desinfektion der Impfstelle mit Alkoholäther. Am besten zu empfehlen ist die *intradermale Injektion* von 0,05 mg des oben erwähnten Vaccins entsprechend 0,1 ccm. Man erzeugt damit eine streng intradermale Quaddel. Da Säuglinge oft sehr schwach reagieren, muß man die Dosis bei ihnen verdoppeln oder vervierfachen (0,1 bzw. 0,2 mg). Als Injektionsstelle wird von WALLGREN die

Außenseite eines Oberschenkels empfohlen, andere wählen den Oberarm in der Deltoidesgegend oder den Rücken zwischen den Schulterblättern, oder die Waden-gegend.

Skarifikationsmethode: Aus der gut durchgeschüttelten Ampulle entnimmt man mittels eines ausgekochten und getrockneten Tropfenzählers die Vakzine und placiert im Abstand von ungefähr 3 cm 2 bis 4 Tropfen auf die trockene, horizontal gehaltene, zur Impfung gewählte Stelle.

Während die linke Hand die Haut gut anspannt, werden im Bereich der Tropfen mit einer Impflanzette zwei übers Kreuz gelegte, etwa 10 bis 15 mm lange Skari-fikationen angebracht. Ohne eine Blutung auszulösen, muß auf dem Boden der Impfschnitte die Rosaunterlage der Cutis durchschimmern. Das ist die unbedingte Voraussetzung dafür, daß die Bazillen haften.

Nach 5 Minuten werden die Impfstriche mit einem Gazestück bedeckt, das zuvor mit dem Rest des Ampulleninhaltes imprägniert wurde. Nun wird das Ganze mit Cellophan abgeschlossen und mit zwei Leukoplaststreifen fixiert. Der Verband wird nach einigen Stunden, spätestens am folgenden Tage abgenommen (GRUMBACH).

Der Nachteil der Methode besteht ähnlich wie bei der Pockenimpfung in der Ver-schleppung des Impfstoffes, also immerhin lebender B. C. G.-Bazillen auf andere Körperstellen oder auf nicht geimpfte Kinder.

Subkutane Methode: Der Impfstoff wird unter die Haut eingespritzt. Durch Zu-satz von sterilem Lanolin kann die Depotwirkung verstärkt werden. Der Nachteil liegt in der häufigen infiltrativen Abszeßbildung, welche auch die regionären Lymph-drüsen ergreifen kann.

Impfreaktionen: a) *Früh- oder Sofortreaktion:* Rötung und Schwellung der Haut an der Impfstelle. Höhepunkt am fünften Tag, um dann innerhalb kurzer Zeit restlos zu verschwinden. Dann folgt ein Latenzstadium von 30 bis 60 Tagen.

b) *Eigentliche Impfreaktion:* Besteht in einer knötchenförmigen Rötung und Schwellung der Haut oder einer Pustelbildung mit gerötetem Hof. Im Eiter der Pustel findet man die eingeimpften lebenden Tuberkelbazillen. Schon vor der eigentlichen Impfreaktion werden die regionären Lymphdrüsen tastbar für viele Monate. Die Impfreaktion dauert etwa 20 Tage.

Verhaltensmaßnahmen gegenüber dem Impfling: Bis zum Erwerb einer positiven Tuberkulinreaktion, was sechs bis acht Wochen dauert, dürfen die Impflinge nicht der Gefahr einer Infektion in einem tuberkulösen Milieu ausgesetzt werden. Kinder, in deren Familie Tuberkulose vorgekommen ist, müssen während der Inkubationszeit aus der Familie entfernt werden und in einem Kinderheim untergebracht werden. Krankenschwestern und Ärzte dürfen während dieser Zeit nicht auf Tuberkuloseabteilungen beschäftigt werden.

Kontrolle des Impfresultats: Nach sechs bis acht Wochen müssen die Geimpften wieder mit Tuberkulin durchgetestet werden, um den Impferfolg festzustellen. Dieser ist nur dann positiv, wenn die Tuberkulinreaktionen angehen.

Wert der Schutzimpfung: Die ausgedehnten Erfahrungen in Schweden haben gezeigt, daß die mit positivem Resultat geimpften Individuen sich eines weit-gehenden Schutzes gegenüber einer Tuberkuloseinfektion erfreuen. Wenn eine solche frische Tuberkuloseinfektion erfolgt, so nimmt sie meist einen gutartigen Verlauf. Die durch die Impfung ausgelöste, nicht sehr starke Allergie ist eben imstande, eine Neuinfektion in den meisten Fällen im Keime zu ersticken. Eine starke Allergie kann dagegen ein zweischneidiges Schwert bedeuten und zu einer unerwünscht starken Reaktion auf eine Neuinfektion führen.

Dauer des Impfschutzes: Im Gegensatz zur natürlichen Allergie, die durch eine Spontaninfektion ausgelöst wird und zu meist lebenslänglich positiven Tuberkulinreaktionen führt, ist die Dauer der Tuberkulinallergie nach der Schutzimpfung eine beschränkte. WALLGREN empfiehlt deshalb im 3., 7., 10., 15. und 20. Altersjahr zu kontrollieren, ob die Tuberkulinreaktionen noch positiv sind. Sind sie erloschen, so muß die Schutzimpfung wiederholt werden. Immerhin wurde von WALLGREN u. a. eine Dauer des Impfschutzes von fünf bis zehn Jahren und darüber festgestellt.

Indikationen für die Schutzimpfung: Es ist besonders wichtig, Kinder und Adolescenten, die eine noch negative Tuberkulinreaktion haben, aber in einer tuberkulösen Umgebung leben, der Schutzimpfung zu unterwerfen. Säuglinge, Kinder, Jünglinge, welche tuberkulöse Angehörige haben, Adolescenten, welche aus der Schule entlassen werden und einen Beruf wählen, der sie mit vielen Leuten in Kontakt bringt, oder welche sich der Pflege von Tuberkulösen widmen wollen, wie Krankenschwestern, Medizinstudenten und Ärzte, sollen sich der Schutzimpfung unterziehen. Wichtig ist auch die Schutzimpfung bei den Rekruten, denn es wurde fast überall in der Kriegszeit beobachtet, daß offen tuberkulöse Wehrmänner einrückten und ihre Waffenkameraden mit Tuberkulose infizierten, die dann einen ungewöhnlich schweren Verlauf nahm, wenn diese Soldaten bisher tuberkulinnegativ geblieben waren. In der Schweiz erlebte man seit langem immer wieder, daß junge Leute, die in entlegenen Tälern oder im Gebirge aufwuchsen und keine Gelegenheit hatten, sich durch eine benigne Infektion gegen die Tuberkulose zu schützen und berufshalber in die Städte zogen, nach kürzerer oder längerer Zeit mit einer schweren Lungentuberkulose aus der Fremde heimkehrten in ihr stilles Tal, um dort zu sterben.

Impfschäden: Wie bei jeder Impfung, bei der lebende Krankheitserreger eingeimpft werden, kann es zu Impfschäden kommen. Unangenehm, aber nicht gefährlich sind lang dauernde eiternde Abscesse an der Impfstelle, die gelegentlich auch von einer Vereiterung der regionären Drüsen begleitet sein können. Es kann auch zu einer Hilitis kommen (sogenannte B. C. Gitis), seltener zu meist gutartiger miliarer Streuung in der Lunge, zu BESNIER-BOECK-artigen Erkrankungen, die unter dem Bilde einer gutartigen Streuungstuberkulose verlaufen.

189. Vorlesung.

Ärztliche Fragen bei der Erholung der Kinder im Gebirge, am Meer und in Bädern.

Je stärker die Anhäufung der Menschen in den wachsenden Städten geworden ist, je mehr hier die Atmosphäre durch den Rauch der Eisenbahnen, der Fabrikkamine, der Auspuffgase der Autos usw. verpestet ist, je dichter der Dunstkreis der Atmosphäre geworden ist, um so mehr leiden manche Stadtkinder unter dem Mangel an frischer Luft, an Sonne und an Bewegung in der freien Natur. Die Verunreinigung der Luft in den Städten erreicht solche Grade, daß man ihr eine pathogene Rolle zusprechen kann. Unter den toxischen Gasen erwähnen wir stickstoffhaltige Produkte, Schwefelverbindungen, Kohlenoxyd und Kohlendioxyd, Phenole, Kohlenwasserstoffe usw. Man hat z. B. für Paris berechnet, daß dort im Jahr 13 000 t Benzol und 27 000 t schwere Öle in die Luft verdunsten. Am gefährlichsten sind die Schwefelverbindungen und das Kohlendioxyd. In Chicago wurde z. B. in der Umgebung der Stadt 5 mg Schwefeldioxyd pro Kubikmeter angetroffen. Im Innern der Stadt dagegen 62 mg. Wir erinnern uns, daß im Maastal giftige Nebel auftraten, welche von Schwefeldioxyd herrührten, das in dem Nebel festgehalten wurde. Das Schwefeldioxyd war ein Verbrennungsprodukt der Industrie. Der Gehalt an Kohlenoxyd und auch an Kohlensäure hat seit der Entwicklung des Automobilismus ganz erheblich zugenommen. Früher rechnete man etwa 0,3 bis 0,4 Vol.-$^0/_{00}$ Kohlenoxyd, heutzutage kann der Gehalt der Luft an Kohlenoxyd bis $5^0/_{00}$ steigen. Die Atmosphäre der Städte besteht jedoch nicht nur aus Gasen, sondern auch aus kleinen festen Bestandteilen ultramikroskopischer Größe, den sogenannten Aerosolen oder Dunstpartikeln, die größtenteils elektrische Ladungen haben und nach ihrer Größe leichte oder schwere Ionen genannt werden. Ihre Zahl schwankt zwischen einigen 100000 im Kubikzentimeter. Je mehr die Atmosphäre durch Rauch, Staub usw. verunreinigt ist, um so mehr nehmen auch diese Aerosole in der Luft zu. Schon lange haben die Bakteriologen auf die reiche Bakterienflora in den Städten hingewiesen, welche die verschiedensten Infektionen, besonders die grippalen Infekte begünstigt.

Diese Verunreinigung der Atmosphäre über den Städten bewirkt nun eine Strahlenabsorption, insbesondere der ultravioletten Strahlen des Sonnenlichtes, welche sowieso nur 1% desselben ausmachen. Dieser Ausfall an ultraviolettem Licht macht sich besonders in den Wintermonaten in dem Auftreten der Rachitis der Kinder geltend. Es ist kein Zufall, daß man von englischer Krankheit spricht. Denn gerade der Nebel und die starke Industrialisierung in England machten sich dort besonders stark in einem Anwachsen der Rachitis unter den kleinen Kindern geltend.

Die Dunstpartikel haben aber noch eine andere große Bedeutung, sie können nämlich durch die Lungen aufgenommen und vom Blut resorbiert werden. Sie wirken ähnlich wie die Pollen, deren Bedeutung für Asthma und Heufieber anerkannt ist, als sogenannte Mikroallergene, weil sie gerade bei Kindern imstande sind, allergische Reaktionen auszulösen. In der Luft der Städte sind diese Dunstpartikel, diese Mikroallergene, außerordentlich zahlreich, sie treffen auf kindliche Organismen, welche schon durch die Giftgase der Luft und den Mangel an ultravioletten Sonnenstrahlen geschwächt sind und dadurch empfänglich werden für Überempfindlichkeitsreaktionen gegenüber diesen Mikroallergenen. Auch die Widerstandskraft gegenüber den bakteriellen Infektionen und der Tuberkulose wird durch diese ungünstigen atmosphärischen Verhältnisse herabgesetzt.

Aber auch das psychische Klima ist oft für die Kinder in den Städten ein ungünstiges. Der Hauptnachteil ist der, daß die Kinder viel zu viel in den Wohnungen gehalten werden müssen und zu wenig ins Freie kommen. Die frische Luft hat eine ausgesprochen beruhigende Wirkung auf das Nervensystem. Es ist deshalb nicht verwunderlich, daß, wenn dieser günstige Einfluß wegfällt, sich Störungen von seiten des Nervensystems im Sinne größerer Erregbarkeit, Nervosität, Schlaflosigkeit usw. geltend machen. Dazu kommt noch die Einengung des Lebensraumes für die Kinder in den Städten, die beständige Beschränkung ihres Betätigungstriebes, ferner wirken schädlich die immer wiederholten Mikrotraumen des oft unerträglichen Stadtlärmes, die Überanstrengung in der Schule, schlechte und fehlerhafte Ernährung, ein ungünstiges familiäres Milieu usw.

Es gibt nun viele Kinder, die aus diesen verschiedenen Gründen in der Giftatmosphäre der Städte eine solche Überempfindlichkeit erworben haben, daß sie mehr oder weniger dauernd krank sind oder schlecht gedeihen. Daß dabei wirklich die Stadtluft, das Leben in der Stadt eine wichtige, pathogene Rolle spielt, das geht daraus hervor, daß diese Kinder sofort aufleben und ihre Überempfindlichkeit verlieren, sobald sie auf das Land oder in ein anderes Klima versetzt werden.

So gibt es Kinder mit alimentärer Überempfindlichkeit. In der Stadt sehen sie aus wie vergiftet, sie haben ein bleich-gelbliches Gesicht, Ringe um die Augen, eine weiße Zunge, üblen Mundgeruch, neigen zu Anfällen von acetonämischem Erbrechen, besonders nach fettreicher Nahrung. Sie können nach Darreichung von Eiern, von Schokolade und Milch anfallsweise Lichen strophulus, oder Schübe von Nesselfieber, Nasenbluten oder Purpuraflecken, Asthmaanfälle,

Erbrechen, schleimige Stühle, Darmspasmen und Koliken bekommen, Albumin-urie oder Glykosurie zeigen, alles Zeichen, wie man sie bei alimentärer Über-empfindlichkeit antrifft. Bringt man solche Kinder aus den Städten heraus aufs Land, so ist man erstaunt, wie sehr diese alimentären Überempfindlichkeiten hier in kurzer Zeit verschwinden können. Die Kinder vertragen hier z. B. Eier, Schokolade usw. ohne Störungen (MOURIQUAND).

Die Überempfindlichkeit der Haut kann sich auch in Juckreiz und Ekzemen äußern. Auch auf diese hat das Klima Einfluß, nur ist hier zu bemerken, daß, wie wir gesehen haben, das Höhenklima mit seinem Reichtum an ultraviolettem Licht auf Ekzemkinder allzu stark reizend wirken kann, während der Einfluß des Meeres ein sehr viel günstigerer ist.

Eine große Rolle spielt das Stadtklima auch für die Auslösung von Asthma-anfällen. Auch hier handelt es sich um einen Überempfindlichkeitszustand, der so weit gehen kann, daß jeder Asthmatiker sein eigenes Klima hat. In der einen Stadt bekommt das Kind Asthmaanfälle, während es in einer anderen davon verschont bleibt. Die besondere Natur der Allergene, aber auch die Verhältnisse der Luftfeuchtigkeit, der Nebelbildung, der bakteriellen Infektionen spielen eine große Rolle. Namentlich werden bei den Kindern die Asthmaanfälle durch grippale Infekte ausgelöst. Diese führen auch sonst statt zur Immunität gar nicht selten zu einem ausgesprochenen Überempfindlichkeitszustand. Die Kinder haben alle 14 Tage, alle Monate eine fieberhafte Rhinopharyngitis, eine Angina oder Bron-chitis mit oder ohne anschließende asthmatische Anfälle.

Am Magen-Darmkanal äußert sich die Überempfindlichkeit in Darmkoliken mit und ohne anschließende, überriechende, schleimige Darmentleerungen.

Manche dieser Kinder mit Überempfindlichkeitserscheinungen zeigen eine gewisse Leberschwäche. Die Leberdämpfung kann auffallend klein sein, seltener findet man eine große Leber. Gewöhnlich fällt die Urobilinogenausscheidung in der Kälte positiv aus, als Ausdruck einer leichten Leberinsuffizienz. Diese Kinder sind auffallend mager, nehmen nicht oder ganz ungenügend an Körpergewicht zu, sie haben einen gelbbräunlichen Teint und neigen zu acetonämischem Er-brechen, zu Urticaria, zu Darmstörungen mit auffallend hellen, gallearmen Stühlen, zu Albuminurie, Glykosurie usw. Oft scheint allerdings diese Leberschwäche eine kongenitale Syphilis in abgeschwächter Form, namentlich bei französischen Kindern, zugrunde zu liegen. Es ist kein Zweifel, daß eine Störung der Nahrungs-assimilation bei ihnen vorliegt. Bei Wechsel des Milieus, z. B. Landaufenthalt, sieht man, daß diese Kinder dann wieder Gewicht ansetzen, bessere, rosige Haut-farbe bekommen, festeres Fleisch, kurzum, sie zeigen eine Besserung des Stoff-wechsels und der Assimilation.

Wir machen immer wieder die Erfahrung, daß diabetische Kinder, welche wir in der Klinik sorgfältig mit Diät und Insulin ins Gleichgewicht gestellt haben, wenn sie auf das Land kommen und sich frei bewegen können, oft von einem Tag zum anderen bedeutend weniger Insulin brauchen als vorher. Eine in der Stadt bestehende Glykosurie benigner Art kann beim Landaufenthalt wieder ver-schwinden. Ähnliches sieht man auch bei sogenannten funktionellen oder orthostatischen Albuminurien, ohne daß dabei eine besondere Diät beob-achtet wird.

Man beobachtet ferner Kinder mit sogenannter konstitutioneller Hyper-thermie. Sie haben immer erhöhte, subfebrile Temperaturen, die sich über Wochen und Monate hinziehen, dabei ist aber die Senkungsgeschwindigkeit eine normale oder gar deutlich verlangsamte. Diese konstitutionelle Hyperthermie kann von einem Tag zum anderen verschwinden, wenn z. B. die Kinder ins Hochgebirge geschickt werden.

Verwechslungen mit Tuberkulose liegen bei diesen subfebrilen Temperaturen nahe und es muß deshalb immer eine Tuberkulinreaktion angestellt werden, überhaupt muß das Kind am besten in einer Klinik gründlich auf seine Tuberkulinempfindlichkeit durchgeprüft werden, denn es ist bekannt, daß gelegentlich bei einem negativen Pirquet, einem negativen Moro erst eine MANTOUXsche Reaktion den Beweis einer tuberkulösen Infektion erbringen kann. Auf das Röntgenbild allein mit dem positiven Hilus kann man sich nicht verlassen. Wenn die Tuberkulinproben unterlassen werden, werden immer wieder Kinder zur Tuberkuloseprophylaxe verschickt, die noch gar nicht infiziert sind, aber dann unter Umständen am Erholungsaufenthalt Gelegenheit haben, sich mit Tuberkulose zu infizieren.

Die tuberkulösen Kinder sind sehr empfindlich auf den Sonnenmangel in den Städten und anderseits wissen wir, daß die Besonnung zu den wenigen Faktoren gehört, die die Tuberkulose mit Sicherheit günstig zu beeinflussen vermögen. Einer besonderen Anfälligkeit, z. B. einem häufigen Erkranken an fieberhaften Rhinopharyngitiden, Bronchitiden, selbst Asthmabronchitis, an chronischer Angina retronasalis mit subfebrilen Temperaturen liegt nicht so selten eine Tuberkuloseinfektion zugrunde, welche nicht nur eine Allergie gegenüber Tuberkulin schafft, sondern auch eine Überempfindlichkeit gegen andere bakterielle und Mikroallergene, wie sie im Staub und Schmutz vorkommen, eine sogenannte Parallergie erzeugt. Namentlich bei der Scrofulotuberkulose der Kinder tritt das mit aller Deutlichkeit hervor.

Die Giftatmosphäre der Städte ist auch nicht geeignet, daß Kinder nach schweren Erkrankungen verschiedenster Organe sich hinreichend erholen und körperlich ertüchtigen.

So kommt es, daß der praktische Arzt, insbesondere der Kinderarzt, fast Tag für Tag ∙vor die Wahl eines Erholungsortes für ein irgendwie erholungsbedürftiges Kind gestellt wird. Jeweilen wird immer wieder zur Zeit der Ferien die Frage erhoben, welcher Ort den Kindern die beste Garantie für eine ausreichende Erholung darbiete.

Alle die obgenannten Momente, die Giftatmosphäre der Städte, die Überempfindlichkeit gegen die Mikroallergene usw. erzeugen auch eine ausgesprochene Überempfindlichkeit gegen Witterungseinflüsse. Bei jedem Wetterwechsel werden diese Kinder fast mit Sicherheit krank, sie sind außerordentlich anfällig geworden. Ein Klimawechsel bedeutet deshalb für sie geradezu eine ätiologische Therapie. Weit stärker als auf den Erwachsenen wirken auf den kindlichen Organismus die durch den Klimawechsel geänderten atmosphärischen Einflüsse. Sie erweisen sich vielfach jeder medikamentösen und selbst alimentären Therapie überlegen. Nur bedarf auch die Klimatotherapie gerade wegen ihrer großen Wirksamkeit einer sorgfältigen Indikationsstellung und Dosierung, da zu viel eines bestimmten Klimafaktors, z. B. zu intensive Sonnenbestrahlungen, unter Umständen auch schädlich wirken können. Wir unterscheiden ein Reizklima von einem Schonungsklima. Als Reizklima kommen in Betracht das Höhenklima und das Meerklima, als Schonungsklima dasjenige des Mittelgebirges und der Niederungen.

Charakteristische Eigenschaften des Höhenklimas.

1. Verminderter atmosphärischer Luftdruck, abhängig von der Höhe über dem Meeresspiegel.

2. Verminderter Gehalt an Sauerstoff, herabgesetzte Sauerstoffspannung.

3. Erhöhte Verdunstung, Trockenheit der Luft.

4. Niedrige Lufttemperatur mit Schwankungen bei Tag und Nacht, bei Schatten und Sonne.

5. Geringe Luftströmung (Windstille bei günstiger geographischer Lage, Vorlagerung von Gebirgsketten).

6. Reinheit der Luft, besonders bei schneebedecktem Boden.

7. Intensive Sonnenbestrahlung (vermehrte Wärmestrahlung, starke Lichtstrahlung, große Ultraviolettstrahlung, Reflexion kurzwelliger Lichtstrahlen durch den Schnee).

8. Stark positive Ladung (Ionisation).

9. Seltene Niederschläge (wenig Dunstpartikel, Aerosolen).

Grenze des Hochgebirgsklimas nach unten in den Alpen zirka 1000 m. Von 400 bis 1000 m haben wir das Mittelgebirgsklima.

Physiologische Wirkungen des Höhenklimas.

Der verminderte atmosphärische Luftdruck und insbesondere der Sauerstoffmangel lösen Anpassungserscheinungen im Organismus aus. Sie bilden einen Reiz zur vertieften Atmung und zur vermehrten Bildung von Hämoglobin und roten Blutkörperchen. Es kommt ferner zu einer Beschleunigung der Blutgerinnung und zu einer vermehrten Bildung von Blutplättchen. Die vertiefte Atmung begünstigt die Entwicklung des Atmungsapparates. Es wird mehr Kohlensäure und infolge der Trockenheit der Luft mehr Wasser durch die Lungen abgegeben. Die abnorme Schweißbildung verschwindet deshalb ebenfalls sehr rasch. Ferner wird die Sekretion der Nase, Trachea, der Bronchien durch die Trockenheit der Luft eingeschränkt.

Die niedrige Lufttemperatur wird besonders im Sommer angenehm empfunden, weil dadurch die Entwärmung des Körpers gefördert wird, anderseits ist es im Winter im Hochgebirge angenehm warm.

Die geringe Luftströmung bei günstiger geographischer Lage verhütet Erkältungen.

Die Reinheit der Luft, besonders bei schneebedecktem Boden, schaltet die schädliche Wirkung der sogenannten Mikroallergene aus, was besonders bei Atmungserkrankungen, wie z. B. dem Asthma bronchiale, sehr wichtig ist.

Die gesamte Helligkeit der natürlichen Beleuchtung ist im Gebirge gesteigert und dazu kommt, daß gerade in der an sich lichtärmsten Zeit die Bewölkung geringer und die Dauer des Sonnenscheins vermehrt ist. So ist z. B. die Gesamthelligkeit in Davos im Winter sechsmal größer als an der Nordsee, im Sommer nur zweimal größer. Bei Schnee werden zirka 60 bis 90% der Strahlen reflektiert, von den Wiesen nur 6%. Die gerade für den wachsenden Organismus so wirksamen ultravioletten Strahlen sind im Winter im Hochgebirge dreimal stärker wie in der Tiefebene! Intensive Ultraviolettbestrahlung erzeugt Erytheme, die im Unterschied zur Wärmeverbrennung der Haut erst einige Stunden nach der Bestrahlung auftreten. Nach intensiver Besonnung kommt es zu einer stärkeren Pigmentierung der Haut. Dieses Pigment schützt weniger vor der Ultraviolettbestrahlung als vielmehr vor der Wärmestrahlung. Das Pigment reflektiert zum Teil die Wärmestrahlen, zum größten Teil verschluckt es dieselben durch Absorption, wodurch es zu einem Reiz der Schweißsekretion kommt. Es wird dadurch der Überhitzung des Organismus vorgebeugt. Auch dunkle Rassen zeigen auf ultraviolettes Licht intensives Erythem.

Die Ionisation der Luft im Hochgebirge ist etwa um das Dreifache gesteigert, zum Teil durch radioaktive Substanzen der Erdoberfläche, zum Teil durch kosmische Strahlen, die anscheinend aus der Stratosphäre stammen. Infolge der

Ionisation ist die elektrische Leitfähigkeit der Luft gesteigert. Der Mensch kann
also nicht nur sich von Wärmestauung befreien, sondern auch seine elektrischen
Spannungen im Hochgebirge besser entladen.

Die Kinder haben im allgemeinen von Winterkuren im Hochgebirge weit
mehr Gewinn, als wenn sie die gleiche Zeitdauer im Sommer dort verbringen.
Während wir zu dieser Jahreszeit oft sehr wenig Sonne, viel Nebel, sehr ungünstige
atmosphärische Verhältnisse haben, so bietet dagegen das Hochgebirge im Winter
wegen seiner intensiven und längeren Sonnenscheindauer, der starken Licht-
reflexion durch die große Schneedecke, die von etwa Mitte November bis in den
April hinein andauert, den Charakter eines Strahlungsklimas. Man wird geradezu
geblendet von der Fülle und Stärke der Sonne, die einen in der reinen Schnee-
landschaft umflutet.

Namentlich ausländische Ärzte stellen immer wieder die Frage, ob nicht
beim Aufstieg aus der Tiefebene in das Hochgebirgsklima sogenannte Zwischen-
stationen auf halber Höhe nötig, oder doch wünschbar seien! Die Schweizer Ärzte
kennen diese Forderung nicht, selbst Säuglinge und Kleinkinder vertragen
den unmittelbaren Übergang von Basel, Bern oder Zürich nach Davos (1600 m)
oder ins Engadin (1800 m) ohne jegliche nachteilige Folgen.

Eine gute Ausrüstung ist nötig mit warmen Kleidern, starken Schuhen,
Schutzbrille und Leinenhut.

Wirklich kurbedürftige Kinder soll man an einen Arzt weisen. Kranke Kinder
sollen zuerst das Bett hüten. Auch gesunde Kinder sollen die ersten Tage ruhig
gehalten werden. Dann sieht man keine Akklimationsbeschwerden, die sich
in Schlaflosigkeit, Reizbarkeit, Tremor der Finger, tagsüber Abgeschlagenheit
usw. äußern.

Indikationen für das Höhenklima.

1. Die *Rachitis* findet im Hochgebirge, besonders im Winter mit seinem
Reichtum an ultravioletten Strahlen, ausgezeichnete Heilungsbedingungen. Man
kommt aber kaum in die Lage, floride Fälle von Rachitis ins Hochgebirge allein
aus dieser Indikation zu verschicken, da man ja auch unten bei richtiger milch-
armer Kost, Vigantol oder Quarzlampenbestrahlung gute Heilung erzielen kann.
Eher kommen abgelaufene Fälle in Betracht, zur Besserung der Thoraxdeformi-
täten. Die Hühnerbrust wird durch das vergrößerte Atemvolumen, ähnlich wie
auch der schmale Thorax bei Kindern mit asthenischem Habitus, gekräftigt
und erweitert.

2. *Allgemein schwächliche Konstitutionen* bei schlaffen, ermüdbaren Naturen.
Diese Kinder haben nicht nur oft einen schmalen Thorax, sondern meist auch
ein entsprechend kleines Herz, ein sogenanntes Tropfenherz. Im Hochgebirge
kommt es zu einer vermehrten Herzarbeit, welche die Herzmuskulatur kräftigt.
Ausgiebige Körperbewegungen im Freien strafft und vermehrt die schlaffe
Körpermuskulatur. Die Haut wird viel besser durchblutet und das Blut wird
von den inneren Organen und Schleimhäuten abgelenkt, die Widerstandskraft
gegenüber Temperaturveränderungen, Katarrhen und Infektionen wird erhöht.
Bei anfälligen Kindern müssen aber vor der Höhenkur noch gewisse Vorsichts-
maßnahmen getroffen werden. So sollen z. B. adenoide Vegetationen noch zu
Hause entfernt werden, wenn sie die Atmung behindern. Ferner muß man immer
bedenken, daß das Hochgebirgsklima ein Reizklima bedeutet, das vorsichtig
dosiert werden muß, sonst erkranken die Kinder nicht selten in der ersten Zeit
des Aufenthaltes im Hochgebirge an Rhinopharyngitis, an Reizhusten, Angina
und nicht selten an Otitis media. Vorsicht ist auch bei den Rekonvaleszenten der

verschiedensten Infektionskrankheiten nach Pneumonie, Pleuraempyem usw. geboten. Die Reise soll frühestens zwei bis vier Wochen nach Beendigung der fieberhaften Perioden stattfinden und die Kinder sollen die erste Zeit im Hochgebirge im Bett gehalten werden.

3. *Sekundäre Anämien und Blutkrankheiten*, z. B. selbst chronische myeloische Leukämie, reagieren besonders bei kombinierter Behandlung mit Höhenklima, Diät und Eisen sehr günstig. Dies gilt auch von den postinfektiösen Anämien.

4. *Allgemeine Nervosität, Neurasthenie und Psychopathie, nervöse Appetitlosigkeit*, wenn sie weniger konstitutionell als vielmehr durch das Milieu bedingt sind. Der Nutzen des Milieuwechsels ist aber nur dann in die Augen springend, wenn das Kind aus der Familie entfernt wird, wenn es dem Einfluß einer überängstlichen und zur Erziehung nicht befähigten Mutter oder einer launischen Gouvernante entzogen und ohne Begleitung einem guten Kinderheim anvertraut wird. Der Umgang mit gleichgestellten Kindern wirkt hier günstig auf das seelische und körperliche Befinden, ebenso die Ruhe und die einfache, angepaßte Kost, wogegen im Hotel die Unruhe, das unzweckmäßige, fleischreiche Essen, die süßen Platten, die vielen verwöhnenden Erwachsenen sich schädlich auswirken und zu einer förmlichen ,,Dystrophie Hotelière'' führen.

5. *Asthmabronchitis* heilt nirgends so gut als im Hochgebirge. Meist verschwindet sie schon vom ersten Tag an. Die Kurdauer muß aber meist auf ein Jahr ausgedehnt werden, wenn man mit einem einigermaßen sicheren Resultat rechnen will.

6. Eine besondere Besprechung müssen wir noch der *Tuberkuloseprophylaxe* widmen. Die Tuberkulosefürsorge hat ein großes Loch, nämlich gerade diejenigen Kinder, welche Tuberkuloseprophylaxe und Behandlung im Hochgebirge am allernötigsten hätten, werden von ihr nicht erfaßt. Denn es ist eine bekannte Tatsache, daß tuberkulöse Infekte um so häufiger zur Erkrankung und zum Tode führen, je jünger die infizierten Kinder sind. Nun werden aber gerade Kinder unter drei Jahren aus Pflegegründen gewöhnlich nicht in die entsprechenden Kinderheime und Anstalten in der Höhe aufgenommen. Diese Heime sind auf Schulkinder zugeschnitten und empfinden Kleinkinder geradezu als Fremdkörper, die Schulkinder sind aber lange nicht so gefährdet wie die Kleinkinder. Es erscheint deshalb eine Umstellung dringend geboten. Es soll vor allem in den Kinderkliniken, in besonderen Tuberkulosestationen, nach frischen tuberkulösen Infekten unter den Kindern des Vorschulalters gefahndet werden. Diese tuberkuloseinfizierten Kinder sind meist auch tuberkulosekrank und bedürfen zunächst der Behandlung, dann sollen sie aber rechtzeitig und sachgemäß verschickt werden. Es ist dies das zurzeit wohl wirksamste Verfahren für die allgemeine und individuelle Tuberkuloseprophylaxe, besonders wenn sich noch die Feststellung und Unschädlichmachung der Bazillenstreuer, welche diese Kinder infiziert haben, anschließen.

Ist bei einem Schulkind ein frischer, nur mit der Tuberkulinprobe nachweisbarer, aber sonst klinisch latenter Infekt festgestellt worden, so genügt bei ungünstigen sozialen Verhältnissen zu Hause ein Milieuwechsel, z. B. nach Maison Blanche, für vier bis sechs Wochen mit Freiluftliegekur.

Eine Verschickung ins Hochgebirge ist geboten, wenn bei einer positiven Tuberkulinprobe der Röntgenbefund zwar negativ ist, d. h. nur eine verstärkte Hiluszeichnung nachweisbar ist, aber die Kinder über Appetitlosigkeit und Müdigkeit klagen, subfebrile Temperaturen und erhöhte Senkungsgeschwindigkeit zeigen. Die Kinderklinik dient hier nur als Durchgangsstation zur sicheren Feststellung der Diagnose (Tuberkulinproben, Röntgenbild, Blutsenkung) und zur Indikationsstellung für die klimatischen Kuren. Man wird ganz besonders im

Winter das Hochgebirge bevorzugen und einen Kuraufenthalt von sechs bis zwölf Wochen anraten.

Freiluftkuren im Hochgebirge sind ferner angezeigt bei manifesten tuberkulösen Erkrankungen, z. B. im Röntgenbild nachweisbarer Bronchialdrüsentuberkulose, sofern nicht fieberhafte perifokale Schübe im Röntgenbild nachweisbar sind, ferner benigne Drüsentuberkulose, tuberkulöse Erkrankungen der Knochen und Gelenke, des Peritoneums, der Pleura und der Haut. Bekannt sind die ausgezeichneten Erfolge der Sonnenkuren von ROLLIER und BERNHARD im Hochgebirge bei diesen Erkrankungen. Ähnliches gilt für Urogenitaltuberkulose, für Darm- und Mittelohrtuberkulose.

Kontraindikationen: Zeigen die tuberkulösen Kinder irgendeinen frischen fieberhaften Schub, z. B. frische perifokale Infiltrierungen, so sind Verschickungen jeder Art kontraindiziert. Es soll zunächst zu Hause oder im Spital bei Bettruhe und vorsichtiger Freiluftkur unter Vermeidung intensiverer Sonnen- oder Quarzlampenbestrahlung abgewartet werden, bis der Organismus mit seinem Infekt sich wieder einigermaßen ins Gleichgewicht gestellt hat, erst dann kommt eventuell eine Verschickung ins Hochgebirge in Frage. Dieselbe Kontraindikation wie die frischen primären perifokalen Infiltrationen um den Primärherd im Lungengewebe oder die miterkrankten Bronchialdrüsen herum, die intrapulmonalen Hilustuberkulosen bilden frische Sekundärinfiltrierungen, käsige Pneumonien des primären oder sekundären Stadiums mit oder ohne Kavernenbildung und die tertiären, der Erwachsenenphthise gleichenden apiko-kaudalwärts fortschreitenden Lungentuberkulosen des späteren Schulalters. Diese Kinder werden zunächst auf den Dachstationen der Kinderkliniken behandelt, oft mit weit besserem Erfolg als in der Höhe und dann später in ein Schonklima verschickt. Alle irgendwie exsudativen Formen der Tuberkulose gehören nicht ins Hochgebirge.

Eine weitere Kontraindikation bildet schwere exsudative Diathese mit starker Neigung zu rezidivierenden Rhinopharyngitiden und Anginen und Otitis, ferner kann das Ekzem durch die reizende Wirkung des Strahlungsklimas verschlimmert werden. Nicht ins Hochgebirge gehören dekompensierte Herzfehler, Rheumatismus, Chorea, schwere Anämie und Kachexie. Eine weitere Kontraindikation bildet starke konstitutionelle Neuropathie. Es handelt sich um sehr aufgeregte Naturen, die trotz gutem Appetit unten mager bleiben, oben mit Reizbarkeit, schlechtem Schlaf reagieren und die Sonne nicht ertragen. Ferner gehören chronisch-recidivierende Bronchitiden und Bronchiektasen nicht ins Hochgebirge.

Charakteristische Eigenschaften des Meerklimas

sind:

1. Hoher und konstanter atmosphärischer Druck.

2. Hoher Sauerstoffgehalt der Luft.

3. Hoher Feuchtigkeitsgehalt der Luft, bedingt durch Verdampfung der Meeresoberfläche, daher auch gleichmäßige Temperatur mit geringen täglichen und jahreszeitlichen Schwankungen. Geringer Unterschied von Tag und Nacht, von Sonne und Schatten.

4. Große Reinheit der Luft.

5. Reichliche Luftbewegung, Seebrise.

6. Reichliche Sonnenstrahlung (Strahlung von Sonne und Himmel, starke Ultraviolettbestrahlung, direkte und indirekte Strahlung).

7. Elektrische Ladung der Luft und Ionisation (Reichtum an Jod, Brom und Kochsalz).

8. Starke Wirkung des Seebades (Salzgehalt des Meerwassers).

Die Haupteigenschaften des Meeresklimas sind demnach der hohe, gleichmäßige Luftdruck, die gleichmäßige Temperatur, die hohe Feuchtigkeit, die starke und relativ gleichmäßige Luftbewegung, die große Luftreinheit und die intensive Strahlung.

Die Lufttemperatur wird vornehmlich durch das Wasser reguliert, da dieses große Wärmemengen in sich aufspeichert und nur allmählich wieder abgibt.

Zwischen dem Licht des Meeres und dem des Gebirges besteht der Unterschied, daß im Gebirge etwa 75% des gesamten Sonnenlichtes mitsamt seinen ultravioletten Strahlen wirksam werden, während am Meer nur noch etwa 50% zur Verfügung stehen. So kommt es, daß besonders die infraroten Strahlen, also die Wärmestrahlen, auf den Bergen bedeutend stärker sind als am Meer. Günstig wirkt am Meer der Umstand, daß besonders die ultravioletten Strahlen von dem Wasser stark reflektiert werden.

Physiologische Wirkung des Meeresklimas.

Auch das Meeresklima ist ein Reizklima. Der gemeinsame Reiz, den Temperatur, Wind, Feuchtigkeit ausüben, ist der der Abkühlung. Im gleichen Sinne wirkt auch das Seebad. Dazu kommt noch die Reizung der Haut durch den Salzgehalt. Alle diese Reize sind um so stärker, je weniger der Organismus abgehärtet ist. Der gemeinsame Effekt der Reizwirkungen ist der der Steigerung der Verbrennungen im Organismus. Die hohe Luftfeuchtigkeit und der Salzgehalt der Luft (1 ccm Luft enthält am Meer etwa 20 mg Salz) haben eine leicht schleimlösende Wirkung.

Der Einfluß der Meeresluft auf die Haut ist von großer Bedeutung. Die Vasomotoren beginnen sehr viel rascher zu reagieren auf die Abkühlung, das Kind sucht durch Muskeltätigkeit, durch Spiele, Turnen, Sport am Strand, seine Wärmeverluste auszugleichen. Ferner reagiert es mit vermehrter Nahrungsaufnahme, die Lungen werden besser ventiliert, die Muskelkraft nimmt zu. Auch am Meer kommt es ähnlich wie im Hochgebirge zu einer Vermehrung des Hämoglobins und der Roten.

Die Haut selbst kann ähnlich wie im Gebirge auch am Meer mit vermehrter Pigmentbildung reagieren, wie in den Bergen können Haare und Nägel ein gesteigertes Wachstum zeigen. Es kommt auch zu einer Bildung von stärkeren Schutzstoffen in der Haut, z. B. verläuft die PIRQUET-Reaktion an der See rascher und klingt schneller wieder ab. Varicellenbläschen und der Masernausschlag verlaufen auf der pigmentierten Haut dichter und stärker, verschwinden aber auch wieder schneller.

Infolge Steigerung der Verbrennungen kommt es zu einer Steigerung des Stoffumsatzes. Es entsteht ein gesteigertes Nahrungsbedürfnis und der Diätwechsel, der meist mit dem Klimawechsel verbunden ist, übt ebenfalls einen günstigen Reiz auf den Organismus aus.

Auch die psychischen Einflüsse auf die empfindsame Seele des größeren Kindes, das Kleinkind interessiert sich mehr nur für das Nächstliegende, bunte Steinchen und Muscheln am Strand, sind nicht zu vernachlässigen. Der Eindruck, den das Meer in seiner mächtigen Schönheit macht, ist unauslöschlich. Während das Hochgebirgsklima auf die Seele eher erregend wirkt (,,Champagnerklima''), geht von dem Meere ein beruhigender Einfluß aus. Der Schlaf wird länger und tiefer, die Kinder werden ruhiger und zufriedener und fühlen sich behaglich.

Indikationen für das Meerklima: Einen besonders günstigen Einfluß hat das Seeklima auf schwere exsudative Diathese, auf welche gerade das Höhenklima oft ungünstig wirkt. So können Ekzeme der Haut im Meeresklima rasch heilen, obschon sie früher mit allen möglichen Methoden erfolglos behandelt wurden. Insbesondere läßt der starke Juckreiz nach. Ähnlich günstig ist die Wirkung auf die exsudativen Erscheinungen an den oberen Luftwegen, z. B. auf chronischen Schnupfen, Pharyngitis, chronische Bronchitis, rezidivierende Anginen mit Hyperplasie des lymphatischen Rachenringes usw.

Man hat auch beobachtet, daß am Meer die Idiosynkrasie gegen Eier und Milch rasch schwindet. Kinder, welche nach Eiern Urticaria oder Strophulus bekommen, verlieren diese Erscheinungen an der See.

Rekonvaleszenten nach Pneumonie, z. B. auch nach schweren Masernpneumonien, nach Grippe, nach Pleuritis, erholen sich im Meeresklima ausgezeichnet.

Auch die Scrofulose, Drüsentuberkulose, Knochen-, Gelenk- und Hauttuberkulose kann für das Meeresklima eine Indikation geben, besonders dann, wenn diese Krankheiten im Hochgebirge aufgetreten sind. Nervöse Kinder, die sich durch Blässe, Magerkeit, Schlaffheit der Muskulatur, Schlaflosigkeit, allen Mitteln trotzende Appetitlosigkeit, Stillstand im Wachstum und Gewicht kennzeichnen, werden durch das Meeresklima oft auffallend günstig beeinflußt. Es handelt sich um die bekannten Vagotoniker mit den blauen und kalten Händen und Füßen, mit Strophulus, starkem Pruritus, Nabelkoliken, Obstipation mit Phosphaturie und Kalkariurie, großem Durstgefühl, mit allgemeinen Drüsenschwellungen und besonders ausgesprochener Anfälligkeit.

Kontraindikationen des Meeresklimas: Nicht an das Meer gehören exsudative Kinder, wenn sie an Otitis leiden, oder vor kurzem eine Otitis durchgemacht haben. Es kann zu recht bösen Komplikationen von seiten des Mittelohres kommen, wenn Meerwasser durch das perforierte Trommelfell ins Ohr gelangt (Badeotitis). Bekannt ist der Ertrinkungstod bei derartigen Gelegenheiten.

Eine weitere Kontraindikation betrifft Kinder mit Rheumatismus, Chorea, Herzfehler, insbesondere frischer Endocarditis, ferner alle nierenkranken Kinder, da bei der Vasokonstriktion der Hautgefäße auch die Nierengefäße im gleichen Sinne reagieren.

Kinder, welche fiebern, eine hohe Pulsfrequenz haben, an aktiver Lungentuberkulose, an Darmtuberkulose oder Urogenitaltuberkulose leiden, gehören nicht an die See.

Mittelgebirgsklima.

Es betrifft Höhenlagen zwischen 400 bis 1000 m. Man kann nach dem Feuchtigkeitsgehalt der Luft ein warm-trockenes von einem warm-feuchten Klima unterscheiden.

Ins waldreiche Mittelgebirge mit geringer Niederschlagsbildung und gleichmäßiger Trockenheit der Luft gehören diejenigen Kinder, welche keinem zu starken Klimareiz ausgesetzt werden sollen, sondern ein reines Schonungsklima nötig haben, z. B. neuropathische Kinder, welche sowohl durch das Hochgebirge wie durch die Meerbäder zu sehr erregt werden, ferner jene Fälle von Tuberkulose, welche weder für das Meer noch für das Hochgebirge geeignet sind, z. B. Rekonvaleszenten von aktiven Schüben der Tuberkulose. Ein reines Schonungsklima haben auch nötig Fälle mit rheumatischer Infektion, Herzfehler, Chorea usw., nur muß peinlich darauf geachtet werden, daß diese Kinder nicht mit vielen anderen Kindern in Kontakt kommen und wieder mit Anginen, Pharyngitiden usw. infiziert werden, welche dann die rheumatische Infektion wieder zum Aufflackern bringt, so daß solche Kinder dann regelmäßig mit einer Verschlimmerung zurückkehren.

Feucht-warmes Klima in den Gegenden um die Alpenseen ist geeignet für Kinder mit chronischen Katarrhen der Respirationsorgane, ferner für Kinder mit inaktiver Drüsen- und Bronchialdrüsentuberkulose, des weiteren für die große Zahl nervöser und appetitloser Vagotoniker. Doch hängt der Erholungserfolg ganz wesentlich von den Witterungsverhältnissen ab, die leider vielfach zu wünschen übrig lassen. Seebäder können einigermaßen die Meerbäder ersetzen, noch mehr dürfte das nach ARMIN KELLER von den Solbädern, z. B. in Rheinfelden, gelten, wobei man die Konzentration der Sole je nach dem gewünschten Reiz zu dosieren in der Lage ist. Leider erlaubt es die Zeit nicht mehr, auf die Beziehungen der Kinderheilkunde zur Balneologie weiter einzugehen.

Leider erleben wir nicht so selten Enttäuschungen über den Erfolg der klimatischen Kuren, namentlich wenn es nicht möglich war, dieselben mit wünschenswerter Länge durchzuführen. So erleben wir es immer wieder, daß der Asthmaanfall, der in der Höhe sofort verschwand, wieder da ist, sobald das Kind in den Dunstkreis der Stadt zurückkehrt. Anderseits beobachten wir Kinder, die im Gebirge oder an der See sich zunächst nicht zu bessern schienen, welche dann aber nach der Rückkehr in die Stadt erst eine deutliche Nachwirkung in Form einer auffallenden Besserung der Anfälligkeit zeigen und nun das Stadtklima sehr viel besser ertragen als früher.

Bei der Mehrzahl der Fälle sehen wir doch nach einem vier- bis achtwöchigen oder noch längerem Aufenthalt, sei es im Hochgebirge oder noch besser am Meer, daß die anfälligen lymphatischen Kinder nach ihrer Rückkehr lange Zeit, mitunter auch dauernd von ihrem Leiden, den rezidivierenden Rhinopharyngitiden, Anginen, Bronchitiden usw. befreit sind. Die Kinder müssen viel weniger wegen dieser Katarrhe die Schule versäumen. Sie haben eine solche Umstimmung erfahren, daß das Ziel der klimatischen Kuren, eine gute natürliche Immunität zu schaffen, erreicht worden ist.

190. Vorlesung.

Die rheumatische Infektion im Kindesalter.

Ich bespreche hier ein dreijähriges Mädchen, welches vor einigen Tagen mit 39° Fieber und Schmerzen in verschiedenen Gelenken erkrankt ist. Ein Arzt stellte neben der anscheinenden Polyarthritis rheumatica ein systolisches Geräusch von leise blasendem Charakter an der Mitralis fest. Nun ist seit gestern ein Exanthem an den Vorderarmen und an den Beinen aufgetreten, vor allem an den Streckseiten sehen wir runde, hellrote, nichtkonfluierende Flecken und Knoten.

Nun ergab die Tuberkulinreaktion nach PIRQUET einen stark positiven Ausfall mit lymphangitischen Streifen und sogar zentraler Nekrose.

Die Blutsenkung erwies sich als sehr stark beschleunigt, nach einer halben Stunde 90, nach einer Stunde 115, nach zwei Stunden 125 mm.

Im Röntgenbild bemerken wir im rechten Unterfeld der Lunge multiple fleckige und streifige Verschattungen. Beide Hili sind vergrößert und es finden sich auch hier perifokale Schattenbilder. Der rechte Interlobärspalt ist verdickt.

Wir haben hier somit einen sehr interessanten Fall, der sich auf den ersten Blick von einer Polyarthritis rheumatica kaum unterscheiden läßt, mit seinen flüchtigen Schmerzen in verschiedenen Gelenken und seiner unzweifelhaften akuten Endocarditis. Dazu gesellt sich noch ein Erythema nodosum. Die Tuberkulinreaktion fällt sehr stark positiv aus, die Senkung ist außerordentlich beschleunigt und im Röntgenbild können wir offenbar tuberkulöse Veränderungen in den Lungen und in den Hilusdrüsen feststellen.

Es ist somit kein Zweifel, daß hier die Tuberkuloseinfektion des Kindes das Bild einer Polyarthritis rheumatica mit Endocarditis erzeugt hat. Es spricht dies für die Ansicht mancher neuerer Autoren, daß Beziehungen der Tuberkulose zum Gelenkrheumatismus bestehen, daß das Tuberkelallergen durch Sensibilisierung sogar Endocarditis und ASCHOFFsche Knötchen hervorzurufen imstande sei. Namentlich REITER und LÖWENSTEIN haben bei rheumatischen Patienten angeblich sehr häufig Tuberkelbazillen im Blute feststellen können, was jedoch von anderen Autoren nicht bestätigt werden konnte. Es ist deshalb wohl übertrieben, wenn einzelne Autore glauben, daß der größte Teil der Rheumatismusfälle tuberkulöser Natur sei. Aber es ist nicht zu leugnen, und der hier besprochene Fall bei dem dreijährigen Kind beweist dies, daß die Tuberkuloseinfektion das Bild einer rheumatischen Polyarthritis, sogar mit Endocarditis täuschend nachahmen kann.

Wir stellen heutzutage neben die chronischen Infektionen, wie Tuberkulose und Lues, noch eine dritte chronische Krankheit, die rheumatische Infektion. Nach klinischer Auffassung handelt es sich um ein spezifisches Leiden, das nach gewissen Prodromen (Angina) wohl akut als Polyarthritis beginnt, aber ähnlich wie die Tuberkulose und Lues eine Neigung zu chronisch rezidivierendem Verlauf hat. Wir erleben es immer wieder, wie die rheumatische Infektion sich im Kinderherzen festbeißt, von diesem Fokus aus oder von anderen Fokalinfektionen her kommt es immer wieder zu Rezidiven, die wieder von einer Verschlimmerung des Herzbefundes gefolgt sind.

Nach der klinischen Erfahrung geht dem Ausbruch irgendeiner Manifestation der rheumatischen Infektion am häufigsten eine gewöhnliche katarrhalische oder lakunäre Angina voraus. Die Angina heilt ab, das Kind entfiebert, geht wieder zur Schule, aber nach acht bis zehn bis zwölf Tagen kehrt das Fieber zurück und das Kind beginnt über heftige Gelenkschmerzen zu klagen.

Die erste Manifestation ist somit die *Polyarthritis rheumatica*. Wir können bei Kindern auch beobachten, daß die Gelenkerscheinungen sehr flüchtig sind, man spricht von einer fliegenden Gliedersucht, wobei am häufigsten Knie- und Fußgelenke befallen werden. Hüft-, Ellenbogen- und Handgelenke werden meist nicht verschont. Nicht so selten ist aber im Kindesalter der Rheumatismus mono- oder oligoartikulär und befällt hartnäckig auch kleinere Gelenke der Finger und Zehen, der Wirbelsäule, Sternoklavikulargelenk usw. In diesen kleinen Gelenken kann der Rheumatismus längere Zeit hartnäckig fixiert bleiben.

Nicht immer kommt es zu einem vollen klinischen Bild einer solchen fieberhaften Polyarthritis. Die rheumatischen Schmerzen der Kinder können außerordentlich leicht und flüchtig sein, man tröstet sich mit sogenannten Wachstumsschmerzen. Die Kinder sind oft blaß und appetitlos. An Stelle eigentlicher Schmerzen kann auch nur allgemeine Müdigkeit treten, ab und zu Nasenbluten. Wir haben somit einen ähnlichen Befund wie bei Kindern mit latenter Tuberkulose.

Trotz dieser leichten und klinisch kaum angedeuteten Beschwerden können sich schwere viscerale Lokalisationen der rheumatischen Infektion entwickeln, insbesondere eine rheumatische Carditis. Die rheumatische Infektion hat für das Kindesalter deshalb eine so schwerwiegende Bedeutung, weil eine Erkrankung des Herzens um so häufiger auftritt, je jünger das Kind ist. Während bei Erwachsenen nur in etwa 35% im Anschluß an den Gelenkrheumatismus eine Endocarditis auftritt, ist dies Ereignis bei Kindern nahezu doppelt so häufig (60 bis 70%).

Wir können zwei verschiedene Formen der *rheumatischen Pancarditis* unterscheiden: Eine *leichte* und eine *schwere oder maligne Form*.

Wir sprechen von einer Pancarditis, weil das ganze Herz fast immer von der rheumatischen Infektion in Mitleidenschaft gezogen wird. Wir haben eine Endocarditis, Myocarditis und zeitweise gleichzeitig eine Pericarditis vor uns.

Bei der *leichten Form der Pancarditis* zeigt sich vor allem eine Endocarditis mit besonderer Vorliebe an den Mitralklappen. Das erste objektive klinische Zeichen ist ein Dumpfwerden des ersten Tones an der Mitralis. Dann stellt sich mehr oder weniger rasch ein systolisches Geräusch ein, das zuerst nur sehr leise ist, allmählich aber an Deutlichkeit gewinnt.

Die begleitende *Myocarditis* kann sich zunächst nur durch Tachycardie und besonders Galopprhythmus verraten. Die Herzgröße kann in den leichten Fällen noch normal bleiben, meist ist jedoch infolge der Myocarditis röntgenologisch eine leichte Vergrößerung des Herzens in seinem breiten Durchmesser nachzuweisen.

Diese Endocarditis kann zu einem bleibenden Herzfehler führen, unter Umständen aber auch vollständig ausheilen. Auch die Vergrößerung des Herzens als Ausdruck des Myocardschadens kann sich später weitgehend zurückbilden. Auch wenn der Klappenfehler weiter existiert, so erscheint er gut kompensiert. Die Kinder sehen blühend aus.

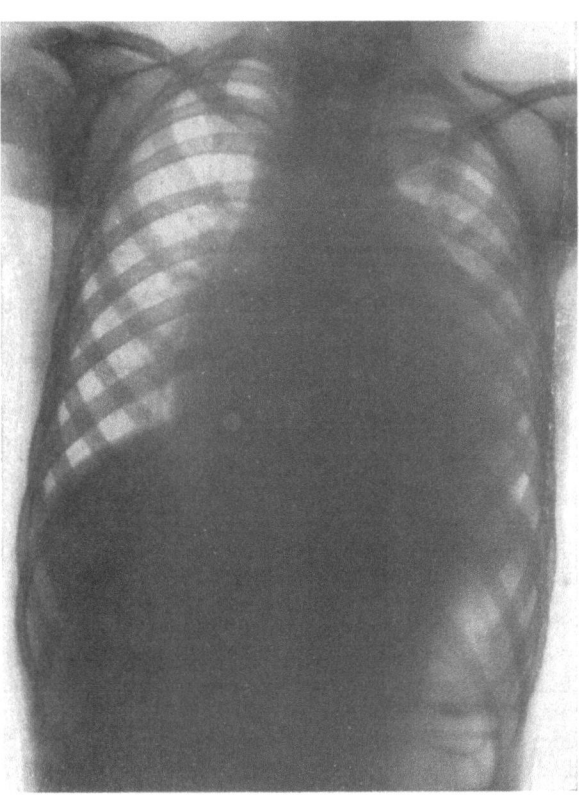

Abb. 244. Pericarditis exsudativa rheumatica.

Anders bei der *schweren oder malignen Form der Pancarditis*. Hier kommt es immer wieder von Zeit zu Zeit zu Fieberschüben, oft begleitet von flüchtigen Arthralgien; von Rezidiv zu Rezidiv wird der Herzbefund schlechter, das Herz vergrößert sich mächtig und erschüttert die ganze Herzgegend. Die Herzdämpfung ist enorm vergrößert, und zwar sowohl nach rechts wie nach links. Der Spitzenstoß findet sich auffallend tief, im sechsten, siebenten oder achten Intercostalraum, selbst in der vorderen bis mittleren Axillarlinie. Auch im Röntgenbild kann man die enorme Vergrößerung des Herzens — man spricht von einem Cor bovinum — nachweisen.

Bei der Auskultation hört man an der Herzspitze ein lautes systolisches Geräusch, häufig begleitet von einem präsystolischen Geräusch, nicht selten Galopprhythmus und wenigstens zeitweise pericarditisches Reiben.

Die enorme Herzvergrößerung ist der Ausdruck einer entzündlichen Schwäche des Myocards, welche frühzeitig zu schweren Stauungserscheinungen führt.

Das erste Zeichen der Herzinsuffizienz ist die Leberschwellung, verbunden mit einem Sinken der Diurese. Der Urin wird dunkel, reich an Urobilinogen und Urobilin, die Albuminurie ist gewöhnlich mäßig.

Der Puls ist klein und frequent, 120 bis 140 in der Minute.

Die Atmung ist in der Regel beschleunigt und kurz. Das Kind muß wegen seiner Dyspnoe im Bett gewisse Zwangsstellung einnehmen, im Sinne einer Orthopnoe. Geringste Anstrengungen führen zum Asthma cardiale.

Ist es bei einer Pancarditis rheumatica infolge der Myocardschwäche zu einem Cor bovinum gekommen, so ist die Prognose in der Regel eine schlechte. Es kommt nicht selten noch zu trockener Pericarditis, zu stärkeren perikardialen Ergüssen, zu Höhlenhydrops, Ascites, allgemeinen Ödemen. Die Kinder werden mehr und mehr kachektisch, die Gesichtsfarbe hat häufig einen leicht gelblichen, mit Cyanose untermischten Farbenton und selbst leichter Ikterus der Skleren

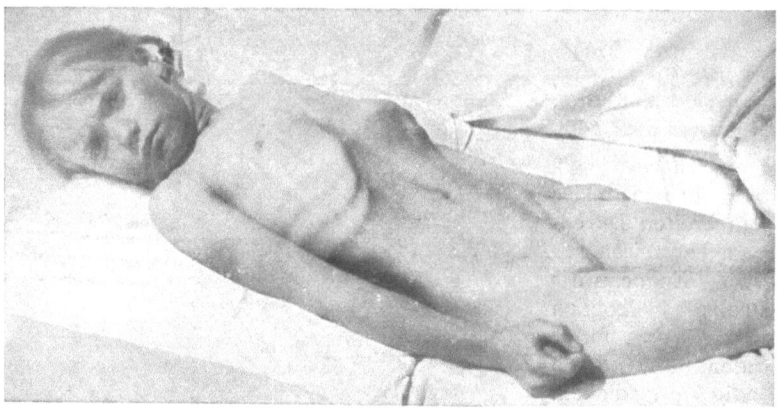

Abb. 245. Czernyphänomen bei Chorea minor (Einziehung des Epigastriums statt Vorwölbung bei tiefer Inspiration).

kann sich zeigen. Die maligne Form der Pancarditis rheumatica endet gewöhnlich mit dem Tode. Ein heftiger, unaufhörlicher Reizhusten stellt sich ein, Stauungsbronchitis, Lungeninfarkte mit blutigem Auswurf, Lungenödemen usw. Der Tod tritt nach dem langen, schweren Leiden oft überraschend schnell ein. Plötzlich zeigt das Kind starkes Unwohlsein, Erbrechen, wird sehr blaß mit einem Anflug von Cyanose, Dyspnoe, starke Tachycardie und äußerste Agitation. Die Extremitäten kühlen aus und das Kind stirbt im Kollaps im Verlauf von wenigen Stunden oder in ein bis zwei Tagen. Auch ganz plötzlich kann das Kind einer tödlichen Ohnmacht erliegen.

Wir haben erwähnt, daß eine trockene oder exsudative Pericarditis nicht selten als Komplikation der rheumatischen Carditis auftritt. Das konstanteste Zeichen der Pericarditis sind mit der Herzaktion synchrone, feinere oder besonders rauhe Reibegeräusche, welche auch noch wahrgenommen werden, selbst wenn ein erheblicher Pericarderguß da ist, weil das Herz an der Oberfläche der Flüssigkeit schwimmt. Die Pericarditis exsudativa verrät sich durch eine Zunahme der Herzdämpfung nach allen Richtungen, sowohl nach oben als nach rechts und links. Die Herzdämpfung bekommt so eine Pyramidenform mit der Spitze nach oben. Der Herz-Leber-Winkel verstreicht, was besonders auch im Röntgenbild auf eine Pericarditis hinweist.

Sowohl die unmittelbare wie die entfernte Prognose einer heftigen Pericarditis sind ernst. Ein starker Erguß kann zu plötzlichem Herztod führen, anderseits bleiben häufig Verwachsungen zwischen den Pericardblättern zurück. Das Herz kann schließlich von einem förmlichen Panzer umgeben sein, es kommt zur sogenannten Zuckergußleber und zu schwerem Ascites.

Die rheumatische Infektion kann aber auch zu einer *trockenen und exsudativen Pleuritis* führen. Auch eigenartige *Pneumonien* wurden im Zusammenhang mit ihr beobachtet, ferner kommen gelegentlich *peritoneale Reizerscheinungen* vor.

Aber auch *encephalitische Erscheinungen* macht die rheumatische Infektion, den sogenannten *cerebralen Rheumatismus* mit *Hyperthermie*, Delirien und oft tödlichem Koma.

Die große nervöse Manifestation der rheumatischen Infektion im Kindesalter ist jedoch die *Chorea minor* (SYDENHAM). Sie ist für das Kindesalter spezifisch und kommt nach dem 17. Lebensjahr kaum mehr vor. Am häufigsten geht eine rheumatische Polyarthritis der Chorea voraus. Aber auch umgekehrt kommt es vor, daß zuerst Chorea auftritt und Polyarthritis oder Kardiopathie nachfolgen. Dagegen treten Polyarthritis und Chorea fast niemals gleichzeitig auf.

Die choreatischen Bewegungsstörungen sind zweierlei Art: 1. *sogenannte choreatische Spontanzuckungen*, die sowohl in der Ruhe wie bei intendierten Bewegungen in geordnete Bewegungsabläufe gesetzlos eingreifen.

2. *Störungen der Koordination*. Solche liegen z. B. im CZERNYschen *Phänomen* zugrunde. Dabei sinkt das Epigastrium, ähnlich wie bei einer Atmungslähmung, bei der tiefen Inspiration ein, statt daß es vorgewölbt wird. Diese paradoxe Atmung entsteht durch das plötzliche und unerwartete Emporsteigen des Zwerchfells bei der Inspiration.

Beim Patellarreflex zeigt sich häufig das GORDONsche *Phänomen*. Der ausgeschleuderte Unterschenkel bleibt infolge tonischer Kontraktion unverhältnismäßig lang in seiner Stellung stehen, weil der sonst koordinierte neuere Impuls zur Erschlaffung des Quadriceps sich verspätet.

Koordinationsstörungen zeigen sich ferner beim *Gang*, der zunächst tänzelnd wird (daher der Name Chorea Sancti Viti = Veitstanz), schließlich aber in schweren Fällen durch die zwischenfahrenden Bewegungen vollkommen verunmöglicht wird.

Bei der *Sprache* ist das unerläßliche Zusammenarbeiten von Lautbildung und Atmung auf die vielfältigste Weise gestört, oft mitten in einem Wort eine Zäsur. In schweren Fällen kann die Stimme vollkommen aphonisch werden.

Aus den *Schriftproben* der Choreatiker kann man nicht selten eine Frühdiagnose stellen. Die Schulkinder werden getadelt, weil ihre Hefte kleksische Verwischungen zeigen, ausfahrende Striche, Ataxie z. B. beim Setzen der i-Punkte.

Die Skeletmuskulatur zeigt eine auffallende *Hypotonie*, beim Aufheben unter den Armen steift sich die Schultermuskulatur nicht, sondern bleibt schlaff, so daß man die Schultern nach oben bis zu den Ohren drängen kann. In schweren Fällen verschwinden auch die Patellarreflexe, oft verbunden mit leichten Paresen, z. B. bei der Chorea mollis sive paralytica.

Bei den peripheren Formen treffen wir einmal den *Rheumatismus nodosus*. Wir finden subcutane Knötchen von Erbsen- bis Bohnen-, selten selbst bis zu Walnußgröße isoliert oder gruppiert, z. B. auf dem Fußrücken, an den Knien, besonders an der Oberfläche der Patella, an den Ellenbogen, am Hinterhaupt usw.

Nicht so selten findet man bei Kindern eine schmerzhafte *Torticollis* infolge *Muskelrheumatismus*. Leichter Muskelrheumatismus in den Gliedern wird häufig mit sogenannten Wachstumsschmerzen verwechselt.

Bei rheumatischer Endocarditis haben LEHNDORFF und LEINER ein sogenanntes *Erythema annulare* beschrieben. Es handelt sich um sehr schmale, nur 1 bis 3 mm breite Ringe von zartrosa oder blaßlivider Farbe am Stamm, am häufigsten auf der Brust und oberen Bauchhälfte, an seitlichen Thoraxpartien und am Rücken.

Bei der rheumatischen Infektion der Kinder kommen im allgemeinen Erythema exsudativum multiforme und nodosum, Purpura rheumatica seltener vor, als beim Erwachsenen.

Recht charakteristisch für die rheumatische Infektion ist eine ganz erhebliche Beschleunigung der Blutkörperchensenkung, z. B. nach einer Stunde schon über 100 mm. Solange die Senkung beschleunigt ist, sind Exazerbationen und Rückfälle zu erwarten und die Kinder sind noch behandlungsbedürftig. Man hat deshalb der Senkungsprobe bei der rheumatischen Infektion eine ähnliche Bedeutung beigemessen wie dem positiven Wassermann bei der Lues.

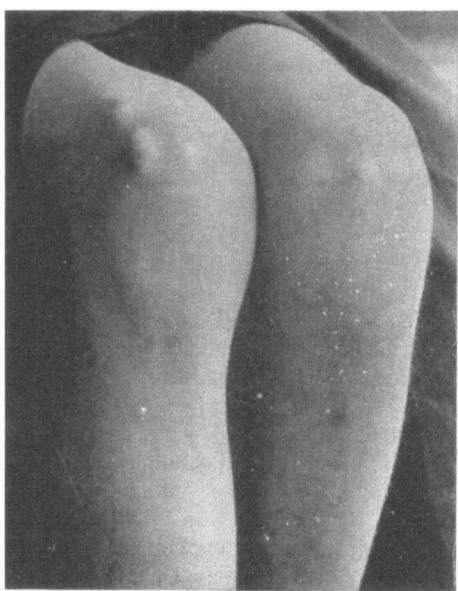

Abb. 246. Rheumatismus nodosus.

Auffällig ist ferner, daß auch im Kindesalter die rheumatische Infektion trotz der stärkeren Reaktionsfähigkeit des lymphatischen Systems niemals mit einem Milztumor einhergeht, dies im Gegensatz zu den eigentlichen septischen Erkrankungen.

Ebenso auffällig ist, daß in der Regel stärkere Urinveränderungen im Sinne einer Herdnephritis fehlen. Ein Sediment von Erythrocyten, Leukocyten, Nierenepithelien mit Zylindern verschiedener Art gehört nicht zum klinischen Bilde der rheumatischen Infektion.

Wir sind in der Einleitung ausgegangen von der Tuberkulose. Wir haben betont, daß die rheumatische Infektion eine gewisse Verwandtschaft, aber nicht Identität mit der Tuberkulose besitzt. Den Tuberkelknötchen bei der Tuberkulose vergleichbar sind die rheumatischen Granulome, z. B. in Form der AScHOFFschen Knötchen im Herzmuskel, in der Nachbarschaft der Tonsillen und in den verschiedensten Organen. Prinzipiell gleichgebaute Knötchen und Knoten mit zentraler Nekrose, fibrinoider Verquellung und Bindegewebswucherung können sowohl z. B. am Herzbeutel als auch unter der Haut solche Größe erreichen, daß sie makroskopisch ohne weiteres wahrgenommen werden können. Sie wären hier zu vergleichen mit ähnlichen Gebilden bei der Perlsuchttuberkulose der Rinder. Wegen dieser Knötchen- und Knotenbildung spricht man auch von einer rheumatischen Granulomatose.

Man faßt ähnlich wie bei der Tuberkulose diese Granulombildung an Stelle von Abszeßbildung auf die Einschwemmung von pyogenen Streptokokken als den Ausdruck einer allergischen Reaktion auf.

Der Kliniker hat den Eindruck einer spezifischen Infektion, welche sich von eigentlichen septischen Krankheitsbildern abtrennen läßt. Für eine solche spezifische Infektion spricht die Eigenart der rheumatischen Pancarditis, ferner die Chorea, die bei septischen Streptokokkeninfektionen unbekannt ist, das Fehlen eines Milztumors, das Fehlen einer Mitbeteiligung der Nieren usw.

In den schweren Fällen gewinnt man den Eindruck, daß gerade das Herz der Hauptfokus der rheumatischen Infektion geworden ist, indem die Infektion fortschwelt und immer wieder zu Rezidiven führt. Dieser Fokus ist so bedeutend und schließlich lebensvernichtend, daß ihm gegenüber eine andere etwaige Fokus-bildung, z. B. in den Tonsillen, völlig zurücktreten muß.

Bei der Therapie der rheumatischen Infektion gilt vielfach auch heute noch das Natrium salicylicum als Specificum. Doch kann davon keine Rede sein, da man sonst durch Salicylbehandlung das Erscheinen einer Endocarditis hintan-zuhalten erwarten dürfte, auch wird die Chorea durch Salicyl in keiner Weise beeinflußt.

Wir geben bei vorschulpflichtigen Kindern 2 bis 3 g und bei Kindern im Schulalter 4 bis 6 g im Tag auf mehrere Einzeldosen verteilt, z. B.

Rp.
Natrii salicyl.
Natr. bicarbon. ana 20,0
Aquae dest. 170,0
Elixir. pectoralis ad 200,0
MDS. Vier- bis sechsmal 5 bis
10 ccm nach dem Essen.

Leider tritt nach Salicyl bei Kindern gern Appetitlosigkeit, gelegentlich Nausea und Erbrechen auf, was namentlich bei herzkranken Kindern sehr unangenehm ist.

Besser ertragen wird Salitin B (Sauter). Es sind dies magenresistente, darm-lösliche Dragées mit 0,5 g Natriumsalicylat, 5 mg Vitamin B_1 und 0,5 mg Vit-amin K. Man gibt viermal 1 bis 2 Dragées bei Kindern.

Wir können das Salicyl ersetzen durch das Calciumsalz des Aspirins, das Kalmopyrin oder auch das Apyron oder das Alcacyl (Dr. Wander), welche leicht wasserlöslich sind. Man gibt bei Kleinkindern sechs- bis achtmal 0,25, bei größeren Kindern sechs- bis achtmal 0,5.

Weitere häufig verwendete Präparate sind das Diplosal sechs- bis achtmal eine halbe Tablette, das Melubrin in ähnlicher Dosierung wie das Kalmopyrin. Es ist notwendig, mit den Präparaten öfter abzuwechseln.

Vorzüglich bewährt sich, namentlich für eine länger dauernde Behandlung, das Pyramidon. Es wird bei herzkranken Kindern besser vertragen. Es ist notwendig, relativ große Dosen zu geben, bis zum Alter von zehn Jahren drei- bis viermal 0,3, bei älteren Kindern vier- bis fünfmal 0,4, also bis zu 2 g im Tag.

Wir haben wiederholt salicyl- und pyramidonrefraktäre Fälle beobachtet, die dann oft schon auf kleine Novatophandosen, 0,2 bis 0,5 mehrmals täglich, auffallend günstig ansprachen.

In letzter Zeit sahen wir recht gute Resultate unter Cortison, Prednison und auch ACTH, welche Stoffe in der Lage sind, besonders bei schwerer Herz-beteiligung, eine sehr gute Wirkung zu entfalten und eine Abkürzung der Krankheitsdauer zu erzeugen.

Die Gelenke werden mit Salicylsalben, Salenal, eingerieben und mit Watte eingebunden.

Sehr gut bewährt haben sich Salhuminbäder. Man gibt zwei- bis dreimal in der Woche ein Vollbad von 36 bis 39° mit einer Drittelnormalpackung von Sal-humin während 20 bis 25 Minuten.

Die Pancarditis bedarf zunächst keiner auf das Herz gerichteten Behandlung, abgesehen von Bettruhe und Pyramidon. Sobald sich jedoch Galopprhythmus zeigt der eine Schwache des linken Herzens verrät, zögere man nicht, eine Digitalisbehandlung einzuleiten, z. B. mit Digalen, Digifolin usw., dreimal täglich so viele Tropfen als das Kind Jahre zählt. Zur Vermeidung der Kumulierung wird ein bis zweimal wöchentlich ein Tag Pause eingeschaltet.

Bei der Chorea haben wir gute Erfahrungen mit der Nirvanoltherapie gemacht. Man gibt in milderen Fällen nur 0,15, in schweren Fällen morgens und abends 0,15, so lange, bis die sogenannte Nirvanolkrankheit zwischen dem 7. bis 14. Tag mit Fieber, morbilliformem Exanthem, Eosinophilie usw. erscheint. Dann wird das Nirvanol sofort ausgesetzt. Wir geben in der Regel nie länger als zehn Tage Nirvanol, da es Kinder gibt, die auf Nirvanol überhaupt nie mit Überempfindlichkeitserscheinungen reagieren, so daß die weitere Medikation nutzlos, ja gefährlich werden kann (Leukopenie und Thrombopenie).

An Stelle des Nirvanols verwenden wir zur Behandlung der Chorea in den letzten Jahren zwei- bis viermal eine Ampulle *Benadon* und ersetzen sie später durch Benadontabletten. Wir haben wit dieser Therapie im allgemeinen sehr gute Erfahrungen gemacht (F. KOST). Nur vereinzelt sahen wir noch günstigere Erfolge mit *Largactil*. Dosis bei Kindern bis zu fünf Jahren 1 bis 2 mg pro Kilogramm Körpergewicht auf drei Dosen verteilt. Bei Kindern über fünf Jahren $1/_3$ bis $1/_2$ der Erwachsenendosis, d. h. dreimal $1/_2$ bis drei- bis sechsmal 1 bis 2 Tabletten in 24 Stunden (siehe Seite 805).

Nach der Nirvanolkur geben wir gern Arsen. Am besten Liquor arsenicalis Fowleri, dreimal zwei bis acht Tropfen der unverdünnten Lösung. Oder zwei- bis dreimal eine halbe Tablette Arsenfortonal.

Bleibt die Blutsenkung hoch und sind deshalb Rezidive zu befürchten, so schließen wir eine Goldkur an die Polyarthritis- oder Choreabehandlung an. Wir geben zweimal wöchentlich intramuskulär Myoral (Aurothioglykolat). Oder auch Aurodetoxin (von beiden 1 ccm intramuskulär). Wir hoffen, durch diese Behandlung mit Edelmetallen das Erscheinen der gefährlichen Rezidive hintanhalten zu können. Für eine Kur machen wir 25 bis 50 Injektionen so lange, bis die Senkungsreaktion normal geworden ist. Von Zeit zu Zeit wird später die Senkungsreaktion wieder geprüft. Zeigt sich wieder eine Beschleunigung der Blutsenkung, so wird eine neue Goldkur eingeleitet.

Wir erhielten von der Goldbehandlung einen günstigen Eindruck, die Kinder erholten sich sehr gut. Rezidive traten überhaupt nicht oder dann meist nur in leichterer Form von flüchtigen Gelenkerscheinungen auf. Doch gibt es naturgemäß auch Versager.

Tonsillektomie lassen wir nur dann vornehmen, wenn die Kinder an gehäuften Anginen leiden und die Tonsillen zerklüftet, mit den Gaumensegeln verwachsen und wirklich chronisch krank sind. Da aber der Hauptfokus, wie wir gesehen haben, sehr häufig im Herzen sitzt, dürfen wir uns über die Entfernung des Fokus in den Tonsillen nicht allzu große Illusionen machen. Auch eventuellen Zahngranulomen ist Aufmerksamkeit zu schenken, und ein defektes Gebiß soll möglichst saniert werden.

Die wichtigsten Gelenkerkrankungen im Kindesalter.

Gelenkerkrankungen sind im Kindesalter keine Seltenheiten. Wir können sie in zwei große Gruppen einteilen:

A. *Vorwiegend entzündliche Arthropathien oder Polyarthritiden.*

B. *Vorwiegend degenerative Arthropathien oder Arthrosen.*

Die größte Rolle spielen im Kindesalter die vorwiegend entzündlichen Arthropathien, während die vorwiegend degenerativen Arthrosen im Gegensatz zur Pathologie der Erwachsenen seltener sind und an Bedeutung zurücktreten.

Bei den Polyarthritiden unterscheiden wir *akute und chronische* Entzündungen. Bei den akuten Formen haben wir zunächst die *Infektarthritiden*. Sie können entstehen durch direkte Infektion von außen, durch Ausbreitung eines in der Nachbarschaft gelegenen Herdes auf das Gelenk, z. B. infolge Durchbruchs einer Osteomyelitis der Epiphyse in das Gelenk, ferner metastatisch von irgendeinem Herd im Körper her, z. B. nach Otitis media, nach Tonsillitis, nach Pneumonie und Empyem usw., und endlich beteiligen sich die Gelenke nicht selten bei allgemein septisch-pyämischen Infektionen.

Die gewöhnlichen Erreger der Infektarthritiden sind: Streptokokken, Staphylokokken, Pneumokokken, Meningokokken, Gonokokken, seltener Influenzabazillen und andere Keime. So haben wir vor einiger Zeit ein Kind mit eitriger Influenzameningitis beobachtet, welches metastatisch eine eitrige Gonitis bekam. Im Gelenkeiter ließen sich massenhaft Influenzabazillen nachweisen. Mit dem Auftreten der Gonitis besserten sich die meningealen Erscheinungen. Nach Abklingen der Gelenkentzündung verschlimmerte sich die Influenzameningitis wieder und führte zum Exitus. Die Infektion erzeugt meist eine Vereiterung eines oder mehrerer Gelenke, wobei mit Vorliebe die großen Gelenke, Hüft-, Knie-, Ellenbogen- und Schultergelenk befallen werden.

Namentlich im frühen Kindesalter spielen die Pneumokokkenarthritiden eine größere Rolle. Sie können stürmisch, anscheinend primär einsetzen oder nach der Krisis einer Pneumonie auftreten oder aber sich schleichend entwickeln, sehr langsam und günstig verlaufen. Die Abgrenzung gegenüber Tuberkulose kann dann unter Umständen Schwierigkeiten bereiten. Die Pneumokokkenarthritis kann sich auf ein einziges Gelenk, z. B. auf das Ellenbogengelenk, beschränken.

Je nach der Virulenz der Erreger und der besonderen Reaktionslage des Organismus sehen wir alle Übergänge von einer stürmischen Arthritis purulenta bis zu nur leicht serösem Erguß. Diese letzteren milden Formen hat man auch wegen ihrer Ähnlichkeit mit dem Gelenkrheumatismus als Rheumatoide bezeichnet.

Die bekanntesten solcher *Rheumatoide* finden wir beim Scharlach. Wir sehen dort sehr häufig sogenannte Frührheumatoide, welche am vierten bis siebenten Tag meist bei bereits abblassendem Scharlachexanthem erscheinen und die Fuß-, Hand- und Fingergelenke bevorzugen. Die sogenannten Spätrheumatoide treten im Rahmen des zweiten Krankseins oder noch später auf, öfters bei jugendlichen Erwachsenen als bei Kindern. Diese Scharlachrheumatoide sind in ihren klinischen Erscheinungen dem echten Gelenkrheumatismus außerordentlich ähnlich. Man hat deshalb direkt von einem Scharlachrheumatismus gesprochen. Man nimmt an, daß es sich hier um Überempfindlichkeitsreaktionen der Gelenke gegen das Scharlachstreptokokkentoxin handle. Im Gegensatz zum echten Gelenkrheumatismus tritt im Gefolge der Scharlachrheumatoide eine akute

Endocarditis in der Regel nicht auf. Entwickelt sich ausnahmsweise, wie ich das auch schon beobachtet habe, eine mitunter oft schwere, ja tödlich verlaufende Endocarditis, so liegt die Annahme nahe, daß es sich nicht um sogenannte Scharlachrheumatoide, sondern eine Kombination von Scharlach mit echtem Gelenkrheumatismus gehandelt hat.

Die größte Bedeutung unter allen Polyarthritiden im Kindesalter hat der *akute Gelenkrheumatismus*, die Polyarthritis rheumatica, als Teilerscheinung der rheumatischen Infektion, welche im Kindesalter besonders gern das Herz befällt, aber auch noch andere Manifestationen zeigt, wie z. B. auch die Chorea minor.

Wesentlich seltener als die akuten sind die *chronischen entzündlichen Arthropathien* im Kindesalter.

Die sekundär chronische Polyarthritis rheumatica kommt bei Kindern nur höchst ausnahmsweise vor. Die Gelenkerscheinungen der rheumatischen Infektion bei Kindern sind meist sehr flüchtig und heilen gewöhnlich ohne Residuen aus. Gelegentlich sieht man bei chronischen Herzfehlern dauernde Veränderungen hauptsächlich in Kleinfinger- oder Zehengelenken.

Dem Kindesalter eigentümlich und von der rheumatischen Infektion abzutrennen ist die *primär chronische, symmetrische, progressive Polyarthritis ankylopoietika*. Denn eine Mitbeteiligung des Herzens bei der primär chronischen Polyarthritis fehlt sozusagen ausnahmslos. Im Gegensatz zum flüchtigen Charakter bei der Polyarthritis rheumatica stehen hier die Gelenkveränderungen durchaus im Vordergrund und sind fixiert. Wenn es auch zu Spontanbesserungen kommt, so bleiben doch immer Reste zurück, so daß ein einmal befallenes Gelenk mehr oder weniger dauernd erkrankt bleibt. Es erkranken immer homologe Gelenke fast gleichzeitig, die gleichen Finger- und Zehengrundgelenke, beide Knöchel- und Handgelenke, beide Knie- und Ellenbogengelenke. Die Erkrankung der Gelenke ist somit eine auffallend symmetrische. Sie ist unaufhaltsam progressiv, sie befällt eine Gelenkgruppe nach der anderen und auch in den einzelnen Gelenken zeigen die Veränderungen einen progressiven Charakter. Es kommt schließlich zu einer Ankylosierung, sofern nicht eine unter Umständen jahrelange Behandlung, besonders mit Ultracorten, durchgeführt wird.

Die Ätiologie der primär chronischen progressiven Polyarthritis ist noch ungeklärt. Infektiöse, endokrine, neurogene oder trophoneurotische Momente scheinen eine in den einzelnen Fällen wechselnde Rolle zu spielen.

Therapeutisch kommen in Betracht: Bewegungsübungen der kranken Gelenke, Massage, Heißluftbäder, Fangopackungen, Kurzwellenbestrahlung usw. Ferner, außer dem bereits erwähnten Ultracorten, intramuskuläre Injektion von Schwefelölsuspensionen 0,3 bis 0,5 ccm der Lösung: Flores sulfuris 1,0, Oleum olivarum ad 100,0 steril, vor Gebrauch aufzuschütteln. Die Injektion löst Fieber aus, das nach zwei bis drei Tagen abklingt. Nach einer Pause von zwei fieberfreien Tagen wird die Injektion mit 1 ccm wiederholt. Im ganzen werden in dieser Weise fünf Injektionen mit steigenden Dosen bis zu 5 ccm Schwefelöl gemacht (SCHIFF). Auch die sogenannte PAULsche Impfung kann versucht werden.

Es gibt auch Kinderfälle der *Spondylarthritis ankylopoietika* BECHTEREW. Es kommt dabei zu einer Versteifung fast der ganzen Wirbelsäule, Kyphose. Im Röntgenbild allmähliches Verschwinden der Zeichnung der Knorpelscheiben. Wirbel und Zwischenwirbel bilden schließlich eine einzige zusammenhängende Knochenmasse.

Bei der *STILLschen Krankheit* handelt es sich wohl um eine chronische, septische Erkrankung mit oft wellenförmig verlaufendem Fieber. Nicht selten treten morbilliforme, rubeoliforme, urticarielle und Erythema exsudativumähnliche Exantheme auf. Diese Exantheme von wechselndem Charakter können wochen- und monatelang bestehen bleiben.

Die Gelenkschwellungen an den Extremitäten kommen langsam und ergreifen eine homologe Gelenkgruppe nach der anderen. Es handelt sich hauptsächlich um Schwellungen der Kapsel und des periartikulären Gewebes. Die Phalangealgelenke zeigen perlschnurartige Verdickungen, die Phalangen häufig sogenannte Suppositorienform, die Vorderarme gehen breit und ohne jede Gliederung infolge der stark konisch verdickten Handgelenke in den Handrücken über (sogenannte arthritische Flossenhände).

Es finden sich ferner periphere Drüsenschwellungen, meist begleitet von einem tastbaren Milztumor.

Das Blutbild zeigt keine besonders charakteristischen Veränderungen, meist nur leichte polynucleäre Leukocytose. Die Blutsenkung ist mäßig oder stark beschleunigt.

Interessant ist eine Mitbeteiligung des Herzens in Form einer adhäsiven Pericarditis. Selten kommt es auch zu einer Endocarditis.

Der Verlauf ist exquisit chronisch. Remissionen kommen vor, gelegentlich völlige Heilung. Meist zeigen jedoch die Fälle schließlich doch unerbittliche Progression und der Tod erfolgt durch interkurrente Krankheiten. Im Gegensatz zur primär chronischen Polyarthritis kommt es in der Regel nicht zur Ankylosierung der Gelenke.

Für die Behandlung werden empfohlen große Pyramidondosen, drei- bis sechsmal 0,3, ferner Goldsalze, z. B. Solganal B, Einreibungen der Gelenke mit Unguentum colloidale Credé, elektrische Lichtbäder und heute besonders auch Cortison.

Von der rheumatischen Infektion abzutrennen sind ferner die *Osteochondritiden der Epiphysen im Kindes- und Jugendalter*. Die wichtigste Form ist die PERTHESsche *Krankheit*. Das erste und augenfälligste Symptom derselben ist das Hinken, das etwas an den watschelnden Gang bei kongenitaler Hüftgelenksluxation erinnert. Infolge der Schwäche der Glutäalmuskulatur kommt es zu dem sogenannten TRENDELENBURGschen Phänomen. Läßt man das Kind auf dem gesunden Bein stehen, so hebt es mit seinen intakten Glutäen das Becken so hoch, daß die Glutäalfalte der kranken Seite höher steht als die der gesunden. Stellt sich aber das Kind umgekehrt auf das kranke Bein, so sinkt die nicht unterstützte Seite des Beckens und mit ihr die Glutäalfalte herab.

Am häufigsten wird die Krankheit mit einer beginnenden Coxitis tuberculosa verwechselt. Im Gegensatz zur Coxitis tuberculosa ist jedoch die Flexion vollkommen frei, das Becken geht nicht mit, die Abduktion und Rotation ist dagegen mehr oder weniger behindert. Die Tuberkulinreaktionen fallen meist vollkommen negativ aus.

Die wichtigste Veränderung im Röntgenbild ist die Deformation der Epiphyse des Femurkopfes. Der Femurkopf ist entweder kappen- oder fladenförmig, oder bei überquellenden Rändern pilzförmig abgeplattet und häufig in einzelne Segmente zerfallen.

Gelegentlich tritt die PERTHESsche Krankheit doppelseitig auf.

Das bevorzugte Alter ist das vierte bis dreizehnte Lebensjahr.

Statt in der Kopfepiphyse kann sich der osteochondritische Prozeß gelegentlich auch im Schenkelhals lokalisieren und zu Spontanfrakturen führen.

Die Therapie der PERTHESschen Krankheit und der analogen Erkrankung des Schenkelhalses besteht in Extensionsverbänden, später Gehverbänden, und medikamentös kann Vitamin D und Calcium versucht werden.

Bei der *Köhlerschen Krankheit des Os naviculare pedis* kommt es zu Schmerzen und Schwellungen dicht vor der Malleolengabel. Im Röntgenbild erscheint das Naviculare von vorn nach hinten stark komprimiert, mandelförmig oder sieht aus wie ein von der Kante aus betrachtetes Zweifrankenstück, es ist sehr stark verdichtet oder auch in einzelne Fragmente zerfallen.

Die Therapie besteht in vorübergehender Ruhigstellung, Einreibung mit Jodex usw.

Verwechselt wird auch dieses Leiden gelegentlich mit Tuberkulose der Fußwurzelknochen. Die Prognose ist ganz gut.

Während die Köhlersche Krankheit des os naviculare pedis sich bei Kindern im Alter von vier bis zehn Jahren vorfindet, kommt die *Köhlersche Krankheit des Köpfchens des zweiten Metatarsus* hauptsächlich bei Jungfrauen im Alter von 18 bis 25 Jahren vor, die eifrig Tennis spielen. Man findet Schmerz und Schwellung des Köpfchens des zweiten Metatarsus. Das Röntgenbild zeigt Abflachung des zweiten Metatarsalköpfchens, Verbreiterung des Halses, Erweiterung der Gelenkspalte, Unregelmäßigkeiten in der Epiphysenlinie.

Als ähnliche Osteochondritiden seien hier noch erwähnt: die *Kienböcksche Malacie des Lunatums* am Handgelenk, ferner die *Osteochondritis am Schultergelenk*, die *Larsen-Johannsensche Osteochondritis* der Patella und die sogenannte *Scheuermannsche Krankheit der Wirbelepiphysen*. Das klinische Bild führt zu einer Kyphose, die mit einer tuberkulösen Spondylitis eine gewisse Ähnlichkeit darbietet, es fehlt jedoch jegliche Abszeßbildung und ein eigentlicher Gibbus.

Bei der *Osgood-Schlatterschen Krankheit* finden sich Schmerzen und leichte Schwellungen am oberen Ende der Tibia, meist bei Mädchen im Alter von 14 bis 16 Jahren. Das Röntgenbild zeigt eine flaumige Beschaffenheit oder leichte Fragmentierung der Apophyse der Tibia.

Eine ähnliche Apophysitis tritt gelegentlich am hinteren Ende des Calcaneus auf.

Alle diese verschiedenen Krankheitsbilder faßt man neuerdings unter der Bezeichnung der *Osteochondropathia juvenilis parosteogenetica* zusammen. Es handelt sich häufig um fehlerhafte Anlagen der betreffenden Epiphysen, welche zu aseptischen Nekrosen oder lokalen Malacien prädisponieren. Das Wesentliche liegt in einer besonderen konstitutionellen Anlage. Beim gleichen Kind können bei mehreren solchen Epiphysen gleichzeitig oder nacheinander Osteochondropathien auftreten.

Die vorwiegend degenerativen Arthropathien spielen im Kindesalter eine sehr untergeordnete Rolle, am wichtigsten ist noch die *Arthrosis deformans* oder *Osteoarthrosis deformans*. Es kommt primär zu einem Knorpelschwund, wodurch der Gelenkspalt im Röntgenbild verengt wird. An den Rändern der Gelenke kann es oft zu mächtiger Spornbildung kommen. Infolge der Rauhigkeit des Knorpels treten bei Bewegungen Reibegeräusche auf.

Der Verlauf ist fieberlos, die Senkungsgeschwindigkeit normal, es besteht keine Neigung zur Synostosenbildung, Versteifungen nur als Folge der Deformierung.

Zu den vorwiegend degenerativen Arthropathien sind noch die *Spondylarthrosis deformans* zu rechnen mit Degeneration der knorpeligen Bandscheiben und Fortsatzbildungen der Wirbelkörper, die *hämophile Arthropathie* oder die Blutergelenke, ferner die *Harnsäuregicht* mit Ablagerung von harnsauren Salzen in dem Knorpel, die *Kalkgicht* mit Ablagerung von phosphorsaurem Kalk im periartikulären Bindegewebe, die *Osteoarthrosis ochronotica* bei Alkaptonurie. Es wird Homogentisinsäure im Knorpel abgelagert und dieser wird dadurch schwarzblau verfärbt. Die Patienten scheiden einen dunklen Harn aus, der beim Stehen

durch Oxydation noch stark nachdunkelt und in der Wäsche schwärzliche
Flecken gibt. Er reduziert alkalische Kupferoxydlösung, gibt jedoch die
NYLANDERsche Probe nicht.

Es wären hier noch als chronisch entzündlich die häufigen *tuberkulösen Arthropathien* zu erwähnen, die besonders die Kniegelenke befallen, entweder zu Gelenk-
ergüssen oder auch nur zu Kapselverdickungen führen. Sehr häufig ist auch die
Coxitis tuberculosa, welche sehr rasch zu starken Bewegungsbehinderungen im
Hüftgelenk nach allen Richtungen führt. Im Gegensatz zum Perthes geht bei
der Flexion das Becken mit. Auf die richtige Fährte führen oft Hauttuberkulide
oder weißliche Narben von solchen, ferner fallen die Tuberkulinreaktionen meist
positiv aus.

Bei der *Lues* sehen wir als häufigste Gelenkaffektion eine Gonitis, die als
einfacher Hydrops beginnt, dann aber zu Ankylose führt. Die Affektion ist meist
doppelseitig. Säbelscheidentibien, andere Zeichen der Lues tarda, positiver
Wassermann erlauben die richtige Diagnose.

192. Vorlesung.

Syphilis im Kindesalter.

Die Syphilis im Kindesalter bietet wichtige Besonderheiten in ihren Erscheinungsformen, sowohl was die Exantheme als auch ganz besonders die
Erkrankungen des Skelets und der inneren Organe anbelangt. An Stelle der
Roseola der Erwachsenen haben wir ausgedehnte maculo-papulöse Exantheme,
diffuse Infiltrationen der Haut und der Schleimhäute. Blasenbildung kommt nur
beim Pemphigus syphiliticus der Neugeborenen vor. Die generalisierte Erkrankung
des gesamten, knorpelig angelegten Skelets ist eine Eigentümlichkeit der fötalen
und der Säuglingssyphilis. Die nervösen Erscheinungen treten häufig viel früher
auf als beim Erwachsenen, z. B. progressive Paralyse schon nach wenigen Jahren,
und es zeigen sich noch andere klinische Formen bei diesen metasyphilitischen
und syphilitischen Erkrankungen des Nervensystems. Die Diagnose der Lues
im Kindesalter wird ferner dadurch erschwert, daß nicht selten, besonders im
frühen Säuglingsalter, die WASSERMANNsche Reaktion trotz des Vorhandenseins
manifester luischer Erscheinungen negativ ausfallen kann.

Im Kindesalter beobachtet man weitaus am häufigsten die kongenitiale
Syphilis, welche im Uterus erworben wird, indem die Spirochäten durch die
Placenta hindurchwandern. Das Kind bringt bei der Geburt die Syphilis mit sich
zur Welt, ein Primäraffekt läßt sich nicht nachweisen.

Im Gegensatz dazu erzeugt die nach der Geburt erworbene Syphilis einen
Primäraffekt, den harten Schanker. Dieser Primäraffekt kann in der Gegend der
Genitalien sitzen, bei Knaben am Praeputium oder in der Furche. Bei Mädchen
ist der genitale Schanker häufiger als bei den Knaben, wie z. B. bei dem siebenjährigen Mädchen, das ich hier bespreche, welches Primäraffekte an den großen
Labien und an der hinteren Kommissur aufweist. Man sieht eine ovale oder
abgerundete, höchstens 50-Rappen-große Erosion an diesen Stellen. Der Grund
derselben ist einheitlich mehr oder weniger lebhaft rot, der Rand ist nicht
orhaben, der Grund ist infiltriert, bald sehr ausgesprochen, so daß man das
Gefühl hat, wie wenn hier die Haut aus Pergament bestände, bald ist sie nur
angedeutet; das Fehlen einer Induration gestattet nicht, einen Schanker auszuschließen.

Der Schanker ist stets begleitet von einer Leistendrüsenschwellung, welche sehr charakteristisch ist. Man sieht hier ein Paket gut isolierter, indolenter, geschwollener Drüsen und in ihrer Mitte, wie so häufig, eine besonders große Drüse auf beiden Seiten.

Dieser Schanker bei den Mädchen ist meist gutartig, kann rasch wieder verschwinden, wird unter Umständen gar nicht beachtet oder verkannt, wegen seiner lokal milden und flüchtigen Natur.

Der Charakter des Schankers ist übrigens je nach dem Sitz etwas verschieden, es können sich dadurch besondere diagnostische Schwierigkeiten ergeben. Der Sitz des syphilitischen Schankers beim Kind ist nämlich nicht selten extragenital.

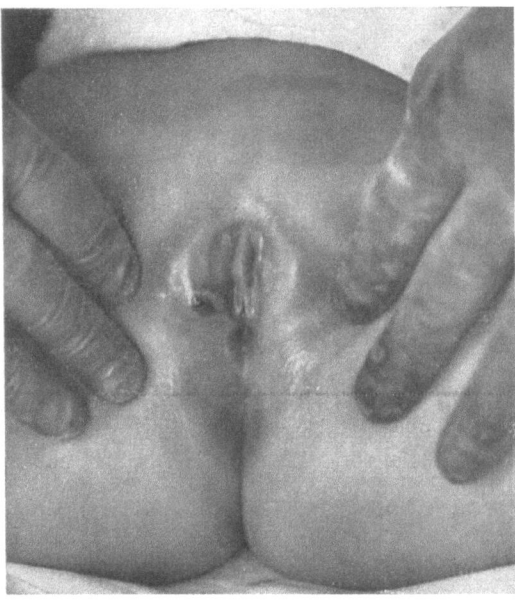

Er kann in den Lippen des Mundes sitzen, an der Zunge, am Zahnfleisch, an den Tonsillen, an der Nase oder in der Konjunktivalgegend, ferner am Anus und in der perianalen Gegend.

Die Diagnose des Schankers ist leicht, wenn er ein charakteristisches Aussehen hat, wie in unserem Fall. Es können jedoch hier Irrtümer vorkommen, indem man gar nicht an die Existenz eines spezifischen Schankers denkt und ihn mit einer banalen Erosion, mit einem Herpes genitalis oder mit einer banalen Vulvitis usw. verwechselt. Die frühzeitige und charakteristische Drüsenschwellung ohne Neigung zu Periadenitis und Vereiterung sprechen für die spezifische Natur der Erosionen.

Abb. 247. Erworbene Lues bei siebenjährigem Mädchen. Primäraffekte am rechten Labium majus und an der hinteren Kommissur.

Diagnostische Methoden. Man nimmt etwas seröse Flüssigkeit von der Oberfläche des Schankers und sucht die Spirochaeta pallida entweder im Ultramikroskop oder mit Hilfe der Darstellung im Tuscheverfahren. Ferner ist zur Zeit des Erscheinens des Primäraffekts die WASSERMANNsche Reaktion meist bereits positiv. Ein Zeichen dafür, daß schon gleich nach der Infektion die Spirochäten im Organismus eingedrungen sind, welcher nun nach etwa drei Wochen zur Abwehr schreitet, und der sichtbare Ausdruck dieser beginnenden Abwehr ist eben die Ausbildung des Primäraffekts an der Stelle der Eintrittspforte. Bei unserem siebenjährigen Mädchen wurden die Spirochäten im Abstrich des Primäraffekts nachgewiesen und die WASSERMANNsche Reaktion fiel bereits positiv aus.

Ätiologisch kann der genitale Schanker bei Kindern zurückgeführt werden auf freiwillige oder kriminelle Versuche geschlechtlicher Beziehungen. Kriminelle Handlungen bei Mädchen jeden Alters kommen vor. In unserem Falle wurde das siebenjährige Mädchen von einem jungen Burschen mit einer frischen Syphilis sexuell mißbraucht und angesteckt. Man darf aber nicht ohne weiteres eine kriminelle Handlung annehmen, es gibt auch andere Ursachen, die beim Kind eine eben so wichtige Rolle spielen und noch häufiger sind. Es kann sich um den Gebrauch von Schwämmen oder Toilettetüchern handeln, welche einem Syphilitiker vor kurzem gedient hatten. Bei der armen Bevölkerung spielt das Schlafen im gemeinsamen Bett mit den syphilitischen Eltern eine große Rolle für die Übertragung. Früher bildete die rituelle Zirkumzision nach der hebräischen Religion eine Quelle der syphilitischen Infektion, weil der Rabbiner die Gewohnheit hatte, nach dem Abschneiden des Praeputiums mit dem Mund das Blut abzusaugen. Förmliche Syphilisepidemien konnten daraus ihren Ursprung nehmen. Früher, als noch die Pockenimpfung von Arm zu Arm vorgenommen wurde, konnte auch auf diese Weise die Syphilis übertragen werden.

Es ist sehr wichtig, stets daran zu denken, daß auch schon bei Kindern gelegentlich syphilitische Primäraffekte vorkommen können. Werden sie in ihrer Natur verkannt, so können diese Kinder zu einer ganz üblen Ansteckungsquelle inner- und außerhalb der Familie werden.

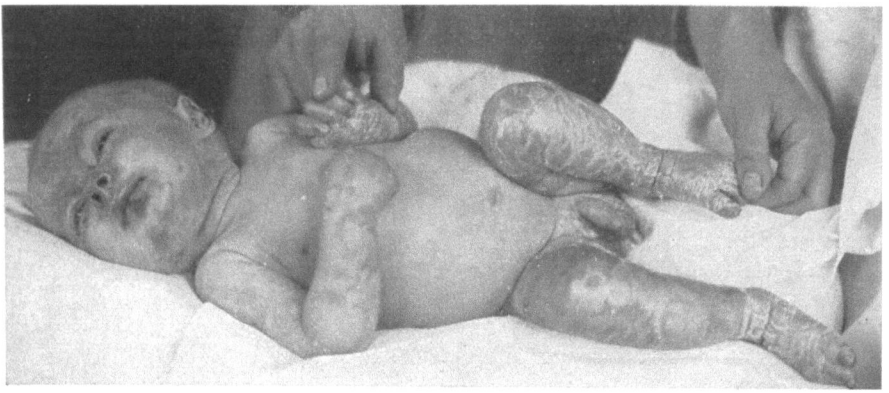

Abb. 248. Lues congenita mit makulopapulösem, z. T. stark schuppendem Syphilid.

Lues congenita.

Ohne syphilitische Mutter kein syphilitisches Kind! Eine sogenannte germinative Übertragung der Syphilis durch die Geschlechtszellen gibt es nicht. Der einzig in Betracht kommende Weg des Erregers von der Mutter geht über Placenta und Nabelschnur zum Fötus, und zwar etwa anfangs des fünften Monats, jedenfalls nicht früher, häufiger erst später. Es kann zu vorzeitiger Unterbrechung der Schwangerschaft und Ausstoßung unreifer, faultoter oder mazerierter Föten kommen, oder zu Frühgeburt, oder auch zu rechtzeitiger Geburt eines bereits manifest oder noch latent luetischen Kindes. Die angeborene Syphilis war früher eine sehr verbreitete Krankheit, sie verursachte viele Totgeburten, ferner schnell zum Tode führende Frühgeburten und schwere Krankheitsformen, sowohl mit Hauterscheinungen als auch hochgradige viscerale Erkrankungen. Früher viel häufiger als jetzt kam es schon bei Neugeborenen zu blasigen Ausschlägen, besonders an Handflächen und Fußsohlen (Pemphigus syphiliticus). Dabei hochrote, pralle, glänzende und schmerzhafte Schwellung der Haut der Sohlen und der Seitenteile der Füße. Nach einigen Tagen Abschwellung und lamellöse Schuppung.

Die Diagnose der Lues congenita beim Säugling stützt sich auf folgende Symptome:

1. Coryza specifica. Eigentümliches, kontinuierliches Schniefen infolge erschwerter Nasenatmung. Diese ist angeboren oder macht sich innerhalb der ersten Lebenswochen geltend.

2. Milchkaffeefarbiges Gesicht.

3. Lippenrhagaden.

4. Diffuse Syphilide, besonders in den ersten drei Monaten, z. B. um den Mund herum, rötlichglänzende Zone mit Rhagaden oder auch an den Genitalien und an der Beugeseite der Schenkel. Rötlichglänzende Verdickung der Fußsohlen- und Handtellerepidermis, später großblättrig abschuppend (Psoriasis palmaris und plantaris), häufig Haarausfall an den Augenbrauen und Wimpern.

5. Maculopapulöse Syphilide der Säuglinge, scheibenartige Eruptionen von bräunlichroter oder schinkenroter Farbe, oft so ausgedehnt kann die Körperhaut befallen sein, daß das Exanthem an Masern erinnert. Im Gegensatz zu der Roseola

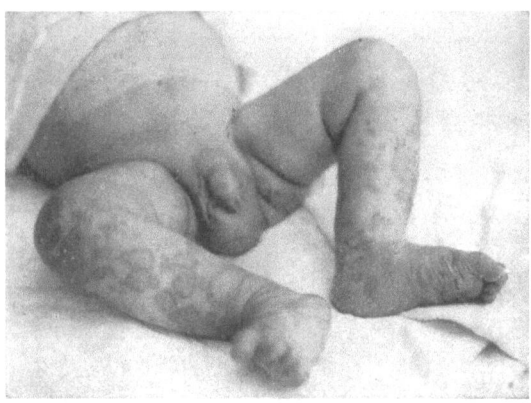

zeigen diese maculopapulösen Effloreszenzen oft eine starke Neigung zu Schuppung. Die schönsten Formen der syphilitischen Exantheme sind die circinären mit kupferroten, polycyclischen Rändern und blassen Zentren („Syphilides élégantes" der Franzosen).

6. Schwellung der Kubitaldrüsen.

7. Viscerale Syphilis: Milz- und Lebertumor. Angeboren oder in den ersten Lebenswochen nachweisbar ist der Milztumor geradezu für Lues pathognomonisch. Konsistenz sehr derb. Sehr charakteristisch für Lues ist eine Perisplenitis. Es bilden sich an der Milzoberfläche

Abb. 249. Lues congenita, circinäres Syphilid. (Syphilides élégantes.)

fibrinöse Auflagerungen. Man kann mit der Hand in der Milzgegend ein typisches Schneeballknistern tasten.

Die Leberschwellung fühlt sich im Beginn weich an, um später mehr eine derbe Konsistenz zu zeigen. Im allgemeinen verläuft diese diffuse Hepatitis des jungen Säuglings trotz schwerer anatomischer Veränderungen im Sinne einer sogenannten Feuersteinleber ohne Ikterus. Kommt es ausnahmsweise zu einem syphilitischen Ikterus, so zeichnet er sich durch ein besonders dunkles Kolorit aus.

Im letzten Jahrzehnt hat sich das Bild der angeborenen Syphilis weit mehr noch als das der erworbenen gewandelt, sie ist symptomenärmer geworden. Die schwereren Formen der Erkrankung sind seltener geworden. Die angeborene Syphilis zeigt weniger deutliche Symptome, insbesondere sieht man selten mehr die schönen, ausgeprägten Exantheme früherer Zeiten. Die Syphilis kann ganz ohne sicht- oder erkennbare Zeichen verlaufen. Unter Umständen kann nur ein positiver Wassermann nachgewiesen werden.

Bei der heutigen Symptomarmut der Lues congenita ist die Nachweisbarkeit von Knochenveränderungen im Röntgenbild von großer Bedeutung geworden. Die wichtigste Form ist die klassische WEGNERsche Erkrankung der Epiphysengrenze der langen Röhrenknochen, z. B. an Femur und Tibia, aber auch an der Knochenknorpelgrenze der Rippen. Ihre große Häufigkeit ist für den Kinderarzt, Syphilidologen, Geburtshelfer und Pathologen von ganz besonderem diagnostischen Wert. Auch wenn die Eltern eine Blutentnahme zwecks WASSER-MANNscher Reaktion verweigern, so stimmen sie doch meist einer Röntgenauf-nahme der Knochen ohne weiteres zu.

Die Spirochäten haben eine ganz besondere Vorliebe für die Knorpel-wachstumsschicht und wandern dort schon früh, aber nicht vor dem fünften Monat der Gravidität ein. Nur die knorpelig präformierten Knochen werden befallen, nicht aber die membranösen Kno-chen, wie z. B. die Schädelknochen. Die Erkrankung des Skelets ist eine generali-sierte, meist vollkommen symmetrische.

Die Osteochondritis syphilitica, ist nicht, wie ihr Name sagt, von vornherein ein ent-zündlicher Prozeß, sondern eine charakte-ristische Veränderung an der Grenze der Wachstumszone zwischen Dia- und Epiphyse langer Röhrenknochen, deren Verknöcherung in der Knorpelschicht gestört wird. Die nor-male Epiphysengrenze stellt eine dünne weiße Linie dar, bei der Lues aber einen unregel-mäßig verlaufenden gezackten, mehr oder weniger gelblichen Streifen bis zu 4 mm Breite (selten mehr). So entsteht bei stärkerer Entwicklung eine auffallend hervortretende Zone gelblichen Gewebes, die sich mit mehr oder weniger langen, zungenförmigen Fort-sätzen (Zacken) verschieden weit in die Epi-physe erstreckt. Unter der Einwirkung der Spirochaeta pallida, die im fötalen Organis-mus kaum oder wenig reaktiv wirkt, wird allmählich die Neubildung von Knochensub-stanz gestört und stark verzögert, während die Knorpelsäulen vom Mark her in ge-wöhnlicher Weise sich eröffnen. Es entstehen in der verbreiterten Verkalkungszone gitter-förmig angeordnete verkalkte Knorpelpfeiler, zwischen denen normaler Knorpel liegen bleibt. Bei höheren Graden schiebt sich zwischen Knorpel und Verkalkungszone ein Streifen von Granulationsgewebe ein, das aus dem Bindegewebe der Markkanäle her-vorgeht. Dadurch wird eine Lockerung des Zusammenhanges zwischen knöcherner Dia- und knorpeliger Epiphyse bedingt, die zu völliger Epiphysenlösung, mitunter durch eine Fraktur im Bereich der Kalkgitter

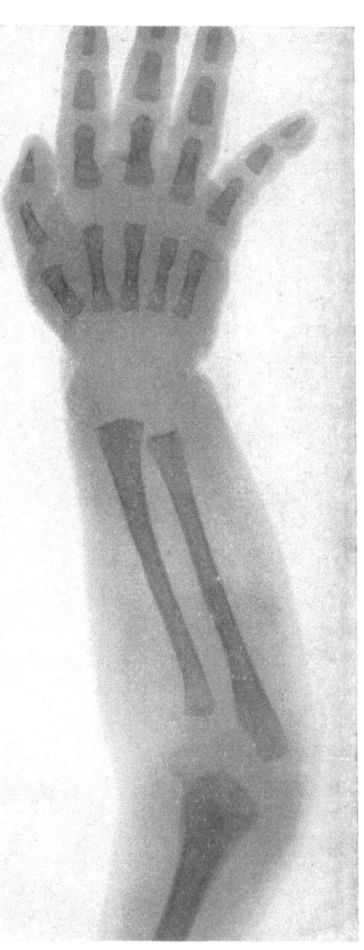

Abb. 250. Erster Grad der Osteochondritis luica. Leichte Verbreiterung der provisorischen Verkalkungszone am distalen Ende von Radius und Ulna.

oder an der Zone zwischen Kalkzone und unverkalktem Knorpel und so zum klinischen Bilde der Pseudoparalyse von PARROT führen kann. Am häufigsten und deutlichsten ist der Prozeß an den unteren Extremitäten, und zwar am distalen Ende von Femur und Tibia, während Femur, Tibia und Humerus proxi-mal, Radius und Ulna proximal und distal nicht ganz so häufig und stark be-troffen zu sein pflegen. Die sogenannte PARROTsche Pseudoparalyse bevorzugt die Oberarme, die Traumen leichter ausgesetzt sind. Infolge der Schmerzen bei

jeder Bewegung lassen die syphilitischen Säuglinge die Arme wie gelähmt
liegen.

Die Erkrankungsgrade der Osteochondritis syphilitica werden von WEGNER
in drei Stadien eingeteilt:

1. Provisorische Verkalkungszone etwas verbreitert.

2. Stärkere Verbreiterung bis zu 3 bis 4 mm, zackige Beschaffenheit, Granulationsgewebe in der Gegend der Kalkgitterzone.

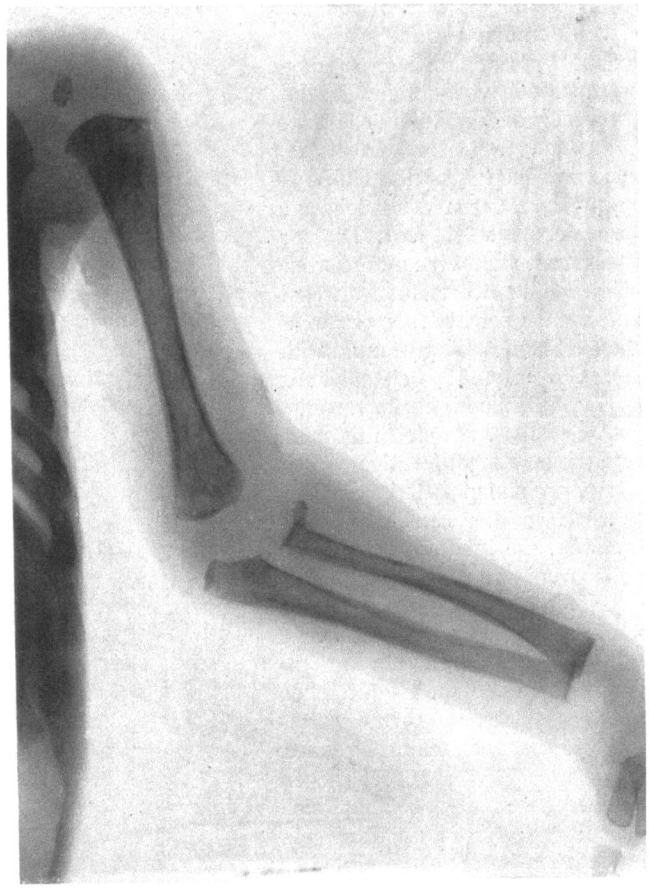

Abb. 251. PARROTsche Pseudoparalyse. Epiphysenlösung am Radiusköpfchen. Periostitis am Humerus.

3. Das Granulationsgewebe nimmt so erheblich zu, daß es zu Lockerungen
und selbst zu Kontinuitätstrennungen und zu den klinischen Erscheinungen
der Pseudoparalyse kommt.

Diese Veränderungen lassen sich auch im Röntgenbild nachweisen. Am lebenden
Neugeborenen werden die Röntgenaufnahmen in erster Linie an den unteren
Extremitäten, in zweiter Linie auch am Ellenbogen und Handgelenk gemacht.
Im ersten Stadium sieht man an der Stelle der Verkalkungszone einen wie mit
dem Bleistift gezogenen, dunkleren Streifen, und dann folgt diaphysenwärts
eine Aufhellungszone, die breiter als normal ist. Ferner sind zu beachten längs-
gerichtete Zacken und Zähnchen in der Kalkgitterzone. Die Aufhellung entspricht

der Zone von Granulationsgewebe. Diese wird bei den schwereren Formen immer deutlicher und es werden schließlich auch im Röntgenbild die Epiphysenlösungen deutlich nachweisbar.

Wir können somit im Röntgenbild vor allem nachweisen: 1. Die verschiedenen Grade der Osteochondritis syphilitica.

2. Die Periostitis syphilitica: Sie kann ebenfalls schon intrauterin beginnen, sie wird aber meist erst vom dritten Lebensmonat an deutlicher und ist in der späteren Kindheit wichtiger. Sie zeigt sich besonders an den langen Röhrenknochen in Form von einer bis mehreren schalenförmigen dunklen Linien, welche die Röhrenknochen begleiten.

3. Die dritte Form, die besonders in neuerer Zeit Beachtung gefunden hat, ist die destruierende Lues des Knochenschaftes. Man kann nach EPSTEIN zwei

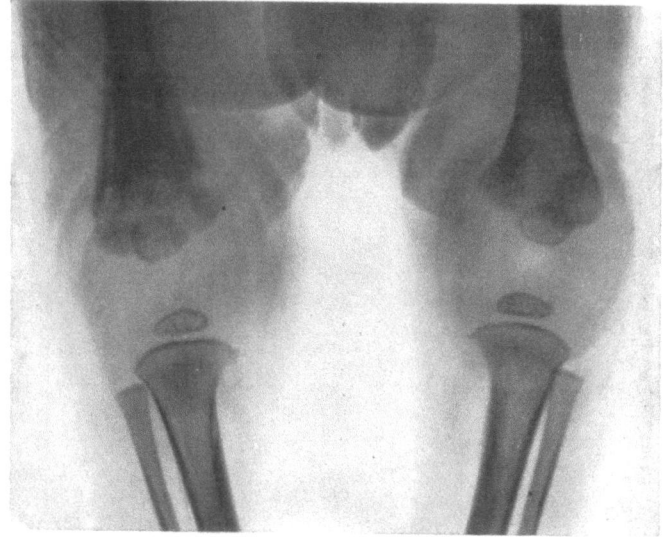

Abb. 252. Osteomyelitis fibrosa luica, zentrale Form, periostale Sargbildung.

Formen unterscheiden: a) die zentrale Form; helle, bald runde, bald unregelmäßige Flecken heben sich deutlich von der normalerweise dunkleren Stelle mit deutlicher Spongiosazeichnung ab, der Knochen kann wie wurmstichig aussehen, die Aufhellungen sind selten so scharf begrenzt wie beim Gumma, meist zeigen sie einen unscharfen Übergang in das benachbarte Knochengewebe.

b) Die marginale Form, bei welcher der Knochen wie angenagt erscheint oder nur eine Lückenbildung in der Corticalis zeigt. Das Bild erweckt den Eindruck, als sei die Diaphyse in ihrer Kontinuität getrennt, oder der Knochen bis weit in die Diaphyse hinein eingeschmolzen. Es hat sich gezeigt, daß es sich pathologisch-anatomisch nicht um eigentliche Gummen handelt, denn im Gegensatz zu den Gummiknoten wurde dieses Granulationsgewebe außerordentlich reich an Spirochäten gefunden. Es handelt sich um eine Art Osteomyelitis fibrosa, welche nicht zur Eiterung führt. Vom Markraum aus gehen fibröse Infiltrate, die die Corticalis zerstören, so daß sie wie angefressen aussieht.

Sowohl bei der zentralen wie bei der marginalen Form kommt es meist zu einer periostalen Schalenbildung, die von PARROT und RECKLINGHAUSEN als Sargbildung bezeichnet wurde und wohl von der gewöhnlichen Periostitis syphilitica, welche in Form von Schattenlinien die Röhrenknochen diffus begleiten, unterschieden werden kann.

Klinisch zeigt sich eine mehr oder weniger ausgeprägte druckempfindliche Schwellung des befallenen Schaftknochens. Im Gegensatz zur Osteochondritis und Periostitis syphilitica ist die Lokalisation eine asymmetrische, zeigt sich z. B. nur an einem unteren Femurende. Die erkrankte Extremität wird nicht

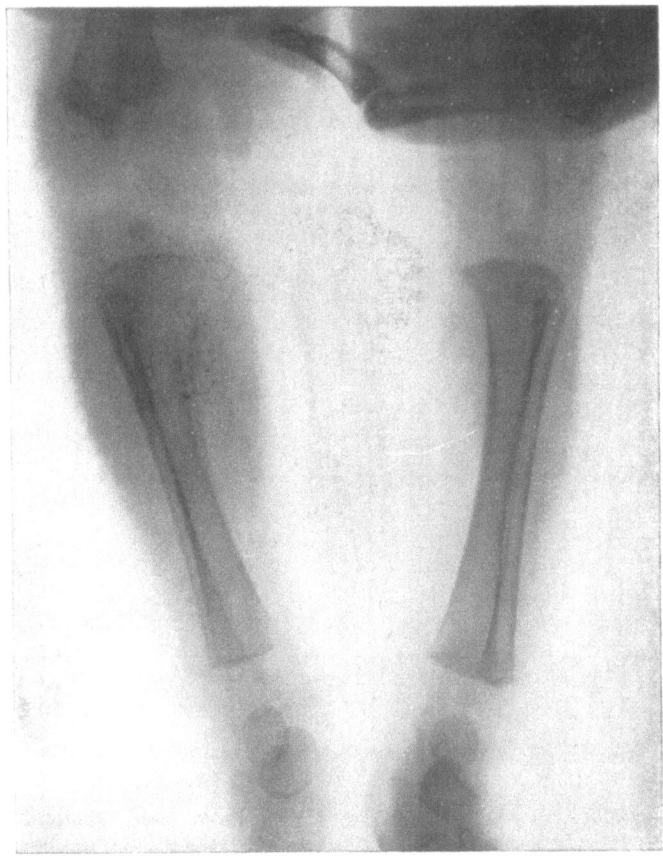

Abb. 253 a. Osteomyelitis fibrosa luica, marginale Form, am Tibiakopf rechts.

bewegt. Im Unterschied zu einer gewöhnlichen Osteomyelitis haben wir einen vollkommen fieberfreien Verlauf, es fehlt eine Leukocytose im Blutbild, aber der Wassermann ist positiv, andere Lueszeichen sind nachweisbar. Die antiluetische Therapie führt in unseren Fällen zu rascher und weitgehender Restitution. Differentialdiagnostisch kommt noch das sogenannte De-Toni-Caffey-Syndrom in Betracht, das radiologisch recht ähnlich aussehen kann, jedoch stets mit negativer Wassermannreaktion einhergeht.

Die Osteomyelitis fibrosa verläuft, wie gesagt, ohne jede Eiterung. Alle syphilitischen Knochenerkrankungen können aber einen Locus minoris resistentiae darstellen für die Ansiedlung von Eitererregern, welche dann zu einer eitrigen Osteomyelitis führen können. Wir haben bei einem luetischen Säugling mit Osteochondritis und Periostitis luetica eine solche Osteomyelitis am oberen

Femurende erlebt. Als Erreger wurde Pneumococcus mucosus festgestellt, welcher von einer eitrigen Mittelohrentzündung des Kindes herrührte.

In neuester Zeit wurde die Aufmerksamkeit auf die sogenannten Schwachzeichen der Lues am Skelet gelenkt. GRÄVINGHOFF hat am Skelet von Säuglingen, deren Mütter vor oder während der Schwangerschaft antiluetisch behandelt wurden, unscheinbare Veränderungen beschrieben, welche meist übersehen werden, weil bei der Gesundheit der Kinder ein Anlaß zur Röntgenuntersuchung

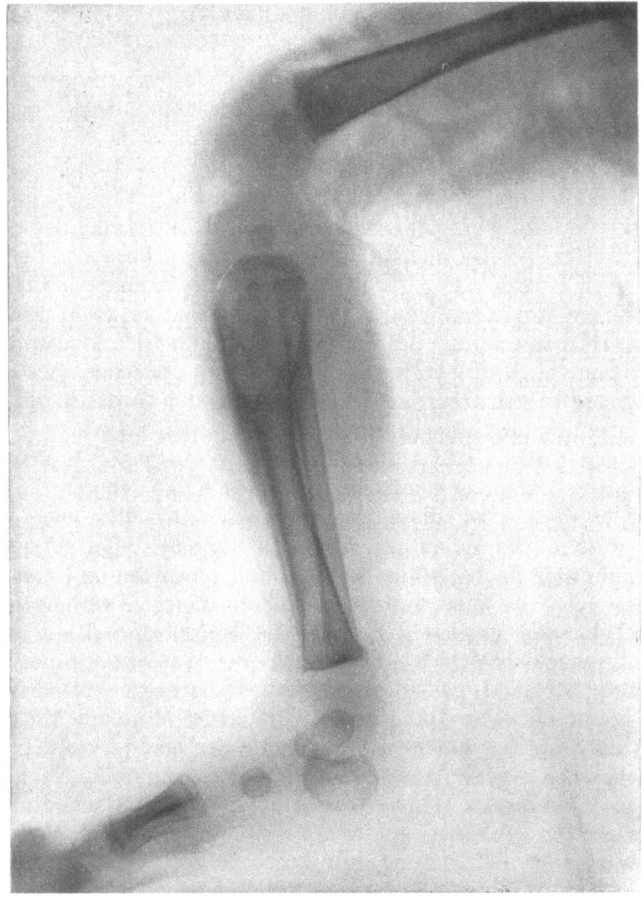

Abb. 253 b. Derselbe Fall, seitlich.

anscheinend nicht gegeben ist. Zuerst wurde bei Frühgeburten, dann auch bei Säuglingen in den ersten Lebensmonaten, die von luetischen Müttern abstammten und sonst erscheinungsfrei waren, ein feiner Corticalisbegleitschatten gesehen, besonders an der Vorderfläche des Oberschenkels, aber auch an anderen Röhrenknochen beiderseits oder auch nur einseitig.

Charakteristisch ist ferner ein- oder beiderseitig ein feiner Doppelrandschatten der Fußwurzelknochenkerne, vorwiegend am Calcaneus, ferner Doppelrandschatten am Darmbeinkamm.

Die dritte Erscheinung sind quere Schattenbänder in der Metaphyse, besonders häufig im Femur, Spongiosaverdichtungen, die als Reste einer osteo-

chondritischen Störung während des Fötallebens aufzufassen sind, die vor Einsetzen der Therapie auftrat. Mit Beginn der Behandlung und fortschreitendem
Wachstum des Kindes bleibt die Epiphysenlinie frei von Verdichtungen, während
das Schattenband langsam diaphysenwärts wandert. Da man mehrere solche
quere Schattenbänder nachweisen kann, so macht sich darin der Einfluß und das
Nachlassen der antiluetischen Therapie im Knochen geltend.

Solche Veränderungen haben GRÄVINGHOFF, MICHAILOFF u. a. gefunden bei
Kindern, deren Mütter latent luetisch waren und entweder vor oder während
der Schwangerschaft antiluetisch behandelt worden waren.

Können wir durch präventive Behandlung der Mutter die kongenitale Lues
der Kinder verhüten?

Erst vom fünften Schwangerschaftsmonat an vermag die schwangere Frau
die Lues auf den Fötus zu übertragen. Sie muß deshalb Ausgangspunkt unserer
Maßnahmen zur Verhütung der kongenitalen Syphilis sein. Sie sucht den Arzt
wegen allerlei Beschwerden und oft aus Sorge um das kommende Kind auf,
und es fällt deshalb dem Hausarzt zu, aber auch allen Frauen- und Fürsorge-
ärzten, in diskreter Weise eine WASSERMANNsche Reaktion bei der Mutter anzustellen und wenn sie positiv ausfällt, eine pränatale präventive Behandlung zu
veranlassen. Nach HOFFMANN genügen dazu auch bei manifester Lues zwei volle
kombinierte Kuren mit vierwöchiger Pause, jede Kur zu zwölf Einspritzungen
von 0,45 Neosalvarsan zweimal pro Woche, nach anfänglich kleinerer Dose (0,3).
Dasselbe Ziel kann auch mit Hilfe von Penicillin zu erreichen versucht werden.

Nicht selten ergibt sich aber, daß die Behandlung der Mutter in der Schwangerschaft nicht oder nur ungenügend durchgeführt werden konnte.

Wird nun von solchen latent syphilitischen, Wassermann-positiven Müttern
ein anscheinend vollkommen luesfreies, gesundes Kind geboren, so erhebt sich
die Frage, ob es ratsam ist, diese Neugeborenen nun selbst einer präventiven
Kur zu unterwerfen. Die Meinungen über das Vorgehen sind geteilt. Die einen
wollen das Kind unter Beobachtung behalten und abwarten und erst behandeln,
wenn Erscheinungen der Lues auftreten. Andere dagegen verlangen, daß jedes
Neugeborene behandelt werden soll, wenn die Eltern einmal eine syphilitische
Erkrankung durchgemacht haben oder auch nur Wassermann-positiv gewesen
sind, gleichgültig, ob sie als geheilt imponieren. HOFFMANN setzt sich mit Recht,
da heute die pränatale Behandlung weit verbreitet ist, durchaus für eine präventive Kur ein, die zum Teil nur eine Fortsetzung der bereits vor der Geburt eingeleiteten, mehr oder weniger starken Anbehandlung darstellt. Nach der Geburt
sind Mütter und Kinder in Händen der Ärzte und eine Behandlung läßt sich
ohne Schwierigkeiten einleiten, später ist das weit umständlicher. Außerdem
wird bei zuwartender Behandlung nur kostbare Zeit verloren und die Früh-
heilungschance verschlechtert. Es besteht die Gefahr, daß sich dann doch eine
Lues entwickelt, die, zuerst verkannt, weitere Infektionen zur Folge haben kann,
wobei die Heilungsaussicht um so schlechter ist, je länger man wartet.

Ich stehe durchaus auf dem Standpunkt, daß diese Kinder zu behandeln
sind, ganz besonders, wenn sich noch die obenerwähnten röntgenologischen
Schwachzeichen der Lues finden, oder wenn es sich um Frühgeburten infolge
Lues handelt, oder wenn man im Habitus des Kindes, z. B. sokratische Nase,
Anhaltspunkte für Lues findet. Man kann durch eine solche Präventivbehandlung
viele Sorgen und Kosten für sonst nötige, längere Kuren ersparen. Die Möglichkeit
der präventiven Behandlung ist uns gegeben durch die moderne, sehr schonende
perorale Anwendung des fünfwertigen Arsenpräparats Spirocid oder Stovarsol,
welches selbst von jungen Säuglingen ausgezeichnet vertragen wird und oft
direkt wie ein Tonikum wirkt. Wir haben eine größere Zahl von Säuglingen

von Wassermann-positiven Müttern mit ausgezeichnetem Erfolg so behandelt, und zwar beginnen wir mit einer viertel bis einer halben Tablette zu 0,25 während zehn Tagen, dann schalten wir vier Tage Pause ein. Die Behandlung erfolgt nach dem folgenden Schema:

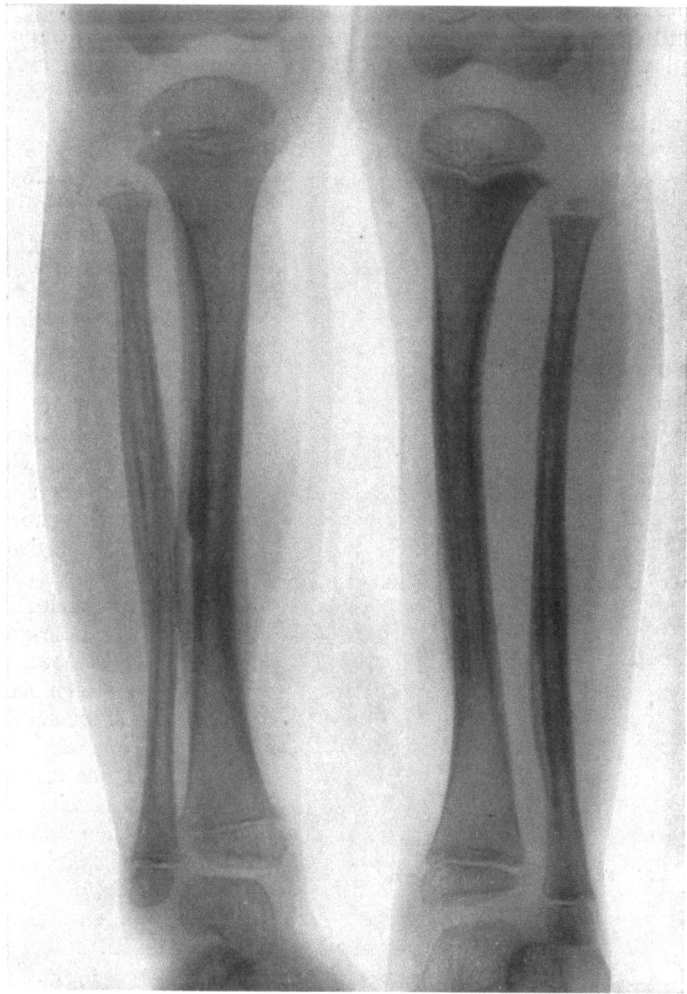

Abb. 254. Periostitis bei Lues tarda.

1. 10 Tage $^1/_4$—$^1/_2$ Tablette Spirocid, 4 Tage Pause.
2. 10 „ $2 \times ^1/_2$ „ „ , 4 „ „ .
3. 10 „ $3 \times ^1/_2$ „ „ , 4 „ „ .
4. 10 „ $4 \times ^1/_2$ „ „ , 4 „ „ .
5. 10 „ 3×1 „ „ , 4 „ „ .
6. 10 „ 3×1 „ „ , 4 „ „ .
7. 10 „ 3—4mal 1 Tablette.

Die Kur ist beendet, wenn wir während 7×10 Tagen Spirocid gegeben haben, mit $6 \times 4 = 24$ Unterbrechungstagen. Die gesamte Kur erfordert also 94 Tage.

Bei der präventiven Behandlung sind wir nicht über dreimal eine Tablette gestiegen. Die Verträglichkeit des Spirocids war, trotzdem wir alle Säuglinge künstlich ernähren mußten, eine gute, nur selten zeigte sich bei den ersten Dosen Erbrechen oder Durchfall. Spirocidschäden (Lähmungen, Hirnpurpura usw.) wurden von uns nicht beobachtet. Wichtig ist der Beginn mit kleinen Dosen, einer viertel Tablette und die Einschaltung von Pausen.

Während die Spirocidkur zur pränatalen Behandlung bei Schwangeren nicht hinreichend **wirksam** ist, reagiert die angeborene Syphilis ganz ausgezeichnet selbst auf kleine Dosen von Spirocid. Wir führen die Kur zur Behandlung der angeborenen, **manifesten** Syphilis nach dem gleichen Schema durch wie die präventive Behandlung. Bei schwer erkrankten Neugeborenen und Säuglingen muß man mit jeder spezifischen Behandlung, selbst mit dem so schonenden Spirocid vorsichtig sein, weil mitunter die starke Giftwirkung von Spirochätentoxinen zu raschem Exitus führen kann, was allerdings kein allzu großes Unglück bedeutet, da diese Kinder bei so schwerer luetischer Erkrankung wahrscheinlich doch körperlich und geistig minderwertig geblieben wären. Die Spirocidkur ist im Verlauf des ersten Lebensjahres bei positiv bleibenden oder wieder Wassermann-positiv werdenden Fällen, insbesondere auch bei Rezidiven, noch ein- bis zweimal zu wiederholen.

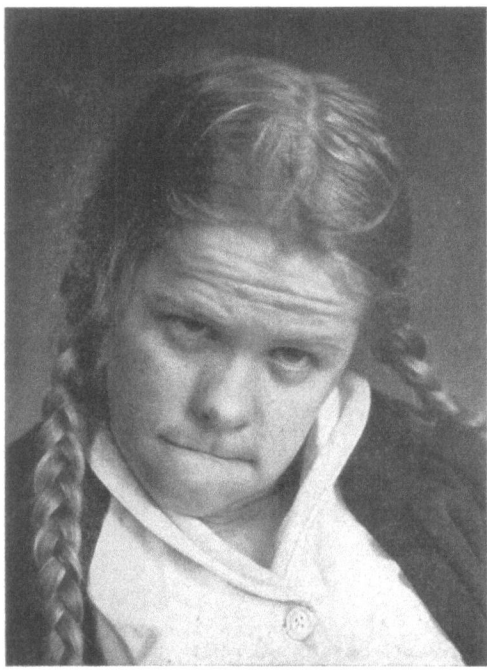

Abb. 255. Facies luica bei Lues tarda.

Die Heilungstendenz der Lues congenita ist eine auffallend gute, ja die Schwachzeichen der Lues an den Knochen können sich sogar ohne jede Behandlung zurückbilden. Man darf hier bei dem wachsenden Organismus des Kindes der Vis medicatrix naturae mehr Vertrauen schenken, und man kommt mit verhältnismäßig kleinen Dosen zum Ziel, z. B. nie mehr als 0,01 Neosalvarsan pro Kilogramm Körpergewicht. Auch bei der Spirocidbehandlung ist eine allzu hohe, der Gefahrgrenze sich nähernde Dosis zu vermeiden. Das hohe Ziel der vollkommenen Ausheilung der Syphilis ist jedoch nicht aus dem Auge zu lassen und es sind dabei neben dem Spirocid auch abwechslungsweise oder kombiniert die anderen Behandlungsmethoden anzuwenden mit Quecksilber, Bismuth und Neosalvarsan, bzw. Myosalvarsan. In neuester Zeit ziehen wir jedoch das Penicillin vor. Wir beginnen mit niedrigen Dosen von 2000 bis 4000 OE. pro Tag wegen der Gefahr einer Herxheimer-Reaktion und steigen dann auf 20000 bis 40000 OE./kg/Tag.

Ich bespreche hier ein 13jähriges Mädchen mit **Lues tarda**. Seine Krankheit begann schleichend, mit leichtem Hinken, später wurde der Gang zunehmend schwieriger. Das Kind mußte mit der Bahn zur Schule fahren und zeigte namentlich Schwierigkeiten beim Auf- und Absteigen auf den Bahnwagen, wobei ihr immer mehr vom Personal geholfen werden mußte. Schließlich konnte das Kind nicht mehr in die Schule gehen. Der Gang wurde leicht spastisch, die Fußspitze wickelte sich nur schwer vom Boden ab, beide Beine sind rigide, die Beugung in der Hüfte, in den Knien und in den Füßen ist sehr unvollständig. Dies ist die Ursache, daß die Fußspitze am Boden schleift und an Hindernissen anstößt. Manchmal reiben sich die Knie gegeneinander infolge Adduktorenspasmen.

So deutlich diese Störungen beim Gehen sind, so wenig nimmt man sie wahr in der Ruhe, beim Sitzen oder Liegen. Hier treten die spastischen Erscheinungen bei aktiven und passiven Bewegungen fast ganz zurück. Die Muskeln fühlen sich nicht hart an, es besteht nirgends eine deutliche Atrophie.

Dagegen sind auch in der Ruhestellung Patellar- und Achillessehnenreflexe gesteigert, beiderseits besteht Fußklonus. Bei der Auslösung des Babinski sieht man Dorsalflexion der großen Zehe, die anderen Zehen spreizen sich fächerförmig, die Fluchtreflexe sind in unserem Fall gesteigert. An den Armen finden wir keinerlei Störungen der Motilität oder der Reflexe.

Die Sensibilität zeigt keine Veränderung. Die Sphinkteren sind intakt. Es fehlen ferner trophische Störungen und Hautveränderungen.

Wir finden eine reflektorische Pupillenstarre, die jedoch in diesem Falle bedingt ist durch eine Atrophie beider Irisblätter. Im Augenhintergrund sehen wir Retinitis pigmentosa-ähnliche Veränderungen, infolge abgeheilter Chorioretinitis mit wachsgelber Atrophie der Papillen.

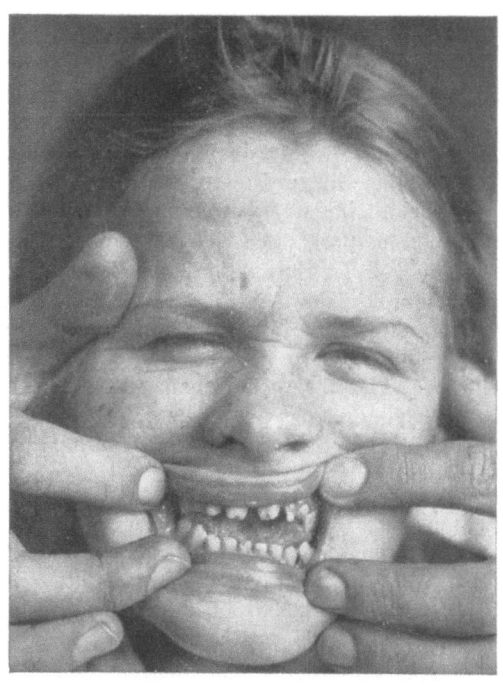

Abb. 256. HUTCHINSONsche Zähne bei Lues tarda.

In anderen Fällen steht eine Keratitis parenchymatosa im Vordergrund.

In unserem Falle sehen wir ferner sehr schöne HUTCHINSONsche Zähne. Die Zahndeformität besteht darin, daß die beiden oberen mittleren, bleibenden Schneidezähne an ihrer Schneidefläche eine halbmondförmige Ausbuchtung tragen. Die beiden Zähne sind außerdem gegen die Schneide zu merklich verschmälert und abgerundet und diese Tonnenform ist noch charakteristischer und spezifischer als die halbmondförmige Ausbuchtung der Schneiden. Trotz mancher Einwände ist diese Zahnbildung nahezu pathognomonisch für angeborene Syphilis, bzw. Lues tarda. Außer den Zahndeformitäten gehören zu der sogenannten HUTCHINSONschen Trias Keratitis parenchymatosa und zentrale Taubheit. In unserem Falle haben wir HUTCHINSONsche Zähne, keine Keratitis parenchymatosa, aber luische Augenhintergrundserkrankung, keine zentrale Taubheit.

Die körperliche Entwicklung dieses Mädchens war normal. Dagegen blieb es in der geistigen Entwicklung deutlich zurück und kam in der Schule nicht mehr recht vorwärts. Deutliche Charakterveränderungen, wie Jähzorn, Lachen und Weinen ohne Grund, Disziplinlosigkeit, Streitsucht, Schlafstörungen usw., wie sie in anderen derartigen Fällen vorkommen, fanden sich in diesem Falle nicht.

Bei der Lumbalpunktion war der Liquor klar, der Druck nicht wesentlich erhöht, dagegen bestand eine abnorme Lymphocytose. Wassermann war in Blut und Liquor stark positiv.

Wir stellen die Diagnose auf eine spastische Paraplegie mit cerebralen Störungen kongenital syphilitischen Ursprungs bei einem älteren Kinde. Dieses Krankheitsbild wurde besonders von MARFAN eingehend beschrieben.

Differentialdiagnostisch kommen in Betracht die LITTLESche Krankheit, welche jedoch gleich nach der Geburt erscheint. Die dorsolumbale Meningomyelitis diffusa syphilitica: Sie geht jedoch einher mit Sphinkterstörungen, Sensibilitätsstörungen, Schmerzen, Parästhesien, trophischen Störungen. Die syphilitische Spinalparalyse der Erwachsenen ist auf erworbene Syphilis zurückzuführen. Die Pupillenstörungen fehlen meist, dagegen finden sich konstant Sphinkterlähmungen.

Es ist bis jetzt eine einzige Autopsie von dieser spastischen Paraplegie bei Kindern mit Lues tarda bekannt. Rumänische Autoren, NOICA und GRACIUN, fanden eine diffuse Meningoencephalitis und eine sekundäre Degeneration der Pyramidenbahnen. Die Meningoencephalitis erreicht ihren höchsten Grad im Lobulus paracentralis. Die sekundäre Degeneration lokalisierte sich auf denjenigen Teil des Pyramidenbündels, welches die Beine innerviert.

Therapie: Gewisse Autoren haben angegeben, daß die organischen Arsenverbindungen bei den syphilitischen Affektionen des Nervensystems nicht angewendet werden sollen. Wir hatten deshalb auch in unserem Falle Bedenken, die, wie wir später noch sehen werden, sehr gerechtfertigt waren.

Die Therapie ist um so aussichtsreicher, je früher sie eingeleitet werden kann. Sie kann den Krankheitsverlauf aufhalten oder ihn sogar bessern. Jodkali hat sich als unwirksam erwiesen.

In unserem Falle haben wir die Behandlung zunächst eingeleitet mit einer Schmierkur. Man verwendet das Unguentum hydrargyri cinereum, c. Resorbin paratum (33,3%), welches weniger reizend wirkt als die einfache graue Salbe. Man reibt pro Tag und pro Kilogramm Körpergewicht 0,1 g auf die vorher gut gewaschene Haut sanft bis zur völligen Verreibung während 15 bis 20 Minuten ein. Dabei wird ein besonderer Turnus beobachtet, z. B. erster Tag Brust, zweiter Tag Rücken, dritter Tag rechter Arm, vierter Tag rechtes Bein, fünfter Tag linker Arm, sechster Tag linkes Bein, siebenter Tag Reinigungsbad, sechsmalige Wiederholung des Turnus.

Dann gingen wir dazu über, mit Injektionen von Bismuth zu behandeln. Bismuth wird bei den luetischen Affektionen des Nervensystems als besonders wirksam empfohlen. MARFAN empfiehlt Bismuth-Camphocarbonat 0,12 in 1 ccm = = 0,04 metallisches Bismuth, zweimal wöchentlich $\frac{1}{2}$ bis 1 ccm. Wir injizierten in unserem Falle das Präparat Casbis zweimal wöchentlich 1 ccm, 12 bis 15 Injektionen.

Dann gingen wir zur Fieberbehandlung über, und zwar mit Pyrifer. Dieses enthält Bakterieneiweißstoffe und nichtpathogene Bakterien. Bei Kindern werden jeden dritten und vierten Tag in steigenden Dosen 25 bis 500 E. (Packung A) intravenös injiziert. Nach ein bis zwei Stunden kommt es zu einem steilen Temperaturanstieg, nicht selten verbunden mit Erbrechen, nach weiteren drei Stunden Abfall. Zur Vermeidung von Kollaps muß Coffein, Cardiazol oder Coramin gegeben werden. Es wurden zirka zwölf solche Fieberanfälle erzeugt.

Erst nach dieser langen Vorbereitung ging man zur Behandlung mit Salvarsanpräparaten über. Wir verwandten Sulfarsenol intramuskulär zwei Injektionen wöchentlich. Vorausgesehen waren zehn bis zwölf Injektionen mit folgender Dosierung:

1. Injektion 0,025 pro Kilogramm Körpergewicht.
2. und 3. Injektion 0,075 pro Kilogramm Körpergewicht.
4., 5. und 6. Injektion 0,01 pro Kilogramm Körpergewicht.
7., 8. „ 9. „ 0,015 „ „ „ .

Für intravenöse Neosalvarsaninjektionen gelten nach MARFAN die gleichen Dosierungen.

In unserem Falle trat schon nach der vierten Sulfarsenolinjektion (0,04 Sulfarsenol) plötzlich eine schlaffe Paraplegie der Beine mit Sphinkterenlähmung auf. Dabei bestanden schwere kollapsartige Allgemeinerscheinungen und leichte Zwerchfellparese. Die Kur mußte deshalb unterbrochen werden.

Es handelte sich hier wohl nur um das Aufflammen einer bereits latent bestehenden Meningomyelitis syphilitica. Das plötzliche Eintreten dieser Paraplegie erinnert an die Neurorezidive an den Hirnnerven. Unter Neurorezidiven versteht man unter der Salvarsanbehandlung plötzlich auftretende, vor allem in Störungen von Hirnnerven sich äußernde Krankheitserscheinungen. Am häufigsten sind Störungen des Nervus acusticus (Cochlearis) und des Nervus opticus mit Stauungspapille oder Neuritis optica. Auch die übrigen Hirnnerven, Facialis, Abducens, Oculomotorius, Trochlearis, Glossopharyngeus und Hypoglossus, können erkranken. Solche Neurorezidive können spontan auftreten, zeigten sich aber gehäuft in der ersten Zeit der Salvarsanbehandlung. Gleichzeitig erschienen oft Rezidive auf der Haut und den Schleimhäuten, entsprechend der JARISCH-HERXHEIMERschen Reaktion, bei der die Roseola im Beginn einer spezifischen Behandlung mit Salvarsan oder Quecksilber an Ausdehnung, Größe und Stärke der Färbung der einzelnen Flecken zunimmt und oft einen urticariellen Charakter zeigt. Man hat infolgedessen bei diesen Salvarsan-Neurorezidiven von einer solchen Reaktion am Nervensystem gesprochen. Man hat eine ungenügende Salvarsanbehandlung beschuldigt, wobei die Spirochäten nicht abgetötet, sondern bloß gereizt werden. Bei den Neurorezidiven findet man im Liquor nicht selten eine sehr erhöhte Lymphocytose infolge stärkerer meningitischer Reizung. Die Syphilidologen empfehlen bei den Neurorezidiven erst recht die Salvarsanbehandlung bis zu hohen Dosen fortzusetzen, um ihrer Herr zu werden. In unserem Falle waren wir aber genötigt, wegen der schweren Allgemeinerscheinungen mit Kollaps und Atemstörungen die Behandlung abzubrechen. Der Ausgang der Neurorezidive kann tödlich sein, öfter ist aber eine Heilung mit einem sich langsam bessernden Defekt der Innervation der unteren Körperhälfte eingetreten. Gegenüber solchen Gefahren der Chemotherapie der Lues bedeutet die *Penicillinbehandlung* einen großen Fortschritt, vor allem, weil sie viel weniger gefährlich ist. Es gelingt ihr die Aussichten luischer Frühgeborener zu bessern und auch die Letalität der Lues der Säuglinge wesentlich herabzusetzen. Viele Autoren sind zur ausschließlichen Anwendung des Penicillins übergegangen.

Man muß sich allerdings in acht nehmen vor der HERXHEIMER*schen Reaktion*, d. h. einer Überempfindlichkeit, die sich äußert in Fieber, toxischen Exanthemen, Urticaria, Herdreaktionen, Dyspnoe und ähnlichem.

Man sucht die HERXHEIMERsche Reaktion zu vermeiden, indem man in den ersten vier Tagen nicht mehr als 5000 E. Penicillin pro Kilogramm als Depot auf zwei Injektionen täglich verteilt gibt, um erst dann zur Volldosis überzugehen.

Erst dann gibt man zirka 40000 O. E. täglich pro Kilogramm während dreier Wochen.

Selbst die per orale Penicillinbehandlung hat sich als erfolgreich bewiesen.

Die klinischen Erscheinungen der connatalen Lues gehen ziemlich rasch
zurück, aber die WASSERMANNsche Reaktion bleibt noch längere Zeit positiv.
Es sind deshalb nach ein bis vier Wochen Pause noch wiederholte Kuren mit
Penicillin erforderlich.

Das Penicillin schützt auch die luischen Säuglinge gegen Ernährungsstörungen
und sekundäre Infektionen, durch die sie früher oft schwer gefährdet wurden.

Auch bei den Spätmanifestationen der Lues, wie z. B. der Keratitis parenchymatosa, ist Penicillin zu versuchen.

Ich habe Gelegenheit einen Fall von **progressiver Paralyse** bei einem zehnjährigen Knaben zu besprechen. Das Vorkommen der progressiven Paralyse bei
Kindern wurde während langer Zeit geleugnet. Heute kann man jedoch nach
zahlreichen Beobachtungen sagen, daß sie in Wirklichkeit bei Jugendlichen
beobachtet werden kann. Sie zeigt sich nicht im Alter vor fünf Jahren, selten
zwischen fünf und zehn Jahren, häufiger tritt sie in der Pubertätsentwicklung
auf. Beim Mädchen von 14 Jahren, bei Knaben von 16 Jahren an.

Der Beginn ist wie bei diesem Knaben langsam und schleichend, selten zeigen
sich zuerst epileptiforme Anfälle. Psychische Veränderungen stellen sich allmählich ein, progressive Verminderung der Intelligenz, des Gedächtnisses, der
Fähigkeit der Aufmerksamkeit und des Urteils. Der Charakter verändert sich.
Das vorher lebhafte und frohe Kind wird schweigsam, verschlossen, die affektiven
Gefühle erlöschen und es entwickelt sich mehr und mehr eine Demenz. Diese
einfache, demente Form ist bei Kindern die Regel. Wahnideen sind bei Kindern
selten, insbesondere fehlt der bei Erwachsenen so häufige Größenwahn, oder er
zeigt sich in abgeschwächten Formen. So behauptete z. B. der Sohn eines Zeitungs-
verkäufers, sein Vater sei Buchhändler.

Unser Fall zeigt Ungleichheit der Pupillen (Anisokorie), schwache Pupillen-
reaktionen, das Zeichen von Argyll-Robertson und Steigerung der Patellarreflexe.

Liquorbefund: Druck wie gewöhnlich, normal, Eiweißgehalt wie immer vermehrt, Lymphocyten wie immer sehr zahlreich. Die Mastixreaktion zeigt in
unserem Fall eine typische, ganz links stehende Zacke. Wassermann im Liquor
stark positiv.

Bei Kindern kann man eine chronische Meningoencephalitis luica und eine
progressive allgemeine Paralyse nicht immer gut auseinanderhalten. Der grund-
legende Prozeß der progressiven Paralyse ist eben auch nicht viel anderes als
eine chronische Meningoencephalitis syphilitischen Ursprungs. Immerhin kann
man eine gewisse Unterscheidung treffen nach dem Erfolg der antisyphilitischen
Therapie. Wenn die Erscheinungen auf dieselbe auffallend zurückgehen, so hat
man es mit einer solchen reinen Meningoencephalitis zu tun, bei der die Rinden-
läsion nicht so tief geht wie bei der wahren progressiven Paralyse, und deshalb
wieder weitgehend besserungsfähig ist, während bei der progressiven Paralyse
Tendenz zu unerbittlichem Fortschreiten besteht, so daß nach drei bis fünf
Jahren der Tod im apoplektischen Insult oder durch eine interkurrente Infektionskrankheit, oder durch Tuberkulose, oder sonst an schwerer Kachexie
eintritt.

Es wurde vielfach eine angeborene nervöse Disposition als Ursache der
progressiven Paralyse beim Kind angenommen. Man hat nämlich in derartigen
Fällen gefunden, daß z. B. der Vater auch an einer progressiven Paralyse zugrunde gegangen war und die Mutter eine Tabes hatte. Andere nehmen jedoch
an, daß diese metasyphilitischen Erkrankungen davon herrühren, daß besondere
Spirochätenstämme vorliegen, welche viel mehr neurotrop als dermotrop seien
und sich vielfach salvarsanresistent verhalten.

Wir haben unserem Knaben einer Malariabehandlung unterworfen, wie sie zuerst von WAGNER-JAUREGG 1917 bis 1919 eingeführt wurde. Verwendet wird ein Malaria-Tertianastamm. Dem Kranken werden unter mehrmaligem, auch seitlichem Vor- und Rückwärtsschieben der Nadel, um das Unterhautzellgewebe und dessen Gewebe etwas zu verletzen, zirka 5 bis 20 ccm Malariablut zwischen die Schulterblätter unter die Haut, gelegentlich auch intravenös, eingespritzt. Das Blut bezieht man von einem anderen künstlichen Malariafall. Die Inkubation, d. h. die Zeit zwischen Impfung und erster Malariazacke, beträgt bei subcutaner Impfung im Mittel etwa sieben bis zwölf Tage, bei intravenöser Einverleibung drei bis acht Tage. Bei subcutaner Impfung sahen wir auch in unserem Fall am zweiten oder dritten Tag einen leichten Temperaturanstieg bis 38°, der noch nicht als Malariafieber aufzufassen ist, sondern als Folge der Resorption des Blutes.

In unserem Falle begann die erste Malariafieberzacke am siebenten Tag nach der Injektion. Die hohen Fieberzacken wiederholten sich, häufig durch Erbrechen eingeleitet, jeden dritten Tag. Nach zehn Fieberanfällen, die den Jungen ziemlich mitnahmen, erschöpfte sich die künstliche Malariainfektion spontan. Tritt dies nicht ein, so muß die Kur durch Verabreichung von fünfmal 0,1 bis 0,2 Chininum muriatic. in Oblaten unterbrochen werden. Bei jüngeren Kindern gibt man zwei- bis viermal täglich 0,1 bis 0,15 Chinin per os, in Form von Suppositorien muß die doppelte Dosis verschrieben werden. Nach der Malariakur erfolgt eine Nachbehandlung mit Quecksilber (Calomel 3- bis 5%ig in Sesamöl 0,1 ccm zwölf Injektionen, oder Neosalvarsan oder Wismutpräparate).

Unser Fall wurde durch die Malariakur deutlich gebessert. Die vorher fehlende zeitliche und räumliche Orientierung wurde wieder normal, das Gedächtnis wurde besser, ebenso der soziale Kontakt mit anderen Kindern und Erwachsenen.

Gerade auf dem Gebiete der Lues congenita ist eine engere, zielbewußte Zusammenarbeit des Kinderarztes mit den Syphilidologen, Gynäkologen, Ophthalmologen, Neurologen und Psychiatern und nicht zuletzt mit den praktischen Ärzten eine dringende Notwendigkeit. Es gilt, den Kampf immer erfolgreicher zu gestalten, um die Menschheit auch von diesen schwer belastenden Folgen der Liebesseuche zu befreien und unschuldige Kinder vom Fluch eines Übels zu bewahren, das Blut und Säfte bereits vor der Geburt vergiftet.

Wurminfektionen.

193. Vorlesung.

Ascariden.

Die Infektion mit Ascariden erfolgt durch die im Kot der Ascaristräger massenhaft enthaltenen Eier. Jedes Ascarisweibchen produziert täglich pro 1 g Kot etwa 2000 Eier. Die frisch entleerten Eier sind aber noch nicht infektionsfähig, sondern werden es erst dann, wenn sich aus der noch ungefurchten Embryonalzelle eine bewegliche Larve gebildet hat. Dazu bedarf es z. B. im Freien in der Gartenerde etwa zwei bis vier Wochen. Innerhalb der Eier können die Larven viele Jahre lang am Leben bleiben.

Die Ascarideneier sind länglich, oval, 0,05 bis 0,075 mm lang und 0,04 bis 0,06 mm breit. Man unterscheidet unbefruchtete Eier und befruchtete Eier. Die unbefruchteten Eier haben dünne Schalen mit einer spärlichen, mit wenig

ausgeprägten Buckeln versehenen Eiweißhülle. Das Ei wird von einer stark
lichtbrechenden, grobkörnige Tropfen enthaltenden Masse vollkommen ausgefüllt.
In den befruchteten Eiern dagegen findet sich eine sich scharf abhebende runde
Embryonalzelle, ferner besitzen sie eine unregelmäßige grobhöckerige Eiweißschicht. Nicht selten kann jedoch auch bei diesen befruchteten Eiern die äußere
Eiweißschicht fehlen. Die befruchteten Eier haben einen mehr gleichmäßigen
feingekörnten Inhalt und die runde Embryonalzelle zeigt meist an beiden Seiten
einen sichelförmigen, anscheinend leeren Raum. Die Ascarideneier sind auch
daran zu erkennen, daß sie immer gelbbräunlich gefärbt sind, die befruchteten
Eier intensiver als die unbefruchteten.

Die Kinder infizieren sich z. B. beim Spielen auf mit Ascariskot beschmutztem
Boden. Besonders gern erfolgt diese Infektion beim Spielen mit Sand, weil die
Kinder oft ganz in der Nähe auf derartigen Spielplätzen ihre Exkremente im
Freien abgeben. Sehr verbreitet wird die Infektion durch den Genuß von mit
Menschenkot gedüngten roh genossenen Vegetabilien, Karotten, Salat, Radieschen
usw. Die Eier können so fest haften, daß sie sich durch Waschen nicht gründlich
davon entfernen lassen. Auch rohe Früchte, welche auf infizierten Erdboden
gefallen sind, können die Infektion vermitteln.

Sind die Ascariseier in den Magen-Darmkanal aufgenommen worden, so
schlüpfen die Ascarislarven aus und machen nun eine sogenannte Larvenwanderung durch. Sie dringen von der Darmwand aus in die Pfortaderwurzeln
ein, gelangen zunächst zur Leber und von dort ebenfalls auf dem Blutwege zum
rechten Herzen. Dorthin gelangen schließlich auch diejenigen Larven, die sich
in das Lymphsystem der Darmwand eingebohrt haben und dann mit dem Lymphstrom weitertransportiert worden sind. Vom rechten Herzen aus werden die
Larven mit dem Blut der Arteria pulmonalis in die Lungen geworfen, bis sie
in den engen, die Alveolen umspinnenden Kapillarnetz wie ein kleiner Embolus
steckenbleiben. Da die festgehaltenen Larven sich aus den Kapillaren in das
Lumen der Lungenbläschen bohren, entstehen makroskopisch, wie kleine bronchopneumonische Herde aussehende Blutungen. Die ausgeschlüpften Ascarislarven
können die verstopften Bronchiolen erst passieren, wenn nach ein bis zwei Wochen
die verstopfenden Massen resorbiert sind. Inzwischen sind die Ascarislarven von
einer Größe von ursprünglich nur etwa $1/4$ mm auf eine solche von 1 bis 2 mm
herangewachsen. Die Ascarislarven werden nun durch das Flimmerepithel der
Bronchien und der Trachea aufwärts aus der Lunge herausbefördert, gelangen
so in den Schlund und mit dem Speichel verschluckt in den Magen-Darmkanal,
wo sie nun im Verlauf von etwa $2^1/_2$ Monaten nach der Infektion zu geschlechtsreifen Individuen herangewachsen sind. Wie FÜLLEBORN nachweisen konnte,
gelangt eine Anzahl der in die Lungen geschwemmten Larven aus dem Gebiet der
Arteria pulmonalis auch in dasjenige der Vena pulmonalis und alsdann über das
linke Herz mit dem Aortenblut in sämtliche Körperorgane, in denen sie, soweit
sie mit dem venösen Blutstrom nicht wieder zur Lunge gelangen, bei Ascaris
lumbricoides in der Regel wohl spurlos verschwinden und zugrunde gehen, während
sie bei Belascaris canis, in „Pseudotuberkeln" eingeschlossen, sehr lange am
Leben bleiben. Wenn die Mutter Wurmeier verschluckt, so können die Larven
via Placenta auch in den Fötus gelangen, so daß junge Hündchen meist schon
mit Belascaris infiziert zur Welt kommen können. Auf dieselbe Weise erklären
sich offenbar auch die wenigen Fälle, wo Säuglinge von nur vier bis sechs Wochen
mit erwachsenen Spulwürmern infiziert waren.

Die aus den Larven im Darmkanal zu geschlechtsreifen Individuen heran-
gewachsenen Ascariden zeigen einen deutlichen Geschlechtsdimorphismus. Das
starke Geschlecht sind die Weibchen. Sie sind durchschnittlich 25 cm lang, bis

zu 40 cm und bis zu 5 bis 6 mm dick. Sie zeigen eine flache ringförmige Einschnürung in der Gegend der Vulva zwischen dem ersten und zweiten Körperdrittel. Die Männchen sind nur 15 bis 17 cm lang und etwa 3 bis 4 mm dick. Durch die zarte feingeringelte Haut scheinen die Hoden durch. Am Kopf befinden sich drei feingezahnte Lippen. Typisch für die Männchen ist das hakenförmig umgebogene Schwanzende mit zwei kurzen haarscharfen Spiculis. Ascariden sind Rundwürmer, den Regenwürmern gleichend, von blaßrötlicher Farbe.

Der Sitz der Ascariden ist gewöhnlich das Jejunum. In neuerer Zeit ist es gelungen, die Ascariden im Röntgenbild dort bei starker Infektion in ganzen Bündeln einer neben dem anderen liegend nachzuweisen, so daß der Darm auf längere oder kürzere Strecken wie eine gut gestopfte Wurst ausgefüllt werden kann. Der Speisebrei kann neben und zwischen den bewegungslos verharrenden Würmern vorbeipassieren. Die Würmer bilden somit an und für sich kein ernstliches mechanisches Hindernis.

Werden die Ascariden jedoch aus dem Jejunum in tiefere Darmabschnitte vertrieben, bleiben sie nicht mehr ruhig liegen, sondern machen sehr lebhafte Bewegungen, so können sie sich miteinander zu Klumpen verknäueln, die sich in engen Darmabschnitten leicht festkeilen können. Dazu gesellen sich dann noch spastische Darmkontraktionen, so daß sogar schon durch ein bis zwei Spul-würmer ein Darmverschluß, ein sogenannter Wurmileus, ausgelöst werden kann. Die Würmer werden unruhig, wenn der Wirt an einer fieberhaften Krankheit leidet oder wenn er einen akuten Darmkatarrh bekommt, oder wenn man durch Medikamente, wie besonders Santonin und Abführmittel auf sie einzuwirken sucht. Bei Kindern wandern einzelne Ascariden, besonders bei fieberhaften Krankheiten, gar nicht selten in den Magen und geben hier zu starkem Brechreiz Anlaß. Mitunter kriechen sie bis in den Mund oder in die Nase herauf, oder können während des Schlafes durch den After herauskommen. Glücklicherweise ist es sehr selten, daß ein solcher Spulwurm durch die Glottis in Kehlkopf und Trachea gerät, was fast immer den Tod durch Ersticken zur Folge hat.

Es ist eine Eigentümlichkeit der Spulwürmer, daß sich ein solcher Wurm gerne in enge Gänge einzwängt. So kann er sich mit dem Vorderende in die Papilla Vateri einbohren und Gallenstauungsikterus verursachen. Infolge Infektion der Gallenwege kann es im Anschluß daran sogar zu Leberabszessen kommen. Gar nicht so selten tritt ein Spulwurm aber auch in die Appendix ein und kann dadurch Blinddarmreizung, mitunter auch eine echte fieberhafte Appendicitis veranlassen. Sehr interessant ist, daß sich die Ascariden sogar durch die normale Darmwand hindurchbohren können, so daß sie in die freie Bauchhöhle gelangen und hier sogenannte Ascaridengranulome erzeugen. Tödliche Peritonitis kann die Folge sein, wenn Ascariden frisch angelegte Darmnähte durchbohren.

Nicht nur mechanisch können die Spulwürmer den Wirt schädigen, sondern auch dadurch, daß sie, besonders wenn sie sehr zahlreich sind, dem Kinde Nahrungsstoffe aus dem Darm entziehen. Die Würmer wachsen schnell, produzieren viele Eier, brauchen viel Eiweiß und Kohlehydrate, da sie sehr reich an Glykogen sind. Die Darmwand selbst wird von den Würmern kaum angegriffen, es finden sich mitunter nur ganz oberflächliche Substanzverluste, die wieder schnell regeneriert werden können.

Im allgemeinen sind die Ascariden ziemlich harmlose Symbionten und selbst zahlreiche Würmer brauchen klinisch keine Symptome zu machen. Anderseits können sie aber doch als Parasiten die Symbiose mit dem Wirt bei empfindlichen Kindern erheblich stören, so daß das Allgemeinbefinden leidet. Auf Wurmkrankheit verdächtig sind die Kinder, die blaß, etwas gedunsen, mit blauen Ringen unter den Augen aussehen, häufig in der Nase bohren, zumal wenn allerlei

Magen-Darmsymptome vorhanden sind. Die Magen-Darmerscheinungen äußern sich mitunter in hartnäckigen, jeder Therapie trotzenden Durchfällen, verbunden mit Bauchschmerzen, die auf Darmspasmen hindeuten und sich ab und zu zu richtigen Kolikanfällen steigern. Natürlich sind alle diese Symptome vieldeutig und sie können nur dann mit Wahrscheinlichkeit auf Ascaridiasis bezogen werden, wenn entweder Würmer oder ihre Eier mit dem Stuhl abgehen. Noch eindeutiger wird die Sachlage, wenn die obigen Beschwerden nach einer erfolgreichen Wurmkur prompt verschwinden.

Man muß sich wundern, daß die Wurminfektion trotz der eigentümlichen Wanderung ihrer Larven so wenig klinische Symptome verursacht. Experimentell hat man allerdings gefunden, daß die Ascaridenlarven bei der Durchwanderung der Lungen schon nach vier bis fünf Tagen bei stark infizierten Versuchstieren eine sogenannte Ascarispneumonie erzeugen, die zum Tode führen kann. Bei den nordamerikanischen Schweinezüchtern ist die Ascarispneumonie als eine häufige Erkrankung der Ferkel sehr gefürchtet. Auch unter natürlichen Bedingungen werden von Kindern wohl gelegentlich so große Mengen von Spulwurmeiern gleichzeitig oder doch innerhalb weniger Tage aufgenommen, daß die ausschlüpfenden zahlreichen Larven zur Erzeugung von ernsten Lungenentzündungen ausreichen. Die Diagnose der Ascaridenpneumonie könnte nur durch den Nachweis ausgehusteter, 1 bis 2 mm großer Larven mit Sicherheit geführt werden. Ferner wäre auf Eosinophilie des Sputums und des Blutes zu achten. Die Stuhluntersuchung läßt im Stich, weil es zwei bis zweieinhalb Monate dauert, bis sich aus den Larven im Darm wieder geschlechtsreife, eierproduzierende Ascariden entwickelt haben. Ein japanischer Autor, KOINO, hat einen heroischen Selbstversuch angestellt, indem er 2000 ausgereifte Eier verschluckte. Nach sechs Tagen bekam er eine schwere Lungenentzündung mit Fieber bis auf 40,2°, welche etwa eine Woche lang dauerte. Der reichliche Auswurf enthielt vom 11. bis 16. Tage nach der Infektion Ascarislarven.

Die Spulwurmlarven können, wie wir gesehen haben, gelegentlich in alle Körperorgane hineingeraten und doch verläuft, abgesehen von den Lungen, diese Infektion meist symptomlos. Selbst im Gehirn, in dem sie nach Austritt aus den Kapillaren herumwandern können, führen sie auch bei sehr stark infizierten Tieren nicht zu schweren nervösen Störungen. Immerhin wurden bei sehr starken Infektionen bei Tieren z. B. Retinablutungen durch Ascaridenlarven erzeugt. Ob bei Kindern die Larvenwanderung, also das Stadium der Allgemeininfektion mit Ascariden, Erscheinungen von Seiten des Gehirns auszulösen vermag, ist noch nicht sichergestellt.

Dagegen kennen wir das klinische Bild einer sogenannten Ascaridenintoxikation. Es sind dies schwere Krankheitserscheinungen, welche auf die Einwirkung von toxischen Stoffen zurückgeführt werden müssen, die aus den Ascariden entstammen.

Die klinischen Vergiftungszeichen sind: Blasses, schwerkrankes Aussehen, ernster Gesichtsausdruck, matte Bewegungen, schwarz umränderte, tiefliegende Augen, umschriebene Wangenröte, aufgehobene Hautfalten verstreichen nur sehr langsam. Die Muskulatur ist schwach, das Abdomen ist eingesunken, sehr schlaff, nicht druckschmerzhaft, keine Leber- und Milzvergrößerung. Dazu gesellt sich kürzere oder längere Zeit anhaltendes Fieber, ferner mehr oder weniger ausgesprochener Meningismus mit Nackenstarre und Dermographismus, bei normalen Reflexen und normalem Liquorbefund. Die nervösen Erscheinungen, die motorische Unruhe können sich zu Verwirrungs- und Erregungszuständen mit Aufschreien, Delirien und Krämpfen steigern, die sogar zum Tode führen können. In anderen Fällen kommt es zu schwerer, typhusartiger Benommenheit mit tödlichem Ausgang. Ich habe selbst schon solche Fälle von Pseudomeningitis verminosa beobachtet, deren Krankheitsbild an eine tuberkulöse Meningitis erinnerte.

Interessant ist das Verschwinden einer Bluteosinophilie auf der Höhe der Ascaridenintoxikation, was ich in charakteristischen Fällen bestätigen konnte. Die Eosinophilen wandern nämlich nach dem Darm, wo sie das lokal reizende Gift binden. In unserem letzten Fall von Ascaridenintoxikation, der dieses Phänomen zeigte, fanden sich außerordentlich zahlreiche, ganz junge Ascariden, die meistens im Darm abgestorben waren.

Die Vielseitigkeit der Vergiftungserscheinungen läßt darauf schließen, daß im Ascaridenorganismus nicht ein einziges Gift gebildet wird, sondern eine Reihe von pharmakologisch wirksamen Substanzen, welche die Darmtätigkeit durch lokale Reizung und den Organismus durch Resorption in chemisch-toxischem Sinne beeinflussen.

FLURY fand in der Leibessubstanz sowie in den Exkreten der Ascariden Aldehyde der Fettsäuren und freie flüchtige Säuren. Einerseits sind so die Erscheinungen eines lange dauernden Darmkatarrhs erklärlich, wie anderseits die Möglichkeit einer chronischen Säurevergiftung gegeben ist. Ferner scheinen stickstoffhaltige Stoffe von Atropin- und Coniincharakter für Störungen in der Kapillarfunktion verantwortlich zu sein.

Die toxische Komponente der Ascariden darf nicht unterschätzt werden. In jedem Fall unerklärbarer enteritisch-toxischer Erscheinungen ist an Ascaridiasis zu denken. Es ist nun sehr interessant, daß ähnlich wie bei den echten Infektionskrankheiten auch Störungen der Symbiose dadurch zustande kommen können, daß der Wirtsorganismus gegenüber den Ascaridentoxinen überempfindlich wird. So kann es zu Urticariaeruptionen kommen. Manche Personen bekommen beim bloßen Betreten von Laboratorien, in denen mit Pferdeascaris gearbeitet wird, mitunter heftige Conjunctivitis, Urticaria, Asthma, ja sogar Fieber. Als eine allergische Reaktion ist vor allem auch das Jucken anzusehen. Wurmkranke Kinder bohren häufig in der Nase, eben wegen dieses allergisch bedingten Juckreizes. Auch das Jucken am After beim Hindurchpassieren eines abgehenden toten Spulwurmes gehört hierher. Man kann experimentell die Überempfindlichkeit der Haut nachweisen, wenn man minimalste Spuren von Ascarissubstanz auf Impfschnitte einreibt. Nach wenigen Minuten erscheint eine stark juckende Quaddel, die von einem geröteten Hof umgeben ist.

Die Ascaridiasis zeigt somit manche Parallelen zu Erscheinungen, wie wir sie z. B. bei Infektionskrankheiten sehen: Eine gewisse Inkubationszeit bis zum Ausschlüpfen der Larven, dann das Stadium der Invasion durch die Larven, welches mit pneumonischen Erscheinungen einhergehen kann und eventuell auch mit einer Generalisation der Larveninfektion, dann entwickelt sich die Symbiose zwischen Wirt und allmählich heranwachsenden Darmparasiten, Krankheitserscheinungen entstehen dann, wenn diese Symbiose gestört wird, entweder mechanisch oder toxisch, wenn z. B. unter der Einwirkung des Wirtsorganismus viele junge Ascariden plötzlich zugrunde gehen, wobei ihre Gifte zur Resorption gelangen, oder wenn der Organismus auf die Ascaridengifte mit Überempfindlichkeitserscheinungen reagiert.

Die Diagnose der Ascaridiasis wird gesichert durch den Nachweis der Ascariseier im Stuhl. Man verreibt eine kleine Kotprobe mit einem Objektträger auf einem anderen Objektträger und betrachtet ihn mit schwacher Vergrößerung. Man kann auch eine in 10%iger Essigsäure aufgeschwemmte Kotprobe in dickerer Schicht auf den Objektträger antrocknen und sie dann mit Zedernöl aufhellen. Ferner kann man eine kleine Kotprobe mit der Nadel auf dem Objektträger in

2%iger Eosinlösung verreiben, sie mit einem Deckglas bedecken und so nach
Wurmeiern suchen. Man kann die Eier anreichern, indem man den Kot mit
einer völlig konzentrierten Kochsalzlösung 1 : 20 gleichmäßig verreibt. Die
spezifisch leichteren Eier der Ascariden und Trichocephalen steigen etwa nach
einer viertel Stunde oder erst nach einer halben bis drei viertel Stunden an die
Oberfläche und können hier mittels einer Drahtöse auf den Objektträger übertragen und bei schwächster Vergrößerung ohne Deckglas betrachtet werden.

Für die Diagnose kommt außerdem in Betracht der Nachweis von okkultem
Blut im Kot mittels chemischen Verfahrens. Solches findet sich allerdings nur
in etwa dem vierten Teil der Fälle. Wichtig ist ferner der Nachweis der Eosinophilie im Blut und eventuell im Sputum.

In der Therapie war das gebräuchlichste und älteste Ascaridenmittel das Santonin. Dieses wirkt nur eine Zeitlang lähmend auf die Muskulatur der Würmer,
tötet sie jedoch nicht ab. Man muß deshalb mit dem Santonin immer gleich ein
Abführmittel geben, wie Ricinusöl.

Man gibt morgens und abends während drei Tagen je nach dem Alter des
Kindes eine Dosis von 0,005 bis 0,01 bis 0,025 Santonin und 0,01 bis 0,03 bis
0,05 Calomel nach der Mahlzeit. Erfahrungsgemäß bleiben aber selbst bei wiederholten Santoninkuren oft Spulwürmer, besonders Männchen, im Darm zurück.
Santonin kann man im Harn durch Rotfärbung nach Alkalizusatz nachweisen.
Nach den unangenehmen Erfahrungen mit der Calomelmedikation bei Wurmkuren (Calomelkrankheit evtl. Beziehungen des Calomels zur FEERschen Krankheit) verzichten wir auf Calomel und geben an seiner Stelle Pursennidsirup
täglich einen Teelöffel.

Weit wirksamer wie Santonin ist das amerikanische Wurmsamenöl, das
Oleum Chenopodii. Man gibt Kindern frühmorgens auf nüchternem Magen
zunächst so viele Tropfen Oleum Chenopodii auf einem Stück Zucker, als das
Kind Jahre zählt. Nach einer Stunde Pause bekommt das Kind nochmals dieselbe
Dosis. Zwei Stunden später ist es unbedingt notwendig, ein Abführmittel zu
geben, wie Brustpulver oder Ricinusöl. Ein gereinigtes Präparat von Oleum
Chenopodii ist das Ascaridol, welches in Gelatinekapseln für Kinder in 2,5%iger
Mischung mit Oleum Ricini gegeben wird (so viele Kubikzentimeter, als das
Kind Jahre zählt).

Die Wurmkur darf nur an einem einzigen Tag vorgenommen werden. Vor dem
Ablauf von mindestens zehn Tagen darf die Kur nicht wiederholt werden. Unbedingt nötig ist es, etwa zwei Stunden nach der letzten Oleum Chenopodii-Gabe
abzuführen, indem man zwei bis drei Teelöffel KURELLAsches Brustpulver im
Wasser verrührt, oder zwei bis drei Kinderlöffel Oleum Ricini, oder ein bis
zwei Teelöffel Magnesium sulfuricum in lauwarmem Wasser verabreicht.

Das Oleum Chenopodii ist nämlich ein gefährliches Nervengift, namentlich bei
fiebernden Kindern, bei Epilepsie und Neigung zu Krämpfen, bei Herz- und Nierenleiden, Kachexie ist es zu vermeiden. Die Vergiftungserscheinungen äußern sich
in Kopfschmerz, ausgesprochenem Schwindelgefühl, Prostration, Krämpfen,
unter Umständen mit nachfolgender, bleibender Hemiplegie. Es sind sogar eine
ganze Reihe von Todesfällen beobachtet worden. Das Fatale dabei ist, daß bei
der Vergiftung Darmlähmung eintritt, so daß Einläufe und Abführmittel versagen. Zur Bekämpfung der Vergiftung verwendet man Mercksche Tierkohle,
und unter Umständen intravenöse Zufuhr von Hypophysin in reichlich physiologischer Kochsalzlösung, um die Darmlähmung zu überwinden.

In der Schweiz viel gebräuchlich ist das Chenosan I von Dr. Wander. Für
Kinder von fünf bis zehn Jahren enthält es Oleum Chenopodii 0,2 und Santonin 0,02. Eine Packung enthält drei Kapseln und zwei Tabletten mit Tuber

Jalapae und Res. Scammoniae als Abführmittel. Man gibt zwei- bis dreimal täglich eine Kapsel und zwei Stunden nach der letzten Gabe die abführende Tablette.

Zu erwähnen wäre hier noch das Helminal (Merck), das zwar weniger wirksam ist, aber dafür harmlos. Es stammt aus den pflanzlichen Bestandteilen der Meeresalge der Gattung Digenea. Kleineren Kindern gibt man vier bis fünf Tage lang dreimal einen Teelöffel Helminalkügelchen in Kompott oder Brei. Am letzten Tag ein Abführmittel. Größere Kinder bekommen dreimal täglich ein bis zwei Tabletten unzerkaut oder in Kartoffelbrei eine Stunde vor dem Essen. Das Helminal eignet sich besonders dann, wenn man bei einem anderweitig kranken Kinde genötigt ist, eine Wurmkur durchzuführen.

Ein gutes Mittel gegen Askariden und Oxyuren ist das *Ascaryl* (Wander). Die wirksame Substanz ist das *Hexylresorcin* (Acido resistent).

Durchführung der eintägigen Ascarylkur:

Für Kinder von drei bis sechs Jahren: Morgens nüchtern 1 bis 2 Dragees unzerkaut mit etwas Flüssigkeit einnehmen, nach zwei Stunden 1 Teelöffel Ricinusöl, während 5 Stunden fasten.

Für Kinder von sieben bis zwölf Jahren: Morgens nüchtern 4 bis 6 Dragées unzerkaut mit etwas Flüssigkeit einnehmen, nach 2 Stunden 1 Dessertlöffel Ricinusöl, während 5 Stunden fasten.

Am besten beginnt man mit der Kur morgens um 7 Uhr. Das Mittag-, Vesper- und Abendessen soll aus leicht verdaulichen Speisen bestehen (z. B. Grießbrei, Zwieback usw.).

In den letzten Jahren haben wir ausgezeichnete Erfahrungen gemacht mit *Piperacinpräparaten*, z. B. Piperacinhydrat in Form von *Vermipharmettensirup* (Sauter). Man rechnet 0,06 g Piperacinhydrat täglich pro Kilogramm Körpergewicht, z. B. bei 10 kg 0,6, bei 20 kg 1,2, bei 30 kg 1,8 g und so fort per Tag. Ein Meßlöffelchen enthält 0,4 g Piperacinhydrat. Tagesdosen $1^1/_2$ Meßlöffelchen, also dreimal $^1/_2$ Meßlöffelchen (0,6), bei 20 kg Körpergewicht dreimal 1 Meßlöffelchen, bei 30 kg dreimal $1^1/_2$ Meßlöffelchen. Kur an zwei bis drei Tagen wiederholen.

Vermipharmettentabletten (SAUTER). Piperacinadipat 0,3 g, ferner *Granulat* zu 15%. Kinder über sechs Jahre dreimal 2 Tabletten oder dreimal 2 Meßlöffelchen Granulat. Kleinkinder 1 Tablette oder 1 Meßlöffelchen Granulat per die und Altersjahr in drei Teildosen einzunehmen, z. B..dreijähriges Kind dreimal 1 Meßlöffelchen Granulat per die.

Ein deutsches Piperacinpräparat heißt: *Tasnon* (Troponwerke Köln-Mühlheim), ein anderes *Uvilon* „flüssig" (Bayer). Nebenwirkungen der Piperacinpräparate wurden kaum je beobachtet.

194. Vorlesung.

Oxyuren.
(Madenwürmer, Springwürmer, Pfriemenschwanz.)

Es handelt sich bei den Oxyuren um einen kleinen weißlichen Wurm, der ähnlich einer Made aussieht. Das Männchen ist nur 2,5 mm lang und 0,5 mm dick, mit eingerolltem Hinterleib. Das Weibchen 9 bis 12 mm lang, 0,6 mm dick, mit scharf zugespitztem Hinterende.

Die Eier der Madenwürmer sind längsoval, asymmetrisch, die eine Seite länger und stärker gewölbt als die andere. An einem Pol der stärker gewölbten Seite schlüpft der Embryo aus. Das Ei ist doppelt konturiert und die Durchbruchstelle zeichnet sich dadurch aus, daß hier die Doppelkontur in eine einfache übergeht. Der Längsdurchmesser ist 0,05 mm, die größte Breite 0,025 mm. In dem Ei ist je nach dem Entwicklungszustand eine grobschollige Körnelung bis zu einem sich bewegenden Embryo im sogenannten Kaulquappenstadium sichtbar. Die Weibchen enthalten in ihrem Uterus etwa 10000 bis 12000 Eier.

Die Infektion des Menschen mit den embryonenhaltigen Eiern erfolgt direkt ohne Zwischenwirt. Am häufigsten ist die Übertragung durch unsaubere, beim Kratzen in der Aftergegend infizierte Hände direkt in den Mund. Die Eier konnten in 60% der Fälle im Nagelschmutz infizierter Kinder nachgewiesen werden. Bei der Übertragung spielen auch Eier, die dem Gemüse, Salaten, Früchten usw. anhaften, eine Rolle. Auch Fliegen sollen Oxyureneier übertragen können.

Die resistente Hülle der in den Magen gelangten Eier wird durch sein Sekret aufgelöst, die freigewordenen Embryonen wandern in den Dünn- und Blinddarm, werden geschlechtsreif und begatten sich. Namentlich im Blinddarm kann man bei Gelegenheit von Operationen mitunter ganze Nester von Oxyuren ausheben. Natürlich sind nicht in allen Fällen von Appendicitis Oxyuren daran schuld. Aber es ist kein Zweifel, daß es eine sogenannte Appendicopathia oxyurica gibt. Sie verrät sich häufig durch sehr starke subjektive Schmerzen bei relativ geringem objektivem Befund.

Sehr interessant ist bei der Oxyuriasis, daß sie symptom- und wurmfreie Perioden hat, aber zirka alle sechs bis sieben Wochen zeigen sich unangenehmste subjektive Beschwerden. Das hängt damit zusammen, daß die begatteten Weibchen zu diesen Zeiten in den Mastdarm herunterwandern, um in der Umgebung des Afters inner- und meist außerhalb desselben ihre Eier abzulegen. Dieses Ausschwärmen der Weibchen findet besonders auch nachts statt, und wenn man die Kinder im Schlaf beobachtet, so kann man nicht selten Oxyuren in der Umgebung des Afters wahrnehmen. Die Oxyuren erzeugen bohrende, kitzelnde Sensationen, die zu heftigem Kratzen, gelegentlich zu Onanie und Enuresis nocturna Veranlassung geben. Sie können auch Verletzungen der Mastdarmschleimhaut bewirken. Da die Würmer meist zu Anfang der Nachtruhe ausschwärmen, kann der Schlaf weitgehend gestört und dadurch das Allgemeinbefinden mehr oder minder stark beeinflußt werden. Die Kinder werden dadurch blaß, nervös, abnorm erregbar, mitunter können die Kinder selbst mit einem durch den Juckreiz ausgelösten reflektorischen Griff nach dem After das schnellende Tier, den Springwurm, erwischen.

Die unheilvollen Juckbeschwerden verschulden das Kratzen in der Umgebung der Analkerbe, in welcher die Weibchen ihre zahllosen Eier aus dem Fruchthalter abgelagert haben. Der biologische Sinn der Auswanderung der Oxyurenweibchen und der Eiablage in der Umgebung des Afters ist nach WENDT darin gegeben, daß die Eier von Oxyuris vermicularis sich vom Kaulquappenstadium zum Larvenstadium nur bei Gegenwart von reichlich Sauerstoff entwickeln können, Bedingungen, die im Darm nicht gegeben sind. Beim Kratzen kommen nun zahlreiche Eier an die Finger und unter die Fingernägel, und diese Eier, in denen sich bereits bei Sauerstoffzutritt Larven entwickelt haben, gelangen von den Fingern wieder in den Mund. Es kommt so immer wieder zu einer Selbst- bzw. Reinfektion, also zu einer Wanderung der Eier durch Fingerübertragung ab ano ad os.

An diesem Punkt muß in erster Linie die vorbeugende Behandlung einsetzen, weil sonst alle Wurmmittel nichts nützen. Nach jedem Stuhl muß die Aftergegend sorgfältig gereinigt werden, und zwar durch Abwaschen mit Essigwasser. Wöchentlich sollen auch Vollbäder gegeben werden. Nachts sollen die Kinder eine Badehose tragen, damit sie mit den Fingern nicht direkt an die Haut gelangen, zudem verfilzen sich die Würmer in der Badehose und lassen sich dann am folgenden Morgen leicht nachweisen. Noch wichtiger ist die Nagelbehandlung, da, wie wir wissen, häufig Oxyureneier im Nagelschmutz nachgewiesen werden können. Die Nägel sollen immer kurz geschnitten und die Hände häufig gereinigt werden.

Die in der Analgegend erscheinenden Oxyuren werden in einer nicht zu dünn um den After aufgetragenen Salbe aufgefangen und hierin ihre frisch gelegten Eier fixiert und unschädlich gemacht. Als Analsalben eignen sich: Ung. hydrargyr. ciner. oder 5%ige weiße Präzipitatsalbe, auch Vermiculin. Statt der Analsalben kann man auch Vermedikalzäpfchen verwenden. Beliebt sind auch Klysmen mit kaltem Essigwasser, zwei Eßlöffel Essig auf einen halben Liter Wasser, oder ein Teelöffel essigsaure Tonerde auf ein viertel Liter Wasser oder Knoblauch. Zwei bis fünf Knoblauchknollen werden geschält, in kleine Teile zerschnitten und in zirka einem Liter Wasser tüchtig gekocht. Das zum Einlauf benutzte Knoblauchwasser soll einige Zeit im Darm behalten werden. Der After muß deshalb während der ersten zehn Minuten zugehalten werden, später Ausspülen des Darmes mit Salzwasser, ein Teelöffel Salz auf einen halben Liter Wasser.

Es sind eine Unmenge Mittel gegen die Oxyuren empfohlen worden, welche jedoch alle nicht viel taugen. Relativ gut hat sich noch das kupferhaltige Antivermol erwiesen. Man gibt dreimal täglich vor dem Essen ein Kügelchen.

Eine neue Therapie hat KOCH begründet. Er ist von dem Gedanken ausgegangen, die Brut vor der Geschlechtsreife zu vernichten, bzw. den jungen Oxyurenlarven ein Haften im Darm unmöglich zu machen. Dies geschieht durch eine ununterbrochene Abführkur. Zu dem Zweck hat KOCH das Oxylax empfohlen, ein Yalape-Phenolphthaleinpräparat, welches in Tabletten in Schokoladeform in den Handel kommt. Man gibt jeden Tag bei kleineren Kindern je nach Bedarf ein bis zwei Tabletten, bzw. zwei bis drei Tabletten morgens nüchtern während etwa 20 Tagen. Verlangt werden wenigstens ein bis zwei ganz dünne Stühle pro Tag. Außerdem ist sie für zarte Kinder etwas angreifend und das Phenolphthalein ist oft für die Nieren nicht ganz indifferent. BRÜNING hat deshalb empfohlen, immer zwei bis drei Oxylaxtage mit jeweils zwei bis drei medikamentlosen Tagen abwechseln zu lassen. Statt des Oxylax kann man auch weniger angreifende Abführmittel anwenden. Sehr gut bewährt sich zu diesem Zweck auch das unschädliche und wirksame KURELLAsche Brustpulver (Pulvis liqui ritiae compositus), welches als wirksame Bestandteile Senna und Schwefel enthält. Man gibt Säuglingen eine Messerspitze, Kleinkindern einen halben Teelöffel, größeren Kindern einen gestrichenen Teelöffel in Wasser angerührt. Auch Ricinusöl kann man zu diesem Zwecke verwenden.

Viel gebraucht werden Gentianaviolettpräparate, z. B. Oxypharmetten, Gentioletten 0,02 für Kinder, halb so viele Tabletten pro Tag als das Kind Jahre zählt. Man gibt 8 Tage, macht 8 Tage Pause und verabreicht während weiteren 8 Tagen Tabletten. Vorsichtshalber wird in den nächsten Monaten während je 8 Tagen die Kur wiederholt.

Auch bei Oxyuren haben wir wie bei Askariden sehr gute Erfahrungen gemacht mit Vermipharmettensirup oder Vermipharmettentabletten oder -granulat in gleicher Dosierung (siehe Seite 947).

Interessant ist auch der Versuch der Behandlung mit einer Diabetikerkost, d. h. einer eiweiß- und fettreichen, aber sehr kohlehydratarmen Kost während etwa acht Tagen. Dabei ist vor allem das Brot zu verbieten. Der Genuß von Zwiebeln und rohen Karotten hat sich nützlich erwiesen. Auch eine mehrere Tage lang durchgeführte reine Milchdiät ist oft wirksam, da die Oxyuren in den harten Kalkfettseifenstühlen schlechte Existenzbedingungen finden.

Sehr interessant ist, daß es eine angeborene Immunität gegen die Oxyuren gibt. Manche Kinder erkranken trotz reichlicher Infektionsgelegenheit nicht an Oxyuriasis. Diese Immunität kann vorübergehend verlorengehen, kann dann jedoch ohne irgendwelche eingreifende Kur nach einiger Zeit wieder erworben werden, so daß die Oxyuren wieder dauernd verschwinden. Worauf diese Immunität beruht, ist noch nicht geklärt. Aber die Vermutung liegt nahe, daß die Oxyureneier von gewissen Kindern verdaut werden können. Ähnliches gilt wahrscheinlich auch von Kaninchen und Meerschweinchen, welche man bis jetzt nicht durch Verfütterung von Oxyureneiern hat infizieren können.

Die Diagnose der Oxyuriasis wird gestellt beim Abgang von Würmern, die oft noch auf dem geformten bzw. breiigen Stuhl als lebhaft sich bewegende, zwirnfadenähnliche Gebilde sichtbar sind. Bei älterem Stuhl sieht man neben den abgestorbenen Weibchen fein gekräuselte, weiße Fäden, welche die abgelegten Eiermassen darstellen. Wir haben bereits erwähnt, daß man etwa zwei Stunden nach dem Schlafengehen bei den Kindern die ausschwärmenden Würmer am After beobachten kann. Der Nachweis der Eier im Stuhlausstrichpräparat ist unzuverlässig. Besser ist der sogenannte Analabstrich, d. h. es werden mit Hilfe eines kleinen Spatels oder einer Platinöse aus den Analfalten Kotrestchen entnommen und mit einem Tropfen Wasser auf den Objektträger gebracht.

Obwohl die Oxyuren Blut zu saugen vermögen, so scheinen sie doch keine Anämie zu erzeugen. Auch eine Eosinophilie kommt bei Oxyuren nicht regelmäßig vor. Eigentliche toxische Wirkungen sind nicht bekannt. Es handelt sich vielmehr bei den anämischen und nervösen Zuständen um eine Folgeerscheinung des gestörten subjektiven Wohlbefindens und der gestörten Nachtruhe.

195. Vorlesung.

Trichocephalus dispar und Bandwürmer.

Die Trichocephaleneier sind dunkelgelbbraun, zitronenförmig. An beiden spitzen Polen erkennt man unter der doppelt konturierten glatten Schale eine durch einen helleren Pfropf geschlossene Lücke.

Die Infektion der Kinder erfolgt durch infiziertes Wasser, Früchte oder Salat, welche in direkten Kontakt mit feuchter Erde kamen.

Die Trichocephalen sind rundlich, von weißlicher oder bräunlicher Farbe, ihre Länge beträgt 3 bis 5 cm. Das Männchen besitzt einen peitschenförmigen dünnen Vorderteil und einen spiralig aufgewundenen dickeren Hinterteil. Beim Weibchen ist das Vorderende fast doppelt so lang als das sensenartig gebogene dickere Hinterende.

Die Würmer erscheinen fast nie im Stuhl. Man findet sie meistens bei Sektionen, und zwar im Coecum, in der Appendix und auch im Dickdarm. Gewöhnlich sieht man nur vereinzelte Exemplare, aber es sind auch schon Fälle bis zu 1000 und mehr beschrieben worden (TOBLER). Die Trichocephalen dringen mit ihrem Vorderkörper blutsaugend in die Schleimhaut, besonders in deren Drüsenschläuche, ein.

Man hat im Stuhl oft okkultes Blut gefunden. Es kann zur Entstehung schwerer Anämien mit perniciös-anämischem Blutbild kommen. Diese Trichocephalenanämien können sogar zum Tode führen. In einem Fall beobachtete ich eine hochgradige Eosinophilie bis zu 70% Eosinophilen. Häufig kommt es auch zu sehr hartnäckigen Diarrhöen mit charakteristischen, bräunlichen, mehlsuppenartigen Stühlen. Selten sind die Verdauungsstörungen so hartnäckig, daß sie zum Bilde einer Coeliakie führen.

Die Therapie hat leider sehr wenig Erfolg. Man kann versuchen Thymol 0,2 bis 1,0 pro Dosi, ferner Stovarsol per os zwei- bis dreimal eine halbe Tablette zu 0,25 Oleum Chenopodii ähnlich wie bei Ascariden, ferner Chenosansuppositorien für Kinder (Dr. WANDER).

Auch Darmspülungen werden empfohlen, z. B. fünf Tropfen Benzin auf einen Liter Wasser, Knoblauchklysmen, 1%ige Thymollösung in physiologischer Kochsalzlösung. Benzinklystiere sind weitaus am wirksamsten. In einem Fall von SCHILLER gingen am ersten Tag nach einer kombinierten Kur mit Thymol innerlich und Benzinklystieren über 2000 Peitschenwürmer ab. Sogar Appendicostomie oder Typhlostomie wurden in einzelnen schweren Fällen vorgenommen.

Bandwürmer, Cestoden.

Taenia solium, der Schweinebandwurm, hat einen $1/2$ bis 1 mm breiten, 2 bis 3 mm langen Kopf mit zwei Hakenkränzen und vier Saugnäpfen. Die Gesamtlänge ist durchschnittlich 3 m. Die reifen Glieder sind 10 bis 12 mm lang und 5 bis 6 mm breit. Sie lassen regelmäßig abwechselnde Geschlechtspapillen an der Seitenkante der Glieder und den mit nur sechs bis zehn Seitenästen versehenen, baumartigen Uterus deutlich erkennen. Die Eier sind gelbbraun, ihre Schale ist radiär gestreift.

Die Taenia solium kommt heutzutage viel seltener vor. Die Infektion erfolgt durch Genuß von finnigem Schweinefleisch. Die Schweine infizieren sich durch Fressen von Bandwurmgliedern aus menschlichen Exkrementen mit den Taenieneiern. Die im Schweinemagen freiwerdenden Embryonen gelangen nach Durchbohrung der Schleimhaut in die Lymph- und Blutgefäße und damit in die Muskulatur und in die inneren Organe, wo sie sich einkapseln und zur Finne, dem Cysticercus cellulosae sich entwickeln. Der Cysticercus wird 6 bis 20 mm lang und 5 bis 10 mm dick. Seine Skolices sieht man als weiße Flecken durch die Cystenwand hindurchschimmern. Vernichtet werden die Finnen nur durch intensives Kochen und Braten. Im Menschen entwickelt sich durch Genuß von finnenhaltigem Schweinefleisch das Bandwurmstadium. Bei direkter Infektion durch die Eier kann sich auch beim Menschen eine Cysticercosis entwickeln mit schwereren Erscheinungen, je nach der Lokalisation im Gehirn, Rückenmark, Auge oder Herz. Muskelcysticercen lassen sich unter Umständen leicht röntgenologisch nachweisen.

Taenia saginata oder *medio-canellata* hat einen $1^1/2$ bis 2 mm breiten Kopf, ohne Hakenkranz, aber mit vier dunkel pigmentierten Saugnäpfen. Gesamtlänge des Wurmes vier bis zehn und mehr Meter. Reife Glieder 10 bis 20 mm lang und 5 bis 7 mm breit. Unregelmäßig abwechselnde Geschlechtspapillen. Stark verzweigter Uterus, mit etwa 25 bis 30 Seitenästen. Eier etwas größer, sehen denen der Taenia solium sehr ähnlich.

Der Mensch wird durch finniges Rindfleisch infiziert. Charakteristisch ist das rasche Wachstum in 70 Tagen bis zu 6 m. Nach voller Reife des Wurmes gehen täglich eine größere Anzahl Proglottiden im Stuhl ab. Eine Ansiedlung von Finnen im Menschen kommt nur äußerst selten vor.

Die *Taenia cucumerina*, der Hunde- oder Katzenbandwurm, hat einen keulenförmigen Kopf und schmale, gurkenähnliche Glieder. Die Gesamtlänge des Wurmes beträgt 15 bis 35 cm. Die Eier sind ähnlich wie bei den anderen Bandwürmern. Der Embryo besitzt drei Hakenpaare. Die Eier werden von Flöhen und Läusen aus dem Fell der Hunde oder der Katze aufgenommen und reifen in ihnen bis zum Finnenstadium heran. Die Finnen gelangen bei inniger Berührung bei Hunden und Katzen in den Darm des Kindes und entwickeln sich in kurzer Zeit zum Bandwurm. Es wurden schon bis zu zehn Exemplare im Darm von Kindern gefunden.

Bandwurmkuren sollen nur nach Sicherung der Diagnose und möglichst nicht bei geschwächten Kindern oder gar während einer akuten Erkrankung vorgenommen werden. Bei der Bandwurmkur unterscheidet man einen Vortag und einen Kurtag.

Am *Vortag* bekommt das Kind zuerst Abführmittel, z. B. Ricinusöl 5 bis 20 ccm, oder Brustpulver ein bis zwei Teelöffel zur gründlichen Darmentleerung. Diese kann noch durch hohe Eingüsse unterstützt werden. An diesem Vortag bekommen die Kinder nur eine Suppe zum Abendessen.

Am *Kurtag* müssen die Kinder Bettruhe beobachten. Sie bekommen morgens Tee oder Kaffee mit Zwieback, eine Stunde später das Bandwurmmittel, meist in zwei Portionen mit einem Intervall von einer halben bis zu einer Stunde. Als Bandwurmmittel haben sich bewährt:

1. Präparate aus Filix mas, z. B. Extractum filicis maris 0,125 pro Jahr. So bekommen Kleinkinder 0,125 bis 0,75 und Schulkinder 0,775 bis 1,6 in Form von Latwergen, da das Extrakt im Wasser unlöslich ist.

> Rp.
> Extr. filic. mar. recent. parat. . . 0,125 — 0,75
> Mel. depurat.
> (oder Pulp. Tamarind.) ad 30,0
>
> MDS. In zwei Portionen innerhalb einer
> Stunde morgens nüchtern zu geben. Ein
> bis zwei Stunden später ein Abführmittel
> (Ol. Ricini, Senna, Brustpulver u. a.).

Bei jüngeren Kindern gibt man besser das Filmaronöl, das einen weniger unangenehmen Geschmack hat. Es kommt in Originalflaschen zu 10 g in den Handel (Boehringer). Es enthält 1 g Filmaron und 9 g Ricinusöl. Man gibt Kindern bis zum siebenten bis achten Lebensjahr 3 bis 5 g, bei Schulkindern 5 bis 8 g mit Zucker bestreut morgens nüchtern in zwei Hälften mit halbstündigen Pausen.

Ein ähnliches Präparat ist das Tritol Nr. 3 für Kinder (schwach). Es enthält 4 g Extr. filic. mar., 8 g Ol. Ricini, 6 g Malzextrakt.

Bei größeren Kindern, die bereits Kapseln schlucken können, kommt das HELFENBERGsche Bandwurmmittel in Kapseln für Kinder mit 2,65 Extractum Filicis und Ol. Ricini in Betracht. Man läßt am Vorabend fünf der gelben Kapseln mit Ol. Ricini, am Kurtag morgens nüchtern acht schwarze Kapseln mit dem Bandwurmmittel, darnach zwei gelbe Kapseln schlucken.

Sehr wichtig ist, daß nach der letzten Gabe des Bandwurmmittels immer ein Abführmittel, Brustpulver, Fol. Sennae oder Ricinusöl, gegeben wird das bei ausbleibender Wirkung nach einigen Stunden wiederholt werden muß, bis das Kind gehörig Stuhl entleert.

Als Intoxikationserscheinungen können bei ungenügendem Abführen beobachtet werden Kopfschmerzen, Schwindel, Amaurose, Sopor, Krämpfe, Dyspnoe, Cyanose, Kollaps.

Beim Erscheinen des Wurmes setzt man das Kind auf einen mit warmem Wasser gefüllten Topf. Am heraushängenden Wurm soll man nicht ziehen. Durch ein Stuhlsieb sollen alle einzelnen Stuhlportionen nach dem Kopf durchsucht werden. Erfolgreich ist eine Kur nur dann, wenn der Kopf mit abgegangen ist. Eine erfolglose Kur darf erst nach Ablauf von etwa acht Wochen wiederholt werden.

Nach der Kur muß die Ernährung sorgfältig wieder aufgenommen werden und die Kinder bekommen zwei bis drei Tage keine Milch, leichte Kost mit Suppen, Breien usw.

2. Besser genommen als die sehr schecht schmeckenden und leicht Brechen auslösenden Filixpräparate werden die aus Kürbiskernen hergestellten Mittel, wie das Kukumarin (Jungklausen, Hamburg). Es handelt sich um den eingedickten Extrakt von 300 g Kürbiskernen, welcher fleischsaftähnlich schmeckt. Dieser Extrakt kommt in Flaschen von 40 g in den Handel und wird in Suppe oder Kakao genommen.

Vortag: Abführmittel.

Kurtag: Bei Kindern bis zu sieben Jahren eine halbe, bei Schulkindern eine ganze Flasche in Suppe, Kakao oder Milch. Nach zwei Stunden Abführmittel, etwas später Einlauf. Leider ist das Präparat etwas weniger wirksam als die Filixpräparate.

Myopathien im Kindesalter.

196. Vorlesung.

Myopathien im Kindesalter.

Neben dem Turgorverlust der Haut, dem Schwund des Unterhautfettgewebes ist eine Abnahme der Muskulatur und ein Sinken des Muskeltonus ein geläufiges Symptom chronischer Nährschäden im Säuglingsalter. Die Abnahme des Muskeltonus wird besonders sinnfällig an der Bauchmuskulatur, welche sich sehr leicht eindrücken läßt und umgekehrt dem Innendruck der geblähten Därme nachgibt, so daß ein Meteorismus verschiedenen Grades entsteht.

Besonders bekannt ist die Myopathie bei der *Rachitis*, welche sich gerade auch in diesem großen Abdomen, welches überall leicht eindrückbar und schlaff ist, äußert (Froschbauch). Aber auch an den Extremitäten kann eine fast an Lähmungszustände grenzende Myopathie in schweren Fällen von Rachitis vorkommen. Die Muskelschlaffheit bedingt die kyphotische Haltung der Rachitiker, die Gliederschlaffheit läßt sie gewohnheitsmäßig den Türkensitz einnehmen, aus gleichem Grunde pflegen manche Rachitiker wie ein Taschenmesser zusammengeklappt zu schlafen. Die rachitischen Schweiße und diese Muskelschlaffheit lassen an eine Funktionsstörung des vegetativen Nervensystems als ätiologische Basis denken. Es ist ferner zu erwägen, ob auch hier in der Muskulatur, ähnlich wie in den Knochen, die Hypophosphatämie sich in einer Störung der Phosphorylierungsvorgänge auswirkt, welche, wie wir noch sehen werden, beim Abbau der Kohlehydrate zur Gewinnung der Muskelkraft und zur Resynthese der Kreatinphosphorsäure und damit auch der Adenosintriphosphorsäure eine wichtige Rolle spielen.

Ich weise hier ein Kind vor mit *mongoloider Idiotie* im Alter von zwei Jahren, welches wegen seiner schlaffen Muskulatur bisher noch nicht Stehen und Gehen gelernt hat. Auch dieses Kind nimmt wegen seiner Muskelschwäche Türkensitz ein und schläft oft wie ein Taschenmesser zusammengeklappt mit dem Kopf zwischen den Füßen. Die Muskulatur ist so hypotonisch, daß sich das Kind mühelos mit den Zehen hinter den Ohren kratzen kann. Der Fuß läßt sich in extremer Hackenstellung mit seinem Rücken ohne große Schwierigkeit der Vorderfläche des Unterschenkels anlegen, die Finger lassen sich ebenfalls stark überstrecken. Faßt man das Kind unter den Schultern, so geben diese nach, es ist nicht imstande, die Schultern zu versteifen. An Stelle der Schweiße weist

hier eine ausgesprochene Akrocyanose mit der Muskelschlaffheit auf eine Beziehung zum vegetativen Nervensystem hin.

Ich habe Gelegenheit, im Vergleich dazu einen Fall von FEERscher Krankheit
bei einem einjährigen Kind vorzustellen. Diese Kinder zeigen eine große Müdigkeit und Unlust zu Bewegungen. Das Kind kann sich nicht aufrecht halten und
liegt mit völlig schlaff ausgestreckten Extremitäten da. Die Schwäche der
Nackenmuskulatur führt zu schiefer vornübergeneigter Kopfhaltung, die der
Kaumuskulatur zu offen gehaltenem Mund. Charakteristisch ist, ähnlich wie
bei der mongoloiden Idiotie und gelegentlich auch bei der Rachitis, die eigentümlich zusammengeklappte Stellung mit dem Kopf zwischen den Füßen. Das
Nachlassen des Muskeltonus äußert sich auch hier in den losen Schultern. Die
Füße können mit Leichtigkeit hinter die Ohren gebracht werden. Bei Kindern,
die das Gehen bereits erlernt haben, zeigt der Gang infolge der Muskelschwäche
etwas unsicheres, breitbeinig gespreiztes, häufig verbunden mit Versteifung in
den Kniegelenken und starker Lendenlordose. Auf der Höhe der Krankheit
können die Kinder kaum mehr gehen und können sich auch beim Sitzen nur
kurze Zeit aufrecht erhalten. Wir haben auch schon bei der FEERschen Krankheit
eigentümliche Hockerstellungen, die an die Haltung eines Känguruhs erinnerten,
beobachtet. Das Kind zeigt gebeugte Knie und stützt sich mit beiden Armen
auf die Kniegelenke, und kann diese Haltung lange Zeit einnehmen.

Auch bei der FEERschen Krankheit liegt eine Affektion des vegetativen
Nervensystems dem Nachlassen des Muskeltonus zugrunde, und in den gleichen
Rahmen passen, ähnlich wie bei der Rachitis, die abundanten Schweiße und wie
bei der mongoloiden Idiotie die noch sehr viel ausgesprochenere rosarote bis
bläuliche Verfärbung der Hände und Füße, manchmal auch der Nasenspitze
und der Wangen. Während bei der mongoloiden Idiotie ein Bildungsfehler
ganz besonders den Hirnstamm mit den vegetativen Zentren im Zwischenhirn
an der Entwicklung gehemmt hat, handelt es sich bei der FEERschen vegetativen
Neurose um eine akute Erkrankung des vegetativen Nervensystems, wobei auch
die Nebennieren, wie wir an anderer Stelle noch sehen werden, eine wichtige Rolle
spielen. Nun greift das Nebennierenrindenhormon ebenfalls in die Phosphorylierungsprozesse ein, und es ist verständlich, daß eine mangelhafte Funktion desselben zu dem wichtigen Symptom der Adynamie und der allgemeinen Erschlaffung
des Muskeltonus führt. In der Tat haben wir in Fällen von FEERscher Krankheit
mit besonders ausgesprochenem Nachlassen des Muskeltonus durch die Therapie
mit Nebennierenrindenhormon (Corticosteron oder Percorten) deutliche Erfolge
erzielen können. Ein Synergist des Nebennierenrindenhormons wie übrigens
auch des Adrenalins ist das Vitamin C oder die Ascorbinsäure, die dadurch wohl
auch Einfluß auf den Muskeltonus gewinnen kann.

Ich erinnere hier noch an die Muskelschlaffheit bei der *Chorea minor*, welche
so hohe Grade erreichen kann, daß man in seltenen Fällen von einer *Chorea mollis*
sive *paralytica* gesprochen hat; konstant ist jedenfalls bei der Chorea minor das
Symptom der losen Schultern. Faßt man das Kind unter den Armen und sucht
es hochzuheben, so werden die Schultergelenke nicht versteift wie beim Normalen,
sondern sie geben nach und die Schultern werden bis zu den Wangen hinauf-
gehoben. Da wir Grund haben, bei der Chorea minor eine Erkrankung des
Striatums anzunehmen, so geht daraus hervor, daß nicht nur das vegetative
Nervensystem, sondern auch das extrapyramidale System von Einfluß ist auf den
Muskeltonus.

Es gibt nun noch unabhängig von chronischen Nährschäden, von Rachitis,
Mongolismus, FEERscher Krankheit, Chorea usw. Kleinkinder und besonders
Säuglinge mit *auffälliger allgemeiner Muskelschlaffheit*, welche jedoch schließlich

auf die Therapie sehr gut anspricht und vollkommen ausheilt. Ein solches Beispiel stelle ich hier vor.

Dieser Knabe kam im Alter von 20 Monaten in die Klinik; er hatte erst mit neun Monaten Sitzen gelernt, konnte aber selbst mit 20 Monaten sich nicht auf die Beinchen stellen. Er hatte förmliche Spatzenbeine mit wenig Fettgewebe und äußerst dürftiger, schlaffer Muskulatur. Die Patellarreflexe waren nur hier und da angedeutet auszulösen. Dabei bestand keine Rachitis, höchstens leichte Osteoporose und die Entwicklung der Knochenkerne entsprach dem Alter. Auf die Therapie mit Präphyson und einer Lösung von Phosphatsalzen, Massage und Quarzlampenbestrahlung sprach dieser Fall von Muskelatrophie in kurzer Zeit erstaunlich gut an, wie aus folgenden Körpermaßen hervorgeht. Siehe unten.

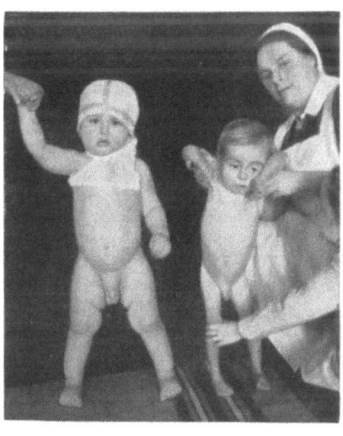

Der Knabe sieht jetzt sehr gut aus, kann allein stehen und mit ganz geringer Hilfe gehen. Er ist sehr lebhaft und das Muskelrelief hat jetzt normale Form. Die Motilität ist normal, die Muskulatur zeigt guten Tonus und man fühlt gutes, festes Fleisch.

Die nosologische Stellung derartiger Fälle von Muskelatrophie ist noch unklar. Man hat an *Abortivformen von Myatonia congenita* gedacht.

Abb. 257. Hypoplastischer Typus mit Spatzenbeinen neben einem gleichalterigen hyperplastischen und rachitischen Kind.

	4. November 1941	12. Mai 1942	Sollmaße
Körperlänge...................	72 cm	78 cm	86 cm
Gewicht	6400 g	9900 g	12700 g
Kopfumfang	47 cm	48 cm	48 cm
Brustumfang.................	41 ,,	45 ,,	
Bauchumfang	36,5 ,,	44,5 ,,	
Oberarm	12 ,,	13,5 ,,	
Vorderarm...................	12 ,,	13,2 ,,	
Oberschenkel................	14 ,,	20 ,,	
Unterschenkel................	12 ,,	14 ,,	
Handgelenk..................	6,5 ,,	10,2 ,,	

Bei dem nächsten Fall handelt es sich um einen $14^{1}/_{2}$ jährigen Knaben von hohem Wuchs, 162 cm (normal 156 cm) und Turmschädel in Form eines nach hinten stark aufsteigenden Oxycephalus. Die Hals- und Brustwirbelsäule zeigt eine kyphotische Haltung mit ganz geringer Rechtskoliose, die Lendenwirbelsäule eine ausgesprochene Lordose, so daß der Bauch ziemlich stark vorsteht. Die Schultermuskulatur ist schwach entwickelt. Eine deutliche Atrophie zeigt beiderseits die Glutäal- und die Oberschenkelmuskulatur. Die Waden beider Unterschenkel sind deutlich hypertrophisch. Das Fußgewölbe ist beiderseits hoch.

Seit zwei bis drei Jahren fiel auf, daß der Knabe beim Gehen sehr rasch ermüdete und vor allem nicht mehr recht springen konnte.

Beim Versuch der Aufrichtung aus liegender Stellung zeigt der Knabe das folgende charakteristische Verhalten: Er dreht sich zuerst zur Seite, stützt sich mit den Knien und den Armen auf den Boden, beugt dann unter Beibehaltung der Armstütze das linke Knie, stützt dann den Vorderarm auf das gebeugte linke Knie, dann wird auch das rechte Knie gebeugt und der Arm darauf gestützt, und so klettert der Junge an sich selbst empor.

Die Muskelschlaffheit zeigt sich auch am Schultergürtel; beim Versuch, ihn unter den Armen hochzuheben, geben die Schultern deutlich nach. Fordert man den Knaben auf, den horizontal vor- gestreckten Arm gegen Widerstand nach

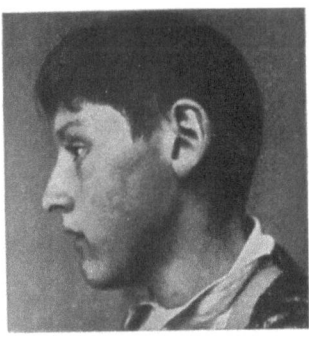

Abb. 258. Turmschädel bei progressiver Muskel- dystrophie.

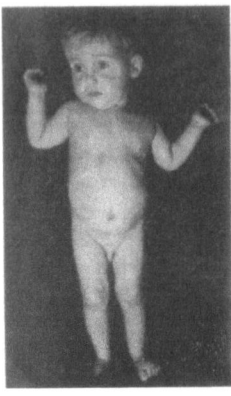

Abb. 259. Spatzenbeine, geheilt. Vgl. Abb. 164.

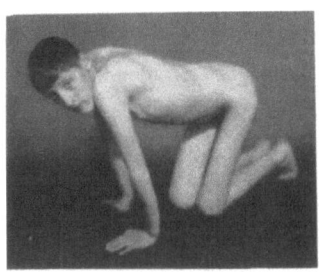

Abb. 260. Progressive Muskeldystrophie beim Auf- stehen.

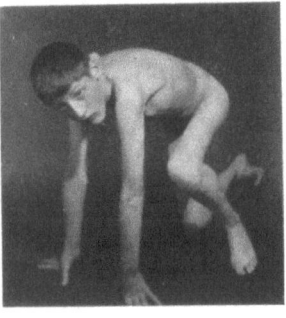

Abb. 261. Progressive Muskeldystrophie beim Auf- stehen.

unten und hinten zu drücken, so springt das Schulterblatt flügelförmig vor, d. h.

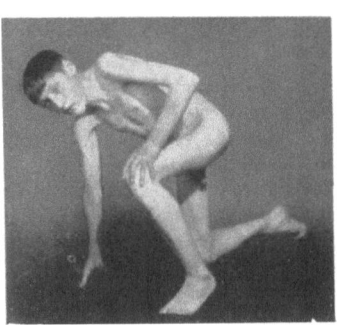

Abb. 262. Progressive Muskeldystrophie. Patient klettert an sich empor.

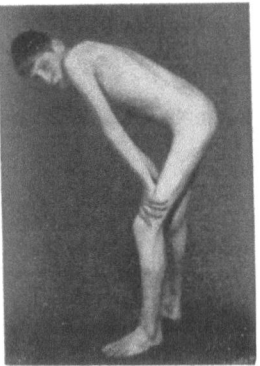

Abb. 263. Progressive Muskeldystrophie. Patient klettert an sich empor.

es kann nicht durch die Muskeln des Schulterblattes fixiert werden (Scapulae alatae).

Das langgezogene Gesicht des Knaben zeigt eine schlaffe Mimik unter Andeutung von Büschelung der Oberlippe (Tapirschnauze).

Der letzte Fall der heutigen klinischen Vorstellung zeigt das gleiche Leiden, nur in einem weit vorgeschritteneren Zustand. Mit $2^1/_2$ Jahren begann das Leiden mit einer eigentümlichen Schwäche in den Beinen. Als erstes Zeichen bemerkte die Mutter eine Erschwerung des Gehens auf einer steinigen Straße und Beschwerden beim Treppensteigen. Beim Treppenhinuntersteigen mußte er rückwärtsgehen. Häufig fiel er beim Spielen um und konnte nur durch Ansichemporklettern sich wieder aufrichten. Ungefähr ein Jahr nach diesen ersten Beschwerden trat dann auch eine Schwäche in den Armen und im Rücken ein.

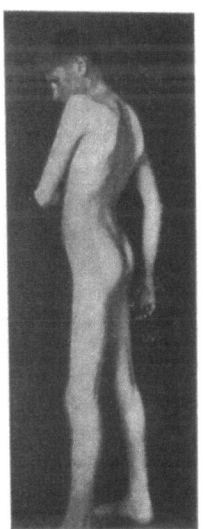

Der fast achtjährige Knabe zeigt einen ziemlich großen Kopf und ein Gesicht, das etwas arm ist an Mimik und den Eindruck einer gewissen geistigen Debilität erweckt. Charakteristisch ist die Haltung des Knaben im Bett. Er sitzt mit ganz nach außen gedrehten Oberschenkeln, die Unterschenkel sind ganz kleinwinklig im Kniegelenk gebeugt, die Füße berühren sich wieder vor dem Becken in der Mittellinie in starker Spitzfußstellung, die sich auch passiv nicht mehr korrigieren läßt. Diese Haltung erinnert an eine Buddhastellung. Die Lendenwirbelsäule zeigt eine Lordose, die Brustwirbelsäule eine Kyphose und der Kopf wird immer etwas nach vorn gesenkt gehalten.

Ein Stehen oder Gehen ist vollständig unmöglich. Der Knabe kann sich auch aus liegender Stellung nur unter Mithilfe einer Drittperson zum Sitzen aufrichten. Ein Sitzen bei passiv gestreckten Unterschenkeln ist ganz unmöglich. Der Knabe fällt dabei sofort jämmerlich in sich zusammen.

Abb. 264. Progressive Muskeldystrophie. Lordotische Haltung. Scapulae alatae.

Auffallend ist eine starke Atrophie der Muskulatur des Schultergürtels, namentlich des Trapezius und des Deltoides. Die Oberarmmuskulatur ist ebenfalls nur gering entwickelt, die Vorderarmmuskeln sind noch etwas besser ausgebildet und an den Händen läßt sich keine sichere Atrophie feststellen. Der Tonus der Bauchmuskeln ist stark herabgesetzt, das Abdomen ist vorgewölbt, zeigt aber auf der Höhe des Nabels eine zirkuläre horizontale Faltenbildung. Die Glutäalmuskulatur ist ebenso wie die der Oberschenkel stark atrophisch, die Gastrocnemii zeigen namentlich rechts eine deutliche Pseudohypertrophie. Die Füße zeigen die bereits oben erwähnte Spitzfußstellung infolge der passiv nicht mehr überwindbaren Retraktion der Achillessehnen (sogenannte Dystrophia retrahens).

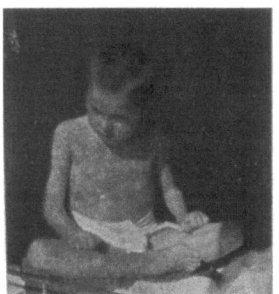

Abb. 265. Buddhastellung bei progressiver Muskeldystrophie.

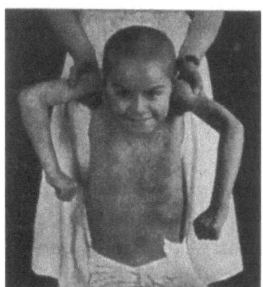

Abb. 266. Nachgeben der Schultern bei progressiver Muskeldystrophie.

An den Armen sind Triceps - Biceps - Radialisreflex nicht auszulösen, die Bauchdeckenreflexe sind abgeschwächt, die Kremasterreflexe erhalten, der Patellarreflex ist rechts abgeschwächt, links erloschen, die Achillessehnenreflexe sind vorhanden. Babinski, Gordon, Oppenheim negativ.

Aktive Bewegungen der Arme gelingen ziemlich gut ohne bemerkenswerte Einschränkung. Die rohe Kraft der Arme und des Handdruckes ist jedoch sehr stark herabgesetzt. Ein Heben der Beine in liegender Stellung ist ganz unmöglich. Es gelingt dem Knaben, die passiv gestreckten Beine langsam und nur mit viel Mühe

und ruckweise anzuziehen. Eine aktive Streckung ist nicht mehr möglich, die Stoßkraft gegen Widerstand ist sozusagen vollständig aufgehoben.

Die elektrische Prüfung sowohl mit dem galvanischen als auch mit dem faradischen
Strom ergibt an Armen mäßig starke, an den Beinen ziemlich starke Herabsetzung
der Erregbarkeit. Es zeigt sich jedoch keine Entartungsreaktion.

Fibrilläre Zuckungen wurden nicht beobachtet.

Es handelt sich in beiden Fällen um das charakteristische klinische Bild der
primären oder *myopathischen progressiven Muskelatrophie*, der *Dystrophia musculorum progressiva* (ERB), diejenige Form, welche dem Kinderarzt am häufigsten
begegnet.

Man kann eine *infantile Form*, welche meist familiär in den ersten Kinderjahren
auftritt, von einer *juvenilen* unterscheiden, bei der die Heredität oft fehlt. In unseren
beiden Fällen konnte eine hereditäre Belastung nicht nachgewiesen werden. Der un-
merkliche Beginn in früher Kindheit oder in jugendlichem Alter spricht ebenfalls für
unsere Diagnose. Charakteristisch sind gesetzmäßig verteilte Muskelatrophien und
besonders auch Hypertrophien. Die Muskelatrophie betrifft das Gesicht, den
Stamm, Schulter- und Beckengürtel und proximale Gliedmaßenabschnitte. Die
Hypertrophien sind wie in unseren beiden Fällen ganz besonders an den
Waden, seltener auch an anderen Muskeln, lokalisiert. Typisch ist diese Kombination von Pseudohypertrophie ganz bestimmter Muskeln mit Atrophie
anderer Muskelgebiete, besonders zuerst des Beckengürtels und später auch des
Schultergürtels.

Von der Atrophie werden folgende Muskeln vorzugsweise befallen:
Beckengürtel, Glutaeus, Quadriceps, Adduktores femoris, Peronei, Tibialis
anterior.

Erectores trunci.

Schultergürtel: Trapezius, Deltoides, Biceps, Brachialis internus, Pectoralis
major und minor, Serratus anterior, Rhomboideus (Schulterblattmusku-
latur).

Äußerst selten befallen werden Sartorius, Tensor fasciae latae, die Bauchmuskeln. Am Oberarm Triceps, Coracobrachialis, Levator scapulae, Infra- und
Supraspinatus, Longus colli und Sternocleido-mastoideus.

Für Pseudohypertrophie sind besonders disponiert die Gastrocnemii, Sartorii,
Glutaeii und Deltoidei, Orbicularis oris, letzterer mit rüsselartiger Volumenzunahme der Oberlippe (Tapirschnauze), wie sie bei unserem ersten Fall angedeutet war.

Die Reflexe sind abgeschwächt oder erloschen, aber es fehlen sonst alle klinischen Symptome einer cerebrospinalen Affektion. Es findet sich eine einfache
quantitative Herabsetzung der elektrischen Erregbarkeit, aber ohne Entartungsreaktion. Fibrilläre Zuckungen fehlen. Die Verteilung von Atrophie und Hypertrophie der Muskeln ist gewöhnlich symmetrisch. Anatomisch sind Gehirn und
Rückenmark intakt. Die histologischen Veränderungen im Sinne von Hypertrophie und von Atrophie der Muskelfasern oft mit Wucherung des Perimysiums
mit Bindegewebsvermehrung und Fettanhäufung, Vermehrung der Muskelkerne
finden sich nur in der Muskulatur. Es handelt sich also um eine reine Myopathie.

Dies letztere steht im Gegensatz zu den beiden anderen Formen von progressiven Muskelatrophien:

1. *Neurale progressive Muskelatrophie:* am häufigsten Peronealtyp nach
HOFFMANN, CHARCOT, MARIE mit entsprechenden Fußdeformitäten, Steppergang, Krallen- und Klauenhand. Es finden sich sensible Störungen. Die elektri-

sche Erregbarkeit ist herabgesetzt, Entartungsreaktion findet sich nicht gesetzmäßig, dagegen werden fibrilläre Muskelzuckungen wahrgenommen. Anatomisch wurde Degeneration der peripheren Nerven und der Spinalganglien, Veränderungen in den Seitensträngen und im GOLLschen Strang festgestellt.

2. *Spinale progressive Muskelatrophie*, frühinfantile Form Werdnig-Hoffmann wird uns in einer weiteren Vorlesung beschäftigen. Es handelt sich um eine von den unteren Extremitäten nach oben fortschreitende Atrophie aller Muskeln. Häufig fibrilläre Muskelzuckungen, partielle bis komplette Entartungsreaktion. Die Patellarsehnenreflexe fehlen. Pathologisch-anatomisch findet man Entartung und Schwund der grauen Vorderhornzellen, der vorderen Wurzeln und der Nerven. Die Prognose ist infaust.

Die WERDNIG-HOFFMANNsche Erkrankung muß noch abgegrenzt werden von der Myatonia congenita Oppenheim. CZERNY glaubt, daß viele Muskelschlaffheiten der Säuglinge, von denen ich in dieser Vorlesung ein eindruckvolles Beispiel gebracht habe, hierher gehören. Sie unterscheiden sich von der Myatonia congenita durch ihre auffallend rasche und gute Reparationsfähigkeit.

Im Gegensatz dazu steht der unaufhaltsame, wenn auch langsam progrediente Verlauf auch der Dystrophia musculorum progressiva (ERB). Klinische Stillstände sind namentlich unter dem Einfluß der modernen Therapie bei nicht allzu weit vorgeschrittenen Fällen durchaus möglich. Je später das Leiden beginnt, desto langsamer ist sein Fortschreiten. Die infantilen Fälle zeigen eine herabgesetzte Resistenz und gehen meist frühzeitig an Bronchopneumonien, Tuberkulose usw. zugrunde. In einem Fall meiner Beobachtung nahm ein Scharlach bei einem solchen Fall einen septischen tödlichen Verlauf. Die Prognose der juvenilen Form ist dagegen quoad vitam eine bedeutend bessere.

Bei der in dieser Vorlesung besprochenen Myopathie bei Rachitis, bei Mongolismus, bei FEERscher Krankheit, bei Chorea minor sind wir zum Schluß gekommen, daß der Muskeltonus offenbar im Zusammenhang steht mit dem vegetativen Nervensystem bzw. dem extrapyramidalen System. Es ist nun ganz interessant, daß der Japaner KEN KURÉ auch für die Dystrophia musculorum progressiva Erb eine primäre Erkrankung des vegetativen Nervensystems angeschuldigt hat. KURÉ und seine Schüler fanden in zwei Fällen von typischer juveniler familiärer Dystrophie hochgradige Veränderungen und Ausfall der sympathischen Fasern sowohl im Grenzstrang als auch in den peripheren Nerven, während die eigentlichen motorischen Nerven relativ verschont waren. Auch nach Resektion des Halssympathicus wurde, wenn auch nicht regelmäßig, Atrophie der Schultermuskulatur beobachtet. Experimentell konnten sie durch die Entfernung des Bauchgrenzstranges dystrophische Veränderungen der Schenkelmuskeln bei Hunden erzielen. Aus solchen experimentellen und klinischen Befunden zog KURÉ den Schluß, daß eine vorwiegende Läsion des Sympathicus und Parasympathicus zum Krankheitsbild der ERBschen Dystrophia musculorum progressiva führe. Auch CURSCHMANN möchte sich entschieden für eine primär vegetativneurogene Genese der ERBschen Dystrophie aussprechen.

197. Vorlesung.

Spinale Muskelatrophie, Typus Werdnig-Hoffmann, insbesondere eine neue sogenannte cervikale Form.

Zunächst stelle ich zwei Fälle vor, einen achtjährigen Knaben und ein sechsjähriges Mädchen, bei denen von einer Heredität in der Familie nichts bekannt ist.

Der Vater des Knaben ist schwerer Alkoholiker, die Mutter debil, sieben Geschwister gesund, keine Nerven- und Muskelleiden in der Familie.

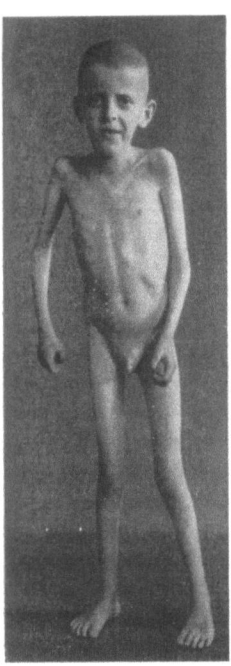

Abb. 267. Spinale Muskel-
atrophie.

Die Geburt war normal. Der Knabe machte Rachitis und eklamptische Anfälle durch. Er wurde schon mit sechs Monaten einmal wegen allgemeiner Ernährungsstörungen in die Kinderklinik aufgenommen und schon damals fiel eine starke Muskelatrophie, besonders an den unteren Extremitäten, auf.

Der Knabe kann sich wegen Schwäche der Rückenmuskulatur nicht spontan aufrichten. Er klettert von der Seite her in die Sitzstellung. Er kann gehen, aber zeigt dabei eine eigentümliche Gangstörung: Um die Füße von der Unterlage abzuwickeln, muß er sie auffallend hoch heben, wobei sie eine Einwärtsdrehung zeigen (Steppergang). Dieser ist auf eine besonders starke Atrophie der Peronei zurückzuführen. Aber auch die Muskulatur des Oberschenkels und des Beckengürtels ist atrophisch. Die Rückenmuskulatur ist schwach entwickelt, ebenso zeigt die Schultermuskulatur, besonders die Deltoidei, eine deutliche Atrophie. Aber auch die kleinen Handmuskeln sind atrophisch.

Bauchdecken und Kremasterreflexe sind lebhaft. Die Patellarsehnenreflexe sind nur mühsam, oft überhaupt nicht auslösbar. Die Achillessehnenreflexe sind ebenfalls abgeschwächt. Keine fibrillären Zuckungen.

Auffallend ist der Herzbefund. Man sieht Pulsationen im zweiten Intercostalraum mit einer parasternalen Dämpfung. Dieser entspricht im Röntgenbild ein schmales Schattenband, welches kaminartig dem Herzschatten aufsitzt. Man hört an der Auskultationsstelle der Pulmonalis ein langgezogenes systolisches Geräusch. Diagnose: Offener Ductus Botalli.

Am Hals ist eine Struma diffusa sicht- und tastbar.

Bei dem sechsjährigen Mädchen ergibt die Familienanamnese, daß der Vater an Depressionen leidet, zwei Geschwister sind gesund, von familiären Muskelkrankheiten ist nichts bekannt.

Die Geburt des Kindes erfolgte in Gesichtslage und war schwer. Das Mädchen war lange blau und asphyktisch. Geburtsgewicht 2500 g. Es zeigte sich schon im ersten Jahr eine Schwäche der Halsmuskulatur, so daß das Kind den Kopf erst mit einem Jahr in Rückenlage heben konnte. Sitzen lernte es erst mit einem Jahr, Stehen einige Monate später und Gehen mit zwei Jahren.

In der letzten Zeit seien die Halsmuskeln immer kraftloser geworden. Das Kind konnte überhaupt den Kopf nie so frei halten wie ein normales Kind. Dazu trat dann noch ein Muskelschwund am Schultergürtel, an den Händen und am Rumpf, weniger an den Beinen auf.

Bei der Besichtigung fällt uns eine sehr starke Atrophie der Halsmuskulatur auf, besonders des Sternocleidomastoideus, des Trapezius, aber auch der tieferen Halsmuskeln. Das Kind hat einen förmlichen Schwanenhals. Bei leichtem Rückwärtsneigen fällt der Kopf kraftlos nach hinten über. Das Mädchen verliert gewissermaßen den Kopf und kann ihn nur mit Mühe wieder aufrichten.

Die Muskulatur des Schultergürtels ist atrophisch, insbesondere die Deltoidei. Auch die kleinen Handmuskeln, besonders die Daumenmuskeln, sind beiderseits atrophisch, so daß es zur Ausbildung einer sogenannten Affenhand gekommen ist.

Atrophisch sind ferner die Muskeln des Stammes, so daß das Aufrichten aus der Rückenlage nur schwer gelingt.

Die Beine sind ebenfalls schwach, aber weniger als die oberen Extremitäten. Patellar- und Achillessehnenreflexe sind beiderseits lebhaft.

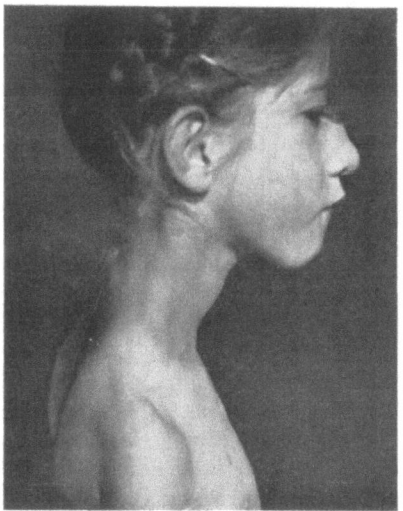

Abb. 268. Schwanenhals bei spinaler Muskelatrophie.

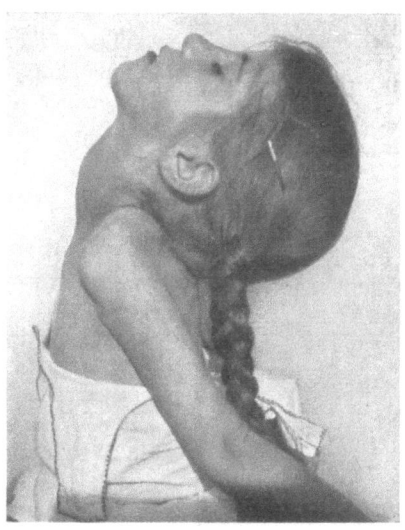

Abb. 269. Spinale Muskelatrophie.
Das Kind verliert den Kopf.

Am Hals bemerken wir eine kleinapfelgroße Struma nodosa.

Die Atrophie von Schultergürtel und Armen ist beiderseits ziemlich symmetrisch. Trotz der hochgradigen Atrophie werden Bewegungen in Schulter-, Ellenbogen-, Hand- und Fingergelenken normal ausgeführt, nur ist die grobe Kraft deutlich vermindert.

Ober- und Unterschenkelmuskulatur sind beiderseits grazil, ohne stärkere Atrophie. Der Gang ist normal, aber etwas langsam, schleppend.

Auch dieses Mädchen hat einen merkwürdigen Herzbefund im Sinne eines offenen Ductus Botalli. Sichtbare Pulsationen im zweiten Intercostalraum, schmales Schattenband über dem sonst nicht vergrößerten Herzschatten. Pulmonalisbogen nicht vergrößert. Man fühlt über dieser Stelle ein Schwirren und kann vor dem Röntgenschirm sehen, daß dieser Schatten pulsiert. Man hört an der Auskultationsstelle der Pulmonalis ein langgezogenes, systolisches Geräusch, welches sich durch die Aorta auf die Karotiden mehr links als rechts fortpflanzt und auch im Rücken zu hören ist. Der zweite Pulmonalton ist deutlich verstärkt. Das Geräusch und das Schwirren entstehen durch die Wirbelbildung, indem bei jeder Systole aus der Aorta durch den offenen Ductus Botalli Blut in die Pulmonalis gespritzt wird, wobei sich die Blutströme aus der Pulmonalis und aus dem offenen Ductus in der Gegend über der Pulmonalklappe begegnen. Das Befinden der Kranken ist durch den offenen Ductus Botalli nicht gestört. Cyanose und Trommelschlegelfinger fehlen.

Das Vorhandensein eines offenen Ductus Botalli in diesen und anderen Fällen dürfte auf Zirkulationsstörungen im Anschluß an die Geburt hinweisen. Beim zweiten Fall ist ja auch von blauer Asphyxie in der Anamnese die Rede. Es erscheint plausibel, daß nach der Theorie von WAELLE und HOTZ durch solche Zirkulationsstörungen im Anschluß an die Geburt empfindliche Ganglienzellen im Rückenmark in ihrer Trophik so schwer geschädigt werden, daß es später zu einer progressiven spinalen Muskelatrophie kommt.

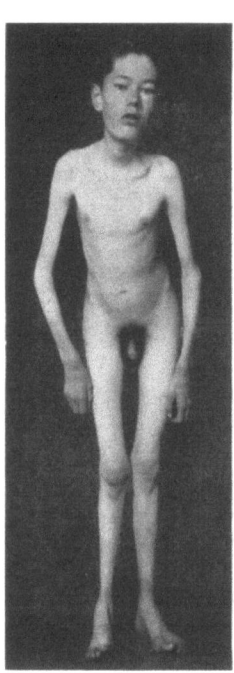

Abb. 270. Familiäre spinale Muskelatrophie.

Während uns bei den beiden bisher vorgestellten Fällen die Familienanamnese im Stich läßt, kann ich jetzt zwei Geschwisterfälle von offenbar familiärer spinaler Muskelatrophie vorweisen.

Der 17jährige Jüngling und das achtjährige Mädchen können kaum den Kopf aufrecht tragen und sind so zart und mager und schwächlich, daß sie kaum den kurzen Schulweg bewältigen können. Einige von den anderen sieben Geschwistern sollen ähnliche Symptome zeigen, jedoch weniger ausgesprochen. Das jüngste Geschwister sei im Alter von zwei Monaten an einer unbekannten Hirnaffektion gestorben.

Zwei Geschwister des Vaters sollen ebenfalls derart schwächlich gewesen und in früher Jugend gestorben sein. Ein Bruder des Vaters hatte ebenfalls zwei ähnliche Kinder mit Muskelatrophie, wenn auch weniger ausgesprochen, die aber an einer Grippe gestorben sein sollen. Eine Schwester des Vaters hatte als erstes Kind ein Frühgeborenes, das eine hochgradige Rachitis bekam und die Arme und Beine derart verbogen hat, daß es nicht gehen und stehen kann. Das Kind zieht sich übrigens bei starken Bewegungen wiederholt Knochenfrakturen zu, so daß man an eine Osteopsathyrose denken kann. Ein anderer Bruder des Vaters hat sieben gesunde Kinder.

Von der Mutter waren alle Geschwister normal, aber eine Schwester hatte ebenfalls ein Kind, das im Pubertätsalter starb und ähnliche Symptome zeigte wie unsere beiden Kinder. Die anderen drei waren normal. Von einer anderen Schwester der Mutter waren beide Kinder bei der Geburt sehr schwächlich und starben in den ersten Lebensmonaten.

Die Eltern unserer beiden Geschwister sind sich entfernt blutsverwandt.

Es handelt sich offenbar um ein rezessives Erbleiden, das besonders bei Verwandtenehen in der Nachkommenschaft wie bei unseren Geschwistern manifest wird. Die Anlage ist offenbar nicht geschlechtsgebunden. Anscheinend ganz gesunde Männer und Frauen können die Krankheit auf ihre Kinder vererben, namentlich dann, wenn von beiden Seiten her krankhafte Anlagen zusammentreffen, dann wird eben die sonst rezessive Krankheitsanlage manifest.

Der 17jährige Jüngling zeigt einen kleinen schmächtigen Körperbau mit starker Kyphoskoliose der Wirbelsäule und Vortreten der Schulterblätter mit deutlichem Buckel.

Ähnlich wie bei dem vorhin vorgestellten Mädchen ist der Hals auffallend schmal, schlank infolge ausgesprochener Muskelatrophien. Der Sternocleidomastoideus ist beiderseits nur als dünner schmaler Strang palpabel, ebenfalls ist die Nackenmuskulatur stark atrophisch. Der Jüngling kann nur sehr mühsam seinen Kopf halten. Beugt er ihn nur wenig nach hinten, so verliert er den Kopf, d. h. er sinkt passiv hintenüber, und er muß ihn jeweilen beim Aufrichten mit einer ruckartigen Bewegung wieder in eine Gleichgewichtslage bringen, die aber nur sehr labil ist. Wenn er sie verliert, fällt der Kopf vollkommen passiv hintenüber.

Am Schultergürtel nehmen wir ebenfalls eine starke Atrophie wahr, namentlich Trapezius und Deltoides sind betroffen, so daß die Knochen scharf vorspringen.

Die Arme sind sehr dünn, schlank, die Muskulatur an Oberarm und Vorderarm ist deutlich atrophisch, ganz besonders aber sind die Hände befallen, wo vor allem die Daumenballen und die kleinen Fingermuskeln einen Schwund zeigen. Die Endphalangen sind an beiden Händen in einer mittleren Beugehaltung kontrahiert, vollständige Streckung derselben gelingt nicht.

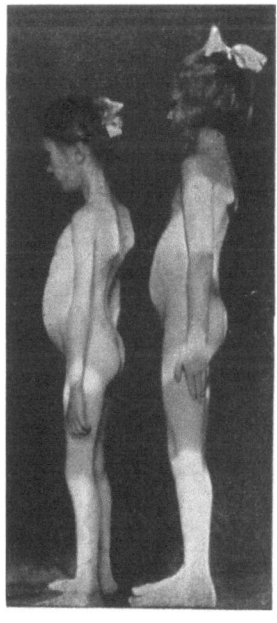

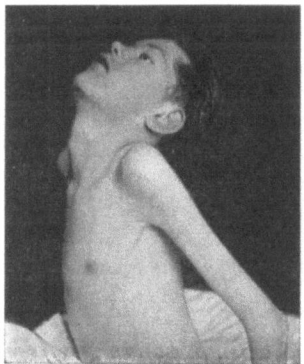

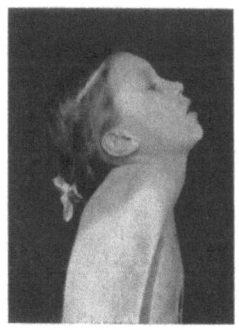

Abb. 271. Spinale Muskelatrophie. Der Junge verliert den Kopf.

Abb. 272. Spinale Muskelatrophie. Dasselbe Phänomen bei der neunjährigen Schwester.

Abb. 273. Schwanenhals und Scapulae alatae bei spinaler Muskelatrophie. Rechts gleichaltriges Normalkind.

Am Thorax sind die Zwischenrippenräume deutlich gezeichnet. Die Muskulatur des Bauches und der Lendengegend ist ebenfalls, wenn auch nicht so ausgeprägt, atrophisch.

Die Beine, so wie die Glutäalgegend zeigen schmächtige Entwicklung der Muskulatur. Die Atrophie ist jedoch hier noch nicht so ausgeprägt wie an Schulter und Armen, keine Pseudohypertrophien.

Die rohe Kraft ist an den Armen deutlich, an den Beinen mäßig stark herabgesetzt, links etwas weniger als rechts.

An den Armen sind Triceps-Biceps-Radialisreflexe nicht auszulösen. Die Bauchdeckenreflexe sind schwach. Kremasterreflexe erloschen, Patellarreflexe sind nicht auszulösen, Achillessehnenreflexe nur schwach. Babinski und Oppenheim sind negativ.

Die Sensibilität ist in allen Regionen intakt.

Die atrophische Muskulatur zeigt Entartungsreaktion.

Das Ekg. zeigt tiefe S-Zacken, in Ableitung 1 und 2 hohes T, in dritter Ableitung negatives T.

An den Augen leicht exzentrische Pupillen (Korektopie).

Das Röntgenbild des Schädels ergibt normal dicke Kalotte, Coronarnaht noch nicht geschlossen, Sella mit 12 mm Weite und 8 mm Tiefe im oberen Bereich der Norm, Processus clinoides posteriores sehr stark ausgebildet.

Das Röntgenbild der Wirbelsäule demonstriert hochgradige Kyphoskoliose ohne nennenswerte Destruktionen oder Deformierung der Wirbelkörper, Bogen- oder Bandscheiben. Herz und Aorta sind bei der Thoraxaufnahme ohne Besonderheiten, aber es besteht vermehrte Lungenzeichnung (Stauung?).

Der Jüngling ist mit einer Körperlänge von 151 cm bei maximaler Aufrichtung im Längenwachstum zurückgeblieben.

Seine 8^1/$_2$jährige Schwester zeigt ein ganz ähnliches, nur nicht so stark ausgesprochenes Krankheitsbild, mit sehr schmächtigem Körperbau und stark vorspringenden Scapulae alatae. Sie ist mit 115 cm Körperlänge gegenüber einem normalen Vergleichskind mit 123 cm ebenfalls im Wachstum zurückgeblieben.

Wie beim Bruder ist ganz besonders die Muskulatur des Halses befallen, insbesondere sind die Sternocleidomastoidei nur als dünne Stränge sicht- und tastbar. Fordert man das Kind auf, den Kopf nach hinten zu halten, so fällt er passiv hintenüber; um ihn wieder in die Ausgangsstellung zu bringen, zieht es die Schultern hoch. Verhindert man dies, so ist es nicht imstande, den Kopf zu heben.

Am Schultergürtel sind Deltoides und Trapezius stark atrophisch. Beim Hochheben unter den Armen ist das Kind nicht imstande, den Schultergürtel zu versteifen, so daß die Schultern nachgeben. Oberarm und Vorderarm sind ebenfalls atrophisch, dagegen ist die Muskulatur an den Händen noch relativ gut erhalten, und das Thenar ist noch ordentlich gewölbt.

Pectoralis noch ziemlich gut entwickelt, Serratus schon ziemlich atrophisch.

Das Aufsitzen gelingt nicht aus reiner Rückenlage. Das Kind legt sich zur Seite und stützt sich auf die Arme, um sich aufzurichten. Bauchmuskulatur schwach.

Auch die Muskulatur der Beine zeigt eine, wenn auch nicht so fortgeschrittene Atrophie.

Die atrophischen Muskeln zeigen Entartungsreaktion.

In allen diesen Fällen stellen wir die Diagnose nach dem klinischen Bilde und nach der Anamnese auf eine *spinale, progressive Muskelatrophie* bzw. die *infantile* Abart derselben, den *Typus Werdnig-Hoffmann.*

Für diese Diagnose sprechen:

1. Das überwiegend heredofamiliäre Vorkommen, wofür unsere beiden Geschwister ein neues Beispiel bringen. Einzelfälle wie die beiden zuerst vorgestellten Beobachtungen stellen Ausnahmen dar.

2. Beginn im frühen Kindesalter, schon in den ersten Monaten oder gegen Ende des ersten Lebensjahres, gelegentlich, wenn auch seltener, bei älteren Kindern.

3. Topographie und Ausbreitungen der Atrophien. Im Gegensatz zu unseren Fällen bemerkt man meist zunächst Schwäche und Atrophie an den Muskeln des Beckengürtels und des Rückens, bald auch an der Quadricepsmuskulatur, wobei der Muskelschwund von der Extremitätenwurzel nach der Peripherie vorschreitet.

Gewöhnlich kommen die Schultergürtelmuskeln, vor allem der Deltoides, dann auch die untere Cucullarispartie, die Rhomboidei, die Pectorales, der Serratus anticus major erst in zweiter Linie an die Reihe. Die Schultern werden lose, die Arme baumeln wie Dreschflegel an ihrem Ansatz. Die Pars clavicularis des Trapezius widersteht oft am längsten dem Schwund (ultimum moriens).

Auch an den Armen schreitet die Atrophie peripherwärts fort, bis zu den Händen.

Die Atrophien sind stets symmetrisch; dabei ist die Beweglichkeit von Händen und Füßen oft besser erhalten, als man es zunächst nach der zuweilen exzessiven Atrophie erwarten sollte.

Die Halsmuskeln werden nach den bisherigen Beobachtungen nur selten in den Bereich der Erkrankung gezogen. In solchen Fällen sah man bisher den Kopf meist vornüberfallen, so daß Kinn und Manubrium sterni sich berühren.

Die häufigste Atypie ist durch den Beginn der Muskelatrophien am Schultergürtel statt am Beckengürtel gegeben.

Am seltensten und bisher anscheinend kaum beschrieben ist das Verhalten in den drei soeben vorgestellten Fällen, bei denen der Muskelschwund zuerst am Hals einsetzt und mit der Zeit zu einem förmlichen Schwanenhals führt. Die Sternocleido degenerieren zu dünnen Strängen, aber auch der Trapezius und die tiefe Nackenmuskulatur werden vom Schwund betroffen. Die Kinder haben

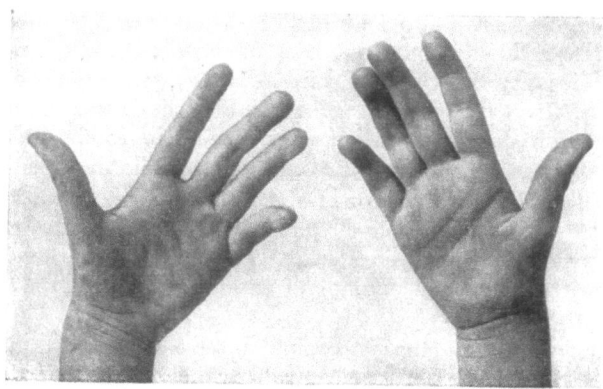

Abb. 274. Atrophie der kleinen Handmuskeln bei spinaler Muskelatrophie.

Mühe, die Aufrechterhaltung des Kopfes überhaupt zu erwerben oder die bereits erworbene zu bewahren. Namentlich beim Hintenüberbeugen fällt der Kopf aus der Gleichgewichtslage vollkommen passiv hintenüber, das Kind verliert den Kopf.

Bulbär-paralytische Störungen können sich terminal anreihen, indem die Erkrankung des Halsmarkes schließlich auf die Medulla oblongata übergreift. Doch ist dies nur selten der Fall. Noch seltener setzt die Krankheit bereits mit einer Bulbärparalyse ein.

Die Atrophie der Muskulatur ist das primäre. Trotz der hochgradigen Atrophie ist die Funktion lange Zeit verhältnismäßig gut erhalten. Nur die grobe motorische Kraft schwächt sich mehr und mehr ab, bis es schließlich zu lähmungsartigen Zuständen kommt.

Mit dem Muskelschwund treten gelegentlich fibrilläre Zuckungen auf, besonders am Deltoides. Man versteht darunter ein von einem Fasernbündel zum anderen übergreifendes Spiel fasciculärer Kontraktion. Beklopfen, der elektrische Strom, Kälteeinwirkungen steigern diese eigenartige, wohl als Reizsymptome der Vorderhornapparate aufzufassende Erscheinung, die mit eingetretener totaler Atrophie natürlich verschwinden. Auch an den Daumenballen können sich fibrilläre Zuckungen zeigen. In den meisten Fällen, wie auch bei den vorgestellten Kindern, treten im Kindesalter fibrilläre Zuckungen nicht auf.

Die elektrische Erregbarkeit ist quantitativ herabgesetzt, die Entartungsreaktion findet sich bei Kindern meist nur inkomplett. Träge Zuckungen bei galvanischer Reizung, erhaltene faradische Erregbarkeit.

Die Sensibilität ist wie in allen vorgestellten Fällen meistens vollkommen normal.

Trophische Störungen äußern sich in Schwund des subcutanen Fettgewebes und in Knochenatrophie. Manche Fälle zeigen auffällige Neigung zu Schweißen.

Anatomisch liegt der spinalen Muskelatrophie eine Entartung und ein Schwund der grauen Vorderhornzellen des Rückenmarkes sowie der vorderen Wurzel und Nerven und der von ihnen versorgten Muskeln zugrunde. Selten fanden sich auch leichte Veränderungen im Bereich der Pyramidenbahnen und der GOLLschen Stränge. Verschiedenartige kongenitale Anomalien, wie Heterotopien, Veränderungen am Zentralkanal, Lückenbildung usw., kommen daneben vor.

4. Mehr oder weniger rasche Progression und schlechte Prognose quoad vitam. Sie geht auch aus einzelnen Fällen, aus der Familienanamnese unserer Geschwister hervor. Nach ein bis sechs Jahren sterben die Kinder meist an Bronchopneumonien oder anderen Infektionen, weil ihre Widerstandskraft herabgesetzt ist. Erstaunlich ist die lange Lebensdauer von 17 Jahren, welche der eben vorgestellte Patient erreicht hat. Sonst wird angegeben, daß solche Patienten nur ausnahmsweise ein Alter von 15 Jahren erreichen, die meisten Kinder überstehen das vierte Lebensjahr nicht, was jedoch für alle vorgestellten Fälle nicht zutrifft.

5. Gelegentliche Entstehung von Deformitäten. Dies wird uns besonders deutlich bei der ausgesprochenen Kyphoskoliose unseres ältesten Patienten. Diese betrifft wegen der primären starken Atrophie der Halsmuskeln hier vor allem die Halswirbelsäule. Pes equino-varus fanden wir in unserem ersten Fall angedeutet.

Die spinale progressive Muskelatrophie unterscheidet sich im allgemeinen von der klassischen Form vom Typus Aran-Duchenne bei Erwachsenen durch den Beginn am Beckengürtel und an den Beinen, während sie beim Erwachsenen an den kleinen Handmuskeln beginnt und allmählich bis auf den Schultergürtel und die Stammuskulatur fortschreitet. Bei ihr kommt das Symptom der fibrillären Zuckungen besonders häufig vor.

Die spinale infantile Muskelatrophie ist ferner abzugrenzen von der neuralen progressiven Muskelatrophie. Sie tritt ebenfalls hereditär und familiär auf, aber meist erst im späteren Kindesalter. Sie beginnt an den peripheren Enden der unteren und oberen Extremitäten und geht nicht auf die Muskulatur des Becken- oder Schultergürtels über. Zunächst werden meist die Peronealmuskeln und andere Muskeln des Unterschenkels ziemlich symmetrisch von der Atrophie befallen. Wir beobachten dann eine ähnliche Gangstörung wie bei unserem ersten vorgestellten Fall, das Bein wird hochgehoben, die Fußspitze sinkt herab und nach innen und berührt zuerst den Boden (Steppergang). Bei starker Atrophie der Unterschenkel und voluminösen Oberschenkeln entstehen die sogenannten Storchen- oder Stelzenbeine. Die tiefen Reflexe sind herabgesetzt oder verschwinden allmählich. Fibrilläre Zuckungen in den befallenen Gebieten sind häufig.

Zu den motorischen Störungen gesellen sich oft auch sensible : Parästhesien, krampfartige Schmerzen, Druckempfindlichkeit der Nervenstämme, Hypästhesie, Herabsetzung des Vibrationsgefühls, Hyperhidrosis, Cyanose, sogar malum perforans.

Die anatomische Grundlage bilden vor allem Degenerationen der peripheren Nerven mit Wucherung des intraneuralen Bindegewebes und der SCHWANNschen Scheiden. Aber es finden sich stets auch Veränderungen in den Spinalganglien und im Rückenmark (GOLLsche Stränge, Atrophie der CLARKschen Säulen in den Seitensträngen, ja selbst der Vorderhornzellen mit Gliose).

Im Gegensatz zur WERDNIG-HOFFMANNschen Form der spinalen Muskelatrophie geht die Dystrophia musculorum progressiva, die auch meist im Kindesalter beginnt, sehr häufig mit Pseudohypertrophie, besonders an den Waden, einher, sogenannte Gnomenwaden. Sie kommt ebenfalls familiär vor, und ihr erstes Symptom sind nicht selten Schwierigkeiten beim Treppensteigen.

Wir haben somit drei Formen der progressiven Muskelatrophie:

1. Die spinale Form, Typus Werdnig-Hoffmann, wie bei den heute vorgestellten Fällen, mit einem Zugrundegehen der grauen Vorderhornzellen.

2. Die progressive, neurale Muskelatrophie, Peronealtypus Hoffmann-Charcot-Marie-Tooth. Systematische Degeneration peripherer Nervenbahnen.

3. Die Dystrophia musculorum progressiva, primäre Erkrankung der Muskeln mit Muskelschwund und Pseudohypertrophie.

In neuerer Zeit ist es wahrscheinlich geworden, daß allen diesen verschiedenen progressiven Muskelatrophien, mögen sie sich zunächst in spinalen, neuralen oder myopathischen Erscheinungen äußern, eine Trophoneurose zugrunde liegt, die letzten Endes doch von einer Alteration des zentralen Nervensystems abhängt.

198. Vorlesung.

Zur Pathogenese und Therapie der Dystrophia musculorum progressiva.

(Phosphate, Kreatin, Vitamin E + B₆, Glykokoll.)

Die Hauptquelle der Muskelenergie bildet das Glykogen, bzw. der aus dem Glykogenabbau entstehende Zucker. Damit der Zucker seinerseits abgebaut werden kann, muß er phosphoryliert werden zu Hexosediphosphorsäure. Die dazu notwendigen Phosphorsäuremoleküle werden geliefert durch Hydrolyse der Adenosintriphosphorsäure. Diese letztere setzt sich zusammen aus Adenin, Ribose (einem fünf Kohlenstoffatome enthaltenden Zuckerrest) und drei Phosphormolekülen. Zwei davon verbinden sich mit einer Hexose zu Hexosediphosphorsäure. Das Zuckermolekül wird in der Mitte gespalten, so daß zwei Triosen entstehen, d. h. Zucker mit drei Kohlenstoffatomen, die an Phosphorsäure gebunden sind. Es entsteht dann die Phosphorbrenztraubensäure. Die Phosphorsäure wird nun abgespalten und wird dann an das Kreatin gebunden, welches seinerseits Phosphorsäure an die Adenylsäure abgibt und dadurch die Adenosintriphosphorsäure wieder herstellt, so daß der Prozeß der Phosphorylierung der Zucker wieder von neuem beginnen kann. Aus der Brenztraubensäure entsteht beim Kohlehydratabbau schließlich die Milchsäure. Das Kreatin hat somit eine sehr wichtige Mittelstellung, indem es als Kreatinphosphorsäure oder Phosphagen Phosphorsäure an die Adenylsäure abgibt und seinerseits dann wieder sich mit der aus dem Zuckerabbau freiwerdenden Phosphorsäure zu neuem Phosphagen resynthetisiert.

Die Hydrolyse des Phosphorkreatins oder Phosphagens steht unter dem Einfluß von Adenylsäure und Magnesium. Sie trennt die Phosphorsäure des Phosphagens ab und restituiert sich wieder zur Adenosintriphosphorsäure. Seinerseits nimmt das Kreatin wieder Phosphorsäure aus dem Kohlehydratabbau auf und bildet wieder Phosphagen. Es wird so der Kreis der Umbildung durch Phosphorsäureabgabe und Phosphorsäureaufnahme durch das Kreatin und die Adenosin-

$$N = C - NH_3$$

H—C   C—N

N—C—N ——— C—C —— C —— C—C—O—P—O—P—O—P—OH

Adenin.

H OH OH H H₂   OH   OH   OH

CH

H H

O

Ribose.   Triphosphorsäure.

Adenosintriphosphorsäure.

Adenosintriphosphorsäure + Hexose = Adenylsäure + Hexosediphosphorsäure

2 Kreatin-Phosphorsäure   Phosphorbrenztraubensäure

Phosphorsäure + Brenztraubensäure
(CH₃CO—COOH)

Milchsäure
(CH₃CHOHCOOH)

triphosphorsäure geschlossen. Die Adenosintriphosphorsäure, unaufhörlich gebildet und zerstört, wirkt katalytisch auf die Reaktionen der Zucker und des
Kreatins. Die Hydrolyse der Adenosintriphosphorsäure erfolgt durch Frei-
setzung eines Ferments, einer Phosphatase unter nervösem Einfluß. Die Adenylsäure hydrolysiert das Phosphagen und reizt es zur Abgabe der Phosphorsäure,
es kommt dabei gewissermaßen zu einer Explosion von Energie, zu einer Änderung
der elektrischen Ladung und der Oberflächenspannung, es kommt zur Muskelkontraktion. Ist diese Reaktion eingetreten, so nimmt das Kreatin von neuem
Phosphorsäure aus dem Kohlehydratabbau auf, wobei wieder etwas langsamer
Energie frei wird und sich das Phosphagen restituiert. Die Menge des Muskel-
phosphagens oder der Kreatinphosphorsäure scheint in direkter Beziehung zu
stehen zur muskulären Erregbarkeit.

Das Kreatin hat nachfolgende Formel.

H—N=C

NH₂

N—CH₂—COOH

CH₃

Methylglykokoll = Methylaminoessigsäure.

H—N=C

H O
N—P
OH

OH

N—CH₂—COOH

CH₃

Phosphorkreatin = Phosphagen.

Es kann synthetisiert werden aus Cyanamid und Methylglykokoll oder der
Methylaminoessigsäure = Sarkosin. Beim Erwachsenen wird das Kreatin
physiologischerweise nicht ausgeschieden, da das freiwerdende Kreatin bei der
Muskelkontraktion in der Erholungsphase wieder zu Kreatinphosphorsäure oder
Phosphagen zurückgebildet wird. Der Säugling und das Kind machen hier
allerdings eine Ausnahme, indem sie während des Wachstums auch Kreatin ausscheiden. Das Muskelgewebe ist beim Kind noch relativ schwach entwickelt und
kann nicht alles synthetisierte Kreatin verwerten, so daß ein Teil als solches zur Ausscheidung gelangt. Bei der Muskelarbeit wird auch vom Normalen ein Teil des
Kreatins verbraucht und kann nicht mehr verwendet werden und wird als An-

hydrid des Kreatins oder Kreatinin als Schlacke im Urin ausgeschieden. Diese Kreatininausscheidung geht der Masse der gesamten aktiven Muskulatur parallel und ist bei Muskelgesunden am größten.

Formel des Kreatinins:

$$\text{H}-\text{N}=\text{C} \begin{array}{l} \text{NH}_2 \\ \text{N}-\text{CH}_2-\text{COOH} \\ \quad | \\ \quad \text{CH}_3 \end{array} \quad -\text{H}_2\text{O} \rightarrow \quad \text{H}-\text{N}=\text{C} \begin{array}{l} \text{NH}-\text{CO} \\ \quad \quad | \\ \text{N}-\text{CH}_2 \\ \quad | \\ \text{CH}_3 \end{array} = \text{Kreatinin.}$$

In neuester Zeit hat man gefunden, daß auf den Kreatinstoffwechsel das Vitamin E oder Tokopherol großen Einfluß hat. So konnte VERZAR zeigen, daß bei Vitamin-E-frei ernährten Ratten eine bedeutende Kreatinurie auftritt, wenn sich nach vielen Monaten eine Muskeldystrophie entwickelt hat. dl α-Tokopherol oder synthetisches Vitamin E in großen Dosen bringt diese rasch zum Verschwinden, d. h. diese Substanz stellt den normalen Stoffwechsel der erkrankten quergestreiften Muskulatur wieder her.

Das Vitamin E oder Fruchtbarkeitsvitamin schien ursprünglich mehr den Gynäkologen zu interessieren als den Pädiater. Denn man beobachtete bei Vitamin-E-freier Kost bei den Ratten eine Sterilität, welche bei beiden Geschlechtern auf verschiedenen Ursachen beruht. Bei den Männchen kommt es zu einer Degeneration des Keimepithels in den Hoden mit Verlust der Spermienbildung. Die Sterilität beim Weibchen beruht auf ganz anderer Grundlage, indem Ovulation, Befruchtung des Eies, Nidation des befruchteten Eies anscheinend völlig normal erfolgt und die Sterilität durch Resorption der implantierten Früchte verschuldet wird.

Das Vitamin E, das von EVANS und BISHOP im Jahre 1922 entdeckt wurde, ist besonders in Weizenkeimen und Weizenkeimöl, ferner in Reisöl, Baumwollsamenöl und grünen Lattichblättern enthalten. Es ist fettlöslich, ähnlich wie die Vitamine A, D und K. Wir kennen heute bereits die Konstitutionsformel, und es ist gelungen, das Vitamin E oder α-Tokopherol synthetisch darzustellen (KARRER).

$$\text{HOC} \quad \text{H}_3\text{CC} \quad \begin{array}{c} \text{CH}_3 \\ | \\ \text{C} \quad \text{CH}_2 \\ \text{C} \quad \text{CH}_2 \\ \text{C} \quad \text{C}\cdot\text{CH}_2\cdot\text{CH}_2\cdot\text{CH}_2\cdot\text{CHCH}_2\cdot\text{CH}_2\cdot\text{CH}_2\cdot\text{CHCH}_2\cdot\text{CH}_2\cdot\text{CH}_2\cdot\text{CH} \\ \text{C} \quad \text{O} \\ | \quad \quad | \\ \text{CH}_3 \quad \text{CH}_3 \end{array}$$

Das Vitamin E wurde von dem Moment für den Pädiater interessant, als sich im Experiment bei Vitamin-E-freier Nahrung neuromuskuläre Störungen bei jungen Tieren entwickelten. Schon im Jahre 1928 berichteten EVANS und BURR über Beobachtungen von Hinterbeinparese bei infantilen Ratten, deren Mütter mit E-Vitamin-freiem Futter ernährt worden waren. Die Paresen erschienen zwischen dem 20. und 25. Tag der Säugungszeit. Einige Tiere wiesen ein initiales, schlaff paretisches Stadium auf, während bei der Mehrzahl der Tiere von Anbeginn an spastische Paresen auftraten.

Während bei diesen jungen Tieren die neuromuskulären Störungen sich schon nach kurzer Zeit entwickelten, traten sie nach den Untersuchungen von MONNIER bei erwachsenen Ratten erst nach zehn Monaten Vitamin-E-Mangel auf und erreichten ihren Höhepunkt nach 13 bis 14 Monaten. Die Ratten zeigten ataktische Störungen, Abduktion der Hinterbeine infolge Parese der Adduktoren,

Sichelschwanz zur besseren Stütze des Hinterkörpers, Unmöglichkeit, die Hinter-
füße auf eine horizontale Ebene aufzusetzen. Sensibilitätsstörungen im Schwanz
und an den Fußsohlen usw. Histologisch fanden sich Myelinverluste, besonders
in den GOLLschen Strängen, Sklerose der Vorderhornganglienzellen und in den
vegetativen Zellen der Seitenhörner, diskrete Myelinverluste in den Rückenmarkswurzeln und peripheren Nerven und dann ganz besonders degenerative Prozesse
in der Muskulatur selber, welche an diejenigen bei menschlichen Muskeldystrophien erinnerten. Bemerkenswert waren auch hier die Zusammenhänge der
Degeneration der vegetativen Zellen der Seitenhörner mit neurovegetativen
Störungen in der Muskulatur und im Kreatinstoffwechsel.

In ähnlicher Weise hat bereits früher MORGULIS über alimentäre Muskeldystrophie bei Kaninchen berichtet, welche schon nach kürzerer Zeit von etwa
23 bis 24 Tagen bei Vitamin-E-freier Nahrung beobachtet wurden. Die Kaninchen
zeigten schwere Lähmungen der Extremitäten, welche nach Behandlung mit
Weizenkeimöl und Hefe einer raschen Heilung zugänglich waren. MORGULIS
nimmt deshalb an, daß es sich bei dieser alimentären Muskeldystrophie der
Kaninchen um eine Polyavitaminose handle, bedingt durch Mangel an Vitamin E
und einem noch unbekannten Stoff aus dem Vitamin-B-Komplex, Vitamin B_4
oder B_6?

In neuesten Untersuchungen konnte nun HOTTINGER zeigen, daß das E-Vitamin auch die physiologische Kreatinurie der Kinder stark herabsetzt. Es hat
somit auch beim Kinde das Vitamin E nachweisbare Beziehungen zum Kreatinstoffwechsel. Leider haben sich jedoch auch nach unseren Beobachtungen anscheinend noch keine sicheren praktischen Ergebnisse der Vitamin-E-Behandlung
der progressiven Muskeldystrophien ergeben. Doch könnte dies daran liegen,
daß ähnlich wie in den Kaninchenversuchen das Vitamin E allein unwirksam
ist, daß es noch der Ergänzung durch einen Faktor aus dem Vitamin-B-Komplex
bedarf, und wir haben deshalb versucht, nach den Angaben amerikanischer
Autoren, wie ANTOPOL und SCHOTLAND, VILTER, ARING und SPIES, die Vitamin-E-
Behandlung (Ephynal Roche, dreimal 1 bis 2 Tabletten) zu ergänzen durch Injektionen von Vitamin B_6 (Adermin, Pyridoxin). Darauf scheinen nun unsere
beiden vorgestellten letzten Fälle in der Tat besser anzusprechen, während wir
früher von Vitamin E keine Erfolge sahen.

Auf Grund von Stoffwechseluntersuchungen von THOMAS und Mitarbeitern,
KOSTAKOW und SLAUCK u. a. darf man wohl heute sagen, daß die der Muskeldystrophie zugrunde liegende Störung in der verlorengegangenen Fähigkeit der
Kreatinverwertung zu suchen ist. Für die ganze Frage von größter Bedeutung
wurde nun die Entdeckung von THOMAS, daß der Organismus des Muskeldystro-
phikers durch exogene Zufuhr von Glykokoll diese verlorengegangene Fähigkeit
wieder gewinnt und seinen Stoffwechsel an das Normale angleicht. Wir haben
ja in der chemischen Formel gesehen, daß das Glykokoll einen Baustein für das
Kreatin nach der Methylierung darstellt. Der Organismus ist offenbar imstande,
bei der Glykokollzufuhr in vermehrtem Maße Kreatin zu bilden. Es kommt
deshalb nach Glykokoll zunächst zu einer Kreatinurie, die um das Vielfache erhöht ist, da die Muskeln zunächst das Kreatin noch nicht recht verwerten können.
Später erlangen sie diese Fähigkeit wieder und die Kreatinurie gleicht sich den
normalen Verhältnissen an. Bei den Muskeldystrophikern ist der Bestand an
Kreatinphosphorsäure oder Phosphagen auf ein Minimum abgesunken, und es
scheint, daß man durch die Aminosäure Glykokoll diese für die gute Funktion
der Muskulatur und den Muskeltonus unentbehrlichen Phosphagenbestände
wiederherstellen kann. Dadurch nähern wir uns bereits einer kausalen Therapie
dieser schweren Erkrankung.

HOTTINGER fand nun bei Kindern, daß sich die durch Glykokollzufuhr vermehrte Kreatinurie ebenfalls durch E-Vitamin senken läßt, d. h. unter dem Einfluß des E-Vitamins vermag die kranke Muskulatur das Kreatin besser zu retinieren und zu verwerten.

Es ist nun interessant, bei den in der letzten Vorlesung vorgestellten Fällen von Dystrophia musculorum progressiva das Verhalten der Kreatinurie unter dem Einfluß der Behandlung mit Glykokoll zweimal 5 g, dreimal 1 Tablette Ephynal und einer Phosphatlösung von folgender Zusammensetzung: NaH$_2$PO$_4$ 3,0, Na$_2$HPO$_4$ 27,0, Aq. dest. ad 300, dreimal 5 ccm (p_H 7,3) und täglich eine halbe Ampulle bis eine Ampulle Vitamin B$_6$ zu verabfolgen.

Name	Datum	Gesamtkreatinin mg	Kreatin mg	Kreatinin mg
K. Rudolf, 14^1/$_2$jährig	5. April 1942	918,1	270,6	647,5
	24. April 1942	526,5	358,05	168,45
	29. April 1942	315,9	235,3	80,6
K. Christian, 8jährig	9. März 1942	672,75	427,05	245,7
	11. März 1942	717,6	540,0	177,6
	12. März 1942	608,4	250,64	357,76
	16. März 1942	479,15	180,81	298,34
	18. März 1942	653,28	348,48	304,8
	23. März 1942	730,5	247,3	483,2
	26. März 1942	627,39	273,77	353,62
	24. April 1942	214,5	168,74	45,76
	29. April 1942	292,5	257,4	35,1

Beide Fälle zeigten in der Folge der kombinierten Behandlung eine unzweifelhafte Besserung, welche bei dem weniger weit vorgeschrittenen Fall deutlicher war, nahm doch der Oberschenkelumfang vom 4. April 1942 bis zum 9. Mai 1942 von 32 cm zu auf 34,5 cm rechts und 34 cm links. Der Knabe konnte weitaus besser gehen als vor der Behandlung. Weniger augenfällig war die klinische Besserung bei dem schwerer erkrankten jüngeren Knaben, doch ist sie auch hier unverkennbar.

Beide Fälle zeigen eine sehr hohe Gesamtkreatininausscheidung, welche im Verlauf der Behandlung deutlich absinkt. Die Kreatinurie ist sehr groß, und sie zeigt nach der Glykokollbehandlung einen vorübergehenden Anstieg, hat sich in letzter Zeit jedoch auch erheblich gesenkt. Noch viel deutlicher ist das Sinken der Kreatininausscheidung.

In Bestätigung der Befunde von THOMAS fanden SLAUCK, KOSTAKOW, MILHORAT und STRUBE eine Besserung des klinischen Befundes nach Normalisierung des Kreatin-Kreatinin-Stoffwechsels, die meist mit Empfindungen, wie Kribbeln, Reißen und Jucken in den erkrankten Muskelabschnitten einhergeht. Es schwindet auch das Müdigkeitsgefühl und unter Umständen kommt es zu einer völligen Wiederherstellung der Muskelfunktion, so daß solche Patienten wieder Radfahren und Treppensteigen konnten. Aber leider wurden selbst bei Erwachsenen diese günstigen Erfolge nicht immer bestätigt (HARRIS, MEYER und BRAND). Die therapeutische Beeinflussung durch Glykokoll erscheint von Fall zu Fall verschieden.

BECK, KLEINSCHMIDT und MALYOTH und wir selber beobachteten bei Kindern mit Dystrophia musculorum progressiva bisher meist Versager, selbst in Kombination mit Ephynal. Die obengenannten Autoren fanden ein ganz anderes Verhalten des kindlichen Kreatin-Kreatinin-Stoffwechsels im Vergleich zu den erkrankten Erwachsenen. Auch wir sahen früher so starke und unregelmäßige Schwankungen in der Kreatin- und Kreatininausscheidung bei Kindern, daß es schwierig war, daraus eine Gesetzmäßigkeit abzuleiten.

Immerhin berichtet Eva Junghans, daß die mit Glykokoll behandelten Kinder einen günstigeren Verlauf der Dystrophia musculorum progressiva zeigten als die unbehandelten Kontrollen.

Die moderne Behandlung der Dystrophia musculorum progressiva, wie wir sie erstmals in diesen Fällen durchgeführt haben, gründet sich auf die wesentlichen Momente in der Muskelphysiologie und ihrer Störungen bei der Muskeldystrophie. Wir führen zu:

1. Phosphatlösung 3,0 primäres saures Natriumphosphat, 27,0 g sekundäres, alkalisches Natriumphosphat auf 300 Wasser, pro Tag 15 ccm auf dreimal verteilt. Somit pro Tag 1,5 g Natriumphosphat. Dies geschieht, um dem Organismus die großen Bedürfnisse an Phosphorsäure für die Umsetzungen im Muskel sicherzustellen.

2. Glykokoll zwei- bis dreimal 5 g pro Tag, um die Synthese des Kreatins und damit des Phosphagens in den Muskeln zu steigern und den Kreatinstoffwechsel zu fördern.

3. Letzteres wird noch gesichert durch die Zufuhr von E-Vitamin dreimal 1 bis 2 Tabletten Ephynal, und

4. durch den Synergisten des Ephynals Vitamin B_6 (Adermin, Pyridoxin).

In leichteren Fällen von Muskeldystrophie habe ich auch schon mit der Phosphatlösung allein in Kombination mit Präphyson oder Preloban oder auch ohne Hormonpräparate mit Glykokoll zweimal 5 g bemerkenswerte und rasche Heilungen erzielt. Glykokoll in Kombination mit Phosphatlösung führte bei einem Säugling von zehn Monaten mit ganz schwach entwickelter Muskulatur des Rückens und der Beine im Verlauf von drei Wochen zu einer ganz erstaunlichen besseren Entwicklung der Muskulatur und einer Gewichtszunahme von 900 g.

In weiter vorgeschrittenen Fällen muß man leider viele Enttäuschungen erleben.

199. Vorlesung.

Myatonia congenita Oppenheim und infantiler Kernschwund (Kernaplasie Moebius).

Ich stelle ein bald acht Monate altes Mädchen vor mit einer eigentümlichen Muskelschwäche, welche sich im Anschluß an eine akute fieberhafte Erkrankung im dritten Lebensmonat so verstärkt hat, daß sie den Eltern auffiel. Die Mutter gibt jedoch an, daß sie die Kindesbewegungen in der Schwangerschaft sehr viel weniger verspürte wie bei dem ersten normalen Kind. Ein Onkel des Vaters mütterlicherseits soll eine ähnliche Affektion gehabt haben wie dieses Kind. Die Eltern sind gesund und nicht blutsverwandt.

Das Kind liegt regungslos auf dem Rücken, die Gesichtszüge sind etwas schlaff. Beim Schreien wird der linke Mundwinkel herabgezogen und die linke Hälfte der Unterlippe nach außen gewendet (sogenannter Hemispasmus der linken Unterlippe). Das ganze Gesicht ist mit Schweißperlen bedeckt.

Beide Arme liegen symmetrisch in ausgesprochener Henkelstellung auf der Bettunterlage. Der Oberarm ist um 45° abduziert unter leichter Innenrotation. Der Vorderarm ist beiderseits gegenüber dem Oberarm rechtwinklig gebogen und befindet sich in maximaler Pronationsstellung. Die Hände zeigen Flossenstellung. Die Grundphalangen der Finger sind hyperextendiert und die End-phalangen palmarwärts gebogen. Die Arme lassen sich passiv wegen einer Kontraktur im Ellenbogengelenk nicht vollkommen strecken.

Die Beine liegen flach auf der Unterlage auf und zeigen leichte Spitzfuß-stellung. Das Fußgewölbe ist durch ein Fettpolster ausgefüllt (Polsterfuß).

Das Kind macht auffallend wenig Spontanbewegungen. Die gesamte Musku-latur ist sehr schwach. Faßt man das Kind unter den Armen und hält es auf, so läßt es die Glieder fast vollständig schlaff und regungslos herunterhängen. Selbst den Kopf vermag es nicht aufrecht zu erhalten. Es kann nicht sitzen, geschweige denn stehen. Infolge der Schwäche der Intercostalmuskulatur ist die Atmung ausgesprochen abdominal. Man kann die Füße des Kindes ohne Schwierigkeit bei völlig gestreckten Beinen bis zum Hinterhaupt bringen, man kann beide Oberschenkel so stark abduzieren, daß sie miteinander einen geraden Winkel von 180° bilden.

Wir haben hier das Bild einer *Myatonia congenita* vor uns, obschon die Ana-mnese an eine Poliomyelitis im dritten Lebensmonat denken ließe.

Trotzdem die Affektion angeboren ist, vergeht eben oft einige Zeit, bis die Störungen einen solchen Grad erreicht haben, daß sie den Eltern auffallen.

Das Hauptsymptom ist die mehr oder weniger hochgradige Muskelschwäche, welche zu lähmungsartigen Zuständen führen kann. Die Beine sind immer und meistens am stärksten betroffen, etwas weniger ausgesprochen ist häufig die Schwäche an den Armen, die, wie bei unserem Fall, die charakteristische Henkel-stellung einnehmen. Die Rückenmuskulatur ist so schwach, daß die Kinder lange Zeit das Sitzen nicht erlernen und später oft schwere Kyphoskoliosen der Wirbelsäule bekommen. Infolge der Schwäche der Nackenmuskulatur geht es lange, bis der Kopf aufrecht getragen werden kann. Eine fatale Komplikation ist die nicht so seltene Mitbeteiligung der Intercostalmuskulatur. Es fehlt dann die thorakale Atmung und es besteht reine Bauchatmung. Das Zwerchfell ist nie mitbeteiligt. Die Störung der Atemmuskulatur wird den Kindern bei der leichtesten Bronchitis zum Verhängnis. Die Funktion der Sphinkteren bleibt intakt.

Die Schwäche der Muskulatur bedingt eine abnorme Beweglichkeit der Gelenke, wie wir sie auch bei unserem Falle demonstrieren konnten.

Anderseits finden wir nicht so selten Kontrakturen, ganz besonders im Ellen-bogengelenk, aber auch in den Fingern, welche eigenartige Stellungen fixieren, z. B. die Henkelstellung der Arme bedingen. Die Kontrakturen kommen dadurch zustande, daß Strecker und Beuger ungleich von der Schwäche betroffen werden.

Die Patellarsehnenreflexe fehlen oder sind deutlich abgeschwächt. Ebenso die Achillessehnenreflexe und Triceps- und Bicepsreflex, wenn die Arme stärker mitbeteiligt sind.

Die Bauchreflexe fehlen etwa in der Hälfte der Fälle. Oft sind nur die oberen Abdominalreflexe vorhanden. Babinski und Oppenheim sind in der Regel positiv. Dieser Befund läßt sich jedoch bei Kindern, die das Gehen noch nicht gelernt haben, nicht mit Sicherheit als pathologisch verwerten.

Die Sensibilität ist fast in allen Fällen ungestört.

Die myotonische Reaktion äußert sich in einer Verminderung der elektrischen Erregbarkeit ohne qualitative Entartungsreaktion. In den meisten Fällen ist die elektrische Erregbarkeit der Muskulatur nur mehr oder weniger herabgesetzt.

Infolge der Atrophie der Muskulatur werden manchmal auch infolge Inaktivität die Knochen auffallend atrophisch.

Haut, Unterhautzellgewebe und Muskulatur lassen sich bei der Palpation häufig nicht streng voneinander differenzieren. Besonders an den Beinen erscheint die Haut oft verdickt, wie ödematös, teigig, ohne daß man aber Dellen erzeugen könnte. Sie kann dann an Myxödem oder Sclerem erinnern. Starke Zunahme des subkutanen Fettgewebes an der Fußsohle kann einen sogenannten Polsterfuß bedingen. Auch sonst kann sich bei der Myatonia congenita infolge der sehr geringen Muskeltätigkeit eine Adipositas einstellen, manchmal kombiniert mit Genitalhypoplasie und Kryptorchismus und dann an das Krankheitsbild einer Dystrophia adiposo-genitalis erinnern.

Die Intelligenz ist in der Regel normal, doch kommen nach FABER in zirka 22% Störungen der geistigen Entwicklung vor (Debilität, Oligophrenie).

Als zweiten Fall kann ich ein dreijähriges Mädchen demonstrieren, bei dem das klassische Bild der Myatonia congenita konkomitierende kongenitale Defekte zeigt, nämlich doppelseitige Klumpfüße und eine linksseitige Luxatio coxae congenita. Es ist verständlich, daß die Muskelschwäche infolge mangelhafter Fixation des Femurkopfes die Entstehung einer vollständigen Luxation aus einer vorher unvollständigen fördert. Auch für die Repositionsbehandlung bedeutet das Vorliegen einer Myatonia congenita für die Erhaltung eines Dauerresultates ein schweres Hindernis.

Die pathologisch-anatomischen Veränderungen können sich bei der Myatonia congenita nur auf die Muskulatur beschränken. Die Muskelfasern werden auffallend verschmälert, so daß eine starke Vermehrung der Sarkolemmkerne vorgetäuscht wird. Das interstitielle und Fettgewebe ist deutlich vermehrt und zeigt stellenweise Infiltrate von Lymphocyten und Eosinophilen. In der Mehrzahl der Fälle wurde auch ein Myelinverlust der Nervenfasern, gelegentlich auch ein Fehlen von Nervenendplatten festgestellt. Bemerkenswert ist, daß von einer großen Reihe von Autoren doch auch Veränderungen im Rückenmark festgestellt werden konnten. Meist findet man eine Verminderung in der Zahl der Vorderhornganglienzellen. Die Zellen waren manchmal mißgestaltet, die Kerne mitunter pyknotisch. STOOSS fand bei einem Fall von Myatonia congenita intra vitam fibrilläre Zuckungen der Zunge und post mortem eine Erkrankung des Hypoglossuskernes. Die Ganglienzellen desselben waren verschieden groß, zum Teil verkleinert. Sie zeigten ein helles, homogenes Protoplasma mit undeutlichen Tigroidschollen und oft an die Peripherie verdrängten Kernen.

Diese Beobachtung von STOOSS leitet uns nun über zu der Frage einer Mitbeteiligung von Gehirnnervenkernen bei der Myatonia congenita.

Ich kann hier einen dritten einschlägigen Fall vorweisen. Dieser zweijährige Knabe zeigt eine auffallende Schwäche in den Beinen und im Rücken mit Hypotonie der Muskulatur. Passiv lassen sich die Füße bei gestreckten Beinen bis an den Kopf bringen, im Gegensatz zu der Schwäche der Beine erscheint die Muskulatur der Arme normal. Patellar- und Achillessehnenreflexe sind sehr schwach, zeitweise überhaupt nicht auszulösen. Bauchdecken- und Kremasterreflexe normal, Babinski negativ, die elektrische Erregbarkeit ist herabgesetzt.

Bei Betrachtung des Gesichtes des Patienten bemerken wir eine starke rechtsseitige Ptosis congenita. Das rechte Augenlid hängt schlaff herunter und die rechte Augenbraue wird gleichsam zur Korrektur in die Höhe gezogen. Außerdem besteht doppelseitige angeborene Abducensparese mit Strabismus convergens. Die Gesichtsmuskulatur ist etwas schlaff, der Mund wird offen gehalten.

Wir haben hier einen Fall von Myatonia congenita mit besonders starker Beteiligung der Beine und dazu noch im Gesicht das klinische Bild eines *infantilen Kernschwundes* nach MOEBIUS.

Das Krankheitsbild des infantilen Kernschwundes umfaßt nach ZAPPERT folgende angeborene Störungen im Bereich der Hirnnerven.

1. Beweglichkeitsdefekte der Augenmuskeln, die ein- oder doppelseitige

Ptosis, Abducenslähmungen, und ganz besonders charakteristisch sind die Fälle, bei denen kombinierte Ophthalmoplegien wie in unserer Beobachtung gleichzeitig auftreten. Man findet recht häufig Nystagmus, wie er auch bei einzelnen Fällen von Myatonia beobachtet wurde.

2. Kombination von Motilitätsdefekten des Auges und des Facialis, z. B. wie in unserem Fall Abduzenslähmung und Schlaffheit der Facialismuskulatur.

3. Defekte im Facialis allein.

4. Kombinierte Lähmungen in verschiedenen Hirnnervengebieten, und

5. ausgesprochene Bulbärerkrankungen mit Störungen des Schlingens und Sprechens.

Folgende Gründe sprechen für eine nahe Verwandtschaft des Krankheitsbildes des infantilen Kernschwundes mit der Myatonia congenita.

1. Bei beiden handelt es sich häufig um heredo-familiäre Leiden.

2. Beide Leiden haben in der Regel das Endresultat des ätiologisch noch unbekannten Krankheitsprozesses schon zur Zeit der Geburt erreicht, nur ausnahmsweise kann sich in den ersten Lebenswochen noch eine gewisse Progredienz zeigen (IBRAHIM).

3. Bei beiden Krankheiten können sich ähnliche kongenitale, konkomitierende Mißbildungen zeigen, z. B. Syndactylie, Schwimmhautbildung, kongenitale Muskeldefekte usw.

4. Bei beiden Affektionen können die Bewegungsdefekte beruhen auf einer peripheren Störung der Muskelanlage, der Nerven oder auch auf einer A- oder Dysplasie der Nervenkerne im Hirnstamm bzw. Rückenmark. Der nucleäre Sitz der Läsion ist nur in einem Teil des sogenannten infantilen Kernschwundes erwiesen, ähnlich wie auch nur ein Teil der Fälle von Myatonia congenita Veränderungen der Vorderhornganglienzellen zeigt.

5. Das Vorkommen von Myatonia congenita unter Mitbeteiligung von Gehirnnervenkernen beim gleichen Patienten wie in unserem Fall lassen die Frage berechtigt erscheinen, ob wir es im Grunde nicht bei dem MOEBIUSschen Krankheitsbild mit einer auf das Kopfgebiet beschränkten lokalisierten Myatonia congenita zu tun haben.

Das Krankheitsbild der Myatonia congenita kann an eine intrauterin erworbene Poliomyelitis erinnern und damit verwechselt werden. Dagegen spricht die diffuse Schwäche der Muskulatur, die meist vollkommen symmetrische Lokalisation, während bei der Poliomyelitis meist nur einzelne Muskelgruppen und an den verschiedenen Extremitäten in unsymmetrischer Weise betroffen werden.

Die Myatonia congenita ist auch abzugrenzen von der progressiven infantilen spinalen Muskelatrophie Werdnig-Hoffmann. Wesentlich ist das Fehlen der Progredienz bei der Myatonia congenita. Manche, namentlich leichtere Fälle, zeigen sogar eine deutliche Besserungs- und Heilungstendenz und können nach eigenen Beobachtungen vollkommen ausheilen. Lang dauernde Massage- und Übungstherapie sind nicht selten erfolgreich, auch Glykokoll in Dosen von zweimal 5 g täglich wirkt häufig günstig.

Neurologie und Neurosen.

200. Vorlesung.

Über einige abnorme Schädelbildungen.

Schädeldeformitäten sind wichtig, weil sie auch gewisse Rückschlüsse auf ein mißgebildetes und funktionell schwaches Gehirn gestatten können. Wir wollen zuerst betrachten:

1. Schädelbau bei der mongoloiden Idiotie.

Es fällt uns zunächst beim Umriß des Schädels bei seitlicher Betrachtung eine gewisse kubische Form auf. Sie ist bedingt durch eine steil ansteigende Stirn und ein ebenso steil abfallendes Hinterhaupt. Seitlich zeigt dagegen der Schädel eine Ausladung, so daß der Umriß, von vorn betrachtet, die Form einer Kugel annimmt. Der Schädelumfang schwankt bei der mongoloiden Idiotie zwischen 44 und 50 cm und übertrifft die Schädelumfänge bei reiner Mikrocephalie.

Vor allem ist die Schädelbasis verkürzt, hyperbrachycephal. Der vordere Teil der Schädelbasis steigt steil an. Die Proportion des Schädelbasisanteiles vor und hinter dem Hinterhauptsloch, welche beim Neugeborenen 3 : 3 beträgt, bleibt vielfach erhalten, während sie sich beim normalen Kinde im zehnten Lebensjahr etwa 4 : 3 und beim Erwachsenen wie 5 : 3 verhält, indem der vordere Schädelabschnitt ein viel stärkeres Wachstum zeigt als der hintere.

Der Keilbeinkörper ist aufgerichtet oder sogar in auffälliger Weise nach rückwärts gebogen und paßt sich so der außerordentlich steil ansteigenden vorderen Schädelbasis an. Die kleinen Keilbeinflügel, welche die Orbita nach hinten begrenzen, sind auffallend klein und kurz, steigen seitlich an. Die Lamina cribrosa steht abnorm hoch und ist im Längendurchmesser stark verkürzt. Die Nasenbeine sind ganz rudimentär entwickelt oder fehlen ganz.

Sehr bemerkenswert ist das Fehlen oder die ganz kümmerliche Entwicklung des Sinus frontalis und des Sinus sphenoidalis. Äußerlich ist die Nasenbrücke flach und eingesunken.

Die Sella turcica zeigt, abgesehen von einer mitunter mehr nach vorn gerichteten Lagerung, dem Schädel entsprechende normale Größe. Der Sellaeingang ist eher weit.

Charakteristisch ist, nach VAN DER SCHEER eine auffallende Verschmälerung der mittleren Knochenpartien des Clivus, der Sella und der Lamina cribrosa in der Breitenausdehnung. Die entsprechenden Partien des Hirnstammes mit der Brücke, den Pedunculi, dem Infundibulum zeigen deshalb nur ein verkümmertes Wachstum, das hier auffälligerweise offenbar dem Gehirn durch den abnormen Schädelbau aufgezwungen wird. Infolge dieser Verschmälerung der mittleren Partien der Lamina cribrosa rücken die Orbitalhöhlen viel mehr zusammen als normalerweise. Es kommt deshalb zu einer Steilstellung der Orbitaldächer sowohl vorn als hinten an den kleinen Keilbeinflügeln, und diese Schrägstellung bewirkt auch eine entsprechende charakteristische Lage der Lidachse von vorn unten innen nach oben außen.

Die Knochen des mongoloiden Schädels zeigen im ganzen ein mangelhaftes Wachstum. Die Schädelkalotte bleibt abnorm dünn. Die Schädelnähte bleiben abnorm lange offen und der Fontanellenschluß erfolgt meist verspätet, nur ausnahmsweise vorzeitig. Gelegentlich kommen aber auch beim Mongolismus prämature Synostosen der Nähte vor.

Der Längsdurchmesser der Augenhöhlen ist verkürzt und es treten deshalb die Augäpfel etwas vor. Das Os maxillare ist auffallend verkümmert und seine

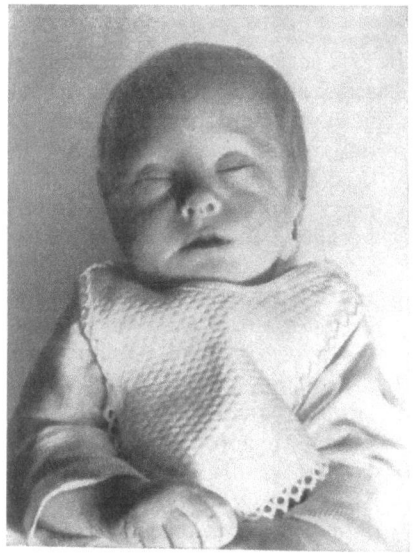
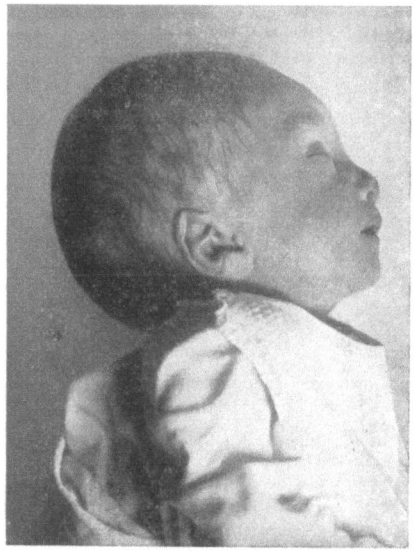

Abb. 275. Mongolismus beim Neugeborenen (Oocephalie).

Abb. 276. Mongolismus beim Neugeborenen (Aztekentypus).

untere Begrenzung liegt über dem Niveau der hinteren Schädelbasis. Das Os mandibulare bewahrt mehr oder weniger seine fötale Form mit schlechter Ausbildung des aufsteigenden Kieferastes.

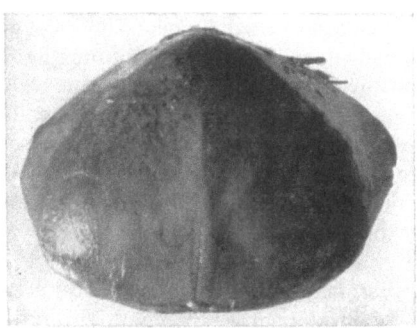
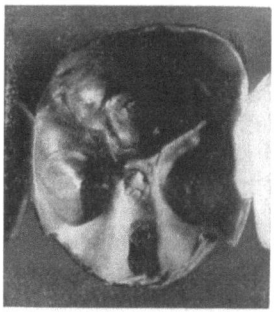

Abb. 277. Mongolismus mit Oocephalie und prämaturer Synostose der Frontalnaht.

Abb. 278. Schädelbasis bei Mongolismus, Vertiefung der vorderen mittleren Schädelgrube, verkürzte Keilbeinflügel.

Das Studium des Schädelbaues der Mongolen macht eine intrauterine Kompression des Schädels von vorn nach hinten sehr plausibel, wie sie VAN DER SCHEER annimmt, wobei das Gesicht durch eine enge Amnionkappe auf die Brust des Fötus herangedrückt erscheint und hier auch die fötale Anlage des Herzens stören und zu Mißbildungen, insbesondere Septumdefekten, Anlaß geben kann.

In einer eigenen Beobachtung von Mongolismus bei einem Neugeborenen mit charakteristischer schräger Stellung der Lidspalten, kombiniert mit Hypogenitalismus (Penis häutiger Stummel) und beidseitigen Klumpfüßen zeigte der Schädel eine Trigonocephalie (Eierkopf) infolge vorzeitiger Synostose der Stirnbeine mit Verkleinerung der großen Fontanelle, welche kaum fingerkuppengroß war. Bei der Autopsie war die Stirnnaht vollständig verwachsen und nur noch durch eine in der Mittellinie verlaufende weißliche Linie angedeutet. Die Gegend der Lamina cribrosa und der Crista galli war stark nach abwärts gerückt, so daß die Orbitaldächer seitlich außerordentlich steil anstiegen. Die kleinen Keilbeinflügel wiederum sehr schmal. Dieser Schädelbau bedingte auch eine Aztekenform des Gesichtes, so daß das Stirnbein unmittelbar in den breiten Nasenrücken überging. Auch hier erklärt die Raumbeengung in der seitlichen Ausdehnung die Vertiefung der mittleren vorderen Schädelgrube, das Zusammenrücken der Orbitae, die typische Schrägstellung der Lidspalten. Die Nasenwurzel wird durch den gleichen Mechanismus nach vorn gedrängt, und es kommt so zum Aztekentypus des Gesichtes. Von besonderem Interesse war bei diesem Fall eine für den Mongolismus ungewöhnliche Mißbildung des Gehirns, im Sinne einer *Cyclopie*. Die beiden Großhirnhemisphären waren zu einer einzigen Blase mit fehlendem Balken und Septum pellu-

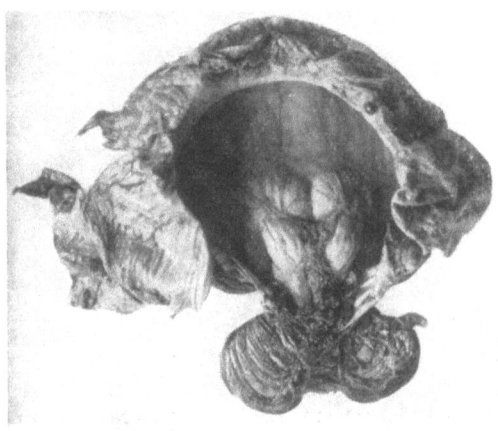

Abb. 279. Cyklopische Hirnmißbildung bei Mongolismus (Balkenmangel).

cidum vereinigt. Eine Abgrenzung der Seitenventrikel und des dritten Ventrikels war nicht zu erkennen. Die Höhle war von Ependym ausgekleidet. Der Hirnstamm, die Pons, das Kleinhirn und die Medulla oblongata sowie der vierte Ventrikel waren normal entwickelt. Einen ähnlichen Fall von cyclopischer Hirnmißbildung hat auch KUNDRAT beschrieben, wobei ebenfalls eine durch Synostose der Stirnbeine bedingte Trigonocephalie oder Oocephalie, Eierkopf, vorlag. Unser Fall bei Mongolismus ist von besonderem Interesse, weil er in extremer Weise eine Tendenz zeigt, im Sinne einer cyclopischen Mißbildung, welche sich sonst nur auf die Annäherung der beiden Orbitae ohne Cyclopengehirn oder völlige Verschmelzung der Augenanlagen zu einem einzigen Cyclopenauge beschränkt.

Die infolge Raumbeschränkung im vorderen Abschnitt der Schädelbasis nach vorn gedrängte Nasenwurzel kann auch beim Mongolismus verbreitert sein, wodurch sich Übergänge ergeben zum Hypertelorismus. Nur ist bei der mongoloiden Idiotie infolge der Schrägstellung der Lidachsen mit Neigung gegen die Nasenwurzel zu die Pupillendistanz im Gegensatz zum Hypertelorismus eher verkürzt.

2. Der Hypertelorismus.

Der Hypertelorismus bietet in seinem Schädelbau gewissermaßen das Gegenstück zur mongoloiden Idiotie. Er wurde zuerst beschrieben von GRIEG und ist charakterisiert durch eine abnorme Breite der Pupillendistanz.

Die Augen sind durch eine ungewöhnlich breite Nasenwurzel voneinander getrennt und nicht selten ist die Stellung der Lidachsen umgekehrt schräg wie beim Mongolismus, von oben innen nach unten außen. Die Augenhöhlen sind im Gegensatz zum Mongolismus breit und tief.

Der Schädel ist charakterisiert durch ein relativ schmales Gesicht und einen großen Schädel. Eingezogene Nase; diese bildet eine breite flache Brücke, welche die Augen seitlich verdrängt. Oft kommt es zu einer Faltenbildung am inneren Augenwinkel, ähnlich wie beim Mongolismus (Epikanthus). Häufig besteht ein- oder doppelseitiger Strabismus externus. Der Längendurchmesser des Schädels ist verkürzt, so daß der Kopf am Hinterhaupt abgeflacht erscheint (Brachycephalie ähnlich wie bei Mongolismus). Dagegen ist die Schädelbasis ausgesprochen in die Breite gewachsen. Dies äußert sich ganz besonders an den kleinen Keilbeinflügeln, welche stark an Breite zunehmen und die großen Flügel über-

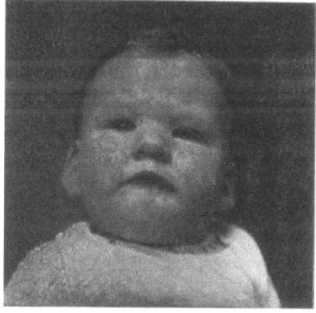

Abb. 280. Hypertelorismus.

ragen. Diese kleinen Keilbeinflügel bilden den hinteren Teil des Orbitaldaches, der vordere Rand artikuliert mit der orbitalen Platte des Stirnbeins. Eine

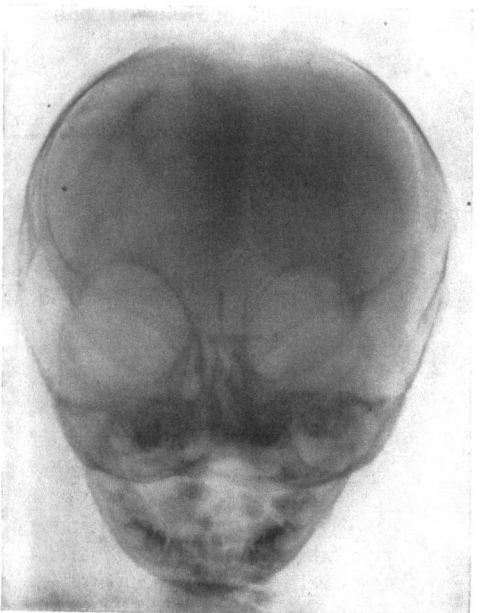

Abb. 281. Röntgenbild des Schädels bei Mongolismus a. p. Schräg ansteigende Keilbeinflügel.

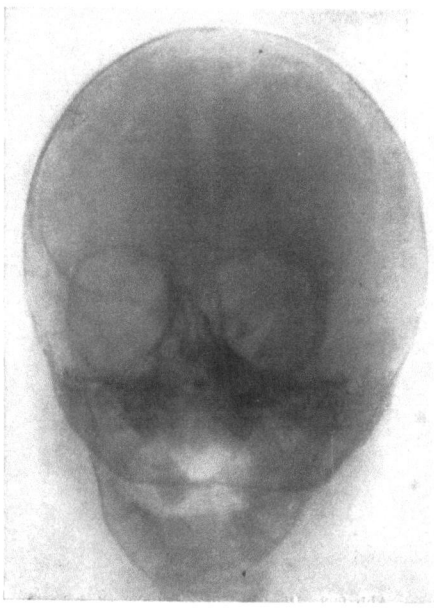

Abb. 282. Röntgenbild des Schädels bei Hypertelorismus a. p. Breite, fast ganz horizontal verlaufende Keilbeinflügel.

Vergrößerung dieser Keilbeinflügel verdrängt das ganze Frontale und Maxillare aufwärts, vorwärts und auswärts. Die Orbitae werden dadurch auseinandergerückt.

Klinisch können verschiedene Typen bestehen: reiner Hypertelorismus, Hypertelorismus mit geistiger Debilität und familiärer Hypertelorismus. Es können auch Kombinationen von allen drei Typen vorkommen.

Die physische Entwicklung ist meist normal, gelegentlich ist das Längenwachstum gehemmt, sind die statischen Funktionen verzögert und es besteht nicht selten geistige Debilität.

Begleitende Mißbildungen können sein Syndactylie, Kryptorchismus usw.

Es bestehen keine sicheren Anhaltspunkte für eine endokrine Störung, wenn auch die Sella turcica gelegentlich verkleinert sein kann. Auch Akrocyanose kommt vor.

Im wesentlichen kommt der Hypertelorismus dadurch zustande, daß bei einer Hemmung des Wachstums der Schädelbasis in der Längsrichtung ein gesteigertes Wachstum der Keilbeinflügel in die Breite erfolgt.

3. Trigonocephalie (Oocephalie) und Dysostosis craniofacialis.

Wir haben vor kurzem einen solchen Fall von Trigonocephalie bei Mongolismus erwähnt. Die Ursache liegt in einer frühzeitigen Synostose der Frontalia. Deshalb kann sich der Schädel vorn nicht in die Breite entwickeln. Die Stirn bleibt eng und spitzt sich nach vorn oben zu. Die beiden Stirnhöcker rücken näher zusammen und können sogar miteinander verschmelzen. Schon beim Neugeborenen kann die große Fontanelle nahezu geschlossen sein. Es entsteht so eine Eiform des Schädels mit stumpfem Pol am Hinterhaupt und einer Spitze in der Stirngegend. In unserem obenerwähnten Fall war die entsprechende Entwicklung eines Cyclopengehirns in einem solchen Schädel von besonderem Interesse.

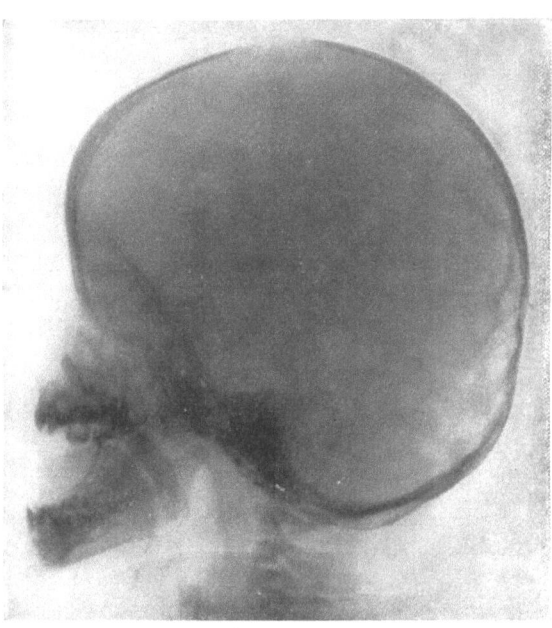

Abb. 283. Röntgenbild des Schädels bei Mongolismus (seitliche Aufnahme).

Bei der *Dysostosis craniofacialis* (CROUZON) findet sich ebenfalls eine frühzeitige Synostose des Os frontale, aber es bildet sich im oberen Abschnitt der Stirnnaht im Niveau der großen Fontanelle gewissermaßen eine kompensatorische Vorwölbung, welche die Wachstumshemmung an anderen Stellen etwas ausgleicht. Das Gehirn erleidet dadurch eine geringere Kompression. Die Augenhöhlen sind infolge Herabdrückens des Orbitaldaches seicht und es kommt deshalb häufig zu Exophthalmus. Im Röntgenbild sieht man sehr ausgesprochene Impressiones digitatae, die auf vermehrten intrakraniellen Druck hinzuweisen scheinen, obschon man solchen bei der Lumbalpunktion häufig nicht feststellen kann. Die normalen Nähte sind nicht sichtbar. Es besteht eine sogenannte Basilarkyphose.

Die vordere und besonders die hintere Schädelgrube liegen deutlich tiefer als die mittlere.

Die Dysostosis craniofacialis von CROUZON ist somit charakterisiert durch: 1. Schädeldeformierung im Sinne eines Trigonocephalus, seltener eines Turmschädels mit kompensatorischer Vorwölbung in der Gegend der großen Fontanelle. 2. Augenstörungen, Exophthalmus, Strabismus divergens und Abnahme der Sehschärfe. 3. Mißbildung des Gesichtes, welche die Nase und den Unterkiefer betrifft und zu einem unteren Prognathismus führt.

Die Nase ist abgeplattet und verbreitert an ihrer Basis und zeigt häufig Papageienschnabelform. Der Oberkiefer ist eher atrophisch und wird vom Unterkiefer überragt.

Offenbar nahe verwandt mit der Dysostosis craniofacialis ist das *Syndrom* von ENSLIN (HEMPEL). Beim mehr oder weniger verbildeten Schädel, sehr häufig Turmschädel, zeigt sich von früher Jugend auf eine starke Sehschärfenverminderung bis zur Amaurose auf Grund von Opticusatrophie und divergenter Strabismus. Meist treten Kopfschmerz und Krämpfe als Zeichen gesteigerten intrakraniellen Druckes hinzu. Die Intelligenz ist dabei meist nicht beeinträchtigt, da es sich ja nicht um Mikrocephalien auf Grund einer Hypoplasie des Gehirns, sondern um vom knöchernen Schädel ausgehende Hirnformveränderungen handelt. Die Feststellung der verknöcherten Nähte läßt sich im Röntgenbild erhärten, welches zudem ausgedehnteste Impressiones digitatae selbst bis zur Schädelarrosion und Lochbildungen an vielen Stellen zeigt.

4. Skaphocephalie oder Kielschädel.

Bei einer frühzeitigen Synostose der Sagittalnaht kann sich der Schädel nicht in die Breite entwickeln, aber im Gebiet der Coronar- und der Lambdanaht nach vorn und nach hinten wachsen. Ebenso kann im Niveau der Parietooccipitalnaht ein Höhenwachstum erfolgen. Schließlich bildet sich auf der Höhe der Sagittalnaht, welche frühzeitig verknöchert ist, ein von vorn nach hinten verlaufender Kamm an der Verbindungslinie der beiden Parietalia. Der Schädel ist transversal verengt, dagegen verlängert in sagittaler Richtung mit longitudinalem Vorsprung der verknöcherten Sagittalnaht. Der Schädel hat die Form eines umgekehrten Bootes mit dem Kiel nach oben und man spricht deshalb von Skaphocephalie oder Kielschädel. Man soll diesen nicht verwechseln mit dem Kahnschädel,

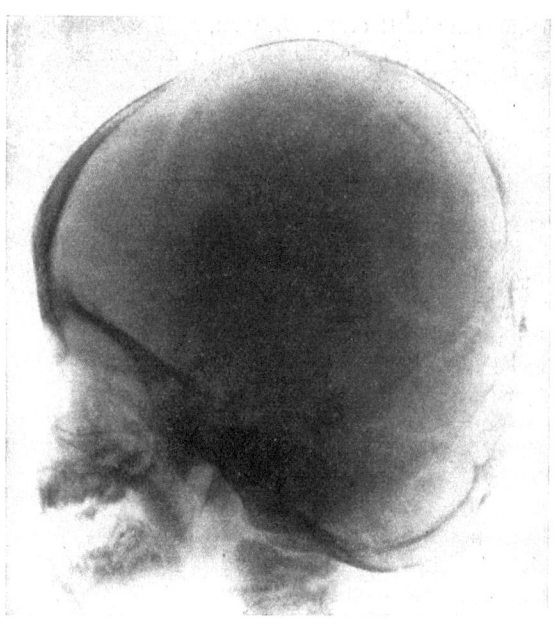

Abb. 284. Turmschädel bei Hypertelorismus (seitliche Röntgenaufnahme).

welcher durch Vertiefung der Schädelmitte entsteht beim starken Vorspringen der Tubera frontalia und parietalia, z. B. bei Rachitis. Es kann so ein Caput quadratum entstehen. Man spricht auch von einem Caput natiforme, da es beim Blick von oben an die Nates (Gesäßspalte) erinnert.

5. Turmschädel (Turri- oder Pyrgocephalie).

Der Schädel ist sehr hoch, dabei aber kurz und breit, so daß der Schädelumfang kleiner ist als normal. Stirn, Scheitel und Hinterhaupt steigen steil auf, während der sagittale Durchmesser verkürzt ist.

Der Turmschädel entsteht durch eine frühzeitige Sutur der Coronarnaht. In der Tat kann man an der Stelle der Coronarnähte beim Turmschädel oft seichte Verdickungen tasten. Der Schädel kann sich infolgedessen nicht nach vorn entwickeln, er strebt in die Höhe. Die Breite bleibt normal, meist wird er gleichzeitig etwas nach hinten gezogen infolge der Wachstumssteigerung in der Lambdanaht. Es ist aber auch möglich, wenn das Occiput sich stärker entwickelt, daß der höchste Punkt des Schädels mehr nach vorn verschoben wird, so daß er an die Stürmermütze von Studenten erinnern kann. Es entsteht so ein Akrocephalus oder Oxycephalus. Der untere Teil der Stirn erscheint ausgezogen und das Gesicht zeigt Prognathie. Die Augenhöhlen sind wenig tief, die Orbitaldächer gesenkt und die Augäpfel werden etwas aus ihren Höhlen gedrängt. Mitunter entsteht ein deutlicher Exophthalmus. Auch andere Augensymptome werden beobachtet, wie Nystagmus, besonders oscillatorius horizontalis, häufig Strabismus divergens, Änderung der Pupillenreaktion, Gesichtsfeldeinschränkung und Sehnervenschädigung. Es kann zu Stauungspapille oder zu einfacher Atrophie kommen. Das Prädilektionsalter für die genannten Erscheinungen ist das zweite bis fünfte Lebensjahr, entsprechend der Zeit des starken Gehirnwachstums, die Erblindung kann jedoch schon nach dem ersten Lebensjahr auftreten. Die Amaurose entwickelt sich schleichend oder mehr sprungweise, aber auch plötzlich unerwartete Erblindung ist bekannt. Glücklicherweise kommt es manchmal nur zu einer verringerten Sehschärfe (Amblyopie), welche auf beiden Augen verschieden stark sein kann. Als Ursache sieht man vielfach eine direkte Druckwirkung auf die Nervi optici an. Dagegen spricht jedoch der Umstand, daß eine intrakranielle Druckwirkung auch fehlen kann. Manche Autoren denken an Gefäßveränderungen, die zur Erblindung führen.

Im Röntgenbild sieht man im Gegensatz zu der Basilarkyphose bei der Synostose der Frontalia beim Turmschädel eine Basilarlordose, indem die mittlere Schädelgrube, der Körper des Os sphenoidale und die Sella turcica tiefer liegen und verschmälert sind, so sehr, daß sie bis auf das Niveau der hinteren Schädelgrube hinuntergehen. Die Verschmälerung der Hypophysenloge kann auch zu Schädigungen der Hypophyse und des Infundibulums führen. Als Folgeerscheinungen können sich zeigen z. B. Dystrophia adiposogenitalis oder in einer eigenen Beobachtung hypophysärer Zwergwuchs. Außerdem zeigt das Röntgenbild sehr ausgesprochene Impressiones digitatae, die schließlich stellenweise papierdünn werden, ja sogar zu Lückenbildung im Schädeldach führen können. Auch beim Turmschädel kann es zu Mißbildungen des Gehirns kommen, die sich in schwerster Idiotie mit epileptiformen Anfällen manifestieren kann.

6. Mikrocephalie.

Das Gehirn zeigt im ersten Lebensjahr ein außerordentlich starkes Wachstum, nimmt doch der Schädelumfang in zwölf Monaten um volle 10 cm zu. Der Kopfumfang beträgt im ersten Monat 35,5 cm, im sechsten Monat 43 cm, im zwölften Monat 45 bis 46 cm, am Ende des zweiten Lebensjahres 48 cm, am Ende des fünften Jahres 50 cm, am Ende des elften Jahres 52 cm.

Bei der Mikrocephalie handelt es sich um eine primäre Mißbildung des Gehirns. Das Gehirn bleibt im ganzen im Wachstum zurück. Primär ist die Entwicklungshemmung des Gehirns, die Kleinheit des Schädels ist ein sekundäres Phänomen. Es kommt dabei zu einer vorzeitigen Synostose aller Schädelnähte und zu frühzeitigem Schluß der Fontanellen. Die ursprünglich angegebene „Lane-Lannelonguesche" Operation, die Kraniamphiotomie oder das Legen von Breschen in die Schädelkalotte hat daher gar keinen Sinn.

Zur Beurteilung des vorzeitigen Verschlusses der Fontanellen beim Kind ist die Kenntnis der normalen Termine notwendig. Die hintere Fontanelle schließt sich normalerweise in den ersten Monaten, ziemlich oft schon im ersten und zweiten Monat, meistens im dritten bis vierten Monat, seltener erst im sechsten bis siebenten Monat. Die vordere oder große Fontanelle fängt nach dem vierten bis fünften Monat an kleiner zu werden. Zuerst verkürzt sich der Längsdurchmesser. Mit 15 Monaten soll die große Fontanelle geschlossen sein.

Verzögerung des Fontanellenschlusses findet sich bei Rachitis, bei Hydrocephalus, bei Myxödem und Mongolismus usw. Frühzeitige Synostose beobachten wir besonders bei Mikrocephalie und beim Turmschädel. Bei der Mikrocephalie kann die Fontanelle unter Umständen schon bei der Geburt

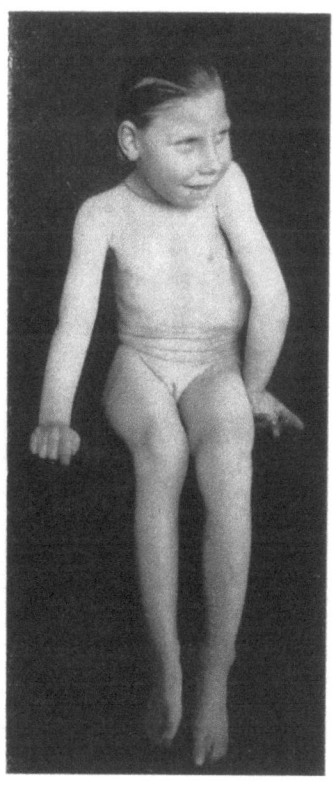

Abb. 285. Mikrocephalie.

geschlossen sein. Die große Fontanelle wird im allgemeinen beim Säugling durch das rasche Gehirnwachstum offen gehalten und erst wenn sich dieses verlangsamt, beginnt sie sich allmählich zu schließen. Hört das Gehirn frühzeitig zu wachsen auf, so tritt vorzeitige Synostose ein mit Mikrocephalie. Paradoxerweise findet man dabei nicht selten einen Hydrocephalus internus occultus.

201. Vorlesung.

Übersicht über die Oligophrenien im Kindesalter.

Man kann den kindlichen Schwachsinn oft schon auf den ersten Blick an dem auffallend leeren Gesichtsausdruck erkennen. Dieser spiegelt die Interesselosigkeit des Kindes an der Umgebung wider. Das schwachsinnige Kind lenkt seine Aufmerksamkeit nicht auf die Dinge der Außenwelt wie das normale, dafür beschäftigt es sich viel mit seinem eigenen Körper. Gewisse Formen von Idiotie zeigen einen lebhaften Bewegungsdrang, der sich bei Mangel eines regen Vorstellungslebens und bei dem fehlenden Interesse für die Umgebung in eintönigen rhythmischen Hin- und Herbewegungen, oft unter unzweifelhaften Zeichen behaglicher Stimmung äußert. In den Mund gesteckte Finger oder Gegenstände beteiligen sich gerne in verschiedenartiger Weise an dem simplen Spiel, zu dessen Reiz auch lautliche Äußerungen, rhythmisches Brummen oder Summen beitragen. Diese stereotypen Bewegungen erinnern lebhaft an ähnliche Gepflogenheiten eingesperrter Tiere in Menagerien, bei denen ja wohl auch behinderter Bewegungstrieb neben der jeder Kreatur eingepflanzten Freude am Rhythmus als Ursache in Betracht kommen. Eine 13jährige Schwachsinnige unserer Beobachtung steckte noch wie ein Säugling alle Gegenstände in den Mund, sie benutzte gewissermaßen die Lippen als Tastorgan. Von den versatilen Idioten, die das reinste Perpetuum mobile sind, unterscheiden sich die torpiden durch ihre Apathie und Bewegungsunlust.

Die leichtesten Grade des Schwachsinns bezeichnet man als *Debilität*, mittlere als *Imbezillität* und die schwersten Formen als *Idiotien*.

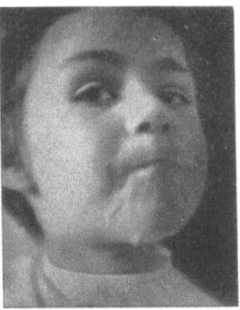

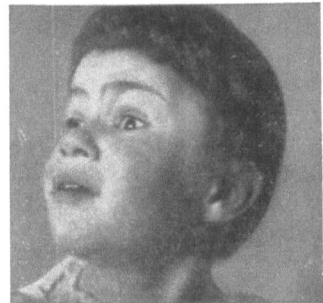

Abb. 286. Identischer Zwilling mit Idiotie.   Abb. 287. Identischer Zwilling mit Idiotie.

Wichtiger ist die Unterscheidung in bildungsfähige und bildungsunfähige Oligophrene oder in sozial brauchbare oder sozial unbrauchbare.

Wir beobachten, daß die Idioten auch in der körperlichen Entwicklung oft deutlich zurückbleiben. Es handelt sich meist um Ernährungsschwierigkeiten, Saugungeschick, Schluckangst usw. Es kann zu einem *dyscerebralen Zwergwuchs* kommen. Wie kritisch man aber mit dieser Diagnose sein muß, geht daraus hervor, daß wir in einem solchen Fall eine angeborene Ösophagusstenose fanden, welche durch häufiges Hervorwürgen der Nahrung bei behinderter Passage die Ernährung außerordentlich schwierig gestaltete. In anderen Fällen braucht die angeborene oder in früher Kindheit erworbene Gehirnerkrankung, die selbst mit schwerster Idiotie einhergeht, auf das Wachstum des jugendlichen Organismus keinen wesentlichen Einfluß auszuüben. Eine Korrelation zwischen Längenwachstum und geistiger Entwicklungshöhe besteht demnach nicht. Es gibt Idioten, die sogar gesteigertes Längenwachstum zeigen können und ebenso dumm wie lang sind!

Wir können nach den Ursachen die Oligophrenien einteilen in:

1. *Endogene Formen.* Bei diesen spielen eine Rolle:

a) Vererbung. Viele Schwachsinnige stammen von mehr oder weniger schwachsinnigen Eltern. In den betreffenden Familien kommen gehäuft endogene Nervenkrankheiten, Psychopathien, Epilepsie, Psychosen usw. vor.

b) Hohes Alter der Erzeuger, namentlich der Mutter, gelegentlich aber auch des Vaters, kann minderwertige Nachkommen bedingen. Dieses Moment spielt eine besonders große Rolle bei der mongoloiden Idiotie.

c) Schädigung der Keimzellen durch Alkohol, Blei, Morphium, antikonzeptionelle Mittel.

d) A- oder Hypoplasie endokriner Drüsen, besonders der Schilddrüse.

2. *Exogene Ursachen.*

a) Lues.

b) Toxoplasmose.

c) Intra- und extrauterine Encephalitis, Meningoencephalitis usw.

d) Röntgenschädigung bei Röntgenbestrahlung im ersten bis zweiten Schwangerschaftsmonat (Schwachsinn, Mikrophthalmus, Chorioretinitis, Linsentrübung, Mikrocephalie).

Nach den Erscheinungsformen teilen wir auch auf ätiologischer Basis die Oligophrenien in Anlehnung an DOLLINGER folgendermaßen ein:

A. Vorwiegend endogene Formen (durch intrauterine Wachstumsstörungen bedingte Aplasien und Dysplasien).

1. Angeborene Anomalien des Zentralnervensystems.

I. *Grobe, makroskopisch wahrnehmbare Mißbildungen des Gehirns.*

a) *Defektbildungen ohne bestimmte Schädeldeformitäten*, z. B. Balkenmangel, Hirncysten, Aplasie des Groß- oder Kleinhirns.

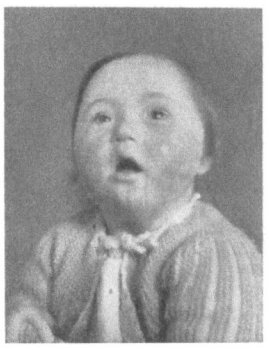 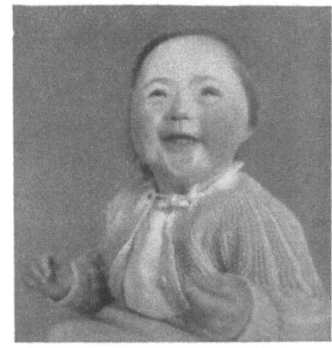

Abb. 288. Mongoloide Idiotie.   Abb. 289. Mongoloide Idiotie. Clownartiges Gebaren.

b) *Defektbildungen mit Schädeldeformitäten (Hydrocephalische Störungen, echter oder primärer Turmschädel, Mikrocephalie, mongoloide Idiotie, Hypertelorismus.*

Wie wir bei den verschiedenen Anomalien des Schädelbaues betont haben, beruht die *mongoloide Facies* mit der Schrägstellung der Lidachsen auf einer Schrägstellung und Verkürzung der Keilbeinflügel. Diese Schrägstellung der Lidachsen und die Schlitzform der Lidöffnung verleihen ein mongolenartiges Aussehen. Häufig findet man auch den Epikanthus, eine sichelförmige Hautfalte, die im medialen Lidwinkel von oben nach unten zieht und um so mehr hervortritt, als der Nasenrücken verflacht ist und tief liegt. Die Nase erscheint mehr als Knopf- denn echte Sattelnase. Die Schädelform ist brachycephal. Aus dem Mund quillt die voluminöse, eigentümlich gefurchte, an das Skrotum erinnernde Zunge vor (Makroglossie). Man findet häufig eine auffallend kleine Ohrmuschel, fehlende Reliefbildung, Abstehen der Ohren, angewachsene Ohr-

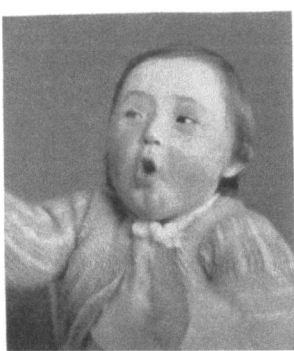

Abb. 290. Mongoloide Idiotie.
Clownartiges Gebaren.

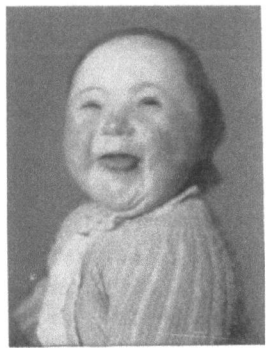

Abb. 291. Mongoloide Idiotie.
Fröhliches Gesicht.

läppchen. Hände und Füße sind plump gebaut. In der Handfläche beobachtet man eine durchgehende, sogenannte Vierfingerfurche oder Affenfurche. Der Kleinfinger ist sichelförmig nach einwärts gekrümmt und abnorm kurz infolge Ausfalles der Mittelphalanx. Am Fuß bemerkt man eine längs verlaufende Furche, welche besonders deutlich die Großzehenballe von den übrigen Zehen abtrennt und dadurch an einen Affenfuß erinnert.

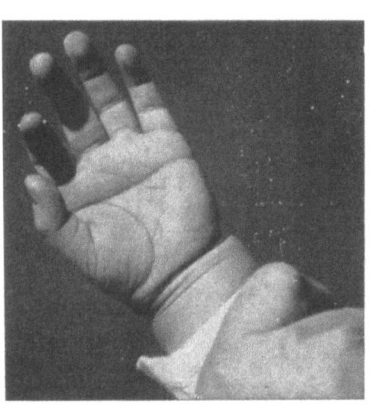

Abb. 292. Vierfingerfurche (Affenfurche)
bei mongoloider Idiotie.

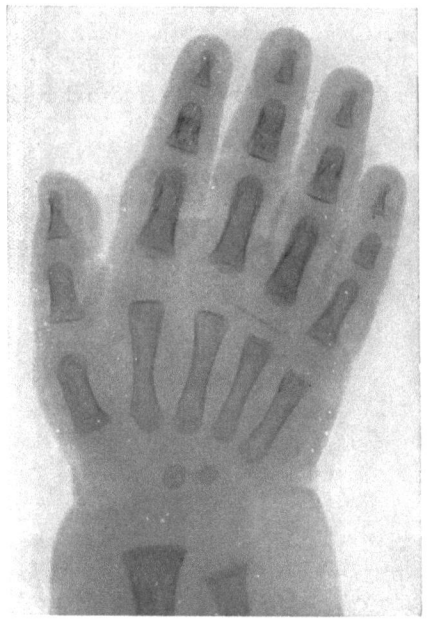

Abb. 293. Handskelet bei Mongolismus
(Röntgenbild).

Andere begleitende Mißbildungen sind Hasenscharte, Wolfsrachen, Atresien, beidseitiger Klumpfuß, auch Klumphände, knöcherne und häutige Syndactylien, Hyperdactylien, z. B. Doppelbildung des Daumens usw. Besondere Erwähnung verdient die Kombination des Mongolismus mit angeborenem Herzfehler, z. B. offenem Foramen ovale oder Ductus Botalli oder Septumdefekt.

In gewissen kinderreichen Familien ist jeweilen das letzte Kind ein mongoloider Idiot. Die Mutter befindet sich dann oft bereits in höheren Jahren und man hat deshalb die mongoloide Idiotie auf eine Erschöpfung des mütterlichen Körpers zurückführen wollen. Doch habe ich schon mongoloide Idiotie wiederholt bei Erstgeborenen jugendlicher und blühender Mütter angetroffen.

Glücklicherweise kommen Mongoloide in einer Familie nur selten gehäuft vor, so daß, wenn einmal ein Mongoloid in einer Familie erschienen ist, die Wahrscheinlichkeit groß ist, daß die nachfolgenden Kinder wieder normal sind.

Ein sehr interessantes Licht auf die Vererbungsfrage wurde durch die Zwillingsforschung geworfen, nur die eineiigen Zwillinge waren jeweilen beide mongoloid, bei den zweieiigen Zwillingen war immer nur ein Kind mongoloid.

Wir haben einen von Dr. STIRNIMANN zugewiesenen mongoloiden Idioten beobachtet, der sich durch eine ganz besonders kretinoide Facies auszeichnete. Möglicherweise hat es sich um eine Kombination von Mongolismus und Kretinismus

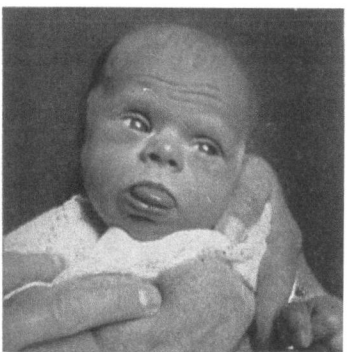 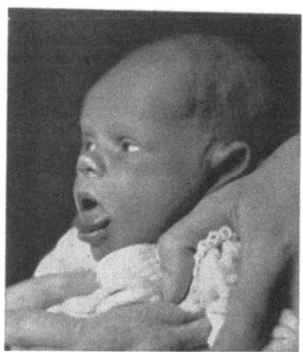

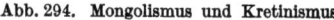

Abb. 294. Mongolismus und Kretinismus.   Abb. 295. Mongolismus und Kretinismus.

gehandelt, wie auch Mongolismus mit myxödemartigen Erscheinungen, die dann auf Schilddrüsentherapie günstig ansprechen, gekoppelt sein kann. Die hartnäckige Obstipation reagiert auf Schilddrüsenpräparate, aber die Idiotie ist mit keinem Mittel zu beeinflussen. Im Säuglingsalter sind die mongoloiden Idioten meist torpide, im zweiten Lebensjahr sieht man ein von den Eltern oft als günstiges Zeichen gewertetes Aufwachen zu clownmäßigem, lebhaftem Gebaren, zu der die Wangenröte gut paßt. Die vorgezeigten Lichtbilder eines solchen Falles zeigen diese lebhafte Gesichtsmimik in unwiderstehlicher Komik.

Während der Mongolismus regelmäßig mit Idiotie gekoppelt ist, gilt dies von den anderen Formen mit Schädeldeformitäten nicht ohne weiteres. Insbesondere bei der Schwesterkrankheit der mongoloiden Idiotie, beim Hypertelorismus, braucht die Intelligenz nicht gestört zu sein. Ähnliches gilt auch vom Hydrocephalus und vom Turmschädel, seltener ist bei der Mikrocephalie die Intelligenz nicht beeinträchtigt.

2. Störungen im feineren Aufbau des Zentralnervensystems.

a) Diffuse Hirnsklerose.

Ich habe Gelegenheit, heute einen solchen Fall bei einem 16 Monate alten Mädchen vorzuweisen. Das Kind ist in der körperlichen und geistigen Entwicklung stark zurückgeblieben. Der Körper nimmt Opisthotonusstellung ein. Nimmt man das Kind an den Armen auf, so fällt der Kopf maximal nach hinten.

Die Muskulatur ist hypertonisch. Die Arme werden in Streckkrämpfen gehalten, die Hände zur Faust geballt mit eingeschlagenem Daumen. Die Patellarreflexe sind beiderseits gesteigert, ebenso die Achillessehnenreflexe. Babinski ist beiderseits positiv, ebenso Oppenheim. Bei Auslösung dieser Reflexe beobachtet man eine deutliche Spreizung der Zehen, ein sogenanntes Fächerphänomen (Phénomène de l'éventail). Die Bauchreflexe fehlen.

Die Augen zeigen zeitweise Strabismus divergens und kurz dauernden Nystagmus horizontalis. Die Pupillen reagieren auf Lichteinfall. Sicher werden Licht- und Handbewegungen wahrgenommen. Die Papille ist beiderseits atrophisch. Die Macula ist ohne grobe Veränderung im Gegensatz zur amaurotischen Idiotie.

In der geistigen Entwicklung ist das Kind außerordentlich zurückgeblieben. Selbst vom ersten bis zweiten Monat werden im Alter von 16 Monaten nur ganz wenige Aufgaben gelöst, z. B. wird auf Berühren der Wange der Kopf gedreht, tritt Umklammerung von Berührungsgegenständen nur zeitweise auf, ebenso Fluchtbewegung auf behindernde Berührung, jedoch nur mäßig. Der Kopf wird in Bauchlage nicht gehoben, der Mund nach Verlust der Nahrungsquelle nicht geöffnet. Das Kind nimmt gar keine Notiz von der Umgebung, auch das Gehör scheint beeinträchtigt zu sein und das Schlucken ist sehr schwierig (Dysphagie).

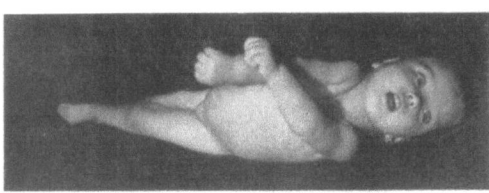

Abb. 296. Diffuse Hirnsklerose.

Die Krankheit scheint sich nach der Anamnese etwa vom vierten Monat an bemerkbar gemacht zu haben. In der Familie sind keine Nerven- oder Geisteskrankheiten bekannt. Die Mutter, 20jährig, und der Vater, 32jährig, sind gesund und nicht blutsverwandt.

Charakteristisch für diese diffuse Hirnsklerose sind die zunehmende Muskelrigidität unter dem Bilde einer *Decerebrationsstarre* mit Spasmen, Opisthotonus, tonischen Krämpfen in den Armen, fortschreitender Verblödung, Dysphagie, Nystagmus, Opticusatrophie mit Ausgang in völlige Erblindung und schließlich noch Ertaubung.

Anatomisch handelt es sich um eine ganz vorwiegende Zerstörung der Markscheiden, wodurch die Hirnrinde ausgeschaltet wird. Selbst die Achsenzylinder können schwer geschädigt werden. SCHILDER hat deshalb die Bezeichnung *Encephalitis periaxialis diffusa* geprägt. Wir hätten es in dem vorliegenden Fall, da von einem heredofamiliären Vorkommen nichts bekannt ist, mit einer solchen SCHILDERschen Krankheit zu tun.

In neuerer Zeit faßt man die *familiären diffusen Sklerosen* mit entsprechender Familienanamnese als *Leukodystrophia cerebri hereditaria progressiva* zusammen und unterscheidet:

1. *Die akute infantile Form, Typus Krabbe.* Beginn im Alter von vier bis sechs Monaten mit ganz ähnlichem Krankheitsbild wie bei dem hier vorgestellten Fall.

2. *Subakute juvenile Form, Typus Scholz.* Zunehmender geistiger Verfall, Erblindung, Ertaubung, Spasmen, Dauer ein bis drei Jahre.

3. *Die chronische Form, Typus Pelizaeus-Merzbacher.* Es werden fast nur die männlichen Familienmitglieder ergriffen. Beginn in den ersten Lebensmonaten mit Nystagmus, Kopfwackeln, spastischen Kontrakturen, Steigerung der Tiefenreflexe, Babinski, Fehlen der Bauchdeckenreflexe, mäßige Rückständigkeit der geistigen Entwicklung. Keine Verkürzung der Lebensdauer.

b) Tuberöse Hirnsklerose.

Wir beobachteten einen solchen Fall bei einem dreijährigen Mädchen. Es zeigen sich drei Symptome:

1. Eine merkwürdige Hautveränderung an der Stirn, ein sogenanntes *Adenoma sebaceum*. Es handelt sich um eine zerklüftete, aus größeren Einzelknoten zusammengesetzte Geschwulst, welche flach und weich mit querer Fältelung längsverlaufend der Stirn aufliegt, und eine milchkaffeeartige, braungelbliche Farbe zeigt.

2. Leidet das Kind seit Jahren an *Epilepsie.* Diese Anfälle haben nichts für die Krankheit Charakteristisches, es waren ursprünglich typisch epileptische Anfälle mit tonisch-klonischen Zuckungen. Das Kind wurde mit Lumbalpunktion

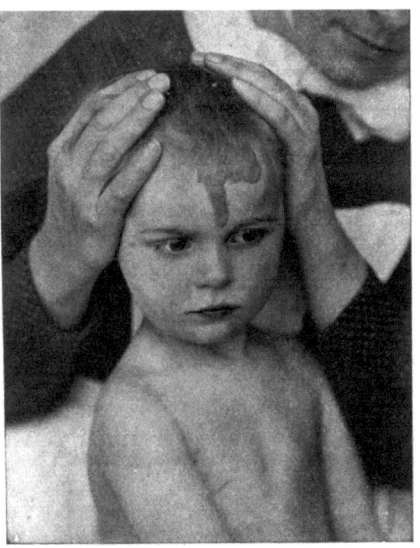
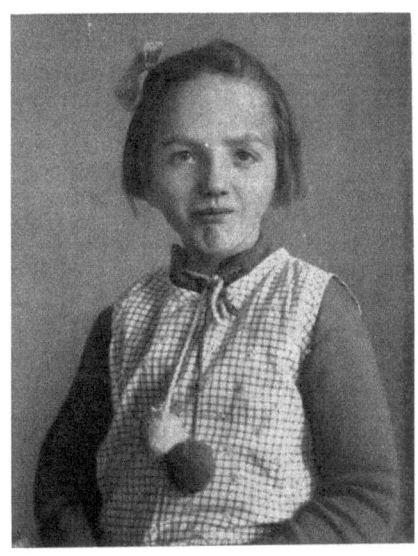

Abb. 297 a. Adenoma sebaceum bei tuberöser Hirnsklerose.

Abb. 297 b. Hypertelorismus mit geistiger Debilität.

und mit Brom-Luminal behandelt. Es trat eine augenscheinliche Besserung ein. In der letzten Zeit haben die Anfälle ihren Charakter geändert. Das Kind hat einen Spasmus nutans bekommen. Von Zeit zu Zeit klappt es plötzlich wie ein Taschenmesser zusammen (Pallidumepilepsie).

Bei dieser Erkrankung können sich Zeichen eines anscheinenden Hirntumors zeigen, mit Stauungspapille, Erbrechen, Kopfschmerzen. Sie beruhen wahrscheinlich auf einem beträchtlichen Hydrocephalus internus.

3. *Angeborener Schwachsinn, schwerste Idiotie* mit völlig fehlender oder mangelhafter Sprachentwicklung.

Dieses merkwürdige Syndrom mit dem auffallenden Adenoma sebaceum, der Epilepsie und dem Schwachsinn ist charakteristisch für eine eigenartige Hirnerkrankung, die sogenannte tuberöse Sklerose.

Pathologisch-anatomisch findet man zum Teil stark verbreiterte Windungsstücke, zum Teil über die Hirnrinde verbreitete Tumoren, oft mit leichten, nabelartigen Eindellungen der Oberfläche. Der Lieblingssitz sind Stirnlappen und die Gegend der Zentralwindungen. Ein konstanter Befund sind sogenannte Ventrikelknoten längs der Taenia zwischen Striatum und Thalamus opticus. Sie sind stecknadelkopf- bis kirschkerngroß, können aber auch Walnußgröße erreichen. Mikroskopisch ist die Zahl der Nervenzellen vermindert, die Grenze von Rinde und Mark verwischt; die Zellen der tuberösen Tumoren sind einesteils riesige Nervenzellen mit oft plumpen, eigenartig gebogenen Fortsätzen und anderseits Gliazellen. Diese Zellen liegen meist in größeren und kleineren Nestern beisammen.

Es handelt sich um eine mit Geschwulstbildung verbundene Entwicklungshemmung des Gehirns. Das Leiden ist erblich und mehrere Geschwister können befallen werden. In den Familien findet man Epilepsie, Trunksucht, Geisteskrankheit.

Die Diagnose wird ermöglicht durch das eigenartige Syndrom von *Hautveränderungen, Epilepsie* und *Idiotie*.

In anderen Fällen sitzen die meist nur hirsekorngroßen, rötlichgelblich gefärbten Knötchen symmetrisch in der Nasolabialfalte. Nach dem ersten Beschreiber spricht man auch von einem *Morbus Pringle* (ektodermale Systemerkrankung von Haut und Nervensystem).

c) Demenz bei Lipoidosen (Morbus Gaucher und Niemann-Pick).

Wir haben bereits in einer früheren Vorlesung auf einen solchen Fall fortschreitender Demenz bei einer Niemann-Pickschen Krankheit hingewiesen. Es finden sich Veränderungen in den Ganglienzellen mit Vacuolenbildungen. Die Ganglienzellen können riesig groß werden, ihre Kerne verlieren und eosinophile Schollen enthalten. Merkwürdigerweise fanden sich in unserem Fall nur vereinzelte kranke Ganglienzellen in der Großhirnrinde. Die schwersten Veränderungen saßen in den Stammganglien, in der Haube des Pons, während das Kleinhirn nicht befallen war. In dem erwähnten Fall fanden sich im Gegensatz zu der Beobachtung von Baumann keine Veränderungen im Augenhintergrund. Nahe verwandt, wenn nicht identisch mit dem Niemann-Pickschen Krankheitsbild hat sich die folgende Affektion herausgestellt:

d) Die familiäre amaurotische Idiotie (Tay-Sachs).

Wir haben im Jahre 1939 eine solche Familie kennengelernt. Sie stammte aus dem Wallis. Vater und Mutter waren im dritten Grad blutsverwandt. Bereits zwei Kinder aus dieser Familie erkrankten an eigenartigen nervösen Störungen und gingen an fortschreitender Kachexie im Alter von $1^1/_2$ bis zwei Jahren zugrunde.

Das dritte Kind wurde uns von Herrn Dr. Wyer, Visp, zur Abklärung der Diagnose zugewiesen. Die Erkrankung begann wie bei den Geschwistern etwa im Alter von sieben Monaten. Das Kind wurde stiller, drehte den Kopf hin und her, schlief beinahe nicht, schluchzte eigentümlich, zitterte Tag und Nacht mit den Füßen. Bei jeder Bewegung, die passiv mit dem Kinde gemacht wird, schreit es auf und verdreht die Augen. Beim Anfassen der Beine fangen diese an deutlich zu zittern, auch Geräusche lösen die gleiche Reaktion aus.

Das Kind wimmert sehr häufig, wobei es bei der Inspiration ein eigentümliches Schluchzen hören läßt. Abgesehen von dem unwillkürlichen Zittern besteht eine ganz auffällige Bewegungsarmut. Selbst beim Schreien bleibt der ganze Körper des Kindes still. Auf Nadelstich werden die Beine nur sehr träge angezogen unter gleichzeitigem Geschrei. Die Armreflexe sind vorhanden, die Patellar- und Achillessehnenreflexe lebhaft. Babinski und Oppenheim ergeben wechselnde Befunde, die Bauchdeckenreflexe sind oben und unten erloschen. Auf beiden Seiten ist Fußklonus auszulösen.

Lumbalpunktion ergab Pandy positiv, Haine positiv, Zellen 5/3, Druck nicht erhöht, Wassermannreaktion im Liquor negativ.

Das einjährige Kind, das sich noch in gutem Ernährungszustand befindet, hält den Mund meist offen, dreht den Augapfel oft stirnwärts, so daß man nur noch die untere Hälfte der Pupille zu sehen bekommt. Die Ohren sind groß und abstehend, das Kind achtet in keiner Weise auf seine Umgebung (Idiotie).

Entscheidend für die Diagnose ist auch hier der Augenbefund. Zu bestimmten Zeiten besteht Vertikalnystagmus. Im Augenhintergrund sieht man eine deutliche Abblassung in der Makulagegend mit einem zentralen kirschroten runden Fleck. Meine Assistenten haben diesen Befund mit dem Wappen der aufgehenden Sonne Nipons verglichen.

Es handelt sich somit um einen typischen Fall von familiärer amaurotischer Idiotie. Das Vorkommen in einer Verwandtenehe spricht für ein rezessives Erbleiden.

e) Idiotie als Begleiterscheinung verschiedener Erkrankungen des Nervensystems („Begleitidiotie").

Z. B. kann sich bei Hirntumoren im weiteren Verlaufe allmählich eine Demenz entwickeln. Ein noch kaum bekanntes Hirnleiden liegt offenbar der Dementia infantilis Heller zugrunde.

3. Schwachsinn bei angeborener oder früherworbener mangelhafter Funktion der Drüsen mit innerer Sekretion.

1. *Thyreogene Idiotie bei Myxödem und Kretinismus.*

2. *Idiotia thymica.*

KLOSE und VOGT beobachteten an jungen Hunden bald nach der Thymektomie eine gewisse Trägheit. Die Tiere verloren ihr lustiges Wesen, wurden stumpf, zeigten eine Bewegungsunlust, Abnahme der Schmerzempfindlichkeit, nach und nach vollständige Verblödung *(Idiotia thymopriva)*. Bei geistig minderwertigen Kindern wurde angeblich auch ein Thymusschwund beobachtet. Wir sahen einen Fall von Idiotia thymica, verbunden mit *Thymushyperplasie*. Die Beziehungen zwischen Thymus und geistiger Entwicklung im Kindesalter erscheinen lange nicht so gesichert wie bei der Schilddrüse. Leider lassen sich aber auch gerade die Idiotien bei Myxödem und Kretinismus von allen Symptomen dieser Krankheiten am schwierigsten durch Schilddrüsenpräparate be-

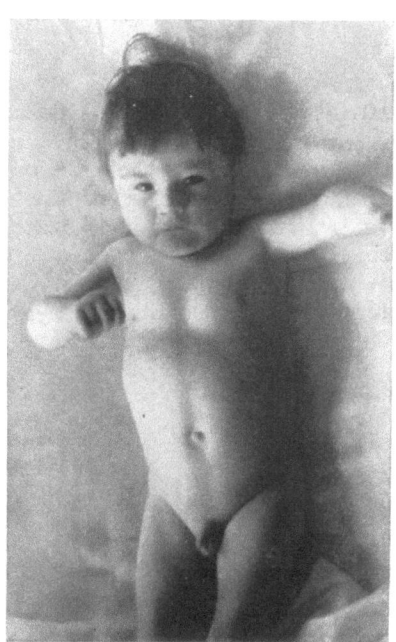

Abb. 298. Idiotia thymica.

einflussen, so daß man den Eindruck bekommt, daß hier direkt frühembryonale Schäden des Gehirns vorliegen, die nicht mehr reparabel sind.

B. Vorwiegend exogene Formen.

1. Durch infektiöse, toxische, embolische, thrombotische oder sklerosierende Prozesse des Gehirns, mit oder ohne Beteiligung der Meningen.

I. Encephalitis, Meningitis, Meningoencephalitis usw. non luetica.

a) Intrauterine.

b) Extrauterine.

Mit ihren möglichen Folgeerscheinungen, den sekundären Hydrocephalien, Porencephalien usw.

II. Meningoencephalitis luica, Meningoencephalitis toxoplasmotica.

III. Die unter einem der postepileptischen Demenz ähnlichen Bilde verlaufende Gehirnerkrankung (epileptoide Idiotie).

2. Durch traumatische Schädigung des Gehirns.

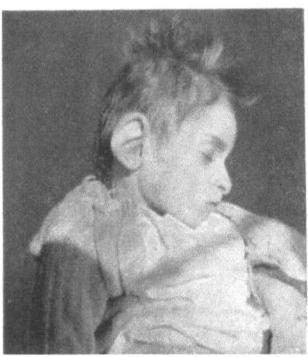

Abb. 299. Vogelgesicht bei mikrocephaler Idiotie.

I. *Pränatale* (durch Traumen der schwangeren Mutter, inklusive Röntgenbestrahlung, z. B. Mikrocephalie).

II. *Natale.*

a) Am normalen Ende der Schwangerschaft einschließlich der Asphyxie.

b) Bei Frühgeborenen mit Einschluß der ausgetragenen Untergewichtigen.

Es handelt sich hauptsächlich um Hirnblutungen und ihre Folgezustände. Die klinischen Erscheinungen des Traumas können sofort auftreten oder als Spätfolge desselben erscheinen (cerebrale Hysterodysplasie). Mit der Annahme des Geburtstraumas als Ursache einer schweren Idiotie muß man jedoch vorsichtig sein, da selbst nach schweren Hirnblutungen, wenn die Kinder mit dem Leben davonkommen, erheblichere Intelligenzdefekte ausbleiben können.

III. *Postnatale Traumen.* Sie kommen nur ganz ausnahmsweise als Ursache einer Oligophrenie in Frage.

Wenn auch dieses Gebiet der Oligophrenien für den Pädiater und noch mehr für die betroffenen Eltern trostlos ist, so ist es doch für den forschenden Arzt reizvoll, die verschiedenen Krankheitsbilder zu differenzieren und womöglich die Ursachen herauszufinden.

202. Vorlesung.

Die Entwicklung der Testpsychologie in der Kinderheilkunde.

Die Entwicklung der Testpsychologie in der Kinderheilkunde erfolgte zunächst aus rein praktischen Bedürfnissen. Ähnlich wie man den Stand der körperlichen Entwicklung durch Bestimmung des Gewichtes durch die Waage und die Messung der Körperlänge bestimmte und sie mit den Normalzahlen für das betreffende Alter verglich, so ergab sich auch für die Praxis die Notwendigkeit, den Zustand der geistigen Entwicklung im Vergleich zu Normalwerten zu bestimmen. Zuerst stellte sich BINET 1905 mit seinem Prüfverfahren das Ziel, zurückgebliebene Kinder von Normalen und unter den Zurückgebliebenen noch verschiedene Grade zu unterscheiden. Er kam zu dem Ergebnis, daß ein Rückstand von mehr als zwei Jahren ein Zeichen für Schwachsinn sei. Ich will dies an einem Beispiel erläutern. Die von BINET-SIMON ausgearbeiteten Tests beginnen mit dem dritten Lebensjahr. Ein achtjähriges Kind z. B. soll auf Aufforderung folgende Aufgaben lösen: Es soll die Unterschiedsfragen zwischen einem Schmetterling und einer Fliege, zwischen Holz und Glas beantworten. Es soll von 20 nach 0 rückwärtszählen können. Es soll z. B. die Hauptfarben Rot, Gelb, Grün, Blau benennen.

Diese Prüfungen kamen einem allgemeinen Bedürfnis entgegen und werden auch heute noch in der Sprechstunde des Kinderarztes zur raschen Orientierung fast allgemein verwendet. Ihr ursprüngliches Anwendungsgebiet, Unterscheidung zwischen normalen und zurückgebliebenen Kindern, hat sich in neuerer Zeit sehr erweitert, es fand Eingang zur Beurteilung der sogenannten Schulreife, zur Kontrolle der geistigen Entwicklung des normalen Kindes, zur Prognosenstellung, zur frühen Erfassung überdurchschnittlicher Begabung, sie fand Eingang in Erziehungsberatungsstellen, Kinderheimen, in der Jugendgerichtsbarkeit, in der Heilpädagogik und Psychiatrie.

Jede Gruppe von ansteigend immer schwierigeren Fragen ist einer bestimmten Altersstufe zugeordnet, wobei die Durchschnittsleistung der Kinder des betreffenden Alters maßgebend war. Löst das Kind alle Aufgaben, die in dem betreffenden Alter vom Durchschnitt der Kinder erfüllt werden, dann entspricht sein Intelligenzalter dem Lebensalter. Ist es nicht imstande, diese Aufgaben zu lösen, sondern nur die einer früheren Altersstufe zugehörigen, so ist es in seinem Intelligenzalter zurück. Vermag es mehr Aufgaben zu lösen, so ist es überdurchschnittlich begabt.

Ein großer Nachteil der Methode von BINET-SIMON ist das Überwiegen des Sprachlichen, das Schulmäßige. Die natürliche Intelligenz entspricht nicht immer der schulmäßigen Intelligenz. Wir verstehen unter natürlicher Intelligenz die Fähigkeit des Findens von Mitteln zur Erreichung bestimmter, lockender Ziele, die Fähigkeit, in einer bestimmten Situation die Lage sachgerecht zu erfassen und zielgerecht danach zu handeln. Die sprachlichen Tests waren für die frühesten Altersstufen überhaupt nicht zu verwerten, da die Kinder noch nicht über die entsprechenden sprachlichen Mittel verfügten, weder über das Sprachverständnis noch über die Ausdrucksmöglichkeit.

Viel kindgemäßer sind die Versuchsbedingungen, wenn sie sich einer lebensnahen und altersangemessenen Spielsituation anpassen.

In neuester Zeit wurde nun diese Testpsychologie auch auf die allerjüngsten Altersstufen ausgedehnt. Während die europäischen Psychoanalytiker oder sogenannten Tiefenpsychologen in den Dschungeln des Unbewußten pirschen und die Seele des Kindes und ihre Störungen aus den Kindheitserinnerungen erwachsener nervöser Menschen zu erschließen suchten, ohne das Kind direkt zu beobachten, haben die amerikanischen Behaviouristen, wie B. JOHN WATSON, E. THORNDYKE und ARNOLD GESELL, den umgekehrten, naturwissenschaftlich einzig richtigen Weg eingeschlagen, den der direkten Beobachtung des Kindes und seiner Verhaltensweisen in bestimmten, angepaßten Prüfungssituationen.

Zu keiner Zeit des Lebens schreitet die geistige Entwicklung so rasch, so dramatisch vorwärts, wie im ersten Lebensjahr. Während wir nach dem zweiten und dritten Lebensjahr jährliche Intervalle brauchen, um einen Fortschritt in der gesistigen Entwicklung konstatieren zu können, müssen wir beim Säugling jeden Monat prüfen und können schon in so kurzen Intervallen deutliche Fortschritte in den Verhaltungsweisen feststellen.

Bei Frühgeburten müssen wir das wirkliche Alter und nicht das Alter nach der Geburt in Rechnung stellen. Ich bespreche hier ein Zwillingskind, das sich im Alter von zwei Monaten wie ein solches im ersten Monat verhält. Auf Berührung der Wange dreht das Kind den Kopf, es ist dies die Nahrungsreaktion. Das Kind schließt den Finger, sobald die Hand berührt wird und hält den Finger fest. Es beruhigt sich, wenn es aufgenommen wird, ferner wenn man eine Klapper schwingt. Die Augen des Kindes werden wenige Sekunden von dem Licht der Taschenlampe festgehalten. Das Kind entzieht sich der Berührung mit Watte. Bedeckt man es mit einer Windel, so macht es leichte Abwehrbewegungen. In Bauchlage wird der Kopf kurz gehoben.

Im zweiten Lebensmonat, sobald die Klapper ertönt, wendet das Kind den Kopf automatisch in die Schallrichtung. Das Kind reagiert auf den Ton der Glocke, indem es den Kopf nach dem Schall wendet oder in der Bewegung mit dem Kopf innehält. Das Kind blickt mit starren Augen auf das Licht. Das Kind starrt bewegte, rote Wolle an. Es verfolgt die Bewegung, indem es den Kopf nach rückwärts wendet. Bedeckt man es mit einer Windel, so macht es völlig unspezifische Bewegungen, Strampeln, ohne daß es sich von der Windel befreien kann. Beim Hochheben hält das Kind den Kopf einige Sekunden aufrecht. Auf Zuspruch beruhigt sich das schreiende Kind. Es reagiert in spezifischer Weise auf die Trinklage oder das Anlegen der Windel (nach CH. BÜHLER und H. HETZER).

Im dritten Lebensmonat: Suchendes Kopfdrehen während der Schalldauer. Das Kind verfolgt die Wolle bis ungefähr zu einer Entfernung von 2 m. Das Kind beachtet die Gegenstände und blickt aufmerksam umher. Das Kind verfolgt die hin und her bewegte Klapper noch längere Zeit mit dem Blick. In Bauchlage lauscht es auf das Geräusch der Klapper und hebt den Kopf. Es kann in Bauchlage den Kopf schon einige Zentimeter hochhalten. Das Kind lächelt den Erwachsenen an. Es produziert Lallaute. Das Kind sieht der aus dem Blickfeld verschwundenen Wollsträhne nach.

Sechster Lebensmonat: Das Kind blickt zuerst auf die Klapper, dann auf ihre Umgebung. Die Reaktion auf Flasche und Gummipuppe ist verschieden. Auf den Anblick der Flasche reagiert das Kind mit Mundöffnen und Saugbewegungen. Das Kind ergreift mit einer Hand die Klapper und umschließt sie mit den Fingern. Das Kind befreit sich von der behindernden Windel, indem es sie mit den Händen vom Kopfe zieht. Das Kind hebt den Kopf von der Unterlage hoch, wenn man ihm einen Gegenstand, die Glocke, gezeigt hat und sie nach dem Fußende des Bettes verschwinden läßt. Das Kind richtet sich mit Hilfe auf, es hebt Kopf und Schultern. Es spiegelt den freundlichen und erzürnten Gesichtsausdruck wieder. Auf Wegnahme des Spielzeuges äußert es Unmut. Das Kind leistet Widerstand auf Wegnahme des Spielzeuges.

Mit einem Jahr richtet sich das Kind zum Sitzen auf. Mit Hilfe des Bettgitters kann es stehen. Es wendet sich erstaunt an den Erwachsenen. Eine Schachtel, in der sich ein Ball und eine kleine Glocke befindet, wird dem Kinde gereicht. Das Kind beschäftigt sich eine Minute damit, dann nimmt der Versuchsleiter das Spielzeug wieder weg und gibt dem Kinde die leere Schachtel. Das Kind vermißt das Spielzeug und blickt den Erwachsenen erstaunt an. Das Kind sucht die Glocke nachahmend zu läuten. Das Kind hält zwei Hohlwürfel prüfend aneinander. Es versucht auf irgendeine Weise die verschlossene Schachtel zu öffnen. Es holt die Glocke an einer Schnur heran. Es dreht die Glocke und blickt hinein und untersucht sie.

Im zweiten Halbjahr des zweiten Lebensjahres: Das Kind klettert auf einen Stuhl und steht aufrecht auf demselben. Wechselspiel mit der Uhr. Verstehen des Befehles. Man hält die Taschenuhr an das rechte Ohr des Kindes und sagt dabei langsam: Tick-Tack, dann legt er sie an sein eigenes linkes Ohr. Hierauf übergibt er die Uhr dem Kind und sagt: Wo ist Tick-Tack und zeigt auf sein eigenes Ohr. Das Kind hält die Uhr an sein Ohr. Es benennt Gegenstände, Baum, Puppe. Rohrstöcke werden ineinander gesteckt. Hohlwürfel werden beim Bauen aufeinandergestellt. Das Kind betrachtet das fertige Bauwerk aufmerksam. Es bemüht sich, mit den Händen oder mit dem Stock einen Gegenstand heranzureichen. Es erkennt Bilder.

Drittes bis fünftes Lebensjahr: Es spielt mit dem Teddybär ein Rollenspiel. Es paßt die Formen in ein Formenbrett. Es sortiert Kartonplättchen, Kaufladen. Haken mit Ring und Schnur, Bilderbogen. Zwei von drei versteckten Dingen finden. Nachahmendes Bauen. Spricht kleine Puppe, Katze lauf weg, Bubi trommelt. Es holt einen Keks unter Zuhilfenahme eines Stuhles von der Kommode.

Im sechsten Lebensjahr: Z. B. Hundegeschichte erzählen nach einer Bildergeschichte, die Verkehrtheiten in einem Bild angeben. Bilder von Laden und Ware richtig zusammenstellen.

Ein ausgezeichnetes Prüfungsmittel ist auch das Zeichnen. Besser als Zeichnen würde man das als Papier-Bleistift-Verhalten charakterisieren. Bleistift und Papier sind ein außerordentlich aufschlußreiches Testinstrument. Im ersten Monat haben wir nur ein reflektorisches Ergreifen des Bleistiftes, ohne daß das Kind den Bleistift mit den Augen beachtet. Im ersten bis dritten Monat hantiert das Kind einfach mit Papier und Bleistift. Schon von drei bis fünf Monaten beginnen die Augen mitzuarbeiten und das Kind hält das Papier fest. Mit sechs bis neun Monaten greift das Kind nach dem Bleistift, schlägt mit ihm auf den Tisch, es zerknüllt das Papier, die Hand-Mund-Reaktion herrscht vor, Papier und Bleistift werden noch nicht miteinander in Beziehung gestellt. Mit neun bis zwölf Monaten bringt das Kind bereits Papier und Bleistift miteinander in Beziehung, es macht ein schwaches, unbestimmtes Gekritzel. Mit ein- bis eineinhalb Jahren benutzt es den Bleistift richtig, drückt ihn auf das Papier. Mit 18 bis 21 Monaten spontanes Kritzeln, macht unbeholfen einen Strich nach, unterscheidet einen geraden und kreisförmigen Strich. Mit zwei- bis zweieinhalb Jahren macht es einen vertikalen Strich, mit drei bis vier Jahren einen horizontalen Strich, bringt einen vertikalen und horizontalen Strich bei Nachahmung eines Kreuzes in Beziehung. Es zeichnet einen Kreis nach Vorlage ab, es zeichnet ein Kreuz ab, ein Quadrat, es zeichnet ein erkennbares Männchen. Geistige Schwäche äußert sich fast immer in einer unternormalen Zeichnungsfähigkeit. Beispiele: Der senkrechte und waagrechte Strich können nicht zu einem Kreuz zusammengebracht werden.

Interessant sind Vergleiche der Entwicklung des Kindes mit derjenigen junger, menschenähnlicher Affen. Zunächst ist der Entwicklungsfortschritt bei diesen Tieren so groß, daß sie an einem Tage lernen, wozu das Menschenkind einen vollen Monat brauchen würde. Aber die Affen versagen schließlich völlig in den schöpferischen Leistungen. So können sie z. B. durch noch so eifriges Vormachen nicht dazu gebracht werden, einen Turm aufzubauen, zwei Stäbe ineinanderzustecken oder die Formen in das Formenbrett einzufügen, die Affen schlagen einfach mit den Formen oder mit den Stäben darauf los. Trotz aller Bemühungen können sie nicht dazu gebracht werden, mit dem Bleistift einen Strich auf dem Papier zu machen. Bei den Schimpansen gibt es allerdings außerordentlich intelligente Tiere. Sie können Anzeichen eines Anpassungsverhaltens zeigen, die auf Einsicht und vielleicht sogar auf Begriffsbildung schließen lassen. Der Schimpanse besitzt Farbensinn, er kann weiß, grau und schwarz unterscheiden, er kann Zylinder, Kugeln, Würfel passend sortieren, Stöcke als Werkzeug gebrauchen. Wenn eine Banane zu hoch über seinem Kopfe schwebt, so baut er zwei, drei oder vier Kästen aufeinander, bis er sie erreicht. Das Menschenkind kann mit zwei bis drei Jahren seine Probleme ungefähr so lösen, wie es der junge Schimpanse ungefähr auch kann.

In einer philosophischen Anwandlung könnte man sich fragen: Warum alle Geschöpfe im Reiche der lebenden Wesen überhaupt den Beschränkungen der unreifen Kindheit unterworfen werden müssen, da doch nach der Mythologie die Göttin Athene in voller Ausrüstung dem Haupte des Zeus entspringen konnte, und nach der Schöpfungsgeschichte der Bibel der Mensch in einem Augenblicke vollendet geschaffen wurde. Nur die einfachsten Organismen, wie z. B. die Bakterien und einzelligen Tiere, haben keine Kindheit. Im übrigen gilt das Gesetz, daß die Kindheit um so länger dauert, das geistige Wachstum um so langsamer erfolgt, je höher die schließlich erreichte Entwicklungsstufe ist! Das Huhn platzt gleich mit dem Daunenkleid in die Welt und ist aktiv genug, um mit geringer elterlicher Hilfe oder auch ganz selbständig Nahrung zu suchen. Es entwickelt sich also sehr rasch, bleibt aber auch zeitlebens ein dummes Huhn.

Gegenüber der tierischen Entwicklung zeigt die menschliche Kindheit eine Einzigartigkeit. Wohl bestehen Ähnlichkeiten in den Verhaltungsweisen der jungen Menschenaffen zum kindlichen Verhalten, aber die Unterschiede sind mehr versteckt. Zu keiner Zeit ihres Lebens sind Kind und Affe gleich. Die menschlichen Merkmale sind schon in den allerersten Anfängen des kindlichen Verhaltens vorhanden. Insbesondere in der eigentümlichen Reaktionsfähigkeit des Kindes auf andere Menschen. Der Mensch allein ist der Erbe dieser Fähigkeit, welche schon lange, ehe das Kind noch ein einziges Wort gebildet hat, besteht. Hierin liegt sein Menschentum. Die Reifung der geistigen Entwicklung vollzieht sich beim Kinde langsamer, aber weniger starr. Das gibt die Möglichkeit, das ganze Verhalten zu bilden und zu formen. Die lange menschliche Kindheit hat den außerordentlich großen Vorteil einer fast unbeschränkten Möglichkeit des Lernens und des Anpassens.

Ein prinzipielles Bedenken gegenüber allen Resultaten der Testpsychologie und der Intelligenzprüfung ist hier anzubringen. Wenn wir einen Entwicklungsrückstand von soundso viel Jahren feststellen, so können wir ein solches Kind gleichwohl nicht gleichsetzen einem normalen Kinde der entsprechenden Entwicklungsstufe. Denn das normale Kind dieses Alters besitzt noch alle Entwicklungspotenzen, welche dem schwachsinnigen Kinde fehlen. Deshalb möchten wir auch auf eine allzu mathematische Auswertung dieser Teste verzichten.

Normative Aufstellung für den Entwicklungsstand nach Arnold Gesell.

1. Monat: Entwicklung der Motorik. a) Erhebt den Kopf von Zeit zu Zeit, wenn es an den Schultern festgehalten wird. b) Macht kriechende Bewegungen, wenn es auf dem Bauch auf eine flache Unterlage gelegt wird. c) Hebt den Kopf in Zwischenräumen, allerdings unsicher in dieser Bauchlage. d) Dreht den Kopf in Bauchlage seitwärts.

Sprache. a) Gibt acht auf Laute. b) Hat verschiedene Laute für Unbehaglichkeit, Schmerz und Hunger.

Anpassung. a) Starrt auf ein Fenster oder auf massive Gegenstände. b) Gibt mit den Augen acht auf deutlich sich bewegende Gegenstände. c) Wirft einen flüchtigen Blick auf den roten Ring. d) Hält den Ring fest, wenn man ihn ihm in die Hand gibt.

Soziales Verhalten. a) Macht Haltungsanpassung, die der Untersuchende beim Hochnehmen fühlen kann. b) Sieht auf das Gesicht des Prüfers.

2. Monat: Entwicklung der Motorik. a) Hält den Kopf eine kurze Zeitlang aufrecht, wenn es bei der Schulter gehalten wird. b) Hebt den Kopf, wenn es im Rücken gestützt wird (der Kopf bleibt für einen Augenblick ungestützt, damit die kompensatorische Anpassung der Haltung geprüft werden kann). c) In der Bauchlage hebt es den Brustkasten etwas über den Tisch. d) Macht in der Rückenlage mit den Armen vertikale Stöße in ziellosem Spiel.

Sprache. a) Achtet sofort auf die sprechende Stimme. b) Reagiert durch Mienenspiel auf eine menschliche Annäherung (der Prüfer nähert sein Gesicht dem Kind, um seine Aufmerksamkeit auf sich zu lenken). c) Gibt verschiedene Laute von sich.

Anpassung. a) Die Augen folgen der sich bewegenden Person. b) Gibt längere Zeit acht auf einen baumelnden roten Ring.

Soziales Verhalten. a) Reagiert auf eine sprechende Stimme durch Wenden des Kopfes oder durch starres Ansehen. b) Macht deutliche Bewegungen mit der Schulter, um aufgenommen zu werden. c) Stößt mit den Füßen im Bade oder strampelt mit den Beinen.

3. Monat: Entwicklung der Motorik. a) Hält den Kopf fest aufrecht, wenn es bei der Schulter gehalten wird. b) Dreht den Körper aus der Rückenlage in die Seitenlage. c) Stößt sich oder hebt sich mit Hilfe der Arme in die Bauchlage.

Sprache. a) Lächelt in Reaktion auf menschliche Annäherung. b) Drückt sein Vergnügen durch Laute aus.

Anpassung. a) Die Augen folgen den Bewegungen des Bleistifts. b) Der Kopf dreht sich frei, um zu beobachten. c) Verschiedene Tastversuche an dem Ring. d) Häufiges Umschauhalten in der Umgebung (in der Rückenlage).

Soziales Verhalten. a) Zeigt Verwunderung oder wenigstens Gewahrnehmen gegenüber einer neuen Situation, in die es plötzlich gebracht wird. b) Läßt sich durch eine Stimme oder durch Musik zur Ruhe bringen. c) Zeigt im voraus Erregtheit oder öffnet den Mund in Erwartung der Nahrung. d) Betastet die Finger der einen Hand im Spiel mit der anderen.

4. Monat: Entwicklung der Motorik. a) Hält den Kopf fest aufrecht, wenn er getragen oder durch die Luft geschwenkt wird. b) Hebt Kopf und Schultern in der Rückenlage, bemüht sich aufzusetzen. c) Sitzt selbständig, nur mit Kissen gestützt. d) Die Hände sind nicht mehr vorwiegend zusammengeballt, sondern häufig geöffnet.

Sprache. a) Lacht laut. b) Antwortet mit Lauten, wenn es dazu angeregt wird. c) Vergnügt sich damit, aus eigener Initiative Laute von sich zu geben.

Anpassung. a) Umschließt den baumelnden Ring mit beiden Händen, während es auf dem Rücken liegt. b) Hantiert an der Tischkante, während es auf dem Schoße sitzt. c) Betrachtet einen Würfel von einem Zoll, der auf dem Tisch liegt. d) Wendet den Kopf in langsamer Verfolgung eines verschwindenden Gegenstandes.

Soziales Verhalten. a) Untersucht seine eigene Hand beim Spielen. b) Spielt auf einfache Weise mit einer Klapper. c) Plantscht mit der Hand im Bad. d) Macht energisch Anstalten, um aufgenommen zu werden.

5. Monat: Entwicklung der Motorik. a) Rollt sich vom Rücken auf den Bauch. b) Sitzt mit nur leichter Unterstützung. c) Nimmt einen Würfel bei zufälliger Berührung vom Tisch.

Sprache. a) Wendet den Kopf, wenn es eine Stimme oder eine Glocke hört. b) Drückt seinen Eifer durch Laute aus. c) Gibt ebenso seinem Mißvergnügen Ausdruck, wenn der begehrte Gegenstand weggenommen wird.

Anpassung. a) Auf dem Rücken liegend, holt es sich die Klapper, die in unmittelbare Reichweite gefallen ist. b) Macht Versuche, ein Stück Papier zu greifen, das man ihm bequem hinhält. c) Beim Zugreifen und bei den anderen Handbewegungen gehen die Augen mit.

Soziales Verhalten. a) Spielt eifrig mit der Klapper, die es wiederholt betrachtet. b) Spielt im Bade.

6. Monat: Entwicklung der Motorik. a) Sitzt einen Augenblick lang aus angelehnter Stellung heraus ohne Stütze. b) Greift mit gleichzeitiger Beugung der Finger. c) Kann vorübergehend beide Würfel halten, in jeder Hand einen.

Sprache. a) Läßt einige gut erkennbare Silben hören. b) Drückt aus, daß es ihm Vertrautes wieder erkennt. c) Gibt sein Wohlbehagen durch Krähen und Lallen kund.

Anpassung. a) Greift nach einem Gegenstand beim Sehen. b) Nimmt einen Würfel vom Tisch auf ein ihm mit den Augen gegebenes Zeichen. c) Betrachtet ein auf dem Tisch liegendes Knöpfchen.

Soziales Verhalten. a) Schlägt mit dem Löffel oder patscht mit der Hand auf den Tisch. b) Unterscheidet zwischen Fremden und Bekannten.

7. Monat: Entwicklung der Motorik. a) Zeigt Neigung zum Greifen und Hantieren mit einer Hand. b) Dreht bei diesen Bewegungen frei das Handgelenk. c) Holt sich das Knöpfchen mit harkendem oder raffendem Griff. d) Nimmt den Würfel rasch und geschickt vom Tisch.

Sprache. a) Drückt durch Laute seine Zufriedenheit über das Erreichen des Gegenstandes aus.

Anpassung. a) Greift beharrlich nach dem entfernt liegenden Würfel. b) Hebt den umgedrehten Becher hoch. c) Beschaut den Ring von allen Seiten. d) Schenkt dem gefallenen Löffel flüchtige Aufmerksamkeit.

Soziales Verhalten. a) Benutzt Papier zum Spielen. b) Benutzt Schnur zum Spielen. c) Reagiert auf sein Spiegelbild durch Betasten und Näherrücken.

8. Monat: Entwicklung der Motorik. a) Sitzt auf Augenblicke ohne Unterstützung. b) Kann sich selbst aufrichten. c) Nimmt das Knöpfchen mit einzelnen Fingern auf.

Sprache. a) Gibt dem Erkennen von Personen durch Laute Ausdruck. b) Gibt einzelne Ausrufe von sich.

Anpassung. a) Sieht dem Löffel beharrlich nach. b) Benutzt den Henkel zum Umdrehen des Bechers. c) Dreht interessiert die Glocke in den Händen und untersucht deren Einzelheiten.

Soziales Verhalten. a) Zeigt sich empfänglich für lustiges Spiel. b) Streichelt sein Spiegelbild oder lächelt ihm zu. c) Bringt die Flasche an den Mund. d) Zeigt Interesse am Hinwerfen von Gegenständen und an lärmverursachendem Spiel.

9. Monat: Entwicklung der Motorik. a) Sitzt allein. b) Stellt Zeigefinger und Daumen gegenüber beim Ergreifen des Würfels. c) Versucht, sich auf dem Bauche vorwärts zu bewegen.

Sprache. a) Sagt Pa-pa oder etwas Ähnliches. b) Horcht mit ausgesprochenem Interesse auf bekannte Worte.

Anpassung. a) Bringt Einsatzklotz und Formenbrett in ergänzende Verbindung. b) Benutzt die Schnur und zieht am Ring. c) Sieht gespannt zu, wenn man ihm etwas vorkritzelt.

Soziales Verhalten. a) Beteiligt sich an rhythmischen Kinderspielen. b) Macht Winke-Winke oder Ähnliches. c) Spielt zusammen mit Würfel und Becher.

10. Monat: Entwicklung der Motorik. a) Zieht sich selbst bis zum Stehen hoch. b) Nimmt das Knöpfchen mit ausgesprochenem Zangengriff.

Sprache. a) Erste, rudimentäre Nachahmung von Lauten. b) Reflexanpassung an gewisse Worte.

Anpassung. a) Nimmt einen dritten Würfel auf, behält zwei Würfel. b) Beginnt Gekritzel nachzuahmen. c) Kundschaftet mit seinen Fingern die Löcher des Formenbrettes aus. d) Nimmt die Tasse am Henkel hoch und holt sich den versteckten Würfel.

Soziales Verhalten. a) Nickt seinem Spiegelbild zu. b) Läßt den Ring an der Schnur schaukeln.

11. Monat: Entwicklung der Motorik. a) Geht mit Hilfe. b) Setzt sich selbständig hin. c) Hält den Bleistift richtig, um Striche zu machen.

Sprache. a) Spricht zwei „Worte". b) Folgt einfachen gesprochenen Anweisungen. c) Tut auf Befehl den Würfel auf oder in den Becher.

Anpassung. a) Macht Gekritzel oder das Drehen einer Klapper nach. b) Steckt das runde Klötzchen in das Formenbrett oder den Stab in das Loch. c) Benutzt die Schnur richtig. um am Ring zu ziehen. d) Verschafft sich einen in Papier eingepackten Würfel.

Soziales Verhalten. a) Hält den Becher, als ob es aus ihm trinken wollte. b) Unterläßt auf Befehl einfache Handlungen. c) Wiederholt Dinge, über die die Umgebung lacht.

15. Monat: Entwicklung der Motorik. a) Steht allein. b) Geht allein.

Sprache. a) Spricht vier Worte. b) Gebraucht ausgesprochene Kindersprache.

Anpassung. a) Holt sich einen dritten Würfel. b) Baut einen Turm aus zwei Klötzen. c) Unterscheidet die umgekehrte Beziehung von rundem Klotz und Formenbrett.

Soziales Verhalten. a) Benutzt den Löffel. b) Hilft beim Anziehen. c) Blasen- und Darmentleerung ist reguliert.

18. Monat: Entwicklung der Motorik. a) Klettert auf einen Stuhl oder auf Stufen. b) Wirft einen Ball in einen Kasten. c) Kritzelt spontan und kräftig.

Sprache. a) Spricht fünf oder mehr Worte. b) Unterhält sich in Kindersprache. c) Zeigt auf Nase, Augen, Haare.

Anpassung. a) Baut einen Turm aus drei oder mehr Klötzchen. b) Macht mit dem Bleistift einen Strich. c) Legt den Würfel in die Tasse oder auf eine Schüssel. d) Nimmt vier oder mehr Würfel in die Hand.

Soziales Verhalten. a) Gebraucht den Löffel selbständig. b) Füllt den Becher mit Klötzchen. c) Wendet die Seiten eines Buches um. d) Betrachtet Bilder.

21. Monat: Entwicklung der Motorik. a) Geht unter Aufsicht auf die Straße. b) Geht rückwärts. c) Unterscheidet zwischen strichförmigem und kreisförmigem Kritzeln.

Sprache. a) Spricht zwei zusammenhängende Worte. b) Benennt ein Bild. c) Wiederholt Gesprochenes.

Anpassung. a) Steckt das quadratische Klötzchen in das Formenbrett. b) Unterscheidet zwischen einem Turm und einer Brücke. c) Faltet Papier einmal, wenn man es ihm vormacht.

Soziales Verhalten. a) Darmentleerung wird völlig beherrscht. b) Bittet um Dinge vom Tisch (oder um Toilettengegenstände). c) Zupft an Personen, um ihnen etwas Interessantes zu zeigen. d) Versucht den Türgriff zu drehen.

24. Monat: Entwicklung der Motorik. a) Kann rennen. b) Baut ordentlich einen Turm aus sechs Klötzen auf. c) Zeichnet horizontale und vertikale Striche nach.

Sprache. a) Nennt drei von fünf Gegenständen. b) Zeigt fünf Gegenstände auf einem Bild. c) Gebraucht zusammenhängende Worte.

Anpassung. a) Baut die Klötze in einer Reihe zu einem Eisenbahnzuge auf. b) Erkennt die Umkehrungen des Formenbrettes. c) Knifft Papier richtig, wenn es ihm vorgemacht wird. d) Tut einen Würfel in einen Becher, eine Schüssel oder einen Kasten.

Soziales Verhalten. a) Ahmt spaßhaft die Gebärden der anderen nach. b) Erzählt seine Erlebnisse. c) Horcht auf Worte oder auf Sätze. d) Erklärt Bilder.

30. Monat: Entwicklung der Motorik. a) Geht die Treppen allein hinauf und hinunter. b) Baut sieben oder acht Klötze ordentlich aufeinander. c) Versucht auf einem Bein zu stehen. d) Zeichnet senkrechte und waagrechte Linien ab.

Sprache. a) Zeigt auf sieben Bilder. b) Benennt fünf Bilder.

Anpassung. a) Versucht eine Brücke nach Modell zu bauen. b) Paßt sich der Formenbrettsituation so an, daß er anfängliche Irrtümer korrigiert. c) Stellt eine Vervollständigungsform fertig. d) Macht zwei Striche als Kreuz.

Soziales Verhalten. a) Nennt seinen vollen Namen. b) Hilft der Mutter beim Wegräumen von Sachen.

Testsystem nach Binet-Simon.

Jahresstufe.	Tests.
3 Jahre.	Nase, Mund, Augen zeigen.

3 Jahre.

Nase, Mund, Augen zeigen.

Nachsprechen von sechs Silben:

Ich bin ein gutes Kind.

Ich habe einen Hund.

Wiederholen von zwei Zahlen:

3 7; 6 4; 9 5.

Nennen des Familiennamens:

Wie heißest du?

Und wie heißest du noch?

Vorzeigen von Bildern.

Möglichkeit des Aufzählens von Personen und Gegenständen.

4 Jahre.

Angabe des Geschlechts:

Bist du ein kleiner Knabe?

Benennen von Gegenständen.

(Schlüssel, Sackmesser, Geldstück, Bleistift, Uhr.)

Wiederholen von drei Zahlen:

7 1 4; 2 8 6; 5 3 9.

Nachsprechen von acht Silben:

Ich sitze auf einem Stuhle.

Mein Bruder ist fortgegangen.

Vergleichen von zwei ungleich langen Linien.

5 Jahre.

Abzeichnen eines Quadrats.

Nachsprechen von zehn Silben:

Ich gehe heute zu meiner Mutter.

Ich wohne in einem großen Hause.

Wiederholen von vier Zahlen:

3 6 8 1; 2 9 6 4; 8 5 2 7.

Vier einfache Geldstücke abzählen.

Definition durch Zweckangabe:

(Gabel, Stuhl, Pferd, Rose, Soldat.)

a) Was ist das, eine Gabel?

b) Eine Gabel ist zum?

6 Jahre.

Beschreiben von Bildern unter Bildung von Sätzen, doch ohne Deutung des Bildes.

Ästhetischer Vergleich.

(1, 2, 3.)

Zusammensetzen eines Rechtecks aus zwei Dreiecken.

Nachsprechen von 16 Silben:

Ich habe meinem Bruder gesagt, daß er mich besuchen soll.

Wenn wir unsere Arbeit gemacht haben, dürfen wir spielen.

Ausführen von drei Aufträgen:

Schlüssel auf den Stuhl legen, Tür aufmachen, Buch herbringen.

Jahresstufe.	Tests.

7 Jahre. Abzeichnen eines Rhombus.
Erkennen von Lücken in Figuren.
   (1, 2, 3, 4.)
Kenntnis der Geldstücke von 1 Ct. bis 1 Fr.
   (1 Ct., 2 Cts., 5 Cts., 10 Cts., 20 Cts., 50 Cts., 1 Fr.)
Wiederholen von fünf Zahlen:
   5 1 9 4 2; 6 4 8 5 3; 9 3 7 1 8.
Rechts und Links unterscheiden.
   (Zeige die rechte Hand, das linke Ohr.)

8 Jahre. Angabe eines Hauptpunktes aus einer gelesenen Geschichte.
Leichte Intelligenzfragen:
   a) Was muß man tun, wenn man einen Zug verfehlt hat?
   b) Was muß man tun, wenn man etwas entzwei (kaputt) ge-
       macht hat, das einem nicht gehört?
   c) Wenn man in die Schule geht und man merkt unterwegs,
       daß es schon spät ist, was muß man da machen?
Vergleichen zweier Gegenstände:
   a) Schmetterling und Fliege.
   b) Holz und Glas.
   c) Fleisch und Knochen.
Benennen der vier Hauptfarben:
   (Rot, Gelb, Grün, Blau.)
Von 20 bis 1 zurückzählen (in 20 Sekunden).

9 Jahre. Deutung von Bildern eventuell durch unterstützende Fragen.
Definition durch Oberbegriffe:
   Rose und Veilchen.
   Pferd und Hund.
   Gabel und Löffel.
   Stuhl und Tisch.
   Storch und Taube.
Welches Datum haben wir heute?
   (Tag, Monat, Jahr.)
Ordnen von fünf Kästchen nach ihrem Gewicht.
80 Cts. auf 1 Fr. herausgeben.

10 Jahre. Lesen einer kleinen Geschichte und sechs Hauptpunkte angeben.
Bildung von zwei Sätzen, in welchen drei gegebene Worte vorkommen.
   (Basel, Fluß, Geld.)
Wiederholen von sechs Zahlen:
   2 5 0 8 4 1; 5 7 3 9 1 6; 0 9 5 8 2 7.
Nachsprechen von 26 Silben:
   Gestern abend traf ich einen Bekannten auf der Straße, den
      ich schon lange nicht gesehen habe.
   Heute nachmittag werde ich den Brief beantworten, den ich
      von meinem Vater erhalten habe.
Kenntnis der neun Geldstücke:
   5 Cts., 10 Cts., 20 Cts., 50 Cts., 1 Fr., 2 Fr., 5 Fr., 10 Fr., 20 Fr.

11 Jahre. Bildung eines Satzes, in welchem drei gegebene Wörter vorkommen.
   (Basel, Fluß, Geld.)
Ergänzung von Textlücken.
Kritik absurder Sätze:

Jahresstufe.   Tests.

    a) Ich habe drei Brüder: Paul, Ernst und ich.
       Kann man so sagen?

    b) Gestern stürzte ein Velofahrer. Er erlitt einen Schädelbruch und war sofort tot. Man brachte ihn in das Krankenhaus, wo man hofft, ihn bald wieder entlassen zu können. Ist das möglich?

    c) Gestern fand ein Eisenbahnunglück statt. Es war aber kein großes, es gab nur 48 Tote.
       Was meinst du dazu?

Spontane Erklärung von Bildern.
Definition abstrakter Begriffe.
    (Neid, Mitleid, Gerechtigkeit.)

12 Jahre.   Worte zu einem Satz ordnen.
       (1, 2, 3.)
In einer Minute zu einem Worte drei Reime finden.
       (Hand, Hut.)

Schwere Intelligenzfragen:

    a) Was muß man tun, bevor man etwas Wichtiges unternimmt?

    b) Wenn man von einem Freunde aus Versehen geschlagen worden ist, was soll man da tun?

    c) Wenn man dich nach der Meinung über einen Menschen fragt, den du nicht oder nur wenig kennst, was würdest du da sagen?

    d) Warum verzeiht man eine böse (schlechte) Tat, die im Zorn ausgeführt wird, eher als eine solche, die nicht im Zorn ausgeführt worden ist?

    e) Warum soll man einen Menschen eher nach seinen Handlungen (Taten) beurteilen, als nach seinen Worten?

203. Vorlesung.

Mutismus bei Kindern und Dementia infantilis (Heller).

Ich habe heute Gelegenheit, einen seltenen Fall vorzustellen, ein vierjähriges Mädchen, das seit einigen Monaten ganz allmählich sein Sprachvermögen mehr und mehr eingebüßt hat. Es kann jetzt nur noch etwas lallen, höchstens ab und zu ein Wort nur noch ganz undeutlich aussprechen. Sonst ist das Kind lebhaft, sieht intelligent aus, zeigt höchstens eine gewisse Hemmungslosigkeit, aber noch keinerlei sichere geistige Defektzustände. Bei der Lumbalpunktion war der Druck ganz leicht erhöht, Pandy eine Spur positiv, Zucker- und Zellgehalt normal. Wassermann negativ.

Das Kind bietet somit als führendes Symptom den Mutismus. Man muß unterscheiden zwischen den Kindern, die überhaupt noch nie gesprochen haben. Dann handelt es sich um eine eigentliche Stummheit, und solchen, welche sprechen gelernt haben, aber nun aufhören, sei es, weil sie nicht wollen, sei es, weil sie nicht anders können.

Bei schweren Idiotien kommt es zu Stummheit, weil die Gedanken fehlen und diese Idioten eben nichts zu sagen haben. Wir haben hier einen Parallelismus zwischen dem Fehlen der Gedanken und dem Fehlen der Sprache.

Mutismus kann vorkommen bei ängstlichen Kindern infolge allzu großer seelischer Erregung. Diese Kinder können hochintelligent sein, aber sobald in der Schule eine Frage an sie gerichtet wird, so bringen sie kein Wort heraus. Vox faucibus haesit: Die Erregung schnürt ihnen die Kehle zusammen. Insistiert man auf eine Antwort, so fangen sie an zu weinen, zu zittern, es zeigen sich Spasmen der Muskulatur, manchmal machen sie vor Angst in die Hosen. Solche Kinder sind häufig auch gar nicht imstande, irgendeine Kommission zu machen, auch im Krämerladen bleibt ihnen die Stimme in der Kehle stecken. Sie leiden meist an starken Minderwertigkeitsgefühlen. Man darf diese nicht noch dadurch verstärken, daß man das Kind auslacht. Man muß vielmehr sein Selbstgefühl zu heben trachten, damit es seine Hemmungen überwinden lernt. Übermäßige Milde ist hier häufig nicht am Platze, sondern man soll dem Kind in freundlichem, aber bestimmtem Ton den Befehl geben zu sprechen, damit es sich zusammennimmt und seiner sonst übermächtigen Hemmung Herr wird.

Es gibt bei Kindern Fälle, die nicht sprechen lernen wollen, ähnlich wie es solche gibt, die sich weigern, statt flüssige feste Kost zu genießen. Sie wollen ewige Säuglinge bleiben, um sich immer die gleiche mütterliche Fürsorge zu sichern. In derartigen Fällen hat also der Mutismus eine ähnliche Bedeutung wie die nervöse Anorexie und kommt auch alternierend mit derselben vor.

Mutismus kann auch sonst Symptom einer Trotzneurose sein. Es gibt Kinder, die sich allem trotzig widersetzen. Nur ein Wort lernen sie zuerst und es bleibt lange Zeit ihr einziges Wort: Das Wörtchen „Nein". Ich pflege scherzhafterweise von „Eidgenössischen Neinsagern" zu sprechen. In Gegenwart von erwachsenen Personen sagen sie nichts wie Nein. Wenn sie sich jedoch unbeobachtet fühlen, so kann man sie oft andere Worte sprechen hören.

Schmollende Kinder bleiben stumm, solange sie verstimmt sind. Wir sehen ab und zu derartige Fälle in der Klinik, wenigstens in der ersten Zeit nach der Aufnahme. Die Kinder schmollen ihren Eltern, weil sie sich von ihnen getrennt haben und gönnen auch uns Ärzten und Schwestern im Spital kein Wort. Heimweh kann eine Rolle spielen, aber gelegentlich auch Mißtrauen. Ein psychisch ganz normales Kind lebt sich in der Regel schnell in die neue Umgebung ein und zeigt viel seltener eine Heimwehreaktion als die Eltern glauben. Traurige und leidende, auf sich selbst konzentrierte Kinder sprechen nicht oder nur wenig. Es handelt sich dabei meist um verschlossene, scheue, ungesellige und mürrische Wesen, welche selbst in ihrer Familie kaum sprechen. Es kann hier zu einem Verlust des Kontaktes mit der Realität kommen, durch eine Art angeborener Neigung zur Introversion. Solche Kinder können den Kontakt mit anderen direkt als schmerzhaft empfinden.

Nur selten kommt es bei Kindern vor, daß sie infolge eines Schreckes oder sonstigen psychischen Traumas für einige Zeit die Sprache verlieren (hysterischer Mutismus).

Man wird öfters konsultiert, weil ein Kind im zweiten, dritten Lebensjahr noch nicht sprechen will. Kann man feststellen, daß das Kind hört und Sprachverständnis hat, so kann man die Eltern beruhigen, das Kind wird ganz sicher sprechen lernen. Hat das Kind durch eine akute Infektionskrankheit, wie z. B. Meningitis cerebrospinalis, Parotitis epidemica, sein Gehör eingebüßt, so geht es nicht lange, daß es auch seine Sprache verliert und taubstumm wird.

Alle die vorerwähnten Möglichkeiten fallen bei dem vorgestellten Fall als

Ursachen für den Mutismus dahin. Wir müssen uns deshalb ernstlich die Frage vorlegen, ob es sich hier nicht um den Beginn einer Dementia infantilis (HELLER) handelt.

Dieses seltene Leiden beginnt wie bei diesem Kind im dritten bis vierten Lebensjahr mit Sprachstörungen. Anfangs handelt es sich um Sprachentstellungen, Echolalie, um Undeutlichwerden der Sprache, schließlich nur noch Lallen. Es stellt sich große Sprechunlust ein. Auch das Sprachverständnis verliert sich allmählich. Wie dieses Kind hier, zeigen diese Fälle einen direkt intelligenten Gesichtsausdruck. Alle neurologischen Zeichen sonstiger Art fehlen. Die motorische Leistungsfähigkeit ist vollkommen unbehindert.

Was wir bei unserem Fall bisher bloß angedeutet sehen, stellt sich im weiteren Verlaufe oft als Unruhe, Erregungszustände, Angstanfälle, Hemmungslosigkeit usw. ein. Es können sich ferner Stereotypien in Bewegungen und im Spiele zeigen, z. B. eigentümliche Verdrehungen der Finger, seltener katatonische Erscheinungen, Zwangslachen und Weinen kommt vor, auch ethische Defektzustände können sich melden mit Boshaftigkeit, Neigung zu Gewalttätigkeiten usw. In einem früher von uns beobachteten und von Dr. BOVET beschriebenen Fall verbarg sich das Kind häufig mit den Händen die Augen, sobald der Arzt das Krankenzimmer betrat. Das Kind hielt stundenlang mit der linken Hand den rechten Ringfinger in eigentümlicher Verdrehung fest. Es zeigte ferner epileptiforme Anfälle, welche sonst bei diesem Leiden nur selten zur Beobachtung kommen. Bemerkenswert ist das lange Bestehenbleiben des musikalischen Gehörs, selbst wenn die Kinder die Sprache schon weitgehend eingebüßt haben, sind sie noch imstande Melodienstücke zu summen und lassen sich durch die Musik beruhigen.

Es zeigt sich dann leider eine zunehmende Demenz, die innerhalb einiger Monate zu völliger Verblödung führt. Auch Unreinlichkeit wird in fortgeschrittenen Fällen angetroffen. Es tritt schließlich ein stationärer Zustand der Verblödung ein, ohne Beeinträchtigung der körperlichen Gesundheit.

Derartige Fälle wurden zuerst beschrieben von HELLER, ZAPPERT u. a. Knaben und Mädchen werden in gleicher Weise befallen.

Die Dementia infantilis ist abzugrenzen von der Dementia epileptica. Dies ist in dem vorgestellten Fall leicht möglich, weil epileptische Anfälle, wie bei den meisten bisherigen Beobachtungen, überhaupt fehlen. Bei unserer früheren Beobachtung standen die epileptiformen Anfälle in gar keinem Verhältnis zu der schweren progressiven Demenz. Sie waren nur ein Symptom des noch unbekannten Gehirnleidens.

Progressive Paralyse kann ausgeschlossen werden. Es fehlen alle Anzeichen von der kongenitalen Lues. Wassermann bei Kind und Mutter negativ, es fehlen die paralytischen Anfälle, Sprachverlust und Verblödung treten rascher ein als bei der progressiven Paralyse. Es zeigt sich nicht wie bei dieser ein körperlicher Verfall, der schließlich zum Exitus führt.

Schwerer ist die Abgrenzung von der Dementia praecox. Manche Symptome, wie die Stereotypien, Katatonie, das introvertierte psychische Verhalten, erinnern sehr an dieses Leiden. Die Dementia praecox tritt aber frühestens bei Kindern von elf bis zwölf Jahren auf. Sprachstörungen zeigen sich bei ihr erst spät und in weniger auffälliger Form. Daß ein bisher gesundes Kind innerhalb weniger Monate vollkommen idiotisch wird, kommt bei der Dementia praecox kaum vor. Nur SANTE DE SANCTIS hat eine Dementia praecocissima mit katatonischen stereotypen Bewegungsphänomenen bei einem dreijährigen Kinde beschrieben. Doch hat es sich wahrscheinlich auch hier um unser Krankheitsbild gehandelt.

Die Ätiologie dieser eigenartigen Dementia infantilis ist vollkommen unbekannt. Alkoholismus, besonders von seiten des Vaters, soll in einzelnen Fällen eine prädisponierende Rolle spielen. Wahrscheinlich handelt es sich um eine endogene Aufbrauchskrankheit (Abiotrophie) im Sinne EDINGERS, wobei die Lokalisation und die Begrenzung des Krankheitsprozesses in, abgesehen vom motorischen Sprachzentrum, motorisch stummen Hirnregionen (Stirn-Schläfenhirn) die Krankheitserscheinungen erklären würde. WEYGANDT fand in einem Fall durch Hirnpunktion Veränderungen der Ganglienzellen in der dritten Schicht der Stirnhirnrinde. Sie zeigten keine Nisslschollen, ihr Zellkörper war geschrumpft, der Spitzenfortsatz korkzieherartig gewunden, die Glia zeigte eine leichte progressive Reizung.

204. Vorlesung.

Enuresis und Enkopresis.

Ich bespreche zunächst ein $9^1/_2$jähriges Mädchen, welches wegen Enuresis diurna und nocturna in die Klinik eingewiesen wurde. Es sei von Kindheit auf nie reinlich gewesen. Das Kind geht in die Hilfsschule. Es ist unehelich und hat nach der Verheiratung der Mutter vier Halbgeschwister. Die Familienverhältnisse sind sehr schlecht, sehr schmutzig, primitiv. Der Stiefvater sei grob, brutal gegen das Mädchen, welches wegen seines Einnässens von ihm viel geschlagen wurde.

Das Mädchen selber zeigt ein etwas aufgedunsenes Gesicht mit aufgequollener Nase und dicken Lippen. Die Gesichtszüge sind stumpf. Es hat einen etwas fahrigen Charakter, wenig Ausdauer, anderen Kindern gegenüber ist es herrschsüchtig, in bezug auf die eigene Person hat es wenig Initiative. In der Klinik hatten wir oft den Eindruck, daß es aus Trotz einnässe, besonders, wenn etwas nicht nach seinem Willen geht. Das Mädchen ist nicht imstande, alle Testaufgaben für das sechste Lebensjahr zu lösen, z. B. vermag es nicht ein Rechteck aus zwei Dreiecken zusammenzusetzen, oder einen Satz von 16 Silben nachzusprechen. Das Datum vermag es nicht anzugeben, fünf Kästchen nach ihrem Gewicht nicht zu ordnen, auch im Rechnen ist es schwach, so, wenn man ihm sagt, ein Trambillet kostet 20 Rappen, es habe aber einen Franken bei sich, wieviel dann der Kondukteur herausgeben müsse, antwortet es, 30 Rappen. Wegen einer Pfählungsverletzung war es in der Frauenklinik, dort wurde ein Lendenröntgenbild gemacht, das einen offenen Bogen vom ersten Sakralwirbel ergab.

Man hat bei den Fällen von Enuresis an eine sogenannte *Myelodysplasie* gedacht und wie hier nach einer Spina bifida occulta gefahndet. Ähnliche Befunde wurden bei Bettnässern festgestellt, aber von einer Gesetzmäßigkeit kann keine Rede sein. Denn ebensooft können wir eine Spina bifida occulta bei Kindern finden, welche keine Enuresis zeigen. Auch könnte man nicht verstehen, wie diese Kinder das eine Mal einnässen, dann wieder Nächte lang trocken bleiben können.

Wir fassen heute die Enuresis nicht als ein organisches, sondern als ein funktionelles Leiden auf, bei dem eine gewisse angeborene Minderwertigkeit des Harnapparates begünstigend auf die Entstehung und die Dauer einwirken. Es handelt sich nicht nur um ein lokales Leiden des Harnapparats, sondern um eine von Gehirn und Psyche ausgehende Störung, die man zu den funktionellen Neurosen rechnen kann.

Beim Säugling geschieht die Harnentleerung bis gegen Ende des ersten Lebensjahres rein reflektorisch. Sobald die Blase eine gewisse Füllung erreicht hat, so erschlafft der Sphinkter und durch die Kontraktion des Detrusors kommt es zur Entleerung. Allmählich wird nun die reflektorische Erschlaffung des quergestreiften Sphinkter externus mehr und mehr durch eine willkürliche ersetzt, wobei die gesteigerte Empfindung und Aufmerksamkeit des Kindes, seine Anleitung und Erziehung die wirksame Rolle spielen. So wird nach und nach die Harnentleerung am Tage zur Sache des deutlichen Bewußtseins und Willens, deren frühere oder spätere Beherrschung überwiegend von den psychischen Verhältnissen des Kindes abhängt, geleitet von der Art der Erziehung. Die tagsüber erlangte Disziplin macht sich allmählich auch in der Nacht geltend. Bei geschickter Erziehung wird das Kind schon anfangs des zweiten Lebensjahres bettrein. Schon Säuglinge vom siebenten Monat an können durch regelmäßiges Abhalten so erzogen werden, daß die Harnentleerung allmählich zu einem Bedingungsreflex wird.

Bei dem vorgestellten Fall haben wir einmal ein für die Erziehung des Kindes sehr ungünstiges Milieu. Es ist verständlich, daß unter schmutzigen, primitiven Verhältnissen eine Erziehung zur Reinlichkeit schwierig ist. Die Gefahr der Verwahrlosung ist groß. Die brutalen Erziehungsmethoden des Stiefvaters hatten bisher nur den Erfolg, daß das Kind aus Trotz tags und nachts einnäßt.

Aber das Milieu bedeutet nicht alles. Es kommt auch auf die Konstitution des Kindes an. Ein normal intelligentes Kind wird bald einmal einsehen, daß es durch sein Trotzen nur noch mehr Schläge kriegt, und wird sich deshalb besser zusammennehmen. Hier haben wir den Typus eines leicht entarteten Kindes vor uns. Das Kind ist geistig etwas minderwertig und unter diesen Umständen ist es zweifellos schwieriger, eine solche Bahnung zu erzielen, welche dem Großhirn das Entleerungsbedürfnis der Blase anzeigen soll, um den Entleerungsreflex willkürlich zu beherrschen.

Man muß sich jedoch hüten, das Enuresisproblem nur von psychologischen Gesichtspunkten aus zu betrachten. Gerade unser Fall zeigt, daß auch Störungen des Wasserstoffwechsels hier vorliegen. Schon das leicht gedunsene Aussehen des Kindes weist darauf hin. Viele Enuretiker retinieren abnorm leicht Wasser in den Geweben, lösen tagsüber nur selten und geringe Mengen Urin, dafür schwemmen sie dann nachts den am Tag angehäuften Überschuß aus und nässen dabei ein. Auch unser Kind zeigt eine solche Nycturie. Die Ausscheidungsmengen des Urins am Tage sind ungefähr gleich wie in der Nacht, während normalerweise tagsüber drei- bis achtmal so viel Urin ausgeschieden wird wie in der Nacht. Eine ähnliche Nycturie sieht man sonst bei Schrumpfnieren und als Frühsymptom bei Herzinsuffizienz.

Im Wasserversuch kommt die überschießende Wasserausscheidung auch in diesem Falle deutlich zum Vorschein. Wir geben um 8 Uhr 800 ccm Wasser nach vorheriger Blasenentleerung. Nach einer halben Stunde wurden 90 ccm, nach einer Stunde 250, nach $1\frac{1}{2}$ Stunden 300, nach 2 Stunden 240, nach 3 Stunden 140 ccm ausgeschieden. Schon nach 3 Stunden 1020 ccm, somit 200 ccm mehr als das Kind bei der Belastungsprobe zu sich genommen hat. Das spezifische Gewicht sank nach 1 Stunde von 1010 auf 1000 und stieg nach 3 Stunden wieder an bis 1004.

Dieser Fall mit dem gedunsenen Gesicht, mit der manifesten Störung des Wasserstoffwechsels und dem deutlichen Rückstand der Intelligenz gibt uns eine Indikation für die Behandlung mit Schilddrüse. Wir geben dem Kinde steigende Dosen Elityran, ein- bis viermal täglich 1 Tablette, und ich werde hoffentlich bald Gelegenheit haben zu zeigen, wie sehr sich der verschlafene Gesichtsausdruck und die aufgequollenen Gesichtszüge geändert und der Wasserstoffwechsel sich gebessert und im Verein mit erzieherischer Beeinflussung die Enuresis verschwunden ist.

Diese Schilddrüsenbehandlung ist besonders auch angezeigt bei den sogenannten dickfelligen Kindern von phlegmatischem Typus. Hierher gehört die große Zahl der Gleichgültigen und der schlecht Erzogenen, ebenso die Kinder mit krankhafter Schlaftiefe. Will man ein solches Kind aus dem Schlaf wachrütteln, so dreht es sich brummend auf die andere Seite, oder es besorgt sein Geschäft, ohne überhaupt recht zu erwachen. Zu den dickfelligen Kindern gehören auch die Fälle von Myxödem bzw. Hypothyreose. Die Schilddrüsenbehandlung kann in diesen Fällen noch unterstützt werden durch Strychninum nitric. Es erhöht die Erregbarkeit des Rückenmarkes und der höher gelegenen Hirnzentren, verschärft und verfeinert die Sinnesfunktionen und erleichtert die Einregulierung der Blasentätigkeit. Wir geben bei Kindern Suppositorien von $^1/_2$ bis 1 mg oder intramuskuläre Injektionen von $^1/_{10}$ je nach dem Alter bis zu 1 mg.

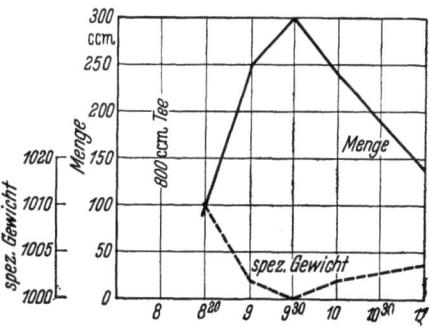

Abb. 300. Verdünnungsversuch bei Enuresis.

Im Gegensatz zu unserem ersten Fall zeigt der zehnjährige Knabe, den ich jetzt vorweise, einen ganz anderen Typus. Er hat lebhafte, glänzende Augen, sprechende Gesichtszüge, ist sehr intelligent, löst Testaufgaben eines elfjährigen Knaben, ist aber eher etwas scheu, ängstlich, leidet unter seiner Krankheit, das Bettnässen hinterläßt bei ihm ein Minderwertigkeitsgefühl, er ist deshalb oft leicht deprimiert, läßt die Augenlider niederhängen, hat Schatten um die Augen, die Mundwinkel sind herabgezogen, die Haltung ist schwach und vornübergebeugt, er sucht voll Angst und Scham sein Leiden zu verbergen. Oft trägt die schlechte Behandlung — solche Kinder werden, wie in unserem ersten Fall, in gräßlichster Weise geschlagen — dazu bei, um das psychische Leiden erst recht schlimm zu machen. Das an und für sich schon erregte Kind wacht dauernd in der Nacht auf, voller Furcht, es könnte zu spät sein. Auch tagsüber kann eine Pollakisurie auftreten. Bei neuropathischen Kleinkindern liegt jedoch diesem Gehaben sehr häufig der Wunsch zugrunde, daß die Mutter oder Pflegerin sich möglichst viel mit dem einzigen Kinde beschäftige. Diesen Mechanismus beobachtet man besonders auch dann, wenn einem bisher einzigen Kinde ein Geschwister geboren wird. Da kann sich dann ein solches Kind eifersüchtig benachteiligt fühlen, es flüchtet sich in das Wickelkissen zurück und beginnt wiederum einzunässen, nachdem es vorher oft schon bettrein war. Auch ängstliche Schulkinder beginnen infolge des unruhigen Schlafes und infolge ängstlicher Vorstellungen wenigstens in der ersten Schulzeit wieder einzunässen.

Aber selbst bei diesem Typus des eher nervösen und ängstlichen Kindes mit hervorragender Intelligenz fanden wir Nycturie, gleiche Harnmengen tagsüber wie in der Nacht und im Verdünnungsversuch wurden schon nach zwei Stunden über 80% der Trinkmenge ausgeschieden mit einem Überschuß von 25% nach 4 Stunden.

Bei diesem Knaben versuchten wir mit Erfolg eine Umstellung, d. h. eine Verschiebung der Harnausscheidung auf den Tag durch Verabreichung eines harntreibenden Mittels am frühen Vormittag zu erreichen. Nach FREISFELD gaben wir Calciumdiuretin, und zwar so viele Zehntelgramm, als das Kind Jahre

zählt, vormittags 8 Uhr und um 10 Uhr. Dadurch haben wir bereits erreicht, daß
nun der Knabe statt vorher in der Nacht 400, tagsüber 400, nunmehr 600 am Tag
und nur noch 100 bis 200 ccm Urin des Nachts löst. Die Enuresis, die außerordentlich hartnäckig war, ist nun bereits nahezu verschwunden.

Unterstützt wird die Behandlung noch durch Belladonnapräparate in ganz
kleinen Dosen, welche besonders die Wirkung haben, die Nycturie aufzuheben.
Wir geben am Abend 10 bis 15 Tropfen von folgender Mixtur: Extr. Belladonnae
0,01, Tinct. Rhois, Tinct. aromatica ana 10,0. Auch Bellafolintabletten zu $^1/_4$ mg
kann man zu diesem Zwecke abends verwenden. Die Atropinpräparate beruhigen
das parasympathische Nervensystem.

Wichtig ist ferner bei diesen nervösen Kindern eine allgemeine Beruhigung
des Nervensystems durch Brompräparate, z. B. Calciumbromat 20,0/200 Aqua
dest. teelöffelweise, eventuell in Kombination mit Luminaletten zu 0,015 Luminal
(Phenobarbital) oder Gardénal 0,01 (zwei- bis mehrmals täglich).

Der dritte Fall der heutigen klinischen Vorstellung betrifft einen elfjährigen
Knaben mit Enuresis, bei dem eine auffällige Polyurie nachgewiesen werden konnte.
Er habe seit jeher an Blasenschwäche gelitten, müsse tagsüber jede halbe Stunde
Wasser lösen, und nachts nässe er immer bis mehrere Male ein.

Der Patient stammt aus einer Bettnässerfamilie. Er ist das jüngste von sieben
Kindern, außer ihm haben noch drei Brüder und eine Schwester das Bett genäßt.
Die Familie mütterlicherseits sei sehr nervös, und in dieser Familie sei Bett-
nässen häufig vorgekommen.

Dieser Fall belegt wieder einmal die Tatsache, daß das Bettnässen gelegentlich
als Erbleiden auftreten kann. Man kennt ganze solche Stammbäume von Bett-
nässerfamilien. Bei den Eltern ist das Leiden meist bereits abgelaufen, so daß
nicht etwa ihr Beispiel ansteckend auf die Kinder wirken kann. Bei dem vorgestellten Fall scheint es sich um eine dominante Vererbung zu handeln und entsprechend diesem Erbgang wurden nach den MENDELschen Vererbungsgesetzen
ungefähr die Hälfte der Kinder betroffen, während die andere Hälfte gesund
blieb.

Unser Knabe zeigt, wie erwähnt, Pollakisurie, Polyurie, aber auch Tachyurie.
Denn bei der Belastungsprobe mit 800 ccm Wasser scheidet er nach einer halben
Stunde 120, nach 1 Stunde 270, nach $1^1/_2$ Stunden 160, nach 2 Stunden 150, nach
3 Stunden 140 und nach 4 Stunden 80 ccm aus. Das Maximum der Ausscheidung
erfolgt hier schon nach der 1. Stunde, während beim Normalen erst in der 2. und
3. Stunde die maximale Ausscheidung erreicht wird. Nach 2 Stunden hatte dieser
Knabe bereits 700 ccm ausgeschieden, nach 4 Stunden 920 ccm.

Außerdem besteht ein leichter Grad von Polyurie. Der Knabe scheidet im
Tage 1500 bis 1800 ccm Urin aus, ohne daß man behaupten könnte, daß diese
Polyurie die eigentliche Ursache der Enuresis sein würde. Das spezifische Gewicht
bewegt sich um 1007 bis 1010, der Patient zeigt ferner eine gewisse Akromikrie
mit auffallend kurzen Fingern und Zehen (Brachydactylie), welche in Kombination
mit der Polyurie auch auf gewisse Anomalien im Hypophysenzwischenhirnsystem
hindeuten könnte. In den gleichen Rahmen paßt ein gewisser Hypogenitalismus
mit einseitigem Kryptorchismus.

Dieser Fall gibt uns einen Fingerzeig für die Behandlung mit Hypophysen-
extrakten. Wir verwenden Injektionen von Pituitrin. Eine Injektion von
0,5 ccm abends. Auch Hypophysin kann versucht werden, je nach dem Alter
1 bis 3 Voegtlin-Einheiten, 2 bis 3, 5 bis 6, 7 bis 10 Teilstriche subcutan.
Auch Tonephin-Schnupfpulver ähnlich wie beim Diabetes insipidus ist zu
versuchen. Die Nycturie kann durch diese Medikation bei geeigneter zeitlicher Dosierung zum Verschwinden gebracht werden. Mit Rücksicht auf

den Kryptorchismus ist auch ein Versuch mit Pregnylinjektionen 3×500 IE wöchentlich bis zu einer Totaldosis von 20.000 IE angezeigt.

Mit Bezug auf die Einnäßzeit während des Schlafes können verschiedene Typen unterschieden werden. Die einen nässen hauptsächlich vor Mitternacht ein, andere dagegen mehr in den frühen Morgenstunden. Das Einnässen hat dabei nicht immer eine prall gefüllte Blase zur Voraussetzung, und kann selbst erfolgen, wenn man vorsorglicherweise z. B. das Kind eine Stunde vor Mitternacht zum Harnlassen angehalten hat. Dann ist es gleichwohl imstande, um Mitternacht wieder einzunässen.[1]

Die Störungen des Wasserstoffwechsels im Sinne der Urinretention während des Tages und der Nycturie, die Tachyurie bei der Wasserbelastungsprobe, die Polyurie, die Hinweise auf leichte hormonale Insuffizienzen stehen bei der Enuresis nicht etwa im Verhältnis von Ursache und Wirkung, so daß es nicht ohne weiteres gelingt, durch die Behebung dieser Störungen auch die Enuresis zum Verschwinden zu bringen. Alle diese funktionellen Störungen sind einander vielmehr koordiniert und erwachsen auf dem gemeinsamen Boden einer neuroendokrinen Funktionsschwäche.

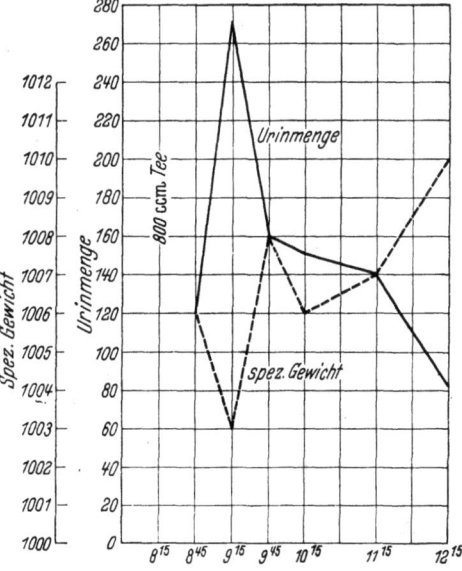

Abb. 301. Verdünnungsversuch bei Enuresis. Tachyurie.

Bei allen Formen von Enuresis bewähren sich gewisse diätetische Maßnahmen. Um das Bedürfnis in der Nacht herabzumindern, ist es wichtig, daß sich die Blase in der Nacht nicht stark füllt. Zum Mittagessen darf man noch reichlich Gemüse und Früchte geben mit Mehlspeisen, Fleisch usw. Mit Kartoffeln sei man zurückhaltend, da das Kali diuretisch wirkt. Am Nachmittag soll keine Flüssigkeit mehr gegeben werden. Um 4 Uhr gibt man Butterbrot mit Konfitüre oder Brot mit Käse und einigen Nüssen. Zur letzten Mahlzeit um 7 Uhr nichts als Butterbrot mit etwas Schinken oder ein bis zwei Ölsardinen.

Von größter Bedeutung ist der tägliche eindringliche suggestive Zuspruch von seiten des Arztes oder der Eltern. Vor dem Einschlafen wird das Kind noch zum Urinlösen angehalten und ihm eingeschärft, daß jetzt die Blase so gestärkt ist, daß sie das Wasser bis zum Morgen zurückhält, oder daß die Füllung das Kind aufweckt. Das Kind soll vor dem Schlafen laut vor sich hersagen: „Ich weiß jetzt, daß mein Bauch so gestärkt ist, daß ich in der Nacht das Wasser halten kann, oder daß ich aufwache, wenn ich es lassen muß." Ein Heftpflasterstreifen, in der Blasengegend angebracht, unterstützt die suggestive Wirkung. Bei gut verlaufener Nacht spendet der Arzt am Morgen freudiges Lob und Aufmunterung, verordnet auch eine kleine Belohnung. Bei schlechtem Erfolg ist der Arzt betrübt, verspricht aber zuversichtlich zunehmende Wirkung der Behandlung. Die Suggestion muß unbewußt eindringen, man darf den Eltern nichts von Suggestion

---

[1] Gegen abnorme Schlaftiefe hat sich die Verabreichung von einer Tablette Dexedrine (Dr. HIRZEL, Zürich) zwischen 18 und 19 Uhr bewährt.

sagen. Die Behandlung muß nach vollem Erfolg noch wochenlang fortgesetzt werden und das Kind soll dem Arzt wöchentlich auf einer offenen Postkarte das Resultat der einzelnen Nächte mit einer roten Null oder einem schwarzen Kreuz mitteilen (FEER). In anderen Fällen kann es allerdings schädlich wirken, wenn dem Leiden allzu starke Beachtung geschenkt wird, und es ist hier eine möglichst unaufdringliche Suggestionsbehandlung, z. B. durch Verabreichung von Tropfen ohne Verbalsuggestion, angebracht.

Günstig wirkt in manchen Fällen allgemeine Gymnastik zur besseren Beherrschung der Körperfunktionen und zur Hebung des Selbstvertrauens. Man kann auch durch spezielle Übungen nach THURE BRANDT versuchen, die Blasenschließer zu kräftigen und den Willen lehren, sich auf das Organ zu konzentrieren. Das Kind wird aufgefordert, die Beine fest zusammenzupressen und dem Arzt Spreizversuchen gegenüber Widerstand zu leisten. Beim Widerstand des Kindes werden gleichzeitig mit den Adduktoren die Muskeln des Beckenbodens und der Sphinkter von Blase und Mastdarm kontrahiert. Nachher stellt man das Kind mit gekreuzten Beinen an einen Tisch und veranlaßt es, kraftvoll die Muskeln des Gesäßes und der Oberschenkel zu kontrahieren, so daß die aufgelegte Hand des Arztes deutlich eine seitliche Abflachung des Gesäßes und eine Verhärtung der Oberschenkel spürt. Auch dabei werden Schließmuskeln von Blase und Mastdarm angespannt (FEER). Wichtig ist ferner die Trainierung, bei Auftreten des Entleerungsdranges den Harn zurückzuhalten für einige Zeit und anderseits das Kind daran zu gewöhnen, den Urin zu bestimmten Zeiten zu entleeren.

Nur bei rebellischen Fällen und bei nichtnervösen Kindern machen wir Gebrauch vom elektrischen Strom. Eine Elektrode dicht oberhalb der Symphyse, die andere wird auf den Damm aufgesetzt. Der faradische oder galvanische Strom können bis zu leicht schmerzhafter Stärke gesteigert werden. Günstig wirkt oft auch ein Chloräthylspray in der Sakralgegend.

Während über die Enuresis eine große Literatur besteht, findet man über die *Enkopresis* selbst in größeren Handbüchern der Kinderheilkunde und der Nervenkrankheiten im Kindesalter kaum irgendwelche Angaben. Die Enkopresis, das Einkoten tagsüber und in der Nacht, ist die Schwesterkrankheit der Enuresis und beide können beim gleichen Kinde gleichzeitig vorkommen, wie ja beide im Säuglingsalter physiologisch sind. Die Enkopresis ist seltener als die Enuresis, weil es leichter gelingt, die Stuhlentleerung zu beherrschen und dem Kinde Ekel vor dem Stuhl beizubringen. Die gleichen ungünstigen Milieuverhältnisse, welche die Enuresis bedingen, können auch einer Enkopresis zugrunde liegen (Verwahrlosung). Ähnliche psychologische Momente spielen auch hier mit, wie geistige Debilität des Kindes, Gleichgültigkeit, Trotz, Angst usw. Gelegentlich spielen auch sexuelle Motive im Sinne einer Analerotik hinein, das Kind hält den Stuhl zurück, um ihn nur portionenweise abzugeben und dabei wiederholt das Lustgefühl der Defäkation zu empfinden, oder das Herumgehen mit verschmutzten Hosen erzeugt in dem Kinde ein perverses Wohlbehagen. Gelegentlich spielt auch das Motiv der Regression in das Säuglingsalter mit.

Ich habe Gelegenheit, als letzten Fall einen achtjährigen Jungen zu demonstrieren, der Enuresis und Enkopresis gleichzeitig zeigte. Die Mutter selber willensschwach und körperlich leidend, von hysterischer Krankheitsfurcht besessen, verhätschelt diesen Jungen nach Noten, während der Vater als Lehrer auf strenge Autorität hält. Der Knabe flüchtet sich vor der Autorität des Vaters gewissermaßen immer wieder in das Wickelkissen, um sich der Fürsorge der Mutter zu versichern.

Der Milieuwechsel, die Aufnahme in der Kinderklinik haben dem Knaben bereits gutgetan. Wir haben ferner den Umstand, daß der Junge eine große

Tonsilla tertia hatte, zur Adenotomie benutzt und ihm gleichzeitig gesagt, daß wir ihn durch diesen schmerzhaften operativen Eingriff von seinem Leiden, der Enuresis und Enkopresis, befreien wollen, und es ist uns dies auch gelungen.

Wichtig ist bei allen diesen Kindern eine gute allgemeine Hygiene, insbesondere Reinlichkeit, Hautpflege, Vermeidung urinös riechender Bettwäsche, der Leib muß warm gehalten und der Darm regelmäßig entleert werden. Enuresis und Enkopresis mit ihrem enormen Verbrauch von Leib- und Bettwäsche und Seife haben eine große soziale Bedeutung, und es muß alles aufgeboten werden, damit die ärztlichen Behandlungserfolge besser werden als bis dahin.

205. Vorlesung.

Onanie im Kindesalter.

Soeben habe ich in der Poliklinik einen interessanten Fall bei einem Säugling gefunden, den ich nicht unterlassen will vorzustellen. Dieser weibliche Säugling wird von der Mutter gebracht, weil er häufig rhythmisch die Schenkel gegeneinander presse und allmählich in einen hochgradigen Erregungszustand verfalle. Auf dem Höhepunkt der Erregung tritt eine Art Spasmus oder Orgasmus auf, das Gesicht wird hochrot, das Kind stöhnt, der Blick ist in die Weite verloren, die Pupillen werden weit, ja es scheint sogar zu kurz dauerndem Bewußtseinsverlust zu kommen. Wir haben hier bei einem Säugling einen klassischen Fall von Onanie, und zwar reflektorischer Onanie. Der Juckreiz wird ausgelöst in diesem Falle durch Oxyuren, welche man bei dem Kinde hat feststellen können. Man muß in derartigen Fällen stets daran denken, was imstande ist, einen Juckreiz auszulösen und zu unterhalten, bei diesem Mädchen Oxyuren, bei anderen Kindern sind es lokale Entzündungen, Intertrigo, Ekzem, Herpes usw.

Bei dem kurz dauernden Bewußtseinsverlust auf der Höhe des Orgasmus hat man sich vielfach gefragt, ob es sich hier nicht um epileptische Äquivalente handle. In einzelnen Fällen hat man in der Tat Epilepsie bei der Mutter oder bei Verwandten gefunden. Hat man eine solche Anamnese und tritt wirklich kurz dauernde Bewußtlosigkeit ein, so ist die Annahme eines epileptiformen Krampfes sehr naheliegend, und antiepileptische Behandlung ist oft erfolgreich.

Bei älteren Kindern spielen Milieu und Erziehung, affektive Konflikte bei der Onanie eine große Rolle. Die Eltern suchen oft ganz zu Unrecht eine Onanie, die sie nur vermuten, auf alle mögliche Art und Weise zu verhindern und reizen dadurch geradezu das Kind, das Verbot zu überschreiten. Dies spielt besonders bei den schwer erziehbaren, instabilen Kindern eine Rolle. Ungerechtigkeiten, Mangel an Freude und Liebe oder Zärtlichkeit, moralische Isolierung, Minderwertigkeitsgefühl, Schuldgefühle und der sogenannte Kastrationskomplex führen oft zu schlechten Gewohnheiten.

ZULLIGER erzählt den Fall eines Pflegekindes, welches beschuldigt wurde, eine Uhr gestohlen zu haben. Es beteuerte seine Unschuld, wurde jedoch gleichwohl geschlagen. Es flüchtete sich in einen Speicher und man beobachtete dort, daß es masturbierte. Die Uhr wurde übrigens wieder gefunden, das Kind hatte wirklich keinen Diebstahl begangen, aber der Ekel über die falsche Anschuldigung hatte hier zu diesem Akt geführt. Das Kind sucht in der Wohllust eine Art freiwilliger Vernichtung, eine Art Selbstmord, es will in dem Akt vergessen und sich seinem Leben entziehen, das ihm elend erscheint.

Bei Jugendlichen kommt es häufig nur zu imaginärer Onanie oder sogenannter Ersatzonanie.

Symptomatische Onanie findet man bei Hysterie, Epilepsie, bei Perversionen, nach Encephalitis lethargica und Schwachsinnszuständen. Man denkt vielfach auch an eine beginnende Dementia praecox, und das Volk definiert diese gern als den Wahnsinn der Onanisten. Es gibt jedoch Dementia praecox auch ohne Onanie. Die Onanie kann oft eher ein Symptom als eine Ursache der Dementia praecox sein.

Symptome der Kinderonanie sind: Die Kinder suchen die Einsamkeit, sie sind verschüchtert, niedergeschlagen, machen ein langes Gesicht und haben müde Gesichtszüge, dunkle Ringe um die Augen, erweiterte Pupillen. Sie zeigen Langsamkeit und Ungeschicklichkeit in den Bewegungen, verminderte Aufmerksamkeit, schlechteres Gedächtnis, Tagträumen, unruhigen Schlaf. Sie klagen über Kopfschmerzen im Hinterhaupt, Schwindel, Ohrensausen, Herzklopfen, Appetitlosigkeit, abdominale Koliken oder Verstopfung. Häufig fällt eine große Nervosität auf, besonders tritt nach den Akten üble Laune, Reizbarkeit, traurige Stimmung hervor. Diese Zustände, die in der Regel nur bei häufigen Wiederholungen vorkommen, sind jedoch nicht schwerer Art trotz der Veränderung der organischen Kräfte, der intellektuellen Leistungen und der psychischen Verstimmungen. Alle diese Symptome gehen auf beruhigende Psychotherapie und geeignete Hygiene zurück. Man muß versuchen, die Kinder abzulenken und ihnen andere freudvolle Erlebnismöglichkeiten zu verschaffen suchen. Vorwürfe und Warnungen können das Leiden sehr viel schlimmer machen, lebenslang persistierende Schuldgefühle, Angstzustände vor Rückenmarksschwindsucht oder vor Wahnsinn erzeugen.

Wichtiger sind die moralischen Folgen. Diese schlechten Gewohnheiten können zu einem dauernden krankhaften Verhalten während des ganzen Lebens führen: Rückzug aus der äußeren Welt, Tagträumen, Selbstverliebtheit oder Narzismus, Verwerfung der normalen Sexualität, Depression, Scham über sich selber, Selbstunsicherheit und Schüchternheit usw.

Entgegen der Laienmeinung haben nichts mit Onanie oder Masturbation zu tun meist reflektorisch ausgelöste Erektionen, wie sie schon beim Säugling vorkommen, und harmloses Spiel kleiner Kinder mit den Genitalien.

206. Vorlesung.

Autorität, Führung und Kinderneurose.

Das Ziel der Erziehung besteht darin, die Kinder zu innerlich freien, charaktervollen Persönlichkeiten mit gesundem Selbstwertgefühl heranzubilden, die, gegen abnorme seelische Reaktionen gefeit, der Gemeinschaft zu dienen und jeder Situation im Leben sich anzupassen vermögen. Die Erziehung ist ein Naturvorgang, vergleichbar mit der Brutpflege der Tiere und sollte auch beim Menschen sich ohne Schwierigkeiten vollziehen, wenn nicht im Laufe der Zeiten wichtige Instinkte verlorengegangen wären. Das Kind selber verlangt unbewußt nach einer natürlichen Autorität, die es verehren und lieben kann, einer Führung, der es freudig und gläubig folgen will. Wird dieses Führungsbedürfnis, wie in der neueren Zeit, nicht angemessen befriedigt, so kommt es zu mehr oder weniger schweren Störungen, indem die verschiedensten Dämonien ungebändigt in der Seele des Kindes groß werden, ähnlich wie in einer größeren Menschenmasse, wenn ihr Führer die Autorität verloren hat.

Gerade in unserem 20. Jahrhundert wurden auch auf dem Gebiete der Erziehung Autorität und Führung belächelt und vielfach als obsolet betrachtet, ja man hielt sie sogar für hinderlich und schädlich für die Entwicklung von Persönlichkeiten mit ausgesprochener Individualität. Betont wurde ein mehr kameradschaftliches Verhältnis zwischen Eltern und Kindern. Auf Grund derartiger moderner Erziehungsprinzipien sehen wir die paradoxe Erscheinung in den verschiedensten Ländern verbreitet, daß nunmehr die Kinder führen und die Eltern ihnen gehorchen. Die Folge ist aber eine früher unbekannte Hochflut von Kinderneurosen infolge des Versagens der Eltern gegenüber einem grundlegenden Naturbedürfnis des Kindes nach Autorität und Führung. Der Beweis ist jedenfalls nicht geleistet worden, daß die autoritätslose Erziehung der Erreichung des obgenannten Erziehungszieles förderlich war.

Einige klinische Bilder der Kinderneurose.

Ein gemeinsamer Zug sehr vieler zu Neurosen veranlagter Kinder liegt in der Schwierigkeit, bei ihnen gewollte Bedingungsreflexe zu schaffen. Das zeigt sich vor allem bei der Gewöhnung des Kindes an die Sauberkeit, an die Beherrschung von Blasen- und Mastdarmfunktion. Enuresis ist deshalb bei neurotischen Kindern weit verbreitet, seltener ist die Enkopresis.

In einem merkwürdigen Gegensatz zu dieser Schwierigkeit der Gewöhnung an Sauberkeit ist die Leichtigkeit, mit der sich bei den neurotischen Kindern schlechte Gewohnheiten entwickeln. Ich erwähne hier zunächst die Pollakisurie. Ihre Wurzel liegt vielfach in der Langeweile des Kindes. So sah ich sie bei einem Pflegekind sehr ausgesprochen, das als Einzelkind bei einer alten Pflegemutter untergebracht war. Das Kind näßte tagsüber sehr häufig ein, nur um sich und der Pflegemutter Beschäftigung zu verschaffen. Ähnliches gilt auch von anderen Gewohnheiten, wie dem Daumenlutschen, der Onanie, wenn dem Kind andere freudvolle Erlebnismöglichkeiten fehlen und es sich in der Gesellschaft der Erwachsenen tödlich langweilt.

Bei der Kinderneurose kommt es nicht nur zum Ausbleiben gewollter, bedingter Reflexe und umgekehrt zu falschen Gewöhnungen, sondern auch zu ausgesprochen falschen Schaltungen gewisser Reaktionen. Ein besonders lehrreiches Beispiel sind die sogenannten respiratorischen Affektkrämpfe. Sie zeigen sich meistens im zweiten Lebensjahr, ich habe sie aber auch schon bei Säuglingen im zweiten Halbjahr beobachtet. Oft aus geringstem Anlaß, z. B. durch Schreck beim Umfallen oder auch nur beim Wegnehmen eines Spielzeuges oder sonst einem unlustvollen Affekt beginnt das Kind heftig zu schreien. Der Schreireflex gleitet aber sehr rasch dadurch in pathologische Bahnen ab, daß nun das Kind plötzlich aufhört zu atmen. Es wird zuerst blau, dann blaß. Im Zustand der Apnoe wirft es Arme und Beine hilflos herum, sein Blick ist verzweifelt, die Augen werden nach oben gedreht, einige blitzartige Zuckungen im Gesicht und in den Gliedern kommen vor, das Kind wird bewußtlos, fällt um. Der Körper ist meist ganz steif, seltener läßt das Kind wie leblos alle Glieder hängen. Nach einigen ängstlichen Augenblicken setzt die Atmung jedoch wieder ein und das Kind fängt an zu schreien oder es fühlt sich dazu zu sehr erschöpft. Es wird also durch den Schreireflex eine falsche Schaltung, ein Stimmritzenkrampf ausgelöst. Im Beginn zeigen sich längere Intervalle zwischen den einzelnen Anfällen, dann kommt eine Periode der Häufung, so daß in einem Tag mehrere derartige Anfälle auftreten können. Schließlich werden sie wieder seltener, um allmählich ganz zu verschwinden.

Verwandt mit solchen falschen Schaltungen sind die sogenannten Tics, die ich nicht selten schon bei Kleinkindern habe entstehen sehen. Sie haben meist eine äußere, banale Ursache. Allbekannt ist der Blinzeltic bei Kindern, die infolge Augenerkrankungen an schmerzhafter Lichtscheu litten und das dabei

erworbene Zwinkern nun als nervöse Bewegungsstörung, als sogenannten Ge-
wohnheitstic beibehalten. Ich beobachtete einmal einen vierjährigen Jungen,
dem eine Stirnlocke immer über das linke Auge zu fallen drohte und der sich
deshalb einen solchen Blinzeltic angewöhnte, der so automatisiert wurde, daß
er auch weiter bestehen blieb, als die Locke abgeschnitten wurde. Diese
Automatisierungen sitzen meist außerordentlich fest und zeigen sich bei irgendwelchen geringsten Unruhegelegenheiten. Drehtics des Kopfes sah ich wiederholt ursprünglich veranlaßt durch einen dem Kind unangenehmen, zu engen
Kragen. Das Neurotische liegt darin, daß auch nach Entfernung der ursprünglichen Ursache der Automatismus haften bleibt.

Heutzutage gibt den Pädiatern wohl der ganzen Welt die Klage über Appetitlosigkeit der Kinder am meisten zu schaffen. Diese Anorexie zeigt sich oft schon
bei den Säuglingen und sie schließt sich namentlich an die ersten Versuche an,
dem Säugling mit dem Löffel breiförmige Nahrung zu verabreichen. Wenn
dabei nicht sehr sorgsam umgegangen wird, bekommt der Säugling leicht Erstickungsangst oder er verschluckt sich usw. Das kann nun eine Nahrungsverweigerung auslösen, deren Ursache mehr psychischer Natur ist und den auslösenden Vorgang außerordentlich lange überdauert. Wurde bei den ersten
Versuchen ungeschickt vorgegangen, wurde das Kind brüskiert und wiederholen sich diese Zwangsmaßnahmen bei den täglichen Mahlzeiten, dann bildet
sich um so rascher und sicherer, um so anhaltender ein pathologischer Bedingungsreflex aus, auf die Darreichung der Nahrung nicht mit Bereitschaft, sondern
mit Nahrungsverweigerung zu antworten. Angesichts der Appetitlosigkeit
des Kindes verlieren die Eltern ihre Ruhe, sie werden aufgeregt, ängstlich und
suchen mit allen Mitteln die Nahrungsaufnahme zu erzwingen. Das Kind wird
an Händen und Füßen gefesselt, man hält ihm die Nase zu, damit es den Mund
öffnen muß, man schlägt auf die kleinen Händchen, damit das Kind schreit,
und in dem Moment, da es den Mund öffnet, wird ihm die Nahrung in den Mund
gestoßen. Aber auch wenn das gelungen ist, weigert sich das Kind zu schlucken
oder wenn es bereits geschluckt hat, so rächt es sich durch Erbrechen. Es ist
verständlich, daß durch solche verfehlte Zwangsmaßnahmen, die dem Kind
die Nahrungsaufnahme mehr und mehr verekeln, die Anorexie direkt unterhalten und verschlimmert wird. So erzählt LEREBOULLET von einem Arztkind,
das wegen Appetitlosigkeit mehr als 2000mal mit der Magensonde ernährt
werden mußte. Das Kind verhält sich nicht anders wie ein Füllen, das beim ersten
Einschirren brutal behandelt wurde; es wird sich beim nächsten Einschirren
wieder störrisch zeigen und es um so länger bleiben, als es infolge seines Störrisch-
seins brutal behandelt wird. Andere Eltern suchen durch Ablenkungsversuche
von der Klapper bis zum Grammophon oder Radio die Appetitlosigkeit des
Kindes zu überwinden. Durch die vielen Reize wird aber das Nervensystem
überreizt, der Säugling wird aufgeregt, schreit viel, schläft wenig und auch durch
diese verfehlte Führung wird die Appetitlosigkeit vermehrt. Die heutzutage
so weit verbreitete Appetitlosigkeit, die bis zur bedrohlichen Nahrungsverweigerung gehen kann, ist, wie BRENNEMANN betont hat, ein biologisch äußerst para-
doxes und schwer verständliches Phänomen. Wir sehen auch hier, daß die Neurose
eine gefälschte Haltung gegenüber den elementarsten Forderungen des Lebens
darstellt.

Ähnliches gilt von den so häufigen Schlafstörungen. Das neurotische Kind
will am Abend nicht ins Bett, es fürchtet sich vor der Trennung von der Mutter,
die Mutter muß beim Bettchen bleiben, ihm das Händchen halten, das Licht
darf nicht ausgelöscht werden usw. Ist es endlich eingeschlafen, so ist der Schlaf
auffallend leicht, es wacht bald wieder auf oder spricht im Schlaf oder es kommt

zu Anfällen von Pavor nocturnus. Das Kind wacht in der Nacht plötzlich auf mit einem Schreckensschrei, die Pupillen sind erweitert, die Augen weit aufgerissen, starr, das Gesicht kongestioniert, mit Schweiß bedeckt, der Puls fliegt. Das Kind hat eine schreckenerregende Vision gehabt, ein großes dunkles Tier, ein schwarzer Mann usw. hat sich auf das Kind stürzen wollen. Erst allmählich beruhigt sich das Kind, wenn es wieder völlig wach ist. Es will zur Mutter ins Bett schlüpfen. Daraus können sich rasch üble Gewohnheiten entwickeln, besonders wenn es beim Kind zu dauernden Furchteinstellungen kommt, dann werden sich fast jede Nacht die gleichen Szenen beim Einschlafen oder auch der Pavor nocturnus wiederholen.

Die kindlichen Phobien sind meist induziert, z. B. durch Erzählung gruseliger Geschichten, durch Besuch von Kinovorstellungen, durch Drohung der Erwachsenen mit dem schwarzen Mann usw. Ein interessantes, selbst erlebtes Beispiel ist das folgende: Als der Knabe zweijährig war, starb seine Großmutter plötzlich an einem Schlaganfall. Die Mutter war mit dem Knaben Zeuge dieses plötzlichen Todes. Die Mutter begann am ganzen Leib zu schlottern und verfiel in erschütternde Angst. Die Kinder fürchten sonst den Tod nicht, weil bei ihnen die Grenzen zwischen Leben und Tod noch ganz unscharf sind, da sie auch tote Gegenstände als belebt ansehen. Der schwere Angstzustand der Mutter an jenem Abend übertrug sich nun auch auf das Kind. Seither fürchtete es die Dunkelheit, das Licht mußte brennen, es zog das Leintuch über den Kopf, um sich zu verstecken, es kam zu wiederholten Anfällen von Pavor nocturnus, die erst nach längerer Zeit wieder ausblieben. Als der Knabe nun sechs Jahre alt geworden, in einer illustrierten Zeitschrift die Königin Astrid auf dem Totenbett abgebildet sah, da tauchte plötzlich der alte Angstzustand vor dem Tode wieder auf, es kam in den folgenden Nächten wiederum zu Anfällen von Pavor nocturnus.

Ängstlichkeit und Unsicherheit des Kindes kann auch zu Sprachstörungen führen, besonders zum Stottern.

Angst und Unsicherheit, seelisches Unbehagen werden beim neurotischen Kind recht häufig überlagert durch Trotz- und Wutanfälle. Der Arzt hat häufig Gelegenheit, bei der ärztlichen Untersuchung und Behandlung solche Trotzszenen zu erleben. Das Kind schreit nein, nein, nein, wehrt sich mit Händen und Füßen, mit dem ganzen Körper, es will sich um keinen Preis ausziehen lassen. Spielsachen, die es in der Hand hat oder die man ihm zur Beruhigung zu geben versucht, werden zu Boden geworfen, es will den Mund nicht öffnen, dreht den Kopf weg usw. Solche Kinder geraten in Wut, wenn man ihnen einen Bauklotz, eine Puppe, mit denen sie gerade spielen, wegnehmen will. Das Kind stampft mit den Füßen, schreit vor Wut, wirft sich zu Boden, strampelt mit allen vieren. Gelegentlich schlagen die Kinder auf Personen der Umgebung los oder suchen sie zu beißen oder werfen den Kopf gegen die Wand. Solche Szenen wiederholen sich, sobald man etwas von dem Kind verlangt, das es tun soll, z. B. will es nicht gewaschen und nicht gekämmt werden, bei Tisch will es nicht essen. Bezeichnend ist die Geschichte vom „Suppenkasper", von dem es heißt:

> Doch einmal fing er an zu schrei'n:
> Ich esse keine Suppe, nein:
> Ich esse meine Suppe nicht,
> Nein, meine Suppe eß ich nicht!

Wenn wir wissen, daß solchen Trotz- und Wutanfällen, mögen sich die Kinder auch noch so wild gebärden, innere Angst und Unsicherheit, oft tiefes seelisches Leiden und Unbehagen zugrunde liegen, so wird das den Arzt davor bewahren, selber dabei die richtige Haltung und Führung zu verlieren.

Einen Gegensatz zu dem ängstlichen, scheuen Kind, mag es sich auch noch so trotzig gebärden, bildet das affektlahme, motorisch instabile Kind, das jedem Kinderarzt wohlvertraut ist. Schon CZERNY hat diesen Typus in seinem schönen Büchlein „Der Arzt als Erzieher des Kindes" treffend beschrieben. Er hebt dort den Gegensatz zum normalen Kinde hervor. Ein normales Kind kann sich an einem Bilderbuch stundenlang verweilen. Auf jeder Seite findet es etwas, das seine Aufmerksamkeit fesselt und was es eingehend betrachtet. Das motorisch instabile Kind blättert ein solches Buch nur rasch durch, würdigt die Abbildungen kaum eines Blickes und verlangt gleich wieder nach etwas Neuem. Die Aufmerksamkeit dieser Kinder hat eine außerordentliche Vigilität, aber keine Tenazität, sie wird durch jeden neuen, geringsten Reiz wieder abgelenkt. Das Kind ist das reinste Perpetuum mobile, auf alles geht es los, steigt auf die Stühle, greift alles Erreichbare an, womöglich noch um es herunterzuwerfen und es zu zerstören, durch nichts läßt es sich längere Zeit fesseln, nichts löst einen tiefergehenden Affekt aus, für nichts setzt es sich ein, deshalb die hemmungslose motorische Unruhe, es ist ein motorischer Don Juan. Im Spital sind solche Kinder äußerst schwer im Bett zu halten, sie steigen auf und nieder, immer mehr über als unter der Bettdecke, schwatzen und pfeifen, jodeln oder singen beständig, immer muß etwas gehen. In der Schule stören sie durch ihr hemmungsloses Verhalten, das sich bis zu einer richtigen Manie steigern kann, den Unterricht auf das empfindlichste. Sehr gut lassen sich diese Kinder auch durch ihre Zeichnungen charakterisieren. Geometrische Figuren zeichnen sie nicht ab, sondern machen hemmungslose Striche, kreuz und quer, ringsum, bis das Papier ganz bekritzelt ist. Diese Kinder sind außerordentlich schwer erziehbar, nicht zum Gehorchen zu bringen. Was zu einem Ohr hineingeht, geht zum anderen hinaus. Schelten, Ermahnungen machen nicht den geringsten Eindruck, da diese Kinder eben affektlahm sind. Sie kennen keinerlei Furcht, auch keine Furcht vor Strafen. Sie zeigen das, was wir in der Schweiz recht treffend als Meisterlosigkeit bezeichnen.

Der Lebensraum des Kindes; Kind und Familie.

Wir haben bisher die häufigsten Klagen über abnorme Verhaltensweisen kurz charakterisiert, mit denen die Eltern ihre neurotischen Kinder in ärztliche Behandlung bringen. Der Kinderarzt wird nun aus den Klagen der Anamnese, aus der Beobachtung der Verhaltensweise des Kindes, aus der Intelligenzprüfung und der körperlichen Untersuchung ein möglichst umfassendes, somatisches, seelisches Charakterbild des vorgestellten Kindes zu gewinnen suchen. Er kann zu einem Verständnis der Neurose aber nur gelangen, wenn er mit dem Lebensraum des Kindes vertraut wird, wozu eben der Pädiater bei seinen häuslichen Besuchen die beste Gelegenheit hat. Die psychischen Funktionen des Kindes und die Zusammenhänge zwischen körperlichen und seelischen Reaktionen können nur begriffen werden, wenn wir das Ganzheitsproblem zu lösen versuchen. Wir müssen nicht nur das ganze Kind, Körper und Seele, sondern auch das Kind und seinen Lebensraum als einen unter Wechselwirkungen stehenden Komplex erfassen lernen, wenn wir das neurotische Kind selbst verstehen wollen. Und wenn aus solcher Ganzheitsbetrachtung heraus in der Medizin etwas Neues hervorblüht, sagt BESSAU, was den früheren engeren Rahmen der anatomisch fundierten Krankheit sprengt, dann wird an dieser, wie wir hoffen dürfen, glücklichen Entwicklung die Kinderheilkunde führend beteiligt gewesen sein. Jedenfalls darf sie hier unter keinen Umständen beiseite stehen und dieses für sie lebenswichtige Gebiet nicht der Psychiatrie überlassen.

Die wichtigste Person im Lebensraum des Kindes ist naturgemäß die Mutter. Die häufigste Ursache für die Entstehung von Kinderneurosen ist die fehlerhafte Kind-Mutter-Beziehung, z. B. Mangel an genügender Autorität und unrichtige Führung des Kindes durch die Mutter. Wir kennen hier den Typus der ängstlichen und selbst asthenischen Mutter. Übermäßige Aufmerksamkeit führt zu vermehrter Ängstlichkeit der Mutter, die Mutter-Kind-Beziehung wird überbetont und übertrieben, das Kind maßlos verwöhnt. Die Ängstlichkeit der Mutter kann gewisse reale Hintergründe haben, z. B. wenn das Kind eine schwere, lange Krankheit im frühen Kindesalter durchgemacht hat, oder wenn sie bereits ein Kind verloren hat. Übermäßiger Schutz durch die Mutter mit ihrer Ängstlichkeit führt z. B. zur Verzögerung des Gehens, des Sprechenlernens (persistierende Babysprache), zu dauerndem Bettnässen, zu Wehleidigkeit infolge mangelnder Feiung gegen Affekte, kurzum zu einem psychischen Infantilismus.

Noch schädlicher wirkt die inkonsequente Führung durch eine wankelmütige, psychopathische Mutter. Sie läßt ja das Kind den Lebensaufbau mit tiefer Unsicherheit beginnen. Bald wird das Kind verhätschelt, bald bewundert, bald brutalisiert und eigenwillig bedrückt. In einem solchen Kind erwachsen Gefühle völliger Unsicherheit und es wird diesen Bedrohungen seines Daseins nur allzubald Abwehrreaktionen entgegenstellen, zunächst rein instinktiver Art, die ihm die Selbstbehauptung erlauben. Unter diesen Umständen finden wir dann drei- bis vierjährige Kinder, die schon mit vollendeter Diplomatie ihre unbeherrschte Mutter führen und beeinflussen, bald durch Schmeichelei, bald durch Essensverweigerung, Trotz- oder Wutausbrüche, weil sie wissen, daß sie damit bei diesem Muttertyp schließlich doch alles erreichen können.

In anderer Weise ungünstig ist der Einfluß einer lebensfremden, überstrengen Mutter, welche ihre Autorität aufs äußerste zu wahren bestrebt ist, so daß das Leben des Kindes sich unter einem beständigen Druck und Drill wie das eines Rekruten abspielt. Das Ziel, eine Persönlichkeit mit gesundem Selbstwertgefühl zu erziehen, kann durch eine derartige Überspannung des Autoritätsprinzips niemals erreicht werden. Es entsteht ein farbloser, uninteressanter, innerlich unfreier Kasernenhofmensch. In der übermäßigen Betonung der Autorität und Führung, bei der die Mutter Stunde für Stunde durch beständige Verbote, durch Tadel, Drohungen und Strafen das Kind nie zur Ruhe kommen läßt, wird dem Kinde die harmlos kindliche Fröhlichkeit durch das ganz humorlos strenge Verhalten der Mutter genommen. Durch die verfehlte Führung verführen sie die Kinder direkt zum Ungehorsam. Tadel und Strafe verlieren ihren Effekt völlig, wenn sie zu oft wiederholt werden. Das Kind kommt zu dem bitteren Gefühl, daß alles, was es macht, ja doch falsch sei, daß die Erwachsenen nur da seien, es zu schelten, zu strafen und zu schlagen. Wird ein Kind wegen Ungehorsam von seinen frühesten Jahren an bei jeder Kleinigkeit grob bestraft mit körperlichen Züchtigungen, so braucht man kaum zu sagen, daß ein solches Kind versuchen wird, seine Haut zu retten. Es wird schmeicheln, lügen oder, wie ich das in einem solchen Fall bei einer sehr groben Mutter erlebte, sich in die Krankheit flüchten. Der immer wieder geschlagene Junge bekam eine hysterische Lähmung des rechten Beines. Verschiedene Ärzte wurden konsultiert, die nur versicherten, sie könnten nichts Organisches finden. Ein solcher Fall muß aber behandelt werden, gibt doch eben gerade die Kinderhysterie sehr schöne Behandlungserfolge. Das Problem muß jedoch bei der Mutter-Kind-Beziehung angepackt worden. Der Mutter muß klargemacht werden, daß sie ihren Jungen mit mehr Nachsicht und Liebe behandeln muß.

Bei der Führung durch eine pedantisch-hypochondrische Mutter mit ihrem unablässigen Wichtignehmen von allerlei Nichtigkeiten und ihrer beständigen, hysterischen Krankheitsfurcht und ihren erfindungsreichen Krankheitssorgen wird leicht das unbefangene Gesundheitsgewissen des Kindes Schaden leiden, und es wird durch beständiges Klagen und Beachten von allerlei Sensationen, Nabelkoliken, Stichen usw., die Mutter stets in Sorge zu halten versuchen.

Normalerweise liegt die bessere Autorität und Führung in den Händen des Vaters, und die Entstehung der Kinderneurosen wird begünstigt, wenn die väterliche Autorität und Führung vorübergehend oder dauernd fehlt, besonders wenn der Vater stirbt und die Mutter ein einziges Kind hat. Es kommt dann zu einer abnorm starken Bindung zwischen Mutter und Kind.

Ähnliche Fehler wie bei der mütterlichen Führung können auch bei den Vätern vorkommen. So gibt es lässige, überweiche, disziplin- und haltlose Väter. Die Folgen sind die gleichen wie bei der mütterlichen Verwöhnung. Die Verwöhnung kann sich später schwer rächen, da dadurch nicht etwa besondere Liebe zu den Eltern großgezogen wird, sondern eine maßlose Selbstsucht, die im späteren Leben selbst zu kriminellen Handlungen führen kann, wenn einmal die Erfüllung der stets gesteigerten Ansprüche nicht mehr möglich erscheint.

Tiefe und ängstliche Unsicherheit muß das Kind erfüllen, wenn der Vater und die Mutter in der Führung inkonsequent und unter sich uneinig sind.

Wie die prinzipienreitende, kühle, immer rechthabende, alles besserwissende und herrschsüchtige Mutter, so kann auch der übergroße Vater mit erdrückender Autorität das Kind tief einschüchtern, und ihm die Möglichkeit zur Entwicklung eines gesunden Selbstwertgefühles nehmen. Der explosive, schimpfende und strafende Vater kann bewirken, daß die Kinder in ständiger, ängstlicher Erwartung sind, daß irgendeine Katastrophe passieren müsse. So kommt es zu kindlichen Angstreaktionen, gelegentlich zu hartnäckigem Trotz, zu Haßeinstellung gegenüber dem Vater. Es kann dann der Grund zu dauernder Entfremdung gelegt werden, die dann besonders in der Pubertät in offener Rebellion sich äußert, sofern es nicht gelungen ist, den letzten Funken von Selbstbewußtsein und Selbstwertgefühl zu ersticken.

Von Autorität und Führung kann z. B. bei trunksüchtigen oder sonst lasterhaften Eltern keine Rede mehr sein.

Großeltern, besonders wenn sie im gleichen Haushalt wohnen, beeinträchtigen nicht selten Autorität und Führung der Eltern dadurch, daß sie die Enkelkinder verwöhnen und Inkonsequenz in die Erziehung bringen.

Aber auch die Stellung des Kindes in der Geschwisterreihe ist von großer Bedeutung für die Entstehung der kindlichen Neurose. Besonders gefährdet ist das Einzelkind. Ihm fehlen die Geschwister im Lebensraum, mit denen es sich in die mütterliche Sorge normalerweise teilen sollte, und es fehlt ihm die unbewußte Erziehung durch die Geschwister, welche seinem übermäßigen Egoismus eine Schranke setzen. Durch den steten Verkehr mit Erwachsenen wird das Einzelkind fast ausnahmslos altklug, es wächst treibhausmäßig zu hoch, es fehlt ihm die harmlose, kindliche Frische. Es wird mit Liebe und elterlicher Fürsorge übersättigt und produziert in belastenden Situationen Nahrungsverweigerung, nervöses Erbrechen, Ohnmachten usw. Trotz des altklugen Wesens ist das Einzelkind meist höchst unselbständig; so müssen die Mütter einziger Kinder sie oft noch in die Schule begleiten, da sie sich fürchten, allein zu sein und die unbekümmerte, rauhere Art ihrer Klassengenossen als Bedrückung und Angriff empfinden. In ihrer maßlosen Selbstsucht können sie selbst jedoch ihren Spielgefährten gefährlich werden. Hörte ich doch von einem solchen einzigen Knaben, daß er gegen zwei Mädchen, die ihm ein Spielzeug wegnehmen wollten, einen großen Stein zu schleudern im Begriffe war und nur im letzten Augenblick an dieser brutalen Tat verhindert werden konnte. Wir sehen auch hier wieder eine Wurzel zu späterer krimineller Entwicklung.

In einer ganz ähnlichen Stellung wie das Einzelkind findet sich das zuletzt geborene Kind in einer Geschwisterreihe, besonders der Spätling, das Sonnenscheinchen, das ebenfalls maßlos der Verwöhnung ausgesetzt ist und mit neurotischen Erscheinungen reagiert, wenn seine immer unersättlicher werdenden Ansprüche schließlich nicht mehr erfüllt werden können.

Das älteste Kind ist häufig gefährdet durch die Unerfahrenheit der Eltern, welche an ihm ihre Pädagogik versuchen, besonders durch übermäßige Betonung des Autoritäts- und Führungsprinzips. Sie machen aus ihm später entweder einen Pedanten und Lebensflüchtling, indem sie seine Ursprünglichkeit und Frische erdrücken, oder aber einen anarchischen Radikalisten, der sich in Daueropposition gegen jede Art von Autorität, Zwang und Begrenzung befindet.

Gelegentlich können auch ungünstige Einstellungen der Geschwister unter sich zu Quellen von Neurosen werden.

Kinderneurosen sind zu einem guten Teil Fremdneurosen,[1] d. h. sie bedeuten nur die Reaktion des Kindes auf eine lebensschädigende Situation in der Umwelt, ganz besonders in der Kind-Eltern-Beziehung. Der beste Beweis dafür ist, daß die Krankheitssymptome des Kindes in zauberhafter Weise verschwinden, sobald das Kind aus seinem konfliktgeladenen Lebensraum entfernt und eine Milieuänderung vorgenommen wird. Es ist das ein Beweis für die vorwiegend exogene Natur der betreffenden kindlichen Neurose. Eine solche Fremdneurose darf nur angenommen werden, wenn der Kinderarzt sich ein wirklich objektives Bild des Lebensraumes seiner Kranken, besonders der darin wichtigen Persönlichkeiten geschaffen hat.

Bedeutung der konstitutionellen Neurosebereitschaft.

CZERNY hat sich vor einiger Zeit entschieden dagegen verwahrt, daß die Kinderneurosen einzig und allein solche Fremdneurosen seien, rein exogen bedingt durch die Umwelt des Kindes. In sehr vielen Fällen kommt es auf eine besondere Neurosebereitschaft des Kindes an, denn unter mehreren Kindern reagieren nur einzelne mit neurotischen Zeichen, obschon alle den gleichen Fehlern in der Autorität und Führung von seiten der Eltern ausgesetzt sind. Ein psychisch vollkommen normales, intelligentes Kind, das sich rasch in jeder Lage zurecht findet, kommt mit einem Minimum autoritärer Erziehung und Führung aus. Sogar ausgesprochene Erziehungsfehler der Eltern ist es imstande, an sich selbst unwirksam zu machen, es erzieht sich von selbst.

Autorität und Führung müssen mehr oder weniger weitgehend scheitern, wenn schwerere oder leichtere Störungen der Intelligenz, wie sie schon durch die üblichen Testverfahren bei vielen neurotischen Kindern leicht aufzudecken sind, eine normale Anpassung an die sozialen Forderungen des Lebens behindern. Die leichte oder ausgesprochenere geistige Schwäche ist eben auch nur der Ausdruck für ein mangelhaft funktionierendes Nervensystem, bei dem die Bildung gewollter Bedingungsreflexe schwer oder nicht möglich ist.

Die schwierigsten Konflikte entstehen dann, wenn Fehler der Autorität und Führung mit einer besonderen Neurosebereitschaft des Kindes zusammenfallen, z. B. streng autoritäre Führung bei einem sensitiven Kind mit dauernder Furchteinstellung oder umgekehrt lässige und weiche Führung und Verwöhnung bei einem instabilen Kind. Die Furcht des sensitiven Kindes ist biologisch wohl begründet in einer oft schon körperlichen, zarten, asthenischen Konstitution

---

[1] Nach J. H. SCHULTZ.

und einer geringen Widerstandskraft im Seelischen, selbst bei sonst normaler, ja gelegentlich hervorragender Intelligenz. Gerade bei solchen sensiblen Kindern mit rasch eintretendem Sättigungsgefühl kommt es nicht selten zu nervöser Appetitlosigkeit. Die ängstliche Grundhaltung führt zu Schlafstörung. Die gesteigerte Sensibilität bewirkt es, daß die gesunde Robustheit ihrer Altersgenossen ihnen auf die Nerven geht, es kommt zu schweren Störungen der Kontaktpsychologie, abnormer Scheu, Schüchternheit usw. Die Spätfolgen liegen teils im affektiven Infantilismus, teils in weiter fortschreitender schizoider Charakterentwicklung. Der Mensch bleibt entweder zeitlebens ein furchtsames, scheues Kind oder er löst mehr und mehr den Kontakt mit der Umwelt und verfällt schließlich in die Geisteskrankheit der Schizophrenie.

Die erstere Entwicklung wird begünstigt durch eine autoritätslose, verwöhnende Führung, die letztere zeigt sich besonders dann, wenn eine unverständig strenge und unfrohe Führung, eine konfliktgeladene Umwelt sich das Kind immer mehr und mehr in sich selbst zurückziehen läßt.

Es besteht kein Zweifel, daß auch bei der Trotzneurose die Konstitution eine große Rolle spielt. Interessant ist, daß bei den Kindern mit Trotzhaltung die Anamnese ergibt, daß schon das eine oder beide Eltern in der Kindheit dieselbe Erscheinung dargeboten hatten. Es handelt sich bei den Eltern häufig auch um reizbare, jähzornige Menschen, so daß das Kind Gelegenheit hat, solche Wutszenen bei den Erwachsenen oft aus geringer Veranlassung zu erleben. Im Gegensatz zu dem asthenischen Habitus des sensitiven Kindes treffen wir bei den Trotzkindern überwiegend einen gedrungenen, pyknischen oder häufig sogar athletischen Körperbau. Die Astheniker kommen zwar auch vor, sind aber entschieden seltener. Charakteristisch ist nach PLONZKER der Trotzkopf mit einer stark vorgewölbten Stirn, seitlich ausladenden Schläfen und einer queren Einziehung der Stirn über den Augenbrauen von außen oben nach unten gegen die Glabella hin. Der Trotz ist im zweiten bis dritten Lebensjahr bekanntlich fast eine physiologische Erscheinung und ist der Ausdruck dafür, daß das Kind lernt, von seinem eigenen Willen kraftvollen Gebrauch zu machen und einmal etwas anderes zu wollen als die Umgebung. Er ist als solcher eher ein günstiges Zeichen für eine temperamentvolle, nach Unabhängigkeit strebende und kritische Persönlichkeit. Wo läge der Fortschritt, wenn die junge Generation auch späterhin niemals etwas anderes wollte als die ältere, wenn sie nicht die Kraft besäße, mit unbeugsamem Trotz das Neue durchzusetzen. Der Trotz in der Charakteranlage, der auf kräftigen Eigenwillen schließen läßt, ist also mehr zu begrüßen als extreme, kritiklose Unterwürfigkeit unter die Autorität und Führung oder wie phlegmatische Indifferenz. Pathologisch wird der Trotz, wenn er zu einer länger dauernden negativistischen Einstellung führt, wobei es immer wieder zu Wutausbrüchen bei geringster Veranlassung kommt. Diese außerordentlich gesteigerte Reizbarkeit ist meist zurückzuführen auf eine Störung des körperlich-seelischen Wohlbefindens. Diese kann im Zusammenhang stehen mit der mächtigen Umstellung der inneren Sekretion im zweiten bis dritten Lebensjahr, welche zu den Erscheinungen einer ersten Pubertät führen kann. Aber auch mit körperlichen Leiden. Eine verstopfte Nase infolge chronischer Rhinopharyngitis, Stiche und unangenehme Sensationen in den Ohren nach Otitis media, protrahierte Rekonvaleszenz nach Masern oder Grippe können durch kleine Krankheitsreize das Nervensystem des Kindes zermürben, so daß es bei entsprechender konstitutioneller Veranlagung äußerst reizbar wird und auf geringste Veranlassung gewissermaßen explosiv reagiert. Anderseits scheinen die heftigen Affekte wiederum eine toxische Wirkung auf das Nervensystem zu haben (vermehrte Adrenalinausschüttung?). Nicht so selten liegen aber auch Störungen des seelischen Wohlbefindens vor, besonders in einer aufgeregten, nervösen Umgebung, welche im Kommandoton glaubt, das Kind beständig zurechtweisen zu müssen. Dadurch wird der Trotz nur ins Maßlose gesteigert. In anderen Fällen wird das seelische Wohlbefinden gestört durch eine ängstliche Haltung der Mutter, die glaubt, das Kind überall beschützen zu müssen, ihm jeden Wunsch gestattet, es mit Liebe übersättigt usw. Durch die Verwöhnung werden die Wünsche schließlich so gesteigert, daß sie nicht mehr erfüllt werden können und darauf reagiert das Kind mit Trotz. Es kann ferner Angst vor Liebesverlust vorliegen, Eifersucht, besonders wenn ein neues Geschwister geboren wurde. Das Kind sucht durch solche Trotzszenen die Aufmerksamkeit auf sich zu lenken, um sich erneute Liebe und Fürsorge zu sichern. Die Gefahr dauernder Trotzhaltung liegt darin, daß das Kind später in der Schule und im Leben sich der Gemeinschaft nicht unterordnen kann und in mehr oder weniger schwere Konflikte mit der Disziplin, bzw. der Rechtsordnung gerät. Es entwickelt sich der Revolutionär, der Anarchist, der keinerlei Autorität und Begrenzung anerkennen will.

Bei den instabilen turbulenten Kindern liegen offenbar auch angeborene Veränderungen noch unbekannter Art vor, welche eine nur ungenügende Entwicklung von Hemmungen gestatten. Das Bild des konstitutionell instabilen Kindes erinnert sehr an Charakterveränderungen, wie wir sie bei Postencephalitikern sehen. Nicht selten handelt es sich um dysplastische Typen, wobei Störungen der inneren Sekretion mit im Spiele sein können. So habe ich Fälle von hochgradiger, motorischer Instabilität, die sich bis zu einer förmlichen Manie steigern konnte, beobachtet bei Kindern mit dem Habitus der Dystrophia adiposogenitalis. Hatten sie vielleicht zu wenig Brom in der Hypophyse? Andere waren Kropfträger mit leichter Hypothyreose oder im Gegenteil Hyperthyreose.

Dies wären nur einige wenige Charaktertypen, die besonders zu Neurose disponiert sind. Es erschiene als eine lohnende Aufgabe der wissenschaftlichen Pädiatrie, eine möglichst eingehende, somatisch-seelische Charakterkunde der kindlichen Persönlichkeiten zu entwickeln, eine Biologie und Pathologie der Person, welche schon beim Neugeborenen beginnt. Die Lösung dieses Problems ist jedoch nicht möglich, weil man ohne eine gewisse Typisierung und Schematisierung nicht auskommen könnte und das Leben eben eine unendliche Mannigfaltigkeit solcher individueller Charaktere schafft, die zudem nichts Festes bedeuten, sondern gerade bei Kindern noch äußerst plastisch sind. So bleibt nichts anderes übrig, als jeden Fall individuell zu studieren und ganz besonders auch die Genese und Dynamik der Charakterentwicklung ins Auge zu fassen.

Ratschläge des Arztes für die Führung des Kindes.

Hat der Pädiater aus den Klagen der Anamnese, aus der Beobachtung des Kindes und der Erforschung seines Lebensraumes, insbesondere der darin wichtigen Personen sich ein möglichst vollständiges Bild der vorliegenden neurotischen Störung und ihrer Wurzeln verschafft, so muß er nun darangehen, einen Heilplan zu entwerfen.

Bei der Gewöhnung zur Sauberkeit spielt eine wichtige Rolle Einübung der Schließmuskulatur nach Thure-Brandt, gelegentlich unter Zuhilfenahme des galvanischen Stromes, andauernd suggestive Behandlung, Gewöhnung an regelmäßige Entleerung, Wecktherapie. Die suggestive Behandlung kann sich auch mit Vorteil gewisser Medikamente bedienen, z. B. Bellafolin (ein Tablettchen zu $^1/_4$ mg) am Abend. Diuretin, wie es zur Erzielung größerer Harnmengen tagsüber empfohlen wurde, hat in unseren Fällen versagt. Fehler in der Führung des Kindes, wie Demütigungen, Züchtigungen, Scheltworte von seiten der Eltern müssen vermieden werden, da sie in dem Kinde Haß- und Trotzgefühle auszulösen vermögen, die das Leiden verstärken. Es muß auch der Fehler vermieden werden, daß die Enuresis allzu stark beachtet wird, so daß sich das Kind durch sein Leiden interessant zu machen versucht. Je nach der Persönlichkeit des Kindes soll die Behandlung verschieden geleitet werden, beim sensitiven, ängstlichen Kind im Sinne der Ermutigung, beim gleichgültigen und instabilen Kind im Sinne der schärferen Betonung der Autorität. Bei lange erfolglos behandelten Fällen empfiehlt sich die Milieuänderung, Aufnahme in eine Kinderklinik usw. Der Arzt muß den festen Willen und auch das notwendige Vertrauen haben, des Leidens Herr zu werden, nur dann wird er genügend suggestive Kraft aufbringen.

Liegen schlechte Gewohnheiten vor, wie z. B. Daumenlutschen, Onanie, die häufig aus einer gewissen Langeweile entstehen, so wird man versuchen, diesen Kindern andere, freudvolle Erlebnismöglichkeiten, z. B. durch Spiel mit anderen Kindern, Autofahrten usw., zu verschaffen.

Das beliebte Bespritzen mit kaltem Wasser zur Verhütung respiratorischer Affektkrämpfe ist ein zweischneidiges Schwert, da dadurch die Anfälle erst recht ausgelöst werden können. Besser ist rechtzeitiges Abbiegen durch Ablenkung des Kindes. Man fordert es z. B. auf, ein rasch angezündetes Streichholz oder eine Kerze auszublasen.

Bei den Tics ist suggestive Behandlung häufig erfolgreich. Interessant ist die von KNIGHT und DUNLAP angegebene Behandlungsmethode. Sie kehrt das altmodische Verfahren um, bei dem der Patient angehalten wurde, die Bewegung zu unterdrücken und eine bessere Gewohnheit sich anzuerziehen. Sie muntert ihn im Gegenteil auf, die Zwangsbewegung zu üben, das Stottern, das Hinken, den Tic willkürlich mit vollbewußter Absicht auszuführen und zu üben. Man fragt also z. B. das Kind, wie machst du denn das, und sieht dann, daß es den Tic nicht willkürlich wiederholen kann. Die Unterwerfung der automatischen Bewegung unter die Willensübung ist imstande, die Ticbewegung zu unterdrücken, weil nun eben die unkontrollierten Impulse unter die willkürliche Steuerung gebracht werden.

Zur Vermeidung der Ausbildung des „Löffelkomplexes" empfehle ich die Darreichung von Gemüsebrühe mit einem Teelöffel Grieß zunächst mit der Flasche, wobei für die Gemüsebrühe vorwiegend süßschmeckende Karotten verwendet werden. Hat sich das Kind an den Geschmack gewöhnt, so reicht man ihm die Gemüsebouillon mit ganz wenig Grieß mit dem Löffel und steigert dann ganz allmählich den Gehalt an Grieß bis zu breiförmiger Konsistenz. Bei der Nahrungsverweigerung infolge nervöser Appetitlosigkeit und Schluckangst entwaffnet man das Kind am ehesten, wenn man ihm seinen Willen erfüllt, d. h. es zunächst ruhig hungern läßt, ohne es zu schelten. Man gibt ihm nur etwas Fruchtsäfte oder dünnen Tee und schaltet dann zunächst ein bis zwei Obsttage ein, wobei diejenigen Früchte gegeben werden, die das Kind besonders liebt. Dann geht man dazu über, neben den Früchten gewisse andere Lieblingsspeisen, etwas pikante Kost, Fleisch, Wurst, Salat, Ei, zunächst in kleinen Quantitäten anzubieten, so daß das Kind selbst nachverlangen muß. Durch zielbewußte Nichtbeachtung der Nahrungsverweigerung, durch Vermeidung von Scheltworten und Szenen beim Essen, dadurch, daß die Mutter das Kind keinerlei Besorgnis spüren läßt, weil es nicht ißt, werden diese Essensstörungen nach kürzerer oder längerer Zeit überwunden. In schweren Fällen kommt ebenfalls Milieuänderung in Frage.

Bei den Einschlafstörungen darf die Führung des Kindes nicht auf ein Zeremoniell eingehen. Das Licht z. B. darf nicht brennen gelassen werden, da sonst das Kind daraus schließt, seine Furcht sei berechtigt. Es muß alles vermieden werden, was bei dem Kinde Furcht oder ängstliche Vorstellungen auszulösen geeignet ist. Niemals darf das Kind mit Pavor nocturnus zur Beruhigung in das Bett der Mutter genommen werden.

Bei den Trotz- und Wutanfällen muß man den Eltern größte Selbstbeherrschung und Nichtbeachtung anraten. Namentlich darf nicht im Affekt gestraft werden. Beim Arzt beruhigt sich das Kind gewöhnlich sehr rasch, wenn er die Trotz- reaktion des Kindes einfach nicht beachtet und gewissermaßen ins Leere ver- puffen läßt, indem er z. B. ruhig die Zeitung oder ein Buch liest und wartet. Liegen, wie so häufig, Fehler in der Führung des Kindes der Neurose zugrunde, wie sie oben geschildert wurden, einerseits im Sinne der autoritätslosen Ver- wöhnung, der Inkonsequenz, oder im Gegenteil der Überbetonung des Autoritäts- und Führungsprinzips, so wird der Kinderarzt in taktvoller Weise den Eltern klarmachen, daß sie eine andere Haltung einnehmen müssen, damit es von seinen Krankheitserscheinungen befreit werde.

Eine gute Korrektur bei einzigen Kindern ist bekanntlich der Umgang mit anderen Kindern, z. B. im Kindergarten.

Beim konstitutionell körperlich und seelisch schwachen sensitiven Kind mit dauernder Furchteinstellung ist vor allem auf körperliche Ertüchtigung durch gute Ernährung, Spiel im Freien, leichte gymnastische Übungen, auf eine Er- höhung des Selbstwertgefühls hinzuarbeiten. Der Scheu vor dem Kontakt mit anderen Kindern darf unter keinen Umständen nachgegeben werden. Das Kind muß vielmehr an den Verkehr mit anderen Kindern und Erwachsenen gewöhnt werden.

Bei konstitutionell zu Trotzreaktionen neigenden Kindern muß man es vermeiden, sie durch einen dauernden Kommandoton beständig zum Trotz zu reizen. Der Kinderarzt muß sorgfältig den körperlichen Ursachen, den kleinen Krankheitsreizen nachgehen, welche zu Störungen des seelischen Wohlbefindens und zur Steigerung der Reizbarkeit führen. Er wird also eine Rhinopharyngitis, eine Otitis media, Darmstörungen usw. sachgemäß behandeln.

Bei den instabilen, turbulenten Kindern ist dagegen eine autoritätsstarke, sagen wir fast militärische Führung am Platze. Solche Fälle müssen frühzeitig behandelt werden. Völlige Isolierung und Bettruhe sind im Anfang notwendig. Sehr günstig wirken gymnastische Übungen, damit sich das Kind dabei an das Gehorchen gewöhnt. Ferner muß man versuchen, seine Aufmerksamkeit zu fesseln, z. B. durch Ballspiele usw. Bromide haben in meinen Fällen vollkommen versagt. Es wirken nur Mittel, welche am Hirnstamm angreifen, wie Luminal oder Gardenal, mitunter erst in größeren Dosen. Bei innersekretorischen Störungen wirken oft kleine Dosen Elitycan oder Hypophysenpräparate günstig.

207. Vorlesung.

Einige häufige ophthalmologische Aufgaben des Kinderarztes.

Der Allgemeinpraktiker und der Kinderarzt werden meist zuerst bei Augen- störungen der Kinder zu Rate gezogen. Der Erfolg der Behandlung hängt oft von der Schnelligkeit ab, mit der die Diagnose gestellt und die richtige Behand- lung eingeleitet wird. Der Hausarzt kann deshalb auf diesem Gebiete wichtige Dienste leisten. Dies trifft häufig schon beim Neugeborenen zu.

Ophthalmia und Einschlußblennorrhoe beim Neugeborenen.

Jede heftige Bindehautentzündung mit hochgradiger Sekretion beim Neu- geborenen ist auf eine Gonokokkeninfektion verdächtig und muß durchaus ernstgenommen werden, da die geringste Hornhautschädigung dabei zu schweren bleibenden Defekten mit dauernder Beeinträchtigung des Visus führen kann. Die Diagnose kann gesichert werden durch den Ausstrich des Sekretes und den Nachweis der semmelförmigen intrazellulären Gram-negativen Diplokokken. Diese gonorrhoische Infektion führt meist zwischen dem zweiten und vierten Tag nach der Geburt zu profuser Eiterung.

Bei einseitiger Ophthalmie ist das gesunde Auge sofort durch einen Uhrglasschutzverband vor einer Infektion durch Verschmieren des Eiters zu schützen.

Wenn möglich, ist die Behandlung dem Spezialarzt zu überlassen. Der Praktiker tut jedoch gut, sofort eine Allgemeinbehandlung mit Sulfonamiden und Penicillin einzuleiten, z. B. mit Diazil oder Sulfathiazol per os sechsmal 0,25 g im Beginn und dann sechsmal 0,125 g, d. h. $1/2$ bis $1/4$ Tablette während vier bis fünf Tagen, bis die Eitersekretion aufgehört hat und der Eiter steril geworden ist.

Noch rascher sind die Resultate nach intramuskulären Injektionen von 5000 E. Penicillin alle 3 Stunden (achtmal) mit oder ohne Instillationen von Penicillintropfen 500 E. per Kubikzentimeter in jedes Auge alle 3 Stunden. Bei dieser Methode sind Abstriche gewöhnlich schon nach einem Tage negativ. Die Eitersekretion hört am zweiten und dritten Tage auf. Die Heilung ist vollständig nach vier bis sechs Tagen. Sehr wichtig ist, trotz der Allgemeinbehandlung den Conjunctivalsack durch Irrigation mit physiologischer Kochsalzlösung alle 1 bis 2 Stunden zu reinigen. Diese Spülungen müssen sorgfältig vorgenommen werden, um Läsionen der Cornea zu vermeiden. Es sind ferner Instillationen von 3% Collargol drei- bis fünfmal täglich zu empfehlen, und zur Nachbehandlung kann Targesin 3%ig, eventuell auch Zinc. sulfuric. 0,02, Aquae dest. 10,0 empfohlen werden.

Bei der sogenannten Einschlußblennorrhoe fällt der bakteriologische Befund negativ aus, dagegen findet man Zelleinschlüsse bei Giemsafärbung. Der Verlauf ist milder als bei der Gonoblennorrhoe und man kommt meist mit Einträufelungen von 3%igem Collargol oder Targesin aus.

Congenitale Dakryostenose.

Sie tritt nach RINTELEN ungefähr gleich oft ein- und doppelseitig, nicht selten familiär gehäuft auf und wird leider vielfach verkannt, weil sie als banale Conjunctivitis imponiert, die beim Säugling in der Tat meist eine harmlose Geburtsinfektion darstellt, mit Rötung der Bindehaut, schleimigeitriger Sekretion, leichtem Tränen und morgendlichem Verkleben und Anschwellen der Lider. Wenn es sich wirklich um eine banale Conjunctivitis handelt, so heilt diese bei Auswaschen mit lauem Borwasser, Instillation mit 2% Targesin oder 3% Collargol in wenigen Tagen ab. Ist dies nicht der Fall, so muß der Kinderarzt daran denken, daß eine kongenitale Dakryostenose vorliegen kann.

Meist handelt es sich nicht um eine Stenose im wahren Sinne oder gar um eine eigentliche Atresie, sondern um eine Obstruktion des Tränen-Nasenganges, sei es durch einen Schleimpfropfen oder durch ein unperforiertes unteres Ende des Tränensackes. Der Kinderarzt kann die Mehrzahl der Fälle selber heilen.

Das erste Symptom ist gewöhnlich das Tränen des einen Auges, seltener beider Augen, was während der ersten wenigen Lebenswochen manifest wird. Infolge der Stauung der Tränenflüssigkeit kommt es nicht selten zu sekundärer Infektion und zu Schleim- oder Eiterabsonderung. Die Ophthalmie der Neugeborenen tritt im Unterschied dazu gleich mit heftiger Eitersekretion auf. Reizung und Hyperämie der Conjunctiven, welche von der Gonorrhoeprophylaxe durch Instillation von 2%iger Agent.-nitric.-Lösung mit nachfolgender Neutralisation durch physiologische Kochsalzlösung herrührt, heilt wenige Tage nach der Geburt spontan und ist selten von Tränenfluß begleitet.

Ein anderes Symptom ist eine Schwellung in der Gegend des Tränensackes, gerade unterhalb des inneren Augenwinkels. Bei Druck auf denselben entleert sich Eiter in den Conjunctivalsack.

Die Behandlung besteht nicht darin, den Tränensack in den Conjunctivalsack auszupressen, sondern ein kräftiger Fingerdruck auf den Tränensack soll von oben rückwärts und abwärts erfolgen, so daß der Inhalt des Tränensackes in den Tränen-Nasengang und damit in die Nase ausgepreßt wird. Dies genügt oft, um die Verstopfung durch einen Schleimpfropfen im basalen Ostium zu beseitigen. ESTERMAN empfiehlt, bei jeder Nahrungsaufnahme eine adstringierende und gefäßzusammenziehende Lösung in das Auge zu instillieren, z. B. nach folgendem Rezept:

Rp. Zinksulfat 0,02
Acid. boric. 0,2
Adrenalin 1 : 1000 1,0
Aquae destillatae 10,0

Ist die Entzündung einmal zwei bis drei Wochen alt, so ist es oft schon zu einer entzündlichen Kanalverklebung gekommen, welche eine Spülung des Tränensackes und Tränenkanals durch den Augenarzt erfordert. Bei wochen-, monate- oder jahrelang unzweckmäßig behandelten Fällen bleibt nichts anderes übrig, als durch Sondierung ein neues Lumen zu schaffen, ein oft langwieriges und weder für Kind, noch Mutter, noch Arzt besonders erfreuliches Unternehmen. Viel Kummer ließe sich nach RINTELEN verhüten und manche gelegentlich irreparable narbige Striktur der Tränenwege vermeiden, wenn der Säugling, bevor er zwei bis drei Monate alt ist, bei hartnäckiger, häufig einseitiger Conjunctivitis mit auffälligem Tränenfluß dem Augenarzt überwiesen würde, weil dann die Sekundärinfektion noch keine bleibenden Schäden erzeugt hat. Auch ist vor dem Alter von drei Monaten die Spülung von Tränensack und Tränenkanal gewöhnlich ohne Allgemeinnarkose durchführbar.

Die einfache Conjunctivitis.

Sie findet sich im Anschluß an Erkältungen, als Begleiterscheinung einer Rhinopharyngitis, einer grippalen Infektion, im Prodromalstadium der Masern und so weiter.

Die Bindehaut ist mehr oder weniger gerötet. An den Lidrändern und im Lidwinkel oder im Conjunctivalsack findet sich etwas seröses eitriges Sekret. Die Lider sind am Morgen meist verklebt. Subjektive Erscheinungen sind Brennen, Stechen, Fremdkörpergefühl, Juckreiz.

Für die Behandlung genügt bei leichten Fällen Auswaschen mit 3%igem Borwasser. Bei stärkerer Entzündung dreimal Einträufeln von 3%igem Collargol oder 3- bis 5%igem Targesin in den inneren Augenwinkel, mit nach oben gewendetem Blick. Für die Nacht Einstreichen von 3%igem Unguentum boricum oder 5%iger Noviformsalbe oder am besten 15%iger Irgamidaugensalbe. Bei Mitbeteiligung der Hornhaut, erkenntlich an der starken Ciliarinjektion und an der Trübung der Hornhaut durch kleine Infilträtchen oder eigentliche Ulcerationen, konsultiere man den Augenarzt.

Der Frühlingskatarrh.

Die wichtigsten Symptome sind Jucken und Brennen. Weniger ausgesprochen treffen wir Tränen und Photophobie. Schmerz und Blepharospasmus fehlen gewöhnlich. Das Exsudat ist spärlich und von schleimartigem Charakter. Alle Fälle sind bilateral und kehren namentlich bei warmer feuchter Witterung im Frühjahr jährlich zurück von zwei bis zu zehn Jahren. Objektiv erscheinen die umgebogenen tarsalen Conjunctiven, bedeckt mit einem Mosaik von grau-rötlichen flachen Papeln, die wie kleine Pflastersteine aussehen, über welche eine bläulichweiße spärliche Sekretion ausgebreitet ist, wie wenn Milch darüber ausgegossen wäre. In einigen Fällen können auch Papillen am Limbus corneae gesehen werden. Gefärbte Abstriche des Sekretes zeigen gewöhnlich zahlreiche Eosinophile.

Es ist charakteristisch, daß die Krankheit der Behandlung widersteht. Ein jährlicher Ferienaufenthalt an einem Ort mit kühlem trockenem Klima wäre empfehlenswert, ist aber nur selten durchführbar. Palliative Maßnahmen sind Dunkelgläser, Waschung mit kalter Borsäurelösung, Ephedrintropfen.

Conjunctival-Diphtherie und Pseudodiphtherie.

Finden sich membranöse Auflagerungen auf der leicht blutenden Bindehaut, so denke der Arzt an die Möglichkeit einer Diphtherie und überweise den Patienten einem Augenarzt.

Pseudodiphtherische Conjunctivitiden, bei denen keine Diphtheriebazillen gefunden werden, können eine Teilerscheinung der Ectodermose érosive pluriorificielle sein.

Conjunctivitis tuberculosa und Syndrom von Parinaud.

Tuberkulose der Conjunctiva kann nur ganz ausnahmsweise einen Primäraffekt erzeugen. Man findet ein Ulcus im Sulcus subtarsalis des Oberlides, welches mitunter spontan ausheilen kann.

Etwas häufiger scheint das PARINAUDsche Syndrom zu sein. Es handelt sich um eine einseitige Erkrankung mit starker Schwellung der Lider und der regionären praeauricularen und auch submaxillaren Lymphdrüsen. Selbst die Parotis kann mitbeteiligt sein.

Als Erreger kommt der Typus bovinus des Tuberkelbacillus, eventuell auch der Typus rodentium (Nagetiertuberkulose) in Frage. Tularämie kann ein ähnliches Bild erzeugen.

Die skrofulöse Ophthalmie.

Sie ist für den Kinderarzt von großer diagnostischer Bedeutung, da sie darauf aufmerksam macht, daß das betreffende Kind meist eine Tuberkuloseinfektion erlitten hat, was durch Anstellung der Tuberkulinreaktionen nach MORO, PIRQUET, MANTOUX noch erhärtet werden kann.

Charakteristisch sind die mehr oder weniger großen grauen Knötchen (Phlyktaenen), die von einer hyperämischen Zone der Conjunctiva bulbi umgeben sind. Lieblingssitz der Phlyktänen ist der Limbus corneae, wo sie an der Spitze eines Gefäßbändchens der Conjunctiva bulbi sitzen. Die Conjunctiva palpebrarum zeigt meist eine leichte Körnelung oder Schwellung. Es besteht gewöhnlich etwas Lichtscheu und Blepharospasmus. Die Lidränder sind auch entzündet. Es besteht eine hartnäckige, chronische Rhinitis mit Rötung in der Umgebung der Nasenlöcher, oft rhinogener Impetigo und Schwellung der Oberlippe. Dazu gesellen sich noch scrofulo-tuberkulöse geschwollene Halsdrüsen, um das Bild der Facies skrofulosa zu vervollständigen.

Zur Behandlung der phlyktänulären Conjunctivitis ohne Mitbeteiligung der Cornea empfiehlt sich Einstäuben von Calomelpulver oder Einstreichen von 1%iger Pagenstechersalbe. Die Lidränder können mit 2%iger, weißer Präcipitat-

salbe oder auch mit 15%iger Irgamidaugensalbe eingestrichen werden. Die
Pagenstechersalbe ist bei phlyktänulärer Keratitis schädlich und daher zu vermeiden.

Die corneale Form der skrofulösen Ophthalmie: Phlyktaenuläre Keratitis.

Sie ist charakterisiert durch einzelne kleine diskrete, oberflächliche Infiltrate
der Cornea eines oder beider Augen, begleitet von intensivem Schmerz, Tränen,
Photophobie und starkem Blepharospasmus. Das Infiltrat nimmt rasch die
Gestalt eines dünnen Knötchens an, ungefähr 1 mm im Durchmesser, das sich
nicht mit Fluorescin färbt und von einer klaren Cornea umgeben ist. Nach
wenigen Tagen zeigt sich eine Erosio des Cornealepithels an der Spitze dieses
Knötchens, das nun die Fluorescinfarbe annimmt. Kurz darnach lassen die
Symptome nach, aber eine dünne vascularisierte Narbe bleibt zurück. Oft
wiederholt sich der Prozeß an anderen Stellen der Cornea, und wenn eine oder
mehrere Phlyktänen in der Pupillengegend sitzen, so können die Narben das
Sehvermögen dauernd beeinträchtigen.

Wie bereits eben erwähnt, sind Quecksilbersalben, wie die Pagenstechersalbe
(Hg. Oxyd. flav. recenter paratum), im akuten Stadium zu vermeiden und zu
ersetzen durch eine Salbe von Aristol 0,2, Homatropin 0,1, Vaselini albi 8,0,
Paraff. subl. puriss. 2,0 add. Glasspatelchen. Das Aristol kann, wenn nicht erhältlich, durch Irgamid oder Noviform ersetzt werden. Erst zur Nachbehandlung,
nach Abheilung der Erosionen, kommt wieder Pagenstechersalbe 1%, oder Ein-
stäubung von Calomelpulver drei- bis viermal täglich zur Anwendung. Dunkelgläser können die Photophobie erleichtern.

Eine Allgemeinbehandlung der Skrofulotuberkulose ist notwendig. Schon
peinliche Reinlichkeit kann sehr günstig wirken. Nach BANGERTER bewährt sich
ein Vitamin-D-Stoß mit Vi-De hochkonzentriert (600000 E.). Ferner zwei- bis
dreimal eine Tablette Calcium D Redoxon. Eine etwa bestehende Anämie wird
mit Eisenpräparaten, z. B. Ferro-Redoxon, behandelt. Kohlehydratarme, pro-
teinreiche Diät mit Früchten und Gemüsen.

Die interstitielle Keratitis.

Die Ähnlichkeiten zwischen der phlyktaenulären und der interstitiellen
Keratitis bestehen in:

1. Mitbeteiligung der Cornea mit Trübung und Vascularisation.

2. Ciliarer Typ der Injektion, d. h. tiefe Hyperämie in der Umgebung des
Limbus corneae.

3. Fehlen einer Eiteransammlung wie bei Conjunctivitis.

4. Ausgesprochene Photophobie, Schmerz und Tränen. Zur Untersuchung
muß deshalb oft zuerst ein Tropfen einer 3%igen Cocainlösung in den Conjunctivalsack appliziert werden.

Bei der interstitiellen Keratitis handelt es sich um eine langwierige Krankheit
mit der Gefahr einer dauernden Beeinträchtigung des Sehvermögens. Im Beginn sieht man oft erst bei starker Vergrößerung oder mit der Spaltlampe die
Trübung in den tieferen Lagern der Cornea. In manchen Fällen wird sie so
deutlich, daß die ganze zentrale Partie der Cornea leicht grau wird. Die Rötung
des Auges ist von ciliarem Typus, die erweiterten Gefäße strahlen vom Limbus
aus, im Gegensatz zu der diffusen und mehr einheitlichen Injektion bei der
banalen Conjunctivitis.

Ätiologisch ist hauptsächlich die kongenitale Syphilis anzuschuldigen, seltener
Tuberkulose, Nephritis, Pocken und Malaria. Die Trias prominente Stirnhöcker,

Sattelnase und HUTCHINSONsche Zähne helfen gewöhnlich die Diagnose Lues stellen. Die interstitielle Keratitis tritt selten bei Kindern unter acht Jahren auf. Sie ist bei Mädchen häufiger als bei Knaben. Sie befällt oft ein Auge wochen- oder monatelang vor dem anderen. Es ist vor allem eine antiluische Behandlung notwendig. Ferner müssen Mydriatica in den Conjunctivalsack gegeben werden. Die neueste antiluische Behandlung bedient sich auch des Penicillins. Es werden während einiger Wochen insgesamt mehrere Millionen Einheiten von Penicillin intramuskulär gegeben und es besteht begründete Hoffnung, dadurch die Dauer, die sonst viele Monate beträgt, herabzusetzen und das Endresultat, die trüben Corneae mit herabgesetzter Sehschärfe, zu bessern. Außerdem wurden lokale Wärmeapplikationen unter Gebrauch von Dunkelgläsern empfohlen. Ferner künstliches Fieber durch intravenöse Injektionen von Typhusvaccine oder Fremdproteinen.

Congenitaler Katarakt.

„Der Arzt, welcher die Katarakt sehr frühzeitig erkennt, leistet dem Kind einen wertvollen Dienst, weil die Maculafunktion sich am besten im ersten Jahr, und zwar während der ersten sechs Lebensmonate entwickelt. Der operative Eingriff sollte nicht hinausgeschoben werden." B. ERSTERMAN. Man sollte jedes Neugeborene während der ersten wenigen Wochen und dann mit sechs Jahren auf Linsentrübungen untersuchen. Dies geschieht in einem Dunkelraum mit dem Augenspiegel. Ein gleichmäßiger roter Fundusreflex beweist eine klare Linse. Ist der Fundusreflex dagegen durch einen Schatten verdunkelt, so liegt Katarakt vor. Bleibt die Pupille zu eng, so soll man eine 1%ige Homatropinlösung eine halbe Stunde vor der Untersuchung instillieren. Dies sollte man besonders durchführen, wenn andere Katarakte in der Familie bekannt sind.

Sehr interessant ist, daß die Erkrankung der Mutter an Röteln in den ersten drei Monaten der Schwangerschaft, also zu einer Zeit, wo sich die Linsenanlage bildet, meist doppelseitigen Katarakt zur Folge haben kann (GREGG), was auch bei congenitaler Toxoplasmose und anderen Embryopathien beobachtet werden kann.

Hydrophthalmus congenitus, Buphthalmus, kindliches Glaukom.

Man unterscheidet eine häufigere hereditäre Form von einem erworbenen Typus.

Es fällt meist den Eltern schon bald nach der Geburt auf, daß die Augen des Kindes besonders groß sind, was jedoch noch nicht als beunruhigend von ihnen empfunden wird. Mit der Zeit, aber in der Regel während des zweiten Lebensjahres, wird die Zunahme des Augapfels und die Größe der Cornea immer auffälliger, so daß auch Laien sich darüber aufhalten und die Eltern ärztlichen Rat einholen. RINTELEN erzählt von einem tragischen Fall, wo bei einem seiner Patienten vom Arzt erklärt worden sein soll, große Augen seien doch schön und sollten den Eltern ein Grund zur Freude sein.

Während der ersten zehn Lebensjahre sind die Wandungen des Augapfels so nachgiebig, daß sie auf eine abnorme intraoculare Drucksteigerung nachgeben, und es kommt so zu einem Hydrophthalmus bzw. Buphthalmus. Der gleiche Prozeß führt nach dem zehnten Lebensjahr zu keinem abnormen Größenwachstum des Auges mehr, sondern zum Krankheitsbild des eigentlichen Glaukoms.

Histologische Untersuchungen haben nach RINTELEN einwandfrei ergeben, daß die Ursache der Druckerhöhung in der überwiegenden Mehrzahl der Fälle in einer Aplasie oder Hypoplasie der Kammerwasserabflußwege in dem Irido-Skleralwinkel zu suchen ist. In schweren Fällen von Hydrophthalmus congenitus kann der Schlemmsche Abflußkanal völlig fehlen. Das Kammerwasser staut sich an, die Bulbuswandungen werden durch den wachsenden intraocularen Druck überdehnt, der Hornhautdurchmesser nimmt auffallend zu, die vordere Augenkammer vertieft sich und der palpierende Finger spürt eine auffallende Härte des Bulbus. Bei genauer Beobachtung der Hornhaut sieht man horizontal verlaufende weißliche Linien, Risse in der Deszemetschen Membran, die sogenannte Haabsche Bändertrübung. Die glaukomatöse Exkavation im Augenhintergrund fehlt oft längere Zeit, ebenso wie Injektion der Bindehaut und Ödem der Hornhaut im Gegensatz zum akuten Glaukom der Erwachsenen, weil eben die Dehnungsfähigkeit der Bulbuswände lange Zeit die Druckerhöhung zu kompensieren vermag.

Es handelt sich um ein rezessives Erbleiden, eine Hemmungsmißbildung der Augen.

Sie ist nicht zu verwechseln mit der Megalocornea. Die Megalocornea ist eine harmlose Anomalie der Hornhautgröße, ein auf die Hornhaut beschränkter Gigantismus, der meist wie die Rot-Grün-Farbensinnstörungen und die Hämophilie rezessiv geschlechtsgebunden vererbt wird.

Einseitiger Buphthalmus findet sich meist bei der Sturge-Weberschen Krankheit, einem Syndrom, bestehend aus einem einseitigen cutanem Angiom und einem pialen Angiom, welches epileptiforme Anfälle auslöst. In einer eigenen Beobachtung des Syndroms bei einem zweijährigen Kind fehlten noch Augenhintergrundveränderungen. Der Buphthalmus ging einher mit einer deutlichen Vergrößerung der knöchernen Orbita im Röntgenbild. Das Syndrom erklärt sich daraus, daß in frühembryonaler Zeit Haut, Pia und Augenanlage in engster Nachbarschaftsbeziehung stehen.

Die Behandlung des kindlichen Glaukoms überläßt der Pädiater am besten dem Augenarzt. Leider haben die Glaukomoperationen beim Kinde eine wesentlich unsicherere Wirkung als beim Erwachsenen.

Congenitale Chorioretinitis.

(Aderhaut- und Netzhauterkrankung.)

An Häufigkeit und praktischer Bedeutung stand früher an der Spitze die Chorioretinitis bei der *Lues congenita*. Es findet sich meist eine feinfleckige, gelblichrötliche Sprenkelung neben feiner, punktförmiger Pigmentierung des Augenhintergrundes, der sogenannte Pfeffer-und-Salz-Hintergrund.

Eine andere, bei Tieren vorkommende Protozoenkrankheit, die Toxoplasmosis, wurde seit 1939 auch als menschenpathogen erkannt. Frauen, die sonst symptomlose Trägerinnen von Toxoplasmaparasiten sind, können die Toxoplasmen auf den Fötus übertragen. Die Toxoplasmen haben im fötalen Leben eine besondere Vorliebe, das Zentralnervensystem (Encephalitis mit Hydrocephalus oder Mikrocephalus) und die Augen zu befallen. An den Augen kommt es zu entzündlichen Maculakolobomen oder auch zu disseminierter Chorioretinitis oder zu ein- oder doppelseitiger Mikrophthalmie. Die encephalitischen Herde zeigen große Neigung zu Verkalkungen. Das Syndrom der oben beschriebenen Augenveränderungen in Kombination mit intrakraniellen Verkalkungen, besonders in der Plexusgegend, ist für die Diagnose der Toxoplasmosis weitgehend pathognomonisch.

Retinitis pigmentosa.

Die Netzhaut erscheint namentlich in der Peripherie wie mit Pigment beladen, das Pigment hat Spindel-, Stern- oder Knochenkörperchenform.

Diese Pigmententartung findet sich entweder als selbständige Erkrankung oder als symptomatische Affektion bei dem LAWRENCE-BIEDL-Syndrom. Das auffallendste Frühsymptom ist die Nachtblindheit (Hemeralopie).

Der Strabismus.

Man kann zwei Formen des Strabismus unterscheiden:

1. Eine Tropie, d. h. ein deutlich und beständig abgelenktes Auge, und

2. eine Phorie, d. h. ein Auge hat die Tendenz abzuweichen, was aber wenigstens zeitweise bewußt oder unbewußt von dem Patienten korrigiert wird, aber manifest wird bei Anstregung, Ermüdung, Wutanfällen usw.

ERSTERMAN unterscheidet:

Esotropie, deutlicher Strabismus convergens.
Exotropie, deutlicher Strabismus divergens.
Esophorie, Tendenz zu Convergenz.
Exophorie, Tendenz zu Divergenz.

Der Strabismus kann nur ein Auge betreffen, z. B. nur das rechte Auge ist das Schielauge. Wenn dagegen bald das rechte, bald das linke das Schielauge ist, so spricht man von einem Strabismus alternans.

Kinder mit Strabismus convergens sind gewöhnlich weitsichtig, mit divergierendem Strabismus kurzsichtig. Oft kann man allein nur durch die Korrektur des Refraktionsfehlers das Schielen korrigieren.

Der Strabismus würde zu Doppelsehen Anlaß geben, deshalb unterdrückt das Kind unbewußt die Funktion des Schielauges. Wird das Schielauge konstant eliminiert, so entsteht mit der Zeit bei diesem Auge eine Amblyopie, d. h. das Sehvermögen entwickelt sich nicht recht. Beim Strabismus alternans wird jedes Auge abwechslungsweise gebraucht und es entwickelt sich deshalb keine Amblyopie.

Die Behandlung des Strabismus wird meistens zu spät begonnen. Das binoculäre Sehen entwickelt sich schon im ersten Lebensjahr. Amblyopien können nicht gebessert werden, wenn die Behandlung erst nach dem Alter von sechs Jahren eintritt. Schon im Alter von etwa zwei Jahren soll mit der zeitweisen Ausschaltung des guten Auges durch eine Dunkelbinde begonnen werden. Oft sind schon zwei oder drei Stunden des Tages genügend. In schweren Fällen von Amblyopie kann das fixierende Auge den ganzen Tag während vier bis sechs Wochen ausgeschaltet werden, mit Ruheperioden von mehreren Wochen zwischen der Behandlungszeit. Der Zweck ist, die schlechte Sehschärfe zu korrigieren. Ist der Strabismus alternierend und die Sehschärfe an beiden Augen gleich, so ist das Verdecken eines Auges gewöhnlich nicht notwendig. Die Hauptaufgabe ist die Verhütung der Amblyopie des Schielauges.

Das Kind soll unter Atropinwirkung auf die Refraktion geprüft werden, und wenn die Korrektur der Refraktion genügend wirksam ist, sollten Brillen für eine Versuchsperiode von wenigstens einigen Monaten getragen werden. Notwendig werdende Schieloperationen können schon im Alter von drei bis vier Jahren vorgenommen werden, spätestens im Alter von sechs Jahren.

Fremdkörper und Verletzungen.

Zur Anästhesie wird 0,5% Pantocainlösung in den Conjunctivalsack instilliert. Durch Umkrempeln der Lider werden Fremdkörper auf der Conjunctiva entdeckt.

Fremdkörper auf der Cornea werden vom Praktiker mit einer kleinen Schlinge von Pferdehaar, welches durch Seidenfäden am Ende eines Holzträgers befestigt ist, von der anästhesierten Cornea entfernt.

Ein Tropfen einer 2%igen wässerigen Lösung von Fluorescin instilliert und dann ausgewaschen, hilft dem Arzt viele Erosionen und Geschwüre der Cornea oder Conjunctiva entdecken.

Bei perforierenden Verletzungen des Bulbus soll sich der Praktiker damit begnügen, einen sterilen trockenen Verband anzulegen und das Kind so rasch wie möglich in einer Augenklinik zu hospitalisieren. Die Gefahr liegt in dem Prolaps der Iris oder selbst der Linse.

Sachverzeichnis.

Kursivziffern sind Hinweise auf wichtigere Abschnitte.

Abartungen, multiple *537*ff.

Abdomen bei Coeliakie 217.

—, großes, Ursachen *253*.

—, rekurrierende Schmerzen *260*.

Abdominalorgane, Tumoren 258.

Abdominaltuberkulose, Differentialdiagnose 262.

Abdominalverletzungen 264.

Ablactationsdyspepsie 615.

Aborte bei Hydrops foetus universalis 335.

Abstillen 122.

ABT-LETTERER-SIWEsche Krankheit *470*.

Acceleration 11.

Acetessigsäure 169.

—, Nachweis nach GERHARDT 517.

Aceton 169.

—, Nachweis nach LANGE 517.

Acetonämisches Erbrechen *168*.

—, Pseudoappendicitis 262.

Acetonurie bei croupöser Pneumonie 647.

— bei Diabetes mellitus 517.

— bei Scharlach 684.

Acetylierung der Sulfonamide 735.

Achromotrichie und Pantothensäure 63.

Achromycin (Tetracyclin) *754*.

—, Dosierung 754.

—, Indikationen 754.

Acidose bei Coeliakie 222.

— bei Toxikose 241.

—, KUSSMAULsche Atmung 43.

— und Fieber 143.

Acidose und Natrium 29.

Acidosis und Ernährungsstörung 42.

Acigo Guigoz 105.

ACTH, allgemeines *512*.

—, Indikationen 513.

Adaptationserbrechen 279.

ADDISONsche Krankheit, Anämie 351.

Adenoma sebaceum 989.

Adenopathie bei Diphtherie 679.

Adenosintriphosphorsäure 968.

Adenylsäure 967.

Adermin 62.

Adipositas bei Kuhmilchanämie 359.

— bei Morbus LAWRENCE-MOON-BARDET-BIEDL 560.

— und Hypophyse 500.

Adiposo-Gigantismus 502.

Adrenalintest bei Banti-Milz 466.

— bei Glykogenspeicherkrankheit 303.

— bei Morbus SIMMONDS 511.

—, Milztumor 313.

Adreno-Cortico-tropes Hormon, allgemeines *512*.

Aerocolie 274.

Aerophagie 159.

—, Behandlung 162.

— bei Rhinopharyngitis 622.

—, Lagerung 162.

Aérosporine *757*.

Affektkrämpfe, respiratorische 852, 1013.

Afibrinogenämie, konstitutionelle, angeborene *449*.

—, Symptome 450.

Agalactie und Mangan 35.

Agglutinationsfähigkeit der Thrombocyten 415.

Agranulocytose, Behandlung 379.

—, Geschlechtsdisposition 378.

—, klinisches Bild 378.

—, Typus SCHULTZ 721.

—, — —, reine *377*.

— und Sulfonamide 739.

Agranulocytosesyndrom, globales 380.

A-Hypovitaminose 207.

Akinesie, bei Parkinson 797.

Akkommodationslähmung, bei Diphtherie 673.

Akne neonatorum 281.

Akrocephalus 982.

Akrodynie und Nikotinsäureamid 61.

— und Pantothensäure 64.

Akromegalie und Hypophyse 499.

Akromegaloid und Hypophyse 499.

Akromikrie 570.

Aktinomyces griseus 750.

Akute Glomerulonephritis *591*.

— hämolytische Anämie, Typ LEDERER-BRILL 356.

— infektiöse Lymphocytose (SMITH) *413*.

Akutes Lungenödem *628*.

Alastrim 791.

Albucid, Chemie 735.

Albuminurie, Bedeutung der 585.

— bei Glomerulonephritis 591.

— bei Lipoidnephrose 599.

—, nutritive 586.

—, orthostatische 586.

—, Ursachen 586.

Alete-Milch 105.

Aleukia hämorrhagica 380.

Alimentäre Anämien 353, *357* ff.

— Intoxikation *239*.

— Ödeme und Natrium 28.

Alipogal 96.

— bei Dyspepsie 238.

Alkalimetalle *28*.

Alkalireserve 43.

— und Ernährung 43.

Alkalische Erden *30*.

Alkalose, Behandlung 43.

— bei Pylorusstenose 43.

—, Tetanie 203.

— und Fieberkrämpfe 849.

Alkalosis 42.

Allaitement mixte 122.

—, Buttermilch 100.

— und Frühgeburt 123.

Allektine 228.

Allelomorph 480.

Allergene bei anaphylaktoider Purpura 431.

Allergie, alimentäre, und Ekzem 532.

— bei Colitis ulcerosa 277.

— bei Viruskrankheiten 764.

—, gastrointestinale und Bauchschmerzen 263.

— und Klima 905.

— und Meerklima 912.

Allergische Affektionen und Cortison 514.

— Diathese 487.

Alopezie und Inositol 64.

— und Pantothensäure 63.

Altersdiabetes 516.

Aluminium 35.

Alveolarpyorrhöe und Vit. A 136.

Amethopterin 391.

Amigen 216.

Aminacyl, bei Tuberkulose 890.

Aminopterin 391.

Aminosäuren, essentielle 24.

—, essentielle Bedeutung *213*.

— und Pyrrole 26.

Aminosäurentherapie 216.

Aminosäurestoffwechsel 213.

Aminosol 216.

Ammoniumchlorid bei Tetanie 204.

Ammoniummandelat bei Pyurie 611.

Amoss sign 823.

Amyloidmilz 316.

Analeptica bei Bronchopneumonie 644.

Anaemia pseudoleukaemica 367

Anämie, akute, hämolytische, Typ LEDERER-BRILL 356.

—, aplastische, bei Panhämocytophthise 353.

— bei Avitaminosen 355.

— bei Dermatitis seborrhoides 355.

— bei Dermatitis seborrhoides 523.

— bei Ekzem 528.

— bei Erythrodermia desquamativa LEINER 355.

— bei essentieller Erythroblastopenie 351.

— bei Frühgeburten 350.

— bei Hepatitis epid 290.

— bei Leukämie 385.

— bei Leukämien 353.

— bei Lues 365.

— bei Mehlnährschaden 354.

— bei Milzvenenstenose 463.

— bei Nephrosklerose 605.

— bei Panhämocytophthise 380.

— bei Tumoren 353.

—, Eisenmangel 361.

—, essentielle, hypochrome, v. SCHULTEN 352.

—, febrile, bei hämolytischem Ikterus 373.

—, Frühgeburt 124.

—, hämolytische, familiäre *370*.

—, —, —, Pathogenese 372.

—, —, —, Therapie 375.

—, —, Milztumor 314.

—, —, und Sulfonamide 739.

—, JAKSCH-HAYEMsche, bei Ziegenmilchernährung 367.

—, — Form bei Kuhmilchanämie 354.

Anämie, JAKSCH-HAYEMsche, Milztumor 314.

—, kongenitale, aplastische, Typ BENJAMIN 351.

—, kongenitale, mit Erythroblastose 339.

—, Kuhmilchernährung 353, 357.

—, para- u. postinfektiöse 355.

—, perniciosaartige, bei Bothryocephalus latus 356.

—, perniciöse 352.

—, posthämorrhagische 353.

—, Rheumatismus 356.

—, Tuberkulose 356.

—, Ziegenmilchernährung 354, *364*.

Anämien *350* ff.

—, a- und hyporegeneratorische 351.

—, alimentäre 353, 357 ff.

—, —, Rohkost 249.

— bei innersekretorischen Störungen 351.

— bei Trichocephalusinfektion 950.

—, hämolytische u. ACTH 513.

—, hypochrome und Vit. B$_6$ 62.

— infolge Umweltschäden 357.

—, kongenitale *350* ff.

— und Folsäure 65.

— und Trockenmilch 97.

—, Wurminfektionen 356.

Anaphylaktoide Purpura *424*.

— —, Kardinalsymptome 428.

— —, Pathogenese 430.

— —, Therapie 431.

Anathmie 453.

Androgenes Hormon 512.

Androspermien 483.

Anémie du nourrisson a type chlorotique 360.

Aneurin 58.

Anfälle, apnoische 278.

Angina, Begleitappendicitis 261.

— bei Leukämie 682.

— bei Scharlach 680, 683.

Angina catarrhalis, bei Typhus abdominalis 722.
— follicularis 680.
— herpetica 681.
— lacunaris 680.
— Ludovici 394, 690.
— luica 681.
—, maligne, diphtherische 670.
— phlegmonosa 680.
— Plaut-Vincent 680.
— tonsillaris und retronasalis 393.
— und Penicillin 749.
— und rheumatische Infektion 914.
Anginen bei Drüsenfieber 411.
— bei lymphaemoidem Drüsenfieber 681.
— mit lymphatischer Reaktion 407.
Angiodystrophie bei Skorbut 188.
Angst, Ursachen 1015.
Anhydrämie bei Toxikose 242.
—, Pylorusstenose 165.
— und Durchfälle 228.
Anorexie 150.
—, Behandlung 152.
—, Mehlnahrung 179.
—, Milchsäuremilch 105.
— und Ernährung 151.
Antiallergische Wirkung, Niacinamid 62.
Antiemetische Wirkung, Kondensmilch 93.
Antibiotica, sekundäre 757.
Antihistaminica, bei anaphylakt. Purpura 432.
Antikörper bei Masern 765.
Antileprol bei Morbus BOECK 406.
Antiperniciosafaktor 66.
Antiperniciosaprinzip 369.
Antiphlogistin bei Bronchopneumonie 642.
Antipyretika 625.
Antisulfanilamide 741.
Antivitamine 64.
Apfelbrei bei Coeliakie 224.
Aphonie bei Croup 682.
— bei Toxikose 235.
Aphthosis NEUMANN und Panthenol 63.
Aplona 113, 229.

Appendicitis, aceton. Erbrechen 170.
— und Pneumonie, Differentialdiagnose 648.
Appendicitisdiagnose 260.
Appetit bei Dyspepsie 234.
—, habit. Erbrechen 158.
Appetitlosigkeit, allgemeines 1014.
— bei Diabetes insipidus 506.
— bei Fieber 144.
— bei Leukämie 386.
— bei Megacolon 269.
— bei Morbus FEER 856.
— bei Pyurie 607.
— bei Rhinopharyngitis 621.
— bei Ziegenmilchernährung 365.
— beim Säugling 150.
Arachidonsäure 211.
Arachnodactylie 568.
Arbuztabletten 334
Argyll-Robertsonsches Zeichen 940.
Ariboflavinose 60.
—, Coeliakie 220.
ARNOLD-GESELL-Test 996.
Arobon, allgemeines 230.
— bei Coeliakie 224.
Arobonsuppe, Herstellung 231.
Arrow-root 89.
Arsen 35.
Arthritiden, entzündliche 921.
Arthropathie bei Alkaptonurie 924.
— bei Harnsäuregicht 924.
— bei Kalkgicht 924.
—, hämophile 924.
Arthropathien, chronische 922.
—, tuberkulöse 925.
Arthrosis deformans 924.
Arzneiexantheme 686.
Ascariden 941.
—, Infektionsweg 942.
Ascaridengranulome 943.
Ascaridenileus 266, 943.
Ascaridenintoxikation 944.
Ascaridiasis, Diagnose 945.
—, Symptome 943.
—, Therapie 946.
Ascarispneumonie 944.
Ascaryl, bei Ascaridiasis 947.

ASCHOFFsche Knötchen 918.
Ascites 254.
— bei Gallengangsatresie 288.
— bei Lebercirrhose 294.
— bei Morbus BANTI 466.
— bei Nephritisnephrose 597.
Ascorbettenmilch 106.
Ascorbinsäure und Fieber 143.
Asphyktische Anfälle, bei Bronchopneumonie 637.
Asphyxie bei BUHLscher Krankheit 286.
—, blasse 452.
—, blaue 453.
—, postnatale 278.
—, Spätsymptome 453.
Asthma bronchiale und Niacinamid 62.
— nervosum 632.
—, Therapie 633.
— thymicum 495.
— und Lungenödem 629.
— und Pubertät 632.
Asthmabronchitis 631.
— und Fremdkörperaspiration 663.
— und Höhenklima 909.
Asthmatische Reaktion, Kennzeichen 632.
Asthmolysin 633.
AT 10, 77.
Ataxie, akute, cerebrale 816.
Atemgymnastik bei Asthma 633.
Athétose double 842.
— —, pathologische Anatomie 842.
Athyreose, großes Abdomen 254.
—, kongenitale 488.
Atmung, hypochloraemisches Coma 166.
— und p_H-Regulation 42.
Atmungsorgane, Erkrankungen 619 ff.
Atrophie 147, 173.
— bei Coeliakie 217.
—, Mehlnährschaden 179.
Augen, Fremdkörper und Verletzungen 1030.
Augenaffektionen, entzündliche, und Cortison 514.

Augenanomalien bei Akromikrie 571.
— bei MARFAN-Syndrom 569.
Augenbefunde bei amaurotischer Idiotie 991.
Augenstörungen bei diffuser Hirnsklerose 988.
— bei Morbus CROUZON 981.
— bei Turmschädel 982.
Aureomycin 753.
— bei Drüsenfieber 413.
— bei Pertussis 719.
—, Dosierung 753.
—, Indikationen 753.
—, Intoleranzerscheinungen 754.
—, Resorption und Ausscheidung 753.
Auslöschphänomen bei Scharlach 678, 687.
Aussparphänomen bei Masern 766.
Austauschtransfusion, Technik und Indikationen 348.
Autohämolysin 476.
Autorität, Führung und Kinderneurose 1012.
Autosome 483.
Avidin 736.
Avitaminose-K, Klinisches Bild 460.
Avitaminosen, Anämie 355.
—, Anorexie 151.
—, geschichtliches 50.
—, Klinik 184.
Azidität, Behandlung 162.
Azofarbstoffe 733.

B-Hypovitaminose 208.
BABINSKISCHER Reflex 839.
Bacille CALMETTE-GUÉRIN 901.
Bacillus brevis 751.
— pyocyaneus, und Polymyxin 757.
— subtilis 758.
Bacitracin 758.
Bäder, heiße, bei Bronchopneumonien 642.
BAGG-LITTLE-Mäuse 537.
Bakterienflora bei Dyspepsie 227.
Bakteriophagen 728.
Bananen 113.
— bei Ekzem 535.

Bananen, Kaloriengehalt 224.
—, Nährwert 133.
Bananendiät, Coeliakie 222.
—, Verdauungsstörungen 249.
Bandwürmer 951.
Bandwurmkur 952.
Bangbazillen 754.
BANTischer Symptomenkomplex 316.
— — bei Morbus BOECK 405.
Barium 32.
BECHTEREWScher Reflex 839.
Becken, rachitisches 192.
Beflavin (Roche) 60.
Begleitappendicitis 261.
Beikost bei künstl. Ernährung 122.
Bellergal bei Morbus FEER 860.
Benadon (Vit. B$_6$) 62.
Benerva 60.
Benicot Roche, Indikationen 61.
Benigne Lymphoblastosen 397, 401.
Benzathin-Penicillin 743.
Bepanthen 63.
Beriberi 185.
—, geschichtliches 48.
Bernamehl 21.
Beryllium 30.
BESNIER-BOECKsche Krankheit 401.
— — —, Milztumor 315.
Bifidusflora 226, 614.
Bilirubin bei Ikterus neonatorum 282.
Bilirubinspiegel und Austauschtransfusion 349.
Bindegewebe und Silicium 35.
BINET-SIMON-Test 993.
Biotin 65, 526.
BIRCHER-BENNER 6.
BIRCHER-Müsli 131.
—, Herstellung 251.
Bismuth bei Lues 938
BITOTsche Flecken 185.
Blähungsbronchitis und asthmatische Reaktion 631.
Blasenspülungen 612
Blattgemüse und Hämoglobinbildung 358.

BLAUDsche Pillen 362.
Blei 35.
Blick bei Toxikose 240.
Blitzkrämpfe 852.
Blut, Kupferspiegel 34.
—, Neugeborenes, 282.
—, normale Reaktion 41.
—, pH-Regulation 41
Blutbefund, bei WATERHOUSE-FRIDERICHSEN-Syndrom 435.
— bei anaphylakt. Purpura 429.
— bei essentieller Thrombopenie 442
— bei Hypothyreose 490.
— bei Lipoidnephrose 600.
— bei maligner Diphtherie 672.
— bei Morbus ABT-LETTERER-SIWE 472.
— bei Neugeborenenblutungen 456.
— bei rheumatischer Infektion 918.
Blutbild, aceton. Erbrechen 169.
— bei akuter, infektiöser Lymphocytose 413.
— bei Arzneiexanthem 686.
— bei Coeliakie 219.
— bei Colitis ulcerosa 726.
— bei Dreitagefieber 772.
— bei Drüsenfieber 412.
— bei Dysporie 325.
— bei hämolytischer Anämie 372.
— bei Hydrops foetus universalis 335.
— bei Hypothyreose 489.
— bei Icterus gravis 336.
— bei Icterus gravis neonatorum 283.
— bei Kala-Azar 314.
— bei Kuhmilchanämie 359.
— bei Milzvenenstenose 464.
— bei Morbus ABT-LETTERER-SIWE 472.
— bei Morbus BANTI 466.
— bei Morbus BOECK 405.
— bei Morbus COOLEY 376.
— bei Morbus FEER 858.
— bei Morbus GAUCHER 309.

Blutbild bei Morbus HODG-KIN 400.
— bei NIEMANN-PICK 307.
— bei Panhämocyto-phthise 381.
— bei Paratyphus B 727.
— bei Parotitis epidemica
— bei Pertussis 712.
— bei Rachitis 194. .
— bei Röteln 686, 768.
— bei Scharlach 685.
— bei Splenomegalie 313.
— bei Typhus abdominalis 723.
— bei Viruskrankheiten 763.
— bei wolhynischem Fieber 869.
— bei Ziegenmilchanämie 367.
—, Dystrophie 175.
—, Hepatitis epidemica 290.
Blutbildung, embryonale 334.
Blutbrechen bei Neugeborenen 455.
Blutchemismus bei Rachitis 194.
—, Tetanie 203.
Blutdruck bei Diphtherie 671.
— bei eklamptischer Urämie 594.
— bei Glomerulonephritis 591.
— bei Lipoidnephrose 600.
— bei Morbus SIMMONDS 506.
— bei Nephritis-Nephrose 597.
— bei Nephrosklerose 605.
— und Alter 589.
Blutdruckmessung, Arten 589.
Blutgelenke bei Thrombopathie 446.
Blutgerinnung, fördernde Stoffe 479.
—, Mechanismus 418.
— und Aminosäuren 215.
Blutgruppen und paroxysmale Hämoglobinurie 476.
Blutgruppensysteme, menschliche 342.
Blutkrankheiten 334 ff.
— und Aminosäuren 215.

Blutkreislauf, Neugeborenes 279.
Blutplättchen, Bedeutung der 443.
Blutsenkung 291.
Blutstillende Mittel 477 ff.
Blutstillung, lokale, Mittel zur 477.
—, Mechanismus 414.
Blutstühle bei anaphylakt. Purpura 429.
Blutungen bei Hämophilie 448.
— bei Milzvenenstenose 463.
— bei Neugeborenen 452.
— bei Skorbut 188.
—, intracranielle, bei Neugeborenen 452.
—, subconjunctivale, bei Pertussis 714.
Blutungsbereitschaft und Vit. C 209.
Blutungskrankheiten infolge Blutgerinnungsstörungen, Einteilung 418.
— — Gefäßschäden 417.
— — Störungen im Thrombocytensystem 417.
Blutungsübel infolge von angeborenen und erworbenen Gefäßanomalien 419.
—, Untersuchungsmethoden und Einteilung 413.
Blutungszeit nach DUKE 416.
Blutzucker bei Coeliakie 221
— bei Morbus SIMMONDS 506.
—, Neugeborenes 279.
Blutzuckerspiegel 19.
BOECKsche Sarkoide 405.
BORDET-GENGOUscher Bacillus 712.
BORNHOLMsche Krankheit 831.
Brachydactylie 568.
BRAGARDsches Zeichen 705.
Brechakt 153.
Brechgrippe 156.
Brechneigung, physiologische 154.
Brechzentrum 153.
Breikost 133.

Bride, congenitale 168.
Brom 28.
— und Psychosen 28.
Bromgehalt, Blut 28.
—, Organe 28.
Bronchialdrüsentuberkulose, Pseudoappendicitis 262.
Bronchiektasien 664.
—, Behandlung 667.
—, Differentialdiagnose 666.
—, Prognose 668.
— und Lungenabszeß 656.
—, Ursachen 666.
Bronchiolitis 627.
—, Verlauf 627.
Bronchitis asthmatica 632.
— und Bronchopneumonie, Differentialdiagnose 638.
Bronchographie 665.
Bronchopneumonie, disseminierte 638.
—, fokale 639.
— Formen 637.
—, grippale 635.
—, pseudolobäre 638.
—, Symptome 636.
—, Verlauf 635.
Bronchopneumonien, Behandlung 640.
Bronchostenose bei Dysporie 324.
—, Symptome 662.
Brucellose und Chloromycetin 752.
Brucellosen und Terramycin 756.
BRUDZINSKI-Nackenphänomen 705.
Brustdrüsenschwellung, Neugeborenes 281.
Brustkind 116.
Brustpulver, KURELLAsches 949.
Brustumfang 9.
Bucomilch 98.
BUDINsche Zahl 87.
BUHLsche Krankheit 286.
— und Vitamin K-Mangel 462.
BÜLAUsche Heberdrainage 646.
Buphthalmus 1028.
BURRsche Krankheit 23, 211.
Bush sickness 35.

Buttermehlnahrung (CZERNY), 23, 91.
Buttermilch *98*.
— bei Coeliakie 223.
— bei Dyspepsie 236.
— bei Pyurie 609.
—, Indikationen 100.
Buttermilchkorrektur 100.

CABOT-SCHLEIPsche Ringe 367.
Caesium 29.
Calciamilch 106.
Calciferol 77.
Calcinosefaktor A. T. 10, 200.
Calcium *30*.
—, Physiologie 30.
Calciumausscheidung 31.
Calciumbedarf 30.
Calciumchlorid bei Tetanie 204.
Calciumgehalt, Nahrungsmittel 31.
Calciumsalze 31.
Calciumseifen 31.
Calciumtherapie bei Bronchopneumonie 644.
Campolon 264.
Cantan (BAYER) 189.
Capillärbronchitis *627*.
—, Therapie 627.
Capillärbronchitis *627*.
Caput natiforme 191.
— — bei Kahnschädel 982.
— — bei Ziegenmilchanämien 366.
Carbomycin *757*.
Carboxylase 81
— und Vitamin B₁ 59.
Cardiazol-Dicodid 626.
Cardiotuberkulöse Cirrhose 295.
Caries 138.
— und Vitamin A 137.
— — Vitamin B 137.
Carotin 53.
—, Struktur 55.
— und Nachtblindheit 54.
Carotinikterus 54.
Carotinoide 53.
Carottenbrei 111.
Carpopedalspasmen 202,
Casein 25.
—, Frauenmilch 83.
—, Kuhmilch 86.
— und Peristaltik 239.

Caseinpräparate 26.
Cebion (MERCK) 189.
Cenovishefeextrakt 209.
Cerebral-toxische Pneumonien 650.
Cerebrale Kinderlähmung *838*.
— —, diplegische Formen 840.
— —, extrapyramidale Formen 841.
— —, hemiplegische Formen 838.
— —, Symptome 839.
— —, Ursachen 838.
Charakter bei Morbus FEER 856
— und Körperbau 486.
Cheilosis bei Vitamin B₂-Mangel 60.
Chemotherapie und Antibiotica *733*ff.
Chenosan I bei Ascaridiasis 946.
Chlor *26*.
Chloramphenicol bei Influenzabazillenmeningitis 710.
Chloranämie 360.
Chloride bei Diabetes insipidus 505.
Chloromycetin (Chloramphenicol) *752*.
— bei Pertussis 719.
— bei Ruhr 732.
— bei Typhus abdominalis 725.
—, Dosierung 752.
—, Dosierung 752.
—, Indikationen 752.
—, Resorption und Ausscheidung 752.
Chlorophyll und Haemoglobinbildung 26.
Chlorose 357.
Chlorretention, trockene 143.
Chlorstoffwechsel und Fieber 143.
Chlortetracyclin *753*.
Cholagoga 293.
Cholangitis chronica, intrauterine 288,
Cholera nostras 235, 727.
Cholesterin bei Glykogenspeicherkrankheit 304.
Cholin 64.

Chondrodystrophia hyperplastica 551.
— hypoplastica 551.
— malacica 551.
Chondrodystrophie *548*.
—, Ätiologie 551.
—, Formen 551.
—, Heredität 551.
—, Histologie 551.
— und Rachitis 552.
Chorea bilaterale 842.
— minor (SYDENHAM) 917.
— —, Therapie 920.
— — und Vitamin B₆ 63.
Choriomeningitis von ARMSTRONG 822.
— und Poliomyelitis 828.
Chorioretinitis bei Toxoplasmose 777.
—, congenitale 1029.
— luetica 937.
Christmas-Faktor 419.
Chromosomen 480.
CHVOSTEKsches Zeichen 202.
Cibazol 736.
Ciloprin 625.
Citrin 478.
Citronensäure bei Vit. D-resistenter Rachitis 201.
Clauden 477.
Cloettal bei Tetanus 669.
C-Hypovitaminose 209.
Coagulen 477.
Coaltarpaste 536.
Coast disease 35.
Coeliakie *216*.
—, Behandlung 223.
—, Colopathie bei 272
— -Diät 224.
—, Hypoprothrombinämie 462.
—, Pathogenese 220.
—, Rohkost 249.
—, Speckdiät 212.
— und Aminosäuren 215.
— — Folsäure 65.
— — Früchte 113.
— — Niacinamid 61.
— — Vitamin K 79.
Colibazillen und Dyspepsie 227.
— — Terramycin 756.
Colica mucosa 731.
Coliinfektionen und Aureomycin 753.
Colitiden und Früchte 113.
Colitis ulcerosa *725*.

Colliphormon 77.
Colopathie bei Coeliakie 272.
Colopathien im Kindesalter *268.*
Colostrum und Carotin 54.
Coma bei Neugeborenen 453.
— diabeticum, Erbrechen 157.
— uraemicum, Erbrechen 157.
Comedonen, Neugeborenes, 281.
Congenitale Chorioretinitis 1029.
— Katarakt 1028.
Conjunctival-Diphtherie 1026.
Conjunctivitis, simplex 1025.
—, Therapie 1025.
— tuberculosa 1026.
COOLEYsche Krankheit 351, *375.*
— —, Pathogenese 376.
— —, Therapie 376.
Coombstest, direkter 345.
—, indirekter 345.
Coqueluchette 714.
Cor bovinum, rheumatisches 916.
Corticalis bei Rachitis 193.
Cortison, allgemeines *513.*
— bei anaphylakt. Purpura 432.
— bei Ekzem 537.
— bei Leukosen 390.
— bei Morbus BOECK 406.
— bei rheumatischer Infektion 919.
— bei Thymushyperplasie 497.
—, Indikationen 513.
Coryza diphtherica 682.
Couveusen 123.
Coxa vara rachitica 193.
Coxsackievirusarten 831.
Cozymase 82.
Crachat intestinal 276.
Cri encéphalique 800.
„Crossing-over", 484.
Croup und Fremdkörperaspiration 663.
Croupöse Pneumonie *646.*
— —, Behandlung 650.
— —, Formen 650.
— —, Infektionsweg 649.

Croupöse Pneumonie, Komplikationen 650.
— —, Lokalisation 648.
— —, Lungenbefund 648.
— —, pathologische Anatomie 647.
— —, Symptome 647.
CUSHING-Syndrom bei Cortison 512.
Cutis laxa, bei Status BONNEVIE-ULLRICH 540.
Cyanose bei Bronchiolitis 627.
— bei Bronchopneumonie 636.
— bei croupöser Pneumonie 647.
— bei Encephalitis 800.
— bei idiopathischer Herzhypertrophie 582.
— bei Lungenödem 628.
— bei Pulmonalstenose 574.
— bei Spontanpneumothorax 659.
— bei Sulfonamiden 739.
— beim Morbus coeruleus, Ursache 574.
Cyclopie 978.
Cysticercus cellulosae 951.
Cystische Prankreasfibrose *317.*
Cytochrom 33, 81.
CZERNYsches Phänomen 917.

Dagénan, Chemie 735.
Dakryostenose, congenitale 1024.
—, Therapie 1025.
Daraprim bei Toxoplasmose 783.
Darmblutungen bei Milzvenenstenose 463.
Darmeinläufe bei Megacolon 271.
Darmflora 614.
—, Neugeborenes 279.
Darmspasmen, Bauchschmerzen 263.
Darmspülungen bei Colitis ulcerosa 278.
Darmsymbiose und Durchfall 615.
DARROWsche Lösung 245.
Dauertropfinfusion, intravenöse 244.

Davasal (Wander), 140.
Debilität 984.
— bei Morbus LAWRENCE-MOON-BARDET-BIEDL 563.
— und kongenit. aplastische Anämie 351.
Decerebrationsstarre 988.
Degenerationszeichen bei Hypothyreose 489.
Degenerative Stigmata 986.
Dehydrasen 81.
Dehydroascorbinsäure 458.
Dementia infantilis (HELLER) *1002.*
— —, —, Differentialdiagnose 1004.
Dementia praecox 1004.
Dentin 136.
Dentition bei Rachitis 191.
— und Ekzem 529.
Dermatitis herpetiformis, DUHRING 785.
— seborrhoides 131.
— —, ekzematisata, Behandlung *534.*
— —, Therapie 525.
— —, Verlauf 523.
— — und Biotin 65.
— — — Buttermilch 101.
— — — Ekzem *522.*
— — — exsudative Diathese 521.
— — — Fettsäuren 212.
— — — Milchsäuremilch 105.
— — — Vitamin B₆ 62.
Dermatostomatitis *783.*
Desmoglykogen 305.
Desquamatio neonatorum 280.
DE-TONI-CAFFEY-Syndrom 932.
Dextrin 20.
Dextrine 19.
Dextropur 21, 88.
— bei Dyspepsie 236.
— bei Pyurie 609.
Dextrose 20.
Diabetes und Hypophyse 499.
— insipidus 503, *505.*
— — bei Morbus SCHÜLLER-CHRISTIAN 471.
— —, Therapie 508.
—, insulinrefraktärer 499.
— mellitus, Heredität 516.

Diabetes mellitus im Kindesalter *515*.
— —, Rohkost 250.
— — und Konstitution 517.
Diabetikerfamilien 516.
Diagnose und Differentialdiagnose der HEINE-MEDINschen Krankheit *823*.
Diaphysen bei Rachitis 192.
Diarrhöen, Allgemeines *226*.
—, Dystrophie 174.
Diastase, Frauenmilch 85.
Diät, aceton. Erbrechen 171.
— bei Colitis ulcerosa 277.
— bei Dermatitis seborrhoides 526.
— bei Diabetes mellitus 519.
— bei Ekzem 535.
— bei Enuresis 1009.
— bei Glomerulonephritis 592.
— bei Hepatitis epid. 292.
— bei Lipoidnephrose 602.
— bei Megacolon 271.
— bei Pyurie 610.
— bei Tetanie 204.
—, Kuhmilchanämie 363.
Diathese, exsudativ-lymphatische 140.
Diazil 736.
—, Chemie 741.
DICK-Test 677.
Diphtherie *670*.
—, bakteriologische Diagnose 683.
—, Behandlung 675.
— der Nase, 682.
—, Diagnose und Differentialdiagnose *678*.
—, Erbrechen 157.
—, Lähmungen 673.
—, Lymphadenitis 393.
—, maligne, Spätformen 674.
—, —, Symptome 670.
—, okkulte 682.
—, sekundäres malignes Syndrom 672.
— und Chloromycetin 752.
— — Penicillin 748.
— — Scharlach, Vergleich *675*.
Diphtherieimmunität 676.

Diphtherieschutzimpfung 677.
Disaccharide 19.
DÖHLE-Körperchen bei Scharlach 685.
Dolichocolie 273.
Dolichostenomelie 569.
DONATH-LANDSTEINERsche Reaktion 475.
Donnangleichgewicht 37.
DRACHTERscher Kunstgriff 155.
Dreitagefieberexanthem *772*.
—, Blutbild 773.
—, Differentialdiagnose 773.
Drepanocytose *375*.
Drug-fever bei Sulfonamiden 739.
Drüsenfieber, lymphämoides *406*.
—, lymphämoides, Ätiologie 412.
—, —, Therapie 412.
—, — und Lymphadenitis 397.
Drüsenfieberzellen 411.
Drüsenschwellungen bei Röteln 768.
Dryco 96.
Ductus Botalli, offener 581.
DUKES-FILATOWsche Krankheit 686.
Dunkeladaptation und Vitamin A 207.
Duodenalstenose 168.
Durchblutungsstörungen, periphere und Niacinamid 61.
Durchfall bei Dolichocolie 274.
— bei malignem Scharlach 689.
— bei Megacolon 268.
— bei Trichocephalusinfektion 950.
— und Darmsymbiose 615.
— — Zucker 22.
Durchfälle bei Dermatitis seborrhoides 523.
— bei Pyurie 608.
—, habit. Erbrechen 158.
—, parenterale 147.
Durchfallkrankheiten, akute und Molke 107.
Durst, habit. Erbrechen 158.

Durstfieber 243.
— bei Grippe 621.
Dye-Test bei Toxoplasmose 782.
Dysergie, Dystrophie 174.
Dysostosis cleidocranialis Ätiologie 567.
— — Heredität 566.
— —, Typ SCHEUTHAUER Marie *564*.
— — CROUZON 980.
Dyspepsie, akute 148.
—, —, Behandlung 235.
—, —, der Säuglinge *233*.
—, — und Mandelmilch 108.
—, Buttermilch 100.
—, Erbrechen 155.
—, Milchnährschaden 182.
— und Milcheiweiß 26.
Dyspepsiecoli 227.
Dyspepsien und Trockenmilch 97.
Dyspnoe bei Bronchiolitis 627.
— bei Bronchopneumonien 636.
— bei croupöser Pneumonie 647.
— bei idiopathischer Herzhypertrophie 582.
— bei Lungenödem 628.
— bei malignem Scharlach 689.
— bei Spontanpneumothorax 659.
Dysporia entero-bronchopancreatica congenita familiaris GLANZMANN *317*.
— — und Aminosäuren 215.
Dysporie, Ätiologie 329.
—, Therapie 333.
— und Rhesussystem 330.
Dystrophia adiposogenitalis Fröhlich 502.
— musculorum progressiva (ERB) 958.
— — —, Pathogenese *967*.
— — —, Therapie 971.
Dystrophie 147, 172.
—, Behandlung 176.
— bei Ziegenmilchernährung 364.
—, Mehlnahrung 178.
—, Milchnährschaden 181.

Dystrophien, Speckdiät 212.

E-Ruhr *728*.
—, Agglutination 729.
—, Prognose 732.
—, Therapie 732.
Ectodermose érosive pluriorificielle *783*.
Edelfette 22.
Edelweißbuttermilch 99.
Edelweißmilch 96.
Eier und exsudative Diathese 141.
Eiereiweiß 134.
Eiersuppe 114.
Eigelb *144*, 132.
— bei Lipoidnephrose 602.
Eiklarreaktion bei Dermatitis seborrhoides 523.
— bei Ekzem 523, 532.
Eingeweidemißbildungen, Bauchschmerzen 263.
Eingeweidewürmer, Bauchschmerzen 263.
Einläufe, habit. Erbrechen 162.
Einschlußblennorrhoe beim Neugeborenen 1023.
Eisen, Physiologie *33*.
— und Frühgeburtenanämie 350.
Eisengehalt, Nahrungsmittel 33.
Eisenmangelanämie 360.
—, Therapie 361.
Eisenmangelerscheinungen 361.
— bei essentieller, hypochromer Anämie 352.
EISENMENGER-Komplex 578.
Eisenpräparate 362.
Eiweiß *24*.
— bei Diabetes mellitus 519.
— bei Dyspepsie 239.
—, Pufferwirkung 41.
— und Ekzem 531.
— — Fieber 142.
Eiweißbedarf 24.
— der Frühgeburt 123.
Eiweißgehalt, der Milch 24.
—, Rohkost 247.
Eiweißkost bei Colitis ulcerosa 277.

Eiweißmilch bei Dyspepsie 237.
— bei Dysporie 333.
— bei Dystrophie 176.
— bei Toxikose 246.
—, FINKELSTEINsche 101.
—, Mehlnährschaden 181.
— und Rachitis 196.
Eiweißminimum 24.
Eiweißpräparate bei Dyspepsie 238.
Eklampsie 202.
Eklamptische Anfälle, Pylorusstenose 166.
— Urämie 594.
— —, Therapie 595.
Ekzem, Ätiologie und Pathogenese *531*.
— der Säuglinge *526*.
—, Hautteste 532.
—, Histologie 527.
—, konstitut. und Buttermilch 101.
—, — — Mandelmilch 108.
—, — — Salzsäuremilch 106.
—, Lokalisation 527.
— und Allergie 532.
— — Dermatitis seborrhoides *522*.
— — ekzematis. Dermatitis seborrh., Behandlung *534*.
— — exsudative Diathese 521.
— — Fettsäuren 212.
— — Geschlecht 528.
— — Konstitution 528.
— — Mineralsalze 533.
— — Sojamehl 110.
—, Verlauf 529.
Ekzema vaccinatum 530.
Elastizität der Haut 149.
Eledon 99.
— bei Dysporie 333.
Elektrocardiogramm bei idiopathischer Herzhypertrophie 583.
—, bei Pulmonalstenose 574.
— bei Hypothyreose 488.
Elektrolythaushalt *37*.
Elityran 490.
Elixir pectorale 626.
Elkosin 736.
—, Chemie 741.
Elliptocytose 351, 375.

Elonac, allgemeines 229.
Emetica 157.
Emphysem bei Dysporie 325.
Empyem, Behandlung 645.
— und Penicillin 747.
Enanthem bei Röteln 768.
— bei Scharlach 683.
Encephalitiden bei bakteriellen Infektionen *815*.
—, Einteilung 796.
—, sekundäre, Prognose 813.
Encephalitis A (v. ECONOMO) 797.
— A und B, Differentialdiagnose 802.
— B, 799.
— B, Ätiologie 802.
— B japonica 802.
— B, Pathologische Anatomie 802.
— B, Prognose 802.
— B, Symptome 801.
— B, Verlauf 802.
Encephalitis bei Insolation 829.
— epidemica, Ätiologie 799.
— — Formen 797.
— — (lethargica) *797*.
— —, Pathologische Anatomie 798.
— —, Therapie 798.
— —, Verlauf 797.
— lethargica und Poliomyelitis 828.
— periaxialis diffusa, Schilder 988.
Encephalomyelitis disseminata und Poliomyelitis 830.
—, fötale, bei Toxoplasmose 776.
Endocarditis lenta und Penicillin 746.
— rheumatica 914.
— und Aureomycin 753.
— — Chloromycetin 753.
Endokrine Drüsen und Habitus 485.
Energiebedarf *15*.
Energiemenge der Nahrung 16.
Enkopresis *1010*.
—, Therapie 1011.

Entengang bei Rachitis 193.

Enteritisbazillen 728.

Entérocolite dysentériforme 266.

Enterospasmus, habit. Erbrechen 159.

Entgiftung, bei Toxikose 245.

Entwicklungsfreudigkeit 486.

Enuresis *1105*.

—, Formen 1009.

—, Heredität 1008.

—, Therapie 1007, 1009.

— und Wasserstoffwechsel 1006.

—, Ursachen 1006.

Enzyme, proteolytische 213.

— und Aminosäuren 214.

Ephetonin bei Asthma 633.

— bei Bronchopneumonie 643.

Epikanthus bei Hypertelorismus 979.

Epilepsie bei tuberöser Hirnsklerose 990.

—, Konvulsionen 851.

Epileptiforme Krämpfe, Therapie 853.

Epiphysen bei Rachitis 192.

— bei Status BONNEVIE-ULLRICH 541.

Erbfaktoren, Konstanz der 484.

Erbgang, dominanter 482.

—, rezessiver 482.

Erbrechen, acetonämisches *168*.

—, —, Pseudoappendicitis 262.

— bei Bronchiektasien 664.

— bei croupöser Pneumonie 647.

— bei Diabetes insipidus 506.

— bei diphtherischer Angina 670.

— bei Dyspepsie 234.

— bei eklamptischer Urämie 594.

— bei Genickstarre 698.

— bei hämolytischer Anämie 374.

— bei Koma diabeticum 518.

Erbrechen bei Megacolon 268.

— bei Meningitis tbc 884.

— bei Paratyphus B 726.

— bei Pertussis 720.

— bei Poliomyelitis 825.

— bei Pyurie 608.

— bei Rhinopharyngitis 621.

— bei Ruhr 730.

— bei Scharlach 683.

— bei Toxikose 240.

—, Duodenalstenose 168.

—, habituelles *158*.

—, hypertroph. Phylorusstenose *163*.

— im Kindesalter *153*.

—, Invagination 265.

—, Neugeborenes 279.

—, neurotisches 157.

—, spastisches 163.

—, Ursachen 154.

ERBsches Phänomen 203.

Ergosterin 132.

—, Chemie 78.

—, Einheiten 198.

— und Vitamin D 76.

Ergosterinpräparate, Wirkungen 200.

Ergosterol und Vit. D 74.

Erkrankungen der Atmungsorgane *619* ff.

— des Nervensystems, abakterielle *796* ff.

Ernährung bei Bronchopneumonie 641.

— bei Diabetes mellitus 520.

— bei Fieber 144.

— bei Infektionskrankheiten *142*.

— bei Rachitis 197.

— bei Typhus abdominalis 725.

— des Säuglings und Kleinkindes 125.

— des überempfindlichen Kindes *140*.

— frühgeborener Kinder *122*.

—, großes Abdomen 253.

—, habit. Erbrechen 160.

—, künstliche mit Kuhmilch *86*.

—, — mit Trockenmilch *95*.

—, —, Regeln 87.

—, natürliche *115*.

Ernährung und Alkalireserve 43.

— — Ekzem 533.

— — exsudative Diathese 522.

— — Immunität 2.

— — Konstitutionsanomalien 2.

— — Mineralstoffe *37*.

— — Pigmente 26.

— — Rachitis 195.

— — Säuglingssterblichkeit 1.

— — Stillen 118.

— — Thymus 497.

— — Zahncaries 139.

— — Zähne *135*.

Ernährungslehre, allgemeine 4.

Ernährungsplan für Säuglinge 134.

Ernährungsstörung und Acidose 42.

Ernährungsstörungen, akute 148.

—, —, Aminosäuren 214.

—, chron. *171*.

—, —, Aminosäuren 215.

— des Säuglings, Einteilung *146*.

— der Säuglinge, akute *226*.

— und Zähne 137.

Ernährungszustand, Beurteilung *148*.

Erosionen, hämorrhagische 155.

Erythema annulare 917.

— exsudativum multiforme *783*.

— — —, Differentialdiagnose 787.

— — —, rheumatisches 918.

— — —, Symptomatologie 784.

— — —, Therapie 787.

— — — und Angina diphtherica 681.

— infectiosum 687, *770*.

— —, Differentialdiagnose 772.

— —, Epidemiologie 771.

— —, Exanthem 771.

— —, Inkubation 771.

— Iris 784.

— nodosum bei Tuberkulose 874.

Erythema scarlatiniforme desquamativum recidivans 686.

Erytheme bei Pellagra 187.

Erythroblastenanämie 351, *375*.

Erythroblastopenie, essentielle 351.

Erythroblastose bei JAKSCH-HAYEMscher Anämie 367.

Erythroblastosen, foetale *334*.

—, —, Ätiologie 342.

Erythrocytenresistenz bei hämolytischer Anämie 373.

— bei Hepatitis epidemica 291.

Erythrodermia desquamativa LEINER 523.

— — und Vitamin B_6 62.

Erythrodermie bei Dermatitis seborrhoides 522.

Erythromycin *757*.

—, Dosierung 757.

—, Indikationen 757.

Erythropathien, erbliche, hämolytische (SCHULTEN) 351, *370*.

Esophorie 1030.

Esotropie 1030.

Essentielle Erythroblastopenie 351.

— hypochrome Anämie (SCHULTEN) 352.

— Thrombopenie *437*.

— ungesättigte Fettsäuren *211*.

Eumydrin, Pylorusstenose 167.

Eupaco (MERCK) bei Colopathien 275.

Euphren 216.

Eutrophie 148.

Exanthem bei Dreitagefieber 772.

— bei Erythema exsudativum multiforme 784.

— bei Erythema infectiosum 770.

— bei Masern 765.

— bei Morbus FEER 855.

— bei Röteln 768.

— bei Scharlach 684.

— bei Varicellen 685, 789.

— bei Variola, 685, 790.

Exanthema allergicum neonatorum 280.

— subitum 763, *772*.

Exantheme, akute und Lymphadenitiden 397.

— bei Hepatitis epidemica 290.

— bei Lues 925.

—, scarlatiniforme, Differentialdiagnose 685.

Exchange Transfusion 348.

Exophorie 1030.

Exophthalmus bei Morbus SCHÜLLER-CHRISTIAN 471.

Exotropie 1030.

Expectorantien 643.

Exsiccose 149, 241.

—, Neugeborenes 279.

—, Pylorusstenose 165.

Exsudation und Kochsalz 46.

Exsudative Diathese, allgemeines *520*.

— — und Anämie 358.

— — Lymphadenitiden 394.

— — Meerklima 911.

Extraktivstoffe 51.

Extrapyramidales motorisches System 842.

Extremitäten bei Status BONNEVIE-ULLRICH 545.

Extrinsic Factor und Ziegenmilchanämie 369.

Fächerphänomen 988.

Facialis phänomen 202.

Facies poliomyelitica 825.

Faktor P. 478.

FALLOTsche Tetralogie 577.

Familiäre amaurotische Idiotie (TAY-SACHS) *990*.

Febris neuralgica 868.

FEERsche Krankheit *854*.

Feometten 362.

Fermente der Frauenmilch 85.

Fernblutstillung 478.

Ferro 66, 362.

Ferronascin 363.

Ferronicum 363.

Ferropräparate 362.

Ferroredoxon 363.

Fett bei Diabetes mellitus 519.

Fett, Kuhmilch 86.

— und Infektionen 143.

Fette *22*.

— bei Dermatitis seborrhoides 524.

— der Frauenmilch 84.

Fettbedarf 23.

Fettgehalt, Rohkost 247.

Fettintoleranz bei Dysporie 324.

Fettpolster, Beurteilung 149.

Fettresorption bei Coeliakie 221.

Fettsäuren, essentielle, ungesättigte *211*.

— und Aminosäuren 216.

—, ungesättigte 23.

Fettschwund, Dystrophie 173.

Fettseifenstühle und Eiweißmilch 101.

Fettsklerem 15.

— bei Toxikose 242.

Fettspeicherleber 299.

Fettsucht, Rohkost 251.

Fibrinopenie, erworbene *449*.

—, konstitutionelle *449*.

Fieber, akute Dyspepsie 233.

—, alimentäres 25.

— bei Agranulocytose 378.

— bei Bronchiolitis 627.

— bei Bronchopneumonie 637.

— bei croupöser Pneumonie 649.

— bei Diphtherie 680.

— bei Dreitagefieberexanthem 773.

— bei Drüsenfieber 409.

— bei Encephalitis 801.

— bei Erythema infectiosum 771.

— bei hämolytischer Anämie 373.

— bei Hepatitis epidemica 289.

— bei Katzenkratzkrankheit 392.

— bei Leukämie 386.

— bei Masern 765.

— bei Megacolon 269.

— bei Milzvenenstenose 464.

— bei Morbus ABT-LETTERER-SIWE 471.

Fieber bei Morbus HODGKIN 400.
— bei Paratyphus B 727.
— bei Parotitis epidemica 794.
— bei Rhinopharyngitis 620.
— bei Röteln 769.
— bei Ruhr 730.
— bei Scharlach 683.
— bei Toxikose 239.
— bei Typhus abdominalis 722.
— bei Variola 790.
— bei Viruskrankheiten 761.
— bei wolhynischem Fieber 868.
—, periodisches, bei hämolytischer Anämie 374.
—, transitorisches, der Neugeborenen 614.
— und Acidose 143.
— — Eiweiß 142.
— — Ernährung 144.
— — Wasserhaushalt 143.
Fieberkrämpfe 849.
— bei Paratyphus B 726.
Fièvre de lait sec 97.
Filmaronöl bei Taenien 952.
Fische und Hämoglobinbildung 357.
Fixationsabszeß bei Bronchopneumonie 645.
Fleisch *114*, 133.
und Hämoglobinbildung 358.
Fleischbrühe, Herstellung 114.
Fluor *28*.
— und Zähne 28, 138.
Flüssigkeitsbedarf des Kindes 87.
Folbal (GEIGY) 66, 225.
Folic Acid 65.
— bei Coeliakie 225.
— bei Ziegenmilchanämie 370.
Follikulinwirkung bei Neugeborenen 456.
Folsäure, Ziegenmilchanämie 354.
Folsäureantagonisten 390.
Folvite (LEDERLE) 66, 225.
Fontanelle bei Pachymeningosis 423.
—, große 9.

FOERSTERsche Krankheit 843.
— Operation 844.
Fortpflanzung und Mangan 35.
— — Zink 35.
Foetale Erythroblastosen *334*.
Foetor hepaticus bei akuter Leberatrophie 291.
Frakturen bei Osteogenesis imperfecta 556.
— bei Osteopsathyrose 555.
Frauenmilch *83*.
—, Bedeutung 125.
— bei Dyspepsie 236.
— bei Dystrophie 176.
— bei Mehlnährschaden 181.
— bei Toxikose 246.
—, Colostrumkörper 85.
—, Eisengehalt 360.
—, Fermente 85.
—, Fette 84.
—, Kalorien 85.
—, Kochsalzgehalt 84.
—, Kohlehydrate 84.
—, Mineralsalze 84.
—, Proteine 83.
—, Rhesusantikörper 349.
— und Blutstillung, lokale 477.
— — Ekzem 531.
— — Rachitis 131, 195.
— — Wachstum 116.
—, Vitamin B$_6$ 131.
—, Vitamingehalt 85.
Frauenmilchzusammensetzung 83.
Frauenmilcheiweiß 25.
Frauenmilchernährung, Bedeutung 115.
—, Gefahren 122.
— und Beikost 122.
Frauenmilchfett 23.
Fremdkörper in den Luftwegen *660*.
Fremdkörperaspiration 656.
—, Differentialdiagnose 663.
—, Symptome 662.
FROINsches Syndrom 708.
Froschbauch, rachitischer 194.
Fruchtbrei 112.
Fruchtsäfte 112, 130.

Fruchtwasseraspiration 278.
Früchte *112*.
—, Hämoglobinbildung 358.
Fructose und Coeliakie 222.
Frühgeburt, Entwicklung 124.
— und Geburtstrauma 122.
—, Wachstum 123.
Frühgeburten 122.
—, Ernährung 122.
—, Hirnblutungen 454.
Frühgeburtenanämie 124, 350.
Frühgeburtenernährung und Aminosäuren 214.
Frühlingskatarrh 1025.
Führung des Kindes, Richtlinien 1021.
Fünftagefieber *866*.
Fünfte Krankheit 771.

Galaktose und Pektine 228.
Galle und Vitamin K-Resorption 458.
Gallengangatresie 287.
— und Prothrombinmangel 461.
Gallenkoliken bei Drüsenfieber 409.
Gallenwege, Mißbildungen 287.
Gammaglobuline bei Masern 767.
Gantrisin bei Pyurie 612.
Gastroenteritis acuta paratyphosa 727.
— und Milchsäuremilch 105.
—, unspezifische, und Chloromycetin 752.
Gastrointestinale Störungen bei Ziegenmilchernährung 365.
— — und Kondensmilch 94.
GAUCHERsche Krankheit 316.
— —, Familiarität 311.
GAUCHER-Substanz 311.
GAUCHER-Zellen 310.
Gaumensegellähmung bei Diphtherie 673.
Geburtsgewicht 8.
Geburtstrauma und Frühgeburt 122.

Gefäßabdichtende Stoffe 478.

Gefäßanomalien, angeborene 417.

Gefäßschäden, erworbene 417.

Gefäßstörungen bei Typus JÜRGENS 447.

Gehirn bei Pertussis 715.

Gelenkblutungen bei Hämophilie 447.

Gelenkerkrankungen, Einteilung *921*.

Gelenkerscheinungen bei anaphylaktoider Purpura 428.

Gemüse und Säuglingsnahrung *110*.

— — Wachstum 133.

Gemüsebrühe, Herstellung 110.

—, Indikationen 111.

Gemüsebrühenbrei 111.

Gemüsekost 133.

Gene 480.

Genickstarre beim Säugling *691*.

Genitalblutungen neugeborener Mädchen 456.

Genitalhypoplasie, Therapie 504.

— und Hypophyse 501.

Genotypus 480.

GERHARDTsche Reaktion 517.

Gerinnung bei Afibrinogenämie 450.

— bei Fibrinopenie 451.

— bei Hämophilie 448.

— bei Prothrombinmangel 460.

— bei Thrombasthenie 445.

— bei Thrombopathie 446.

— bei Thrombopenie 441.

— bei Typus NAEGELI 447.

Gerinnungsfördernde Stoffe 479.

Gerinnungszeit nach BÜRKER 416.

— nach C. S. ENGEL 416.

— nach SAHLI und FONIO 416.

GERSONsche Diät 45.

Geschlechtschromosome 483.

Gesundheit und Eutrophie 150.

Gewichtskurve bei Coeliakie 218.

—, Dystrophie 172.

—, Milchnährschaden 181.

—, Pylorusstenose 165.

— und Nahrungszufuhr 150.

Gewichtswachstum 8.

— und Milcheiweiß 25.

Gewichtszunahme, normale 149.

— und Vitamin C 68.

Glaukom, infantiles 1028.

—, sekundäres und Frühgeburt 124.

Glaxo 96.

Globulin, antihämophiles 419.

Globulocyten 373.

Glomerulonephritis, akute *591*.

—, Prognose 596.

— nach Angina 591.

— nach Infektionskrankheiten 591.

— nach Parotitis epidemica 795.

— nach Scharlach 591.

—, Therapie 592.

Glomerulotubuläre Mischform der Nephritis 597.

Glutaminsäure 216.

Glutathion 81.

Glykogenspeicherleber 299.

Glykogenspeicherung, bei Hydrops congenitus 335.

Glykogenspeicherungskrankheit 317.

Glykokoll bei progressiver Muskeldystrophie 971.

Glykosurie bei Diabetes mellitus 516.

— bei Dysporie 324.

— bei Glykogenspeicherkrankheit 303.

— bei Lipoidnephrose 601.

— bei Toxikose 241.

Gneis 522.

Gnomenwaden bei Muskeldystrophie 967.

Gonokokkeninfektionen und Penicillin 747.

— — Terramycin 756.

GORDONsches Phänomen 917.

GÖTHLIN-Test 209.

Gramicidin 751, *757*.

Granulolyse bei Thrombasthenie 445.

Granulomatose, xanthomatöse 473

Granulomatosis maligna *398*.

Granulomer 415.

Grießbrei 133.

GRIESsche Farbenreaktion 607.

Grippe, banale, Ätiologie 619.

—, —, des Säuglings und Kleinkindes *619*.

—, Begleitappendicitis 261.

Grippeexantheme 773.

Grippescarlatinoid 685.

Große Atmung, aceton. Erbrechen 169.

Grundumsatz 16.

— und Hypophyse 510.

— — Körperoberfläche 16.

— — Verdauung 17.

— — Wachstum 16.

Grußkrämpfe 852.

Guigoz Trockenmilch 96.

GUILLAIN-BARRÉ-Syndrom *846*.

—, Diagnose 847.

—, Differentialdiagnose 848.

—, Ursachen 848.

—, Verlauf 848.

Gynäkospermien 483.

Gynergen Sandoz bei Colopathien 275.

Haare und Schilddrüse 488.

Habituelles Erbrechen, Behandlung 160.

Habitus bei Chondrodystrophie 549.

— bei Speicherleber 306.

—, psychischer, bei Morbus LAWRENCE-MOON-BARDET-BIEDL 563.

— und endokrine Drüsen 485.

Habitusanomalien 485.

Halogene *26*.

Hämatemesis 157.

— bei Milzvenenstenose 463.

Hämatinerbrechen, Pylorusstenose 164.

— bei Toxikose 240.

Hämatom des Sternoclei-domastoideus 454.

Haematoma durae matris 423.

Hämaturie bei Glomerulo-nephritis 591.

— bei Sulfonamiden 739.

Hammelblut-Agglutinine 412.

Hämocyanin 34.

Hämocytophthisen, parti-elle 379.

Hämoglobin und Früh-geburt 124.

Hämoglobinbildung und Kupfer 34.

— verschiedener Nah-rungsmittel 357.

Hämoglobinurie 473.

— bei WINCKELscher Krankheit 286.

— und Blutgruppen 476.

Hämolyse bei Kältehämo-globinurie 474.

Hämolytische, erbliche Erythropathien (SCHULTEN) *370.*

—, familiäre Anämie *370.*

Hämophilie B, 419.

Hämophilien, Einteilung 419.

—, Heredität 447.

—, heredo-familiäre *447.*

—, sporadische 449.

— und Afibrinogenämie, Differentialdiagnose 450.

Hämoptyse, Ursachen 422.

Hämoptysis, hereditäre 421.

Hämorrhagische Diathese bei Afibrinogenämie 450.

— — bei anaphylakt. Purpura 428.

— — bei BUHLscher Krankheit 286.

— — bei Fibrinopenie 451.

— — bei Gallengangs-atresie 287.

— — bei Hämophilie 447.

— — bei hypertrophi-scher Pylorusstenose 462.

— — bei maligner Diph-therie 671.

Hämorrhagische Diathese bei Morbus ABT-LET-TERER-SIWE 472.

— — bei Morbus BANTI 466.

— — bei Morbus GAU-CHER 310.

— — bei Panhämocyto-phthise 380.

— — bei Prothrombin-mangel 461.

— — bei Purpura fulmi-nans 434.

— — bei Sepsis 285.

— — bei Skorbut 188.

— — bei Thrombasthenie 444.

— — bei Thrombopathie 446.

— — bei Thrombopenie 441.

— — bei Typus JÜRGENS 447.

— — bei WATERHOUSE-FRIDERICHSEN-Syn-drom 436.

— — bei Ziegenmilch-anämie 367.

— —, Coeliakie 219.

— —, pathogenetische Einteilung nach KOL-LER 417

Hämosiderose bei Hydrops foetus universalis 335.

— bei Morbus GAUCHER 312.

— bei Morbus NIEMANN-PICK 312.

—, idiopathische der Lun-gen 421.

HANGANATZIU-DEICHER-sche Reaktion 412.

Harnantiseptica 611.

Harnweginfektionen und Terramycin 756.

— und Streptomycin 750.

Haut, bei hypoglykäm. Koma 518.

— bei Koma diabeticum 517.

— bei Pellagra 187.

—, Coeliakie 220.

—, Elastizität 149.

—, Neugeborenes 280.

—, Turgor 148.

— und Fettsäuren 23.

Hautblutungen bei ana-phylaktischer Purpura 428.

— bei essentieller Throm-bopenie 442.

— bei Ziegenmilchanämie 365.

Hautfarbe, Dystrophie 173.

Hautinfektionen und Peni-cillin 749.

Hautkrankheiten, Rohkost 250.

Hautläsionen bei Morbus BOECK 404.

Hautpigmentierung bei Morbus GAUCHER 310.

Hautvitamin 65, 524.

Hautwülste bei Status BONEVIE-ULLRICH 539.

Head drop 827.

HECHTsche Probe 414.

HEERFORD-Syndrom bei Morbus BOECK 404.

HEINE-MEDINsche Krank-heit, encephalitische Form 799.

HEISLER-MOROS Rohapfel-diät 249.

HELLERsche Krankheit 1004.

Helminal bei Ascaridiasis 947.

Hemeralopie 46, 1030.

— bei Morbus LAWRENCE-MOON-BARDET-BIEDL 562.

Hemiplegia spastica infan-tilis 804.

Hemizellulosen 228.

Hepatischer Infantilismus 302.

Hepatitis epidemica *288.*

— —, Ätiologie 292.

— —, Pathogenese 292.

— —, Prognose 291.

— —, Therapie 292.

Hepatolienale Erkrankun-gen 316.

Hepatosplenomegalie bei Morbus ABT-LET-TERER-SIWE 471.

— bei Morbus BOECK 405.

— bei Morbus COOLEY 375.

— bei Icterus gravis 336.

— bei Lues congenita 928.

Hepatrat 364.

Hepatrol 364.

Hepovite 364.

Heprona 364.
Herdencephalitis, metasta-
    tische 815.
Hereditäre hämorrhagische
    Telangiektasie OSLER
    419.
— — Thrombasthenie
    (GLANZMANN) *444.*
Heredo-familiäre Erkran-
    kungen des Thrombo-
    cytensystems *442.*
— Hämophilie *447.*
HERMANNSDORFER Diät 45.
Hernien, epigastrische
    Bauchschmerzen 265.
Herpes bei Genickstarre
    701.
—, Geschlechtsdisposition
    379.
— labialis bei Paratyphus
    B 726.
— zoster und Varicellen
    793.
Herpesvirus 758.
HERTERscher Infantilismus
    intestinalis 216.
Herz bei Asthma 632.
— bei Pertussis 715.
— bei Struma neonati 491.
— bei Thymushyperplasie
    497.
— bei Toxikose 242.
Herzdilatation und Hyper-
    trophie, idiopathische
    582.
Herzfehler, angeborene,
    mit Cyanose *573.*
—, —, ohne Cyanose *578.*
—, kongenitale, bei Röteln-
    embryopathie 770.
Herzkrankheiten *573* ff.
—, Rohkost 250.
Herztetanie 202.
Heterochromosom 483.
Heterozygotie 481.
Hexenmilch 281.
Hexosane 228.
Hilusdrüsen bei Morbus
    BOECK 404.
Himbeerzunge bei Schar-
    lach 684.
Hirnblutungen beim Neu-
    geborenen 453.
—, Folgen 454.
—, Konvulsionen 850.
Hirnsklerose, diffuse 987.
—, tuberöse 989.

Hirnsklerosen, diffuse For-
    men 988.
Hirntumor, Erbrechen 157.
HIRSCHSPRUNGsche Krank-
    heit 268.
— —, Ileus 257.
Histamin und Colirassen
    227.
HODGKINsche Krankheit
    398.
— —, Behandlung 401.
— —, Histologie 401.
— —, Milztumor 315.
Höhenklima und Asthma
    634.
Holundertee und Fieber
    145.
Homozygotie 481.
Honig 22.
Hormon, thymotropes 495.
Hormone der Hypophyse
    498.
— und Aminosäuren 214.
Hühnerbrust, rachitische
    191.
Humana-Milch 85.
Hunger und Durchfälle 228.
Hungerdiarrhöen 172.
Hungerödeme, Mehlnähr-
    schaden 179.
Husten, Behandlung 626.
— bei akuter Pharyngitis
    623.
— bei Bronchopneumonie
    636.
— bei Croup 682.
— bei croupöser Pneumo-
    nie 647, 649.
— bei Fremdkörperaspi-
    ration 661.
— bei Lungenödem 628.
— bei Pertussis 713.
—, bitonaler, bei Tuber-
    kulose 876.
— und Erbrechen 156.
Hustenanfälle bei Dysporie
    321.
HUTCHINSONsche Trias 937.
— Zähne bei Lues con-
    genita 937.
Hyalomer 415.
Hydroa puerorum 785.
Hydrocephalus bei Rachi-
    tis 191.
— bei Toxoplasmose 776.
Hydrolabilität bei Coelia-
    kie 218.
Hydropektine 228.

Hydrophthalmus congeni-
    tus 1028.
Hydrops foetus universalis
    335.
— — —, pathol. Anato-
    mie 335.
Hydrotherapie bei Typhus
    abdominalis 725.
Hygroma durae matris 423.
Hyperästhesie bei Meningo-
    kokkenmeningitis 694.
Hyperglykämie, aceton.
    Erbrechen 170.
— bei Diabetes mellitus ·
    516.
— bei Morbus FEER 858.
Hyperkinese bei WILSON-
    Pseudosklerose 865.
Hypertelorismus *978.*
— bei Dysostosis cleido-
    cranialis 564.
— bei Status BONNEVIE-
    ULLRICH 541.
—, Typen 979.
Hypertension bei Morbus
    FEER 858.
— bei Nephrosklerose 605.
— und Verdünnungsver-
    such 587.
Hyperthermie bei Toxikose
    243.
—, konstitutionelle 905.
Hyperthymisation 496.
Hypertonie bei Morbus
    WILSON 864.
— bei Parkinson 797.
— habit. Erbrechen 159.
— nach Hirnblutung 453.
— und Vit. B-Mangel 208.
Hypertonisch-spastischer
    Typus, Mehlnährscha-
    den 179.
Hypertussis Cutter 720.
Hypervitaminose D 77,
    199.
Hypochlorämie, Pylorus-
    stenose 166.
Hypogalactie und Mangan
    126.
Hypoglobulinämie bei Dys-
    porie 324.
Hypoglykämie, aceton. Er-
    brechen 170.
— bei Coeliakie 221.
— bei Glykogenspeicher-
    krankheit 303.
— bei maligner Diphtherie
    672.

Hypoglykämie bei Morbus SIMMONDS 506.
— bei WATERHOUSE FRIDERICHSEN-Syndrom 437.
—, Konvulsionen 852.
—, posthyperglykämische 19.
Hypoglykämisches Koma 518.
Hypophosphatämie und Infecte 145.
Hypophysäre Kachexie *505.*
Hypophyse, Hormone der 498.
— und Milchsekretion 126.
Hypophysenpathologie im Kindesalter *498.*
Hypoplastische Zähne 138.
Hypoproteinämie bei Dysporie 324.
— und Aminosäuren 214.
Hypoprothrombinämie, Ursachen 461.
Hyposthenurie 588.
Hypotension bei Morbus SIMMONDS 506.
Hypothermie bei Asphyxie 452.
— bei Morbus SIMMONDS 506.
— bei Neugeborenen-Coma 453.
Hypothyreose, Behandlung 490.
—, kongenitale *488.*
Hypotonie bei Chorea minor 917.
— bei MARFAN-Syndrom 569.
— bei Morbus FEER 857.
— bei Rachitis 194.
— nach Hirnblutung 453.
Hypotrophien und Kondensmilch 94.
Hypovitaminose C 130.
Hypovitaminosen, Diagnose *205.*
—, Therapie *205.*
Hysterie, Konvulsionen 853.

Icterus bei BUHLscher Krankheit 286.
— catarrhalis 289.
— —, Rohkost 250.

Icterus bei Drüsenfieber 409.
—, febriler, bei hämolytischer Anämie 374.
—, Gallenwegmißbildungen 287.
— gravis familiaris neonatorum 336.
— — neonatorum *282.*
— —, pathol. Anatomie 337.
— — und Prothrombinbildung 461.
—, hämolytischer 285.
—, — bei Morbus COOLEY 377.
—, —, familiärer *370.*
— bei Hepatitis epidemica 289.
—, infektiös-toxischer *285.*
— neonatorum 279.
— der Neugeborenen, physiologischer *281.*
— prolongatus 282.
—, septischer 285.
—, syphilitischer 287.
— bei WINCKELscher Krankheit 286.
Idiopathische abakterielle Meningitis, Differentialdiagnose 822.
— — mononucleäre Meningitis, Symptome *821.*
— braune Lungeninduration 421.
— Dilatation und Hypertrophie des Herzens bei Säuglingen und Kleinkindern 582.
Idiotia thymica 991.
Idiotie, amaurotische 990.
— bei diffuser Hirnsklerose 988.
— bei Lipoidosen 990.
— bei Morbus HELLER 1004.
— bei progressiver Paralyse 1004.
— bei tuberöser Hirnsklerose 989.
— bei Turmschädel 982.
—, endokrine *991.*
—, mongoloide 985.
—, —, Schädelbau 976.
—, thyreogene 991.
Idiotien 984.
—, endogene Formen 985.

Idiotien, exogene Formen 992.
Idiotypus 480.
Ileus bei Dysporie 318.
— bei Peritonitis 257.
—, mechanischer, Ursachen 257.
Ilotycin *757.*
Imbezillität 984.
Immunität, natürliche 150.
— und Ernährung 3.
— — Frühgeburt 124.
— — Vitamine 207.
—, Unterernährung 172.
Impfung mit BCG 901.
— gegen Diphtherie 676.
— gegen Tetanus 670.
Inanition *171.*
Inanitionsdiarrhöen, Pylorusstenose 165.
Indikan und Niereninsuffizienz 590.
Indikanbestimmung im Serum 590.
Infantile Akrodynie *854.*
Infantiler Kernschwund MOEBIUS 974.
Infantilismus, hepatischer 302.
—, hypophysärer 498.
Infektarthritiden 921.
Infekte, aceton. Erbrechen 169.
— und Eisenstoffwechsel 355.
Infektionen, Anorexie 151.
— bei Dyspepsie 234.
— bei Hypothyreose 489.
—, Gram-negative, und Aureomycin 753.
—, —, und Chloromycetin 752.
—, —, und Streptomycin 750.
—, —, und Tyrothricin 751.
—, Gram-positive, und Aureomycin 753.
—, —, und Chloromycetin 752.
—, Mehlnährschaden 179.
—, toxische, und Cortison 514.
— und Durchfälle 226.
— — Ekzem 528.
— — Hypovitaminosen 206.

Infektionen und kindlicher Organismus *614*.
— — Milztumor 313.
— — Penicillin 745.
— — Tetanie 203.
— — Vitamin A 56
— — Vit. C-Ausscheidung 210.
Infektionsabwehr beim Säugling 616.
Infektionsbereitschaft bei Rachitis 195.
Infektionskrankheiten, Konvulsionen 850.
—, Rohkost 248.
— und Coeliakie 217.
— und Diabetes mellitus 517.
— und Ernährung 142.
— und exsudative Diathese 520.
— und Glomerulonephritis 591.
— und Körperbau 486.
—, Verlauf beim Säugling 617.
Infektionsresistenz und Vit. C 207.
Infektiöse akute Lymphocytose *413*.
— Reticuloendotheliose ABT-LETTERER-SIWE *470*.
Influenzabazillenmeningitis *707*.
—, Therapie 710.
Influenza-Meningitis und Chloromycetin 753.
Influenza, pandemische 619.
Infratentoriale Blutungen 453.
Infusion, subcutane 244.
Initialexantheme bei Viruskrankheiten 761.
Inkubationszeit, Drüsenfieber 408.
—, Hepatitis epidemica 289.
—, infektiöse Lymphocytose 413.
—, Morbus BANG 618.
—, Pertussis 711.
—, Röteln 768.
—, Symptome 760.
—, Viruskrankheiten 760.
—, bei Diphtherie 670.

Inkubationszeit bei Erythema infectiosum 771.
— bei Masern 768.
— bei Paratyphus B 726.
— bei Parotitis epidemica 794.
— bei Tuberkulose 874.
— bei Vaccine-Meningo-Encephalitis 811.
— bei Varicellen 793.
Innenohrschwerhörigkeit bei Kretinismus 490.
Innervation des Colons 270.
Inositol 64.
Insolationsencephalitis 829.
Insulin bei Diabetes mellitus 520.
— bei Morbus SIMMONDS 511.
Intelligenz bei Chondrodystrophie 550.
— bei Coeliakie 220.
— bei Morbus LAWRENCE-MOON-BARDET-BIEDL 563.
— bei Morbus LITTLE 841.
— bei Myatonia congenita 974.
Interstitielle Keratitis 1027.
Intertrigo 521.
Intoxikation, alimentäre *239*.
Intrakranielle Verkalkungen bei Toxoplasmose 777.
Invagination *265*.
—, Differentialdiagnose 266.
Irgamid, Chemie 736.
Isodynamie, Gesetz der 22.
Isohämolysin 476.
Isoletten 123.
— und Retrolentale Fibroplasie 124.
Isonikotinsäurehydrazid, bei Tuberkulose 891.
Isosthenurie 605.

Jahreszeiten und Ekzem 529.
JAKSCH-HAYEMsche Anämie bei Kuhmilchernährung 354.
— — Ziegenmilchernährung 367.
JARISCH-HERXHEIMERsche Reaktion 939.

Jod *27*.
— und Hypogalactie 126.
Jodbedarf, täglicher 27.
Jodgehalt der Schilddrüse 27.
— im Blut 27.
—, Nahrungsmittel 27.
Jodkali bei Asthma 633.
— bei Struma neonati 492.
Jodtherapie, Gefahren 492.
Joghurt 102.
Johannisbrotkernmehl, allgem. 233.
—, Erbrechen 161.
Johannisbrotmehl, allgemeines *230*.
— bei Dyspepsie 235.
Johannisbrotsuppe 231.
JÜRGENSsches Kneifphänomen 414.
JUST-HATMAKER-Verfahren, Trockenmilch 95.

Kachexie bei Diabetes insipidus 505.
—, hypophysäre *505*.
KAISER-FLEISCHERscher Cornealring bei Morbus WILSON 865.
Kakolalie 802.
Kala-Azar, Milztumor 314.
Kalbsmilken 115.
Kalium *29*.
Kaliumausscheidung 29.
Kaliumbedarf 29.
Kaliumgehalt, Milch 29.
Kalk und Fieber 144.
Kalkcasein 26.
Kalorie 16.
Kalorienbedarf 17.
— des Säuglings 87.
Kalorienzufuhr bei Diabetes mellitus 519.
Kältehämoglobinurie, paroxysmale *473*.
Kamillentee und Fieber 144.
Kapillarbronchitis und Lungenödem 629.
Kapillarresistenz, Prüfung 209.
Karan 479.
Karottensuppe bei Dyspepsie 235.
—, Herstellung *229*.
Kartoffelbrei 111.
Kartoffelmehl 89.
Karuben 230.

Kastanienbrei 112.
Katarakt bei Rubeolen-
embryopathie 770.
—, congenitale 1028.
KATZENBERGERsche For-
mel 589.
Katzenkratzkrankheit 391.
Kavernensymptome 651.
Kefir 102.
KELLERsche Malzsuppe 21.
— —, Herstellung 184.
Kentaurmehl 89.
Kephalhämatom 454
Kephalin 35.
Kephir bei Typhus ab-
dominalis 725.
KEPLER-Test 512.
Kerasin bei Morbus
GAUCHER 311.
Keratitis, interstitielle
1027.
— parenchymatosa bei
Lues congenita 937.
—, phlyktänuläre 1027.
Keratomalacie 185.
Keratonia siliqua 230.
KERNIGsches Zeichen 704.
Kernikterus 336.
—, Ätiologie 337.
— bei Icterus gravis 283.
Ketonurie bei Glykogen-
speicherkrankheit 303.
Ketonurien und Infektio-
nen 143.
Keuchhusten 711.
KIENBÖCKsche Lunatum-
malacie 924.
Kind-Mutter-Beziehung,
Bedeutung 1017.
Kind und Familie 1016.
— — Geschwister, Be-
ziehungen 1018.
Kinderlähmung, spinale
844.
Kindermehle 127.
— und Kalksalze 132.
Kindermilchproblem 128.
Klima, Bedeutung des 903.
—, Eigenschaften des Hö-
henklimas 906.
—, — — Meerklimas 910.
—, Indikationen für Hö-
henklima 908.
—, — — Meerklimas 911.
—, Kontraindikationen des
Höhenklimas 910.
—, — — Meerklimas 912.
—, Mittelgebirge 912.

Klima, physiologische Wirkungen des Höhen-
klimas 907.
—, — — — Meerklimas,
911.
—, städtisches 904.
Kneifphänomen von JÜR-
GENS 414.
Knochenbrüchigkeit, bei
Morbus GAUCHER 311.
— bei Skorbut 188.
Knochenkerne bei Coeliakie
219.
— bei Dysostosis cleido-
cranialis 565.
— bei Rachitis 193.
Knochenmark bei Agra-
nulocytose 378.
— bei hämolytischer
Anämie 372.
—, Rachitis 190.
Knochenmarkskollaps bei
hämolytischer Anämie
374.
Knochenveränderungen bei
Morbus ABT-LETTERER-
SIWE 472.
— bei Morbus BOECK 405.
Knorpelgrundsubstanz,
Rachitis 190.
Knorpelzellen bei Rachitis
190.
Knorrmehl 89.
Koagulopathien 418.
Kobalt 35.
Kochsalz bei Ekzem 534.
—, jodiertes 27.
—, —, und Struma 491.
— und Exsudation 46.
— — exsudative Diathese
140.
— — Magnesium 32.
— — Transmineralisation
46.
Kochsalzgehalt der Nah-
rungsmittel 45.
—, Milch 29.
Kochsalzminimum 29.
KOCHsche Stichprobe 414.
KOCHscher Versuch 896.
Kohlehydrate 18.
— bei Diabetes mellitus
519.
— bei Dyspepsie 237.
— der Frauenmilch 84.
— und Coeliakie 221.
— — Fieber 144.
— — Magnesium 32.

Kohlehydratgehalt, Roh-
kost 247.
Kohlehydratminimum 18.
Kohlehydratstoffwechsel
und Vitamin B₁ 59.
Kohlensäuregehalt des
Plasmas 43.
KÖHLERsche Krankheit,
I und II 924.
Koilonychie bei Status
BONNEVIE-ULLRICH
540.
Kokardenpurpura, frühin-
fantile postinfektiöse
(SEIDELMAYER) 432.
Kolikanfälle, akute Dys-
pepsie 234.
Koliken, abdominale, bei
anaphylakt. Purpura
428.
— bei Ruhr 730.
— bei Pyurie 608.
— bei wolhynischem Fie-
ber 868.
Kolitiden bei infektiöser
Lymphocytose 413.
Kollaps bei Spontanpneu-
mothorax 659.
Kolloidchemie und Wachs-
tum 7.
Koma bei eklamptischer
Urämie 595.
— diabeticum 517.
— dyspepticum 239.
— hypoglykämicum 518.
Komplementfixationstest
bei Toxoplamose 782.
Kompotte 113.
Konakion 462.
Kondensierte gezuckerte
Milch 92.
Kondensmilch, gezuckerte,
bei Dyspepsie 237.
—, —, bei Dysporie 333.
—, —, bei Dystrophie 176.
—, —, bei Pylorusstenose
167.
—, habit. Erbrechen 160.
Kongenitale Anämie 339.
— Athyreose und Hypo-
thyreose 488.
— Gallengangsatresie und
Prothrombinmangel
461.
Kongorot 478.
Konstitution, Habitus und
Diathesen 485.

Konstitution und Ekzem 528.
— — Ernährungsstörung 147.
— — Neurose 1020.
— — Stoffwechselanomalien 486.
Konstitutionelle angeborene Afibrinogenämie *449*.
— Thrombopathie v. WILLEBRAND-JÜRGENS *446*.
Konstitutionen und Höhenklima 908.
Konstitutionsanomalien 485.
— und Ernährung 2.
Konvulsionen bei croupöser Pneumonie 649.
— bei diffuser Hirnsklerose 988.
— bei eklamptischer Urämie 595.
— bei Fieber 849.
— bei hypoglykäm. Koma 518.
— bei Icterus gravis 336.
— bei Meningokokkenmeningitis 694.
— bei Nephrosklerose 605.
— bei Pertussisencephalitis 818.
— bei Rhinopharyngitis 621.
— bei tuberöser Hirnsklerose 989.
— nach Hirnblutung 453.
—, Ursachen 849.
Konzentrationsversuch, VOLHARDscher, Technik 587.
Kopfmaße, normale 12.
Kopfschmerz bei Meningitis Tbc 884.
— — eklamptischer Urämie 594.
— bei Nephrosklerose 604.
Kopfumfang 9.
Koppen 159.
Körnerfrüchte, Hämoglobinbildung 357.
Korektopie 963.
Körperbau und Charakter 486.
Körpergewicht *13*.
Körperlänge *13*.

Körperoberfläche und Grundumsatz 16.
Körpertemperatur, Frühgeburt 123.
Korrelationen der Mineralstoffe 39.
Kost, kochsalzarme 44.
Krämpfe bei Bronchiolitis 627.
— bei Encephalitis B 800.
— bei Gallengangsatresie 288.
— bei Toxikose 239.
— im Kindesalter *849*.
—, Therapie 853.
Kraniotabes 191.
Kreatin 967.
Kreatinin 969.
Kreatinstoffwechsel 968.
— und Vitamin E 971.
Kreislauf und Coeliakie 219.
Kreislaufstörungen, Milztumor 315.
Kretinismus 490.
Krise bei croupöser Pneumonie 649.
Kropf bei Neugeborenen und bei Säuglingen *491*.
— und alimentäre Anämie 27.
— — Hypogalactie 126.
— — Milch-Mehl-Kost 134.
Kropfbildung und Lebertran 134.
Kropfprophylaxe während der Schwangerschaft 491.
KRUSE-SONNE-Bacillus 728
Kryptorchismus, Hormonbehandlung 504.
Kufeke-Kindermehl 90.
Kufekemehl 21.
Kugelzellenanämie *370*.
Kuhmilch bei Dyspepsie 236.
— Dosierung 87.
—, Eisengehalt 360.
—, Kalorien 86.
—, Magenchemismus 226.
— und Rachitis 195.
—, Vitamin A 131.
—, Vitamin B 131.
—, Vitamin B₆ 131.
—, Vitamin C 130.
—, Vitamin D 131.
—, Zusammensetzung 86.

Kuhmilchanämie 353, *357*.
Kuhmilcheiweiß 25.
Kuhmilchernährung 126.
Kuhmilchfett 23.
Kukumarin 953.
Kupfer 34.
KUSSMAULsche Atmung bei Koma diabeticum 517.
— — bei Toxikose 241.
— — und Acidose 43.
Kyphose, rachitische 192.

Lab 83.
Lactalbumin 25, 83.
Lactoflavin 60.
—, Frauenmilch 131.
—, Kuhmilch 131.
Lactoflavinmangel und Coeliakie 222.
Lactoglobulin 83.
Lactopriv 109.
Lagerung bei Aerophagie 162.
— bei habit. Erbrechen 162.
Lähmung, postdiphtherische und Poliomyelitis 830.
Lähmungen bei cerebraler Kinderlähmung 840.
— bei Encephalitis 801.
— bei GUILLAIN-BARRÉ-Syndrom 847.
— bei Pertussisencephalitis 818.
— bei primärer Meningo-Encephalomyelitis disseminata 806.
— bei spinaler Kinderlähmung 844.
— bei Vaccine-Encephalomyelitis 812.
—, diphtherische 673.
—, hysterische und Poliomyelitis 829.
— und Zinkmangel 35.
—, Vitamin B₁-Mangel 186.
Lait Guigoz · 96.
Landkartenschädel bei Morbus ABT-LETTERER-SIWE 472.
— bei Morbus SCHÜLLER-CHRISTIAN 471.
Landkartenzunge 521.
LANDRYsche Paralyse bei GUILLAIN-BARRÉ-Syndrom 848.

Längenwachstum 8.
— bei Adiposo-Gigantismus 502.
— bei Akromikrie 571.
— bei Coeliakie 218.
— bei MARFAN-Syndrom 569.
— bei Morbus FRÖHLICH 502.
— bei Morbus SIMMONDS 509.
—, Dystrophie 172.
LANGEsche Acetonprobe 517.
Läppchenprobe bei Ekzem 532.
Largactil bei Chorea minor 920.
— bei Morbus FEER 860.
Larosan 26.
Larosanmilch bei Dystrophie 177.
LARSEN-JOHANNSENsche Osteochondritis 924.
Laryngospasmus 202.
Larynxdiphtherie 682.
LASÈGUEsches Zeichen 705, 823.
Lävulose 21.
LAWRENCE-MOON-BARDET-BIEDLsches Syndrom 557.
— —, Heredität 563.
— —, Pathologische Anatomie 564.
— —, Therapie 564.
Lebensraum des Kindes 1016.
Leber, aceton. Erbrechen 170.
— bei Toxikose 241.
—, Hämoglobinbildung 358.
—, Neugeborenes 282.
— und Fibrinopenie 452.
— und Vitamin K 458.
Leberatrophie, akute, gelbe 291.
Leberzirrhose bei Dysporie 320.
— bei Morbus WILSON 864.
—, biliäre, bei Gallengangsatresie 288, 295.
—, —, congenitale 288.
—, —, ohne Gallengangsverschluß 295.
—, cardiotuberkulöse 295.
—, familiäre 293.

Leberzirrhose, großes Abdomen 255.
—, venöse 294.
Leberextrakte 364.
— und Thrombocyten 439.
Leberkrankheiten und Aminosäuren 215.
Leberpräparate bei Ziegenmilchanämie 368.
Leberpüree bei Coeliakie 224.
Lebertherapie bei alimentärer Anämie 364.
— bei hämolytischer Anämie 375.
Lebertran 132.
— und exsudative Diathese 141.
— und Kropfbildung 134.
—, Vorteile 200.
Lecithin 35, 64.
Leichtmetalle 28.
LEINERsche Erythrodermia desquamativa 523.
Leopardenfellhaut bei essentieller Thrombopenie 442.
Leptomeningose 420.
Leukämie und Cortison 514.
— — Panhämocytophthise 383.
Leukämien, akute, im Kindesalter 383.
— und ACTH 513.
— und Milztumor 315.
Leukocyturie, Nachweis 607.
Leukodystrophia cerebri hereditaria progressiva, Formen 988.
Leukopoietine 382.
Leukosen, akute 383.
—, —, Therapie 390.
Levinsontest 885.
Lichen skrofulosorum 898.
— urticatus 789.
— Vidal 523.
Lidachsen bei Hypertelorismus 979.
— bei Mongolismus 978.
LIEBIG, JUSTUS VON 5.
Lignin 232.
Linacidin 213.
Lindenblütentee und Fieber 144.
Lingua geographica 521.
Linolensäure 211.
Linolsäure 211.

Linsen bei Coeliakie 224.
Linsenmus 112.
Lipase, Frauenmilch 85.
Lipoide bei Glykogenspeicherkrankheit 304.
Lipoidgranulomatosis 473.
Lipoidnephrose 598.
—, Ätiologie und Pathogenese 601.
—, Formen 601.
—, großes Abdomen 255.
—, Prognose 602.
—, Therapie 602.
— und ACTH 513.
—, Verlauf 601.
Lipoidosen 306.
Liquor bei Encephalitis 801.
— bei GUILLAIN-BARRÉ-Syndrom 847.
— bei Hirnblutungen 454.
— bei Influenzabazillenmeningitis 707.
— bei Meningitis Tbc 885.
— bei Meningokokkenmeningitis 700.
— bei Pachymeningosis 423.
— bei Pneumokokkenmeningitis 705.
Lithium 29.
LITTLEsche Krankheit 841.
—, Behandlung 843.
Löffelfütterung, habit. Erbrechen 161.
„Löffelkomplex", Prophylaxe 1022.
Lues, Anämie 356.
— congenita 927.
— —, Knochenveränderungen 928.
— —, Prophylaxe 934.
— —, Therapie 935.
— —, Milztumor 314.
— tarda 936.
— —, Differentialdiagnose 938.
— —, pathologische Anatomie 938.
— —, Therapie 938.
— — und Lebercirrhose 297.
Luische Lymphome 396
Lumisterin 77.
Lunge bei Pertussis 714.
Lungen bei Typhus abdominalis 723.
—, Embryologie 329.

Lungenabszesse *651*.
—, Behandlung 656.
—, Differentialdiagnose 656.
—, Erreger 652.
—, Komplikationen 652.
— und Penicillin 747.
—, Ursachen 656.
Lungenapoplexie 419.
Lungenblähung bei Asthmabronchitis 632.
— bei Dysporie 321.
Lungenblutungen bei Neugeborenen 456.
Lungenembolie 630
Lungeninduration, idiopathische, braune *421*.
Lungenödem, akutes *628*.
—, Ätiologie 630.
—, Differentialdiagnose 629.
—, Prognose 629.
—, Therapie 630
Lupus erythematodes disseminatus und Cortison 514.
— pernio 404.
LUST-Peroneusphänomen 202.
Lymphadenitiden und exsudativ-lymphatische Diathese 394.
Lymphadenitis bei Angina tonsillaris und retronasalis 393.
— bei Diphtherie 393.
— bei Drüsenfieber 397.
— bei Katzenkratzkrankheit 391.
— bei Morbus STILL 397.
— bei Primo-Tbc 395.
— bei Rhinopharyngitis 623.
— bei Rubeolen 397.
— bei Scharlach 393.
— luica 396.
—, nekrotisierende 394.
—, retropharyngealis 392.
Lymphadenose, akute 386.
— und Myelose, Differentialdiagnose 389.
Lymphämoides Drüsenfieber *406*, 721.
Lymphatische Organe bei Rachitis 194.
Lymphknoten bei Bronchopneumonie 636.

Lymphknoten, Differentialdiagnose *391*.
— bei Diphtherie 671.
— bei Drüsenfieber 408.
— im Kindesalter *391*.
— bei Leukosen 398.
— bei Morbus ABT-LETTERER-SIWE 472.
— bei Morbus BOECK 398, 404.
— bei Morbus HODGKIN 398.
Lymphocytoide Zellen bei Drüsenfieber 411.
Lymphocytose, akute, infektiöse *413*.
Lymphogranulom, malignes 721.
Lymphogranuloma malignum HODGKIN *398*.
Lymphogranulomatose, generalisierte, tuberkulöse 395.
Lymphogranulomatosis benigna *401*.
Lymphosarkomatose KUNDRAT 398.

Magenchemismus, Säuglinge 226.
Magendarmblutungen, Differentialdiagnose 468.
Mageninhalt, habit. Erbrechen 160.
Magenplätschern, Pylorusstenose 164.
Magenspülungen bei Anorexie 153.
Magentazunge 60.
Magermilch bei Dyspepsie 238.
Maggimehl 89.
Magnamycin *757*.
—, Dosierung 757.
—, Indikationen 757.
Magnesium 31.
—, Pharmakologie 32.
—, Physiologie 31.
Magnesiummangel 32.
Magnesiumretention und Fieber 144.
Mahlzeiten, habit. Erbrechen 161.
—, Pylorusstenose 167.
—, Zahl 87.
Mahlzeitenzahl, Frühgeburt 123.

Mais und Pellagra 186.
Maizena 21, 89.
Makrocephalie bei Chondrodystrophie 549.
— bei Dysostosis cleidocranialis 567.
Makroglossie bei Mongolismus 986.
— und Schilddrüse 488.
Maladie de Hutinel 295.
— de Roger 578.
— des griffes de Chat 391.
— des jeunes porchers 828.
Malaria, Milztumor 314.
Malariabehandlung bei Lues 941.
Maltosan Dr. WANDER 21.
— und Milchnährschaden 184.
Maltose 20, 88.
Maltose-Dextrin-Präparate 20.
Malzextrakt 21, 128.
—, Milchnährschaden 184.
Malzsuppe, KELLERsche 21, 184.
Malzzucker 20, 88, 127.
Mammillenhypoplasie bei Status BONNEVIE-ULLRICH 538.
Mandelmilch bei Ekzem 534.
—, Herstellung 108.
—, Indikationen 108.
Manetol 480.
Mangan 34.
— und Hypogalactie 126.
— — Stillfähigkeit 118.
Manganmangel 35.
Mangelnährschäden 147.
MARFANsches Syndrom *569*.
Marmite 209.
Marmorknochenkrankheit und Anämie 352.
MARRIOTTsche Milchsäurevollmilch 103.
Masern, Antikörper 765.
—, Begleitappendicitis 261.
—, Immunbiologie *764*.
—, Immunität 766.
—, Prodromalstadium 769.
—, Prophylaxe 767.
—, scarlatiniformes Exanthem 685.
—, Schutzimpfung 766.
—, serummitigierte 767.

Masern, Thrombopenie nach 439.
— und Chloromycetin 753.
Masernrekonvaleszentenserum 765.
Masernvirus, Infektionsweg 764.
Maskengesicht bei Parkinson 797.
Mastitis neonatorum 281.
MASUGI-Nephritis 430.
Maternitätsneurose 117.
MECKELsches Divertikel 263.
Meconiumileus 318.
—, Therapie 333.
Mediastinitis posterior 393.
Megacephalus und Frühgeburt 124.
Megacolon, Behandlung 275.
— congenitum 268.
—, symptomatisches 270.
Megakaryocyten 442.
— bei kongenitaler Thrombopenie 443.
— bei Thrombopathie 446.
Megalerythema epidemicum 771.
Megalocornea 1029.
Megasigma 273.
Mehle 21, 128.
—, dextrinisierte 90.
— und Rachitis 196.
Mehlabkochungen 89.
Mehlnährschaden 178.
—, Anämie 354.
— und Xerophthalmie 47.
Mehlsuppen, Dystrophie 178.
Mekonium, Mangangehalt 34.
Melaena neonatorum, Erbrechen 155.
— spuria 455.
— vera 455.
Mellins Food 20.
MENDELsche Gesetze 481.
Meningealapoplexie 420.
Meningismus bei Ascaridiasis 944.
— bei croupöser Pneumonie 649.
— bei Drüsenfieber 409.
— bei infektiöser Lymphocytose 413.
— bei Paratyphus B 727.
— bei Pyurie 608.

Meningismus bei Rhinopharyngitis 621.
— bei Ruhr 731.
— bei Typhus abdominalis 723.
Meningitiden, eitrige, Symptome 704.
—, —, und Penicillin 746.
Meningitis bei Coxsackieinfektion 831.
— cerebrospinalis 691.
— — beim Kleinkind, Symptome 699.
— — — und Schulkind 697.
— — beim Säugling, Formen 697.
— — beim Schulkind, Symptome 700.
— —, Klinik 692.
— —, scarlatiniformes Exanthem 685.
— —, Stadien 699.
—, eitrige, und Chloromycetin 753.
—, Erbrechen 156.
—, idiopathische, mononucleäre 821.
— luetica 827.
— Tbc, Diagnose 885.
— —, Frühdiagnose 883.
— —, Reizhydrocephalus 888.
— —, Symptome 884.
— —, Therapie 890.
— — und Poliomyelitis 827.
— —, Verlauf 886.
— —, — bei Streptomycinbehandlung 886.
— varicellosa 792.
Meningo-Encephalitiden bei Grippe 621.
—, postinfektiöse und Anaphylaxie 814.
Meningo-Encephalitis bei Parotitis epidemica 795.
— chronica luica 940.
— disseminata, primäre, Therapie 808.
— Konvulsionen 850.
— nach Röteln 770.
— tuberculosa 815.
Meningo-Encephalomyelitis disseminata, primäre 805.
— —, —, Symptome 806.

Meningo-Encephalomyelitis disseminata, sekundäre, Formen 809.
— —, sporadische 799.
—, toxische 817.
Meningokokken-Meningo-Encephalitis 815.
Meningokokkenmeningitis 691.
—, Behandlung 702.
Meningokokkensepsis, foudroyante 436.
Meningomyelitis syphilitica 939.
Menstruatio praecocissima, Neugeborenes 281.
6-Merkaptopurin 390.
Metaphyse bei Lues congenita 933.
—, rachitische 191.
Meteorismus bei Dolichocolie 274.
— bei Megacolon 268.
— bei Myopathien 953.
— bei Peritonitis Tbc 256.
— bei Rhinopharyngitis 622.
—, Dystrophie 173.
—, Erbrechen 155.
—, Mehlnährschaden 179.
—, Ursachen 253.
Methhämoglobinämie und Sulfonamide 739.
Meticorten 515.
Micellen 7.
Mikrocephalie 983.
Mikrocephalus bei Toxoplasmose 776.
Mikrodonten 139.
Mikromelie bei Chondrodystrophie 549.
— bei Osteogenesis imperfecta 552.
— rhizomélique 549.
Mikromyeloblasten 388.
Mikromyeloblastenleukämie, akute 388.
Mikropolyadenie, Bedeutung 396.
MIKULICZ-Syndrom bei Drüsenfieber 409.
— bei Morbus BOECK 402.
Milch, Calciumgehalt 31.
—, Carotin 54.
—, Chloride 26.
—, Eisengehalt 33.
—, gezuckerte kondensierte 92.

Milch, homogenisierte 23.
—, Kaliumgehalt 29.
—, Keimfreiheit 129.
—, Kochsalzgehalt 28.
—, kondensierte, gezucker-
te und Frühgeburt 123.
—, Kupfergehalt 34.
—, Magnesiumgehalt 32.
—, Mangangehalt 35.
—, pflanzliche 107.
—, Phosphatgehalt 36.
—, Rubidium 29.
— und Ekzem 531.
— und exsudative Dia-
these 141.
— und Hämoglobin-
bildung 357.
—, Zinkgehalt 35.
Milcheiweiß und Dermatitis
seborrhoides 525.
— und Ekzem 525.
Milchernährung und Sub-
mineralisation 44.
— und Vit. B-Mangel 208.
Milch-Mehl-Ernährung und
Struma 134, 493.
Milchnährschaden 181.
—, Komplikationen 182.
— und Vit. B-Mangel 208.
Milchsäuremilch bei
Coeliakie 225.
— bei Dermatitis sebor-
rhoides 526.
— bei Milchnährschaden
183.
— und Rachitis 196.
Milchsäurevollmilch, habit.
Erbrechen 160.
—, Indikationen 104.
—, MARRIOTTSche 103.
Milchschorf 131, 531.
— und exsudative Dia-
these 521.
Milchsekretion 126.
Milchzucker 20, 88, 127.
Miliaria bei Morbus FEER
855.
Miliartuberkulose 722.
Milien, Neugeborenes 281.
Milomehl, Nestlé 90.
Milz bei Paratyphus B 726.
— bei Typhus abdominalis
723.
Milzexstirpation bei Milz-
venenstenose 469.
Milztuberkulose 313.
Milztumor bei Coeliakie
219.

Milztumor bei Drüsenfieber
409.
— bei Kältehämoglobin-
urie 474.
— bei Kugelzellenanämie
371.
— bei Lymphadenosen
390.
— bei Maladie de Hutinel
295.
— bei Milzvenenstenose
463.
— bei Morbus BOECK 405.
— bei Morbus COOLEY 376.
— bei Morbus HODGKIN
400.
— bei Myelosen 390.
— bei Ziegenmilchanämie
366.
—, Differentialdiagnose
313, 469.
—, JAKSCH-HAYEMsche
Anämie 354.
—, spodogener 373.
— und Plättchenzerfall
443.
— und Thrombocyten-
system 443.
—, Ziegenmilchanämie 354.
Milzvenenstenose, Ätiolo-
gie und Pathogenese
467.
—, Differentialdiagnose
468.
— im Kindesalter 463.
—, Therapie 469.
— und M. Banti 467.
Minderwuchs bei Glyko-
genspeicherkrankheit
301.
Mineralogen 45.
Mineralsalze der Frauen-
milch 84.
—, Rohkost 247.
Mineralstoffe 26, 30, 33.
—, Korrelationen 39.
— und Ernährung 37.
— und Wachstum 37.
Mineralstoffwechsel bei
Coeliakie 222.
Minimalsubstanzen des Or-
ganismus 40.
Minimumgesetz (LIEBIG) 5.
Miserere 156.
Mißbildungen der Harn-
organe und Pyurie 613.
Molke 107.

MÖLLER-BARLOWsche
Krankheit 187.
— —, geschichtliches 48,
68.
— —, Rohkost 248.
— — und Milch 130.
MOLLsche Calciamilch 106.
Mondamin 21, 89.
Monocytenangina 407.
Monocytoide Zellen bei
Drüsenfieber 412.
Mononucleosis infectiosa
406.
Monosaccharide 19.
MONROE-RICHTERsche
Linie 598.
„Moral Insanity", post-
encephalitische 798.
Morbilloid 767.
Morbus ABT-LETTERER-
SIWE 470.
— Addison und Cortison
513.
— BANG 618, 721.
— BANTI, Verlauf 466.
— BESNIER-BOECK-
SCHAUMANN 401.
— BOECK, Behandlung
406.
— —, Histologie 406.
— — und Cortison 514.
— —, Verlauf 406.
— FEER 854.
— —, Ätiologie und
Pathogenese 859.
— —, Lungenödem 630.
— —, Prognose 859.
— —, Symptome 858.
— —, Therapie 860.
— FRÖHLICH 502.
— GAUCHER 306.
— —, Histologie 312.
— haemolyticus neonato-
rum 334.
— — —, Therapie 348.
— — — und Rhesus-
system 345.
— hämorrhagicus neona-
torum (LEIF-SALOMON-
SEN) 452, 461.
— HODGKIN 398.
— LAWRENCE-MOON-
BARDET-BIEDL 557.
— maculosus WERLHOFI
437.
— NIEMANN-PICK 306.
— —, Histologie 312.
— PRINGLE 990.

Morbus SCHÜLLER-CHRISTIAN 317, 471.
— SIMMONDS *505*.
— STILL-CHAUFFARD und Cortison 514.
— TAY-SACHS 990.
— WILSON 864.
— —, pathologische Anatomie 865.
Motorische Symptome bei Morbus GAUCHER 310.
Mottled enamel 28, 138.
Multiple Abartungen *537* ff.
Mundschleimhaut bei Parotitis epidemica 793.
Muskelatrophie, progressive, neurale 958.
—, —, spinale 959.
—, —, —, Symptome 964.
—, —, —, Typus WERDNIG-HOFFMANN *960*.
—, spinale, Differentialdiagnose 966.
—, —, Prognose 966.
Muskelatrophien, progressive Formen 967.
Muskeldystrophie, progressive 959.
— und Vitamin E 970.
Muskulatur bei Chondrodystrophie 550.
—, Tonus 149.
Mutationen 484.
Mutismus *1002*.
—, Ursachen 1003.
Myalgia acuta epidemica *831*.
Myatonia congenita, Differentialdiagnose 975.
— —, OPPENHEIM 959, *972*.
— —, pathologische Anatomie 974.
Myelitis, transversale 807.
—, —, Differentialdiagnose 808.
—, —, Prognose 808.
Myelodysplasie und Enuresis 1005.
Myelose und Lymphadenose, Differentialdiagnose 389.
Myocarditis, rheumatica 915.
Myopathie bei Chorea minor 954.
— bei FEERscher Krankheit 954.

Myopathie bei mongoloider Idiotie 953.
— bei Rachitis 953.
Myopathien, Vorkommen *953*.
Myositis bei Coxsackieinfektion 831.
Myxödem, Anorexie 153.
—, erworbenes, infantiles 489.

Nabelblutungen bei Neugeborenen 455.
Nabelbruch bei Hypothyreose 488.
Nabelhernien, Bauchschmerzen 265.
Nabelkoliken 263.
Nachtblindheit und Carotin 54.
Nackensteifigkeit bei Poliomyelitis 824.
Nährklistiere, habit. Erbrechen 162.
Nährschäden 147, *171*.
—, Mehlnahrung *178*.
—, Milchnahrung *181*.
Nährstoffe *4*.
Nahrung, kalkreiche, und Rachitis 132.
Nahrungsmittel *83* ff.
—, basenreiche 39.
—, basische 40.
—, Calciumgehalt 31.
—, Eisengehalt 33.
—, Jodgehalt 27.
—, Kochsalzgehalt 45.
—, Magnesiumgehalt 32.
—, Phosphorgehalt 36.
—, säurebildende 39, 40.
Nahrungsstoffe und Hämoglobinbildung 357.
Nahrungstoleranz 149.
— bei Ernährungsstörung 147.
Nahrungsverweigerung, Säugling *150*.
Naphtalanpaste 536.
Naphthochinonderivate 462.
Naphtionin 480.
Nase bei Status BONNEVIE-ULLRICH 542.
Nasenflügelatmen bei Asthmabronchitis 631.
— bei Bronchiolitis 627.
— bei Bronchopneumonie 636.

Nasenflügelatmen bei croupöser Pneumonie 647.
— bei Rhinitis 622.
Natrium *28*.
Natriumchlorid und Dehydratation 28.
— und Diurese 28.
Natriumsalze, übermäßige Zufuhr 29.
Nausea 154.
Nebennieren und ACTH 512.
— und Hypophyse 510.
Nebennierenapoplexie 437.
Nebennierenblutungen beim Neugeborenen 455.
Nebennierenrinde und Coeliakie 221.
Nekrosen bei Agranulocytose 378.
Neo-Dmètys 716.
Neomycin *757*.
Neosalvarsan bei Lues 939.
Nephrektomie bei einseitiger Schrumpfniere 606.
Nephritiden und Lungenödem 630.
Nephritis bei Drüsenfieber 409.
— mit nephrotischem Einschlag 597.
—, hämorrhagische, bei anaphylakt. Purpura 428.
—, —, Konvulsionen 851.
Nephritis-Nephrose *597*.
Nephro-Thyphus 723.
Nephrosen und Aminosäuren 215.
Nephrosklerose, Beginn 604.
—, sekundäre 603.
Nervensystem, abakterielle Erkrankungen *796* ff.
— bei Hypothyreose 489.
— bei Paratyphus B 727.
— bei Pellagra 187.
— bei Typhus abdominalis 723.
— bei Varicellen 792.
— Entwicklung 9.
—, habit. Erbrechen 159.
— und Dyspepsie 227.
— und Vit. B₆ 62.
Nervöse Störungen bei Icterus gravis 336.

Nervosität und Höhenklima 909.
Nesmida (Nestlé) 214.
Nesmidasuppen 215.
Nestargel, habituelles Erbrechen 161.
—, Nestlé 233.
Nestlé-Mehl ohne Milch 90.
Nestlés Milch-Mehl 90.
Netzhautblutungen bei Neugeborenen 455.
— bei Pachymeningosis 423.
Neugeborene, Vitamin K-Mangel 461
Neugeborenenanämie, hypochrome 340.
— mit Erythroblastose, hyperchrome 350.
—, hypochrome 350.
Neugeborenes, Blutungen 452.
—, exsudative Diathese 520.
—, Ophthalmie 1023.
—, Physiologie und Pathologie 278.
Neurale progressive Muskelatrophie 958.
Neurodermitis und Ekzem 530.
Neuropsychopathie, Anorexie 152.
Neurorezidive bei Lues 939.
Neurose und Konstitution 1020.
Neurosebereitschaft, Bedeutung 1019.
Neurosen 1012.
—, Therapie 1022.
Niacin 61.
Niacinamid 61.
—, Indikationen 61.
Nickel 35.
Nickkrämpfe 852
NIEMANN-PICKsche Krankheit 317.
— —, Familiarität 311.
Nieren, Funktionsprüfungen 585.
—, Mischgeschwülste 258.
— und pH-Regulation 42.
Nierenfunktionsprüfung, VOLHARDsche, Bewertung 588.
Nierenkoliken, Schmerzen 264.
Nierenkrankheiten 585ff.

Nierenkrankheiten im Kindesalter, Einteilung 590.
—, Rohkost 250.
Nierenschwelle für Zucker 19.
Nierentumoren, Differential-Diagnose 259.
Nikotinsäure 61.
— bei Morbus FEER 861.
—, Chemie 61.
— und Cozymase 82.
—, Wirkung 61.
Nikotinsäureamid 61
— bei Asthma 633.
— bei Coeliakie 225.
—, Chemie 61.
Nirvanolkrankheit 920.
Nirvanoltherapie bei Chorea minor 920.
Nitrogen mustard bei Morbus HODGKIN 401.
Nor-Adrenalin bei Asthma 633.
Normosthenurie 588.
Nucleotrat Nordmarck 379.
Nüsse, Vit. B$_1$-Gehalt 209.
Nutracid 103.
Nutromalt 20, 88.
— bei Dyspepsie 236.
Nutrose 26.
Nycturie und Enuresis 1006.

OBERMAYERS Reagens 590.
Obstipation, Bauchschmerzen 264.
— bei Coeliakie 217.
— bei Dolichocolie 274.
— bei Hypothyreose 489.
— bei Megacolon 268.
— bei Meningitis Tbc 884.
— bei Typhus abdominalis 723.
— habit. Erbrechen 158.
—, Milchnährschaden 182.
—, Pylorusstenose 164.
—, Rohkost 248.
Ödeme, alimentäre 25.
— bei anaphylakt. Purpura 429.
— bei Coeliakie 218.
— bei Dysporie 324.
— bei Glomerulonephritis 591.
— bei Lipoidnephrose 599.
— bei Nephritis-Nephrose 597.

Ödeme, lymphangiektatische, bei Status BONNEVIE-ULLRICH 540.
—, Neugeborenes 280.
—, Vit. B$_1$-Mangel 186.
—, Ziegenmilchernährung 366.
Odontoblasten 135.
Ohnmachtsanfälle 853.
Ohrmißbildungen bei Status BONNEVIE-ULLRICH 546.
Oleandomycin 758.
Oleum Chenopodii bei Ascaridiasis 946.
Oligophrenie, Ursachen 984.
Oligophrenien 983.
Oligurie bei Glomerulonephritis 591.
—, Pylorusstenose 164.
Ölsäure 212.
Onanie 1011.
—, Symptome 1012.
—, Ursachen 1011.
Oocephalie 978.
Ophthalmie, skrofulöse 1026.
Ophthalmie, Therapie 1024.
Opthalmologische Fragen 1023.
Ophthalmoplegien bei infantilem Kernschwund 975.
OPPENHEIMscher Freßreflex 840.
OPPENHEIMsches Phänomen 839.
Opticusatrophie bei Morbus LAWRENCE-MOON-BARDET-BIEDL 563.
Orbitalphlegmone 623.
Orchitis bei Parotitis epidemica 795.
Organismus, kindlicher, und Infektionen 614.
Orthostatische Albuminurie 586.
— Purpura 425.
OSGOOD-SCHLATTERsche Krankheit 924.
OSLERsche Teleangiektasie 419.
Osram-Vitaluxlampe 197.
Ossifikation unter ACTH und Cortison 512.

Ossifikationsfurche, RANVIERsche 190.

Ostéoarthropathie hypertrophiante pneumique 664.

Osteoarthrosis ochronotica 924.

Osteochondritiden 923.

Osteochondritis syphilitica 929.

Osteochondropathia juvenilis parosteogenetica 924.

Osteogenesis imperfecta (Typus VROLIK) 552.

— —, —, Histologie 553.

— —, Prognose 557.

— — tarda 554.

Osteomalacische Rachitis 193.

Osteomyelitis fibrosa bei Syphilis 931.

— und Chloromycetin 753.

Osteophytauflagerungen bei Ziegenmilchernährung 366.

Osteophyten, rachitische 191.

Osteoporose bei Coeliakie 218.

— bei Colitis ulcerosa 276.

— bei Morbus COOLEY 376.

— und Phosphor 36.

Osteopsathyrose, Prognose 557.

—, Therapie 557.

Osteopsathyrosis idiopathica (Typus LOBSTEIN) 552.

Ostitis cystica multiplex (JÜNGLING) 405.

Otalgan 625.

Otitis media, Behandlung 625.

— — nekroticans scarlatinosa 690.

— —, Pseudoappendicitis 262.

Ovalocytose 351, 375.

Ovovitellin 35.

Oxybuttersäure 169.

Oxycephalus 982.

Oxytetracyclin 755.

Oxyuren 947.

—, Infektionsweg 948.

Oxyuriasis, Diagnose 950.

—, Symptome 948.

—, Therapie 948.

Pachymeningosis haemorrhagica interna 423.

— — und Vitaminmangel 423.

Paidol 133.

Pancarditis rheumatica 915.

— — und Lungenödem 631.

Panencephalitis 802.

Panhämocytophthise 377.

— und Leukämie 381.

Pankreas, Embryologie 329.

Pankreasfibrose, cystische 317.

—, Histologie 325.

Pankreaspräparate bei Dysporie 334.

Pankreatitis bei Parotitis epidemica 795.

Pankrotanon bei Dysporie 334.

Panmeningosis haemorrhagica interna 420.

Panmyelophthise 380.

Panophthalmie 47.

Panterictabletten bei Dysporie 334.

Panthenol 63.

Pantothensäure 63.

— und Schilddrüse 63.

Papayotin 334.

Paraaminobenzoesäure 64.

— und Sulfanilamide 736.

Paraaminosalicylsäure bei Tuberkulose 891.

Paralyse, progressive 940.

Paramyeloblasten 388.

Parapoliomyelitis 831.

Parästhesien bei Morbus FEER 856.

Paratyphus A 727.

— B, 726.

— Formen 727.

—, Therapie 728.

— und Chloromycetin 752.

— und Streptomycin 750.

PARINAUDsches Syndrom 1026.

Parkinson, Symptome 797.

Parotitis epidemica 793.

— —, Differentialdiagnose 794.

— —, Erreger 794.

— —, Komplikationen 795.

Parotitis epidemica, Prognose 795.

— —, Symptome 794.

— —, Therapie 796.

—, Inkubationszeit 794.

—, sekundär-metastatische 794.

Paroxysmale Kältehämoglobinurie 473.

PARROTsche Pseudoparalyse 929.

Parulis 794.

PAS bei Tuberkulose 890.

PASCHENsche Körperchen 758.

PASTIAS Zeichen 684.

Pastöser Typus, Mehlnährschaden 179.

Pathologie des Neugeborenen 278.

PAULscher Versuch 791.

Pavor nocturnus, 1015.

Pectoralisdefekt bei Status BONNEVIE-ULLRICH 538.

Pectus carinatum 191.

Pektin 228.

Pektine 113, 247.

Pektinsäure 228.

Pektinträger 229.

Pektose 228.

PEL-EPSTEINscher Fiebertypus 400.

Pelargon (grün) 103.

— (orange) 103.

Pellagra 186.

— preventing Vitamin 61.

Pellagra-Avitaminose 61.

Pelsano 535.

Pemphigus syphiliticus, 927.

Penicillin 741.

—, Behandlungsdauer 749.

— bei Bronchiolitis 628.

— bei Lues congenita 936.

— bei Lues tarda 939.

— bei Meningokokkenmeningitis 703.

— bei Pneumokokkenmeningitis 707.

—, Dosierung 742.

—, Entdeckung 742.

—, Indikationen 745.

—, lokale Applikation 744.

—, Nebenwirkungen 749.

—, orale Anwendung 743.

—, Wirkungsweise 749.

Penicillium notatum 742.

Pentosane 228.
Pentosenucleotid 379.
Peribronchitis bei Pertussis 715.
Pericarditis, Pseudoappendicitis 262.
—, rheumatica 916.
Periostitis alveolaris 794.
— syphilitica 931.
Peristaltische Wellen, Pylorusstenose 165.
Peritonitis, akute diffuse 257.
—, Pneumokokken 256.
—, Tbc, Bauchschmerzen 264.
— —, Differentialdiagnose 255.
— —, Formen 256.
— und Penicillin 749.
— und Streptomycin 750.
Permeabilitätsvitamin 478.
Perniciöse Anämie 352.
Peroneusphänomen von LUST 202.
Perspiratio insensibilis 12.
PERTHESsche Krankheit 923.
— —, Differentialdiagnose 923.
Pertussis 711.
—, Abortivformen 714.
—, Antibioticabehandlung 718.
—, Dauer 713.
—, Frühdiagnose 712.
—, Komplikationen 714.
—, Prodromalstadium 711.
—, Prophylaxe 716.
—, Stadium convulsivum 712.
—, Stadium decrementi 713.
—, Übertragung 711.
— und Aureomycin 753.
— und Chloromycetin 752.
— und Streptomycin 751.
— und Terramycin 756.
— und Vit. C 145.
—, Vaccinetherapie 716.
—, Verlauf 711.
—, Vitamintherapie 717.
Pertussisencephalitis 817.
—, Ätiologie 820.
—, Formen 818.
—, pathologische Anatomie 820.
—, Symptome 818.

Pertussisgehirn 715.
Pertussislunge 714.
—, Freiluftbehandlung 719.
Pertussis-Vaccine Berna 717.
Pertussoid bei Dysporie 320.
—, Therapie 333.
Petein 716.
PFEIFFERsche Influenzabazillen 708.
PFEIFFERsches Drüsenfieber 407.
Pferdeserum, Anti-P-Agglutinin 343.
Pflanzenkost, rohe 130.
Pflanzenmilchen 107.
Phänotypus 480.
Pharyngitis granulosa 622.
— und Nieren 622.
Phlyktaenen 1026.
Phlyktaenuläre Keratitis 1027.
Phosphagen 968.
Phosphatasen und Magnesium 32.
Phosphatide 35.
Phosphatspiegel und Fieber 144.
Phosphor, Physiologie 35.
—, Bedarf 36.
—, Gehalt, Nahrungsmittel 36.
—, Lipoide 35.
Photophobie bei Meningitis tbc 884.
Physiologie des Neugeborenen 278.
Phytin 36.
Phytohormone 64.
Phytossan 716.
Pickzellen 312.
Pigmentkomplexe und Ernährung 26.
Placenta bei foetalen Erythroblastosen 335.
Plasma, Kohlensäuregehalt 43.
Plasmainfusion bei Toxikose 244.
Plasmon 26.
Plättchenagglutination 414.
Plättchenlyse nach HOWELL und CECADA 415.
Plättchenzählung, Methodik 414.

Pleuritis diaphragmatica, Pseudoappendicitis 262.
— rheumatica 917.
— und Lungenabszeß 656.
Pleurodynie 831.
Pleuropneumonie 650.
Pockennabel 789.
Polioencephalitis 803, 833.
Poliomyelitis acuta anterior 823.
—, Atmungsstörungen 832.
—, Bulbospinale und bulbäre Lähmungen 832.
—, Differentialdiagnose 826.
—, Facies 825.
—, Frühdiagnose 824.
—, Polioencephalitis 833.
—, Pseudoappendicitis 262.
—, Schlucklähmungen 833.
—, Schutzimpfung 835.
— und Appendicitis 826.
— und Meningitis tbc 827.
— und rheumatische Infektion 826.
Poliomyelitisverdacht 825.
Poliomyelitisvirus 758.
—, Stämme 831.
Polkörper 480.
Polyadenia colli 395.
Polyarthritis bei Morbus STILL 923.
— chronica und ACTH 513.
— — und Cortison 514.
—, primär-chronische 922.
— rheumatica 914.
— —, sekundär-chronische 922.
Polyavitaminose bei Coeliakie 218.
— bei Colitis ulcerosa 277.
Polydactylie bei Morbus LAWRENCE-MOON-BARDET-BIEDL 560.
Polydipsie bei Diabetes mellitus 517.
— bei Nephrosklerose 605.
Polymyxin 757.
—, Dosierung 757.
—, Indikationen 757.
Polyphagie bei Diabetes mellitus 517.
Polyradikulitis 846.
Polyurie bei Diabetes insipidus 505.
— bei Diabetes mellitus 517.

Polyurie bei Nephrosklerose 605.

Porphyrie, Bauchschmerzen 265.

Porphyrinurie und Sulfonamide 739.

Porphyrmilz bei Morbus HODGKIN 400.

Postencephalitis *797*.

Posthämorrhagische Anämie 353.

Pneumatocele 652.

Pneumokokken und Pneumonien 635.

Pneumokokkenmeningitis *703*.

—, Formen 704, 708.

—, Infektionsweg 703.

—, Therapie 707.

Pneumokokkenperitonitis, Differentialdiagnose 256.

— und Appendicitis 263.

Pneumonia notha 627.

Pneumonie, blasse 640.

—, croupöse 640, *646*.

— hilifugale, perivaso-bronchiale 639.

—, miliare 639.

—, paravertebrale, hypostatische 637.

—, primär abszedierende 639.

— und Pseudoappendicitis 262.

—, pseudofokale 639.

—, rote 640.

— und Chloromycetin 752.

— und Empyem 640.

— und Terramycin 756.

Pneumonien, Erbrechen 155, 157.

— und Aureomycin 753.

— und Penicillin 747.

—, Unterernährung 172.

Pneumopathie bulleuse extensive DEBRÉ 655.

Pneumothorax, Behandlung 660.

PP-Faktor 61.

Prädentin 136.

Präskorbut 188.

Praetoxikose und Streptomycin 750.

PRAUSNITZ-KÜSTNER-Reaktion 533.

Prednison *515*.

Pregnyl bei Kryptorchismus 504.

Primäraffekte, syphilitische 927.

Prodrome bei Röteln 769.

Progressive Paralyse 940.

Proinotrophie 500.

Prolactin 126.

Prolan 504.

Prontosil bei Pyurie 612.

— Chemie 734.

Proteintoxikose 243.

Proteolysat (Oberval) 216.

Prothrombin und Vitamin K 458.

Prothrombinbestimmung 459.

Prothrombinmangel bei Coeliakie 219.

—, Ursachen 461.

Prothrombinstoffwechsel-störungen, Ursachen 460.

Prothrombinzeit bei Gallengangsatresie 287.

— bei Neugeborenen 461.

—, Bestimmung nach QUICK-FIECHTER 459.

Protopektin 228.

Provitamin A 56.

Provitamine D 75f.

Pruritus bei Hepatitis epidemica 290.

Pseudoappendicitis 262.

— bei Drüsenfieber 409.

— bei hämolytischer Anämie 374.

— bei Poliomyelitis 825.

— bei Rhinopharyngitis 622.

— pneumonica 647.

Pseudoascites, Coeliakie 221, 255.

Pseudocroup bei Pertussis 711.

—, Fremdkörperaspiration 663.

— und exudative Diathese 522.

Pseudodiphtherie bei Erythema exsudativum multiforme 786.

—, conjunctivale 1026.

Pseudoleukämie, epidemische 407.

Pseudomembrane bei Diphtherie 671, 679.

Pseudomembrane bei Scharlach 683.

Pseudomeningitis verminosa 945.

Pseudoparalyse, luetische 930.

Pseudopneumonia infantum 455.

Pseudosklerose 864.

Pseudourämie 595.

Psoriasioid 522.

Psoriasis und Cortison 514.

Psyche, Bauchschmerzen 263.

— bei Coeliakie 220.

Psychische Störungen bei Morbus GAUCHER 310.

— Veränderungen, postencephalitische 798.

Pterygien bei Status BONNEVIE-ULLRICH 543.

Ptosis congenita bei infantilem Kernschwund 974.

Pulmonalstenose, kongenitale 573.

Puls bei croupöser Pneumonie 649.

— bei hypoglykäm. Koma 518.

— bei Koma diabeticum 517.

— bei Lungenödem 629.

— bei Typhus abdominalis 722.

—, Dystrophie 174.

Pupillen bei Toxikose 240.

Puppengesicht bei Glykogenspeicherkrankheit 301.

Purinethol 390.

Purpura abdominalis, HENOCH, 428.

— bei Meningokokken-meningitis 697.

— fulminans, HENOCH, 432.

— —, Pathogenese 434.

— — und anaphylakt. Purpura 433.

— — und Coeliakie 219.

—, orthostatische 425.

— rheumatica 918.

— — SCHÖNLEIN 428.

— SCHÖNLEIN-HENOCH-GLANZMANN *424*.

— urticans 429.

Pustulosis vacciniformis 529, 791.
Pyämie bei Pertussis 715.
Pyelographie 613.
Pyknolepsie, Konvulsionen 852.
—, Therapie 854.
Pylorusstenose, Behandlung 166.
—, hypertrophische *163*.
—, —, und Vitamin K-Mangel 462.
— und Kondensmilch 93.
— und Rubidium 29.
Pylorustumor 164.
Pyramidon, Agranulocytose 379.
— bei rheumatischer Infektion 919.
Pyrgocephalie *982*.
Pyridium bei Pyurie 611.
Pyridoxin 62.
—, Chemie 62.
Pyrrole und Ernährung 26.
Pyurie, Anorexie 151.
—, Ätiologie 608.
—, Begleitappendicitis 261.
—, Formen 608.
— im Kindesalter *606*.
—, klinische Erscheinungen 607.
— bei Mißbildungen 613.
— und Sojamehl 110.
—, Therapie 609.

Quarzlampenbestrahlung 197.
— und Asthma 634.
QUESTsche Zahl 146.

Rachenkatarrh bei Hepatitis epidemica 290.
Rachitis, Ernährungsprophylaxe *195*.
—, Froschbauch 254.
—, Geographie 71.
—, geschichtliches 47, 71.
—, Klinik *190*.
—, Lichttherapie 197.
—, Rohkost 248.
—, Strontium 32.
— und Beryllium 30.
— und Calcium 30.
— und Frauenmilch 122, 131.
— und Frühgeburt 124.
— und Heredität 79.

Rachitis und Höhenklima 908.
— und Kalksalze 132.
— und Magnesium 32.
— und Osteopsathyrose 556.
— und Phosphate 35.
— und Struma 494.
— und Tetanie 203.
— und UV-Licht 132.
— und Wachstum 191.
— und Zähne 138.
—, Vitamintherapie 197.
Rachitisdiät von McCoLLUM 197.
Ramon-Anatoxin 676.
RANVIERsche Ossifikationsfurche 190.
Rash bei Varicellen 790.
Rattendermatitis 524.
Rectaluntersuchung, Invagination 266.
—, Megacolon 269.
Redoxprozesse 81.
Reduktionsteilungen 481.
Reflexe bei primärer Meningo-Encephalomyelitis disseminata 807.
REH-Test 676.
REHNsches Zeichen bei Thymushyperplasie 495.
Reifeteilungen 481.
Rekonvaleszenz und Aminosäuren 215.
— und Meerklima 912.
Reparation und Aminosäuren 214.
Reprise bei Pertussis 713.
Reptilase 480.
Reststickstoff bei eklamptischer Urämie 595.
Retentionserbrechen 156.
Reticuloendotheliose, infektiöse 470.
Retinitis pigmentosa 1029.
— — bei Morbus LAWRENCE-MOON-BARDET-BIEDL 561.
Retraktilität bei Afibrinogenämie 450.
— bei Hämophilie 448.
— bei Thrombasthenie 445.
— des Blutkuchens 415.
— und Thrombocyten 441.

Retraktilometer nach FONIO 415.
Retraktozym 445.
Retrolentale Fibroplasie 124.
Retropharyngealabsceß 392.
—, Ursachen 393.
Rhesusfaktoren, Heredität 346.
Rhesusinkompatibilität 345.
Rhesussystem 344.
— und Dysporie 330.
Rheumatische Infektion *913*.
— —, Anämie 356.
— —, Komplikationen 914.
— —, Therapie 919.
— — und ACTH 513.
— — und Cortison 514.
— —, Verlauf 914.
Rheumatismus, akuter, Pseudoappendicitis 262.
—, cerebraler 917.
— nodosus 917.
Rheumatoide Gelenkschmerzen bei anaphylakt. Purpura 429.
— bei Scharlach 688.
— Ursachen 921.
Rhinopharyngitis, akute 620.
—, —, Diagnose 622.
—, Behandlung 624.
—, Komplikationen 623.
Rhodopsin 54.
Rhonchi sibilantes 627.
Riboflavin 60.
Richtungskörper 481.
Rickettsien, Nachweis 869.
— und Aureomycin 754.
— und Chloromycetin 752.
— und Terramycin 756.
Rickettsiosen 869.
—, Therapie 869.
Riesenkinder und Hypophyse 500.
Riesenwuchs und Hypophyse 499.
Riesenzellen bei Masern 761.
— bei Varicellen 791.
Rimifon bei Tuberkulose 891.

Ringerlösung, 166, 244.
Risus sardonicus 669.
RIVALTAsche Probe 598.
Rohäpfeldiät, HEISLER-MORO 249.
Rohkost 130.
— bei Lipoidnephrose 603.
—, Gefahren 251.
—, Indikationen 248.
—, Nutzen und Schaden 246.
Rohobstkur bei Ekzem 535.
— bei Glomerulonephritis 593.
Rohrzucker 20, 88, 127.
Romicil 758.
Röntgenkater 497.
Röteln 768.
—, Symptome 768.
— und lymphämoides Drüsenfieber 769.
—, Verlauf 769.
Rötelnexantheme 769.
Rosenkranz, rachitischer 191.
—, skorbutischer 366.
Roseolen bei Paratyphus B 727.
— bei Typhus abdominalis 722.
ROSSOLIMOscher Versuch 839.
Rubeola scarlatinosa 686.
Rubeolen 768.
—, Lymphadenitis 397.
— sine exanthemate 769.
Rubeolenembryopathie 770.
Rubeosis diabetica 517.
Rubidium 29.
Rubner und Heubner 6.
Rubramin (SQUIBB) 66.
Rubraton 66.
Rubratonsirup 363.
Ruhr 728, 732.
—, Differentialdiagnose 731.
—, Epidemiologie 730.
—, Erreger 728.
—, pathologische Anatomie 731.
—, Symptomatologie 730.
—, Übertragung 729.

Ruhr und Chloromycetin 752.
—, Verlaufsformen 730.
Ruhrtoxikose 731.
Rumination beim Säugling 163.
RUMPEL-LEEDE-Test 209.
RUMPEL-LEEDEsches Zeichen 414.

SABIN-FELDMAN-Test 782.
Salaamkrämpfe, Therapie 854.
Salicyl bei rheumatischer Infektion 919.
Salk-Impfung, Nebenwirkungen 836.
—, Resultate, 836.
Salkvakzine 835.
Salol bei Pyurie 611.
Salze, Kuhmilch 86.
Salzhormon 512.
Salzsäuremilch 106.
Salzsäuresekretion, Pylorusstenose 164.
Sana-Sol 200.
SÄNGERsche Methode bei Asthma 633.
Sangostop 480.
Santonin bei Ascaridiasis 946.
Sauermilch bei Dystrophie 176.
Sauermilchen 97.
— und Eisen 34.
Sauerstoff und retrolentale Fibroplasie 124.
Säuglingsdurchfälle, akute 226.
Säuglingsnahrung nach KOEPPE 98.
— und Gemüse 110.
Säuglingssterblichkeit, Durchfälle 226.
— und Erkrankungen der Respirationsorgane 619.
— und Ernährung 1.
Saugungeschick 151.
Säure-Basen-Gleichgewicht 40.
Säurevollmilch 127.
Scarlatina fulminans 689.
— miliaris 684.
— sine exanthemate 690.
— varieagta 687.

Scarlatinella 690.
Scarlatiniforme Exantheme 685.
Scleren bei Dysostosis cleidocranialis 565.
— bei Osteogenesis imperfecta 552.
— bei Osteopsathyrose 555.
Schädel bei mongoloider Idiotie 976.
Schädelbildungen, abnorme 976.
Schädelhämatom, subkutanes 454.
Schanker, harter 925.
Scharbock 67.
Scharlach, abnorme Formen 689.
—, apyretischer 690.
—, blauer 689.
—, Diagnose 683.
—, — im Intervall 687.
—, Lymphadenitis 393.
—, maligner 689.
—, septischer 689.
—, spätrheumatoide 688.
— und Diphtherie, Vergleich 675.
—, zweites Kranksein 688.
—, biologischer 687.
Scharlachdiphtheroid 690.
Scharlachherz 688.
Scharlachnephritis 591, 688.
Scharlachstreptokokken 677.
Scharlachtyphoid 690.
Scheinlähmung bei Skorbut 189.
Scheintod, blasser 452, 453.
SCHEUERMANNsche Krankheit 924.
SCHICK-Test 675.
Schilddrüse, Gewicht 491.
— und Anämie 351.
— und Jod 27.
— und Pantothensäure 63.
— und Rachitis 494.
— und Silber 35.
— und Vit. D 134.
Schlackenstoffe bei Säuglingsdurchfällen 228.
Schlafstörungen, neurotische 1014.

Schlafsucht bei Encephalitis 801.
Schlafumkehr bei Morbus FEER 856.
Schleime 21, *88*, 127.
Schleimhäute und exsudative Diathese 521.
Schleimhautveränderungen bei Morbus BOECK 405.
Schlüsselbeinaplasie bei Dysostosis cleidocranialis 566.
Schmelzdefekte, Tetanie 138.
Schmelzorgan 135.
Schmelzprismen 135.
Schmerzen, abdominelle rekurrierende *260*.
Schmierseifenkuren bei Skrofulose 900.
Schnappatmung bei Asphyxie 453.
Schnupfen, akuter 620.
SCHRIDDEsche Granula 442.
Schrumpfniere (Sekundäre Nephrosklerose) *603*.
— 605.
—, Prognose 605.
—, Therapie 605.
Schwangerschaftshypophyse 500.
SCHWARZMAN-SANARELLI-Phänomen 433.
Schwefel, Physiologie 36.
Schwefelretention 36.
Schweinhüterkrankheit 828.
Schweiß bei Morbus FEER 857.
Schwerhörigkeit bei Osteopsathyrose 555.
Schwimmhautbildungen bei Status BONNEVIE-ULLRICH 543.
Schwingungen, SCHULTZEsche 279.
Schwitzen, Milchnährschaden 181.
SCHÜLLER-CHRISTIANsche Krankheit 471.
SCHULTZ-CHARLTON-Phänomen 687.
SCHULTZEsche Schwingungen 279.
Schuppung bei Scharlach 687.

Sehgelb 54.
Sehpupur 54.
Seifenstuhl 182.
Senfkataplasmen 245.
— bei Bronchopneumonie 641.
—, Herstellung 641.
Senfpackung bei Bronchiolitis 627.
— HEUBNERsche 627.
Senkungsabszesse, Bauchschmerzen 264.
Sensibilitätsstörungen bei primärer Meningo-Encephalomyelitis disseminata 806.
Sensorium bei Influenzabazillenmeningitis 707.
Sepsis 722.
— und Penicillin 745.
Septisch pyämische Infektion 529.
Septischer Ikterus 285.
Serpasil bei Morbus FEER 860.
Serumeiweiße bei Dysporie 325.
— bei Lipoidnephrose 600.
Serumeisen und Nahrungseisen 360.
Serumexanthem, scarlatiniformes 685.
Serumkrankheit und anaphylakt. Purpura 430.
Sexualzyklus und Thrombocyten 443.
SEYDERHELM-Test 209.
SHIGA-KRUSE-Bacillus 728.
SHOSHIN-Anfälle 186.
Sichelzellenanämie 351, *375*.
Silber 35.
Silicium 35.
SIMMONDssche Krankheit 503, *505*.
Sinnesorgane, Entwicklung 9.
Sinusitis ethmoidalis 623.
Skaphocephalie *981*.
Skelet bei Hypothyreose 488.
— bei Lues congenita 928.
— bei Skorbut 188.
Skeletentwicklung 9.
Skeletveränderungen bei Chondrodystrophie 550.

Skeletveränderungen bei hämolytischer Anämie 374.
— bei Morbus COOLEY 376.
— bei Osteogenesis imperfecta 553.
— bei Osteopsathyrosis 555.
— bei Status BONNEVIE-ULLRICH 541.
Sklerem, Neugeborenes 281.
Sklerödem 280.
Skorbut 130, 187.
—, experimentelles 69.
—, geschichtliches 48, 67.
— und Coeliakie 219.
— und Zähne 137.
Skrofulose 624, 898.
—, Therapie 899.
— und Diät 145.
— und Konstitution 899.
Skrofulöse Ophthalmie 1026.
Sojabasan 109.
— bei Ekzem 534.
Sojabohnenmehl 109.
Sojamilch 109.
Sojanahrung bei Pyurie 610.
Solbadekuren 626.
Soldor 89.
Solutio MANDL 626.
Sommerbrechdurchfälle 147.
Sondernährwert 6.
Sonnenblumensamenmehl 110.
SOXHLETS Nährzucker 20.
SOXHLET-Verfahren 130.
Spasmophilie *202*.
—, Eiersuppe 114.
—, Konvulsionen 851.
—, Salzsäuremilch 106.
— und Vit. B 209.
Spätrachitis, floride bei Coeliakie 219.
Spätsymptome, Asphyxie 453.
Speckdiät 212.
Speicheldrüsen bei Parotitis epidemica 794.
Speien 156.
Sphärophakie bei Akromikrie 571.
Sphingomyelin und Morbus NIEMANN-PICK 312.
Spina bifida occulta und Enuresis 1005.

Spinale Kinderlähmung, Behandlung 846.
— Muskelatrophie, Heredität 962.
— progressive Muskelatrophie 959.
Spinatpurée 111.
Spine sign 823.
Spirocidkur bei Lues congenita 935.
Spirocidschäden 936.
Splenektomie bei hämolytischer Anämie 375.
Splenomegalie, Differentialdiagnose 313.
—, thrombophlebitische 316, 463.
Spondylarthritis ankylopoietika BECHTEREW 922.
Spondylarthrosis deformans 924.
Spontanpneumothorax 657.
—, Ursachen 657.
Sporadische Hämophilie 449.
Sprache bei Chorea minor 917.
— bei Parkinson 797.
Sprachentwicklung bei Coeliakie 220.
SPRAY-Verfahren, Trockenmilch 95.
SPRENGELsche Deformität bei Status BONNEVIE-ULLRICH 538.
Sprue 217.
Spurenelemente 40.
Sputum bei Asthmabronchitis 632.
— bei Bronchiektasien 664.
— bei croupöser Pneumonie 647.
— bei Dysporie 321.
— bei Lungenabszeß 651.
— bei Lungenödem 629.
— bei Pertussis 713.
— bei Pertussislunge 714.
Staphylokokkensepsis, Ikterus 286.
Stärke 21.
Stärkemehle 89.
Status BONNEVIE-ULLRICH 537.
— —, Heredität 547.

Status BONNEVIE-ULLRICH, Symptomatologie 545, 548.
— thymolymphaticus 394.
Staubeffekt 19.
Stäupchen 453.
Stauungsmilz 315.
Stéatose hépatique, massive 304.
Steinkohlenteer bei Ekzem 536.
Steppergang bei neuraler Muskelatrophie 958.
— bei spinaler Muskelatrophie 960.
Sterblichkeit und Vit. C 68.
Sterilität und Vit. E 969.
STERNBERGsche Riesenzellen 401.
Stichprobe nach KOCH 414.
Stickstoffretention 36.
Stickstoffverluste und Fieber 143.
Stigmatisierung, vegetative 485.
Stillen, Bedeutung 116.
— und Ernährung 118.
Stillfähigkeit 117.
— und Mangan 119.
Stillfehler 120.
Stillhindernisse 117.
Stillregeln 121.
Stilltechnik 120.
STILLsche Krankheit, Lymphadenitis 397.
Stillunfähigkeit 117.
Stirnrunzeln, Pylorusstenose 164.
STOFFELsche Operation 844.
Stoffwechselstörungen und Milztumor 316.
Stoffwechsel und Hypophyse 499.
— und Infektionskrankheiten 142.
— und Konstitution 486.
Stomatitis aphthosa 680.
— bei Parotitis epidemica 793.
— bei Pellagra 187.
— ulcero-nekroticans 690.
Strabismus 1030.
Strahlen, ultraviolette 132.
Strahlentherapie bei Asthma 634.
Streptomyces aureofaciens 753.

Streptomyces erythreus 757.
— halstedii 757.
— rhamosus 755.
— venezuelae 752.
Streptomycin 750.
— bei Meningitis tbc 890.
— bei Pertussis 718.
—, Dosierung 750.
—, Indikationen 750.
Streptomycineinheit 750.
Striae distensae 500.
Stridor bei Asthmabronchitis 631.
— bei Fremdkörperaspiration 661.
— pharyngealer bei Lymphadenitiden 392.
— bei Struma neonatorum 491.
— bei Thymushyperplasie 495.
— bei Tuberkulose 876.
— congenitus 495.
Strongylose, Blutbild 369.
Strontium 32.
Strophulus infantum 789.
Struma neonatorum 491.
— —, Therapie 492.
— und Thymushyperplasie 495.
Stryphnon 477.
Stuhl, Bakterienbesiedlung 614.
— bei anaphylakt. Purpura 429.
— bei Arobonsuppe 231.
— bei Coeliakie 217.
— bei Dysporie 324.
— bei exsudativer Diathese 521.
— bei Gallengangsatresie 287.
— bei hämolytischer Anämie 373.
— bei Ikterus neonatorum 281.
— bei Milchnährschaden 182. 359.
— bei Paratyphus B 726.
— bei Ruhr 730.
— bei syphilit. Ikterus 287.
— bei Typhus abdominalis 722.
—, normaler 150.
—, bei akuter Dyspepsie 233.

Stuhl bei Colitis ulcerosa 276.
— bei Karottensuppe 230.
— bei Toxikose 240.
Stuhlflora 614.
Stummheit 1002.
Subchronische glomerulo-tubuläre Mischform der Nephritis 597.
Submineralisation, alimentäre 44.
Substantia adamantina 136.
— eburnea 136.
Subtilin 758.
Sulfadiazine 736.
Sulfanilamid, allgemeines 734.
Sulfanilamide, Dosierung 737.
—, Wirkungsbereich 736.
—, Wirkungsweise 736.
Sulfanilsäure, Chemie 734.
Sulfathiazol, Chemie 736.
Sulfhämoglobin und Sulfonamide 739.
Sulfonamidderivate, blutzuckersenkende 520.
Sulfonamide bei Ruhr 732.
—, Indikationen 738.
Sulfonamidtherapie in der Pädiatrie 733.
—, Nebenwirkungen 739.
Supermineralisation, alimentäre 44.
—, GERSONSche 45.
—, HERMANNSDORFERSche 45.
Suprasterin 76.
Supratentoriale Blutungen 453.
Syndese 484.
Syndrom VAN DER HOEVE 555.
— von ENSLIN 981.
— von PARINAUD 1026.
— von WATERHOUSE-FRIDERICHSEN 435.
Synkainogenese 500.
Synkavit, Dosierung 462.
Synostosen, prämature, bei Akrocephalie 982.
—, —, bei Mikrocephalie 983.
—, —, bei Mongolismus 977.
—, —, bei Morbus CROU-ZON 980.

Synostosen, prämature, bei Skaphocephalie 981.
Syphilide, diffuse 928.
—, maculopapulöse 928.
Syphilis 925.
—, congenitale 927.
—, Schanker 926.
— und Penicillin 748.
— und Terramycin 756.
Syphilitischer Ikterus 287.

Tachycardie bei idiopathischer Herzhypertrophie 583.
— bei Morbus FEER 858.
— bei Spontanpneumothorax 659.
Tachysterin 77.
Taenia cucumerina 951.
— saginata 951.
— solium 951.
Tannin 232.
Targetzellen 376.
Taubheit bei Lues congenita 937.
— bei NIEMANN-PICK 309.
— bei Rubeolenembryopathie 770.
— nach Parotitis epidemica 795.
— nach purulenter Meningitis 707.
Teepause bei Dystrophie 176.
Teerbehandlung bei Ekzem 536.
Temperatur, aceton. Erbrechen 169.
—, Dystrophie 173.
—, habit. Erbrechen 159.
—, normale 149.
Temperaturregulierung, Neugeborenes 279.
Terpentinpfeife 667.
Terramycin 755.
— bei Pertussis 719.
—, Dosierung 756.
—, Indikationen 756.
—, Resorption und Ausscheidung 755.
TERRY-OWENS-Syndrom 124.
Testpsychologie 992.
Tetanie 202.
—, Behandlung 204.
— der Neugeborenen 205.
—, Schmelzdefekte 138.

Tetanie und Coeliakie 219.
— und Frühgeburt 124.
Tetanus 668.
—, Behandlung 669.
— und Penicillin 748.
Tetanusanatoxin 670.
Tetanusserum 669.
Tetracyclin 754.
— bei Ruhr 732.
Tetralogie von FALLOT 577.
Theinhardts Infantina 21, 90.
THEODORsches Zeichen 686.
Thiamin 58.
THORN-Test 512.
Thrombasthenie, hereditäre, GLANZMANN 444.
Thrombocyten, Bedeutung der 443.
—, bei Hämophilie 448.
— bei Icterus gravis 283.
— bei Neugeborenen 456.
— bei Thrombasthenie 445.
— bei Thrombopathie 446.
— bei Typus NAEGELI 447.
— bei Ziegenmilchanämie 367.
—, heredo-familiäre Erkrankungen 442.
—, Physiologie 443.
— und Retraktilität 415.
Thrombocytenagglutinationsfähigkeit, Prüfung der 415.
Thrombocytenbildung, Anregung der 479.
Thrombocytenerkrankung, Typus NAEGELI 447.
—, Typus JÜRGENS 447.
—, Einteilung 417.
Thrombocytenlyse, Prüfung der 415.
Thrombocytenmorphologie 415.
Thrombocytensturz, Vorkommen 443.
Thrombozytenzahl, Schwankungen 443.
Thrombocytenzählung nach JÜRGENS 414.
—, Technik nach FONIO 414.
Thrombokinase und Blutstillung 477.
Thrombokinaselösung, Herstellung 459.

Thrombokinin und Hämophilie 448.
Thrombolyse und Milz 443.
Thrombopathie, konstitutionelle, v. WILLEBRAND-JÜRGENS *446*.
Thrombopenie, anaphylaktoide 441.
— bei Afibrinogenämie 451.
— bei Fibrinopenie 452.
— bei Hämophilie 448.
— bei Typhus abdominalis 723.
—, essentielle *437*.
—, kongenitale Form 444.
—, parainfektiöse 441.
—, postinfektiöse 441.
—, symptomatische *437*.
—, Therapie 479.
— und Cortison 515.
Thrombopenien, Einteilung 418.
Thrombophlebitische Splenomegalie *463*.
Thromboplastin 418.
Thromboplastinogen 418.
Thrombosezeit nach MORAWITZ-JÜRGENS 416.
Thymokrescin 497.
Thymus und Ernährung 497.
Thymushyperplasie *495*.
—, Röntgenbild 496.
—, Therapie 497.
— und Cortison 514.
Thymustod 496.
Thyraden 490.
Thyrakrin 490.
Thyranon 490.
Thyreoaplasie 489.
Thyreoidinum siccum 490.
Thyroxin 27.
Tic-Coqueluchoid 714.
Tics 1013.
—, Behandlung 1022.
Titrosalz 140.
Todesursache, Ernährungsstörungen 146.
Toleranzschwäche, Dystrophie 174.
Tomesfaser 136.
Tonephin bei Diabetes insipidus 507.
Tonsillen bei Scharlach 683.
Tonsillitis chronica 624.
— gangraenosa 690.

Topostasin 477.
Torsionsdystonie 843.
Torsionsspasmus bei Wilson-Pseudosklerose 862.
—, postencephalitischer 798.
Toxikose 148, 239.
—, alimentäre, bei Dyspepsie 235.
—, Behandlung 244.
—, Erbrechen 155.
—, Prognose 243.
— und Mandelmilch 108.
— und Molke 107.
Toxinkrankheiten *668* ff.
Toxisterin 77.
Toxoplasmaträger, gesunde 775.
Toxoplasmose *775*.
—, Ätiologie 775.
—, Diagnostik 782.
—, Klinik 776.
—, Pathologie 775.
—, Seroreaktionen 782.
—, Therapie 783.
Transmineralisation, alimentäre 44.
—, exsudative Diathese 140.
— und Kochsalz 46.
Transposition der großen Gefäße 577.
Transversale Myelitis 807.
Traubenzucker 127.
Tremor bei Parkinson 797.
— bei Wilson-Pseudosklerose 863.
TRENDELENBURGsches Phänomen 923.
Triäthylenmelamin bei Morbus HODGKIN 401.
Trichocephalus dispar *950*.
— —, Therapie 951.
Trigonocephalie 978.
— (Oocephalie) *980*.
Trismus 669.
— bei Vaccine-Encephalomyelitis 812.
Trockenmilch, entrahmte 96.
—, Präparate 96.
—, Säuglingsernährung 95.
Trockenschleime 89.
Trommelschlegelfinger bei Pulmonalstenose 574.
Trophallergie bei Ekzem 533.

Trophische Störungen bei primärer Meningo-Encephalomyelitis disseminata 807.
— —, postencephalitische 798.
Trotzneurose, Mutismus 1003.
Trotzneurosen 1015.
Trotzreaktion, Prophylaxe 1023.
TROUSSEAUsches Phänomen 202.
Trümmerfeldzone bei Skorbut 188.
Trypsin, Nachweis im Stuhl 328.
Tryptophanreaktion bei Meningitis tbc 885.
Tuberkulinallergie 874.
Tuberkulinprobe nach MANTOUX 871.
— nach MORO 871.
— nach PIRQUET 871.
—, subcutane 872.
Tuberkulinreaktionen, Bedeutung der 870.
Tuberkulose *872*.
—, Allergie 897.
—, Anämie 356.
—, Atelektasen 894.
— der Bronchialdrüsen, Symptome 876.
— der Milz 313.
—, Epituberkulose 893.
—, Erbrechen 157.
—, Erythema nodosum 875.
—, Frühinfiltrat 895.
—, Frühstreuung 880.
—, Generalisationsformen 882.
—, hämatogene Streuung 880.
—, Immunität 897.
—, Inkubationszeit 874.
—, Invasionsfieber 874.
—, käsige, Pneumonie 896.
—, Meningitis 883.
—, miliare Formen 882.
—, Primäraffekt 872.
—, primärinfiltrierung 892.
—, Primärkomplex 872.
—, —, Histologie 877.
—, Prophylaxe durch BCG-Impfung 900.
—, RANKEsche Stadien 899.

Tuberkulose, sekundäre Infiltration 891.
—, Sekundärinfiltrierung, Verlauf 893.
—, Simonsche Herde 881.
—, Skrofulose 898.
—, Spätgeneralisation 882.
—, supramiliare Früh-streuung 881.
—, Therapie 879, 883.
—, typhoide Form 882.
— und Bronchiektasien, Differentialdiagnose 666.
— — Diät, 145.
— — Meerklima 912.
—, Unterschiede bei Kindern und Erwachsenen 895.
—, verkalkter Primärkomplex 878.
Tuberkuloseprophylaxe und Höhenklima 909.
Tuberkuloseschutzimpfung, Indikationen 903.
—, Schäden 903.
—, Technik 901.
Tumoren, Abdominalorgane 258.
Tumoranämien 353.
Turgor, Haut, 148.
Turricephalie 982.
Typhobacillose Landouzy 722.
Typhus abdominalis 618.
— —, Differentialdiagnose 721.
—, Frühdiagnose 723.
—, Infektionsweg 724.
—, Kefirbehandlung 145.
— —, Prophylaxe 725.
—, scarlatiniformes Exanthem 685.
— —, Symptome 722.
— —, Therapie 725.
— — und Chloromycetin 752.
— — und typhusartige Erkrankungen 720.
— und Streptomycin 750.
—, Verlauf 724.
Tyrothricin 751.
—, Indikationen 751.

Überempfindliches Kind, Ernährung 140.
Überernährung, großes Abdomen 253.

Überfütterung, Anorexie 151.
Übergangsdiät, Verdauungsstörungen 249.
Ulcus ventriculi et duodeni 264.
Uliron 735.
Ultracorten 515.
— bei Leukosen 391.
Ultraviolettbestrahlung, Anorexie 153.
Undulationen bei Coeliakie 218.
Unterernährung, Brustkind 171.
—, Flaschenkind 171.
—, habit. Erbrechen 159.
—, Immunität 172.
—, Pneumonien 172.
Urämie bei Nephrosklerose 605.
— eklamptische 594.
Urin, Alkalisierung 610.
—, Ansäuerung 610.
—, bei aceton. Erbrechen 169.
— bei Buhlscher Krankheit 286.
— bei croupöser Pneumonie 649.
— bei Diabetes insipidus 505.
— bei Diphtherie 671.
— bei Drüsenfieber 409.
— bei Dyspepsie 234.
— bei Dystrophie 175.
— bei Hepatitis epidemica 289.
— bei hämolytischer Anämie 373.
— bei Icterus gravis 336.
— bei Icterus neonatorum 282.
— bei Kältehämoglobinurie 474.
— bei Lipoidnephrose 599.
— bei Megacolon 269.
— bei Mehlnährschaden 179.
— bei Milchnährschaden 181.
— bei Morbus Cooley 376.
— bei Morbus Feer 858.
— bei Morbus Hodgkin 400.
— bei Nephritis-Nephrose 597.
— bei Nephrosklerose 605.

Urin bei Neugeborenem 280.
— bei Pylorusstenose 165.
— bei Pyurie 607.
— bei Scharlach 684.
— bei Toxikose 241.
— bei Typhus abdominalis 723.
— bei Vit. C-Gehalt 210.
— bei Winckelscher Krankheit 286.
— bei Ziegenmilchanämie 366.
Urinuntersuchung, Bedeutung 606.
Urochromogenreaktion nach Weiss 723.
Urolucosil bei Pyurie 612.
Urotropin 611.
Ursamilch 101.
— bei Dystrophie 177.

Vaccine-Encephalitis, Formen 809.
Vaccine-Meningo-Encephalitis, Symptome 811.
Vaccine-Meningo-Encephalomyelitis, pathologische Anatomie 813.
—, Prophylaxe 813.
—, Therapie 813.
Vaccinemyelitis 810.
Varicellae gangraenosae 792.
Varicellen 788.
—, Differentialdiagnose 789.
— Disposition 792.
—, Inkubationszeit 793.
—, Komplikationen 792.
—, Rash 790.
—, Therapie 793.
Variola 790.
—, Differentialdiagnose 790.
Variolavaccine 758.
Variolois 790.
Vasano 167.
Vegetative Stigmatisierung 485.
Ventilpneumothorax 657.
—, Symptome 659.
Ventrikelblutungen 453.
Ventrikelseptumdefekt 578.
Verbrennungen und Cortison 514.
Verdauung und Grundumsatz 17.

Verdauungsstörungen 146.
—, akute und Früchte 113.
—, Anorexie 152.
—, bei Morbus BANTI 466.
—, chronische und Milz-
tumor 313.
—, Neugeborenes 279.
— und Rohobstkuren 246.
Verdünnungsversuch,
VOLHARDscher, Technik
587.
Vererbung, allgemeines
480.
Vergiftungen, Erbrechen
157.
Verkalkungen, intrakrani-
elle, bei Toxoplasmose
777.
Vermipharmetten bei Asca-
ridiasis 947.
Vernix caseosa 280.
— — bei Icterus gravis
336.
Vesiculosis 529.
Vichywasser, Anorexie 153.
Vi-De (Wander) 198.
Vierte Krankheit 686.
Vigantol 198.
Vigantollebertran 199.
Vi-Nicotyl Wander, Indi-
kationen 61.
Viomycin *757*.
Viren, Charakteristica 758.
Virus C 831.
Virusinfektionen und
Aureomycin 754.
— und Chloromycetin
752.
— und Terramycin 756.
Viruskrankheiten *758*ff.
—, allgemeines *758*.
—, Blutbild 763.
—, Einteilung 759.
—, Empfänglichkeit 759.
—, Exantheme 761.
—, Fieber 761.
—, Generalisationsstadium
761.
—, Infektionsweg 759.
—, Inkubationszeit 760.
—, Kontagiosität 761.
— und Zentralnervensy-
stem 762.
Vitamin A, Entdeckung *52*.
— — Mangel 185.
— —, Nachweis im Urin
208.

Vitamin A, Struktur 55.
— — und Infektionen 56.
— — und Kuhmilch 131.
— — und Wachstum 56.
— — und Zähne 136.
— —, Vorkommen 52, 56.
— B-Komplex, Bedeutung
58.
— — und Zähne 137.
— —, Kuhmilch 131.
— B$_1$ 58.
— — Bedarf 59.
— — Chemie 58.
— — Mangel 185.
— — Präparate 209.
— — und Akrodynie 59.
— — — Carboxylase 81.
— — — Kohlehydrat-
stoffwechsel 59.
— — — Polyradiculitis
59.
— — — postdiphthe-
rische Lähmungen 59.
— —, Vorkommen 58.
— —, Wirkungen 59.
— B$_2$, Chemie 60.
— — Komplex 60.
— — Mangelerscheinun-
gen 60.
— —, Tagesbedarf 60.
— — und Atmungsfer-
ment 81.
— — — Colopathie 273.
— —, Vorkommen 60.
— B$_6$, 62.
— — bei Chorea minor
920.
— — — Morbus FEER
861.
— —, Frauenmilch 131.
— —, Kuhmilch 131.
— —, Wirkungen 62.
— B$_{12}$ 66.
— C, *66*.
— —, Ausscheidung im
Urin 210.
— —, Bedarf 211.
— — Belastung 210.
— —, Blutspiegel 210.
— —, Chemie 70.
— —, Entdeckung 66.
— —, Kuhmilch 130.
— — Mangel 187.
— — und Frühgeburt 124.
— — — Hämoglobinurie
476.
— — — Pertussis 145,
717.

Vitamin C und Rachitis
196.
— — — Reticulocyten
362.
— — — Zähne, 137.
— — — Ziegenmilch-
anämie 369.
— —, Vorkommen 70.
— D, *75*.
— — bei Bronchopneu-
monie 641.
— — bei Pertussis 718.
— —, Dosierungen 198.
— —, Einheiten 78.
— —, Entdeckung 71.
— —, Kuhmilch 131.
— — resistente Rachitis
201.
— — Stoß 200.
— —, Umwandlungs-
produkte 76.
— — und Schilddrüse
134.
— — — Zähne 137.
— D$_2$, Chemie 78.
— D$_3$, Chemie 78.
— E, Chemie 969.
— —, Mangelerscheinun-
gen 969.
— — und Kreatinstoff-
wechsel 969.
— — — retrolentale
Fibroplasie 125.
— F 212.
— H 65, 523.
— — und Sulfanilamide
736.
— K 79.
— —, Bedeutung für die
Pädiatrie 457.
— —, Chemie 457.
— —, Entdeckung 457.
— —, Indikationen 462.
— — -Mangel, Klinisches,
Bild 460.
— — —, Neugeborene
461.
— — Präparate 479.
— —, Vorkommen 457.
— —, Wirkungsweise 458.
Vitamine, Bedeutung für
Blutstillung 478.
— bei Tuberkulose-Thera-
pie 890.
— der Frauenmilch 85.
—, Einteilung 79.
—, Entdeckung *46*.
—, fettlösliche 79.

Vitamine und Aminosäuren 216.
— und Coeliakie 221.
— und Wachstum 82.
—, wasserlösliche 79.
—, Wirkungsweise 80.
Vitamingehalt, Rohkost 247.
—, Trockenmilch 95.
Vitaminmangel, Mehlnahrung 180.
Vitaminmangelzustände bei Dysporie 329.
Vitaminzufuhr bei Dysporie 333.
Vitavose 20.
VOITsche Zahlen 25.
VOLHARDsche Nierenfunktionsprüfung 588.
Volvulus 168.
Vorhofpfropfung 576.
Vorniere 603.
Vorzugsmilch 128.
Voussure 574.

Wachstum 7.
— bei Dysporie 324.
— bei Hypothyreose 488.
— bei Morbus COOLEY 375.
— bei Rachitis 191.
— bei Ziegenmilchernährung 364.
— der Frühgeburten 123.
— und Aminosäuren 214.
— — Calcium 30.
— — Eisenmangel 361.
— — Frauenmilch 116.
— — Grundumsatz 16.
— — Kupfer 34.
— — Magnesium 32.
— — Mineralstoffe 37.
— — Phosphate 35.
— — Schwefel 36.
— — Vitamin A 56.
— — Vitamine 82.
Wachstumsfaktoren 10.
Wachstumshormon der Hypophyse 498.
Wachstumskurve und Gemüse 133.
Wachstumsstörung und Hypovitaminosen 206.
Wanderpneumonie 650.
Wangenfettpfropf, Atrophie 173.
WARBURG-KEILIN-System 33, 81, 361.

Wärmeregulation, Frühgeburt 123.
Warthinzellen, Masern 261.
Wasser, extracelluläres 37.
—, intracelluläres 37.
— und Elektrolythaushalt 38.
Wasserbedarf des Säuglings 12.
Wasserdiät bei Dyspepsie 235.
—, habit. Erbrechen 161.
Wasserhaushalt bei Toxikose 241.
— und Fieber 143.
WASSERMANNsche Reaktion bei Kältehämoglobinurie 476.
—, im Säuglingsalter 925.
Wasserverluste 15.
WATERHOUSE-FRIDERICHSEN-Syndrom 435.
— und Cortison 513.
WEBER-RAMSTEDT, Operation 168.
WEEDsche Lücke 538.
WIDALsche Reaktion 723.
WILSONsche Krankheit 864.
WILSON-Pseudosklerose-Komplex 862.
WINCKELsche Krankheit 286.
Windpocken 788.
Wolhynisches Fieber 866.
— —, Symptomatologie 868.
Wurmanämien 356.
Wurminfektionen 941 ff.

X-Chromosom 483.
X-Protein 345.
Xanthome bei Morbus ABT-LETTERER-SIWE 471.
Xantophyll 53.
Xerophthalmie 47, 55, 56, 185.
— bei Mehlnährschaden 47.
— e lagophthalmo bei Toxikose 240.

Y-Chromosome 483.

Zahnbein 136.
Zahncaries 138.

Zähne bei Dysostosis cleidocranialis 567.
— bei Hypothyreose 488.
— und Ernährung 135.
— — Ernährungsstörungen 138.
— — Fluor 28.
— — Vitamine 136.
Zahnentwicklung 9, 135.
Zahnleiste 135.
Zahnschmelz 136.
Zeichnen als Test 995.
Zellteilungen und Wachstum 7.
Zellwasser 37.
Zentralnervensystem, Mißbildungen 985.
— und Viruskrankheiten 762.
Ziegenmilch und Rachitis 196.
Ziegenmilchanämie 354, 364.
—, Pathogenese 368.
—, Therapie 368.
— und Vitamin B$_{12}$ 66.
Ziegenmilchernährung, Anorexie 151.
Ziegenmilchfett 23, 368.
Zink 35.
Zitronensäuremilch 105.
Zucker, allgemeines 18.
— und Durchfall 22.
Zuckerbelastung 19.
— bei Glykogenspeicherkrankheit 303.
Zuckergußleber 295.
Zuckerhormon 512.
Zuckertherapie bei Bronchopneumonie 644.
— bei Fieber 144.
— bei Glomerulonephritis 592.
— bei Pyurie 609.
Zuckungen, fibrilläre 965.
Zwerchsackmagen 168.
Zwergwuchs bei Athyreose 488.
— bei Chondrodystrophie 548.
— bei Morbus SIMMONDS 509.
— bei Status BONNEVIE-ULLRICH 541.
— bei Toxoplasmose 778.
— dyscerebraler 984.

MIX
Papier aus verantwortungsvollen Quellen
Paper from responsible sources
FSC® C105338

FSC
www.fsc.org

If you have any concerns about our products,
you can contact us on
ProductSafety@springernature.com

In case Publisher is established outside the EU,
the EU authorized representative is:
Springer Nature Customer Service Center GmbH
Europaplatz 3, 69115 Heidelberg, Germany

Printed by Libri Plureos GmbH
in Hamburg, Germany